レセプター

——基礎と臨床——

井村裕夫
岡　哲雄
芳賀達也
岸本英爾
編集

朝倉書店

編集者

井村裕夫	京都大学総長
岡　哲雄	東海大学医学部教授
芳賀達也	東京大学医学部教授
岸本英爾	横浜市立大学医学部助教授

序

　レセプターはもともと薬物の作用機構の説明のため，薬物が最初に結合する高分子物質として定義されたものである．したがってそれは完全に概念上の存在であった．このレセプターの概念はやがて神経伝達物質，ホルモン，オータコイド（局所性の情報伝達物質）などにも用いられるようになり，またある種の内因性物質を特異的に結合して細胞内に取り込む物質もレセプターと呼ばれるようになった．さらに細菌毒素やウイルスなどの病原体が細胞内に移行するときに結合する物質，光，匂い，物理的刺激などを感知する物質に対しても，レセプターの名称が用いられるようになった．このようにレセプターの範囲はますます広がり，その正確な定義は著しく困難となってしまった．

　レセプターは当初は概念上の存在でしかなかったが，やがて放射性物質で標識したリガンドを用いて，実体として証明することが可能となった．さらに精製，部分構造の決定から，遺伝子クローニングの技術を用いてレセプターの一次構造が明らかにされるようになった．最近ではレセプターの精製を行うことなく，さまざまな遺伝子クローニングの技術を駆使してレセプター遺伝子の一次構造の決定が驚くべきスピードで行われている．レセプターの研究が現在ほど盛んな時代はかつてなかったであろう．

　レセプターの研究の進歩と平行して，レセプター以後のシグナル伝達のメカニズムの研究もめざましく発展し，今やこの分野は生化学の最もホットな領域の一つとなっている．それは，シグナル伝達機構の解明が，単に神経系，内分泌系，免疫系における情報伝達の仕組みの理解だけでなく，生体のさまざまな細胞の増殖，分化，機能調節を明らかにする上に重要であるからである．

　レセプターを中心としたシグナル伝達機構の解明は，臨床的にも重要な意味を持つ．それはレセプター病の名で呼ばれるレセプター異常に基づく疾患が数多く見いだされ，異常の本体が遺伝子レベルで解明されるようになったからである．また，レセプターやその後のシグナル伝達の異常によって腫瘍を発生する場合があることも明らかとなった．今後さまざまな疾患に伴って起こる微妙なシグナル伝達の異常についても研究が展開されるであろう．

　本書はこのようにめざましく進歩しつつあるレセプター研究の現状を，研究者，医師，生命科学系の大学院生，高学年の医学生などに紹介するべく企画したものである．本書がこの魅力的な分野の理解に役立てば幸いである．

　　1993年11月

　　　　　　　　　　　　　　　　　　　　　　　　　　　　　　　　　　　　　編　　者

執筆者 (執筆順)

井村　裕夫	京都大学総長
栗山　欣彌	京都府立医科大学教授・薬理学
廣内　雅明	京都府立医科大学講師・薬理学
芳賀　達也	東京大学医学部附属脳研究施設教授・脳生化学
林　日出喜	徳島大学酵素科学研究センター・酵素遺伝学部門
金井　文彦	徳島大学酵素科学研究センター・酵素遺伝学部門
蛯名　洋介	徳島大学酵素科学研究センター教授・酵素遺伝学部門
村松　正實	埼玉医科大学教授・生化学
堅田　利明	東京大学薬学部教授・生理化学
永田　浩一	岐阜大学医学部・生化学
中島　茂	岐阜大学医学部講師・生化学
野澤　義則	岐阜大学医学部教授・生化学
額田　敏秀	東京都精神医学総合研究所副参事研究員・神経化学研究部門
遠藤　實	東京大学名誉教授
宮本　英七	熊本大学医学部教授・薬理学
清野　進	千葉大学医学部教授・高次機能制御センター
山田祐一郎	京都大学医学部・臨床・代謝・栄養学
市川　厚	京都大学薬学部教授・衛生化学
根岸　学	京都大学薬学部・衛生化学
千葉　茂俊	信州大学医学部教授・薬理学
祢屋　俊昭	岡山大学医学部助教授・生理学
中山　沃	岡山大学名誉教授
本島　新司	獨協医科大学講師・アレルギー内科
牧野　荘平	獨協医科大学教授・アレルギー内科
加藤　順三	山梨医科大学教授・産婦人科学
平田　修司	山梨医科大学講師・産婦人科学
福本　誠二	東京大学医学部・内科学
松本　俊夫	東京大学医学部講師・内科学
尾形　悦郎	財団法人癌研究会附属病院・院長
村木　篁	東京女子医科大学教授・薬理学
吉村　長久	京都大学医学部講師・眼科学
本田　孔士	京都大学医学部教授・眼科学
笹　征史	広島大学医学部教授・薬理学
垣生　園子	東海大学医学部教授・生体防御機構系免疫学
岡　哲雄	東海大学医学部教授・生体構造機能系薬理学
加藤　隆一	慶應義塾大学医学部教授・薬理学
中木　敏夫	慶應義塾大学医学部講師・薬理学
小倉　明彦	大阪大学理学部教授・神経生物学
工藤　佳久	三菱化成生命科学研究所部長・脳神経科学
大杉　武	大阪大学医学部・薬理学
谷浦　秀夫	大阪大学医学部・薬理学
三木　直正	大阪大学医学部教授・薬理学
樋口　宗史	大阪大学医学部助教授・薬理学
内田　修次	日本ベーリンガーインゲルハイム(株)・薬理部長
中田　裕康	東京都神経科学総合研究所副参事研究員・神経生化学研究部門
桐野　豊	東京大学薬学部教授・生体物理化学
浅野　富子	愛知県心身障害者コロニー発達障害研究所室長・生化学
豊島　近	東京工業大学生命理工学部助教授・生体機構学
赤木　宏行	群馬大学医学部助教授・薬理学
菱沼　文男	三菱化成生命科学研究所室長・分子遺伝学
和田　圭司	国立精神・神経センター神経研究所部長・疾病研究第四部
東田　陽博	金沢大学医学部神経情報研究施設教授・神経物性研究部門
橋井美奈子	国立精神・神経センター神経研究所・疾病研究第七部
横山　茂	金沢大学医学部神経情報研究施設・神経物性研究部門
川村　哲朗	金沢大学医学部・脳神経外科学
遠山　正彌	大阪大学医学部教授・解剖学
小路　武彦	長崎大学医学部助教授・解剖学
中根　一穂	長崎大学医学部・解剖学
笠木　寛治	京都大学医学部助教授・核医学

執　筆　者

高津　修	神奈川県立足柄上病院医長・精神科
岸本　英爾	横浜市立大学医学部助教授・神経科
青島　均	山口大学教養部教授・生物物理化学
島崎久仁子	自治医科大学講師・生理学
川合　述史	自治医科大学教授・生理学
津田　基之	姫路工業大学理学部教授・生体情報学
松井　宏晃	聖マリアンナ医科大学講師・神経精神科
足立　淳	聖マリアンナ医科大学・神経精神科
伊野　美幸	聖マリアンナ医科大学・神経精神科
長谷川　浩	聖マリアンナ医科大学・神経精神科
瀬川　富朗	敦賀女子短期大学教授・薬学
伊藤　善規	日本新薬(株)創薬第一研究部
大石　了三	岡山大学医学部附属病院薬剤部助教授
佐伯　清美	岡山大学医学部教授・薬理学
伊藤　誠二	大阪バイオサイエンス研究所副部長・第四部門
清水　孝雄	東京大学医学部教授・生化学
森下　理香	愛知県心身障害者コロニー発達障害研究所・生化学部
伊藤　功	九州大学理学部助教授・神経生理学
杉山　博之	九州大学理学部教授・生物学
山村　博平	福井医科大学教授・生化学
神谷　大雄	福岡大学薬学部教授・薬学
杉浦　直明	東京工業大学生命理工学部
萩原　啓実	東京工業大学生命理工学部・生体情報科学
伊東　貞三	宮内庁侍医
広瀬　茂久	東京工業大学生命理工学部教授・生体情報科学
峯岸　敬	群馬大学医学部講師・産科婦人科学
中村　和人	群馬大学医学部・産婦人科学
五十嵐正雄	群馬大学名誉教授
斉藤　栄造	東邦大学医学部助教授・内科学
市川　陽一	聖マリアンナ医科大学教授・難病治療研究センター
吉田　正	慶應義塾大学医学部・内科学
松下　庸次	慶應義塾大学医学部・内科学
篠沢　妙子	慶應義塾大学医学部・内科学
有川　一美	慶應義塾大学医学部・内科学
高山　晴彦	岡山大学医学部・内科学
小川　紀雄	岡山大学医学部分子細胞医学研究施設助教授・神経情報学部門
浅沼　幹人	岡山大学医学部分子細胞医学研究施設・神経情報学部門
松田　友宏	元名古屋大学医学部教授・薬理学
清島真理子	岐阜大学医学部講師・皮膚科学
森　俊二	岐阜大学医学部教授・皮膚科学
桜井　武	筑波大学基礎医学系講師・薬理学
眞崎　知生	京都大学医学部教授・薬理学
米澤　一仁	神戸大学医学部・内科学
横野　浩一	神戸大学医学部講師・内科学
春日　雅人	神戸大学医学部教授・内科学
西本　育夫	東京大学医学部・内科学
蒲生　忍	慶應義塾大学医学部講師・分子生物学
清水　信義	慶應義塾大学医学部教授・分子生物学
林　恭三	岐阜薬科大学教授・分子生物学
黒部　真章	岐阜医療技術短期大学助教授・生化学
平井　嘉勝	大塚製薬(株)免疫開発部長
西田　勉	大塚製薬(株)細胞工学研究所主任研究員
畠山　昌則	大阪大学細胞生体工学センター
松田　正	大阪大学医学部・免疫学
平野　俊夫	大阪大学医学部教授・免疫学
黒崎　知博	American Cyanamid Company Medical Research Division Lederie Laboratories. Senior Research Biochemist
前川　典子	関西医科大学・皮膚科学
河邊　拓己	Washington University School of Medicine
細川　宏	関西医科大学講師・皮膚科学
淀井　淳司	京都大学ウイルス研究所教授・生体応答学研究部門
菅　真一	京都大学医学部・内科学
中尾　一和	京都大学医学部教授・内科学
佐々木隆造	京都大学農学部教授・食品工学
對馬　敏夫	東京女子医科大学教授・内科学
川村　将弘	東京慈恵会医科大学教授・薬理学
門脇　泰憲	東京大学医科学研究所・制癌研究部
山本　雅	東京大学医科学研究所教授・制癌研究部
田中　弘之	岡山大学医学部・小児科学
清野　佳紀	岡山大学医学部教授・小児科学
橋本　祐一	東京大学分子細胞生物学研究所助教授・生体有機化学
首藤　紘一	東京大学薬学部教授・薬化学
吉政　康直	京都大学医学部・内科学
笠山　宗正	大阪大学医学部・内科学
佐藤　文三	大阪大学医学部助教授・内科学
名和田　新	九州大学医学部教授・内科学
武田　仁勇	金沢大学医療技術短期大学部講師・看護学科

執 筆 者

竹田　亮祐	金沢大学医学部教授・内科学
森田　茂樹	国立大分病院医長・内科
長瀧　重信	長崎大学医学部教授・内科学
土屋　　祐	東京都立清瀬小児病院院長
梶波　康二	金沢循環器病院・内科
馬渕　　宏	金沢大学医学部助教授・内科学
大関　武彦	鳥取大学医学部助教授・小児科学
田苗　綾子	国立小児病院内分泌代謝科医長
堀川　玲子	国立小児病院小児医療研究センター
仲野　良介	和歌山県立医科大学教授・産科婦人科学
高守　正治	金沢大学医学部教授・神経内科学
森　　　徹	京都大学医学部教授・臨床検査医学
小西　淳二	京都大学医学部教授・核医学
小林　　正	富山医科薬科大学医学部教授・内科学
飯村　　攻	札幌医科大学教授・内科学
熊谷　俊一	京都大学医療技術短期大学部教授・衛生技術学科
吉田　充男	自治医科大学教授・神経内科学
中村　重信	広島大学医学部教授・内科学
渡辺　雅幸	防衛医科大学校講師・精神科
絹谷　昌之	防衛医科大学校・生化学
大竹野伸二	防衛医科大学校・精神科
野村総一郎	国家公務員等共済組合連合会立川病院部長・神経科
宮内　利郎	横浜市立大学医学部教授・精神医学
岡本　元純	京都大学医学部・内科学
葛谷　英嗣	国立京都病院部長・臨床研究部
梅村　　敏	横浜市立大学医学部助教授・内科学
平和　伸二	横浜市立大学医学部・内科学
戸谷　義幸	横浜市立大学医学部・内科学
林　　修一	横浜市立大学医学部・内科学
南沢　康介	横浜市立大学医学部・内科学
松田　光弘	近畿大学医学部・内科学
岩田　哲史	京都大学ウイルス研究所
入交　清博	近畿大学医学部助教授・内科学
藤村　欣吾	広島大学原爆放射能医学研究所助教授・内科学
藏本　　淳	広島大学原爆放射能医学研究所教授・内科学
小林　俊三	名古屋市立大学医学部講師・外科学
上田　政和	慶應義塾大学医学部・外科学
阿部　令彦	慶應義塾大学名誉教授
島津　　章	京都大学医学部・内科学

目　　次

I．総　　論

1. **レセプター研究の動向とレセプターの分類** ……………………………〔井村　裕夫〕… 2
   - a. レセプターの概念と歴史 …………………… 2
   - b. レセプターの種類 …………………………… 3
   - c. レセプターの構造とレセプター後の情報伝達 ………………………………………… 7

2. **レセプターの構造と機能** ……………………………………………………………………… 11
   - 2.1 レセプター・イオンチャネル複合体 ……………………………〔栗山　欣彌・廣内　雅明〕… 11
     - a. レセプター・イオンチャネル複合体の分類 … 11
     - b. レセプター・イオンチャネル複合体の構造 … 12
     - c. レセプター・イオンチャネル複合体の機能 … 14
   - 2.2 Gタンパク質共役レセプター ……………………………………………〔芳賀　達也〕… 19
     - a. 種　　類 …………………………………… 19
     - b. 構　　造 …………………………………… 21
     - c. リガンド結合 ……………………………… 23
     - d. Gタンパク質との相互作用 ………………… 25
     - e. 機能調節と発現調節 ……………………… 27
   - 2.3 チロシンキナーゼ型レセプター ……………………〔林　日出喜・金井　文彦・蛯名　洋介〕… 33
     - a. チロシンキナーゼを介するシグナル伝達 …… 34
     - b. リガンド結合によるレセプターチロシンキナーゼ活性化の分子メカニズム ……………… 35
   - 2.4 細胞内レセプター …………………………………………………………〔村松　正實〕… 37
     - a. 核レセプタースーパーファミリー ………… 37
     - b. 核レセプターの構造と機能 ……………… 38
     - c. 核レセプター標的遺伝子のホルモン応答要素の構造 ………………………………………… 41
     - d. 核レセプターはいかに標的遺伝子の転写を制御するか ………………………………… 42

3. **細胞内情報伝達系** …………………………………………………………………………… 45
   - 3.1 Gタンパク質とアデニル酸シクラーゼ ……………………………………〔堅田　利明〕… 45
     - a. 細胞における情報の受容と伝達機構 ……… 45
     - b. Gタンパク質の構造と種類 ………………… 47
     - c. レセプターとエフェクター系との共役因子として機能するGタンパク質 ……………… 48
     - d. 細菌毒素によるGタンパク質のADPリボシル化と機能修飾 ………………………… 50
     - e. Gタンパク質によるアデニル酸シクラーゼ活性の調節 ………………………………… 53
   - 3.2 Gタンパク質とホスホリパーゼ ……………………〔永田　浩一・中島　茂・野澤　義則〕… 56
     - a. ホスホリパーゼ …………………………… 56
     - b. GTP結合タンパク質 ……………………… 61
     - c. ホスホリパーゼとGTP結合タンパク質との関連 ……………………………………… 62
   - 3.3 Gタンパク質とイオンチャネル ……………………………………………〔額田　敏秀〕… 67
     - a. Gタンパク質の活性化回路 ………………… 68
     - b. セカンドメッセンジャーを介するイオンチャネルの制御 …………………………… 69
     - c. Gタンパク質による直接的イオンチャネル調節 ……………………………………… 72

3.4 細胞内 Ca^{2+} 濃度の調節 ……………………………………………〔遠藤　實〕… 76
 a. Ca^{2+} の細胞内外分布と細胞反応時の移動 … 76
 b. Ca^{2+} の動員機構 ……………………… 77
 c. 細胞質 Ca^{2+} の除去機構 …………………… 81

3.5 タンパク質リン酸化反応 ……………………………………………〔宮本 英七〕… 84
 a. プロテインキナーゼの分類 ………………… 85
 b. 細胞機能における役割 ……………………… 88

4. レセプターの生合成・代謝・機能調節 …………………………………………… 92

4.1 レセプター遺伝子の発現と合成 ……………………………………〔清野　進・山田祐一郎〕… 92
 a. 遺伝子の転写 ………………………………… 92
 b. RNA プロセッシング ………………………… 96
 c. 翻　訳 ………………………………………… 97
 d. 翻訳後修飾 …………………………………… 99
 e. 核内レセプター遺伝子の発現 ……………… 100

4.2 レセプターの機能調節 ………………………………………………〔市川　厚・根岸　学〕… 106
 a. アデニル酸シクラーゼ系の同種脱感作 …… 106
 b. アデニル酸シクラーゼ系の異種脱感作 …… 109
 c. イノシトールリン脂質代謝系の脱感作 …… 109
 d. アデニル酸シクラーゼ系とイノシトールリン脂質代謝系のクロストーク ………………… 111

5. レセプターの分布と生体機能 ……………………………………………………… 114

5.1 脈 管 系 ………………………………………………………………〔千葉 茂俊〕… 114
〈心　臓〉
 a. 洞結節のレセプター ………………………… 115
 b. AV 伝導におけるレセプター ……………… 117
 c. 心筋のレセプター …………………………… 118
〈血　管〉
 a. 動脈のレセプター …………………………… 119
 b. 静脈系のレセプター ………………………… 122
 c. 内皮細胞 ……………………………………… 122

5.2 消化器系 ………………………………………………………………〔祢屋 俊昭・中山　沃〕… 125
 a. 消化管の各部位および組織におけるレセプターの分布 ……………………………………… 125
 b. 壁在神経系 …………………………………… 125
 c. 胃腸運動 ……………………………………… 127
 d. 唾液の分泌 …………………………………… 129
 e. 胃液分泌 ……………………………………… 130
 f. 胆汁の十二指腸への排出 …………………… 131
 g. 膵液の分泌 …………………………………… 132
 h. 腸での水と電解質の輸送 …………………… 133

5.3 呼吸器系 ………………………………………………………………〔本島 新司・牧野 荘平〕… 135
 a. ヒスタミンレセプター ……………………… 135
 b. ムスカリン様アセチルコリンレセプター … 137
 c. β アドレナリンレセプター ………………… 138
 d. α アドレナリンレセプター ………………… 139
 e. プロスタグランジンレセプター …………… 140
 f. ロイコトリエンレセプター ………………… 140
 g. 血小板活性化因子レセプター ……………… 140
 h. 神経ペプチドレセプター …………………… 141
 i. エンドセリンレセプター …………………… 142
 j. そ の 他 ……………………………………… 142

5.4 生 殖 系 ………………………………………………………………〔加藤 順三・平田 修司〕… 145
 a. 同定と分布 …………………………………… 145
 b. 性ステロイドホルモンの作用機能に関するコンセプトの展開 …………………………… 146
 c. エストロゲンと細胞増殖機構 ……………… 147
 d. 末梢および中枢レベルのレセプター ……… 148
 e. レセプター調節とその生理的意義 ………… 150
 f. 性分化と性ホルモンレセプター …………… 152

5.5 内分泌系 ………………………………………………………………〔福本 誠二・松本 俊夫・尾形 悦郎〕… 157
 a. ステロイドレセプターファミリー ………… 157
 b. G タンパク関連ホルモンレセプター ……… 159
 c. レセプターと疾患 …………………………… 161

5.6 皮　膚 …………………………………………………………………〔村木 篁〕… 166
 a. 皮膚の構造と機能 …………………………… 166
 b. アデニル酸シクラーゼを介する表皮のレセプター ………………………………………… 166
 c. 表皮のアドレナリンレセプター …………… 166

d. 表皮におけるアデニル酸シクラーゼとカップルする他のレセプターおよびグアニル酸シクラーゼ …………… 167
　　e. 表皮のカルシウム，イノシトールリン脂質代謝およびCキナーゼ …………… 167
　　f. 真　　皮 …………… 168
　　g. ステロイドホルモンレセプター …………… 169
　　h. ペプチドホルモンレセプター …………… 170
　　i. サイトカインレセプター …………… 170
　　j. 接着分子 …………… 172
　　k. 乾癬のレセプター異常 …………… 172
　　l. 細胞成長因子と皮膚疾患 …………… 173

5.7 感覚器系 ……………………………〔吉村　長久・本田　孔士〕… 176
　　a. 眼のレセプター …………… 176
　　b. 聴覚に関係するレセプター …………… 180
　　c. 嗅覚に関係するレセプター …………… 181

5.8 中枢神経系 ……………………………………〔笹　　征史〕… 183
　　a. アセチルコリン系 …………… 183
　　b. モノアミン系レセプターの分布と生体機能 … 185

5.9 免　疫　系 ……………………………………〔垣生　園子〕… 196
　　a. 1次構造からみた抗原レセプターの多様性 … 196
　　b. 抗原レセプターをコードする遺伝子とその再編成 …………… 197
　　c. 遺伝子組み換えの機構 …………… 199
　　d. T細胞とB細胞による抗原認識様式の違い …………… 199
　　e. 抗原レセプターを介した活性化とシグナル伝達 …………… 200

II. 研究方法

1. 薬理学および細胞生物学的方法 …………… 204

1.1 薬理学的解析 ……………………〔岡　哲雄〕… 204
　　a. 親和性 …………… 204
　　b. エフィカシー …………… 205
　　c. 効　力 …………… 207
　　d. アンタゴニストの有効性 …………… 207
　　e. リガンドのレセプターに対する選択性 …… 208

1.2 全身動物 ……………………〔村木　篁〕… 211
　　a. 全身動物によるレセプター研究の得失 …… 211
　　b. レセプター研究に用いる動物 …………… 211
　　c. 全身動物による薬理学的レセプター研究 … 212

1.3 摘出標本 ……………………〔岡　哲雄〕… 219
　　a. 摘出モルモット回腸標本 …………… 219
　　b. エフィカシー …………… 220
　　c. 効　力 …………… 221
　　d. アンタゴニストの有効性 …………… 221
　　e. リガンドのレセプターに対する選択性 …… 222
　　f. 一般的留意事項 …………… 223

1.4 細胞における酵素活性の測定によるレセプターの研究 ……〔加藤　隆一・中木　敏夫〕… 225
　　a. レセプター刺激で活性化される酵素 …… 226
　　b. 主なセカンドメッセンジャーの定量法 …… 226
　　c. 無傷細胞を用いるときの注意点 …………… 232
　　d. 実験結果の解釈 …………… 232

1.5 電気的活動観測のための培養細胞 ……〔小倉　明彦・工藤　佳久〕… 235
　　a. 細胞の培養法 …………… 235
　　b. 細胞内微小電極法 …………… 236
　　c. パッチ電極法 …………… 238
　　d. 細胞外電極法 …………… 239
　　e. 膜電位感受性色素法 …………… 239
　　f. カルシウム感受性色素法 …………… 240

1.6 分化，成長観測のための培養細胞 ……〔大杉　武・谷浦　秀夫・三木　直正〕… 243
　　a. 初代培養系 …………… 243
　　b. 細胞株系 …………… 246

2. 生化学および生物物理学的方法 …………… 250

2.1 結合実験 ……………………〔樋口　宗史・内田　修次〕… 250
　　a. 結合実験の原理 …………… 250
　　b. 結合実験の実際 …………… 252

c.	データ解析 …………………… 255	d.	結合実験の応用例 ……………… 257

2.2 可溶化および精製法 ………………………………………………………………〔中田　裕康〕… 259
    a. 可溶化法 …………………… 259　　b. 精　製　法 …………………… 262

2.3 イオンチャネルの機能再構成 ……………………………………………………〔桐野　　豊〕… 272
    a. 膜小胞系におけるイオンチャネル活性測定… 272　　c. 巨大ベシクル-パッチクランプ法 …… 276
    b. 脂質平面膜法 ……………… 273

2.4 レセプターとGタンパク質の機能再構成 ………………………………………〔浅野　富子〕… 279
    a. 細胞膜融合によるレセプターとGタンパク質の再構成 …………………… 279
    　　の再構成 ……………………… 280
    b. 膜結合レセプターへの可溶化Gタンパク質　c. 精製レセプターとGタンパク質の再構成… 282
    　　　　　　　　　　　　　　　　d. レセプター-Gタンパク質間の選択性…… 285

2.5 3次元構造解析 ……………………………………………………………………〔豊島　　近〕… 288
    a. 電子顕微鏡写真に写っているものは何か… 288　　d. 電子顕微鏡による構造解析の道具として何が必要か ……………………………… 291
    b. どうして結晶が要るのか ……… 289
    c. フーリエ変換とフィルタリング … 289　　e. 3次元像再構成 ………………… 291

3. 分子生物学的方法 ……………………………………………………………………………… 297

3.1 cDNAと遺伝子の単離 …………………………………………………〔赤木　宏行・菱沼　文男〕… 297
    a. cDNAクローニング ………… 297　　b. ゲノムDNAのクローニング …… 303

3.2 遺伝子の発現—レセプター・イオンチャネル複合体の場合— ………………〔和田　圭司〕… 305
    a. レセプター・イオンチャネル複合体について ……………………… 306　　発現 ………………………… 311
    b. 遺伝子発現実験とは ………… 306　　g. 大腸菌など下等生物を用いたレセプター・イオンチャネル複合体の遺伝子発現 …… 312
    c. アフリカツメガエル卵における遺伝子発現… 306
    d. ミュータント遺伝子の作製 …… 308　　h. レセプター遺伝子の内在的発現をみる場合… 312
    e. 培養哺乳動物細胞における遺伝子発現 …… 310　　i. そ　の　他 …………………… 312
    f. トランスジェニックマウスを用いた遺伝子　j. 今後の課題 …………………… 313

3.3 神経腫瘍細胞によるレセプター遺伝子の発現解析 ……………〔東田　陽博・橋井美奈子・横山　茂・川村　哲朗〕… 316
    a. バックグラウンド ………… 316　　フォーメーション ……………… 320
    b. 神経腫瘍細胞に存在するレセプター ……… 316　　e. ノーザンブロット ……………… 321
    c. レセプターにより支配される　　　f. タンパク質の同定 …………… 322
    　　イオンチャネル …………… 319
    d. NG 108-15細胞のトランス　　　g. ムスカリン性レセプターサブタイプ遺伝子導入による実験例 ………………… 322

4. 形態学的方法 …………………………………………………………………………………… 326

4.1 レセプター：結合部位，タンパク，mRNA局在 ……………………………〔遠山　正彌〕… 326
    a. レセプター研究への形態学的アプローチ … 326　　d. モノアミンレセプター ………… 344
    b. 神経アミノ酸性レセプター … 330　　e. ペプチドレセプター …………… 351
    c. アセチルコリンレセプター … 341　　f. 成　長　因　子 ………………… 354

4.2 非放射性DNAプローブを用いた定量的 *in situ* hybridizationと *in situ* Southwestern histochemistry ……………………………………………………〔小路　武彦・中根　一穂〕… 370
    a. レセプター研究におけるISHの意義 …… 370　　e. 細胞単位での特異的mRNAの定量化 …… 375
    b. 核酸の基本的性質とISHの原理 …… 370　　f. *in situ* Southwestern histochemistry …… 376
    c. プローブ核酸の選択とハプテン化 …… 371　　g. 今後の展望 ……………………… 377
    d. ISH法の実際 …………………… 373

5. 臨床的レセプター研究 ……………………………………………………………… 379

5.1 血中のレセプターおよび抗レセプター抗体の測定 ……………〔笠木　寛治〕… 379
  a.　血液中のレセプター ……………… 379　 b.　レセプター抗体 ……………………… 381

5.2 レセプターの画像解析……………………………………〔高津　修・岸本　英爾〕… 390
  a.　レセプターの定量解析 …………… 390　 b.　画像解析 ……………………………… 391

III. 各　　論

1. レセプター・イオンチャネル複合体 …………………………………………………… 400

1.1 ニコチン性アセチルコリンレセプター ………………………………〔青島　均〕… 400
  a.　同　定　法 ………………………… 400　 d.　発現および機能の調節 ……………… 403
  b.　分子的性質 ………………………… 401　 e.　分布と生理的意義および病態的意義 … 404
  c.　アゴニストの結合とシグナル発生機構 … 402　 f.　そ　の　他 …………………………… 404

1.2 $GABA_A$レセプター ……………………………………〔栗山　欣彌・廣内　雅明〕… 406
  a.　$GABA_A$レセプター複合体の同定 … 406　 c.　$GABA_A$レセプターの構造と機能 …… 408
  b.　$GABA_B$レセプター複合体の薬理学 … 407

1.3 グリシンレセプター ……………………………………………………〔岸本　英爾〕… 411
  a.　グリシンレセプターの構造と分子的性質 … 412　 b.　グリシンレセプターの分布 ………… 412

1.4 グルタミン酸レセプター ………………………………〔島崎久仁子・川合　述史〕… 414
  a.　サブタイプの分類と作用薬，拮抗薬 …… 414　 d.　分　　布 ……………………………… 417
  b.　分子的性質 ………………………… 415　 e.　生理的意義および病態的意義 ……… 418
  c.　シナプス後電流の性質 …………… 417

2. Gタンパク質連関レセプター …………………………………………………………… 420

2.1 ロドプシン ………………………………………………………………〔津田　基之〕… 420
  a.　視細胞とロドプシン ……………… 420　 c.　ロドプシンの構造 …………………… 422
  b.　ロドプシンにおける光信号受容機構 …… 421　 d.　視細胞におけるシグナル伝達系 …… 424

2.2 ムスカリン性アセチルコリンレセプター …………………………〔芳賀　達也〕… 426
  a.　同　　定 …………………………… 426　 d.　発現および機能の調節 ……………… 429
  b.　分子的性質 ………………………… 427　 e.　分　　布 ……………………………… 429
  c.　レセプター後のシグナル伝達機構 … 428　 f.　生理的意義および病態的意義 ……… 430

2.3 αアドレナリンレセプター …………〔松井　宏晃・足立　淳・伊野　美幸・長谷川　浩〕… 433
  a.　αレセプターの同定と分類 ………… 433　 伝達機構 ………………………………… 435
  b.　αレセプターの構造 ……………… 434　 d.　αレセプターの発現および機能の調節機構 … 437
  c.　αレセプターと連関する細胞内情報

2.4 βアドレナリンレセプター …………………………………………〔中木　敏夫〕… 439
  a.　同　　定 …………………………… 439　 e.　分　　布 ……………………………… 443
  b.　分子的性質 ………………………… 440　 f.　生理的意義および病態的意義 ……… 443
  c.　シグナル伝達機構 ………………… 441　 g.　臨　床　適　応 ……………………… 444
  d.　発現および機能の調節 …………… 441

2.5 ドーパミンレセプター …………………………………………………〔笹　征史〕… 446
  a.　同　　定 …………………………… 446　 c.　レセプター後のシグナル伝達機構 … 448
  b.　分子的性質 ………………………… 448　 d.　発現および機能調節 ………………… 449

	e. 分布 …………………………… 450		f. 生理的意義および病態的意義 ………… 450

2.6 セロトニンレセプター……………………………………………………〔瀬川 富朗〕… 453
- a. サブタイプの種類と標識方法 … 453
- b. 分子的性質 …………………… 454
- c. レセプター後のシグナル伝達機構 … 454
- d. 機能の調節 …………………………… 455
- e. 脳内分布 ……………………………… 455
- f. 生理的意義および病理的意義 ………… 456

2.7 ヒスタミンレセプター ………………………………〔伊藤 善規・大石 了三・佐伯 清美〕… 459
- a. H_1 レセプター ………………… 459
- b. H_2 レセプター ………………… 461
- c. H_3 レセプター ………………………… 463

2.8 アデノシンレセプター ……………………………………………………〔中田 裕康〕… 466
- a. 同定 …………………………… 466
- b. 分子的性質 …………………… 468
- c. シグナル伝達機構 …………… 469
- d. 機能の調節 …………………………… 470
- e. 分布 …………………………………… 471
- f. 生理的意義および病態的意義 ………… 472

2.9 プロスタグランジンレセプター ……………………………………………〔伊藤 誠二〕… 475
- a. 同定 …………………………… 475
- b. 分子的性質 …………………… 476
- c. レセプター後のシグナル伝達機構 … 477
- d. 発現および機能の調節 ………………… 477
- e. 分布 …………………………………… 478
- f. 生理的意義と病理的意義 ……………… 478

2.10 ロイコトリエン，PAF レセプター ………………………………………〔清水 孝雄〕… 481
- a. LT レセプター ………………… 481
- b. PAF レセプター ……………………… 483

2.11 $GABA_B$ レセプター ……………………………………………〔浅野 富子・森下 理香〕… 488
- a. リガンド ……………………… 488
- b. レセプター後のシグナル伝達機構 … 488
- c. 分布 …………………………………… 490
- d. 生理的意義 …………………………… 490

2.12 代謝調節型グルタミン酸レセプター ……………………………〔伊藤 功・杉山 博之〕… 492
- a. 反応機構 ……………………… 492
- b. 薬理学的特徴 ………………… 493
- c. 脳内分布とその経時変化 ……………… 494
- d. 生理的役割 …………………………… 495

2.13 グルカゴンレセプター ……………………………………………………〔山村 博平〕… 498
- a. 同定および分布 ……………… 498
- b. 分子的性質 …………………… 499
- c. レセプター後のシグナル伝達 ………… 500

2.14 タヒキニンレセプター ……………………………………………………〔神谷 大雄〕… 504
- a. 同定 …………………………… 504
- b. 分子的性質とレセプターのシグナル
  伝達機構 ……………………… 505
- c. 発現，分布および機能の調節 ………… 506
- d. 生理的意義および病態的意義 ………… 507

2.15 オピオイドレセプター ……………………………………………………〔岡 哲雄〕… 511
- a. 同定 …………………………… 512
- b. 分子的性質 …………………… 513
- c. レセプター後のシグナル伝達機構 … 513
- d. 発現および機能の調節 ………………… 514
- e. 分布 …………………………………… 514
- f. 生理的意義および病態的意義 ………… 515

2.16 アンジオテンシンレセプター ……〔杉浦 直明・萩原 啓実・伊東 貞三・広瀬 茂久〕… 518
- a. 同定 …………………………… 518
- b. 分子的性質 …………………… 520
- c. レセプター後のシグナル伝達機構 … 520
- d. 発現および機能の調節 ………………… 520
- e. 分布 …………………………………… 521
- f. 生理的意義および病態的意義 ………… 522

2.17 LH, hCG, FSH レセプター ………………………………〔峯岸 敬・中村 和人・五十嵐正雄〕… 524
- a. 同定 …………………………… 524
- b. 分子的性質 …………………… 525
- c. レセプター後のシグナル伝達機構 … 528
- d. 発現および機能の調節 ………………… 528
- e. FSH, LH レセプターの分布 ………… 529

2.18 ACTH レセプター ………………………………………………〔斉藤 栄造・市川 陽一〕… 531
- a. 同定 …………………………… 531
- b. 分子的性質 …………………………… 533

	c. レセプター後のシグナル伝達機構 ………… 533		e. 分　　布 ………………………………… 534

　　　d.　発現および機能の調節 ……………… 534　　　f.　生理的意義および病態的意義 ……… 535
  2.19　TSH レセプター……〔市川　陽一・吉田　　　正・松下　庸次・篠沢　妙子・有川　一美〕… 537
　　　a.　同　　　定 …………………………… 537　　　d.　レセプター後のシグナル伝達 ……… 540
　　　b.　分子的性質 …………………………… 537　　　e.　細胞内および組織内分布 …………… 541
　　　c.　分子生物学的研究 …………………… 537　　　f.　病態的意義 …………………………… 541
  2.20　CRH, Gn-RH, GH-RH レセプター ……………………………………〔高山　晴彦・小川　紀雄〕… 542
　　　a.　CRH レセプター ……………………… 542　　　c.　GH-RH レセプター …………………… 544
　　　b.　Gn-RH レセプター …………………… 543
  2.21　TRH, ソマトスタチンレセプター ……………………………………〔小川　紀雄・浅沼　幹人〕… 546
　　　a.　TRH レセプター ……………………… 546　　　b.　ソマトスタチンレセプター ………… 549
  2.22　バゾプレッシンレセプター ……………………………………………………〔松田　友宏〕… 552
　　　a.　同　　　定 …………………………… 552　　　d.　機能の調節 …………………………… 554
　　　b.　分子的性質 …………………………… 553　　　e.　分　　布 ……………………………… 554
　　　c.　レセプター後のシグナル伝達機構 … 553　　　f.　生理的意義および病態的意義 ……… 554
  2.23　ブラジキニンレセプター ………………………〔清島真理子・森　　俊二・野澤　義則〕… 557
　　　a.　ブラジキニンの構造とその生成 …… 557　　　c.　B_2 レセプターを介する情報伝達 … 559
　　　b.　BK レセプター ………………………… 557　　　d.　B_2 レセプターの調節 ……………… 559
  2.24　エンドセリンレセプター …………………………………………〔桜井　　武・眞崎　知生〕… 562
　　　a.　サブタイプ …………………………… 562　　　d.　組織分布 ……………………………… 564
　　　b.　cDNA クローニング ………………… 564　　　e.　構　　造 ……………………………… 564
　　　c.　サブタイプの分類法 ………………… 564　　　f.　生理・病態 …………………………… 565

3.　チロシンキナーゼ型レセプター ………………………………………………………………………… 568

  3.1　インスリンレセプター ……………………………〔米澤　一仁・横野　浩一・春日　雅人〕… 568
　　　a.　同　　　定 …………………………… 568　　　d.　発現の調節 …………………………… 572
　　　b.　分子的性質 …………………………… 568　　　e.　分　　布 ……………………………… 572
　　　c.　レセプター後のシグナル伝達機構 … 570　　　f.　病態的意義 …………………………… 573
  3.2　IGF-I レセプター …………………………………〔米澤　一仁・横野　浩一・春日　雅人〕… 576
　　　a.　同　　　定 …………………………… 576　　　c.　レセプター後のシグナル伝達機構 … 579
　　　b.　分子的性質 …………………………… 577　　　d.　発現の調節および分布 ……………… 580
  3.3　IGF-II レセプター …………………………………………………………………〔西本　育夫〕… 584
　　　a.　分子的性質 …………………………… 584　　　d.　分布，発現と機能調節 ……………… 590
　　　b.　同　定　法 …………………………… 585　　　e.　生理的意義および病理的意義 ……… 590
　　　c.　レセプターのシグナル伝達機構 …… 586
  3.4　EGF レセプター ……………………………………………………………〔蒲生　　忍・清水　信義〕… 593
　　　a.　同　　　定 …………………………… 593　　　d.　発現および分布 ……………………… 597
　　　b.　分子的性質 …………………………… 594　　　e.　生理的意義 …………………………… 597
　　　c.　レセプター後のシグナル伝達機構 … 596
  3.5　PDGF レセプター ……………………………………………………〔林　　恭三・黒部　真章〕… 600
　　　a.　PDGF および PDGF 類似因子の構造 …… 600　　　c.　PDGF レセプターの情報伝達 ………… 603
　　　b.　PDGF レセプターの構造 ……………… 601

4. その他 ………………………………………………………………………………… 606

- 4.1 NGFレセプター ………………………………………〔林　恭三〕… 606
  - a. NGFの構造 ……………………………… 606
  - b. NGFの生物活性 ………………………… 607
  - c. NGFレセプターの構造 ………………… 607
  - d. 中枢神経系におけるNGFレセプター …… 611
- 4.2 インターロイキン1レセプター ……………〔平井　嘉勝・西田　勉〕… 615
  - a. 同定 ……………………………………… 615
  - b. 分子的性質 ……………………………… 615
  - c. IL-1レセプターを介するシグナル伝達機構 …………………………… 617
  - d. 発現と機能調節 ………………………… 618
  - e. 分布と性状 ……………………………… 619
- 4.3 インターロイキン2レセプター ………………………〔畠山　昌則〕… 621
  - a. 同定 ……………………………………… 621
  - b. 分子的性質 ……………………………… 622
  - c. レセプター後のシグナル伝達 ………… 625
  - d. 発現および機能の調節 ………………… 625
  - e. 分布ならびにその生理的意義 ………… 626
  - f. IL-2レセプターと病態 ………………… 626
  - g. 治療への応用 …………………………… 627
- 4.4 インターロイキン6とそのレセプター ………〔松田　正・平野　俊夫〕… 630
  - a. IL-6の機能 ……………………………… 630
  - b. IL-6とB細胞異常症 …………………… 631
  - c. IL-6トランスジェニックマウス ……… 632
  - d. IL-6レセプター ………………………… 632
- 4.5 Fcγレセプター ………………………………………〔黒崎　知博〕… 640
  - a. 同定 ……………………………………… 640
  - b. 分子的性質 ……………………………… 641
  - c. レセプター後のシグナル伝達機構 …… 642
  - d. 分布,発現および機能の調節 ………… 643
  - e. 生理的意義および病態的意義 ………… 643
- 4.6 Fcεレセプター ……………………〔前川　典子・河邊　拓己・細川　宏・淀井　淳司〕… 647
  - a. 同定 ……………………………………… 647
  - b. 分子的性質 ……………………………… 647
  - c. レセプター後のシグナル伝達 ………… 649
  - d. 発現および機能の調節 ………………… 649
  - e. 分布 ……………………………………… 649
  - f. 生理的意義および病態的意義 ………… 650
- 4.7 ナトリウム利尿ペプチドレセプター …………〔菅　真一・中尾　一和〕… 653
  - a. サブタイプ ……………………………… 653
  - b. リガンド選択性 ………………………… 654
  - c. 分布様式 ………………………………… 656
  - d. 細胞内情報伝達機構 …………………… 657
- 4.8 エリスロポイエチンレセプター …………………〔佐々木　隆造〕… 660
  - a. 同定 ……………………………………… 660
  - b. 分子的性質 ……………………………… 661
  - c. レセプター後のシグナル伝達機構 …… 663
  - d. 発現および機能の調節 ………………… 663
  - e. 分布 ……………………………………… 664
  - f. 生理的意義および病態的意義 ………… 664
- 4.9 成長ホルモンレセプター ……………………………〔對馬　敏夫〕… 668
  - a. 分布 ……………………………………… 668
  - b. 特異性 …………………………………… 669
  - c. 構造と物理化学的性質 ………………… 669
  - d. レセプターの調節 ……………………… 670
  - e. レセプターとGHの結合反応 ………… 671
  - f. GH結合タンパク ………………………… 671
  - g. 成長ホルモンの情報伝達機構 ………… 672
- 4.10 プロラクチンレセプター …………………………〔對馬　敏夫〕… 676
  - a. 分布 ……………………………………… 676
  - b. レセプターのホルモン結合反応 ……… 676
  - c. 性質 ……………………………………… 677
  - d. 構造 ……………………………………… 677
  - e. 調節 ……………………………………… 678
  - f. 情報伝達機構 …………………………… 679

5. 細胞内レセプター ……………………………………………………………………… 683

5.1 ステロイドレセプター ……………………………………………………………… 683
A. グルココルチコイド ……………………………………………………〔川村　将弘〕… 683
  a. 同　　定 ………………………… 683
  b. 分子的性質およびその動態 …… 684
  c. 分　　布 ………………………… 687
  d. 生理的意義および病態的意義 … 687

B. 性ホルモンステロイドホルモンレセプター ……………………………〔加藤　順三〕… 690
  a. 同　　定 ………………………… 690
  b. 分子的性質と構造 ……………… 690
  c. 標的遺伝子の機能部分と遺伝子活性化機構… 692
  d. 分　　布 ………………………… 693
  e. 生理的意義および病態的意義 … 693
  f. レセプター調節 ………………… 694
  g. ステロイド作用と細胞膜 ……… 694

5.2 甲状腺ホルモンレセプター ………………………………………〔門脇　泰憲・山本　雅〕… 697
  a. 癌遺伝子 *erb*A と甲状腺ホルモンレセプターの発見 … 697
  b. 甲状腺ホルモンレセプターの構造と機能 … 697
  c. 甲状腺ホルモンレセプター関連遺伝子 *ear* 3 ……… 699

5.3 ビタミンDレセプター …………………………………………〔田中　弘之・清野　佳紀〕… 703
  a. レセプターの構造 ……………… 703
  b. レセプターの作用発現機構 …… 704
  c. レセプター異常症 ……………… 707
  d. $1,25(OH)_2D_3$ レセプターの調節と疾患 … 707

5.4 ビタミンA酸レセプター ………………………………………〔橋本　祐一・首藤　紘一〕… 709
  a. 遺伝子のクローニングとタンパクの同定… 709
  b. リガンド結合選択性 …………… 711
  c. 位置的・時間的分布 …………… 712
  d. 応答遺伝子 ……………………… 714
  e. RAR と相互作用する核内因子 … 715
  f. RAR 異常と疾患 ………………… 716

IV. レセプターと疾患

1. レセプター病の概念 ………………………………………………………〔井村　裕夫〕… 722
  a. 概　　念 ………………………… 722
  b. レセプター異常症の分類 ……… 722

2. 先天性レセプター異常症 ……………………………………………………………… 725

2.1 インスリンレセプター異常症 ……………………………………………〔吉政　康直〕… 725
  a. インスリンレセプター異常症の分類 ……… 725
  b. インスリンレセプターの構造，生合成，遺伝子 … 726
  c. インスリンレセプター遺伝子変異 … 728
  d. 意義と展望 ……………………… 731

2.2 Laron型小人症 ……………………………………………………………〔對馬　敏夫〕… 735
  a. 臨床的特徴 ……………………… 735
  b. 病　　因 ………………………… 736
  c. 類似疾患 ………………………… 738

2.3 アンドロゲン不応症 …………………………………………………〔笠山　宗正・佐藤　文三〕… 741
  a. アンドロゲンの作用機構 ……… 741
  b. アンドロゲン不応症の分類 …… 742
  c. アンドロゲンレセプターの異常 … 743

2.4 グルココルチコイド不応症 ………………………………………………〔名和田　新〕… 747
  a. グルココルチコイドの作用発現機構 … 747
  b. 原発性グルココルチコイド不応症 … 748
  c. モデル動物 ……………………… 749
  d. 臨床所見および診断 …………… 749
  e. 治　　療 ………………………… 751

2.5 偽性低アルドステロン症 〔武田 仁勇・竹田 亮祐〕… 753
- a. type I 偽性低アルドステロン症 … 753
- b. type II 偽性低アルドステロン症 … 755

2.6 甲状腺ホルモン不応症 〔森田 茂樹・長瀧 重信〕… 758
- a. 疾患概念 … 758
- b. 診断基準 … 759
- c. 甲状腺ホルモン核レセプター … 760
- d. レチノール酸核レセプターと T_3R の類似性 … 760
- e. 今後の展望 … 761

2.7 ビタミン D 依存症 II 型 〔土屋 裕〕… 763
- a. 沿革 … 763
- b. ビタミン D の作用機序 … 763
- c. ビタミン D レセプターの性質 … 763
- d. ビタミン D 依存症 II 型の障害部位 … 764
- e. ビタミン D 依存症 II 型の臨床 … 768

2.8 家族性高コレステロール血症 〔梶波 康二・馬渕 宏〕… 770
- a. 家族性高コレステロール血症とは … 770
- b. LDL レセプター … 771
- c. 家族性高コレステロール血症における LDL レセプター異常 … 774
- d. 家族性高コレステロール血症の治療 … 776

3. レセプター異常症かレセプター後異常症か明確でない先天性疾患 … 780

3.1 偽性副甲状腺機能低下症 〔福本 誠二・松本 俊夫 尾形 悦郎〕… 780
- a. 偽性副甲状腺機能低下症の病態と病型 … 781
- b. Gs タンパクの低下と偽性副甲状腺機能低下症 1a 型の病態 … 782
- c. PHP 患者の病態と Gs タンパク以外の異常 … 782

3.2 腎性尿崩症 〔大関 武彦〕… 786
- a. 歴史 … 786
- b. 遺伝 … 786
- c. バゾプレシンとそのレセプター系 … 787
- d. 病態生理 … 788
- e. 症状 … 789
- f. 診断 … 790
- g. 治療,予後 … 791

3.3 ACTH 不応症 〔田苗 綾子・堀川 玲子〕… 794
- a. 概念と頻度 … 795
- b. 病因・病態 … 795
- c. 臨床症状 … 797
- d. 診断と治療 … 800

3.4 ゴナドトロピン不応症 〔仲野 良介〕… 802
- a. 性腺のゴナドトロピンレセプター … 802
- b. 精巣ゴナドトロピン不応症 … 802
- c. 卵巣ゴナドトロピン不応症 … 802

4. 抗レセプター抗体による疾患 … 805

4.1 重症筋無力症 〔高守 正治〕… 805
- a. レセプター病としての重症筋無力症 … 805
- b. エピトープ推定の緒口としてのレセプター分子,立体構造 … 807
- c. アセチルコリンレセプターの T 細胞エピトープ … 807
- d. アセチルコリンレセプターの B 細胞エピトープ … 808
- e. アセチルコリンレセプターの立体構造と免疫原性 … 811

4.2 Basedow 病 〔森 徹〕… 815
- a. TSH レセプターの構造および機能 … 815
- b. TSH レセプターの生理的意義および病態的意義 … 816
- c. TSH, TSAb および TBII のレセプター上の結合部位 … 817

4.3 原発性甲状腺機能低下症 〔小西 淳二・笠木 寛治〕… 820
- a. 阻害型 TSH レセプター抗体の発見およびその研究の歴史 … 820

b. 阻害型TSHレセプター抗体の生物活性 … 821
c. 阻害型TSHレセプター抗体によるTSH不応症の臨床像 ………………… 822
d. 甲状腺機能低下症患者における甲状腺刺激抑制抗体について ……………… 822
e. 阻害型TSHレセプター抗体の結合部位 … 823
f. TSH不応症患者血中に内在する甲状腺刺激活性について …………………… 823

4.4 インスリン抵抗症B型 ……………………………………………………〔小林　正〕… 826
a. インスリン抵抗症B型の臨床的特徴 …… 826
b. インスリンレセプター抗体の測定法 …… 827
c. インスリンレセプター抗体の特性 ……… 827

5. 情報伝達系の異常と疾患 …………………………………………………………………… 831

5.1 気管支喘息とβアドレナリンレセプター ……………………〔本島　新司・牧野　荘平〕… 831
a. in vivo におけるβレセプター刺激に対する全身反応 ………………………… 831
b. 白血球を用いた in vitro の検討 ………… 831
c. 肺・気道局所のβレセプター ………… 832
d. βレセプター以降の問題 ……………… 833
e. 抗βレセプター抗体 …………………… 834

5.2 βアドレナリンレセプター作動過敏症 ……………………………………〔飯村　攻〕… 836
a. 疾病の概念と問題点 …………………… 836
b. 臨床像 …………………………………… 837
c. 病因と病態 ……………………………… 837

5.3 SLEとサイトカインレセプター ……………………………………………〔熊谷　俊一〕… 840
a. ループスモデルマウスとサイトカイン …… 840
b. ヒトSLEにおけるサイトカイン産生や反応性の異常 ……………………………… 841
c. SLE患者リンパ球のIL-2レセプター異常 … 841
d. 他のサイトカインの異常 ……………… 843

5.4 Parkinson病とレセプター異常 ……………………………………………〔吉田　充男〕… 846
a. Parkinson病でのPET …………………… 846
b. ドパミンレセプターの結合能実験 ……… 847
c. レセプター研究による新しい薬物の出現 … 849
d. アセチルコリンレセプター …………… 849
e. その他のレセプター …………………… 850

5.5 Alzheimer病とレセプター …………………………………………………〔中村　重信〕… 852
a. Alzheimer病とレセプター異常 ………… 852
b. アセチルコリンレセプター …………… 852
c. ドパミンレセプター …………………… 853
d. ノルエピネフリンレセプター ………… 854
e. セロトニンレセプター ………………… 854
f. GABAレセプター ……………………… 855
g. グルタミン酸レセプター ……………… 855
h. 神経ペプチド …………………………… 855
i. シグナル伝達機構 ……………………… 855

5.6 精神分裂病とドパミンレセプター ………………………〔渡辺　雅幸・絹谷　昌之・大竹野伸二〕… 857
a. 歴史的背景 ……………………………… 857
b. 最近のドパミンレセプター研究の進歩 …… 858
c. 分裂病死後脳のレセプター研究 ………… 859
d. PETによるドパミンレセプターの研究 … 862

5.7 うつ病とレセプター ………………………………………………………〔野村総一郎〕… 868
a. うつ病と神経化学的病因論 …………… 868
b. ノルアドレナリン系 …………………… 869
c. セロトニン系 …………………………… 870
d. まとめと今後の課題 …………………… 871

5.8 てんかんとレセプター ……………………………………………〔宮内　利郎・岸本　英爾〕… 873
a. てんかん患者におけるレセプター研究 …… 873
b. キンドリングにおけるレセプター研究 …… 875
c. Elマウスにおけるレセプター研究 ……… 877
d. 抗てんかん薬とレセプター …………… 878

5.9 肥満症：糖尿病とインスリンレセプター …………………〔岡本　元純・葛谷　英嗣・井村　裕夫〕… 880
a. インスリンのシグナル伝達 …………… 880
b. インスリン抵抗性の発現機序 ………… 880
c. 肥満症・糖尿病でのインスリンレセプターの異常 ……………………………… 881
d. 肥満症・糖尿病におけるインスリンレセプター異常の臨床的意義 ……………… 883

5.10 高血圧とレセプター ……〔梅村　敏・平和　伸仁・戸谷　義幸・林　修一・南沢　康介〕… 885
a. カテコールアミンレセプター ………… 885
b. 心房性ナトリウム利尿ペプチドレセプター … 888

c.	アンジオテンシン II レセプター ………… 888	
d.	エンドセリンレセプター ………………… 889	

e.	プロスタグランジン E_2 レセプター ………… 890	
f.	Na, K-ATPase ……………………………… 890	

5.11 成人T細胞白血病とレセプター…〔松田　光弘・岩田　哲史・入交　清博・淀井　淳司〕… 893

a.	臨床的特徴 …………………………………… 893
b.	免疫学的異常 ………………………………… 893

c.	レセプター異常 ……………………………… 893

5.12 血小板異常とレセプター ……………………………………………………………………………… 897

　　A. 血小板膜レセプター …………………………………………………………〔藤村　欣吾・藏本　淳〕… 897

a.	血 小 板 膜 ………………………………… 897
b.	血小板凝集にかかわり合うレセプター …… 898
c.	血小板粘着反応にかかわり合うレセプター… 903

d.	血小板における GP II b-III a 複合体以外の インテグリンファミリー ……………………… 906

　　B. 血小板膜レセプター異常症 …………………………………………………〔藤村　欣吾・藏本　淳〕… 912

a.	血小板凝集低下症 …………………………… 912
b.	血小板粘着低下症 …………………………… 914

c.	コラーゲン凝集低下症 ……………………… 916

5.13 腫瘍のホルモンレセプター ……………………………………………………………〔小林　俊三〕… 919

a.	細胞内存在様式 ……………………………… 919
b.	正常〜過形成組織の ER 発現 ……………… 920
c.	腫瘍組織におけるレセプター発現 ………… 920

d.	ER 発現過程の異常 ………………………… 921
e.	ホルモン誘導性増殖因子関連物質 ………… 922
f.	臨 床 的 意 義 ……………………………… 922

5.14 腫瘍と増殖因子レセプター ……………………………………………………〔上田　政和・阿部　令彦〕… 925

a.	発現の機序と臓器特異性 …………………… 925
b.	発現の腫瘍学的意義 ………………………… 925

c.	臨 床 応 用 ………………………………… 926

5.15 成長ホルモン産生腺腫と G タンパク質異常 ………………………………………〔島津　章〕… 929

a.	成長ホルモン産生腺腫におけるホルモン分 泌調節 ………………………………………… 929
b.	成長ホルモン産生腺腫におけるアデニル酸 シクラーゼ活性調節機構の異常 …………… 930
c.	成長ホルモン産生腺腫における G タンパク質

	の生化学的異常 ……………………………… 930
d.	成長ホルモン産生腺腫における G タンパク質 の遺伝子異常 ………………………………… 930
g.	G タンパク質異常のある成長ホルモン産生 腺腫の臨床的特徴 …………………………… 932

索　　引 ……………………………………………………………………………………………………… 933

I. 総　　　論

1. レセプター研究の動向とレセプターの分類

a. レセプターの概念と歴史

レセプターの概念は一般に Langley (1878) に始まると考えられている．ネコにおける唾液分泌に及ぼすピロカルピンとアトロピンの拮抗的作用を研究していた Langley は，これらの薬物が結合する物質を想定し，次のように述べている．

We may, I think, without much rashness, assume that there is some substance or substances in the nerve endings or gland cell with which both atropine and pilocarpine are capable of forming compounds.

On this assumpiton, then, the atropine or pilocarpine compounds are formed according to some law of which their relative mass and chemical affinity for the substance are factors.

Langley のこの考え方は，質量作用の法則も導入しており，今日のレセプターの概念に一致するものである．その後 Langley (1906) はクラーレの研究を行い，薬物の結合する物質を receptive substance と呼んでいる．これが神経伝達物質，あるいは薬物のレセプターの概念の始まりである[1]．

レセプターという言葉を初めて用いたのは Ehrlich であろう[1]．組織の酸素要求について研究した Ehrlich (1885) は，有名な側鎖説を唱えた．それは原形質には中心タンパク質があって多数の側鎖をもっているという考え方である．その後，抗毒素の説明にも Ehrlich はこの学説を引用した．すなわち細菌毒素も2つの側鎖，付着グループと担毒グループをもち，前者が細胞のレセプター側鎖に結合すると，後者が働いて細胞を破壊するとした．そして抗毒素の産生のメカニズムとしては，細胞が細菌毒素のレセプター結合に反応してどんどんレセプターを増やし，それが血中に出てきて抗毒素となると考えた．ここに初めてレセプターという言葉が登場した．また免疫現象に対してもレセプターという概念が導入されたわけである．

その後のレセプター研究の歴史は大別すると3段階に分けられる．

(1) 概念としてのレセプターの研究

レセプターの本体は不明であるが，物質としてのレセプターを想定し研究された時期である．この間の研究には薬理学者の果たした役割が大きい．Clark (1933) は細胞表面にアセチルコリン結合部位を仮定し，これを薬物レセプターと呼んだ．そして Clark は薬物とレセプターの反応は質量作用の法則に従うこと，この薬物とレセプターの複合体の割合に比例して薬理学的反応が起こるものと考えた．また交感神経作用薬の効力を研究していた Ahlquist (1948) は，エピネフリン≧ノルエピネフリン＞イソプロテロノールの効力順位になる α レセプターと，イソプロテロノール＞エピネフリン＞ノルエピネフリンの効力順位になる β レセプターが存在することを提唱した[2]．その後種々のカテコールアミン誘導体が作られ，α は α_1, α_2, β は β_1, β_2, β_3 と分類されるようになった．アセチルコリン，ドーパミン，セロトニン，オピエートなどについても種々のレセプターサブタイプが存在することが，人工的なアゴニストやアンタゴニストを用いて明らかにされた．このようなレセプターサブタイプの研究は現在に至るまで続いている．

(2) 放射性リガンドを用いる研究

レセプターを単なる概念ではなく，実在するタンパクとして証明できるようになったのは，放射性物質で標識したリガンドの導入による．1950年代に入って ^{14}C 標識エストラジオールが導入され

ると，ステロイドの代謝の研究が活発になされた．当初はステロイドが代謝されて活性を発揮するという考え方が有力であったからである．しかしJensenとJacobson[3]（1962）は^{3}H-エストラジオールが子宮などの標的臓器では長く代謝されないで存在することを観察した．そしてこのエストラジオールは大分子タンパク質に結合していることを証明し，これがエストラジオールのレセプターであると主張した．細胞内に存在するレセプターの最初の証明であった．その後他のステロイドホルモンや甲状腺ホルモンについても，同様な方法で細胞内レセプターの存在が明らかにされた．

放射性物質で標識したリガンドを用いて結合するタンパク質，すなわちレセプターを検出する試みは膜に存在するレセプターに対しても応用された．すなわちLefkovitzら[4]（1970）は，^{125}I標識ACTHを用いて，ACTHのレセプターを同様の方法で証明した．さらに1970年代に入るとオピエートレセプターの存在が証明され，それが動機となって内因性オピオイドペプチドが発見されたことはよく知られているところである．

放射性のリガンドを用いる研究は，レセプター研究に新しい展開をもたらした．それはこのようなリガンドを用いて，レセプタータンパク質の実在が証明できただけでなく，レセプターの純化も可能になったことである．たとえばニコチン性アセチルコリンレセプター（nAChR）は，nAChRに特異的に結合するヘビ毒，α-ブンガロトキシンを用いて精製が進められた．また放射性リガンドと非放射性リガンドの競合的結合を利用して，ラジオレセプターアッセイも行われるようになり，ホルモンの測定やレセプター抗体の証明に応用されるようになった[4]．また結合のキネティックスから，レセプター数や結合親和性の測定も可能となった[1]．その結果，レセプターの数や結合親和性の異常による疾患，いわゆるレセプター病も次々とみいだされてきた．

（3）レセプターの1次構造の研究

レセプターは微量のタンパク質で，一般に不安定であるため，精製して構造決定をすることは困難であった．ところが組み換えDNA技術が導入されたことにより，大きい進歩が認められた．カリフォルニアのシビレエイの発電器は大量のnAChRを含んでいるので，α-ブンガロトキシンを用いた精製が試みられ，nAChRのαサブユニットのアミノ酸配列が部分的に決定された．沼教授らのグループ（1983）は相補性DNA（cDNA）クローニングにより，まずαサブユニットの1次構造をcDNAのヌクレオチド配列から決定した[5]．さらに構造の類似性を利用したホモロジークローニングの方法でβ，γ，δなどのサブユニットの1次構造が明らかとなった．β-アドレナリンレセプターの構造も同様の方法で決定された．

しかしレセプターは一般に微量であるため，精製して部分構造を決定することは困難である．そこでcDNAライブラリーを発現ベクターに入れて細胞に発現させ，発現したレセプターを，リガンドの結合によるイオンチャネルの変化，放射性リガンドの結合，抗レセプター抗体の結合などを用いて検出する発現クローニング法が広く用いられるようになった．神経ペプチドのレセプターの最初の例として，K物質のレセプターがMasuら[6]（1987）によって，この方法を用いてクローニングされた．

最近ではpolymerase chain reaction（PCR）が応用されるようになり，レセプターの構造のうち保存されている部位，たとえば膜貫通ドメインを用いて構造の類似したレセプターがクローニングされるようになり，多くのレセプターの1次構造が明らかとなっている．

組み換えDNA技術はレセプターのクローニングのみでなく，その構造-活性相関の研究にも広く用いられている．とくに部位特異的変異（site-directed mutagenesis）により，レセプタータンパク質のリガンド結合，作用発現に重要な部位が明らかにされている．

b. レセプターの種類

レセプターは現在多様な意味に用いられているので，一律に定義することは困難である．以下それぞれの種類に分けて述べる．

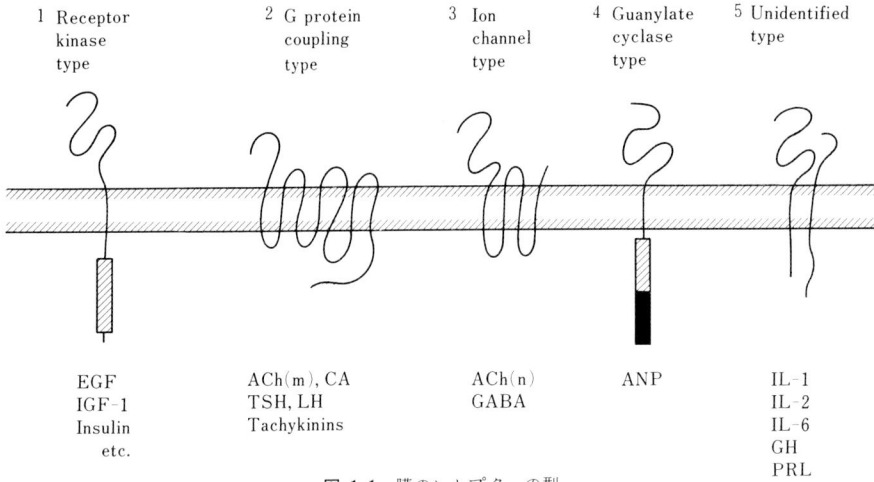

図 1.1 膜のレセプターの型

（1） ホルモンレセプター

ペプチドホルモンやカテコールアミンのレセプターは膜に存在する膜レセプターであり，図1.1に示すように4つの型 (1, 2, 4, 5) がある．最も多いのは膜を7回貫通する構造を有するGタンパク共役型 (2) である[7]．一方ステロイドホルモン，甲状腺ホルモン，活性型ビタミンDなどのレセプターは核または細胞質に存在する細胞内レセプターで，癌遺伝子 c-erb A のファミリーである．Znフィンガー構造を有しており，遺伝子の転写因子

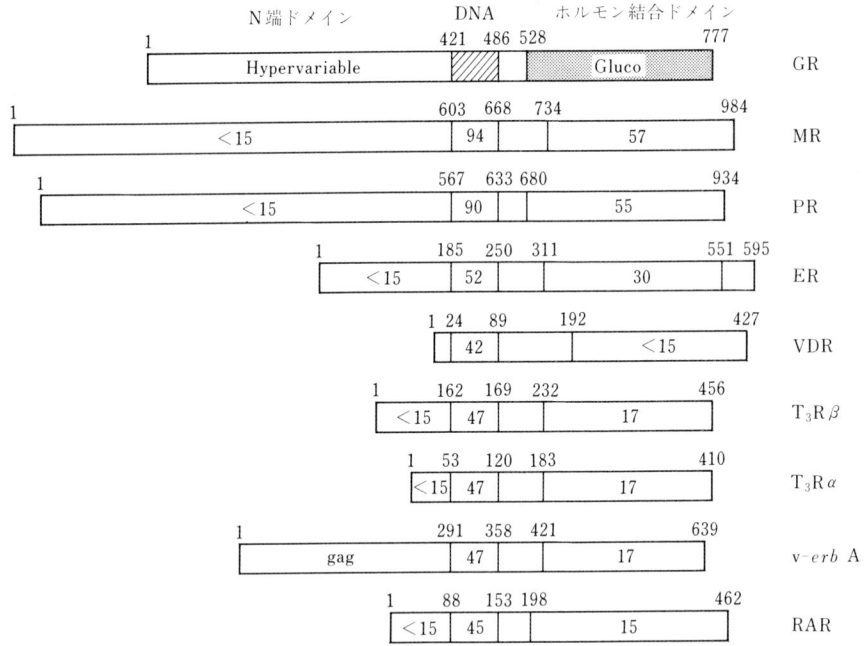

図 1.2 種々のリガンド応答性転写因子の機能ドメインのアミノ酸配列の相同性（Evans RM: Science **240**: 889, 1988）
上側の数字はアミノ酸ナンバーを，バーの中の数字はGRに対するアミノ酸の相同性を％で示してある．
GR：グルココルチコイドレセプター，MR：ミネラルコルチコイドレセプター，PR：プロゲステロンレセプター，ER：エストロゲンレセプター，VDR：ビタミンD_2レセプター，$T_3R\beta$・$T_3R\alpha$：甲状腺ホルモンレセプターのβ型とα型，v-erb A：オンコジーン v-erb A タンパク，RAR：レチノイン酸レセプター．

の1種であるといえる[7,8] (図1.2).

(2) 神経伝達物質レセプター

イオノトロピックレセプターとメタボトロピックレセプターがある．前者はnAChRに代表されるようにイオンチャネルを内蔵し，通常4～5回膜を貫通し，サブユニット構造をもっている．メタボトロピックレセプターはGタンパク共役型である．神経ペプチドはほとんどすべてこの型であるが，心房性ナトリウム利尿ペプチド，プロラクチンなどはそれぞれ特異的なレセプターを介しているものと推測されている．

(3) サイトカインのレセプター

インターロイキンや造血因子（エリスロポエチン，コロニー刺激因子など）のレセプターはいずれも膜を1回貫通する構造を有し，細胞内ドメインは短いものが多く，他のタンパク質（たとえば非レセプター型チロシンキナーゼ）と共役することによりその作用を発現するものと考えられている．IL-2のレセプターとしてはα鎖，β鎖と2種のサブユニットが知られているが，さらに他のタンパクが共役してシグナル伝達にあずかるものと考えられている．成長ホルモン，プロラクチンのレセプターもこれらサイトカインレセプターと共通のファミリーである．

(4) 免疫に関係したレセプター

免疫系ではサイトカインが特定のリンパ球の分化増殖に働いているが，その他にも重要なレセプターがある．T細胞は膜面にT細胞レセプター（TCR）を有しており，抗原提示細胞の表面の抗原ペプチドを結合した主要組織適合抗原と結合すると，シグナルが伝達される．TCRにはα，β鎖からなるものと，γ，δ鎖からなるものがある．一方B細胞は膜に種々のクラスの免疫グロブリンを有しており，これに抗原が結合するとシグナルが伝達される．免疫に関してはこのほか抗体のFC部分と結合するFCレセプター，種々の補体のレセプターなどがある．

(5) オータコイド

プロスタグランジン（PG）など局所で作用する情報伝達物質はオータコイドと総称される．PGはGタンパク共役型レセプターを介して作用することが知られている．

(6) 成長因子

インスリン様成長因子（IGF-I），上皮成長因子（EGF），血小板由来成長因子（PDGF）などのレセプターはインスリンレセプターと同じファミリーに属し，1回の膜貫通ドメインと細胞内にチロシンキナーゼドメインを有している．最近fibroblast growth factor (FGF), hepatocyte growth factor, 神経成長因子（NGF）などのレセプターも明らかになり，それらも細胞内にチロシンキナーゼまたはセリン・スレオニンキナーゼを有していることが明らかとなった．これらのレセプターにリガンドが結合すると，タンパクキナーゼが活性化され，細胞内タンパク質がリン酸化されて，シグナル伝達がなされるものと考えられている．IGF-IIに高い親和性をもつレセプターは構造が異なり，チロシンキナーゼをもっていない．

(7) 内因性タンパクのレセプター

低比重リポタンパク（LDL）はLDLレセプターを介して細胞内に取り込まれる．LDLレセプターは膜を1回貫通し，細胞内ドメインは短い．このレセプターは常に細胞膜と細胞内小器官の間を循環しているものと推定されている．一方マクロファージが変性LDLを取り込むレセプターはスカベンジャーレセプターと呼ばれ，膜を1回貫通するレセプターが3量体を形成しているものと考えられている[10]．心房性ナトリウム利尿ペプチド（ANP）のCレセプターもLDLレセプターに類似しており，ANPのクリアランスに関係していると考えられている[11]．その他トロンビン，フィブロネクチンなどさまざまなタンパクのレセプターがある．

(8) 感覚レセプター

視覚，味覚，嗅覚などにはそれぞれ特異的なレセプターがある．網膜の桿体外膜の円盤膜にあるロドプシンは，オプシンと呼ばれるタンパク質とレチナールよりなっている．オプシンは膜を7回貫通する構造を有し，Gタンパク共役型レセプターのファミリーである[12]．また色覚に関係する3種類の錐体光レセプターもクローニングされているが，それらも膜を7回貫通する構造を有してい

る[12]．嗅覚のレセプターとしても同様にGタンパク共役型レセプターがみいだされており，その数は100種類にものぼると考えられている．最近これらレセプターの一部は細胞に導入され，匂いの刺激に反応してcAMPを産生することが確認された[13]．味覚のレセプターはまだ構造が明らかにされていない．

（9） 薬物レセプター

多くの薬物はある種のタンパク質に特異的に結合し，その作用を発揮する．こうしたタンパク質を薬物レセプターと称する．薬物レセプターの中には，内因性情報伝達物質のレセプター（たとえばオピエートレセプターやアドレナリンレセプター）のほかに，イオンチャネル，酵素など細胞を構成する種々のタンパク質がある．強力な免疫抑制剤であるcyclosporin Aはcyclophilinと呼ばれるタンパク質に結合し，calcineurin（Ca依存性ホスファターゼ）を抑制することにより，リンパ球におけるシグナル伝達を阻害することが明らかになっている．またスルホニル尿素剤のレセプターはATP感受性Kチャネルそのものか，それと密接に関連したタンパク質と推測されている．

（10） ウイルス，細菌毒素などのレセプター

薬物の場合と同様にウイルスも細胞膜のタンパクと結合して細胞内に移行するので，このタンパクはウイルスレセプターと呼ばれる．たとえばヘルペスウイルスはFGFレセプターに結合して細胞内へ移行する．また細菌毒素も種々の内因性タンパクを介して作用する．コレラ毒素は刺激性Gタンパク（Gsタンパク）に作用してこれをADP

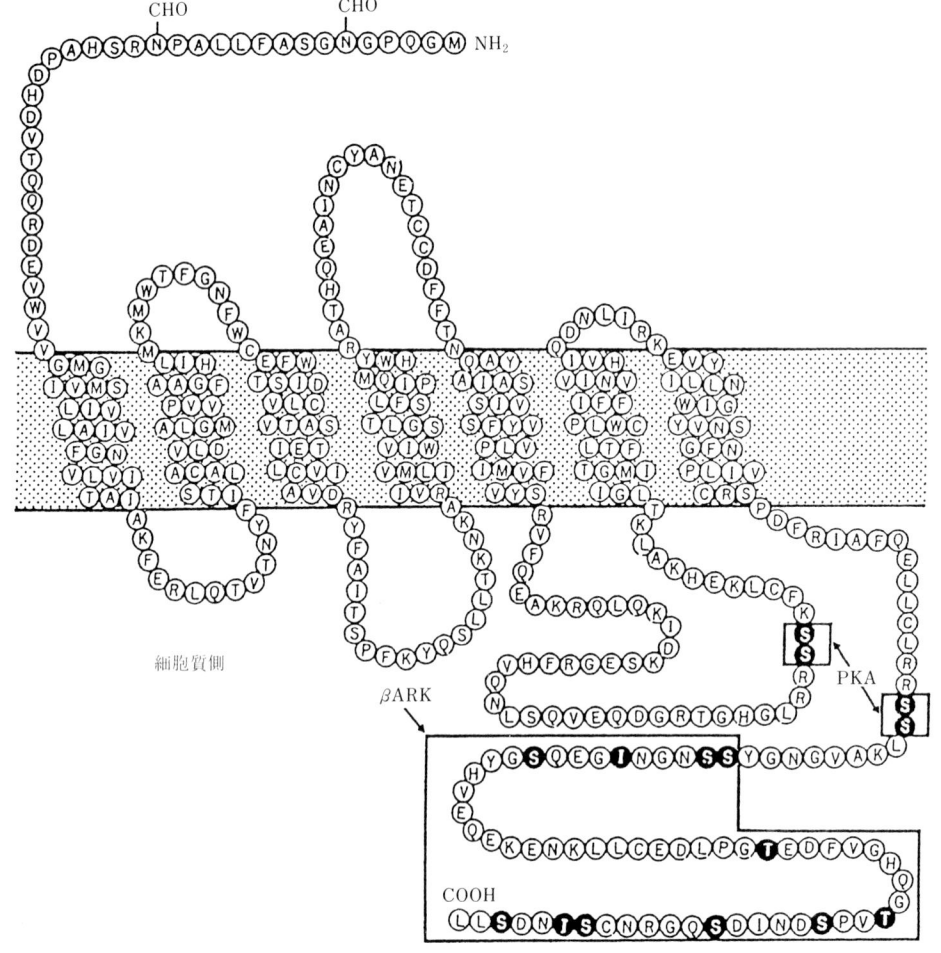

図1.3 ヒトβ₂レセプターのアミノ酸配列と推定される細胞膜におけるペプチド鎖の配置（Kohnら[14]を改変）
Aキナーゼ（PKA）およびβレセプターキナーゼ（βARK）によるリン酸化のコンセンサス配列を黒丸で示した．

リボシル化して作用する．大腸菌の毒素 LT のレセプターは ANP レセプターファミリーに属するグアニル酸シクラーゼ型レセプターであるが，その内因性リガンドはわかっていない．

c. レセプターの構造とレセプター後の情報伝達

(1) Gタンパク共役型レセプター

β-アドレナリンレセプターに代表されるように，大部分のホルモン，神経ペプチドやアミン，感覚器のレセプターはこの型に属する．図 1.3 にヒト β_2-アドレナリンレセプターの 1 次構造と，疎水性アミノ酸から推定した膜との位置関係を示す[14]．疎水性アミノ酸配列は 7 回繰り返して存在するので，膜を 7 回貫通するものと考えられる．リガンドの結合部位は膜貫通ドメインにあり，とくに第 4〜第 7 貫通ドメインを中心にして他の膜貫通ドメインがポケットを形成している可能性が考えられている．また G タンパクと共役する部位としては，第 3 細胞内ドメインと最後の細胞内ドメインが考えられている．

他の G タンパク共役型レセプターについても類似の成績が得られている．ただ糖タンパクホルモンのレセプター (TSH, LH, FSH のレセプター) の場合には細胞外ドメインが大きく，ここにリガンド結合部位が存在するものと考えられている[15]．TSH などの糖タンパクホルモンは大分子であるためかも知れない．

レセプターと共役する GTP 結合タンパク（Gタンパク）は大分子 G タンパクと呼ばれているもので，α, β, γ の 3 つのサブユニットよりなる[16]．G タンパクには Gs, Gi, Go, Gt, Gz, Gq などのサブファミリーがあり，さらに Gi-1, Gi-2, Gi-3, Go-1, Go-2, Gt-1, Gt-2 などの種類がある．その特徴は α サブユニットにあり，β, γ の種類は少ない．

G タンパクの α, β, γ が会合した状態は不活性型で，Gα には GDP が結合しており，図 1.4 に示すように α, β, γ はレセプターと結合している．レセプターにリガンドが結合すると，Gα の GDP が GTP に置換され，α-GTP と β, γ が解離する．

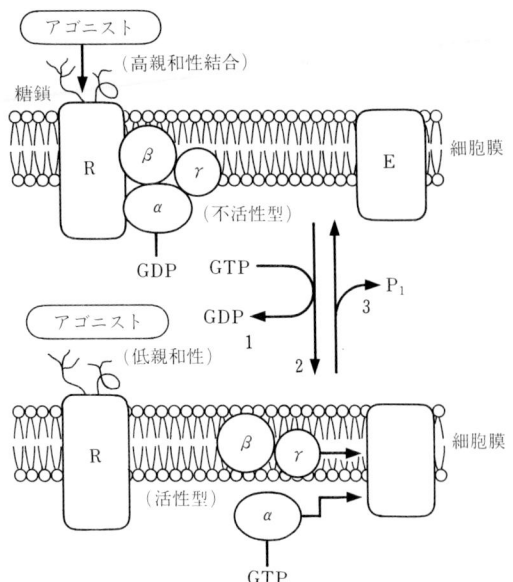

図 1.4 細胞膜レセプター刺激を介する G タンパクの活性化（堅田ら[16]）
1：G タンパクからの GDP の解離
2：G タンパクへの GTP の結合；点灯反応（turn on）
3：GTP の加水分解反応；消灯反応（turn off）

この α-GTP は効果器（effector）に反応してシグナルを伝達する．この間に Gα のもつ GTPase 活性によって GTP が分解され GDP になると，α-GDP は効果器を離れて β, γ と会合し，ふたたびレセプターに結合する．この反応を繰り返すことにより，シグナルの増幅，伝達が行われる．

レセプターに共役する G タンパクは，レセプターの種類によってもまた効果器の種類によっても異なる．表 1.1 は効果器の種類を示したもので，アデニル酸シクラーゼ（AC），ホスホリパーゼ C（PLC）が主要なものであるが，ほかにホスホリパーゼ A_2，K チャネル，Ca チャネル，cGMP ホスホジエステラーゼなどがある．

AC の活性化には Gs が関与し，Gs-α-GTP が AC 活性を促進する．それによって GTP よりサイクリック AMP が生じ，これが cAMP 依存性タンパクキナーゼを活性化して種々のタンパクをリン酸化し，シグナルを伝達する．一方ある種のレセプターは Gi を介して AC 活性を抑制する．Gi による抑制機構としては，Gi-α と解離した β, γ が Gs-α と会合することによるものか，β, γ が Gs-

表 1.1 Gタンパクとレセプターおよび効果器の関係

レセプター	Gタンパク	効果器（エフェクター）
β_2 アドレナリンレセプター	Gs	アデニル酸シクラーゼ（促進）
α_2 アドレナリンレセプター	Gi	アデニル酸シクラーゼ（抑制）
アンジオテンシンレセプター	Gq, Go	ホスホリパーゼC
α_2 アドレナリンレセプター	Gi, Go	ホスホリパーゼA2
ソマトスタチンレセプター	Go, Gi	カルシウムチャネル
ソマトスタチンレセプター	Gi, Go	カリウムチャネル

［注］ Gタンパクの命名法としてはGs, Gi, Gqなどタンパクレベルからの命名のほかに，効果器からGk（カリウムチャネル），Ga（ホスホリパーゼA2）などの命名もある．また，関与するGタンパクの種類については必ずしも意見の一致をみていない点もある．

α と異なる酵素の部位に結合して作用を抑制するためと考えられている．

PLCを活性化するGタンパクはGqが中心であるが，その他のGタンパクの関与も考えられている．PLCはイノシトールリン脂質（とくにphosphatidyl inositol 4,5-triphosphate ; PIP_2）を分解し，inositol 1,4,5-thiphosphate(IP_3)とdiacylglycerolを作る．IP_3は細胞内CaプールからのCa^{2+}の遊離を促進し，diacylglycerolはタンパクキナーゼC（Cキナーゼ）を活性化し，シグナルを伝達する（図1.4）．

リガンドがレセプターに結合すると，レセプターの反応性の低下が起こる．脱感作（desensitization）という[1]．リガンドと結合したレセプターの細胞内移行，Gタンパクと効果器の脱共役のほか，一部のレセプターではレセプターのリン酸化も関係する．β_2-アドレナリンレセプターの場合には，cAMP依存性タンパクキナーゼ，βレセプターキナーゼによるリン酸化が知られている[14]（図1.3）．

（2）イオンチャネル内蔵型レセプター

神経伝達物質のレセプターのうちには膜を4〜5回貫通する構造を有し，サブユニット構造をもっていてイオンチャネルを形成しているものがある．ニコチン性AChレセプター，GABAレセプター，グルタメートレセプターなどがその代表である．リガンドが結合するとNa$^+$，Cl$^-$などのイオンの流入が促進されてシグナルが迅速に伝達される．ニコチン性AChレセプターはα, β, γ, δという4種の構造に相同性のあるサブユニットよりなり，それらが会合して，Na$^+$チャネルを内蔵した大きいレセプター分子を形成している．

（3）タンパクキナーゼ型レセプター

インスリンや成長因子のレセプターがこの型で，通常膜を1回貫通する構造を有し，細胞内ドメインにタンパクキナーゼを有している．インスリンレセプターの場合には大分子プロレセプターがタンパク分解酵素によってα, β2つのサブユニットになり，それぞれが2個ずつS-S結合をしてヘテロテトラマーを形成している．上皮成長因子（EGF）レセプターの場合には，モノマーである．細胞内ドメインのタンパクキナーゼは多くの場合チロシンをリン酸化するチロシンキナーゼであるが，セリン・スレオニンキナーゼもある．

リガンドがレセプターに結合すると恐らくは立体構造の変化により細胞内ドメインのタンパクキナーゼが活性化される．レセプターの細胞外ドメインはキナーゼを抑制しており，リガンドが結合するとこの抑制が除かれることによりキナーゼ活性が促進されるものと考えられている．それによってレセプター自身のほか，細胞内タンパクがリン酸化され，次々とリン酸化が進んでシグナル伝達がなされるものと説明されている（カスケード仮説）．インスリンの場合にはinsulin receptor substrate 1（IRS-1），MAPキナーゼ，PI-3キナーゼなどのカスケードが考えられている．しかし細胞内メッセンジャーを介するという仮説もあり，インスリンの場合にはphosphatidyl inositol glycanがメッセンジャーであるとする説がある．

EGFレセプターの場合にはレセプターキナーゼからRas（小分子GTP結合タンパク質）へシグナルが伝達されるが，この場合にはGrb2と呼ば

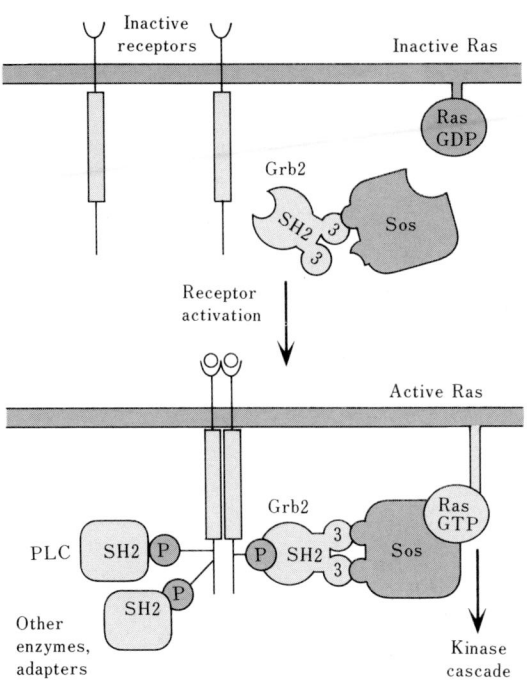

図 1.5 成長因子（EGF など）レセプターより Ras へのシグナル伝達のメカニズム（McCormick F: *Nature* **363**: 15, 1993 より作図）
SH 2, SH 3 構造を有する Grb 2 が Sos を介して Ras を活性化すると考えられる．もちろんホスホリパーゼC（PLC）やその他の酵素などを介する経路もある．

れる SH 2 ドメインをもつタンパクが，Ras の活性化因子である Sos を介して Ras を活性化するものと考えられている[17]．このような機構は他の成長因子レセプターの場合にも働いているようである．

（4）グアニル酸シクラーゼ型レセプター

心房性ナトリウム利尿ペプチド（ANP）のレセプターは膜を1回貫通する構造を有し，細胞内ドメインにグアニル酸シクラーゼ（GC）活性を有している[18]．リガンドが結合すると GC が活性化され，GTP より cGMP が産生される．cGMP は cGMP 依存性タンパクキナーゼを活性化し，シグナルを伝達する．

（5）作用機構の不明なもの

GH やサイトカインのレセプターがこれに属する．GH レセプターは膜を1回貫通する構造を有しているが，細胞内ドメインにタンパクキナーゼは存在しない．サイトカインの場合に細胞内タンパクのチロシンのリン酸化が促進されるので，非レセプター型チロシンキナーゼとカップルして作用している可能性が大きい．

（6）細胞内レセプター

ステロイドホルモン，甲状腺ホルモン，活性型ビタミン D，レチノイドなどはいずれも脂溶性で，細胞膜を通過して細胞内に入り，細胞内レセプターに結合する．細胞内レセプターは一般に核に存在するが，一部細胞質に存在し，リガンドを結合したのち核に移行すると考えられているものもある．これら細胞内レセプターはいずれも *erb* A ファミリーに属するもので，図 1.2 に示したように N 端ドメイン，DNA 結合ドメイン，ヒンジドメイン，リガンド結合ドメインよりなる．N 端部分の長さと構造はレセプターによって著しく異なるが，DNA 結合ドメインは相同性が高い．この部分には Zn フィンガー構造と呼ばれる特異な構造を有しており，細胞内レセプターが DNA に結合する部位と考えられている．リガンド結合部位は類似のホルモンの間で高い相同性がある．

細胞内レセプターは通常ホモダイマーとして存在する．また他のレセプターとヘテロダイマーとして存在することもある．さらに他のタンパクと結合して遺伝子発現の調節にあずかっていることもある．たとえばすべてのステロイドレセプターは熱ショックタンパク（heat shock protein）と結合しており，リガンドが結合すると両者が解離することが知られている[19]．またグルココルチコイドが遺伝子発現を抑制する場合には，AP 1 などの転写調節因子と相互作用することが知られている．いずれにせよリガンドが結合することにより，レセプターは遺伝子の発現を促進または抑制してシグナルを伝達する．

レセプターが結合する DNA の部位はホルモン応答エレメントと呼ばれ，それぞれのレセプターに特異的なヌクレオチド配列が知られている[21]．

〔井村裕夫〕

文　献

1) Blecher M, Bar RS: Receptors and Human Disease, Williams & Wilkins, Baltimore, 1981.
2) Ahlquist RP: *Am J Physiol* **154**: 586-600, 1948.

3) Jensen EU, Jacobson HI : *Recent Prog Horm Res* **18** : 387-418, 1962.
4) Lefkowitz RJ, et al : *Proc Natl Acad Sci USA* **65** : 745-752, 1970.
5) Noda M, et al : *Nature* **299** : 793-797, 1983.
6) Masu H, et al : *Nature* **329** : 836-838, 1987.
7) Receptor, 日本臨牀増刊（593号），1989.
8) 黒瀬 等, 宇井理生 : 医学のあゆみ **161** : 2-6, 1992.
9) Brown MS, Goldstein JL : *Science* **232** : 34-47, 1986.
10) Kodama T, et al : *Nature* **343** : 531-535, 1990.
11) Fuller F, et al : *J Biol Chem* **263** : 9395-9401, 1988.
12) 深田吉孝 : 生化学 **65** : 513-536, 1993.
13) Raming K, et al : *Nature* **361** : 353-356, 1993.
14) Lefkowitz RJ, et al : *Trends Pharmacol Sci*, **11** : 190-194, 1992.
15) Kohn LD, et al : *Intern Rev Immunol* **9** : 135-165, 1992.
16) 堅田利明 : 医学のあゆみ **161** : 24-28, 1992.
17) Gale NS : *Nature* **363** : 88-92, 1993.
18) Wong S K-F, Garbers DL : *J Clin Invest* **90** : 299-305, 1992.
19) Platt WB : *J Cell Biochem* **35** : 51-68, 1987.
20) Pearce D, Yamamoto KR : *Science* **259** : 1161-1165, 1993.
21) Lucas PC, Granner DK : *Ann Rev Biochem* **61** : 1131-1173, 1992.

2. レセプターの構造と機能

2.1 レセプター・イオンチャネル複合体

近年のレセプター研究の進歩により，多くのレセプターの構造と機能が解明されつつある．これらの研究成果に基づいて，同様の性質を示すレセプター群の存在が考えられるようになり，いくつかのタイプに分類されている．本項ではこれらのなかの1つのタイプであり，レセプター・イオンチャネル複合体として分類されている一連のレセプター群について，その概略を紹介する．

a. レセプター・イオンチャネル複合体の分類

生体内に存在する情報伝達系の多くは，神経伝達物質やホルモンなどの情報伝達物質が，細胞膜上あるいは細胞質内に存在するレセプターに特異的に結合することで，その細胞に情報を伝達する．これらのうち細胞膜のレセプターは，細胞外からの情報を細胞内に伝達する機能を有し，とくに神経伝達物質のレセプターの場合には，後シナプス膜または，効果器細胞膜に脱分極または過分極を惹起する．またこれらの情報伝達は多くの場合，細胞膜のイオン透過性の変化を伴うのである．これらのレセプターの活性化に伴い，細胞膜を通してのイオンの流入を行うのがイオンチャネルと呼ばれる膜タンパク質である．そしてそれぞれの動きを示すイオンの種類によって，Na^+ チャネル，Cl^- チャネルなどと名づけられている．このイオンチャネルは，その性質に基づいて，表2.1に示すように種々のタイプに分類されている[1]．

表 2.1 イオンチャネルの分類

電位依存性
Ca^{2+} 依存性
ATP 依存性
cAMP/cGMP 依存性
レセプター・チャネル複合体

レセプターを介したイオンチャネルの調節機構の面からみた場合，レセプタータンパク質自身がイオンチャネルとして機能を有するものと，レセプターが活性化されるに伴いGタンパク質（GTP結合タンパク質）と共役する細胞内情報媒介系に惹起される機能変化を介して，イオンチャネルの活性を調節するものとに分類される[2]．前者に相当する一連のものが，一般にレセプター・イオンチャネル複合体と呼ばれるものである．そしてこれらのイオンチャネルは，そのレセプターへのリガンドの結合により調節されており，他の電位依存性などのイオンチャネルとは異なるものである．このタイプのレセプターは，神経伝達物質のレセプターの中に認められる．すなわち nACh (nicotinic acetylcholine) レセプター，グルタミン酸レセプターのある種のサブタイプ，5-HT (5-hydroxytryptamine)$_3$ 型のセロトニンレセプター，GABA (γ-aminobutyric acid)$_A$ レセプターやグリシンレセプターなどがイオンチャネル型

表 2.2 イオンチャネル型 (ionotropic type) レセプター

カチオンチャネル型　アセチルコリンレセプター
　　　　　　　　　ニコチン性 { 骨格筋型
　　　　　　　　　　　　　　　 神経型
　　　　　　　　　グルタミン酸レセプター
　　　　　　　　　　NMDA (N-methyl-D-aspartate) 型
　　　　　　　　　　nonNMDA 型 { AMPA (α-amino-3-hydroxy-5-methylisoxazole-4-propionic acid) 型
　　　　　　　　　　　　　　　　 カイニン酸型
　　　　　　　　　セロトニンレセプター
　　　　　　　　　　5-HT$_3$ 型
アニオンチャネル型　GABA レセプター
　　　　　　　　　　GABA$_A$ 型
　　　　　　　　　グリシンレセプター

(ionotropic type)のレセプターとして分類されている（表2.2）．このうちnAChレセプター，グルタミン酸レセプターと5-HT$_3$レセプターがカチオンチャネルとして興奮性の機能を，またGABA$_A$レセプターとグリシンレセプターがアニオンチャネルとして抑制性の機能を発揮している．

h. レセプター・イオンチャネル複合体の構造

レセプターの構造解析が近年活発に行われている．レセプターのような特異な機能を有するタンパク質は微量であり，その構造を決定するのは困難であった．しかしながら，遺伝子工学的手法の進歩により，レセプターの分子クローニングが可能となり，その結果，種々のレセプターの1次構造が明らかにされつつある．これらの進歩は，これまで機能的な面からイオンチャネル型と分類されていたものを，構造の面からも確認することに大きな貢献をしたといえる．

この研究分野では，nAChレセプターの場合が最もよく解明されているといえる．それはシビレエイのような電気魚には，AChレセプターが高濃度存在するというよい材料に恵まれたこと，αブンガロトキシンという選択的なリガンドが発見されたことによるところが大である．電気魚や哺乳動物の骨格筋型のnAChレセプターを精製した結果，α, β, γ, δ の4種類のサブユニットからなる分子量約 260〜290 K のものであることが明らかにされた[3]．すなわち，これらのサブユニットが $\alpha_2\beta\gamma\delta$ の5量体を構成することによりカチオンチャネルを形成しているのである（図2.1）[4]．したがって，AChがレセプターに結合しチャネルが開くことによって，Na^+ の細胞内流入と K^+ の流出が起こると考えられている．

これらのnAChレセプターの各サブユニット (α, β, γ, δ) に関しては，cDNAクローニングを行うことによりその1次構造が明らかにされている[5〜7]．またウシの骨格筋の場合には，クローニングを行うことにより ε サブユニットの存在が明らかとなっている[8]．またその特徴として，$\alpha_2\beta\gamma\delta$ は胎児型であるのに対し，成熟型は $\alpha_2\beta\varepsilon\delta$ であるとも考えられている[9]．一方，神経型のnAChレセ

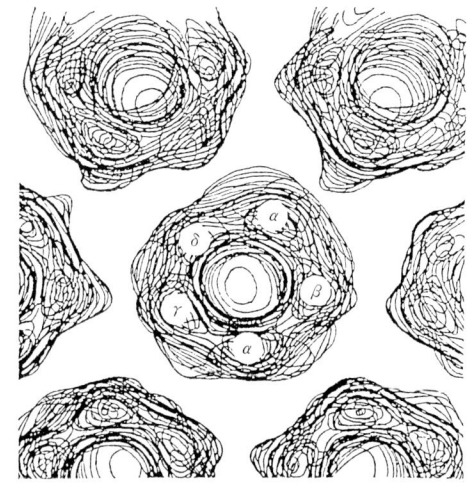

図 2.1 シビレエイnAChレセプターの構造[4]
$\alpha_2\beta\gamma\delta$ の5量体でチャネルを形成している．

プターは骨格筋型とは異なり，α と β の2種類のサブユニットから構成されているのである[10]．すなわち，骨格筋型の α や β サブユニットを α_1, β_1 と呼ぶのに対し，神経型nAChレセプターでは，α_2, α_3, α_4, α_5 あるいは β_2, β_3, β_4 と呼ばれる複数のサブユニットの存在が明らかとなっている[11〜16]．しかしながら神経型のnAChレセプターがどのようなサブユニットの構成でチャネルを形成しているのかについては，現在明確にされてはいない．

一方，アニオンチャネルを形成しているGABA$_A$レセプターとグリシンレセプターについても，そのクローニングが行われている．GABA$_A$レセプターの構造にとくに興味がもたれた理由は，このレセプターがBZP (benzodiazepine) レセプターおよび Cl^- チャネルと共役していることであった．このことはGABA$_A$レセプターを精製した場合でも，BZPレセプターおよび Cl^- チャネルと構造上のみならず機能的にも共役していることに基づいており，またαとβの2種類のサブユニットからなると考えられてきた[17]．しかしながら，近年のcDNAクローニングの結果から，GABA$_A$レセプターの構造は非常に多様性に富み，複雑であると理解されるようになった．すなわち，GABA$_A$レセプターのサブユニットに関しては，現在 α, β, γ, δ の4種類が同定されてい

る[18~20]．さらに各サブユニットにも分子多様性の存在が報告されている．

グリシンレセプターの構造の詳細については不明の点が多いが，$GABA_A$レセプターと同様にサブユニットが集合してCl^-チャネルを形成していると考えられている．これらのサブユニットの1つである48Kタンパク質（ストリキニーネ結合タンパク質，αサブユニット）については，cDNAクローニングによる構造解析が成功している[21]．またグリシンレセプターにも分子多様性の存在が示唆されてきており[22]，事実αサブユニットの分子多様性を示すクローンが得られている[23]．表2.2に示したようなイオンチャネル型のレセプターは，それぞれのサブタイプとしてGタンパク質連関型レセプターの存在が知られているが，グリシンレセプターに関してはイオンチャネル型のものしか同定されていない．したがってグリシンレセプターについても，Gタンパク質連関型のサブタイプが存在するかどうかについては，現在のところ不明であるといわざるをえない．

グルタミン酸レセプターとセロトニンレセプターについては，分子レベルでの検討はあまりなされていない．しかしながら，グルタミン酸レセプターに作用する多くの薬物が存在し，これらの薬物選択性の違いに基づいて3種類のサブタイプに分類されている（表2.2）．これまでこれらのレセプターのサブタイプがそれぞれ独立したものであるのか，またいずれがイオンチャネルと共役した型であるのかなどについては，明らかではなかった．しかしながら，これらのレセプターの中で，最近NMDA型レセプターの精製が行われ，4種類のポリペプチドから構成される分子量約21万のものであることが明らかとなった[24]．またカイニン酸型レセプターについては，レセプタータンパク質を精製することは行われていないが，機能発現を指標とした方法により，cDNAクローニングが成功している[25~27]．このようにグルタミン酸レセプターのサブタイプについても，分子レベルで解明されつつあるのが現状である．

セロトニンレセプターに関しても，そのサブタ

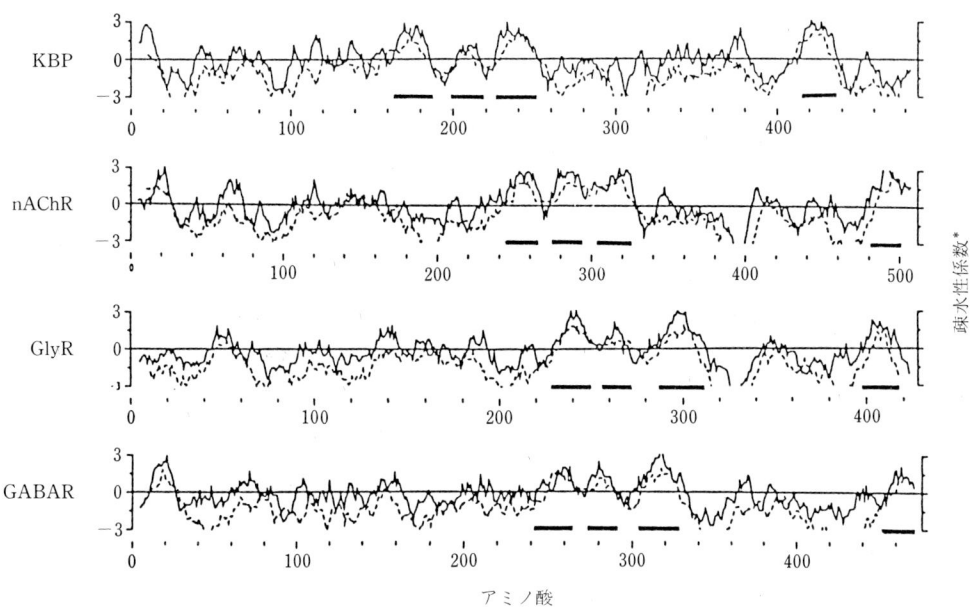

図2.2 種々のレセプター・イオンチャネル複合体サブユニットの疎水性および親水性領域の解析[26]
KBP：カイニン酸結合タンパク質（グルタミン酸レセプターのサブタイプ），nAChR：ニコチン性アセチルコリンレセプターα_2サブユニット，GlyR：グリシンレセプターα_1サブユニット，GABA R：$GABA_A$レセプターβ_1サブユニット
— は膜貫通領域と推定される部位
※ 係数の＋側が疎水性を示す．

イプの1つである3型（5-HT₃）がNa⁺チャネルを形成するレセプターであることが最近明らかにされた[28]．しかしながら，このサブタイプの構造や機能については，他の5-HT₁，5-HT₂型のようなGタンパク質連関型のサブタイプの場合に比べて不明の点が多いのが現状である．

上述のように多くのイオンチャネル型のレセプターの構造に関する知見が集積されつつあるので，次にこれらの構造の特徴について述べることとする．一般にこれらのイオンチャネル型レセプターは，サブユニット構造をとる巨大タンパク質分子である．それぞれのレセプターの各サブユニットの1次構造を比較すると，疎水性の非常に高い領域が4か所存在している（図2.2）[26]．この部分が膜貫通領域として存在し，チャネル形成にかかわっていると考えられている．そしてN末端側にシグナルペプチドの配列が認められ，膜貫通領域に入るまでが細胞外に存在している．どのレセプターサブユニットも，図2.3に示すようなグリシンレセプター48Kサブユニット[29]と同様な構造を有するものと推定されている．すなわち，N末端から膜貫通領域に入るまでが細胞外に位置しているのであり，この領域には糖鎖結合部位や，S-S結合をする配列が存在し，この近傍にはリガンド結合部位が形成されていると推定される．細胞外から情報伝達物質が結合することにより，レセプターは構造の変化をひき起こし，チャネルを開口状態にし，イオンの流出入が可能となる．上述のように4か所の膜貫通領域（M1〜M4）が存在し，この部分はαヘリックス構造を示している．そのなかでもM2領域はアミノ酸のOH基が多数集まって負の電荷をつくり，イオン通過孔を形成するのに重要と考えられている．4回膜を貫通するのでC末端は細胞外にでていると考えられる．また細胞内にはM3とM4の間に大きくループしている領域が認められる．膜貫通領域は比較的各サブユニット間で相同性が高いのに対し，このM3とM4の間の大きくループしている領域の配列には特異性の高い場合が多い．そしてこれらの部位は細胞内側からの調節を受け，レセプター機能を調節するのではないかと推定されている．その1例として，ある種のサブユニットには，この部分にcAMP依存性のタンパク質リン酸化酵素の結合部位とされる配列が存在している．実際にレセプタータンパク質がリン酸化されることが確認されている例もあり，これらの細胞内部位とレセプターの脱感作現象発現との密接な関係が示唆されている．

以上のようにこれらのイオンチャネル型レセプターの構造には非常に高い類似性が認められるのである．したがって共通の遺伝子群から進化してきたと考えられ，これらのレセプターはスーパーファミリーを形成していると推定されている．さらに脳内のレセプターの場合，nAChやGABA_Aレセプターで数多く報告されているようにイオンチャネル型だけでなく，Gタンパク質連関型レセプターも存在し，同一の作動薬に対応するレセプターの分子多様性が多彩である．したがって，機能的観点からも，レセプターの構造に興味がもたれるようになってきているのである．

c．レセプター・イオンチャネル複合体の機能

このタイプのレセプターは，上述のようにレセプター自身がイオンチャネルを形成しているので刺激に対する応答が速く，ミリ秒以下の速い反応により情報伝達を行っている．したがってこれら

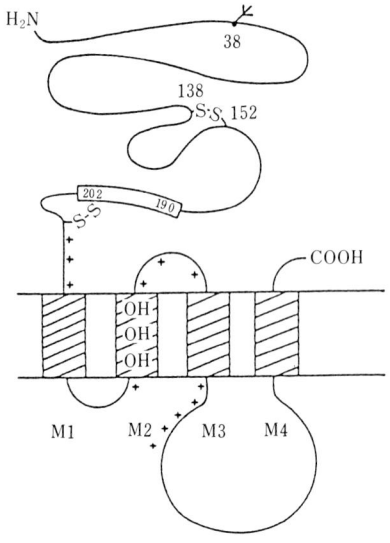

図2.3　グリシンレセプター48Kサブユニットの構造[29]
〚〛が膜貫通領域（M1, M2, M3, M4）を示す．

2.1 レセプター・イオンチャネル複合体

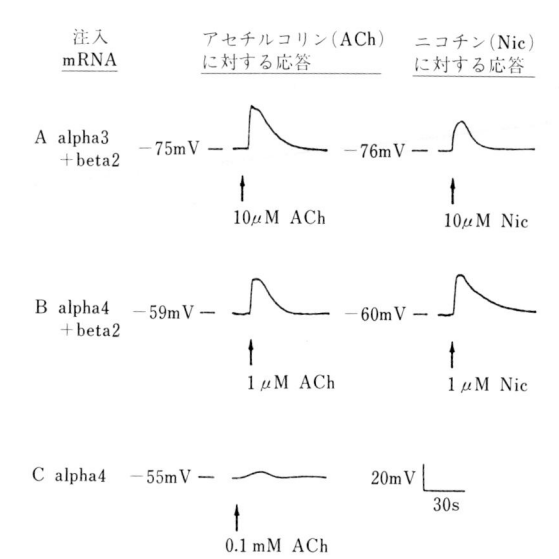

図 2.4 神経型 nACh レセプターのアフリカツメガエル卵母細胞への機能発現[13]

アセチルコリンまたはニコチン刺激による電位変化を示す.
A: α_3 と β_2 サブユニットを組み合わせた場合
B: α_4 と β_2 サブユニットを組み合わせた場合
C: α_4 サブユニット単独の場合

のレセプターの機能的変化の解析は, 主として電気生理学的手法により研究されてきた. さらに最近ではクローニングされたレセプターの各サブユニット cDNA を用いて, 培養細胞や卵母細胞に機能発現させ, 単一チャネルのコンダクタンスを測定することが可能となってきている.

骨格筋型の nACh レセプターは, Na^+ の流入により脱分極をひき起こすと同時に, K^+ を流出することにより膜電位を調節している. このレセプターのイオンチャネルは, その他の 1 価あるいは 2 価カチオンも透過させるが, アニオンは透過しない. さらにこのレセプターでは, 電気生理学的にチャネルのコンダクタンスに違いのある 2 種類の型の存在が知られている. これは $\alpha_2\beta\gamma\delta$ と $\alpha_2\beta\delta\epsilon$ のサブユニットの組み合わせによると考えられており, このような構造上の違いが機能面における差異をひき起こすものと考えられる[9]. これに対して, 神経型の nACh レセプターは α と β の両サブユニットの分子多様性に基づく組み合わせで数種のチャネルが構成され, 異なるコンダクタンスを示すことが認められている. その 1 例を図 2.4 に示した[13]. これらのレセプターの多様性がどのような生理的意義をもつのかについての詳細は, 現在のところ不明である.

同様のことが $GABA_A$ レセプターの場合にも知られている. すなわち $GABA_A$ レセプターの各サブユニットを用いた機能発現実験により, 多数のチャネル活性を示すサブタイプの組み合わせが確認されている. そのうち α, β, γ の各サブユニットの分子多様性に基づく組み合わせが, 構造と機能の関係を明確にしうる好例といえる. すなわち, $GABA_A$ レセプターの薬理学を考えるうえで BZP レセプターおよび Cl^- チャネルとの関係を明確にすることは重要な研究課題であるが, BZP の作用発現は α, β, δ の各サブユニットを用いたときは認められず, $\alpha\beta\gamma$ の型のときに認められる[19]. さらに α や β サブユニットの分子多様性を基盤とし, これらを組み合わせることにより, 従来より分類されてきた BZP レセプターのサブタイプの機能発現も可能となってきている[30]. 図 2.5 に示すように, $\alpha_1\beta_1\gamma_2$ が従来より BZP I 型により高い選択性をもつとされる CL 218,872 に高親和性を示すことから I 型 BZP レセプターを, 一方 CL 218872 に低親和性を示す $\alpha_2\beta_1\gamma_2$, $\alpha_3\beta_1\gamma_2$ 型は, II 型 BZP レセプターを構成すると考えられている. また α_2 または α_3 の代わりに α_5 サブユニットを用いた場合にも, II 型 BZP レセプター

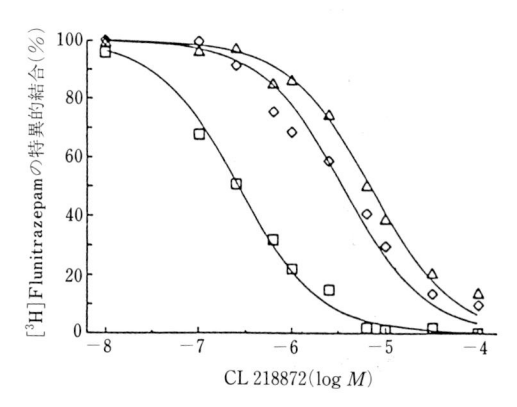

図 2.5 $GABA_A$ レセプターサブユニット cDNA を発現させた 293 細胞における [^{3}H] フルニトラゼパム結合[30]
$\alpha_1\beta_1\gamma_2$ (□), $\alpha_2\beta_1\gamma_2$ (△), $\alpha_3\beta_1\alpha_2$ (◇)
中枢性 I 型 BZP レセプターの選択的なリガンドである CL 218872 による阻害曲線

を形成しうるといわれている.このように GABA_A レセプターの各サブユニットの違いにより,異なった薬理学的性質を有する GABA_A レセプターが形成されうることが明らかとなってきているのである.

上述のように,nACh レセプターや GABA_A レセプターは複数のサブユニットによって構成されていることは疑義のない事実であるが,一方,GABA_A レセプターの場合,各サブユニット単独で機能発現を行うと,レスポンスは弱いながらも Cl^- チャネルとしての活性を示すことが知られている.しかしながら,この単一サブユニットからなる GABA_A レセプターが生理的なものかどうかに関しては現在明らかとはなっていない.

これに対してグリシンレセプターは,48K タンパク質の cDNA を用いた場合,単一サブユニットから構成される Cl^- チャネルがグリシンレセプターとしての機能を有するとの報告がある.一方,グリシンレセプターを精製した場合,48K サブユニットのほかに 58K サブユニットが存在することも知られている.したがって,その分子多様性を含めてどのようなサブユニット構成でグリシンレセプターが Cl^- チャネルを形成しているのかについては,明らかではないといわざるをえない.

グルタミン酸レセプターと 5-HT_3 レセプターはカチオンチャネルを形成していることはすでに述べたが,これらのレセプターの構造と機能に関する詳細については不明な点が多い.グルタミン酸レセプターの1種である NMDA 型レセプターは,Na^+ をはじめとする1価カチオンだけでなく,Ca^{2+} に対しても高い透過性を示す.逆に Mg^{2+} によってこのイオンチャネルは抑制されるという特徴をもっている.さらにこれらの NMDA 型レセプターに共役するイオンチャネルの性質が,興奮性アミノ酸であるグルタミン酸によるシナプス伝達の長期増強あるいは抑制に関係していると考えられている.このシナプス伝達の長期増強は,記憶や学習の基盤をなすものとの考え方もあるので,脳の可塑性という点からもグルタミン酸レセプター機構の機能的役割が注目されてきているのである.

おわりに レセプター・イオンチャネル複合体として分類されるレセプターの特徴の概要を解説した.これらのレセプターは,その情報伝達の方法としてレセプター自身がイオンチャネルとして機能し,瞬時に興奮性あるいは抑制性の情報を伝えうるという特徴を有している.さらに機能面からイオンチャネル型レセプターとして分類されてきたこれらのレセプター群には,構造的にも共通性があることが判明してきている.すなわち,イオンチャネルを構成するレセプターの基本型として,4個のサブユニットからなる場合,あるいは図2.3に示したようなサブユニットが5個集まり,それぞれの M2 ドメインが内側に配置され,チャネルポアを形成することがあげられる.このような構造上の特徴が,電位依存性のイオンチャネルとは異なるところということができる.しかしながら,このような高分子タンパク質の構造は,タンパク質レベルでは明確に解析されておらず,推定の域を出ていないということも事実である.一方,レセプターの分子多様性についても興味がもたれるところであり,レセプターのような特異な機能を発揮するものに分子多様性が存在することの意義は,個々の神経細胞において微細な機能調節に対応しうることにあるとも考えられる.これらの諸点を含めて,今後のレセプターの構造と機能の解析の進展に注目したい.

〔栗山欣彌,廣内雅明〕

文 献

1) 東田陽博,伊藤裕二,橋井美奈子,野田百美,榎本浩一:イオンチャネルと生体機能.代謝 **27**:187-196,1990.
2) Strange, PG: The structure and mechanism of neurotransmitter receptors. *Biochem J* **249**: 309-318, 1988.
3) Raftery MA, Hunkapiller MW, Strader CD, Hood LE: Acetylcholine receptor: comlex of homologous subunits. *Science* **208**: 1454-1457, 1980.
4) Brisson A, Unwin PNT: Quaternary structure of the acetylcholine receptor. *Nature* **315**: 474-477, 1985.
5) Noda M, Takahashi H, Tanabe T, Toyosato M, Furutani Y, Hirose T, Asai M, Inayama S, Miyata T, Numa S: Primary structure of α-subunit pre-

cursor of *Torpedo californica* acetylcholine receptor deduced from cDNA sequence. *Nature* **299**: 793-797, 1982.
6) Noda M, Takahashi H, Tanabe T, Toyosato M, Kikyotani S, Hirose T, Asai M, Takashima H, Inayama S, Miyata T, Numa S: Primary structures of β- and δ-subunit precursors of *Torpedo californica* acetylcholine receptor deduced from cDNA sequences. *Nature* **301**: 251-255, 1983.
7) Noda M, Takahashi H, Tanabe T, Toyosato M, Kikyotani S, Furutani Y, Hirose T, Takashima H, Inayama S, Miyata T, Numa S: Structural homology of *Torpedo californica* acetylcholine receptor subunits. *Nature* **302**: 528-532, 1983.
8) Takai T, Noda M, Mishina M, Shimizu S, Furutani Y, Kayano T, Ikeda T, Kubo T, Takahashi H, Takahashi T, Kuno M, Numa S: Cloning, sequencing and expression of cDNA for a novel subunit of acetylcholine receptor from calf muscle. *Nature* **315**: 761-764, 1985.
9) Mishina M, Takai T, Imoto K, Noda M, Takahashi T, Numa S, Methfessel C, Sakmann B: Molecular distinction between fetal and adult forms of muscle acetylcholine receptor. *Nature* **321**: 406-411, 1986.
10) Whiting PJ, Lindstrom JM: Purification and characterization of a nicotinic acetylcholine receptor from chick brain. *Biochemistry* **25**: 2082-2093, 1986.
11) Boulter J, Evans K, Goldman D, Martin G, Treco D, Heinemann S, Patrick J: Isolation of a cDNA clone coding for a possible neural nicotinic acetylcholine receptor α-subunit. *Nature* **319**: 368-374, 1986.
12) Goldman D, Deneris E, Luyten W, Kochhar A, Patrick J, Heinemann S: Members of a nicotinic acetylcholine receptor gene family are expressed in different regions of the mammalian central nervous system. *Cell* **48**: 965-973, 1987.
13) Boulter J, Connolly J, Deneris E, Goldman D, Heinemann S, Patrick J: Functional expression of two neuronal nicotinic acetylcholine receptors from cDNA clones identifies a gene family. *Proc Natl Acad Sci USA* **84**: 7763-7767, 1987.
14) Deneris ES, Connolly J, Boulter J, Wada E, Wada K, Swanson LW, Patrick J, Heinemann S: Primary strucutre and expression of β_2: a novel subunit of neuronal nicotinic acetylcholine receptors. *Neuron* **1**: 45-54, 1988.
15) Deneris ES, Boulter J, Swanson LW, Patrick J, Heinemann S: β_3: a new member of nicotinic acetylcholine receptor gene family is expressed in brain. *J Biol Chem* **264**: 6268-6272, 1989.

16) Boulter J, O'Shea-Greenfield A, Duvoisin RM, Connolly JG, Wada E, Jensen A, Garder PD, Ballivet M, Deneris ES, McKinnon D, Heinemann S, Patrick J: α_3, α_5, and β_4: three members of the rat neuronal nicotinic acetylcholine receptor-related gene family form a gene cluster. *J Biol Chem* **265**: 4472-4482, 1990.
17) Sigel E, Barnard EA: A γ-aminobutyric acid/benzodiazepine receptor complex from bovine cerebral cortex. *J Biol Chem* **259**: 7219-7223, 1984.
18) Scholfield PR, Darlison MG, Fujita N, Burt DR, Stephenson FA, Rodriguez H, Rhee LM, Ramachandran J, Reale V, Glencorese TA, Seeburg PH, Barnard EA: Sequence and functional expression of the $GABA_A$ receptor shows a ligand-gated receptor super-family. *Nature* **328**: 221-227, 1987.
19) Pritchett DB, Sontheimer H, Shivers BD, Ymer S, Kettenmann H, Schofield PR, Seeburg PH: Importance of a novel $GABA_A$ receptor subunit for benzodiazepine pharmacolgy. *Nature* **338**: 582-585, 1989.
20) Shivers BD, Killisch I, Sprengel R, Sontheimer H, Köhler M, Schofield PR, Seeburg PH: Two novel $GABA_A$ receptor subunits exist in distinct neuronal subpopulations. *Neuron* **3**: 327-337, 1989.
21) Grenningloh G, Rienitz A, Schmitt B, Methfessel C, Zensen M, Beyreuther K, Gundelfinger ED, Betz H: The strychnine-binding subunit of the glycine receptor shows homology with nicotinic acetylcholine receptors. *Nature* **328**: 215-220, 1987.
22) Akagi H, Miledi R: Heterogeneity of glycine receptors and their messenger RNAs in rat brain and spinal cord. *Science* **242**: 270-273, 1988.
23) Grenningloh G, Schmieden V, Schofield PR, Seeburg PH, Siddique T, Mohandas TK, Becker CM, Betz H: Alpha subunit variants of the human glycine receptor: primary structures, functional expression and chromosomal localization of the corresponding genes. *EMBO J* **9**: 771-776, 1990.
24) Ikin AF, Kloog Y, Sokolovsky M: N-Methyl-D-aspartate/phencyclidine receptor complex of rat forebrain: purification and biochemical characterization. *Biochemistry* **29**: 2290-2295, 1990.
25) Hollman M, O'Shea-Greenfield A, Rogers SW, Heinemann S: Cloning by functional expression of a member of the glutamate receptor family. *Nature* **342**: 643-648, 1989.
26) Wada K, Dechesne CJ, Shimasaki S, King RG, Kusano K, Buonanno A, Hampson DR, Banner C, Wenthold RJ, Nakatani Y: Sequence and expression of a frog brain complementary DNA encoding a kainate-binding protein. *Nature* **342**: 684-689, 1989.

27) Gregor P, Mano I, Maoz I, McKeown M, Teichburg VI: Molecular structure of the chick cerebellar kainate-binding subunit of a putative glutamate receptor. *Nature* **342**: 689-692, 1989.
28) Derkach V, Surprenant A, North RA: 5-HT$_3$ receptors are membrane ion channels. *Nature* **339**: 706-709, 1989.
29) Betz H, Becker CM: The mammalian glycine receptor: biology and structure of a neuronal chloride channel protein. *Neurochem Int* **13**: 137-146, 1988.
30) Pritchett DB, Lüddens H, Seeburg PH: Type I and type II GABA$_A$-benzodiazepine receptors produced in transfected cells. *Science* **245**: 1389-1392, 1989.

2.2 Gタンパク質共役レセプター

多くの神経伝達物質やホルモンの作用がGTP結合タンパク質（Gタンパク質）を仲介して発現される．この系はレセプター（R），Gタンパク質（G），エフェクター（E，酵素またはイオンチャネル）からなる．アゴニスト（a，神経伝達物質やホルモン）のRへの結合→aRによるGの活性化（GTP-GDP交換反応の促進）→G_{GTP}によるEの活性化，という順に反応が進行する．Eが2次メッセンジャー（サイクリックAMP（cAMP），サイクリックGMP（cGMP），ジアシルグリセロール（DG），イノシトール3リン酸（IP_3）など）の合成または分解酵素の場合は，細胞外にホルモンや神経伝達物質があるという情報が細胞内の2次メッセンジャーの増減という情報に変換される．Eがイオンチャネルの場合は，膜電位変化，あるいはCa^{2+}流入などという情報に変換される．

a. 種　　類

Gタンパク質共役レセプターのリガンドは，神経伝達物質，ホルモン，オータコイド（または局所ホルモン），走化性因子など多岐にわたる．分子種としても，アミン，アミノ酸，ペプチド，タンパク質，脂質，ヌクレオチドなど多種類である（表2.3）．光のレセプターであるロドプシン，匂いや味のレセプター，酵母の性フェロモンレセプター，細胞性粘菌のcAMPレセプターなども同じ仲間である．

ほとんどすべての神経伝達物質に対してGタンパク質共役レセプターが存在する．アセチルコリン，GABA，グルタミン酸，セロトニンにはGタンパク質共役レセプターとイオンチャネルレセプターの両方がある．アセチルコリンとセロトニン以外のアミンやペプチドに対してはGタンパク質共役レセプターのみが知られている（グリシンは例外的にイオンチャネルレセプターだけが知られている）．ホルモンやオータコイドのレセプターの多くもGタンパク質共役型である．Gタンパク質共役型に属さないのは，ステロイドレセプターのように細胞内にあるもの，インスリンや成長ホルモンのレセプターなどである．

1種類のリガンドに対し複数のレセプターがあるのが普通である．たとえばアドレナリンレセプターは$\alpha_1, \alpha_2, \beta$の3種類に大別され，それぞれに少なくとも3種のサブタイプがあるので，少なくとも9種類あることになる．遺伝子解析技術の進歩で，従来薬理学的に区別されていた以上に多数のサブタイプの存在が明らかにされている．サブタイプが多数あることの生理的意味の解明はこれからの大きな課題である[26]．匂いのレセプターは少し特殊で，それだけで100種以上あると推測されている．

Gタンパク質共役レセプターによってひき起こされる2次メッセンジャーの変化は，① cGMPの減少，② cAMPの増加，③ cAMPの減少，④ IP_3とDGの増加，の4つに大別される．この区分けはGタンパク質の区分けに対応するが，レセプターもこの4つに区分けすることができる．Gタンパク質はα, β, γサブユニットからなる3量体で，αサブユニットの種類によって，相手となるレセプターおよびエフェクターの種類がきまる．以下に述べるGタンパク質の種類もαの違いによるものである．βとγサブユニットにも数種ずつあることがわかっているが，その機能の違い，あるいはαとの組み合わせの違いはわかっていない．

1) cGMPの減少は，ロドプシンによるcGMPホスホジエステラーゼの活性化によって生ずる．この活性化を仲介するGタンパク質はトランスデューシン，またはGtとして同定されている[27]．Gtには2種あり，それぞれ網膜の桿体と錐体にある．ロドプシン以外にGtを活性化するレセプターは知られていない．

2) cAMPの増加は一般の細胞に普遍的に観

表 2.3 Gタンパク質共役レセプター

		リガンド	レセプターサブタイプ	2次メッセンジャー
外来刺激	光	オプシン[1]	ロドプシン	cGMP ↓
			錐体視物質（赤, 緑, 青）	
	匂い	匂い物質[1a]	100種以上	cAMP
	味	味物質[1b]	多数（?）	?
伝達物質	アミン	アセチルコリン[2,3]	m 1, m 3, m 5	IP$_3$, DG
			m 2, m 4	cAMP ↓
		ドパミン[4]	D 1, D 5	cAMP
			D 2$_L$, D 2$_S$	cAMP ↓
			D 3, D 4	?
	アミノ酸	グルタミン酸[5]	mGlu1, mGlu5	IP$_3$, DG
			mGlu2, mGlu3, mGlu4, mGlu6	cAMP ↓
	ペプチド	タチキニン[6]	NK 1, NK 2, NK 3	IP$_3$, DG
		ニューロペプチドY[7]		cAMP ↓
		オピオイド[7a,7b,7c]	δ	cAMP ↓
伝達物質/ホルモン	アミン	ノルアドレナリン[8~10]	α1 A, α1 B, α1 C, α1 D	IP$_3$, DG
		（アドレナリン）	α2 A, α2 B, α2 C	cAMP ↓
			β1, β2, β3	cAMP
	ペプチド	チロトロピン放出ホルモン[11]		IP$_3$, DG
		（TRH, Thyrotropine-releasing hormone)		
		VIP[11a]（Vasoactive Intestinal Peptide)		cAMP
		ソマトスタチン[11b~11d]		cAMP ↓
		コレシストキニン（ガストリン）[11e]		IP$_3$, DG
		セクレチン[11f]		cAMP ↑
伝達物質/オータコイド	アミン	セロトニン[12,12a,12b]	1 A, 1 B, 1 D, 1 E, 1 F	cAMP ↓
			2 A, 2 B, 2 C(1 C)	IP$_3$, DG
		ヒスタミン[13,13a]	H 1	IP$_3$, DG
			H 2	cAMP
	ヌクレオシド	アデノシン[13b]	A 1	cAMP ↓
			A$_{2A}$, A$_{2B}$	
ホルモン	ペプチド	アンジオテンシン[14,14a,14b]		IP$_3$, DG
		カルシトニン[14c]		cAMP
		副甲状腺ホルモン[14d]（Parathyroid hormone)		cAMP
		グルカゴン[14e]		cAMP
		バソプレッシン[14f~14h]	V 1	IP$_3$, DG
			V 2	cAMP
		オキシトシン[14i]		IP$_3$, DG
		セクレチン[14j]		cAMP
		性腺刺激ホルモン放出ホルモン[14k]（GnRH, LH/FSHRH)		IP$_3$, DG
	タンパク質	黄体形成・絨毛性性腺刺激ホルモン[15]		cAMP
		（LH-CG, Lutropin-choriogonadotropin)		
		チロトロピン[16]		cAMP
		（Tyyrotropine；TSH, Thyroid-stimulating hormone)		
オータコイド	リピド	トロンボキサン A$_2$[17]		IP$_3$, DG
		PAF（Platelet-activating factor）[18]		IP$_3$, DG
		プロスタグランジン E[18a]		IP$_3$, DG
	ペプチド	エンドセリン[19,20]	ET$_A$, ET$_B$	IP$_3$, DG
		ブラジキニン[20a]		IP$_3$, DG
走化性因子	ペプチド	fMLP（formyl-met-leu-phe）[21,21a](a)		IP$_3$, DG
		C 5 A アナフィラトキシン[22](b)		?
	ヌクレオチド	cAMP（細胞性粘菌）[23](c)		cAMP
フェロモン	ペプチド	a因子, α因子（酵母）[24](d)		?
内在性活性因子未知		カンナビノイド[25](e)		cAMP ↓

Gタンパク質共役レセプターのうちcDNAまたは遺伝子が単離され，構造が決定しているものをのせた．ほかに，GABAや多数のペプチドのレセプターなどがこのグループに属すると考えられる．

(a) fMLP：細菌由来ペプチドによる白血球凝集作用を，最も強く再現する合成ペプチド．
(b) C 5 A アナフィラトキシン：補体活性化に伴い生成する，補体第5成分C 5の低分子性フラグメントで，動物に注射するとアナフィラキシー症状を呈することから名づけられた．白血球走化性作用をもつ．
(c) 細胞性粘菌が単細胞から多細胞体へと変換するとき，凝集中心で放出されるcAMPが細胞集合のシグナルとなる．細胞はcAMPの濃度勾配に従って移動する．cAMPの作用でアデニル酸シクラーゼが活性化され，cAMPが生成・放出される．
(d) a因子とα因子は，12と13個のペプチドで，a型とα型という異なる性をもつ1倍体酵母から放出され，それぞれ相手方の性の酵母にあるレセプターに作用する．両因子の作用は両型の接合の引金となる．
(e) カンナビノイド：マリファナの主要成分．

察され，Gタンパク質 Gs によるアデニル酸シクラーゼの活性化による[28,29]．Gs を活性化するレセプターは多数存在するが，代表的なレセプターで最も詳しく研究されているのは β アドレナリンレセプターである．Gs は直接 Ca^{2+} チャネルに働いて，それを開口させる作用をもつことも報告されている．嗅球では，Gs とよく似てはいるが別種のGタンパク質（Golf）が，匂い物質レセプターとアデニル酸シクラーゼの間を仲介する．

3）アデニル酸シクラーゼの阻害も多数のレセプターによってひき起こされる[9,28,29]．このグループのレセプターは，アデニル酸シクラーゼの抑制以外に，K^+ チャネルの開口，Ca^{2+} チャネルの開口抑制もひき起こす例が多い．さらにアラキドン酸生成を伴うホスホリパーゼ A_2 の活性化の例も報告されている．これらの反応はいずれも百日咳毒素で阻害されるのが普通で，百日咳毒素でADPリボシル化される Gi(Gi 1，Gi 2，Gi 3の3種)やGo が仲介する．

4）IP_3 と DG は，ホスホリパーゼCによるホスファチジルイノシトール-1,4-ビスリン酸（PIP_2）の加水分解で生ずる．レセプターによるホスホリパーゼCの活性化は百日咳毒素感受性の場合と非感受性の場合がある．前者は，3)のグループのレセプターによる Gi や Go の活性化によって仲介されると考えられる．百日咳毒素感受性にホスホリパーゼCを活性化するレセプターとしては，好中球の fMLP レセプターが知られている．ホスホリパーゼC活性化反応の多くは百日咳毒素非感受性で，このグループに属するレセプターの種類は多い．この反応を仲介するGタンパク質は最近，Gq として同定され，ホスホリパーゼC β 型を活性化することが明らかにされた[30]．少なくとも3種の類似のGタンパク質がある[31,32]．

Gタンパク質には上に述べた種類以外に，スプライシングの違いによる多様性もある．また，エフェクターにも数種のサブタイプがあることがわかってきつつある．上に述べた4つの分類はさらに細分されるかもしれない．Gタンパク質やエフェクターの種類に比べレセプターの種類はずっと多い．多種類のレセプターが同じGタンパク質に作用していると推測される．逆に1種類のレセプターが複数のGタンパク質に作用している例も知られている．

b. 構　　　造

ロドプシン，ムスカリンレセプター，ドパミンD2レセプター，α および β アドレナリンレセプター，トロンボキサン A2 レセプターなどが可溶化・精製されている．Gタンパク質共役レセプターは，ほとんどの場合ジギトニンを用いて可溶化されアフィニティークロマトグラフィーで精製されている[33]．これら精製レセプターの部分ペプチドのアミノ酸配列を利用して cDNA が単離され，cDNA の塩基配列からレセプターの1次構造が決定された．一方，タチキニンレセプター，エンドセリンレセプター，PAF レセプターなどは，機能を指標として cDNA が単離され，その構造が決定された[34]．最近では，既知のレセプターの部分塩基配列を用いて，m3～m5 ムスカリンレセプター，$\beta_{1\sim3}$ アドレナリンレセプター，D3～D5 ドパミンレセプター，TRH レセプターなど多数のレセプターの cDNA が単離されている．

これまでに構造が明らかにされたGタンパク質共役レセプターは疎水性のアミノ酸残基の多い部分が7か所あり，その部分で細胞膜を横切ると考えられる．最近細胞膜7回貫通構造をとらずGタンパク質と相互作用するレセプターの例も報告され（IGF II レセプターの項参照），またバクテリオロドプシンのように細胞膜7回貫通構造をとるがGタンパク質とはとくに関係がない例もある．しかしこれらは例外的であって，[Gタンパク質共役レセプター]と[細胞膜7回貫通タンパク質]という2つの集合はほとんど重なり合っている．また細胞膜を7回貫通するという直接の証拠はバクテリオロドプシン以外得られていないが，部分ペプチドに対する抗体の反応性などの実験結果は7回貫通という仮説と矛盾しない．7回貫通を仮定したレセプターの構造の模式図を図2.6に示した．いくつかの構造上の特徴を以下に述べる．

（1）レセプターの大きさ

N末端（図2.6で o1），細胞内第3ループ（i3），

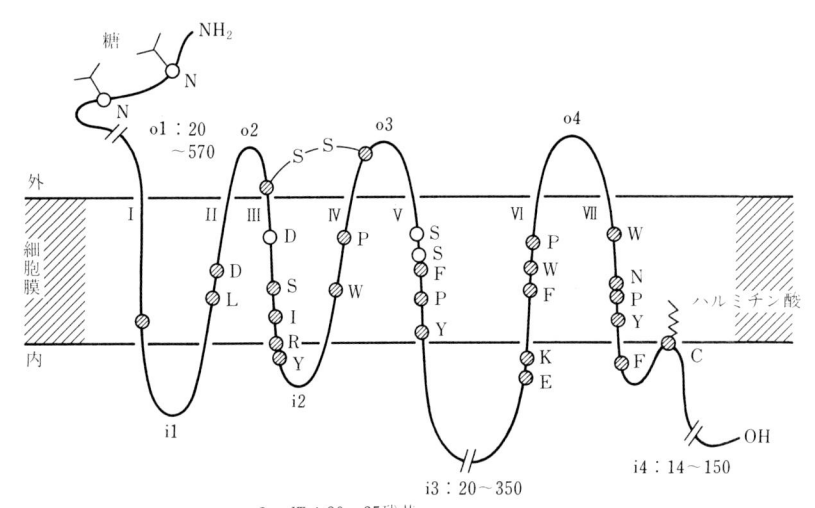

図 2.6 Gタンパク質共役レセプターの模式図
多くのGタンパク質共役レセプターで共有されているアミノ酸を1文字表示で，⦸で示した．○で示した，IIIのD（アスパラギン酸）とVのS（セリン）は，βアドレナリンレセプターのリガンド結合に関わると思われるアミノ酸残基である（図2.7(a)参照）．

C末端（i4）の長さはレセプターの種類によりかなり異なる．N末端がとくに長いのは，LH-CGレセプター（341残基），チロトロピンレセプター（398残基）と代謝型グルタミン酸レセプター（mGlu1, 570残基）である．LH-CG（黄体形成・絨毛性性腺刺激ホルモン）とチロトロピン（甲状腺刺激ホルモン）は分子量約3万のタンパク質で，N末端部分がリガンド結合に関与していると考えられる[34a]．

i3がとくに長いのはムスカリンレセプター，α_2アドレナリンレセプター，D2ドパミンレセプター（100～200残基）である．これらのレセプターはアデニル酸シクラーゼの抑制やホスホリパーゼCの活性化と共役している．しかし，アデニル酸シクラーゼの抑制と共役するカンナビノイドレセプターや，ホスホリパーゼCの活性化と共役するペプチドレセプターや脂質レセプターではi3が短い．細胞膜に近い約20残基2組を残してi3の大部分を取り除いたムスカリンレセプターの変異種で，リガンド結合およびGタンパク質活性化機能が保存されていること，しかしレセプターのdown regulation（アゴニストとの長時間接触によるレセプター量の減少）が起こらなくなることが報告されている．

o1以外の細胞外ループおよびi3以外の細胞内ループはあまり長くはなく，レセプターの種類によってもあまり変わらない．o1, i3, i4部分が短いロドプシンは約350のアミノ酸残基よりなる．大部分のレセプターは350から450残基からなり，分子量にして4～5万である．i3の長い昆虫ムスカリンレセプター（全長789残基）やo1の長いチロトロピンレセプター（744残基），o1とi4の長い代謝型グルタミン酸レセプター（mGlu1, 1199残基）のような例もある．

（2） 糖鎖，S-S結合，脂質結合

糖鎖が結合しうるアスパラギン残基を含む配列（Asn-X-Ser/Thr）がN末端付近に通常1～3個あることから，N末端が細胞の外にあると予想される（例外的にこの配列がないのはα_2Bアドレナリンレセプターで，逆にN末端が長いLH-CGレセプターには6か所そのような配列がある）．この配列があっても糖の結合を示すとは限らないが，ロドプシン，βアドレナリンレセプター，ムスカリンレセプター，fMLPレセプターなどで，エンドグルコシダーゼFなどの処理によって分子量が数千から2万程度減少し，アミノ酸配列から

計算された値に近づくことが示されている.

細胞外の第1と第2ループ（図2.6のo2とo3）の間にS-S結合があることが，ロドプシン，βアドレナリンレセプター，ムスカリンレセプターなどで示されている．この2つのシステインはほとんどのレセプターで保存されているので，このS-S結合の存在も一般的と思われる（例外はカンナビノイドレセプターとアンジオテンシンレセプターでo2部位のシステインがない）．

C末端部のシステインにパルミチン酸が結合していることがロドプシンとβアドレナリンレセプターで示されている（ロドプシンの場合は2個のシステインに2個のパルミチン酸が結合していると考えられている）．このパルミチン酸は細胞膜に結合していると推測される（図2.6参照）．多くのレセプターでこの付近にシステインが保存されている．ただし，アンジオテンシン-，α_{2B}アドレナリン-，トロンボキサンA2-，fMLP-レセプターなどにはない．

（3）細胞膜貫通部位

細胞膜貫通部位はαらせん構造をとっていると考えられる．貫通セグメントは20～25残基からなり，αヘリックスとして30～38 Åである．多くのレセプターで，貫通セグメントIV，V，VI，VIIにプロリンが存在する．水溶性タンパク質ではプロリンがあるとαらせんが終了することが知られているが，バクテリオロドプシン[35]の例ではプロリンのところで捩れるだけでαらせんは継続することがわかっている．プロリン以外に，セグメントIIのアスパラギン酸やセグメントVIIのトリプトファンなどいくつかのアミノ酸残基が大部分のレセプターで保存されている（図2.6参照）．ただし，いずれの場合もいくつかの例外があり，どのレセプターにも必ず存在するというわけではない．

（4）4次構造

可溶化精製したムスカリンレセプターの分子量はSDSポリアクリルアミドゲル電気泳動で測定した値とほぼ同じで，レセプターが単量体であることを示している[38]．また，精製レセプターがリガンドおよびGタンパク質との結合能をもつので単量体で活性であることがわかる．生体膜中で単量体であるという直接の証拠はないが，現在のところ2量体などの存在を示唆する結果は得られていない．他のレセプターについてもムスカリンレセプターと同様，単量体として存在すると推測される．

（5）遺伝子

Gタンパク質共役レセプターの遺伝子は，多くの場合翻訳領域にイントロンをもたない．イントロンがあることがわかっているのは，ロドプシン-，ドパミン-，タチキニン-，昆虫ムスカリンレセプターなどの遺伝子である．ドパミンD2レセプターでは，スプライシングの違いにより2種のレセプターが存在することがわかっている．チロトピンレセプター[16]，LH-CGレセプター[15]，グルタミン酸レセプター[5]で20～26残基のシグナルペプチドの存在が報告されている．

c. リガンド結合

ロドプシンは，タンパク質オプシンにレチノールが結合している．レチノールは細胞膜貫通セグメントVIIのリジンにシッフ塩基をつくって結合している．レチノールは7本のセグメントに囲まれて細胞膜貫通部位の内部にあると考えられる．そのモデルとなるのは，電子線回折で明らかにされた，バクテリオロドプシンの構造である[35]（図2.7(a)参照）．

アドレナリンレセプター，ムスカリンレセプター，それらのサブタイプの間のキメラレセプターについて構造と活性の関係が調べられている．いくつかの具体的結果を下記に列挙する．

1) ムスカリンレセプターのリガンドとの結合活性およびGタンパン質との相互作用は，エンドグリコシダーゼ処理による糖鎖除去で変化しない．また，ムスカリンレセプター（m2）のN末端近くのアラパラギンをアスパラギン酸に置き換えると糖鎖のないムスカリンレセプターが得られるが，同じように細胞膜で発現し，リガンド結合活性およびアデニル酸シクラーゼ阻害活性を示す[37]．また，レセプターの代謝回転にも関係ないと考えられる．βアドレナリンレセプターでも，糖鎖

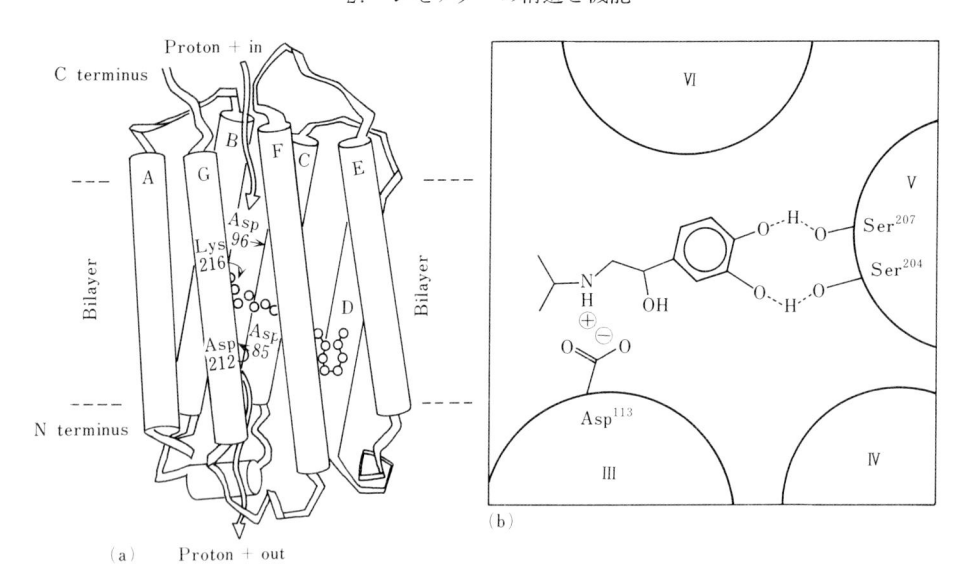

図 2.7
(a) バクテリオロドプシンの構造[35]
バクテリオロドプシンの電子顕微鏡写真の3次元解析から得られた図．N末端側が下になっているので注意．細胞膜貫通セグメントA～Gが，図2.6のIからVIIに対応する．バクテリオロドプシンは，レチノールに光を吸収し，それによって水素イオンを細胞内から外に汲みだす働きをする．
(b) βアドレナリンレセプターとアドレナリン結合の模式図（*Trends Pharm Sci* Supp, Muscarinic subtypes IV, p 29, 1990 より）
III～IVは図2.6の細胞膜貫通セグメントに対応する．

の有無はリガンド結合活性に影響ないことが示されている．

2) S-S結合還元剤処理によってリガンドに対する親和性が減少する例がいくつかのレセプターで知られている．また，βアドレナリンレセプターの第1あるいは第2細胞外ループ（o1，o2）のシステインを他の残基に置き換えるとリガンドに対する親和性が変わる．o1とo2の間のS-S結合はリガンドに対する高い親和性を保つために必要と考えられる[2,3]．

3) ムスカリン性の不可逆的標識リガンドが細胞膜貫通セグメントIIIのアスパラギン酸残基に結合する．この残基はβアドレナリンレセプターのリガンド結合にも必要で，ドパミンレセプターやセロトニンレセプターにも保存されている．しかし，ロドプシン，ペプチドレセプター，脂質レセプターなどには存在しない．カルボキシル基の（−）イオンが，アミンの（＋）イオンの対イオンになっていると推測される[3]．

4) βアドレナリンレセプターの細胞膜貫通セグメントVにある2つのセリンがアドレナリンのカテコールの2つの水酸基と水素結合することを示唆する結果が得られている[38]．αアドレナリンレセプターや，ドパミンレセプターには同じ位置にセリンがあるが，ムスカリンレセプターやセロトニンレセプターなどにはない．

5) βとα2アドレナリンレセプター[39]あるいはm1とm2ムスカリンレセプター[40]のキメラレセプターで，リガンド特異性は細胞膜貫通部位がどちらのサブタイプ由来かによって決定されることが示されている．また，細胞膜貫通セグメントI～Vがm1，VIとVIIがm2というキメラでは，m1サブタイプとm2サブタイプ中間の親和性を示す．

6) βアドレナリンレセプターの細胞膜貫通セグメントI～Vを含む部分とVIとVIIを含む部分を別々に発現させるとリガンド結合活性を示さないが，両者を同時に発現させるとリガンド結合活性を示す[39]．また，βアドレナリンレセプターのプロテアーゼ処理によって細胞内ループおよび細胞外

ループを切断しても，リガント結合活性を保持している．

7）精製したムスカリンレセプターは可溶化したままではサブタイプ特異性を示さないが，特定の脂質と再構成するとサブタイプ特異性を示すようになる[2]．

上の 3），4）に基づいたアドレナリンの結合の推測図を図 2（a）に示す．細菌膜貫通セグメント内にアドレナリンやアセチルコリンの結合部位があるという仮説は，5）や 6）の結果ともよく符合する．また，7）の結果は脂質そのものあるいは脂質とレセプターの相互作用がリガンド結合に影響することを示唆している．

タンパク質分解酵素であるトロンボキサンは，トロンボキサンレセプターに結合後その N 末端を切断し，切断で生じた新しい N 末端が細胞膜貫通部分と相互作用し，それによってレセプターを活性化する，という[39a]．

d．G タンパク質との相互作用

G タンパク質のうち Gt, Gs, Gi, Go, Gq などがタンパク質として同定精製されている[28,29]．ロドプシンと Gt[27]，β アドレナリンレセプターと Gs[28,29]，ムスカリンレセプターと Gi, Go, Gq[2,41,41a] などの相互作用が，膜標品や精製タンパク質のリン脂質への再構成標品などでよく調べられている[41]．相互作用の仕方は基本的には同じと考えられる．

（1）グアニンヌクレオチド依存性高親和性アゴニスト結合

β アドレナリンレセプターやムスカリンレセプターを G タンパク質と再構成すると，アゴニストに対する見かけの親和性がグアニンヌクレオチドによって影響されるようになる．これらのレセプターは，アゴニストに対し高親和性と低親和性を示す少なくとも 2 つの状態で存在する．たとえば，心房のムスカリンレセプターと G タンパク質 Go の再構成系では，アゴニスト高親和性成分の割合が G タンパクがないとき約 10% で，G タンパク質を加えると約 80% にまで増加する．この再構成系に GTP または GDP を加えると高親和性の割合はまた約 10% に減少する．この結果は，再構成されたレセプターの少なくとも 70% は Go と相互作用すること，レセプター・Go 複合体がアゴニストに高親和性を示すこと，G タンパク質と GTP あるいは GDP との結合でこの複合体は解離すること，を示唆している．β アドレナリンレセプターと Gs との再構成標品でも同じようなグアニンヌクレオチド依存性高親和性アゴニスト結合が観察される．

グアニンヌクレオチド依存性高親和性アゴニスト結合は細胞膜標品でも観察されるが，レセプターの種類によって見えやすさは異なっている．Gs と共役している β アドレナリンレセプターや，アデニル酸シクラーゼ阻害と共役している m2 ムスカリン- あるいは α_2 アドレナリンレセプターでははっきり観察されるが，m1 サブタイプが多いと思われる大脳のムスカリンレセプターや α_1 レセプターでは観察が難しい．後者では，高親和性を示すレセプターの割合が低いか，高と低の親和性の比が小さいと思われる．しかし，大脳のムスカリンレセプターも可溶化して G タンパク質（Go または Gi）と再構成させると，高親和性の割合が 60% 程度，高親和性と低親和性の結合定数の比が数百倍になる．細胞膜内ではレセプターと G タンパク質の相互作用を抑制する，なんらかの機構が働いている可能性がある．また，培養細胞に発現させた D3 ドパミンレセプターのようにグアニンヌクレオチド依存性高親和性結合がみられないという報告や，プロスタグランジンレセプターのように GTPγS 添加で親和性が増加するという報告[41b]もある．このように，グアニンヌクレオチド依存性高親和性アゴニスト結合の存在はそのレセプターが G タンパク質共役レセプターであることを示す証拠と考えられるが，逆にそれがみられないからといって G タンパク質共役レセプターではないとは断定できない．

（2）レセプターの G タンパク質に対する作用

レセプターの G タンパク質に対する作用は，アゴニストによる①GTP アーゼの促進，②[^{35}S]GTPγS 結合の促進，③[^{3}H]GDP の遊離促進，などとして観察できる．アゴニスト・レセプター複

合体のタンパク質への直接の作用は GDP の遊離で，その 2 次的効果として①と②が観察されると考えられる．実験的には測定しやすい①と②がよく使われる．[^{35}S]GTPγS の結合のしやすさは G タンパク質の種類によってかなり異なる．Gt への結合はロドプシンがないときにはほとんどみられず，Gs への結合は β アドレナリンレセプターがないときは高濃度 Mg 存在などの条件が必要である．最近同定された Gq も可溶化された条件では[^{35}S]GTPγS 結合能をもたないと報告されている[30]．一方，Gi や Go への[^{35}S]GTPγS の結合はレセプターがなくても容易に観察可能である．Gi や Go への[^{35}S]GTPγS 結合のムスカリンレセプターによる促進はそのままでは観察が難しいが，非標識 GDP 存在下ではっきり観察できる．[^{35}S]GTPγS の結合しやすさの違いは G タンパク質からの GDP の遊離のしやすさの違いを反映していると考えられる．

レセプターの G タンパク質に対する作用は下記の反応に従って進むと考えられる．ここで，a はアゴニスト，R はレセプター，G は G タンパク質を示し，( ) は反応中間体を示す．

$$a + R \leftrightarrow aR \quad (1)$$
$$aR + G_{GDP} \leftrightarrow (aRG_{GDP}) \leftrightarrow aRG + GDP \quad (2)$$
$$aRG + GTP \leftrightarrow (aRG_{GTP}) \leftrightarrow aR + G_{GTP} \quad (3)$$
$$G_{GTP} \to G_{GDP} + Pi \quad (4)$$

aRG という複合体を作ることにより $G_{GDP} \to G \to G_{GTP}$ という反応経路の活性化エネルギーを下げ，それによってこの反応を促進していると考えられる．1 分子で複数の G タンパク質を活性化することが，ロドプシン，β アドレナリンレセプター，ムスカリンレセプターなどでわかっている．酵素が基質に作用するように，aR は G タンパク質に触媒的に働き，それによって 1 種の情報の増幅を起こしている．G タンパク質は GTP と GDP に対しほぼ同程度の親和性をもっているが，aRG は GDP にずっと低い親和性をもつことを示唆する証拠が得られている．さらに細胞内では GDP より GTP の濃度が高いため，式 (2) の逆反応より式 (3) の方向に反応は進むことになる．

aRG からの a の解離速度が aR からの a の解離速度より小さいと仮定すれば，グアニンヌクレオチド依存性高親和性結合の生成は aRG の生成に対応するものとして説明できる．上のモデルの代わりに RG もしくは RG$_{GDP}$ が，アゴニストの有無にかかわらず，生体膜内で存在することを仮定することも可能である．その場合は遊離速度の違いのほかに，a が R よりも RG または RG$_{GDP}$ への結合速度が速いという仮定で実験結果を説明することも可能になる．いずれにしろエネルギー的に安定な aRG 複合体をとるという仮定によって，グアニンヌクレオチド依存性高親和性アゴニスト結合とアゴニストによる GDP 遊離促進という 2 つの現象を同時に説明することができる[2]．

GTP と結合した G タンパク質は α_{GTP} と βγ サブユニットに解離すると考えられている．通常 α_{GTP} がエフェクターに作用すると考えられるが，βγ が作用するといわれている場合もある．α_{GTP} はそれ自身の GTP アーゼ作用で α_{GDP} となり，βγ と結合して $\alpha_{GDP}\beta\gamma$ となって反応が 1 巡する．

aR の G タンパク質に対する作用は，いくつかの点でアクチンのミオシンに対する作用に似ている．① グアニンヌクレオチドやアデニンヌクレオチドがないとき RG あるいはアクチン・ミオシン (AM) 複合体をつくるという性質があり，② それによって G や M から GDP や ADP の遊離を促進する作用を示し，③ GTP や ATP を加えると R と G または A と M に解離し，④ GTP と ATP を加水分解して 1 サイクルが終わる．レセプターとアクチンは複数の G タンパク質とミオシンに触媒的に働き，1 サイクルごとにヌクレオチドが 1 分子加水分解されて，このサイクルはくり返される．

(3) レセプターと G タンパク質間の特異性

1 種類の G タンパク質は複数の種類のレセプターと相互作用する．一方，1 種類のレセプターが複数の種類の G タンパク質を活性化するかという問題は，まだはっきりしない．試験管内再構成系では β アドレナリンレセプターが Gs のみならず Gi とも相互作用すること，大脳および心房いずれのムスカリンレセプターも Go と 2 種の Gi と相互作用することが示されている．また，レセプタ

ーのcDNAを培養細胞に発現させた例では，m1とm3ムスカリンレセプターが百日咳毒素感受性と非感受性両方のホスホリパーゼC活性化を起こすこと，m2とm4ムスカリンレセプターが百日咳毒素感受性ホスホリパーゼC活性化とアデニル酸シクラーゼ阻害を起こすことが示されている[42]．これらの3つの反応が1種類のGタンパク質によって起こされるのでないかぎり，1種のレセプターが2種のGタンパク質を活性化していることになる．また，培養細胞（CHO cells）に発現させたタチキニンレセプターが，ホスホリパーゼCとアデニル酸シクラーゼ両方の活性化を起こすことが報告されている[42a]．これらの試験管内あるいは培養細胞での結果は，1種類のレセプターが複数のGタンパク質を活性化する能力をもつことを示している．しかし，実際に生体組織で1種類のレセプターが複数のGタンパク質を活性化しているのか，あるいは特定のGタンパク質との相互作用以外は抑制されているのか明らかではない．また複数のGタンパク質と相互作用するとしても，1種類の細胞で2種のGタンパク質を活性化し複数の反応を同時に起こしているのか，あるいは同じレセプターが細胞の種類によって異なるGタンパク質と相互作用し異なる反応をひき起こしているのかといった点は，これから明らかにされるべき課題である．

Gタンパク質共役レセプターの第3細胞内ループ（図2.6のi3）部分が相互作用するGタンパク質の特異性を決定していると考えられる．β_2とα_2アドレナリンレセプターのキメラ[39]，あるいはm1とm2ムスカリンレセプターのキメラレセプター[40]での実験は，i3成分の種類によって相互作用するGタンパク質の相手が決定することを示している．ムスカリンレセプターはi3部位が長いが，細胞膜貫通セグメントVに近い約20残基の部分がGタンパク質特異性を決定していると推測される．ただし，この部分だけでGタンパク質と相互作用するのか，他の部位も必要なのかはまだはっきりしない．βアドレナリンレセプターやロドプシンでi2あるいはi4部位も必要であるという報告が出されているが，βアドレナリンレセプターのi3の一部分のペプチドだけでGタンパク質活性化能を検出できるという報告もある．

e. 機能調節と発現調節

アゴニストを添加したままにしておくとレセプターの機能低下が起こることが知られており，脱感受性（desensitization）と呼ばれている．同一のアゴニストに対するレセプターだけが脱感受性を示す場合（同種脱感受性，homologous desensitization）と類縁のレセプターの機能も抑えられる場合（異種脱感受性，heterologous desensitization）とが区別されている．同種脱感受性はレセプターに変化が生じたものと考えられる．脱感受性の分子機作としては，レセプターとGタンパク質間あるいはGタンパク質とエフェクター間の共役がうまくいかなくなる場合（脱共役，uncoupling）とレセプターの量が減少する場合がある．後者はさらに，レセプターの全体量は変わらず表面のレセプターが細胞内に入るもの（細胞内移行，sequestrationまたはinternalization）と，レセプターの絶対量が減少するもの（down regulation）に区別されている．βアドレナリンレセプターについて最も詳しく研究されている[43]．βアドレナリンレセプターをもつ培養細胞をアゴニストと接触させた後細胞を壊し，細胞膜標品でレセプター量およびアデニル酸シクラーゼ活性を測定する．レセプターの細胞内移行は，親水性リガンドが接触できるレセプター量の減少，あるいは低密度膜分画へのレセプターの移行として測定される．全レセプターの30%程度が分程度の時間経過で移行し，可逆的である．βアドレナリンレセプターの場合，GsをもたないS49リンパ球変異種（cyc$^-$）でも起こり，アゴニストとレセプターとの結合だけを前提としていると思われる．細胞のコンカナバリンA処理で起こらなくなることが知られている．

脱共役も分程度の短い時間経過で現れる．アゴニストに対する親和性が低下する場合，親和性が変わらず最大アデニル酸シクラーゼ活性が減少する場合，両方生ずる場合がある．cAMP依存性タ

ンパク質キナーゼ（Aキナーゼ）とβアドレナリンレセプターキナーゼ（βARK）によるリン酸化が関与することを示す証拠が得られている．Aキナーゼはβ_2レセプターの第3細胞内ループ（i3）とC末端部分（i4）の2つのセリンをリン酸化し，βARKはC末端近くの7〜8個のセリンまたはスレオニンをリン酸化する．これらのセリンやスレオニンを他の残基へ変換した，あるいは除去した変異種では，脱感受性がみられなくなる．Aキナーゼによる脱共役，βARKによる脱共役，レセプターの細胞内移行はそれぞれ異なる阻害剤でおさえられる[44]．独立に起こる過程と推測される．

精製したβアドレナリンレセプターをAキナーゼでリン酸化した後Gsと再構成し，アゴニストによるGTPアーゼ活性促進効果をみると，約25%だけ活性が低下していると報告されている．Aキナーゼによるレセプターのリン酸化はアゴニストの有無にほとんど依存しないが，βARKはアゴニストと結合したレセプターだけをリン酸化する．リン酸化されたレセプターとGsの相互作用はβアレスチンというタンパク質によって阻害されるようになる．同様な現象は以前からロドプシンとGtの系で知られている．光照射されたロドプシンはロドプシンキナーゼによってリン酸化され，リン酸化されたロドプシンはアレスチンと相互作用するようになり結果的にGtとの相互作用がおさえられる[45]．最近，βARKとβアレスチンのcDNAが得られたので，詳細な解析が進むと期待される[45a]．

AキナーゼやCキナーゼは，αアドレナリンレセプターや，ムスカリンレセプターもアゴニスト非依存的にリン酸化する．この2つのキナーゼによるムスカリンレセプターのリン酸化はサブタイプ特異的である．また，βARKあるいは類似のキナーゼによるアゴニスト依存性リン酸化も報告されている．ムスカリンレセプター（m2サブタイプ）のアゴニスト依存性リン酸化部位は第3細胞内ループ（i3）の中央部分と同定されている．また，ムスカリンレセプターやβアドレナリンレセプターのアゴニスト依存性リン酸化がGタンパク質βγサブユニットによって活性化されることがみいだされている．アゴニスト依存性リン酸化は，酵母の性フェロモンレセプターおよび粘菌のcAMPレセプターでも知られている．

レセプター量の減少（down regulation）は，脱共役や細胞内移行より遅く，数時間かかって起こる．cyc^-変異種では起こらず，aRG複合体生成が前提となっていると思われる．cAMP量に依存する場合としない場合がある．

Gタンパク質共役レセプターの発現調節に関する知見は少しずつ増えている．βアドレナリンレセプターのmRNA量がグルココルチコイド刺激で増加し，アゴニスト刺激によるdown regulation時に低下することが知られている．前者はmRNAの合成促進によるのに対し，後者はmRNAの安定性の低下であることを示唆する結果が報告されている[46]．βアドレナリンレセプター遺伝子の5′上流領域にCRE（cAMP responsible element）が存在し，cAMPを増加させる条件で遺伝子発現が増加することが報告されている．正のフィードバックということになり，生理的意義が注目される．

〔付記〕

脱稿後校正までに，続々と新しいレセプター遺伝子のクローニングが報告されている．それらはわかる範囲で表2.6に書き加えたが，抜け落ちたもの，あるいは今後付け加わるもの（特にペプチドのレセプター）も多いと思われる．*Trends Pharm Sci* の Receptor Nomenclature Supplement が毎年発行されるので参考になる．また，ロドプシン[47,48]やドパミンレセプター（D4サブタイプ）[49]で分子多型が存在することが示された．それがどの程度一般的なものかわからないが，中枢神経系の分子機構が画一的でなくなる1つの要因として興味深い．匂いや味にかかわるレセプターの同定も進むと思われるが，分子多型と学習の面から興味が持たれる．

Gタンパク質βγサブユニットの役割はこれまで明らかではなかったが，最近いくつかの作用がわかってきた．1つはアデニル酸シクラーゼの活性化と阻害で，アデニル酸シクラーゼⅠ型は阻害

され，II型とIV型は活性化される[50]．これらの作用は α_s の存在下でのみ見られる．ホスホリパーゼ Cβ 型も $\beta\gamma$ によって活性化と抑制を受ける．II型とIII型が特に活性化され，この活性化には α_q は必要ない[51]．百日咳毒素感受性のホスホリパーゼCの活性化は，Gi または Go から遊離された $\beta\gamma$ サブユニットによると考えられる．$\beta\gamma$ サブユニットは β アドレナリンレセプターキナーゼ（βARK）を活性化し，β アドレナリンレセプターやムスカリンレセプター（m2）のリン酸化を促進することが明らかになった[52,53]．$\beta\gamma$ サブユニットはリン酸化の促進を介してレセプターの脱感受性を促進すると思われる．β と γ はそれぞれ6種存在するが，その種類によって異なるレセプターと相互作用するという結果が明らかになってきた．ムスカリンレセプター（m4）は $\alpha_{o1}\beta_3\gamma_4$ とソマトスタチオンレセプターは $\alpha_{o2}\beta_1\gamma_3$ を活性化するという[54,55]．　　　　　　　　　　〔芳賀達也〕

文　献

1) Nathan J: Molecular biology of visual pigments. *Ann Rev Neurosci* **10**: 163-194, 1987.

1a) Buck L, Axel R: A novel multigene family may encode odorant receptors: a molecular basis for odor recognition. *Cell* **65**: 175-187, 1991.

1b) Abe K, Kusakabe Y, Tanemura K, Emori Y, Arai S: Primary structure and cell-type specific expression of a gustatory G protein-coupled receptor related to olfactory receptors. *J Biol Chem* **268**: 12033-12039, 1993.

2) Berstein G, Haga T: Molecular aspects of muscarinic receptors. *Current Asp Neurosci* **1**: 245-284, 1990.

3) Hulme EC, Birdsall NJM, Buckley NJ: Muscarinic receptor subtypes. *Ann Rev Pharmac Toxicol* **30**: 633-673, 1990.

4) Sibley DR, Monsma FJ Jr: Molecular biology of dopamine receptors. *Trends Pharm Sci* **13**: 61-69, 1992.

5) Tanabe Y, Masu M, Ishii T, Shigemoto R, Nakanishi S: A family of metabotropic glutamate receptors. *Neuron* **8**: 169-179, 1992.

6) Nakanishi S: Mammalian tachykinin receptors. *Ann Rev Neurosci* **14**: 123-136, 1991.

7) Rimland J, Xin W, Sweetnam P, Saijoh K, Nestler EJ, Duman RS: Sequence and expression of a neuropeptide Y receptor cDNA. *Mol Pharm* **40**: 869-875, 1991.

7a) Evans CJ, Keith DE Jr, Moison H, Magendzo K, Edwards RH: Cloning of a delta opioid receptor by functional expression. *Science* **18**: 1952-1958, 1992.

7b) Kieffer BL, Befort K, Gaveriaux-Ruff C, Hirth CG: Isolation of a cDNA by expression cloning and pharmacological characterization. *Proc Natl Acad Sci USA* **89**: 12048-12052, 1992.

7c) Yasuda K, Raynor K, Kong H, Breder CD, Takada J, Reisin T, Bell GI: Cloning and functional comparison of $\varkappa$ and δ opioid receptors from mouse brain. *Proc Natl Acad Sci USA* **90**: 6736-6740, 1993.

8) Dohlman HG, Thorner J, Caron MG, Lefkowitz RJ: Model systems for the study of seven-transmembrane-segment receptors. *Ann Rev Biochem* **60**: 53-88, 1991.

9) Harrison JK, Pearson WR, Lynch KR: Molecular characterization of alpha1- and alpha 2-adrenoceptors. *Trends Pharmac Sci* **12**: 62-67, 1991.

10) Tota M, Candelore M, Dixon RAF, Strader C: Biophysical and genetic analysis of the ligand-binding site of the beta-adrenoceptor. *Trends Pharmac Sci* **12**: 4-9, 1991

11) Straub RE, Frech GC, Joho RH, Gershengorn: Expression cloning of a cDNA encoding the mouse pituitary thyrotropin-releasing hormone receptor. *Proc Natl Acad Sci USA* **87**: 9514-9518, 1990.

11a) Ishihara T, Shigemoto T, Mori K, Takahashi K, Nagata S: Functional expression and tissue distribution of a novel receptor for vasoactive intestinal peptide. *Neuron* **8**: 811-819, 1992.

11b) Yamada Y, Post SR, Wang K, Tager HS, Bell GI, Seino S: Cloning and functional characterization of a family of human and mouse somatostatin receptors expressed in brain, gastrointestinal tract, and kidney. *Proc Natl Acad Sci USA* **89**: 251-255, 1992.

11c) Kluxen FW, Bruns C, Lubbert H: Expression cloning of a rat brain somatostatin receptor cDNA. *Proc Natl Acad Sci USA* **89**: 4618-4622, 1992.

11d) Yasuda K, Rens-Domiano S, Breder CD, Law SF, Saper CB, Reisine T, Bell GI: Cloning of a novel somatostatin receptor, SSTR3, coupled to adenylyl cyclase. *J Biol Chem* **267**: 20422-20428, 1992.

11e) Lee Y-M, Beinborn M, McBride EW, Lu M, Kolakowski LF Jr, Kopin AS: The human brain chlecystokinin-B/gastrin receptor. *J Biol Chem* **268**: 8164-8169, 1993.

11f) Ishikawa T, Nakamura S, Kaziro Y, Takahashi

T, Takahashi K, Nagata S: Molecular cloning and expression of a cDNA encoding the secretin receptor. *EMBO J* **10**: 1635-1641, 1991.
12) Julius D: Molecular biology of serotonin receptors. *Ann Rev Nerurosci* **14**: 335-360, 1991.
12a) Hen R: Of mice and flies: commonalities among 5-HT receptors. *Trends Pharm Sci* **13**: 160-165, 1992.
12b) Humphrey PPA, Hartig D, Hoyer D: A proposed new nomenclature for 5-HT receptors. *Trends Pharm Sci* **14**: 233-236, 1993.
13) Yamashita M, Fukui H, Sugama K, Horio Y, Ito S, Mizuguchi H, Wada H: Expression cloning of a cDNA encoding the bovine histamine H_1 receptor. *Proc Natl Acad Sci USA* **88**: 11515-11519, 1991.
13a) Gantz I, Schaffer M, Du Valle J, Logsdon C, Campbell V, Uhler M, Yamada T: Molecular cloning of a gene encodig the histamine H 2 receptor. *Proc Natl Acad Sci USA* **88**: 429-433, 1991,
13b) Stiles GL: Adenosine receptors. *J Biol Chem* **267**: 6451-6454, 1992.
14) Jackson TR, Blair LAC, Marshall J, Goedert M, Hanley MR: The *mas* oncogene encodes an angiotensin receptor. *Nature* **335**: 437-440, 1988.
14a) Sasaki K, Yamano Y, Bardhan S, Iwai N, Murray JJ, Hasegawa M, Matsuda Y, Inagami T :Cloning and expression of a complementary DNA encoding a bovine adrenal angiotensin II type-1 receptor. *Nature* **351**: 230-233, 1991.
14b) Murphy TJ, Alexander RW, Griendling KK, Runge MS, Bernstein KE: Isolation of a cDNA encoding the vascular type-1 angiotensin II receptor. *Nature* **351**: 233-236, 1991.
14c) Lin HY, Harris TL, Flannery MS, Aruffo A, Kaji EH, Gorn A, Kolakowski LF Jr, Lodish HF, Golding SR: Expression cloning of an adenylate-cyclase coupled calcitonin receptor. *Science* **254**: 1022-1024, 1991.
14d) Jupper H, Abon-Sarma A-B, Freeman M, Kong XF, Schipani E, Richards J, Kolakowski LF Jr, Hock J, Potts JT Jr, Kronenberg HM, Segre GV: A G protein-linked receptor for parathyroid hormone and parathyroid hormone-related peptide. *Science* **254**: 1024-1026, 1991.
14e) Jelinek LJ et al: Expression cloning and signaling properties of the rat glucagon receptor. *Science* **258**: 1614-1616, 1993.
14f) Morel A, O'Carroll A-M, Brownstein MJ, Lolait SJ: Molecular cloning and expression of a rat Vla arginine vasopressin receptor. *Nature* **356**: 523-526, 1992.
14g) Birnbaumer M, Seibold A, Gilbert S, Ishido M, Barberis C, Antaramian A, Brabet P, Rosenthal W: Molecular cloning of the receptor for human antidiuretic hormone. *Nature* **357**: 333-336, 1992.
14h) Lolait SJ, O'Carrol A-M, McBride QW, Konig M, Morel A, Brownstein MJ: Cloning and characterization of a vasopressin V 2 receptor and possible link to nephrogenic diabetes insipidus. *Nature* **357**: 336-339, 1992.
14i) Kimura T, Tanizawa O, Mori K, Brownstein MJ, Okayama H: Structure and expression of a human oxytocin receptor. *Nature* **356**: 526-529, 1992.
14j) Reinhart J, Mertz LM, Catt KJ: Molecular cloning and expression of cDNA encoding the murine gonadotropin-releasing hormone receptor. *J Biol Chem* **267**: 21281-21284, 1992.
14k) Sugimoto Y, Namba T, Honda A, Hayashi Y, Negishi M, Ichikawa A, Narumiya S: Cloning and expression of a cDNA for mouse prostaglandin E receptor EP3 subtype. *J Biol Chem* **267**: 6463-6466, 1992.
15) McFarland KC, Sprengel R, Phillips HS, Köhler M, Rosemblit N, Nikolics K, Segaloff DL, Seeburg P: Lutropin - choriogonadotropin receptor: an unusuall member of the G protein-coupled receptor family. *Science* **245**: 494-499, 1989.
16) Parmentier M, Libert F, Maenhaut C, Lefort A, Gérard C, Perret J, Van Sande J, Dumont JE, Vassart G: Molecular cloning of the thyrotropin receptor. *Science* **246**: 1620-1622, 1989.
17) Hirata M, Hayashi Y, Ushikubi F, Yokota Y, Kageyama R, Nakanishi S, Narumiya S: Cloning and expression of cDNA for a human thromboxane A_2 receptor. *Nature* **349**: 617-620, 1991.
18) Honda Z, Nakamura M, Miki I, Minami M, Watanabe T, Seyama Y, Okado H, Toh H, Ito K, Miyamoto T, Shimizu T: Cloning by functional expression of platelet-activating factor receptor from guinea-pig lung. *Nature* **349**: 342-346, 1991.
19) Arai H, Hori S, Aramori I, Ohkubo H, Nakanishi S: Cloning and expression of a cDNA encoding endothelin receptor. *Nature* **348**: 730-732, 1990.
20) Sakurai T, Yanagisawa M, Takuwa Y, Miyazaki H, Kimura S, Goto K, Masaki T: Cloning of a cDNA encoding a non - isopeptide - selective subtype of the endothelin receptor. *Nature* **348**: 732-753, 1990.
20a) Hess JF, Borkowski JA, Young GS, Strader CD, Ransom RW: Cloning and pharmacological characterization of a human bradykinin (BK-2) receptor. *Biochem Biophys Res Commun* **184**: 260-268, 1992.
21) Thomas KM, Pyrun HY, Navarro J: Molecular cloning of the fMet-Leu-Phe receptor from

neutrophils. *J Biol Chem* **265** : 20061-20064, 1990.
21a) Boulay F, Tardiff M, Brouchon L, Vignais P : The human N-formylpeptide receptor. Characterization of two cDNA isolates and evidence for a new subfamily of G-protein-coupled receptors. *Biochemistry* **29** : 11123-11133, 1990.
22) Gerard N, Gerard C : The chemotactic receptor for human C5a anaphylatoxin. *Nature* **349** : 614-617, 1991.
23) Klein PS, Sun TJ, Saxe CL III, Kimmel AR, Johnson RL, Devreotes PN : A chemoatractant receptor controls development in *Dictyostelium discoideum*. *Science* **241** : 1467-1472, 1988.
24) Kendall JB, Thorner J : Receptor G protein signaling in yeast. *Ann Rev Physiol* **53** : 111-111, 1991.
25) Matsuda LA, Lolait SL, Brownstein MJ, Young AC, Bonner TI : Structure of cannabinoid receptor and functional expression of the cloned cDNA. *Nature* **346** : 561-564, 1990.
26) Schofield PR, Shivers BD, Seeburg PH : The role of receptor subtype diversity in the CNS. *Trends Neurosci*, **13** : 8-11, 1990.
27) Findley JBC, Pappin DJC : The opsin family of proteins. *Biochem J* **238** : 625-642, 1986.
28) Ross EM : Signal sorting and amplification through G protein-coupled receptors. *Neuron* **3** : 141-152, 1989.
29) Birnbaumer L : G proteins in signal transduction. *Ann Rev Pharmac Toxicol* **30** : 675-705, 1990.
30) Smrcka AV, Hepler JR, Brown KO, Sternweis PC : Regulation of polyphosphoinositide-specific phospholipase C activity by purified Gq. *Science* **251** : 804-807, 1991.
31) Simon MI, Strathman MP, Gautam N : Diversity of G proteins in signal transduction. *Science* **252** : 802-808, 1991.
32) Nakamura F, Ogata K, Shiozaki K, Kameyama K, Ohara K, Haga T, Nukada T : Identification of two novel GTP-binding protein alpha-subunits that lack apparent ADP-ribosylation sites for pertussis toxin. *J Biol Chem* **266** : 12676-12681, 1991.
33) Hulme EC (ed) : Receptor Biochemistry, Oxford University Press, 1990.
34) Masu Y, Nakayama K, Tamaki H, Harada Y, Kuno M, Nakanishi S : cDNA cloning of bovine sustance-K receptor through oocyte expression system. *Nature* **329** : 836-838, 1987.
34a) Bockaert J : G proteins and G-protein-coupled receptors : structure, function and interactions. *Current Opinions Neurobiol* **1** : 32-42, 1991.
35) Henderson R, Baldwin JM, Ceska TA, Zemlin F, Beckman E, Downing KH : *J Mol Biol* **213** : 899-929, 1990.
36) Peterson GL, Rosenbaum LC, Broderick DJ, Schimerlik MI : Physical properties of the purified cardiac muscarinic acetylcholine receptor. *Biochemistry* **25** : 3189-3202, 1986.
37) van Koppen CJ, Nathanson NM : Site-directed mutagenesis of the m2 muscarinic acetylcholine receptor : analysis of the role of N-glycosylation in receptor expression and function. *J Biol Chem* **265** : 20887-20896, 1990.
38) Strader CD, Candelore MR, Hill WS, Sigal IS, Dixon RAF : Identification of two serine residues involved in agonist activation of the beta-adrenergic receptor. *J Biol Chem* **264** : 13572-13578, 1989.
39) Kobilka BK, Kobilka TS, Daniel K, Regan JW, Caron MG, Lefkowitz RJ : Chimeric alpha 2-, beta 2-adrenergic receptors : delineation of domains involved in effector coupling and ligand binding specificity. *Science* **240** : 13109-13116, 1988.
39a) Vu T-KF, Hung DT, Wheaton VI, Coughlin SR : Molecular cloning of a functional thrombin receptor reveals a novel proteolytic mechanism of receptor activation. *Cell* **64** : 1057-1066, 1991.
40) Kubo T, Bujo H, Akiba I, Nakai J, Mishina M, Numa S : Location of a region of the muscarinic acetylcholine receptor involved in selective effector coupling. *FEBS Lett* **241** : 119-125, 1988.
41) Hulme EC (ed) : Receptor Effector Coupling, Oxford University Press, 1990.
41a) Berstein G, Blank JL, Smrcka AV, Higashijima T, Sternweis PC, Exton JH, Ross EM : Reconstitution of agonist-stimulated phosphatidylinositol 4, 5-bisphosphate hydrolysis using purified m1 muscarinic receptor, Gp/11 and phospholipase C-β1. *J Biol Chem* (in press).
41b) Sonnenburg WK, Zhn J, Smith WL : A prostaglandin E receptor coupled to a pertussis toxin-sensitive guanine nucleotide regulatory protein in rabbit cortical collecting tubule cells. *J Biol Chem* **265** : 8479-8433, 1990.
42) Ashkenazi A, Peralta EG, Winslow JW, Ramachandran J, Capon DJ : Functionally distinct G proteins selectively couple different receptors to PI hydrolysis in the same cell. *Cell* **56** : 487-493, 1989.
42a) Nakajima Y, Tsuchida K, Negishi M, Ito S, Nakanishi S : Direct linkage of three tachikinin receptors to stimulation of both phosphatidylinositol hydrolysis and cyclic AMP cascades in transfected chinese hamster ovary cells. *J Biol Chem* **267** : 2437-2442, 1992.
43) Lefkowitz RJ, Hausdorff WP, Caron MG : Role of phosphorylation in desensitization of the beta-

adrenoceptor. *Trends Pharmac Sci* **11**: 190-194, 1990.
44) Lohse MJ, Benovic JL, Caron MG, Lefkowitz RJ: Multiple pathways of rapid beta2-adrenergic receptor desesitization, delineation with specific inhibitors. *J Biol Chem* **265**: 3202-3209, 1990.
45) Kühn H: Light-regulated binding of rhodopsin kinase and other proteins to cattle photoreceptor membrance. *Biochemistry* **17**: 4389-4395, 1978.
45a) Palczewski K, Benovic JL: G-protein-coupled receptor kinase. *Trends Biochem Sci* **16**: 387-391, 1991.
46) Hadcock JR, Wang H, Malbon CC: Agonist-induced destabilization of beta-adrenergic receptor mRNA. Attenuation of glucocorticoid-induced up-regulaion of beta-adrenergic receptors. *J Biol Chem* **264**: 19928-1993, 1989.
47) Winderickx J, Lindsey DW, Sanocki E, Teller DY, Motulsky AG, Deeb SS: Polymorphism in red photopigment underlies variation in colour matching. *Nature* **356**: 431-433, 1992.
48) Merbs SL, Nathans J: Absorption spectra of human cone pigments. *Nature* **356**: 433-435, 1992.
49) van Tol et al: Multiple dopamine D4 receptor variants in the human population. *Nature* **358**: 149-152, 1992.
50) Tang W-J, Gilman AG: Adenyly cyclases. *Cell* **70**: 869-872, 1992.
51) Sternweis PC, Smrcka AV: Regulation of phospholipase C by G proteins. *Trends Biochem Sci* **17**: 502-506, 1992.
52) Haga K, Haga T: Activation by G protein beta gamma subunits of agonist- or light-dependent phosphorylation of muscarinic acetylcholine receptors and rhodopsin. *J Biol Chem* **267**: 2222-2227, 1992.
53) Kameyama K, Haga K, Haga T, Kotani K, Katada T, Fukada Y: Activation by G protein beta-gamma subunits of beta adrenergic and muscarinic receptor kinase. *J Biol Chem* **268**: 7753-7758, 1993.
54) Kleuss C, Scheruebl H, Hescheler J, Schultz G, Wittig B: Different beta-subunits determine G-protein interaction with transmembrane receptors. *Nature* **358**: 424-426, 1992.
55) Kleuss C, Scheruebl H, Hescheler J, Schultz G, Wittig B: Selectivity in signal transduction determined by gamma subunits of heterotrimeric G proteins. *Science* **259**: 832-834, 1993.

2.3 チロシンキナーゼ型レセプター

現在までに，cDNAのクローニングより1次構造が明らかになったチロシンキナーゼ型レセプターは，図2.8に示すように，ヒト上皮性細胞増殖因子レセプター (homan epidermal growth factor receptor, HER)[1]，ヒトインスリンレセプター (human insulin receptor, HIR)[2,3]，ヒトインスリン様増殖因子-1レセプター (insulin like growth factor-1 receptor, IGF-1R)[4]，コロニー刺激因子-1レセプター (colony stimulating factor-1 receptor, CSF-1R)[5]，血小板由来増殖因子レセプター (platelet derived growth factor receptor, PDGFR)[6] がある．FGFレセプターもチロシンキナーゼ活性を有すると報告されている[7]．cDNAのクローニングも近いうちに行われるものと思われる．

また一方，発癌遺伝子の erb-2, kit, ret, met, trk, ros などのプロトタイプの遺伝子産物はそのリガンドは不明であるが，いずれもチロシンキナーゼ活性を示し，レセプターとしての機能をもっているものと思われる．ヒト c-erb-2 は，EGFレセプターに類似する[8]．分子量は185 kDa 細胞膜通過型糖タンパク質をコードしており，チロシンキナーゼ活性を有する．ラット c-erb B-2 は，その遺伝子産物の膜通過部分のバリンをグルタミン酸に換えると，細胞癌化能をもつ[9]．この活性化遺伝子は nev である．最近このc-erb-2レセプターに結合するリガンドはヒト乳癌細胞が産生している分子量30 kDa (gp 30) のタンパクではないかと報告されている[10]．

kit タンパクのチロシンキナーゼドメインの中央には約80アミノ酸の挿入があり，PDGFレセプターのチロシンキナーゼドメインの構造と類似している[11]．c-ret タンパクの分子量は約120 K で，膜通過ドメインとチロシンキナーゼドメインをもつレセプター型タンパクである[12]．proto-met 遺伝子産物は分子量140 kDaでやはり，膜通過ドメインとチロシンキナーゼドメインをもつ[13]．ros のチロシンキナーゼドメインの一部はインスリンレセプターのそれとホモロジーがあるが[14]，EGFレセプターとv-erb B-1 との関係ではなさそうである．ros もレセプター型と考えられるが，その全体像は明らかになっていない．ショウジョウバエの sev との類似性が示されている．

このようにproto-oncogene の中にもレセプター型タンパクをコードするものがあり，すでに明らかになっているチロシンキナーゼ型レセプターの種類も多くなるものと予想される．またそれらに結合する未知の増殖因子の発見も興味あるところである．

HIR と IGF-1R はその基本構造が非常に類似

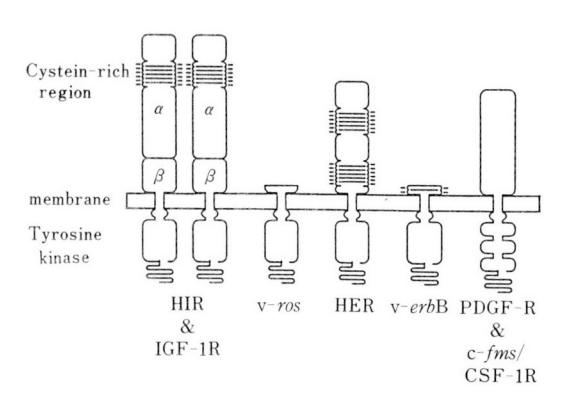

図 2.8 各種レセプターおよび癌遺伝子の模式図
HER：ヒト上皮増殖因子レセプター，
HIR：ヒトインスリンレセプター，
IGF-1R：ヒトインスリン様増殖因子Ⅰレセプター
CSF-1R：コロコー刺激因子Ⅰレセプター，
PDGF-R：血小板由来増殖因子レセプター，
v-ros：トリのUR2肉腫ウイルスの癌遺伝子，v-ros 遺伝子産物は gog タンパクと融合した68Kの p $68^{gay-ros}$ で，チロシンキナーゼ活性をもつ．
v-erbB：トリ赤芽球症ウイルス (AEV) の癌遺伝子．分子量が62K (AEV-R) あるいは67K (AEV-H) の細胞膜通過型タンパクとしてつくられ，糖鎖の修飾を受ける．チロシンキナーゼ活性を有し，EGFレセプターの一部である．システインに富む部位 (cystein rich domain または，cross-linking domain) は横線で示し，チロシンキナーゼ活性をもつ部位は斜線で示してある．

しており，αおよびβサブユニットの2つのポリペプチドよりなり，αサブユニットにリガンド結合部位が存在し，βサブユニットにチロシンキナーゼドメインが存在している．しかし，HER, CSF-1R, PDGF-Rはそれぞれ1つのポリペチド上にリガンド結合部位と，細胞内チロシンキナーゼドメインが存在する．いずれのレセプターの場合も，細胞内チロシンキナーゼは，細胞外ドメインにリガンドが結合した時のみ活性化される．最近，インスリンレセプターとIGF-1レセプターがハイブリッドダイマーを形成することが報告されている[15]．このように異なるレセプターが相互作用してシグナルを細胞内に送っている可能性も考えておかねばならず，この場合にはチロシンキナーゼ型レセプターのシグナル伝達のメカニズムは少し複雑な様相を呈する可能性もある．

各レセプターについての詳細はレセプター各論においていずれも取り上げられているので，各レセプターに関しての共通の問題点について論じてみたい．

a. チロシンキナーゼを介するシグナル伝達

精製したレセプターチロシンキナーゼと，本来の基質と予想される精製タンパクを *in vitro* で反応させても，十分にはそのチロシン残基がリン酸化されないため，チロシンリン酸化による基質タンパクの性質（活性）の変化を検出することが困難であることが多々ある．このような場合，*crk* のようなチロシンリン酸化促進因子の存在は興味あるところである[16]．また最近，増殖因子レセプターチロシンキナーゼ群の基質として，ホスホリパーゼC-γ（PLC-γ）[17~19]，GTPase activating protein（GAP）[20,21]，PI-3 キナーゼ[22]，raf-1[23]，MAP キナーゼ[24,25]などが有力視されており，レセプターチロシンキナーゼのシグナルは図2.9に示すように放射状に伝わっていき，最終的に細胞増殖という統合された現象が現れるのかもしれない．

チロシンキナーゼを介するシグナル伝達の共通する効果は細胞増殖である．しかしPDGFのように増殖因子としての作用の強いものから，インスリンのように単独では比較的弱い増殖因子として

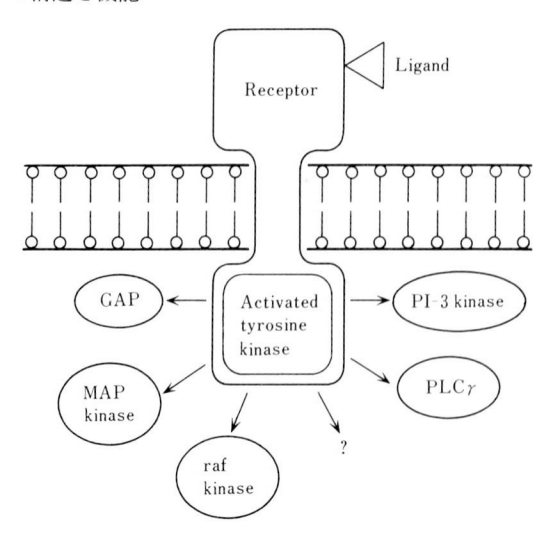

図 2.9 各種レセプターチロシンキナーゼの基質と考えられるもの
GAP：GTPase activating protein. Tyr 残基がリン酸化されると細胞膜へ移行し，ras の GTPase 活性を高める．
MAP kinase：セリンキナーゼでS6キナーゼをリン酸化し catalytic activity を上げる．
raf kinase：Tyr 残基がリン酸化されると catalytic activity が上がる．この経路で casein kinase II が活性化され，核タンパクがリン酸化されると考えられる．
PLCr：IP$_3$, DG の産生を促す．
PI-3 kinase：PI の3の位置をリン酸化する酵素で，その生成物の役割は現在のところ明らかでない．

働くが，他の増殖因子と共に加えると細胞増殖を強く促進するものもある．これは各レセプターチロシンキナーゼドメインの1次構造が少しずつ異なり，いままで報告されてきたチロシンキナーゼの基質と考えられるもの（PLC-γ，GAP，PI-3 キナーゼ，raf-1，MAP キナーゼなど）に対する親和性の相異から増殖因子としての作用の相違が現れるのかもしれない．また細胞により，各種レセプターの量だけではなく質が少し異なっている可能性もあり（たとえばインスリンレセプターの場合，alternative splicing により exon 11（12 アミノ酸）が code されているレセプターを発現している組織とそうでない組織がある[26]），レセプターの量と質の相違により，増殖因子に対する細胞固有の応答が生じているのかもしれない．インスリンレセプターのようにチロシンキナーゼ活性を介して細胞増殖のみならず，糖のとり込み促進という他のレセプターのチロシンキナーゼを介してはみられないような作用を発現する．

2.3 チロシンキナーゼ型レセプター

これは細胞内の膜分画に存在するグルコーストランスポーターが，インスリンレセプターチロシンキナーゼを介した何らかの引き金により，細胞膜上に移行するために細胞膜上のグルコーストランスポーターの数が増加するためであると考えられる．なぜ他のレセプターのチロシンキナーゼはこのような作用を発現させないのか（IGF-1 レセプターは糖のとり込み促進作用を表すという報告もある）興味あるところである．これはインスリンレセプターのチロシンキナーゼが他のレセプターのチロシンキナーゼの基質と異なるものをもっているのか（それはグルコーストランスポーターとの間を結ぶセカンドメッセンジャーと考えられる），インスリン効果のある細胞ではインスリン反応性グルコーストランスポーターと，インスリンレセプターが共に特異的に大量に発現しているのか，いくつかの可能性が考えられる．PDGF，EGF，インスリンなどはグルコーストランスポーター遺伝子の活性化をひき起こす[27]．これと同じような現象が src などのチロシンキナーゼ型発癌遺伝子による癌化時にもみられる[28]．細胞増殖時には，大量の ATP を必要とするので，グルコースのとり込みが増加することは合目的的である．

b. リガンド結合によるレセプターチロシンキナーゼ活性化の分子メカニズム

チロシンキナーゼ型レセプターで最も興味ある点は，そのシグナル伝達に関してであろうと思われるが，もう一つ興味あることは，膜を貫通しているタンパク分子の細胞外ドメインにリガンドが結合すると，どのような分子内変化が起こり，細胞内ドメインのチロシンキナーゼが活性化されるのかという点である．最終的にはリガンド結合状態と，非結合状態にあるレセプターの高次構造の解析が必要であるが，細胞膜の存在状態で結晶化する必要があると思われ，なかなか困難なことであろう．

Ellis らはこの点に関して，インスリンレセプターを用い，興味ある報告をしている[29]．彼らは α サブユニットを大きく欠失したインスリンレセプターを cDNA 上につくり，それを動物細胞内で発現させた（図 2.10）．このようなレセプター（spBam）のチロシンキナーゼはインスリン存在に関係なく活性化されており，糖のとり込み促進というシグナルも常に ON になっていることをみいだした．このことから α サブユニットは，通常 β サブユニットのチロシンキナーゼ活性を抑制しているが，α サブユニットにインスリンが結合するとその抑

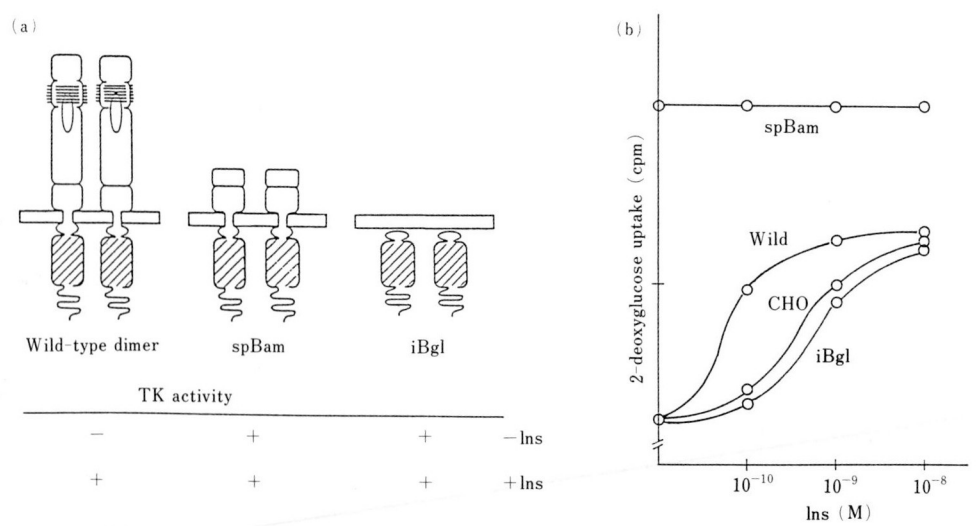

図 2.10 truncate されたインスリンレセプターの構造と活性
(a) spBam：インスリンレセプターの α サブユニットの大部分を欠失したもの
    iBgl：β サブユニットのチロシンキナーゼドメインだけを発現させたもの
(b) truncate されたインスリンレセプターを介してのインスリンによる糖とり込み促進作用．
(Ellis ら[29] を参照)

制が解除されるのではないかと考えられている．
しかし iBgl（図2.10）のようにチロシンキナーゼドメインだけを発現させても，この欠失レセプターはトランスメンブレンドメインを欠いており細胞膜についていないので，シグナルは伝達されない．このことはチロシンキナーゼのターゲットとなる基質が細胞膜内膜付近に局在していると考えられる．

PDGFレセプター，EGFレセプターのような1つのポリペプチドよりなるレセプターが，細胞外ドメインにリガンドが結合することにより細胞内ドメインのチロシンキナーゼがどのように活性化されるか不明である．チロシンキナーゼ型レセプターは従来の酵素より高次機能をもつものであり，タンパク分子自体としても興味がある．またチロシンキナーゼは細胞増殖のスイッチを担っていると考えられ，癌研究，糖尿病研究などに強く結びついており，今後の発展が期待される．

〔林日出喜，金井文彦，蛯名洋介〕

文 献

1) Ullrich A, Coussens L, et al: Human epidermal growth factor receptor complementary DNA sequence and aberrant expression of the amplified gene in A-431 epidermend carcinoma cells. *Nature* **309**: 418-425, 1984.
2) Ebina Y, Ellis L, et al: The human insulin receptor cDNA: The structural basis for hormone-activated transmembrane signalling. *Cell* **40**: 747-758, 1985.
3) Ullrich A, Bell JR et al: Human insulin receptor and its relationship to the tyrosine kinase family of oneogenes. *Nature* **313**: 756-761, 1985.
4) Ullrich A, Gray A, et al: Insulin-like growth factor I receptor primary structure: comparison with insulin receptor suggests structural determinants that define functional specificity. *EMBO J* **5**: 2503-2512, 1986.
5) Coussens L, et al: *Nature* **320**: 277, 1986.
6) Yarden Y, Escobedo JA: Structure of the receptor for platelet-derived growth factor helps define a family of closely related growth factor receptor. *Nature* **323**: 226-232, 1986.
7) Huang SS, Huang JS: Association of bovine brain-derived growth factor receptor with protein kinase activity. *J Biol Chem* **261**: 9568-9571, 1986.
8) Downward J, Yasden Y, et al: Close similarity of epidermal growth factor receptor and v-*erb*-B oncogene protein sequences. *Nature* **307**: 521-527, 1984.
9) Bargmann CI Hung MC, et al: Multiple independent activations of the neu oncogene by a point mutation altering the transmembrane domain of p 185. *Cell* **45**: 649-657, 1986.
10) Ruth L, Ramon C, et al: Direct interaction of a ligand for the *erb* B2 oncogene product with the EGF receptor and p 185*erb*B2. Science 249, 1552-1555, 1990.
11) Besmer P, et al: *Nature* **320**: 415-421, 1986.
12) Takahashi M, et al: *Mol Cell Biol* **7**: 1378-1385, 1987.
13) Dean M, et al: *Nature* **318**: 385-388, 1985.
14) Matsushime H, et al: *Mol Cell Biol* **6**: 3000-3004, 1986.
15) Soos MA, Whittaker J: Receptors for insulin and insulin-like growth factor-I can form hybrid dimers. Characterisation of hybrid receptors in transfected cels. *Biochem J* **270** (2): 383-390, 1990.
16) Mayer, BJ, Hamaguchi M, et al: *Nature* **332**: 272-275, 1988.
17) Wahl MI, Nishibe S, et al: *Proc Natl Acad Sci USA* **36**: 1568-1572, 1989.
18) Ullrich A, Zilberstein A, et al: *Cell* **57**: 1101-1107, 1989.
19) Meisenhelder J, Suh PG, et al: *Cell* **57**: 1109-1122, 1989.
20) Molloy CJ, Bottaro DP, et al: *Nature* **342**: 711-714, 1990.
21) Ellis C, Moran M, et al: *Nature* **343**: 377-381, 1990.
22) Whittman M, Cantley L: *Biochim Biophs Acta* **948**: 327-344, 1988.
23) Morrison DK, Kaplan DR, et al: *Proc Natl Acad Sci USA* **85**: 8855-8859, 1988.
24) Sturgill TW, Ray LB, et al: *Nautre* **334**: 715-718, 1988.
25) Novak-Hofer, Thomas G: *J Biol Chem* **260**: 10314-10319, 1985.
26) Seino S, Seino M, et al: *Proc Natl Acad Sci USA* **86**: 114-118, 1989.
27) Hiraki Y, Rosen OM, et al: Growth factors rapidly induce expression of the glucose transporter Gene, *J Biol Chem* **263**: 13655-13662, 1988.
28) Birnbaum MJ, Haspel HC, et al: Transformation of rat fibroblasts by FSV rapidly increases glucose transporter gene transcription. *Science* **235**: 1495-1498, 1987.
29) Ellis L, Morgen DO, et al: *Molecular Endocrinology* **1**: 15-24, 1987.

2.4 細胞内レセプター

多細胞生物が1個体として正常に発育し機能するためには，身体の各部分の組織，器官の細胞がたがいに連携を取り，情報を交換してそれぞれの増殖や機能を制御していく必要がある．これを達成するために高等生物は内分泌系 (endocrine system) を発達させてきた．これは，もっと近距離で作用するいわゆるパラクリン (paracrine) 系，自分自身を制御するオートクリン (autocrine) 系を含めて，完成した個体の生理機能のみならず，発生過程，形態形成そのものをも支配する重要な機構なのである．

すでに述べられているように，これらの情報はサイトカインやホルモンと呼ばれるペプチドまたは他の比較的低分子の化合物によって運ばれ，細胞表面または細胞内部に存在するレセプターによって感受されて細胞の変化をひき起こす．細胞内レセプター（実際は核に入って働くので核レセプター nuclear receptor とも呼ばれる）は，このうち細胞質または初めから核内に存在し，リガンド（特異的結合物質）がやってくるときわめて高い親和性をもって結合し，核内の特異的遺伝子に結合して，その発現を制御する（通常活性化が多いが，負に働く場合もある）ものである[1]（図2.11）．したがって核レセプターはリガンド依存性の転写因子であるということができる．

これに属するものとして，古くからエストロゲンをはじめとする性ホルモンレセプター系，グルココルチコイドレセプター系などが知られ，研究されてきたが，近年，さらに他のホルモンやビタミンと考えられたものが同様のメカニズムで働いていることが明らかにされ，この方面の研究は一段と活発になった．

a. 核レセプタースーパーファミリー

最近までに確認された核レセプターの1群を表2.4に示した．

性ホルモン，および糖質，ミネラル代謝に関与するステロイドホルモンレセプターは最もよく研究されたものであり，これらは構造上比較的近縁である．しかし甲状腺ホルモンレセプター（初め癌遺伝子 *erb* A としてみいだされた）もこれらステロイドレセプターとよく似た構造をもつことがわかり，これらまったく異なるホルモン間の作用

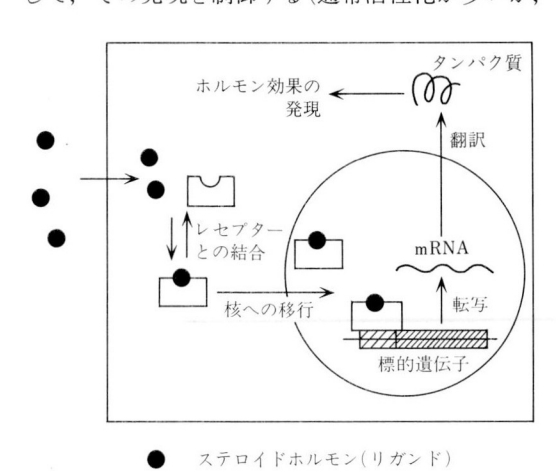

図 2.11 ステロイドホルモンの作用機構

表 2.4 核レセプタースーパーファミリー

	略号
A. ステロイド系	
1. エストロゲンレセプター	ER
2. アンドロゲンレセプター	AR
3. プロゲステロンレセプター	PR
4. グルココルチコイドレセプター	GR
5. ミネラロコルチコイドレセプター	MR
B. サイロイド系	
甲状腺ホルモンレセプター α	TRα (*erb*A)
β	TRβ
C. ビタミンA系	
レチノイン酸レセプター α	RAα
β	RAβ
γ	RAγ
レチノイドXレセプター α	RXRα
β	RXBβ
γ	RXRγ
D. ビタミンD系	
ビタミンD_3レセプター	VDR
エクジソンレセプター	ECR

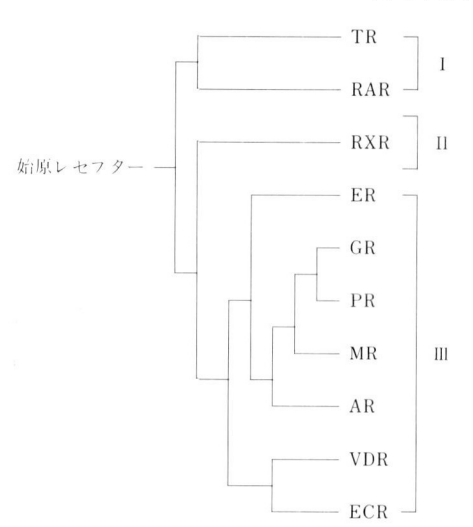

図2.12 核レセプターの進化
主としてDNA結合ドメイン（C領域）の相同性から計算した類縁関係を示したもの．線の長さは必ずしも数量的ではない．
TR：サイロイドレセプター，RAR：レチノイン酸レセプター，RXR：レチノイドXレセプター，ER：エストロゲンレセプター，GR：グルココルチコイドレセプター，PR：プロゲステロンレセプター，MR：ミネラロコルチコイドレセプター，AR：アンドロゲンレセプター，VDR：ビタミンD_3レセプター，ECR：エクジソンレセプター

メカニズムの類似性が脚光を浴びた．

その後，予想されたごとくビタミンD_3レセプター，さらに進んでビタミンAにあたるレチノイン酸レセプターも基本的に同様の構造をもつことがわかって，これら1群の分子が壮大な遺伝子制御系を形成していることが明らかとなった．

各レセプターの1次構造（アミノ酸配列）の相同性から系統樹をつくると図2.12のごとくになり，それらの進化の過程が現れる[2]．太古の生物において発生した1つの始原レセプター（ancestral receptor）が次第に分化し，異なるリガンドに対応するよう進化してきたのであろう．

レチノイン酸は分化因子として知られ，そのレセプターはおそらく個体の発生・分化・形態形成に重要な役割を果たしていると考えられるが，それとよく似た，まだリガンドが同定されていないレセプター様分子（RXR $α, β, γ$）*を含めて，まだ未知の核レセプターが存在する可能性は大いにある．これらの検索とその同定も今後に残された課題である．

* その後の研究によりRXR$α$の高親和性リガンドとして9-cisレチノイン酸がみいだされた．

b. 核レセプターの構造と機能

1985年，Evansら[3]がGRの，翌年Chambonら[4]，Greeneら[5]が，ERのcDNAを，それぞれヒト細胞のライブラリーからクローン化するに及んで，これら核レセプターの新時代が始まったといってよい．

（1）機能的ドメイン構造の存在

cDNAから演繹されるレセプターのアミノ酸配列を調べると，生物種間できわめてよく保存されている部分と，そうでない部分とがあることがわかった．ChambonらはERについてN端からA～Fの6つの領域に分けたが，A，C，Eはきわめてよく保存され，他はあまりよく保存されていなかった．特にC領域はヒトとニワトリの間でアミノ酸配列がまったく同一であり，E領域は94%同一であった．

これらホルモンレセプターがいくつかのドメインからなり，それぞれにこれまでに知られたレセプターの諸機能を分担していることが主としてERとGRの遺伝子工学的研究から明らかとなった[6,7]．

遺伝子工学的にレセプターの機能ドメインを決めるには，次のような実験を行う．まず図2.13に示すような2つのプラスミドを構成する．その1つは強力なプロモーター（RSV-LTRや$β$-アクチンプロモーターなど）に調べようとするレセプター（またはその欠失変異体）のcDNAをつないだもので，これはエフェクターとか，トランスベ

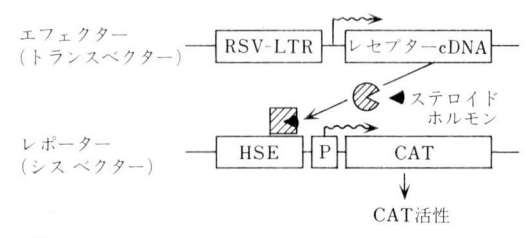

図2.13 共トランスフェクションアッセイによるレセプター分子の機能解析
RSV-LTR：強力なプロモーター，HSE：ホルモン応答配列，P：HSEで活性化されるプロモーター

2.4 細胞内レセプター

クターとか呼ばれる．次にそのレセプターの機能をみるために当該ホルモンの応答配列をCAT発現ベクターにつなぐ．これはレポーターとか，シスベクターとか呼ばれる．CAT (chloramphenicol acetyltransferase)遺伝子は大腸菌プラスミドに由来するもので，薄層クロマトグラフィーにより容易にかつ鋭敏に活性を測定しうる．動物細胞にはこの酵素は存在しないので低いバックグラウンドが得られるわけである．さて両プラスミドを当該レセプターをもたない細胞に一緒に導入する (co-transfection)とエフェクターで作られたレセプターによってリガンド依存的にレポーターのCAT遺伝子が転写される．通常，48時間ほど後に細胞抽出液のCAT活性を測ってレセプターの機能の指標とする．

種々の欠失変異体をこのような系で解析した結果，C領域がDNA結合領域であり，E領域がリガンド結合領域であることがわかった[6]．

GRやERのDNA結合領域(Cドメイン)とホルモン結合領域(Eドメイン)がそれぞれ独立した機能を果たしていることは，それらを交換する，いわゆるドメインスウォップ実験により明らかにされた[8,9]．すなわちERのCドメインをGRのCドメインと交換してキメラレセプターを作ると，この(G)ERはエストラジオール存在下でグルココルチコイド応答遺伝子(たとえばMMTV)の転写のみを促進するのである(図2.14)．

プロモーターに働いて転写を活性化するドメイ

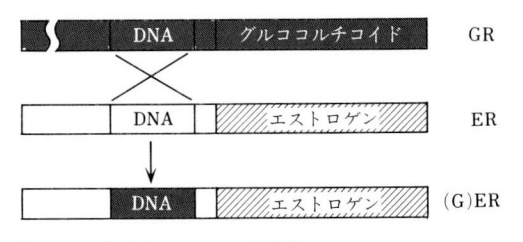

図 2.14 ドメインスウォップ実験
キメラレセプターはエストロゲンによって活性化されグルココルチコイド標的遺伝子の転写を促進する．

ンはA/BとE領域に分かれて存在することもわかってきた[10〜12]．もちろんこの機能にはDNA結合領域も必要である．また，ERではE領域のみをほぼ完全に除くと，エストロゲン非依存的に正常の5〜10%の転写促進活性が報告されている[6]．このほか，後に述べる2量体形成や，核移行に必要な領域も決められた．また，細胞質内で結合していることがわかった熱ショックタンパクHSP90との結合ドメインもE領域中にある．

2量体形成は安定にDNAに結合するためにも必要であり，C領域も弱いながらリガンド非依存性の2量体形成能をもつという．これらの知見を図2.15にまとめた．

次にcDNAの解析から演繹される主要な核レセプターの構造を，リガンドの構造とともに図2.16に掲げる[13]．これらが本質的に類似の構造をもち，1つの祖先遺伝子から進化したものであることは一目瞭然であろう．また，DNA結合領域の相同性から図2.12のような系統樹が作られるのである．

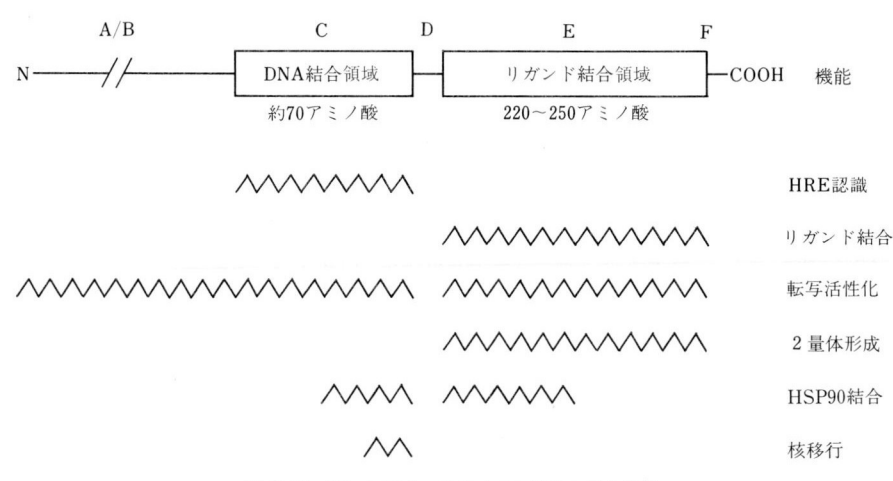

図 2.15 核レセプターのドメイン構造とその機能

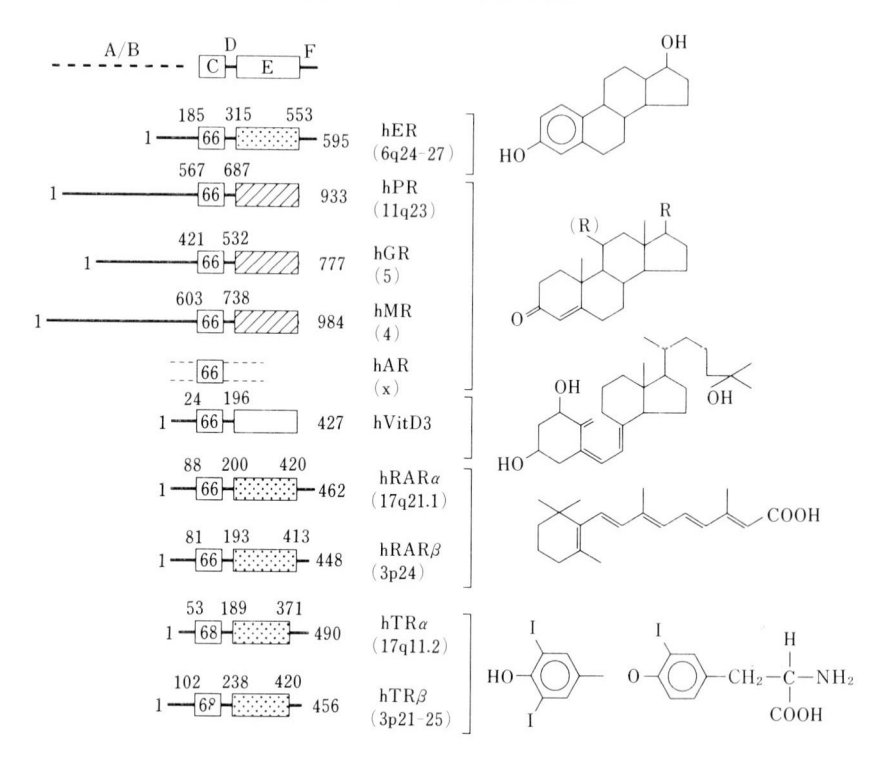

図 2.16 ヒトの核内レセプターファミリーの比較とそれぞれに対する特異的リガンド
いちばん上にA〜Fの6つの領域をもつ核レセプターの一般構造を示した．A/B領域の長さはまちまちであるので点線で表した．特に相同性の高いCおよびE領域は四角で囲った．Cの中の数字はこの領域の中にあるアミノ酸の数であり，他の数字はその地点のN端からのアミノ酸の位置を表す．かっこ内にその遺伝子のヒト染色体上の位置を示す．右側には各レセプターに対するリガンドの化学構造を示した．

(2) DNA結合領域の構造
—Znフィンガー—

これらの核レセプターは，Cドメインの中に2つのZnフィンガーと称される構造をもっている（図2.17）．これはRNAポリメラーゼIIIの転写因子TF III Aの中にみいだされたものと類似の構造で4つのシステインが1つのZn^{2+}イオンの周囲に配位して安定な構造をとり，10前後のアミノ酸からなる指状のループが形成されて，それによってDNAの特定の部位に結合するのである（ただしTF III Aでは2つのシステインと2つのアルギニンが配位するところが異なる）．この結合は実際にX線回折によっても証明されており[14]，N端側のZnフィンガーが遺伝子上のHRE (hormone response element)を特異的に認識し，C端側のそれは前者に直交してDNAと相互作用し結合を安定化しているものと考えられる．

後に述べるHREとの相互作用の特異性はどのようにして決まるのであろうか．ER, GR, TRなどのZnフィンガー近傍の解析（位置指定突然変異作製法などによる）によって，N端側のZnフィンガーの根本の右側にあるPボックス（3アミノ酸）と，C端側のZnフィンガーの根本の左側を占めるDボックス（5アミノ酸）が重要であることがわかった[15]．たとえばGRのPボックスをER型に変換すると，それまでGRE (glucocorticoid response element)を認識していたレセプターがERE (estrogen response element)を認識するようになり，さらにDボックスをTR型に換えるとレセプターはTRE (thyroid hormone response element)を認識して結合するようになる．

Znフィンガーの指先の部分も機能的に重要であることは，ビタミンD抵抗性くる病におけるVDRの変異によって明らかである[16]．図2.17に示したように，N端側ループのGly→Aspへの変異，あるいはC端側ループのArg→Glnへの

2.4 細胞内レセプター   41

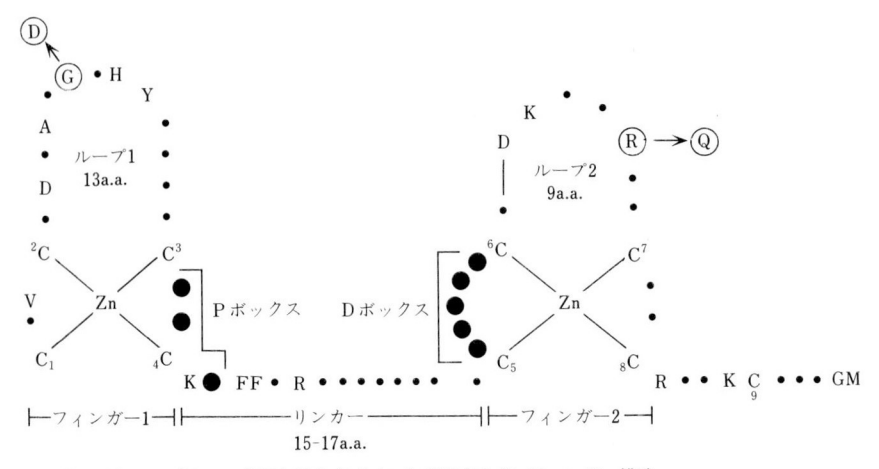

図 2.17 ステロイドレセプターの DNA 結合ドメインに存在する Zn フィンガー構造
GR, ER, TR で保存されているアミノ酸を1文字表記で示し，異なるものを・で示した．●で示したアミノ酸が標的 HRE を識別している．VDR ではループ上の丸で囲んだアミノ酸の置換がビタミン D 抵抗性くる病を起こす．

変異はともにこの臨床的に特異な病態をひき起こす．

c. 核レセプター標的遺伝子のホルモン応答要素（HRE）の構造

すでにいろいろな核レセプターによって活性化される遺伝子が知られていたので，それらを用いてレセプターが結合し活性化する DNA 上のシグナルが研究された．たとえば MMTV（mouse mammary tumor virus）上の GRE，ビテロジェニン遺伝子上の ERE，成長ホルモン遺伝子上の TRE，オステオカルシン遺伝子上の VDRE などである．これらが興味深いことに，たがいによく似た5〜6塩基の組み合わせによって構成されている．その代表例を表 2.5 に掲げた．初期にみいだされた多くの HRE はいわゆる回文（palindrome），言い換えると2回転対称の構造をもっていたが，最近は縦列反復構造（tandem repeat または direct repeat）をもつものもみつかってきた．簡単に特徴をいうと，GR は下流が TGTTCT で上流は必ずしも完全な回文を形成しない．興味深いことに ERE と TR はまったく同じ要素（しばしばハーフサイトという）をもちながら，前者では真ん中に3つの塩基が介し，後者では何も介さない．

これらは前節で述べた GR, ER および TR のフ

表 2.5 HRE の構造

配列名	配 列	主な標的遺伝子
A. 回文（パリンドローム）型		
GRE[1]	AGAACAnnnTGTTCT	メタロチオネイン，リゾチーム
ERE	AGGTCAnnnTGACCT	ビテロゲニン，プロラクチン
TRE[2]	AGGTCA・TGACCT	成長ホルモン
EcRE[3]	AGGTCA n TGACCT	Hsp27
B. 縦列反復型		
VDRE	AGGTCAnnnAGGTCA	オステオカルシン，オステオポンチン
TRE	AGGTCAnnnnAGGTCA	ミオシン重鎖，リンゴ酸酵素
RARE	AGGTCAnnnnnAGGTCA	レチノイン酸 β レセプター
RXRE	$(AGGTCAC)_5$	CRBPII[3]

GRE	: glucocorticoid response element
PRE	: progesterone response element
ARE	: androgen response element
MRE	: mineralocorticoid response element
ERE	: estrogen response element
TRE	: thyroid hormone response element
RARE	: retinoic acid response element
VDRE	: vitamin D_3 response element
ECRE	: ecdysone response element
RXRE	: retinoid X response element

[注] 1. GRE, PRE, ARE, MRE は同じ配列である．
2. RARE の一部も同じ配列である．
3. II 型細胞性レチノール結合タンパク質．

ィンガーの構造上の差異と見事に対応している．すなわち P ボックスがハーフサイトの DNA 配列を認識し，D ボックスが2つのハーフサイトの間隔を認識しているものと考えられる．このこと

はレセプターのC領域の中のPボックスを含むαヘリックスがDNA 2重らせんの大きい溝から各塩基対に接触し，Dボックスはレセプター同士の 2量体化の接触面となっているというX線回折の結果からも支持される[17]．一方，縦列反復型のHREではERのハーフサイトの反復の間隔が3塩基対ではVDRE (vitamin D response element) となるが，4塩基対ではTRE，そして5塩基対になるとRARE (retinoic acid response element) になることが明らかとなった[18,19]．

最近cDNAのホモロジーから新しいタイプのレチノイドレセプターと考えられるRXR α, β, γ が単離された．このうちRXRは，小腸におけるビタミンAの吸収に重要な役割を果たす細胞性レチノール結合タンパク質II型の遺伝子の上流にある応答配列に結合して活性化することがわかったが，その配列はAGGTCAが1塩基おいて5回反復しているものであった[20] (表2.5)．興味深いことにRXR β はRARやTRとヘテロ2量体を作り，それぞれの応答配列への結合を強く促進するという[21]．このようにRXRを含む各種の核レセプターが，種々の組み合わせで異なる応答配列を微妙に調節している可能性が生まれ，今後の進展がまたれる．

今後これらレセプターのC領域，特にZnフィンガー近傍の構造と応答配列との立体的関係も次第に解明されることであろう．

d. 核レセプターはいかに標的遺伝子の転写を制御するか

核レセプターが標的遺伝子を活性化するメカニズムの詳細はまだわかっていない．多くのレセプター分子は細胞質内に他のタンパク質，たとえば熱ショックタンパク質HSP 90などと結合して存在し[22]，リガンドと結合することによってこれが離れ，2量体を形成すると考えられている．そしてGRなどでは，これで初めて核へ移行する[23]．標的遺伝子上の応答配列への結合は酵母などの中で発現させてもその場で結合しうることから，組織特異的な修飾や，他のタンパク質は必要としないという考えもあるが，最近VDRのVDREへの結合

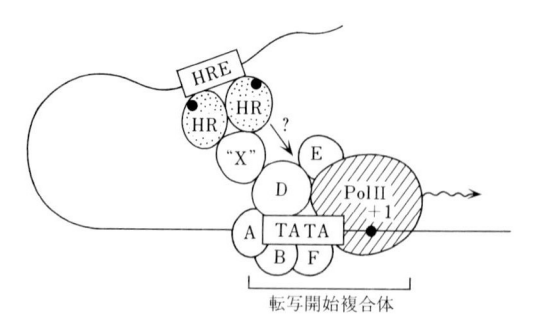

図 2.18 核レセプターが標的遺伝子を活性化する機構の想像図
HRE：ホルモン応答配列，HR：ホルモンレセプター(核レセプター)，"X"：未知のco-activatorまたはadaptor分子，A〜F：TF II A〜TF II F (基本的転写因子の1セット)，TATA：TATAボックス，Pol II：RNAポリメラーゼII，+1：転写開始点．HRがホルモン分子(●)と結合して活性化し，2量体を作ってHREへ結合する．この複合体は"X"を介してあるいは直接に転写開始複合体と相互作用して(実際にどの基本的転写因子と接触するかは不明)，Pol IIによる転写開始の頻度を高める(または抑制する)．

に核由来のタンパク質が必要であるという報告もでている[24]．

核レセプターのトランス作用因子としての活性が組織や細胞によって異なることが経験されており，これは共存する何らかのタンパク質が関与していることを示唆している．実際，エンハンサー因子が，プロモーター上の転写開始複合体に作用するとすれば，その中のいずれの転写因子(あるいはRNAポリメラーゼII自体)と直接相互作用を営むかが問題となる．この際，TFIIA〜Hの基本的転写因子のほかに何らかのco-activatorまたはadaptorの存在を示唆する実験結果が報告されつつあり[25]，それらの同定と作用機構の解明が今後の問題であろう (図2.18)．

一方，標的組織特異性を決めるのに，いくつかの要因がすでに知られている．その第1は標的細胞におけるレセプターの発現であり，ERが乳腺や子宮に，GRが肝臓に，VDRが骨細胞に発現しているなどはその例である．一方，細胞内のリガンドを修飾する酵素によってレセプターへの結合が制御されている例も報告されている．MRはアルドステロンもコーチゾルやコルチコステロンも同様に結合し，活性化されうるが，標的組織(たとえば腎臓や大腸)の細胞には酵素11β-

hydroxysteroid dehydrogenase があって，コーチゾルやコルチコステロンを11ケト型に変えてしまう．これはMRに結合できないので，細胞はアルドステロンにのみ反応しうるのである[26]．このほかに先に述べたadaptorのようなものの存否も重要な因子となりうるであろう．

おわりに 以上，近年急速な発展を遂げつつある核レセプターの研究を概説した．

表2.4からも読み取れるように，このスーパーファミリーは，発生・分化・形態形成から性分化，さらに成体のホメオスタシスにいたるまでの大きな生体制御系を担っているシステムである．その制御機構の分子レベルでの解析は今後の最も興味ある課題の1つであるが，さらにこの系の意義を探るには，より多くの標的遺伝子をみいだすことが必須であろう．たとえばエストロゲンは女性分化に働くとされ，その生理的機能はよく研究されている．いわく，乳腺の肥大・増殖，子宮筋および内膜の肥大・増殖，性周期への介入などである．しかし，これらがERによるどのような遺伝子の活性化によって起こるのかはまったくわかっていないのである．EREをもつ遺伝子としては比較的特殊なタンパク質であるビテロゲニン（卵黄タンパク質の1），プロラクチン，プロゲステロンレセプター，pS2(ChambonのみいだしたMCF-7細胞で発現している機能不明のタンパク質）くらいのもので，上記の諸機能に対応しそうなものはみつかっていない．さらに近年，ERが中枢神経系において発現していることが示され，そのもつ意味が問われている．いったいERは中枢神経系でどのような遺伝子を調節しているのであろうか．これらの諸問題へのアプローチの1つとして，筆者らは大腸菌で発現させたERのDNA結合ドメインを用いてヒトゲノム中からそれに特異的に結合するDNA断片の分離を試みている[27]．現在までに得られた断片はすべて完全な回文型のEREをもち，CATアッセイでエンハンサー活性を示すものも存在する．これらの断片から真の遺伝子へ到達するためには遺伝子歩行（gene walking）を含む多くのステップが必要であるが，有望な方向ではないかと考えている*．

* その後，筆者らはその1つの断片を含む遺伝子をクローン化することに成功した．このタンパク質（efpと名づけた）はZnフィンガーとその特殊型であるRINGフィンガーをもつ転写因子と考えられ，特にエストロゲン作用のカスケードを仲介する分子ではないかと考えられる[28]．

このような検索は他の核レセプターに対しても行われつつあるが，まだ確実な遺伝子をとるまでにはいたっていない．このようにして1つのレセプターが支配する1群の遺伝子が明らかになり，かつそれらによって支配される下位の遺伝子も明らかにされると，そのレセプターによる細胞情報のカスケードが解明されよう．そしてそれらのネットワークの解析こそが将来の課題となるであろう．

〔村松正實〕

文献

1) Jensen EV, De Sombre ER : *Science* **182** : 126, 1973.
2) Laudet V, Hänni C, Coll J, Catzeflis F, Stéhelin D : *EMBO J* **11** : 1003, 1992.
3) Hollenberg SM, Weinberger C, Ong ES, Cerelli G, Oro A, Lebe R, Thompson EB, Rosenfeld MG, Evans RM : *Nature* **318** : 635, 1985.
4) Green S, Walter P, Kumar V, Bornert JM, Argos P, Chambon P : *Nature* **320** : 134, 1986.
5) Greene GL, Gilna R, Waterfeld M, Baker A, Hort Y, Shine J : *Science* **231** : 1150, 1986.
6) Kumar V, Green S, Stack G, Berry M, Jin J, Chambon P : *Cell* **51** : 941, 1987.
7) Giguère V, Hollenberg S, Rosenfeld M, Evans R : *Cell* **46** : 645, 1986.
8) Green S, Chambon P : *Nature* **325** : 75, 1987.
9) Giguère V, Ong ES, Segui P, Evans RM : *Nature* **330** : 624, 1987.
10) Webster NJG, Green S, Jin JR, Chambon P : *Cell* **54** : 199, 1988.
11) Imakado S, Koike S, Knodo S, Sakai M, Muramatsu H : *J Biochem* **109** : 684, 1991.
12) Tora L, White J, Brou C, Tasset D, Webster N, Scheer E, Chambon P : *Cell* **59** : 477, 1989.
13) Green S, Chambon P : *Trends Genet* **4** : 309, 1988.
14) Schwabe JR, Nenhans D, Rhodes D : *Nature* **348** : 458, 1990.
15) Umesono K, Evans RM : *Cell* **57** : 1139-1146, 1989.
16) Hughes MR, Malloy PJ, Kieback DG, Kesterson PA, Pike JW, Feldman D, O'Malley BW : *Science* **242** : 1720, 1988.
17) Luisi BF, Xu WX, Otwinowski Z, Freedman LP,

Yamamoto KR, Sigler PB : *Nature* **352** : 497-505, 1991.
18) Umesono K, Murakami KK, Thompson CC, Evans RM : *Cell* **65** : 1255, 1991.
19) Näär AM, Boutin J-M, Lipkin SM, Yu VC, Holloway JM, Glass CK, Rosenfeld MG : *Cell* **65** : 1267, 1991.
20) Manqelsdorf DJ, Umesono K, Kliewer SA, Borgmeyer U, Ong ES, Evans RM : *Cell* **66** : 555, 1991.
21) Leid ML, Kastner P, Lyons R, Nakshatri H, Saunders M, Zacharewski T, Chen J-Y, Staub A, Garnier J-M, Mader S, Chambon P : *Cell* **68** : 377, 1992.
22) 南 康文, 矢原一郎：細胞工学 **11** : 172, 1992.
23) Piccard D, Yamamoto KR : *EMBO J* **6** : 3333, 1987.
24) Liao J, Ozono K, Sone T, McDonnell DP, Pike JW : *Proc Natl Acad Sci USA* **87** : 9751, 1990.
25) Dynlacht BD, Hoey T, Tjian R : *Cell* **66** : 563, 1991.
26) Funder JW, Pearce PT, Smith R, Smith AI : *Science* **242** : 583, 1988.
27) Inoue S, Kondo S, Hashimoto M, Kondo T, Muramatsu M : *Nucl Acid Res* **19** : 4091, 1991.
28) Inoue S, Orimo A, Hosoi T, Kondo S, Toyoshima H, Kondo T, Ikegami A, Ouchi Y, Orimo H, Muramatsu M : *Proc Natl Acad Sci USA* (in press), 1993.

3. 細胞内情報伝達系

3.1 Gタンパク質とアデニル酸シクラーゼ

ヒトの個体は50〜100兆個にも及ぶ細胞によって構成されているが，これらの細胞の1つ1つは酸素や栄養素を含む細胞外液にさらされている限り，自らの活動に必要なエネルギーを獲得して細胞内の環境を整えることができる．この意味で細胞はまぎれもなく生物学的な最小単位であり，それは細胞が試験管内でも培養できるという事実によって実証されている．個々の細胞は自らの分化した機能を発現させる作業機械（machinery）を自らの細胞にすべて備えているが，個体としての合目的性に合致するようにこの機械を働かせることは細胞単独の判断では不可能である．どのように働かせるべきかを知らせる情報は，同じ個体を構成する他の細胞の判断を仰がなければならない．細胞の機能が合目的性をもつよう調節されるためには複雑なメカニズムが要求されるが，それぞれの細胞には他の細胞からの情報を受けとり自らの作業機械に伝達する機構が備えられている．この機構を情報伝達系（signal transduction system）という．この系に対して，細胞外から供給される情報（extracellular signal）がホルモン，神経伝達物質あるいはオータコイドと呼ばれる化学物質であり，その情報をつくり出すためにそれぞれ神経系，内分泌系あるいは免疫系といった情報伝達のネットワークが機能している．情報は体内環境である細胞外液から若干の例外を除いて，このような化学物質の形ですべての体細胞に与えられる．これらの情報伝達物質は細胞膜上あるいは細胞内（核）に存在する特異的なタンパク質と結合することによってその情報を細胞に伝えるが，このタンパク質はレセプター（receptor）と呼ばれている．

a. 細胞における情報の受容と伝達機構

ヨードチロニンやステロイドなどの疎水性ホルモンのレセプターは細胞質（核）内にあるが，他の多くの神経伝達物質，ホルモン，オータコイドのレセプターは細胞膜上に存在する．すべての細胞の機能はいうまでもなくDNAを構成する4種の塩基の配列の中にプログラムされているが，このプログラムにしたがった転写，翻訳の結果生成する前駆体タンパク質はリポゾーム内腔，Golgi体を通ってプロセシングを受け，最終的な構造・機能タンパク質となる．疎水性ホルモンの標的となる核内レセプターはクロマチン中のDNA2重鎖の特定のエンハンサー様部位を認識して結合し，その刺激はトランス因子としてこの部位が支配するDNA鎖の転写を活性化（または抑制）する．したがってこの種のホルモンはタンパク質の発現を介して細胞の機能を変化させることになる．

一方，細胞内において作業機械として機能する多くのタンパク質は広義の可逆的な化学修飾を受けてその活性が調節される．細胞膜レセプターと結合する細胞外の情報伝達物質（アゴニスト）は細胞膜レセプターの刺激を介して細胞内に新たな情報伝達物質を生起させ，すでに存在する機能タンパク質の化学修飾を行う，すなわち，タンパク質の質的な変化を介してその情報を伝達している．細胞膜レセプターまでを情報伝達の第1段階，それ以後を第2段階と考えて，細胞外情報伝達物質を1次情報伝達物質（first messenger），またレセプター刺激によって産生される細胞内情報伝達物質を2次情報伝達物質（second messenger）と称することがある．タンパク質の機能変化をもた

らす化学修飾のうちで最も広く体内で行われているのはリン酸化であり，現在知られているセカンドメッセンジャーの多くは結果的にはこのリン酸化反応を介して種々の細胞応答を惹起する．

細胞膜上のレセプターにアゴニストが結合するとその情報は種々の様式で細胞内に伝達されるが，細胞膜レセプターはその構造と機能の類似性から少なくとも図3.1と表3.1に示すようなグループに大別できる．いずれの場合も疎水性のアミノ酸が20数残基からなる細胞膜貫通領域を1か所以上有し，アミノ末端を細胞膜の外側に向けてリン脂質2重層に入り込んだ形をとっている．アミノ末端側の細胞外に露出する部位にはN-グリコシド結合によって糖鎖が付加している．

βアドレナリンやムスカリン性アセチルコリンレセプターに代表されるような図3.1のAのタイプのレセプターは細胞膜貫通部位が7か所存在し，以下に述べるGTP結合性の制御タンパク質を介してその情報を細胞内に情報伝達物質をつくり出す効果器（エフェクター）系に伝える．一方，膜貫通領域がただ1か所であるBのタイプのレセプターには，細胞膜内側のカルボキシ末端側にタンパク質のチロシン残基をリン酸化する酵素（チロシンキナーゼ）活性が存在する．レセプター刺激の情報はこのチロシンキナーゼの活性化を介して発現すると考えられているが，インスリンや上皮成長因子（EGF）のレセプターがこのタイプに属する．他方，Cのようにレセプタータンパク質がイオンチャネルを形成して，あるイオンの開閉を機能的に制御する場合も存在する．ニコチン性アセチルコリンレセプターは$\alpha_2\beta\gamma\delta$と呼ばれる4種5個のサブユニットよりなるが，それぞれのサブユニットが細胞膜を4～5か所貫通し全体としてドーナツ状を成し，αサブユニットへのアゴニ

A：タンパク質-連関型
 アドレナリン
 ムスカリン
 神経ペプチド

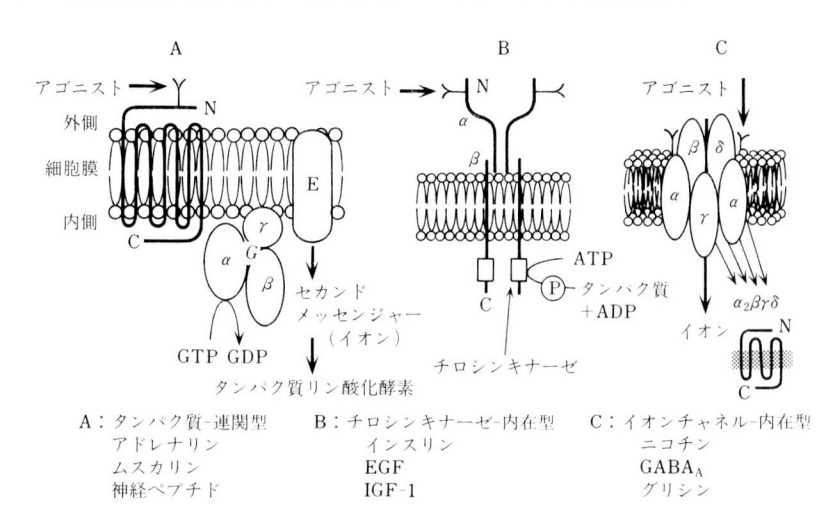

B：チロシンキナーゼ-内在型
 インスリン
 EGF
 IGF-1

C：イオンチャネル-内在型
 ニコチン
 $GABA_A$
 グリシン

図 3.1 細胞膜レセプターと情報伝達の様式

表 3.1 細胞膜レセプターの種類と情報伝達機構

レセプター	→	伝達器	→	効果器	→	セカンドメッセンジャー	→	タンパク質リン酸化酵素
			細胞膜			細胞質		
β_1, β_2アドレナリン		G_s		アデニル酸シクラーゼ↑		cAMP(↑, ↓)		Aキナーゼ
α_2アドレナリン		$G_i(G_o)$		シクラーゼ↓				
ロドプシン		G_t		cGMPホスホジエステラーゼ↑		cGMP↓		Naチャネル
ムスカリン性アセチルコリン		(G_p)		ホスホリパーゼC, A_2↑		DG IP_3		C-キナーゼ (→Ca^{2+})
神経ペプチドなど		(G_k)		Kチャネル↑		(K^+)		
EGF, インスリン（チロシンキナーゼ内蔵型）··············· Tyrキナーゼ								
ニコチン性アセチルコリン（チャネル内蔵型）··············· イオン								

ストの結合は各サブユニット間の相互作用に変化を与えてカチオンの流入を制御すると考えられている.

b. Gタンパク質の構造と種類

グアニンヌクレオシド三リン酸（GTP）および二リン酸（GDP）と特異的に結合するタンパク質をグアニンヌクレオチド結合性制御タンパク質，または単にGTP結合タンパク質と呼ぶが，細胞膜レセプターと細胞内で新たな情報伝達物質を生みだすエフェクター系との間で，共役因子として機能している1群のファミリーをとくにGタンパク質と略称している．このほかにも，タンパク質の生合成に関与するmRNAからのペプチド鎖の翻訳開始因子，ペプチド鎖伸長因子および終結因子や，情報伝達系に何らかの形で関与すると考えられる癌遺伝子 ras の産物(p21)とその類縁タンパク質などの別種のGTP結合タンパク質ファミリーが存在するが，後者のタイプは細胞の分化・増殖の情報を細胞膜レセプターから細胞核へと伝える仲介因子であることが次第に明らかにされつつある．

Gタンパク質はすべて分子量の大きい順に $\alpha\beta\gamma$ と呼ばれる3つのサブユニットからなる3量体であり，αサブユニットはエフェクター系に対する機能とタンパク質をコードするcDNAあるいは遺伝子の違いから，G_s, G_i, G_o, G_t（およびG_z）などと略称されるファミリーに大別されている（図3.2）．グアニンヌクレオチドの結合部位はいずれも分子量52〜39Kのαサブユニット上に存在する．また，これらのαサブユニットには，コレラ毒素や百日咳毒素のもつ酵素の作用によってNADのADPリボース部分が転移される（ADPリボシル化）部位が存在する．Gタンパク質がADPリボシル化されると，後に述べるようにその部位に依存してたがいに異なる様相でレセプターとエフェクター系との共役因子としての機能が修飾される．したがって，これらの細菌毒素はGタンパク質を介する情報伝達系の研究にツールとして広く利用されている．

Gタンパク質が細胞膜結合性であるという特性は，その1次構造だけからでは推定できない．最近，ある種の脂肪酸がαとγサブユニットに付加することが報告されている（図3.3）．αサブユニットの疎水性はそのアミノ末端に存在するグリシン残基にミリスチン酸がアミド結合で付加した結果であることが指摘されているが[1]，興味深いことにG_sのαサブユニットのグリシン残基近傍のアミノ酸配列は他のαサブユニットと異なり（セリン残基を欠くため），アシル化酵素の基質とはなりにくい．したがって，レセプター刺激に伴ってG_sのαサブユニットに限り細胞膜から細胞質に遊離するという現象[2]をよく説明できる．G_iなどの他のαサブユニットのグリシン残基近傍に存在するセリン残基を他のアミノ酸に置換すると，培養細胞で発現させたαサブユニットが細胞膜

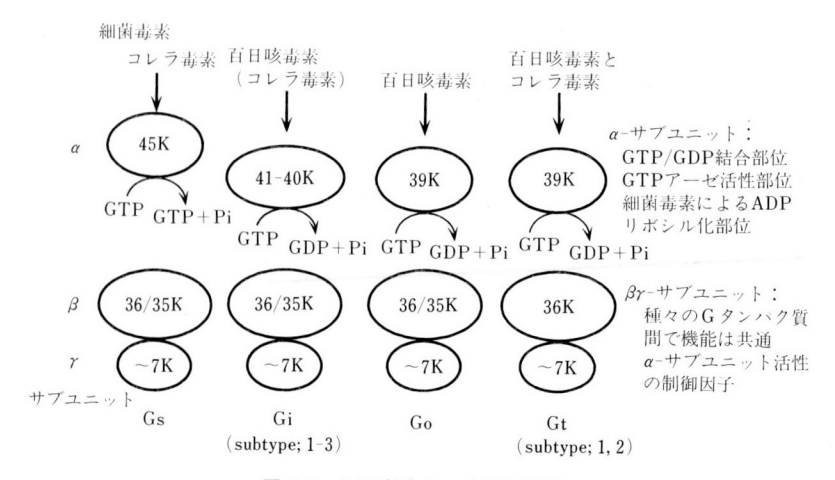

図 3.2　GTP結合タンパク質の構造

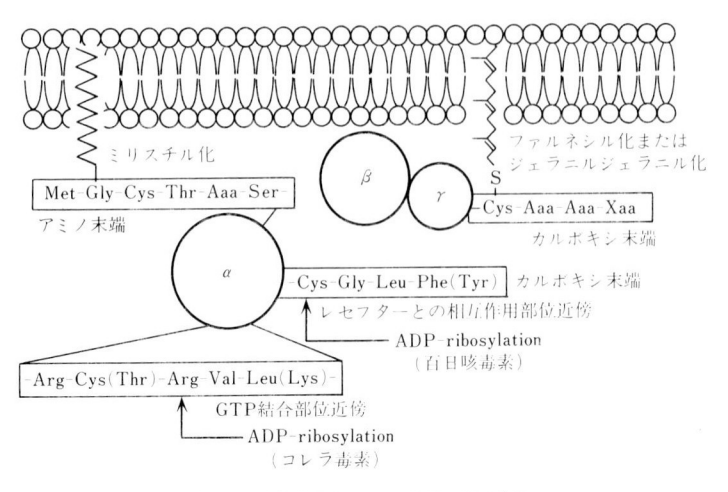

図3.3 GTP結合タンパク質の化学修飾

からではなく細胞質から回収されるという知見も[3,4]，αサブユニットの疎水性がアシル化によってもたらされることを支持している．一方，γサブユニットのカルボキシ末端に存在するシステイン残基には，イソプレノイドのファルネシル基（C_{15}）またはジェラニルジェラニル基（C_{20}）がチオエステル結合で付加していて，αサブユニットと同様な機序で細胞膜に結合する可能性が指摘されている[5〜7]．

c. レセプターとエフェクター系との共役因子として機能するGタンパク質

Gタンパク質はGTP結合型とGDP結合型とでたがいにその高次構造が異なり，GTP結合型はエフェクター系に対して活性を示すが，GDP結合型は不活性である（図3.4）．細胞膜レセプターがGDP結合型Gタンパク質と共役している場合，そのレセプターはアゴニストに対して高い親和性を有する．アゴニストによるレセプター刺激は共役するαβγ3量体型GタンパクをGTP結合型αとβγサブユニットとに解離されることによって活性化する．活性化されたGタンパク質はレセプター分子から離れて標的とするエフェクター系の活性を制御する一方で，レセプターは新たなGタンパク質分子と再び共役する．こうしてレセプター分子はGタンパク質を触媒的に活性化すると考えられている．

αサブユニット上でのGDPからGTPへの転

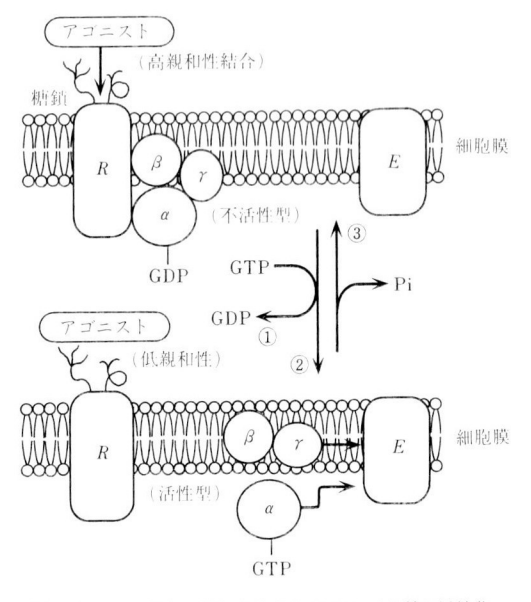

図3.4 レセプター刺激を介するGタンパク質の活性化
① Gタンパク質からのGDPの解離
② GタンパクへのGTPの結合　点燈反応（turn on）
③ GTPの加水分解反応　消燈反応（turn off）

換は細胞内のGTPと結合GDPとの交換反応によって行われるが，この交換によるGタンパク質の活性化を点燈（turn on）反応と呼ぶ．αに結合したGTPはいずれもサブユニット上でGDPに水解され，エフェクター系に対して不活性なGDP結合型Gタンパク質に戻る．したがって，このGTP水解反応は消燈（turn off）反応と呼ばれる．Gタンパク質のαサブユニットはこのようなGTPase活性を有する点で酵素といえる．しかし，

そのGTPase回転速度（～1 min^{-1}）は通常の代謝系に作用する酵素とは異なり著しく低い．したがって1度生成した活性型のGタンパク質の寿命は長いことを意味し，これはシグナルの増幅にとって都合がよい．

Gタンパク質ファミリーに共通するもう1つの特性は，その$\beta(\gamma)$サブユニットが構造的にも機能的にも類似している点にある．種々のGタンパク質のβサブユニットはいずれもその分子量が36 K（または36 K）で，たがいに同一の（あるいはきわめて類似した）タンパク質と考えられている．分子量6～9KのγサブユニットはそのcDNAの解析から多様性が指摘されているが，βサブユニットと固く結合しており，生理的条件下では$\beta\gamma$という複合体として挙動すると考えられている．

（1） Gタンパク質と共役するレセプターへのアゴニストの結合特性

Gタンパク質と共役するレセプターへのアゴニストの結合を細胞膜標品などを用いて評価すると，一般に図3.5Aに示すような2種の結合親和性を与える．一方，放射標識されたアンタゴニストを用いてアゴニストによる競合阻害曲線を描くと図3.5Bのようなカーブを与える．いずれの場合も，図3.5のアゴニストの示す高親和性結合（Kd-H）のレセプター（R-H）はGタンパク質との共役によってもたらされる成分であり，低親和性（Kd-L）のレセプター（R-L）はGタンパク質と脱共役したものと考えられている．Gタンパク質を活性化するグアニンヌクレオチド（GTPやその類似体）の存在下にアゴニストの結合を評価すると，Gタンパク質はレセプター分子から解離するので，レセプターはすべて低親和性を示す結合状態に移行する．また，百日咳毒素でGタンパク質をADPリボシル化するとレセプター分子との共役が阻害されるので，グアニンヌクレオチドの存在しない実験系でも高親和性結合の消失が観察される．

したがって，あるレセプターへのアゴニストの結合親和性がグアニンヌクレオチドや百日咳毒素処理によって修飾されれば，そのレセプターはG

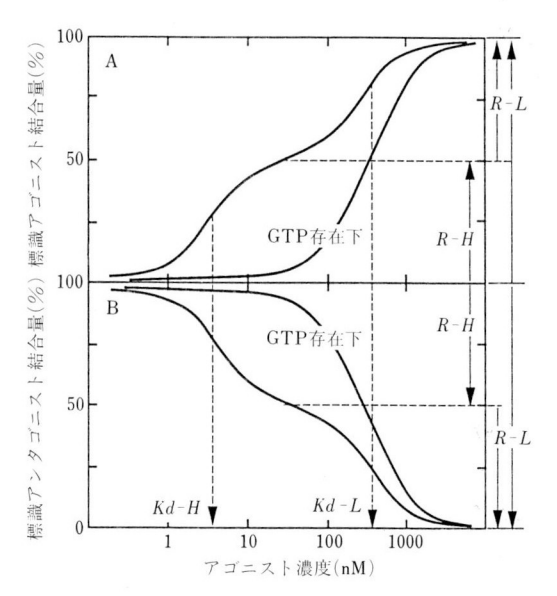

図3.5 Gタンパク質と連関するレセプターの結合特性

タンパク質と共役しているというよい証拠となる．こうした知見に基づいて，現在までに数多くの細胞膜レセプターはGタンパク質と共役することが明らかにされている．しかしながらプロスタグランジンなどの一部のレセプターにおいては，グアニンヌクレオチドがその結合親和性を逆に増加させるという興味深い現象も観察される．また，いくつかの成長因子に対するレセプターとGタンパク質との共役も最近報告されているが[8]，先に示した細胞膜を7回貫通するタイプのレセプターと同じ機構によるものかは今後の興味ある課題である．

（2） GTP類似体，およびレセプター類似体によるGタンパク質の活性化

生理的条件下におけるGタンパク質の活性化はレセプター刺激によるGDP-GTPの交換反応によって誘起されるが，ある種のGTP類似体はレセプター刺激とは無関係にGタンパク質を活性化できる．この場合の活性化は，Gタンパク質に強く結合したGDPとの交換によるので，その効力は類似体とGタンパク質との結合親和性に依存する．さらに，Gタンパク質の示すGTPase活性に抵抗性を示す類似体ほどその活性化作用が持続することになる．Gタンパク質の研究分野で好んで用いられている主なGTP類似体とその結

合親和性の順は GTPγS＞Gpp(NH)p＞Gpp(CH)₂p である．これら類似体の結合したαサブユニットと GTP 結合型αとが，種々のエフェクター系に対する作用において差異があるかどうかは必ずしも明らかではないが，G タンパク質をレセプターの関与抜きに活性化できる点できわめて有効である．事実，これらの類似体は細胞膜標品などの無細胞系に限らず，無傷細胞への注入実験にも広く利用されている．

GTP 類似体とともに，G タンパク質を活性化する手段として利用されているものに F と Al（または Be）との複合体がある．$AlF_x^{(x-3)}$（または $BeF_x^{(x-2)}$）複合体の物理化学的な特性は PO_4^- に類似することから，G タンパク質に結合している GDP のβ位のリン酸基にそれらの複合体が結合して，あたかも GTP が結合したような構造変化を G タンパク質に与える[9]．これらの複合体は当然ことながら GDP の結合していない G タンパク質に対しては無効であり，GDPβS などのある種の GDP 類似体の結合した G タンパク質にも影響を与えない．

最近，いくつかの化合物がレセプター分子を介さずに G タンパク質を直接活性化しうるという興味深い知見が得られている．ハチ毒で肥満細胞からヒスタミンを遊離させるペプチドのマストパランは，G タンパク質からの GDP の遊離や GTPase 活性を増加させた．また，その効果は百日咳毒素による G タンパク質の ADP リボシル化で阻害されることから，レセプター刺激と同様な機序で G タンパク質を活性化するものと考えられる[10,11]．類似の効果は，同じヒスタミン刺激物質でもある compound 48/80 などでも観察されることから[12]，今までレセプターアゴニストと考えられていたある種のホルモンが，生理的にもレセプター分子を介さずに G タンパク質を活性化しうる可能性が存在する．さらに臨床上使われているある種の薬物（たとえば 3 環系抗うつ薬や麻酔薬）が G タンパク質と直接相互作用する結果も得られている．種々の G タンパク質に対するこれらの化合物の特異性や選択性が保証されれば，G タンパク質の関与する情報伝達系への研究ばかりでな

く，ある種のスクリーニング系として医薬品の開発にも有用であろう．

d. 細菌毒素による G タンパク質の ADP リボシル化と機能修飾

細菌毒素のなかには A-B 型毒素と呼ばれる 1 群のタンパク質性毒素があり，GTP 結合タンパク質に作用してその機能を修飾することが知られている．表 3.2 にいくつかの細菌毒素の構造とその標的 GTP 結合タンパク質をまとめた．代表的な例がジフテリア毒素で，その A ペプチド鎖上には NAD の ADP リボース部分をタンパク質の伸長因子である EF 2 (elongation factor-2) に転移させる酵素 (ADP リボシルトランスフェラーゼ) の活性が存在する．この毒素はその B 鎖で細胞膜表層に結合して A 鎖を細胞内に送り込むが，侵入した A 鎖は EF 2 を ADP リボシル化してタンパク合成系を抑制し細胞を死滅させる．一方，コレラ毒素や百日咳毒素（別名 IAP, islet activating protein）の A サブユニットにも同様の ADP リボシルトランスフェラーゼ活性が存在し，細胞膜レセプターと共役する G タンパク質を ADP リボシル化する．

(1) G タンパク質を標的とするコレラ毒素と百日咳毒素

コレラ毒素は腸管粘膜の細胞内に侵入して腸管への水および電解質の透過を促進し下痢症状をひき起こすが，この毒素作用とアデニル酸シクラーゼの活性化の関係が初めて明らかにされたのは 1970 年代に入ってのことである．その後無細胞系におけるコレラ毒素のアデニル酸シクラーゼ活性化作用に NAD が必須であることが示され，また毒素タンパク質自身に ADP リボシルトランスフェラーゼの酵素活性が証明された．1970 年代後半には，^{32}P で標識した NAD を基質としてコレラ毒素によって ADP リボシル化される細胞膜タンパク質が同定され，アデニル酸シクラーゼの促進性タンパク質(G_s)の研究へと発展した．

一方，膵島 B 細胞からのインスリン分泌を活性化する因子として百日咳菌から精製された毒素(IAP)は，分子量約 41 K の細胞膜タンパク質を

3.1 Gタンパク質とアデニル酸シクラーゼ

表 3.2 細菌毒素の触媒するADPリボシル化反応

毒 素	構造		標的Gタンパク質 (ADPリボシル化されるアミノ酸残基)
	Aサブユニット	Bサブユニット	
ジフテリア毒素	A(21K)	B(37K)	EF-2 (ジフタミド)
コレラ毒素	A_1(22K) A_2	5×(B) B(12K)	G_s, G_t (G_i, G_o) (アルギニン)
百日咳毒素 (IAP)	$A=S_1$(28K)	(S_5 S_4 S_2 / S_4 S_3) B(78K)	G_i, G_o, G_t (システイン)

ADPリボシル化するが,この毒素の標的タンパク質はウサギ肝臓よりアデニル酸シクラーゼの抑制に関与するG_iとして初めて精製された.Gタンパク質が百日咳毒素によってADPリボシル化されると細胞膜レセプターと共役する機能が特異的に失われるので,レセプターを介する細胞応答が百日咳毒素処理によって阻害されれば,その情報伝達系に百日咳毒素感受性のGタンパク質が関与することを示唆するよい証拠となる.また,ADPリボシル化の程度は放射標識されたNADを用いて定量確認できる.こうした方法を用いて,アデニル酸シクラーゼの抑制に限らず,種々のレセプターを刺激を介するホスホリパーゼC, A_2あるいはK^+チャネルなどのエフェクター系の活性化に,Gタンパク質の関与が明らかにされてきた[13].

コレラ毒素が触媒するG_s-αのADPリボシル化反応には,ある補助因子が必要である.この因子は分子量約21KのタンパクK質であり,ADPリボシル化因子(ADP-ribosylation factor, ARF)と呼ばれている.ARFはそれ自身がGTP結合タンパク質であり,その活性発現にはARFへのGTPの結合を必要とするが,GTP-ARF複合体が①G_sと結合してコレラ毒素の真の基質となるか,また②コレラ毒素のもつADPリボシルトランスフェラーゼ活性を増強する,という作用機構が提唱されている.

一方,百日咳毒素によるADPリボシル化反応は他のタンパク質性の因子を必要としないが,Gタンパク質が$\alpha\beta\gamma$の3量体構造をとっているときにのみ進行し,$\beta\gamma$より解離したαサブユニットはもはや百日咳毒素の基質とはならない.この特性を利用するとサブユニット解離と連動したGタンパク質の活性化を百日咳毒素によるADPリボシル化量の低下として測定することができる.

(2) ADPリボシル化によるGタンパク質の機能変化

コレラ毒素はG_s, G_t(およびある種の条件下でG_i, G_o)のαサブユニットに存在するアルギニン残基をADPリボシル化する.ADPリボシル化されたGタンパク質はG_sの場合では活性型に維持され,レセプター刺激とは無関係にエフェクター系を活性化し続けるが,そのメカニズムはαサブユニットのもつGTPase活性が抑制されることに一部起因している.コレラ毒素の標的残基と考

えられるアルギニンをアラニンあるいはヒスチジンなどのアミノ酸に置換した G_s-α は，コレラ毒素によって ADP リボシル化された G_s-α と同様にアデニル酸シクラーゼを持続的に活性化するが，この場合には α サブユニットの示す GTPase 活性 (k_{cat}) が確かに低下することが報告されている[14]．ADP リボシル化されることによって G_s とレセプターあるいはエフェクター系との共役に変化が生じるかは不明である．

一方，百日咳毒素は G_i，G_o および G_t の α サブユニットの C 末端から 4 番目のシステイン残基を ADP リボシル化するが，G_s-α ではこの部位がチロシン残基であるので百日咳毒素によって ADP リボシル化されない．G タンパク質が百日咳毒素によって ADP リボシル化されると，レセプターと連関する機能が特異的に失われてレセプター刺激を介するエフェクター系の活性化あるいは抑制が遮断される．

（3） コレラ毒素による百日咳毒素基質 G タンパク質の ADP リボシル化

G_i および G_o の α サブユニットにも G_s-α 上のコレラ毒素の標的部位と相同なアルギニン残基を含む配列が認められるが，一般にはそれらの G タンパク質がコレラ毒素によって ADP リボシル化されることはない．しかし，ヒト急性前骨髄球性白血病由来の HL-60 細胞をジメチルスルホキシドによって好中球型に分化させると，この細胞に化学遊走因子として作用しホスファチジルイノシトールの代謝回転を亢進させることが知られている formyl-Met-Leu-Phe (fMLP) の添加に伴って，コレラ毒素が G_i をも ADP リボシル化するという現象が観察される．

このレセプター刺激を介して発現するコレラ毒素による百日咳毒素基質 G タンパク質 (G_i-α) の ADP リボシル化反応は以下のような特性を示した[15]．

1） コレラ毒素が触媒する G_i-α の ADP リボシル化は Mg^{2+} および GTP アナログ存在下に fMLP の添加によって最大となるが，百日咳毒素処理によって fMLP レセプターと G_i との連関を遮断すると消失する．すなわち，この反応はレセプター刺激に連動して発現する．

2） HL-60 細胞でコレラ毒素によって ADP リボシル化される G_i-α の標的部位は，先に G_s-α で同定された α サブユニットの中央部（のアルギニン残基）である可能性が高い．また，百日咳毒素処理した細胞より得た膜標品に精製した G タンパク質を再構成してコレラ毒素を作用させると，確かに再構成された G タンパク質が ADP リボシル化される．

3） 精製した G_i の α サブユニット単独，あるいは部分精製した fMLP レセプター-G_i 複合体は，ARF の存在下でもコレラ毒素の基質とはならない．すなわち本反応には ARF とは異なるグアニンヌクレオチド要求性因子が関与する．

さらにコレラ毒素によって ADP リボシル化された G_i の機能変化を百日咳毒素による場合と比較検討した結果，① 百日咳毒素によって ADP リボシル化された G_i は fMLP レセプターから脱共役し，レセプターに対して fMLP の示す高親和性結合量は減少するが，コレラ毒素による ADP リボシル化の場合には，その結合量が逆に増加する傾向を示す．② 百日咳毒素処理では，fMLP によって促進される G タンパク質への GTPγS の結合および GTPase の活性化の両方が阻害される．一方，コレラ毒素処理では fMLP 濃度に依存する GTPγS の結合促進の用量応答曲線が高濃度側にシフトするだけでその最大応答は不変であるが，G_i の GTPase 活性は抑制される，という知見が得られた．

コレラ毒素によって ADP リボシル化された G_i が fMLP レセプターと共役し，その GTPase 活性が低下することは，この ADP リボシル化された G_i が標的とする効果器系の活性化に有利であるだけでなく，ADP リボシル化という化学修飾の有無により，同一のレセプターと G タンパク質の組み合わせがたがいに異なる様式の情報伝達を作動させうる潜在能力をもっていることを示している．

最近，一部の内分泌腫瘍において G_i-2 の α サブユニットのコレラ毒素の標的残基である 179 番目のアルギニンが，システインあるいはヒスチジ

ンに置換された点変異遺伝子が存在するという興味深い知見が報告された[16]．これは変異 G_i-2 が癌遺伝子産物として病理的意義をもつ可能性を示唆しているが，変異遺伝子産物と ADP リボシル化という修飾 G タンパク質の示す特性は，同一である可能性が高い．また，細菌毒素に類似した ADP リボシル化酵素の活性が哺乳動物の細胞内にみいだされるとともに，ADP リボースを水解する酵素の活性も指摘されている．もしそれらが G タンパク質を基質として作用すれば，ADP リボシル化という G タンパク質分子の化学修飾が単に細菌毒素によるものだけではなく，リン酸化などとともにタンパク質の生理的な機能調節の重要な機構となりうるかもしれない．

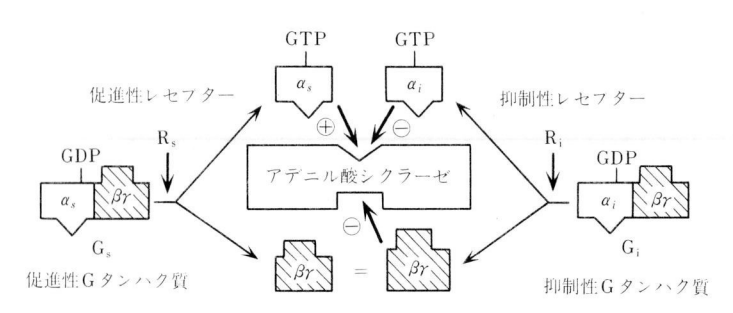

e. G タンパク質によるアデニル酸シクラーゼ活性の調節

図 3.6 に模式化したように，アデニル酸シクラーゼの触媒タンパク質は2種の G タンパク質（G_s と G_i）によって促進と抑制性の2重の調節を受けている．G_s（GTP 結合型の α_s）はアデニル酸シクラーゼを活性化するが，その作用はアデニル酸シクラーゼの触媒タンパク質上のある部位に α_s が直接結合することによって発現する．活性化されたアデニル酸シクラーゼの回転数は 1000 min^{-1} 程度であるので，1分子の α_s-GTP はその寿命（$\sim 1\ min^{-1}$）も間に数百分子以上の cAMP を生成するものと考えられる．

G タンパク質を介するアデニル酸シクラーゼ活性の抑制機構は，G_s による活性化とは少し異なり複雑である．現在まで得られている知見をまとめると以下のようになる[17,18]．

1） レセプター刺激により G_i は GTP と結合して α_i-GTP と $\beta\gamma$ サブユニットとも解離するが，$\beta\gamma$ サブユニットは α_s と会合し活性型の α_s 量を減少させてアデニル酸シクラーゼの活性を抑制する．通常の細胞では G_i は G_s に比べてその含量が多く，G_s と G_i を構成する $\beta\gamma$ は機能的に区別できないので，その機構は生理的に発現しうるものと考えられる．

2） $\beta\gamma$ サブユニットが α_s とは異なる触媒タンパク質のある部位に作用してその活性を抑制する．

3） 上記の1）と2）の効果は $\beta\gamma$ サブユニットの作用に基づくものであるが，GTP の結合した α_i は一方で α_s と同一作用部位で競合して触媒活性を抑制する．

このように，セカンドメッセンジャーとして機能する cAMP の合成酵素アデニン酸シクラーゼの活性は G タンパク質によって調節されているが，他章で述べられているようにイノシトールリン脂質の代謝酵素（ホスホリパーゼ C，A_2）やある種のイオンチャネルの活性化も G タンパク質を介することが近年明らかにされてきた．しかしながら，ホスホリパーゼ C の活性化に関与する G_p（p = phospholipase）と称される G タンパク質や G_k（k = K$^+$ channel）の実体については不明の点が多く，すでに同定されている G_i，G_o などとの関連も必ずしも明らかではない．

おわりに 種々の細胞膜レセプターや G タンパク質分子の精製とともにそれらの遺伝子解析が進み，現在では20種類近くもの α サブユニットをコードする cDNA が単離されつつある．しか

図 3.6 G タンパク質によるアデニル酸シクラーゼ活性の調節

しながら，G_s，G_tなどの一部のGタンパク質を除いて，多種存在するGタンパク質に特異的な機能についての知見は必ずしも十分ではない．たとえば，精製Gタンパク質あるいは遺伝子操作によって発現させたタンパク質を用いた再構成実験系においては，Gタンパク質とレセプター，あるいはエフェクター系との共役における選択性が必ずしも観察できない場合が多い．こうした知見は，生理的な条件下ではなんらかの因子によってGタンパク質を介する情報伝達系にある種の方向づけがなされている可能性を暗示している．

現在，アデニル酸シクラーゼをはじめとした酵素やある種のイオンチャネルの調節系は，少なくてもレセプター-Gタンパク質-エフェクター系といった3つのタンパク質成分によって構成されていると考えられているが，いまだ同定されていない制御因子の探索や，タンパク質が翻訳後に受ける修飾（post-translational modification）と機能変化などの研究がこの領域における今後の重要な課題となるであろう．

〔付記〕 最近，Gタンパク質によって制御されるセカンドメッセンジャー生成酵素にかかわる研究が進展し，その多彩で複雑な調節機構が次第に明らかにされつつある．動物細胞においては，cAMP合成酵素のアデニル酸シクラーゼが少なくとも6種類（タイプⅠ～Ⅵまで）存在し[2]，そのすべてがフォルスコリンやGTP結合型のG_s-αによって活性化される．また，Gタンパク質3量体から解離した$\beta\gamma$複合体は，G_s-αまたはCa^{2+}/カルモジュリンによって活性化されたタイプⅠを抑制する一方で，タイプⅡとⅣのアデニル酸シクラーゼを活性化する．さらに，GTP結合型のG_i-αはG_s-αによる活性化の有無にかかわらずいくつかのアデニル酸シクラーゼを抑制するなど[20]，Gタンパク質による活性調節はアデニル酸シクラーゼの分子種によって異なることが報告された．

他方，ホスファチジルイノシトール-4,5-二リン酸を分解してイノシトール-1,4,5-三リン酸（IP_3）とジアシルグリセロールを産生するホスホリパーゼ（PLC）はβ，γ，δの3種のファミリーに大別されているが，PLC-βタイプの活性がGタンパク質によって制御されている[21]．百日咳毒素によってADPリボシル化という修飾を受けないG_qおよびG_{11}のαサブユニットは，PLC-βのサブタイプのPLC-$\beta1$，$\beta2$をおもに活性化する．一方，$\beta\gamma$サブユニットがPLC-βファミリーを（PLC-$\beta3>\beta2>\beta1$の順に）活性化しうることもみいだされ，従来報告されていた百日咳毒素感受性Gタンパク質を介するPLCの活性化がその$\beta\gamma$サブユニットの作用に基づく可能性が生まれている．

また，$G_{q/11}$-αに存在するGTPase活性はその標的効果器分子であるPLC-$\beta1$によって促進され，同様に，G_t-α上のGTPaseもcGMPホスホジエステラーゼによって活性化されるので，いくつかの効果器分子は，Gタンパク質による活性化状態からより早く不活性化状態に復帰するために，GTPase-activating protein（GAP）として機能すると考えられる．　　〔堅田利明〕

文献

1) Buss JB, Mumby SM, Casey PJ, Gilman AG : Myristoylated α subunits of guanine nucleotide-binding regulatory proteins. *Proc Natl Acad Sci USA* **84** : 7493-7497, 1987.

2) Lynch CJ, Morbach L, Blackmore PF, Exton JH : Alpha-subunits of N_s are released from the plasma membrane following cholera toxin activation. *FEBS Lett* **200** : 333-336, 1986.

3) Jones TLZ, Simonds WF, Merendino JJ Jr, Brann MR, Spiegel AM : Myristoylatoin of an inhibitory GTP-binding protein alpha subunit is essential for its membrane attachment. *Proc Natl Acad Sci USA* **87** : 568-572, 1990.

4) Mumby SM, Heukeroth RO, Gordon JI, Gilman AG : G-protein α-subunit expression, myristoylation, and membrane association in COS cells. *Proc Natl Acad Sci USA* **87** : 728-732, 1990.

5) Yamane HK, Fransworth CC, Xie H, Howald W, Fung BK-K, Clarke S, Gelb MH, Glomset JA : Brain G protein gamma subunits contain an all-trans-geranylgeranyl-cystein metyl ester at their carboxyl termini. *Proc Natl Acad Sci USA* **87** : 5868-5872, 1990.

6) Mumby SM, Casey PJ, Gilman AG, Gutowski S, Sternweis PC : G protein gamma subunits contain a 20-carbon isopernoid. *Proc Natl Acad Sci USA*

87 : 5873-5877, 1990.
7) Fukada Y, Takao T, Ohguro H, Yoshizawa T, Akino T, Shimonishi Y : Farnesylated gamma-subunit of photoreceptor G protein indispensable for GTP-binding. *Nature* **346** : 658-660, 1990.
8) Nishimoto, I, Murayama Y, Katada T, Ui M, Ogata E : Possible direct linkage of insulin-like growth factor-II receptor with guanine nucleotide-binding proteins. *J Biol Chem* **264** : 14029-14038, 1989.
9) Chabre M : Aluminofluoride and beryloflouride complexes : new phosphate analoges in enzymology. *TIBS* **15** : 6-10, 1990.
10) Higashijima T, Uzu S, Nakajima S, Ross EM : Mastoparan, a peptide toxin from wasp venom, mimics receptors by activating GTP-binding regulatory proteins (G proteins). *J Biol Chem* **263** : 6491-6494, 1988.
11) Weingarten R, Rananãs L, Mueller H, Sklar LA, Bokoch GM : Mastoparan interacts with the carboxyl terminus of the α subunit of Gi. *J Biol Chem* **265** : 11044 -11049, 1990.
12) Mousli M, Bronner C, Landry Y, Bockaert J, Rouot B : Direct activation of GTP-binding regulatory proteins (G proteins) by substance P and compound 48/80. *FEBS Lett* **259** : 260-262, 1990.
13) Ui M : Islet-activating protein, pertussis toxin : a probe for functions of the inhibitory guanine nucleotide regulatory component of adenylate cyclase. *TIBS* **5** : 277-279, 1984.
14) Freissmuth M, Gilman AG : Mutations of Gs α designed to alter the reactivity of the protein with bacterial toxins. Substitution at Arg^{187} result in loss of GTPase activity. *J Biol Chem* **264** : 21907-21914, 1989.
15) Iiri T, Tohkin M, Morishima N, Ohoka Y, Ui M, Katada T : Chemotactic peptide receptor-supported ADP-ribosylation of a pertussis toxin-substrate GTP-binding protein by cholera toxin in neutrophil-type HL-60 cells. *J Biol Chem* **264** : 21394-21400, 1989.
16) Lyons J, Landis CA, Harsh G, Vallar L, Grünewald K, Feichtinger H, Duh Q-Y, Clark OH, Kawasaki E, Bourne HR, McCormik F : Two G protein oncogenes in human endocrine tumors. *Science* **249** : 655-659, 1990.
17) Katada T, Oinuma M, Ui M : Mechanisms for inhibition of the catalytic activity of adenylate cyclase by the guanine nucleotide-binding proteins serving as the substrate of islet-activating protein, pertussis toxin. *J Biol Chem* **261** : 5215-5221, 1986.
18) Katada T, Kusakabe K, Oinuma M, Ui M : A novel mechanism for the inhibitory GTP-binding proteins : calmodulin-dependent inhibition of the catalyst by the $\beta\gamma$-subunits of GTP-binding proteins. *J Biol Chem* **262** : 11897-11900, 1987.
19) Tang WJ, Gilman AG : Adenylyl cyclases. *Cell* **70** : 869-872, 1992.
20) Taussing R, Iniguez-Lluhi JA, Gilman AG : Inhibition of adenylyl cyclase by $G_{i\alpha}$. *Science* **261** : 218-221, 1993.
21) Rhee SG, Choi KD : Regulation of inositol phospholipid-specific phospholipase C isozymes. *J Biol Chem* **267** : 12393-12396, 1992.

3.2 Gタンパク質とホスホリパーゼ

　種々のアゴニストがレセプターに結合すると，ホスホリパーゼC(PLC)が活性化を受けホスファチジルイノシトール4,5-二リン酸(PIP$_2$)が加水分解され，イノシトール三リン酸(IP$_3$)とジアシルグリセロール(DG)のセカンドメッセンジャーができる．この反応を引き金として，分泌などの短期的応答から増殖・分化などの中・長期的応答が生じる．PIP$_2$に作用するPLC(PI-PLC)のほかにホスファチジルコリン(PC)を分解してDGを産出するPC-PLCの重要性が指摘されている．また，ある種の外来刺激は細胞内のホスホリパーゼA$_2$(PLA$_2$)を活性化し，種々の生理活性物質の前駆体であり，セカンドメッセンジャーとして位置づけられようとしているアラキドン酸の遊離もひき起こす．さらに，情報変換酵素としてのホスホリパーゼD(PLD)の関与もいくつかの細胞で示されている．これらのホスホリパーゼにも分子多様性があり，それらの活性調節機構が注目されている（図3.7）．

a. ホスホリパーゼ
（1）ホスホリパーゼC

　各種ホルモン，神経伝達物質，増殖因子などは形質膜レセプターを介してイノシトールリン脂質特異的ホスホリパーゼC(PI-PLC)を活性化する．この結果，PIP$_2$が分解されDGとIP$_3$が秒の

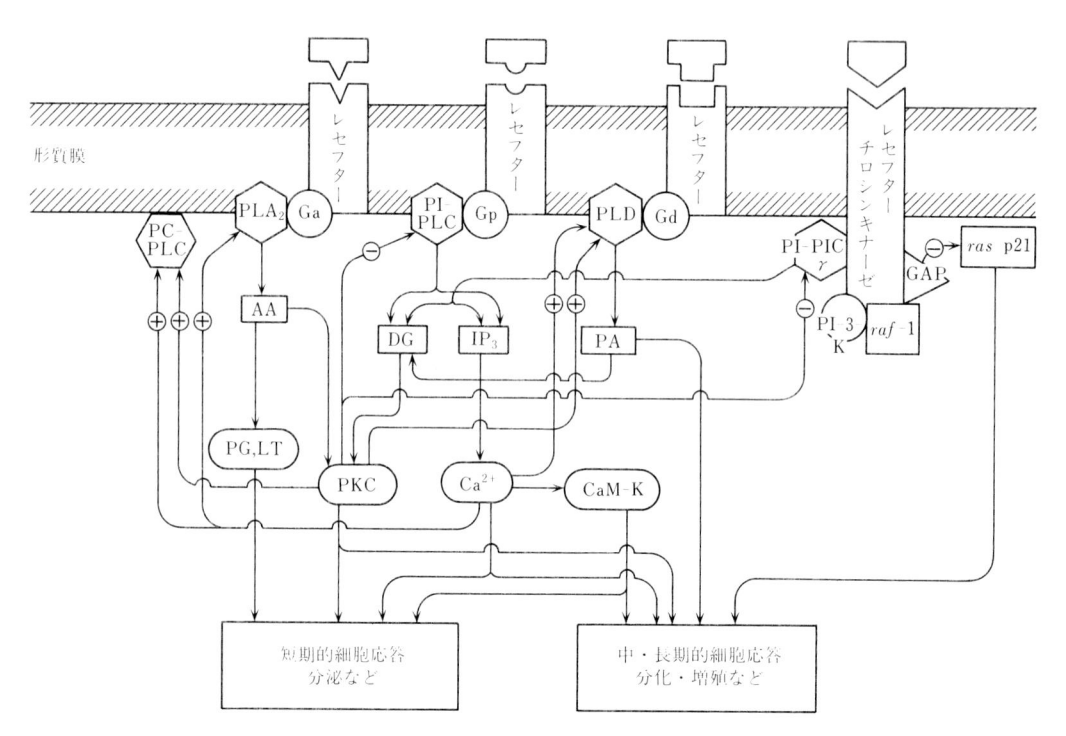

図3.7　ホスホリパーゼを介する情報伝達系の概略
PC-PLC：PC-ホスホリパーゼC，PLA$_2$：ホスホリパーゼA$_2$，Ga：PLA$_2$活性調節Gタンパク質，PI-PLC：PI-ホスホリパーゼC(β, δ型)，Gp：PI-PLC活性調節Gタンパク質，PLD：ホスホリパーゼD，Gd：PLD活性調節Gタンパク質，PI-PLCγ：PI-ホスホリパーゼCγ型，PI-3-K：PI-3キナーゼ，GAP：GTPase activating protein，AA：アラキドン酸，DG：ジアシルグリセロール，IP$_3$：イノシトール三リン酸，PA：ホスファチジン酸，PG：プロスタグランジン，LT：ロイコトリエン，PKC：プロテインキナーゼC，CaM-K：カルモジュリンキナーゼ

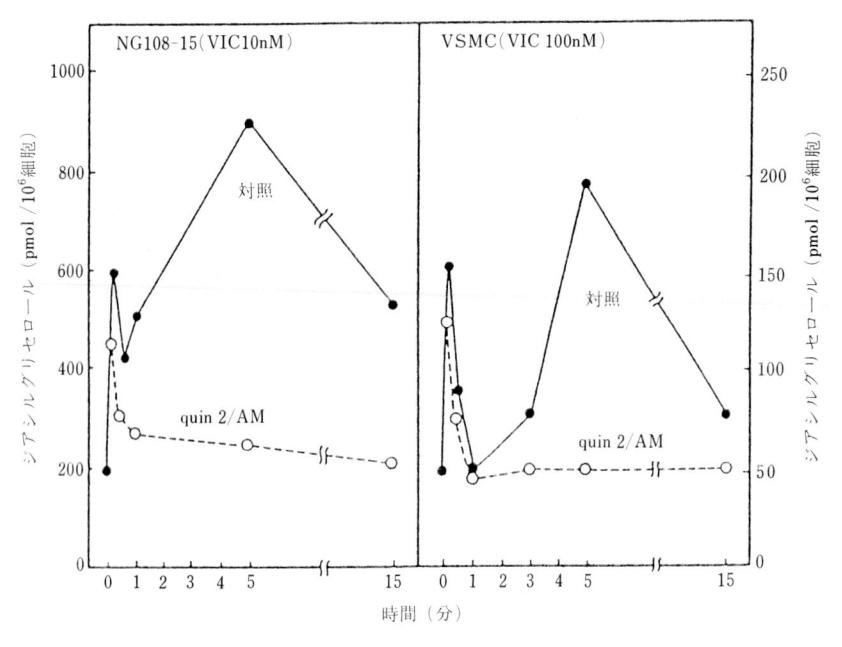

図 3.8 神経芽細胞腫 NG 108-15 細胞と血管平滑筋細胞 (VSMC) における VIC (vasoactive intestinal contractor) によるジアシルグリセロール産生の 2 相性

オーダーで迅速に産生される．DG と IP_3 は細胞内セカンドメッセンジャーとしてそれぞれプロテインキナーゼ C(PKC) の活性化や Ca^{2+} 動員に直接関与し，細胞機能の発現に本質的な役割を果たす．PI-PLC には，後述するように多くのアイソザイムが存在することが明らかにされており，活性化のメカニズムはアデニル酸シクラーゼ系より複雑な様相を呈している[1]．さらに，PC に特異的に作用する PC-PLC とグリコシル-ホスファチジルイノシトール (GPI) に特異的に作用する GPI-PLC が新たに情報変換酵素として加えられた．PC-PLC は，PIP_2 分解による迅速な DG 産生に続く持続的な DG 産生を司り (図 3.8)，結果として PKC の持続的な活性化をもたらす．PC-PLC の活性化機構には GTP 結合タンパク質，Ca^{2+}，チロシンキナーゼなどが関与していることが示唆されているが，詳細はわからない．GPI-PLC はアンカリングタンパク質の遊離，あるいはインスリン作用を有するイノシトールグリカンの産生をもたらす．PC-PLC と GPI-PLC の詳細については他の総説を参考にされたい[2,3]．

a) PLC の分子多様性

基質 (PC, GPI) を異にする PLC のほかに，同じ基質であるイノシトールリン脂質を分解する PLC にも多様性がある．PI-PLC 活性はほぼすべての哺乳動物組織にみいだされており，表 3.3 に示されたように脳をはじめとする各種臓器から種々の分子量を有する PI-PLC が精製されている．それらの酵素の生化学的，免疫学的な性状から基質特異性，Ca^{2+} 要求性，分子量の異なるいくつかのアイソザイムが知られている[4,5]．さらに，PI-PLC の多様性は cDNA クローニングにより分子生物学的にも明らかにされた．現在のところ遺伝子レベルで明らかにされているのは PLC-α, -β, -γ, -δ の 5 群である．そのうち α を除く 3 群は X, Y と称する相同領域を有し，活性部位として考えられている．また，PLC-γ は，src をはじめとする非レセプター型チロシンキナーゼの N 末端領域と相同な領域 SH をもつことが構造上の特徴である．PLC-α は他の PLC とは構造を異にし，X, Y 領域が存在しないことから同じグループに属する酵素とは考えにくい[6]．

PI-PLC アイソザイムの抗体やノーザンブロットによる解析から，PI-PLC 各分子種の組織分布が示された．抗体を用いた解析の結果 PLC-β, -γ_1 は神経系に多く存在している[7]．ノーザンブロ

表 3.3 各種組織より精製された PI-PLC

分布	タイプ	cDNAによる命名	分子量 (kDa) SDS-PAGE	分子量 (kDa) cDNA	報告者	
ヒツジ精嚢腺 (サイトゾル)	I	(α)	65		Hofman & Majerus	1982
	II	δ	85		〃	〃
ウシ脳 (サイトゾル)	I	β_1	150	138.2	Ryu ら	1986
	II	γ_1	145	148.4	Ryu ら	1987
	III	δ	85	85.8	〃	〃
	III	δ	88		Rebecchi & Rosen	1987
			60		Herrer ら	1988
ウシ脳 (膜)	M_1	β_1	150		Lee ら	1987
	M_2	β_2	140		〃	〃
		β_1	154	138.6	Katan & Parker	1987
ウシ胸腺 (サイトゾル)			68		Wang ら	1987
ウシ心 (サイトゾル)		δ	85		McDonald ら	1989
ウサギ脳 (膜)	β_m	β	155		Carter ら	1990
ラット脳 (サイトゾル)	II	δ	85		Homma ら	1988
	III	ϵ	85		〃	〃
ラット肝 (サイトゾル)		(α)	68		Takenawa & Nagai	1981
			87		Fukui ら	1988
	I	γ	140		Nakanishi ら	1988
	II	δ	71		〃	〃
ラット脾臓 (サイトゾル)		γ_2	145	147	Homma ら	1989
ウマ血小板 (サイトゾル)			143		Hakata ら	1982
ヒト血小板 (サイトゾル)	II		57		Baldasaare ら	1989
	C_1	γ_2	145		Banno ら	1990
			146		Moriyama ら	1990
ヒト血小板 (膜)	M II		61		Banno ら	1988
	M I		69		Baldasaare ら	1989
	M II		63		〃	〃
モルモット子宮 (サイトゾル)	I	(α)	62	56.6	Bennett & Crooke	1987

cDNA による分類は文献 1) にほぼ準じた.

ット法により, PLC-β は脳に特異的に認められ, PLC-γ_2 は脾臓, 胸腺, 肺に強く発現し, PLC-γ_1, -δ は多くの臓器にわたって広く分布していることが判明した[5]).

b) PI-PLC の活性調節

PI-PLC の活性調節にある種の GTP 結合タンパク質が関与することは, 透過性を高めた細胞に GTP あるいはその非水解性アナログ (GTPγS) を添加すると, IP$_3$ の産生が促進されること, また, ある種の細胞では百日咳毒素 (PT) やコレラ毒素処理によりレセプターを介した IP$_3$ 産生が変化することなどにより明らかになった. しかし, PI-PLC 活性化に関与する GTP 結合タンパク質 (Gp と仮称) の実体はいまだに明らかではない.

PLC-γ には, チロシンキナーゼの活性調節領域と相同な SH 領域がある. 以前から細胞によっては上皮増殖因子 (EGF) や血小板由来増殖因子 (PDGF) により PI-PLC が活性化されることが知られていたが, その後 PLC-γ が EGF, PDGF 添加後に速やかにチロシンリン酸化されることがみいだされた[5,8]). PDGF レセプターは刺激後に GTPase-activating protein (GAP), raf-1 (セリン・スレオニンキナーゼ活性を有する癌遺伝子産物), PI-3 キナーゼ, さらに PLC-γ と複合体を形成し, これらのタンパク質のチロシン残基をリン酸化するといわれている[9,10]). この際, PLC-γ は raf-1 によりセリン残基がリン酸化される. このような複合体形成あるいはリン酸化によって, 活性が変化することが確認されているのは raf-1 のみである[11]).

PKC が PI-PLC の活性調節にかかわることは, PKC のネガティブフィードバック機構としてよく知られている[4,12]). この機構については不明な点も多いが, PI-PLC あるいは GTP 結合タンパ

ク質のリン酸化が示唆されている．

一方，プロテインキナーゼA(PKA)によるPI-PLCの活性調節も知られている[4,12]．ヒト血小板では，GTP依存性のPI-PLC活性がPKAにより抑制される．PLC-γがPKAによりリン酸化されることが報告されている[13]が，このリン酸化自体はそのPI-PLC活性に変動を与えないため，この機構についても今後の詳細な研究が必要である．

GTP結合タンパク質や各種プロテインキナーゼによるPI-PLCの活性調節に加えて，細胞内Ca^{2+}濃度の上昇による活性化機構もある[4,12]．つまり，レセプター刺激によりまずPIP_2の分解が起こり，IP_3が細胞内Ca^{2+}濃度を上昇させある種のPI-PLCアイソザイムが活性化される．

(2) ホスホリパーゼA_2

PLA_2はリン脂質のC-2位から脂肪酸を遊離する酵素であり，同時にリゾリン脂質を生成する．アラキドン酸は形質膜リン脂質のC-2位に結合しており，PLA_2による切り出しがプロスタグランジン，ロイコトリエン生成の律速段階となっている．また，アルキル型PCに作用するとアラキドン酸遊離と同時に血小板活性化因子(PAF)の前駆体であるリゾPAFが生成される．このようにPLA_2はメディエーター(セカンドアゴニスト)生成に重要な酵素である．また，脂肪酸やリゾリン脂質は形質膜の流動性を変化させ，細胞機能を修飾する可能性も指摘されているが，リゾリン脂質にPKC活性化作用，アラキドン酸そのものにもある種のPKCアイソザイムの活性化作用および細胞内Ca^{2+}動員作用というセカンドメッセンジャーとしての作用があることが明らかにされ，情報変換機構におけるPLA_2の重要性はさらに増している[14]．

a) PLA_2の多様性（表3.4）

ほかの情報変換に関与する酵素と同様に，PLA_2にも多様な分子量と性状を有するものが知られている．蛇毒や膵臓外分泌性PLA_2は分子量1.5万前後であり，S-S結合の差からⅠ，Ⅱ群に分類されている．哺乳動物の細胞内にも，臓器により分布に差はあるが，ⅠおよびⅡ群PLA_2に相同性の高い酵素が存在する．しかし，これらのPLA_2はリン脂質およびC-2位に存在する脂肪酸に対する特異性が非常に低く，情報伝達の過程で機能しているかどうか明らかではない．

一方，分子量が8～9万でアラキドン酸に特異性を示すPLA_2が好中球，血小板，心臓などから精製されている．これらの酵素とⅠ，Ⅱ群PLA_2との関係は明らかではないが，アラキドン酸特異性が高いことから，情報伝達の際に機能していると考えられる．これらアラキドン酸に特異性の高いPLA_2も細胞により，分子量，リン脂質に対する特異性，Ca^{2+}要求性などが異なっている．

b) PLA_2の活性調節機構

PLA_2の活性調節機構として，細胞内Ca^{2+}の上昇，PKC，膜流動性の変化，リポコルチン，Na^+/H^+交換による細胞内pH上昇，GTP結合タンパク質の関与など諸説が提唱されている[14]が，その詳細は明らかではない．細胞あるいは刺激の種類

表3.4 各種細胞より精製されたアラキドン酸特異的ホスホリパーゼA_2

組織（細胞）	分子量 (kDa)	Ca^{2+} 要求性	基質	その他の特徴	報告者	
ヒト血小板	60	$+\mu M$	アルキル型PC, PC		Kramerら	1988
ヒト血小板	?	−	PE	} 凝集体として存在	Ballouら	1986
		$+mM$	PC			
イヌ心臓	40	−	PC (アルキル>アルケニル>ジアシル)		Hazenら	1990
マウスマクロファージ	70	$+\mu M$	PC	PMA処理細胞では活性上昇	Wijkanderら	1989
RAW 264.7 (マウスマクロファージ)	70	$+\mu M$	アルキル型PC, PI		Leslieら	1988
U937 (ヒトモノサイト)	56	$+\mu M$	アルキル型PC	Ca^{2+}により形質膜へ移行	Diez & Mong	1990
ラット腎メサンギウム	60	$+mM$	PC	Ca^{2+}により形質膜へ移行 PMA，バゾプレッシン処理細胞では活性上昇	Gronichら	1988

により，また多様なPLA₂により，調節メカニズムが異なることも十分考えられる．

細胞内PLA₂活性は低く，その阻害因子としてみいだされたのがリポコルチンである．リポコルチンは，PLA₂ではなく基質であるリン脂質と相互作用を示すが，細胞骨格系タンパク質と同一であることが明らかにされ，細胞骨格系タンパク質とPLA₂の関係が注目されている．

好中球，腎メサンギウム細胞などでは，レセプター刺激後部分精製したPLA₂の活性は未刺激のものに比べて上昇しており，PLA₂が何らかの修飾を受けたことが推測される．しかし，刺激前後でPLA₂の活性変化が認められない細胞もあり，共通の活性化メカニズムではないようである．

一方，Ca^{2+}イオノフォアやPKC活性化作用を有するホルボールエステルを用いた実験から，レセプター刺激により活性化されるPI-PLCの作用で生成されるセカンドメッセンジャー（Ca^{2+}とDG）あるいはPKCを介するPLA₂の活性化が想定されている．さらに，Ca^{2+}あるいはDGにより，PKCと同様に細胞質のPLA₂が形質膜へ移行する可能性も示されている．一方，細胞，刺激の種類によってはイノシトールリン脂質代謝の亢進や細胞内Ca^{2+}濃度の上昇を伴わないアラキドン酸遊離，あるいはEGTA存在下でも活性を有するPLA₂の存在も知られており，PI-PLCを介さないレセプターとPLA₂の連関が推測されている．その制御因子としてGTP結合タンパク質，あるいは増殖系の細胞ではチロシンキナーゼの関与が示唆されている．

（3） ホスホリパーゼD[2,15]

リン脂質を分解しホスファチジン酸（PA）を生じるホスホリパーゼD（PLD）は，HanahanとChaikoff（1947）によって初めてニンジンでみいだされたが，その後さまざまな植物でもその存在が確かめられた．またPLDは植物のみならず，藻類，酵母，粘菌さらには細菌（大腸菌，サルモネラ菌，緑膿菌など）にも存在し，細菌ではカルジオリピンが分解されホスファチジルグリセロールとPAができる[15]．

ところで，哺乳動物におけるPLDの存在がDilsとHübscherによって初めてラット肝ミクロゾームで示唆されたが，この酵素の塩基交換（base exchange）活性の有無について議論がなされ，最終的にはKanferグループのラット脳に関する一連の研究によって，PLDと塩基交換酵素は別のものであることが示された．人体のPLDが最初に見つかったのは好酸球であり，部分精製されたものの分子量は，約60000と試算された．PLDの精製標品がピーナッツ，キャベツ，放線菌から得られているが，哺乳動物組織由来のPLDの完全精製は成功していない．ラット脳膜画分からの部分精製PLDはCa^{2+}依存性であるが，エーテルやPCMS（p-chloromercuriophenyl sulfonate）で失活する．

ところで，このようにPLDは細菌や動植物細胞に広く分布しているが，動物細胞でこの酵素が情報伝達に関与していることが明らかとなり，その重要性が指摘されている．細胞によってはアゴニスト刺激を受けると，PCがPLDで分解されPAができるが，ホスホヒドロラーゼによってPAはDGへと転換される．この経路で生じるDGはPIP₂経路に比べて量的にも多く，また質的にもアシル鎖組成を異にしている．したがってPC由来DGはPKCを持続的に活性化し，またPIP₂由来のDGによるPKCとは別のアイソザイムに作用するともいわれている．PA（リゾPA）はDG産生のほかにCa^{2+}動員や細胞増殖因子様作用があり，またPAはPIP₂特異的PLCやPLA₂の活性を促進する作用もある．PLDの活性化にPKC，Gタンパク質，チロシンリン酸化などが関与していることが示唆されているが，その詳細なメカニズムは明らかではない．

PLDには加水分解活性に加えてホスファチジル基転位（transphosphatidylation）活性があるので，エタノール（またはブタノール）が存在すると，PAの代わりにホスファチジルエタノール（PEt）が産生される．この原理を利用してPLDの活性測定を行う．一方，PI-PLCで生じたDGがアクセプターとなってホスフォチジル基と反応し，ビスホスフォチジン酸（ビスPA）が産生される．

b. GTP 結合タンパク質

（1） 3量体 GTP 結合タンパク質（Gタンパク質）

このタンパク質は，哺乳動物の形質膜においてレセプター刺激を効果器（エフェクター）タンパク質へ伝える転換器としてみいだされた．このタンパク質は，エフェクター系に対する作用とそのcDNA あるいは遺伝子の違いから Gs, Gi, Go, Gt と略称される4種のタンパク質に大別される（詳細は3.1を参照）．これらのタンパク質の機能を探るために，主に PT による ADP リボシル化によるレセプターとエフェクターの脱共役が指標とされた．すなわち，細胞を PT で前処理した後にリガンドによるレセプター刺激をして PI-PLC の活性化が阻害を受ければその細胞においては PT 基質が転換器として作用している証拠になる．

（2） 低分子量 GTP 結合タンパク質（表3.5）

a） ras タンパク質

1982年に細胞性癌遺伝子として活性化 c-Ha-ras 遺伝子がヒト膀胱癌細胞株から初めて分離されて以来，ras 遺伝子群は癌遺伝子の代表的なものとして活発な研究対象とされてきた[16〜18]．ras 遺伝子は脊椎動物，無脊椎動物，酵母，粘菌に至るまで広く分布しているが，それらの生理的機能には諸説があるものの確定的な結論は得られていない．哺乳動物の ras 遺伝子には Ha-, Ki-, N-ras の3種類があり，それぞれ異なった染色体上に存在するが，いずれの産物も分子量 21 kDa (p 21) のタンパク質をコードし，1次構造では86％以上の相同性を示す．GTP/GDP 結合能と弱いGTPase 活性を有する．また，C 末端のシステインに結合した脂質アンカーによる膜への結合がトランスフォーミング活性に必須である．ras p 21 と相互作用するタンパク質として GAP が明らかにされている[18]．GAP は正常 ras p 21 のみに作用しGTPase 活性を100倍ほど亢進するため，結果として ras p 21 は不活性型である GDP 型をとる．また，GAP は ras p 21 の N 末端から30〜40番目のアミノ酸残基の領域（エフェクター結合部位）を認識するため，ras p 21 のエフェクターである可能性が考えられた．しかし一方では，GAP は ras p 21 の負の制御因子であるという意見もある．

b） ras 類似低分子量 GTP 結合タンパク質

ras 遺伝子には多種類の類縁遺伝子が存在していることが cDNA クローニングと精製タンパク質のアミノ酸解析から明らかになった[18,19]．これらの結果，哺乳動物において ras およびその類縁遺伝子はスーパーファミリーをなし，それには ras, rap, ral, rho, rab, smg25 などが含まれ，さらに rac[20], ram[21] なども新たに同定された．これらの遺伝子産物は ras p 21 と類似の性質をもつが，生理的機能については不明である．しかし，酵母においては SEC 4, YPT 1, SAR 1 と称される低分子量 GTP 結合タンパク質が分泌反応にかかわっていることが報告されている[18] ことから，哺乳類においてもある種の低分子量 GTP 結合タンパク質が分泌に関係していると推測されている．

これらのタンパク質の機能の解明に有力な手がかりを与えるものとしては，rho 産物のボツリヌス毒素による ADP リボシル化[22]，および rap 1 B の PKA によるリン酸化がある[19]．ボツリヌス毒素 C 3 をアフリカツメガエルの卵母細胞に注入すると，その成熟（卵核胞の移動，プロゲステロン

表 3.5 低分子量 GTP 結合タンパク質

遺伝子	分子量
Ha-, Ki-, N-ras	21000
rhoA	21000
rhoB	20000
rhoC	22000
ralA, B	23000
R-ras	23000
rap1 A (=smg21 A=K rev-1), B (=smg21 B)	21000
rap2 A, B	21000
ypt1 (=rab1)	23000
rab2	24000
rab3 A (=smg25 A), B (smg25 B)	25000
rab4	24000
rab5	23000
rab6	24000
smg25 C	26000
ARF1, 2, 3	21000
rac1, 2	21000
ram	25000

による卵核胞崩壊)が促進される.またC3を線維芽細胞,PC 12 細胞に注入すると,神経成長因子や ras p 21 導入による神経突起伸張によく似た細胞の形態変化がみられる.このことは rho タンパク質の分化・増殖への関与を示すものである.一方,酵母においても rho 遺伝子産物 (RHO-1) の発現は生育に必須であるとされている.

c. ホスホリパーゼと GTP 結合タンパク質との関連

(1) PLC と GTP 結合タンパク質

アデニル酸シクラーゼ活性は 2 種類の G タンパク質 (Gs, Gi) で調節されているが,ある種の細胞では,PI-PLC の活性化も G タンパク質を介することが示された.最初の報告は宇井グループによってなされた[23].すなわち,肥満細胞と多核白血球を,それぞれコンパウンド 48/80 と走化性ペプチド fMLP で刺激すると PI-PLC が活性化を受けるが,あらかじめ PT で前処置しておくとその活性が阻害されるという知見が得られた.このことは,これらの細胞において PT 基質となる G タンパク質 (つまり Gi・Go 様タンパク質) が Gp として機能していることを強く示唆する.同様の結果は血小板でも報告されている[24].しかしながら,PT に対して非感受性の細胞,あるいはコレラ毒素によって修飾を受けるタイプの細胞も報告され,細胞によって Gp には多様性がある.

レセプター-G タンパク質-PI-PLC の共役を膜標品レベルで初めて明らかにしたのは Litoschら[25]である.彼女らは唾液腺細胞の膜標品を用い,セロトニンによるレセプター刺激に伴う PI-PLC 活性化に GTP が必要であることを報告した.さらに同じ系で GTP アナログは単独でも PI-PLC を活性化するとともに,アゴニスと協調的に作用し PI-PLC の活性化を増強した.同様な結果は,ヒト好中球 (fMLP 刺激),ラット肝細胞 (バゾプレッシン刺激),そしてラット下垂体 GH 3 細胞 (TRH 刺激) においても示された[23].また,好中球,HL-60,肥満細胞などでは,細胞のみならず膜標品においてもレセプターを介する PLC 活性化が PT で抑制され,Gp が PT 基質であることが指摘された.表 3.6 に,各種レセプター刺激により PLC を活性化する G タンパク質の毒素感受性と,その細胞において発現している PLC アイソザイムを示す.

その後,PI-PLC と種々の G タンパク質との再構成実験が試みられた[12].最初に,好中球に分化した HL-60 の膜標品を PT 処理してレセプターと PLC を脱共役した後,精製 Gi あるいは Go を再構成することにより fMLP 刺激による PI-PLC 活性化が回復することが示された.また,ヒト血小板部分精製 PI-PLC の活性も精製 Gi, Go により増強されることが報告された.これらの結果は,レセプターと PI-PLC の間に PT 基質となる G タンパク質が介在することを強く示唆している.Morris ら[26] は,内在性の PI-PLC を含まずプリンレセプターと G タンパク質を含む七面鳥赤血球膜に,サイトゾルから精製した分子量 150 kDa の PI-PLC を添加したとき,グアニンヌクレオチドとアゴニストに依存した PI-PLC 活性の上昇を認めた.この実験では G タンパク質の同定がなされていない.

最近になって,PLC-β の活性化に PT 非感受性の G タンパク質 Gq の α サブユニットが関与することが,再構成実験で明らかにされた[27].さらに,ヒト血小板においてトロンボキサンレセプターと Gq がカップルしているという報告[28]もなされ,この細胞系にはトロンボキサンレセプター・Gq・PLC-β という PLC 活性化機構が存在している.

ras p 21 に代表される単量体 GTP 結合タンパク質も細胞膜に結合し,アミノ酸構造上 3 量体 G タンパク質と共通の GTP/GDP 結合部位をもつことから,外界からの刺激を細胞内へ伝達するシグナル伝達系の 1 つの因子と考えられる[16~18].このような背景もあって,PT 非感受性の Gp の候補として ras p 21 が考えられた[17].NIH 3 T 3 細胞および NRK 細胞で,ras によるトランスフォーマントと親株とで比較すると,前者において PIP_2 の分解が 2~3 倍亢進していること,さらに,正常型 N-ras 発現を誘導できる NIH 3 T 3 細胞を用いた検討の結果,ボンベシンあるいはブラジ

3.2 Gタンパク質とホスホリパーゼ

表 3.6 各種レセプター刺激による PLC 活性化に連関する G タンパク質の毒素感受性と PLC アイソザイム

レセプター	細 胞	Gp の毒素感受性		PLC アイソザイムの発現					
		PT	コレラ	α	β	γ_1	γ_2	δ	その他
fMLP	好中球	+							
	HL-60	+			−	−	+	−	+
αアドレナリン	脂肪細胞	+							
	ヒト白血病細胞(HEL)	+							
	肝細胞	−		±	+	+	+	+	+
アンギオテンシン II	腎メザンギウム細胞	+		+	+	±	±		
	血管平滑筋細胞	−	+						
	肝細胞	−							
トロンビン	血小板	+		±	+	+	+	±	+
	CHO 細胞	+							
	血管平滑筋細胞	+							
	線維芽細胞 (CCL 39)	+							
	線維芽細胞 (3 T 3)	−							
	肥満細胞 (BMMC)	−		+					
ブラジキニン	線維芽細胞 (3 T 3)	+	−		+	+			
	NG 108-15	±							
	上皮細胞		+						
	腎乳頭 (MDCK)	+							
T 細胞抗原	ヒト T 細胞 (Jurkat)		+						
CCK-8	膵房腺細胞	−	+						
アデノシン	RBL-2 H 3	+	+						
PHA	ヒト T 細胞		+						
ムスカリン	ニワトリ心細胞	−			±	+	+	−	
	膵房腺細胞	−							
	星状細胞	−							
	ウサギ大脳皮質				+				
TRH	GH 3 細胞	−			−	−	+	+	
バゾプレッシン	肝細胞	−		+					
PDGF	血管平滑筋細胞	−							
PGE 2	クロマフィン細胞	−							
プリン	七面鳥赤血球								+

文献 12) より改変

キニンによるイノシトールリン酸の産生が N-ras を発現した細胞において増大していることが見出された．このときはレセプターの数や親和性には変化がみられず，N-ras が Gp である可能性が示唆された．

一方では，ras によるトランスフォーマントでは，ある種の増殖因子による PI-PLC の活性化が抑制されているという報告もあり，PI-PLC 活性化に対する ras の作用は確定的ではない．

また，ras によるトランスフォーマントにおいて，PIP_2 以外のリン脂質を基質とする PLC が活性化されているという報告もある[29]．すなわち，このような細胞においては PC およびホスファジジルエタノールアミンを基質とする PLC が特異的に活性化され，ここで生じた DG が PKC を活性化しているというのである．

ras p 21 とは対照的に，ras 類似低分子量 GTP 結合タンパク質が PLC 活性を調節しているという直接的な報告はない．

（2） PLA_2 と GTP 結合タンパク質

1984 年，宇井ら[30] は PT 処理により好中球のレセプター刺激によるアラキドン酸遊離が抑制されることをみいだし，PT 基質となる G タンパク質と PLA_2 の共役を示唆した．ついで，肥満細胞や線維芽細胞などでもアラキドン酸遊離に対する PT の効果が確認された．しかし，これらの細胞で

は，毒素処理により同時にイノシトールリン脂質代謝も抑制されることから，PLA_2の活性低下はイノシトールリン脂質由来のセカンドメッセンジャーの産生低下の結果である可能性も否定しえなかった．

細胞膜画分にアゴニスト刺激をしてPLA_2活性を測定することは，PI-PLCに比べて非常に困難であり，Gタンパク質とPLA_2の連関の詳細は透過性を高めた細胞を用いて検討された．たとえばRTL-5甲状腺細胞からのアラキドン酸遊離がGTPγSにより促進され，逆にGDPβSにより抑制される．この細胞では，PT処理によりアラキドン酸遊離は抑制されるが，イノシトールリン酸産生は影響を受けないことから，Gpとは異なるGタンパク質（Gaと仮称）がPLA_2活性を制御している[31]と考えられる．また，透過性にしたヒト血小板でも，アラキドン酸遊離に対してGTPγSは促進作用，GDPβSは抑制作用を示す．トロンビン刺激時のアラキドン酸遊離（PLA_2）とDG産生（PI-PLC）では，Gタンパク質の機能を修飾するPT，GDPβSあるいはNaFに対する感受性が異なっており，GaはGpとは異なる[14]可能性が示されている．

Gaの実体はいまだに明らかではないが，いくつかの可能性が示されている．ウシ視細胞桿体外節[32]では，光刺激によりアラキドン酸が遊離されるが，これはPT処理により抑制され，またGTPγSはアラキドン酸遊離を誘起するとともに，光刺激によるアラキドン酸遊離を増強することから，トランスデューシン（Gt）がPLA_2活性を調節していると推測された．さらにGtのβγサブユニットによりアラキドン酸遊離が促進され，αはβγの効果を抑制することから，βγがPLA_2の活性調節に関与している可能性が示されている．しかし，これがGtに特異的な反応であるかについては明らかでない．

一方，ウサギ血小板[33]では，抗Gi抗体と抗Go抗体，およびブタ脳から精製したGiとGoを用いた実験から，トロンビン刺激のではGo，ノルエピネフリンではGiを介してPLA_2が活性化されることが示されている．この場合，βγに対する抗体ではアラキドン酸遊離は影響を受けず，αとPLA_2の共役が推測される．また，$α_s$と$α_{12}$のキメラ遺伝子をCHO細胞に導入した実験[5]から，$α_{12}$のC末端部がPLA_2活性の調節部位であると考えられている．

ところで，ras（v-Ha-rasあるいはv-Ki-ras）を導入した細胞[34]では，膜のラッフル（ruffling）部位にPLA_2とrasが集合し，同時に細胞内リゾリン脂質含量が増加することから，rasによりPLA_2が活性化され，その結果生じたリゾリン脂質あるいは脂肪酸により膜流動性の変化が生じることが推測されている．一方，rasをトランスフェクトした細胞では，PDGF刺激によるアラキドン酸遊離が減少するが，これはrasによりレセプターとPI-PLCの連関が抑制されたために，イノシトールリン脂質由来のセカンドメッセンジャーの生成が低下した結果であると説明されており，PLCの場合と同様に単量体GTP結合タンパク質とPLA_2の連関は明らかにすべき問題が多く残されている．

おわりに レセプターを介するホスホリパーゼの活性化機構について，PLCとPLA_2に焦点をあて，最近の知見をまじえ概説した．これまでに多くの実験データが集積しているにもかかわらず，GpあるいはGaについては解明されねばならない点は少なくない．ホスホリパーゼ系情報変換機構では，細胞あるいはホスホリパーゼの種類によって関与するGタンパク質の種類が異なることが考えられる．ホスホリパーゼとGタンパク質の共役およびその調節メカニズムの解明は今後の研究進展に待たねばならない．

〔付記〕 現在までの分子生物学的研究の結果，PLCは$β_{1～4}$，$γ_{1,2}$，$δ_{1～3}$の分子種の存在が知られており[35]，それらの活性調節についても新たな知見が得られている．GqのαサブユニットはPLC$β_1$≧PLC$β_3$≫PLC$β_2$の順序で，またβγサブユニットはPLC$β_3$＞PLC$β_2$＞PLC$β_1$の順にPLCβタイプを活性化にすることが明らかにされた[36]．したがって，これまでPT感受性のPLC活性化と考えられていたものは，Giから遊離したβγに

PLA₂についてはアラキドン酸に特異性の高い細胞質PLA₂（cPLA₂）のcDNAがクローニングされた[37,38]．分泌型PLA₂とのホモロジーはまったく認められないが，PKCのC2領域と相同性を示す領域が存在し，この部位を介してCa^{2+}依存的に膜へ移行することが示されている[37]．また，MAPキナーゼによりリン酸化されると活性が数倍上昇する[39]．しかし，秒単位の速いアラキドン酸遊離にはGタンパク質によりPLA₂が活性化される経路が想定されている．しかし，その機序についてはさらに検討が必要である．一方，リン酸化によりPLA₂のGタンパク質に対する感受性が増加する可能性も報告されている[40]．また，Gタンパク質がPLDの活性調節にも関与していることを示唆する報告が集積しているが，Gタンパク質の性状については明らかではない．

〔永田浩一，中島　茂，野澤義則〕

文献

1) Rhee SG, Suh PG, Ryu SH, Lee SY: Studies of inositol phospholipid-specific phospholipase C. *Science* **244**: 546-550, 1989.
2) Exton JH: Signaling through phosphatidylcholine breakdown. *J Biol Chem* **265**: 1-4, 1990.
3) 池原征夫：PIアンカリング蛋白質の構造と特性．実験医学 **7**：1055-1060, 1989.
4) 岡野幸雄，松井　亮：ホスホリパーゼCの分子多様性と遺伝子．細胞工学 **8**：1059-1067, 1989.
5) 本間　好，竹縄忠臣：チロシンキナーゼとホスホリパーゼC．細胞工学 **8**：1037-1044, 1989.
6) Bennett CF, Balcarek JM, Varrichio A, Crooke ST: Molecular cloning and complete amino-acid sequence of form-I phosphoinositide-specific phospholipase C. *Nature* **334**: 268-270, 1988.
7) Suh PG, Ryu SH, Cho KS, Lee KY, Rhee SG: Monoclonal antibodies to three phospholipase C isozymes from bovine brain. *J Biol Chem* **263**: 14497-14504, 1988.
8) Meisenhelder J, Suh PG, Rhee SG, Hunter T: Phospholipase C-γ is a substrate for the PDGF and EGF and receptor protein kinases *in vivo* and *in vitro*. *Cell* **57**: 1109-1122, 1989.
9) Kaplan DR, Morrison DK, Wong G, McCormick F, Williams LT: PDGF β-receptor stimulates tyrosine phosphorylation of GAP and association of GAP with a signaling complex. *Cell* **61**: 125-133, 1990.
10) Morrison DK, Kaplan DR, Rhee SG, Wiliams LT: Platelet-derived growth factor (PDGF)-dependent association of phospholipase C-γ with the PDGF receptor signaling complex. *Mol Cell Biol* **10**: 2359-2366, 1990.
11) Morrison DM, Kaplan DK, Escobedo JA, Rapp UR, Roberts TM, Williams LT: Direct activation of the serine/threonine kinase activity of Raf-1 through tyrosine phosphorylation by the PDGF β-receptor. *Cell* **58**: 649-657, 1989.
12) 坂野喜子，野澤義則：ホスフォリパーゼCとG蛋白質．実験医学 **8**：1738-1742, 1990.
13) Rhee SG, Kim UH, Kim JW: Cross-talk between cellular signaling cascade pathways suggested by cAMP-induced phosphorylation of phospholipase C-γ. In: The Biololgy and Medicine of Signal Transduction (eds by Nishizuka Y, Endo M, Tanaka C), pp 164-169, Raven Press, New York, 1990.
14) 中島　茂，野澤義則：アラキドン酸遊離とホスホリパーゼ．現代医療 **21**：3051-5057, 1989.
15) Van den Bosch H: Phospholipases. In: New Comprehensive Biochemistry, vol 4, Phospholipids (ed by Hawthorne JN, Ansell GB), pp 313-357, Elsevier Biomedical Press, Amsterdam, 1982.
16) Barbacid M: *ras* Genes, *Annu Rev Biochem* **56**: 779-827, 1987.
17) 佐藤孝哉，上代淑人：シグナル伝達における癌遺伝子産物の機能．細胞癌化の分子機構（豊島久真男，吉田光昭編），pp 93-122, 丸善，東京，1989.
18) Hall A: The cellular functions of small GTP-binding proteins. *Science* **249**: 635-640, 1990.
19) 荒木　伸，菊池　章，高井義美：ras p21類似低分子量GTP結合蛋白質とその活性制御蛋白質．実験医学 **8**：749-759, 1990.
20) Didsbury J, Weber RF, Bokoch GM, Evans T, Snyderman R: *rac*, a novel *ras*-related family of proteins that are botulinum toxin substrates. *J Biol Chem* **264**: 16378-16382, 1989.
21) Nagata K, Satoh T, Itoh H, Kozasa T, Okano Y, Doi T, Kaziro Y: The *ram*: a novel low molecular weight GTP-binding protein cDNA from a rat megakaryocyte library. *FEBS Lett* **275**: 29-32, 1990.
22) 松岡一郎，栗原堅三：ボツリヌス毒素によるGタンパク質のADPリボシル化．*BIO-medica* **5**：140-143, 1990.
23) 飯利太朗，堅田利明：ホスフォリパーゼCの活性化に介在するGTP結合タンパク質．実験医学 **7**：974-979, 1989.
24) 永田浩一，野澤義則：ヒト血小板のホスフォリパーゼCとGTP結合タンパク質．実験医学 **7**：999-1004, 1989.

25) Litosch I, Wallis C, Fain JN : 5-hydroxytryptamine stimulates inositol phosphate production in a cell free system from blowfly salivary glands. *J Biol Chem* **260** : 5464-5471, 1985.
26) Morris AJ, Waldo GL, Downes CP, Harden TK : A receptor and G-protein-regulated polyphosphoinositide-specific phospholipase C from turkey erythrocytes. *J Biol Chem* **265** : 13508-13514, 1990.
27) Smrcka AV, Hepler JR, Brown KO, Sternweis PC : Regulation of polyphosphoinositide-specific phospholipase C activity by purified Gq. *Science* **251** : 804-807, 1991.
28) Shenker A, Goldsmith P, Unson CG, Spiegel AM : The G protein coupled to the thromboxane A_2 receptor in human platelets is a member of the novel Gq family. *J Biol Chem* **266** : 9309-9313, 1991.
29) Lacal JC, Moscat J, Aaronson SA : Novel source of 1, 2-diacylglycerol elevated in cells transformed by H-*ras* oncogene. *Nature* **330** : 269-272, 1987.
30) Okajima F, Ui M : ADP-ribosylation of the specific membrane protein by islet-activating protein, pertussis toxin associated with inhibition of a chemotactic peptide-induced arachidonic acid release in neutrophils : a possible role of the toxin substrate in Ca^{2+}-mobilizing biosignaling. *J Biol Chem* **259** : 13863-13871, 1984.
31) Axelrod J, Burch RM, Jelsema CL : Receptor-mediated activation of phospholipase A_2 via GTP-binding proteins : arachidonic acid and its metabolites as second messengers. *Trends Neurosci* **11** : 117-123, 1988.
32) Kajiyama Y, Murayama T, Kitamura Y, Imai S, Nomura Y : Possible involvement of different GTP-binding proteins in noradrenaline- and thrombin-stimulated release of arachidonic acid in rabbit platelets. *Biochem J* **270** : 69-75, 1990.
33) Gupta SK, Diez E, Heasley LE, Osawa S, Johnson GL : A G protein mutant that inhibits thrombin and purinergic receptor activation of phospholipase A_2. *Science* **249** : 662-666, 1990.
34) Bar-Sagi D, Suhan JP, McCormick F, Feramisco JR : Localization of phospholipase A_2 in normal and *ras*-transformed cells. *J Cell Biol* **106** : 1649-1658, 1988.
35) Berridge MJ : Inositol trisphosphate and calcium signalling, *Nature* **361** : 315-361, 1993
36) Park DP, Jhon DY, Lee CW, Lee KH, Rhee SG : Activation of phospholipase C isozymes by G protein $\beta \gamma$ subunits. *J Biol Chem* **268** : 4573-4576, 1993.
37) Clark JD, Lin L-L, Kirz RW, Ramesha CS, Sultzman LA, Lin AY, Milona N, Knopf JL : A novel arachidonic acid-selective cytosolic PLA_2 contains a Ca^{2+}-dependent translocation domain with homology to PKC and GAP. *Cell* **65** : 1043-1051, 1991.
38) Sharp JD, White DL, Chiou XG, Goodson T, Gamboa GC, McClure D, Burgett S, Hokins J, Skatrud PL, Sportsman JR, Becker GW, Kang LH, Roberts EF, Kramer RM : Molecular cloning and expression of human Ca^{2+}-sensitive cytosolic phoshplipase A_2. *J Biol Chem* **266** : 14850-14853, 1991.
39) Lin L-L, Wartmann M, Lin AY, Knopf JL, Seth A, Davis RJ : $cPLA_2$ is phosphorylated by MAP kinase. *Cell* **72** : 269-278, 1993.
40) Xing M, Mattera R : Phosphorylation-dependent regulation of phospholipase A_2 by G-proteins and Ca^{2+} in HL60 granulocytes, *J Biol Chem* **267** : 25966-25975, 1992

3.3 Gタンパク質とイオンチャネル

Gタンパク質は細胞膜レセプターによる情報伝達において重要な役割を果たしている．Gタンパク質は最初，アドレナリンなどのホルモンレセプターと連関しアデニル酸シクラーゼを賦活化するGタンパク質であるGs，および網膜の光レセプターであるロドプシンと連関し光情報増幅機構を担うトランスデューシン（Gt）の2つの系を中心として研究が行われてきた．しかし，ここ数年来，タンパク精製およびcDNAクローニングの手法を用いて，多数のGタンパク質の存在が知られるようになり，現在少なくとも18のGタンパク質の存在が知られている．さらにGタンパク質はホスホリパーゼCやホスホリパーゼA_2の活性化も調節し，イノシトール三リン酸（IP_3），ジアシルグリセロール（diacylglycerol, DAG），アラキドン酸やこれらの代謝産物の産生を制御している．

ホルモンや神経伝達物質によりイオンチャネル電流が調節されることはよく知られた事実であるが，この調節機構にGタンパク質が深く関係していることが分子生物学的手法やパッチクランプ法を用いることにより明らかとなってきた[1,2]．Gタンパク質によるイオンチャネルの制御調節には2つの機構が考えられている（図3.9）．第1の機構は，Gタンパク質による効果器の活性化により細

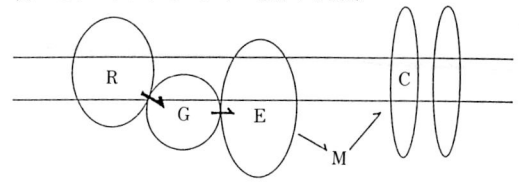

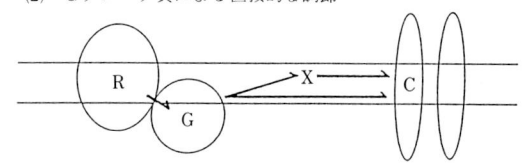

図 3.9 Gタンパク質によるイオンチャネル制御調節
(1) レセプター（R）によるGタンパク質（G）の活性化が効果器（E）を賦活化し，細胞内にセカンドメッセンジャー（M）の産生をひき起こす．セカンドメッセンジャーは直接あるいはタンパクリン酸化酵素などを通じてチャネル（C）の開閉を制御する．(2) レセプターにより活性化されたGタンパク質が，直接あるいは膜結合性の介在因子（X）を介して局所的にチャネルを制御する．この場合，可溶性のセカンドメッセンジャーは必要としない．

胞内にcAMP, cGMP, IP_3, DAGあるいはアラキドン酸などのセカンドメッセンジャーが産生され，それがチャネル分子に作用して開閉を制御調節する機構である（図3.9(1)）．このような制御様式の例として表3.7にあるように，Gs-アデニル酸シクラーゼ-cAMP-cAMP依存性タンパクリ

表 3.7 Gタンパク質によるイオンチャネル制御調節

(1) セカンドメッセンジャーを介する調節			
<Gタンパク質>	<効果器>	<セカンドメッセンジャー>	<イオン電流>
Gs	アデニル酸シクラーゼ	↑ cAMP	Ca^{2+}, Cl^-, K^+
Gt	cGMP ホスホジエステラーゼ	↓ cGMP	非選択的陽イオン
Gp	ホスホリパーゼC	↑ イノシトール三リン酸	K^+, Cl^-
		↑ ジアシルグリセロール	K^+
?	ホスホリパーゼA_2	↑ アラキドン酸	K^+
(2) 直接的な調節			
<Gタンパク質>	<イオン電流>		
Gs	↑ Ca^{2+}		
Gi1, 2, 3	↑ K^+		
Go	↑ K^+, ↓ Ca^{2+}		
Gt	↓ 非選択的陽イオン		

ン酸化酵素A(Aキナーゼ)-Ca^{2+}電流, Gt-cGMPホスホジエステラーゼ-cGMP-非選択的陽イオン電流やGp-ホスホリパーゼC-IP$_3$-細胞内Ca^{2+}遊離-Ca^{2+}依存性K$^+$電流の系がよく知られている。ホスホリパーゼCと連関してこれを活性化するGタンパク質としてGpが存在しているが(Gqファミリーはその1種), いまだその詳細な活性機構は同定されていない.

第2の機構は, Gタンパク質が直接あるいは局所的に, すなわち少なくとも可溶性のセカンドメッセンジャーやAキナーゼのような可溶性のタンパク質を介さず, さらにリン酸化に必須なATPを必要としないでイオンチャネルを制御する機構である(図3.9(2)). その例として表3.7にあるように, 心臓のK$^+$チャネルや脳のK$^+$チャネルの活性化, また神経節や培養神経細胞でみられるCa^{2+}チャネルの抑制がある. この場合, たとえば脂溶性のセカンドメッセンジャーや膜結合性のタンパク質のような膜に介在する別の因子(図3.9(2)のX)を経てGタンパク質がチャネル分子を調節するのか, あるいは介さず直接チャネルに作用するのかは現在不明である. チャネル分子を単離精製し, Gタンパク質との試験管内再構成実験が望まれている.

a. Gタンパク質の活性化回路

Gタンパク質が細胞膜レセプターによりどのようにして活性化され, 次に活性化されたGタンパク質が効果器をどのようにして調節制御し, 最終的にGタンパク質の活性化の回路がどのようにして閉じるのかを, イオンチャネルの制御という観点に立って概説したい. イオンチャネルを制御するGタンパク質は, rasタンパク類似の低分子量Gタンパク質とは異なり, α・β・γサブユニットからなる3量体である. 図3.10に示すように, レセプターは作用薬(アゴニスト)が結合した状態でGタンパク質におけるGDP-GTP交換反応の触媒として働き, Gタンパク質のαサブユニットに結合したGDPが遊離しGTPが結合する. GTPの結合したGタンパク質αサブユニットはβγサブユニットとの親和性が低くなり解離する.

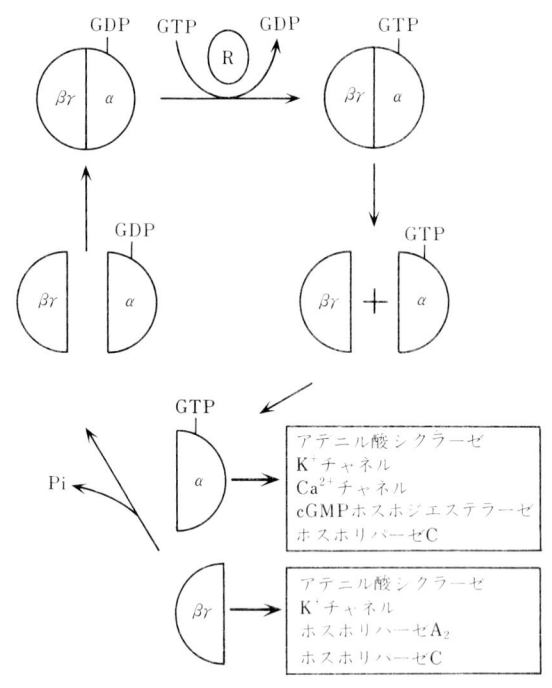

図3.10 Gタンパク質の活性化サイクル
レセプター(R)は作用薬が結合した状態でGタンパク質のGDP-GTP交換反応の触媒として働く. αサブユニットに結合したGTPは内在性のGTPase活性によりGDPに水解化される.

解離したGTP結合型のαサブユニットは効果器であるアデニル酸シクラーゼを賦活化($α_s$)あるいは抑制($α_i$)したり, K$^+$電流を増大($α_{i1}$, $α_{i2}$, $α_{i3}$, $α_0$)したり, Ca^{2+}電流を活性化($α_s$)あるいは抑制($α_0$, $α_{i3}$; 後述)したり, またcGMPホスホジエステラーゼを活性化($α_t$)する. 一方, 解離したβγサブユニットも, アデニル酸シクラーゼを抑制したり, 心臓のK$^+$電流を増大したりまたホスホリパーゼA$_2$を活性化することが知られている. さらに最近, ホスホリパーゼCがαサブユニットでも, βγサブユニットでも活性化されることが報告された. したがって, Gタンパク質はαサブユニットもβγサブユニットも双方共効果器に作用することになる. αサブユニットには内在性のGTPase活性があり, 結合したGTPが水解化しGDPになると, αサブユニットとβγサブユニットとの親和性が高まり再びGDP結合型のGタンパク質3量体となる. このサイクルの律速段階はGDPの解離であることが知られている. また, GTP結合型αサブユニットがGDP結合型αサ

ブユニットに変換する速度は試験管内再構成実験では4～10/分と比較的遅く,生理的な条件下では*ras*タンパクのGTPase活性を高めるGAP (GTPase activating protein)のようなタンパクがGタンパク質のGTPase活性を調節している可能性もあり,今後,細胞膜内でどのくらいの速度になるかを確定していかねばならない.実際,効果器であるホスホリパーゼCβ1サブタイプが,Gqαサブユニットに対してGAP様の働きをすることが明らかとなった.

b. セカンドメッセンジャーを介するイオンチャネルの制御

(1) cAMP

βアドレナリン(β-adrenergic)レセプター,プロスタグランジン(prostaglandin)レセプター,アデノシン(adenosine)レセプターなどの刺激によるアデニル酸シクラーゼ促進性Gタンパク質であるGsαサブユニットの活性化がアデニル酸シクラーゼを賦活化し,cAMPの細胞内濃度が高められる.アデニル酸シクラーゼ酵素活性は,アデニル酸シクラーゼ抑制性Gタンパク質であるGiαサブユニットおよび$\beta\gamma$サブユニットによっても調節されている.すなわち1つの効果器に対して異なるGタンパク質が複数作用し,制御調整する様式となっている(図3.11,A2B1).Giと連関するレセプターとしては,α_2アドレナリン(α_2-adrenergic)レセプター,ムスカリン性アセチルコリン(muscarinic acetylcholine)レセプターが知られている.cAMPはAキナーゼを活性化し,チャネル分子をリン酸化することによりイオン電流の流れを増大させる.このような調節機構の最もよく知られた例は,βアドレナリンレセプター刺激による心筋細胞L型Ca^{2+}チャネル電流の増大である[3].また,アメフラシの知覚神経細胞におけるセロトニンによるK^+チャネル(Sチャネル)の閉鎖もAキナーゼによるリン酸化を介する[4].最近,嗅神経細胞でリン酸化を介さないでcAMPが直接開口させる陽イオンチャネルの存在も報告されている.さらに胃平滑筋細胞で,βアドレナリン刺激によるGs-cAMP系の活性化の結果K^+電

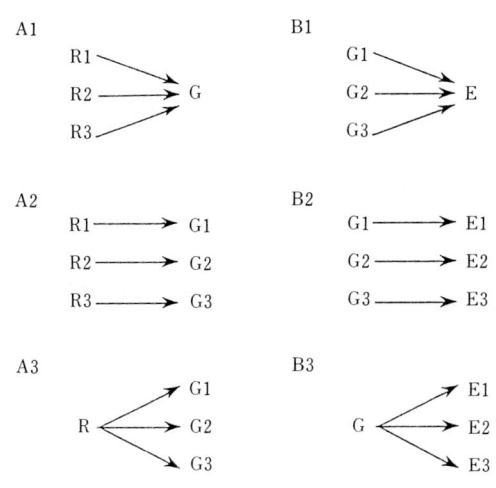

図3.11 レセプター・Gタンパク質・効果器の連関様式
レセプター(R)とGタンパク質(G)〔A1-3〕,Gタンパク質(G)と効果器(E)〔B1-3〕2者間のさまざまな連関様式.A1としてβアドレナリンレセプター,アデノシンレセプター,プロスタグランジンレセプターがGsと連関する例がある.ただし,Gsにはスプライシングの違いにより4種類の存在が知られており,それぞれのレセプターが別々のGsと連関する可能性も残されている.A2はレセプターとGタンパク質が1:1に連関するもの.ロドプシンとGtがある.A3として,NG 108-15細胞でα_2アドレナリンレセプターやδオピエートレセプターがGoとGiに連関する例が知られているが,Goと連関するα_2アドレナリンレセプターは薬剤に対する感受性が少し他のものと異なり[26],別のサブタイプである可能性がある.この例は,生理的条件下ではないが,人工膜を用いた再構成系でも知られている(ムスカリン性アセチルコリンレセプターとGi1・Gi2・Goなど).B1としてはGs・Giによるアデニル酸シクラーゼの調節がある.ホスホリパーゼCも促進性のGpと抑制性のGタンパク質により制御されているとの報告がある.B2はGタンパク質と効果器が1:1対応するもの.嗅細胞に存在するGs様のGタンパク質(G_{olf})は今のところアデニル酸シクラーゼと連関するのみである.B3として,Gsがアデニル酸シクラーゼとCa^{2+}チャネルに,GoがCa^{2+}チャネルとK^+チャネルに,Gi3がCa^{2+}チャネルとNa^+チャネルに,GtがcGMPホスホジエステラーゼと陽イオンチャネルにそれぞれ連関する例が知られている.しかし,Goの場合はスプライシングの違いにより2種類存在し,それぞれが別個にCa^{2+}チャネルとK^+チャネルに連関している可能性も否定できない.一方,レセプター・Gタンパク質・効果器3者間の連関では,A1～3とB1～3が複雑に組み合わされている.

流の1種であるM電流[2]の増大がみられるが,これがムスカリン性アセチルコリンレセプター刺激により拮抗される[5].このアセチルコリン刺激によるM電流の抑制は,cAMP系より以降のβアドレナリン刺激によるチャネル調節に拮抗した結

（2） cGMP

視覚情報系の網膜桿体に存在するロドプシンは，光レセプターとして Gtα サブユニットを活性化する．活性化された α_t は，cGMP ホスホジエステラーゼの抑制性サブユニット（cGMP ホスホジエステラーゼの γ サブユニット）と結合することにより酵素の抑制を開放し活性化させ，cGMP を GMP に加水分解して細胞内 cGMP 濃度を低下させる[6]．このため桿体細胞膜に存在する cGMP 開口性非選択的陽イオンチャネル[7] が閉鎖し，細胞として脱分極から過分極状態となり，この桿体細胞の電位の変化が上位ニューロンへ情報として伝達される．

（3） ホスホリパーゼ C 系（IP₃ と DAG）

ブラジキニン（bradykinin）レセプターやムスカリン性アセチルコリンレセプター刺激によりホスホリパーゼ C が活性化され，セカンドメッセンジャーである IP₃ と DAG が産生される．IP₃ は細胞内 Ca^{2+} 遊離をひき起こし，DAG はタンパク質リン酸化酵素 C（C キナーゼ）を活性化することがよく知られている．ホスホリパーゼ C の活性化には G タンパク質（Gp）が連関することが，GTP の非水解化アナログである GTPγS を用いた実験で示唆されているが，現在のところすべての Gp 分子の同定はなされていない．その理由の1つとして，レセプターによるホスホリパーゼ C の活性化には好中球や HL 60 細胞でみられる百日咳毒素感受性の活性化，Jurkat 細胞でみられるコレラ毒素感受性の活性化，および肝細胞や星状細胞でみられる細菌毒素非感受性の活性化が報告されており，Gp が少なくとも 3 種類以上存在する可能性があるからである．したがって，ホスホリパーゼ C の活性化機構を解明するには Gp 分子の同定および他の G タンパク質と Gp のかかわり合いを調べることが急務となっている．ホスホリパーゼ C 系とイオン電流との関係は，IP₃ を介する系として，IP₃ による細胞内 Ca^{2+} 濃度の増加に伴う Ca^{2+} 依存性 K^+ チャネルや Ca^{2+} 依存性 Cl^- チャネルの活性化[8,9]，あるいはヒト T リンパ球で報告されている IP₃ 開口性の Ca^{2+} 透過性チャネル[10] がある．一方，DAG-C キナーゼを介する系としては，M 電流の抑制が報告されている[9]．

ラット神経膠腫とマウス神経芽腫とのハイブリドーマである NG 108-15 細胞は，神経細胞のモデル細胞として樹立され，表 3.8 に示すように種々の G タンパク質を介する反応が知られている．ブラジキニンレセプターは百日咳毒素非感受性の Gp を介してホスホリパーゼ C を活性化し，IP₃ と DAG を産生する．IP₃ は細胞内 Ca^{2+} の遊離を DAG は C キナーゼ活性化をひき起こし，それぞれ Ca^{2+} 依存性 K^+ 電流（図 3.12 A，大きな外向き電流）の誘発と M 電流の抑制（図 3.12 A，外向き電流に引き続いて起こる内向き電流）が生ずる．NG 108-15 細胞では，α_{i2}, α_{i3} に対する mRNA（量比 $\alpha_{i2} > \alpha_{i3}$）は認められるが，$\alpha_{i1}$, α_{o1} に対する mRNA が検出されない．したがって，α_{i1}, α_{o1} の欠損ミュータントとして NG 108-15 細胞が使える可能性がある．そこで，SV 40 初期プロモーター下流に G タンパク質 α サブユニット（α_{i1}, α_{i2}, α_{i3}, α_{o1}）cDNA を組み込み，それぞれの G タンパク質 α サブユニットが安定な状態で発現している NG 108-15 細胞クローンを確立した．このようなクローンでブラジキニンレセプター刺激による

表 3.8 NG 108-15 細胞における G タンパク質を介する主な反応

レセプター	G タンパク質	効 果 器	反 応
ムスカリン（m 4）	Gi	アデニル酸シクラーゼ	↓ cAMP
アドレナリン（α_2）	Gi	アデニル酸シクラーゼ	↓ cAMP
	Go	Ca^{2+} チャネル	↓ Ca^{2+} 電流
オピエート（δ）	Gi	アデニル酸シクラーゼ	↓ cAMP
	Go	Ca^{2+} チャネル	↓ Ca^{2+} 電流
アデノシン（?）	Gs	アデニル酸シクラーゼ	↑ cAMP
プロスタグランジン（E_1）	Gs	アデニル酸シクラーゼ	↑ cAMP
ブラジキニン（B_2）	Gp	ホスホリパーゼ C	↑ IP₃・DAG

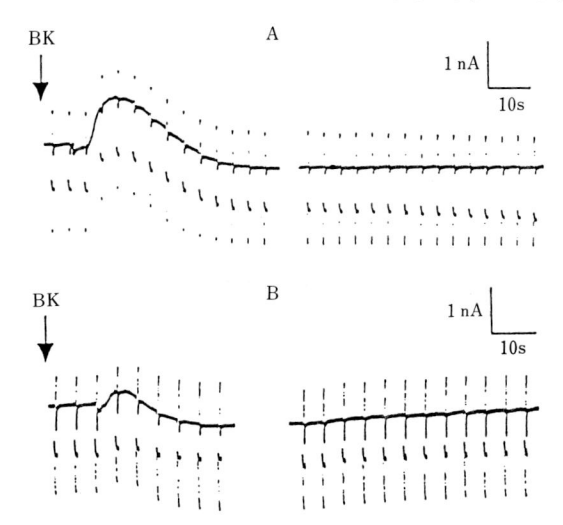

図3.12 ブラジキニン刺激によるK$^+$電流の変化
A：コントロールのNG 108-15細胞．B：α_{i1}の発現しているNG 108-15細胞クローン．矢印で10μMブラジキニン投与．Ca^{2+}依存性K$^+$チャネルの活性化によりコンダクタンスの上昇を伴った外向き電流が生じ，それに引き続いて，M電流の抑制の結果生ずるコンダクタンスの減少を伴った内向き電流が流れる．

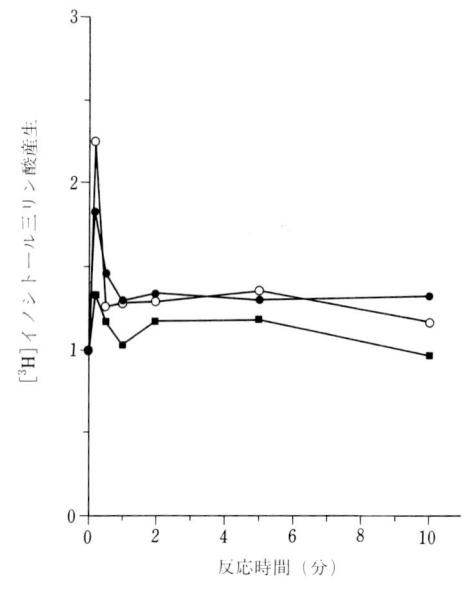

図3.13 ブラジキニン刺激によるイノシトール三リン酸産生の経時変化
細胞のイノシトール三リン酸をトリチウムで標識し，10μMブラジキニン刺激時の[^{3}H]イノシトール三リン酸産生の経時変化を，ブラジキニン非刺激時に対する割合として示す．刺激後10秒でピークに到達する．○—○　コントロールのNG 108-15細胞；●—●，■—■　α_{i1}の発現している2つのNG 108-15細胞クローン．

IP$_3$産生を調べてみたところ，図3.13でみられるようにα_{i1}の発現しているNG 108-15細胞クローンで明らかなIP$_3$産生の抑制が観察された[11]．すなわちα_{i1}発現細胞で，ブラジキニンレセプター刺激によるホスホリパーゼCの活性が抑制されていることが示唆される．さらにα_{i1}によるブラジキニンレセプターを介するホスホリパーゼC活性の抑制は，NG 108-15細胞だけにとどまらず，他の培養細胞にα_{i1}cDNAを導入したクローンでも観察でき，細胞の型によらない調節機構である可能性が考えられた．α_{i1}もα_{i2}，α_{i3}，α_{o1}と同様百日咳毒素（PT）によるADPリボシル化の基質となる．後述のように，外から導入したα_{i3}・α_{o1}も内在性の$\beta\gamma$サブユニットと3量体をつくり，PTによりADPリボシル化されレセプターとの脱共役をひき起こしうる．したがって，導入したα_{i1}も内在性の$\beta\gamma$サブユニットと3量体をつくりPTの基質となりレセプターと脱共役しうるはずであるが，PTはα_{i1}発現細胞におけるブラジキニンレセプター刺激によるホスホリパーゼC活性の抑制には何ら影響を与えなかった．したがってα_{i1}は，レセプターを介して抑制的に作用するのではなく，レセプター以後の反応，たとえば$\beta\gamma$サブユニットをトラップすることでGpと競合するあるいは直接ホスホリパーゼCに対して抑制的に作用するのではないかと考えられた．Gタンパク質αサブユニットが効果器と強く結合している例は，α_sとアデニル酸シクラーゼの間で知られている[12]．

以上のように，α_{i1}の発現したNG 108-15細胞クローンでは，ホスホリパーゼC系の抑制のためにブラジキニン刺激で誘発されるCa^{2+}依存性K$^+$電流が減少している（図3.12 B）．しかし，M電流抑制の結果である内向き電流はコントロールのNG 108-15細胞とほとんど変わらず，M電流の抑制には，Cキナーゼ系以外の系[13]も関係する可能性を示唆している．

（4）ホスホリパーゼA$_2$系（アラキドン酸とその代謝産物）

心筋細胞や消化管の平滑筋細胞において，アラキドン酸やその代謝産物がK$^+$電流を増大するこ

とが最近報告されている．とくに心筋細胞では 5-lipoxygenase による代謝産物が K^+ 電流（$I_{K.Ach}$）誘発に有効である[14,15]．G タンパク質の $\beta\gamma$ サブユニットによる $I_{K.Ach}$ の増大がホスホリパーゼ A_2 に対する抗体で消失することより，$\beta\gamma$ サブユニットがホスホリパーゼ A_2 を活性化し，その結果生ずるアラキドン酸や 5-lipoxygenase 代謝産物が K^+ 電流を増大することが示唆されている[15]．

アメフラシにおける FMRF アミドによる S 電流増大もアラキドン酸の代謝産物である 12-HPETE（hydroperoxy acid）が働いているとの報告がある[16]．セロトニンレセプター-Gs-cAMP 系による S 電流の抑制も考え合わせると図 3.11 の A2・B1 様式の 1 例となっている．しかし，アラキドン酸代謝産物がどのようにしてイオンチャネルの開閉を調節するのか，細胞外に出た代謝産物がレセプターを介して再び G タンパク質の系を通じて調節するのか否か，まだ不明な点が多い．

c. G タンパク質による直接的（局所的）イオンチャネル調節

G タンパク質が直接的にチャネルの開閉を調節する証拠として①cell-attached patch 法で電極内に作用薬を投与した場合のみ反応が生ずること，②inside-out excised patch 法で，還流液中に GTPγS や精製した G タンパク質を投与した場合に反応が生ずることがあげられるが，少なくとも可溶性のセカンドメッセンジャーが関与していないことは確かである．

（1） K^+ 電 流

G タンパク質で直接的に活性化されると K^+ チャネルは，内向き整流特性をもつことが特徴である．心房筋細胞や GH3 細胞において，150 mM の K^+ 濃度条件下で，同一の単一チャネルコンダクタンス（40〜50 pS）や平均開口時間（1〜2 msec）を示し，おそらく種々の組織細胞で発現する同一種の特異的な K^+ チャネル（$I_{K.Ach}$）であると推定される[1]．心房筋細胞においては，ムスカリン性アセチルコリンレセプター刺激により開口し，百日咳毒素の処理により脱共役する G タンパク質（Gk と呼ばれる）を介する反応である．当初は，G タンパク質の $\beta\gamma$ サブユニットが $I_{K.Ach}$ を増大させるという報告がなされたが[17]，別のグループが抗体を用いて α サブユニットがチャネルを活性化させることを確認し[18]，最終的には，α も $\beta\gamma$ サブユニットも双方 $I_{K.Ach}$ を増大させるが，α の方がより低濃度（α：picomolar 単位，$\beta\gamma$：nanomolar 単位）で有効であるというところに現状では落ち着いたようである[19]．また Gk の同定であるが，大腸菌を用いた組み換え G タンパク質 α サブユニット（$G\alpha$）タンパクを用いた実験では，α_{i1}, α_{i2}, α_{i3}, α_o ともに K^+ 電流を増大させる[20]．しかし，これら組み換え $G\alpha$ の K^+ チャネル活性効果は組織より精製した $G\alpha$ の 1/20〜1/50 であり，本来膜の中で働く生理的な Gk はどの $G\alpha$ であるか今後の検討を要する．

脳の海馬錐体細胞では α_o で特異的（α_{i1} は無効）に活性化される K^+ 電流の存在が報告されている[21]．

（2） Ca^{2+} 電 流

心筋細胞では L 型と T 型の 2 種の Ca^{2+} チャネルの存在が知られている．Ca^{2+} チャネルにはこのほか神経細胞でのみ発現している N 型チャネルがある．L 型チャネル（$I_{Ca.L}$）は，よく知られているように，β アドレナリンレセプター-Gs-アデニル酸シクラーゼ-cAMP-A キナーゼの系によるリン酸化で活性化される．しかし，最近 α_s が直接的に $I_{Ca.L}$ を活性化することが示された．α_s はスプライシングの違いにより 4 種類存在するが，このいずれも Ca^{2+} 電流活性化作用がある[22]．したがって Gs はアデニル酸シクラーゼと Ca^{2+} チャネルの双方を同時に活性化し，図 3.11 の A1B3 の一例となっている．また L 型チャネル側からみれば α_s によるミリ秒単位の早いゲート機構と cAMP を介する秒単位の遅いゲート機構の 2 種のイオンチャネル制御を受けていることになる[23]．

脊髄神経節などの神経細胞や NG 108-15 細胞で，α_2 アドレナリンレセプター，ソマトスタチン（somatostatin）レセプター，δ オピエート（δ-opiate）レセプターの刺激により高閾値性の電位依存性 Ca^{2+} 電流の抑制が生ずることが知られて

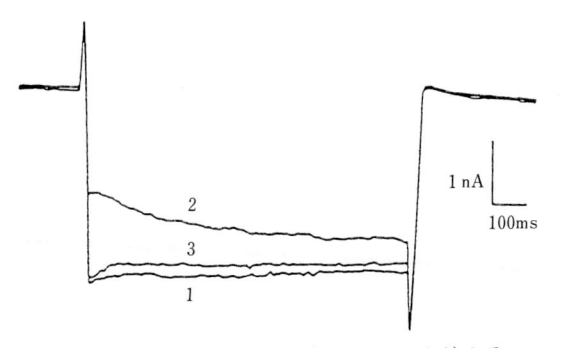

3.3 Gタンパク質とイオンチャネル

図 3.14 α_o 発現 NG 108-15 細胞クローンにおけるアセチルコリン刺激による高閾値性電位依存性 Ca^{2+} 電流の抑制

1mM アセチルコリン刺激前(1),刺激後(2)および洗浄後(3)の高閾値性 Ca^{2+} 電流の変化.アセチルコリンによる電流抑制は洗浄により速やかに回復する.

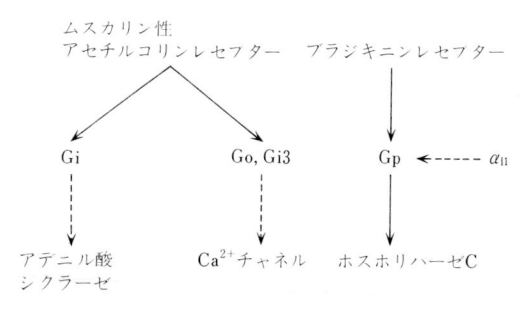

図 3.15 NG 108-15 細胞における外来性Gタンパク質 α サブユニットの役割

ムスカリン性アセチルコリンレセプターは,アデニレートシクラーゼの抑制に Gi を介して連関する.また,外来性の Go(G_{o1})と Gi 3 を介して Ca^{2+} チャネルの抑制に連関する.ブラジキニンレセプターは Gp を介してホスホリパーゼC を活性化するが,外来性の α_{l1} により抑制を受ける.実線は活性化を,破線は抑制化を示す.詳細は本文参照のこと.

いる.百日咳毒素の処理によりこれらレセプター刺激による抑制効果は失われ,レセプターと G タンパク質の脱共役がひき起こされるものと考えられる.inside-out patch clamp 法で外から G タンパク質を投与したり,また G タンパク質 α サブユニットに対する抗体を細胞内に注入することにより,α_o が直接的に作用して Ca^{2+} 電流を抑制すると示唆されている[24,25,26].

前述の G タンパク質各 α サブユニットが発現している NG 108-15 細胞クローンで,α_{o1} および α_{i3} が発現しているクローンにおいてムスカリン性アセチルコリンレセプター刺激時の高閾値性(N 様あるいは L 様型)Ca^{2+} 電流の抑制が増加した[27](図 3.14).この α_{o1},α_{i3} 発現 NG 108-15 細胞クローンにおける Ca^{2+} 電流抑制の増加はすべて百日咳毒素で消失する.したがって外来性の α_o,α_{i3} が内在性の $\beta\gamma$ サブユニット 3 量体をつくり,百日咳毒素の基質となり ADP リボシル化の結果ムスカリン性アセチルコリンレセプターとの脱共役をひき起こしたものと示唆される.アセチルコリンによる Ca^{2+} 電流抑制の増加は,α_{o1},α_{i3} を外来性に補足したためであると考えられる.スプライシングの違いにより 2 種の α_{o1} 分子が存在し[28],またタンパク精製の過程でも複数の α_{o1} の存在[29]が確認されている現在,少なくとも分子として同定された α_{o1} がムスカリンレセプターと関連して Ca^{2+} 電流を抑制することが明らかとなったが,α_{o1} と α_{i3} が同じ機構で Ca^{2+} チャネルを抑

制するのか否かなど,今後明らかにしていかねばならない.以上の結果を b(3)の項で述べた NG 108-15 細胞クローンの結果と併せて図に示す(図 3.15).

α_{o1} は一方で,脳の K^+ 電流を増大させ,一方で Ca^{2+} 電流を抑制する.また α_{i3} は一方で Ca^{2+} 電流を抑制させ,一方で上皮細胞由来の A 6 細胞で Na^+ 電流を増大させる[30].したがって α_{o1},α_{i3} による効果器の調節は図 3.11 の A1B3 の様式に従う.

(3) 網膜陽イオン電流

網膜に存在し cGMP により開口する前述のイオン非特異的陽イオンチャネルが,α_t により直接的に抑制されることが報告されている[31].この陽イオンチャネルは Gt-cGMP ホスホジエステラーゼ系と α_t との両者により閉鎖されることになる.この場合 Gt は図 3.11 の A2B3 の制御様式を呈する.

おわりに 以上,G タンパク質による,① セカンドメッセンジャー系を介するイオンチャネルの制御,② 直接的なチャネル制御について NG 108-15 細胞を用いた実験系を中心に概説した.後者の情報伝達系は比較的新しくみいだされたものであり,とくに G タンパク質とチャネル分子のみで制御が完結するのか否かなど,まだ十分

に検討されていない．今後は，レセプター，Gタンパク質，チャネル3者の試験管内，あるいは培養細胞内再構成実験を目指して研究が発展していくものと考えられる．最近 Gq ファミリーが百日咳毒素非感受性のホスホリパーゼ C 活性化 G タンパク質 Gp の一種として同定された[32,33]．

〔額田敏秀〕

文　献

1) Birnbaumer L, Abramowitz J, Brown AM: Receptor-effector coupling by G proteins. *Biochim Biophys Acta* **1031**: 163-224, 1990.
2) Brown DA: G-proteins and potassium currents in neurons. *Annu Rev Physiol* **52**: 215-242, 1990.
3) Kameyama M, Hofmann F, Trautwein W: On the mechanism of β-adrenergic regulation of the Ca channel in the guinea-pig heart. *Pflüger Arch* **405**: 285-293, 1985.
4) Siegelbaum SA, Camardo JS, Kandel ER: Serotonin and cyclic AMP close single K^+ channels in *Aplysia* sensory neurones. *Nature* **229**: 413-417, 1982.
5) Sims SM, Singer JJ, Walsh JV Jr: Antagonistic adrenergic-muscarinic regulation of M current in smooth muscle cells. *Science* **239**: 190-193, 1988.
6) Wensel TG, Stryer L: Activation mechanism of retinal rod cyclic GMP phosphodiesterase probed by fluorescein-labeled inhibitory subunit. *Biochemistry* **29**: 2155-2161, 1990.
7) Fesenko EE, Kolesnikov SS, Lyubarsky AL: Induction by cyclic GMP of cationic conductance in plasma membrane of retinal rod outer segment. *Nature* **313**: 310-313, 1985.
8) Marty A: The physiological role of calcium-dependent channels. *Trends Neurosci* **12**: 420-424, 1989.
9) Higashida H, Brown DA: Two polyphosphatidylinositide metabolites control two K^+ currents in a neuronal cell. *Nature* **323**: 333-335, 1986.
10) Kuno M, Gardner P: Ion channels activated by inositol 1, 4, 5-trisphosphate in plasma membrane of human T-lymphocytes. *Nature* **326**: 301-304, 1987.
11) Nukada T, Hoshi N, Higashida H: 投稿準備中．
12) Pfeuffer E, Dreher R-M, Metzger H, Pfeuffer T: Catalytic unit of adenylate cyclase: purification and identification by affinity crosslinking. *Proc Natl Acad Sci USA* **82**: 3086-3090, 1985.
13) Bosma MM, Hille B: Protein kinase C is not necessary for peptide-induced suppression of M current or for desensitization of the peptide receptors. *Proc Natl Acad Sci USA* **86**: 2943-2947, 1989.
14) Kurachi Y, Ito H, Sugimoto T, Shimizu T, Miki I, Ui M: Arachidonic acid metabolites as intracellular modulators of the G protein-gated cardiac K^+ channel. *Nature* **337**: 555-557, 1989.
15) Kim D, Lewis DL, Graziadei L, Neer EJ, Bar-Sagi D, Clapham DE: G-protein $\beta\gamma$-subunits activate the cardiac muscarinic K^+-channel via phospholipase A_2. *Nature* **337**: 557-560, 1989.
16) Piomelli D, Volterra A, Dale N, Siegelbaum SA, Kandel ER, Schwartz JH, Belardetti F: Lipoxygenase metabolites of arachidonic acid as second messengers for presynaptic inhibition of *Aplysia* sensory cells. *Nature* **328**: 38-43, 1987.
17) Logothetis DE, Kurachi Y, Galper J, Neer EJ, Clapham DE: The $\beta\gamma$ subunits of GTP-binding proteins activate the muscarinic K^+ channel in heart. *Nature* **325**: 321-326, 1987.
18) Yatani A, Hamm H, Codina J, Mazzoni MR, Birnbaumer L, Brown AM: A monoclonal antibody to the α subunit of G_k blocks muscarinic activation of atrial K^+ channels. *Science* **241**: 828-831, 1988.
19) Cerbai E, Klockner U, Isenberg G: The α subunit of the GTP binding protein activates muscarinic potassium channels of the atrium. *Science* **240**: 1782-1783, 1988.
20) Yatani A, Mattera R, Codina J, Graf R, Okabe K, Padrell E, Iyengar R, Brown AM, Birnbaumer L: The G protein-gated atrial K^+ channel is stimulated by three distinct Gi α-subunits. *Nature* **336**: 680-682, 1988.
21) VanDongen AMJ, Codina J, Olate J, Mattera R, Joho R, Birnbaumer L, Brown AM: Newly identified brain potassium channels gated by the guanine nucleotide binding protein Go. *Science* **242**: 1433-1437, 1988.
22) Mattera R, Graziano MP, Yatani A, Zhou Z, Graf R, Codina J, Birnbaumer L, Gilman AG, Brown AM: Splice variants of the α subunit of the G protein Gs activate both adenylyl cyclase and calcium channels. *Science* **243**: 804-807, 1989.
23) Yatani A, Brown AM: Rapid β-adrenergic modulation of cardiac calcium channel currents by a fast G protein pathway. *Science* **245**: 71-74, 1989.
24) Hescheler J, Rosenthal W, Trautwein W, Schultz G: The GTP-binding protein, Go, regulates neuronal calcium channels. *Nature* **325**: 445-447, 1987.
25) Ewald DA, Pang I-H, Sternweis PC, Miller RJ: Differential G protein-mediated coupling of neurotransmitter receptors to Ca^{2+} channels in rat dorsal root ganglion neurons *in vitro*. *Neuron* **2**: 1185-1193, 1989.

26) McFadzean I, Mullaney I, Brown DA, Milligan G : Antibodies to the GTP binding protein, Go, antagonize noradrenaline-induced calcium current inhibition in NG 108-15 hybrid cells. *Neuron* **3** : 177-182, 1989.
27) Nukada T, Hashii M, Higashida H : 投稿準備中.
28) Hsu WH, Rudolph U, Sanford J, Bertrand P, Olate J, Nelson C, Moss LG, Boyd AE III, Codina J, Birnbaumer L : Molecular cloning of a novel splice variant of the α subunit of the mammalian Go protein. *J Biol Chem* **265** : 11220-11226, 1990.
29) Inanobe A, Shibasaki H, Takahashi K, Kobayashi I, Tomita U, Ui M, Katada T : Characterization of four Go-type proteins purified from bovine brain membranes. *FEBS Lett* **263** : 369-372, 1990.
30) Cantiello HF, Patenaude CR, Ausiello DA : G protein subunit, α_{i3}, activates a pertussis toxin-sensitive Na^+ channel from the epithelial cell line, A6. *J Biol Chem* **264** : 20867-20870, 1989.
31) Krapivinsky GB, Filatov GN, Filatova EA, Lyubarsky AL, Fesenko EE : Regulation of cGMP-dependent conductance in cytoplasmic membrane of rod outer segments by transducin. *FEBS Lett* **247** : 435-437, 1989.
32) Smrcka AV, Hepler JR, Brown KO, Sternweis PC : Regulation of polyphosphoinositide-specific phospholipase C activity by purified Gq. *Science* **251** : 804-807, 1991.
33) Taylor SJ, Chae HZ, Rhee SG, Exton JH : Activation of the $\beta 1$ isozyme of phospholipase C by α subunits of the Gq class of G proteins. *Nature* **350** : 516-518, 1991.

3.4 細胞内 Ca^{2+} 濃度の調節

レセプター, とくに細胞膜に存在するレセプターに生理活性物質や薬物が結合する結果細胞が機能を発現する際に, レセプターからの情報を細胞内の機能系に伝えるセカンドメッセンジャーのうち, もっとも重要なものの1つが Ca^{2+} である. Ca^{2+} がこのセカンドメッセンジャーとしての機能を果たすために, 細胞内 Ca^{2+} 濃度はふだんは 10^{-7} M 程度に低く保たれており, レセプター刺激(アゴニストとの結合)の結果, 一時的にその濃度が数倍ないし数十倍に上昇する. 増えた Ca^{2+} は細胞内の機能系中の Ca^{2+} 受容タンパクに結合し, 機能発現にいたる. 刺激が止まれば, 細胞質 Ca^{2+} 濃度は除去機構の働きによってふたたび低い状態に戻り, Ca^{2+} が機能系の Ca^{2+} 受容タンパクから解離して, 機能発現が終息する.

Ca^{2+} 系の機能の制御は Ca^{2+} 受容タンパクの Ca^{2+} 感受性を変化させることによって可能であるが, 一般には, 細胞内 Ca^{2+} 濃度の調節によって果たされる. しかし, それぞれの細胞における, レセプター刺激の結果の Ca^{2+} 濃度増加の時間的空間的分布に関する生理的要請は, 種々様々である. したがって各細胞には, それぞれの目的に適合した Ca^{2+} 動員および Ca^{2+} 処理の機構が存在し, 機能している. しかし, この細胞ごとの多様性は, 整理してみると, 比較的少数の Ca^{2+} 動員機構および Ca^{2+} 処理機構だけが存在していて, それらの並行な過程の組み合わせおよび重みづけ, 空間分布などが異なることによってもたらされているようである.

Ca^{2+} 系のほかに, 細胞内情報伝達は, よく知られているように, サイクリックヌクレオチドを介する系, チロシンキナーゼを介する系, しばしば Ca^{2+} 系と同時に刺激される C キナーゼを介する系などによって果たされる. これらの他の系と比較して, Ca^{2+} 系は, たとえば酵素反応によってセカンドメッセンジャーを作り出さねばならないサイクリックヌクレオチド系などと違って, 比較的大量のメッセンジャー (Ca^{2+}) を速やかに細胞内に広範囲に供給できること, また, Ca^{2+} 受容タンパクへの可逆的なメッセンジャーの結合・解離によって機能発現スイッチの開閉がなされることなどをその特徴として挙げることができ, 筋収縮・弛緩のような速やかなオン・オフ反応の制御にもっとも適している. 事実, 歴史的にも Ca^{2+} のセカンドメッセンジャーとしての役割はまず骨格筋において 1960 年頃にすでに明らかにされた[1].

他方, Ca^{2+} 系においては, 細胞内で空間的に特定の局所に限局した反応を起こすこと[2], あるいはある局所から他の局所へと情報を伝播させること[3] なども可能であり, 実際に生理的にもそのようなことが起こることが示されている. とくに後者の信号を伝播させることができるのは Ca^{2+} 系の大きな特徴の1つである. 方法の問題もあって, 細胞内でメッセンジャーの時間的空間的分布が比較的容易に解析可能なのは Ca^{2+} 系だけであり, その意味では Ca^{2+} に関する知識がもっとも集積している.

a. Ca^{2+} の細胞内外分布と細胞反応時の移動

静止時の細胞内 Ca^{2+} 濃度はすでに述べたように 10^{-7} M 程度に低く保たれているが, 細胞外液中にはその1万倍以上の 10^{-3} M の桁の濃度の Ca^{2+} が存在する. また, 細胞内には細胞内膜系で囲まれた Ca^{2+} ストア (一般には小胞体) が存在し, その内腔にも 10^{-3} M の桁の濃度の Ca^{2+} が貯蔵されている. この Ca^{2+} の分布を考えると, レセプターなどの刺激に応じて細胞内 Ca^{2+} 濃度が増加する際の Ca^{2+} の動員の機序は, 細胞外液から流入してくるか, 細胞内ストアから放出されるかのいずれかであることがわかる. 細胞膜もストアの膜も, ふだんは Ca^{2+} に対してほとんど透過性をもたないが, それらの膜には Ca^{2+} が透過できるチャネ

ルが存在していて，それが刺激によって開口し，その結果 Ca^{2+} はその大きな濃度勾配に沿って受動的過程で細胞外またはストアの内腔から，細胞質へと移動する．

Ca^{2+} は陽イオンなので，その移動には電位勾配も当然影響するが，細胞膜は極端に脱分極したとき以外は細胞外が内に対して正の電位を有しているので，電位勾配も Ca^{2+} の細胞外から内への流入を助ける．細胞内 Ca^{2+} ストアの膜の膜電位についてはよくわかっていないが，骨格筋小胞体の膜などは，小胞体内腔と細胞質とで Ca^{2+} を除けばイオン組成にほとんど差がない[4]ので，膜電位はゼロに近いと考えられており，したがってここでは Ca^{2+} の移動は濃度勾配だけに依存すると考えられる．

レセプター刺激が去った後の細胞内 Ca^{2+} 濃度を下げる機構は，Ca^{2+} 流入とは逆に細胞外液へ，あるいは細胞内ストアの内腔へと Ca^{2+} を汲み出すものである．その際，濃度勾配に逆らい，細胞膜ではさらに電位勾配にも逆らって Ca^{2+} を輸送しなければならないので，ATP などの化学エネルギーを用いた能動輸送機構を必要とする．

以上のことを考えると，本項の主題である細胞内 Ca^{2+} 濃度の調節は，細胞膜またはストアの膜にはどのような Ca^{2+} チャネルがあってそれがどのように制御されて Ca^{2+} 動員が起こっているか，また，細胞膜またはストアの膜の Ca^{2+} 能動輸送系にはどのようなものがあり，それがどのように調節されて細胞質 Ca^{2+} が処理されているか，の問題に帰着することがわかる．

なお，細胞外からの Ca^{2+} 流入により Ca^{2+} 動員が起こる場合には，1回の反応ごとに細胞の総 Ca^{2+} 量は，当然流入分だけ増加する．逆に Ca^{2+} 動員が細胞内ストアだけから起こる細胞では，細胞質中の Ca^{2+} 濃度が増加すれば細胞外への Ca^{2+} 排出機構が一般に促進を受けるので，細胞の総 Ca^{2+} 量は反応によって減少することになる．しかし，長期的にみれば細胞は一定の状態を保っているはずであり，したがって細胞の総 Ca^{2+} 量も一定のはずなので，反応終了後の Ca^{2+} 輸送過程（以下に詳述する諸過程のほかに，ゆっくりした Ca^{2+} 漏出過程をも含めて）の長期的な作動によって，この総 Ca^{2+} 量の恒常性が保たれているのであろう．

b. Ca^{2+} の動員機構
(1) 2種の Ca^{2+} 源

レセプター刺激の結果 Ca^{2+} 動員が起こる際に，Ca^{2+} 源としては細胞外液と細胞内ストアとの2種類があることはすでに述べた．この2種の Ca^{2+} 源のどちらが用いられているか，をみわける手段の1つとして，しばしば細胞外液 Ca^{2+} 除去実験が行われる．細胞外 Ca^{2+} を除去してもなおかつ Ca^{2+} 動員が除去前と同様に起これば，その Ca^{2+} は明らかに細胞内のストアから放出されたもの，と結論することができる．しかし，逆に細胞外 Ca^{2+} の除去によって Ca^{2+} 動員が消失したときには，必ずしもその Ca^{2+} は細胞外からの流入によっていた，と単純に結論するわけにはいかない．ストアからの Ca^{2+} 放出も何らかの理由により細胞外 Ca^{2+} の存在を必要とし，その結果細胞外 Ca^{2+} 除去がストアからの Ca^{2+} 放出も止めてしまうかも知れないからである．事実，哺乳類心筋細胞では，生理的収縮時の Ca^{2+} 動員の主体はストアからの放出であるにもかかわらず，細胞外の Ca^{2+} を除くと Ca^{2+} 動員が起こらなくなる．一般には2つの Ca^{2+} 源がそれぞれどのように役割分担をしているかを明らかにするのは，必ずしも容易ではない．

Ca^{2+} のセカンドメッセンジャー機能が最初に明らかにされた骨格筋では，Ca^{2+} 動員は完全にストアからの放出だけによっている．心筋では上記の通り，Ca^{2+} 動員の主体はストアからの放出であるが，細胞外からの Ca^{2+} 流入も重要である．平滑筋では，アゴニスト刺激による Ca^{2+} 動員の初期相はストアからの放出による．筋細胞の収縮にあたっては，比較的大型の筋細胞の細胞質全体に稠密に存在する収縮タンパクに Ca^{2+} を供給しなければならない．このように，空間的に広いスペースにわたって速やかな反応を起こさねばならない場合には，一般にストアからの放出が用いられるようである．それに対して，神経末端の伝達物質

放出のように，速やかな反応を起こさねばならないけれども，反応が細胞膜もしくはそのごく近傍で起こるような場合，あるいは，緩徐な過程で反応が起こる場合には，細胞外からの流入で十分時間的に間に合う，ということであろう．

動員された Ca^{2+} の細胞内分布は拡散過程なので，距離の2乗に比例する時間がかかる．骨格筋細胞のように直径数十 μm もある大きな細胞では，もし細胞外からの Ca^{2+} 流入が主たる Ca^{2+} 動員機構であったとすると，細胞表面から細胞内部にまでイオンがほぼ一様に近い濃度分布になるよう拡散するには，細胞内に Ca^{2+} 結合部位がまったくないとしても，1秒近くもの時間がかかる計算になる．拡散途中で Ca^{2+} は細胞内 Ca^{2+} 結合部位に結合することを考えると，拡散に必要な時間にはさらに，

（[遊離 Ca^{2+}] ＋ [結合 Ca^{2+}]）／[遊離 Ca^{2+}]

のファクターがかかる．したがって，ある局所でだけ Ca^{2+} 濃度を高めることも，Ca^{2+} チャネルの局在と動員された Ca^{2+} の拡散を妨げる Ca^{2+} 結合物質の存在があれば可能である．

（2） Ca^{2+} ストアからの Ca^{2+} 放出

ストアからの Ca^{2+} 動員は，静止時にストア内に汲み込まれて mM レベルに貯蔵された Ca^{2+} がストア膜にある Ca^{2+} 放出チャネルの開口により濃度勾配に従って細胞質中に流出する過程であることはすでに述べた．

ストアの膜に存在する Ca^{2+} 放出チャネルには，現在2種類のものが知られている．1つは植物アルカロイドのリアノジンが特異的に結合するチャネルであり，もう1つは，イノシトール三リン酸(IP_3)が結合して Ca^{2+} 放出をひき起こすチャネルである．

i) リアノジン結合性 Ca^{2+} 放出チャネル

(Ca^{2+}-induced Ca^{2+} release channel) リアノジン結合性 Ca^{2+} 放出チャネルは，骨格筋，心筋，平滑筋といった筋組織のほか，神経細胞にも存在する．すでに1970年頃から骨格筋小胞体には，Ca^{2+} 自身によって Ca^{2+} 放出が惹起されることが Ca^{2+}-induced Ca^{2+} release (CICR) として知られていた[5,6]が，その機能を担うタンパクがリアノジン結合性 Ca^{2+} 放出チャネルである[7]．このタンパクはリアノジンの特異的結合を利用して哺乳動物骨格筋から単離精製され，1次構造が明らかにされた[8]．アミノ酸5千個余りからなる大きなタンパク質で，その C 端近くに膜貫通部位をもち，N 端側の大きなマスは細胞質側に T 管に向かって突き出て，以前から電子顕微鏡的に知られていた小胞体と T 管との間に存在するフット構造を形成していると考えられている．実際のチャネルはこのモノマーが4分子クローバー状に集まった4量体である[7]．骨格筋と心筋の小胞体の Ca^{2+} 放出チャネルは，このリアノジン結合性のものだけで，IP_3 感受性 Ca^{2+} 放出チャネルは，少なくとも機能的にはほとんど存在しないといってよい．

このリアノジン結合性 Ca^{2+} チャネルは，すでに述べたように CICR チャネルとしての性質[9]をもっている．すなわち，10^{-6} M 程度以上の Ca^{2+} があると開口する．Ca^{2+} 濃度と Ca^{2+} 放出速度との関係から，Ca^{2+} が2個結合するとチャネルが開口すると考えられる．しかし，$100 \mu M$ 以上の高濃度 Ca^{2+} は逆に Ca^{2+} 放出を抑制する．Mg^{2+} は，Ca^{2+} のチャネル開口作用を主として競合的に抑制する．ATP はチャネル開口の Ca^{2+} 濃度依存性を変えないで開口を著しく促進する．同様な作用は ADP をはじめ他のアデニンヌクレオチドにもみられるが，他種のヌクレオチドはほとんどこの作用を示さない．カフェインはチャネル開口の Ca^{2+} 感受性を上げ，かつ，アデニンヌクレオチド様の作用も示す．プロカインやルテニウムレッドはこのチャネルを抑制する．

しかし，骨格筋におけるこの CICR チャネルの生理的な開口は，Ca^{2+} によってひき起こされるのではなく，細胞膜の脱分極が T 管（細胞膜が筋線維の長軸と直角方向に管状に陥入してできた網状構造）の膜に伝播して T 管膜の膜電位検知タンパクの形態変化を起こし，それがタンパク-タンパク相互作用によって Ca^{2+} 放出チャネルに伝えられて，チャネルが開口すると考えられている[10]．CICR チャネルとしての性質はこのように生理的にはおそらく何の役割も果たしていないが，この性質の異常亢進が，吸入麻酔薬による全身麻酔下

にまれに起こる悪性高熱の原因であることがわかっている[11]．

心筋細胞においては，Ca^{2+}放出チャネルの開口はCa^{2+}依存性であり，細胞外から流入するCa^{2+}量にほぼ並行した量のCa^{2+}放出が起こる．このことが前節に述べた"ストアからのCa^{2+}放出がCa^{2+}動員の主体であるが，細胞外のCa^{2+}の存在に依存する"という事実を説明する機構になっている．したがって，心筋においては，CICRが生理的なCa^{2+}放出の機構であると考えると一見よく説明できるが，生理的なCa^{2+}放出の薬理と，CICRの薬理とが異なるなど，まだ問題は今後に残されている．

ii) IP_3感受性Ca^{2+}放出チャネル IP_3が細胞内Ca^{2+}ストアからCa^{2+}放出を起こすことは，膵外分泌細胞において初めて示された[12]．IP_3感受性Ca^{2+}放出チャネルは，その他，神経細胞，平滑筋を含む多くの細胞に存在することがわかっている．このタンパクも，IP_3との結合を利用して単離精製され，その1次構造が明らかにされている[13]．それから推定される構造は，アミノ酸配列における類似性もあってCICRチャネルとよく似ており，N端側が大きな細胞質ドメインを形成し，C端側には膜貫通部位をもち，4量体としてチャネルを形成すると考えられている．機能においても，IP_3感受性Ca^{2+}チャネルはCICRチャネルと似ており，Ca^{2+}感受性がある[14]．すなわち，IP_3はCa^{2+}の非存在下にもIP_3感受性Ca^{2+}放出チャネルを開口するが，その作用は比較的弱く，100 nMレベルのCa^{2+}がその開口を濃度依存的に強く促進する．したがって，一定濃度のIP_3の存在下に，IP_3感受性チャネルはみかけ上CICRの性質を示す．しかし，μMレベルのCa^{2+}は逆に開口を抑制する．IP_3感受性Ca^{2+}チャネルの開口はまたCICR同様，アデニンヌクレオチドによって促進を受け，プロカインで抑制される．しかし，リアノジン，カフェイン，ルテニウムレッドなどはIP_3感受性Ca^{2+}チャネルには作用がなく，逆にCICRチャネルに作用のないヘパリンによって抑制される[14]．

平滑筋のストアにはCICRチャネルとIP_3感受性Ca^{2+}チャネルの両方が存在するが，その分布は異なり，ストアの一部（$S\alpha$）には2種のチャネルが両方とも存在するが，一部（$S\beta$）にはIP_3感受性Ca^{2+}チャネルだけがあってCICRチャネルは存在しない．平滑筋の細胞膜レセプターにアゴニストが作用したときの初期収縮反応はストアからのCa^{2+}放出によるが，それは生成されるIP_3によりIP_3感受性Ca^{2+}チャネルが開口するためであることが，ヘパリンによって抑制されるという実験などからも明らかである[15]．その際，Ca^{2+}放出は細胞の1局所で起こるとそれが全細胞に伝播するので，その結果，アゴニスト濃度と反応との関係はall-or-none的になることが最近わかった[16]．これは，IP_3によるCa^{2+}放出が先に述べたようにCa^{2+}による促進を受ける性質をもっていて，それがCa^{2+}放出に正のフィードバックをかけるためである．

平滑筋のCICRチャネルがどのような役割を果たしているか，まだわかっていない．

非筋細胞のCa^{2+}動員では，レセプターにアゴニストが結合している間中細胞内Ca^{2+}濃度が反復して増加，減少を繰り返す場合がしばしばみられる[17]．この振動現象の生理的意義はまだ不明であるが，細胞が持続的に反応するためにはCa^{2+}が継続して反応分子機構を刺激する必要がある一方，Ca^{2+}濃度自体が持続的に増加したままであると，たとえばCa^{2+}の細胞外への排出機構が働き過ぎるなど，種々の細胞に都合の悪い事態が起こるための細胞の妥協策であることが考えられる．振動の発生機構としては種々の可能性があるが，① ストアからのCa^{2+}放出には正のフィードバックがかかっていて，放出はいったん始まると必ずある段階まで進行する，② ストアには，ふたたびCa^{2+}が取り込まれる，③ その取り込みが遅延するか，または取り込まれたCa^{2+}が何らかの理由でただちには再放出されず，ある時間の後に初めて放出可能となる，という3つの条件が満たされていると，それだけで，たとえば，IP_3生成の振動などを考えなくても自発的に反復するCa^{2+}放出を起こすことが可能である．IP_3感受性Ca^{2+}チャネルの場合，開口がCa^{2+}によって促進されるの

で，上記①の条件は満たされている．③の遅延が実際にどのような細胞機序によって起こるか，たとえば Ca^{2+} 取り込みの局所と放出の局所とが異なっていてその間の移動に時間がかかる，といった機序が考えられるが，具体的な機序は細胞ごとに異なっている可能性もある．以上の考察の下に，①，②，③が実際にどのような機構に基づいているかを個々のケースについて検討してみることが重要であろう．

（3） 細胞外からの Ca^{2+} 流入

細胞外からの Ca^{2+} 流入チャネルには，カテゴリーとして，膜電位依存性 Ca^{2+} チャネルとレセプター作動性 Ca^{2+} チャネルの2種類のものが知られている．

i） 膜電位依存性 Ca^{2+} チャネル 膜電位依存性 Ca^{2+} チャネルは機能的に，① 閾値が低くて小さな脱分極で活性化され，不活性化が速くて脱分極による Ca^{2+} 電流が一過性に終わるT型，② その逆に閾値が高いが不活性化が遅く，脱分極による Ca^{2+} 電流が持続するL型，③ 薬物感受性などにおいて上記のいずれとも異なる性質を示し，神経系に特異的に存在するN型，④ 小脳のPurkinje細胞で発見された，さらに薬物感受性の異なるP型[18]，などに分類されている．L型チャネルは，単離精製され，4種類ほどのサブユニットが会合したヘテロオリゴマーであることがわかっている[19]．その α サブユニットは骨格筋由来その他のものについて，1次構造が解明されている．ジヒドロピリジン系の Ca^{2+} 拮抗薬は不活性化状態のL型チャネルに特異的に結合し，このチャネルを不活性化状態に固定してチャネル開口を抑制する．N型は貝毒の ω コノトキシンによって，P型はある種のクモ毒によって，それぞれ特異的に抑制される．

T型チャネルは静止電位に近い膜電位で開口できるので，自発発火のペースメーカー機能などに重要な役割を果たしているものと考えられているが，その生理的意義の詳細はなお不明である．L型チャネルは心筋や平滑筋において活動電位発生と細胞外からの Ca^{2+} 流入に主役を果たしている．平滑筋収縮を惹起するアゴニストがレセプターに結合すると，すでに述べたストアからの Ca^{2+} 放出のほかに，イオンチャネルが開口し，その高い Na^+ 透過性のために細胞膜が脱分極する結果，膜電位依存性L型 Ca^{2+} チャネルが開口する．アゴニスト収縮においては，ストアからの放出が初期相を，Ca^{2+} 流入が持続相を形成するが，一般に細胞機能の発現に際しての Ca^{2+} 動員における外液からの流入とストアからの放出との役割分担はケースによって異なり，それぞれ詳細な分析が必要である．N型チャネルは神経末端にあって，伝導してきた興奮に応じて伝達物質を放出するのに必要な Ca^{2+} を供給する役割を担っている．

ii） レセプター作動性 Ca^{2+} チャネル レセプターにアゴニストが結合する結果イオンチャネルが開口する分子機構には，2種類のものが知られている．1つはレセプター分子自身がイオンチャネルを形成していて，アゴニスト結合が直接にチャネルを開口する場合であり，もう1つはレセプターとイオンチャネルが別々の分子であって，その間の機能的連結がGTP結合タンパク質などによってなされているものである．

これらのイオンチャネルは，その機能に応じてイオン選択性が異なっている．抑制性に働くイオンチャネルには Cl^- 透過性が高いもの，陽イオンを通すが K^+ に選択的であるものなどがある．神経筋接合部におけるアセチルコリンレセプターを典型とする興奮性シナプスのイオンチャネルは広い範囲の陽イオンに透過性をもち，Na^+ に対する高い透過性の結果，チャネル開口が脱分極を起こし，興奮にいたる．これらのチャネルは，一般に Ca^{2+} に対してもある程度の透過性を有する．したがって，これらのチャネルでは，その活性化の結果 Ca^{2+} 流入も生じることになり，適当な実験条件下では，アゴニスト刺激を通じて Ca^{2+} による細胞反応を惹起させることが可能である．そのような場合，このチャネルを，いわゆるレセプター作動性 Ca^{2+} チャネルと考えることもできる．しかし，この種のチャネルを通じての Ca^{2+} 流入は，生理的ではなく，いわば，実験による人工条件下の現象に過ぎない．他方，2価イオン選択性が高く，アゴニスト刺激の結果主として Ca^{2+} 流入が

起こるイオンチャネルも存在する．その典型的なものは，中枢神経系のNMDA型グルタミン酸レセプターである[20]が，非NMDA型のグルタミン酸レセプターの中にも主としてCa^{2+}流入を起こすチャネルがあることが報告されている[21]．これらが真の意味におけるレセプター作動性Ca^{2+}チャネルの名に値するものであり，その開口の結果流入するCa^{2+}は，神経細胞の反応の可塑性に通じる分子反応や，場合によっては，細胞死をひき起こす．グルタミン酸レセプターはレセプター分子自身がイオンチャネルであるが，GTP結合タンパクを介するイオンチャネルにおいても，真のレセプター作動性Ca^{2+}チャネルと思われるものがマスト細胞などでみいだされている[22]．

c. 細胞質Ca^{2+}の除去機構

細胞質のCa^{2+}はすでに述べたように，細胞外または細胞内ストア内腔へと能動輸送過程によって運ばれ，除去される．その機構としては，細胞外へのCa^{2+}汲み出し機構として細胞膜のCa^{2+}ポンプとNa^+-Ca^{2+}交換機構，ストア内へのCa^{2+}取り込み機構としてストアの膜のCa^{2+}ポンプがそれぞれ知られている．しかし，そのほかにも，ある種の骨格筋においてみられるように，パルブアルブミンのような細胞質内の高親和性Ca^{2+}結合部位へのCa^{2+}結合によって細胞質Ca^{2+}濃度が低下するような場合もある．パルブアルブミンのCa^{2+}結合速度は機能系のCa^{2+}受容タンパクのCa^{2+}結合速度よりも遅いので，細胞反応を惹起する時点ではあまり抑制的に働かず，主としてその終了を促進するよう機能するのである[23]．

（1） Na^+-Ca^{2+}交換機構

Na^+-Ca^{2+}交換機構[24]は3個のNa^+と交換に1個のCa^{2+}を輸送するもので，したがって同時に電荷が1個，Na^+と同じ向きに運ばれる．この機構によるNa^+とCa^{2+}の交換は，細胞内外のNa^+およびCa^{2+}の濃度差や膜電位次第で細胞膜を越えてどちら向きにも起こりうるが，通常の細胞のおかれている条件下ではNa^+を細胞内に流入させ，Ca^{2+}を細胞外に排出するように働く．つまり，この機構は，Na^+の濃度勾配と膜電位のエネルギーを利用してCa^{2+}を能動的に輸送するもので，その際，代わりに細胞内にたまるNa^+はATPのエネルギーを直接使ったNa^+ポンプの働きでもとの状態に戻る．細胞の静止時には，この系はNa^+とCa^{2+}の濃度勾配と膜電位とが釣り合う状態で平衡に達し，イオン輸送がどちら向きにも起こらなくなる．Ca^{2+}動員が起こって細胞質のCa^{2+}濃度が上がると，その平衡が崩れるので，この機構によるCa^{2+}の細胞質から細胞外へ向けての輸送が始まり，ふたたび平衡状態にいたるまで続く．

（2） 細胞膜のCa^{2+}ポンプ

細胞膜のCa^{2+}ポンプ[25]は，分子量約130 kDaのATPaseタンパクである．その細胞質側の高親和性Ca^{2+}の結合部位にCa^{2+}が結合すると，触媒部位の特定のアスパラギン酸がATPによってリン酸化され，いわゆるリン酸化反応中間体が形成される．リン酸化中間体の構造変化によってCa^{2+}は膜の外側に輸送され，同時にCa^{2+}親和性が激減するため，Ca^{2+}は細胞外液中に放出される．Ca^{2+}が離れるとリン酸化中間体は加水分解によりリン酸が遊離して反応サイクルが完了する．このCa^{2+}ポンプタンパクのCa^{2+}結合親和性は細胞静止時のCa^{2+}濃度で飽和しているわけではなく，したがって，Ca^{2+}動員の結果細胞質Ca^{2+}濃度が上がると，ポンプタンパク分子はCa^{2+}を結合したものが増すので，ポンプ活性は増大する．また，この細胞膜Ca^{2+}ポンプはCa^{2+}・カルモジュリン複合体によって活性化されるので，細胞内Ca^{2+}濃度の増加はその過程を通じることによってもポンプ活性を増大させる．細胞膜Ca^{2+}ポンプはまた，Aキナーゼ，Gキナーゼ，Cキナーゼなどにより活性化調節を受けることが知られている．細胞膜Ca^{2+}ポンプの分子種には，細胞の種類によって異なる，少なくとも4種類のものがあり，上記のキナーゼによる活性化調節機構その他において，異なる性質を示すことがわかっている．

Na^+-Ca^{2+}交換機構と細胞膜のCa^{2+}ポンプとの役割分担は必ずしもよくわかっていないが，心筋細胞においては，Ca^{2+}ポンプの方は高親和性小容量の系で，静止時の細胞内Ca^{2+}濃度近傍で時間をかけてCa^{2+}量のホメオスタシスを完成する

のに用いられ，比較的大量の Ca^{2+} の輸送は Na^+-Ca^{2+} 交換機構によって起こると考えられている．

(3) ストア膜の Ca^{2+} ポンプ

細胞内 Ca^{2+} ストア（小胞体）の膜にも能動輸送の Ca^{2+} ポンプタンパクが存在する．この Ca^{2+} ポンプは分子量約 100 kDa で，細胞膜の Ca^{2+} ポンプとは異なる分子種のものである．このタンパクによる Ca^{2+} 輸送は，thapsigargin によって特異的に抑制される．多くの細胞のストア膜にはすべてこの種のポンプタンパクが存在する．しかし，その能動輸送の分子機構は基本的に細胞膜のものと同様で，リン酸化反応中間体を介している．このポンプタンパクも細胞質 Ca^{2+} 濃度が上がると，Ca^{2+} 結合型が増えるのでポンプ活性が上がることになる．心筋や骨格筋の遅筋の小胞体では，ホスホランバンというタンパクが小胞体膜に存在していて，このタンパクがAキナーゼまたは Ca^{2+}・カルモジュリンによってリン酸化されると，小胞体 Ca^{2+} ポンプを活性化することがわかっている[26]．

小胞体内腔の Ca^{2+} 濃度が高くなると，Ca^{2+} ポンプ活性は抑制を受ける．逆に小胞体内の Ca^{2+} が十分減少すると小胞体膜のポンプ活性は最大になり，細胞質の Ca^{2+} 濃度は静止時の平衡状態の値以下に下がる．その結果，前項に述べたこととちょうど逆に，Na^+-Ca^{2+} 交換機構も細胞膜の Ca^{2+} ポンプも，細胞外への Ca^{2+} 排出速度が遅くなり，正味で細胞外から内への Ca^{2+} の移動が増えることになる．細胞内 Ca^{2+} ストアから Ca^{2+} 放出を起こさせて，ストアの Ca^{2+} を減少させると細胞外からの Ca^{2+} 流入が増えることが観察されており，それはしばしば，安易に IP_3 や IP_4 の作用に帰せられているが[27]，上記の Ca^{2+} 濃度変化によるいわば自動的な調節を考慮して，十分検討する必要があろう．　　　　　　　　〔遠藤　實〕

文　献

1) Ebashi S, Endo M: Calcium ion and muscle contraction. *Prog Biophys Mol Biol* **18**: 123-183, 1968.
2) Ohmori H: Mechanical stimulation and fura-2 fluorescence in the hair bundle of dissociated hair cells of the chick. *J Physiol* **399**: 115-137, 1988.
3) Jaffe LF: The role of calcium explosions, waves, and pulses in activating eggs. Biology of Fertilization (Metz CB, Monroy A, eds), pp 127-165, Academic Press, NY, 1985.
4) Somlyo AV, Schuman H, Somlyo AP: Elemental distribution in striated muscle and the effects of hypertonicity. Electron probe analysis of cryosections. *J Cell Biol* **74**: 828-857, 1977.
5) Ford LE, Podolsky RJ: Regenerative calcium release within muscle cells. *Science* **167**: 58-59, 1970.
6) Endo M, Tanaka M, Ogawa Y: Calcium-induced release of calcium from the sarcoplasmic reticulum of skinned skeletal muscle fibres. *Nature* **228**: 34-36, 1970.
7) Fleischer S, Inui M: Biochemistry and biophysics of excitation-contraction coupling. *Ann Rev Biophys Chem* **18**: 333-364, 1989.
8) Takeshima H, Nishimura S, Matsumoto T, Ishida H, Kangawa K, Minamino N, Matsuo H, Ueda M, Hanaoka M, Hirose T, Numa S: Primary structure and expression from complementary DNA of skeletal muscle ryanodine receptor. *Nature* **339**: 439-445, 1989.
9) Endo M: Calcium release from sarcoplasmic reticulum. *Cur Top Membranes Transport* **25**: 181-230, 1985.
10) Ebashi S: Excitation-contraction coupling and the mechanism of muscle contraction. *Ann Rev Physiol* **53**: 1-16, 1991.
11) Kawana Y, Iino M, Horiuti K, Matsumura N, Ohta T, Matsui K, Endo M: Acceleration in calcium-induced calcium release in the biopsied muscle fibers from patients with malignant hyperthermia. *Biomed Res* **13**: 287-297, 1992.
12) Berridge MJ, Irvin RF: Inositol trisphosphate, a novel second messenger in cellular signal transduction. *Nature* **312**: 315-321, 1984.
13) Furuichi T, Yoshikawa S, Miyawaki A, Wada K, Maeda N, Mikoshiba K: Primary structure and functional expression of the inositol 1,4,5-trisphosphate-binding protein P_{450}. *Nature* **342**: 32-38, 1989.
14) Iino M: Calcium release mechanisms in smooth muscle (Review). *Jpn J Pharmacol* **54**: 345-354, 1990.
15) Kobayashi S, Kitazawa T, Somlyo AV, Somlyo AP: Cytosolic heparin inhibits muscarinic and α-adrenergic Ca^{2+} release in smooth muscle. *J Biol Chem* **264**: 17997-18004, 1989.
16) Yamazawa T, Iino M, Endo M: Carbachol induces all or none Ca^{2+} release in single smooth muscle cells of guinea pig taenia caeci. *Jpn J*

17) Woods NM, Cuthbertson KSR, Cobbold PH : Repetitive transient rises in cytoplasmic free calcium in hormone-stimulated hepatocytes. *Nature* **319** : 600-602, 1986.

18) Llinás R, Sugimori M, Lin JW, Cherksey B : Blocking and isolation of a calcium channel from neurons in mammals and cephalopods utilizing a toxin fraction (FTX) from funnel-web spider poison. *Proc Natl Acad Sci USA* **86** : 1689-1693, 1989.

19) 田邊 勉:電位依存性カルシウムチャネル—構造から機能へ—. 蛋白質核酸酵素 **36** : 861-868, 1991.

20) MacDermott AB, Mayer ML, Westbrook GL, Smith SJ, Barker JL : NMDA-receptor activation increases cytoplasmic calcium concentration in cultured spinal cord neurons. *Nature* **321** : 519-522, 1986.

21) Iino M, Ozawa S, Tsuzuki K : Permeation of calcium through excitatory amino acid receptor channels in cultured rat hippocampal neurons. *J Physiol* **424** : 151-165, 1990.

22) Kuno M, Kawaguchi J, Mukai M, Nakamura F : PT pretreatment inhibits 48/80-induced activation of Ca^{2+}-permeable channels in rat peritoneal mast cells. *Am J Physiol* **259** : C 715-C 722, 1990.

23) Gillis JM : The biological significance of muscle palvalbumins. Calcium Binding Proteins : Structure and Function (Siegel FL, Carafoli E, Kretsinger RH, MacLennan DH, Wasserman RH, eds), pp 309-311, Elsevier, Amsterdam, 1980.

24) 野間昭典:Na^+-Ca^{2+}交換機転. 蛋白質核酸酵素 **33** : 1949-1954, 1988.

25) 重川宗一, 松田成人, 中崎育明:CaATPaseの分子構造と機能. 実験医学 **10** : 655-662, 1992.

26) 多田道彦, 門馬正明, 木村佳弘, 木島祥行:心筋小胞体におけるホスホランバンの役割. 蛋白質核酸酵素 **33** : 1927-1937, 1988.

27) Putney JW Jr : A model for receptor regulated calcium entry. *Cell Calcium* **7** : 1-12, 1986.

3.5 タンパク質リン酸化反応

多細胞生物が，さまざまな外部，内部環境のなかで適応して生命を維持していくために，生体に備わった臓器が十分に機能を発揮することはいうまでもない．さらに，個体としてのホメオスタシスを保持するためには，臓器間の相互作用を調整する機構が必然的に求められる．内分泌系，神経系，免疫系がその目的のために機能している．細胞外からのシグナルである多くの種類のホルモン，神経伝達物質，オータコイドなどが細胞膜（形質膜）に到達し，膜に存在しているレセプターを刺激する（図3.16）．レセプターはそれぞれ特異的な触媒機構と共役し，信号変換，増幅作用が働いて，細胞内に，いわゆる第2メッセンジャーを生み出す．刺激因子，レセプターの種類の多さに比べると，これら第2メッセンジャーの種類はそれほど多くはない．cAMP，cGMP，ジアシルグリセロール（DG），イノシトール-1, 4, 5-三リン酸（IP_3），Ca^{2+}が現在知られている．

インスリン，インスリン様増殖因子Ⅰ（IGF-I），EGF，PDGFなどの増殖因子は，細胞外シグナルとして作用し，膜に存在しているそれぞれのレセプターを刺激する．レセプターに共役した触媒ドメインはチロシン残基をリン酸化するチロシンキナーゼ活性をもっている．EGF，PDGFはイノシトールリン脂質代謝回転の促進効果および細胞質内Ca^{2+}濃度の上昇作用をもっている．このように，増殖因子は，直接あるいは間接的に，細胞内情報伝達系と共役して，生物活性とくに同化作用，細胞増殖などに関与している．増殖因子の作用はホルモン，神経伝達物質の作用様式のような時間的経過の速い反応ではないにしろ，細胞情報伝達機構の中に加えることが可能と思われる．

細胞外シグナルによって第2メッセンジャー（細胞内情報伝達物質）が産生されるとどのような機序で作用が発現されるのだろうか．1950年代後半，Sutherland一派は，肝臓に対するアドレナリン，グルカゴンなどのホルモン作用の分析から，cAMPを発現した．このようなホルモン作用と仲介物質としてのcAMPの作用している系は肝臓に限らず多くの系でみいだされた．ホルモンが第1メッセンジャーとしてアデニル酸シクラーゼを刺激する．上昇したcAMPは第2メッセンジャーとして作用するという作用様式である．この図式は1960年半ば，第2メッセンジャー説[1]として結実し，他の多くの系にも応用される普遍性をもった説として受け入れられた．さらに，この概念の発展として，Krebs一派は，骨格筋において，cAMP依存性プロテインキナーゼをみいだした[2]．cAMPの細胞内における作用は，本酵素の活性化を介して発揮されていると考えられた．その後の研究から，細胞内におけるcAMPの標的分子は，cAMP依存性プロテインキナーゼの調節因子に限られることが明らかになり，上記の仮説は立証された．

cGMPの細胞内における標的分子は，cGMP依存性プロテインキナーゼ，cGMPホスホジエステ

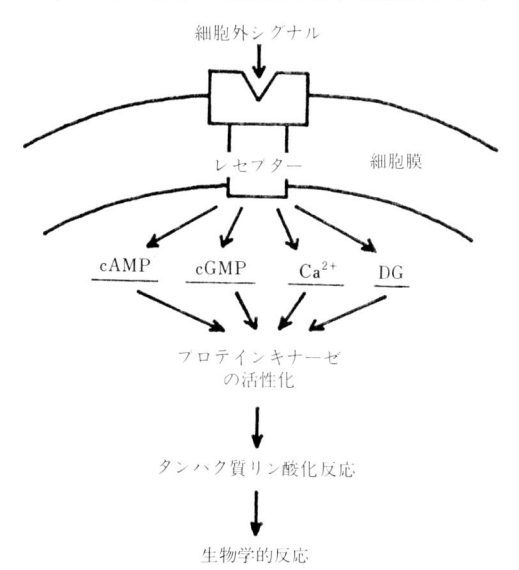

図3.16 細胞膜に存在するレセプターを介する細胞情報伝達機構とプロテインキナーゼの関与

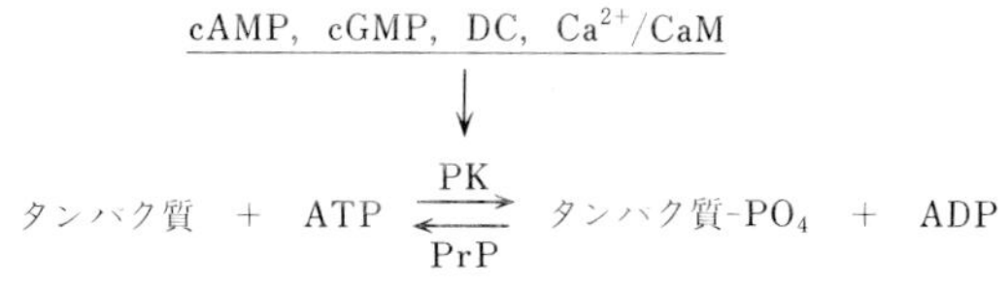

$$\text{タンパク質} + \text{ATP} \underset{\text{PrP}}{\overset{\text{PK}}{\rightleftharpoons}} \text{タンパク質-PO}_4 + \text{ADP}$$

上部: cAMP, cGMP, DC, Ca^{2+}/CaM ↓

図 3.17 タンパク質リン酸化反応
PK：プロテインキナーゼ
PrP：プロテインホスファターゼ

ラーゼが知られている．また，網膜においては，cGMP が直接に Na^+ チャネルの開閉に関与すると考えられている．DG はプロテインキナーゼ C を活性化する．IP_3 は細胞内貯蔵部位からの Ca^{2+} 放出を刺激する．Ca^{2+} は Ca^{2+} 結合タンパク質を介して作用を発揮していると考えられ，その機能も多様である．Ca^{2+} の活性化反応のなかにプロテインキナーゼが含まれている．このように，第 2 メッセンジャーの作用のすべてが，プロテインキナーゼを介しているものではないが，この作用様式のなかにプロテインキナーゼ活性化反応が大きな役割を演じていることが理解できよう．

タンパク質リン酸化反応は，タンパク質修飾の 1 種である．本反応はプロテインキナーゼによって触媒され，ATP の γ の位置のリン酸が基質タンパク質に転移させる（図 3.17）．この反応が種々の細胞内情報伝達物質によって刺激される．一方，タンパク質リン酸化反応は，脱リン酸化反応によってスイッチオフされ，この反応をプロテインホスファターゼが触媒する．タンパク質リン酸化反応と脱リン酸化反応は明らかに可逆的反応であるが，プロテインキナーゼとプロテインホスファターゼとはまったく異なる酵素である．本文ではプロテインキナーゼに焦点をあてて論じたい．本稿の執筆のために他の総説[3〜13)]を参考にした．

a. プロテインキナーゼの分類

表 3.9 には，これまで報告されたプロテインキナーゼを要約した[14)]．細胞内情報伝達物質によって刺激を受けるプロテインキナーゼのほかに，多くのプロテインキナーゼが含まれている．一般にプロテインキナーゼは組織特異性が低く，いずれの臓器にも共通してほとんどの酵素が含まれている．脳組織はとくに含量が高く，とりわけ A キナーゼ，C キナーゼ，CaM キナーゼ II は他の組織よりも濃度が高い．

表 3.9 プロテインキナーゼの分類*

I．セリン/スレオニンキナーゼ	9．ロドプシンキナーゼと β アドレナリン性レセプターキナーゼ
1．cAMP 依存性プロテインキナーゼ（A キナーゼ），タイプ I，II	10．ヒドロキシメチルグルタリル-CoA 還元酵素キナーゼ
2．cGMP 依存性プロテインキナーゼ（G キナーゼ）	11．発育時にみられるヒストン H1 キナーゼ
3．Ca^{2+} 依存性プロテインキナーゼ	12．グリコーゲン合成酵素キナーゼ 3
a）Ca^{2+}/リン脂質依存性プロテインキナーゼ（プロテインキナーゼ C, C キナーゼ）	13．S6 キナーゼ
b）カルモジュリン依存性プロテインキナーゼ	14．イソクエン酸脱水素酵素キナーゼ
i）ホスホリラーゼキナーゼ	15．ガングリオシド依存性プロテインキナーゼ（エクト型キナーゼ）
ii）ミオシン軽鎖キナーゼ	16．チラコイド (thylakoid) 膜キナーゼ
iii）Ca^{2+}/カルモジュリン依存性プロテインキナーゼ I（CaM キナーゼ I）	17．その他
iv）Ca^{2+}/カルモジュリン依存性プロテインキナーゼ II（CaM キナーゼ II）	II．チロシンキナーゼ
v）Ca^{2+}/カルモジュリン依存性プロテインキナーゼ III（CaM キナーゼ III）	1．増殖因子レセプター
	a）インスリンレセプター
	b）インスリン様増殖因子 I（IGF-I）レセプター
4．カゼインキナーゼ I，II	c）EGF レセプター
5．2 重らせん RNA 依存性プロテインキナーゼ	d）血小板由来増殖因子（PDGF）レセプター
6．ヘム調節プロテインキナーゼ	2．原癌遺伝子，癌遺伝子がコードするタンパク質
7．ピルビン酸脱水素酵素キナーゼ	3．細胞膜，細胞質に存在する他のチロシンキナーゼ
8．分岐 α-ケト酸脱水素酵素キナーゼ	脳，肝，脾，赤血球，血小板，T 細胞など

*本表は文献 14) を一部修正した．

(1) cAMP依存性プロテインキナーゼ
（Aキナーゼ）

AキナーゼはタイプI，IIに分類される．両者の相違は，構成している調節サブユニット（R）の違いに基づいており，ホロ酵素はイオン交換樹脂カラムでの塩濃度による溶出位置が異なる．組織によってタイプI，IIの相対的含量に差が認められる．R_I，R_{II}および触媒サブユニット（C）についてタンパク質化学的研究およびcDNAクローニングからアミノ酸配列が明らかにされ，構造解析がなされている．タイプI，IIともにR_2C_2からなり，Rあたり2個のcAMPが結合する．RにcAMPが結合すると，RとCの間に解離が起こり，酵素活性に阻害的に働いているRが除かれることで，活性化が起こる．

(2) cGMP依存性プロテインキナーゼ
（Gキナーゼ）

cAMPよりも50〜100倍鋭敏にcGMPによって活性化される酵素がcGMP依存性プロテインキナーゼ（Gキナーゼ）と名づけられた．哺乳動物組織においては，小脳を除いて，cAMP濃度が数十倍高いので，刺激によっては，増量したcAMPによって活性化されている可能性もある．Aキナーゼよりも組織における含量は低く，平滑筋，肺，心臓，小脳のPurkinje細胞に比較的高濃度に存在する．Aキナーゼと異なり，$(RC)_2$として存在し，RCそれぞれは逆平行でたがいのCに対しRが阻害的に作用している．RはcGMP結合部位を2個所有し，結合とともに，構造変化が起こってRの阻害作用が解除され，活性化される．

(3) Ca^{2+}依存性プロテインキナーゼ

細胞が種々の因子によって刺激を受けると，細胞外からのCa^{2+}流入あるいは細胞内貯蔵部位からのCa^{2+}放出の増加が起こる．細胞質Ca^{2+}濃度は10^{-8}〜10^{-7}Mから10^{-6}〜10^{-5}Mに増加する．このような低濃度のCa^{2+}によって活性化されるプロテインキナーゼをCa^{2+}依存性プロテインキナーゼと名づける．

a) Cキナーゼの構造と機能

これに関する研究はさらに進展している．cDNAのクローニングから，α，β_I，β_{II}，γ，δ，ε，ξの7種のサブタイプが同定されている．α，β，β_{II}，γのそれぞれに特異的な抗体を作製して，サブタイプの臓器分布，脳内分布の異なることが報告された．Cキナーゼはホルボルエステル，ジアシルグリセロール（DG）によって活性化されることから，細胞系で機能的役割を調べる多数の研究がなされている．

b) ミオシン軽鎖キナーゼ

本酵素はカルモジュリン活性化酵素の1つである．骨格筋，平滑筋など筋肉系組織に存在するミオシンのリン酸化酵素としてみいだされた．骨格筋では，ミオシンリン酸化反応にともなってミオシンのアクチン活性化Mg^{2+}-ATPase活性に変動の生じないこと，およびトロポニン系の作用が明らかなことから，骨格筋での本酵素の役割はいまだ不明である．一方，平滑筋では，ミオシンリン酸化反応がアクチン活性化Mg^{2+}-ATPaseを活性化し，筋収縮とミオシンリン酸化反応がほぼ緊密に相関することから，本酵素が直接に筋収縮機構に関与していると考えられている．非筋組織にも本酵素が存在しており，平滑筋タイプと考えられている．血小板では，形態の変化，ヒスタミン放出に関与していると推測されている．

c) Ca^{2+}/カルモジュリン依存性プロテインキナーゼI，II，III（CaMキナーゼI，II，III）

命名については文献を参照されたい[15]．Ca^{2+}/カルモジュリンによって活性化されるプロテインキナーゼであるが，CaMキナーゼI，II，IIIはそれぞれ異なった単位の酵素と考えられている．IIについての知見がもっとも多く集積されている．

CaMキナーゼIは均質な状態にまで精製され，全身の多くの臓器に存在している[16]．シナプシンIのリン酸化部位がCaMキナーゼIIとは異なる．

CaMキナーゼIIは最初脳で同定されたが，他臓器にもアイソエンザイムが存在する[17]．脳における含量がもっとも高い．脳CaNキナーゼIIに対するポリクローン抗体を作製し，イムノブロット法で調べると，サブユニット構造が3種のタイプに分類される．脳は49 kDaαと60 kDaβ，心臓と

骨格筋は55 kDa，その他の脾臓，胃，膵臓，肺，脂肪組織，肝臓は約52 kDaのサブユニットから成り立っている．ホロ酵素は分子量50～60万（肝臓のみ例外で，分子量約30万）の巨大分子を示している．

脳CaMキナーゼIIのcDNAのクローニングがなされ，α，β，γのサブユニットの1次構造が報告された．いずれのサブタイプにも，ATP結合部位，カルモジュリン結合部位，自己リン酸化部位，活性阻害部位が同定されている．カルモジュリンによる活性化機構は，次のように説明されている[18]．酵素活性に阻害的に働くドメインがATP結合ドメインを遮蔽している．この部位はカルモジュリン結合部位を含んでおり，カルモジュリンが結合すると，構造的変化が起こって，ATPの結合部位への接近が可能になる．また，活性阻害ドメインにはThr 286が含まれ，この部位の自己リン酸化反応によっても酵素は活性化され，活性がCa^{2+}/カルモジュリンに依存しなくなる．

本酵素に関する研究では，自己リン酸化反応の酵素活性に対する効果について注目されている．自己リン酸化反応が開始するには，Ca^{2+}/カルモジュリンを必要とする．しかし，反応が始まると，最早Ca^{2+}/カルモジュリンを必要とせず，反応はそのまま進行する．さらに，自己リン酸化反応が進行すると，酵素はCa^{2+}の存在下においてもカルモジュリンと結合できなくなり，活性は完全にCa^{2+}/カルモジュリン非依存性となる．この反応の生体における生理的意義づけとして，一過性に細胞質に増加したCa^{2+}の効果を維持する機構と考えられている．また，酵素の自己リン酸化反応が起こると，ある種の基質との相互作用が変化し，基質のリン酸化反応が増加する．このことは，非自己リン酸化酵素と自己リン酸化酵素は基質特異性が異なり，酵素が自己リン酸化されてはじめて利用される基質の存在を意味している．自己リン酸化反応の酵素活性に対する別の制御機構と考えられ，興味深い．

脳から調製したPSD（postsynaptic densities，後シナプス肥厚部）は後シナプス膜を含むイオンチャネル，レセプターなど重要な機能分子を含んでいる．長年にわたってPSDの主な構成成分と考えられていたmPSDタンパク質はCaMキナーゼIIのサブユニットであることがわかった．PSDの構成タンパク質は，膜に組み込まれた状態で存在し，界面活性剤や高濃度塩処理によっても可溶化されない．同じように，膜に強く組み込まれた酵素は，骨格筋の小胞膜，形質膜，心筋小胞体などにも同定することができた．それぞれの膜分画には内因性基質がみいだされており，酵素として役立っていることはいうまでもないが，量的な点から考えて，自己リン酸化反応を介し，直接に膜構造の機能的変化に関与することも考えられる．プロテインキナーゼが脳の可塑性に関与すると報告する多数の論文がある[19]．この意味で，CaMキナーゼIIが，海馬のシナプス活性の長期増強に関与するとする論文が報告[20,21]されたことは注目に値する．

CaMキナーゼIIIはCaMキナーゼI，IIとは基質が異なる酵素として報告された[22]．全身の多くの組織に存在する分子量10万の基質が役立つ．本タンパク質は伸展因子2（elongation factor 2, EF-2）と同定された．しかしながら，酵素そのものの精製，性質についてはまだ不明である．

CaM I，II，IIIのほかに，CaMキナーゼIV，Vの報告がある．CaMキナーゼIVは，通常の酵素精製の課程とは異なる方法でみいだされた．マウス脳からmRNAを分離し，cDNAを取り出した．得られたcDNAを大腸菌にトランスフェクトさせ，発現したタンパク質について，CaM結合を調べた（*Proc Natl Acad Sci USA* **84**: 3038-3042, 1987）．その結果，CaM結合能とともにキナーゼ活性をもつタンパク質が分離され，CaMキナーゼIVと命名された．本タンパク質は小脳顆粒細胞（granule cell）に多く含有され，別のグループはCaMキナーゼGrと呼んでいる（*J Biol Chem* **264**: 5866-5875, 1989）．CaMキナーゼIIとのアミノ酸配列における相同性は低い．気質として，シナプシンI，ミオシン軽鎖，MAP 2，ミエリン塩基性タンパク質，合成ペプチドとしてシンタイド2が役立ち，気質特異性がかなり広い．濃度的には，脳ではCaMキナーゼIIよりもずっと

低いと考えられるが、今後細胞機能に果たす役割が追求されよう。

ラット大脳から新しい CaM キナーゼが精製され、CaM キナーゼVと命名された（*J Biol Chem* **268**：9143-9147, 1993）。SDS-PAGE上 41 kDa の分子量を示し、CaM キナーゼIIを阻害する KN-62 は本酵素を阻害した。基質としては、シンタイド2が利用された。

（4）増殖因子依存性セリン/スレオニンキナーゼ

表3.9に示しているように、インスリン、IGF-I、EGF、PDGF の各レセプターはチロシンキナーゼ活性をもっている。ところが、刺激因子がレセプターに結合して活性化したときに、レセプターのチロシン残基だけでなく、セリン/スレオニン残基のリン酸化が増加する。レセプターの保持しているチロシンキナーゼ以外のセリン/スレオニンキナーゼが同時に作用していることを意味している。最近、インスリンレセプターに結合し、セリン残基をリン酸化するキナーゼが分離された[23]。本酵素は、Aキナーゼ、Gキナーゼ、Cキナーゼ、CaMキナーゼI、IIとも異なる独立したキナーゼと考えられている。

さらに、増殖因子の細胞刺激に反応して、種々のセリン/スレオニンキナーゼが活性化される。これらのキナーゼの中には、S6キナーゼ[24]、MAP2キナーゼ[25,26]、カゼインキナーゼII[27]などが含まれている。インスリン処理後、3T3線維芽細胞から活性化されたMAP2が部分精製された。本酵素はアフリカツメガエルから得たS6キナーゼIIをリン酸化し、リン酸化反応にともなって酵素活性の上昇を観察した。このことは、細胞内において増殖因子に反応して、MAP2キナーゼが活性化され、続いてMAP2キナーゼによってS6キナーゼIIが活性化されてS6タンパク質リン酸化反応に至るキナーゼのカスケードの存在を示唆している。

MAPキナーゼ（mitogen-activated キナーゼ）の研究は、最近相当に解明が進められてきた。増殖因子が細胞表面に存在する特異的レセプターを刺激すると、低分子量GタンパクであるRASが活性化され、Raf-1の活性化に至る。続いて、MAPキナーゼ-キナーゼがリン酸化され、活性化されて、MAPキナーゼのリン酸化、活性化反応に至る。Raf-1はCキナーゼの基質となり、MAPキナーゼ-キナーゼ-キナーゼ（MAPKKK）と同じものかもしれない。増殖因子レセプターを刺激することがどのようにRASの活性化をひき起こしてくるのか、RASの活性化がRAF-1の活性化を惹起する機構など、まだ未知の分野が残されている。リン酸化反応が次々と酵素の活性化を起こすキナーゼのカスケード形成している一連の連鎖反応はユニークなものである。細胞機能としては、最終的にリボゾームタンパク質のS6がリン酸化され、タンパク質合成の促進が明らかにされているが、他の基質が存在して、細胞増殖などの機能的意義がほかにもあると考えられる。

（5）基質名で呼ばれているキナーゼ

表3.9には基質名で呼ばれているキナーゼが数多く含まれている。それらのあるものは、性質の解明が十分に進んでいるものもある。いずれもcAMP、cGMPなどの第2メッセンジャーによっては刺激を受けない。あるものは独立した単位の酵素として認められているが、今後の研究の進展によって、他のキナーゼとの同一性が明らかにされるものもあろう。

（6）チロシンキナーゼ

細胞増殖、癌の発生などに関連して、この範疇に属するプロテインキナーゼがますます重要性を増している。増殖因子レセプターは細胞外シグナルを受容し、チロシンキナーゼ活性化反応によって応答する。前述のとおり、イノシトールリン脂質代謝回転、Ca^{2+}動員に共役して、第2メッセンジャーを産生する系にも共役している。癌遺伝子、原癌遺伝子はとくにレセプターとの共役で活性化されるものではない。

b. 細胞機能における役割

細胞外からのシグナルが膜に存在するレセプターを刺激して、細胞内に第2メッセンジャーを産生し、特定のプロテインキナーゼを活性化する。当該のプロテインキナーゼはそれぞれに特異的な

基質をリン酸化して，生物活性を発揮するに至る．この意味で，タンパク質リン酸化反応は，ホルモンなど細胞刺激因子の最終の奏効因子と定義づけることができる．さらに，現時点では特定のレセプターと直接に共役していない多くのプロテインキナーゼもまた細胞機能に関与していると思われる．

表 3.10 タンパク質リン酸化反応と細胞機能

1) 細胞質酵素の活性化，不活性化反応
2) レセプター，イオンチャネル
3) 刺激—分泌連関
4) 刺激—収縮連関
5) タンパク質合成
6) 遺伝子発現の調節
7) 細胞増殖，分裂

cAMP, cGMP, ジアシルグリセロール, Ca^{2+} によって活性化される A キナーゼ, G キナーゼ, C キナーゼ, CaM キナーゼ II はいずれも広い基質特異性を有している．それぞれのプロテインキナーゼに共通した基質が存在している．異なった細胞刺激に対する細胞内反応が共通していることを示しているのだろうか．この問題は，それぞれの組織，細胞の内部構造と密接に関連し，調節されているのかもしれない．

それぞれのプロテインキナーゼに対する基質には，アミノ酸配列のリン酸化部位に共通性が認められる．A キナーゼには -Arg-Arg-X-Ser/Thr-, CaM キナーゼ II には -Arg-X-X-Ser/Thr- などである．C キナーゼでは，リン酸化アミノ酸の C 末端側に塩基性アミノ酸が存在すると示唆されている．しかし，一方で，この法則に合致しないアミノ酸配列部位がリン酸化される例も報告されている．いずれにしろ，リン酸化アミノ酸部位の研究には多くの知見が集積されているものの，十分に結論できる段階ではない．

表 3.10 には，タンパク質リン酸化反応がどのようなタイプの細胞機能に関与しているかを列挙してみた[28]．

細胞刺激から細胞応答に至る反応を時間的経過のなかで観察してみると，短期反応と長期反応に分けることができる．神経伝達物質，ホルモンなどによる細胞の反応は，比較的速いものであり，ミリ秒から分の単位で生起している．一方，タンパク質合成，細胞増殖，分化，癌化，遺伝子発現の調節などは時間から日に至る長時間を要する反応である．このような長期反応もまた，レセプターを介するタンパク質リン酸化反応によって調節されている．

1) 細胞膜に存在する 40 種類に及ぶ酵素がリン酸化される．リン酸化反応に伴って，酵素の活性化，不活性化反応が起こる．酵素タンパク質の増減を伴わない可逆的反応で，細胞刺激に起因する動的な酵素活性の変動を調節しているものと思われる．

2) 膜に存在するレセプターがリン酸化される．アドレナリン性 $α_1$ レセプターは C キナーゼ, アドレナリン性 β レセプターは A キナーゼ, β レセプターキナーゼ, EGF レセプターは C キナーゼによってリン酸化され，それぞれホルモンに対する反応性を消失する．アセチルコリンニコチン性，ムスカリン性レセプターもまたリン酸化を受ける．これらの反応は，主としてレセプターの負のフィードバック機構，ダウンレギュレーションの分子機構を形成するものと考えられている．また，Na^+, K^+, Ca^{2+} チャネルがリン酸化反応によって調節されている．

3) 神経伝達物質の放出，内分泌腺，外分泌腺からのホルモン，消化液の分泌がタンパク質リン酸化反応によって調節されている．そのなかには，アセチルコリン，ドパミン，ステロイドホルモン，インスリン，カルシトニン，アミラーゼ，ムチン，ペプシノゲン，肺表面活性物質などの放出，分泌が含まれている．ただ，分泌，放出反応にタンパク質リン酸化反応が関与するとの報告は実験的困難さから，間接的証拠にとどまっている．エキソサイトーシスという現象がいくつかの連続した反応の総和として成り立っていることによると思われる．

4) 骨格筋の収縮がトロポニン系による制御によって調節されているのに対し，平滑筋の収縮は Ca^{2+}/カルモジュリン依存性ミオシンリン酸化反応によって惹起されると考えられている．血小板

などの非筋細胞に存在するミオシンおよびミオシン軽鎖キナーゼの調節機構は平滑筋に類似している．

収縮タンパク質とともに，いくつかの細胞骨格タンパク質（ニューロフィラメント，MAP2，タウ因子，チューブリンなど）がリン酸化され，微小管重合などタンパク質間の相互作用に影響を与える．

5) タンパク質リン酸化反応がタンパク質合成に関与することを示す知見は少なくない．リボゾームS6タンパク質およびタンパク質合成開始因子2（eIF-2），伸展因子2（EF-2）のリン酸化反応はタンパク質合成をそれぞれ促進および阻害する．cAMPおよびTPAのタンパク質合成促進効果はAキナーゼ，Cキナーゼのそれぞれの特異的基質がDNAの特定部位に結合することによって惹起される．タンパク質のDNA結合部位の塩基配列が明らかにされた．このことは，cAMP，TPAの遺伝子発現に対する刺激効果がプロテインキナーゼの活性化を介して起こることを示している．

6) 酵母のcdc2キナーゼとアフリカツメガエル卵母細胞のMPF（成熟促進因子）は共通した34K構成タンパク質を含み，ヒストンH1リン酸化能をもっている．これらのキナーゼは細胞周期の特定の時期に増加し，細胞分裂の進行過程に必須の因子と考えられている．

7) 最近，タンパク質リン酸化反応が脳の可塑性，とりわけシナプス性長期増強（LTP）に関与するとの報告がある．関与するプロテインキナーゼはCキナーゼ，チロシンキナーゼ，CaMキナーゼIIなどである．特に，CaMキナーゼIIの知見が集積されてきた．ⓐ海鳥CA1領域の錐体細胞にCaM阻害薬やCaMキナーゼII阻害薬を投与しておくと，テタヌス性刺激に反応したLTP形成が阻害された．ⓑLTP形成とCA1領域のCaMキナーゼII活性の上昇と相関している（*J Biol Chem* 268：7863-7867,1933）．ⓒLTP形成時に，CaMキナーゼII mRNAの上昇がみられる．ⓓ遺伝子標的法によってCaMキナーゼII α サブユニットを消去すると，この動物から得た海馬切片にLTP形成を認めない（*Science* 257：201-206,1992）．さらに，このようなCaMキナーゼII α サブユニット欠損動物では空間認識能に障害が認められ，海馬障害時に認められる動物の行動障害と類似していた（*Science* 275：206-211,1992）．

あとがき 膜に存在するレセプターの伝達する作用機構のなかで，タンパク質リン酸化反応は重要な役割を演じていると思われる．さらに，異なったレセプターの間のcross-talkにも関与していることは確かであろう．

分析の目的には，*in vitro*の系で精製された構成成分の相互作用を調べることが必要なことはいうまでもないが，細胞機能における役割を検出するには，それだけでは十分ではなく，*in vivo*系での検索が求められる．しかし，細胞系あるいは*in vivo*系を用い，レセプターを介する情報伝達の作用に果たすタンパク質リン酸化反応の役割を正確につきとめるのは，それほど容易ではない．レセプターの作用が，細胞刺激にはじまり，生物学的作用の発揮に至る一連のカスケードを形成し，プロテインキナーゼの作用点の同定が困難であるからである．今後はさらに，*in vivo*の系での研究に目が向けられると思われる． 〔宮本英七〕

文　献

1) Sutherland EW：Cyclic AMP and hormone action. In：Cyclic AMP (ed by Robison AG, Butcher RW, Sutherland EW), p17-47, Academic Press, New York, London, 1971.
2) Walsh DA, Perkins JP, Krebs EG：An adenosine 3′, 5′-monophosphate-dependent protein kinase from rabbit skeletal muscle. *J Biol Chem* 243：3763-3765, 1968.
3) Nairn AC, Hemmings HC Jr, Greengard P：Protein kinases in the brain. *Ann Rev Biochem* 54：931-976, 1985.
4) Hunter T, Cooper JA：Protein tyrosine kinases. *Ann Rev Biochem* 54：897-930, 1985.
5) 細胞情報伝達と蛋白質燐酸化反応（宮本英七，西塚泰美編），蛋白質核酸酵素 臨時増刊号31, 共立出版，東京，1986.
6) 細胞内情報と細胞応答．続生化学実験講座7（日本生化学会編，宇井理生，上代淑人，西塚泰美，西村暹編），東京化学同人，東京，1990.

7) Edelman AM, Blumenthal DK, Krebs EG: Protein serine/threonine kinases. *Ann Rev Biochem* **56**: 567-613, 1987.
8) Nishizuka Y: The molecular heterogeneity of protein kinase C and its implications for cellular regulation. *Nature* **334**: 661-665, 1988.
9) Yarden U, Ullrich A: Growth factor receptor tyrosine kinases. *Ann Rev Biochem* **57**: 443-478, 1988.
10) カルシウムイオンと細胞機能（遠藤 實，西塚泰美，八木康一，宮本英七編），蛋白質核酸酵素 臨時増刊号 33，共立出版，東京，1988.
11) 神経生化学上（黒川正則，佐武 明，宮本英七編），蛋白質核酸酵素 臨時増刊号 35，共立出版，東京，1990.
12) 神経生化学下（黒川正則，佐武 明，宮本英七編），蛋白質核酸酵素 臨時増刊号 35，共立出版，東京，1990.
13) Schulman H: The multifunctional Ca^{2+}/calmodulin-dependent protein kinase. In: Advances in Second Messenger and Phosphoprotein Research, vol 22 (ed by Greengard P, Robison GA), pp 39-112, Raven Press, New York, 1988.
14) 宮本英七，太田安隆：脳における蛋白質燐酸化反応．蛋白質核酸酵素 **35**: 1054-1063, 1990.
15) 福永浩司，山本秀幸，岩佐隆史，田中越郎，宮本英七：多機能性カルモデュリン依存性プロテインキナーゼの構造と機能．蛋白質核酸酵素 **31**: 1898-1911, 1986.
16) Nairn AC, Greengrad P: Purification and characterization of Ca^{2+}/calmodulin-dependent protein kinase I from bovine brain. *J Biol Chem* **262**: 7273-7281, 1987.
17) Fukunaga K, Sato H, Takatsu K, Tominaga A, Miyamoto E: Monoclonal antibody against a multifunctional calmodulin-dependent protein kinase from rat brain and the tissue distribution of the enzyme. *Biomed Res* **7**: 405-413, 1986.
18) Colbran RJ, Schworer CM, Hashimoto Y, Fong Y-L, Rich DP, Smith MK, Soderling TR: Calcium/calmodulin-dependent protein kinase II. *Biochem J* **258**: 313-325, 1989.
19) 宮本英七：連載講座—脳の可塑性の物質的基礎．蛋白質燐酸化反応と可塑性．生体の科学 **39**: 315-321, 1988.
20) Malenka RC, Kauser JA, Perkel DJ, Mauk MD, Kelly PT, Nicoll RA, Waxham MN: An essential role for postsynaptic calmodulin and protein kinase activity in long-term potentiation. *Nature* **340**: 554-556, 1989.
21) Malinow R, Schulman H, Tsien RW: Inhibition of postsynaptic PKC or CaMK II blocks induction but not expression of LTP. *Science* **245**: 862-866, 1989.
22) Palfrey HC, Nairn AC, Muldon LL, Villereal ML: Rapid activation of calmodulin-dependent protein kinase III in mitogen-stimulated human fibroblasts. Correlation with intracellular Ca^{2+} transients. *J Biol Chem* **262**: 9785-9792, 1987.
23) Smith DM, King MJ, Sale GJ: Two systems *in vitro* that show insulin-stimulated serine kinase activity towards the insulin receptor. *Biochem J* **250**: 509-519, 1988.
24) Novak-Hofer I, Thomas G: Epidermal growth factor-mediated activation of an S6 kinase in Swiss mouse 3T3 cells. *J Biol Chem* **260**: 10314-10319, 1985.
25) Ray LB, Sturgill TW: Rapid stimulation by insulin of a serine/threonine kinase in 3T3-L1 adipocytes that phosphorylates microtubule-associated protein 2 *in vitro*. *Proc Natl Acad Sci USA* **84**: 1502-1506, 1987.
26) Hoshi M, Nishida E, Sakai H: Activation of a Ca^{2+}-inhibitable protein kinase that phosphorylates microtubule-associated protein 2 *in vitro* by growth factors, phorbol esters and serum in quiescent cultured human fibroblasts. *J Biol Chem* **263**: 5396-5401, 1988.
27) Giugni TD, Chen K, Cohen S: Activation of a cytosolic serine protein kinase by epidermal growth factor. *J Biol Chem* **263**: 18988-18995, 1988.
28) 宮本英七：プロテインキナーゼによるタンパク質機能の調節．新生化学実験講座第8巻，細胞内情報と細胞応答（日本生化学会編，宇井理生，上代淑人，西塚泰美，西村 暹編），pp 203-212, 東京化学同人，東京，1990.

4. レセプターの生合成・代謝・機能調節

4.1 レセプター遺伝子の発現と合成

近年,分子生物学のめざましい進歩により,多くの細胞膜レセプターや核内(細胞質内)レセプターのcDNA,あるいは遺伝子がクローニングされ,それらのタンパク質の1次構造が次々と決定されている.さらに遺伝子の転写から翻訳,翻訳後修飾に至るまでの一連のレセプター合成過程も次第に明らかにされつつある.レセプターはタンパク質そのものであり,レセプター遺伝子の発現調節とその合成は通常の遺伝子の発現調節やタンパク質合成と本質的に何ら変わるところはない.したがって,本稿では,一般的に認められている遺伝子の発現,タンパク質の合成過程(翻訳後修飾を含む)を中心に概説する.なお個々のレセプター遺伝子の発現調節,合成の詳細については各論を参照していただきたい.

a. 遺伝子の転写
(1) 転写調節部位

タンパク質合成の一連の過程を図4.1に示す.タンパク質合成の第1段階は遺伝子の転写(transcription),すなわち,DNAを鋳型とした,RNAポリメラーゼIIによるmessenger RNA

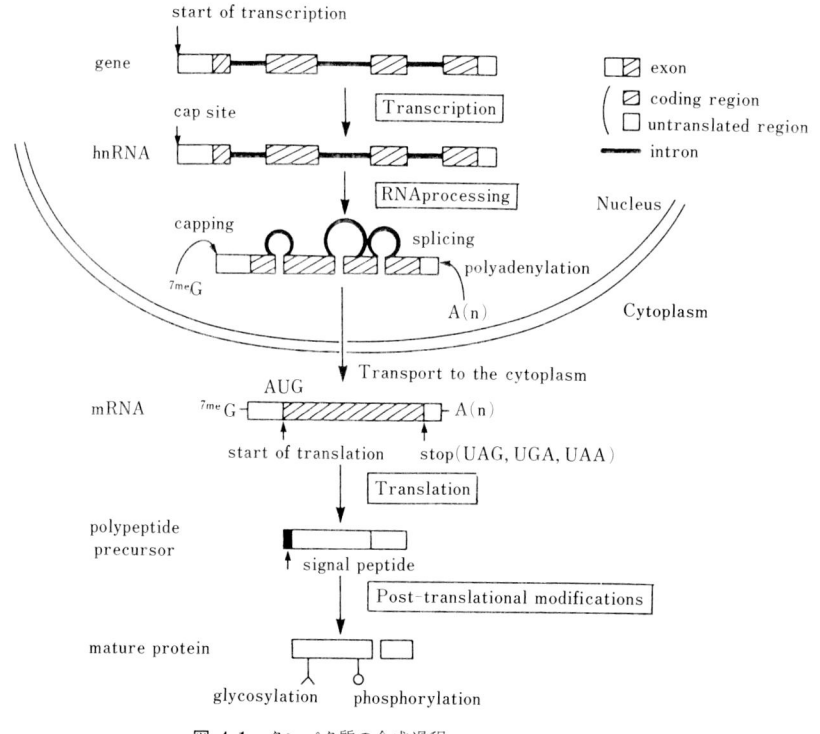

図 4.1 タンパク質の合成過程
^{7me}G:7-メチルグアノシン,A(n):ポリアデニル化

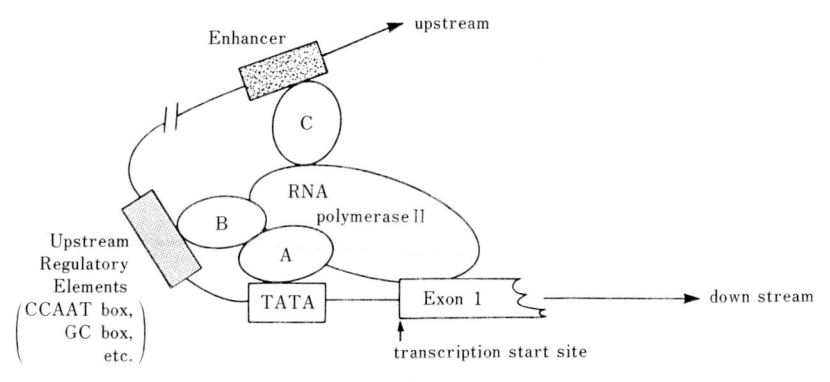

図 4.2 転写開始反応に関与する複合体の模式図
RNA ポリメラーゼ II を中心に，TATA ボックス（基本プロモーター），GC ボックスなどの上流プロモーター配列，エンハンサー配列に結合する転写因子（それぞれ，A, B, C）が相互作用して，転写反応を開始する．

(mRNA) の前駆体，heteronuclear RNA (hnRNA) の合成である．RNA ポリメラーゼ II は，それ自体では，転写反応を正確な位置から開始することはできない．遺伝子の転写には，ゲノム上の特徴的な塩基配列からなる部位，すなわち転写調節部位 (cis-acting element) に結合する種々の転写（調節）因子 (transcription factor, あるいは trans-acting factor) が RNA ポリメラーゼ II と相互作用することが必要で，これにより転写は正あるいは負の制御を受けている（図4.2）．一般的に転写調節部位は転写開始部位 (transcription start site) より数百 bp 以内に存在することが多いが，ときには 10～30 kb も離れて存在することもある．

典型的な真核細胞生物の遺伝子の転写調節にあずかる主な部位を図 4.2 に示す．転写開始部位に最も近く（通常 25～30 bp 上流）存在する部位はその塩基配列の特徴より "TATA" ボックスと呼ばれ，RNA ポリメラーゼ II による転写の基本プロモーター構造の一部を形成している．この "TATA" ボックスは正確な転写開始反応に必要であり，しかも転写効率にも影響を与えている．さらにその上流には "CCAAT" ボックス，"GC" ボックスなど，種々の転写調節部位，すなわち上流プロモーター配列 (upstream regulatory element) が存在する．それらの調節部位にはホルモン，成長因子，熱ショックやその他の情報伝達系により誘導されるそれぞれ特異的な転写因子が結合し，

RNA ポリメラーゼ II や他の転写因子と協調して遺伝子の転写を制御する．一般的に，上流プロモーター配列による転写の調節は，インスリンレセプターや EGF レセプターなど，いわゆる "house keeping protein" の遺伝子発現にみられるように，組織非特異的であることが多い．

このようなプロモーター配列とは異なり，エンハンサー (enhancer) と呼ばれる，プロモーターからの転写速度に促進的に働く別の転写調節部位が存在する．このエンハンサーは SV 40 ウイルス初期遺伝子の転写開始点から約 100 bp 上流で初めて発現されたが[1]，現在では種々の遺伝子で，上流ばかりでなく，遺伝子の下流やイントロン内にもみいだされている．このエンハンサーの特徴は，①エンハンサー単独では転写反応を開始せず，②方向や位置，さらにプロモーターからの距離に依存しないで，転写活性を促進する，などである．ちなみに上記の特徴を有し，転写量を逆に抑制するゲノム上の領域をサイレンサーと呼ぶ．

（2）転 写 因 子

近年，上流プロモーター配列や，エンハンサー配列に結合する転写因子の特徴が次々と明らかにされつつある[2,3]．転写因子は DNA 結合タンパク質であるが，DNA 結合能は転写因子として必要条件であり十分条件ではないことを留意する必要がある．現在この転写因子は，その構造上の特徴から次の 4 種類に分類されている[2]．脊椎動物におけるそれらの代表的な例を表 4.1 に示す．

表 4.1 脊椎動物における代表的な転写因子

分 類	結 合 部 位	転写因子としての主な特徴
I．ヘリックス-ターン-ヘリックスおよびホメオドメイン		
Hox[*1]	c[T/c][T/c]NATTA[T/G][T/c]	体節構造の形成などdevelopmentに関与
Oct 1	ATTTGCAT	非特異的
Oct 2	ATTTGCAT	リンパ系細胞特異的
Oct 3/4	ATTTGCAT	幹細胞における発現調節
Pit 1 (GHF 1)	A[A/T][A/T]TATNCAT	下垂体前葉特異的
II．Zn フィンガー		
Sp 1	GGGCGG	非特異的
ステロイドレセプター	GGTACA(N)$_3$TGTTCT[*2]	各種ステロイドホルモン反応性
III．ロイシンジッパーおよびヘリックス-ループ-ヘリックス		
c/EBP	TGTGGAAG	肝・脂肪細胞における遺伝子発現関与
FOS/JUN[*3]	TGA[C/T]TCA	TPA 反応性
CREB	TGACGTCA	cAMP 反応性
E 47 および E 12[*4]	GGCAGGTGG	免疫グロブリン遺伝子の発現調節
IV．その他		
AP-2	CCCCAGGC	TPA および cAMP 反応性
CTF/NF-1	CCAAT	非特異的

文献 2),3) より改変. [*1]：Odenwald WF, et al: *Genes Der* **3**: 158-172, 1989. [*2]：エストロゲンレセプター結合部位 (ERE) を除く. ERE のコンセンサス配列は AGGTCA(n)$_3$TGACCT. [*3]：文献 14) より. [*4]：Murre C, et al: **56**: 777-783, 1989.

a) ヘリックス-ターン-ヘリックスおよびホメオドメイン（図 4.3 A）

連続する 2 つのヘリックス構造（ヘリックス 2 とヘリックス 3）が，短いターンによって 90 度の位置に並び，ヘリックス-ターン-ヘリックスのモチーフをとることにより特徴づけられている．この構造は，初め原核細胞の転写調節タンパク質としてみいだされたものであるが，最近になって，種々のショウジョウバエの胚発生の制御因子（ホメオティック遺伝子）も同様な構造をとることが明らかにされた[4]．それらのタンパク質中でアミノ酸配列の類似性が高い領域はホメオドメインと呼ばれる．このホメオドメインのモチーフは，オクタマー（ATTTGCAT）結合タンパク質である Oct-1[5]，Oct-2[6] や下垂体に特異的な転写因子である Pit-1 (GHF-1)[7] など，哺乳動物の転写因子にも存在することが示された[8]．さらに，これらの転写因子にはホメオドメインの N 端側にもアミノ酸配列の類似性が高いもう 1 つの領域が存在する．この領域とホメオドメインは Pit-1, Oct-1 と 2，および線虫（nematode）の遺伝子で神経細胞の分化に関与するとされている Unc 86[9] に共通しているので，それぞれの頭文字をとり，POU ドメインと呼ばれる．ホメオドメインは，POU ホメオドメイン，その上流の類似性が高い領域は POU 特異的ドメインと呼ばれる．

b) Zn フィンガー（図 4.3 B）

Zn フィンガーをモチーフとする DNA 結合タンパク質は，最初，5S-rRNA 遺伝子の転写因子である TF$_{III}$A で発見されたものである[10]．その後 "GC" ボックスに結合する stimulatory protein-1 (Sp 1) も類似の構造を有していることが明らかにされた[11]．Zn を囲んだ 2 個のシステインと 2 個のヒスチジン（C$_2$H$_2$ 型）が SH 基を中心の結合し，DNA と結合するためのフィンガー（指）を形成するとされている．また，ステロイドホルモンレセプタースーパーファミリー（各ステロイドホルモンレセプターと甲状腺ホルモンレセプター，ビタミン D レセプター，レチノイドレセプターを含む）では，各リガンドがそれぞれ特異的なレセプターと結合後，標的遺伝子の転写因子として作用するが，これらの場合，4 つのシステイン（C 4 型）

A

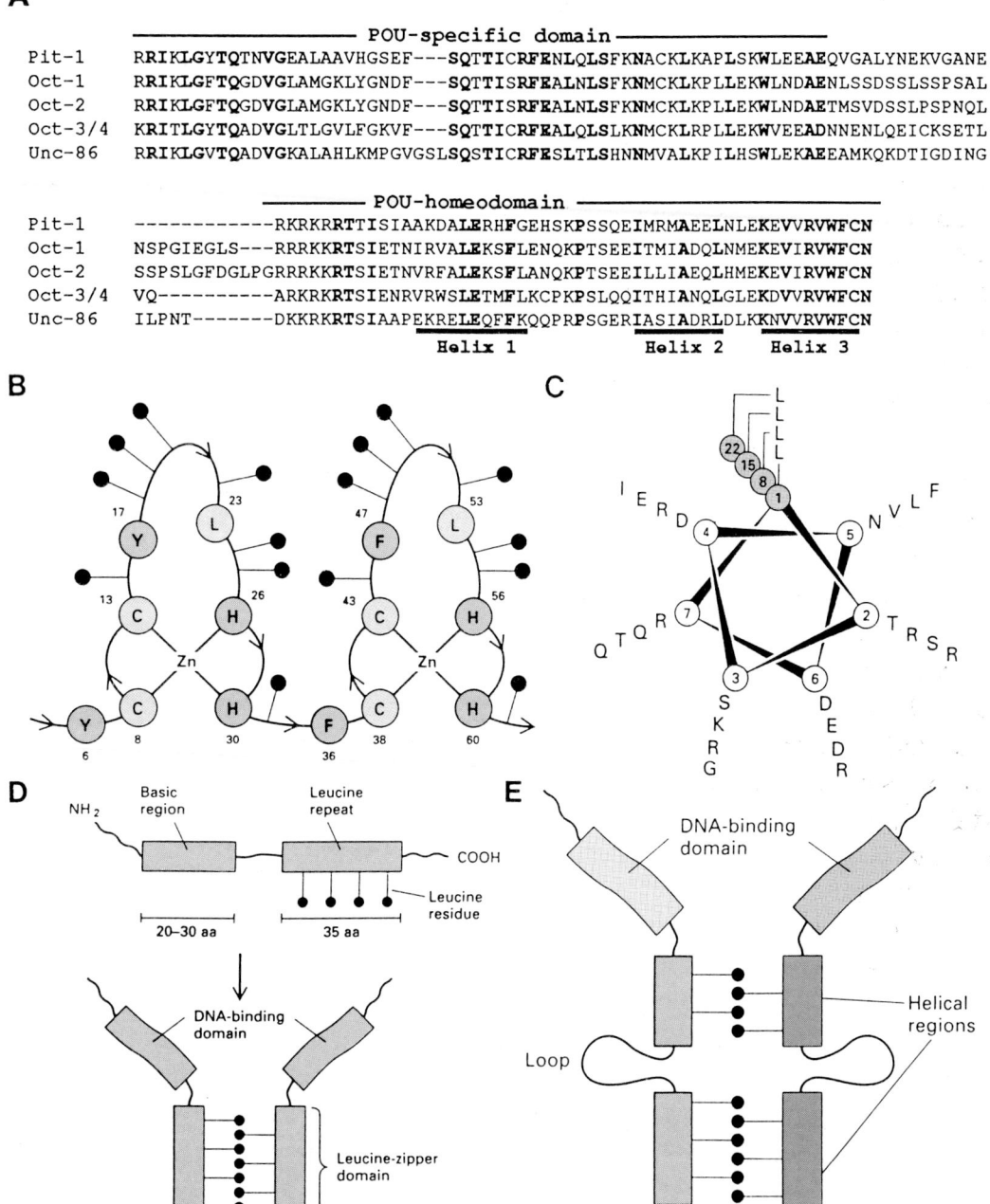

```
                   ———————————— POU-specific domain ————————————
Pit-1     RRIKLGYTQTNVGEALAAVHGSEF---SQTTICRFENLQLSFKNACKLKAPLSKWLEEAEQVGALYNEKVGANE
Oct-1     RRIKLGFTQGDVGLAMGKLYGNDF---SQTTISRFEALNLSFKNMCKLKPLLEKWLNDAENLSSDSSLSSPSAL
Oct-2     RRIKLGFTQGDVGLAMGKLYGNDF---SQTTISRFEALNLSFKNMCKLKPLLEKWLNDAETMSVDSSLPSPNQL
Oct-3/4   KRITLGYTQADVGLTLGVLFGKVF---SQTTICRFEALQLSLKNMCKLRPLLEKWVEEADNNENLQEICKSETL
Unc-86    RRIKLGVTQADVGKALAHLKMPGVSLSQSTICRFESLTLSHNNMVALKPILHSWLEKAEEAMKQKDTIGDING

                   ———————————— POU-homeodomain ————————————
Pit-1     ------------RKRKRRTTISIAAKDALERHFGEHSKPSSQEIMRMAEELNLEKEVVRVWFCN
Oct-1     NSPGIEGLS---RRRKKRTSIETNVRVALEKSFLENQKPTSEEITMIADQLNMEKEVIRVWFCN
Oct-2     SSPSLGFDGLPGRRRKKRTSIETNVRFALEKSFLANQKPTSEEILLIAEQLHMEKEVIRVWFCN
Oct-3/4   VQ---------ARKRKRTSIENRVRWSLETMFLKCPKPSLQQITHIANQLGLEKDVVRVWFCN
Unc-86    ILPNT-------DKKRKRTSIAAPEKRELEQFFKQQPRPSGERIASIADRLDLKKNVVRVWFCN
                                  ————————  ————————  ————————
                                   Helix 1    Helix 2    Helix 3
```

図 4.3 Pit-1(GHF-1), Oct-1, Oct-2, Oct-3/4, および unc-86 の POU ドメインにおけるアミノ酸配列の比較
Helix 2 と Helix 3 の間で 90°のターンを形成していると考えられる. POU 特異的ドメインと POU ホメオドメインを示す.
B: TF III A の Zn フィンガー構造.
C: C/EBP の "helical wheels". 7つおきのロイシン (L) が同一方向に並ぶ.
D: ロイシンジッパーによるダイマー形成.
E: ヘリックス-ループ-ヘリックスタンパクのダイマー形成. A. Herr W, et al: *Genes Dev* **2**: 1513-1516, 1988 より改変. B. 文献 10) より, C. D. E. 文献 14), および Molecular Cell Biology (Darnell J, Lodish H, Baltimore D, Scientific American Books, 1990 より).

が Zn^{2+} を囲んで DNA 結合領域を形成すると考えられる[12,13].

c) ロイシンジッパーおよびヘリックス-ループ-ヘリックス (図 4.3 C〜E)

これは,エンハンサー結合タンパク質である C/EBP に認められる構造で,McKnight らによって初めて提唱された[14]. DNA 結合領域である約 60 個のアミノ酸のうち 28 個は,α ヘリックスが連続して車輪のような構造 (helical wheels) をとるというものである.しかも,7 つおきに出現するロイシン残基は立体構造上,ほぼ同一方向に並び,このロイシン残基がジッパーのように働いて,2 量体を形成し,DNA と結合する際,安定化に働いている.実際の DNA 結合領域は N 端側に隣接した塩基性アミノ酸に富んだ領域と考えられている. ium や fos の遺伝子産物[14],cAMP 反応性部位 (cAMP responsive element, CRE) に結合するタンパク質 (CRE binding protein, CREB)[15] も類似した構造をとり,ホモやヘテロの 2 量体を形成する.ヘリックス-ループ-ヘリックスでは,ループにより分けられた 2 つのヘリックス構造が,ホモあるいはヘテロの 2 量体形成や DNA との結合に重要であるとされている.

d) その他

CTF (CCAAT - box transcription factor, nuclear factor I, NFI と同一) N 端に DNA 結合領域を有するが[16],この領域は,α ヘリックス構造をとり,しかも塩基性アミノ酸に富み,前述した構造上の特徴を示さず,新しいクラスに属するものと考えられる.このほか,activating protein 2 (AP-2)[17], serum-response factor (SRF)[18] なども上記の分類には属さない.

e) DNA 結合タンパク質の転写活性領域

転写活性化に関与する領域が各転写因子で次第に明らかにされつつある.DNA 結合領域とは別に,30〜100 個のアミノ酸で構成され,いくつかの特徴が報告されている.たとえば,グルタミンに富む領域 (Sp 1, AP 2, Oct-1),プロリンに富む領域 (AP₂, Oct-2, Oct-3/4[19], SRE),セリン,スレオニンに富む領域 (Oct-1) および酸性アミノ酸に富み負の電荷をもつ α ヘリックス構造 (酵母の転写因子 GAL 4[20] や GCN 4[21]) などが転写活性に関与する領域である可能性が示唆されている.

b. RNA プロセッシング

遺伝子の転写によってまず mRNA 前駆体であるイントロンを含む hnRNA が合成される.この hnRNA の核内半減期は非常に短く数分単位でありいくつかのプロセッシングを受け成熟 RNA (mRNA) が合成される.それらのプロセッシングのうち重要なものは,5' 末端および 3' 末端の修飾とスプライシングである.5' 末端の修飾は,5' キャッピング (capping) と呼ばれ,7-メチルグアノシンが hnRNA 5' 末端ヌクレオチドに 5'-5' リン酸橋を介して結合した構造である[22].このキャップ構造は mRNA が 40 S リボゾームサブユニットへ結合し,タンパク質合成開始反応に必要で,しかも,翻訳の効率を促進すると考えられている.さらに,エキソヌクレアーゼによる攻撃から保護することにより,mRNA の安定化を増強することも明らかにされている[23].3' 端 hnRNA の修飾はポリアデニル化である.真核細胞 mRNA の 3' 末端近くに存在するコンセンサス塩基配列 AAUAAA の約 20〜25 nt (ヌクレオチド) 下流から通常 100〜200 個のアデニル酸が続く (poly A tract).この poly A tract の役割はなお明らかではないが,mRNA の安定化に重要であると考えられている.したがって,hnRNA の 5' および 3' 末端の修飾は,いずれも mRNA の安定性を増強することにより,翻訳の効率を促進するものと考えられる.

次に重要な過程は hnRNA からのスプライシングによるイントロンの除去である.通常イントロンは GT (RNA 上は GU) で始まる donor site および AG で終わる acceptor site をそれぞれ 5' 側,3' 側にコンセンサス配列として有する (GT-AG rule)[24].この塩基配列は,エクソン/イントロン境界での切断や,エクソン/エクソンの再結合などの RNA スプライシングの過程がきわめて正確に行われるために必要である.さらに,他の重要な現象にオールタナティブスプライシング (alternative splicing) がある．真核細胞のタンパク質をコードする多くの遺伝子は複数個のイントロンによって分断されているが，hnRNA が mRNA にプロセスされる際，通常，隣接したエクソン間でスプライシングが生ずる．

しかし，遺伝子によっては，イントロンと同時に除去されるエクソン (alternatively spliced exon) が存在し，その結果，アミノ酸構造が異なるアイソフォームが合成される[25]．このオールタナティブスプライシングは，組織特異的に生ずることが多く，合成されたタンパク質のアイソフォームの機能が組織により異なる可能性がある．インスリン[26]，甲状腺ホルモン[27]，ドパミン2[28]，インターロイキン2[29] などの各レセプターで，オールタナティブスプライシングの報告がされている．このようにして，hnRNA から成熟 RNA (mRNA) が最終的に合成される．合成された mRNA は細胞質内に運搬されリボゾーム上でタンパク質に翻訳 (translation) される．

c. 翻　　　訳

翻訳の詳細については分子生物学や生化学の教科書にゆずり，ここでは翻訳効率と mRNA の構造について述べる．

一般的に，タンパク質の合成量は転写の段階で合成された mRNA の量に大きく依存するが翻訳の段階でも調節を受ける．翻訳効率は mRNA の構造に依存するが，真核細胞でとくに重要な構造は，前述した① 5′末端キャップ構造と② 先導配列 (leader sequence) である．この先導配列はキャップとタンパク質合成開始コドンである AUG の間の非翻訳領域 (untranslated region) の塩基配列で，40S リボゾームサブユニットが開始コドン AUG に位置する効率に影響すると考えられている．とくに開始コドン近傍の塩基配列は，比較的よく保存され，Kozak は C-C-AG-C-C-A-U-G-G-GA をコンセンサス配列として提唱している[30]．AUG 近傍の塩基配列を site-directed mutagenesis の方法により人工的に変えると，翻訳効率が著しく減弱することが知られている[31]．

細胞膜レセプター (他のタンパク質も同様) の場合，翻訳中の重要な出来事として，タンパク質合成と同時に小胞体 (endoplasmic reticulum, ER) に輸送され，ER 膜を貫通する過程がある[32,33]．図 4.4 A に現在想定されている 3 種類の膜貫通様式を示す．この様式は ER 膜，細胞膜に共通であるとされている．カテゴリーⅠにはインスリンレセプター[34]，EGF レセプター[35]，LDL レセプター[36] などが属する．通常，N 端にシグナルペプチド (signal peptide) を有し，1 個の膜貫通部分からなるタンパクで N 端が ER の管腔 (lumen) 内 (細胞膜上では細胞外)，C 端が細胞質内に位置する．この型は，分泌タンパク質の ER 膜貫通過程に類似している (図 4.4 B)．すなわち合成されたシグナルペプチドがまず signal recognition particle (SRP) (6 種類のポリペプチドと 7 SRNA からなる可溶性タンパク質) と結合し，次に SRP-タンパク質-リボゾームの複合体が ER 膜上に存在する SRP のレセプター (あるいは docking protein と呼ばれる) と結合する．そして，このステップが終了すると，SRP は複合体から解離する．

シグナルペプチド[37] は通常 15〜30 個のアミノ酸からなり，N 端側は塩基性アミノ酸を含む正に荷電した部位を有し，中央部は膜上に着床 (anchoring) するのに必要な，疎水性のアミノ酸からなる α ヘリックス構造を形成，それにひきつづいて，グリシンあるいはプロリンにより"ターン"を形成する．このシグナルペプチドは ER 腔内でシグナルペプチダーゼにより切断される．しかし，多くの細胞膜レセプターなどの膜タンパク質は，N 端にシグナルペプチドを欠いて合成され，次のカテゴリーⅡ，Ⅲ の様式をとる．これらのタンパク質ではその内部に存在する疎水性の膜貫通部分がシグナルペプチドの機能を代用していると考えられる．カテゴリーⅡ，カテゴリーⅠと同様 1 個の膜貫通部分からなるが，この部分がシグナルペプチドの機能を代用する．また，N 端と C 端の位置関係がカテゴリーⅠとは逆になる．トランスフェリンレセプターがこれに含まれる[38]．

カテゴリーⅢ は，数個の膜貫通部分を有する膜タンパク質で，グアニンヌクレオチド結合タンパ

4. レセプターの生合成・代謝・機能調節

	Secretory proteins	Membrane proteins CAT I　CAT II　CAT III
Targeting of ribosome to docking protein on endoplasmic reticulum		
Translocation of polypeptides across membrane initiated		
Polypeptide traverses membrane from ribosome to lumen of endoplasmic reticulum		
Release into lumen or final anchoring into membrane		

A

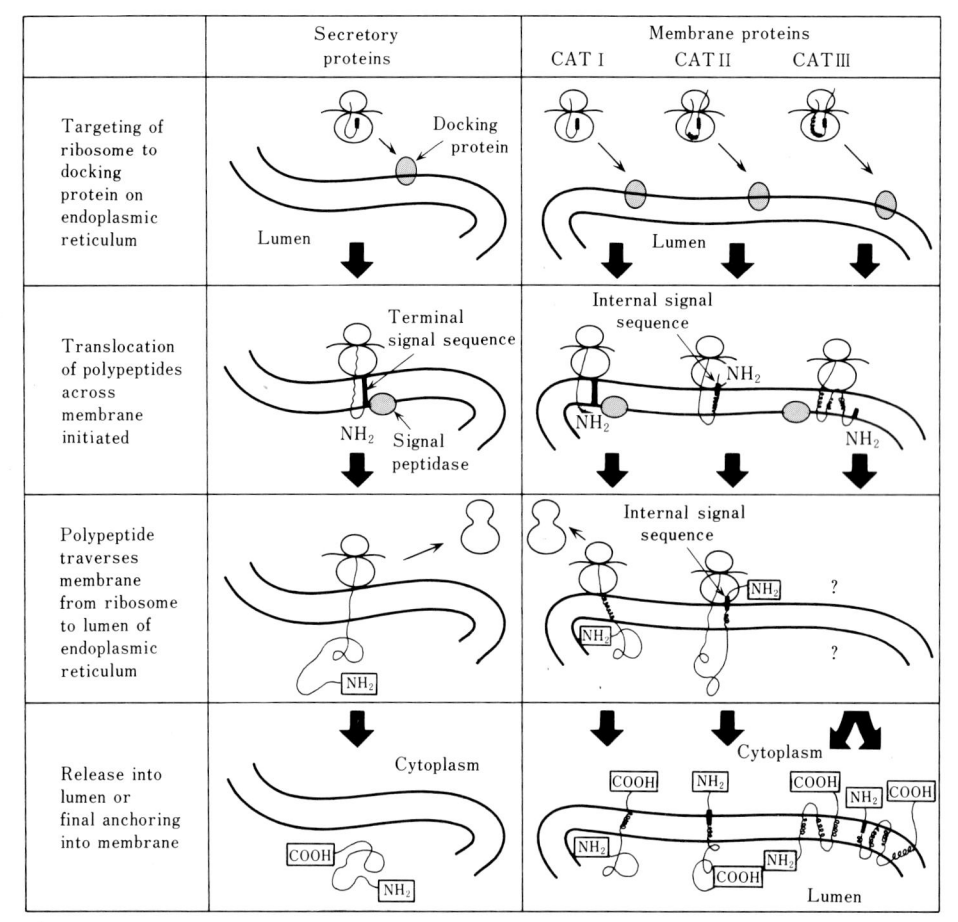

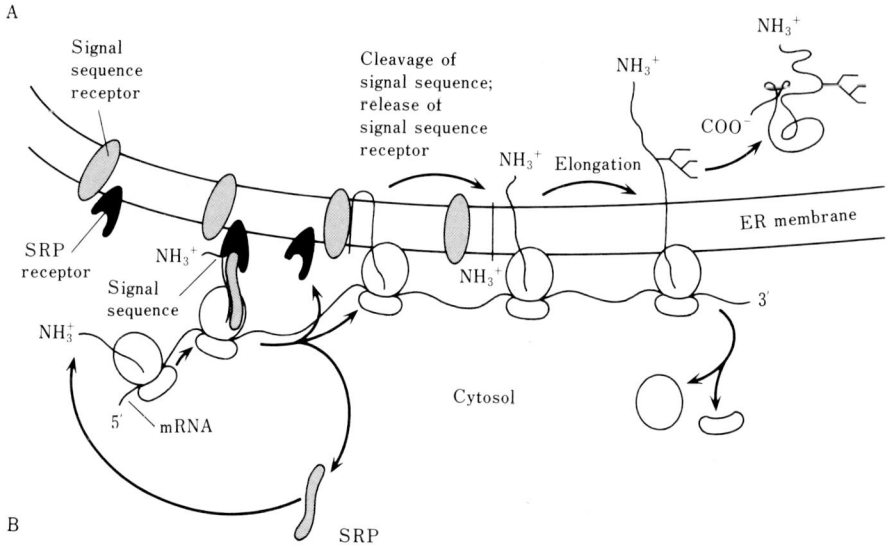

B

図 4.4
A：タンパク質の膜貫通様式
分泌タンパク質を左に，膜タンパク質（3つのカテゴリー）を右に示す（Membrane Structure and Function, Evans WH, Graham JM, IRI Press, 1989）．
B：ER上でのタンパク質合成とER膜貫通のモデル
ここでは，分泌タンパク質を例として示してある（Molecular Cell Biology, Scientific American Books, 1990）．膜タンパク質もほぼこの様式に準ずる．

ン質にリンクしたレセプター（G protein coupled receptor）（カテコールアミン，TSH，LH-RH などの各レセプター）が代表例としてあげられる[39]．次に翻訳中生ずる重要な出来事に ER でのアスパラギンに関係した糖鎖付着（N-linked glycosylation）がある[40]．一般的に糖鎖付着を受ける可能性があるアスパラギンは -アスパラギン-X-スレオニンまたはセリン-（X はいずれのアミノ酸でもよい）のアミノ酸配列に関係があるとされている．糖鎖付着の際，dolichol lipid がオリゴサッカリドをアスパラギンのアミド基 N に転移するのを媒介する．そして，この糖鎖付着の過程は後述するように，trans-Golgi で完了する．ちなみにスレオニン，セリンの OH 基の O が糖鎖付着を受ける O-linked glycosylation の多くは，合成されたタンパク質が細胞表面に到達する直前に trans-Golgi で生ずると考えられている．

d. 翻 訳 後 修 飾

シグナルペプチドの切断など，部分的にプロセッシングを受けたタンパク質は，ER から cis-Golgi, trans-Golgi, trans-Golgi reticulum などからなる Golgi complex に輸送される過程で種々の修飾（post-translational modifications）を受け，最終的に成熟タンパク質となる．初期の段階では，① S-S 結合の形成，② タンパク質が本来の機能を発揮するために正しい立体構造をとるようになる，いわゆる "folding" の現象，③ サブユニット間の結合，あるいはオリゴマー形成などがあげられる．また後期の段階では，④ プロセッシング酵素の切断（proteolytic cleavage）による前駆体から最終産物への変換，⑤ 糖鎖付着の最終的過程などがある．2 つのシステインの間での S-S 結合はタンパク質の 3 次構造安定化にとって，非常に重要である．この S-S 結合は，リボゾーム上でまだ翻訳中に，ER 内で形成される．同時に，タンパク質が正しく "folding" され，タンパク質

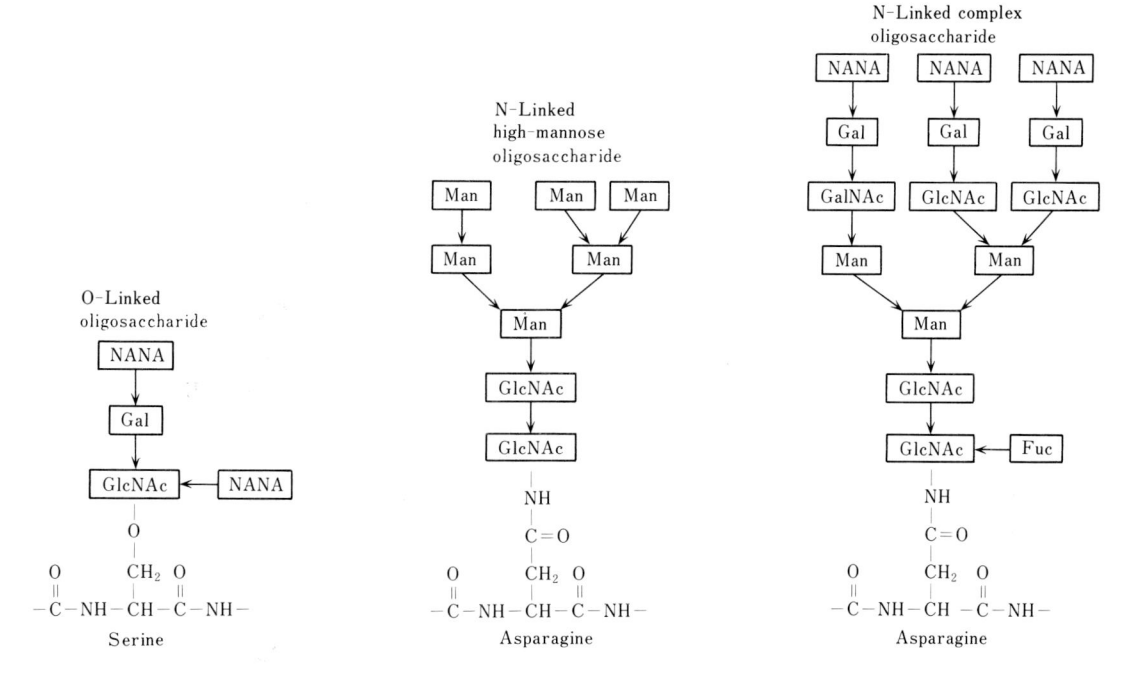

図 4.5 代表的な，N-linked oligosaccharide と O-linked oligosaccharide の構造（Molecular Cell Biology, Scientific American Books, 1990）.

によってはS-S結合を介して，サブユニット間の統合，あるいはオリゴマーを形成する．次に，タンパク質はtransport vesicleに入り，Golgi complexへと運ばれる．この輸送過程で糖鎖付着が完了する．O-linked glycosylationとN-linked glycosylationでは異なった糖が付着する（図4.5）．

一般的に，細胞質に存在するタンパク質（cytosolic protein）や核タンパク質（nuclear protein）は，糖鎖付着を受けないが，nuclear-pore complexに局在するタンパク質や，ある種の転写因子は例外的に糖鎖付着を受けるとされている．後期の翻訳後修飾としてほかに重要なものはproteolytic cleavageである．ある種の細胞膜レセプターではペプチドホルモンなどの分泌タンパク質と同様に前駆体タンパク質として合成され，proteolytic cleavageを受けて成熟タンパク質にプロセスされる[41]．たとえば，インスリンレセプターでは$α$サブユニックと$β$サブユニット連結する領域に4個の塩基性アミノ酸（アルギニン-リジン-アルギニン-アルギニン）からなる部位があり，この部位で切断され，成熟した$α$および$β$サブユニットにプロセスされるとされている．ちなみに，この4番目のアミノ酸，すなわちアルギニンのコドン（AGG）の点変異（AGT-セリン）により成熟した$α, β$サブユニットが合成されず，正常の機能をもたないインスリンレセプターが発現することにより糖尿病が発症した例も報告されている[42]（本書，各論の項参照）．

このほか，主な翻訳後修飾として，Golgi complex内外でのセリン，スレオニン，チロシン残基のリン酸化，生物活性を有するペプチドホルモンなどの分泌タンパク質では，アセチル化，アミド化，スルホン化などの修飾が行われることがある[43]．細胞膜レセプターの代表例として，インスリンレセプター遺伝子の転写調節領域の特徴[44]と，翻訳後修飾の一連の過程[45]を図4.6に示す．

e. 核内レセプター遺伝子の発現

核内（細胞質内）レセプター遺伝子の発現とその合成過程も基本的には前述した細胞質レセプターの場合と同一であるが，核内レセプターは，リガンドと結合して活性化され，標的遺伝子の転写因子として作用するという特徴を備えている．各レセプターの構造と機能の詳細については別章にゆずり，ここでは遺伝子の構造，転写調節および翻訳後の特徴について述べる．現在までに知られている主な核内レセプター遺伝子のエクソン/イントロンの境界を図4.7に示す．各遺伝子によりエクソン/イントロンの境界はよく保持されている．なかでもDNA結合領域はいずれも2個のエクソン，ホルモン総合領域は4～5個のエクソンによりコードされ，とくによく保存されていることは，それらの領域が機能上，とくに重要であることを示唆する．

ニワトリのプロゲステロンレセプター遺伝子の転写調節領域にはTATAボックス，CCAATボックスは存在せず，転写因子の1つであるSp1が総合するGCボックス（GGGCGG）が存在し，この遺伝子の発現がSp1による調節を受けていることが示唆される．一方，ヒトエストロゲンレセプターではTATAボックス様（TACTTAAA），またCCAATボックスの塩基配列が存在することから，各ステロイドホルモンレセプターの遺伝子の発現は，基本的にそれぞれ異なる調節を受けているものと考えられる．

甲状腺ホルモンレセプターのアイソフォームの1つである，ラット$erbAβ-1$のmRNA合成が甲状腺ホルモン（T_3）の投与により，下垂体で促進されることより，甲状腺ホルモンレセプターの合成は，遺伝子の転写段階で，自己調節（autoregulation）を受けていることが示された[48]．さらにエストロゲンはプロゲステロンレセプターの合成（heterologous effect）のみならず自己レセプターの合成（homologous effect）も促進する[49]．これらの事実より，甲状腺ホルモンレセプターや，ステロイドホルモンレセプター遺伝子の上流あるいはイントロン内には，自己のホルモン反応性領域が存在し，レセプターの合成が転写の段階で各ホルモン（リガンド）により自己調節を受けているものと推測される．

翻訳後の特徴に，ステロイドレセプターでは，

```
M  TCACTGGAGCGCACAGTCCCTTCCCTGTCTTAATCCGCGCCACCTTTTCCCTTGGCCCGCGCGGGCCCAG
   ::  : :: ::::: :::::::::: : :  ::::::::::: ::::::::: :::::: :::::::::
H  TCTCCCGGGCGCAGAGTCCCTTCCTAGGCCAGATCCGCGCCGCCTTTTCCCGCAGCCCGCACGGGCCCAG

M  CTGACGGGCTGCGTTGTTTACGGGCTGGAGTCGAGCCCTAGCTCCCGCCGCCA---------CCACCAGC
   :::::::: :::::::::::::::::  :::  ::::::  :::::::::::         :: :::::
H  CTGACGGGCCGCGTTGTTTACGGGCCCGAGC--AGCCCTCTCTCCCGCCGCCCGCCCGCCACCCGCCAGC

M  CCAGGTGCCCTCCAG--------------------TGCGCGCGTCCCTCTGTCTCAGACTCCACACAACG
   ::::::::  ::: :                    : ::::::::::::::::  ::: :: :: :: :
H  CCAGGTGCCCGCCCGCCAGTCAGCTAGTCCGTCGGTCCGCGCGTCCCTCTGTCCCGGAGCCCGCAGATCG

M  CGACCCACCCAGAGCTGCACGGAGGGCAGAAGCAGGAGACCCGGACAGGAGACGCACCGCGGT--GAGCT
   ::::::   ::::::  ::: :::   ::: :  ::::       ::   :::::: :::::  ::  :
H  CGACCCAGAGCGCGCGGGGCCGAGAGCCGAGAGACAGTCCCGGGCGCAGCGGAGCTCCGGGCCCCGAGAT

M  CTGGACTCTGGGATTGCGG-GCACGGGACCGGGCCTGGGTG--ACCTGCG----GGCCGCGCCACGGTGT
   ::::::  ::::   ::::  :: :::::  :::   :::   ::: ::      :::   :::  ::
H  CCTGGGACGGGGCCCGGGCCGCAGCGGCCGGGGGTCGGGGCCACCACCGCAAGGGCCTCCGCTCAGTAT

M  TGCTTGCGGCCGAGGCCTCT-GTGCTCTTCCCGGGACTGTCCCCAGGGCCCTCTA-GGCTGGAGAGCTGC
    :: :::: :::::: :::: ::::: : ::::: ::: : :::::  :::  : ::: :: ::::::
H  TTGTAGCTGGCGAAGCCGCGCGCGCCCTTCCCGGGGCTG-CCTCTGGGCCCTCCCCGGCAGGGGGCTGC

M  GGCCTGTGAGCCACGGGCGTGGAAGAGAAGGACGTGCGGCCCCG-AGCGCCTCTCCAGAGACCTTCTCAC
   ::::  :::::  :::::::::::::::::::  :::: :::::  :: :::::  :: :  :::
H  GGCC-GCGGGTCGCGGGCGTGGAAGAGAAGGACGCGCGGCCCCCAGCGCCTCTTGGGTGGCCGCCTC--

M  GGAGTATGTCCCCAGTAGGCCGGCGTGGCGTGCTCTGATCGCCGGGGTCCCAGCACTCCTACTGCTATG
   :::: :::: :::  ::: ::: :  ::: :: ::::::: :  :::: :::::: :::: :::::ATG
H  GGAGCATGACCCCGCGGGCCAGCGCCGCGCGCTCTGATCCGAGGAGACCCCGCGCTCCCGCAGCCATG
```

図 4.6A ヒトとマウスのインスリンレセプターにおける 5′非翻訳領域とプロモーター領域の比較

ヒトでは GC ボックス（CCGCCC，ボックスで囲まれた部位）が存在し，SP1 による転写調節を受けると考えられるが，マウスでは，現在知られている明らかな転写調節部位のコンセンサス配列が認められない．下線は，転写開始点と考えられる位置，太字 "ATG" は，翻訳開始コドンを示す（文献 44 より）．

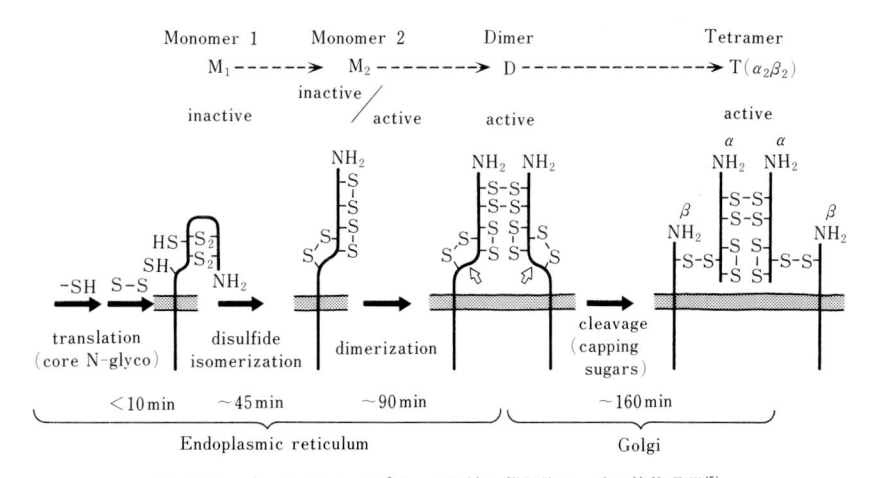

図 4.6B インスリンレセプターにおける翻訳後の一連の修飾過程[45]

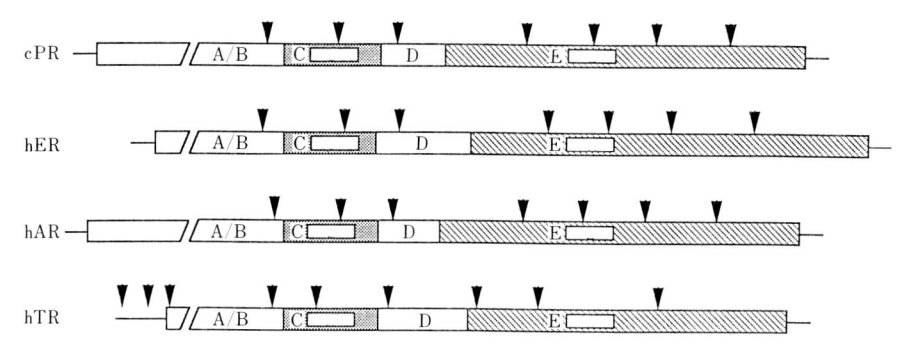

図 4.7 主な核内レセプター遺伝子のエクソン／イントロン境界（矢印で示す）
アルファベットはタンパク質における各機能ドメインを示す．A/B：可変領域，C：DNA結合領域，D：ヒンジ領域，E：リガンド結合領域，CPR：ニワトリプロゲステロンレセプター（文献47aより），hER：ヒトエストロゲンレセプター（Ponglikitmongkol M, et al: *EMBO J* **7**: 3385-3388, 1988），hAR：ヒトアンドロゲンレセプター（Kuiper GGJM, et al: *J Mol Endocrinol* **2**: R1-R4, 1989），hTR：ヒト甲状腺ホルモンレセプターβ1（Sakurai A, et al: *Mol Cell Endocrinol* **71**: 83-91, 1990）．

ホルモン結合領域が熱ショックタンパク90（HSP 90）と複合体を形成しリガンドが存在しない場合は，レセプターは非活性型（untransformed type）として存在する（別章参照）．各リガンドが存在すると，HSP 90は複合体から解離し活性型（transformed type）となり核内へ移行（translocation）して転写因子として作用する．この核内移行の機序についてはまだ不明であるが，それらのレセプターのDNA結合領域のC端側に隣接してSV 40 T antigenの核内へのtranslocationシグナルであるとされている．-プロリン-リジン-アルギニン-リジンのアミノ酸配列と類似性を示す配列が存在し，この部位がtranslocationに関与している可能性がある（図4.8）[50]．

しかし，甲状腺ホルモン，ビタミンD，レチノイドの各レセプターには，上記の類似したアミノ酸配列は認められない．これらのレセプターは，リガンドが存在しない状態でも核内に存在が認められることから，リボゾーム上でタンパク質合成後，核内へ移行する機序が異なっていると考えられるが，その機序は，現在のところ不明である．翻訳後の修飾として，糖質コルチコイドレセプターで，リン酸化が報告されている[13]．このリン酸化，脱リン酸化がホルモンやDNAとの結合，転写活性に及ぼす影響についてはまだ一定の見解が得られていない．

SV40 T Antigen	P	K	K	K	R	K	V
GR	491 R	K	T	K	K	K	K
MR	673 R	K	S	K	K	L	G	K
AR	628 R	K	L	K	K	L	G	N
PR	637 R	K	F	K	K	F	N	K
ER	256 R	K	D	R	R	G	G	R
T3Rβ	179 K	R	L	A	K	R	K	L
RAR	162 R	K	A	H	Q	E	T	F
VDR	102 R	K	R	E	M	I	L	L

図 4.8 SV 40 T antigenとヒト核内レセプターの核内移行シグナルと考えられる領域におけるアミノ酸配列の比較[13]
GR（グルココルチコイドレセプター），MR（ミネラルコルチコイドレセプター），AR（アンドロゲンレセプター），PR（プロゲステロンレセプター），ER（エストロゲンレセプター），T3Rβ（甲状腺ホルモンレセプター），RAR（レチノイドレセプター），VDR（ビタミンDレセプター）．数字は，各レセプターにおけるアミノ酸の位置を示す．

本稿をまとめるに際し，貴重なご助言をいただいた，シカゴ大学ベンメイ研究所，伊藤　潔博士，ハワードヒューズ医学研究所，武田　純博士に謝意を表する．

〔付記〕 1990年9月脱稿．その後特に転写因子，核内レセプターに関する研究の発展はめざましく，新たな知見については各専門書，本書各論の項を参考にし

ていただきたい.　　　〔清野　進, 山田祐一郎〕

文　献

1) Banergi J, Rusconi S, Schaffner W : Expression of a β-globin gene is enhanced by remote SV40 DNA sequences. *Cell* **27** : 299-308, 1981.
2) Johnson P, McKnight SL : Eukaryotic transcriptional regulatory proteins. *Ann Rev Biochem* **58** : 799-839, 1989.
3) Mitchell PJ, Tjian R : Transcriptional regulation in mammalian cells by sequence-specific DNA binding proteins. *Science* **245** : 371-378, 1989.
4) Gehring WJ : Homeoboxes in the study of development. *Science* **236** : 1245-152, 1987.
5) Sturm RA, Das G, Herr W : The ubiquitous octamer-binding protein Oct-1 contains a POU domain with a homeobox subdomain. *Genes Dev* **2** : 1582-1599, 1988.
6) Clerc KG, Corcoran LM, LeBowitz JH, Baltimore D, Sharp PA : The B-cell specific Oct-2 proteins POU box- and homeobox-type domains. *Genes Dev* **2** : 1570-1581, 1988.
7a) Ingraham HA, Chen R, Mangalam HJ, Elsholts HP, Flynn SE, Lin CR, Simmons DM, Swanson L, Rosenfeld MG : A tissue-specific transcription factor containing a homeodomain specifies a pituitary phenotype. *Cell* **55** : 519-529, 1988.
7b) Bodner M, Castrillo J-L, Theill LE, Deerinck T, Ellisman M, Karin M : The pituitary-specific transcription factor GHF-1 is a homeobox-containing protein. *Cell* **55** : 505-518, 1988.
8) Levine M, Hoey T : Homeobox proteins as sequence-specific transcripiton factors. *Cell* **55** : 537-540, 1988.
9) Finney M, Ruvkun G, Horvitz HR : The C elegans cell lineage and differentiation gene unc-86 encodes a protein with a homeodomain and extended similarity to transcription factors. *Cell* **55** : 757-769, 1988.
10) Miller J, McLachlan AD, Klug A : Repetitive zinc-binding domains in the protein transcription factor IIIA from *Xenopus* oocytes. *EMBO J* **4** : 1609-1641, 1985.
11) Kadonaga JT, Carmer KR, Masiarz FR, Tjian R : Isolation of cDNA encoding transcription factor Sp1 and functional analysis of the DNA binding domain. *Cell* **51** : 1079-1090, 1987.
12) Evans RM : The steroid and thyroid hormone receptor superfamily. *Science* **240** : 889-895, 1988.
13) Carson-Jurica MA, Schrader WT, O'Maly BW : Steroid receptor family : structure and function. *Endocrinol Rev* **11** : 201-219, 1990.
14) Landschulz WH, Johnson PF, McKnight SL : The leucine zipper : a hypothetical structure common to new class of DNA binding proteins. *Science* **240** : 1759-1764, 1988.
15) Habner JF : Cyclic AMP response element binding protein : a cornucopia of transcription factors. *Mol Endo* **4** : 1087-1094, 1990.
16a) Paonessa G, Gounan F, Frank R, Cortese R : Purification of a NF1-like DNA binding protein from rat liver and cloning of the corresponding cDNA. *EMBO J* **7** : 3115-3123, 1988.
16b) Santoro C, Mermod N, Andrews PC, Tjian R : A family of human CCAAT-box-binding proteins active in transcription and DNA replication : cloning and expression of multiple cDNAs. *Nature* **334** : 218-224, 1988.
17) Williams T, Admon A, Lüscher B, Tjian R : Cloning and expression of AP-2, a cell type-specific transcription factor that activates inducible enhancer elements. *Genes Dev* **2** : 1557-1569, 1988.
18) Norman C, Runswick M, Pollock R, Treisman R : Isolation and properties of cDNA clones encoding SRF, a transcription factor that binds to the c-fos serum response element. *Cell* **55** : 989-1003, 1988.
19a) Okamoto K, Okazawa H, Okuda A, Sakai M, Muramatsu M, Hamada H : A novel octamer binding transcription factor is differentially expressed in mouse embryonic cells. *Cell* **60** : 461-472, 1990.
19b) Scholer HR, Ruppert S, Suzuki N, Chowdhry K, Gruss P : New type of POU domain in germ line-specific protein Oct-4. *Nature* **344** : 435-438, 1990.
19c) Rosner MH, Vigano MA, Ozato K, Timmons PM, Poirier F, Rigby PWJ, Staudt LH : A POU domain transcription factor in early stem cells and germ cells of the mammalian embryo. *Nature* **345** : 686-692, 1990.
20) Ptashne, M : How eukarytic transcriptional activators work. *Nature* **335** : 683-689, 1988.
21) Hope IA, Mohadevan S, Struhl K : Structural and functional characterization of the short acidic transcriptional activation of yeast GCN protein. *Nature* **333** : 635-640, 1988.
22) Shatkin AJ : Capping of eukaryotic mRNAs. *Cell* **9** : 645-654, 1976.
23) Furuichi Y, LaFiandra A, Shatkin AJ : 5'-terminal structure and mRNA stability. *Nature* **266** : 235-239, 1977.
24) Padgett RA, Grabowski PJ, Konarska MM, Seiber S, Sharp PA : Splicing of messenger RNA precursors. *Ann Rev Biochem* **55** : 1119-1150, 1986.
25) Breitbart RE, Andreadis EA, Nadal-Ginard B : Alternative splicing : a ubiquitous mechanism for

the generation of multiple protein isoforms from single genes. *Ann Rev Biochem* **56**: 467-495, 1987.

26) Seino S, Bell GI: Alternative splicing of human insulin receptor messenger RNA. *Biochem Biophys Res Commun* **159**: 312-316, 1989.

27a) Izumo S, Mahdavi V: Thyroid hormone receptor and isoforms generated by alternative splicing differentially activate myosin HC gene transcription. *Nature* **334**: 539-542, 1988.

27b) Mitsuhashi T, Tennyson, GE, Nikodem VM: Alternative splicing generates messages encoding rat c*erb*-A protein that do not bind thyroid hormone. *Proc Natl Acad Sci USA* **85**: 5804-5808, 1988.

28a) Giros B, Sokoloff P, Martres M-P, Riou J-F, Emorine LJ, Schwartz J-C: Alternative splicing directs the expression of two D_2 dopamine receptor isoform. *Nature* **342**: 923-924, 1988.

28b) Monsma FJ Jr, McVitlie LD, Gerfen CR, Mahan LC, Sibley DR: Multiple D_2 dopamine receptors produced by alternative RNA splicing. *Nature* **342**: 924-929, 1988.

29) Leonard WJ, Pepper JM, Crabtree GR, Rudikoff S, Pumphrey J, Robb RJ, Krönke M, Snetlik PB, Peffer NJ, Waldman TA, Green WC: Molecular cloning and expression of cDNAs for the human interleukin-2 receptor. *Nature* **311**: 626-631, 1984.

30) Kozak M: Compilation and analysis of sequences upstream from the translation start site in eukaryotic mRNAs. *Nucl Acid Res* **12**: 857-867, 1984.

31) Kozak M: Point mutations close to the AUG initiator codon affect the efficiency of translation of rat preproinsulin *in vivo*. *Nature* **308**: 241-246, 1984.

32) Wickner W, Lodish HF: Multiple mechanisms of insertion of proteins into and across membrane. *Science* **230**: 400-407, 1985.

33) Walter P, Lingappa VR: Mechanism of protein translocation across the endoplasmic reticulum membrane. *Ann Rev Cell Biol* **2**: 499-516, 1986.

34a) Ullrich A, Bell JR, Chen EY, Herrera R, Petruzzelli LM, Dull TJ, Gray A, Coussens L, Liao Y-C, Tsubokawa M, Mason A, Seeburg PH, Grunfeld C, Rosen OM, Ramachandran J: Human insulin receptor and its relationship to the tyrosine kinase family of oncogenes. *Nature* **313**: 756-761, 1985.

34b) Ebina Y, Ellis L, Jornagin K, Edery M, Graf L, Clausen E, Ou J-H, Masiarz F, Kan YW, Glodfine, ID, Roth RA, Rutter WJ: The human insulin receptor cDNA: the structural basis for hormone activated transmembrane signalling. *Cell* **40**: 747-758, 1985.

35) Ullrich A, Coussens L, Hayfleck JS, Dull TJ, Gray A, Tam AW, Lee J, Yarden Y, Liberman TA, Schlessinger J, Downward J, Mayes ELV, Whittle N, Waterfield MD, Seeburg PH: Human epidermal growth factor receptor cDNA sequences and aberrant expression of the amplified gene in A 431 epidermoid carcinoma cell. *Nature* **309**: 418-425, 1984.

36) Yamamoto T, Davis CG, Brown MS, Schneider WJ, Casey ML, Goldstein JL, Russell DW: The human LDL receptor: a cysteine-rich protein with multiple Alu sequences in its mRNA. *Cell* **39**: 27-38, 1984.

37) Gierasch LM: Signal sequences. *Biochemistry* **28**: 923-930, 1989.

38) Stratford MM, Cuatrecasas P: Transferrin receptor: its biological significance. *J Mem Biol* **88**: 205-215, 1985.

39) Johnson G, Dhanasekaran N: The G-protein family and their interaction with receptors. *Endocrinol Rev* **10**: 317-331, 1989.

40) Lennarz WJ: Protein glycosylation in the endoplasmic reticulum: current topological issues. *Biochemistry* **26**: 7205-7210, 1987.

41) Harris RB: Processing of pro-hormone precursor proteins. *Arch Biochem Biophys* **275**: 315-333, 1989.

42) Yoshimasa Y, Seino S, Whittaker J, Kakehi A, Kuzuya H, Imura H, Bell GI, Steiner DF: Insulin resistant diabetes mellitus due to a point mutation that prevents insulin receptor processing. *Science* **240**: 784-787, 1988.

43) Mains RE, Eipper, Glembotski CC, Dores RM: Strategies for the biosynthesis of bioactive peptides. *Trends Neurosci* **6** 229-235, 1983.

44a) Seino S, Seino M, Nishi S, Bell GI: Structure of the human insulin receptor gene and characterization of its promoter. *Proc Natl Acad Sci USA* **86**: 114-118, 1989.

44b) Sibley DR, Kastelic T, Kelly TJ, Lane MD: Characterization of the mouse insulin receptor gene promoter. *Proc Natl Acad Sci USA* **86**: 9732-9736, 1989.

45) Olson TS, Bamberger MJ, Lane MD: Posttranslational changes in tertiary and quaternary structure of the insulin proreceptor: correlation with acquisition of function. *J Biol Chem* **263**: 7342-7351, 1988.

46) Green S, Walter P, Kumar V, Krust A, Bornet JM, Argos P, Chambon P: Human oestrogen receptor cDNA: sequence, expression and homology to v-*erb*-A. *Nature* **320**: 134-139, 1986.

47a) Huckaby CS, Conneey OM, Beattie WG, Dobson ADW, Tsai M-J, O'Mally BW: Structure of the chromosomal chicken progesterone receptor gene. *Proc Natl Acad Sci USA* **84**: 8380-8384, 1987.

47b) Misraki M, Loosfelt H, Atger M, Meriel C, Zerah V, Pessen P, Milgram E: Organization of the entire rabbit progesterone receptor mRNA and of the promoter and 5′-flanking region of the gene. *Nucl Acid Res* **16**: 5459-5472, 1988.

48) Hodin RA, Lazar MA, Chin WW: Differential and tissue-specific regulation of the multiple rat c-*erb* A messenger RNA species by thyroid hormone. *J Clin Invest* **85**: 101-105, 1990.

49a) Sarff M, Gorski J: Control of estrogen binding protein concentration under basal conditions and after estrogen administration. *Bichemistry* **10**: 2557-2563, 1971.

49b) Sutherland RL, Geynet C, Binant N, Catelli MG, Schmelck PH, Mester J, Lebean M-C, Baulieu EE: Steroid receptors and effects of oestradiol and progesterone on chicken oviduct proteins. *Eur J Biochem* **107**: 155-164, 1980.

50) Kaderon D, Roberts BL, Richardson WD, Smith AE: A short amino acid sequence able to specify nuclear location. *Cell* **39**: 499-509, 1984.

51) 文献は最近の review を中心に引用した. 上記の文献以外に Molecular Cell Biology (Darnell J, Lodish H, Baltimore D, Scientific American Book, 1990), Molecular Biology of the Gene (Watson J, Hopkins N, Roberts J, Steitz J, Weiner A, The Benjamine Cummings Publishing Conmany Inc, 1987), Genes IV (Lewin B, Oxford University/Cell Press, 1990), Protein Targeting (Pugsley AP, Academic Press, 1989), Membrane Structure and Function (Evans WH, Graham JM, IRI Press, 1989) を参考にした.

4.2 レセプターの機能調節

　レセプターからの情報伝達は，多くの場合タンパク質リン酸化反応を介してその生理作用を発揮するものと考えられている．一方において，レセプターからの情報伝達機構にはその伝達のオーバーランを防止するためのフィードバック機構が備わっており，この機構にリン酸化反応が重要な役割を果たしている．ホルモン刺激を受けた後，レセプターが時間の経過に伴ってそのホルモン（時にはまったく別の刺激物質）に対して反応性を失うことを脱感作（desensitization）と呼ぶ．脱感作現象は，その性質から大きく2種類に分類される．1つは最初に処理をした同一のホルモンに対してのみ反応性の低下を示す場合であり，同種脱感作（homologous desensitization）と呼ばれている．もう1つは，前処理したホルモンのみでなく別の刺激物質に対しても反応性の低下を示す場合であり，異種脱感作（heterologous desensitization）と呼ばれている．

　レセプターにカップルする代表的なエフェクター系はアデニル酸シクラーゼ系とイノシトールリン脂質代謝系である．脱感作の分子的作用機構は，そのカップルするエフェクター系によって異なり，上に述べた2つのエフェクター系に特有な脱感作機構が存在する．さらに，最近注目されていることの1つに，これら2つのエフェクター系の間に，相互にその反応を制御するシステムがあり，クロストーク（cross-talk）と呼ばれている．ここではアデニル酸シクラーゼ系およびイノシトールリン脂質代謝系における脱感作の分子機構，さらに両者のクロストークについて述べる．

a. アデニル酸シクラーゼ系の同種脱感作

　アデニル酸シクラーゼ系における脱感作現象は，βアドレナリンレセプター（βAR）において，Lefkowitzらのグループにより精力的に研究され，その全容が明らかになりつつある．

　βARの脱感作の研究はロドプシンによる光受容反応における脱感作の作用メカニズムの解析を基礎にして進んだ．ロドプシンは光刺激によりGTP結合タンパク質（Gタンパク）であるトランスデューシン（transducin）を介してcGMP分解酵素を活性化する．この光受容反応の脱感作は以前からよく知られていたが，これは分子量約60 kDaのロドプシンキナーゼによるロドプシンのリン酸化により，ロドプシンによるトランスデューシンの活性化が抑制されるためであることがわかっていた[1]．このロドプシンキナーゼは光刺激を受けたロドプシンのみをリン酸化し，カゼインやヒストンはまったく基質にならず，基質特異性の高いリン酸化酵素である．

　一方，βARはGs（a stimulatory G protein）を介してアデニル酸シクラーゼを活性化する．βARもやはり同様に，その特異的アゴニストであるイソプロテレノールにより脱感作される．この脱感作反応はβARキナーゼ（βARK）によりレセプターがリン酸化されるためにひき起こされる現象である[2]．βARKはアゴニストのイソプロテレノールがβARに結合したときにのみ，βARをリン酸化し，この作用はアンタゴニストのアルプレノロールにより抑制される．βARKはウシ脳より精製され，分子量80 kDaでその基質特異性は高く，アゴニストの結合したβARをリン酸化するほかに光刺激を受けたロドプシンもリン酸化し，ロドプシンキナーゼとその特異性がきわめて類似している．βARのリン酸化部位は，C末端ドメインのセリン，スレオニンで，後に述べるAキナーゼのリン酸化部位とは明らかに異なっている．リン酸化されたβARで，イソプロテレノールの結合親和性が低下し，βARによるGsのGTPase活性の上昇がみられなくなる．βARKによるβARのリン酸化が脱感作の原因であるかどうかは次の事実により支持された．

1) βARK の阻害剤であるポリアニオンのヘパリンおよび βARK による βAR のリン酸化部位を含むフラグメントにより脱感作が抑制された．

2) βARK でリン酸化されるセリン，スレオニンをアラニン，グリシンに置き換えた変異 βAR はリン酸化を受けられず，脱感作を起こさなかった．

同種脱感作は βAR 以外にもプロスタグランジン E（prostaglandin E）レセプターやムスカリン（muscarinic）レセプターなどで報告されており，ロドプシンや βAR のように特異的なレセプターキナーゼが存在するのではないかと予想されている．一方，βARK は大部分可溶性画分に存在する．基質である βAR は細胞膜に存在するので，当然可溶性画分から細胞膜への移行ということが考えられた．事実イソプロテレノール刺激により βARK は可溶性画分から細胞膜へと移行し，βAR をリン酸化することが明らかにされた．ところが，この βARK の移行は βAR と同様に Gs とカップルしアデニル酸シクラーゼを活性化するプロスタグランジン E_1 レセプター[3]やアデニル酸シクラーゼを抑制する Gi とカップルするソマトスタチン（somatostatin）レセプターおよび $α_2$ アドレナリン（$α_2$-adrenergic）レセプターの活性化によってもひき起こされることがわかった．また，その βARK の移行量も βAR の活性化時とほぼ同程度であり，しかも $α_2$ アドレナリンレセプターはそのアゴニストが結合すると βARK により特異的にリン酸化され，アンタゴニストにより阻害されることも明らかになった．さらに，心筋において Gi とカップルするムスカリンレセプターも βARK によりリン酸化され，脱感作が起こることもわかった．一方，イノシトールリン脂質代謝系とカップルしている $α_1$ アドレナリンレセプターのアゴニスト，フェニレフリンによっては起こらなかった．これらの結果から，βARK は βAR にのみ特異的なリン酸化酵素ではなく，アデニル酸シクラーゼに Gs および Gi を介してカップルするレセプターに共通する"アデニル酸シクラーゼカップルレセプターキナーゼ"とでも呼ぶべき酵素である．このことから，こうしたレセプターにおける同種脱感作は共通に βARK の移行をひき起こし，レセプターがリン酸化されることにより起こるものと考えられる．

最近，βARK の遺伝子がクローニングされ，その全1次構造が明らかになった[4]．その cDNA は189個のアミノ酸をコードし，活性部位は C キナーゼや A キナーゼの活性部位ときわめて高い相同性を示している．βARK の遺伝子は脳と脾臓できわめて高い発現を示しており，とくに，脳で最も高く，アデニル酸シクラーゼとカップルするレセプターの情報伝達の制御に重要な役割を果たしていることが予想される．さらに，βARK の遺伝子は2種類クローニングされ，βARK-I および βARK-II と呼ばれている．最近，βARK とは異なり，G タンパクの βγ サブユニットにより活性化されるレセプターキナーゼがみいだされ，レセプターキナーゼの多様性が考えられる．

以上，アデニル酸シクラーゼにカップルするレセプターの同種脱感作は図4.9にまとめたように βARK によるレセプターのリン酸化によりひき起こされることがわかった．リン酸化された βAR は，EGF（epidermal growth factor）レセプターやインスリン（insulin）レセプターと同様に，細胞内に取り込まれ，時間とともに細胞膜表面から消失する．この現象は一般に細胞内陥入（internalization）と呼ばれており，さらにレセプターの分解により数そのものが減少する．これを down regulation と呼ぶ．βAR は βARK によるリン酸化が引き金となり細胞内陥入が起こり，細胞質画分で light membrane に移行するが，この膜画分にはホスファターゼ2A（latent phosphatase 2A）が多く存在し，βAR を脱リン酸化し，βAR は再び細胞膜へ移行するというサイクルを回るものと思われている．一方，ロドプシンは，ロドプシンキナーゼによりリン酸化されると，可溶性画分に存在していた別のアレスチン（arrestin）と呼ばれる48 kDa のタンパク質が，ディスク膜に移行し，リン酸化されたロドプシンに結合し，トランスデューシンの活性化を阻害することがわかった[5]．ロドプシンもリン酸化されると βAR 同様ホスフ

A 同種脱感作機構

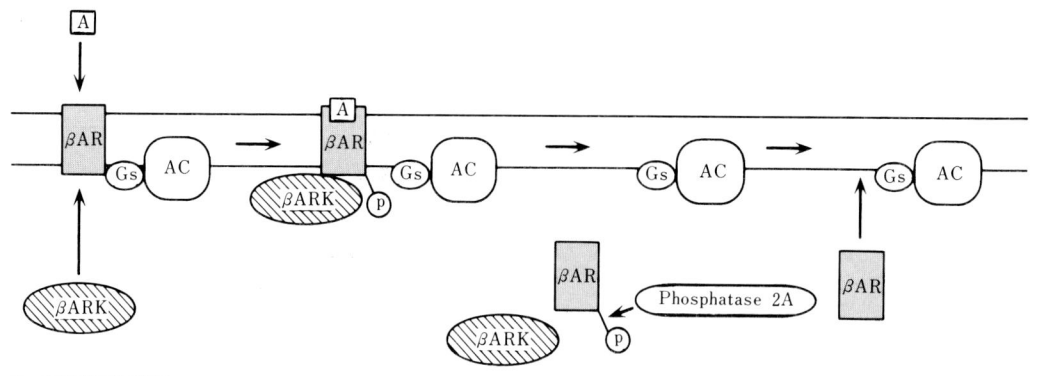

B 異種脱感作機構

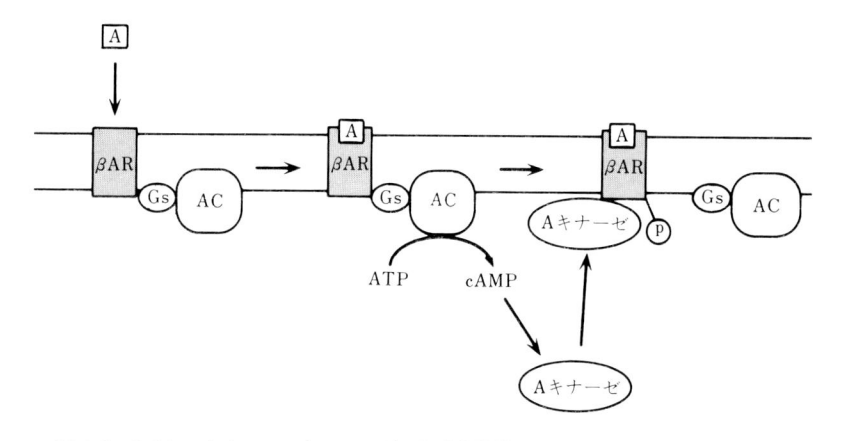

図 4.9 βアドレナリンレセプターにおける脱感作機構
A：アゴニスト，βAR：βアドレナリンレセプター，Gs：GTP 結合タンパク質，AC：アデニル酸シクラーゼ，
βARK：βアドレナリンレセプターキナーゼ.

ァターゼ 2 A により脱リン酸化されるが，最近，アレスチンがこのホスファターゼ 2 A によるロドプシンの脱リン酸化の阻害活性を有することがわかった．さらに，この阻害作用は光刺激を受けたロドプシンのみでみられ，また，他のホスファターゼの活性は阻害しなかった．このことはアレスチンが，ロドプシンキナーゼによるロドプシンのリン酸化でひき起こされる脱感作を保持する役割を果たしているものと考えられる．βAR においてもやはり同様にアレスチンと 60％ のホモロジーを有する β アレスチンが βARK によりリン酸化された β AR に結合し，β AR による Gs の GTPase の活性化を抑制する．

βAR の down regulation のメカニズムは現在のところ不明であるが，C 末端鎖の 350 および 354 番目のチロシンをアラニンに置き換えた変異 βAR では down regulation がみられなくなったことから，このチロシン残基が down regulation に必須であることが示唆された[6]．同様に低密度リポタンパクのレセプターやマンノース 6 リン酸のレセプターにおいても C 末端鎖にあるチロシン残基が down regulation に関与していることが報告されているので，共通の作用機構が存在するのかもしれない．

以上の同種脱感作はアゴニスト添加後，約 10 分以内に起こる比較的速い現象であるが，最近 βAR でアゴニストであるイソプロテレノールを 16 時間処理すると，βAR の mRNA レベルが 40％ 低下することが報告された[7]．この減少は，アンタゴニストにより抑制されたことからレセプター刺激によりひき起こされる反応である．βAR の mRNA レベルの減少はジブチル cAMP によっ

てもひき起こされるが，A キナーゼによるリン酸化部位をもたない変異 βAR でも，ジブチル cAMP によるリン酸化がまったく起こらないにもかかわらず mRNA レベルの減少はみられた．しかし，A キナーゼの欠損株 kin⁻ ではほとんど減少がみられなかったので A キナーゼの存在は必要であるが，その詳細な作用機構は不明である．

b. アデニル酸シクラーゼ系の異種脱感作

同種脱感作現象が βARK によるリン酸化により説明されるのに対し，刺激物質とは異なる異種のホルモンあるいは非ホルモン物質に対しても反応性の低下をきたす異種脱感作現象の機構はその作用点が多様で複雑である．たとえば，ヒト線維芽細胞において PGE_1 は cAMP 量を上昇させるが，イソプロテレノールによるアデニル酸シクラーゼの活性化を抑制する一方で，ムスカリンレセプターのアゴニスト，オキソトレモリンによるアデニル酸シクラーゼ活性の阻害も抑制し，Gs および Gi 系ともに脱感作する．

異種脱感作に関して比較的よく研究されているのもやはり βAR である．βAR は cAMP 量を上昇させるイソプロテレノールが結合すると生成された cAMP を介して活性化された A キナーゼにより βAR が直接リン酸化され，脱感作される[8]．一方，アンタゴニストのプロプラノロールやアルプレノロールはこのリン酸化を抑制するので，βARK と似た反応を示すが，βARK は βAR に対し 7~8 個のリン酸基を導入するのに対し，A キナーゼは 1 個のリン酸基導入でありその部位も異なる．一方，βAR は C キナーゼによってもリン酸化され，0.4 個のリン酸基が結合するがアゴニストによるリン酸化促進作用は認められない．A キナーゼによるリン酸化によって βAR に対するアゴニストやアンタゴニストの結合活性は低下しないが，アゴニストによる Gs の GTPase 活性促進作用は抑制される．C キナーゼによるリン酸化によっても結合活性の低下は認められず，これらの点において βARK の作用と異なる．この βARK と A キナーゼによる脱感作の違いはさらに A キナーゼのリン酸化部位をアラニンに，βARK のリン酸化部位をアラニンに，また両者ともアラニンに置き換えられた変異 βAR を発現させた CHW 細胞を用いて調べられた[9]．nM レベルの低濃度イソプロテレノールで処理した細胞は，アデニル酸シクラーゼの活性化におけるイソプロテレノールの感受性は低下するが，最大活性は変化しなかった．一方，μM レベルの高濃度のイソプロテレノール処理によってはアデニル酸シクラーゼの活性化におけるイソプロテレノールの感受性および最大活性は共に低下した．このとき，低濃度のイソプロテレノール処理ではおもに A キナーゼによるリン酸化部位がリン酸化されており，高濃度の場合には A キナーゼおよび βARK によるリン酸化部位が共にリン酸化されていた．このように，2 つのリン酸化酵素による脱感作反応の発現はアゴニストの濃度により異なり，また，その作用様式も異なっている．

アデニル酸シクラーゼ系における異種脱感作現象が上に述べた A キナーゼによるレセプターのリン酸化によってすべて説明できるわけではないが，A キナーゼがきわめて重要な役割を果していることだけは事実である．このように，同種，異種脱感作現象において，共にリン酸化反応は根幹となるステップであることがわかる．

c. イノシトールリン脂質代謝系の脱感作

$α_1$ アドレナリンレセプターやムスカリンレセプターなどは百日咳毒素感受性または非感受性の G タンパクを介してホスホリパーゼ C を活性化し，イノシトール三リン酸およびジアシルグリセロールを遊離させる．イノシトール三リン酸は小胞体より Ca^{2+} の放出をひき起こし，細胞内 Ca^{2+} 濃度を上昇させ，ジアシルグリセロールは C キナーゼを活性化する．

イノシトールリン脂質代謝系にカップルする多くのレセプターにおいて脱感作が報告されており，さらにその作用に C キナーゼの活性化が関与していることも多く報告されている．

DDT 1 MF-2 平滑筋細胞において，$α_1$ アドレナリンレセプターはアゴニストのノルエピネフリン処理によりレセプターのリン酸化が起こり，脱感

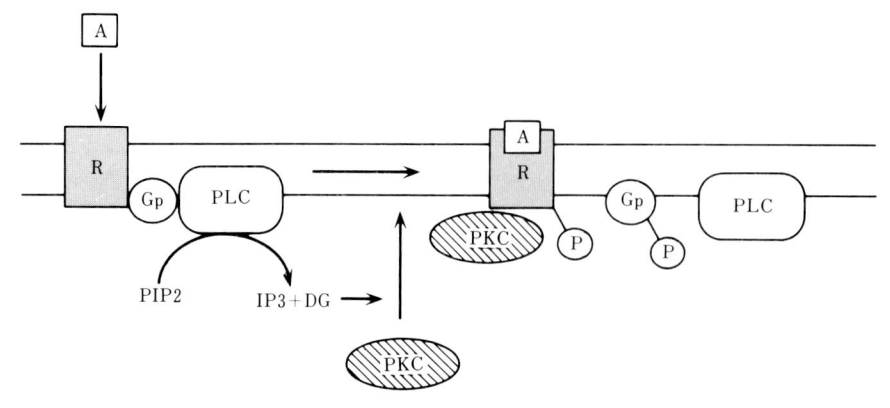

図 4.10 イノシトールリン脂質代謝系における脱感作機構
A：アゴニスト，R：レセプター，Gp：GTP結合タンパク質，PLC：ホスホリパーゼC，
PKC：Cキナーゼ.

作し，イノシトールリン脂質代謝亢進が低下する．一方，同様にイノシトールリン脂質代謝系にカップルするブラジキニンレセプター刺激，またはCキナーゼを直接活性化するホルボールエステル，TPAによっても$α_1$アドレナリンレセプターはリン酸化され脱感作される．ところがアゴニスト刺激の場合には細胞表面のレセプター数の低下がひき起こされるのに対し，ブラジキニンやTPA刺激の場合には，レセプター数の低下は起こらない[10]．両者によるリン酸化部位をペプチドマップで調べるときわめて類似していることから，両者によるレセプターのリン酸化部位は同じであり，リン酸化により脱感作は起きるが，細胞内陥入にはアゴニストの結合が必要なのではないかと推察される．$α_1$アドレナリンレセプターの活性化はイノシトールリン脂質代謝を亢進し，Cキナーゼの可溶性画分から細胞膜への移行を促進することを考え合わせると，脱感作反応はCキナーゼによるレセプターのリン酸化によりひき起こされるものと考えられる．$α_1$アドレナリンレセプターの場合，前述の$β$ARの場合とは異なりCキナーゼによるリン酸化は，アゴニストのノルエピネフリンの結合により促進され，レセプターあたり3個のリン酸基が導入される．一方，Aキナーゼも$α_1$アドレナリンレセプターをリン酸化するが，Cキナーゼの場合と異なりノルエピネフリンによる促進作用は認められず，レセプターあたり1個のリン酸基が結合し，そのリン酸化部位もCキナーゼではまったく異なる．これらの作用は$β$ARの場合とまったく反対であり，以上の結果は，$β$ARではAキナーゼが，$α_1$アドレナリンレセプターでは図4.10に示すようにCキナーゼがそれぞれ脱感作に重要な役割を果たしていることを示唆している．

Cキナーゼによるレセプターのリン酸化はインスリンレセプター，EGFレセプター，トランスフェリン (transferin) レセプター，ニコチン様アセチルコリン (nicotinic acetylcholine) レセプター，IgEレセプターなどで報告されている．トランスフェリンおよびEGFレセプターではTPA処理により細胞内陥入が抑制され，EGFレセプターではイノシトールリン脂質代謝の亢進およびチロシンのリン酸化が抑制された．また，ニコチン様アセチルコリンレセプターでも脱感作が報告されており，Cキナーゼはイノシトールリン脂質代謝系にカップルするレセプター以外にも広くレセプターをリン酸化し，脱感作させるものと考えられる．

Cキナーゼの作用点はレセプター以外にも存在する．Cキナーゼは，イノシトール(1,4,5)三リン酸5′ホスファターゼをリン酸化し活性化して，イノシトール(1,4,5)三リン酸を分解しその量を低下させた[11]．一方において，Cキナーゼはイノシトールリン脂質のリン酸化酵素活性を増加させるという報告もあり，イノシトールリン脂質の合成分解系の制御にも関与しており，その作用は複雑である．

レセプター刺激によるホスホリパーゼCの活性化にはGタンパクが関与する．[^{3}H]イノシトールでラベルされた膜画分において，Gタンパクを直接活性化するGTPγS添加によりホスホリパーゼCは活性化され，イノシトールリン酸が遊離してくる．また，ホリホリパーゼCはCa^{2+}により直接活性化される．このような膜画分を用いて，CキナーゼのG作用点としてGタンパクが注目され研究された．1321 N 1 astrocytoma細胞の膜画分において，GTPγSはホスホリパーゼCを活性化する．ムスカリンレセプターのアゴニスト，カルバコールは，このGTPγSによるホスホリパーゼCの活性化を促進する．TPA処理した細胞の膜画分では，GTPγSおよびGTPγS＋カルバコールによるホスホリパーゼCの活性化は約半分程度抑制された．しかし，Ca^{2+}によるホスホリパーゼCの直接の活性化は抑制されなかった．また，精製したCキナーゼを膜画分に作用させても，GTPγSによるホスホリパーゼCの活性化が抑制されたので，Cキナーゼの作用点がGタンパクであることがわかる[12]．同様に，TPA処理によるGTPγSのホスホリパーゼC活性化の抑制はHL-60細胞やNG 108-15細胞の膜画分でもみられるが，腎糸球体脈管細胞，WB細胞やウシ副腎髄質クロマフィン細胞の膜画分[13]においては，GTPγSによるホスホリパーゼCの活性化はTPA処理により抑制されず，Cキナーゼの作用点はGタンパク以外にある．このようにCキナーゼによるGタンパクの機能抑制は必ずしもすべてにみられる現象でなく，Cキナーゼによるイノシトールリン脂質代謝系の脱感作をすべて説明できるものではない．さらに，ホスホリパーゼCにカップルしているGタンパクは多様であることが示唆されており，いまだ直接カップルしているGタンパクの同定がされておらず，アデニル酸シクラーゼ系に比べると研究が遅れている．

最近，CキナーゼがホスホリパーゼCを直接リン酸化するという報告が行われたが，その活性に対する効果は調べられていない．さらに，AキナーゼもホスホリパーゼCをリン酸化することが知られたが，その活性には影響を与えなかった．

現在のところ，イノシトールリン脂質代謝系における脱感作にCキナーゼが重要な役割を果たしていることは明らかであるが，その作用点は多岐にわたり，複雑である．

d. アデニル酸シクラーゼ系とイノシトールリン脂質代謝系のクロストーク

今まで述べてきたように，2つの大きな情報伝達系，アデニル酸シクラーゼ系およびイノシトールリン脂質代謝系はそれぞれ特有の情報伝達制御機構を有しているが，最近この2つの情報伝達系が相互にその作用を制御しているという報告がでてきた．その制御は抑制的であったり，促進的であったりと，多様な制御機構が存在するものと思われる．

まず，イノシトールリン脂質代謝系によるアデニル酸シクラーゼ系の制御について述べる．c.で述べたようにCキナーゼはイノシトールリン脂質代謝系の情報伝達を抑制するが，七面鳥およびアヒルの赤血球をTPAで処理すると，イソプロテレノールによるβARを介したアデニル酸シクラーゼの活性化が抑制された[14]．この脱感作はCキナーゼによりβARがリン酸化されたために起きた現象であり，脱感作の程度は20〜30%とβARKやAキナーゼによるリン酸化を通した脱感作に比較して弱いものである．また，TPA処理により細胞膜上のβARKの数に変化はなく，フォルスコリンによるアデニル酸シクラーゼの直接の活性化およびNaFによるGsの直接の活性はほとんど影響されなかったことから，CキナーゼはβARをリン酸化し，βARとGsの会合を阻害しているのではないかと予想される．Cキナーゼによるアデニル酸シクラーゼ系の脱感作はβAR以外でも報告されており，HT 29細胞におけるバソプレシン（vasopressin）レセプター，肝細胞におけるグルカゴン（glucagon）レセプターやJorkat細胞などにおけるプロスタグランジンEレセプターなどでみられ，バソプレシンレセプターではレセプター数の低下が脱感作の原因であることからこれらのレセプターもCキナーゼでリン酸化を受けている可能性が考えられる．

一方，S49細胞やカエル赤血球においてはTPA処理によりイソプロテレノール刺激によるアデニル酸シクラーゼの活性化が逆に促進された．このとき，GTPγSまたはフォルスコリンによるアデニル酸シクラーゼの活性化も同時に促進されたことから，Cキナーゼの作用点はアデニル酸シクラーゼそのものではないかと予想された．事実，精製したアデニル酸シクラーゼはCキナーゼによりリン酸化され，また，カエル赤血球においてもTPA処理によりシクラーゼが直接リン酸化され，活性化されることが証明された[15]．このように，CキナーゼはβARをリン酸化し脱感作する一方で，アデニル酸シクラーゼをリン酸化し，この系全体を促進するが細胞によってその作用発現が異なる．

さらに，Cキナーゼによるアデニル酸シクラーゼ系の促進作用の作用点としてGiがあげられる．CキナーゼによるGタンパクのリン酸化はすでにトランスデューシンのαサブユニットおよびβサブユニットで報告されている．Giに関しては，肝細胞においてTPA処理によりGiがリン酸化され，Giによるアデニル酸シクラーゼ活性の抑制作用が阻害された．その結果としてアデニル酸シクラーゼ活性が増加し，Cキナーゼにより促進効果が発現するものと考えられる．Giには現在のところGi_1, Gi_2, Gi_3の3つのサブタイプが存在することが知られている．肝細胞にはGi_2とGi_3とが存在するが，TPA処理によりGi_2のみがリン酸化され，アデニル酸シクラーゼ活性の抑制の消失が起こった[16]．このことから，Gi活性はGi_2が担っていると考えられる．また，TPA処理によりGsはリン酸化されず，CキナーゼによるGタンパクのリン酸化はGi_2のみに特異的な反応である．

以上，Cキナーゼはアデニル酸シクラーゼ系のさまざまな作用点に作用し，促進的，抑制的に制御しているが，これらの作用は数分以内に起こる現象である．一方，TPAで長時間処理すると，A_2アデノシンレセプター刺激によるアデニル酸シクラーゼの活性化が促進されるが，これはA_2アデノシンレセプター数自体の増加によるものであることがわかった[17]．

Gタンパクの脱感作に関しては興味ある知見が報告されている．脂肪組織において，A_1アデノシンレセプターのアゴニスト，フェニルイソプロピルアデノシンで長期間（6日）処理すると，A_1レセプターを介したアデニル酸シクラーゼ活性抑制作用が消失するが，このとき膜画分においてGi_1とGi_3のαサブユニットがほぼ完全に消失し，Gi_2のαサブユニットも50％程度まで低下した[18]．このように，Gタンパクの数自身もレセプター刺激により制御されることがある．

逆に，アデニル酸シクラーゼ系によるイノシトールリン脂質代謝系の制御は最初に西塚らにより報告された．ヒトリンパ球においてPHAによるイノシトールリン脂質代謝亢進はジブチルcAMPや細胞内cAMP量を上昇させるプロスタグランジンE_1の前処理により抑制された[19]．その後，ウシ気管支平滑筋でヒスタミンによるイノシトールリン脂質代謝亢進がイソプロテレノールにより，またヒト血小板でセロトニンによりホスホリパーゼCおよびCキナーゼの活性化がプロスタグランジンE_1およびフォルスコリンによって抑制されることがわかった．AキナーゼによるホスホリパーゼCのリン酸化はすでに述べたが，この作用点に関してはいまだ不明な点が多い．

おわりに　レセプターの脱感作現象をその情報伝達系から2つに大別しまとめたが，その両者において，情報伝達そのものに関与する重要なリン酸化酵素が，一方において情報伝達のオーバーランを抑制するためのフィードバック機構においても同時に重要な役割を果しているということは，生物が外界からの刺激を受け，それに適応するために情報伝達を行っていくうえで大きな意味をもっているものと考えられる．また，2つの情報伝達系の間にクロストークが存在するということは，本来情報伝達が独立して相互に無関係に作動しているのではなく，複数の情報が単なる和としてでなく，複雑に制御されながら融合し伝えられていくものと推察される．この複雑な制御が分子レベルではリン酸基を添加するという単純な反応からひき起こされるということは驚くべきことで

ある. 〔市川　厚，根岸　学〕

文　献

1) Shichi H, Somers RL: Light-dependent phosphorylation of rhodopsin. *J Biol Chem* **253**: 7040-7046, 1978.
2) Benovic JL, Staniszewski C, Mayor F Jr, Caron MG, Lefkowitz RJ: β-Adrenergic receptor kinase. *J Biol Chem* **263**: 3893-3897, 1988.
3) Strasser RH, Benovic JL, Caron MG, Lefkowitz RJ: β-Agonist-and prostaglandin E_1-induced translocation of the β-adrenergic receptor kinase: evidence that the kinase may act on multiple adenylate cyclase-coupled receptors. *Proc Natl Acad Sci USA* **83**: 6362-6366, 1986.
4) Benovic JL, Deblasi A, Stone WC, Caron MG, Lefkowitz RJ: β-Adrenergic receptor kinase: primary structure delineates a multigene family. *Science* **246**: 235-240, 1989.
5) Wilden U, Hall SW, Kuhn H: Phosphodiesterase activation by photoexcited rhodopsin is quenched when rhodopsin is phosphorylated and binds the intrinsic 48-kDa protein of rod outer segments. *Proc Natl Acad Sci USA* **83**: 1174-1178, 1986.
6) Valiquette M, Bonin H, Hnatowich M, Caron MG, Lefkowitz RJ: Involvement of tyrosine residues located in the carboxyl tail of the human β_2-adrenergic receptor in agonist-induced down-regulation of the receptor. *Proc Natl Acad Sci USA* **87**: 5089-5093, 1990.
7) Hadcock JR, Ros M, Malbon CC: Agonist regulation of β-adrenergic receptor mRNA. *J Biol Chem* **264**: 13956-13961, 1989.
8) Bouvier M, Leeb-Lundberg LMF, Benovic JL, Caron MG, Lefkowitz RJ: Regulation of adrenergic receptor function by phosphorylation. *J Biol Chem* **262**: 3106-3113, 1987.
9) Hausdorff WP, Bouvier M, O'Dowd BF, Irons GP, Caron MG, Lefkowitz RJ: Phosphorylation sites on two domains of the β_2-adrenergic receptor are involved in distinct pathways of receptor desensitization. *J Biol Chem* **264**: 12657-12665, 1989.
10) Leeb-Lundberg LMF, Cotecchia S, DeBlasi A, Caron MG, Lefkowitz RJ: Regulation of adrenergic receptor function by phosphorylation. *J Biol Chem* **262**: 3098-3105, 1987.
11) Connolly TM, Lawing WJ Jr, Majerus PW: Protein kinase C phosphorylates human platelet inositol trisphosphate 5'-phosphomonoesterase, increasing the phosphatase activity. *Cell* **46**: 951-958, 1986.
12) Orellana S, Solski PA, Brown JH: Guanosine 5'-O-(thiotriphosphate)-dependent inositol trisphosphate formation in membranes is inhibited by phorbol ester and protein kinase C. *J Biol Chem* **262**: 1638-1643, 1987.
13) Yokohama H, Negishi M, Sugama K, Hayashi H, Ito S, Hayaishi O: Inhibition of prostaglandin E_2-induced phosphoinositide metabolism by phorbol ester in bovine adrenal chromaffin cells. *Biochem J* **255**: 957-962, 1988.
14) Sibley DR, Jeffs RA, Daniel K, Nambi P, Lefkowitz RJ: Phorbol diester treatment promotes enhanced adenylate cyclase activity in frog erythrocytes. *Arch Bioch Biophy* **244**: 373-381, 1986.
15) Yoshimasa T, Sibley DR, Bouvier M, Lefkowitz RJ, Caron MG: Cross-talk between cellular signalling pathways suggested by phorbol-ester-induced adenylate cyclase phosphorylation. *Nature* **327**: 67-70, 1987.
16) Bushfield M, Murphy GJ, Lavan BE, Parker PJ, Hruby VJ, Milligan G, Houslay MD: Hormonal regulation of Gi2 α-subunit phosphorylation in intact hepatocytes. *Biochem J* **268**: 449-457, 1990.
17) Murayama T, Nomura Y, Ui M: Enhancement of adenosine A_2 and prostaglandin E_1 receptor-mediated cAMP generation by prior exposure of Swiss 3T3 fibroblasts to Ca^{2+}-mobilizing receptor agonists or phorbol ester. *J Biol Chem* **264**: 15186-15191, 1989.
18) Green A, Johnson JL, Milligan G: Down regulation of Gi sub-types by prolonged incubation of adipocytes with an A_1 adenosine receptor agonist. *J Biol Chem* **265**: 5206-5210, 1990.
19) Kaibuchi K, Takai Y, Ogawa Y, Kimura S, Nishizuka Y: Inhibitory action of adenosine 3' 5'-monophosphate on phosphatidyl-inositol turnover: difference in tissue response. *Biochem Biophys Res Commun* **104**: 105-112, 1982.

5. レセプターの分布と生体機能

5.1 脈　管　系

〈心　臓〉

心臓の機能を端的に要約すれば調律とポンプ作用と考えることができる．それらの機能を維持するためには冠血流が重要である．そうすると心臓は歩調取り活性，心収縮活性および冠循環と3つの分野に分けて生理学的薬理学的に考えてもよい．

調律に関与する組織としては自動能を有する特殊心筋（洞結節，房室結節，His束，左右両脚，Purkinje線維など）と発生した興奮の伝導のみに関与する心筋（収縮に関与するかどうかは別として）と分けて考えることができる．調律の異常は不整脈といえるが，これは歩調取り活性の異常もしくは伝導の異常および両方のいずれかが関与するのであるから，心臓各部位におけるレセプターの性格や分布を解明することが調律の研究には欠かせない．

はじめにこれまでに調律の調整に重大な影響を与えると考えられている洞結節および他の特殊心筋のレセプターについて記して，ついで伝導に関して記述する．

次にポンプ作用として最も重要な心収縮力のレセプターについての記述になるが，心房筋および心室筋のレセプターの分布が異なることが数多く見受けられているので，心筋を心房と心室筋に分けて考える必要があろう．

最後に冠血管のレセプターについてである．心臓の仕事量は大きく脳と似ているが，他の臓器に比較するときわめて酸素消費量が高い器官であり，血液の酸素濃度が血管の反応性を著しく規制していることが知られている．したがってそれらをふまえたうえでレセプターを介しての調整機構を考えていくべきであろう．したがって，心臓では他のほとんどの末梢血管の調節がレセプターの機能によって著明に影響を受けるのとは少し異なることを，考慮に入れる必要があろう．冠血管に関しては心臓外の血管のレセプターの性格や分布と比べながら記述することになる．したがって血管の項で取り上げるレセプターのなかになるべく多く冠血管を入れることにしている．図5.1と図5.2はイヌ心臓のアドレナリン作動性βレセプターとムスカリンレセプターの機能的活動を考慮に

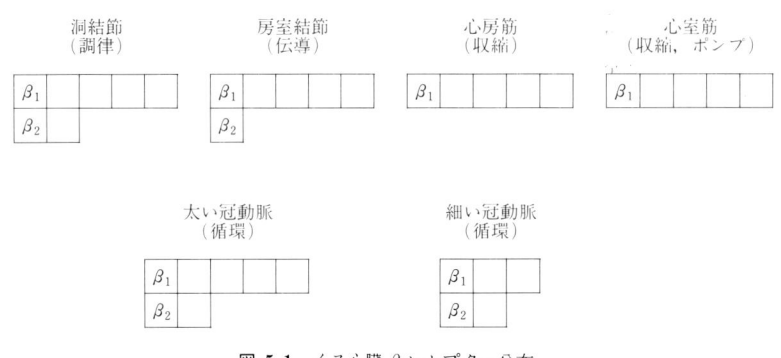

図 5.1　イヌ心臓βレセプター分布

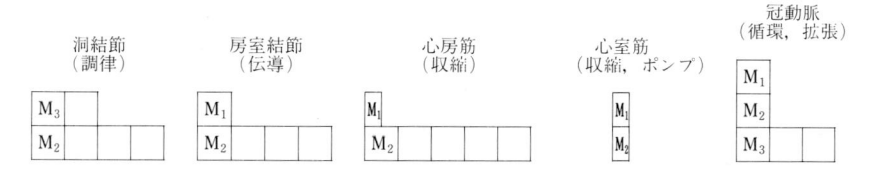

図 5.2 イヌ心臓ムスカリンレセプター分布

入れた分布を模式的に示している．

a. 洞結節のレセプター
（1） アドレナリン作動性βレセプター

洞結節には豊富なβレセプターが存在する．βレセプターを刺激すれば G_s を介してアデニル酸シクラーゼが活性化して細胞内 cAMP が増加し，歩調取り活性が増強されて頻脈が発現する図式は認められている．propranolol をはじめとするいわゆるβ遮断薬は抗不整脈薬（クラスII）としてはもちろん，降圧薬や抗狭心症薬としても心臓循環器疾患の治療に使用されているが，そのなかでも心拍減少（徐脈）作用はきわめて特徴的なものといえる．生体では常に自律神経系の緊張が適度に保たれているためにβ遮断薬の投与によって徐脈が顕著に出現するのである．とくに覚醒時には交感神経のトーヌスが高いのでβ遮断薬による徐脈は著しい．これは動物実験においても同様であり，麻酔下の動物においてのβ遮断薬による徐脈はむしろ小さい．βレセプターのうち β_1 レセプターの占める割合は種によって異なるようである．リガンドを使用した実験では β_1 と β_2 レセプターの共存が報告されているが，生理学的（機能的）な実験では共存については不明瞭なことが多い．ラット，モルモットや家兎では β_1 レセプターがほとんどを占めるが，イヌやヒトでは β_1 と β_2 レセプターが機能していることが証明されている．実際に機能しているペースメーカー細胞を正確に同定することは困難なので，たとえラジオリガンド（radioligand）結合法を使った実験でも洞結節の β_1 と β_2 レセプターの占める割合を正確に示すことは難しい．しかし，洞結節部に主として β_1 レセプターが存することは紛れもない事実として認められている．

イヌ摘出洞結節灌流標本[1]を使っての実験で，選択的 β_2 レセプターアゴニストとして知られている salbutamol や procaterol による心拍増加作用は選択的 β_2 レセプター遮断薬の ICI 118551 によって強くはないが有意に抑制されるのである[2]．このことは後で記述するイヌ心室筋の β-stimulation が β_2 遮断薬によってほとんど抑制を受けないことと対照的である．

カテコールアミンはβレセプターを介して心臓に多大な影響を及ぼしているが，交感神経末端から遊離されるノルエピネフリン（NE）は主に β_1 レセプターのみを，また副腎髄質などクロマフィン細胞から遊離されるエピネフリン（EPI）は β_1，β_2 レセプターを介して直接に心臓作用を呈していると思われる．

近年 β_3 レセプターの存在が論じられ，心臓では洞結節に多いという報告がある[3]．内因性に洞結節刺激作用を有するβ遮断薬の pindolol によって惹起される心拍増加作用が β_1，β_2 レセプターを介さないものであると思われるからである．心臓における β_3 レセプターの存在意義や分布などに関しては今後の研究を待たねばならないが，β_3 レセプターの遮断作用を有すると報告されている bupranolol などの遮断薬の研究から β_3 レセプターがβレセプターのサブタイプとして認められることになるかもしれない．

（2） アドレナリン作動性αレセプター

洞結節における α レセプターの研究は少ない．これまでに α アゴニストの methoxamine や phenylephrine による心拍減少作用が報告されているが，それらは心臓のα作用によるものでなく，β遮断作用や神経末端のコリン作動性機構を介したものと考えられる．ペースメーカー組織に対して心筋αレセプターが直接機能している明確な報告は今のところみあたらない．

(3) ムスカリンレセプター

現在ムスカリンレセプターは5つのサブタイプ（M_1〜M_5）に分類されている．洞結節に対する迷走神経刺激やコリン作動性物質が強力な徐脈を呈することはよく知られており，生理的な調整機構としてのムスカリン（M）レセプターは重要である．近年，選択的M_1レセプター遮断薬のpirenzepineの登場によって心臓のMレセプターもβレセプターほどではないがかなり研究されている．

心臓におけるMレセプターはpirenzepineの作用の分析およびラジオリガンドを使った実験結果からM_1レセプターではないことが示された．さらに心臓Mレセプターにおいて高い選択性を示す遮断薬のAF-DX 116（M_2-blocker）が合成され，心臓のMレセプターは主にM_2タイプであろうと考えられるようになった[4]．しかし，摘出イヌ洞結節標本を使った実験では洞結節のMレセプターはM_2優位であることに変わりはないがM_1レセプターも一部関与することが示されている[5]．

(4) グルカゴンレセプター

消化管関連ペプチドホルモンのグルカゴン（glucagon）の心臓作用についてはかなり古くから知られている．グルカゴンの作用は細胞内cAMPの増加を介して発現することが種々の実験で示されている．しかし，実験的には収縮力の増加を伴わない量でも強力な心拍上昇作用が認められており，洞結節には固有心筋より以上にグルカゴンレセプターが豊富に存在していることが示唆されている[6]．ほかにニューロペプチドで明らかな頻脈を示すものとしてVIPがある．さらに大量でわずかながら心拍上昇作用を示すペプチドにはアンジオテンシン（angiotensin）II，ブラジキニン（bradykinin），セクレチン（secretin），バソプレッシン（vasopressin）などが報告されている．

(5) プリン作動性レセプター[7]

一般に徐脈作用は明瞭である．アデノシン（adenosine）は主にP_1-purinoceptor（Burnstock[8]の分類による）を介して，ATPはP_2-purinoceptorを介するという考え方が出されているが特異的な拮抗薬に乏しく，プリン作動性レセプターについては不明な点が多い．アデノシン，AMP，ADP，ATPは大量を用いれば大きな徐脈作用を有する．これらの徐脈効果はP_1レセプターアンタゴニストのメチルキサンチン（methylxanthine）類（テオフィリンtheophyllineやカフェインcaffeine）で有意に抑制されるものである．しかし大量のアンタゴニストを用いても完全に抑制することはない．イヌの心臓標本ではATPが頻々心拍増加作用を示す．しかし徐脈相の方が強力で長いので頻脈は一過性にのみ観察され，その発現の機構は不明である．カエルではATPが頻脈を発現することが報告されている．

グアニンヌクレオチド（guanine nucleotides）が洞性頻脈を示すことは知られている．イヌ洞結節標本ではグアノシン（guanosine）やイノシン（inosine）が心拍増加作用を呈するが大きいものではない．UTPはわずかな心拍増加と減少を有する．これらプリン作動性物質による徐脈や頻脈はアトロピン（atropine）やβ遮断薬の前処置でも影響されないのでコリン作動性やアドレナリン作動性レセプターを介するものではない．

Purkinje線維の自動能はとくに心室性期外収縮などの重篤な不整脈発生に影響を及ぼすものであるが，アデノシンやATPはPurkinje線維の自動能を抑制する．いわゆるCa entry blockerが洞結節のpacemaker blockerを強く抑制するにもかかわらず，心室性調律にはほとんど作用しないのと対照的である．ついでであるが強い洞性徐脈を惹起するAChも心室性調律には影響を及ぼさないという点ではCa拮抗薬の作用と類似している．薬理学的にいえばPurkinje線維の歩調取り活性にはCa依存性がなく，ムスカリンレセプターがないこととpurinoceptorが存在することが特徴といえる．

プリン作動性物質を実験に使用して反応を得るための量は非常に大きく，生理的範囲をこえるものであるし，また反応の大きさも大きいものではないので生理的な意義がどれほどあるかは疑問である．

(6) ヒスタミンレセプター

ヒスタミン (histamine) のレセプターは大きく H_1, H_2, H_3 と 3 サブタイプに分けられる．そのうち H_3 は最近になって神経末端に認められている[9]．洞結節のヒスタミンレセプターはイヌを除いてはほとんどが H_2 レセプターである．ヒスタミンが H_2 レセプターを介して心拍上昇効果を示すことは Black ら[10] が最初に報告した．彼らはモルモットの摘出心房ではヒスタミンにより心拍増加作用が誘起され，それが burimamide (H_2-blocker) で抑制されることにより H_2 レセプターを介する作用であることを示した．

b. AV 伝導におけるレセプター

調律はポンプ作用と並ぶ重要な機能であるが詳しくみると，インパルスの発生から各心筋組織へそのインパルスが伝導していってはじめてポンプ作用としての心収縮が発現する．伝導の障害は不整脈の発生に重要な影響を及ぼすことが知られている．心臓興奮の伝導はおおまかに洞結節から心房筋への洞房伝導，心房内伝導，房室（田原）結節領域の AV 伝導，His 束から Purkinje 線維を経ての心室内伝導と分けて考えることができる．それぞれの部位は形態的にも機能的にも異なっていて，したがって伝導速度や伝導性が異なる[11]．ここでは限られた紙面の都合上，これまでの研究で最も伝導の safety factor の小さく，伝導速度が遅いAV 伝導のみにしぼって記述する．

(1) アドレナリン作動性 β レセプター

β レセプターを介して AV 伝導の亢進することはよく知られている．AV ブロックの治癒に少量のカテコールアミンが奏効する．この作用は β 遮断薬で容易に遮断されるものである．AV 結節領域は Ca チャネルが豊富でその活動電位は Ca potential が主であるという生理学的報告も多い[12]．Ca 拮抗薬が副作用として AV ブロックを生ずることもよく知られている．この Ca 拮抗薬による AV ブロックもカテコールアミン処置で容易に回復する．AV 伝導に軽い障害のある場合に β 遮断薬が適用されると AV ブロックが頻々に発現する．これはある程度の交感神経の維持的緊張によって正常な AV 伝導が保持されていたのが β レセプターの活性が抑制されたためにひき起こされたものである．この部位の β レセプターのサブタイプについての研究は多くはない．オートラジオグラフィーによる研究ではラットやモルモットの AV 結節部の β_2 レセプターは周囲の組織より多いといわれている．イヌを使用した AV 結節動脈の灌流実験において，各種 β_1, β_2 アゴニスト，アンタゴニストを用いて分析すれば β_1 が主であるが，β_2 レセプターも存在すると考えられている．しかし β_1 レセプターと β_2 レセプターの割合について正確に記述することは，その性質上きわめて困難である．

isoproterenol の慢性投与によって，モルモットの AV 結節の β_2 レセプターが選択的に減少することが報告されている (down regulation)．この領域の β_2 レセプターの病態生理学的な意義については今後の課題であろう．

(2) ムスカリン作動性レセプター

動物実験では副交感神経の興奮で容易に AV ブロックが発生するし，コリン作動性物質の局所投与でも容易に AV ブロックが誘発できる．ムスカリン作動性レセプターが濃密に存在していて，AV 伝導が抑制されるためである．強心薬のジギタリス投与においても AV ブロックが頻々と発生するが，これも AV 結節領域におけるムスカリンレセプターの興奮によることが明白である．前述のとおりムスカリンレセプターは $M_1 \sim M_5$ に分類されていて心臓のレセプターは M_2 型といわれている[4]．しかしイヌ心臓で M_1, M_2 アゴニスト，アンタゴニストを用いた実験では M_2 のみならず，M_1 レセプターも存在すると考えざるをえない．

(3) グルカゴンレセプター

AV 伝導はグルカゴンによっても亢進する[6]．イヌを用いた実験では心収縮力の増強を起こさない量でも AV 伝導は亢進する．ただし，洞結節の心拍増加作用に比較するとその閾用量は大きい．したがって，おおまかにいえることは β アゴニストの isoproterenol が洞結節の歩調取り活性，AV 伝導および心収縮力を一様に亢進するのに比較する

とグルカゴンは洞結節＞AV伝導＞心収縮力の順に亢進の程度が異なる．

βアゴニストもグルカゴンもアデニル酸シクラーゼの活性を亢進し細胞内cAMP増加作用を惹起することが心刺激作用の機構と考えられているので，グルカゴンの作用は各組織のグルカゴンレセプターの密度の差によるものかもしれない．

グルカゴン以外のペプチドがAV伝導に著明な影響を及ぼすという報告は今のところみあたらない．

（4）プリン作動性レセプター

モルモットにアデノシンを静注すればAVブロックが多発する．イヌにアデノシンを静注すれば徐脈相が明瞭に出現する量でもAVブロックはほとんど出現しない．したがってAV結節のアデノシンレセプターには大きな種差があると考えられる．イヌのAV結節動脈に直接アデノシンを投与すればAVブロックが出現する．一方，ATPの投与で完全なAVブロックを惹起することは難しい[7]．このことからイヌではP_1レセプターがP_2レセプターよりも多いということになる．しかし，P_1，P_2レセプターの分類に関しては選択的な遮断薬といわれているメチルキサンチン（P_1アンタゴニスト）とキニジン（quinidine）（P_2アンタゴニスト）が必ずしも選択的とはいえないのでサブタイプの分類としては不明確といわざるえない．

（5）ヒスタミンレセプター

ヒスタミンによるAV伝導の抑制についての報告は多い．モルモット，イヌ，ヒトのヒスタミンによる心電図上のPR間隔延長作用はH_1遮断薬で著明に抑制されることは報告されている．したがってヒスタミンはH_1レセプターを介してAV伝導を抑制していることになる．洞結節にはイヌを除いてほとんどの種でH_2レセプターが豊富であるのとは対照的である[13]．

c．心筋のレセプター

心臓のポンプ機能としてとくに重要なのは心室筋であるが，そのレセプターの密度はこれまでの実験から心房筋と同じものもあるが異なるものも決して少なくないことが知られている．その点を注意しながら心収縮筋に関与する主なレセプターについて記述する．

（1）アドレナリン作動性βレセプター

β_1レセプターは心房および心室筋にほぼ一様に分布して心収縮力増強作用に重要な役割を担っているのはいうまでもない．心収縮力増加を惹起するβレセプターはラット，モルモット，家兎ではほとんどβ_1レセプターである．一方，ネコ，イヌ，ヒトではβ_2レセプターの存在が認められている．β_2レセプターの局所分布密度からは洞結節＞心房筋＞心室筋ということになる．ラジオリガンド結合実験でイヌの心室筋でのβ_1とβ_2レセプターの割合は85％：15％という報告もあるが，生理的な実験では心室筋には機能的なβ_2レセプターはほとんどないと考えられている．イヌ摘出心室筋標本においてisoproterenol, norepinephrineおよびprocaterolで惹起した収縮増加作用が選択的β_2遮断薬のICI 118551前処置でほとんど抑制されないのである[2]．最近報告されているβ_3レセプターも心室にはほとんど認められないという[3]．

（2）ムスカリンレセプター

収縮力に関してのムスカリンレセプターの関与はそれほど重要ではない．心ポンプとして最も重要な心室筋にはムスカリンレセプターがわずかにしか存在しないし，AChの反応も小さく，その生理的意味も明確ではないからである．しかし，心房筋には濃密なムスカリンレセプターが存在しているし，AChの心房収縮力抑制効果は強力であり，歩調取り活性と異なって質的なものと量的なものを同時に比較できるので報告も多い．

摘出心房筋を使用しての実験ではAChの徐脈効果よりも心収縮抑制効果の方が閾用量は小さい．また少量のアトロピンの使用でAChの徐脈効果が完全に抑制されても心房筋収縮力減少作用は残っていることが多い．これらのことは心房筋におけるムスカリンレセプターが洞結節よりも濃密である可能性を示している．心房筋におけるムスカリンレセプターはM_2サブタイプが主であることはこれまでの研究で確認されている．これは洞結節の場合と同様である．

（3） プリン作動性レセプター

哺乳動物の心房筋でアデノシンが収縮力減少作用を示すことは古くから知られている．イヌ摘出心房筋でアデノシンは収縮力抑制のみを示すが，心室筋では抑制は非常に小さくむしろ有意に収縮力増加作用をひき起こす．このことは心室筋のプリンレセプターは心房筋と異なる性質をもつものと考えられる．心収縮力（心房も心室も）を増強するものにはグアノシンやイノシンがあるが，いずれも弱いものである．イヌ心房筋でUTPは洞結節にほとんど効果を及ぼさない量で収縮力の増加と減少をもたらす．そしてグアノシンと異なって心室筋で著明な収縮力減少作用をひき起こす．カエルの心室筋ではUTPは収縮力を増加すると報告されているので，イヌではまったく逆の作用である．

（4） ヒスタミンレセプター

ヒスタミンの収縮はたいていの哺乳動物（イヌを除く）ではH_2レセプターを介するものであることが明らかにされている．しかし詳しく報告をみるとモルモットでは心房筋はH_1レセプターが優位であり，心室筋はH_2レセプターが優位であるというふうに記しているものもある．イヌの心臓でもH_2アゴニストの大量投与により心収縮力増強が認められるが，これはカテコールアミンの遊離によりβレセプターを介しての作用である．

（5） ペプチドレセプター

心収縮力にはっきりした効果をもつペプチドは少ない．グルカゴンは前述したように洞結節の歩調取り活性の亢進やAV伝導亢進を惹起する量よりはるかに多量で収縮力増強を起こす．VIPは心房筋では大きな収縮力増加を示すが，心室筋では閾用量こそ小さいが収縮力の増強は大きくない．収縮力を増加するものにはアンギオテンシンII，ブラジキニン，セクレチンがあるが，いずれも大量を用いてもきわめてわずかな反応のみである．バソプレッシンは大量で収縮力減少をきたす．

このほかに心臓作用として複雑な効果を示すものに5-HTがある[14]．このレセプターは5-HT$_1$，5-HT$_2$と5-HT$_3$に分けられているが，反射なども含めてその心臓作用に及ぼす作用は一概には説明できないほどである．

〈血　管〉

a. 動脈のレセプター

血管においては，交感神経線維の分布が濃密であり，アドレナリン作動性レセプターが最も豊富で重要であることは間違いない．1948年にAhlquist[15]はアドレナリン作動性レセプターのαとβの2つのサブタイプに分類することを提唱し，それ以来血管ではαレセプターを介しての収縮反応とβレセプターを介しての拡張反応の研究が各臓器のレベルで行われてきている．その後の研究でαはα_1, α_2レセプター[16]に，またβはβ_1, β_2レセプター[17]に分類されている．最近はα_1がα_{1A}, α_{1B}とα_{1C}およびα_{2a}, α_{2b}に[18]分類されるに至った．血管内皮細胞ではプロスタグランジン（PG）が多く産生されていることは知られていたが，ムスカリンレセプターが存在し，そのレセプターを介してEDRFが遊離し血管平滑筋を弛緩させることはFurchgottらの研究で明らかになった[19]．その後AChのみならず多くの物質がEDRFを介して血管拡張作用を惹起することがわかってきた．

レセプターの分布密度は種差，血管の存在する臓器，血管の大きさなどによって異なるので概説することはなかなか難しい．

αレセプターはほとんどすべての血管に分布しているが，その密度はさまざまである．α_1レセプターの濃度の高い血管は腎動脈，皮膚や粘膜領域の動脈や腹部臓器の動脈などであり，むしろα_1レセプターの少ない血管を取り上げた方がわかりやすい．αレセプターの比較的少ない血管は脳動脈と冠動脈が有名である．脳血管はα_2レセプターが豊富であるという報告もあるが，それはα_1レセプターに比較してα_2レセプターが多いということで，αレセプターの反応は概して小さいのである．αレセプターは大きくα_1とα_2のサブタイプに分けられているが，歴史的にはまず血管側（postsynaptic）にα_1レセプターが存在し血管収縮性に働き，神経側（presynaptic）にα_2レセプターが存

在し交感神経末端からのノルエピネフリン遊離を抑制することが広く知られるようになった[20]．

その後，近年非常に選択性の高いアゴニストやアンタゴニストが合成され，より詳しく α レセプターについてのサブタイプが研究されるようになった．これはとくに臨床的に抗高血圧薬として注目されたわけで，そのような薬物には α_1 遮断薬の prazosin と α_2 アゴニストの clonidine が特筆される．postsynaptic に α_1 レセプターが濃密に存在しているのは周知であったが，α_2 レセプターも postsynaptic に存在している血管床が多くはないが相ついで報告されてきている．しかし，その生理学的病理学的意義に関しては必ずしも明らかではない．α_2 レセプターは決して均一にあるわけではなく主として血管の内層（内皮側）に分布し，α_1 レセプターは外層（神経末端側）に分布するという報告もあり，神経分布との関係も考慮に入れながらその病態生理学的な研究も必要である．一般的に静脈や動脈の細い抵抗血管系においては postsynaptic な α_2 レセプターの存在を示す報告が多い．

血管のレセプター分布は臓器特異性が明白なので臓器別に血管のレセプターを記さなければならなくなる．もちろんすべての臓器の血管にふれることは不可能なので，医学的に関心の深い，また研究の多くされてきた血管についてアドレナリン作動性レセプターを中心に取り上げることにする．

（1）脳 血 管

まず脳血管であるが，摘出血管標本を使って，パイオニア的な実験を行った Bohr ら[21]の報告にふれてみよう．Bohr らは家兎脳動脈と腸間膜動脈摘出らせん状血管標本を作製し，NE と 5-HT を投与して，脳動脈では NE の大量でもほとんど血管収縮がみられないのに 5-HT は少量から強力な収縮反応を惹起することを示した．Bohr らの実験以後でも摘出脳血管の NE 収縮反応は 5-HT や KCl の反応に比較してきわめて小さいことが確認されている．サルの摘出脳底動脈を使った実験では，α_1 アゴニストの phenylephrine や methoxamine で弱い血管収縮反応を惹起するが，α_2 アゴニストの clonidine や xylazine ではほとんど収縮反応を惹起しない．したがってサル脳底動脈には機能的な α_1 レセプターが存在するが α_2 レセプターはきわめて少ないと考えられる．一方，イヌ脳底動脈では弱い収縮反応であるが，α_1 アゴニストも α_2 アゴニストも明らかな反応を惹起する．したがって，イヌ脳底動脈に α_2 レセプターの存在を考える研究者もいる．イヌのみならずウシやネコでも α_2 レセプターが優勢であるという報告もある．脳血管に α レセプターの存在することはリガンドを使った実験でも明瞭に示されているが血管反応性がきわめて弱いことも事実である．脳血管の α レセプターの薬理学的分析を難解にしている点は α アゴニストによる反応が α アンタゴニストで明確に抑制できないことである．たとえば NE や phenylephrine の収縮反応が prazosin でよく遮断できないが，yohimbine で一部抑制されるという報告が少なくないからである．脳血管の α レセプターは α_2 であり，この反応は Ca entry blocker でよく抑制されるという報告もあるが広く認められているわけではない．脳血管における α レセプターの研究はいまだに不明確な点が多いものである．

脳動脈は Bohr らの実験で示されたように 5-HT に対して非常に敏感に収縮反応を起こす．5-HT レセプターも 5-HT$_1$, 5-HT$_2$, 5-HT$_3$ などのサブタイプに分けられていて，さらに細かな亜型も提示されている．これまでに報告された成績では主として 5-HT$_2$ レセプターを介した収縮作用である．選択的 5-HT$_2$-blocker の ketanserin によって多種類の動物の血管の 5-HT 反応が抑制されることは明白なのである．しかし完全には抑制できないという報告もあるし，家兎の脳血管の 5-HT レセプターは 5-HT$_1$ ともいわれている．5-HT$_1$ は 5-HT$_{1a}$ と分類されるという報告もある．脳血管の 5-HT レセプターの亜型に関してはもう少し実験の積み重ねが必要であろう．

（2）冠 血 管

次に冠血管であるが，冠循環における α, β レセプターの研究は非常に多い．冠血管に NE を投与するとイヌの場合は血管拡張が顕著にみられる．

しかし，サルの場合には血管収縮のみが顕著に出現することが多い[22]．どちらの血管もphenylephrineでは強い収縮反応を示すのでα_1レセプターが存在していることは明白である．しかし，イヌの場合にはそれ以上にβレセプターが豊富に存在していることが考えられる．イヌやサルの摘出血管では，α_2アゴニストのclonidineやxylazineで収縮反応が小さいかもしくは明らかでないのでα_2レセプターは少ないと考えられる．冠血管の太い部分ではα_1レセプターのみが存在し，細い部分ではα_2レセプターも多くなるといわれている[23]．βレセプターが豊富に存在することはよく知られているが，β_1アゴニストに対する反応の方が大きい．β_2アゴニストのsalbutamolでの反応は比較的小さく，機能的実験ではβ_1レセプターが優位に存在することがうかがえる．イヌの比較的大きい冠動脈を用いて行ったラジオリガンドを使用しての実験では$\beta_1:\beta_2$は75:25との結果となっている[24]．比較的細かい冠血管ではこの割合が異なっている可能性がある．細い抵抗血管ではβ_1レセプターの密度が小さくなっていると思われる．このことは摘出血管を用いた実験でのβレセプターは主にβ_1サブタイプであるという報告と一致するし，生体位冠血管灌流実験ではβ_2サブタイプが主であるという報告とも矛盾しない．

（ 3 ） 皮膚血管

皮膚血管は非常に細かいのでその反応性を直接観察することは非常に難しい．しかし全身の表面積の大きさから考えても皮膚の血流が全血流に及ぼす影響は決して小さくない．純粋に皮膚血管といえなくともその末梢血管がほとんど皮膚へ分布している血管での研究はなされている．たとえばイヌの摘出中耳介動脈の灌流実験などである．この血管の特徴はpostsynapticなα_2レセプターが豊富に存在することである．動脈でのpostsynaptic α_2レセプターの存在は生体位動物の灌流実験では比較的多く報告されているが，一方，摘出血管標本での報告は少ないし，あってもα_2レセプターの密度は小さい．したがって，皮膚血管におけるα_2レセプターの存在は重要な意味をもっていると思われる．選択的α_2アゴニストといわれているclonidineによる血管収縮反応の報告はあるが，この場合prazosin（α_1アンタゴニスト）で抑制される反応のことが多いので，clonidineを純粋なα_2アゴニストとみることはできない．イヌ中耳介動脈ではphenylephrine（α_1アゴニスト）もxylazine（α_2アゴニスト）も同程度に強い収縮反応を示すし，prazosinやICI 118551（α_2アンタゴニスト）でそれぞれ抑制されるので，α_1，α_2レセプターの同程度の密度分布が考えられるのである[25]．ほかに皮膚への血流供給を主とする血管の実験標本にはサルdigital arteryがある．これらのα_2レセプターを介する収縮反応は摘出標本の温度を低下させることによって低下するようである．phenylephrineの血管収縮反応は37℃と27℃の条件でも同様に出現するにもかかわらず，clonidineの反応は低温で有意に減少するという実験結果があるからである．レセプターが存在することと機能的反応が出現することとはプロセスに大きな違いがあるので別々に考えた方がよい．機能的反応からレセプターを類推していくことは間違いではないが，レセプターの存在から反応性を確実に類推することはできないのである．

（ 4 ） その他の動脈

基本的には前述のようにα_1レセプターが主であるが，rat aortaやsimian femoral arteryおよび静脈系（後述）でpostsynaptic α_2レセプターの存在が報告されている．

一般的にpostsynaptic α_2レセプターを介する血管反応は収縮であるが，α_2アゴニストが拡張反応を示すという報告もある[26]．α_2アゴニストによって，① 血管内皮細胞からEDRF遊離促進が起こり血管拡張を惹起するというものである．α_2アゴニストの収縮反応が内皮を剥離した血管では大きくなるという観察に基づいている．しかし，いろいろな摘出血管を用いての追試で同様の結果は得られていない方が多い．② α_2アゴニストの血管拡張反応はα_1-blocking activityによるものであるかもしれないという報告である．たとえばNEで持続収縮させている摘出ラット総頸動脈標本では4種の選択的α_2アゴニストが用量依存的に血

管拡張をひき起こす．この反応は内皮剝離血管でも変わらないし，アトロピンでも抑制されない．またPGF$_2\alpha$で持続収縮させた標本ではいずれのα_2アゴニストも拡張を惹起しなかったことから，これらのα_2アゴニストによる血管拡張反応はα_1レセプター抑制効果によるものと考えられるのである．

α_1，α_2レセプターの相互作用に関しての研究はいまだ数が少ないが，この方面の作用機構についても今後の研究が必要であろう．

b. 静脈系のレセプター

動脈系の血管反応の実験に比して静脈系での実験は少ない．動脈系は直接に血圧と結びつけて考えられるのに静脈系はむしろ間接的なものとして考えられていたからである．

一般に摘出静脈標本ではNE, phenylephrine, 5-HTによる収縮反応は強く出現する．このことは豊富なα_1レセプターと5-HTレセプターの存在を示している．また特徴的なことであるが，α_2レセプターの存在の報告が多いことである．サルやヒトのfemoral vein，サルmetacarpal veinでもα_2レセプターを介しての収縮反応が得られているが，その大きさはα_1レセプターを介してのものに遠く及ばない．興味あることにα_2レセプターを介しての血管収縮反応は標本の温度を低下してもあまり変化しない．サルとイヌ摘出血管灌流法による実験で，37℃におけるfemoral arteryのNEによる反応は27℃では著しく抑制される，しかしfemoral veinではほとんど抑制されない．

βレセプターに関しては静脈系にも広く分布している．家兎，イヌ，サル，ヒトの顔面静脈は摘出して保生液に入れていても適度な血管の緊張を保っている[27]．この摘出静脈標本にNEを投与すれば明瞭な弛緩作用をみることができる．β遮断薬処置後の標本ではNEにより収縮が出現するのでαレセプターの存在は明らかであるが，とくに前処置として収縮させていない血管でもはっきりとしたNEの拡張作用がみられることからβレセプターの分布密度の高い血管ということができる．βレセプターのサブタイプであるが各種β_1, β_2アゴニスト，アンタゴニストを用いた実験から，この血管はβ_1もβ_2レセプターもともに多く機能していることがうかがえる（どちらかといえばβ_1レセプターの方が密度が高い）．

摘出イヌ肺静脈の灌流実験においてNEやphenylephrineは明瞭な収縮反応を示すが，xylazineはまったく反応を惹起しない．ところが長い間(8～11時間)灌流を続けた後ではxylazineも強力な収縮をひき起こすようになる．灌流の初期にはα_2レセプターを介しての反応がまったくなく，長期灌流後にα_2レセプターが出現したことになる．この場合NEやphenylephrineの反応は初期と同様に出現するのであるからα_1レセプターには何ら変化がなかったことになる．すなわち灌流初期にはα_2レセプターが存在していたにかかわらず，機能的には血管収縮に働いていないとも解釈できる．さらに複雑なことに同様のα_2アゴニストといわれているclonidineは灌流初期にも後期にも実験を通して収縮反応が出現しない[28]．このことはxylazineのα_2レセプターを介して生じた収縮はclonidineのα_2レセプターと異なり，α_2にも亜型のあることを示唆している．別のα_2アゴニストのguanabenzでもxylazineと同様の成績が得られている．

c. 内 皮 細 胞

内皮細胞からはPGI$_2$をはじめとするPG類や血管平滑筋に影響を及ぼす拡張物質や収縮物質が遊離してきて血管の緊張性に多大の影響を与えているのである．

cholinergic神経支配がきわめてまれである血管系において，副交感神経の伝達物質であるAChがどの程度生理学的な役割を担っているかはいまだ不明である．しかし1980年以来血管内皮細胞由来の血管弛緩物質（endothelium-derived relaxing factor, EDRF)[19,29]が血管の反応性に多大の影響を及ぼしていることが明らかになり，その発端になったのがAChの血管反応である．内皮細胞には多くのムスカリンレセプターが存在している．種々の摘出血管の実験でAChは血管弛緩作用を呈し，きわめて大量で収縮作用を示すこ

とが示されている．Furchgottら[19,29]は血管の内皮を剥離しておくと，AChの弛緩反応が収縮反応に転ずることも示した．すなわちAChは内皮のムスカリンレセプターに作用しEDRFを遊離し，EDRFがグアニル酸シクラーゼを活性化して細胞内GMPを増加して弛緩作用を呈する．EDRFの本体はnitric oxide（NO）といまだはっきりしないものの2種と考えられるようになった[30]．

さらに最近ではEDRFはNOそのものではなくNOを含んだ複合体であり，S-nitrosocysteineの方が第1候補であるという報告もある[31]．内皮上のムスカリンレセプターの亜型の分類に関する実験報告もある．ラット大動脈やイヌ大腿動脈ではムスカリンM_3レセプターを介するとの報告がある一方，ラジオリガンドを使ったブタ冠動脈ではM_2とM_3の両方が存するとの報告もある．ウサギ伏在静脈ではM_2で，イヌ冠血管では主にM_3らしいとか，ウサギ耳動脈を使った実験では機能的にもリガンドを使ってもM_2レセプターである，というふうにMレセプター亜型の分布はまだ明確ではない．AChの収縮作用についての報告も決して少なくない．サルやヒトの冠動脈は摘出標本においても生体位実験のACh動注においても冠血管収縮反応を明確に呈する（イヌでは拡張のみである）．これらはアトロピンによって抑制されるものなので血管平滑筋のムスカリンレセプターを介しての反応に間違いない．AChが容易に収縮作用を示す血管には顔面静脈やヒト臍帯静脈などがある．これらは内皮剥離標本でも出現する．顔面静脈のAChによる収縮は機能的にM_3レセプターを介したものである[32]．

一方，内皮剥離した後にAChを適用しても何ら収縮を惹起しない血管も多く，収縮を惹起するムスカリンレセプターの存在は血管によっても種差によってもかなり異なることがわかる．

EDRFを遊離するものにはブラジキニン，サブスタンスP，ヒスタミン，5-HT，スロンビン，ATPなど数多く報告されている[29]．さらにレセプターを介さずにEDRFの遊離を修飾している機構も存在している．血流そのものやフリーラジカルなどである．長期的にみれば血管平滑筋の構築に影響を及ぼし，結果として循環動態に多大の影響を及ぼすことも考慮に入れるべきで，図5.3はそれを模式的に示している．強力な収縮物質の1つであるエンドセリンなどの生理学的な意義は今後の問題である．

レセプターを介して血管の収縮や拡張に関与する物質は数が多いが，それぞれについて限られた紙面で紹介することは不可能である．とくに最近研究の成果が発展しているneuropeptideに関してはいまだ明確な意義の不明なものが多い．

〔千葉茂俊〕

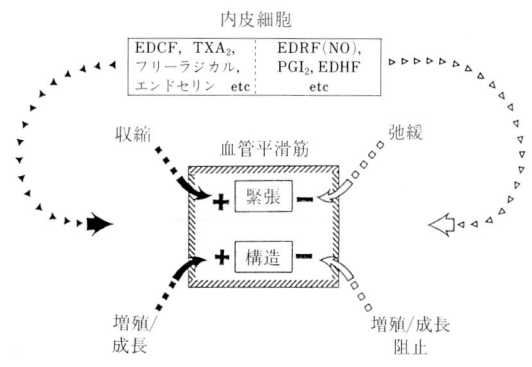

図5.3 血管緊張を調節する機構

文　献

1) 千葉茂俊：血液灌流心臓部分標本．心臓薬理実験法（田辺恒義，安田寿一，平 則夫，菅野盛夫編），pp 22-27，丸善，東京，1980．
2) Akahane K, Furukawa Y, Ogiwara Y, Haniuda M, Chiba S : Beta-2 adrenoceptor-mediated effects on sinus rate and atrial and ventricular contractility on isolated, blood-perfused dog heart preparations. *J Pharmacol Exp Ther* **248** : 1276-1282, 1989.
3) Kaumann AJ : Is there a third heart β-adrenoceptor？ *Trends Pharmacol Sci* **10** : 316-320, 1990.
4) Jaiswal N, Lambrecht G, Mutschler E, Malik KU : Contribution of $M_{2\alpha}$ and $M_{2\beta}$ muscarinic receptors to the action of cholinergic stimuli on prostaglandin synthesis and mechanical function in the isolated rabbit heart. *J Pharmacol Exp Ther* **247** : 104-112, 1988.
5) Akahane K, Furukawa Y, Karasawa Y, Chiba S : Muscarinic receptor subtypes mediating negative chrono- and inotropic responses in isolated, blood-perfused dog right atria. *J Auton Pharmacol* **10** : 39-48, 1990.
6) Farah A : Glucagon and the circulation. *Phar-*

macol Rev **35**: 181-217, 1983.
7) 千葉茂俊：プリン作動物質の心臓作用. 心臓 **15**: 3-15, 1983.
8) Burnstock G: Purinergic receptors in the heart. *Circ Res* **45**: (suppl I) 175-182, 1980.
9) Hill SJ: Distribution, properties, and functional characteristics of three classes of histamine receptors. *Pharmacol Rev* **42**: 45-83, 1990.
10) Black JW, Duncan WAM, Durant CJ, Ganellin CR, Parsons EM: Definition a antagonism of histamine H_2-receptor. *Nature* **236**: 385-390, 1972.
11) Hoffman BF, Cranefield PF: Electrophysiology of the Heart, McGraw-Hill, NY, 1960.
12) Zipes DP, Mendez C: Action of manganese ions and tetrodotoxin on atrioventricular nodal transmembrane potentials in isolated rabbit hearts. *Circ Res* **32**: 447-454, 1973.
13) Ganellin CR, Parsons ME, Levi R, Owen DAA, Trzeciakowski J: Actions of histamine on the heart and vasculature. In: Pharmacology of Histamine Receptors (ed by Wright PSG), pp 236-297, Bristol, London, Boston, 1982.
14) Saxena PR, Villalon CM: Cardiovascular effects of serotonin agonists and antagonists. *J Cardiovasc Pharmacol* **15**: S17-S34, 1990.
15) Ahlquist RP: A study of adrenotropic receptors. *Am J Physiol* **153**: 586-600, 1948.
16) Berthelsen S, Pettinger WA: A functional basis for classification of α-adrenergic receptors. *Life Sci* **21**: 595-606, 1977.
17) Lands AM, Arnold A, McAuliff JP, Luduena EP, Brown TJ: Differentiation of receptor system activated by sympathomimetic amines. *Nature* **214**: 597-598, 1967.
18) Han C, Abel PW, Minneman KP: α_1-Adrenoceptor subtypes linked to different mechanisms for increasing intra-cellular calcium in smooth muscle. *Nature* **329**: 333-335, 1987.
19) Furchgott RF, Zawadzki JV: The obligatory role of endothelial cells in the relaxation of arterial smooth muscle by acetylcholine. *Nature* **288**: 373-376, 1980.
20) Langer SZ: Presynaptic regulation by the release of catecholamines. *Pharmacol Rev* **32**: 337-362, 1980.
21) Bohr DF, Goulet PL, Taquini AC: Direct tension recording from smooth muscle of resistance vessels from various organs. *Angiology* **12**: 478-485, 1961.
22) Nakane T, Chiba S: Comparison of vascular responses of isolated, perfused simian and canine coronary arteries to adrenergic agonists. *Jpn Heart J* **3**: 321-328, 1986.
23) Nakane T, Tsujimoto G, Hashimoto K, Chiba S: Beta adrenoceptors in the canine large coronary arteries: beta-1 adrenoceptors predominate in vasodilation. *J Pharmacol Exp Ther* **245**: 936-943, 1988.
24) Ito T, Chiba S: Existence of two types of postjunctional alpha adrenoceptors in the isolated canine intermediate auricular artery. *J Pharmacol Exp Ther* **234**: 698-702, 1985.
25) Egleme C, Godfraind T, Miller RC: Enhanced responsiveness of rat isolated aorta to clonidine after removal of the endothelium cells. *Br J Pharmacol* **81**: 16-18, 1984.
26) Pegram BL, Bevan RO, Bevan JA: Facial vein of the rabbit. Neurogenic vasodilation mediated by β-adrenergic receptors. *Circ Res* **39**: 854-860, 1976.
27) Haniuda M, Itoh N, Chiba S: Time-dependent enhancement of xylazine-induced, alpha-2 adrenoceptor-mediated vasoconstriction in isolated and perfused canine pulmonary veins. *J Pharmacol Exp Ther* **249**: 340-347, 1989.
28) Furchgott RF: Role of endothelium in responses of vascular smooth muscle. *Circ Res* **53**: 557-573, 1983.
29) Palmer RM, Ferrige AG, Moncada S: Nitric oxide release accounts for the biological activity of endothelium-derived relaxing factor. *Nature* **327**: 524-526, 1987.
30) Myers PR, Minor RL, Guerra R, Bates JN, Harrison DG: Vasorelaxant properties of the endothelium-derived relaxing factor more closely resemble S-nitrosocysteine than nitric oxide. *Nature* **345**: 161-163, 1990.
31) Eglen RM, Montgomery WW, Dainty IA, Dubuque LK, Whiting RL: The interaction of methoctramine and himbacine at atrial, smooth muscle and endothelial muscarinic receptors *in vitro*. *Br J Pharmacol* **95**: 1031-1038, 1988.
32) Chiba S, Tsukada M: Predominant acetylcholine-induced vasoconstriction in isolated, perfused simian facial veins. *Eur J Pharmacol* **191**: 311-318, 1990.

5.2 消化器系

摂取した食物を消化するために必要な消化液の分泌および消化産物の吸収，水と電解質の輸送，そして，これらの機能が滞りなく行われるために必要な内容物の輸送と攪拌を担当する運動調節系において消化管の粘膜細胞，外層筋（縦走筋および輪走筋），壁在神経系（筋間神経叢および粘膜下神経叢）に存在する各種レセプターの役割を概観する．

a. 消化管の各部位および組織におけるレセプターの分布

表 5.1 に示すように，胃腸の平滑筋，縦走筋層と輪走筋層の間にある筋間神経叢（Auerbach 神経叢）と粘膜下組織の表層に存在する粘膜下神経叢（Meissner 神経叢）のニューロン（壁在ニューロン），粘膜細胞，唾液腺，胃腺，膵臓などの外分泌細胞には多種多様なレセプターが報告されている[5,6,9,14,22,23]．これらのなかには，レセプターとして同定されていないが，その存在が推定されているものも含まれている．これらのレセプターのうちで，生理機能と密接に関与しているものについて述べる．

b. 壁在神経系

胃腸管の運動，分泌，吸収の神経性調節は，消化管の壁在神経叢のニューロンおよびこのニューロンとシナプスを形成する外来性の交感および副交感神経によって行われている．図 5.4 に胃の壁在神経と外層の平滑筋および粘膜細胞との関係を模式的に示す．

表 5.1 消化器系に存在するレセプター

レセプター	壁在ニューロン	平滑筋細胞	唾液分泌細胞	酸分泌壁細胞	G 細胞	膵液分泌細胞	粘膜細胞
α アドレナリン*	○	○	○				
β アドレナリン*		○	○				
ボンベシン/GRF	○				○	○	
CGRP	○	○				○	
CCK	○	○				○	
GABA*	○						
ガラニン		○					
ガストリン	○			○			
ヒスタミン*	○	○		○			
モチリン	○	○					
ムスカリン性アセチルコリン	○	○	○	○	○	○	○
ニコチン性アセチルコリン*	○						
NPY	○						○
ニューロテンシン	○						
オピオイド*	○	○					
プリン	○	○					
PYY							
セクレチン						○	
セロトニン (5-HT)*	○	○					
ソマトスタチン	○				○		
サブスタンス P*	○	○	○			○	
VIP	○	○	○				

* 本書の各論で取り上げられているレセプター．CGRP：calcitonin gene related peptide, CCK：cholecystokinin, GABA：γ-aminobutyric acid, GRP：gastrin releasing peptide, 5-HT：5-hydroxytryptamine, NPY：neuropeptide Y, PYY：peptide YY, VIP：vasoactive intestinal polypeptide.

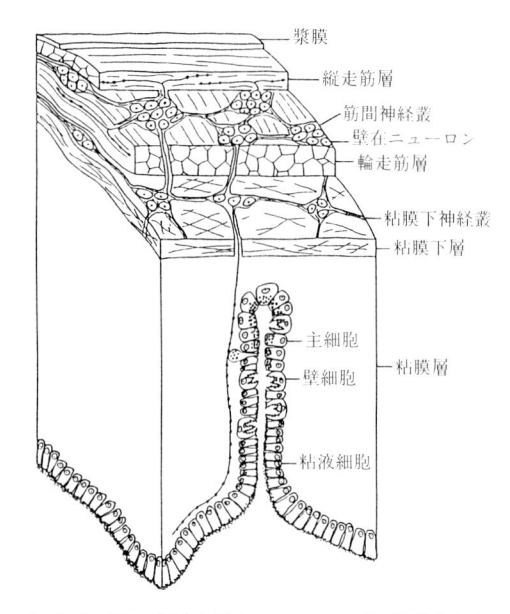

図 5.4 胃壁の構造と壁在ニューロンによる平滑筋および粘膜細胞の支配

筋間神経叢のニューロンの軸索は縦走筋と輪走筋へ投射し，粘膜下神経叢のニューロンの軸索は腺細胞と粘膜上皮細胞へ投射している．壁在ニューロンは両神経叢内でたがいに連絡しあっているとともに，両神経叢間でも連絡しあって，複雑な神経回路を構成している．外来性の交感および副交感神経と知覚神経の投射は省略してある．

（1） 壁在ニューロンの性質

壁在神経叢には，アセチルコリン（ACh），γ-アミノ酪酸（γ-aminobutyric acid, GABA），ボンベシン（bombesin）あるいはガストリン遊離ペプチド（gastrin releasing peptide, GRP），カルシトニン遺伝子関連ペプチド（calcitonin gene-related peptide, CGRP），コレシストキニン（cholecystokinin, CCK），ガラニン（galanin），ガストリン（gastrin），ヒスタミン（histamine），神経ペプチドY（neuropeptide Y, NPY），ニューロテンシン（neurotensin），オピオイドペプチド（opioid peptide），セロトニン（serotonin）あるいは 5-HT（5-hydroxytryptamine），ソマトスタチン（somatostatin），サブスタンスP（substance P, SP），VIP（vasoactive intestinal polypeptide）を伝達物質あるいは伝達物質候補として含有するニューロンがみいだされる[3]．これらの物質に対するレセプターのうちで，いくつかのレセプターは単一ニューロンでその存在が確認されている[5]．外来性には，交感神経の節後のアドレナリン作動性神経線維と副交感神経の節前のコリン作動性線維が壁在ニューロンに投射している．これらのニューロンに含まれる物質は，壁在ニューロン間あるいは外来性神経と壁在ニューロン間の興奮伝達（neuroneuronal transmission）に関与する．

（2） シナプス後電位

促進性の伝達の1つである速いシナプス後電位（fast excitatory postsynaptic potential, fast EPSP）はシナプス後膜のニコチン性アセチルコリンレセプター（Nレセプター, nicotinic cholinergic receptor）がシナプス前コリン作動性線維終末から遊離されるAChによって刺激されて発生する（図5.5A）．やはり促進性の緩徐な興奮性シナプス後電位（slow EPSP）はシナプス前コリン作動性線維終末から遊離されるAChによってシナプス後膜のムスカリン性アセチルコリンレセプター（Mレセプター, muscarinic cholinergic receptor）のM_1サブタイプが刺激されて発生する（図5.5B）．また，非コリン作動性のシナプス前線維（5-HT，GABA，SP作動性線維）によっても起こる（図5.5C）．slow EPSP様の脱分極は，外因性のACh, 5-HTやGABAあるいは種々のペプチド（ボンベシン，CCK，CGRP，ニューロテンシン，ソマトスタチン，SP，VIP）によってもそれぞれに対応するレセプターを介して誘起される．5-HT，GABAとSPは伝達物質として作用するが，他の物質については伝達物質であるかどうか確定していない．

一方，抑制性の緩徐な抑制性シナプス後電位（slow inhibitory postsynaptic potential, slow IPSP）あるいは slow IPSP 様の過分極はノルアドレナリン（noradrenaline）（図5.5D），ACh, ATP，CCK，GABA，ガラニン，5-HT，ニューロテンシン，ソマトスタチンに対するレセプターを介して起こる[25]．fast EPSPはシナプス前ニューロンの興奮に対応したシナプス後ニューロンの興奮を，slow EPSP と slow IPSP はシナプス前ニューロンの興奮の消退後も続くシナプス後ニューロンの興奮と抑制を意味している．したがって，slow EPSP は効果器にみられる刺激終了後も続く持続性の促進効果に，slow IPSP は持続性の抑

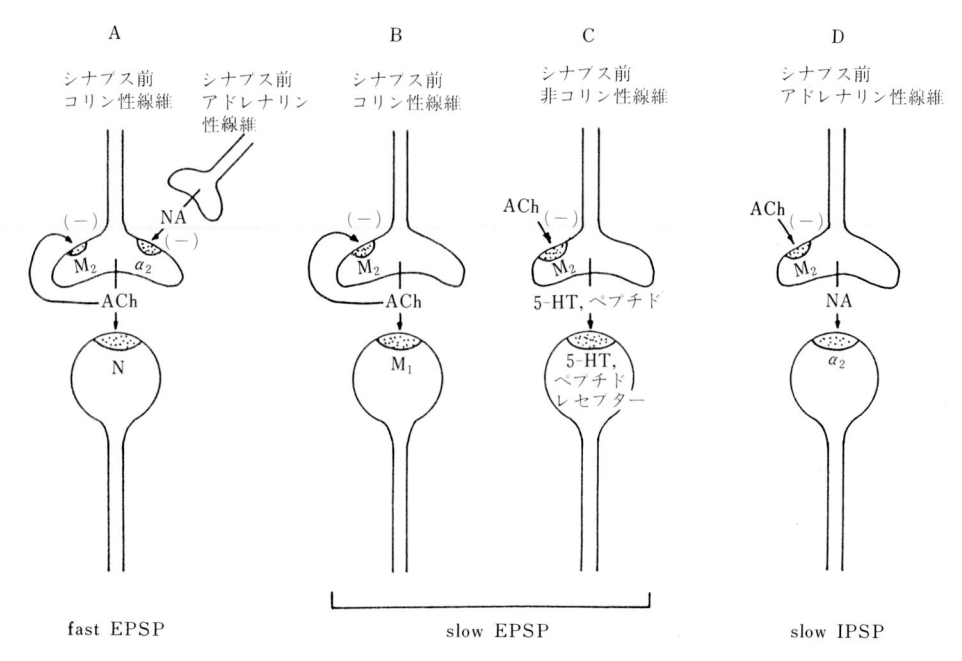

図 5.5 壁在ニューロンのシナプス後電位（fast EPSP, slow EPSP, IPSP）の発生とそのシナプス前抑制
N：ニコチン性アセチルコリンレセプター，M_1, M_2：ムスカリン性アセチルコリンレセプターサブタイプ，$α_2$：$α$アドレナリンレセプターサブタイプ．

制効果に関与すると考えられる．

（3）シナプス後電位のシナプス前抑制

fast EPSPはシナプス前コリン作動性線維終末のM_2レセプターに，この終末から遊離されたAChが作用してシナプス前性に抑制される（自己抑制，autoinhibition）．また，交感神経のアドレナリン作動性節後線維から遊離されるノルアドレナリンによって，コリン作動性線維終末の$α_2$アドレナリンレセプターを介して，AChの遊離が抑制されて起こる（図5.5A）．slow EPSPとslow IPSPもM_2レセプターを介して抑制される．コリン作動性線維によって誘発されるslow EPSPの抑制は自己抑制によるが（図5.5B），非コリン性に誘発されるslow EPSPはM_2レセプターへのAChの作用による（図5.5C）．アドレナリン性に誘発されるslow IPSPの抑制はシナプス前アドレナリン作動性線維終末のM_2レセプターをAChが刺激して，ノルアドレナリンの遊離を抑制するために起こる[19]（図5.5D）．

このように，壁在ニューロン相互間には種々のレセプターを介してシナプス伝達が行われるが，生理的機能にどのように関与するのかは，一部のニューロンを除いては明らかでない．

（4）壁在性運動ニューロン

胃腸運動を促進する終末ニューロン（motor neuron）としてはコリン作動性，SP作動性およびオピオイド作動性ニューロンが知られている．抑制性のニューロンとしては，プリン作動性とVIP作動性ニューロンがある．腸での分泌促進終末ニューロン（secretomotor neuron）としては，コリン作動性，SP作動性およびVIP作動性ニューロンがある．

c．胃　腸　運　動

（1）平滑筋のレセプター

消化管の平滑筋細胞には，M_2レセプター，$α$，$β$アドレナリンレセプター，5-HTレセプター，ヒスタミンレセプターおよび種々のペプチドレセプター[14]が存在する．M_2，5-HT，ヒスタミン，SP，オピオイド，CCK，ガストリン，モチリン（motilin）レセプターは運動を促進し，VIP，CGRP，プリン（ATP）レセプターは運動を抑制する．$α_1$，$β$アド

レナリンレセプターは胃腸運動を抑制するが，$α_1$アドレナリンレセプターは内肛門括約筋，回盲括約筋では収縮を起こすのが一般的である．

（2） 腸内反射（蠕動反射）

内容物の口側から肛門側への輸送を担っている蠕動運動は，壁在神経叢を介する腸内反射によって生起する．生理的にはこの反射は，内容物による局所の粘膜刺激あるいは外層筋の適度の伸展によって起こり，刺激部位の口側の運動促進と肛門側の運動抑制の2種類の反射効果を起こす．腸の筋層を輪状方向に伸展して起こる肛門側の運動抑制は，VIPの抗血清やVIP拮抗薬によって抑制され，肛門側が抑制されているときにのみVIPが遊離される．輪走筋を支配しているVIPニューロンが筋間神経叢に存在する．Nレセプター拮抗薬でこの抑制が消失する．これらのことから，VIPニューロンは平滑筋のVIPレセプターを介して抑制反射を起こし，コリン作動性ニューロンは介在ニューロンとしてVIPニューロンのNレセプターを介してVIPの遊離を起こすことが明らかになっている[7]．最近では，NOを遊離する壁在ニューロンが抑制性の運動ニューロンと考えられるようになってきつつある．

一方，軽度の伸展による口側の促進はアトロピンで消失し，強度の伸展による促進はSP抗血清やSP拮抗薬で抑制される．アトロピンとSP拮抗薬の同時投与，あるいはNレセプター拮抗薬によって促進効果は完全に消失する．したがって，コリン性介在ニューロンを介して運動性のコリン性ニューロンから遊離されるアセチルコリンとSPニューロンから遊離されるSPとによって，平滑筋のM_2およびSPレセプターが興奮して，口側の促進がひき起こされている[8]．5-HTあるいは5-HT_3レセプター作動薬を局所に動脈投与すると，口側の運動促進と肛門側の運動抑制が起こる．促進効果は5-HT_3レセプター拮抗薬とNレセプター拮抗薬で消失する[17]．筋間および粘膜下神経叢には5-HTニューロンが存在する．5-HTを粘膜の局所に適用すると口側の運動促進と肛門側の運動抑制が起こる．これらのことから，5-HTニューロンは蠕動反射の中枢ニューロンあるいは求心

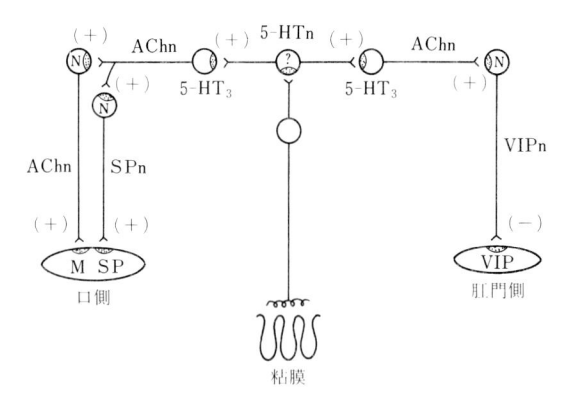

図5.6 口側の運動促進と肛門側の運動抑制を起こす腸内反射経路のモデル

AChn, 5-HTn, SPn, VIPn：コリン，セロトニン，サブスタンスPおよびVIP作動性ニューロン，N, SP, VIP：ニコチン性アセチルコリン，サブスタンスPおよびVIPレセプター，5-HT_3：セロトニンレセプターサブタイプ．

性ニューロンとして働き，5-HT_3レセプターは腸内反射効果に極性を与えるキーレセプターとして働く可能性が示唆される．そこで，筆者は図5.6に示すような腸内反射モデルを考えている．

ソマトスタチンニューロンはVIPニューロンの活動を持続性に抑制しており，オピオイドニューロンはこのソマトスタチンニューロンからのVIPニューロンへの持続性の抑制を減少させて，肛門側の運動抑制反射を促進している．しかし，粘膜の刺激によって起こる口側の運動促進反射に対しては，オピオイドニューロンは介在ニューロンとしてコリン性運動ニューロンのオピオイドレセプターに働いて，平滑筋のMレセプターを介する運動促進を起こす[16]．したがって，オピオイドニューロンの作用については単純ではない．

（3） 食後期運動と食間期運動

摂食と同時に発現する食後期運動（postprandial motility）は，食物の輸送，攪拌を行い，消化，吸収を助ける．食間期に起こる伝播性の群収縮（interdigestive migrating motor or myoelectric complex, IMC）には，この間に消化管からの分泌液や脱落上皮などの内容物を輸送し，次の食事に対して消化管機能が十分に発揮できるように準備する役割（hause keeper）があると考えられている．食後期胃運動は，内容物によって放出されるガストリンが壁在性のコリン作動性ニューロンか

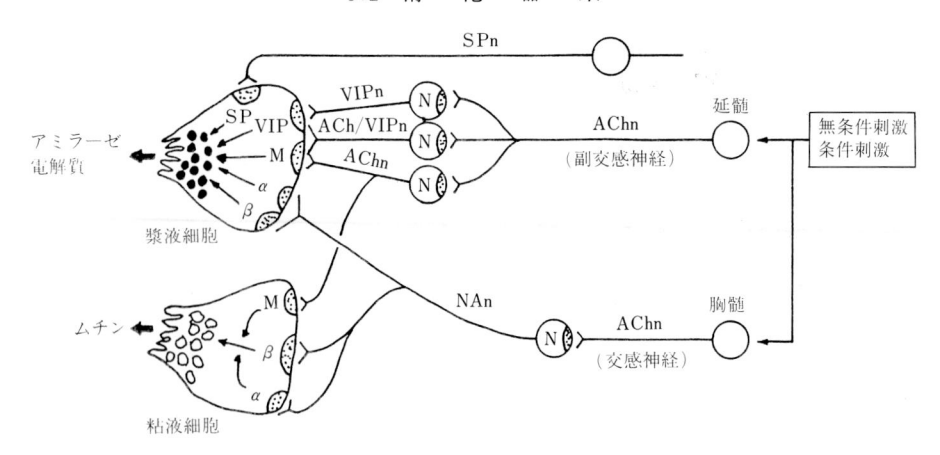

図 5.7 唾液分泌の調節模式図
ACln, NAn, VIPn：コリン，アドレナリン，およびVIP作動性ニューロン，SPn：サブスタンスP含有知覚ニューロン，$\alpha, \beta, M, N, SP, VIP$：$\alpha$および$\beta$アドレナリン，ムスカリン性アセチルコリン，ニコチン性アセチルコリン，サブスタンスP，VIPレセプター．

らのAChの遊離を刺激して，平滑筋のM_2レセプターを興奮させて生じる．そして，交感神経由来のノルアドレナリンとガストリンによって遊離されるヒスタミンがコリン作動性ニューロンのα_2アドレナリンレセプターとヒスタミンH_2レセプターを介してAChの遊離をシナプス前性に抑制して，食後期胃運動に過剰な亢進が起こらないようにしている[1]．

IMCは食間期に腸粘膜から分泌されるモチリンが腸の平滑筋のレセプターに直接作用して発現すると考えられていたが，現在では壁在性のコリン作動性ニューロンを介する平滑筋のM_2レセプターの刺激によるとの説が有力である[21]．しかし，モチリンはコリン性収縮を起こすので，ガストリンと同じような働きによって，IMCを発現するのかも知れない．

（4） 知覚神経と腸運動

腸間膜動脈神経を刺激するとモルモットの摘出回腸に非コリン性の収縮が起こる．この収縮はSP含有知覚神経の逆行性興奮によって遊離されるSPが平滑筋のSPレセプターを介して起こると報告されている．しかし，イヌの生体内小腸では，知覚性線維のみを逆行性に刺激してもこのような効果は得られず[18]，ペプチド含有知覚神経は外反射の求心路として働き交感神経を介して壁内のコリン作動性ニューロンにα_2アドレナリンレセプターを介するシナプス前抑制をかけて運動を抑制する反射に関与することが明らかになっている[15]．

d．唾液の分泌

（1） 腺細胞のレセプター

唾液腺にはアミラーゼと電解質を分泌する漿液性細胞とムチンを分泌する粘液性細胞がある．漿液性細胞には，αおよびβ（主にβ_1）アドレナリンレセプター，Mレセプター，SPレセプター，VIPレセプターが存在し，いずれも分泌を起こす[22]．粘液細胞には，βアドレナリンレセプター，αアドレナリンレセプターおよびMレセプターが存在するが，βレセプターを介する分泌が主で，Mとαアドレナリンレセプターは単独では分泌をほとんど起こさない[20]．しかし，両レセプターの刺激はβアドレナリンレセプターを介する分泌を促進する（図5.7）．

（2） 分泌の機序

生理的に起こる唾液の分泌は交感および副交感神経が味覚，嗅覚，視覚刺激，咀嚼による口腔内の機械的刺激によって，反射性に興奮して誘起される．交感神経性の分泌は節後ニューロンから遊離されるノルアドレナリンが腺細胞のα，βアドレナリンレセプターを刺激して起こる．

一方，副交感神経性の節前ニューロンから遊離

されるAChはNレセプターを介して，コリン作動性節後ニューロンおよびVIP作動性節後ニューロンを刺激して，アミラーゼと電解質の分泌を，コリン作動性節後ニューロンを介してムチンの分泌をひき起こす（図5.7）．VIPレセプターを介する分泌に際しては，血管平滑筋のVIPレセプターを介して，分泌細胞に分布する血管拡張によって血流の増加が起こり，分泌が促進する．VIPレセプターの機能としては血管への作用が主であるかも知れない．

（3） 知覚神経と唾液分泌

副交感神経を刺激すると，SPレセプターを介する分泌が誘起されるが，この分泌はSPを含有する知覚線維からSPを枯渇させる作用をもつカプサイシン（capsaicin）で拮抗される[4]．そこで，SPレセプターを介する分泌は知覚神経の逆行性興奮によって，神経終末から遊離されるSPによる可能性が高い（図5.7）．

e. 胃液分泌

（1） 壁細胞のレセプター

胃酸を分泌する壁細胞には，M_2レセプター，Gレセプター，H_2レセプターが共存する．これらのレセプターはそれぞれ単独で胃酸分泌を起こすと同時に，H_2レセプターとGレセプターおよびH_2レセプターとM_2レセプターの間に相乗的な相互作用がある[23]．

（2） 胃酸分泌の機序

生体内においては，図5.8に示すように，咀嚼による機械的刺激，味覚，視覚および聴覚刺激あるいは食物による胃壁の伸展（条件および無条件刺激）によって外反射性に，①迷走神経節後ニューロンから遊離されるアセチルコリンによって，壁細胞のM_2レセプターが刺激され，胃酸が分泌される．また，②迷走神経のコリン作動性節前ニューロンは壁在性のボンベシン/GRP作動性ニューロンを興奮させる．ボンベシン（GRP）はG細胞のボンベシンレセプターを刺激してガストリンを分泌する[13]．ガストリンは壁細胞のGレセプターを介して胃酸を分泌する．さらに，ガストリンはヒスタミン含有細胞にも作用してヒスタミンを

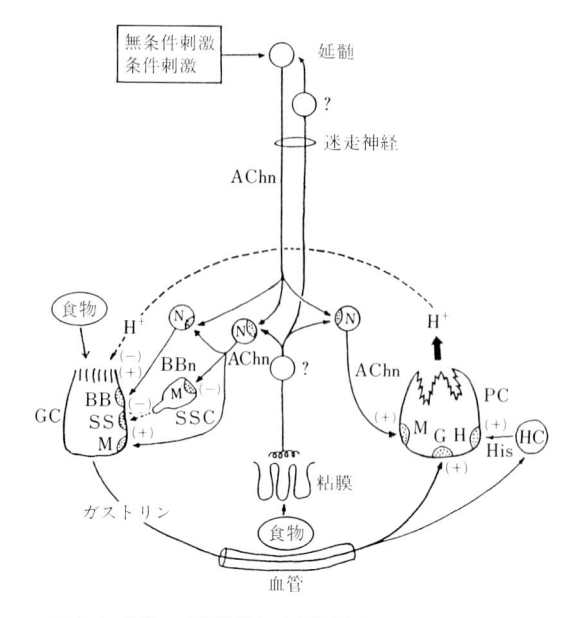

図5.8 胃液の分泌機構を示す模式図
PC：壁細胞，GC：ガストリン分泌細胞，HC：ヒスタミン分泌細胞，SSC：ソマトスタチン分泌細胞，AChn，BBn：コリンおよびボンベシン作動性ニューロン，BB，G，H，M，N，SS：ボンベシン，ガストリン，ヒスタミン，ムスカリン性アセチルコリン，ニコチン性アセチルコリン，およびソマトスタチンレセプター．

遊離する[2]．このヒスタミンが壁細胞のH_2レセプターに作用して，胃酸分泌を起こす．③胃の内容物による胃壁の伸展刺激あるいは粘膜の化学的刺激によって，反射性に粘膜下神経叢中のコリン作動性ニューロンが興奮して，壁細胞のM_2レセプターを介して胃酸を分泌する．一方，④ボンベシン作動性ニューロンは壁在性のコリン作動性ニューロンによって刺激されて，ガストリンの分泌を介して胃酸分泌を起こす．したがって，壁細胞のM_2，H_2およびGレセプターは腸内反射によっても刺激されて胃酸を分泌する．

外反射および胃内反射によってコリン作動性終末ニューロンから遊離されるAChは，G細胞に密接しているソマトスタチン分泌細胞の活動をM_2レセプターを介して抑制する．ソマトスタチンはガストリン分泌を抑制する作用をもっているので，この反射系によって，胃酸分泌が促進する[13]．

なお，胃内腔に放出されたH^+はG細胞からのガストリン分泌を抑制して胃酸分泌をおさえる．

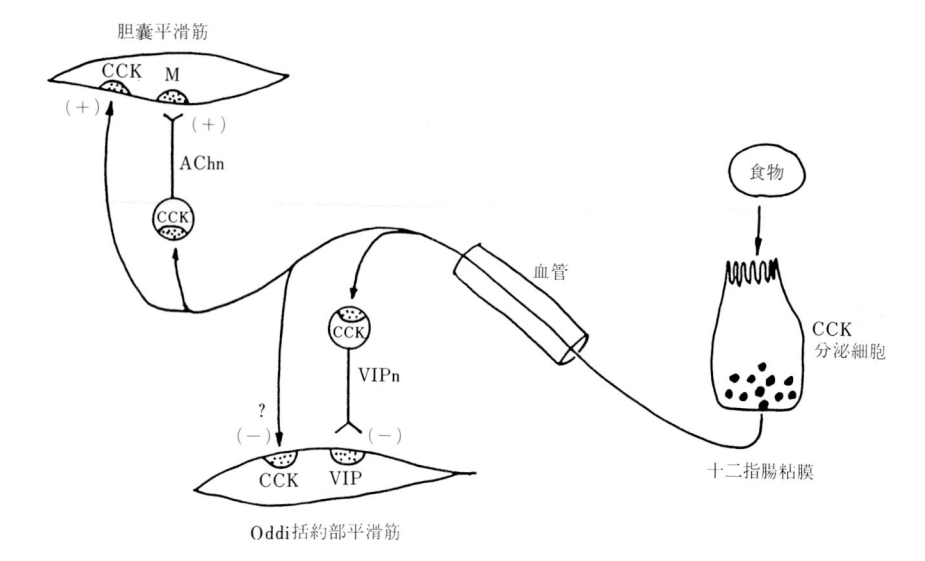

図 5.9 コレシストキニンによる胆嚢の収縮と Oddi 括約筋の弛緩
AChn, VIPn：コリンおよび VIP 作動性ニューロン，CCK, M, VIP：コレシストキニン，ムスカリン性アセチルコリンおよび VIP レセプター．

胃酸分泌の抑制は十二指腸の内分泌細胞由来のセクレチンと GIP（gastric inhibitory polypeptide）によっても抑制される．

f. 胆汁の十二指腸への排出
（1） 平滑筋のレセプター

胆嚢および Oddi 括約部の平滑筋細胞には M レセプター，CCK レセプター，VIP レセプター，α および β アドレナリンレセプター，SP レセプターがある．M，CCK，α アドレナリン，SP レセプターは収縮を，VIP レセプター，β アドレナリンレセプターは弛緩を起こす．また，壁在性のコリン作動性ニューロンと VIP ニューロンには CCK レセプターが存在し，これらのレセプターが刺激されると，それぞれ ACh と VIP の遊離をひき起こして平滑筋の M レセプターを介して収縮を，VIP レセプターを介して弛緩を起こす．したがって，交感神経刺激は α レセプターを介して胆嚢の収縮を，β レセプターを介して弛緩を起こす．副交感神経刺激によっては，節後のコリン作動性ニューロンによる収縮あるいは VIP ニューロンによる弛緩が起こる．VIP による弛緩はオピオイドレセプターの活性化によっておさえられる[12]．

（2） 胆汁排出の機序

胆嚢から十二指腸への胆汁の排出は，生理的には，食事によって起こるが，その機序は次のようである．十二指腸に輸送された内容物が刺激になって，十二指腸粘膜の I 細胞から分泌されるコレシストキニンが血流を介してコリン作動性ニューロンの CCK レセプターを刺激して胆嚢の収縮を，VIP ニューロンの CCK レセプターを介して Oddi 括約筋の弛緩を起こす．胆嚢の収縮の一部分はコレシストキニンの平滑筋への直接作用によっても起こる（図 5.9）．これによって食後期に起こる胆嚢胆汁の十二指腸への排出が起こっている．CCK は Oddi 括約筋へ直接作用して弛緩を起こすとの報告もあるので，昔からいわれているように，CCK の直接作用による Oddi 括約筋の弛緩も生理的機序として存在するのかも知れない．

（3） 食間期の胆汁排出

小腸の空腹期収縮（IMC）に一致して胆嚢の収縮が起こり胆汁が排出されるが，これも IMC が起こるときにコレシストキニンが分泌されるので，上述のレセプターメカニズムが働いて起こると推定されている．

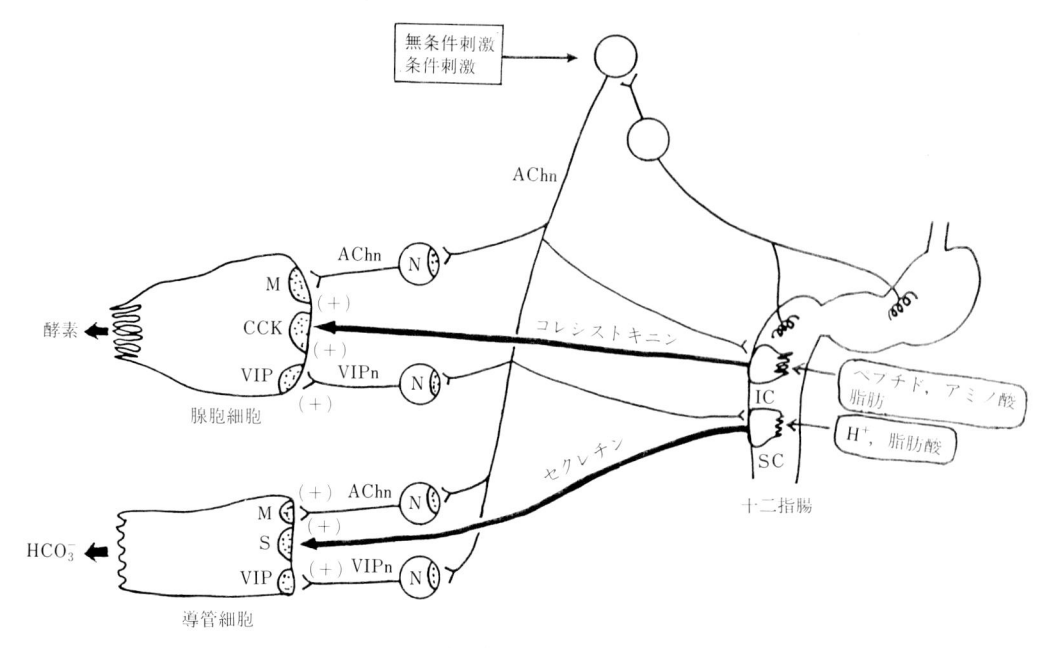

図 5.10 膵液分泌の調節機構を示す模式図
IC：コレシストキニンを分泌する I 細胞，SC：セクレチンを分泌する S 細胞，AChn, VIPn：コリンおよび VIP 作動性ニューロン，CCK, M, N, S, VIP：コレシストキニン，ムスカリン性アセチルコリン，ニコチン性アセチルコリン，セクレチンおよび VIP レセプター．

g. 膵液の分泌[24]

膵外分泌細胞には CCK, ボンベシン, M_2, SP, VIP, セクレチン, CGRP レセプターがあり，いずれも分泌を起こす．ガストリンは CCK レセプターに対する親和性をもち，膵液の分泌をひき起こす．CCK，ボンベシン，M_2 レセプターによる酵素分泌は，レセプター占有率が 50% までは分泌量が増加するが，それ以上になると分泌量が減ってくる．

セクレチンは主に葉間導管に作用して，HCO_3^- に富んだ電解質液を分泌する．CCK とアセチルコリンは腺胞細胞に働いて Cl^- と酵素に富んだ膵液を分泌する．VIP は導管細胞に作用して HCO_3^- に富んだ分泌を起こす．したがって，導管細胞は HCO_3^- の源であり，腺胞細胞は酵素と Cl^- の源である．

腺胞細胞および導管細胞のレセプターを介する生理的な膵液分泌は，分泌刺激の加わる部位によって脳相，胃相および腸相に分けられている（図 5.10）．すなわち，咀嚼による機械的刺激，味刺激，匂い刺激，音刺激などによって，反射性に交感神経が興奮すると（脳相），膵内のコリン性節後ニューロンから遊離されるアセチルコリンによって，腺胞細胞および導管細胞の M_2 レセプターが刺激されて，酵素と HCO_3^- に富んだ膵液が分泌される．胃相では，摂取した食物による胃の伸展あるいは食物の化学的刺激によって，迷走-迷走神経反射（求心路，遠心路ともに迷走神経を通る胃-膵臓反射）が起こり，M_2 レセプターを介する分泌が起こる．ついで食物が十二指腸に達すると，酸，ペプチド，脂肪などの化学刺激によって（腸相），再び迷走-迷走神経反射が起こって，M_2 レセプターを介した分泌が起こる．このコリン作動性分泌とセクレチン作動性分泌の間には相乗的な相互作用が認められる．腸相の分泌のうちで主要な部分は胃酸によって十二指腸粘膜から分泌されるセクレチンとペプチド，脂肪，アミノ酸などによって分泌される CCK によって起こっている．セクレチンと CCK の分泌はコリン性神経によっても促進されている．

VIP レセプターの活性化はおそらく膵内に存在する VIP 含有ニューロンによって起こり，酵素

とHCO₃⁻の分泌を起こす．VIPニューロンはコリン作動性ニューロンによって支配されているので，迷走神経性の膵液分泌時には，M_2レセプターのみならずVIPレセプターを介しても分泌が起こっている可能性がある．なお，VIPは血管のVIPレセプターに働いて分泌線の血流を増すので，これもVIPによる分泌の一因である．

膵島で内分泌されるグルカゴン(glucagon)，膵ポリペプチド（pancreatic polypeptide），ソマトスタチンは膵液の分泌を抑制する．

h. 腸での水と電解質の輸送
（1）腸内反射[11]

腸の粘膜細胞には粘膜下神経叢のコリン作動性およびCCK, CGRP, ダイノルフィン（dynorphin），NPY, ソマトスタチン，SP, VIPを含有するペプチド作動性ニューロンの線維が投射している[3]．腸粘膜の機械的刺激あるいは化学的刺激によって，水と電解質の分泌が起こる．この分泌の機序は次のように考えられる．

粘膜の刺激によって，E細胞から5-HTが，N細胞からニューロテンシンが分泌されて，求心性ニューロン（SPあるいは他のタキキニン含有細胞の可能性が高い）を刺激する．求心性ニューロンは筋間神経叢のコリン作動性介在ニューロンを経て，粘膜下神経叢のコリン作動性，VIP作動性およびSP作動性分泌ニューロンを興奮させる．これらのニューロンから遊離される伝達物質はそれぞれM, VIPおよびSPレセプターを介して分泌を起こす．分泌ニューロンへの伝達はNレセプターによって行われる．腸粘膜に作用させたグルコースによる反射性分泌では分泌ニューロンへの入力は非コリン性であり，タキキニン作動性のニューロンがここに関与している可能性が論じられている．

（2）交感および副交感神経の作用[10]

交感神経のアドレナリン性節後ニューロンは直接粘膜細胞に投射して，$α_2$レセプターを刺激して，分泌を抑制することによって，2次的に吸収を促進する．この効果はアドレナリン作動性ニューロンが頸動脈洞の圧レセプター（baroceptor）からの反射によって興奮して起こることが知られている．一方，間接的には，グルコースによって起こる分泌反射の遠心性ニューロンをシナプス前性に抑制して分泌をおさえる．

〔祢屋俊昭，中山　沃〕

文　献

1) 藤井一元：胃腸運動の生理的制御機構．日平滑筋誌 **26**：39-106, 1990.
2) 藤井一元，高杉純好：胃機能の神経─体液性促進反応に対するcimetidineの影響．日平滑筋誌 **15**：365-378, 1979.
3) Furness JB, Costa M : Transmitter neurochemistry of enteric neurons. In : The Enteric Nervous System, pp 55-89, Churchill Livingstone, Edinburgh, 1987.
4) Gallacher DV : Substance P is a functional neurotransmitter in the rat parotid gland. *J Physiol* (London) **342**：483-498, 1983.
5) Galligan JJ, North RA : Drug receptors on single enteric neurons. *Life Sci* **43**：2183-2192, 1988.
6) Gardner JD, Jensen BT : Receptors for gut peptides and other secretagogues on pancreatic acinar cells. In : Handbook of Physiology, Sec 6, The Gastrointestinal System, vol II, Neural and Endocrine Biology (ed by Makhlouf GM), pp 171-192, Am Physiol Soc, Bethesda, 1989.
7) Grider JR, Makhlouf GM : Colonic peristaltic reflex : identification of vasoactive intestinal peptide as mediater of descending relaxation. *Am J Physiol* **251**：G40-G45, 1986.
8) Grider JR, Makhlouf GM : Regulation of the ascending contraction component of the peristaltic reflex by myenteric tachykinin neurons. *Gastroenterology* **94**：A157, 1988.
9) Laburthe M, Amiranoff B : Peptide receptors in intestinal epithelium. In : Handbook of Physiology, Sec 6, The Gastrointestinal System, vol II, Neural and Endocrine Biology (ed by Makhlouf GM), pp 215-243, Am Physiol Soc, Bethesda, 1989.
10) Lundren O : Nervous control of intestinal fluid transport. Physiology and pathophysiology. *Com Biochem Physiol* **90A**：603-609, 1988.
11) Lundgren O, Svanvik J, Jivegard L : Enteric nervous system. I. Physiology and pathophysiology of the intestinal tract. *Dig Dis Sci* **34**：264-283, 1989.
12) Lundgren O, Svanvik J, Jivegard L : Enteric nervous system. II. Physiology and pathophysiology of the gallbladder. *Dig Dis Sci* **34**：284-288, 1989.
13) Makhlouf GM, Schubert ML : Antral bombesin : physiological regulator of gastrin secretion. *Ann*

NY Acad Sci **547**, 225-233, 1988.
14) Makhlouf GM, Grider JR : Receptors for gut peptides on smooth muscle cells of the gut. In : Handbook of Physiology, Sec 6, The Gastrointestinal System, vol II, Neural and Endocrine Biology (ed by Makhlouf GM), pp 281-289, Am Physiol Soc, Bethesda, 1989.
15) Mizutani M, Neya T, Nakayama S : Capsaicin-sensitive afferents activate a sympathetic intestinointestinal reflex in dogs. *J Physiol* (Lond) **425** : 133-144, 1990.
16) Neya T, Mizutani M, Nakayama S : A possible role of enteric opioid neurons on the mucosal intrinsic reflex in the dog. *Biomed Res* **7** : 215-222, 1986.
17) Neya T, Mizutani M, Nakayama S : Contractions mediated by enteric 5 - hydroxytryptamine (5 - HT_3) receptor in the canine small intestine. In : Gastrointestinal Function—Regulation and Disturbances (ed by Kasuya Y et al), pp 61-68, Excerpta Medica, Tokyo, 1991.
18) Neya T, Mizutani M, Yanagihara M, Nakayama S : Antidromic activation of vagal and sympathetic afferents does not produce intestinal contractions in dogs. *Brain Res* **517** : 64-68, 1990.
19) North RA, Slack BE, Surprenant A : Muscarinic M_1 and M_2 receptors mediate depolarization and presynaptic inhibition in guinea-pig enteric nervous system. *J Physiol* (Lond) **368** : 435-452, 1985.
20) Quissell DO, Barzenn KA : Secretory response of dispersed rat submandibular cells. II. Mucin secretion. *Am J Physiol* **238** : G99-G108, 1980.
21) Sarna S, Condon RE, Cowles V : Enteric mechanism of initiation of migrating myoelectric complxes in dogs. *Gastroentrology* **84** : 814-822, 1983.
22) Spearmann TN, Butcher FR : Cellular regulation of amylase secretion by the parotid gland. In : Handbook of Physiology, Sec 6, The Gastrointestinal System, vol III, Salivary, Gastric, Pancreatic, and Hepatic Secretion (ed by Forte JG), pp 63-77, Am Physiol Soc, Bethesda, 1989.
23) Soll AH : Gastric mucosal receptors. In : Handbook of Physiology, Sec 6, The Gastrointestinal System, vol II, Neural and Endocrine Biology (ed by Makhlouf GM), pp 193-214, Am Physiol Soc, Bethesda, 1989.
24) Solomon TE : Control of exocrine pancreatic secretion. In : Physiology of the Gastrointestinal Tract (ed by Johnson LR), pp 1173-1207, Raven Press, New York, 1987.
25) Wood JD : Electrical and synaptic behavior of enteric neurons. In : Handbook of Physiology, Sec 6, The Gastrointestinal System, vol I, Motility and Circulation (ed by Wood JD), pp 465-517, Am Physiol Soc, Bethesda, 1989.

5.3 呼吸器系

呼吸器系には種々の細胞が存在する．それらは気道上皮細胞，肺胞上皮細胞，気管支平滑筋細胞，気管支腺細胞，血管内皮細胞，血管平滑筋細胞である．さらに軟骨細胞，線維芽細胞などの支持組織を構成する細胞や，肥満細胞，肺胞マクロファージ，リンパ球，好中球などの炎症細胞と呼ばれている細胞群も存在している．本稿では，主に腺細胞を含めた上皮細胞および平滑筋細胞について述べたい．最近，内皮細胞は細胞接着に関する種々のレセプターが発見され注目を浴びており，炎症細胞群はインターロイキンとの関連において注目されているが，これらに関しては他稿を参照していただきたい．

表5.2に各種レセプター(receptor)名，レセプターの存在する細胞，情報伝達系，関連するGタンパク質および予測される生物学的反応をまとめて示した．一部のレセプターはその存在，情報伝達系に関して意見の一致をみていないものも存在する．またレセプターの証明法には，①刺激薬および遮断薬を用いた生物学的（薬理学的）方法，②ラジオリガンド（radioligand）を用いた結合実験，③オートラジオグラフィー（autoradiography）によるものがあり，どの方法を用いて存在が示されているかは各レセプターにより異なる．また動物種によりレセプターの存在部位が異なるものもある．以下レセプターについて述べるが，ヒトの結果を中心に述べたい．

a. ヒスタミンレセプター
（1） H_1 レセプター

ヒスタミンは in vitro でヒトの中枢および末梢気道を収縮させる．[^{3}H]pyliramine を用いた結合実験で，H_1 レセプターがヒト肺膜分画に存在することは示されているが，その分布に関しては不明である[2]．モルモット肺をヒスタミンで刺激した結果として生じる細胞内 cGMP の上昇を，cGMP に対するモノクローナル（monoclonal）抗体を用いて免疫組織化学的に検討すると，染色は内皮細胞，気道上皮細胞，肺胞上皮細胞にあり，平滑筋細胞はほとんど染色されなかった[3]．しかしこれはヒスタミンレセプターを直接証明しているわけではなく，ウシの気管支筋を用いた結合実験では H_1 レセプターの存在が示されている[2]．H_1 レセプターはホスホリパーゼC（PhLC）の活性化を介しPI（phosphatidyl inositol）代謝回転をひき起こすとされており[1]，ウシの気管支筋において，H_1 レセプター占拠率とPIの分解，および平滑筋収縮の3者がよく一致して動くことが示されている[4]．これは H_1 レセプターには "spare" receptor がほとんど存在しないことを示唆する．肺血管に対してヒスタミンは2つの反応を示しうる．それは収縮と拡張であり，前者が H_1 レセプターを介するとされる[2]．ヒスタミンは肺微小血管より血漿成分の遊出を促すが，これは血管内皮細胞の収縮によるもので H_1 レセプターを介している[2]．

（2） H_2 レセプター

H_2 レセプターは [^{3}H]tiotidine を用いた結合実験において，モルモット肺膜分画に認められるが，その分布は不明でありヒトにおいても同様である．H_2 レセプターはアデニル酸シクラーゼ(AC)を活性化し細胞内 cAMP 濃度を上昇させることにより生物学的作用を発揮する[1]．H_2 レセプター刺激薬によるヒト肺実質の弛緩反応が示されているが，H_2 レセプター刺激は肺血管を拡張させるので，この結果は必ずしも気管支平滑筋の弛緩をみていない可能性がある[2]．臨床的には H_2 遮断薬であるシメチジンを投与すると気道過敏性が亢進したとの報告があり[5]，ヒト気管支平滑筋における H_2 レセプターの存在を示唆している．ヒスタミンは H_2 レセプターを介して気管支腺からの粘液分泌を促進する[2]．

表 5.2 呼吸器系に存在するレセプター

レセプター	存在部位	情報伝達系	Gタンパク質	生物学的反応
ヒスタミン H_1	気管支平滑筋	PhLC $PhLA_2$?	Gplc Gpla	気管支収縮
	肺血管			肺血管収縮
ヒスタミン H_2	気管支腺	AC	Gs	分泌亢進
	気管支平滑筋 ?			気管支拡張 ?
ヒスタミン H_3	節後腺維	AC	Gi	気管支収縮抑制
ムスカリニック M_1	気管支腺	PhLC	Gplc	分泌亢進 ?
	神経節			神経伝達
	肺胞壁			?
ムスカリニック M_2	節後線維 ?	AC	Gi	気管支収縮抑制 ?
ムスカリニック M_3	気管支平滑筋	PhLC	Gplc	気管支収縮
	気管支腺			分泌亢進
β_1 アドレナジック	肺胞壁	AC	Gs	?
	気管支腺	Ca channel	Gs	分泌亢進 ?
β_2 アドレナジック	気管支平滑筋	AC	Gs	気管支拡張
	気管支腺			分泌亢進
	気道上皮			イオン分泌刺激
	肺血管内皮			血管拡張
	肺胞壁			?
α_1 アドレナジック	気管支平滑筋	PhLC	Gplc	気管支収縮
	気管支腺 ?	$PhLA_2$	GPla	分泌亢進
	肺血管 ?			血管収縮
	気道上皮 ?			イオン分泌刺激
	肺胞壁 ?			?
α_2 アドレナジック	気管支平滑筋 ?	AC	Gi	気管支収縮 ?
トロンボキサン A_2 (ヒトでは PGD_2, $PGF_2\alpha$ も兼ねる ?)	気管支平滑筋	PhLC	Gplc	気管支収縮
	気管支腺			分泌亢進
	気管上皮			イオン分泌刺激 ?
プロスタサイクリン (ヒトでは PGE も兼ねる ?)	気管支平滑筋	AC	Gs	気管支拡張
ロイコトリエン	気管支平滑筋	$PhLA_2$	Gpla	気管支収縮
	気管支腺			分泌亢進
	肺血管			透過性亢進
血小板活性化因子 (PAF)	気管支平滑筋	PhLC	Gplc	気管支収縮
	気管支腺			分泌亢進
	肺血管 ?			透過性亢進 ?
VIP	気管支平滑筋	AC	Gs	気管支拡張
	気管支腺			分泌亢進
	気道上皮			イオン分泌亢進 ?
	肺血管			血管拡張
	肺胞壁			?
タヒキニン (サブスタンス P, ニューロキニン A, B)	気管支平滑筋	PhLC	Gplc	気管支収縮
	気管支腺			分泌亢進 ?
	肺血管			血管収縮 ?
	気道上皮			?
	肺胞壁			?

ヒトで確認されていないものは ? で示した．(文献 1, 2, 9, 18, 31, 33 などより作製)
AC: adenylate cyclase
PhL: phospholipase

(3) H_3 レセプター

1983 年にその存在が示されたレセプターである．分布については不明な点が多いが，最近，肺でもその存在が示唆されている．薬理学的手法を用いた in vitro の気管支収縮実験より，H_3 レセプターは迷走神経の神経節および節後線維に存在

表 5.3 ヒトおよびモルモット肺への[^{3}H]QNB結合のオートラジオグラフィーを用いた算定およびその結合に対する各種特異的拮抗薬の影響[9]

			下記薬物の存在下における特異的顆粒算定 (grains/1000μm^2)			
			none	pirenzepine	methoctramine	4-DAMP
ヒト肺						
	気管支	気道上皮	0			
		気管支腺	89±13	62± 9	92±17	41±11
		平滑筋	47± 6	51±10	53±11	0
		副交感神経節	114±19			
		神経線維	32± 7			
	細気管支	気道上皮	0			
		平滑筋	37± 9	38±11	40± 9	0
	肺胞壁		42± 5	0	44± 6	46± 5
モルモット肺						
	気管	気道上皮	0			
		平滑筋	82±12	88±15	74±12	22± 6
	気管支	気道上皮	121±17	100±13	128±15	54± 9
		平滑筋	92±11	95±12	76± 9	35± 8
	細気管支	気道上皮	147±32	115±30	160±20	58±10
		平滑筋	115±15	119±16	99±12	33± 8
	肺胞壁		0			

1000倍で20視野以上算定した．特異的顆粒数はbackgroundと非特異的顆粒数を引いて求めた．このデータは1つの肺のものである．Mean±SEM

し，アセチルコリンの遊離を抑制していると考えられている．1種のautoreceptorである．ゆえに外因性に与えたアセチルコリンによる収縮はH$_3$レセプター刺激により抑制されない[6]．さらに非アドレナリン性非コリン性興奮性神経末端からの神経ペプチド遊離もH$_3$レセプター刺激が抑制する[6]．

b. ムスカリン様アセチルコリンレセプター（Mレセプター）

Mレセプターのサブタイプ分類は最近10年間に大きく推移し，最も混乱のあった分野である．現在一般的には薬理学的手法によりM$_1$，M$_2$，M$_3$レセプターに分類され，分子生物学的にはm$_1$〜m$_5$の5つのレセプターがクローニング（cloning）されている[7]．数年前の論文におけるM$_2$レセプターは現在M$_2$とM$_3$に分けられており，注意が必要である．

ヒト肺膜分画に対し，Mレセプター拮抗薬である[^{3}H]QNBを用いた結合実験の結果が示されている．Giesらによれば，Mレセプター数はヒト肺で平均117 fmol/mg proteinであった．M$_1$，M$_2$，M$_3$レセプターに対する特異的拮抗薬（それぞれピレンゼピン，AF-DX 116，4-DAMP）を用いた[^{3}H]QNBの結合阻害実験からM$_1$が67±6％，残りがM$_3$であるとした[8]．さらに詳細なオートラジオグラフィーを用いた検討がMakらによりなされている．彼らはヒト肺切片と[^{3}H]QNBを結合させオートラジオグラフィーを行った．さらに肺切片への[^{3}H]QNB結合がM$_1$，M$_2$，M$_3$拮抗薬で阻害されるかを検討した．Mレセプターは気管支腺，神経節，神経，中枢から末梢までの気管支平滑筋，肺胞壁に存在した．血管には認められなかった．拮抗薬と併用した結合阻害実験の結果は，気管支平滑筋ではすべてM$_3$レセプター，気管支腺ではM$_1$：M$_3$＝36：64であった．肺胞壁に存在するものはすべてM$_1$レセプターであった．M$_2$レセプターは検出できなかった[9]（表5.3）．

（1） M$_1$レセプター

オートラジオグラフィーでM$_1$レセプターが気管支周囲の神経節に存在することが示されている[9]．古典的には神経節はニコチン様レセプターにより伝達がなされるとされており，神経節におけるM$_1$レセプターを介する神経伝達に関しては

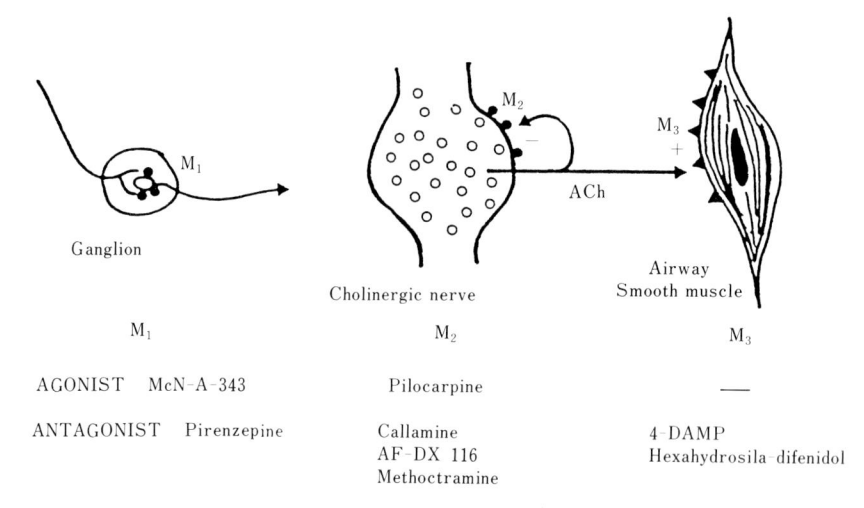

	M_1	M_2	M_3
AGONIST	McN-A-343	Pilocarpine	—
ANTAGONIST	Pirenzepine	Callamine AF-DX 116 Methoctramine	4-DAMP Hexahydrosila-difenidol

図 5.11 気道におけるムスカリニックレセプターのサブタイプ[16]

まだ不明の点が多い．しかし最近 Lammers らにより，M_1 拮抗薬であるピレンゼピンが，メサコリン吸入による気道収縮は抑制しないが，SO_2 による気道収縮を抑制することが示された．メサコリンは直接気管支平滑筋に作用し，SO_2 は迷走神経反射を介し気道収縮を起こすとされており，ピレンゼピンが SO_2 による気道収縮を抑制したことは，迷走神経節において M_1 レセプターを介する伝達が存在することを示唆する[10]．肺胞壁に存在する M_1 レセプターの機能は不明である．

（2） M_2 レセプター

結合実験やオートラジオグラフィーでは M_2 レセプターの存在は示されていないが，薬理学的にその存在がヒト肺においても示唆されている．in vitro で M_2 刺激薬であるピロカルピンは，field stimulation による気管支収縮を抑制したが，アセチルコリンによる直接的な収縮は抑制しなかった[11]．さらに in vivo においてもピロカルピンは SO_2 による迷走神経反射を介する気道収縮を抑制したが，ヒスタミンによる気道収縮は抑制しなかった[12]．この結果は，M_2 レセプターが迷走神経節後神経に存在し，神経終末からのアセチルコリン遊離を制御する autoreceptor として働いていることを示唆する．結合実験などで認められないのは，そのレセプター数が少ないためと思われる．気管支喘息の発症機序の1つとして，M_2 レセプター機能不全が示唆されている[12]．

（3） M_3 レセプター

オートラジオグラフィーによれば M_3 レセプターは気管支平滑筋に存在する唯一のレセプターであり，薬理学的にも気管支平滑筋の収縮は，M_3 レセプターを介するとされている[13]．M_3 レセプター刺激は PI 代謝回転をひき起こす．ウシの気管を用いた検討では，PI 代謝回転は M_3 レセプターの占拠に比例し増加したが，気管収縮は約 20% のレセプター占拠にて最大反応に達したとされている[14]．

気管支腺には M_1，M_3 両レセプターが存在し，迷走神経刺激により分泌が亢進する[15]．ネコの気管を用いた検討では，気道分泌には M_1，M_3 両レセプターが関与しているらしい[16]．

肺血管の拡張が M_3 レセプターを介してなされることも示されている[13]．気道における M_1，M_2，M_3 の関係を図 5.11 に示した．

c． β アドレナリンレセプター（βAR）

ネコやモルモットと異なり，ヒトの気管支平滑筋には交感神経線維を欠くことにより，βAR を介する気管支拡張は副腎皮質からのアドレナリンによると考えられている．薬理学的にはヒト気管支平滑筋の弛緩は，中枢部も末梢節もすべてに β_2AR を介しているとされている[17]．気管支平滑筋を用いた結合実験でもすべて β_2AR である．

一方，肺膜分画を用いた結合実験では β_1AR も

表 5.4 ヒト肺への[125 I]cyanopindolol結合のオートラジオグラフィーによる算定[18]

		特異的顆粒算定 (grains/1000μm²)	β_1(%)	β_2(%)
気道				
上皮	気管支	213±12	0	100
	細気管支	120±22	0	100
平滑筋	気管支	28±12	0	100
	細気管支	92±14	0	100
気管支腺		85±11	10	90
肺動脈				
内皮		103± 4	0	100
平滑筋		38±11	0	100
肺胞壁		513±54	30	70

1000倍で10視野以上算定した．特異的顆粒数はbackgroundと非特異的顆粒数を引いて求めた．Mean±SEM

存在し$\beta_1:\beta_2=1:4$である[17]．さらにCarstairsらによりヒト肺のオートラジオグラフィーが行われβARの分布が明らかにされた．その結果を表5.4に示す．驚くべきことに最も高密度の分布は肺胞壁にあり，$\beta_1:\beta_2=30:70$であった．他の部位すなわち気道上皮，気管支腺，血管内皮，気管支平滑筋に存在するものはほとんどがβ_2ARであった．気管支平滑筋への分布は思ったより少なく，肺全体のβARの5％程度である[18]．

気管支腺をβ刺激薬で刺激すると粘稠性の高い分泌が起こり，これはα刺激薬投与時に粘稠性の低い分泌が起こるのと異なる[15]．形態的方法を用いた検討では，漿液細胞はα刺激薬とコリン作動薬にて刺激され，粘液細胞はβ刺激薬およびコリン作動薬にて刺激される[19]．コリン作動薬によっては分泌量が増加するにもかかわらず粘稠度があまり変化しないのは粘液細胞と漿液細胞両者が刺激されるからと理解できる．

イタチの気管を用いたオートラジオグラフィーによる検討によれば，Mレセプターは粘液細胞と漿液細胞に同密度で存在する．βARは粘液細胞に2.3倍多く存在し，αARは漿液細胞に1.5倍多く存在した[20]．

気道上皮には多くのβARが存在するが，その機能に関しては不明の点が多い．少なくとも上皮を介するイオン輸送に関与はしているが，コリン作動薬ほど大きな影響はないとのことである[21]．

肺胞壁に多く認められるβARがどの細胞上に存在するのかはっきりしていない．また機能的にも不明な点が多い．II型肺胞細胞はβARの刺激によりサーファクタントの分泌を起こすが[22]，II型肺胞細胞の占める割合は約7％にすぎないので肺毛細血管上のβARを認識している可能性がある．

最近コリン作動性神経に，アセチルコリン遊離を抑制する方向に働かせるβ_2ARの存在が示唆されている[13]．

d. αアドレナリンレセプター（αAR）

オートラジオグラフィーによりイタチ肺のα_1ARの分布が検討されている．α_1ARは血管平滑筋，気管支腺，気道上皮に分布しており，気道平滑筋に関しては気管支にはほとんど分布せず細気管支に多く存在した[23]．α_2ARの分布に関しては不明である．最近α_1，α_2ARともさらに細分化が試みられている．

ヒト肺切片や気管鎖は，弱いもののα_1AR刺激により収縮を起こす．しかし，モルモットにおいて感作後のαAR数が増加したにもかかわらずノルアドレナリンに対する反応性が変化しなかったことより，喘息の気道収縮におけるαARの役割に対する疑問もある[17]．

すでに述べたようにαARは気管支漿液細胞により密に分布し，α刺激薬にて水分の多い分泌が生じる[15]．

α_2ARに関しては分布，機能に関しても不明な点がほとんどである．ヒトにおいて節前線維における抑制性α_2ARの存在が示唆されている．節前線維における抑制によりアセチルコリン，神経ペプチド，ノルアドレナリンなどすべての遊離が抑制される可能性があるが，呼吸器では迷走神経の支配が優位なのでα_1AR刺激は気道を拡張させる可能性がある．しかしイヌ気道において節後にα_2ARがα_1ARより多く存在し，α_2AR刺激により気道収縮が起こることも示されている[17]．これは最近開発されたα_2遮断薬であるミダグリゾールがヒト喘息に有効であることと一致するが，ヒトにおけるα_2ARに関しては今後の検討を待ちたい．

e. プロスタグランジン(PG)レセプター

PGレセプターの分類，分布に関しても不明の点が多い．PGD_2，$PGF_2\alpha$，トロンボキサンA_2（TXA_2）は in vitro でヒト気管平滑筋を収縮させ，PGI_2，PGE は弛緩させる[2]．ヒトではすべての収縮は TX レセプターを介していることを示唆する成績がある[2,24]．モルモットの肺膜分画を用いた PGI_2 の結合実験があるが，PGI_2 は不安定であり，PGE_2 と PGI_2 レセプターの異同に関してもまだはっきりしていない．in vitro で PGD_2 と $PGF_2\alpha$ は気管支腺の分泌を亢進するが，PGE_2 に関しての結果は一定していない．$PGF_2\alpha$ は気道上皮からの塩素イオン分泌を亢進する[2]．

f. ロイコトリエン(LT)レセプター

結合実験によりモルモット肺に LTC_4 と LTD_4 に対する別のレセプターが存在すると報告されている．すなわち Cheng らによれば，モルモット肺膜分画への [^{3}H] LTD_4 結合は FPL 55712 により阻害されたが，[^{3}H]LTC_4 の結合は阻害されていないことより，別々のレセプターの存在を示唆した[25]．これは収縮活性で検討した結果と同様である．ヒト肺においては [^{3}H]LTC_4 による結合実験の結果が示されているが，薬理学的手法によりヒト気管支においては2種のレセプターは存在しないとの結果が優位である[26]．オートラジオグラフィーによるレセプター分布に関するきちんとした報告はまだみあたらない．LTC_4，LTD_4 はヒスタミンの約1000倍の収縮力を有する．LTE_4 ははるかに弱い．ヒトと異なり，モルモットでは LTD_4 による気道収縮の一部は TXA_2 を介しているとされている[2]．

in vitro で LTC_4 はヒト気管支腺からの分泌を亢進する．in vivo でもイヌで同様の成績が示されている．LT は線毛運動を亢進させる[2]にもかかわらず粘液線毛輸送を低下させる．これは LT 刺激により気道分泌が起こり，粘弾性が輸送されやすい範囲からはずれるためと考えられる．また LTC_4，LTD_4 はヒスタミンの 100〜1000 倍強力に血管透過性を亢進させ，それはおそらく内皮細胞に対する作用と考えられている[2]．

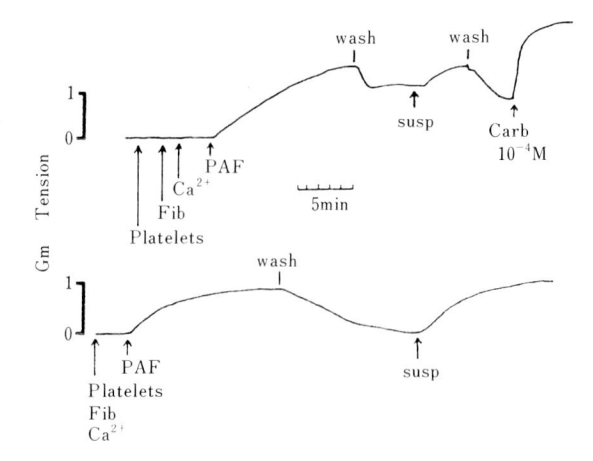

図 5.12 ヒト気道の PAF に対する反応[27]
10^{-6}M の PAF とヒト血小板を加えたときのヒト気管支鎖の収縮反応．1.68mg/ml のフィブリノーゲンと $CaCl_2$ を前もって加えておいた．緩徐な収縮が認められるが，血小板を洗い流すことによりはずやく弛緩する．予め刺激しておいた血小板を加えることにより再度収縮が起こる．PAF のみでは収縮しない．

g. 血小板活性化因子 (PAF) レセプター

ヒト肺膜分画に結合実験で PAF レセプターの存在が示されているが[2]，オートラジオグラフィーによる分布の検討はまだなされていない．サブタイプの存在も示唆されている．

PAF による気管支平滑筋の収縮の機序は複雑である．in vitro でヒト気管支は血小板とカルシウムの存在下に PAF で収縮するが，血小板を除去すると収縮が消失した（図5.12）[27]．in vivo においても PAF 吸入はヒトに気道収縮を起こすが，その一部は H_1 拮抗薬にて抑制されることより肥満細胞からのヒスタミン遊離を介するとした．モルモットに対し PAF を静注した場合の気道収縮は，血小板除去，血小板の活性化を抑制する PGI_2 で抑制される．またヒスタミン，セロトニン拮抗薬およびアスピリンでも抑制される．

一方，吸入の場合アスピリンのみで抑制された動物を用いた in vitro の系では LT の関与も示されている．これには好中球，好酸球が関与している可能性がある．さらに PAF による迷走神経節後線維への刺激も示唆されている．このように PAF による気道収縮の機序は PAF レセプターを介するものか，他の伝達物質を介するのか，血小板は必須か，などに関しまだ一致をみていな

い[28]．PAFは，むしろ気道収縮をひき起こすことより，炎症細胞と局所にひき寄せる proinflammatory mediator としての方が重要である可能性がある．

PAFは in vitro においてヒト気管支腺からの分泌を亢進させるが，それがLTを介しているとの結果が得られている[29]．さらにPAFは微小血管の透過性亢進をもたらし気道分泌量を増加させうる[2]．

h. 神経ペプチドレセプター

近年，多くの神経ペプチドが種々の動物およびヒトの気道で同定される．このペプチドの多くはアセチルコリン，ノルアドレナリンなどと共存し，気管支平滑筋の緊張度，気道分泌を調節していると考えられている．すなわち非コリン作動性（NANC）神経の伝達物質である．主な神経ペプチドについて以下に述べる．

（1） vasoactive intestinal peptide (VIP) レセプター

VIPを含む神経線維は気道平滑筋（とくに太い気道），気管支腺，血管，迷走神経節に分布している[30]．ヒトおよびモルモットのオートラジオグラフィーを用いた検討ではVIPレセプターは，中枢部の気管支平滑筋に密で，末梢にはほとんど認められない．さらに気管支腺，気道上皮，血管平滑筋，肺胞壁に分布する[31]（表5.5）．このレセプター分布はVIPによる気道拡張部位とよく一致する．すなわちネコにおいて抑制性NANC神経刺激による気道拡張は，中枢気道に生じ末梢では認められない．ヒト気管支を用いた in vitro の検討でも，VIPは peptide histidine methionine (PMH) と同様気管支レベルでは強力な弛緩作用があるものの，細気管支レベルでは認められない．イソプロテレノールは両者に対し弛緩を起こす（図5.13）[31]．in vitro の強力な気管支拡張作用に比べ，ヒトにVIPを吸入させても気管支拡張作用はわずかであり，理由としては気道上皮での分解が考えられる[30]．

VIPは気管支腺からの分泌を亢進し，これは抗

表5.5 ヒトとモルモット肺への [^{125}I] VIP 結合のオートラジオグラフィーによる算定[31]

		特異的顆粒算定 (grains/1000μm^2)
ヒト肺		
葉気管支	気管支腺	81±10
	気道上皮	79± 8
	平滑筋	34± 3
細気管支	気道上皮	54± 6
	平滑筋	12± 4
肺動脈	外膜側	275±28
	管腔側	111± 8
肺胞壁		141±15
モルモット肺		
気　管	気道上皮	376±11
	平滑筋	260± 8
	気管支腺	230±15
葉気管支	気道上皮	292±23
	平滑筋	159±32
細気管支	気道上皮	205±16
	平滑筋	67± 9
血　管		155±15
肺胞壁		289± 5

1000倍で6視野算定したもののMean±SEM

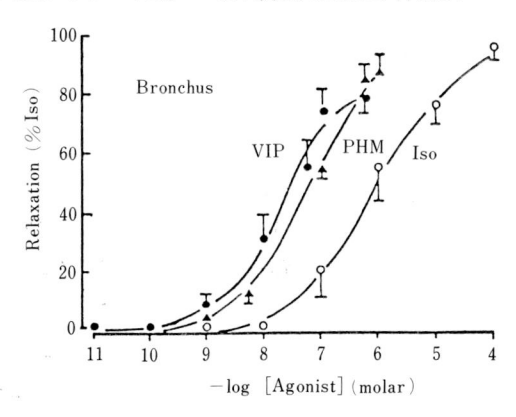

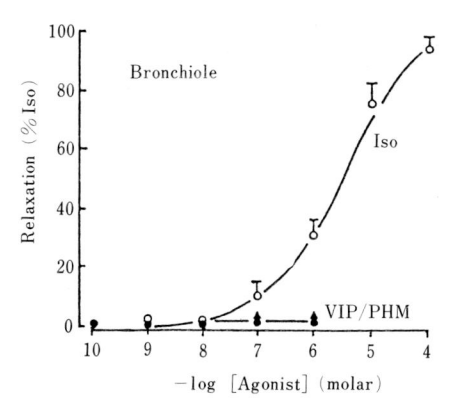

図5.13 摘出されたヒト気道標本のVIP, PHM, Iso (isoproterenol)[30] 8標本のMean±SEM

VIP抗体で抑制されたが,アトロピン,フェントラミン,プロプラノロールでは抑制されなかった[32]. 気管支腺にはVIPレセプターが存在するがVIPによる気道分泌亢進がVIPレセプターのみを介するのかは不明である. またVIPは上皮を介するイオン輸送により分泌物を増加しうる. さらに肺血管系を強力に拡張させることも示されている[30].

(2) サブスタンスP (SP) とタヒキニンレセプター

オートラジオグラフィーによりヒトおよびモルモット肺におけるSPレセプターの存在が示されている. それによればSPレセプターは中枢から末梢までの気管支平滑筋,血管平滑筋,気道上皮,肺胞壁,気管支腺に分布している[33].

in vitro における気管支収縮には種差が認められる. ヒトではneurokinin A (NKA)>SPでNKBにはほとんど収縮活性がないが[31,34](図5.14), モルモットではNKA>NKB>SPの順である[35]. 現在タヒキニンにはNK-1 (SP), NK-2 (NKA), NK-3 (NKB) の3種のレセプターが認められているが,ヒトでは主にNK-2レセプターを介して気道収縮は起こると思われる. 血管透過性に関してはSPの方がNKAより強く,気道分泌作用もSP>NKAであるとされているが[30], 志村らはネコの気管支腺分泌がSP拮抗薬で抑制されずアトロピンで抑制されたことから, 機序としてはSPが神経終末よりアセチルコリンを遊離することによるとした[36].

SPもNK-2レセプターに結合しうるので, オートラジオグラフィーで示された結合部位は一部はSPレセプター,一部はNK-2レセプターである可能性があろう.

i. エンドセリン (ET) レセプター

1988年に発見された物質であるが,その強力な平滑筋収縮作用により注目されている. ETはモルモット気管筋を10^{-11}Mから濃度依存的に収縮し,それはLTD$_4$, NKAより強い. オートラジオグラフィーにより肺血管および気道平滑筋にETレセプターの存在も認められるらしい. ETの存在部位としては血管内皮および気道上皮が考えられている[37]. in vivo のETによるモルモット気道収縮はTXA$_2$を介しているとの報告もみられる.

j. その他

ヒト以外の動物でブラジキニンやアデノシンレセプターが結合実験で認められるが,ヒトでは不明である[2]. ブラジキニンをヒトに吸入させても明らかな気道収縮は生じない. アデノシン吸入による気道収縮のほとんどは肥満細胞からのヒスタミン遊離を介している[2].

〔追記〕 β_3アドレナリンレセプターが1989年にクローニングされた. 脂肪細胞,心,肝,骨格筋,消化管平滑筋などに分布している. 呼吸器系における存在も示唆されている. その機能に関しては現在検討が進められている. さらに他のアドレナリンレセプターの存在も示唆されている[38].

〔本島新司,牧野荘平〕

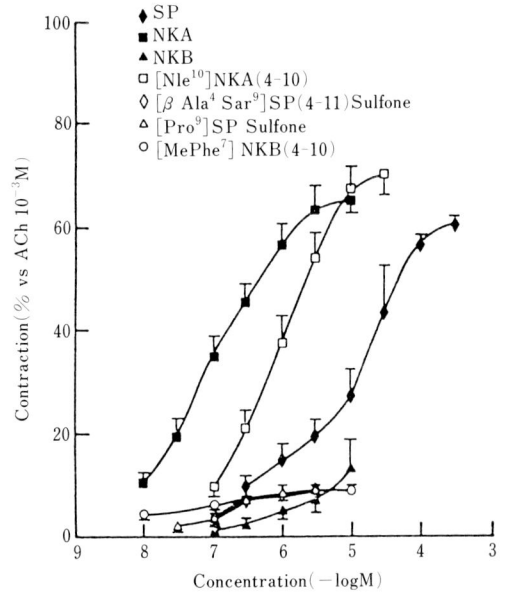

図 5.14 ニューロキニンと各レセプター特異的薬剤のヒト気管支平滑筋への作用[34]
結果は10^{-3}Mのアセチルコリンによる収縮に対する%で示してある. ニューロキニンAとNK-2レセプター選択的薬剤は活性が高かったが, NK-1, NK-3レセプター選択的薬剤はほとんど活性が認められなかった.

文　献

1) Birnbaumer L, Brown AM: G proteins and the mechanism of action of hormones, neurotransmitters, and autocrine and paracrine regulatory factors. *Am Rev Respir Dis* **141**: s106-s114, 1990.

2) Barnes PJ, Chung KF, Page CP: Inflammatory mediators and asthma. *Pharmacol Rev* **40**: 49-84, 1988.

3) Sertl K, Casale TB, Wescott SL, Kaliner MA: Immunohistochemical localization of histamine-stimulated increase in cyclic GMP in guinea pig lung. *Am Rev Respir Dis* **135**: 456-462, 1987.

4) Grandordy BM, Barnes PJ: Phosphoinositide turnover. *Am Rev Respir Dis* **136**: s17-s20, 1987.

5) Hoffman J: The role of H_2-receptors in bronchial reactivity in atopic asthma. *Agents Actions* **23**: 370-372, 1988.

6) 一ノ瀬正和: ヒスタミンH_3レセプター. 呼吸 **9**: 684-690, 1990.

7) 高柳一成, 小池勝夫: ムスカリン様受容体のサブタイプ. 呼吸 **9**: 1332-1338, 1990.

8) Gies J-P, Bertrand C, Vanderheyden P, Waeldele F, Dumond P, Pauli G, Landry Y: Characterization of muscarinic receptors in human, guinea pig and rat lung. *J Pharmacol Exp Ther* **250**: 309-315, 1989.

9) Mak JC, Barnes PJ: Autoradiographic visualization of muscarinic receptor subtypes in human and guinea pig lung. *Am Rev Respir Dis* **141**: 1559-1568, 1990.

10) Lammers J-WJ, Minette P, McCusker M, Barnes PJ: The role of pirenzepine-sensitive (M_1) muscarinic receptors in vagally mediated bronchoconstriction in humans. *Am Rev Respir Dis* **139**: 446-449, 1989.

11) Minette PA, Barnes PJ: Prejunctional inhibitory muscarinic receptors on cholinergic nerves in human and guinea-pig airways. *J Appl Physiol* **64**: 2532-2537, 1988.

12) Minette PAH, Lammers J-WJ, Dixon CMS, MuCusker MT, Barnes PJ: A muscarinic agonist-inhibits reflex bronchoconstriction in normal but not in asthmatic subjects. *J Appl Physiol* **67**: 2461-2465, 1989.

13) Barnes PJ: Muscarinic receptors in airways: recent developements. *J Appl Physiol* **68**: 1777-1785, 1990.

14) Grandordy BM, Cuss FM, Sampson AS, Palmer JB, Barnes PJ: Phosphatidylinositol response to cholinergic agonists in airway smooth muscle: relationship to contraction and muscarinic receptor occupancy. *J Pharmacol Exp Ther* **238**: 273-279, 1986.

15) Lundgren JD, Kaliner MA, Shelhamer JH: Respiratory mucus production in bronchial asthma. 痰から何が学びとれるか（長岡　滋編），pp 116-155, ライフサイエンス出版, 1989.

16) Minette PA, Barnes PJ: Muscarinic receptor subtypes in lung: clinical implications. *Am Rev Respir Dis* **141**: s162-s165, 1990.

17) Zaagsma J, Van Amsterdam RGM, Brouwer F, Van der Heijden PJCM, Van der Schaar MWG, Verwey WM, Veenstra V: Adrenergic control of airway function. *Am Rev Respir Dis* **136**: s45-s50, 1987.

18) Carstairs JR, Nimmo AJ, Barnes PJ: Autoradiographic visualization of beta-adrenoceptor subtypes in human lung. *Am Rev Respir Dis* **132**: 541-547, 1985.

19) Basbaum CB, Madison JM, Sommerhoff CP, Brown JK, Finkbeiner WE: Receptors on airway gland cells. *Am Rev Respir Dis* **141**: s141-s144, 1990.

20) Barnes PJ, Basbaum CB: Mapping of adrenergic receptors in the trachea by autoradiography. *Exp Lung Res* **5**: 183-192, 1983.

21) Knowles M, Murray G, Shallal J, Askin F, Ranga V, Gatzy J, Boucher R: Bioelectoric properties and ion flow across excised human bronchi. *J Appl Physiol* **56**: 868-877, 1984.

22) Brown LA, Longmore WJ: Adrenergic and cholinergic regulation of lung surfactant secretion in the isolated perfused rat lung and in the alveolar type II cell in culture. *J Biol Chem* **256**: 66-72, 1981.

23) Barnes PJ, Basbaum CB, Nadel JA, Roberts JM: Pulmonary α-adrenoceptors: autoradiographic localization using [^{3}H] prazosin. *Eur J Pharmacol* **88**: 57-62, 1983.

24) Featherstone RL, Robinson C, Holgate ST, Church MK: Evidence for thromboxane receptor mediated contraction of guinea-pig and human airways *in vitro* by prostaglandin (PG) D_2, 9, 11β-PGF_2 and $PGF_{2\alpha}$. *Naunyn-Schmiedberg's Arch Pharmacol* **341**: 439-443, 1990.

25) Cheng JB, Lang D, bewtra A, Townley RG: Tissue distribution and function of [^{3}H] leukotriene C4 and [^{3}H] leukotriene D4 binding sites in guinea pig uterus and lung preparations. *J Pharmacol Exp Ther* **232**: 80-87, 1985.

26) Drazen JM, Austen KF: Leukotrienes and airway responses. *Am Rev Respir Dis* **136**: 985-998, 1987.

27) Schellenberg RR: Airway responses to platelet-activating factor. *Am Rev Respir Dis* **136**: s28-s32, 1987.

28) 本島新司: PAFと疾患, 喘息とARDS. 最新医学

45 : 523-529, 1990.
29) Goswami SK, Ohashi M, Stathas P, Marom ZM : Platelet-activating factor stimulates secretion of respiratory glycoconjugate from human airways in culture. *J Allergy Clin Immunol* **84** : 726-734, 1989.
30) Barnes PJ : Neuropeptides in human airways : function and clinical implications. *Am Rev Respir Dis* **136** : s77-s83, 1987.
31) Carstairs JR, Barnes PJ : Visualization of vasoactive intestinal peptide receptors in human and guinea pig lung. *J Pharmacol Exp Ther* **239** : 249-255, 1986.
32) Shimura S, Sasaki T, Ikeda K, Sasaki H, Takishima T : VIP augments cholinergic-induced glycoconjugate secretion in tracheal submucosal glands. *J Appl Physiol* **65** : 2537-2544, 1988.
33) Carstairs JR, Barnes PJ : Autoradiographic mapping of substance P receptors in lung. *Eur J Pharmacol* **127** : 295-296, 1986.
34) Maline E, Devillier P, Drapeau G, Toty L, Bakdach H, Regoli D, Advenier C : Characterization of neurokinin effects and receptor selectivity in human isolated bronchi. *Am Rev Respir Dis* **140** : 679-686, 1989.
35) Regoli D : Peptide receptors in the airways. *Am Rev Respir Dis* **136** : s35-s39, 1987.
36) Shimura S, Sasaki T, Okayama H, Sasaki H, Takishima T : Effect of substance P on mucus secretion of isolated submucosal gland from feline trachea. *J Appl Physiol* **63** : 646-653, 1987.
37) 内田義之, 柳沢正史, 長谷川鎮雄：エンドセリンと肺. 呼吸 **8** : 1161-1164, 1989.
38) Emorine LJ, Feve B, Pailault J, Brien-Sutren M-M, Marullo S, Delavier-Klutchko C, Strosberg DA : Structural basis for functional diversity of β_1-, β_2-, and β_3-adrenergic receptors. *Biochem Pharmacol* **41** : 853-859, 1991.

5.4 生殖系

生殖とは生物個体が自己と同じ類型に属する個体をつくりだすことであり（生化学辞典, p682），これに関与する器官系が生殖系である．したがって，広義には種々の器官・組織が関与する全生体的な系であるが，狭義には，生殖腺および付属の生殖器からなる系をいう．

本稿では後者に限定し，より具体的には，性腺ホルモン，とくにエストロゲン，プロゲステロンおよびアンドロゲンのステロイドホルモンレセプターについて記述する．

a. 同定と分布
（1） 同定とホルモン作用上の意義

ステロイドホルモンを投与すると，その標的組織では，一定のプログラミングに従って顕著で整然とした順次的生化学的変化が惹起される．たとえば，エストロゲンをラットに単回注射すると，RNA, タンパク, DNA合成および細胞分裂といった一連の生化学的変化が，図5.15に示すように，整然とした順序で惹起されるが，ホルモンとレセプターとの結合が初発である．

ところで，"レセプター"は薬理学的概念として成立したのであるが，レセプターが具体的に"物"として，初めて報告されたのは，エストロゲンレセプターであり[1,2]，また分子としての同定もエストロゲンレセプターで先行した[2]（Toff, Gorski）．研究の流れは次のようである．

1962年にシカゴ大学のJensenとJacobsonによって，ラット子宮にはエストロゲンの特異的とり込み機構が実証され，ホルモン→レセプター→遺伝子活性化という流れが提唱された[1~3]．ついで1966年，ToffとGorskiがラット子宮の細胞膜から超遠心法で8S（SはSvedberg沈降定数）の巨大タンパク質分子として分離・同定し，さらに，Jensenらによってステロイドホルモンの2段階作用説が提唱された[1~3]．これらのレセプター研究

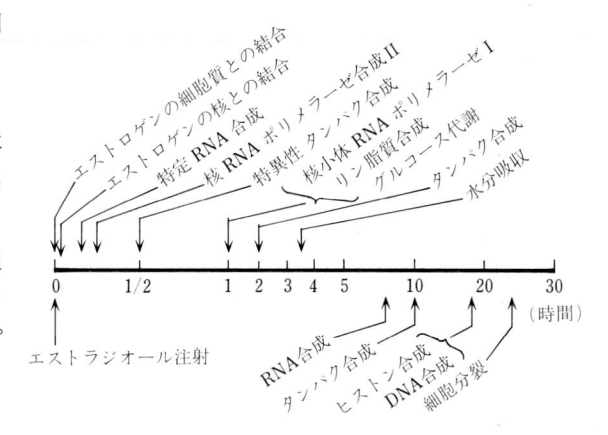

図5.15 エストロゲンによりラット子宮において惹起せられたプログラムどおりの連鎖反応（Katzenellenbogen BS, Gorski J: Biochemical Actions of Hormones, p 188, 1975より改変）

はステロイドホルモンの作用機序解明の突破口を開いたものであるが，その後，乳癌でのエストロゲンレセプターの有無がホルモン療法の有効性に関連があること[4]や睾丸性女性化症候群はアンドロゲンレセプター異常に基因することが解明される[5,6]に及び，性ステロイドレセプター研究は臨床上でも重要になるとともに，ホルモン作用機構上に占める生理的意義が確立した．

そして，ステロイドホルモン作用機構解明のbreakthroughとなった遺伝子活性化説（Karlson）およびエストロゲンレセプター説（Jensen）の提唱から30年たった現在，ステロイドホルモンの標的細胞での作用は，ステロイドホルモンレセプター→遺伝子→転写産物（特異mRNA）→遺伝子産物（特異タンパク）→効果発現というのが基本的流れであることは，ますますはっきりしてきている[7]．

（2） 分布
a) 標的分布

エストロゲンレセプターについで，アンドロゲン，プロゲステロンの性腺ステロイドのほかにも，グルココルチコイド，ミネラルコルチコイドのレ

表 5.6 アンドロゲン反応性組織における
アンドロゲンレセプター

前立腺	DHT>T
精嚢腺	DHT>T
肛門骨筋	T
腎(正常, 腫瘍)(マウス)	T
顎下腺(マウス)	T
視床下部	DHT>T>DHEA
下垂体前葉	DHT>T>DHEA
卵巣(ラット)	T
子宮	T

DHT : 5α-ジヒドロテストステロン
T : テストステロン
DHEA : デヒドロエピアンドロステロン
(加藤順三: 臨床科学 **13**(4): 467, 1977 を改変)

セプター分子が,生化学的に次々と分離・同定された.これらのステロイドホルモンレセプターは従来の標的組織,たとえば,エストロゲンやプロゲステロンレセプターの場合では,子宮,腟,卵管,乳腺,視床下部,下垂体前葉に,高濃度に分布している.サルの性皮にも存在する.表 5.6 はアンドロゲンレセプターの分布を示している.

このような標的分布からも,ステロイドホルモンレセプターのホルモン作用におけるレセプターの生理的役割がわかる.

b) いわゆる非標的 (non-target) 分布

エストロゲンレセプターは,従来 non-target と考えられてきた卵巣黄体・卵巣 (Saiduddin と Zassenhaus, 1977),副腎 (Cutler ら, 1978),睾丸の間質細胞 (Brinkman ら 1973, Kato ら 1974),肝 (Mester と Baulieu 1972, Snow ら 1978) や胎盤トロホブラスト (McCormik と Glasser, 1976),腎 (DeVries ら, 1972) や膵 (Sandberg と Rosenthal 1974, Rosenthal と Sandberg 1978), さらに,膵,骨 (Erikson, 1988)[38]よりレセプター分子が分離されてきている.また,アンドロゲンレセプターが卵巣 (Schreiber, 1976),子宮 (Muechler, 1987),皮膚線維芽細胞 (Brown と Migeon, 1986) で,プロゲステロンレセプターも卵巣・顆粒膜細胞 (Schreiber, 1979, 1983) で存在する.

このように,性ステロイドホルモンレセプターは,古典的標的組織のみでなく,いわゆる "non-target" 組織でも分布し,生体の内分泌代謝上広汎な作用をもっていることが明らかになった.

b. 性ステロイドホルモンの作用機能に関するコンセプトの展開

(1) コンセプトの展開[8]

前述のように,性ステロイドホルモンの効果発現機構上,ホルモン→レセプター結合→クロマチン"アクセプター"結合→遺伝子活性化が基本であることは 1970 年代にほぼ確立したが,さらに,その後ステロイドホルモンレセプターは,ホルモン反応性遺伝子の転写調節因子の1つであり,生成された特異的機能タンパクが1次的および2次的に細胞機能を調節することがわかった[9].

ところで,Jensen モデルでは,ステロイドホルモンレセプターは標的細胞の細胞質 (サイトゾール) 内に存在し,ステロイドが結合すると,活性化,核レセプターが形成され遺伝子発現するものとされてきた.しかしながら,1984 年にモノクローナル抗体による免疫細胞化学的手法 (King と Greene, 1984) や脱核法 (Welshons ら, 1984) などの新しいテクノロジーによって,ステロイドレセプターの核局在に基づく Gorski の新しいモデル[10]が提唱されるに及んで,ステロイドレセプターの細胞内動態研究は新しい局面に入った[11].

その後,1985 年から 1986 年にかけて,ヒトグルココルチコイドレセプター(hGR)(Hollenberg ら 1958, Weinberger ら 1986),エストロゲンレセプ

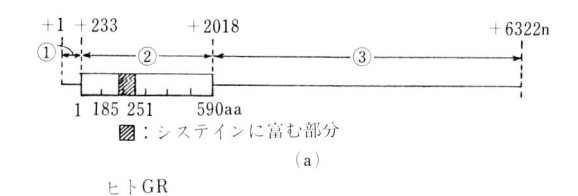

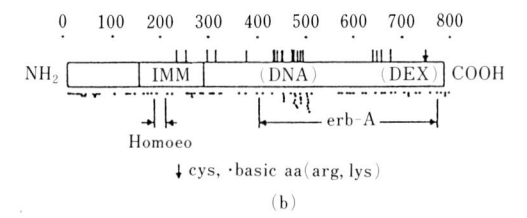

図 5.16
(a) ヒト MCF-7 ER mRNA のヌクレオチドとアミノ酸配列 (模型図) (Green ら, 1986 より adapt したもの)
ERmRNA : CAP site (+1) 〜ヌクレオチド+6322
(b) ヒトグルココチルコイドレセプターのアミノ酸 1 次構造 (模型図) (Weinberger ら, 1985)

ター (hER)[12]とその全遺伝子の1次構造（図5.16）が，またプロゲステロンレセプター[13]，アンドロゲンレセプター（Changら 1988, Tanら 1988）についても，あいついで報告された．これらのレセプター分子はDNA結合，ステロイド結合領域をもつこと，v-erbAの原型癌遺伝子を含むこと，さらに，甲状腺ホルモンレセプターはc-erbAタンパクであることが報告された（Sapら 1986, Weinbergerら 1986）．これらはビタミンD_3レセプターも含めて，スーパーファミリーを形成する[15]（各論：細胞内ステロイドレセプターの項参照）．

（2） 核アクセプター部位と遺伝子活性化機構

ステロイド調節性遺伝子の構造遺伝子の5′末端側のDNA上に特定ヌクレオチド配列を示す機能部分，すなわち，レセプター結合部位（ホルモン反応性エレメント，HRE）がある（O'Malley）．

特定DNAシークエンスであるエストロゲン，プロゲステロン，アンドロゲンRE（ERE, PRE, ARE）に，それぞれのステロイドホルモンレセプターが結合し，標的遺伝子の活性化が起こる．標的遺伝子の機能部分へのレセプターの結合と転写の活性化が起こる作用様式について，いくつかのモデルが考えられている[16]．モデルの1つとしては，トリ輸卵管でA，Bサブレセプターからなるプロゲステロンレセプター（PR）のうち，Aレセプターが，Bレセプターを介して，遺伝子上，構造遺伝子に隣接の5′-flanking部に結合し，遺伝子転写が開始する（SchraderとO'Malleyモデル，1974, 1975）．

なお，プロゲステロンレセプターのAレセプターはB型レセプターのN末端の127個のアミノ酸が欠失したものである．応答遺伝子での転写促進作用の相違は臓器やHREの違いによることがわかっている[17]．

また，ARを介するアンドロゲンによる遺伝子発現には，促進性のものと，抑制性のものがある．マウス腎オルニチン脱炭酵素やβグルクロニダーゼの合成は前者であり，（Jänne 1987, Catterall[18] 1986），カテプシン，プラスミノーゲンアクチベータ，androgen-repressed TRPM-2遺伝子などは後者である（Rennie 1984, Léger[19] 1987）．実際の転写活性化には，種々の因子が関与することが報告されているが，なお，不明な点が多い．

核マトリックスも核内におけるレセプターの結合場所であり，RNAおよびDNA合成酵素がそれぞれの生合成系を形成している核マトリックスの非結合型レセプターにエストロゲンが結合すると，レセプターコンフォーメーションの変化をきたし，DNAあるいはその合成系に大きい変化がもたらされるかもしれない[20]．実体についてはなお不明な点が多い．

（3） ステロイドホルモンレセプタースーパーファミリーと発癌遺伝子

前述のように，ER, PR，グルココルチコイドレセプター（GR），鉱質コルチコイドホルモンレセプター（MR），ビタミンD_3レセプター，甲状腺レセプターおよびv-erbA間でのDNA結合ドメインの相同性は大きく，よく保存されており，スーパーファミリーを形成している[15]．

v-erbAは発癌遺伝子v-erbBの発癌能を増強させることは知られており，v-erbBはEGF結合能をもたないEGFレセプターである．また，erbAそのものは脱分化（dedifferentiation）作用，すなわち増殖促進作用をもつことが知られている．これらのことは，ステロイドレセプターそのものが，正常細胞の増殖および分化に，深くかかわりをもっていることを示唆している点や，エストロゲンと癌細胞増殖作用機構解明の面で，きわめて興味深い．

c. エストロゲンと細胞増殖機構

エストロゲンなどのホルモンはまずレセプターを介して，正常および癌細胞の成長調節機構に関与する．しかし機構や要因は複雑である[8,21,22]．ホルモン依存性癌細胞の成長調節に関与するエストロゲンやペプチド性因子を表5.7に示す．

エストロゲン（E）が標的細胞増殖をコントロール作用様式には，ポジティブとネガティブとがある[22]（図5.17）．

直接ポジティブな作用様式としては，エストロゲンとレセプターとの結合が標的細胞増殖のトリ

表 5.7 エストロゲンと癌細胞成長調節[11]

I. 癌細胞性および血清由来性
　A. ホルモン性
　　1. エストラジオール (Katzenellenbogen ら, 1980)
　　2. 血清由来成長抑制因子
　　　 estrocolyones (Sonnenschein ら, 1981, 1986)
　B. オートクリン性
　　1. 促進性増殖因子
　　　a) EGF (Dickson ら, 1986), TGFα, *IGF-1 (E 誘導性)
　　　b) tumor cell autocrine motility factor (Liotta ら, 1986)
　　2. 抑制性増殖因子
　　　 TFGβ (Roberts, 1986, Frater-Schroder, 1986)
　C. パラクリン性
　　血管形成 angiogenesis
　D. ステロイド誘導性の中の
　　1. estromedins (Sirbasku, 1978)
　　2. 酵素 (DNA ポリメレース, チミジンキナーゼなど)
　　3. PI 交代率促進
　　4. PR
　　5. 他の細胞性タンパク：plasminogen activator, コラーゲン分解酵素, 分泌タンパク (52-KDa)
　　6. ラミニンレセプター (Liotta ら, 1986)
II. 周辺細胞由来性のもの
　1. パラクリン性因子
　2. プロテアーゼ
　3. 基底膜由来のもの

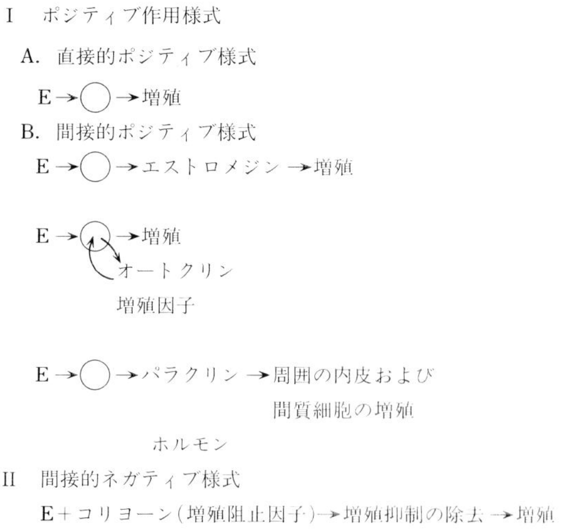

I ポジティブ作用様式
　A. 直接的ポジティブ様式
　　E→○→増殖
　B. 間接的ポジティブ様式
　　E→○→エストロメジン→増殖

　　E→○→増殖
　　　　↑↓
　　　オートクリン
　　　増殖因子

　　E→○→パラクリン→周囲の内皮および
　　　　　　　　　　　間質細胞の増殖
　　　ホルモン
II 間接的ネガティブ様式
　E＋コリヨーン (増殖阻止因子)→増殖抑制の除去→増殖

図 5.17 エストロゲンの細胞増殖作用様式

ガーとなるものであり (Katzellenenbogen ら, 1980), 間接的ポジティブ様式は, エストロメジン (estromedin) のような成長因子 (Sirbasku, 1978) や plasminogen activator のような促進因子 (Butler, 1983) の生成・放出を誘導し, 細胞増殖する. また, この類型として, オートクリン (autocrine) 作用様式 (Sporn と Todaro, 1980) がある. すなわち, E が E 標的細胞に作用して, growth factor (GF) を生成・分泌し, この autocrine GF が細胞増殖をもたらす. 抑制機構では, Sonnenschein 一派は, 増殖阻止因子エストロコリヨーン (estrocolyone) にエストロゲンが結合して, 細胞膜から colyone が除去されると, 細胞増殖が開始するという間接抑制機構を考えている.

d. 末梢および中枢レベルのレセプター
(1) 末梢レベル

齧歯類子宮はすでに述べたが, ヒト子宮各部すなわち子宮内膜, 卵巣, 卵管にはエストロゲン, プロゲステロン, アンドロゲンレセプターが存在する. 正常月経周期のヒト子宮内膜エストロゲンおよびプロゲスチンレセプターは, 性周期のホルモンレベル変化に応じて変動する[23].

卵胞の発育と成熟に関する two cell, two gonadotropin 仮説によると, 莢膜細胞で LH によってアンドロゲンが生成され, 顆粒膜細胞で FSH によってアンドロゲンよりエストロゲンへの転換が起こる. レセプターの卵巣内局在は, これとよく一致しており, FSH レセプターは卵胞の顆粒膜細胞に, LH レセプターは卵胞の莢膜細胞と, 排卵前の成熟卵胞の顆粒膜細胞と, 黄体細胞に局在する[24]. また, エストラジオールは FSH と協力的に, FSH レセプターを誘導する (Ireland, 1978). したがって, 卵胞発育によって増加するエストロゲンは FSH と協同で, FSH レセプターを誘導し, さらに卵胞発育が促進される[24].

(2) 脳の性ステロイドホルモンレセプター

性腺から分泌されたステロイドホルモンは脳の特定部位や下垂体前葉にフィードバック作用して, ゴナドトロピン分泌と性行動を支配している.

a) 脳内レセプターとホルモン作用

脳の特定部位, たとえば視床下部や海馬には, ステロイドホルモンを識別・受容するレセプター機構が介在する. これらレセプターはほとんどニューロンに存在し, ステロイドホルモン受容機構も, 基本的には, 末梢の場合と, ほぼ同様なもの

表 5.8 脳内ステロイドホルモンレセプター

	エストラジオール	プロゲステロン	アンドロゲン	糖質コルチコイド		鉱質コルチコイド
転　換	一　部	転　換	転　換 DHT* エストロゲン	な　し		
細胞質レセプターの分離	分　離	分　離	DHTとテストステロンのレセプター分離	コルチコステロン	デキサメサゾン	アルドステロン
核レセプター脳内分布（最濃度部位）	存　在 視索前野 前部視床下部 正中隆起 下垂体前葉	存　在 視索前野 前部視床下部 正中隆起 下垂体前葉	存　在 正中隆起 下垂体前葉	存　在 海　馬	存　在 下垂体前葉	

* DHT：5α-ジヒドロテストステロン

と考えられる．

　脳や下垂体前葉には，すべての主要な天然ステロイドホルモン，すなわちエストラジオール，アンドロゲン（テストステロン，5α ジヒドロテストステロン），プロゲステロン，および糖質・鉱質コルチコイドのレセプタータンパクが存在しており，原則的にいって，1対1の対応（one to one correspondence）が成り立っている．脳内分布の差は明らかであり（表5.8)，ホルモンのフィードバック部位が異なることを裏づけている[25]．このことは，in situ ハイブリダイゼーション法によるレセプター mRNA 分布の最近の成績によって，よりいっそう確実となっている[26,27]．脳のステロイドホルモンレセプターは，ラット以外にも，マウス，ハムスター，モルモット，ウサギ，イヌ，ウシ，サルおよびヒトにも広く普遍的で，いずれもその特性はきわめて類似している．また，興味あることには，視床下部，下垂体，子宮のレセプター分子はきわめて類似しており，器官特異性はないようである[25]．レセプター分子構造の比較で明らかになるであろう．

　脳内分布と性中枢局在の問題　ラジオオートグラフィー上，エストロゲンニューロンは視床下部の弓状核，腹側内側核，傍室核および視床前核に局在し，また扁桃核中心部および尾側部にも存在する．すなわち系統発生的に古い傍脳室部にエストロゲンニューロン系が存在する（Stumpf と Pfaff）．このことは最近 ERmRNA の分布からも裏づけられた[27]．性中枢は視床下部に局在するものと考えられてきたが，1つの系としてとらえる考えが妥当である．

　脳のアンドロゲンレセプター mRNA は，エストロゲンレセプターよりより広汎に分布している[27]．視床下部や下垂体でも，末梢（前立腺）と同じように，テストステロンは 5α ジヒドロテストステロン（DHT）へ代謝される．アンドロゲンが中枢へ作用するとき，DHT およびテストステロンレセプターに結合する経路が考えられる．DHT レセプターとテストステロンレセプターが同一のもの（1元説）か，異なったもの（2元説）かは，なお議論のあるところである．

　コルチコステロンレセプターは海馬にもっとも多い．このことは，ホルモンの中枢作用が海馬を経ることを示す根拠と一致する．脳のコルチコイドには1型と2型とがあり，前者は鉱質コルチコイドレセプターであり，後者は糖質レセプターに相当し，日内リズム，ストレス反応に関与する[28]．

　性行動とレセプター　エストロゲンとプロゲステロンで雌ラットにロルドーシスを惹起させることができるが，この性行動はホルモンが中枢神経機構に作用して発現する[29]．

　エストロゲンの投与によって48時間神経機構を条件化しておいてから，プロゲステロンを注射すると，数時間でロルドーシスが惹起される．この発現は，エストロゲンによって誘導された視床下部プロゲステロンレセプターを介することがわかっている（Rainbow ら）．

　膜作用　ニューロンの電気的活動はステロイ

ド投与により，短潜時に著明な変化を示す．これは明らかにステロイドホルモンの膜作用である．脳へのホルモン作用には，レセプター→遺伝子を介するものと，遺伝子を介さないものがある．後者によるホルモン効果機構は重要であるが，脳の膜ステロイドレセプターの同定は今後の課題である．

b) アンドロゲンの代謝と中枢作用様式

前述のように，アンドロゲンはDHTに代謝されて作用するが，別の経路として，視床下部内でエストロゲンに転換，生成されたエストロゲンが作用する[30]（芳香族化 aromatization 説）．

c) ステロイドとLHRHレセプター

LHRHレセプターはエストロゲンによりup調節を，テストステロンによりdown調節を受ける．また，性ステロイドホルモンはLHRH作用にも関与する．LHRHによるLH分泌には2次メッセンジャーと考えられるアラキドン酸が関与することがわかっており，エストロゲンとテストステロンは，アラキドン酸放出に関与することによって，LH分泌に関与する[31]．また，LHRHレセプターは性腺，副腎，中枢神経にも存在する[32]．この下垂体外LHRHレセプターの存在には種族特異性があり，ラット性腺にはあるが，ヒトやマウス性腺にはない．その機能はなお明らかでないが，オートおよびパラクリン性に働くかもしれない．

e. レセプター調節とその生理的意義
(1) エストロゲンによるプロゲステロンレセプター誘導とその意義
a) 末梢標的レベル

正常組織　プロゲステロン(P)のホルモン効果発現にはエストロゲン(E)が必要である．これは，このE primingによってPRが誘導されることによる．この現象は，ラット子宮のみでなく，血中E値の増加する増殖後期にヒト子宮内膜のPRが著増すること，また，エストロゲン投与後でヒト子宮内膜8S，4Sが著増することから，明らかである[23]．

以上のように，ヒト正常内膜でのPRの誘導は，内因性・外因性Eに依存することは明らかで[23]，換言すればP作用上，Eが必要なのはPRを産生するためであるといえる．このことから無月経の診断のためのKupperman試験のときに，内因性Eのない第2度無月経の場合には，Pを投与しても，PRが存在しないから月経出血がみられないわけであり，第1度無月経では，内因性EによってPRが誘導されているから，PはPRを介して，月経出血に至る連鎖反応をinitiateできるわけである．

ホルモン依存性癌組織　PR合成に対するエストロゲンpriming効果は，子宮体癌組織でも存在する[33]．

ところで，ヒト子宮内膜癌のER，PRは，形態成熟度と相関があり，高度分化型≫中等度分化型＞低分化型の順であり，レセプターからみて，高度分化型内膜癌はホルモン反応性をもっていることが推定されるが，事実，内膜癌の黄体ホルモン療法は高度分化型で有効であることとよく合致する．

b) 中枢標的レベル

中枢レベルでも，P作用発現のためにはEが必要である（小林隆）．ラット視床下部および下垂体前葉性PRはE投与前では，いずれもきわめて低く，Eに量依存性に直線状に増加する[29]．また，ラット脳内PRは下垂体前葉，視索前野・前視床下部，正中隆起に高濃度に局在し，ERの脳内分布とほぼ一致する[29]．このようにラットで，Eによる脳PR誘導はER依存性であることがわかる．

ヒトの場合ではどうかを検討するために，霊長類の中枢で，この点を検討してみた．ニホンザル（*Macaca fuscata*）の脳内PRの分布は，エストロゲンpriming後，図5.18のようで，視床下部および下垂体前葉に，PRが高濃度に存在する[29]．このことは，E primingされていないアカゲザル脳内のPR量は低いこと（MacLuskyら，1980）や，PRの分布はERのそれと扁桃核を除いて一致しているので（図5.18）（Gerlachら1976，Katoら[29]），サル脳PRもE依存性であることが推定できる．霊長類，おそらくヒト脳とくに性中枢のPRはE依存性であり，末梢レベルと同様に，Pの中枢作用発現のためにはEによるPRの誘導が必

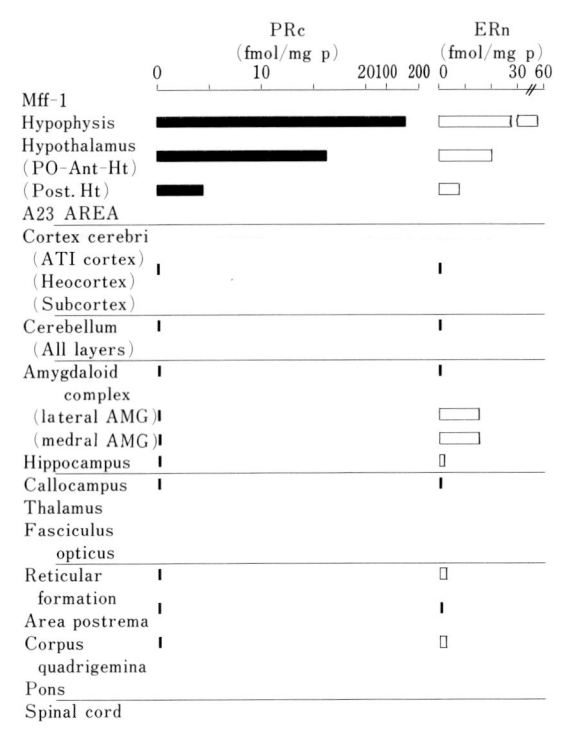

図 5.18 ニホンザル (*Macaca fuscata*) における細胞質プロゲスチンレセプターおよび核エストロゲンレセプターの脳内局在[29]

要であるものと考えられる.しかし,中枢では末梢と異なって,エストロゲンでの誘導されない PR (non-inducible PR) が存在するし,扁桃核ではER の存在が報告されているにもかかわらず,PR はきわめて低く,E による脳 PR 誘導性の局部差が認められることは興味深い.ホルモン反応性の点からも複雑な標的と考えられる.

(2) プロゲステロンによるエストロゲンレセプター (ER) の抑制的調節 (down regulation) とその意義

P はラット子宮 ER の合成,補充を抑制することによって ER を抑制的に調節する[34,35].このダウン調節は,ヒト正常内膜でも認められる.血中 P がピークを示す分泌中期に正常子宮内膜 ER は最低値を示す[23]ことや,また外因性に progestogen (medroxy-progsterone acetate, MPA) を投与すると,細胞質 ER_c,とくに 8 S レセプター値は減少することから明らかである.

ヒト子宮内膜癌分化型には黄体ホルモン療法が有効である.この P の作用機構の分子メカニズムを考えてみると,図 5.19 のようなモデルが考えられる.P 投与による ER のダウン調節に加えて,P は E_2 をより弱い E_1 に代謝する 17β-hydroxysteroid dehydrogenase を誘導する (Pollow).この 2 つの生化学変化はいずれも E_2 排除に作用するので,結果的には,細胞内で抗エストロゲン作用が発現し,癌細胞増殖作用をもつ E を排除することになる.これがヒト子宮内膜癌への治療効果発現の作用機序の 1 つであろう.

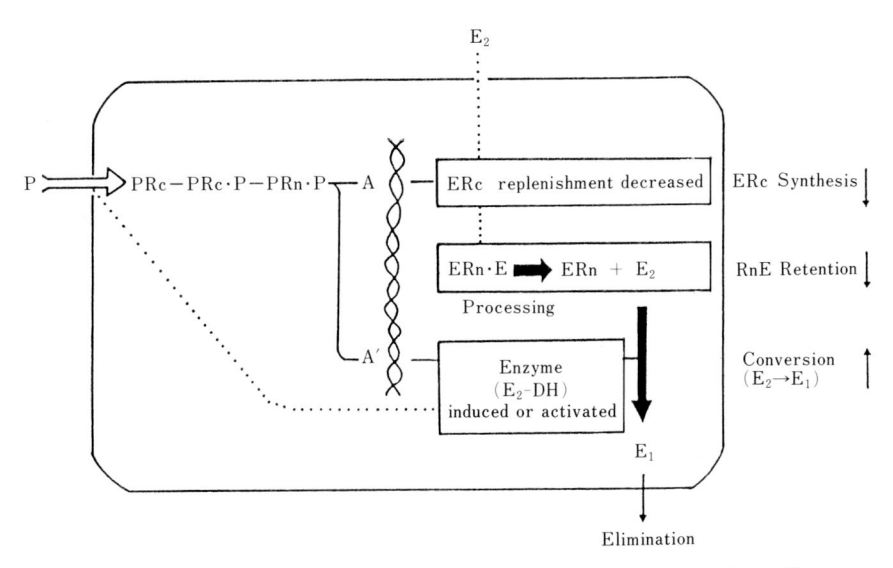

図 5.19 ヒト子宮内膜癌細胞におけるプロゲスチンの抗エストロゲン効果発現機作[23]

（3） エストロゲンによるエストロゲンレセプターの調節とその意義

新生仔期にエストロゲンを投与すると，エストロゲン感受性低下のみられるマウス，すなわち neonatally estrogenized mice (NE)（高杉・木村）をつくることができる．このモデル動物に E 投与すると，子宮の重量増加や ER_c の変化がみられるが，Aihara ら[36]によると，対照群の ER 総量は E の逐日的注射に伴って増加するのに対して，neonatally estrogenized マウスでは，かかる E の ER 増加効果は認められず，E 依存性と ER 生成調節との関連の密接性がみられる．ヒト乳癌培養細胞（HBC-4）系で P による ER の抑制効果とともに，E による ER の増加傾向も認められる（菅野，加藤ら，1980）．

ヒト標的細胞で，E による ER の促進的調節の存在を示す根拠としては次のものがある．無月経治療（Kaufmann 療法）では，E の連続投与によって反応性の促進が得られるが，これは，少なくとも一部は E による ER up 調節によって説明しうるものと考えられる．

（4） 小　　　　括

以上のように，従来の経験的に知られていた基礎的・臨床的ホルモン効果上の問題が，中枢性ならびに末梢性標的組織での性ステロイドホルモンレセプターの面から，理解しうるようになってきている．

f. 性分化と性ホルモンレセプター
（1） 性器の性分化とアンドロゲン

Wolff 管の分化には胎児（仔）精巣より分泌されるテストステロンの存在が必要であるが（Jost），このホルモン効果はレセプターを介して発現する．XY で正常睾丸機能をもつにかかわらず，雌の表現型を示す睾丸性女性化 testicular feminization (Tf) 動物がヒト，ウシ，ラット，マウスでみいだされている[6]．これらの動物では X 染色体アンドロゲンレセプター遺伝子の点突然変異のため[5]，アンドロゲンレセプターが欠損しているために，アンドロゲンが作用しえず，性器は雌型である．

（2） 脳の性分化機構とレセプター
a） 脳の性分化と性ホルモン

脳は基本的には雌型で，生後 1 週間ぐらいの臨界期に男性ホルモンが作用すると，ゴナドトロピン分泌や性行動いわゆる雄型になることがモデル動物であるラットでわかっている（Pfeifer, Harris）．雄ラットでは睾丸から分泌される男性ホルモンが，生後 1 週間以内の臨界期に脳に作用して，未分化だった雌型の脳に雄型の分化が起こり，雌では男性ホルモンが作用しないので，そのまま雌型の脳分化が起こる．

b） 脳の性分化の分子メカニズム

前述のように，脳の性分化にはアンドロゲンの存在が必須であるが，生後 1 週間以内の臨界期の雌ラットに，合成エストロゲンを注射しても，脳の雄型性分化が起こる．テストステロンとエストロゲンとは相互に拮抗することからみると，まことに奇妙である．

ところで，テストステロンは，脳でアロマターゼ酵素によってエストロゲンに代謝される．図 5.20 のように，この酵素と ER は脳の性分化のみられる臨界期に出現する．視床下部細胞内でテストステロンに由来するエストロゲンが ER と結合して，脳の性分化が惹起される[37]．また，アンドロゲンそのものがアンドロゲンレセプターを介する

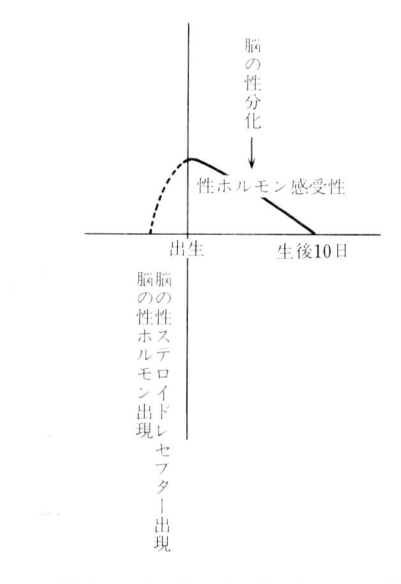

図 5.20 脳の性分化の臨界期（ラット）[7]

モデルもあるであろう．なお，ラット脳 PR は，出生直後に発生する[25]．その生理的意味はなお不明である．

ヒトやサルにも臨界期が存在する．ヒト胎児血中の男性ホルモンレベルは，妊娠 16～20 週にかけて，男性胎児ではピークがみられるが，女性胎児ではみられない (Winter)．このことは，ヒト脳の性分化の臨界期がこの時期にあることを推定せしめる．この一過性のテストステロン上昇が脳の性分化に関与する状況証拠があるが，今のところ憶測の域を出ない．

c) 小　括

性器が雄型に分化するためにはテストステロンが必要であるが，そのレセプターの存在がその前提になることがわかってきた．

また，脳の性分化も，臨界期に，テストステロンが作用すると，雄型にインプリントされる．脳の性分化の誘導の分子メカニズムには，ER や関連酵素とくにアロマターゼの発生が重要であろう．

脳のホルモン感受性獲得にはステロイドレセプターの漸次発達が関与しているものと考えられる．

要　約　性腺から分泌されるステロイドホルモンは，生殖に関与する内分泌・神経内分泌系に働き，下垂体ホルモン分泌や性行動の誘発に必須である．また，性器や脳の性分化の決定の key ホルモンである．これらの性ステロイドホルモンの誘果発現には，ステロイドホルモンレセプターとの結合によるレセプターの活性化と，活性レセプターの標的遺伝子に存在するホルモン反応性エレメントへの結合による遺伝子活性化が，その分子メカニズムである．しかしながら，短潜時のステロイドの脳のニューロン作用は，遺伝子を介さない膜作用であるが，膜のレセプターの分離・同定は未解決である．

本稿では，性腺ステロイドレセプターの分泌，機能ホルモン作用のコンセプトの流れ，増殖や性分化などとの関連について概述した．

〔付記〕　本稿の脱稿後の3年間に，生殖内分泌分野の研究は著しく進歩を遂げた．もちろん，本稿に記載した内容が書き改めなければならないような「大発見」こそなかったが，生殖内分泌の個々の事象がかなり詳細に検討されてきた．こうした新たな知見のすべてを総説することは到底不可能であるので，この3年間の本分野の研究のなかで特に重要と思われる成果を付記しておくことにする．

1) GnRH レセプター cDNA のクローニング

1992 年，Sealfon のグループによるマウス GnRH レセプター(GnRHR) cDNA[39] をはじめとして，マウス[40]，ラット[41,42]，ヒト[43] の GnRHRcDNA がクローニングされ，その 1 次構造が決定された．この結果，GnRHR は細胞膜を 7 回貫通するタイプの G タンパク共役型レセプター(GPR: G protein-coupled receptor)であることが明らかになった．このことは，1971 年の Shally らによる GnRH のアミノ酸配列の決定，および 1986 年の Adelman らによる GnRHcDNA のクローニングとならんで，GnRH の研究史上画期的な成果であり，GnRH の作用発現に関する研究は新たな段階へ発展するものと考えられる．

2) 性ステロイドホルモンレセプターの作用機構

主に deletion mutant を用いた研究により，性ステロイドホルモンレセプターの domain 構造とそれぞれの domain の機能との関係がかなり明らかにされてきた(文献 44 ならびにその引用文献参照)．その結果，リガンド結合領域ならびに DNA 結合領域に加えて，NLS (核移行シグナル)，hsp 90 結合領域，2 量体形成領域，TAF (転写活性化因子) 1 ならびに TAF 2 領域などが特定された．このような性ステロイドホルモンレセプターの構造・機能連関が明らかになるにしたがい，性ステロイドホルモンレセプターの標的遺伝子に対する作用機構として，次のようなモデルが想定されてきた．すなわち，「リガンドである性ステロイドホルモンがレセプターの結合すると，レセプターからの hsp (heat shock protein) の解離ならび

にホルモン・レセプター複合体の2量体(dimer)形成が生じ,この2量体がゲノム上のHRE (estrogen responsive element)へ結合し,その結果,下流の構造遺伝子の転写が正負に調節される」というモデルである.このモデルは性ステロイドホルモンレセプターの構造・機能連関に基づいたものであり,多くのin vitro研究成績からもその大筋においてはおおむね妥当なものと考えられるが,それぞれの段階で未解明の事項も現在なお少なからず残されている.

3) 性ステロイドホルモンレセプターの遺伝子発現の調節

性ステロイドホルモンレセプター自身の遺伝子発現についての研究も展開されてきたが,ここではプロゲステロンレセプターの例を示す.本文中にもふれたように,ヒトやトリのプロゲステロンレセプターはAレセプターならびにBレセプターの2つの型があるが,この2つのレセプターのそれぞれに対応したmRNAが同一の遺伝子座から転写される.Chambonのグループは,プロゲステロンレセプター遺伝子の上流を解析し,2つの異なるプロモーターAならびにBがそれぞれのレセプターの遺伝子発現を制御していることを明らかにした[45].筆者らもラットにおける検討で,プロゲステロンレセプターのAレセプターならびにBレセプターに対応したmRNAが存在し,それが発達段階ならびに部位特異的な転写制御を受けていることを明らかにした[46].このように性ステロイドホルモンレセプター遺伝子の発現調節機構が次第に明らかにされつつある.

4) 性ステロイドホルモンレセプター遺伝子の「変異」

性ステロイトホルモンレセプター遺伝子の塩基配列の検討により,多くの「変異」遺伝子が同定された.とくに,本文でも述べた睾丸性女性化症候群におけるアンドロゲンレセプター遺伝子の変異ならびに欠失が多数同定された.さらに乳癌組織のエストロゲンレセプターにも「変異」遺伝子が存在することが明らかにされた.とくに,McGuireのグループにより報告された「エクソン7を欠失したエストロゲンレセプターmRNA」から翻訳される変異エストロゲンレセプターは,野生型のエストロゲンレセプターによる標的遺伝子転写の転写活性を低下させるもので,エストロゲンレセプター陽性―プロゲステロンレセプター陰性のタイプの乳癌に何らかの関連があると考えられる点で興味深い[47].　〔加藤順三,平田修司〕

文　献

1) Jensen EV, Numata M, Brecher PE, DeSombre ER : The Biochemistry of Steroid Hormone Action (ed by Smellie RMS), pp 133-159, Academic Press, 1971.
2) Jensen EV, et al : Receptors considered : a 20 year perspective. *Recent Prog Horm Res* **38** : 1, 1982.
3) King RJB, Mainwaring WIP : Steroid-Cell Interactions, Butterworth, London, 1974.
4) McGuire WL : Hormones, Receptors and Breast Cancer, Raven Press, New York, 1978.
5) Ohno S : Simplicity of mammalian regulatory systems inferred by single gene determination of sex phenotypes. *Nature* **234** : 134, 1971.
6) Bardin CW, Bullock LP, Sherins RJ, Mowszowics I, Backburn WR : Androgen metabolism and mechanism of action in male pseudohermaphroditism : As study of testicular feminization. *Recent Prog Hormone Res* **29** : 65, 1973.
7) 加藤順三:ホルモン受容体,UPバイオロジー,東京大学出版会,東京,1984.
8) 加藤順三:ステロイドホルモンの作用機序―そのコンセプトの展開と問題点.ホルモンと臨床 **36**(増刊号):350,1988.
9) O'Malley BW, et al : Steroid Hormone Resistance (ed by Chrousous GP, et al), Plenum Press, New York, 1986.
10) Gorski J, et al : Remodeling the estrogen receptor model. *Mol Cell Endocrinol* **36** : 11. 1984.
11) 加藤順三:エストロゲンおよびプロゲステロン受容体研究の最近の動向.日本臨牀 **45**(11):2654-2663, 1987.
12) Green S, et al : Human oestrogen receptor cDNA, sequence, expression and homology to v-*erb* A. *Nature* **320** : 134-139, 1986.
13) Conneely OM, Sullivan WP, Toft DO, et al : Molecular cloning of the chicken progesterone receptor. *Science* **233** : 767-770, 1986.
14) Chang C, Kokontis J, Liao S : Molecular cloning of human and rat complimentary DNA encoding androgen receptors. *Science* **240** : 324-326, 1988.
15) Evans RM : The steroid and thyroid hormone receptor superfamily. *Science* **240** : 889-895, 1988.
16) Spelsberg T, et al : Gene Regulatin by Steroid

Hormones III (ed by Roy AK, Clark JH), pp 111-136, Springer Verlag, New York, 1987.
17) Tora L, et al: The N terminal region of the chicken progesterone receptor specifies target gene activation. *Nature* **333** : 185-188, 1988.
18) Catterall JF, et al: Regulation of gene expression by androgens in murine kidney. *Rec Prog Horm Res* **42** : 71-109, 1096.
19) Léger JG, et al: Characterization and cloning of androgen-repressed mRNAs from rat ventral prostate. *Biochem Biophys Res Commun* **147** : 196-203, 1987.
20) Barrack EC, Coffey DS: Biochemical Action of Hormones 10, p 23, Academic Press, New York, 1983.
21) Dickson RB, Lippman ME: Estrogenic regulation of growth and polypeptide growth factor secretion in human breast carcinoma. *Endocr Rev* **8** : 29-43, 1987.
22) Soto AM, Sonnenschein C: Cell proliferation of estrogen-sensitive cells: the case for negative control. *Endocr Rev* **8** : 44-52, 1987.
23) 加藤順三: ホルモン療法の基礎. 日産婦誌 **35** (4): 565-570, 1983.
24) Yen SS, Jaffe RB: Reproductive Endocrinology, IInd ed, Saunders, 1986.
25) Kato J: Brain receptors for sex steroid hormones and their characterization and functional implication. In: Brain-Endocine Interaction III. Neural Hormones and Reproduction (ed by Scott DE, Kozlowski GP, Collins F, et al), pp 286-301, Karger, Basel, 1978.
26) Romano GJ, Krust A, Pfaff DW: Expression and estrogen regulation of progesterone receptor mRNA in neurons of the mediobasal hypothalamus: An *in situ* hybridization study. *Mol Endocr* **3** : 1295-1300, 1989.
27) Simerly RB, Chang C, Muramatsu M, Swanson LW: Distribution of androgen and estrogen receptor mRNA-containing cells in the rat brain: an *in situ* hybridization study. *J Comp Neurology* **294** : 76-95, 1990.
28) Reul JHK, de Kloet ER: Two receptor systems for corticosterone receptors in rat brain: microdistribution and differential occupation. *Endocrinology* **117** : 2505-2511, 1985.
29) Kato J: Progesterone receptors in brain and hypophysis. In: Actions of Progesterone on the Brain (ed by Ganten D, Pfaff DW), pp 31-82, Springer-Verlag, Berlin, 1985.
30) Naftolin F, Ryan J, Davies IJ, et al: The formation of estrogens by central neuroendocrine tissues. *Recent Progr Hormone Res* **31** : 295-319, 1975.
31) Kamel F, et al: Gonadal steroid effects on LH response to arachidonic acid and protein kinase C. *Am J Physiol* **255** : E314-321, 1988.
32) Hsueh AJW, et al: Extrapituitary actions of gonadotropin-releasing hormone. *Endocr Rev* **2** : 437-461, 1981.
33) 加藤順三, 小野内常子, 高松みつ子, 瀬戸輝一, 植田國昭: 人子宮内膜の受容体分析—ホルモン依存性本態の解明. 日産婦誌 **30** : 818, 1978.
34) Hsueh AJW, Peck EJ Jr, Clark JH: Control of uterine estrogen receptor levels by progesterone. *Endocrinology* **98** : 438, 1976.
35) Gurpide E, Tseng L: Estrogens in normal endometrium. In: Receptors and Mechanism of Action of Steroid Hormones (ed by Pasqualini JR), p 109, Marcel Dekker, New York and Basel, 1987.
36) Aihara M, Kato J, Kimura T: Dynamics of the estrogen receptor in the uterin of mice treate neonatally with estrogen. *Endocrinology* **107** : 224, 1980.
37) MacLusky NJ, Naftolin F: Sexual differentiation of the central nervous system. *Science* **211** : 1294-1303, 1981.
38) Erikson EF, et al: Evidence of estrogen receptors in normal human osteoblast-like cells. *Science* **241** : 84-86, 1988.
39) Tsustumi M, Zhou W, Millar RP, et al: Cloning and functional expressional of a mouse gonadotropin-releasing hormone receptor. *Mol Endocrinol* **6** : 1163-1169, 1992.
40) Reinhart J, Mertz LM, CattKJ: Molecular cloning and expression of cDNA encoding the murine gonadotropin releasing hormone receptor. *J Biol Chem* **267** : 21281-21284, 1992.
41) Eidne KA, Sellar RE, Couper G, et al: Molecular cloning and characterization of the rat pituitary gonadotropin-releasing hormone receptor. *J Endocrinol* **90** : R 5-R 9, 1992.
42) Kaiser UB, Zhao D, Cardona GR, et al: Isolation and characterization of cDNAs encoding the rat pituitary gonadotropin-releasing hormone receptor. *Biochem Biophys Res Commun* **189** : 1645-1652, 1992.
43) Kakar SS, Wusgrove LC, Devor DC, et al: Cloning, sequencing, and expression of human gonadotropin releasing hormone (GnRH) receptor. *Biochem Biophis Res Commun* **189** : 289-295, 1992.
44) Gronemeyer H: Transcription activation by estrogen and progesterone receptors. *Annu Rev Genet* **25** : 89-123, 1991.
45) Kastner P, Krust A, Turcotte B, et al: Two dis-

tinc estrogen regulated promoter generate transcripts encoding the two functionally different human progesterone receptor forms A and B. *EMBO* **9** : 1603-1614, 1990.

46) Kato J, Hirata S, Nozawa A, et al : The ontogeny of gene expression of progestin receptors in the female rat brain. *J Steroid Biochem Mol Biol* (in pess).

47) Fuqua SA, Fitzgerald SD, Craig Allred D, et al : Inhibition of estrogen receptor action by naturally occuring variant in human breast tumors. *Cancer Res* **52** : 483-486, 1992.

5.5 内分泌系

　各種ホルモンのレセプターの本体を明らかにすることは，ホルモンの標的細胞，作用機序の解明に必須であることから，古くから内分泌学の主要なテーマの1つであった．近年，従来のタンパク質精製技術に加え分子生物学的方法が用いられるようになり，次々に各種のホルモンレセプターの本体が明らかにされた．その結果ホルモンのレセプターは，甲状腺ホルモン，ステロイドホルモンのレセプターからなるステロイドレセプターファミリー，Gタンパク関連レセプターファミリー，チロシンキナーゼをもつインスリンレセプター，および成長ホルモンレセプターなどのその他のレセプターに大別されることが明らかにされた．これらのホルモンレセプター研究の進展により，臨床的に認められる種々のホルモン受容機構異常症の発症機序もまた，次第に解明されようとしている．実際，ビタミンD依存症II型，甲状腺ホルモン不応症などのレセプター異常症の一部では，疾患の分子生物学的異常まで明らかとなった．そこで以下本稿では，各種ホルモンのレセプター，とくにステロイドレセプターファミリーとGタンパク関連ホルモンレセプターファミリーについて概説するとともに，これらとホルモン受容機構異常症との関係，および今後に残された課題について述べる．

a. ステロイドレセプターファミリー

　ホルモンレセプターのうち，最も早くその構造が決定されたのはグルココルチコイドレセプターである．Evansらは，グルココルチコイドレセプターを精製し，これに対する抗体を用いてヒトのcDNA libraryをスクリーニングすることにより，ヒトグルココルチコイドレセプターのcDNA構造を決定した[1]．その後，同様に精製されたレセプターに対する抗体を用いることにより，または精製されたレセプターの一部のアミノ酸構造に相応するオリゴヌクレオチドを作製し，これを用いてlibraryをスクリーニングすることにより，エストロゲン，プロゲステロン，ビタミンDのレセプターが次々に同定された[2~4]．これらのcDNAから予想されるステロイドレセプターのアミノ酸配列には，たがいに類似し，かつ鳥類のerythroblastosis virus の v-*erb* A oncogene タンパクとも類似した部分が認められた．そこでEvansらは，他のステロイドレセプターも同様の構造を示すという仮定のもとに，ヒトグルココルチコイドレセプターのcDNAを用いてヒトgenomic DNAフラグメントをスクリーニングすることにより，ミネラルコルチコイドレセプターを同定した[5]．さらに彼らは，v-*erb* Aに対応する細胞性の遺伝子である c-*erb* AのcDNAおよびタンパクを同定し，このタンパクに対するリガンドを検索することにより，c-*erb* Aタンパクが甲状腺ホルモンのレセプターであることを確定した[6]．このことは，他のグループによっても同時に確認された[7]．一方，LiaoらおよびWilsonらは，グルココルチコイド，エストロゲン，プロゲステロンなどの各レセプターの類似したアミノ酸配列部分に相当するオリゴヌクレオチドを作製し，これを用いてヒト性巣，X染色体などのcDNA libraryをスクリーニングすることにより，アンドロゲンレセプターを同定した[8,9]．したがって，グルココルチコイドレセプターの同定以来，数年のうちにすべての主要なヒトステロイドホルモンレセプターの構造が明らかになり，さらには甲状腺ホルモンレセプターもステロイドレセプターファミリーに属することが明らかとなった．

　ステロイド，甲状腺ホルモンレセプターが同定されたことにより，現在の研究は主に，①これらのレセプターの構造と機能との関連，②ステロイドホルモンや甲状腺ホルモンによって制御される遺伝子の構造，およびそれらの遺伝子に対するこ

5. レセプターの分布と生体機能

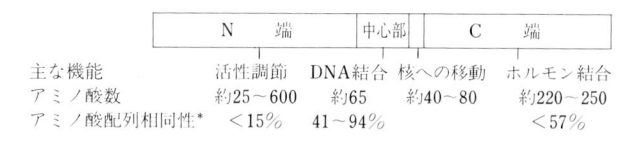

	N端	中心部		C端
主な機能	活性調節	DNA結合	核への移動	ホルモン結合
アミノ酸数	約25〜600	約65	約40〜80	約220〜250
アミノ酸配列相同性*	<15%	41〜94%		<57%

図 5.21 ステロイドレセプターファミリーレセプターの構造
*グルココルチコイドレセプターと，他のステロイドレセプターファミリーレセプターとのアミノ酸配列の一致するパーセントを示す．

グルココルチコイド プロゲステロン アンドロゲン ミネラルコルチコイド	GGTACAnnn*TGTTCT
エストロゲン	GGTCAnnn*TGACC
甲状腺ホルモン	GGTCA−−−**TGACC

* どのヌクレオチドも可能であることを示す．
** グルココルチコイド，エストロゲン反応部位とは異なるスペーシングであることを示す．

図 5.22 ステロイド，甲状腺ホルモン反応部位のヌクレオチド配列

れらのレセプターの作用，③ステロイドレセプターファミリーに属する新たなタンパクの発見とその機能，さらには，④レセプター異常と疾患との関係などの分野に中心が移りつつある．まずレセプターの構造と機能に関しては，本ファミリーのレセプターが，その長さがレセプターによってまちまちで，アミノ酸配列の類似性の低いN端，システインに富み類似性の高い中心部，および比較的アミノ酸配列の保たれているC端などの部分に大別されることが明らかとなった[2〜4]（図5.21）．このうち各ホルモンレセプターの中心部は，約65個のアミノ酸からなり，グルココルチコイドレセプターのそれと41〜94%という高いアミノ酸配列の相同性を示す[24]．この部分は，zinc fingerと呼ばれる亜鉛を中心にしたループ構造を2つつくり，標的DNAへの結合部位であると考えられている．最近，核磁気共鳴を用いた研究によりグルココルチコイドレセプターの中心部の構造が明らかにされ，この部分とDNAとの結合のモデルが提唱されている[10]．この中心部のC端寄りには，レセプターの核への移動に必要と考えられている領域が存在する．また各ホルモンレセプターのC端は，グルココルチコイドレセプターの同一部分に対して57%以下のアミノ酸相同性を示し，ホルモンの結合部位であると考えられている．これに対しN端は，50〜500個のアミノ酸からなり，レセプターの機能が完全に発現するためには必須であるが，その機能については不明な点が多い．

ステロイドレセプターは特定のDNAに結合し，遺伝子のtranscriptionを調節するものと考えられているが，ステロイドホルモンによって調節される遺伝子のpromoter領域のDNA配列を検討することにより，レセプターが結合するDNAの構造についてもかなり明らかにされた．その結果，グルココルチコイド，プロゲステロン，アンドロゲン，ミネラルコルチコイドに反応する15個のヌクレオチドからなるglucocorticoid response element，エストロゲンに反応する13個のヌクレオチドからなるestrogen response element，および甲状腺ホルモンへの反応部位などが提唱された[3]（図5.22）．さらにその後の研究から，ステロイド，甲状腺ホルモンレセプターファミリーが，グルココルチコイドレセプターグループとエストロゲン・甲状腺ホルモンレセプターグループの2つに大別されることが明らかにされた[10a]．このうちグルココルチコイドレセプターグループには，グルココルチコイド，ミネラルコルチコイド，アンドロゲンとプロゲステロンのレセプターが含まれ，エストロゲン・甲状腺ホルモンレセプターグループにはエストロゲン，甲状腺ホルモンに加えビタミンDおよびretinoic acidのレセプターが含まれる．グルココルチコイドレセプターグループのレセプターは，DNA塩基配列上T-

GTTCT を half site とする共通の palindromic 配列を認識する．一方エストロゲン・甲状腺ホルモンレセプターグループに属するレセプターは，TGACCT を half site とする palindromic 配列やこれに似た配列を認識すると想定されている．さらに Umesono らは，エストロゲン・甲状腺ホルモンレセプターグループに属するレセプターが，TGACCT の palindromic 配列ばかりではなく直接リピートも認識しうること，また TGACCT の直接リピート間のスペーシングにより，甲状腺ホルモン, retinoic acid, およびビタミン D への特異性が変化することを示した[10a]．したがってステロイド・甲状腺ホルモンは複数の DNA 塩基配列を認識しうるものと考えられ，調節される遺伝子によりホルモン反応部にも差異がある可能性がある．

また従来，ホルモン-ホルモンレセプター複合体は，単独で DNA に結合することにより遺伝子の発現を調節するものと考えられてきた．しかしその後の検討により，甲状腺ホルモン，retinoic acid, ビタミン D レセプターと DNA との結合は，retinoic acid に対する第 2 のレセプターである retinoid X receptor (RXR) の存在により著明に増強されることが明らかにされた[10b,10c]．したがってこれらのホルモンレセプターは，リガンドの存在下に RXR と heterodimer を形成し，DNA と結合するものと考えられている．このようにこれらのレセプターによる遺伝子発現の調節機構は，当初予想されたよりは多くの因子が関与する，複雑な過程であると考えられる．

ミネラルコルチコイドレセプターやアンドロゲンレセプターが同定された方法と同様に，ステロイドレセプターの cDNA 配列を用い，stringency を落として library をスクリーニングすることにより，第 2 の甲状腺ホルモンレセプターや retinoic acid のレセプターに加え，いくつかのリガンドの不明なレセプター (orphan receptor) も同定されている[2,4]．さらに O'Malley らは，ニワトリオボアルブミン遺伝子の transcription factor をクローニングし，COUP-TF と呼ばれる本因子も，ステロイドレセプターファミリーに属することを明らかにした[4]．また最近この COUP-TF が，ビタミン D や甲状腺ホルモン，retinoic acid レセプターによる遺伝子発現を抑制することが示された[10d]．このように orphan receptor が nuclear factor として作用している可能性があるとともに，ステロイドレセプター自体を広義の nuclear factor としてとらえる考え方も生じてきた．したがってステロイドレセプターファミリーの機能を解明することは，遺伝子の発現機構そのものを明らかにすることにつながるものと考えられる．

b． G タンパク関連ホルモンレセプター

神経伝達物質，ホルモン，サイトカインなど多くの因子が，G タンパクを介して細胞内に情報を伝達するレセプターをもっている．1990 年の時点では 40 あまりのアゴニストを認識する約 80 種類の G タンパク関連レセプターの存在が知られているが，G タンパク関連レセプターの総数は 100～150 種類であろうと推定されている[11]．ホルモンレセプターとしては，20 数種類の G タンパク関連レセプターの存在が明らかにされている．1990 年までには，α および β アドレナリンレセプター (adrenergic receptor)[12~16]，LH-hCG レセプター[17,18]，FSH レセプター[19]，および TSH レセプター[20~24]の構造が明らかにされていた．以後 TRH レセプター[24a]，副甲状腺ホルモン (PTH) レセプター[24b]，カルチトニン (CT) レセプター[24c]，アンギオテンシンレセプター[24d,24e]，バソプレッシンレセプター[24f~h]，ACTH レセプター[24i]，ソマトスタチンレセプター[24j]，オキシトシンレセプター[24k]，GRH レセプター[24l]，およびグルカゴンレセプター[24m]などの構造が相ついで解明された．

G タンパク関連ホルモンのレセプターの中で，最も早くその構造が決定されたのは β アドレナリンレセプター (β-adrenergic receptor) である．Dixon らは，ハムスターの β アドレナリンレセプターを精製し，精製レセプターのペプチドフラグメントのアミノ酸配列に基づいてオリゴヌクレオチドを作製し，genomic DNA, cDNA library をスクリーニングすることにより，β アドレナリン

レセプターの遺伝子およびcDNA構造を決定した[12]．その後，同様に精製されたレセプターのアミノ酸配列や，あるいはハムスターのβアドレナリンレセプターのcDNAなどを用いたcross hybridizationに基づいて，ハムスターのα_1，ヒトα_2，β_1およびβ_2の各種アドレナリンレセプターの構造が明らかにされた[13～16]．cDNA構造から予想されるアドレナリンレセプターは，7回細胞膜を貫通する特異な構造を示しており，すでにその構造が明らかにされていたロドプシン，ムスカリン性レセプターと類似していた[12]．さらにこれらのレセプターは，細胞膜を貫通する部分ではたがいに類似したアミノ酸配列を示していた．したがって，7回細胞膜を貫通する立体構造と，これらの部分では類似したアミノ酸配列を示すことが，少なくとも一部のGタンパク関連レセプターの特徴と考えられた．

その後Seeburgらは，精製されたラットLH-hCGレセプターのアミノ酸構造からcDNA libraryをスクリーニングすることにより[17]，またMilgromらは精製されたブタLH-hCGレセプターへの抗体によりcDNA libraryをスクリーニングすることにより[18]，それぞれラットおよびブタのLH-hCGレセプターの構造を決定した．LH-hCGレセプターもまた，7回細胞膜を貫通する構造を示しており，細胞膜を貫通する部分では，β_2アドレナリンレセプター，ロドプシンなど他のGタンパク関連レセプターと類似のアミノ酸配列を示していた．したがってアドレナリンレセプターに加え，ペプチドホルモンのレセプターも，Gタンパク関連レセプターに特徴的な構造を示しうることが明らかとなった．

さらに下垂体ホルモンのうち，LH，FSHおよびTSHはたがいに類似したグリコペプチドである．したがってこれらのホルモンのレセプターも，類似した構造を示すことが予想される．そこでSeeburgらは，LH-hCGレセプターのcDNAを用いてラットSertoli細胞から得られたcDNA libraryをスクリーニングすることにより，ラットFSHレセプターの構造を決定した[19]．またMilgromらは，同様にLH-hCGレセプターのcDNAを用いてヒト甲状腺から得られたcDNA libraryをスクリーニングすることにより，ヒトTSHレセプターの構造を決定した[20]．これらの方法論から予想されるように，FSH，TSHレセプターも，7回細胞膜を貫通する構造を示していた．

一方，このような精製されたレセプターのタンパク構造からcDNAへ，あるいは類似したアゴニストのレセプター構造から目的のレセプター構造へというアプローチとは別に，Gタンパク関連レセプターファミリーの一員としてもTSH，FSHレセプターはクローニングされた．Rapoportらは，Gタンパク関連レセプターの一部の細胞膜貫通部分のアミノ酸配列に基づきオリゴヌクレオチドを作製し，これを用いてヒト甲状腺cDNA libraryをスクリーニングすることにより，ヒトTSHレセプターを同定した[21]．またVassartらも，同様にアドレナリンレセプター，ムスカリン性レセプターなど他のGタンパク関連レセプターの細胞膜貫通部分の構造をもとに，PCR (polymerase chain reaction)を用いてヒト甲状腺から得られたcDNAをスクリーニングした[22]．この方法ではTSHレセプターはクローニングできなかったものの，Gタンパク関連レセプターファミリーに属するアゴニストが不明な4つのレセプターが同定された[22]．さらに彼らはPCRのprimerを変えてヒトgenomic DNAをスクリーニングすることにより，卵巣および精巣にそのmRNAが認められるクローンを得た[23]．このクローンはFSHレセプターの構造が決定されたことにより，mRNAの分布から予想されるようにFSHレセプターをコードするものであることが明らかとなった[23]．Vassartらは，このクローンを用いてイヌ甲状腺から得られたcDNA libraryをスクリーニングすることによりイヌTSHレセプターを同定し[23]，さらにこのイヌTSHレセプターのcDNAを用いてヒト甲状腺cDNA libraryをスクリーニングすることにより，ヒトTSHレセプターを同定した[24]．

さらに最近では，目的のホルモンレセプターを発現している細胞のcDNA libraryを，expression vectorなどを用いて哺乳類の細胞に直接注

入し，注入された細胞のホルモンレセプターの発現を検討する方法が確立された．expression cloningと呼ばれるこの方法に準じ，Straubらはラット下垂体腫瘍からTRHレセプターをクローニングした[24a]．ついでJuppnerら，およびLinらも，PTHおよびCTのレセプターを多数発現している細胞株を用い，expression cloningによりこれらのレセプターのcDNA構造を決定した[24b,24c]．以後これらの分子生物学的手法により，続々とGタンパク関連ホルモンレセプターの構造が明らかにされ，現在ではほとんどすべての主要なレセプターの構造が解明されている．

これらの研究により，Gタンパク関連ホルモンレセプターもいくつかのグループに分けられることが明らかとなってきた．たとえば，LH-hCG，FSH，TSHレセプターの細胞膜貫通部分はたがいに高いアミノ酸配列相同性を示すが（70〜80％），アドレナリンレセプターのそれとは有意ではあるが低い相同性しか示さない（20%程度）．またPTHとCTレセプターはたがいに高いアミノ酸相同性を示すが，これらはアドレナリンレセプターやLH-hCG，FSH，TSHレセプターとは有意のアミノ酸相同性を示さない．その後クローニングされたレセプターの構造との比較から，PTHやCTのレセプターは，GRHやセクレチン，vasoactive intestinal peptide (VIP), glucagon-like peptide I などのレセプターと構造が類似しており，これらのレセプターはGタンパク関連レセプターファミリーの中の，1つのサブグループを形成することが明らかにされた．GRHやセクレチン，VIP, glucagon-like peptide I などのリガンドはすでにGRHスーパーファミリーとして，共通の祖先に由来するものと考えられている[24n]．これらのリガンドのレセプターとPTH, CTのレセプターが類似していることは，GRHやセクレチンなどPTH, CTとの間にも，進化上何らかの関連があったことを示唆するものである．したがってGタンパク関連ホルモンレセプターの構造やその相互の関連の理解は，各種ホルモンの発生学的関係の解明にも有用と考えられる．

従来ペプチドホルモンレセプターの精製は，膜を可溶化する必要がある，多くのレセプターがグリコプロテインであるなどの点で困難な場合が多かった．このためすべての主要なホルモンレセプターが同定されているステロイドレセプターファミリーに比較して，Gタンパク関連ホルモンレセプターにはいまだ同定されていないものがある．しかしながら，アドレナリンレセプターに加えペプチドホルモンのレセプターもGタンパク関連レセプターファミリー共通の構造を示しうることが明らかになったこと，さらに分子生物学的方法がホルモンレセプター同定の主力となってきたことから，近い将来すべてのホルモンレセプターの構造が解明されるものと考えられる．またステロイドホルモンレセプターの場合と同様，分子生物学的方法により，リガンドは不明であるが類似した構造を示すレセプターもクローニングされている[25]．これらのレセプターに似たりするリガンドの解明も，今後のテーマの1つである．ただし，すべてのGタンパク関連ホルモンレセプターが7回細胞膜を貫通する構造を示しているかどうかは，今後の課題である．すなわち，Gs (β_1, β_2 アドレナリンレセプター，LH-hCG, FSH, TSHレセプター，PTH, CTレセプターなど), Gi(α_2 アドレナリンレセプターなど), Gp(α_1 アドレナリンレセプター）という異なったGタンパクに関連するレセプターが共通の構造を示すことが明らかにされていることから，多くのGタンパク関連レセプターは7回細胞膜を貫通する構造を示すものと考えられる．しかしながら，これらとは異なる構造を示すIGF-IIレセプターもGタンパクと関連していることから[26]，他の構造を示すGタンパク関連ホルモンレセプターの存在も否定はできない．ペプチドレセプターの同定以後はステロイドレセプターファミリーの場合と同様に，レセプターの構造と機能との関連，レセプター異常と疾患との関係などに研究の中心が移っていくものと考えられる．

c. レセプターと疾患

ホルモンレセプターの異常，あるいはホルモンレセプターへの異常は，臨床的に各種のホルモン

表 5.9 ホルモン受容機構異常症の例

	レセプター自体の異常による疾患	抗レセプター抗体による疾患	レセプター以降の障害による疾患
Laron型小人症	+		
ACTH不応症	+		
TSH不応症			+
腎性尿崩症			+
甲状腺ホルモン不応症	+		+
Graves病		+	
原発性甲状腺機能低下症		+	
偽性副甲状腺機能低下症	+		+
グルココルチコイド不応症	+		
アルドステロン不応症	+		
プロゲステロン不応症	+		
アンドロゲン不応症	+		+
ビタミンD依存症II型	+		+
インスリン抵抗症A型	+		
B型		+	
C型			+

受容機構異常症を惹起する. ホルモン受容機構異常症は, その発症機序から, ① ホルモンレセプター自体の変化による疾患, ② 抗レセプター抗体による疾患, ③ レセプター以降の情報伝達系の異常による疾患, に大別される (表5.9). このうちホルモンレセプター自体の変化については, いくつかのホルモンレセプターが同定されたことにより, その分子生物学的異常まで明らかにされた疾患がある. たとえば, ビタミンD依存症II型は, ビタミンD作用の障害により低カルシウム血症とくる病をきたす疾患であるが, 従来その発症機序にはビタミンDとそのレセプターとの結合障害, ビタミンDレセプターのDNAへの結合障害など種々のものが報告されていた[27]. Pike, O'Malleyらは, いくつかのビタミンD依存症II型患者の家系のビタミンDレセプターを, クローニングされたビタミンDレセプターの構造に基づいて検索した[27~29]. その結果, ビタミンDレセプターのDNA結合部位のいくつかの異なるpoint mutationにより, ビタミンDとレセプターとの結合は正常であるが, レセプターのDNAへの結合が障害されるビタミンD依存症II型が惹起されること[27,29], また別の部位のpoint mutationにより完全なビタミンDレセプターより短いタンパクが生成され, ビタミンDとレセプターとの結合が障害されることが明らかにされた[28]. また全身型の甲状腺ホルモン不応症は, 血中甲状腺ホルモンの上昇と外因性に投与された甲状腺ホルモンに対する不応性を特徴とするまれな疾患である. DeGrootらは1家系の本症患者の甲状腺ホルモンレセプターを検索し, 甲状腺ホルモンレセプターのホルモン結合部位にpoint mutationが認められることを明らかにした[30]. その他グルココルチコイド不応症やアンドロゲン不応症のレセプター異常についても解析が進んでいる. さらにGタンパク関連レセプターの中でも, ACTHレセプターのpoint mutationによりACTH不応性から家族性のグルココルチコイド欠損症が生じること[31], vasopressinのレセプターのいくつかの異なる異常により, 腎性尿崩症が惹起されることが明らかにされた[32~34]. これらの研究はいずれも, それぞれのホルモンレセプターの構造が解明されて初めて可能となったものである. しかしながら実際のpoint mutationなどのレセプター分子の異常と, ホルモンレセプターの機能障害との関連については不明の点も多く, 今後の課題である.

おわりに ホルモンレセプターのうち, ステロイドレセプターファミリーとGタンパク関連レセプターにつき概説した. 近年の分子生物学的方法は, 次々とホルモンレセプターの構造を明らかにし, さらに従来のリガンドからレセプターへという研究方法とは逆に, 未知のリガンドに対するレセプターの存在, 構造をも明らかにした. レセプターの同定により, レセプターの構造と機能, レセプター異常と疾患との関係などに関する知識も急速に増加しつつある. 今後, ホルモンのより詳細な作用機序が解明されるとともに, 種々のホルモン受容機構異常の本体, 治療法も明らかにされていくものと期待される.

〔福本誠二, 松本俊夫, 尾形悦郎〕

文　献

1) Hollenberg SM, Weinberger C, Ong ES, Cerelli G, Oro A, Lebo R, Thompson EB, Rosenfeld MG, Evans RM : Primary structure and expression of a

functional human glucocorticoid receptor cDNA. *Nature* **318** : 635-641, 1985.
2) Evans RM : The steroid and thyroid hormone receptor superfamily. *Science* **240** : 889-895, 1988.
3) Beato M : Gene regulation by steroid hormones. *Cell* **56** : 335-344, 1989.
4) O'Malley B : The steroid receptor superfamily : more excitement predicted for the future. *Mol Endocrinol* **4** : 363-369, 1990.
5) Arriza JL, Weinberger C, Cerelli G, Glaser TM, Handelin BL, Housman DE, Evans RM : Cloning of human mineralocorticoid receptor complementary DNA : structural and functional kinship with the glucocorticoid receptor. *Science* **237** : 268-275, 1987.
6) Weinberger C, Thompson CC, Ong ES, Lebo R, Gruol D, Evans RM : The c-*erb*A gene encodes a thyroid hormone receptor. *Nature* **324** : 641-646, 1986.
7) Sap J, Munoz A, Damm K, Goldberg Y, Ghysdael J, Leutz A, Beug H, Vennstrom B : The c-*erb*A protein is a high-affinity receptor for thyroid hormone. *Nature* **324** : 635-640, 1986.
8) Chang C, Kokontis J, Liao S : Molecular cloning of human and rat complementary DNA encoding androgen receptors. *Science* **240** : 324-326, 1988.
9) Lubahn DB, Joseph DR, Sullivan PM, Willard HF, French FS, Wilson EM : Cloning of human androgen receptor complementary DNA and localization to the X chromosome. *Science* **240** : 327-330, 1988.
10) Hard T, Kelienbach E, Boelens R, Maler BA, Dahlman K, Freedman LP, Carlstedt-Duke J, Yamamoto KR, Gustafsson J-A, Kaptein R : Solution structure of the glucocorticoid receptor DNA- binding domain. *Science* **249** : 157-160, 1990.
10a) Umesono K, Murakami KK, Thompson CC, Evans RM : Direct repeats as selective response elements for the thyroid hormone, retinoic acid, and vitamin D_3 receptors. *Cell* **65** : 1255-1266, 1991.
10b) Zhang X-K, Hoffmann B, Tran PB-V, Graupner G, Pfahl M : Retinoid X receptor is an auxiliary protein for thyroid hormone and retinoic acid receptors. *Nature* **355** : 441-446, 1992.
10c) Kliewer SA, Umesono K, Mangelsdorf DJ, Evans RM : Retinoid X receptor interacts with nuclear receptors in retinoic acid, thyroid hormone and vitamin D_3 signalling. *Nature* **355** : 446-449, 1992.
10d) Cooney AJ, Tsai SY, O'Malley BW, Tsai M-J : Chicken ovalbumin upstream promoter transcription factor (COUP-TF) dimers bind to different GGTCA response elements, allowing COUP-TF to repress hormonal induction of the vitamin D_3, thyroid hormone, and retinoic acid receptors. *Mol Cell Biol* **12** : 4153-4163, 1992.
11) Birnbaumer L, Abramowitz J, Brown AM : Receptor-effector coupling by G proteins. *Biochim Biophys Acta* **1031** : 163-224, 1990.
12) Dixon RAF, Kobilka BK, Strader DJ, Benovic JL, Dohlman HG, Frielle T, Bolanowski MA, Bennett CD, Rands E, Diehl RE, Mumford RA, Slater EE, Sigal IS, Caron MG, Lefkowitz RJ, Strader CD : Cloning of the gene and cDNA for mammalian β-adrenergic receptor and homology with rhodopsin. *Nature* **321** : 75-79, 1986.
13) Kobilka BK, Matsui H, Kobilka TS, Yang-Feng TL, Francke U, Caron MG, Lefkowitz RJ, Regan JW : Cloning, sequencing, and expression of the gene coding for the human platelet α_2-adrenergic receptor. *Science* **238** : 650-656, 1987.
14) Kobilka BK, Dixon RAF, Frielle T, Dohlman HG, Bolanowski MA, Sigal IS, Yang-Feng TL, Francke U, Caron MG, Lefkowitz RJ : cDNA for the human β_2-adrenergic receptor : a protein with multiple membrane-spanning domains and encoded by a gene whose chromosomal location is shared with that of the receptor for platelet-derived growth factor. *Proc Natl Acad Sci USA* **84** : 46-50, 1987.
15) Feielle T, Collins S, Daniel KW, Caron MG, Lefkowitz RJ, Kobilka BK : Cloning of the cDNA for the human β_1-adrenergic receptor. *Proc Natl Acad Sci USA* **84** : 7920-7924, 1987.
16) Cotecchia S, Schwinn DA, Randall RR, Lefkowitz RJ, Caron MG, Kobilka BK : Molecular cloning and expression of the cDNA for the hamster α_1-adrenergic receptor. *Proc Natl Acad Sci USA* **85** : 7159-7163, 1988.
17) McFarland KC, Sprengel R, Philips HS, Köhler M, Rosemblit N, Nikolics K, Segaloff D, Seeburg P : Lutropin-choriogonadotropin receptor : an unusual member of the G protein-coupled receptor family. *Science* **245** : 494-499, 1989.
18) Loosfelt H, Misrahi M, Atger M, Salesse R, Thi MTVH-L, Jolivet A, Guiochon-Mantel A, Sar S, Jallal B, Garnier J, Milgrom E : Cloning and sequencing of porcine LH-hCG receptor cDNA : variants lacking transmembrane domain. *Science* **245** : 525-528, 1989.
19) Sprengel R, Braun T, Nikolics K, Segaloff DL, Seeburg PH : The testicular receptor for follicle stimulating hormone : structure and functional expression of cloned cDNA. *Mol Endocrinol* **4** : 525-530, 1990.
20) Misrahi M, Loosfelt H, Atger M, Sar S, Guiochon-Mantel A, Milgrom E : Cloning, sequencing and

expression of human TSH receptor. *Biochem Biophys Res Commun* **166**: 394-403, 1990.
21) Nagayama Y, Kaufman KD, Seto P, Rapoport B: Molecular cloning, sequence and functional expression of the cDNA for the human thyrotropin receptor. *Biochem Biophys Res Commun* **165**: 1184-1190, 1989.
22) Libert F, Parmentier M, Lefort A, Dinsart C, Sande JV, Maenhaut C, Simons M, Dumont JE, Vassart G: Selective amplification and cloning of four new members of the G protein-coupled receptor family. *Science* **244**: 569-572, 1989.
23) Parmentier M, Libert F, Maenhaut C, Lefort A, Gerard C, Perret J, Sande JV, Dumont JE, Vassart G: Molecular cloning of the thyrotropin receptor. *Science* **246**: 1620-1622, 1989.
24) Libert F, Lefort A, Gerard C, Parmentier M, Perret J, Ludgate M, Dumont JE, Vassart G: Cloning, sequencing and expression of the human thyrotropin (TSH) receptor: evidence for binding of autoantibodies. *Biochem Biophys Res Commun* **165**: 1250-1255, 1989.
24a) Straub RE, Frech GC, Joho RH, Gershengorn MC: Expression cloning of a cDNA encoding the mouse pituitary thyrotropin-releasing hormone receptor. *Proc Natl Acad Sci USA* **87**: 9514-9518, 1990.
24b) Juppner H, Abou-Samra A-B, Freeman M, Kong XF, Schipani E, Richards J, Kolakowski LF, Hock J, Potts JT, Kronenberg HM, Segre GV: A G protein-linked receptor for parathyroid hormone and parathyroid hormone-related peptide. *Science* **254**: 1024-1026, 1991.
24c) Lin HY, Harris TL, Flannery MS, Aruffo A, Kaji EH, Gorn A, Kolakowski LF, Lodish HF, Goldring SR: Expression cloning of an adenylate cyclase-coupled calcitonin receptor. *Science* **254**: 1022-1024, 1991.
24d) Sasaki K, Yamano Y, Bardhan S, Iwai N, Murray JJ, Hasegawa M, Matsuda Y, Inagami T: Cloning and expression of a complementary DNA encoding a bovine adrenal angiotensin II type-1 receptor. *Nature* **351**: 230-233, 1991.
24e) Murphy TJ, Alexander RW, Griendling KK, Runge MS, Bernstein KE: Isolation of a cDNA encoding the vascular type-1 angiotensin II receptor. *Nature* **351**: 233-236, 1991.
24f) Morel A, O'Carroll AM, Brownstein MG, Lolait J: Molecular cloning and expression of a rat V1a arginine vasopressin receptor. *Nature* **356**: 523-526, 1992.
24g) Birnbaumer M, Seibold A, Gilbert S, Ishido M, Barberis C, Antaramian A, Brabet P, Rosenthal W: Molecular cloning of the receptor for human antidiuretic hormone. *Nature* **357**: 333-335, 1992.
24h) Lolait SJ, O'Carroll AM, McBride OW, Konig M, Morel A, Brownstein MJ: Cloning and characterization of a vasopression V2 receptor and possible link to nephrogenic diabetes insipidus. *Nature* **357**: 336-339, 1992.
24i) Mountjoy KG, Robbins LS, Mortrud MT, Cone RD: The cloning of family of genes that encode the melanocortin receptors. *Science* **257**: 1248-1251, 1992.
24j) Yamada Y, Post SR, Wang K, Tager HS, Bell GI, Seino S: Cloning and functional characterization of a family of human and mouse somatostatin receptors expressed in brain, gastrointestinal tract, and kidney. *Proc Natl Acad Sci USA* **89**: 251-255, 1992.
24k) Kimura T, Tanizawa O, Mori K, Brownstein MJ, Okayama H: Structure and expression of a human oxytocin receptor. *Nature* **356**: 526-529, 1992.
24l) Mayo KE: Molecular cloning and expression of a petuitary-specific receptor for growth hormone-releasing hormone. *Mol Endocrinol* **6**: 1734-1744, 1992.
24m) Jelinek LJ, Lok S, Rosenberg GB, Smith RA, Grant FJ, Biggs S, Bensch PA, Kuijper JL, Sheppard PO, Sprecher CA, O'Hara PJ, Foster D, Walker KM, Chen LHJ, McKernan PA, Kindsvogel W: Expression cloning and signaling properties of the rat glucagon receptor. *Science* **259**: 1614-1616, 1993.
24n) Campbell RM, Scanes CG: Evolution of the growth hormone-releasing factor (GRF) family of peptides. *Growth Regul* **2**: 175-191, 1992.

25) Ross PC, Figler RA, Corjay MH, Barber CM, Adam N, Harcus DR, Lynch K: RTA, a candidate G protein-coupled receptor: cloning, sequencing, and tissue distribution. *Proc Natl Acad Sci USA* **87**: 3052-3056, 1990.
26) Nishimoto I, Murayama Y, Katada T, Ui M, Ogata E: Possible direct linkage of insulin-like growth factor-II receptor with guanine nucleotide binding proteins. *J Biol Chem* **264**: 14029-14038, 1989.
27) Hughes MR, Malloy PJ, Kieback DG, Kesterson RA, Pike JW, Feldman D, O'Malley BW: Piont mutations in the human vitamin D receptor gene associated with hypocalcemic rickets. *Science* **242**: 1702-1705, 1988.
28) Ritchie HH, Hughes MR, Thompson ET, Malloy PJ, Hochberg Z, Feldman D, Pike W, O'Malley

BW : An ochre mutation in the vitamin D receptor gene causes hereditary 1,25-dihydroxyvitamin D_3-resistant rickets in three families. *Proc Natl Acad Sci USA* **86** : 9783-9787, 1989.

29) Sone T, Marx SJ, Liberman UA, Pike JW : A unique point mutation in the human vitamin D receptor chromosomal gene confers hereditary resistance to 1,25-dihydroxyvitamin D_3. *Mol Endocrinol* **4** : 623-631, 1990.

30) Sakurai A, Takeda K, Ain K, Ceccarelli P, Nakai A, Seino S, Bell GI, Refetoff S, DeGroot LJ : Generalized resistance to thyroid hormone associated with a mutation in the ligand-binding domain of the human thyroid hormone receptor β. *Proc Natl Acad Sci USA* **86** : 8977-8981, 1989.

31) Clark AJL, McLoughlin L, Grossman A : Familial glucocorticoid deficiency associated with point mutation in the adrenocorticotropin receptor. *Lancet* **341** : 461-462, 1993.

32) Rosenthal W, Seibold A, Antaramian A, Lonergan M, Arthus MF, Hendy GN, Birnbaumer M, Bichet DG : Molecular identification of the gene responsible for congenital nephrogenic diabetes insipidus. *Nature* **359** : 233-235, 1992.

33) Holtzman EJ, Harris HW, Kolakowski LF, Guay-Woodford LM, Botelho B, Ausiello DA : A molecular defect in the vasopressin v 2-receptor gene causing nephrogenic diabetes insipidus. *N Engl J Med* **328** : 1534-1537, 1993.

34) Merendino JJ, Spiegel AM, Crawford JD, O'Carroll A-M, Brownstein MJ, Lolait SJ : A mutation in the vasopressin v 2-receptor gene in a kindred with x-linked nephrogenic diabetes insipidus. *N Engl J Med* **328** : 1538-1541, 1993.

5.6 皮　　膚

a. 皮膚の構造と機能[1]

　皮膚は身体表面を覆い，外界との境界をなす最大の臓器である．皮膚は表面から上皮細胞層（表皮），その下の結合組織基質（真皮），脂肪組織（皮下組織）の3層からなり，また皮膚付属器として角化付属器（爪・毛），皮膚腺（汗腺・脂腺），平滑筋（立毛筋）が存在する．表皮・真皮の重量はほぼ4kgである．

　表皮は主に外胚葉性の扁平上皮細胞であるMalpighi細胞からなり，これは次第に分化して角化していくのでケラチノサイト（keratinocyte）とも呼ばれる．そのほかに樹枝状細胞（メラノサイト，Langerhans細胞，Merkel細胞）が少数存在する．メラノサイトは神経櫛（neural crest）に由来し，メラニンを生成してケラチノサイトに供給する．Langerhans細胞は骨髄から遊走してきた細胞で抗原提示細胞として働く．表皮は多糖類の多い基底膜によって真皮と区切られている．

　真皮は線維成分，ムコ多糖類の基質，細胞成分からなり，血管，リンパ管，神経や皮膚付属器が存在する．真皮の主な細胞は線維芽細胞，組織球，肥満細胞であり，線維成分には膠原線維，弾力線維，細網線維がある．真皮は体を機械的傷害から守ったり，水分を結合し水貯留臓器として働く．皮下組織は主に脂肪細胞からなる．皮膚培養細胞としては，表皮細胞，線維芽細胞がよく実験に用いられる．

b. アデニル酸シクラーゼを介する表皮のレセプター[2]

　cAMPをセカンドメッセンジャーとする細胞膜レセプターとして，表皮には4つのレセプター（β_2アドレナリンレセプター，プロスタグランジンEレセプター，アデノシンレセプターおよびH_2ヒスタミンレセプター）がある．これらはすべて興奮性レセプターで，アゴニスト（agonist）の刺激により表皮細胞内cAMP量が増加する．4つのうちβ_2アドレナリンレセプターが最も強い活性をもつ．表皮にはGiタンパクもあるが，アデニル酸シクラーゼ活性を抑制するレセプターは知られていない．表皮の基底層は表層よりcAMP含量が多く，またアドレナリン，ヒスタミンの刺激によるcAMP増加反応がより大きい．

　表皮ホモジェネートのホスホジエステラーゼ活性の65～90%は可溶画分に存在し，DEAEカラムよりいくつかの分画に分けられる．中にCaカルモジュリン依存性ホスホジエステラーゼも存在する．cAMP依存性タンパクキナーゼ（Aキナーゼ）は皮膚に存在し，ポリアミンで抑制される．Aキナーゼでリン酸化される表皮タンパクの性質についてはよくわかっていない．

c. 表皮のアドレナリンレセプター[3~5]

　ヒトおよび実験動物から採取した表皮にはカテコールアミンによって活性が上昇するアデニル酸シクラーゼがある．アゴニストの強さはisoproterenol＞epinephrine＞norepinephrineの順で，その作用はpropranololで遮断されるのでアデニル酸シクラーゼにカップルしたβ_2レセプターが表皮に存在すると考えられる．結合実験によってマウス表皮ケラチノサイト，培養ヒトケラチノサイトにβアドレナリンレセプターの存在が証明された．

　トリチウム標識βアンタゴニスト，[^{3}H]ジヒドロアルプレノロールの培養ヒト表皮細胞膜への結合は解離定数1.32nM，最大結合量280fmol/mgタンパクであり，1細胞あたりのβレセプター数は約7000で，脳や心臓に比べかなり多い．新生児マウス表皮のβレセプター数は成熟マウスより多いが，アデニル酸シクラーゼとの結合が弱い．αアドレナリンレセプターも表皮に存在するが研究が少ない．

表皮の β_2 アドレナリンレセプター-アデニル酸シクラーゼ系の反応性は不安定で，表皮を in vitro で培養すると反応性が急速に低下する．ホスホリパーゼ A_2 により膜レシチンが分解されるため β アドレナリンレセプター-アデニル酸シクラーゼ系が不安定となり反応性が低下すると考えられている．β 作用の低下はグルココルチコイド，メパクリンにより防止できる．表皮を tetradecanoyl phorbol acetate (TPA) または 1-oleoyl-2-acetyl glycerol (OAG) で処理すると，表皮のレセプター-アデニル酸シクラーゼ系の反応が低下する．TPA や OAG は C キナーゼ活性化を介して，表皮アデニル酸シクラーゼを抑制すると考えられている．しかし TPA，OAG 処理によりコレラ毒素・ホルスコリンによる cAMP 上昇効果は増強される．

カテコールアミンはマウス表皮の増殖に抑制作用を及ぼし，培養表皮細胞の細胞分裂を抑制する．β 遮断薬を長期投与した患者には乾癬様の表皮増殖性副作用が多くみられる．またジブチリル cAMP はモルモットケラチノサイトの DNA 合成を抑制する．ホスホジエステラーゼ阻害薬は表皮増殖抑制作用をもつ．これらから表皮細胞内 cAMP を増加すると表皮細胞の増殖がおさえられ，細胞分化が促進されると考えられる．しかし逆に cAMP がマウスやヒト新生児ケラチノサイトを増殖したり，コレラ毒素が表皮細胞分裂を同調させ，かえって hyperplasia とするという報告もある．なお cGMP はケラチノサイト増殖を促進しない．

表皮細胞以外に表皮に存在するメラノサイト，Langerhans 細胞などにアドレナリンレセプターがあるかどうか，今のところ不明である．

d. 表皮におけるアデニル酸シクラーゼとカップルする他のレセプターおよびグアニル酸シクラーゼ[5,6]

ブタ・マウス表皮には AMP，アデノシンにより cAMP を増加するアデノシンレセプター (A_2) がある．この作用はテオフィリンのアデノシンレセプター遮断作用で抑制される．表皮には H_2 レセプターにカップルしたアデニル酸シクラーゼがあり，ヒスタミンで cAMP が増加する．

アラキドン酸を遊離するホスホリパーゼ A_2 は表皮では $105000 \times g$ ペレットまたは $17000 \times g$ 上清に存在し，ヒスタミン，レチノイン酸により活性上昇，コーチゾールで抑制される．正常表皮では，プロスタグランジン (PG) 量は HETE の 1/2 である．表皮ホモジェネートでは PGE_2 が主に生成され，PGE_1，E_2 はヒト表皮の cAMP を増加するが，その作用は弱い．また腫瘍プロモーター TPA は PGE_2 を増加するが，TPA の表皮増殖作用は cAMP 上昇を介しているかどうか明らかでない．

hairless マウスの表皮ホモジェネートにグアニル酸シクラーゼ活性が証明された．表皮スライスではヒスタミン，epidermal growth factor (EGF) により cGMP 産生が増加する．ヒスタミンのグアニル酸シクラーゼ活性化作用は H_1 および H_2 ヒスタミンレセプターを介する[5]．

e. 表皮のカルシウム，イノシトールリン脂質代謝および C キナーゼ

（1） 表皮のカルシウム[7,8]

表皮基底細胞層では細胞外液 Ca 濃度は血液より低いが顆粒細胞層では高くなり表皮内に Ca^{2+} 濃度勾配がある．新生児マウス表皮培養細胞ではメジウムの Ca^{2+} 濃度が低いと細胞は増殖を続けるが血清 Ca^{2+} 濃度程度ではケラチノサイトは分化する．外液 Ca 濃度を上げると細胞内 Ca 濃度は 10～20 倍も上昇し，それに伴ってホスファチジルイノシトール代謝が増加する．ケラチノサイト分化のマーカーの発現は一定の Ca_i，Ca_o 濃度で生じ，表皮の Ca 勾配は表皮の発育分化を調節する役割がある．

カルシウムの効果はカルモジュリンを介すると考える．皮膚に存在するカルモジュリンで調節される酵素には，① サイクリックヌクレオチドに関する酵素（アデニル酸シクラーゼ，グアニル酸シクラーゼ，ホスホジエステラーゼ），② ポリアミンに関する酵素（オルニチン脱炭酸酵素），③ アラキドン酸代謝に関する酵素（ホスホリパーゼ A_2

がある．カルモジュリンは皮膚増殖の調節にも関与し，皮膚増殖性疾患ではカルモジュリン量が増加しており，またカルモジュリンアンタゴニストは皮膚細胞増殖を抑制する．

ヒト表皮や培養ヒトケラチノサイトにはGTP依存性でホスファチジルイノシトール二リン酸に特異的なホスホリパーゼCの存在が証明されている．低カルシウム濃度で培養したケラチノサイトは正常カルシウム濃度の培養液中では分化を開始し，同時にケラチノサイトのホスホリパーゼCがカルシウムで活性化され，イノシトールリン脂質が分解しグリセリド・イノシトールリン酸の産生が増加する[9,10]．カルシウムで誘導されるケラチノサイトの分化にはジグリセリドやIP_3が，シグナルとして役割を演じると考えられる．

カルシウム以外にケラチノサイトのイノシトールリン脂質の分解を起こす薬物としては，platelet activating factor (PAF)，EGF，レチノイン酸，ヒスタミン，ブラジキニン，トロンビン，フッ化アルミニウムが知られている[11]．ケラチノサイトに存在するこれらアゴニストのレセプターはホスホリパーゼC活性化を介して作用する可能性がある．

（2） 表皮のCキナーゼ[12~14]

ヒト表皮や培養ケラチノサイトにはCキナーゼが存在する．Cキナーゼでリン酸化される標的タンパクとして表皮細胞には分子量34kDaのタンパクがある．カルシウムイオンによる培養ケラチノサイトの分化誘導にはCキナーゼの活性化やdown regulationは伴わない．しかし$1,25(OH)_2$ビタミンD_3はケラチノサイトのCキナーゼを細胞質から細胞膜に転移させる．多様なCキナーゼのうちどれかは表皮細胞分化に必要であると考えられている．

f. 真　　皮

（1） 線維芽細胞のサイクリックヌクレオチド生成系[5]

培養皮膚線維芽細胞のアデニル酸シクラーゼはカテコールアミンで刺激されるので，線維芽細胞はβ_2レセプターをもつと考えられるが，結合実験によるアドレナリンレセプターの証明はされていない[4]．

培養皮膚線維芽細胞は，ACTH，NaFによりcAMPが増加し，スペルミンでアデニル酸シクラーゼ活性は抑制される．胎児由来の線維芽細胞（3T3細胞）では，アラキドン酸・リゾレシチンによりアデニル酸シクラーゼは抑制され，グアニル酸シクラーゼは活性化される．線維肉腫細胞では，細胞内cAMP値が低下し，カテコールアミンに対するアデニル酸シクラーゼ反応が抑制されているといわれ，アドレナリンレセプター機能異常が悪性化に関係していることが示唆されている．

（2） 線維芽細胞のイノシトールリン脂質代謝[15~17]

種々のmitogenにより培養fibroblastのイノシトールリン脂質代謝は促進され，イノシトールリン酸が生成される．すなわちplatelet-derived growth factor (PDGF)，fibroblast growth factor (FGF)，$PGF_2\alpha$，ボンベシン，バゾプレッシン，トロンビン，ATP，ヒスタミン（H_1レセプター），サブスタンスPによって線維芽細胞のイノシトールリン酸生成が増加する．百日咳毒素によるイノシトールリン脂質分解の抑制作用は，アゴニストにより異なり，アゴニストの細胞膜レセプターの種類によってホスホリパーゼCとのカップルの仕方が異なると想像される．

（3） 皮　膚　血　管

皮膚・粘膜の小動脈にはαアドレナリンレセプターがあり，血管収縮を起こす．ノルエピネフリン点滴を皮下に漏らしたときには血管収縮による皮膚壊死を防ぐためα遮断薬フェントラミンの局注がなされる．

（4） 皮下脂肪組織[3]

ヒト脂肪細胞にはαおよびβアドレナリンレセプターが存在する．β_1またはβ_3レセプターの刺激はアデニル酸シクラーゼを活性化し脂肪分解を促進する．α_2レセプターはアデニル酸シクラーゼを抑制し脂肪分解を阻害する．α_1レセプターはホスファチジルイノシトールturnoverを促進する．

（5）汗腺[3,18]

エクリン汗腺に分布する自律神経は無髄の交感神経節後線維であるが例外的にコリン作動性で，ムスカリン作動薬の局所投与でその部位に発汗が起こり，アトロピンで発汗が阻止される．エクリン汗腺にはムスカリンレセプターのほか α, β アドレナリンレセプターも存在する．摘出エクリン汗腺はコリン作動薬（メサコリン），α および β アドレナリン作動薬に用量依存的に反応し，等張の汗を分泌する．摘出汗腺のアドレナリン作動薬による汗分泌作用はコリン作動薬より弱く，また α 作動薬より β 作動薬の作用が強い．アドレナリンを皮膚に局所投与すると少量の発汗がみられるが，血管収縮のため高濃度では発汗反応は減弱する．ムスカリン作動薬，α アドレナリン作動薬（フェニレフリン）の発汗は細胞外 Ca^{2+} の存在が必要であるが，β 作動薬（イソプロテレノール）の発汗は細胞外 Ca^{2+} がなくてもみられる．β 作動薬は，汗腺 cAMP を増加し細胞内 Ca^{2+} 放出を介して作用するといわれる．VIP をもつ神経終末が汗腺周囲にみられ，汗腺活動時に血管拡張に働くと推定される．また，VIP は汗腺アデニル酸シクラーゼ活性を上昇し，発汗作用がある．

g. ステロイドホルモンレセプター[19,20]

皮膚は，アンドロゲン，エストロゲン，プロゲスチン，グルココルチコイドなどのステロイドホルモンの標的臓器であり，ステロイドホルモンレセプターは細胞（核）内にある．

（1）アンドロゲンレセプター

皮膚ホモジェネートの上清分画や皮膚線維芽細胞に存在する．皮膚上清分画には性ホルモン結合グロブリン（sex hormone binding globulin）も存在する．アンドロゲンレセプターは外陰部皮膚または外陰部皮膚由来の線維芽細胞に多く，それ以外の皮膚には少ない．外陰部皮膚の線維芽細胞のアンドロゲンレセプター数に性差はなく，アンドロゲンレセプター数は血中アンドロゲンによる調節は受けていない．テストステロン，ジヒドロテストステロンともにアンドロゲンレセプターに結合するが，ジヒドロテストステロンの親和性が高い．エストロゲン，プロゲステロンもアンドロゲンレセプターに結合するが親和性ははるかに低い．外陰部皮膚培養線維芽細胞を用いて，男性の遺伝的性機異常症の病型（アンドロゲンレセプター異常症）を鑑別診断することができる．アンドロゲン不応症（不全型），特発性男性不妊，Reifenstein's syndrome ではアンドロゲンレセプターが低下している．睾丸性女性化症ではアンドロゲンレセプターの欠損している病型と欠損していない病型とがある．皮膚 cytosol を用いても同様な結果を得る．培養線維芽細胞は，アンドロゲンレセプターと，5α-reductase とをもつので，男性ホルモン作用を阻害する可能性のある薬物のスクリーニングに有用である．皮脂腺はアンドロゲンにより直接刺激される．皮脂腺には，ジヒドロテストステロンを生成する 5α-reductase が存在する．

（2）エストロゲンレセプター

皮膚 cytosol に少量のエストロゲンレセプター（2～9 fmol/mg タンパク）が存在し，顔面皮膚に比較的多い．このレセプターはエストラジオール，ジエチルベストロール，クロミフェンなどに親和性が強い（$K_D=0.2～1.6 nM$）．血中エストロゲン・プロゲスチンによる細胞内エストロゲンレセプターの調節はない．にきび患者にはエストロゲンレセプターが多いといわれる．

（3）プロゲステロンレセプター

皮膚 cytosol に存在するプロゲステロンレセプターは胸部に最も多く，外陰部に最も少ない．

（4）グルココルチコイドレセプター

グルココルチコイドは，皮膚全層に作用があり，表皮細胞の分化増殖を抑制し，真皮線維芽細胞の増殖や基質合成を抑制する．グルココルチコイドレセプターは表皮および皮膚全層のホモジェネートに証明される．グルココルチコイドレセプター数は身体部位により差があり（包皮＞顔面＞腹部），また細胞あたりのレセプター数は，表皮が真皮の10倍多い．培養細胞（ケラチノサイト，線維芽細胞）にもグルココルチコイドレセプターが存在する．各種グルココルチコイドの効力は，レセプターへの親和性と並行する．グルココルチコイドレセプターは血管内皮，血管平滑筋細胞にも存

在し，グルココルチコイドは血管のレセプターに作用して皮膚血管を収縮する．ミネラルコルチコイドレセプターは皮膚には証明されていないが，エックリン汗腺の導管におけるNa^+再吸収はアルドステロンで促進される．メラノーマにもエストロゲン，プロゲステロン，グルココルチコイドに対するレセプターが存在する．

(5) ビタミンD_3レセプター

活性型ビタミンD_3（1,25 ジヒドロキシビタミンD_3）に対する特異的レセプターは皮膚に存在し（$K_D=0.1\,nM$, $B_{max}=33\,fmol/100\,\mu g\,DNA$），[$^3H$] 1,25 ジヒドロキシビタミン$D_3$のオートラジオグラフィーでは表皮基底層，毛囊の細胞核にとり込みがある．レセプターはヒト表皮，培養ケラチノサイトのほか培養線維芽細胞にも存在する．ビタミンD依存性くる病（type II）患者の皮膚から培養した線維芽細胞は，ビタミンDレセプターを欠損し，$1,25(OH)_2$ビタミンD_3に対する反応もみられない．$1,25(OH)_2$ビタミンD_3によるケラチノサイトの分化促進作用はCキナーゼが関与していると考えられる[14]．

(6) 甲状腺ホルモンレセプター

培養ヒト皮膚線維芽細胞に甲状腺ホルモンレセプターが証明され，トリヨードサイロニンの親和性は高く（$K_D=4\sim0.2\,nM$），核あたり 2500 site のレセプターがある．表皮増殖は甲状腺ホルモン投与により増加するので表皮にもレセプターの存在する可能性がある．

(7) ビタミンAレセプター[21,22]

ビタミンA関連物質中レチノール（retinol），レチノイン酸（retinoic acid）ともに皮膚に作用し，角化の抑制，糖タンパク合成促進作用がある．また，レチノイン酸は，腫瘍プロモーターTPAのマウス表皮における作用を抑制する．皮膚には細胞質中にレチノールまたはレチノイン酸に特異的に結合するタンパク，cellular retinol binding protein (CRBP)，および cellular retinoic acid binding protein (CRABP) が存在し，レチノール，レチノイン酸の皮膚への作用はこのタンパクを介すると考えられる．一方，核にはステロイドホルモンレセプターと類似のレチノイン酸レセプター遺伝子がある．α, β, γ の3種のレチノイン酸レセプター遺伝子のうち，α型は表皮より真皮に多く発現し，β型はラット皮膚では発現が少なく，γ型は皮膚に特異的に発現する．in situ hybridization によると，レチノイン酸レセプター遺伝子は表皮に主に発現し，表皮の角化抑制作用に関与するといわれる．レチノイン酸はケラチノサイトイノシトールリン脂質の分解を介して作用を発現する．

h. ペプチドホルモンレセプター[19]

(1) インスリンレセプター

糖尿病モデルマウス(db/db)の皮膚線維芽細胞はインスリンレセプター数が減少している．インスリン不応症患者の皮膚線維芽細胞のインスリンレセプターは，病型によりその数が減少しているものも，不変のものもある．皮膚の糖利用，インスリン反応性などの研究はない．

(2) MSH (melanocyte stimulating hormone) レセプター

メラノーマ細胞には膜MSHレセプターが存在し，MSHの作用により早期に細胞内cAMPの増加と，遅れてチロシナーゼ活性の上昇が起こる．MSH少量ではメラノーマの増殖が，大量では抑制が起こる．

(3) TSH (thyroid stimulating hormone) レセプター

TSHレセプターは甲状腺のみならず，皮下脂肪，後眼窩腔脂肪織にも存在し，アデニル酸シクラーゼを活性化する．

i. サイトカインレセプター[23~29]

近年，皮膚において種々の細胞成長因子が生理的・病理的に重要な働きをもつことが明らかとなった．表皮ケラチノサイトに関連する細胞成長因子は表 5.10 のとおりであり，TGFβ以外はケラチノサイト増殖を促進し，表皮細胞はインターロイキン(IL)-1, IL-3, IL-6, IL-8, granulocyte-macrophage colony-stimulating factor (GM-CSF), granulocyte(G)CSF などの表皮増殖・分化に関与するサイトカインを産生する．サイトカインは線維芽細胞にも作用する．線維芽細胞にあ

表 5.10 表皮ケラチノサイトに関連する細胞成長因子

	ケラチノサイト増殖	ケラチノサイトによる産生
EGF	促進	なし
TGF-α	促進（EGFレセプターを介する）	あり
TGF-β	抑制	あり
basic FGF	促進	あり
IL-1	促進または無作用	あり
IL-6	促進	あり
KGF	促進	なし

表 5.11 線維芽細胞の細胞成長因子[28]

リガンド	レセプター数 (10^3/細胞)	解離定数 (K_D)
EGF	≦5	10~100 pM
	≦50	1~100 nM
PDGF	100~300	10~100 pM
TGF-β（Ⅰ）	10~20	
（Ⅱ）		≦50 pM
（Ⅲ）		50~500 pM
FGF	10~100	10~50 pM
GRP	≦100	≦1 pM
インスリン	≦1	
	10~100	≦1 nM
IGF-Ⅰ	≦20	≦1 nM
IGF-Ⅱ	≦30	≦500 pM

るレセプターを表5.11に示した．

（1） EGF (epidermal growth factor) レセプター

EGFレセプターは表皮ケラチノサイト，真皮線維芽細胞に存在し，結合親和性は生理的EGF濃度（0.1 nM）に近い．ヒト表皮のEGFレセプターは表皮基底細胞に最も多く存在し，表皮細胞の分化（角化）に伴い減少する．EGFはヒトケラチノサイトの増殖を促進する．ヤギ皮膚ではEGFレセプターは表皮のほか，皮脂腺，毛根，真皮血管にみられる．

ヒト包皮線維芽細胞のEGF結合部位数は細胞あたり90000である．EGFが細胞膜に結合すると，膜タンパクのチロシン残基がリン酸化されることが，包皮線維芽細胞でもみられる．

（2） TGF-α (transforming growth factor-α) レセプター

TGF-αはEGFに類似した成長因子でEGFレセプターに結合して作用する．TGF-αの作用はEGFとほぼ同じで，種々の細胞の増殖促進作用があり，EGFレセプターのdown regulation作用をもつ．TGF-αはオートクリンに作用し表皮ケラチノサイトを刺激して，ケラチノサイトのTGF-α産生を増す．TGF-αおよびEGFは培養表皮細胞の遊走を促進する．

（3） PDGF (platelet-derived growth factor) レセプター

PDGFはPDGFレセプターに作用し，線維芽細胞，血管平滑筋細胞など間葉系由来の細胞に増殖作用および正の走化作用をもつ．PDGFはEGFがEGFレセプターに結合するのを阻害し，また培養線維芽細胞のソマトメジンC様因子の産生分泌を促す．

（4） IGFs (insulin-like growth factors) レセプター

IGFレセプターには，typeⅠ，typeⅡがあり，それぞれIGF-Ⅰ，IGF-Ⅱに親和性が強い．IGFレセプターはほとんどすべての細胞に存在し，IGFの結合により自己リン酸化を受ける．IGFはケラチノサイト増殖を促進し，とくに線維芽細胞にmitogenとして働く．接触抑制されたBALB/C 3 T 3 線維芽細胞はPDGFにより，competentとなり，さらに培地中のEGF, IGF-Ⅰに反応して12時間後にDNA合成を開始する．この際細胞には細胞質タンパクおよびIGF-Ⅰレセプターが誘導されリン酸化が促進される．IGFは脂肪細胞にインスリン様作用をもち，脂肪分解およびグリコーゲン分解を抑制する．IGFは，3T3 線維芽細胞のレシチン合成を促進し，一方，タンパク分解を抑制する．

（5） FGF (fibroblast growth factor) レセプター

FGFは，ヘパリン結合性のポリペプチドで，等電点の異なるbasic FGFとacidic FGFの2種がある．線維芽細胞，血管内皮細胞，ケラチノサイトは in vitro で，basic FGFを産生する．basic FGFはヒトケラチノサイトの増殖を促進するが，遊走は促進しない．FGFは in vitro で3T3線維芽細胞，血管内皮細胞などの中胚葉性細胞，およびメラノサイトなどの外胚葉細胞にも増殖制御作用をもつ．FGFは in vivo で肉芽形成を促進す

る．FGFは創傷の場に存在するほとんどすべての細胞に増殖刺激活性をもち，血管新生作用をもつので，創傷治療に重要と考えられる．ヘパリン結合性増殖因子の1つにkeratinocyte growth factor（KGF）がある[30]．KGFはbasic FGFとは異なり血管内皮細胞には作用せず，ケラチノサイトなどの上皮細胞に増殖促進作用がある．

（6） TGF-β（transforming growth factor-β）レセプター

TGF-βは特異的なレセプターに作用し，細胞増殖の調節と結合織の合成を促進する．TGF-βはケラチノサイトの増殖を可逆的に阻害し正常表皮ケラチン産生を抑制するが，強い創傷治癒促進作用がある．TGF-βは線維芽細胞には，培養条件により増殖を促進することも抑制することもある．

（7） インターロイキン-1（interleukin-1, IL-1）レセプター

IL-1は多くの細胞で産生されるが，ヒトケラチノサイトでもつくられる．IL-1レセプターはケラチノサイトおよびBALB/3T3線維芽細胞に存在する．ケラチノサイトのIL-1レセプターの発現はホルボールエステルやT細胞プロダクトでup-regulateされる．IL-1は白血球のほか，ケラチノサイトに走化作用をもつが，線維芽細胞には走化作用はない．IL-1はケラチノサイト，線維芽細胞，血管平滑筋細胞，内皮細胞などを増殖する．IL-1は線維芽細胞に働き，type 1コラーゲン，コラゲナーゼ，ヒアルウロン酸，フィブロネクチン，PGE_2の産生を促す．

（8） TNF-α（tumor necrosis factor-α）レセプター

TNF-αはIL-1と類似の生物活性をもち，とくに腫瘍に出血性壊死を起こす．TNF-αレセプターは，TNF-αが細胞毒として作用する株化腫瘍細胞，ヒトT細胞のほか線維芽細胞に発現する．

（9） IFN-γ（interferon-γ）レセプター

IFN-γレセプターは表皮全層に発現し，ケラチノサイト細胞1個当たり2000のレセプターsiteがある．ケラチノサイトは炎症により局所で産生されるIFN-γに反応すると考えられる[31]．

j. 接着分子

皮膚の炎症や創傷治癒に接着分子が関与し，表皮ケラチノサイトや皮膚に浸潤した白血球で産生されるサイトカインが，表皮ケラチノサイトの接着分子の発現調節に役割を演じていると考えられる[32,33]．

ヒト表皮ケラチノサイトは通常ICAM-1を発現していないが，種々のサイトカイン（IFN-γ, TNF-α, TNF-β），TPA，カルシウムイオノフォア（A 23187）の作用および紫外線照射により，免疫グロブリンファミリー接着分子の1つであるICAM-1の発現が増加する[34]．

表皮に浸潤するT細胞はサイトカインを産生して表皮ケラチノサイトにICAM-1を発現させ，ICAM-1に対するリガンド（LFA-1）陽性T細胞がケラチノサイトに接着すると考えられる．表皮基底層ケラチノサイトはインテグリンファミリー接着分子VLA-2, 3を発現し，このレセプターを介して基底膜に結合するといわれる．ヒトケラチノサイトのコラーゲンtype Iへの遊走には，VLA-2レセプター（$α_2β_1$）が関与する[35]．

ケラチノサイトが創傷をふさぐときにはフィブロネクチンレセプターを発現し，フィブロネクチンを含む創傷基質に接着するという[33]．

皮膚の炎症の発生に血管内皮細胞の接着分子が関与する．皮膚血管内皮細胞は，ヒスタミン，トロンビン，サイトカインの刺激により種々の接着分子GMP-140, ELAM-1, VCAM-1, ICAM-1が順を追って発現し，これらの接着分子を介して白血球が血管内皮に接着し炎症の場に達する[36]．

k. 乾癬のレセプター異常[29,31,37,38]

表皮細胞の非腫瘍性増殖を示す皮膚疾患である尋常性乾癬は，難治であり，頻度が増加してきたため，皮膚科学における重要な疾患である．初め表皮細胞内のcAMP動態を乾癬の病因と関連させたが，近頃は細胞成長因子に乾癬の病因を結びつけようとする研究が多い．

乾癬の原因は表皮細胞のcAMP産生不全ではないかと想像された．乾癬はβ遮断薬で悪化し，ホスホジエステラーゼ阻害薬は乾癬を軽快する．

乾癬皮膚にはcAMP含量（basal level）の低下はないが，アドレナリン作動薬で刺激したときのcAMPの増加は障害されている．乾癬皮膚ではコレラ毒素，ホルスコリンによるcAMP産生は亢進しているので，β_2アドレナリンレセプターそのものか，またはレセプターとGsタンパクの相互作用に異常があると考えられる．モノクローナル抗体を用いた解析で，乾癬表皮のβアドレナリンレセプターの障害が示唆されている．ras遺伝子産物rasP21はGTPase活性を有しGタンパクfamilyに属するが，乾癬表皮に強く発現している．乾癬表皮のras遺伝子の異常発現は，間接的にβアドレナリンレセプターの反応性を低下させる可能性が考えられる．なお，乾癬表皮ではホスホリパーゼC活性の上昇，DAG含量の上昇がみられ，逆にCキナーゼ（PKC）活性は低下している．PKC活性の低下はdown regulationによると考えられている．

乾癬皮膚では細胞成長因子中IL-6産生は増加するが，IL-1産生は低下する．乾癬角層中のGM-CSFは増加，乾癬表皮のTGF-αも増加している．IL-1レセプター発現は乾癬表皮で増加し，IL-6レセプターの発現は病変周囲で高い．乾癬表皮ではIFN-γレセプターは表皮の下層のみにしかみられない．乾癬真皮の線維芽細胞はPDGFに感受性が高く，またPDGFにより表皮にc-mycの発現がみられる．どれか1つの細胞成長因子が乾癬の病因になるのでなく，相互作用をする各種の因子が病態に関与すると想像されている．

l. 細胞成長因子と皮膚疾患[25,26]

増殖性皮膚疾患はEGFとの関係がよく研究されている．正常皮膚ではEGF結合部位は，表皮basal layerに限られているが，seborrheic keratosis, ichthyosisなどの表皮増殖性疾患では表皮全層にEGF結合がみられる．メラノーマに伴ったacanthosis nigricans（黒色表皮腫），seborrheic keratosisでは有核の表皮細胞全体にEGFレセプターが発現しているが，メラノーマの摘除後にはEGFレセプターは表皮基底層に限局する．メラノーマ摘出前には増加していた尿中TGF-αは摘出により減少する．

（1） 腫瘍との関係

細胞成長因子が腫瘍形成に役割を演じていることは広く信じられている．扁平上皮癌およびその株化細胞はEGFレセプターの発現が増加し，EGFにより増殖が抑制される．レチノイドは株化癌細胞A431のEGFレセプター数を増加し，腫瘍細胞増殖を阻止する．

TNFはレセプターに結合した後細胞にとりこまれ，メラノーマその他の腫瘍細胞を破壊し，移植した腫瘍を壊死させる．しかし正常2倍体細胞にもTNFレセプターは存在し，TNFにより細胞は逆に増殖する．この差は正常細胞にTNF counteracting substanceがあるためと想像されている．

（2） 皮膚線維化との関係

progressive systemic sclerosis（PSS）にみられる結合織沈着の増加の原因に細胞成長因子を結びつけようとした研究が多い．PPSの線維芽細胞はとくにPDGFのmitogenic effectに感受性が低い．TGF-βによる線維芽細胞のグリコサミノグリカン合成増加は，PPS線維芽細胞では正常より多い．

（3） 創傷治癒との関係

細胞成長因子はその用法により創傷治癒を促進したり，抑制したりする可能性がある．TNF-α, FGFは血管新生を促進する．TGF-βはin vitroでは血管新生を抑制するが，in vivoではマクロファージを遊走させ間接的に血管新生を促進させる．EGFは肉芽形成を促進する．PDGF, TGF-β, EGF, basic FGFは創傷部位に投与するとひっぱり張力を増すことができる．傷口のひっぱり張力はコラーゲンの沈着とcross linkingの程度に関係する．細胞成長因子の表皮形成を促進する作用については前に述べた．

細胞成長因子は単独で用いられるより併用時に作用が強いことがある．たとえば，PDGF単独よりも，IGF-1とPDGF併用の方が創傷の結合織生成，表皮増殖が促進される．また，TGF-β単独よりPDGFとTGF-β併用の方がコラーゲン沈着が促進される．

〔村木　篁〕

文 献

1) 占部治邦:皮膚科学,南山堂,東京,1990.
2) 飯塚 一:表皮細胞における情報伝達系—レセプターの相互関係—. 日本臨牀 47(増刊 Receptor):887-892, 1989.
3) Tharp MD: Adrenergic receptors in the skin. In: Biochemistry and Physiology of the Skin (ed by Goldsmith LA), pp 1210-1215 (Chapter 55), Oxford University Press, 1983.
4) Gazith J, Reichert U: Adrenergic receptors in the skin. In: Dematology in General Medicine, 3rd ed (ed by Fitzpatrick TB, Eisen AZ, Wolff K, Freedberg IM, Austen KF), pp 375-380 (Chapter 32), McGraw-Hill, NY, 1987.
5) Duell EA, Voorhees JJ: Control of epidermal growth. In: Biochemistry and Physiology of the Skin (ed by Goldsmith LA), pp 241-267 (Chapter 10), Oxford University Press, 1983.
6) 井階幸一:アラキドン酸カスケードと皮膚.現代皮膚科学体系 年刊版 '90-A, pp 75-88, 中山書店, 東京, 1990.
7) Rasmussen JE: Calcium and the skin. *Arch Dermatol* **124**: 443-444, 1988.
8) Eichelberg D, Fuchs A: Calmodulin-antagonism inhibits human keratinocyte proliferation. *Arch Dermatol Res* **280**: 323-324, 1988.
9) Moscat J, Fleming TP, Molloy CJ, Lopez-Barahona M, Aaronson SA: The calcium signal for Balb/MK keratinocyte terminal differentiation induces sustained alterations in phosphoinositide metabolism without detectable protein kinase C activation. *J Biol Chem* **264**: 11228-11235, 1989.
10) Tang W, Ziboh VA, Isseroff R, Martinez D: Turnover of inositol phospholipids in cultured murine keratinocytes: possible involvement of inositol triphosphate in cellular differentiation. *J Invest Dermatol* **90**: 37-43, 1988.
11) Talwar HS, Fisher GJ, Harris VA, Voorhees JJ: Agonist-induced hydrolysis of phosphoinositides and formation of 1,2-diacylglycerol in adult human keratinocytes. *J Invest Dermatol* **93**: 241-245, 1989.
12) Fisher GJ, Harris VA, Voorhees JJ: Purification and characterization of calcium/phospholipid-dependent kinase from adult human epidermis. *J Invest Dermatol* **89**: 484-488, 1987.
13) 黒木登志夫:癌化におけるシグナル伝達系の関与.実験医学 7 (増刊): 1134-1135, 1989.
14) Yada Y, Ozeki T, Meguro S, Mori S, Nozawa Y: Signal transduction in the onset of terminal keratinocyte differentiation induced by $1\alpha, 25$-dihydroxy vitamin D_3: role of protein kinase C translocation. *Biochem Biophys Res Commun* **163**: 1517-1522, 1989.
15) Taylor CW, Blakeley DM, Corps AN, Berridge MJ, Brown KD: Effects of pertussis toxin on growth factor-stimulated inositol phosphate formation and DNA synthesis in Swiss 3T3 cells. *Biochem J* **249**: 917-920, 1988.
16) Thomas KL, Andrews PV, Khalil Z, Helme RD: Substance P induced hydrolysis of inositol phospholipids in rat skin in an *in vitro* model of inflammation. *Neuropeptides* **13**: 191-196, 1989.
17) Johnson CL, Johnson CG, Bazan E, Garver D, Gruenstein E, Ahluwalia M: Histamine receptors in human fibroblasts: inositol phosphates, Ca^{2+}, and cell growth. *Am J Physiol* **258**: C533-C543, 1990.
18) 小川徳雄:汗腺・皮脂腺.日本臨牀 **47** (増刊 Receptor): 893-897, 1989.
19) Epstein EH Jr: Hormone receptors. In: Biochemistry and Physiology of the Skin (ed by Goldsmith LA), pp 1200-1209 (Chapter 54), Oxford University Press, 1983.
20) Ponec M: Hormone receptors in the skin. In: Dermatology in General Medicine 3rd ed (ed by Fitzpatrick TB, Eisen AZ, Wolff K, Freedberg IM, Austen KF), pp 367-375 (Chapter 31), McGraw Hill, NY, 1987.
21) Chytil F: Vitamin A and skin. In: Biochemistry and Physiology of the Skin (ed by Goldsmith LA), pp 1187-1199 (Chapter 53), Oxford University Press, 1983.
22) Tang W, Ziboh VA, Isseroff R, Martine D: Regulatory role of retinoic acid on cultured mouse keratinocyte inositol phospholipid metabolism: dose-dependent release of inositol triphosphate. *J Invest Dermatol* **92**: 72-77, 1989.
23) Rothe M, Falanga V: Growth factors. *Arch Dermatol* **125**: 1390-1398, 1989.
24) King LE Jr, Carpenter GF: Epidermal growth factor. In: Biochemistry and Physiology of the Skin (ed by Goldsmith LA), pp 269-281 (Chapter 11), Oxford University Press, 1983.
25) 橋本公二,松本邦夫,東山真理,吉川邦彦:皮膚と細胞成長因子.現代皮膚科学大系 年刊版 '90-A, pp 23-36, 中山書店, 東京, 1990.
26) 竹原和彦:創傷治癒と細胞成長因子.現代皮膚科学大系 年刊版 '90-A, pp 37-42, 中山書店, 東京, 1990.
27) 相馬良直:皮膚線維芽細胞と細胞成長因子.皮膚臨床 **32**: 537-544, 1990.
28) 蒲生 忍,清水信義:線維芽細胞と増殖因子レセプター.日本臨牀 **47**(増刊号 Receptor): 831-835, 1989.
29) 西岡 清:表皮細胞の増殖とサイトカイン.医学のあゆみ **154**: 407-410, 1990.
30) 長田裕之:表皮細胞増殖因子 (KGF).蛋白質核酸酵

素 **36**：1273-1278, 1991.
31) Scheynius A, Fransson J, Johansson C, Hammer H, Baker B, Fry L, Valdimarsson H : Expression of interferon-gamma receptors in normal and psoriatic skin. *J Invest Dermatol* **98**：255-258, 1992.
32) 塩原哲夫：皮膚疾患と接着分子. 最新医学 **46**：2437-2444, 1991.
33) Ruoslahti E : Integrins. *J Clin Invest* **87**：1-5, 1991.
34) Krutmann J, Köck A, Schauer E, Parlow F, Möller A, Kapp A, Förster E, Schöpf E, Luger TA : Tumor necrosis factor β and ultraviolet radiation are potent regulators of human keratinocyte ICAM-1 expression. *J Invest Dermatol* **95**：127-131, 1990.
35) Scharffetter-Kochanek K, Klein EK, Heinen G, Mauch C, Schaefer T, Adelmann-Grill BC, Goerz G, Fusenig NE, Krieg TM, Plewig G : Migration of a human keratinocyte cell line (HACAT) to interstitial collagen type I is mediated by the $\alpha_2\beta_1$- integrin receptor. *J Invest Dermatol* **98**：3-11, 1992.
36) Detmar M, Tenorio S, Hettmannsperger U, Ruszczak Z, Orfanos CE : Cytokine regulation of proliferation and ICAM-1 expression of human dermal microvascular endothelial cells *in vitro*. *J Invest Dermatol* **98**：147-153, 1992.
37) 飯塚 一：乾癬の病因に関する最近の話題. 現代皮膚科学大系 年刊版 '90-A, pp 195-204, 中山書店, 東京, 1990.
38) 猪原慎一：乾癬と protein kinase C. 皮膚 **32**：329-343, 1990.

5.7 感覚器系

a. 眼のレセプター

眼は小さな臓器であるが，その構造，機能はきわめて複雑であり，そのため眼組織に分布するレセプターは多種に及ぶ．その多くは（ロドプシンは例外であるが）記載にとどまり，機能や病的意義についてはいまだ不明の点が多い．本稿では便宜上，眼の機能を光受容に直接関係するものと直接関係しないものの2つに分けて述べる．読者の理解を助けるために，眼の構造を図5.23に簡単に示す．

(1) 光受容に関係するレセプター

a) ロドプシン (rhodopsin)

視物質ロドプシンは，杆体外節に存在する色素タンパク質で，11-シスレチナール（11-cis-retinal）を発色団としている．ロドプシンは，脂質2重膜を7本のヘリックスが横切った構造をもつ代表的なGタンパク質連関レセプターであり，βアドレナリンレセプターと類似した構造をもっている[1]．ロドプシンについては，本書レセプター各論（III, 2.1）に詳しく記載されているので本稿ではごく簡単に述べる．

視細胞外節では，光子のエネルギーによりレチナールの光異性化が起こり，これがオプシンタンパク質（opsin）の局所構造の変化を，ひいてはタンパク質全体の構造変化を惹起する．一番大きな構造変化は，メタロドプシン（metarhodopsin）の形成に伴って起こり，ここでロドプシン分子の細胞質側のペプチドの構造が活性型に変化し，Gタンパク質（トランスデューシン，transducin）と会合できるようになる．トランスデューシンは活性化され，ホスホジエステラーゼ（phosphodiesterase）と会合する．このことにより活性化されたホスホジエステラーゼは，細胞内のcGMPをGMPに加水分解し，細胞内のcGMP濃度を低下させる．視細胞外節にはcGMP依存性カチオンチャネルが存在し，暗状態では常時陽イオンが細胞内に汲み入れられている．このうち，Na^+イオンは視細胞内節のNa^+-K^+ ATPaseによって細胞外へ汲み出され，視細胞内の濃度が一定に維持されている．細胞内cGMP濃度の低下により視細胞外節細胞膜に存在するこのカチオンチャネルが閉じると外節へのNa^+流入は低下するが，視細胞内節のNa^+-K^+ ATPaseは光非依存性であるので明状態でも視細胞からのNa^+汲み出しを続ける．このため，細胞外のNa^+濃度が高くなり，過分極性のレセプター電位が発生する．このようにして光のエネルギーは，視細胞外節で膜電位に変換される（図5.24）．

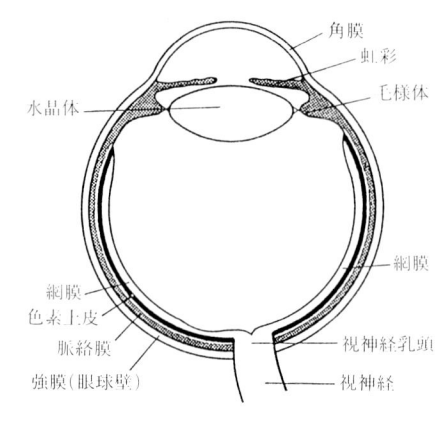

図5.23 ヒト眼球の断面図

b) 網膜内での情報修飾とレセプター

視細胞外節で発生した電気信号は，双極細胞（bipolar cell）を介して神経節細胞（ganglion cell）に伝達される．この間に神経網膜内でさまざまな情報の修飾が起こる．神経網膜は6種類の神経細胞（視細胞，双極細胞，水平細胞 horizontal cell，アマクリン細胞 amacrine cell，網状間細胞 interplexiform cell，神経節細胞とグリア細胞）で構成されており，神経細胞はおたがいにシナプスで連絡されている．図5.25に脊椎動物網膜のシナプス構成を示した模式図を示す．基本的には，水平細胞は視細胞─双極細胞間のシナプス伝達を修飾

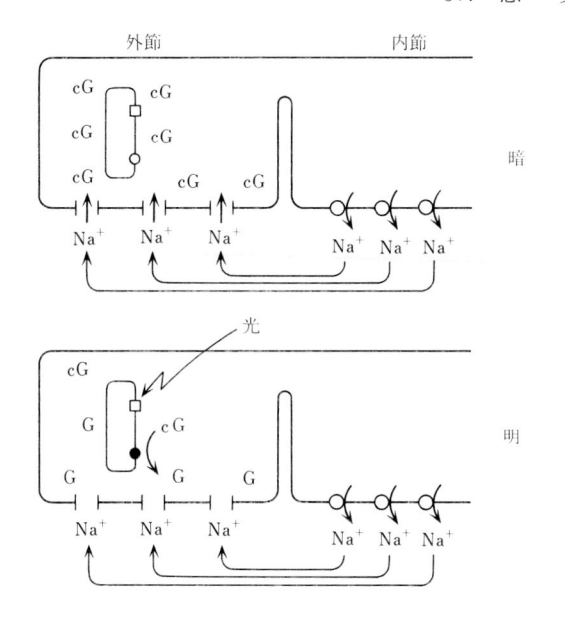

図 5.24 視細胞外節における光エネルギーから膜電位への変換

し，アマクリン細胞は双極細胞—神経節細胞間のシナプス伝達を修飾していると考えられている．網状間細胞は，アマクリン細胞から情報を受け取り，水平細胞や双極細胞にその情報を伝達しているようである．

以下に神経網膜内での情報伝達に関係しているレセプターの概要を述べるが，網膜内での情報伝達様式には種差があるため整理整頓した形で理解することは容易でない．

i) 網膜外層での情報伝達（視細胞から双極細胞，水平細胞）　先に述べたように，視細胞外節膜は光受容により過分極を起こす．水平細胞も過分極応答であるが，双極細胞には視細胞の極性をそのまま受け取る過分極（オフ）型（OFF cell）と視細胞の極性を反転して受け取る脱分極（オン）型細胞（ON cell）が存在する[2]．視細胞は，暗状態で最大量の化学伝達物質を2次ニューロンに放出している．明状態では伝達物質の放出量が低下し，そのため水平細胞，双極細胞の膜電位に変化が起こる．視細胞の化学伝達物質の候補を最初に指摘したのは Murakami らの仕事で[3]，L-アスパ

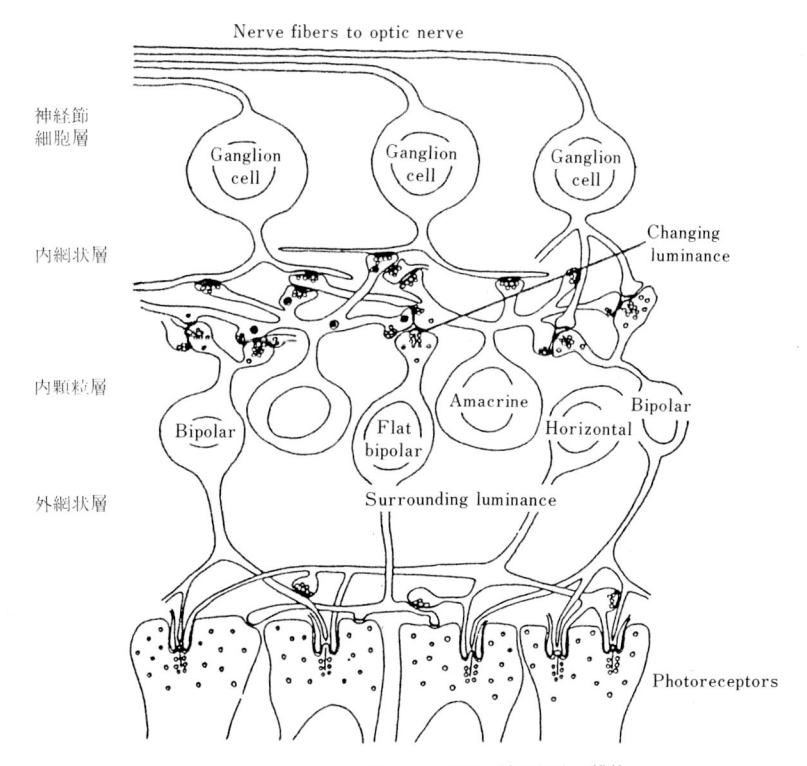

図 5.25 脊椎動物神経網膜における神経細胞の構築

ラギン酸（L-aspartate），L-グルタミン酸（L-glutamate）を外から投与すると，双極細胞のうちオン型の細胞は過分極し，オフ型のものは脱分極を起こすことを示した．このことは，アスパラギン酸やグルタミン酸が視細胞と双極細胞の伝達物質の候補であることを示している．現在，視細胞から放出される化学伝達物質の候補の最有力はグルタミン酸であるとされている．オン型とオフ型の双極細胞が，1種類の化学伝達物質に違って反応するメカニズムは両者のグルタミン酸レセプターに差異があるためと考えられている．

SlaugherとMillerはサンショウウオの網膜を材料にグルタミン酸の類似物質を使用して詳細な実験を行った[4,5]．その結果，APB（2-amino-4-phosphonbutyrate）がオン型細胞の光反応を阻害するが，オフ型や水平細胞には影響を与えないことがわかった．また，PDA（cis-2,3-piperidine dicarboxylic acid）は，オフ型双極細胞，水平細胞の光反応を阻害するが，オン型細胞には影響を与えなかった．さらに，DOS（D-o-phosphoserine）は，水平細胞の光反応のみを抑制し，双極細胞の反応には無関係であった．

以上の実験事実より，サンショウウオ網膜ではオン型，オフ型双極細胞，水平細胞に存在するグルタミン酸レセプターの構造が少しずつ異なり，2次ニューロンが同じ化学伝達物質に異なった反応を示すと考えられている．表5.12にまとめを示した．一般にグルタミン酸レセプターはNMDA（N-メチル-D-アスパラギン酸）タイプとnon-NMDAタイプに分けられているが，両棲類の2次ニューロンに存在するグルタミン酸レセプターは，non-NMDAタイプであるとされている．しかし，魚類では事情が異なるようで，網膜外層での情報伝達機構にも種差が存在している．グルタミン酸レセプターのほかに，グリシンレセプター，GABA$_B$レセプターが双極細胞に分布していることが知られている．

ii） 網膜内層での情報伝達（双極細胞から神経節細胞，アマクリン細胞）　網膜外層ではアスパラギン酸，グルタミン酸などの興奮性アミノ酸が神経細胞間の情報伝達に重要であることは，先に述べたとおりである．

一方，網膜内層での化学伝達物質の候補には非常に多種多様な物質があげられている．とりわけアマクリン細胞は，数多くの神経伝達物質を含有している．アマクリン細胞は形態学的にもまたその分布様式からも多様性の高い細胞であり，ネコの場合20種類以上に分類されている．おそらく，異なるグループのアマクリン細胞は異なった情報処理に従事しているのであろうが，1つのアマクリン細胞が複数個の伝達物質を含有することもあり，伝達物質と機能の関連づけはさほど単純なものではないようである．表5.13に網膜内層での伝達物質の一部を示した．

アマクリン細胞は，基本的には双極細胞と神経節細胞間の情報伝達を修飾しているわけであるが，それぞれの化学伝達物質が具体的に神経節細胞の機能をどのように調節しているかは不明の点が多い．ただ，アセチルコリン作動性アマクリン細胞の機能についてはMasalandとTauchiの研究がある[6,7]．この細胞は異所性アマクリン細胞の1つであり，ウサギ網膜ではこのアセチルコリン作動性アマクリン細胞が1眼あたり290000個存するという．

MasalandとTauchiによれば，この細胞は方向選択性をもつ神経節細胞の受容野内の小さなスポット光による局所刺激に対する反応の形成にか

表5.13 網膜内層での情報伝達に関連するとされる化学物質

アセチルコリン	セロトニン
アスパラギン酸	ドパミン
グルタミン酸	ノルアドレナリン
タウリン	サブスタンスP
GABA	エンケファリン
グリシン	ソマトスタチン

表5.12 網膜外層神経細胞のグルタミン酸レセプター

	オン型双極細胞	オフ型双極細胞	水平細胞
APB	抑制	効果なし	効果なし
PDA	効果なし	抑制	抑制
DOS	効果なし	効果なし	抑制

APB: 2-amino-4-phosphonbutyrate
PDA: cis-2,3-piperidine dicarboxylic acid
DOS: D-o-phosphoserine

かわっているという．すなわち，小さなスポット光が左から右に動くとき光が当たり始めた場所ではオン型アマクリン細胞（異所性アマクリン細胞）からアセチルコリンが放出され，また光が当たらなくなった場所ではオフ型アマクリン細胞からアセチルコリンが放出される．そのため受容野を形成している神経節細胞に作用するアセチルコリン濃度が高くなり，この神経節細胞は強く興奮することになる．今後，単離神経節細胞のパッチクランプ法による研究が発展すれば，他の伝達物質による神経節細胞の機能修飾のメカニズムもさらに明らかになるであろう．

さて，網膜外層と同様にアスパラギン酸とグルタミン酸はここでも重要な化学伝達物質である．たとえばサンショウウオでは，大部分の神経節細胞とすべてのアマクリン細胞がNMDA，キスカール酸，カイニン酸によって脱分極を起こすことがわかっている[5]．これらの神経細胞のグルタミン酸レセプターは脳や脊髄にみられるグルタミン酸レセプターと同じかあるいはきわめて類似している．そのほか神経節細胞には，A_1アデノシンレセプター，D_2ドパミンレセプター，アセチルコリンレセプター（ムスカリンレセプター，ニコチンレセプターの両方），GABAレセプター，グリシンレセプター，さらには数多くの神経ペプチドレセプターが存在することが知られている．

（2） 光受容と関係のないレセプター

a） 虹彩のレセプター

虹彩は，水晶体の前方に位置し眼内に入る光の量を調節している．虹彩には，瞳孔括約筋と瞳孔散大筋の2つの平滑筋が存在する．これらの筋肉は神経外胚葉由来である．虹彩は，交感神経と副交感神経の2重支配を受けており，虹彩にはそれぞれの化学伝達物質であるアドレナリンレセプター，アセチルコリンレセプターが分布している．アドレナリンレセプターのタイプにはかなりの種差があり，たとえばヒトの虹彩散大筋ではα_1が主でβ_2もいくらかみられる．

一方，括約筋にはα_1とβ_2がほぼ同量分布している．ウサギでは散大筋は主にα_1，括約筋は主にβ_2の分布がみられる．瞳孔筋に認められるアセチ

表 5.14 さまざまな動物種における瞳孔括約筋とセカンドメッセンジャー

薬剤	IP3系	cAMP系
PGF_2	ウシ，イヌ，ネコ	ヒト，ブタ，ウサギ
PGA_2	ウシ，ブタ	ヒト，ネコ，イヌ，ウサギ
LTD_4	ウシ，ネコ	ヒト，イヌ，ブタ，ウサギ
SubsP	ウシ，ブタ，ウサギ	ヒト，ネコ，イヌ
CCh	ウシ，ネコ，イヌ，ヒト，ブタ，ウサギ	

SubsP＝サブスタンスP
CCh＝カーバコール

ルコリンレセプターはムスカリンレセプターで，サブタイプはM_3であることが最近明らかになった．その他，虹彩にはプロスタグランジン$F_{2\alpha}$, A_2, ロイコトリエン4，サブスタンスP，コレシストキニンのレセプターが分布していることが知られている．これらの伝達物質が縮瞳をひき起こすのは，瞳孔括約筋細胞内のタンパクリン酸化酵素を活性化してミオシン軽鎖をリン酸化することによるとされている．ミオシン軽鎖のリン酸化は，cAMPあるいはCa^{2+}依存性に起こるが，cAMP，Ca^{2+}の2つのセカンドメッセンジャーのどちらの系が括約筋の収縮に関与しているかは動物種によって異なっている．

表5.14に最近の研究のまとめを示した[8]．

b） 毛様体のレセプター

毛様体は，眼房水産生の場である．古くから房水産生の抑制を目的としてアドレナリン作動薬が緑内障の治療に用いられてきた．毛様体にはα_1, α_2, β_2レセプターが存在することが知られている[9]．房水の産生がβレセプター，アデニル酸シクラーゼ（adenyl cyclase），cAMPを介する系によって制御を受けていることは間違いのない事実である[10]．

一方，αレセプターとりわけα_1レセプター，イノシトール三リン酸，Ca^{2+}を介する系の房水産生制御に関する役割は今後の研究課題である．その他，毛様体にはD_2ドパミンレセプター，M_3ムスカリンレセプター，ニューロペプチドYレセプター，VIPレセプター，ヒスタミンレセプター，バゾプレッシンレセプターの存在が知られている．

表 5.15 網膜色素上皮細胞で存在を指摘されたレセプター

α_1 アドレナリンレセプター	マンノースレセプター
α_2 アドレナリンレセプター	Fc レセプター
β_2 アドレナリンレセプター	C3b レセプター
ムスカリンレセプター	レクチンに対するレセプター
A_2 アデノシンレセプター	レチノール結合タンパクレセプター
D_2 ドパミンレセプター	bFGF レセプター
トランスフェリンレセプター	PDGF レセプター
LDL レセプター	

c) 網膜色素上皮細胞のレセプター

網膜色素上皮細胞は、神経網膜と脈絡膜の間に位置する単層のメラニン色素を有する細胞である。この細胞は、① 視細胞外節の貪食、② ビタミン A の代謝、③ 網膜外層の栄養、④ 血液-眼関門の形成、⑤ イオンの輸送など非常に多彩な機能を担っている。

また、網膜色素上皮細胞は、さまざまな病気の発症に深くかかわっており、この細胞に分布するレセプターを知ることは病気の理解のうえでも重要である。この細胞のレセプターに関する研究は比較的最近始まったばかりであるが、多種類のレセプターが存在することが記載されている。

表 5.15 にその主なものをあげる。これらのレセプターと網膜色素上皮細胞の機能の具体的な関連については、残念ながら未知の点が多い。

b. 聴覚に関係するレセプター

感覚器は、一般に、多種の細胞が集まって複雑な構造をつくっているため、生化学的解析が難しい分野である。聴覚に関係するレセプターの研究もその例外ではない。聴覚の受容器官である蝸牛は図 5.26 A に示すように基底膜と前庭膜によって3つに分けられている。上部を前庭階、下部を鼓室階と呼ぶ。両者は、蝸牛の先端（蝸牛頂）でつながっており、外リンパ液で満たされている。基底膜上には、感覚器である Corti 器がならんでいる。Corti 器内には有毛細胞がならび、その感覚毛は蓋膜と接触している。音のエネルギーは、鼓膜を振動させ、耳小骨を介して前庭階の外リンパに伝えられる。外リンパの波動は蝸牛頂から鼓室階に入る。基底膜はリンパ液の波動により振動を起こし、この振動は進行波として蝸牛基底部から蝸牛頂部に進み、振幅が最大に達した後、急激に

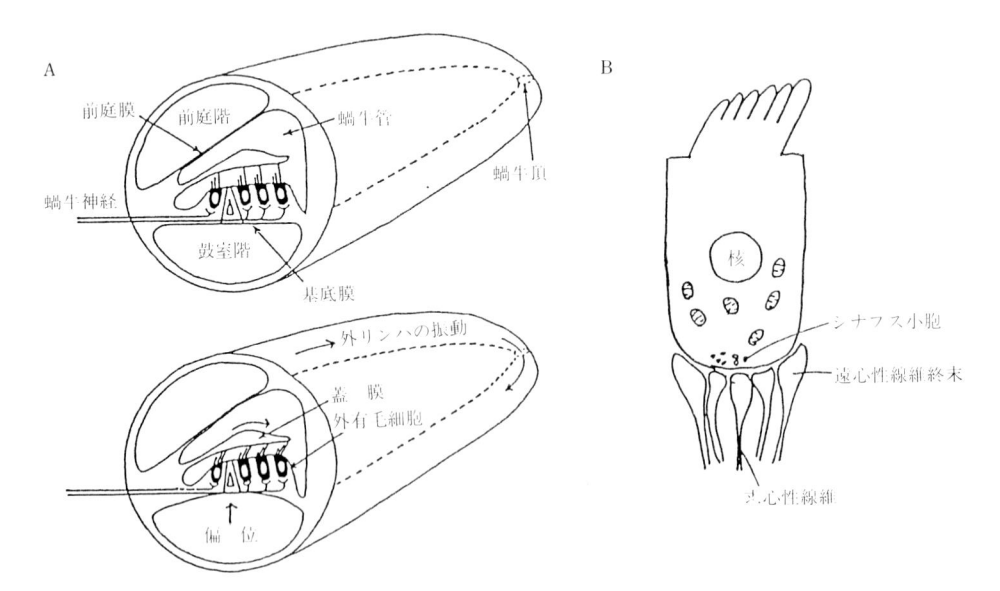

図 5.26 蝸牛の断面図(A)と蝸牛有毛細胞の求心性，遠心性シナプス(B)

減衰する．音の振動数が異なれば，興奮する有毛細胞の位置が異なる．つまり，基底膜状のどの位置に分布している有毛細胞が音によって刺激され興奮するかによって，内耳における音の周波数分析がなされる．

さて，有毛細胞には図 5.26 B のように，求心性の神経線維と遠心性の神経線維がシナプスをつくっている．遠心性の神経線維は，オリーブ蝸牛ニューロンである．有毛細胞への化学伝達物質として，アセチルコリンと GABA が知られており，それぞれのレセプターの存在が確かめられている[11,12]．

一方，求心性シナプスの伝達物質は，いまだ不明である．グルタミン酸がその有力な候補であるが，詳細は今後の研究により明らかにされると思われる．

c. 嗅覚に関係するレセプター

嗅覚は，鼻粘膜に存在する嗅細胞が匂い物質によって脱分極を起こすことによって生じる．

嗅細胞は図 5.27 のような形態を有する双極細胞で，鼻粘膜側に1つの細胞あたり 6〜8 本の嗅毛 (olfactory cilia) を有している．嗅毛は直径約 $0.1〜0.2\,\mu m$，長さ約 $1〜2\,\mu m$ で，匂いの受容はこの嗅毛の先端付近で行われる．嗅覚は，視覚や聴覚が物理エネルギーを電気信号に変換しているのと異なり，化学物質によって惹起される．そもそも匂い物質の数は数千にも及ぶが，匂いレセプターがこの匂い物質に対応するだけの種類存在するのか，あるいは比較的少ない種類のレセプターが多種類の匂い物質を識別しているのかは明らかでない．

匂いレセプターとしては，Lancet らの gp 95 がよく知られている．これは，分子量約 95000 の糖タンパクで，嗅毛に高濃度に分布すること，細胞膜をつらぬく型で存在することなど，匂いレセプターの条件のいくつかを満たしているが，匂い物質との直接相互作用は認められていない．匂い物質が，嗅毛の匂いレセプターに結合すると，G タンパクの活性化を介してアデニル酸シクラーゼが活性化され，cAMP 依存性タンパクリン酸酵素による陽イオンチャネルの活性化が起こる．その結果，嗅毛の細胞膜の陽イオン透過性が高まり，嗅細胞は脱分極を起こす．cAMP は，タンパクリン酸化酵素の活性化を介さずに，視細胞外節で cGMP が直接イオンチャネルの活性を調節するように陽イオンチャネルの機能を調節している可能性もある．嗅細胞が脱分極するのは，ほとんどが Na^+ の流入によるとされている．

〔付記〕 最近グルタミン酸レセプターがクローニングされ，その構造に多様性のあることがわかってきた．現在，グルタミン酸レセプターは NMDA タイプ，non-NMDA タイプ，メタボトロピックタイプの3つに大別されている．このような進歩に伴い，網膜のグルタミン酸レセプターについても分子生物学的な知識が蓄えられてきている．現時点で網膜に存在することがわかっているグルタミン酸レセプターを表に示す．

タイプ		
NMDA	NMDAR1	
non-NMDA	GluR1	GluR5
	GluR2	GluR6
	GluR3	GluR7
	GluR4	
metabotropic	mGluR1	
	mGluR2	
	mGluR6	

〔吉村長久，本田孔士〕

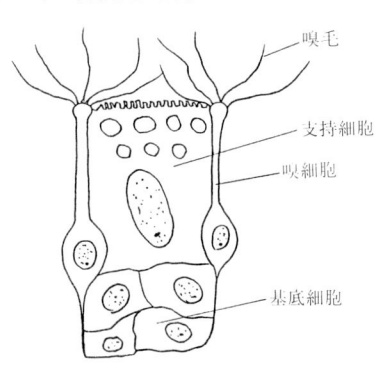

図 5.27 嗅細胞

文 献

1) 郭　哲輝, 三木直正：真核生物の各種ロドプシンとホルモン受容体 DNA のクローニングとその機能. 蛋白質核酸酵素 **34**：494-504, 1989.

2) 斉藤建彦:網膜における二次ニューロンの情報処理の概説.蛋白質核酸酵素 **34**:631-641, 1989.
3) Murakami M, Ohutsuka T, Shimazaki H : Effects of aspartate and glutamate on the bipolar cells in the carp retina. *Vision Res* **15** : 456-458, 1975.
4) Slaughter MM, Miller RF : Characterization of an extended glutamate receptor of the ON bipolar neuron in the vertebrate retina. *J Neurosci* **5** : 224-233, 1985.
5) Miller RF, Slaughter MM : Excitatory amino acid receptors of the retina : diversity of subtypes and conductance mechanisms. *TINS* **9** : 211-218, 1986.
6) Masaland RH, Tauchi M : The cholinergic amacrine cell. *TINS* **9** : 218-223, 1986.
7) Tauchi M, Masaland RH : Local order among the dendrites of an amacrine cell population. *J Neurosci* **5** : 2494-2501, 1985.
8) Chen AL, Abdel-Latif AA : Species differences in the effects of prostaglandins on inositol trisphosphate accumulation, phosphatidic acid formation, myosin light chain phosphorylation and contraction in iris sphincter of the mammalian eye : interaction with the cyclic AMP system. *J Pharmacol Exp Ther* **247** : 1064-1072, 1988.
9) Mittag TW, Tormay A : Adrenergic receptor subtypes in rabbit iris-ciliary body membranes : classification by radioligand studies. *Exp Eye Res* **40** : 239-249, 1985.
10) Sears ML : Regulation of aqueous flow by the adenylate cyclase receptor complex in the ciliary epithelium. *Am J Ophthalmol* **100** : 194-198, 1985.
11) Plinkert PK, Mohler H, Zenner HP : A subpopulation of outer hair cells possessing GABA receptors with tonotopic organization. *Arch Oto-Rhino-Laryngol* **246** : 417-422, 1989.
12) Plinkert PK, Gitter AH, Zimmermann U, Kirchner T, Tzartos S, Zenner HP : Visualization and functional testing of acetylcholine receptor-like molecules in cochlear outer hair cells. *Hear Res* **44** : 25-34, 1990.
13) Snyder SH, Sklar PB, Hwang PM, Pevsner J : Molecular mechanism of olfaction. *TINS* **12** : 35-38, 1989.

5.8 中枢神経系

　中枢神経系におけるレセプターは，刺激により神経終末より遊離したアセチルコリンなどの神経伝達物質を受容するものとして存在する．すなわち，神経終末とシナプスを形成する部位に存在するところの後シナプス性レセプターが主である．その他，特にモノアミン系ニューロンでは伝達物質を産生する起始細胞の樹状突起にその伝達物質を受容するオートレセプター（autoreceptor）が存在する．隣接する細胞の樹状突起より遊離された伝達物質がこのレセプターに作用するとこの細胞に過分極が起こり，この伝達物質の遊離が抑制される．このようなオートレセプターは神経終末にも存在し，過剰な伝達物質が遊離されたときにこのレセプターに作用し，伝達物質の遊離が抑制される．さらに，後シナプス細胞にあっては，シナプス領域にあるレセプターのほかに，シナプスを形成しない部位にシナプス外レセプターともいうべきレセプターが存在する細胞も考えられている[1]．

　中枢神経系における情報伝達は，後シナプスレセプターを介して後シナプス細胞が興奮することによって起こり，この情報伝達の制御は抑制性伝達物質により，これを受容するレセプターを介して後シナプス性あるいは前シナプス性に起こる．興奮性および抑制性伝達物質の遊離はオートレセプターを介して調節されている．興奮性伝達物質としてはグルタミン酸（glutamate），抑制性伝達物質としてはGABAがあげられ，前者はNMDA（N-methyl-D-aspartate），キスカル酸（quisqualate）およびカイニン酸（kainate）レセプターを介して細胞は常に興奮（脱分極）を起こし，後者はGABA$_A$およびGABA$_B$レセプターを介して細胞は抑制（過分極）を起こす．その他，アセチルコリン（acetylcholine），ノルアドレナリン（noradrenaline），ドーパミン（dopamine），セロトニン（serotonin），ヒスタミン（histamine），あるいはペプチド類など多くの伝達物質はその標的細胞のレセプターに応じて興奮を起こしたり，逆に抑制を起こしたりする．

　中枢神経系における各種のレセプターの分布は主としてオートラジオグラフィー（autoradiography）により明らかになっているものが多く，さらに合成酵素に対するモノクローナル抗体や標識アミノ酸の軸索輸送による方法を用い，その伝達物質の起始核と投射部位が明らかになっているものが多いので，次に概観する．なお，各種レセプターとイオンチャネルの関係および細胞内セカンドメッセンジャーとの関係などについては各論で述べられるので，ここではこれらのレセプター刺激によって起こる生体の機能について述べる．

a. アセチルコリン系
（1） アセチルコリンニューロンの投射

　アセチルコリン（コリンアセチル転化酵素，ChAT）含有ニューロンの主な第1集団は主に海馬に投射する内側中隔核およびBrocaのdiagonal band，主に大脳皮質に投射する無名核およびMeynert核である（表5.16）[2,3]．第2集団は第四脳室底にある外脊側被蓋，主として傍腕核である．ここからは視床，大脳皮質，被蓋，脚間核，視床下部，下視床，黒質などに広範に投射している．第3集団は線条体内にある介在ニューロン群であり，これは主として大型ニューロンからなる．その他，V～VII，およびIX～XII脳神経核にもアセチルコリン細胞があり，頭蓋外末梢への伝達物質として働いている．その他に手綱核から脚間核へ，上オリーブ核から下丘への投射もアセチルコリン性であることが知られており，前庭神経核内にもアセチルコリン含有細胞が存在する．また網様体の巨大細胞核および小細胞核のアセチルコリン細胞群は上行して視床にいたるものと脊髄脊側および中心部および小脳に投射する．

表 5.16 主なアセチルコリンニューロンの投射とアセチルコリンレセプターサブタイプの分布および機能

起始核	主な投射部位	主なレセプター	機能
I. 前脳基底核群			
内側中隔核	海馬	N, M_1	
Broca の diagonal band	海馬, 嗅球	N	学習, 記憶など
無名核	大脳皮質	M_1	高次神経活動
	扁桃核	N	
メイナート核	大脳皮質	N, M_1	
II. 傍腕核	脚間核, 被蓋	N	?
(外脊側被蓋)	視床	N, M_2	意識, ?
	黒質	N, M_2	運動調節
	視床下部	N	呼吸, 血圧調節
III. 線条体介在ニューロン		N, M_1	錐体外路系運動調節
IV. 手綱核	脚間核	N	?
V. 脳運動神経核	末梢	M	各運動系の伝達
(V, VI, VII, IX, X, XI, XII 神経核)			
VI. 上オリーブ核	下丘	N	?
VII. 前庭神経核内		M	前庭眼運動系?
			前庭脊髄運動系調節?

M：ムスカリンレセプター
N：ニコチンレセプター

(2) アセチルコリンレセプターの分布

アセチルコリンレセプターはニコチン (nicotinic) およびムスカリン (muscarinic) レセプターの2種に大別され，さらにムスカリンレセプターはピレンゼピン (pirenzepine) に対する親和性の有無により M_1 と M_2 のサブタイプに分類されている。最近は M_2 レセプターアゴニストとして AF-DX 116 を用い，M_2 レセプターの分布が示されている[4]。中枢神経系においてニコチンレセプターは比較的均一に分布しており，多い部位と少ない部位の差は高々数倍程度であるが，ムスカリンレセプターは局在性があり，多い部位と少ない部位の差は10倍以上に達する[5]。

一般にニコチンレセプターが多く認められる部位は視床，脚間核などであり，中等度に認められるのは大脳皮質IIIおよびIV層，海馬，被蓋，線条体，黒質などであり，嗅球，扁桃核，視床下部，下丘などには少ないようである。一方，ムスカリンレセプターは大脳皮質，線条体，視床，海馬，扁桃核，三叉神経運動核や顔面神経核などの脳神経核に多く，黒質にも中等量が，視床下部，無名核，脊髄，小脳にも少量が認められる。このうち，大脳皮質，海馬，扁桃核，線条体などでは M_1 レセプターの方が M_2 レセプターよりも多く，視床，黒質，上丘，視床下部，無名核，脊髄，小脳などでは M_2 レセプターの方が多いようである。

(3) アセチルコリンレセプターの生体機能

細胞においてニコチンレセプターはアセチルコリンにより，Na^+ コンダクタンスの上昇による急速な脱分極を起こし，常に興奮的に働くが，ムスカリンレセプターは興奮を引き起こす場合と抑制を引き起こす場合とがあり，多彩な反応を引き起こすことが知られている[6]。たとえばムスカリンレセプターの活性化によりリーク K 電流，Ca^{2+} 依存性 K 電流，電位依存性 K 電流 (M 電流)，および一過性電位依存性 K 電流 (A 電流) が減少するが，ある種のニューロン (視床ニューロンなど) では逆に K 電流が増大し，過分極が起こる。また電位依存性 Ca^{2+} 電流は抑制される。さらにムスカリンレセプターの活性化により海馬シェファー線維-CA_1 および苔状線維-CA_3 系においてシナプス前抑制を起こす。しかし，これらの作用に関与するムスカリンレセプターのサブタイプについてはなお不明な点が多い。

これらの個々のニューロンに対するアセチルコリンの作用はイオンチャネルに対する相違により興奮性に働くか，抑制性に働くかのいずれかとなるが，生体への作用としてみた場合，起始核を障

5.8 中枢神経系

表 5.17 主なノルアドレナリンニューロンの投射とアドレナリンレセプターサブタイプの分布および機能

起始核	主な投射路	主なレセプター	機能
青斑核	大脳皮質	α_1, α_2 (視覚領), β_1, β_2	意識, 睡眠-覚醒リズム
	海馬	α_1 (CA3), α_2 (CA1), β_1, $>\beta_2$	長期増強現象(LTP)(記憶, 学習?)
	視床	α_1, α_2, β_1, β_2	
	視床下部	α_1, α_2, β_1, β_2	摂食, 飲水, 自律機能
	嗅球	α_1, α_2, β_2, $>\beta_1$	
	扁桃核	α_1, α_2, β_1, β_2	
	線条体	α_1*, α_2, β_1, $>\beta_2$	錐体外路系運動調節
	黒質	α_1*, α_2*, β_1, β_2	〃
	延髄諸核	α_1*, α_2 (迷走神経核), β_1, β_2	鎮痛, 各種感覚入力の制御, 血圧
	小脳	α_1*, α_2, β_2, $>\beta_1$	
	脊髄	α_1, α_2, β?	鎮痛, 排尿反射

*:少ない, ( ):最も多い部位

害してアセチルコリンの欠落症状を観察するか, 逆にその刺激症状を観察するかの方法により, 表5.16にあげる機能が考えられている. 前脳基底核群に由来するアセチルコリン系は学習や記憶などの高次神経活動に関与している. 外背側被蓋から視床に投射する系は意識保持に関与すると考えられ, 黒質に投射する系は線条体内の介在ニューロンとともに錐体外路運動系を調節し, 視床下部に投射する系は呼吸や血圧などに対して中枢副交感神経として働くと考えられている. 手綱核から脚間核へ, および上オリーブ核から下丘への系の機能についてはなお不明である. 前庭神経核内にもアセチルコリン含有細胞が存在し, 前庭-眼運動系および前庭-脊髄運動系において重要な役割を果たしていると考えられるが, 詳細はなお不明である.

b. モノアミン系レセプターの分布と生体機能

(1) ノルアドレナリン系

i) ノルアドレナリンニューロンの投射とレセプターの分布　ノルアドレナリン含有ニューロンの集団は橋背外側に位置する青斑核 (青斑下核を含む) である. ノルアドレナリン性神経系線維はここより, 大脳皮質から脊髄まで脳内のほぼ全域に投射する (表5.17). 青斑核のノルアドレナリン細胞は少なく, ヒトの場合1~2万にすぎない. これらは上行路を形成し, 途中視床, 視床下部, 海馬などに投射し, さらに大脳皮質全域に投射する. 線条体への投射は少ない. さらに, 黒質などの中脳諸核, 延髄諸核, 小脳へ投射し, 下行路を形成して仙髄も含め脊髄全域に投射している. これらの投射部位には α_1, α_2, β_1 および β_2 のレセプターが存在するが, 部位によってはその量は不均一である[7,8]. α_2 レセプターは通常ノルアドレナリン神経終末と青斑核ニューロン樹状突起に存在し, このレセプターが刺激されることによりノルアドレナリン遊離と合成を抑制するように働いている. したがって α_2 レセプターは投射部位に均一にみられるが, そのほかに後シナプスニューロンにも存在し, たとえば大脳皮質視覚領や迷走神経核などには多量に存在する. 一方 β レセプターも投射部位すべてにみられるが, 海馬と線条体では β_1 レセプターが β_2 レセプターよりも数倍以上多く, 嗅球と小脳では β_2 レセプターの方が多いことが知られている. その他の部位では β_1 と β_2 レセプターの量はほぼ均一である.

ii) ノルアドレナリンレセプターの生体機能　これらのレセプターの機能について, α_1 レセプターは視床, 迷走神経核, 縫線核ニューロンなどにおいて静止時のKチャネルをブロックすることにより, これらのニューロンを興奮させ, α_2 レセプターは逆に青斑核や海馬錐体ニューロンのKチャネルを開放することにより過分極を起こし, これらの細胞活動を抑制する.

β レセプターのサブタイプのそれぞれのニューロンにおける働きはなお不明な点が多いが, いず

れもアデニル酸シクラーゼに共役し環状 AMP（cyclic AMP）を増量させる結果，細胞によって，K チャネルのブロックによる脱分極，後過分極（AHP）の抑制，あるいは過分極を引き起こす．

全体に行動学的にみると，ノルアドレナリンの機能は，大脳皮質に投射し，意識レベルを維持し睡眠-覚醒リズムをコントロールすると考えられ，さらに海馬への投射群とともに記憶や学習にも関与するのではないかと考えられている．一方，視床下部に投射する群では摂食および飲水をコントロールしているようである．また線条体や黒質に投射するノルアドレナリンは錐体外路運動，特に歩行調節に関与すると思われる．延髄諸核に投射するノルアドレナリンは三叉神経核や蝸牛神経核などへの感覚入力を制御し，鎮痛などを生じ，迷走神経核へ投射するノルアドレナリンは血圧などの調節にも関与するようである．さらに，脊髄に投射するノルアドレナリンは鎮痛を生じ，仙髄副交感神経中枢にまでいたるノルアドレナリン神経は排尿反射弓を形成し，筆者らの研究からは青斑核ノルアドレナリンニューロン自体が排尿中枢そのものであると考えられる[9]．

（2）ドーパミン系

i）ドーパミンニューロンの投射とレセプターの分布 中枢のドーパミン含有ニューロンの集団は3系統がある．すなわち，① 黒質-線条体路（nigrostriatal pathway）：中脳黒質緻密部に存在するドーパミンニューロンは主として線条体に投射する，② 中脳-皮質辺縁系路（mesocortical and limbic pathway）：中脳腹側被蓋野に存在するドーパミンニューロンは主として大脳皮質前頭野，および側坐核，海馬，扁桃核，中隔，視床下部などの辺縁系へ投射する，③ 隆起部-下垂体路（infundibro-hypophysis pathway）：ⓐ 隆起部-漏斗部-下垂体系では隆起部（弓状核）のドーパミン細胞は正中隆起へ短い線維を送り，ドーパミンはここで下垂体門脈へ遊離される．ⓑ 隆起部-下垂体系では弓状核の頭部に由来するドーパミンニューロンは正中隆起を経由して下垂体中葉および後葉に投射する．

ドーパミンレセプターのサブタイプは現在まで，D_1，D_{2A}，D_{2B}，D_3，D_4，D_5 の6種がクローニングされて知られているが，この脳内分布が明らかとなっているのは D_1 および D_2 レセプターである[10,11]．これらのレセプターの分布密度はドーパミン神経の投射する量にほぼ一致している．D_1 と D_2 レセプターの分布密度も両者はたがいに同程度となっており，両者とも線条体，嗅球および側坐核に最も多く分布し，中等度〜低度に分布しているのは大脳皮質，海馬，中隔，視床下部などである．一方，起始細胞である黒質緻密質には主として D_2 が分布し，黒質網様質には密度は少ないが，D_1 と D_2 の両者が分布している．また，もう1つの起始細胞群のある腹側被蓋野にも両レセプターが分布している．

ii）ドーパミンレセプターの生体機能 D_1 と D_2 レセプターの相違は，クローニングされたアミノ酸の数と配列の違いということになるが，従来から確かめられているように，D_1 レセプターはアデニル酸シクラーゼに共役し，環状 AMP を増量するように働き，D_2 レセプターは逆にこれを減少するように働くと定義されよう．そこで，これらのレセプターが刺激された場合，細胞の反応はどうなるかということになるが，側坐核や尾状核ニューロンは D_1 レセプターの刺激により，K コンダクタンスが増大して過分極，すなわち抑制反応が起こる[6,12]．一方，D_2 レセプターを刺激されたときの細胞の反応はその存在部位によって多彩である．D_2 レセプターとアデニル酸シクラーゼが抑制される方向で共役しているのは，下垂体前葉細胞と線条体細胞が知られ，前者の D_2 レセプターの刺激により，プロラクチン分泌が抑制され，細胞は過分極を起こす．後者も単離細胞を用いた研究で D_2 レセプターの刺激により，過分極を起こし，これは K チャネルの開口によると考えられる．この場合，環状 AMP の減少との関係は不明である．K チャネルの開口による過分極は黒質ドーパミンニューロンでも認められている[13]．一方，D_2 レセプターの刺激により脱分極を起こす細胞が尾状核と側坐核に認められる[6,12,14]．この場合は K チャネルが閉じることによると思われる．また D_2 レセプターの刺激により Ca チャネルが閉

表 5.18 主なドーパミンニューロンの投射とドーパミンレセプターサブタイプの分布および機能

起始核	主な投射部位	主なレセプター	機能
黒質緻密質 腹側被蓋野	線条体	D_1, D_2	錐体外路系調節(Parkinson病, Huntington病など)
	大脳皮質	D_1, D_2	
	嗅球	D_1, D_2	
	側坐核	D_1, D_2	精神機能(精神分裂病, Gilles de la Tourette症候群など)
	中隔	D_1, D_2	情動
	海馬	D_2	
	扁桃核	D_1, D_2	
	青斑核	D_1, D_2	
	手綱核	D_1, D_2	
	視床下部	D_1, D_2	成長ホルモン, βエンドルフィンなどの分泌調節
隆起漏斗部(弓状核)	正中隆起部*	D_2	プロラクチン分泌抑制
隆起視床下部(弓状核頭側部)	下垂体中葉	D_2	α-MSH, βエンドルフィン分泌抑制
	〃 後葉	D_2	オキシトシン, バゾプレシン分泌抑制

* ドーパミンは正中隆起部から下垂体門脈へ放出され下垂体前葉へ.

じる細胞(下垂体中葉メラニン細胞, 神経節細胞など)も報告されている. ドーパミン細胞およびドーパミン神経終末にある D_2 レセプターはオートレセプターといわれ, ドーパミンニューロンのこのレセプターが刺激されるとこのニューロン活動は抑制されるが, これは K チャネルの開口により過分極が起こるためである. ドーパミン神経終末にある D_2 レセプターの刺激によりドーパミンの遊離が抑制されるが, このレセプターにはアデニル酸シクラーゼは共役していない. このように D_2 レセプターの機能は多彩であるので, D_2 レセプターには現在 D_{2A} と D_{2B} の2種の亜型が発表されているが, さらに多種の亜型があると思われる. また D_1 レセプター刺激による行動とアデニル酸シクラーゼ活性の変化との間に相関がみられないことから, アデニル酸シクラーゼに共役しない D_1 レセプターも存在すると考えられる.

細胞レベルでの反応は興奮か抑制かの2種にすぎないが, 生体機能の面からみるとドーパミンレセプターはきわめて高度な機能をつかさどっているといえる. 黒質-線条体系は主とし錐体外路系を担うものであり, 黒質ドーパミンニューロンの変性によって起こる Parkinson 病では D_1 および D_2 レセプターの両者の数を増加しており, 逆に Huntington 舞踏病では D_2 レセプターの数は減少していることが報告されている[11]. 一方, 中脳-辺縁大脳系のドーパミンは精神機能および情動に重要な役割を演じていると考えられている. 精神分裂病の患者では D_1 レセプターの数は変わらないが, D_2 レセプターの数が増加していることが知られている[11]. ちなみに, Alzheimer 病患者では D_1 および D_2 レセプターの両者の数は正常人と比べて差は認められていない[11].

一方, 動物の行動学的観察によると, D_1 レセプターの刺激によって身づくろい行動が起こり, D_2 レセプターの刺激により常同行動が起こる. 行動学的には最近 D_1 と D_2 レセプターの相互作用が注目されており, 両者が協力的に働く場合として自動運動の亢進や自己刺激行動などが知られ, 相反的に働く場合として咀嚼運動やミオクローヌス様四肢伸展行動などがあげられている.

隆起部-漏斗部-下垂体系では隆起部(弓状核)のドーパミン細胞からのドーパミンは下垂体門脈へ遊離され, 下垂体前葉に達して, プロラクチン分泌を抑制する. 一部は直接黄体ホルモン分泌ホルモン(LH-RH)ニューロンへ投射し, このホルモンの分泌を調節していると考えられている. 一方, 弓状核の頭側部のドーパミンニューロンは直接下垂体中葉および後葉に投射し, 中葉では α メラニン細胞刺激ホルモンと β エンドルフィンの分泌を抑制し, 後葉ではオキシトシンとバゾプレシンの分泌調節を行っている. このほか, 視床下部内には多数のドーパミン細胞の小集団があり, 視床下部内のニューロン, 特に神経分泌細胞からの分泌を調節しているようである.

表 5.19 主なセロトニンニューロンの投射とセロトニンレセプターサブタイプの分布および機能

起始核	主な投射部位	主なレセプター	機能
縫線核群	大脳	5-HT_{1A}, 5-HT_2≫5-HT_{1C}, 5-HT_{1D}, 5-HT_3	
	海馬	5-HT_{1A}, 5-HT_3	抗うつ, 抗不安
	中隔	5-HT_{1A}	情動など
	嗅結節	5-HT_2≫5-HT_{1C}	(動物の)自動運動
	扁桃核	5-HT_{1A}, 5-HT_3	
	側坐核	5-HT_{1D}, 5-HT_2	
	視床下部	5-HT_{1A}, 5-HT_2	体温調節
	外側膝状体	5-HT_{1A}	視覚入力の調節
	淡蒼球	5-HT_{1B}, 5-HT_{1D}≫5-HT_{1C}>5-HT_{1A}	錐体外路系運動
	線条体	5-HT_{1D}, 5-HT_2≫5-HT_{1A}	(Huntington病など)
	黒質(網様部)	5-HT_{1B}, 5-HT_{1D}≫5-HT_{1C}	
	中心灰白質	5-HT_{1B}	鎮痛
	孤束核	5-HT_3	嘔気, 嘔吐
	迷走神経核	5-HT_3	血圧調節
	三叉神経脊髄路核	5-HT_3	鎮痛
	脊髄後角	5-HT_3>5-HT_{1A}	鎮痛
	脊髄前角		運動

(3) セロトニン系

i) セロトニンニューロンの投射とレセプターの分布 セロトニン含有細胞は主として前後に長い正中部縫線核群に存在する. 縫線核群は脳幹の頭側部と尾側部に存在する2群に大別され, 前者は, 第四脳室-中心灰白質レベルにおいて背側から腹側へ向かって上中心, 背側および内側縫線核からなり, 後者は外転神経核および顔面神経核のレベルで背側より, 大および淡蒼縫線核からなり, 一部外側傍巨大細胞核にもセロトニン含有細胞が認められている. 前者の縫線核群は上行し, 大脳, 視床をはじめ海馬, 中隔, 扁桃核, 視床下部などの辺縁系, 淡蒼球, 線条体などの基底核, 黒質網様部, 中心灰白質など広範な領域に投射している[15]. 大脳皮質では前頭野に, 視床では辺縁系と関係の深い後核群, あるいは視覚の視床中継核である外側膝状体などに多くの投射が認められる. 一方, 後者の大縫線核および淡蒼縫線核などのグループは下行し, 孤束核, 迷走神経核, 三叉神経脊髄路核, 脊髄の前角および後角などに投射する.

セロトニンレセプターは現在, 5-HT_{1A}, 5-HT_{1B}, 5-HT_{1C}, 5-HT_{1D}, 5-HT_2, 5-HT_3, 5-HT_4 の7種のサブタイプが知られており, これらのいずれかがセロトニン細胞の投射部位に存在する[16]. これらのレセプターサブタイプの主な分布は表5.19に示した.

ii) セロトニンレセプターの生体機能 セロトニンレセプターサブタイプはそれぞれクローニングされているわけであるが, いずれも膜を7回貫通する構造を示す. 5-HT_1, 5-HT_2, 5-HT_4 レセプターのいずれもGタンパクに共役しているが, 5-HT_3 レセプターのみはイオンチャネルに直結し, アゴニストによりナトリウムチャネルを開口させ細胞を興奮させる. 海馬CA1錐体細胞では5-HT_{1A}レセプターの刺激によりカリウムチャネルが開口し, 過分極が起こり, 細胞活動は抑制される. 同様の機序で縫線核セロトニン細胞も抑制され, セロトニンの遊離抑制を起こすと考えられる. 5-HT_{1B} と 5-HT_{1D} レセプターはともにアデニル酸シクラーゼに負に共役している. このサブタイプには種属差があり, ラットのレセプター 5-HT_{1B} レセプターの分布部位にはヒトでは 5-HT_{1D} レセプターが分布している. ラットの 5-HT_{1B} はセロトニン神経終末にあってセロトニンの遊離を抑制するように働いているが, ヒトの場合には同様の働きを 5-HT_{1D} レセプターが行っているのではないかと考えられている. 5-HT_{1C} と 5-HT_2 レセプターはGタンパクを介してホスホリパーゼCに共役し, 刺激によりホスホイノシトール代謝回転を亢進させる. 5-HT_{1C} レセプターはニューロンのほか, 脈絡叢にもあり, 脳脊髄

液の産生を調節している。5-HT$_2$レセプターの分布にも種属差があり、またセロトニン神経を変性させた後にも 5-HT$_2$ レセプターはアゴニストに対する過感受性は起こらないことも知られている。

一方、生体機能について、各サブタイプのレセプターと責任部位との関係はなお明らかでない点が多い。現在のところ次のような点が示されている。縫線核のセロトニン細胞においては 5-HT$_{1A}$ レセプターが刺激されることによりセロトニン合成の抑制と遊離の抑制が起こる。セロトニン神経終末においては 5-HT$_{1B}$ あるいは 5-HT$_{1D}$ レセプターの刺激によって遊離が抑制される。しかし、これらの役割は少ないとも考えられている。海馬はじめ辺縁系の 5-HT$_{1A}$ レセプターは抗うつや抗不安などの情動に関係すると考えられている。視床下部にあっては、体温調節中枢 5-HT$_{1A}$ レセプターを刺激することにより、体温は下降し、5-HT$_2$ レセプターの刺激により体温は上昇する。一方、セロトニンは三叉神経脊髄路核および脊髄後角では求心性線維の終末にある 5-HT$_3$ レセプターに作用し、鎮痛を起こすと考えられている。さらに、迷走神経核の 5-HT$_3$ レセプターの刺激により、圧レセプターの刺激による血圧上昇が抑制される。孤束核や第四脳室底のケモレセプター駆動体 (CTZ) にある 5-HT$_3$ の刺激により嘔気、嘔吐が起こり、5-HT$_3$ アンタゴニストにより制吐作用が得られる。なお 5-HT$_4$ についてはなお詳細は不明である。

（4）ヒスタミン系

i) ヒスタミンニューロンの投射とレセプターの分布 ヒスタミンニューロン集団は後部視床下部の隆起乳頭部にあり、モノアミン系ニューロンの場合と同様に脳内の広範な領域に投射している[17]。最も密に投射している部位は中隔、腹側被蓋野、視床下部などであり、中等度に投射線維が認められるのは大脳皮質のほぼ全域、嗅球、扁桃核、海馬、黒質および前庭神経核、上丘、下丘、中心灰白質、背側縫線核、ならびに延髄の孤束核、蝸牛神経核などである。線条体、視床、あるいは橋延髄諸核、脊髄にはヒスタミン線維の分布は認められるが少ないようである。また下垂体後葉にも投射線維が認められる。

一方、ヒスタミンレセプターは、H$_1$、H$_2$ および H$_3$ の3種のサブタイプがあり、このうち H$_1$ レセプターはヒスタミンニューロンの投射部位すべて

表 5.20 主なヒスタミンニューロンの投射とヒスタミンレセプターサブタイプの分布および機能

起始核	主な投射部位	主なレセプター	機能
後部視床下部	大脳皮質	H$_1$, H$_2$	覚醒-睡眠リズム(H$_1$)
（隆起乳頭核）	視床	H$_1$ > H$_2$	
	海馬	H$_1$ > H$_2$	
	嗅球	H$_1$, H$_2$	
	扁桃核	H$_1$, H$_2$?	
	中隔	H$_1$, H$_2$?	
	視床下部(前および内側)	H$_1$ > H$_2$	体温調節(体温：H$_1$, 下降：H$_2$, 上昇)
	線条体	H$_1$, H$_2$	カタレプシー(H$_1$)
	側坐核	H$_1$, H$_2$	自動運動
	黒質	H$_1$, H$_2$	
	腹側被蓋野	H$_1$, H$_2$?	
	上および下丘	H$_1$, H$_2$	
	縫線核	H$_1$, H$_2$?	
	中心灰白質	H$_1$, H$_2$	
	孤束核	H$_1$ >> H$_2$	嘔気
	前庭神経核	H$_1$, H$_2$?	
	脊髄(前および後角)	H$_1$, H$_2$?	
	下垂体		バゾプレシン(H$_1$)、プロラクチン分泌(H$_1$, 増加；H$_2$, 減少)
	小脳	H$_1$, H$_2$	

その他：心血管系の調節、飲水および摂食、自己刺激行動、鎮痛など、ACTH 分泌(H$_1$, 増加；H$_2$, 減少)、成長ホルモン分泌(H$_1$, 減少)

に認められる（表5.20）[18,19]．大脳皮質，扁桃核，側坐核，視床下部，視床などには高密度に H_1 レセプターが分布している．しかし，H_1 レセプターの分布と密度には種属差が大きいことが知られている．また，H_1 レセプターの分布密度はヒスタミン線維の分布密度と必ずしも一致しないようである．しかし H_2 レセプターの分布密度はヒスタミン線維の分布密度とおおむね一致し，大脳皮質，線条体，側坐核，嗅球などに最も高密度に H_2 レセプターが認められている（表5.20）．

ii） ヒスタミンレセプターの生体機能　H_1 レセプターはリン脂質代謝系（phosphoinositol turnover）に連関し，H_2 レセプターはアデニル酸シクラーゼに共役し，環状AMPを増量する方向に働く．この作用の1つとして，環状AMP増量によりCa依存性Kコンダクタンスが減少し，この結果ニューロンの興奮反応が増大することが報告されている．H_3 レセプターはヒスタミンニューロン上にあり，このレセプターの活性化により，ヒスタミン合成と遊離が抑制される．ヒスタミンレセプターの生体機能として，脳内の部位との関係はなお明らかでない場合が多いが，H_1 と H_2 レセプターが活性化されたときの反応はそれぞれ特異なものとして認められている場合がある[20]．すなわち，ヒスタミンは覚醒と睡眠リズム形成に関与しており，この場合は H_1 レセプターが働いている．体温調節にも関与し，体温は H_1 レセプターの活性化により下降し，H_2 レセプターの活性化により上昇する．辺縁系のヒスタミンレセプター（サブタイプは不詳）は情動，飲水，摂食，動機づけ行動，自己刺激行動，記憶，自律神経系の調節，エネルギー代謝などに関与していることが知られている．さらにヒスタミンは内分泌系にも作用し，その分泌を調節している．下垂体後葉および前葉の H_1 レセプター活性化により，それぞれバゾプレシンおよびプロラクチン分泌を亢進し，H_2 レセプター活性化によりプロラクチン分泌は抑制される．また，ACTHおよび成長ホルモンの分泌もヒスタミンレセプターの活性化により調節されている．

表 5.21　グルタミン酸ニューロンの主な投射

起始核	投射部位	主なレセプター
投射ニューロン		
大脳皮質	線条体	QA＞NMDA, KA
	視床	NMDA, QA＞KA
	上丘	
	側坐核	NMDA, QA＞KA
	嗅球	同　上
	中隔	NMDA, QA＞KA
	黒質	QA, KA
視床	線条体	QA＞NMDA, KA
	扁桃核	NMDA
	大脳皮質	NMDA, QA≫KA
海馬	海馬	
	歯状回	NMDA, QA, KA
	CA 1	NMDA, QA＞KA
	CA 3	QA＞NMDA≫KA
下オリーブ核	小脳	QA＞KA
視床下部	延髄	KA≫NMDA, QA
	橋核	KA
	脊椎	QA, NMDA
核内在ニューロン		
大脳皮質		NMDA, QA, KA
視床下部		KA≫NMDA, QA

NMDA：N-methyl-D-aspartate receptor, QA：quiscalate receptor, KA：kainate receptor

（5）モノアミン系

i） 興奮性アミノ酸系　ニューロンを興奮させるアミノ酸はグルタミン酸，アスパラギン酸，ホモシステイン酸などいくつかあるが，神経伝達物質と考えられるのはグルタミン酸である．グルタミン酸含有ニューロンは大脳皮質にあり，大脳皮質内のほか，線条体，視床，上丘，側坐核，中隔，嗅球，黒質などに投射する（表5.21）．視床（髄板内核などの非特殊核）にあるグルタミン酸ニューロンは大脳皮質，線条体，扁桃核などに投射する．その他下オリーブ核のグルタミン酸ニューロンは小脳に投射する．一方，最も詳細が明らかになっているのは海馬内のグルタミン酸投射路である．すなわち，歯状核から苔状線維によりCA 3野錐体細胞へ，CA 3野錐体細胞からシェーファー線維によりCA 1野錐体細胞へグルタミン酸が伝達物質として働いている．また視床下部にもグルタミン酸含有細胞があり，視床下部内のニューロンに投射し，核内の興奮性伝達を行っている．さらに，延髄の三叉神経脊髄路核，前庭神経核，蝸牛神経核，および脊髄後角への1次求心性線維の伝

達物質もグルタミン酸と考えられている．

　グルタミン酸レセプターは現在のところ少なくともNMDA，キスカル酸（またはAMPA）およびカイニン酸レセプターの3種が同定されている．このうちNMDAとキスカル酸レセプターの分布はグルタミン酸ニューロンの投射部位とほぼ一致するが，カイニン酸レセプター分布はこの投射部位とは必ずしも一致しない．NMDAレセプターとキスカル酸レセプターの両者は海馬と小脳以外はほぼ同じ分布を示し，共存しているのではないかと考えられており，主として終脳に分布し，大脳皮質，線条体，視床，海馬，側坐核などに多い（表5.21）[1,21]．NMDAレセプターは橋延髄にはきわめて少ないが，例外的に上丘，下丘，蝸牛神経核，前庭神経内側核，迷走神経核には分布が認められているようである．しかし，黒質，赤核，三叉神経核などにはNMDAレセプターの分布は認められていない．一方，カイニン酸レセプターはNMDAレセプターの分布部位とは異なった分布を示し，大脳皮質には多く分布するものの，海馬（歯状回など），視床下部，黒質，中心灰白質，延髄，小脳（顆粒層），脊髄（膠質層）などにはNMDAレセプターよりも多く分布している．

　NMDAレセプターはチャネルに直結したレセプターであり，アゴニストによりこのレセプターが活性化するとチャネルが開き，Na^+およびCa^{2+}の流入が起こり，細胞は脱分極を起こす．このレセプターはグリシン，PCP，およびポリアミンの結合部位を有し，これらによりグルタミン酸の結合が修飾されている．さらにここのチャネルにはMg^{2+}が結合しており，電位依存性にチャネルの開閉をコントロールしている．キスカル酸レセプターもチャネルに直結し，アゴニストにより，Na^+の流入を起こし速い反応（脱分極）を起こす．カイニン酸レセプターもキスカル酸レセプターと同様に考えられている．また，キスカル酸やカイニン酸により活性化されるGタンパクに結合したメタボトロピック（metabotropic）レセプターと呼ばれるレセプターも知られている．イオンチャネルに直結したレセプターはいずれもグルタミン酸により興奮反応を起こすが，NMDAレセプターは単に興奮伝達を起こすだけでなく，長期増強効（long-term potentiation）の発現に関与することから，学習や記憶あるいはニューロンの可塑性などに重要な役割を果たしていると考えられている．また，虚血や酸素欠乏などのときに起こる海馬錐体細胞の壊死にもNMDAレセプターが関与し，Alzheimer痴呆やHuntington病の患者ではNMDAレセプターが減少していることも知られている．

ii) 抑制性アミノ酸　抑制性アミノ酸としてはGABA，グリシン（glycine），タウリン（taurine）などがあり，このうちGABAは脳のほぼ全域において抑制性伝達物質として働き，グリシンは主として脊髄と延髄において抑制性伝達物質として働いているにすぎない．したがってGABAニューロンについてのみ概観しておきたい．

　GABA含有ニューロンは核内にあって介在ニューロンとして働いている部位は，大脳皮質，海馬，扁桃核，視床下部，側坐核，縫線核，孤束核，蝸牛神経核，前庭神経核，小脳，脊髄などである．縫線核においては，GABAは5-HT含有ニューロンと共存している．小脳においては，Purkinje

表 5.22　主なGABAニューロンの投射

起始核	主な投射部位
投射ニューロン	
尾状核・被核	淡蒼球
	黒質網様部
下視床核	淡蒼球
淡蒼球	黒質
	下視床核
側坐核	側坐核
	腹側被蓋野
	視床下部
	視索上核
黒質網様部	黒質緻密部
	視床
黒質緻密部	視床
	上丘
	被蓋
弓状核	漏斗部
前庭神経上核	眼運動核
核内在ニューロン	
大脳皮質	
海馬	
扁桃核	
視床下部	

細胞，星状細胞，バスケット細胞，および Golgi 細胞が GABA を含有している．Purkinje 細胞は前庭核に投射し，脊髄においては GABA ニューロンは第 I～III 層に線維を送っている．一方，核外へ投射する GABA ニューロンもある．尾状核および被蓋の GABA ニューロンは淡蒼球と黒質網様部へ，淡蒼球のニューロンは黒質と視床下部へ，黒質網様部のニューロンは黒質緻密部と視床に投射している（表 5.22）．また，黒質緻密部の GABA ニューロンは視床，上丘，被蓋などに投射する．側坐核の GABA ニューロンは側坐核内の抑制性介在ニューロンとして機能しているほか，腹側被蓋野および視床下部の視索上核へも投射している．前庭神経上核の GABA ニューロンは上行し，眼運動核に投射することが知られている．

GABA レセプターには $GABA_A$ と $GABA_B$ レセプターの 2 種が知られている．$GABA_A$ レセプターの分布は GABA ニューロンの神経分布とほぼ同一の分布を示す[22]．しかし，$GABA_B$ レセプターは $GABA_A$ レセプターの分布と異なった分布を示すことが知られている．$GABA_A$ はクローニングされているわけであるが $\alpha_4\beta_3\gamma_1\delta_1$ のサブユニットからなり，レセプタータンパクは 30 pS のコンダクタンスをもつ Cl^- チャネルを形成している．$GABA_A$ レセプターの活性化により Cl^- の流入が起こり，細胞は過分極する．このレセプターにはそれぞれベンゾジアゼピンとバルビツレートに対する結合部位があり，前者は Cl^- チャネルの開口回数を増すことにより，後者は Cl^- チャネルの開口時を延長することにより GABA の作用を増強する．一方，$GABA_B$ は G タンパクに連関しており，活性化により K チャネルが開口して過分極が起こり，あるいは Ca 電流が抑制される．$GABA_A$ レセプターの生体機能としては，主として後シナプスにあり，当該ニューロンにおける伝達を抑制する．一方，$GABA_B$ レセプターは主として求心性線維終末あるいは海馬，大脳皮質，縫線核などの神経終末にあり，興奮性および抑制性伝達物質の遊離を抑制する．ただし，$GABA_A$ レセプターは求心性神経終末にもあって伝達物質の遊離を抑制することも知られている．

表 5.23 主なエンケファリンニューロンの投射および機能

起始核	主な投射部位	機能
投射ニューロン		
尾状核	淡蒼球	運動機能
	黒質	同上
嗅球	扁桃核	
視床下部	中隔	
弓状核	青斑核	
室傍核	下垂体後葉	ホルモン分泌の抑制
核内在ニューロン		
大脳皮質		
視床		
海馬		記憶？
扁桃核		情動
側坐核		
中隔		
嗅球		
尾状核		
視床下部		
脚間核		
中心灰白質		鎮痛
三叉神経脊髄路核		
脊髄後角		

（6） ペプチド系

中枢神経系において神経伝達物質あるいは神経修飾物質として働いているペプチドにはエンケファリン（enkephalin）やエンドルフィン（endorphine）などのオピエート（opiate）類，サブスタンス P（substance P）などのタヒキニン（tachykinins）類，サイロトロピン放出ホルモン（thyrotropin-releasing hormone, TRH），ソマトスタチン（somatostatin），コレシストキニン（cholecystokinin, CCK）などがある．このうち，エンケファリン，サブスタンス P, TRH などについては，これらを産生するニューロン，これらのニューロンの投射部位およびそれらのレセプターの分布などについておおよそは明らかになっている．しかしその生体機能についてはなお不明な点が多い．

エンケファリンニューロンは他部位に投射するニューロン群と核内の伝達に関与するニューロン群とがある（表 5.23）[18,23]．主な前者のニューロン群として，尾状核から淡蒼球へ，視床下部から中隔へ，弓状核から青斑核へ投射するニューロン群が知られている．また，視床下部傍室核から下垂体後葉へ投射するニューロン群もある．一方，核

5.8 中枢神経系

内の伝達に関与するニューロン群は大脳皮質はじめ，視床，尾状核，被殻，側坐核，中核，海馬，嗅球，扁桃核，視床下部，黒質，中心灰白質，縫線核，三叉神経脊髄路核，脊髄などに広範に分布し，これらの部位には同時にエンケファリン神経終末も認められる．

オピエートレセプターはμ（μ_1およびμ_2），δおよび$\varkappa$の3種のサブタイプがある．μレセプターは主として視床，視床下部，海馬，中心灰白質などに多く，δレセプターは嗅球，扁桃核，側坐核などに多い[24]．大脳皮質，迷走神経核，三叉神経脊髄路核などにはμとδレセプターの両者がある．内因性オピエート類は多数あり，これに対応するレセプター群も多数あるためなお詳細は不明であるが，エンケファリンニューロンの神経終末の分布とオピエートレセプターの分布はほぼ一致している．オピエートレセプター（μおよびδ）はGタンパクに連関しており，アゴニストにより活性化されるとKチャネルが開口され，細胞に過分極を起こし抑制される．$\varkappa$レセプターはCa電流を抑制する．オピエートレセプターの生体機能は脊髄および脊髄上（μ）を介する鎮痛，辺縁系において情動，基底核において運動機能，海馬において記憶などに関与し，さらにプロラクチン，ACTH，成長ホルモンなど下垂体ホルモンの遊離抑制，あるいはアセチルコリンなどの伝達物質の遊離抑制を行っている[25]．

一方，サブスタンスP，ニューロキニンAおよびB（neurokinin A, B），ニューロペプチドKおよびY（neuropeptide K, Y）などのタヒキニンのうちその産生ニューロン，神経終末およびレセプターの分布がわかっているのはサブスタンスPである[23]．これは脊髄や縁髄への1次求心神経の伝達物質の1種であり，また脳内では尾状核から黒質網様部へ，手綱核から脚間核へ中心灰白質から脊髄へ，などの投射ニューロンならびに核内の局在ニューロン群がある．後者のニューロン群は中隔，側坐核，扁桃核，視床下部などに広範に分布し，その神経終末もこれらの部位に一致して分布している．タヒキニンレセプターはNK-1，NK-2およびNK-3の3種がありサブスタンスPはNK-1レセプターに最も親和性が高い．このレセプターはサブスタンスPの神経終末の分布とほぼ一致している[26]．ただ例外として，黒質と脚間核にはサブスタンスP量は多いが，レセプターはなく，歯状回にはレセプターはあるが，サブスタンスPはない．サブスタンスPレセプター（NK-1）はGタンパクに連関し，活性化によりK電流を抑制する結果，ニューロンは興奮する．生体機能としては痛覚はじめ視覚，聴覚などの感覚の情報伝達に重要な役割を果たしていると考えられている．一方，エンケファリンはサブスタンスPの遊離を抑制し，拮抗的に働くことが多い．

その他，TRH産生ニューロンおよびそのレセプターの分布も詳しく研究されている[27]．TRHニューロンは視床下部のみならず，海馬，扁桃核，線条体，無名核，中心灰白質，黒質，縫線核，迷走神経核，脊髄など広範な部位にみられる．TRHレセプターも広範に分布し，扁桃核，海馬，嗅球などに最も多くみられ，視床下部，視床，脳神経核，脊髄などには中程度に，大脳皮質，基底核には小量認められている．TRHの生体機能として，運動亢進，摂食および飲水抑制，体温上昇，抗ショック，抗てんかんなどの作用があり，筋萎縮性側索硬化症や脊髄小脳変性症に対する効果も報告されている[28]．

CCK産生ニューロンも大脳皮位はじめ海馬，嗅球，側坐核などの辺縁系，腹側被蓋野などに広く分布する．CCKは他の伝達物質と共存することが多いのが特徴である．たとえば，腹側被蓋野ニューロンではドーパミンと共存し，海馬錐体ニューロンではGABAと共存している．CCKレセプターはCCK-AとCCK-Bの2種が知られており，前者は末梢型，後者は中枢型といわれているが，両者区別せずにみたレセプターの分布ではラットにおいて大脳皮質，尾状核，嗅球，海馬，扁桃核，側坐核，視床，脚間核などに多く，視床下部，黒質，腹側被蓋野には少ない[29]．また，迷走神経核，最後野以外の延髄にはCCKレセプターの分布は少ない．CCKレセプターの分布は動物種により大差がある．特に，ラットとモルモットでは大きな差があり，たとえばラットの小脳ではCCKレセ

プターはほとんどみられないが、モルモットの小脳には大量のCCKレセプターが認められる。CCKはドーパミンなどの他の伝達物質と共存するため、それらの伝達物質の作用を修飾すると考えられている。また直接的な作用としてCCKは記憶に関与し、抗けいれん作用を示すことが報告されている。

〔付記〕 TipS Receptor Nomenclature Supplement 1993年による各レセプターサブタイプは次のようになっている。

レセプター					
ムスカリン		アドレナリン		セロトニン	
新名称	旧名称	新名称	旧名称	新名称	旧名称
M_1	M_1	α_{1A}	α_{1B}	$5\text{-}HT_{1A}$	$5\text{-}HT_{1A}$
M_2	M_2	α_{1B}	β_{1b}	$5\text{-}HT_{1B}$	$5\text{-}HT_{1B}$
M_3	M_3	α_{1C}	—	$5\text{-}HT_{1D}$	$5\text{-}HT_{1D}$
M_4	—	α_{1D}	α_{1A}	$5\text{-}HT_{1E}$	$5\text{-}HT_{1E}$
		β_1	β_1	$5\text{-}HT_{1F}$	$5\text{-}HT_{1G}$（別称）
		β_2	β_2	$5\text{-}HT_{2A}$	$5\text{-}HT_2$
		β_3		$5\text{-}HT_{2B}$	$5\text{-}HT_{2F}$
				$5\text{-}HT_{2C}$	$5\text{-}HT_{1C}$
				$5\text{-}HT_3$	M
				$5\text{-}HT_4$	—

〔笹 征史〕

文 献

1) Nielsen EO, Drejer J, Cha J-HJ, Young AB, Honore T: Autoradiographic characterization and localization of quisqualate binding sites in rat brain using the antagonist [^{3}H]6-cyano-7-nitroquinoxaline-2,3-dione: comparison with (R,S)-[^{3}H]α-a amino-3-hydroxy-5-methyl-4-isoxazolepropionic acid binding sites. *J Neurochem* **54**: 686-695, 1990.

2) McGeer PL, McGeer EC, Peng JH: Choline acetyl transferase: purificaiton and immunohistochemical localization. *Life Sci* **34**: 2319-2338, 1984.

3) Vincent SR, Satoh K, Fibiger H: The localization of central cholinergic neurons. *Prog Neuro-Psychopharmacol* **10**: 637-656, 1986.

4) Regenold W, Araujo DM, Quirion R: Quantitative autoradiographic distribution of [^{3}H]AF-DX 116 muscarinic-M_2 receptor binding sites in rat brain. *Synapse* **4**: 115-125, 1989.

5) Perry EK, Smith CJ, Perry RH, Whiteford C, Johnson M, Birdsall NJ: Regional distribution of muscarinic and nicotinic cholinergic receptor binding activities in the human brain. *J Chem Neuroanat* **2**: 189-199, 1989.

6) Nicoll RA, Malenka RC, Kauer JA: Functional comparison of neurotransmitter receptor subtypes in mammalian central nervous system. *Physiol Rev* **70**: 513-565, 1990.

7) Rainbow TC, Parsons B, Wolfe BB: Quantitative autoradiography of β_1- and β_2-adrenergic receptors in rat brain. *Proc Natl Acad Sci USA* **81**: 1585-1589, 1984.

8) Young WS III, Kuhar MJ: Noradrenergic α_1 and α_2 receptors: light microscopic autoradiographic localization. *Proc Natl Acad Sci USA* **77**: 1696-1700, 1980.

9) Yoshimura N, Sasa M, Ohno Y, Yoshida O, Takaori S: Contraction of urinary bladder by central norepinephrine originating in the locus coeruleus. *J Urol* **139**: 423-427, 1988.

10) Charuchinda C, Supavilai P, Karobath M, Palacios JM: Dopamine D_2 receptors in the rat brain: autoradiographic visualization using a high-affinity selective agonist ligand. *J Neurosci* **7**: 1352-1360, 1987.

11) Seeman P, Bzowej NH, Guan HC, Bergeron C, Reynolds GP, Bird ED, Riederer P, Jellinger K, Tourtellotte WW: Human brain D_1 and D_2 dopamine receptors in schizophrenia, Alzheimer's, Parkinson's, and Huntington's diseases. *Neuropsychopharmacol* **1**: 5-15, 1987.

12) Akaike A, Ohno Y, Sasa M, Takaori S: Excitatory and inhibitory effects of the dopamine on neuronal activity of the caudate nucleus neurons in vitro. *Brain Res* **418**: 262-272, 1987.

13) Lacey MG, Mercuri NB, North RA: Dopamine acts on D_2 receptors to increase potassium conductance in neurons of the rat substantia nigra zona compacta. *J Physiol* **392**: 397-416, 1987.

14) Ohno Y, Sasa M, Takaori S: Coexistence of inhibitory D-1 and excitatory D-2 receptors on the same caudate nucleus neurons. *Life Sci* **40**: 1937-1945, 19987.

15) Steinbuch HW: Distribution of serotonin-immunoreactivity in the central nervous system of the rat cell bodies and terminals. *Neuroscience* **6**: 557-618, 1981.

16) Radia F, Laporte A-M, Daval G, Verge D, Gozlan H, Hamon M: Autoradiography of serotonin receptor subtypes in the central nervous system. *Neurochemistry* **18**: 1-15, 1991.

17) Inagaki N, Yamatodani A, Ando-Yamamoto M, Tohyama M, Watanabe T, Wada H: Organization of histaminergic fibers in the rat brain. *J Comp Neurol* **273**: 283-300, 1988.

18) Bouthenet ML, Raut M, Sales N, Garbarg M: A detailed mapping of histamine H_1-receptors in

guinea-pig central nervous system established by autoradiography with [^{125}I]iodobolpyramine. *Neuroscience* **26** : 553-600, 1988.
19) Raut M, Traiffort E, Bouthenet ML, Schwartz JC, Hirschfeld J, Buschuer A, Schnack W : Reversible and irreversible labeling and autoradiographic localization of the cerebral histamine H$_2$ receptor using [^{123}I]iodinated probes. *Proc Natl Acad Sci USA* **87** : 1658-1662, 1990.
20) Pollard H, Schwartz J-C : Histamine neuronal pathway and their functions. *TINS* **10** : 86-89, 1987.
21) Young AB, Fagg GE : Excitatory amino acid receptors in the brain : membrane binding and receptor autoradiographic approaches. *TiPS* **11** : 126-133, 1990.
22) Taguchi J, Kuriyama T, Ohmori Y, Kuriyama K : Immunohistochemical studies on distribution of GABA$_A$ receptor complex in the rat brain using antibody against purified GABA$_A$ receptor complex. *Brain Res* **483** : 395-401, 1989.
23) McLean S, Skirboll LR, Pert CB : Comparison of substance P and enkephalin distribution in rat brain : an overview using radioimmunocytochemistry. *Neuroscience* **14** : 837-852, 1985.
24) Wamsley JK : Opioid receptors : autoradiography. *Pharmacol Rev* **35** : 69-83, 1983.
25) Klemm WR : Opiate mechanisms : evaluation of research involving neuronal action potentials. *Prog. Neuro-Psychopharmacol* **5** : 1-33, 1981.
26) Helke CJ, Krause JE, Mantyh PW, Couture R, Bannon MJ : Diversity in mammalian tachykinin peptidergic neurons : multiple peptides, receptors and regulatory mechanism. *FASEB J* **4** : 1606-1615, 1990.
27) Manaker S, Winokur A, Rostene WH, Rainbow TC : Autoradiographic localization of thyrotropin-releasing hormone receptors in the rat central nervous system. *J Neurosci* **5** : 167-174, 1985.
28) Horita A, Carino MA, Lai H : Pharmacology of thyrotropin-releasing hormone. *Ann Rev Pharmacol Toxicol* **26** : 311-3332, 1986.
29) Niehoff DL : Quantitative autoradiographic localization of cholecystokinin receptors in rat and guinea pig brain using ^{125}I-bolton-hunter-CCK 8. *Peptides* **10** : 265-274, 1989.
30) Bowery NG, Hudson AL, Price GW : GABA$_A$ and GABA$_B$ receptor site distribution in the rat central nervous system. *Neuroscience* **20** : 365-383, 1987.

5.9 免疫系

　免疫系における最も特徴的な性状は，ほとんど無限に存在するといってよい数の抗原に対応する機能を持ち合わせていることである．この現象を担うのは各抗原を特異的に認識する抗原レセプターと呼ばれる分子である．すなわち，免疫系は抗原レセプターに多様性を創り出すことによって，膨大な数の抗原それぞれに特異的に反応できるようにしている．免疫反応の主役で抗原と特異的に反応してさまざまな機能を発揮する2種類のリンパ球（T細胞とB細胞）は，1つの細胞には1種類のレセプターしか発現されていないから，1種類の抗原としか対応できない．つまり，1つの細胞が多種類のレセプターを発現していてどんな抗原にも反応するものではない．また，過去に提唱されたように，レセプターは結合する抗原によって鋳型のように抗原特異的型が形成されるものではない．したがって，すべての抗原に対処する免疫系は，異なった1個の抗原レセプターをそれぞれ持ったおびただしい数のT細胞とB細胞クローンを用意することによって対応している．

　さて，抗原レセプターは，T細胞膜表面上に発現しているT細胞抗原レセプターと，B細胞膜表面上に発現している免疫グロブリンの2つのタイプがある．それらを支配している遺伝子がいかにしてクローン別の多様性を形成していくかを理解することが，免疫系レセプターに関する中心課題である．もちろん，T細胞やB細胞が分化・増殖したりエフェクター機能を発揮するためには，種々のシグナルを受けるその他のレセプターが存在する．免疫系や造血系細胞の分化や増殖に主として関連するレセプターには，リンホカインレセプターや，インテグリンとして知られるコラーゲンのような細胞外マトリックスに対するレセプターが挙げられる．しかし，それらは構造的にも機能的にも免疫系特異ではないので，他項を参照してほしい．

a. 1次構造からみた抗原レセプターの多様性
（1） 免疫グロブリン

　相同な2本の長いH鎖と，相同な2本の短いL鎖がS-S結合で結ばれた計4本のポリペプチドからなる多重構造を基本とする．H鎖およびL鎖とも，そのN末端側は個々の免疫グロブリンにより著しく異なるアミノ酸配列があり，可変部（V部）と呼ばれる．さらに，V部の中でもアミノ酸配列の変異がより著しい部位がH鎖では4，L鎖では3か所あり，超可変部と呼ばれる．残りのC末端側は定常部（C部）と呼ばれ，変異は少なくほぼ一定の構造を保つ（図5.28）．V部もC部も領域内でそれぞれはS-S結合によりドメイン構造を形成し，免疫グロブリン高次構造の安定化に寄与している．免疫グロブリンのレセプターとしての機能はL鎖およびH鎖のV部中の超可変部が形成する3次構造にあり，そこは抗原に対して相補的に作用して結合する（図5.29）．

　L鎖とH鎖は別々の染色体上に位置する異なった遺伝子産物で，独立したペプチドとして合成された後，細胞内でS-S結合する．したがって，異なったV部をもつL鎖とH鎖が組み合わさると，抗原結合部の多様性は各鎖がもつ多様性の乗数となる．

（2） T細胞抗原レセプター

　2つの異なった種類の鎖によって形成されるヘテロダイマーである．T細胞抗原レセプターを形成する鎖は $\alpha, \beta, \gamma, \delta$ の4本が同定されており，それぞれ α 鎖と β 鎖，あるいは γ 鎖と δ 鎖の組み合わせでヘテロダイマーを形成する．

　T細胞レセプターは2量体という点を除けば免疫グロブリンと基本構造は類似している（図5.28）．すなわち，各鎖は免疫グロブリンのドメインと似た配列からなる超可変部を含む可変部と定常部をもち，2鎖はS-S結合で結ばれている．抗原は両鎖の可変部が形成する相補的構造に結合す

5.9 免疫系

□ 定常部
▨ 可変部
■ 超可変部
≡ 膜貫通部

免疫グロブリン (Ig)　　　　T細胞抗原レセプター (TCR)

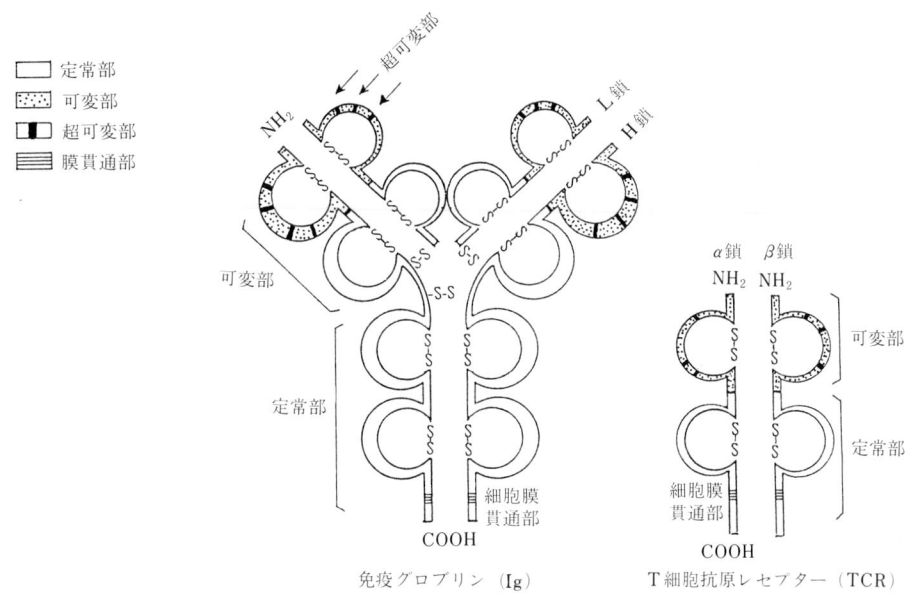

図 5.28　抗原レセプターの基本構造

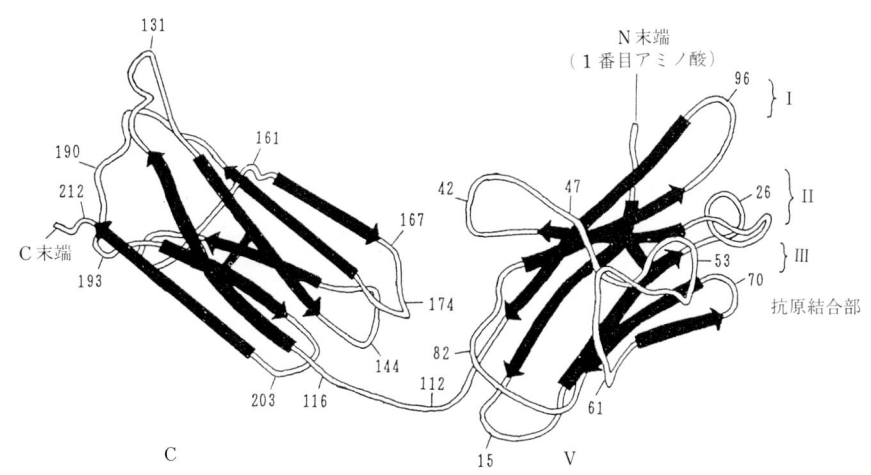

図 5.29　免疫グロブリン L 鎖の折りたたみ構造 (Edmundson ら, 1973)
超可変部は I, II, III のように外側に出て抗原結合部を形成している.

る.従来知られている多くの抗原はほとんど α 鎖と β 鎖のヘテロダイマーにより認識される.一方, γ 鎖と δ 鎖のヘテロダイマーについては,何を認識しているのか,また,このヘテロダイマーを発現している T 細胞の機能は何か,不明な点が多く残されている.

b. 抗原レセプターをコードする遺伝子とその再編成

(1) 免疫グロブリン

H 鎖および L 鎖はそれぞれ異なった染色体上に位置する遺伝子によりコードされていることはすでに述べたが,それだけでなく,1つのペプチドである H 鎖も L 鎖も可変部と定常部のアミノ酸配列は別々の遺伝子群によって支配されている.もっとも,それら遺伝子群は距離を隔てて同一染色体上にはある.さらに,H 鎖 V 領域は V と D と J 遺伝子断片に,L 鎖 V 領域は V と J 遺伝子断片にコードされている(図 5.30).免疫グロブリンを発現している B 細胞においては,複数ある V, D, J あるいは V, J 遺伝子断片の集合から各1つがピックアップされて組み換えが起こり,再

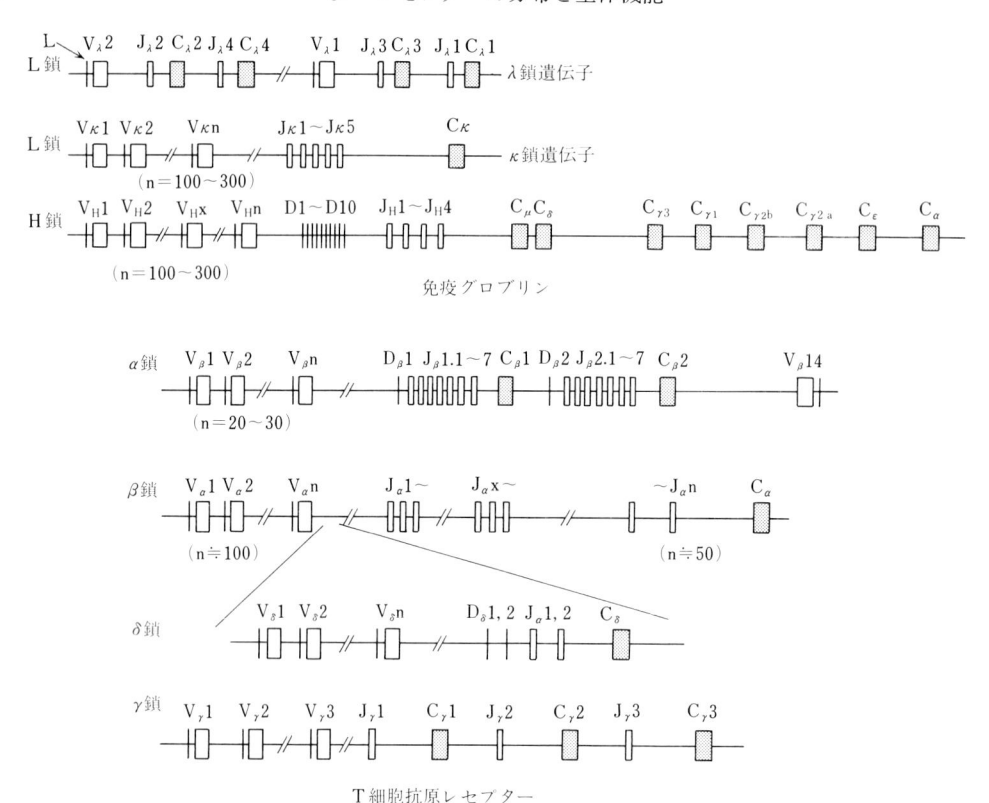

図 5.30 抗原レセプター遺伝子の配列（マウス）
可変部のN末端側の大部分はV遺伝子により，C末端側はJ遺伝子によりその配列が決定される．なお，マウスにおいてはTCRのδ鎖遺伝子はα鎖遺伝子群の間に入っている．

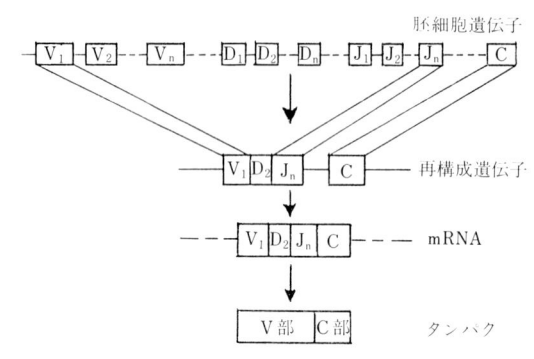

図 5.31 IgおよびTCR遺伝子の再構成と発現
VDJ再構成機序は免疫グロブリン（Ig）H鎖とT細胞抗原レセプター（TCR）β鎖遺伝子に共通．IgL鎖とTCRα鎖では，VJ再構成が起こる．

編成された発現型V-D-J遺伝子（V領域遺伝子）を創っている（図5.31参照）．DあるいはV遺伝子群は少数であるがV遺伝子群は100以上である．したがって，これら遺伝子断片の組み換えにより多様性はここでも乗数的に起こる．

発現型V-(D)-J遺伝子とC遺伝子群との間にも組み換えは起こり，B細胞ではV-(D)-J遺伝子とC遺伝子群の1つは隣接している．このようにしてできた遺伝子を発現したレセプターを介して刺激を受けたB細胞は，リンホカインの助けをかりて抗体産生細胞へと分化するが，その間にV領域のドメインは同じままでC遺伝子のみが置き換わる現象が起こる．C領域は種々の生物活性に関連しているので，このDNA組み換え（クラススイッチ）機構も免疫グロブリン機能の多様性を検討する上では興味深いが，抗原レセプターとしては特異性に変化をもたらさない．

（2） T細胞レセプター

T細胞レセプターを構成するα, β, γ, δ鎖をコードする遺伝子は，免疫グロブリン遺伝子と同様の遺伝子構成からなる．また，各鎖遺伝子の多様性発現の機構も基本的には免疫グロブリン遺伝子の場合と同じく，各鎖のV領域はV, D, JあるいはV, J遺伝子断片の組み換えによりつくられ

る（図5.31参照）．

以上述べたように発現型 V-D-J 遺伝子はそれぞれの遺伝子断片の再編成によりつくられるが，DNA 組み換えは常に正確には起こらないようである．すなわち，組み換えの結合点はそれほど厳密には決まっておらず，1〜2個の塩基を介在部から拾って補充し，新しいコドンを創ることがある．あるいは，結合点にランダムな配列をしたヌクレオチドを挿入することもしばしばみいだされている．このような不正確な DNA 組み換えも V 領域の多様性形成に貢献している．

c. 遺伝子組み換えの機構

免疫グロブリンおよび T 細胞レセプター各鎖の V 領域遺伝子の発現型形成のために起こる DNA の組み換え機序は明確ではないが，DNA 組み換え点の近傍にある特定の塩基配列が関与していることが明らかとなってきた．すなわち，J 遺伝子の 5′ 側と V 遺伝子の 3′ 側，および D 遺伝子の 5′ 側と 3′ 側の介在配列の中に保存された特徴的な2つの配列がある．1つは7個の塩基配列（CACAGTG）からなり，他の1つは9個の塩基配列（ACAAAAACC）からなる．この2つのシグナル配列は，12 もしくは 23 塩基からなるスペーサーをはさんで D および J 遺伝子の直前と V および D 遺伝子の直後に必ず存在する．もっとも後者では，7 および 9 塩基配列が前者の配列と相補的となっているので，VJ 間，VD 間あるいは DJ 間の再構成に貢献する．この DNA 再構成を触媒するであろう酵素はリコンビナーゼと総称され，その同定が進められている．

d. T 細胞と B 細胞による抗原認識様式の違い

分泌型免疫グロブリンである抗体を用いて行った研究から，抗原とそのレセプター結合の立体構

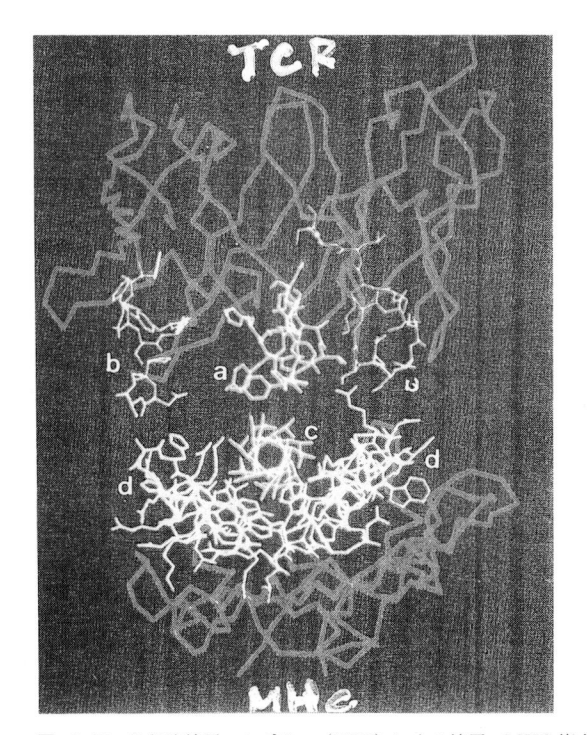

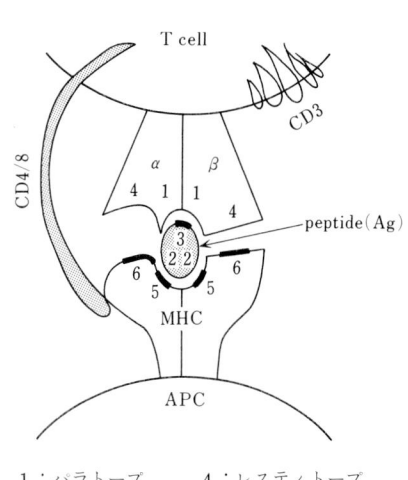

図 5.32 T 細胞抗原レセプター（TCR）による抗原・MHC 複合体認識のモデル
MHC 分子の β シート（d, 黄色）に抗原ペプチド（c, 赤）が結合している．TRC は b（黄色）の部分と a（赤）の部分でそれぞれ MHC 分子の一部と抗原に結合する（MD Davis らによるコンピュータグラフィックによるモデル）．b と d が結合する部位はそれぞれレスティトープとヒストトープ，c と d が結合する部位はそれぞれアグレトープとデセトープ，a と c が結合する部位はそれぞれパラトープとアグレトープと呼ばれ，右側に抗原提示細胞（APC）により提示された抗原を T 細胞が認識する模式図を示す．

1：パラトープ　4：レスティトープ
2：アグレトープ　5：デセトープ
3：エピトープ　6：ヒストトープ

造がX線結晶解析によって可視化された．それによると免疫グロブリンの超可変部は1か所に集まり，この領域の特定アミノ酸残基が抗原分子と接触しているのがわかる．B細胞上におけるレセプターとしての免疫グロブリンと抗原の結合した結晶解析像は得られていないが，恐らく同じ構造をとっていると推測される．つまり，B細胞と抗原を培養した場合の現象にみられる通り，可溶性抗原は修飾されることなくネイティヴの形で，B細胞上の免疫グロブリンに認識される．

T細胞抗原レセプターと免疫グロブリンは構造上多くの共通点がある．また，レセプターとしての多様性形成も同じ機構でなされる．それにもかかわらず，T細胞のレセプターを介した抗原の認識の仕方はB細胞のそれとは異なることが現象的に知られている．すなわち，免疫グロブリンは可溶性抗原をそのまま認識するが，T細胞抗原レセプターはMHC（major histocompatibility complex）分子を発現したマクロファージに代表される抗原提示能をもつ細胞（APC）上にある抗原でないと認識できない．いいかえれば，T細胞抗原レセプターはAPCによって分解処理された抗原分子の断片とMHC分子を認識することになる．さらに，このとき抗原を提示できるのは自己のMHC分子に限定される．この現象はT細胞の抗原認識におけるMHC拘束性と呼ばれる．T細胞がMHC拘束性にAPC上の抗原を認識する機序として，T細胞は2種類のレセプターを使用してMHCと抗原を独立して認識するとの仮説が提唱されたことがある．しかし，現在は1つのレセプターがMHCと結合した抗原分子の断片を認識するとの説が圧倒的に有力で，図5.32に示すようなモデルが受け入れられている．すなわち，MHC分子のβシートが形成する凹状構造の中に抗原分子が数か所で結合してはまり込み，T細胞レセプター分子はその両者と数か所で結合するとしている．このモデル提唱の背景となったのは，①T細胞抗原レセプターの分子の同定，②MHC分子の立体構造およびMHC分子と抗原ペプチドの結合像のX線結晶解析，および④MHCクラス1分子に結合したペプチドの分離である．特に，ウイルス感染細胞から分離したMHCクラス1分子に結合したウイルスペプチドが8～9個のアミノ酸からなるとの研究結果は，このモデルの信憑性を高めた．しかし，T細胞抗原レセプターのα鎖とβ鎖がMHC分子と結合することに関しては，実体はまだ証明されていない．

e. 抗原レセプターを介した活性化とシグナル伝達

（1） T細胞レセプター複合体

T細胞抗原レセプターは，EGFやインスリンなどのホルモンレセプターと違って，細胞内領域がきわめて短いので，細胞外領域で抗原特異的に結合したシグナルを細胞内に伝達することは不可能と考えられる．しかし，1984年頃からT細胞レセプターは，α鎖とβ鎖によるヘテロダイマーのほかに複数のポリペプチド群と非共有結合で会合して複合体であることが明らかにされた．CD3で総称されるこれらポリペプチド鎖（α，γ，ε，δ，ζ）はα鎖やβ鎖と違って，クローン間あるいは個体間に多型性はなく，抗原結合はしないが，いずれも細胞内の部分が比較的長いドメインをもつので，α-β鎖が認識したシグナルの伝達に重要な機能をしているであろうと考えられた．

抗原刺激を受けたT細胞は，秒単位で細胞内タンパク質のチロシンリン酸化が誘導される．また，チロシンリン酸化におくれてカルシウムイオンの動員とホスファチジルイノシトール回路（PI回路）の代謝回転が誘導される．PIの代謝回転はチロシンのリン酸化を受けたホスホリパーゼC（PLC）-γ1によるPI加水分解に始まり，その産物とカルシウムイオンがプロテインキナーゼC（PKC）を活性化し，最終的にIL-2の産生につながる．

ところで，レセプターを介した刺激による細胞の活性化初期過程においてチロシンキナーゼの重要性が強調されているが，T細胞レセプターを介した抗原刺激の場合はどうであろうか？ T細胞レセプターを介した刺激によってチロシンのリン酸化が誘導される細胞内タンパク質の中にT細胞レセプター複合体の一員であるCD35ζが含

まれている．しかし，T細胞レセプター複合体分子には1次構造からみてチロシンキナーゼ (PTK) との相同性は認められない．したがって，T細胞レセプターは直接または間接的に細胞間の非レセプター型のチロシンキナーゼと共役することにより，CD3ζのチロシンリン酸化を誘導するといえよう．免疫系細胞を含めた造血系細胞には多数のsrcファミリーに属するチロシンキナーゼが発現している．そのうち，T細胞にはfyn, ycsおよびlckが検出されているが，CD3と会合しているのはfynである．しかし，いまのところT細胞レセプターを介した刺激によってfynが活性化されることは証明されていない．

T細胞が抗原を認識する際，T細胞レセプター複合体のほかにさらにいくつかのアクセサリー分子を必要とすることが知られている．その中でT細胞特異的分子であるCD8とCD4は，それぞれMHC分子のクラス1とクラス11定常部に結合しT細胞抗原レセプターによる抗原認識のco-receptorとして作用する．CD4とCD8はlckを発現しているので，T細胞レセプターを介した抗原認識ではco-receptorによるチロシンキナーゼを共有している可能性がある．

(2) μ鎖複合体

静止期の成熟型B細胞の多くは，免疫グロブリンのIgMクラスを細胞表面に発現している．構造上，免疫グロブリン分子ではB細胞膜を貫通しているのはH鎖のみである．IgMのH鎖（μ鎖）はわずか3アミノ酸からなる短い細胞内領域をもつため，T細胞抗原レセプターの場合と同様に，シグナル伝達ができる他の分子との相互作用が必要である．事実，クローン特異性や抗原特異性をもたない複数の分子群がμ鎖と会合している．現在までに明らかとなっているのは，B細胞特異的遺伝子mb-1およびB29によってコードされている2分子である．両者はS-S結合によってヘテロダイマーの形態をとり，μ鎖と複合体を形成している．mb-1およびB29遺伝子産物は十分長い細胞内領域をもつが，分子内に酵素活性を予測されるような配列はない．したがって，μ鎖の場合，チロシンキナーゼを介したシグナル伝達はT細胞レセプターの場合のように，直接あるいは間接にチロシンキナーゼと複合体を形成していることが推測される．T細胞以外の造血系細胞に発現しているsrc型チロシンキナーゼlynがその有力候補である．

〔垣生園子〕

文献

1) Chothia C, et al: Conformation of immunoglobulin hypervariable regions. *Nature* **342**: 877, 1989.
   Loops reproduced by a conformational scarch algorithm. *Nature* **335**: 564, 1988.
2) Honjo T, Habu S: Origin of immune diversity: genetic variation and selection. *Ann Rev Biochem* **54**: 803, 1983.
3) Davis DR, Padlan EA, Sheriff S: Antibody-antigen complexes. *Ann Rev Biochem* **59**: 439, 1990.
4) Thomas J Braclale, et al: Antigen presentation pathways to class 1 and class 11 MHC-restricted T lymphocytes. *Immunol Rev* **88**: 95, 1987.
5) Clevers H, et al: The T cell receptor/CD3 complex: a dynamin protein ensemble. *Ann Rev Immunol* **6**: 629, 1988.
6) Davies MM, Bjorkman PJ: T cell antigen receptor genes and T cell recognition. *Nature* **334**: 395, 1988.
7) Ajitkuman P, et al: Evidence that multiple residues on both the α-herices of the class 1 MHC molecule are simultaneously recognized by the T cell receptor. *Cell* **54**: 47, 1988.
8) Alexander DR, Gantrell DA: Kinases and phosphatases in T-cell activation. *Immunol Today* **10**: 200, 1989.
9) Reth M, et al: The B-cell antigen receptor complex. *Immunol Today* **12**: 196, 1991.

II. 研究方法

1. 薬理学および細胞生物学的方法

1.1 薬理学的解析

タンパク質と特異的に結合する物質を一般にリガンド（ligand）と呼んでいる．酵素に結合する基質および補酵素などと同様に，レセプターと特異的に結合する物質もリガンドと呼ばれている．

レセプターに結合するリガンドは，エフィカシー（efficacy）（増量した時現しうる最大効果に関連したリガンドの能力；固有活性 intrinsic activity ともいう）の大きさにより，フルアゴニスト（full agonist）（あるいは単にアゴニストと呼ばれていることが多い；ここでもフルアゴニストのことを以下単にアゴニストと呼ぶ），パーシャルアゴニスト（partial agonist）（アゴニスト-アンタゴニスト mixed agonist-antagonist），およびアンタゴニスト（antagonist）などに分類される．また，低用量で大きい効果を現すアゴニストは効力（potency）が大きいといい，低用量で大きい拮抗作用を現すアンタゴニストは有効性（effectiveness）が大きいという．なお，リガンドはレセプターに対して種々の親和性（affinity）を示す．親和性の高さは解離定数の逆数で現される．レセプターに対して親和性が高いアゴニストは効力が大きい．また，レセプターに対して親和性が高いアンタゴニストは有効性が大きい．しかし，パーシャルアゴニストの場合は，レセプターに対する親和性のうち，アゴニストの部分とアンタゴニストの部分の区別が困難なため，親和性から効力や有効性を推測する場合注意を要する．なお，リガンドはレセプターに対して種々の程度の選択性（selectivity）を示す．リガンドの選択性の程度の決め方，および自分が用いているリガンドの選択性の程度などを知ることは，レセプターを介して現れるリガンドの効果を考える場合に大切なことである．

a. 親和性（affinity）

リガンドはレセプターと特異的に結合する．特異性は両者の立体構造に基づくと考えられていて，たがいに補完的に結合する．リガンドを立体構造の面から考えると，多くの薬のように変化し難いもの（いわゆる rigid な構造のもの）と，天然のペプチドやタンパク質などのように一定範囲内で変化しうるもの（いわゆる flexible な構造のもの）とに分けられる．一方，レセプターはタンパク質なので，その立体構造はある程度変化すると思われる．立体構造の変化は親和性に影響を与えるので，親和性に関する実験を行う場合，このようなことを念頭におく必要がある．なお，リガンドとレセプターとの結合には，イオン結合，水素結合，およびファンデルワールス力などが関与すると考えられている．また，アルキル化剤のように共有結合でレセプターと非可逆的に結合する場合もある．

リガンドのレセプターに対する親和性を求める方法として，結合実験が広く行われている．すなわち，①生体から調整したレセプターを含む標本（たとえば，細胞膜に存在するレセプターの場合は膜標本）と，②放射線で標識した比放射活性が高いリガンドを，一定の pH の緩衝液中で，一定温度で一定時間インキュベート後，レセプターおよびその他の部位と結合しているリガンドと非結合（遊離）リガンドとをガラス線維フィルターで分離し，フィルター上の結合リガンド量を液体シンチレーションカウンターで測定し，総結合量を求める．次に，①および②とともに，③過剰の非標識

リガンドを加えて同様に実験を行うと，非標識リガンドによりレセプターと特異的に結合した標識リガンドは遊離し，レセプター以外の部位と結合している標識リガンドの量，すなわち非特異的結合量が求められる．なお，これは，特異的結合部位（レセプター）に比べて，非特異的結合部位は著しく多く，しかもリガンドに対して低親和性であるとの考えに基づいている．このようにして求めた総結合量から非特異的結合量を引いた値が，リガンドのレセプターに対する特異的結合量である．

標識リガンドを L^*，レセプターを R，解離定数を K_D，全レセプター量を $[R]_t$ などとすると，

$$L^* + R \underset{k_2}{\overset{k_1}{\rightleftarrows}} L^*R$$

質量作用の法則（law of mass action）により

$$\frac{[L^*][R]}{[L^*R]} = \frac{k_2}{k_1} = K_D$$

また，

$$[R]_t = [R] + [L^*R]$$

なので，

$$\frac{[L^*]\{[R]_t - [L^*R]\}}{[L^*R]} = K_D$$

書き換えると，

$$\frac{[L^*R]}{[L^*]} = -\frac{1}{K_D}([L^*R] - [R]_t)$$

したがって，種々の標識リガンドの濃度で実験を行い，特異的結合量と非結合量の比を縦軸に，特異的結合量を横軸にとってプロット（スキャッチャードプロット Scatchard plot）すると，勾配が $-1/$解離定数，横軸の切片が全レセプター量の直線が得られる．

前述したように解離定数の逆数は親和性の高さを現しているので，このプロットから親和性を求めることができる．また，この式から明らかなように，標識リガンドに対して，親和性の異なるレセプターが2種類以上含まれている標本を用いて実験を行うと，プロットから勾配の異なる2本以上の直線が引ける．なお，1つのレセプタータンパク質あるいはサブユニットなどに標識リガンドの結合部位が複数個存在する場合，一方の部位にリガンドが結合すると他方の部位のリガンドに対する親和性が変化することがある（正あるいは負の協同性 positive or negative cooperativity）．この場合，リガンドの濃度が高くなるとともに親和性が変わるレセプターが増えるので，Scatchard plot は曲線になる．なお，結合実験の詳細は，II-2.1に記載されている．

b. エフィカシー (efficacy)

一定の実験系に，種々の濃度のリガンドを投与し，生じる反応の大きさを求め，用量-反応曲線（dose-response curve）を作ることにより，リガンドのエフィカシーを知ることができる（図1.1）．

レセプターを介した反応を生じさせる生体系として，全身動物，摘出標本，培養細胞，膜標本および再構成ホスホリピッド小胞などが用いられる．それぞれ長所と欠点があるので目的に応じて使い分けられる．いずれの系でも，アゴニストにより生じた反応がアンタゴニストにより拮抗されることにより，レセプターを介した反応であることが確認される．

全身動物を用いる場合には，リガンドの吸収，分布，代謝，および排泄などを考慮する必要があるとともに，動物の形態や機能について広い知識が要求される．したがって可能ならば摘出標本のような，全身動物より簡単な系を用いる方がよい．しかし，全身動物でないとできない実験もたくさんある．たとえば，リガンドによる動物の行動の変化を観察する場合，および体内で代謝されたリガンドが効果を現す場合などでは，全身動物による実験が必要になる．しかし，特定の行動の変化が特定のレセプターを介して現れることが明らかになり，しかもその特定のレセプターが摘出標本にも存在することが知られていれば，リガンドのエフィカシーは摘出標本で求めた方がいい．また，リガンドの活性代謝産物が1種類だけで，構造も明らかで，活性代謝産物が作用する特定のレセプターが摘出標本に存在することが知られていれば，摘出標本でエフィカシーを求めた方がいい．

レセプターが含まれている適当な標本がある場合には，摘出標本によりリガンドのエフィカシー

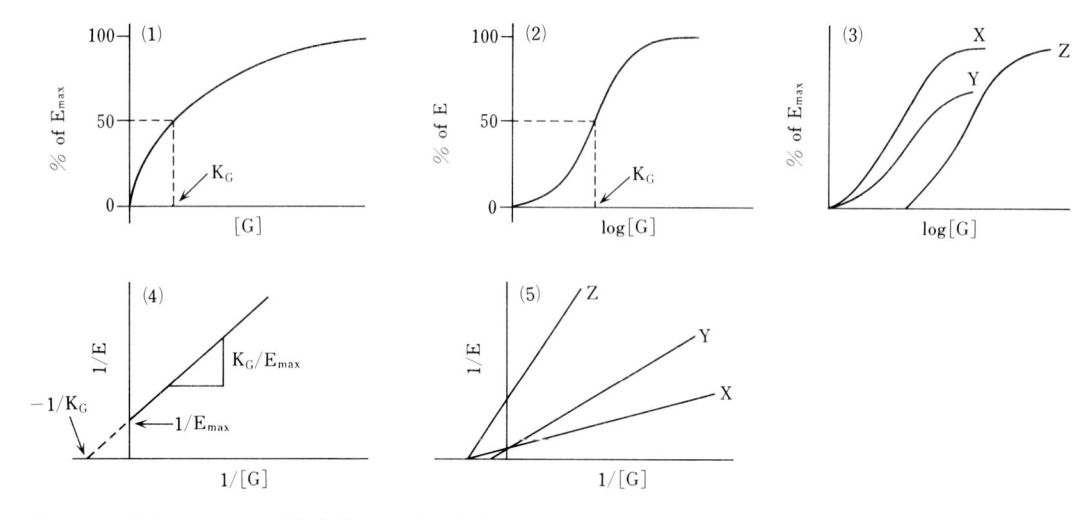

図 1.1 用量（アゴニストの濃度 [G]）-反応（効果）曲線

（1） 縦軸を最大効果（E_{max}）の百分率（％），横軸を [G] にすると，図のような曲線になる．
（2） 縦軸は（1）と同じ，横軸を $\log[G]$ にすると，S字状の曲線になる．（1）より（2）の方が広い用量範囲の反応を限られたスペースに表すことができる．
（3） アゴニスト X はアゴニスト Y より効力が大きい．X と Y のエフィカシーは同じである．パーシャルアゴニスト Z は，X や Y よりエフィカシーが小さい．また，競合的拮抗薬存在下で X の用量-反応曲線を作ると曲線 Y になり，非可逆的拮抗薬存在下で X の用量-反応曲線を作ると曲線 Z になる．
（4） $E=E_{max}[G]/(K_G+[G])$（ミカエリス・メンテンの式との類似に注意）（p 201 参照）であるから，$1/E=K_G/E_{max}[G]+1/E_{max}$ となる（ラインウィーバー・バークの式との類似に注意）
（5） （3）を2重逆数プロットした場合．

を求めるのが一般的である．作るのが容易で，長時間安定した反応を示す標本に恵まれると，多くのリガンドのエフィカシーを，短時間に簡単に求めることができる．

摘出標本を用い，用量-反応曲線を作り，リガンドのエフィカシーあるいは効力を求める場合，2つの方法がある．1つはリガンドの1用量ごとに標本を洗う方法である．もう1つは標本を洗わないでリガンドを加え，累積させて反応をみる方法である．後者の方が簡単であるが，反応が最大になるのに時間を要し，その間にリガンドが不活性化されたり，細胞の感受性が変化する場合がある．また，その他の理由で累積法が不適切なこともある．そのため累積法を用いる場合は，累積法でない方法と反応の大きさが同じになることを確認すべきである．なお，累積法を用いることができなくて，しかも標本から洗い流すのが困難なリガンドでは，多くの標本を用いないとエフィカシーを求めることができない．また，水に溶け難いリガンドの溶解に用いた溶媒が，標本の反応を阻害することがあり，難水溶性で効力の小さいリガンドではエフィカシーを求めるのが困難なこともある．

特定のレセプターを含む培養細胞が存在し，レセプターを介して生じる反応の大きさを測定できる場合，リガンドのエフィカシーを培養細胞で求めることができる．しかし，同じレセプターが摘出標本にも存在する場合は，エフィカシーを求めるのには，摘出標本を用いた方が有利な場合が多い．

なお，リガンドのレセプターに対する親和性の大きさと，エフィカシーとの間に特別な関係は認められない．換言すれば，特定のレセプターに対して類似した親和性の大きさを示す3つのリガンドのエフィカシーを調べてみると，1つはアゴニスト，もう1つはパーシャルアゴニスト，残りはアンタゴニストという場合がある．類似した親和性を示すリガンドが，異なるエフィカシーを現す理由は明らかでない．

摘出標本あるいは培養細胞などで求めたエフィカシーが，全身動物の特定の反応とどのような関

係にあるかを知ることは大切なことである．たとえば，ある特定のレセプターが呼吸抑制と関係している場合，エフィカシーの小さいパーシャルアゴニストでは，レセプターに結合する量が大きくても呼吸抑制は軽度であるが，エフィカシーの大きいアゴニストでは，大量で呼吸抑制で死亡する．したがって，臨床的に用いる薬，あるいは病的状態で遊離する生物活性物質などのエフィカシーを知ることは大切である．

c. 効力 (potency)

エフィカシーを求める場合と同様に，用量-反応曲線を作ることにより，リガンドの効力を知ることができる（図1.1）．

レセプターを介した反応を生じさせる生体系も，エフィカシーを求める場合と同様で，全身動物，摘出標本，および培養細胞などが用いられる．

リガンドの効力の大きさを表す方法として，用量-反応曲線の縦軸に最大反応の百分率を用い，50％有効量（50% effective dose, ED_{50}）として表現することが多い．つまり，ED_{50}値が小さいほど効力が大きいリガンドといい，ED_{50}値が大きいほど効力が小さいリガンドという．なお，示標とする反応の大きさが，リガンドの用量により連続的に変化する場合と，示標とする反応を連続的変化として捕え難く，有り無しと判定した方がいい場合とがある．後者の場合は，リガンドの用量を変え，各用量で全例中何例に反応が認められるかを観察し，縦軸に反応が生じた頻度の百分率を用いる．この場合も効力の大きさはED_{50}値として表される．

レセプターの近くには，リガンドの除去機構の存在が知られている場合が多い．これは本来，内在性リガンドのレセプターに対する作用の終了機序と関連したものである．たとえば，アセチルコリンに対するエステラーゼ，およびペプチドに対するペプチダーゼなどのような加水分解酵素，ならびに，ノルエピネフリン，ドパミンおよびセロトニンなどに対する能動輸送系などである．レセプターを介して現れるアゴニストの真の効力の大きさは，このような除去機構を完全に阻害しないと求められない．なお，除去機構の活性は，標本により異なることも留意すべきことである．

d. アンタゴニストの有効性 (effectiveness)

アゴニストをG，アンタゴニストをNとすると
$$G+R \underset{}{\overset{K_G}{\rightleftharpoons}} GR, \quad N+R \underset{}{\overset{K_N}{\rightleftharpoons}} NR$$
$$\frac{[G][R]}{[GR]}=K_G, \quad \frac{[N][R]}{[NR]}=K_N$$

アゴニストのみが存在する場合は
$$[R]_t=[R]+[GR]$$

アゴニストとアンタゴニストが共存する場合は
$$[R]_t=[R]+[GR]+[NR]$$

効果をE，エフィカシーをαとすると
$$E=\alpha[GR]=\frac{\alpha[R]_t[G]}{K_G+[G]}$$

$E_{max}=\alpha[R]_t$とすると
$$E=\frac{E_{max}[G]}{K_G+[G]}$$
$$=\frac{E_{max}[G]}{K_G(1+[N]/K_N)+[G]}$$

また，一定の大きさの反応を生じさせるのに要するアゴニストの量のうち，アンタゴニストが存在しないときを$[G_o]$，存在するときを$[G_N]$とすると

$$\frac{E}{E_{max}}=\frac{[G]/K_G}{1+[G_o]/K_G}$$
$$=\frac{[G_N]/K_G}{1+[G_N]/K_G+[N]/K_N}$$
$$\therefore \quad [G_N]/[G_o]-1=[N]/K_N$$

両辺の対数をとると
$$\log([G_N]/[G_o]-1)=\log[N]-\log K_N$$

横軸を$\log[N]$，縦軸を$\log([G_N]/[G_o]-1)$としてプロット（Schildプロット）（図1.2）すると，得られた直線と横軸との交点は$\log K_N$になる．$[G_o]$のとき生じる反応の大きさと$2[G_N]$のとき生じる反応の大きさとが同じになるような$[N]$を選んだとき，$-\log[N]=pA_2$とSchildは定義した．このとき左辺は0になるので，$pA_2=-\log[N]=-\log K_N$となる．つまり，アンタゴニストの濃度$[N]$が低いほど，また，アンタゴニストの解離定数K_Nが小さいほどアンタゴニストの有効

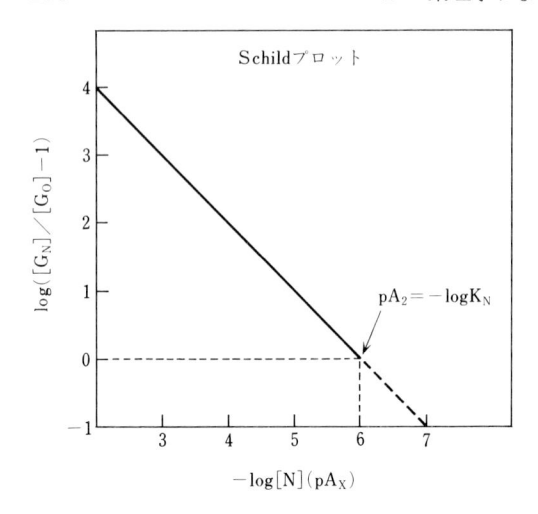

図 1.2 Schild プロット
$x=[G_N]/[G_0]$ （用量比 dose ratio）.

性は大きいので，pA_2 値が大きいほどアンタゴニストの有効性は大きいということになる．

摘出標本を用い，特定のアンタゴニスト N_1 存在下および非存在下で，特定のアゴニスト G_1 の用量-反応曲線を作ることにより，G_1-N_1 の組み合わせの pA_2 値を求めるのが一般的方法である．なお，G_1 の用量-反応曲線を累積法で作れる場合はいいが，作れない場合で，しかも N_1 を標本から洗い流すのが困難な場合には，正確な pA_2 値を求めるのは難しい．このような場合，および，N_1 がパーシャルアゴニストである場合などでは，pA_2 の代わりに N_1 の K_e（平衡解離定数）値を求め，アンタゴニストの有効性の示標とする．K_e 値の求め方は，① G_1 の用量-反応曲線を累積法でない方法で作る，② aM の N_1 を投与後 bM の G_1 を投与する，③ N_1 投与による反応の大きさと同じ大きさになる G_1 の量を①から求める（cM），④ ②において G_1 投与による反応の大きさと同じ大きさになる G_1 の量を①から求める（dM）と

$$K_e = \frac{a}{b/(d-c)-1}$$

なおこの場合，アゴニスト投与による最大変化を100％とすると，N_1 投与による変化は40％未満で，N_1 投与後の G_1 による変化は70％未満であると，正確な K_e 値を求めることができる．求めた K_e 値が小さいほど，有効性が大きいアンタゴニス

トということになる．

e. リガンドのレセプターに対する選択性 （selectivity）

内在性リガンドのレセプターには，複数のタイプあるいはサブタイプが存在することが多いので，個々のレセプターに対する内在性リガンドの選択性は一般に低い．一方，1つのタイプあるいはサブタイプのみに結合させる目的で人工的化学的に合成したリガンドの中には，高い選択性を示すものがある．たとえば，副腎髄質のクロム親和性細胞から遊離されるエピネフリン（アドレナリン）は，α と β と呼ばれている2つのタイプのアドレナリンレセプターと結合する．また，α_1 と α_2 と呼ばれているアドレナリンレセプターの2つのサブタイプとも結合する．つまり，各アドレナリンレセプターのタイプあるいはサブタイプに対するエピネフリンの選択性は低い．一方，プロプラノロールは β タイプ，プラゾシンは α_1 タイプにそれぞれ選択性の高いリガンドである．

リガンドのレセプターに対する選択性を調べるのに結合実験がよく用いられる．この場合，被験リガンドが結合すると予想される数種のレセプターに対して選択性の高い標識リガンドを用い，その特異的結合を被験リガンドがどの程度抑制するかを調べる．しかし，選択性が高いと考えられていた標識リガンドが，研究が進むにつれて他のレセプターとも結合することが明らかにされ，選択性があまり高くないということになる場合があるので注意を要する．また，結合実験で選択性が示唆されたリガンドについて，そのエフィカシーも調べるべきである．それは，1つのレセプターのタイプに対してアゴニストとして結合するリガンドの中に，他のレセプターのタイプに対してアンタゴニストとして結合するリガンドもあるからである．この場合，このリガンドは，結合実験の結果からは選択性はあまり高くないということになるが，アゴニストという観点からは選択性が高いともいえる．したがって，リガンドの選択性について論じる場合，エフィカシーを考慮に入れ，アゴニストとしては選択性が高いという表現の仕方が

あってもいいと思う．

　1つのレセプターのタイプaに対して比較的選択性の高いアゴニストAが，他のタイプbに対してアゴニストとしてどの程度の効力を有するか知りたい場合がしばしばある．このような場合には，レセプターの1つのタイプbのみを含み，他のタイプaが存在しないような標本を用いるとよい．また，1つのタイプaにきわめて選択性が高く，高濃度でも他のタイプbと結合しないアンタゴニストを用いれば，aとbの両方のタイプが存在する標本を用いてもよい．しかし，このようなレセプターの1つのタイプのみを含む標本，あるいは，選択性がきわめて高いアンタゴニストなどは一部の研究が進んでいるレセプターのタイプに関してのみ知られているだけである．したがって，多くのアゴニストの選択性の程度を明らかにするのは容易ではない．

　被験アゴニストが，複数のレセプターのタイプあるいはサブタイプを含む標本において，どのレセプターのタイプあるいはサブタイプと結合して効果を現しているかを知りたい場合がある．この場合は，それぞれのレセプターのタイプあるいはサブタイプに対して選択性の高いアンタゴニストを用い，アンタゴニストの有効性の程度を比べればいい．なお，アンタゴニストが1つしか知られていなくて，そのアンタゴニストの各レセプターのタイプあるいはサブタイプに対するpA_2値あるいはK_e値が知られている場合には，それらの値を求めることにより，被験アゴニストがどのレセプターと結合して効果を現しているかを推測できる．この場合，用いるアゴニストもアンタゴニストも一定範囲の用量でのみ，1つのレセプターのタイプあるいはサブタイプに対して選択性を示すことがあることに留意すべきである．つまり，広い用量範囲で行った実験結果からは，pA_2値が2つ以上求まることがあることに留意すべきである．

　アンタゴニストのレセプターに対する選択性の程度は，各レセプターのタイプあるいはサブタイプに対して選択性の高いアゴニストが存在すれば，それらとアンタゴニストとの組み合わせでK_e値あるいはpA_2値を求めればいい．また，種々のレセプターのタイプあるいはサブタイプに対してアゴニスト作用がない（すなわちパーシャルアゴニストでない）純粋なアンタゴニストであれば，結合実験で各レセプターに対する親和性を求めて比較すれば，アンタゴニストとしての選択性の程度を知ることができる．

　パーシャルアゴニストのレセプターに対する選択性の程度は，アゴニストとしての選択性と，アンタゴニストとしての選択性とに分けて考えた方がいい．その理由は，アゴニストとしてはレセプターのタイプaに選択性が高いのに，アンタゴニストとしてはタイプbに選択性が高いというリガンドの存在が知られているからである．パーシャルアゴニストのアゴニスト活性の程度はいろいろであるが，エフィカシーが大きいほど，アゴニストとしての選択性を調べやすく，アンタゴニストとしての選択性は調べ難い．逆に，エフィカシーが小さいほどアンタゴニストとしての選択性を調べやすく，アゴニストとしての選択性は調べ難い．

おわりに　リガンドのレセプターに対する親和性，リガンドのエフィカシー，アゴニストの効力，アンタゴニストの有効性，およびリガンドのレセプターに対する選択性などについて述べた．1つのレセプターに対して，選択性の高いアゴニストおよびアンタゴニストが知られていて，しかも多くのリガンドが存在している場合には，リガンドとレセプターとの関係を薬理学的に解析するのは比較的容易である．しかし，レセプタータンパク質のアミノ酸配列が明らかにされた現在でも，適当なリガンドがないと，レセプターの体内における役割を明らかにすることは困難である．

　アゴニストとレセプターとの結合から，効果発現にいたる過程は一般に複雑で，不明の部分が多い．しかし，複雑な部分をできるだけ簡略化して，不明の部分を仮定して数式化すると，複雑な系を考える際の出発点になるとともに，新たな疑問も浮き彫りになる．本稿でも$E_{max}=a[R]_t$と仮定して話を進めた．しかし，非可逆的アンタゴニスト

を用い，レセプターの数をある程度減少させても最大効果が得られる場合があることが知られていて，このような場合は$E_{max}=\alpha[R]_t$とはならない．アゴニストの用量を漸増させて最大効果を得た後に，まだアゴニストと結合していないレセプターを余剰レセプター（spare receptor）という．余剰レセプターが存在する場合は，非可逆的アンタゴニストにより，アゴニストの用量-反応曲線は右側に移動するだけで最大効果は変わらない．しかし，非可逆的アンタゴニストを増量し余剰レセプターが存在しなくなった後に，非可逆的アンタゴニストを投与してレセプターを減少させると，最大効果は得られなくなり，フルアゴニストの用量-反応曲線がパーシャルアゴニストの用量-反応曲線のようになる．なお，非可逆的アンタゴニストを用いた実験で，フルアゴニストのなかにもエフィカシーの異なるものが存在することが示唆されている．つまり，アゴニストAは10のレセプターと結合したときに最大効果が現れるが，Bは5，Cは2，Dは1のレセプターと結合したときに最大効果が現れる，という場合があることが知られている．このようなときには，レセプターに対して親和性が高いアゴニストほど効力が大きいとはいえない．すなわち，a～eに述べたことがあてはまらないこともしばしばあるということである．研究が進むにつれて，あてはまらない理由も次第に明らかにされてくると思われる．

レセプターの単離法，およびレセプターの遺伝子などの研究から，1つのレセプターのタイプあるいはサブタイプのみを含む標本の作製が可能になってきている．このような標本は，リガンドの選択性を調べるのに大変すぐれていると思われる．また，このような人工標本と天然標本を比較した研究も始まっている．両者の長所を伸ばすことにより，レセプターの研究が著しく進歩することが期待される．

正常機能の遂行，病的症状の発現，および，薬の効果発現などは，リガンドとレセプターとの結合に由来することが多い．したがって，体内における種々のレセプターの役割を明らかにすることは，生体機能の分子的解析と関連が深い．リガンド，レセプター，および両者の関係などの研究が発展し，生体機能の分子的解明が進むことを期待している．　　　　　　　　　　〔岡　哲　雄〕

1.2 全身動物

a. 全身動物によるレセプター研究の得失

全身動物による薬理学的研究はすべてのレセプター研究の第1歩である．*in vivo* の実験が新しいレセプターの存在を示唆し，レセプター発見の端緒となった例は多い．たとえば血管平滑筋のアドレナリンレセプターの $\alpha \cdot \beta$ への分類は，脊髄ネコのエピネフリン昇圧作用がエルゴトキシン前処置により降圧作用に変化する（アドレナリン反転）ことを Dale が観察した（1906）のがきっかけであった．またモルヒネの鎮痛作用は中枢神経にあるオピオイドレセプターに作用して生じると古くから信じられていた．その理由は，① モルヒネに構造の似た多数の化合物中 L 体のみに鎮痛活性があり，② アゴニストの構造を一部変えるのみでナロキソンのような特異的アンタゴニストができたことであった．

in vivo の研究では，① 薬物の多くの薬理作用のなかからレセプターに特異的な指標を抽出して観察すること，② 薬物としてレセプターに特異性の高いアゴニストやアンタゴニストを利用することが必要である．しかし，*in vivo* の実験のみではレセプターの本態を十分明らかにすることはできず，摘出臓器標本，組織ホモジェネートなどを用いる *in vitro* の研究の併用が必要となる．

今日では全身動物の実験から新しいレセプターを発見するという研究よりは，むしろ薬物を *in vivo* で投与したときにみられる薬理作用はどのようなレセプターを介して生じるのかを全身動物を用いて研究することが多い．観察している薬理作用に関与するレセプターを決定するにはそのレセプターに対するアゴニスト，アンタゴニストを用いて薬理学的に行うので，用いたアゴニスト，アンタゴニストがレセプターに特異性が高いことが必要になる．

たとえば，モルヒネ皮下投与によるラット血中 TSH 減少作用は，純粋なアンタゴニストであるナロキソンで拮抗されるので，オピオイドレセプターを介すると結論できる[1]．しかしモルヒネの全身的投与ではその作用点がどこにあるのか（例えば視床下部にあるのか，下垂体レベルなのか）までは明らかにできず，薬物の作用点を決定するためには薬物の脳内への定位的投与実験や，培養下垂体の perifusion の研究などが次に必要になる．

レセプター特異性が十分高くない薬物しかないときには，特定のレセプターに対して効力の異なる数種の薬物の薬効を測定し，rank order をつくり，それらの薬物のレセプター親和性の rank order と比較することにより，調べている薬理作用に関与するレセプターの性質を推測する方法が行われる．Ahlquist は6種の交感神経作動薬の血圧（血管収縮または拡張），子宮筋，尿管，瞳孔散大筋，気管支筋などにおける薬効を調べ，各薬物の *in vivo* および *in vitro* で調べた薬理作用の相対的強さにより，各臓器に存在するアドレナリンレセプターを α, β に分けた．すなわち薬効がアドレナリン＞イソプロテレノールのものを α レセプター，イソプロテレノール＞アドレナリンのものを β レセプターとしたのである[2]．

b. レセプター研究に用いる動物

実験対象はヒトのほか各種の実験動物がある．動物全体を用いる実験はバラツキが大きく，慎重さを必要とする．また動物の種，系統，性，生後日数（年齢）などで反応が異なるのでこれらの点にも注意が必要である．ヒトの実験には倫理的配慮が必要であるが，実験動物の場合も苦痛を与えないような実験法が要求される．

マウス・ラットの種々の系統のうち，とくに薬効に差のある系統，レセプター欠損のある系統および病態モデル動物などはレセプター研究に有効に利用される[3,4]．近交系マウス・ラットのうちに

はアルコール，モルヒネなどの中枢神経作用に異なった反応を示す系がみいだされている．たとえばリコンビナントインブレッド系の1つCXBK系マウスはとくにモルヒネの鎮痛作用が弱く，脳オピオイドレセプター（μタイプ）の減少が証明されている．遺伝的に不均一な系統のマウスから，たとえばアルコールによる睡眠時間の長いもの同士，短いもの同士を選択的に交配させ，アルコールに対する反応性の対称的に異なる1対の選択系を樹立することもなされた．種差の利用もレセプター研究に有用であって，たとえばモルヒネはヒト，ラットなどでは一般に行動を抑制するが，ネコでは興奮的に作用というように，動物の種により薬物反応性が異なることがあり，これらの動物種間の比較もレセプター研究に利用しうると思われる．

内分泌疾患にはレセプター異常が明らかな疾患モデル動物が数種みいだされ，これには遺伝的のものや自然発症するものがある．またヒトには各種のレセプター異常症があり，これら疾患を研究することによりホルモンレセプターの理解が深まった[5]．

脳の定位的刺激または破壊による研究法

末梢臓器の代謝やホルモン分泌，動物の行動に対する脳レセプターの役割を知るために，脳の特定の神経核の破壊や，刺激が行われる[6]．脳定位固定装置を用い脳の特定の部位に電極を挿入して電気的に破壊したり，電気刺激したりする．また特別なナイフで神経線維連絡を切断することも行われる．定位的にカニューレを挿入して微量の薬物を脳内に注入することも行われる．カイニン酸，6ハイドロキシドパミン，5,7ジハイドロキシトリプタミンなどは注入部位の特定のニューロンを変性させる目的で用いられる．

病態モデル動物として高血圧モデルラット（spontaneous hypertensive rat, SHR），老化モデルマウス（senescence accelerated mice）が有名である．

薬物による病態モデル動物も利用される．streptozotocin静注による糖尿病ラット，gold thioglucose, sodium monoglutamate投与による肥満ラット，MPTP（1-methyl-4-phenyl-1,2,3,6-tetrahydropteridine）によるParkinson病モデルなどが病態におけるレセプター研究に用いられる．薬理試験はこれらの実験動物・病態動物の特徴をつかんで行うことが望ましい．

c. 全身動物による薬理学的レセプター研究

*in vivo*の薬理学的方法はすべてレセプター研究に利用できるが，いくつかの例をあげ読者の参考としたい．

（1） オートラジオグラフィー

オートラジオグラフィーはPET，脳透析法，行動薬理学的方法とともに脳レセプター研究に用いられる．オートラジオグラフィーは*ex vivo*の方法で用いられることが多く，薬物を投与した動物から脳をとり出してスライスをつくり，レセプター特異的なリガンドと*in vitro*でインキュベートし，結合量を測定したりオートラジオグラフィーを行う．放射能標識した薬物を*in vivo*で投与した動物の全身オートラジオグラフィーは，薬物代謝や分布の研究には有用であるが脳のレセプター研究には応用された例は少ない．

*in vivo*で静注した[^{14}C]デオキシグルコースの脳内分布は脳各部位の糖利用を示し，脳レセプター研究に1つのパラメーターとして応用される．6ハイドロキシドパミンを1側黒質に注入して黒質を障害したラットに，ドパミンアゴニストpergolideを投与すると障害側黒質の糖利用が増加することが[^{14}C]デオキシグルコースを用いたオートラジオグラフィー法で証明された．この作用は*in vivo*におけるドパミンD_1アゴニストの指標として用いられた[7]．

（2） PET（positron emission tomography）

PETは，ドパミンレセプター，セロトニンレセプター，ベンゾジアゼピンレセプター，オピオイドレセプターの測定用リガンドが開発され，*in vivo*のヒト脳レセプターの分布を調べることができる大変有効な方法であるが，解像力が十分でなく小動物の脳には応用しにくい[8]．

（3） *in vivo*脳透析法

定位的にラット脳に植えこんだ細い透析チュー

ブを介して脳を灌流し，灌流液中に出現する脳トランスミッターおよび代謝物または薬物を定量する方法である[9]．無麻酔無拘束ラットを用いて行動を測定すると同時に，in vivo で脳細胞外液中に放出されるトランスミッターやその代謝物，細胞外液中の薬物を直接採取でき，薬物の脳特定部位における神経伝達に及ぼす作用と行動の変化とを相関させることができる．

この方法はドパミン，セロトニン，アセチルコリン，GABA，興奮性アミノ酸などのトランスミッターに応用できる．たとえばモルヒネ，ニコチンなどの乱用される薬物は mesolimbic dopamine system のドパミン細胞を興奮させる作用がある．本法を用いて中脳 A 10 にあるドパミン細胞には興奮性の 5-HT$_3$ レセプターがあり，5-HT$_3$ 拮抗薬はモルヒネ・ニコチンによる mesolimbic dopamine neuron の興奮を抑制するが，同時にこれら薬物の報酬効果も消失させることが明らかとなった．このように in vivo 脳透析法はもともとトランスミッターの研究に用いられたが，レセプター特異性の高い薬物を用いることにより動物行動に関与するレセプターの研究にも用いることができる．透析法は脳以外の臓器例えばヒト皮下脂肪にも応用でき，カテコールアミンによる脂肪分解をグリセロール産生によりモニターし，脂肪細胞のアドレナリンレセプターの研究に用いられた．

（4） *in vivo* のレセプター代謝

非可逆的 α アドレナリン遮断薬フェノキシベンザミンを *in vivo* で投与して脳 α アドレナリンレセプターを不活化し，時間とともに α レセプターがいかに回復するかを *in vitro* の膜 binding assay で定量し，α アドレナリンレセプターの体内代謝を推測する実験が行われた[10]．

（5） 行動薬理学的方法

向精神薬などの中枢神経に作用する薬物の精神活動に及ぼす影響を推測するには，薬物を投与したときの動物の行動の変化を観察する研究が必要である．研究対象となる行動は多種多様であって，非学習行動および学習行動ともに利用される[11]．

非学習行動としては，探索行動が最もよく研究され，種々の装置により自発運動量として測定される．立ち上がり，毛づくろい，洗顔などの行動はオープンフィールド法により直接観察記録する方法がとられる．そのほか，攻撃行動，摂食行動，性行動が研究対象となる．また薬物投与による異常行動，たとえばカタレプシー，常同行動なども研究に利用される．

学習行動には，レスポンデント行動（条件反射）およびオペラント行動があり，これら行動の学習・記憶の過程も研究対象とされる．オペラント行動はスキナーボックスなどの種々の装置を用い，サル，ラット，ハトなどの動物を訓練してレバー押しなどの行動をさせる方法であるが，行動を起こさせる動機として空腹にした動物にエサをとらせるという正の強化を用いるときと，電気ショックなどの嫌悪刺激から逃れるという負の強化を用いる方法があり，たくさんのスケジュールが，研究目的に応じて案出され使用されている．

生体アミンレセプターに特異的に結合するアゴニスト・アンタゴニストを *in vivo* で投与し，その動物行動に及ぼす影響を詳細に観察することにより，1群のレセプターに特異的な行動を抽出して，薬理学的研究に応用できる．脳 5-HT$_{1A}$ レセプター刺激症状である 5-HT syndrome には head twiches, forepow treading, flat posture などの異常行動が含まれており，中枢のセロトニンレセプター研究にこれらの行動が利用された[12]．ドパミンアゴニストをラットに投与すると常同行動（gnowing, chewing, sniffing などの行動をくりかえす）がみられる．片側黒質線条体ドパミン神経を破壊したラットにドパミンアゴニストを投与すると特定方向に回転する．アンフェタミンやドパミンアゴニストは側坐核に作用して運動亢進を起こす．抗精神病薬はこれらの常同行動，回転行動，運動亢進を抑制する一方，カタレプシーを起こし，これらの行動変化はドパミンレセプター研究に利用された[13]．ベンゾジアゼピン系抗不安薬のスクリーニングには条件情動反応（conditioned emotional response, CER）などのコンフリクト行動，pentylenetetrazol けいれんに対する抗けいれん作用，傾斜板による筋弛緩作用の測定などが用い

られる．これらの薬物の行動に及ぼす効果をベンゾジアゼピンレセプター結合実験によって測定した各薬物のレセプター親和性の強さと比較することがベンゾジアゼピンレセプターの研究に利用された[14]．

摂食行動は非学習行動であるが，食餌を制限したラットにおける食物摂取はオペラント行動を維持する正の強化因子として利用されている．食欲調節の研究は肥満との関連で大切であるが，そのために摂食行動の観察が行われる[15]．食欲の指標として食物摂取量が用いられる．食欲は視床下部外側核（LH）にある摂食中枢および，視床下部腹内側核（VMH）にある満腹中枢の活動で調節されており，ここには食物消化で生じた代謝産物（糖，脂肪酸，アミノ酸など）やホルモンに感受性あるニューロンが存在する．視床下部に神経活性物質やホルモンを微量注入することにより中枢性摂食調節に関与する神経活性物質のレセプターを推測できる．

摂食亢進に働くものには，ノルアドレナリン，オピオイドペプチド，ニューロペプチドYがあり，摂食を抑制するものには，セロトニン，コレシストキニン，ボンベシン，カルシトニンがある．中枢神経の5-HTレセプターも摂食行動に影響がある[16]．5-HT細胞の細胞体にある5-HT$_{1A}$オートレセプターは摂食を促進する．逆に5-HTレセプターアゴニスト RU 24964, 1-(3-chlorophenyl)piperazine(mCPP), TFMPP はともに摂食抑制を起こすが，5-HTレセプターサブタイプに特異性の異なる多数のアンタゴニストによる拮抗の違いから，UR 24969 による摂食抑制は5-HT$_{1B}$レセプターを介し，mCPP, TFMPP の摂食抑制は5-HT$_{1C}$, 5-HT$_{1B}$両方のレセプターを介することが示唆された．

ヒト，イヌ，スンクスでは吐剤は嘔吐を起こすが，ラットでは嘔吐は起こらず摂食量の抑制が起こる．イヌやスンクスにおける嘔吐行動，ラットにおける摂食量の抑制は，嘔吐機序に関与するレセプターの研究に用いられる．

（6）体　　　温

ラット・マウスなどの小動物の直腸温，尾皮膚温はモルヒネ，クロルプロマジン，TRHなどの中枢神経に作用する薬物のレセプター研究に指標として用いられる．体温調節中枢は preoptic anterior hypothalamus に存在し，ノルエピネフリン，アセチルコリン，セロトニンが体温調節に重要なトランスミッターと考えられている．とくにモルヒネはオピオイドレセプターを介して体温を大きく変動させるので，オピオイドレセプターの研究に小動物の体温が指標として好んで用いられる．しかしモルヒネによる体温の変動は，動物の種差，環境温，拘束の有無，薬物投与などにより変わるので研究条件を選ぶことが大切である[17]．

（7）呼　　　吸

呼吸の中枢性調節に対する薬物の直接作用に関する薬理学的研究は多数あり，中枢神経作用薬の多くが作用を有する[18]．呼吸中枢活動の指標として間接的指標（呼吸曲線，換気量測定，呼気・血液ガス濃度，血流分布，肺機能検査など）や横隔神経の活動が用いられることが多い．オピオイドμレセプター選択的アゴニストは少量では呼吸を増すが，大量では呼吸を抑制する．μ_1遮断薬 naloxonazine は少量 dermorphin による呼吸亢進のみに拮抗した．これからμ_1レセプターは呼吸亢進に，μ_2レセプターは呼吸抑制に関与することが示唆された[19]．

（8）鎮　痛　作　用

鎮痛作用は非ステロイド性抗炎症薬や麻薬性鎮痛薬の研究に指標として最も多く用いられる[20]．鎮痛作用はヒトおよび実験動物で調べられ，その方法は多数あるがすべて in vivo で行われる．ヒトでは慢性疼痛のある疾患患者に鎮痛薬を投与し，痛みがどの程度軽減したかを程度（rating）で報告してもらうことにより測定する．動物では熱，機械的，化学的刺激による仮性疼痛反応や慢性炎症による疼痛様反応をおさえることが薬物の鎮痛作用の指標となる．動物では hot plate 法，tail flick 法，writhing 法などが鎮痛測定法として用いられる．

（9）依　存　性　試　験

薬物依存には精神依存性と身体依存性とがある．薬物の精神依存性を調べるには，薬物を報酬

として用いるオペラント行動で薬物が正の強化効果をもつことを示すことが必要で，自己投与試験と，薬物弁別試験とがある．身体依存性の試験には，①薬物を一定期間投与した後休薬して退薬症候の発現をみる依存性形成試験と，②被験薬物が標準的依存性薬物の退薬症候を特異的に抑制するかどうかを調べる交差依存性試験とがある．薬物弁別試験，交差依存性試験はオピオイドレセプターのサブタイプ分類に用いられた[21,22]．

(10) 循環器

全身動物の循環系機能に関与するレセプター研究は，血圧，血流，心拍数，血液ガス分圧，EKGなどを指標とする．心，血管では摘出標本によりかなりのレセプターレベルの研究が行える．しかし，全身動物に薬物を用いるときには反射調節などを含めた効果を測定することができるので，全身動物の研究はなお必要性がある[23]．

実験動物では予め電磁流量計などのプローブを挿入しておいた動物を無麻酔無拘束で用いたり，また麻酔下で動脈に挿入したカニューレで動脈血圧の測定などの急性実験が行える．またヒトでは心カテーテル法，Doppler 血流法，MRI などの検査法が発達しており，血管内の種々の部位の血圧や酸素分圧などを測定し，循環動態を心血管系におけるレセプター研究の指標として用いることができる．出血性ショックに伴う心血管系の抑制にオピオイドレセプターが関与する可能性が示唆された[24]．

(11) 消化器

消化器平滑筋のレセプターに関する研究は主に *in vitro* で行われるが，全身動物でも消化器の種々の機能に対する薬物の効果を調べることによりレセプターの関与を推測できる．薬理学および毒性試験に利用される方法には，胃潰瘍形成試験，麻酔下動物で胃の灌流による胃液分泌の測定，腸管通過時間，腸管を2か所結紮してループをつくり腸液分泌の研究に用いたり，またラット総胆管にカニューレを挿入して流出胆汁を採取する方法による胆汁分泌の測定などがある．腸管に一定間隔で数個の電極をつけることにより腸管の収縮波の伝播が研究された．ヒトではゾンデによる胃液

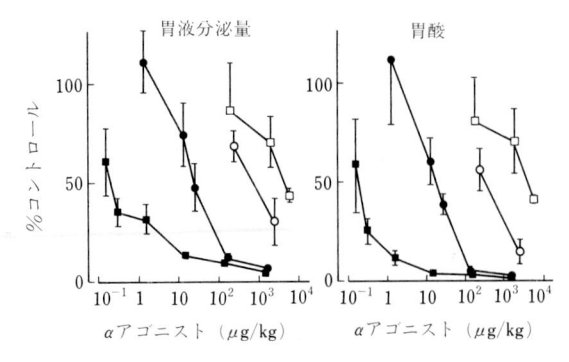

図 1.3 ラット胃液分泌量および胃酸に対する各種 α アドレナリン作動薬の影響[26]
胃幽門部結紮ラットに α 作動薬を脳室内に投与し，4時間後の胃液を測定した．結果は生理食塩水注入コントロールラットを100%として表した．
■：オキシメタゾリン，●：クロニジン，○：メトキサミン，□：フェニレフリン．

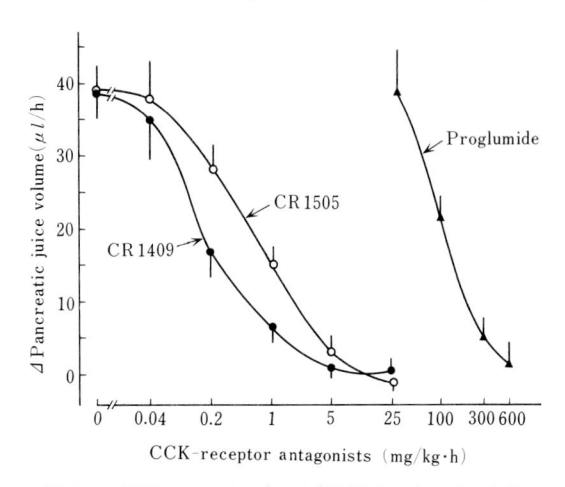

図 1.4 CCK-8，$0.06\,\mu g/kg\cdot h$ 静脈投与によるラット膵液量の増加に対する CCK 拮抗薬の抑制作用[27]
薬物は静脈内に持続投与した．CCK アンタゴニストは CCK-8 投与30分前より投与開始した．膵液は CCK-8 投与中（1時間）に採取した．

や胆汁，膵液の採取による検査が行われ，血中の消化管ホルモン測定と併用し薬物による変動を測定し，消化管分泌に関与する消化管ホルモンその他ヒスタミンなどのトランスミッターのレセプターの研究に応用される．

腸液分泌の *in vivo* の研究には2か所で結紮した腸管ループが用いられ，この方法でクロニジンは $α_2$ アドレナリンレセプターを介して，コレラ毒素，VIP，PGE_1 などによって亢進させた腸液の分泌を抑制することが証明された[25]．幽門部を結紮したラット（Shayのラット）を用いて，α アドレ

ナリンアンタゴニストの脳室内および皮下投与は胃液分泌を抑制するが，諸種のαアゴニストの効力を比較することによりα_2レセプターを介して抑制されることが示唆された（図1.3）．

in vivo におけるコレシストキニン（CCK）レセプターの研究には消化器系に対するCCKの種々の作用が指標として用いられる．CCK-8によるマウス・ラット胃内容排出時間の延長，ラット摂食抑制作用は，CCKアンタゴニストL 364,718経口投与で拮抗される．またCCK-8をラットに静注して刺激した膵外分泌（膵液量，アミラーゼ分泌量）はCCK拮抗薬 proglumide, CR 1409, CR 1605により用量依存的に抑制された（図1.4）．

(12) ホルモンおよび代謝

a) ホルモン

ホルモン研究には内分泌疾患患者や内分泌疾患モデル動物（たとえば糖尿病モデル動物），内分泌臓器（たとえば下垂体など）を摘出したり，移植した動物が用いられる．ヒトあるいはこれらの動物にホルモンを投与したときの生理反応・変化を調べたり，また末梢血・下垂体門脈血中のホルモン値の測定がホルモンレセプター研究に利用される．

特発性副甲状腺機能低下症と偽性副甲状腺機能低下症の鑑別診断にはPTHを静注し，尿中cAMP，リンの排泄の増加の有無を調べる（Ellsworth-Howard test）．これにより腎のPTHレセプターおよびそれにカップルしたアデニル酸シクラーゼの欠損の部位を推定できる．内分泌病のうち血中ホルモンのほか代謝異常が明らかな糖尿病や副甲状腺機能低下症などでは，血糖，血中カルシウム，リンなどの検査値がレセプター研究に用いられる．血中・尿中 cGMP は心房性ナトリウム利尿ペプチド（ANP）レセプターの研究に利用された．下垂体ホルモン分泌は，中枢神経の種々のレセプターによって調節されており，とくにプロラクチン分泌は tuberoinfundibular dopamine system（D_2レセプター）により抑制されており，抗ドパミン作用のある抗精神薬やドパミンを涸渇するレセルピンは血中プロラクチン増加をきたす．血中プロラクチンの上昇作用は抗精神薬の抗ドパミン作用のスクリーニングにも用いられる．

発情前期のメスラットは午後6時頃に血中ゴナドトロピン，プロラクチン値が一過性に上昇する．このホルモンの変動は当日午後2時にモルヒネその他のオピオイドを投与すると抑制され，ナロキソンはモルヒネの抑制に拮抗する．これからモルヒネはオピオイドレセプターを介し中枢性に発情前期のホルモン上昇およびそれにつづいて起こる排卵を抑制することがわかった[28]．

b) 代謝に関与するレセプター

血糖調節に関与するレセプター研究は，まず全身動物を用いて行われた．血糖は肝における糖の放出，末梢組織における糖とり込みで調節され，自律神経系，インスリン，グルカゴン，カテコールアミンなどのホルモンが関与する．αアドレナリン作動薬を投与すると血糖が上昇し，この作用は，ヨヒンビン（α_2遮断薬）により抑制されるが，プラゾシン（α_1遮断薬）では抑制されないので，α_2アドレナリンレセプターの関与が考えられ，さらに血中インスリンはヨヒンビンで増加し，プラゾシンでは増加しないことから，膵Langerhans島B細胞のα_2アドレナリンレセプターがインスリン放出を抑制する作用があり，ヨヒンビンはこのレセプターをブロックすることによりインスリンを上昇させ，血糖を低下させるという機序が全身動物を用いる実験から示唆された[29]．実際にLangerhans島B細胞にインスリン放出を抑制するα_2アドレナリンレセプターがあることが，分離したLangerhans島を用いる *in vitro* の実験を用いることにより確かめられた．

(13) 飲水行動および利尿作用

水電解質代謝に関与するホルモン，レニン，アルドステロン，バゾプレッシン，ANPなどの生理作用の研究や，利尿薬・抗利尿薬の薬理作用を知るために，これら薬物をラットなどに *in vivo* で投与し，尿量，尿中電解質，血中ホルモンを測定することが行われる．詳細なレセプター研究には *in vitro* の方法が必要である．

脱水したラットや脳室内に高張食塩水またはアンギオテンシンIIを投与されたラットは飲水行

動, 血圧上昇, 血中バゾプレッシンの増加を起こす. これらの変化は脳室内にβエンドルフィン, ロイシンエンケファリンを投与することで抑制され, これらオピオイドペプチドの抑制作用は拮抗薬ナロキソンにより拮抗されるのでオピオイドレセプターの関与が推測される. さらに脱水ラットの血中バゾプレッシン値を減少させるオピオイドの作用は, κアゴニスト (ブレマゾシン, U-50488) にはあるが, モルヒネ (μアゴニスト), metkephamid (μ, δアゴニスト) ではみられず, κアゴニストは血中バゾプレッシンを抑制して利尿作用を示すと考えられる[30].
〔村木 篁〕

文献

1) 村木 篁：麻薬性鎮痛薬及びエンドルフィン類の下垂体機能に及ぼす影響. 日薬理誌 **76**: 271-279, 1980.
2) Ahlquist RP: A study of the adrenotropic receptors. *Am J Physiol* **153**: 586-600, 1948.
3) 村木 篁：マウスにおけるオピオイド反応性の系統差について. 東京女子医大誌 **58**: 465-472, 1988.
4) 鈴木 勉：依存形成薬物の薬理遺伝学的研究. 薬物精神行動 **8**: 367-380, 1988.
5) 井村裕夫：レセプター異常症―概念と分類―. 日本臨牀 **47** (増刊 Receptor): 1011-1015, 1989.
6) 井村裕夫, 加藤 讓：内分泌動物実験法. 内分泌実験講座 2, 講談社サイエンティフィク, 東京, 1982.
7) Trugman JM, Arnold WS, Touchet N, Wooten GF: D_1 dopamine agonist effects assessed *in vivo* with [^{14}C]-2-deoxyglucose autoradiography. *J Pharmacol Exp Ther* **250**: 1156-1160, 1989.
8) Schachter M: Recent advances in receptor research. *Postgraduate Med J* **65**: 613-621, 1989.
9) DiChiara G: *In vivo* brain dialysis of neurotransmitters. *Trends Pharmacol Sci* **11**: 116-121, 1990.
10) Mahan LC, McKerman RM, Insel PA: Metabolism of alpha- and beta-adrenergic receptors *in vitro* and *in vivo*. *Ann Rev Pharmacol Toxicol* **27**: 215-235, 1987.
11) Meltzer HY: Psychopharmacology. The Third Generation of Progress, Raven Press, 1987.
12) Dourish CT, Ahlenius S, Hutson PH: Brain 5-HT_{1A} Receptors, Ellis Horwood, Chichester, 1987.
13) 臼田真治, 前野弘夫：抗精神薬の行動薬理. 神経精神薬理 **7**: 375-382, 1985.
14) Willets J, Balster RL, Leander JD: The behavioral pharmacology of NMDA receptor antagonists. *Trends Pharmacol Sci* **11**: 423-428, 1990.
15) Morley JE, Levine AS: The pharmacology of eating behavior. *Ann Rev Pharmacol Toxicol* **25**: 127-146, 1985.
16) Curzon G, Kennett GA: mCPP: a tool for studying behavioral responses associated with 5-HT_{1C} receptors. *Trends Pharmacol Sci* **11**: 181-182, 1990.
17) Adler MW, Geller EB, Rosow CE, Cochin J: The opioid system and temperature regulation. *Ann Rev Pharmacol Toxicol* **28**: 429-449, 1988.
18) Mueller RA, Lundberg DBA, Breese GR, Hedner J, Hedner T, Jonason J: The neuropharmacology of respiratory control. *Pharmacol Rev* **34**: 255-285, 1982.
19) Paakkari P, Paakkari I, Sirén A, Feuerstein G: Respiratory and locomotor stimulation by low doses of dermorphin, a mu_1 receptor-mediated effect. *J Pharmacol Exp Ther* **252**: 235-240, 1990.
20) 藤村 一, 高木博司 (編)：エンケファリンとエンドルフィン―痛みの制御をめぐって, 講談社サイエンティフィク, 東京, 1981.
21) 柳田知司：薬物依存・行動毒性, 毒性試験講座 8, 地人書館, 東京, 1990.
22) Martin WR, Eades CG, Thompson JA, Huppler RE, Gilbert PE: The effects of morphine and nalorphine-like drugs in the nondependent and morphine-dependent chronic spinal dog. *J Pharmacol Exp Ther* **197**: 517-532, 1976.
23) 田辺恒義, 安田孝一, 平 則夫, 菅野盛夫：心臓薬理実験法, 丸善, 東京, 1981.
24) Holaday JW: Cardiovascular consequences of endogenous opiate antagonism. *Biochem Pharmacol* **32**: 573-585, 1983.
25) Nakaki T, Nakadate T, Yamamoto S, Kato R: Alpha-2 adrenergic inhibition of intestinal secretion induced by prostaglandin E_1, vasoactive intestinal peptide and dibutyryl cyclic AMP in rat jejunum. *J Pharmacol Exp Ther* **220**: 637-641, 1982.
26) Nakadate T, Nakaki T, Muraki T, Kato R: Inhibitory α_2-adrenergic mechanism regulating gastric secretion in pyrolus-ligated rats. *Naunyn-Schmiedeb Arch Pharmacol* **320**: 170-174, 1982.
27) Shiratori K, Shimizu K, Watanabe S, Takeuchi T, Moriyoshi Y: Effect of CCK antagonists CR1409 and CR 1505 on rat pancreatic exocrine secretion *in vivo*. *Pancreas* **4**: 744-750, 1989.
28) Muraki T, Nakadate T, Tokunaga Y, Kato R, Makino T: Effect of narcotic analgesics and naloxone on proestrous surges of LH, FSH and prolactin in rats. *Neuroendocrinology* **28**: 241-247, 1979.
29) Nakadate T, Nakaki T, Muraki T, Kato R: Regulation of plasma insulin level by α_2-adrenergic receptors. *Eur J Pharmacol* **65**: 421-424, 1980.

30) Leander JD, Zerbe RL, Hart JC: Diuresis and suppression of vasopressin by kappa opioids: comparison with mu and delta opiopids and clonidine. *J Pharmacol Exp Ther* **234**: 463-469, 1985.

1.3 摘 出 標 本

　リガンドのエフィカシー，アゴニストの効力，アンタゴニストの有効性，およびリガンドのレセプターに対する選択性などを調べる場合，摘出標本が広く用いられている．その理由は，比較的簡単に，迅速に，しかも正確に，リガンドに関する上記の種々の性質を明らかにできるからである．多くの種類の摘出標本が用いられているが，神経細胞と筋細胞（特に平滑筋細胞）とから構成されている標本が最も多い．また，この場合筋細胞に生じる張力の変化を示標にすることが最も多い．はじめにコリン作動性神経-効果器接合部に作用する薬の検定に広く用いられている摘出モルモット回腸標本について説明したのち，一般的留意事項について述べる．

a. 摘出モルモット回腸標本

　開腹後，回盲部から約5cmのところから胃の方向に30～40cmぐらい回腸を摘出する．腸の内容を生理食塩液でよく洗って除いたのち，Krebs液が入ったビーカーに入れ，腸を約4cmほどの長さに切る．これをこのまま標本として用いる場合もあるが，これからAuerbach（筋層間）神経叢付き縦走筋標本（myenteric plexus-longitudinal muscle preparation）を作る場合が多い．標本をKrebs液が入った恒温水槽（36℃）に入れ，下端を絹糸を介して固定し，上端は絹糸を介してFD（force displacement）トランスデューサーに結ぶ．Krebs液の下方にある注射針を介して，95% O_2 : 5% CO_2 の混合気体をボンベからKrebs液中に送る．Krebs液中の上部と下部に置いた白金電極を介して標本内の神経細胞に電場刺激を加える．刺激に応じて遊離した神経伝達物質のアセチルコリン（ACh）が，平滑筋細胞上のムスカリン性AChレセプターと結合することにより生じる筋の収縮を記録計に描記させる（図1.5）．標本をKrebs液が入った恒温水槽に入れてから2時間前

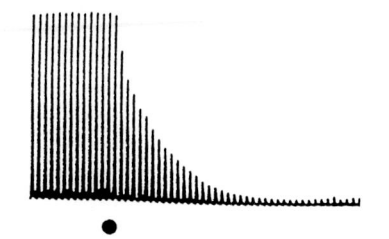

● Atropine 10^{-6} M

図 1.5　モルモット回腸のAuerbach神経叢つき縦走筋標本の電気刺激に応じて生じる収縮
ムスカリン性アセチルコリンレセプターアンタゴニストのアトロピンにより収縮は阻害されるので，収縮は刺激に応じて遊離したアセチルコリンがムスカリン性レセプターと結合することにより生じていることがわかる．

後で，刺激に応じて生じる収縮の大きさは一定となり，被験薬の検定を行える状態になる．持続時間が1ミリ秒で，次極大の矩形波刺激を，頻度0.1 Hzで与える実験では，少なくとも6時間程度は刺激に応じて生じる収縮の大きさが一定であるとともに，多くのリガンドに対する反応も一定である．つまり，この標本の1つの大きな長所は，長時間安定した反応を示すことである．このため，1つの標本で1日に数種のアゴニストの効力の大きさを正確に比べることができる．通常は1人で4つの標本ぐらいの実験を行うことができるので，1日に多数のアゴニストの効力の大きさを比べることができる．

　刺激に応じて生じる収縮の大きさがリガンドを加えることにより変化した場合，コリン作動性神経-効果器接合部のシナプス前部か後部のいずれかに作用点（レセプター）があるはずである．シナプス前部にレセプターが存在する例として，オピオイドレセプターがある．これにはμ-およびκ-オピオイドレセプターの2種類の存在が知られていて，そこにアゴニストが結合すると，神経伝達物質であるAChの遊離が抑制され，刺激に

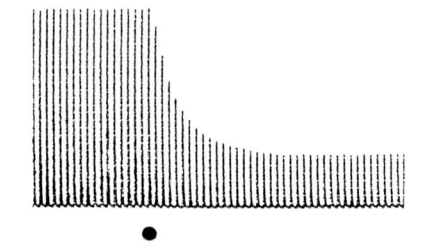

図1.6 モルモット回腸のAuerbach神経叢つき縦走筋標本の電気刺激に応じて生じる収縮に対するミューオピオイドアゴニストのモルヒネの抑制効果

非刺激状態でアセチルコリンを投与すると収縮が生じるが、この収縮はモルヒネで抑制されないことから、ミューオピオイドレセプターは、平滑筋細胞でなく、神経細胞に存在すると思われる。なお、刺激に応じて遊離するアセチルコリンの量を測定すると、モルヒネにより減少することが知られている。

応じて生じる収縮の大きさが減少する（図1.6）。つまりこの標本にオピオイドアゴニストを与えたとき生じる変化は、以下の過程①～⑥を経て現れる。①標本が入っているKrebs液中で達成される最終濃度（たとえば$1\mu M$）より100倍濃いアゴニストの溶液（たとえば$100\mu M$）を、Krebs液（たとえば$4ml$）の1/100の容量（たとえば$40\mu l$）でマイクロシリンジで与える、②与えられたアゴニストはKrebs液中で混合気体により撹拌されて一様の最終濃度になる、③アゴニストは、コリン作動性神経細胞に存在するオピオイドレセプターと結合する、④刺激に応じたACh遊離量が減少する、⑤平滑筋細胞に存在するムスカリン性AChレセプターと結合するACh量が減少する、⑥刺激に応じて生じる筋の収縮の大きさが減少する。

この過程から明らかなように、ACh量の測定が容易であれば④でACh量を測り、それを示標にしてもいいが、⑥の筋の収縮の大きさを示標にする方が簡単なので、これが通常示標にされている。ただし、この場合用いたアゴニストがムスカリン性AChレセプターのアンタゴニスト作用をもっていないことが必要である。実際にオピオイドアゴニストの中に、このような作用を有するものも知られているので注意を要する。しかし大部分はこのような作用がないので、この標本で刺激に応じた収縮の大きさの減少の程度を調べることにより、効力の大きさを簡単に知ることができる。通常効力の大きさは、収縮の大きさを50%抑制する濃度（IC_{50}）で表される。つまり用量-反応曲線を作り、IC_{50}値を求める。なお、同じ動物の回腸から作った標本でも、標本によりアゴニストに対する感受性は異なる。換言すれば、同じアゴニストでも標本により異なるIC_{50}値が得られる。そのため、効力を比べたい物質は同じ標本に与えなければならない。

b. エフィカシー

摘出モルモット回腸標本のコリン作動性神経細胞に存在するレセプターにアゴニストあるいはパーシャルアゴニストとして作用し、刺激に応じた収縮を抑制するリガンドのエフィカシーについて考えてみよう。はじめに同じレセプターに結合することが知られているリガンドをできるだけ多く

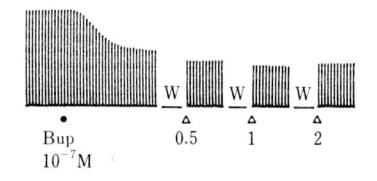

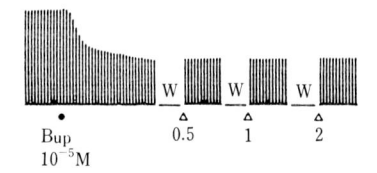

図1.7 モルモット回腸のAuerbach神経叢つき縦走筋標本の電気刺激に応じて生じる収縮に対するブプレノルフィン（Bup）の抑制効果

Bupの量を$10^{-7}M$から$10^{-5}M$に増加させても、抑制の程度が大きくならないことから、Bupはこの標本におけるアセチルコリン遊離抑制作用という観点からは、パーシャルアゴニストであるということができる。フルアゴニストであればこの場合、$2\times10^{-7}M$で収縮は通常50%以上抑制される（図1.8参照）。なお、Bupをレセプターから除く目的で、5分間隔で3回、30分間（0.5）、1時間（1）、および2時間（2）反復洗っても（W）、収縮の大きさは回復しない。このようなリガンドでは、同じ標本を用いて用量-反応曲線を作り、エフィカシーを調べることができない。なお、可能ならば、用量-反応曲線は、図1.8のように同一の標本を用いて作るべきである。

集める．次に，1つのリガンドについて用量-反応曲線を作る．用量を増すにつれて抑制が大きくなり，ある用量以上では刺激に応じた収縮が認められなくなったとすると，このリガンドはこの標本においてAChの遊離抑制作用という観点からはフルアゴニストとして働くということができる．次に，他のリガンドについて用量-反応曲線を作る．はじめは用量を増すにつれて抑制が大きくなるが，ある用量からは抑制が大きくならなくなったとすると，このリガンドはパーシャルアゴニストであるということができる（図1.7）．なお，パーシャルアゴニストによる最大抑制の程度は標本により異なることがある．これは標本によりレセプター数が異なることに由来すると思われる．つまり，レセプター数が多い標本では，少ない標本より，パーシャルアゴニストによる最大抑制の程度は大きくなる．このため，パーシャルアゴニストのエフィカシーの大きさを比べる場合には，同じ標本で比べるべきである．

c. 効　　　力

摘出モルモット回腸標本のコリン作動性神経細胞に存在するレセプターに結合し，刺激に応じて生じる収縮を抑制するアゴニストの効力について考えてみよう．はじめに同じレセプターに結合することが知られているアゴニストをできるだけ多く集める．次に，1つのアゴニストについて用量-反応曲線を作り，b.で述べたようにしてIC_{50}値を求める．用量-反応曲線は，$1\mu M$, $2\mu M$, $5\mu M$, $10\mu M$，あるいは$1\mu M$, $3\mu M$, $10\mu M$のように1, 2, 5，あるいは1, 3の用量比で増量して作ることが多い（図1.8）．同じ標本を用い次のアゴニストのIC_{50}値を求めることにより，2つのアゴニストの効力を比べることができる．このようにして1つの標本で1日に3～5のアゴニストの効力を比べることができる．なお，IC_{50}値は標本により数倍～10倍程度異なることがあるので，複数のアゴニストの効力を比べる場合には同じ標本を用いなければならない．

用量-反応曲線を作る場合，標本に一定量（たとえば$1\mu M$）のアゴニストを加え，最大効果が得られるとただちに洗いアゴニストを除き，標本の収縮の大きさをアゴニストを加える前の状態に戻し，次の量（たとえば$2\mu M$）のアゴニストを加え最大効果を観察する，という方法（図1.8）と，一定量（たとえば$1\mu M$）のアゴニストを加え，最大効果が得られると洗うことなく次の量（たとえば$1\mu M$を加え，前に加えた$1\mu M$と合わせて$2\mu M$）を加え最大効果を観察する，という方法とがある．2つの方法で得られたIC_{50}値が同じならば，後者（累積法）の方が簡単で速くIC_{50}値を求めることができる．しかし，同じにならない場合は，その理由を考えて，前者（非累積法）で行った方がいいという結論になる場合がある．その場合に困るのは，アゴニストがレセプターと結合して容易に離れない場合である．つまり，標本を長時間洗っても，標本の収縮の大きさがアゴニストを加える前の状態に回復しない場合である（図1.7）．このような場合には，洗って除きやすい代表的アゴニストを用い用量-反応曲線を作り，その後に洗って除き難いアゴニストを与え，相対的効力を求める．このようにして，3～4の標本を用い相対的効力を求めることにより，洗って除き難いアゴニストのIC_{50}値を推測することができる．

d. アンタゴニストの有効性

洗って除きやすい代表的アゴニストを用い用量-反応曲線を作る．次に，3～4の異なる量のアンタゴニスト存在下で，用量-反応曲線を作りpA_2値を求める．あるいは，アンタゴニスト非存在下

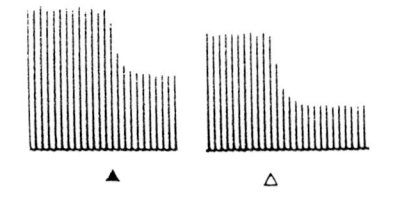

▲ [Met^5]-Enkephalin 10^{-8} M

△ [Met^5]-Enkephalin 2×10^{-8} M

図 1.8 摘出マウス輸精管標本の電気刺激に応じて生じる収縮に対する[Met^5]-Enkephalinの用量に依存した収縮抑制

左右は同じ標本を用いた記録．なお，摘出モルモット回腸標本を用いても類似した結果が得られる．

で用量-反応曲線を作った後に，一定量のアンタゴニストを与えてからアゴニストを投与し，K_e 値を求める．標本が長時間安定した反応を示し，アゴニストもアンタゴニストも洗って除きやすい場合には，pA_2 を求めるのがいい．しかし，一般にアンタゴニストは洗って除き難いことが多い．このような場合には K_e 値を求めた方がいい．また，アゴニスト作用を少し有するアンタゴニスト（パーシャルアゴニスト）の場合も K_e 値を求めた方がいい．

pA_2 値を求める場合には，アンタゴニスト存在下および非存在下で，アゴニストの用量-反応曲線を3～4回作り，その平均値を図に現す．したがって，アンタゴニスト非存在下でのアゴニストの IC_{50} 値があまり異ならない標本を用いた方がいい．

e. リガンドのレセプターに対する選択性

内在性リガンドAのレセプターと内在性リガンドBのレセプターの両方に結合するリガンドは少ない．一方，内在性リガンドAのレセプターのタイプ1とタイプ2の両方に結合するリガンドは比較的多い．一般に，内在性リガンドは，そのレセプターのすべてのタイプに結合するものが多い．たとえば，アドレナリン（エピネフリン）はそのレセプターの α にも β にも結合する．しかし，内在性リガンドの中に，そのレセプターのすべてのタイプに結合し難いものもある．たとえば，エンケファリンはそのレセプターの μ と δ には結合するが，κ には結合し難い．一方，ダイノルフィンはそのレセプターの κ には結合するが，μ と δ には結合し難い．なお，オピオイドレセプターのアンタゴニストの naloxone は，非内在性であるが，μ にも δ にも κ にも結合する．また，アドレナリンはそのレセプターのサブタイプの α_1，α_2，β_1，および β_2 に結合するが，同じ内在性リガンドのノルアドレナリン（ノルエピネフリン）は α_1，α_2，および β_1 には結合するが，β_2 には結合し難い．

1つのレセプターのタイプあるいはサブタイプに対して選択性の高いリガンドは，選択性の低いリガンドより副作用が少ないので，人工的化学的にリガンドを合成する場合，このようなリガンドを得ることを目的にする場合が多い．また，選択性の高いリガンドは研究にもきわめて有益である．

リガンドのレセプターに対する選択性を調べる方法の1つに結合実験がある．これは短時間に多くのリガンドのレセプターに対する親和性を調べることができる点ですぐれている．しかし，結合実験で求めたリガンドのレセプターに対する親和性の高さは，アゴニストとしての親和性かアンタゴニストとしての親和性か判定するのが難しい．特に，パーシャルアゴニストの場合に難しい．また，レセプターの1つのタイプに対してはアゴニストとして作用するが，他のタイプに対してはパーシャルアゴニストあるいはアンタゴニストとして作用するものもあるので注意を要する．

アゴニストあるいはアンタゴニストとしてのレセプターに対する選択性をみるには，摘出標本の実験がよい．レセプターのタイプ1と2の両方が存在する標本で，両方のタイプにアゴニストとして結合するリガンドの，1と2に対する選択性を調べるのは難しい．一方，レセプターのタイプ1のみが存在する標本と，2のみが存在する標本とがあれば，1と2の両方にアゴニストとして作用するリガンドの，1に対する効力の大きさと2に対する効力の大きさとを調べることができる．このように，タイプが2つ以上存在するレセプターの，1つのタイプのみを含む標本は，アゴニストの選択性を調べる場合，きわめて有益である．なお，全身動物を用い，特定の反応が特定のレセプターのタイプを介して現れることが知られている場合，この反応を示標にして，アゴニストのレセプターのタイプに対する選択性を調べることができる．このように，結合実験，摘出標本の実験，および全身動物の実験などから，総合的に判断してアゴニストの選択性の程度が明らかになることが多い．したがって，研究の初期に選択性の高いアゴニストと考えられていたものが，研究の発展とともに，あまり選択性が高くないアゴニストであることが明らかにされることがあるので注意を要する．

レセプターのタイプ1と2に対してそれぞれ選択性の高いアゴニストが明らかにされている場合，それらのアゴニストに対するアンタゴニストのpA_2値あるいはK_e値を求めることにより，アンタゴニストのタイプ1と2に対する選択性を知ることができる．また，種々の実験の結果，アゴニスト作用がほとんどないことが知られているアンタゴニストの場合には，結合実験で選択の程度を知ることができる．

このように，研究が進んでいるレセプターで，すでに選択性の高いアゴニストとアンタゴニストが知られている場合に，新しい被験薬のレセプターに対する選択の程度を明らかにすることは比較的容易である．しかし，研究の初期は，レセプターと結合することが知られているリガンドの数も少なく，選択性を明らかにすることが困難な場合が多い．

f. 一般的留意事項
（1） 標本の選択
正確な実験結果を迅速に得るには，目的とするレセプターを持ち，再現性のある反応を長時間示す標本を選ぶことが大切である．

（2） 再現性の確認
実験に初めて使う標本の場合，第1日目は同一リガンドの同一量を反復投与し，投与間隔，再現性，持続時間などについてよく検討することが大切である．洗うことにより落ちやすいリガンドと落ちにくいリガンドがある．また，同じリガンドでも落ちやすい標本と落ちにくい標本とがある．前に投与したリガンドが落ちていないと正確な結果が得られない．なお，リガンドが落ちていても，2回目以降に投与したアゴニストに対する反応の大きさが1回目より小さくなることがある（タキフィラキシー tachyphylaxis）．

（3） 液の交換
標本が入っている液（Krebs液を用いることが多い）は，標本を取りつけた後の最初の約30分間は5〜10分ごとに交換する．標本の大きさと液量にもよるが，その後も30分に1度ぐらいは交換し，標本の代謝産物が蓄積しないように配慮する．

（4） リガンドの作用点
リガンドの作用点は1つでないことがある．2つ以上のレセプターと結合するもの，レセプターとその他に酵素やイオンチャネルと結合するもの，および，レセプターとその他に作用点不明で生体に影響を与えるものなどがある．作用点が2つ以上のリガンドでも，用いている標本内に作用点が1つしかなければ，その標本を用いて得られる結果に影響がない．しかし，標本内に2つ以上の作用点を有するリガンドでは注意を要する．たとえば，モルモット回腸標本において，アセチルコリンの遊離を抑制するとともに，アセチルコリンが平滑筋細胞のレセプターと結合するのを阻害するリガンドの存在が知られている．このような場合に，遊離抑制に関与するレセプターのみを念頭においていると間違った結論を得る．

（5） リガンドの不活性化機構の存在
内在性リガンドのレセプターの近くには，リガンドの不活性化機構が存在することが多い（図1.9）．レセプターと不活性化機構の数の比率は，標本により異なる．また，レセプターと不活性化機構に対する親和性の高さの比率はリガンドによ

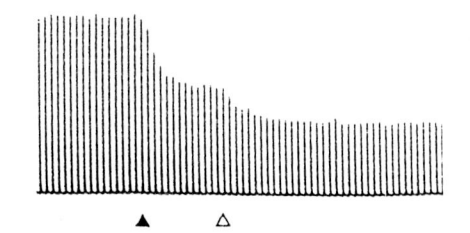

▲ [Met^5]-Enkephalin 10^{-8} M

△ Bestatin 10^{-5} M

図1.9 摘出マウス輸精管標本の電気刺激に応じて生じる収縮に対するエンケファリン（[Met^5]-Enkephalin）とベスタチン（Bestatin）の抑制効果
ベスタチンはエンケファリン非存在下では収縮を抑制しない．つまり，ベスタチン感受性エンケファリン不活性酵素が，エンケファリンのレセプター（この場合デルタオピオイドレセプター）のきわめて近くに存在し，ベスタチン非存在下では，エンケファリンの濃度を低下させているが，ベスタチン存在下ではレセプターの近くのエンケファリン濃度が上昇し，収縮は抑制されると考えられる．なお，エンケファリンとベスタチンによる収縮抑制は，その後に投与したデルタアンタゴニストにより，元の大きさに回復する．

り異なる．したがって，不活性化機構を阻害することなく，数種のリガンドの相対的効力の大きさを比べると，標本により異なる結果が得られることがある．数種のリガンドの相対的効力の大きさが標本により異なることは，標本に異なるタイプのレセプターが存在することを示唆している．つまり，同じタイプのレセプターが存在する2つ以上の標本で，数種のリガンドの相対的効力の大きさを比べると，不活性化機構を阻害していないと，異なるタイプのレセプターが存在するという間違った結論を得ることがあるので注意を要する．

（6）溶媒の影響

水に溶けにくいリガンドを溶かすために用いた溶媒が標本の反応に影響することがある．溶解に用いた酸，アルカリ，あるいは有機溶媒のみを標本に与え，影響がないことを確認することが必要である．また，影響がある場合には，他の溶媒を用いることを考える必要がある．

おわりに 培養細胞に1つのレセプターのタイプあるいはサブタイプのみを発現させることができるようになってきている．これは，リガンドの種々の性質を決めるのに大変有益である．しかし，現在でも摘出標本や全身動物を用いた実験から得られる情報も貴重なものが多い．それぞれの特徴を生かすことにより，リガンドとレセプターの関係が明らかにされていくと思われる．

〔岡　哲雄〕

1.4 細胞における酵素活性の測定によるレセプターの研究

　無傷細胞系では，レセプターを刺激することによる酵素の活性化は，生成されるcAMPなどのセカンドメッセンジャーを定量することによって間接的に推定することができる（表1.1）．また，セカンドメッセンジャーが生ずるまでに起こる一連の変化や細胞の最終応答に至るまでのメカニズムを解析するためには，薬理学的手法，遺伝学的手法などがある．

　薬理学的手法では，薬や細菌毒素が用いられる．薬は特異性に問題がある場合がしばしばであり，解釈が複雑になる場合が多い．細菌毒素を細胞に作用させてシグナル伝達の機構を解析することもできる．代表的なものとして，コレラ毒素，百日咳毒素（IAP），ボツリヌス毒素がある．これらの毒素はGTP結合タンパク質であるGs, Gi, RHOをそれぞれADPリボシル化してGTP結合タンパク質の機能を失わせるが，特異性が比較的高いので，GTP結合タンパクを介するシグナル伝達の解析に有力な手段となる[1,2]．

　遺伝学的手法で素晴らしい成功をおさめた例としては，マウスリンパ腫であるS 49細胞の変異株を用いたβアドレナリンレセプターのシグナル伝達機構の解析があげられる[3]．当時，βアドレナリンレセプターを刺激すればcAMPが増加することはわかっていたがβレセプターとアデニル酸シクラーゼは2つのタンパク質であるのか，あるいは1つのタンパク質の2つの機能であるのかは不明であった．S 49細胞は細胞内cAMPが増加すると死ぬという性質をもっている．したがって，βアドレナリンレセプターを刺激すると，ほとんどの細胞は死んでしまうが，少数の細胞は生き残る．これらのなかに，βアドレナリンレセプターの結合は正常であるにもかかわらず，アデニル酸シクラーゼ活性のない変異株や，βアドレナリンレセプターの結合は正常であり，アデニル酸シクラーゼももっているにもかかわらず，レセプター

表 1.1

酵　　　素	生　成　物
アデニル酸シクラーゼ	cAMP
グアニル酸シクラーゼ	cGMP
ホスホリパーゼC	DG, Ins P$_3$
ホスホリパーゼA$_2$	アラキドン酸, リゾリン脂質
プロテインキナーゼ	リン酸化タンパク質

を刺激してもアデニル酸シクラーゼが活性化されない変異株が発見された．これらの事実から，βアドレナリンレセプターとアデニル酸シクラーゼは2つの異なったタンパク質であろうと推論されたのであった．その後，βアドレナリンレセプターとアデニル酸シクラーゼ両タンパク質の1次構造が明らかにされ，この結論の正しいことが確定した．

　無傷細胞を用いる方法は，レセプターのシグナル伝達機構を調べることのほかに，新しいホルモンや精製したレセプターの機能を調べるバイオアッセイとしても利用することができる．後者の例としては，もともとグルカゴンには反応しなかった白血病細胞が，肝臓のグルカゴンレセプターをマウス白血病細胞に融合させることにより，グルカゴンに反応してcAMPを生成するようになる実験系がある[4]．この実験系ではグルカゴンレセプターとアデニル酸シクラーゼが異なったタンパク質であることが明らかになったうえに，グルカゴンレセプター機能のバイオアッセイとして使えることを示している．

　遺伝子クローニングによって得られたcDNAが本当に機能する真の塩基配列であるかどうかを確かめるために，もともとはそのレセプターが発現していない細胞にcDNAをトランスフェクションし，アデニル酸シクラーゼやホスホリパーゼC活性を指標にしてレセプターの機能を測定することも可能である．

　無傷細胞系と破壊細胞系（無細胞系）の中間の実験系として透過細胞系があげられる．この系で

は，細胞膜に化学的または物理的に多数の「穴」をあけることにより実験に供せられる．細胞質中の成分は細胞膜の外側へ抜けていくが，細胞内の膜成分は無傷で残ることを期待し，細胞内の環境をできるだけ破壊しないようにして実験を行う系である．比較的大きな分子でも「穴」を通過することができるので，抗体をつかってシグナル伝達に関与するタンパク質の役割を解析することも可能である．

無傷細胞の系で実験がうまくいくかどうかは，いかに無傷な細胞を調製できるかどうかにかかっている．等張でpHが7.4前後，基本的なイオン類と低濃度（3～5mM）のグルコースを含む緩衝液中に細胞が存在していればほとんどの場合ホルモンに反応する．無傷細胞系は組織片に比べれば，多量のサンプル数で実験ができ，サンプル間の実験条件のばらつきも少なく，非常に実験の行いやすい系である．

a. レセプター刺激で活性化される酵素

レセプターに連関した酵素には，アデニル酸シクラーゼ，ホスホリパーゼC，ホスホリパーゼA_2などがある．これらは細胞膜に存在し，Gタンパク質を介してレセプターと間接的に連関している．

レセプター刺激に伴ってグアニル酸シクラーゼも活性化されるが，グアニル酸シクラーゼは可溶型と膜結合型があり，可溶型がレセプターの活性化に伴って直接活性化されるという証拠はなく，むしろ，レセプター刺激で生じたアラキドン酸カスケード代謝物，あるいは一酸化窒素（NO）などの標的酵素になっている．これに対して，膜結合型のグアニル酸シクラーゼは，ANPレセプターのようにレセプター分子がグアニル酸シクラーゼ自身であり，レセプターによる刺激に伴って活性化される．しかし，アデニル酸シクラーゼとは異なり，膜結合型グアニル酸シクラーゼがGタンパク質と連関して活性化されるという明確な報告は今のところない．

インスリンレセプター，EGFレセプター，PDGFレセプターのようにその分子内にチロシンキナーゼが組み込まれており，レセプター刺激によってプロテインキナーゼが活性化されるタイプもある．

cAMPやジアシルグリセロール（DG）などのセカンドメッセンジャーの標的となるプロテインキナーゼも，レセプターを刺激すれば活性化されるという意味ではレセプターの機能を知るうえで重要な酵素である．これには，Aキナーゼ，Cキナーゼ，Gキナーゼなどが含まれる．

b. 主なセカンドメッセンジャーの定量法
（1） cAMP

cAMPはアデニル酸シクラーゼの作用によってATPを基質として生成される．細胞内には，生成されたcAMPを分解するホスホジエステラーゼが存在している．したがって，無傷細胞で測定したときのcAMP含量とは，アデニル酸シクラーゼによる生成過程と，ホスホジエステラーゼによる分解過程の両方の反応の結果をみていることになる．したがって，cAMP含量の測定によってアデニル酸シクラーゼ活性を推定しようとする場合にはホスホジエステラーゼの作用を阻害しておかなければならない．この目的でキサンチン誘導体（イソブチルメチルキサンチンなど）が用いられるが，多くのものはアデノシンレセプターにも親和性をもっていたり，Giタンパク質の機能を阻害したりするために[5]，無傷細胞系で用いるときには都合の悪い場合が多い．cAMPホスホジエステラーゼに特異性が比較的高いのはRO-20-1724である[6]．脂肪細胞において，RO-20-1724存在下でイソプロテレノールによって刺激すると，細胞内のcAMPは全アデニンヌクレオチドの1%以下から50%に増加し，ATPは66%から5%にまで減少するという[7]．刺激をやめることによって，ATP含量は5分以内に回復する．

無傷細胞でcAMPを測定するための最も一般的な方法は，細胞内cAMPをラジオイムノアッセイによって測定する方法である．抗cAMP抗体が必要となるが，市販もされている．cAMP自身よりも，cAMPをサクシニル化したほうが感度が上がる．cAMPアッセイキットは，ヤマサ醬油，ア

1.4 細胞における酵素活性の測定によるレセプターの研究

表 1.2 各種アッセイキット

測定物	原理	メーカー	感度 (mol/検体)	コスト (円/検体)
cAMP	RIA	アマシャムジャパン	$25-1600 \times 10^{-15}$	390
	RIA	ヤマサ醬油	$6-3200 \times 10^{-15}$	320
	EIA	アマシャムジャパン	$40-10240 \times 10^{-15}$	330
cGMP	RIA	アマシャムジャパン	$2-128 \times 10^{-15}$	330
	RIA	NEN (第一化学)	$2.5-500 \times 10^{-15}$	300
	RIA	ヤマサ醬油	$3-800 \times 10^{-15}$	320
	EIA	アマシャムジャパン	$40-2500 \times 10^{-15}$	375
IP$_3$	competitive binding assay	アマシャムジャパン	$0.2-25 \times 10^{-12}$	840
	competitive binding assay	NEN (第一化学)	$0.12-12 \times 10^{-12}$	540
DAG	DGキナーゼによりホスファチジン酸へ変換	アマシャムジャパン	$31-1000 \times 10^{-12}$	920

コストは1993年現在の価格を示しているが,実際に使用する場合は標準曲線を作成する必要があるのでこれの2倍近くになる.

マシャムジャパンから市販されている. 1検体あたりのコストは約300～500円である(表1.2). 最近では,放射性化合物を使用しない系としてエンザイムイムノアッセイ(EIA)によるものも市販されている.

ラジオイムノアッセイよりも古くからある測定法として,cAMP結合タンパクをつかったcompetitive binding assayがある. しかし,感度の点でラジオイムノアッセイよりも劣る.

[^{3}H]アデノシンを細胞にとり込ませて,刺激によって生成される[^{3}H]cAMPの放射活性を測定する方法もある[8]. ATPプールをトリチウムでラベルし,[^{3}H]ATPを基質として生成される[^{3}H]cAMPの放射活性を測定する. [^{3}H]ATPを細胞外液に直接添加せずに[^{3}H]アデノシンを加える理由は[^{3}H]ATPが細胞膜を通過できないからである. 生成されたcAMPと細胞内に大量に存在する未反応の[^{3}H]アデノシンや[^{3}H]ATPとの分離はイオン交換樹脂による. この方法の欠点は,生成されてくるcAMPの絶対量がわからないことである. また,[^{3}H]ATPの比放射能(specific activity)に大きな変動がないという前提が必要である.

〈実験例〉

ラット膵Langerhans島のcAMP含量を測定した例を述べる[9]. コラゲナーゼ灌流法によってラットの膵Langerhans島を単離する. 膵Langerhans島は数千個の細胞の集団であり,約90%

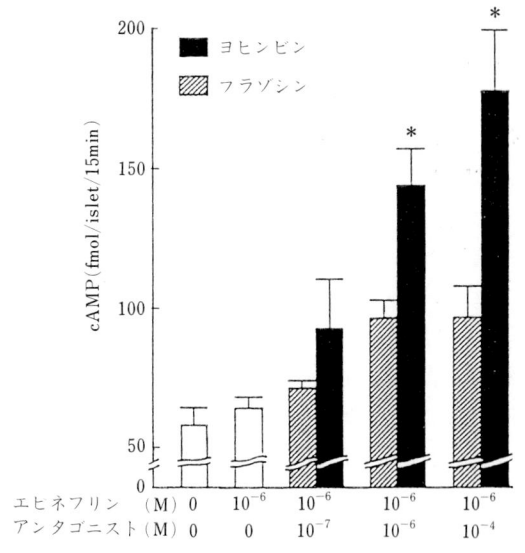

図 1.10 Langerhans島におけるエピネフリン存在下でのcAMP含量に及ぼすヨヒンビン(α_2遮断薬)およびプラゾシン(α_1遮断薬)の影響[9]
* $P<0.05$, プラゾシン群に比べて有意

がインスリン分泌細胞のB細胞である. 単離された膵Langerhans島をKrebs-Ringer bicarbonate液に浸し,95% O_2/5% CO_2 気相下で37℃に保つ. 3-イソブチルメチルキサンチン(0.5mM)をメディウムに添加しておく. レセプター刺激開始15分後に素早く液体窒素中で凍結させて反応を停止する. 5%トリクロル酢酸または0.1M HClが入っている試験管に移し,超音波破砕する. あるいは超音波破砕をせずに上記の酸溶液中で4℃で4時間放置してもほぼ同じ程度に抽出される. この抽出液のうち0.1mlをcAMPアッセ

イキットで定量する．抽出にトリクロル酢酸を用いた場合には水飽和ジエチルエーテルでトリクロル酢酸を除去したあとで定量する．測定キットは特異的な抗体を用いるので，除タンパクの必要がない[10]．図1.10では，エピネフリンのα_2レセプター刺激によるcAMP量の減少が，α_2レセプター拮抗薬のヨヒンビンで解除され，α_1レセプター拮抗薬のプラゾシンでは解除されないことを示している．

（2） cGMP

cAMPの項で述べたことがcGMPの場合にもほぼ当てはまる．cGMPアッセイキットは，ヤマサ醬油，アマシャムジャパン，New England Nuclear（第一化学）から市販されている．

[^{3}H]グアノシンを細胞にとり込ませて，刺激によって生成される[^{3}H]cGMPの放射活性を測定する方法もある[11]．

cGMP特異的ホスホジエステラーゼの阻害薬としてはM & B 22948がある．

〈実験例〉

ウシ副腎クロマフィン細胞のcGMP含量を測定した実験を1例として述べる[12]．ウシ副腎を屠殺場（芝浦臓器，東京）からできるだけ無菌的に研究室まで運んだ後，脂肪織をとる．コラゲナーゼ灌流法によって細胞を単離する[13]．単離された細胞標品からdifferential platingによって線維芽細胞を取り除く．得られたクロマフィン細胞を培養プレートで95% air/5% CO_2，37℃に保つ．

培養液を吸い取り，Locke液に10mM Hepes，0.1%（w/v）ウシ血清アルブミンを補充した溶液でペトリ皿に接着している細胞を洗う．洗浄は血清成分を除去するためである．3-イソブチルメチルキサンチン（0.3mM）を添加する．培養プレートを37℃で10分間インキュベートした後，アセチルコリンレセプターを刺激する目的でムスカリンまたはニコチンを添加し，5分後に溶液を吸引し，0.1M HClを加えて反応を停止する．細胞が培養プレートに接着したままで超音波破砕し，細胞抽出液を1000×g，10分間遠心する．この上清のうち0.1mlをアッセイキットで定量する．図1.11では，培養日数によってcGMPが増加させる機構に連関するレセプターがムスカリンレセプターからニコチンレセプターへ変化することを示している．

（3） イノシトールリン酸[14,15]

ホスファチジルイノシトール-4,5-ビスリン酸（PI-4,5-P_2）がホスホリパーゼCによって分解されて，イノシトール-1,4,5-三リン酸（Ins-1,4,5-P_3）とDGが生成される．Ins-1,4,5-P_3はさらにホスファターゼによりIns-1,4-P_2となるか，ま

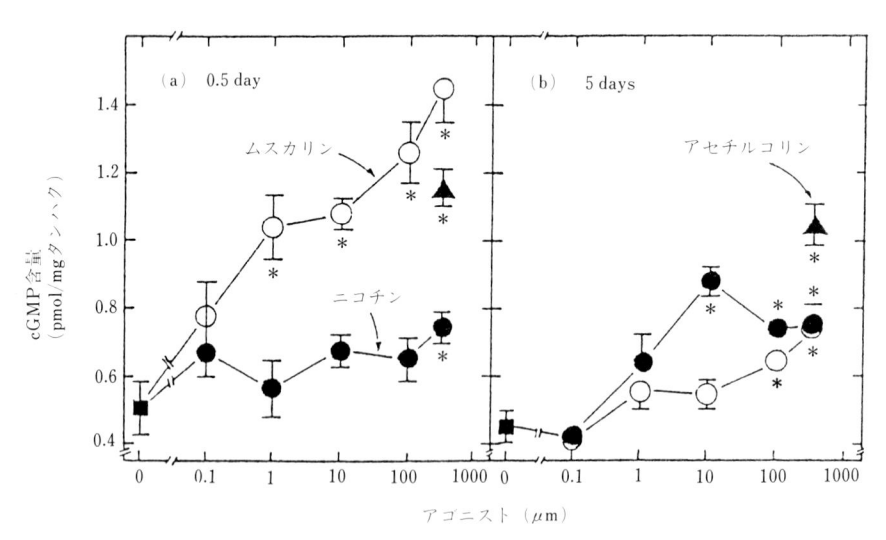

図1.11 培養ウシ副腎髄質クロマフィン細胞におけるcGMP含量に及ぼすムスカリン，ニコチン，アセチルコリンの影響[9]
(a) は培養0.5日目，(b) は培養5日目．

たはキナーゼにより Ins-1,3,4,5-P_4 に代謝される．したがって，ある瞬間での Ins-1,4,5-P_3 は生成と分解のバランスの結果である．したがって，細胞内 Ins-1,4,5-P_3 を定量することは必ずしもホスホリパーゼCの活性を反映しているわけではない．サイクリックヌクレオチド系とは異なり，これらの代謝を阻害する薬はまだ知られていない．リチウムは Ins P_1 ホスファターゼを阻害する作用があるが，Ins-1,4,5-P_3 からはるかに下流であり，リチウムの存在の有無によって Ins-1,4,5-P_3 の細胞内濃度が影響されることはあまりない．

Ins P_3 の量を測るために一般に用いられているのは，[^{3}H] イノシトールを細胞にとり込ませて，PI-4,5-P_2 のイノシトール部分をラベルし，ホルモンなどで細胞を刺激した後，生成された [^{3}H] Ins P_3 を液体シンチレーション計測する方法である．この方法では，細胞内の比放射能がわからないので絶対量がわからないという欠点がある．また，測定される Ins P_3 は Ins-1,4,5-P_3 と Ins-1,3,4-P_3 の混在したものである．これらをさらに分離するためには HPLC を用いる（実験例参照）．

イノシトールリン酸の絶対量を測る方法としては，比色定量法，ガスクロマトグラフィー，マススペクトロメトリー（特に高速原子衝突 fast atom bombardment），核磁気共鳴法などがある[15]．

Ins-1,4,5-P_3 を特異的に測る方法として，Ins-1,4,5-P_3 結合タンパク質を利用した方法がある．この測定キットはアマシャムジャパンおよび NEN から市販されている．1検体あたりのコストは 500～800 円である．Ins-1,4,5-P_3 の組織，細胞内量を表 1.3 に示した．

〈実験例〉

ウシ副腎クロマフィン細胞の各種イノシトールリン酸を分析するために，イオン交換樹脂カラムをつかって段階的に各種イノシトールリン酸を溶出させる方法や[12]，液体クロマトグラフィーによって分離し，放射活性を測る方法[16]について述べる．

クロマフィン細胞をプラスチック製培養用ペトリ皿に蒔き（3×10^6），10％ウシ胎児血清を含む minimum essential medium を添加して培養する．ペトリ皿を 95％ air/5％ CO_2 で 37℃ に保つ．実験には調製後5日経過したものを用いる．

[^{3}H] イノシトール（高速液体クロマトグラフィーで分析する場合は 50 μCi/ml，小さなカラムをつかって段階的にイノシトールリン酸を溶出させて分析する場合は 10 μCi/ml）を培養液中に添加して2日間培養する．培養液を放射性廃液として捨て，Locke 液に 10mM Hepes と 0.1％ (w/v) ウシ血清アルブミンを補充した溶液でペトリ皿に接着している細胞を洗う．ペトリ皿を 37℃ で20分間インキュベートした後，ニコチン（ニコチン性アセチルコリンレセプターを刺激），アンギオテンシンII（アンギオテンシンレセプターを刺激），高カリウム刺激（レセプターを介さず，細胞内遊離カルシウムを増加させる）を添加し，15秒後にペトリ皿の溶液を吸引し，5％トリクロロ酢酸を加えて反応を停止する（イノシトールリン酸の異性体の1つに環状イノシトール-1：2,4,5-リン酸が細胞内に存在するが，これは酸によって分解されて Ins-1,4,5-P_3 になってしまう．したがって，環状イノシトール-1：2,4,5-リン酸の定量を目的とするときは反応の停止をトリクロロ酢酸の代わりにクロロホルム/メタノールで行う必要がある）．細胞をペトリ皿から剥がしてホモジナイズし，$10000 \times g$，1分間遠心する．上清をガラス試験管に移す．試料はこの状態で -20℃ で少なくとも

表 1.3 Ins-1,4,5-P_3 の細胞内量の例[15]

細　　胞	Ins-1,4,5-P_3
ラット副腎球状体細胞	360 pmol/10^6 細胞
ヒト線維芽細胞	300 pmol/10^6 細胞
NG 108-15 細胞	11.5 pmol/10^6 細胞
NIH 3T3 細胞	8.1 pmol/10^6 細胞
ウサギ好中球	0.05 pmol/10^6 細胞
ヒト血小板	1～4 pmol/10^8 細胞
イヌ腎近位尿細管細胞	550 pmol/mg タンパク
ラット脳	497 pmol/mg タンパク
ラット集合管細胞	160 pmol/mg タンパク
MDCK 細胞	152 pmol/mg タンパク
ラット唾液腺	99 pmol/mg タンパク
ラット大脳皮質	19 pmol/mg タンパク
AR 42 J 細胞	2 μM
HL 60 細胞	0.4 μM
ラット肝細胞	0.22 μM

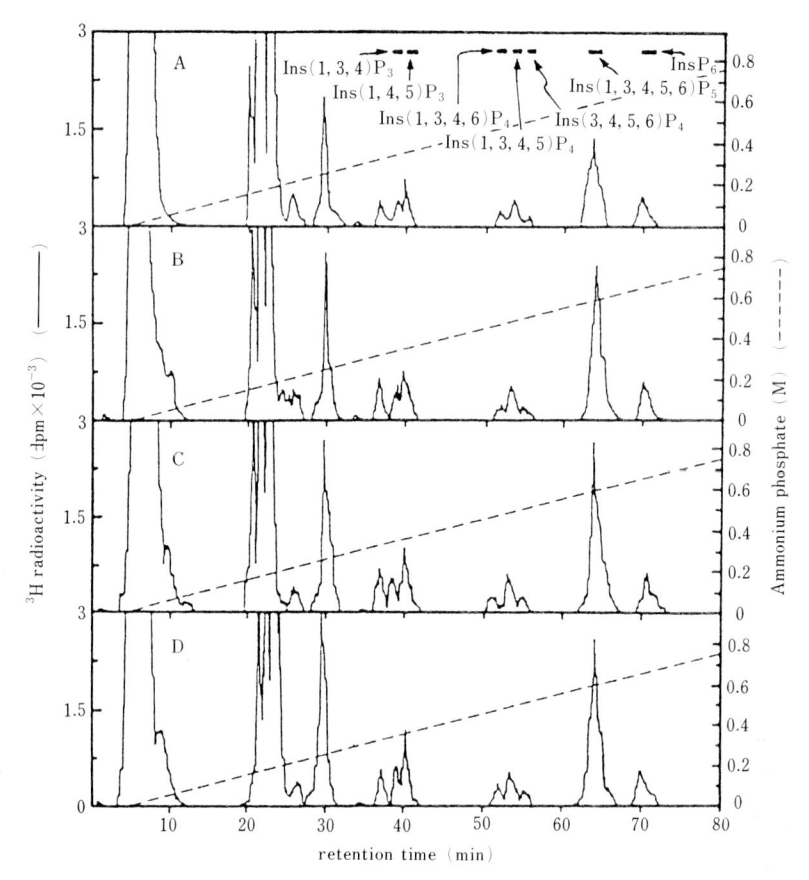

図 1.12 培養ウシ副腎髄質クロマフィン細胞における各種刺激によるイノシトール多リン酸の高速液体クロマトグラム[16]
A：無添加，B：高カリウム（56mM），C：ニコチン（10μM），D：アンギオテンシン（10μM）．刺激時間は 15 秒間．

2週間は保存できる．5%トリクロル酢酸を取り除くために水飽和エーテルによる抽出操作を行う．

ここから先は，高速液体クロマトグラフィーで各種イノシトールリン酸を分離してもよいし，あるいはイオン交換樹脂を詰めた小さなカラムで Ins P_3 を分離してもよい．

a) 高速液体クロマトグラフィーの場合

陰イオン交換樹脂を詰めたカラム（Adsorbosphere, SAX 5μm column, Alltech Applied Science Labs）を装着し，リン酸アンモニウムの濃度勾配をかける（1%増加/分，流速 1ml/min）．分離されたイノシトールリン酸の放射活性を液体シンチレーションカウンター（Flow-One, パッカードジャパン，東京）に直接連結して検出する[17]．この実験例（図1.12）では，クロマフィン細胞のニコチンレセプターを刺激すると，Ins-1, 4, 5-P_3 のみならず，Ins-1, 3, 4, 5, 6-P_5 を含む多種のイノシトールリン酸が生成されてくることを示している．

b) 小さなカラムをつかって段階的に各種イノシトールリン酸を溶出させる方法[12]

陰イオン交換樹脂（Bio-Rad Dowex AG 1-X 8200-400 メッシュ，ギ酸型，1ml）を詰めたカラム試料の数だけ用意する．蒸留水（10ml×2），60mM ギ酸アンモニウム/5mM ホウ酸ナトリウム（10ml×2）で洗う．次に，0.2M ギ酸アンモニウム/0.1M ギ酸（10ml×2）を流す．この段階では，Ins P_1 が溶出される．次に，0.4M ギ酸アンモニウム/0.1M ギ酸（10ml×2）を流す．この段階では，Ins P_2 が溶出される．次に，0.8M ギ酸アンモニウム/0.1M ギ酸（6ml×3）を流す．この段階では，Ins P_3（Ins-1, 3, 4-P_3 と Ins-1, 4, 5-P_3

の混合）が溶出される．各分画をシンチレーションバイアルに直接取り，液体シンチレーターを10 ml入れてよく混和してゲル化し，液体シンチレーションカウンターによって測る．計数効率は約20％である．

（4） DG

前述したように，PI-4,5-P_2がホスホリパーゼCによって分解されてIns-1,4,5-P_3とともにDGが生成される．しかし，DGはPI-4,5-P_2以外に，ホスファチジルコリンからホスホリパーゼCやホスホリパーゼDによって生じるという[18]．細胞を刺激してから細胞内のDG含有量の時間経過を調べてみると2相性になることがしばしばある．早いピークはPI-4,5-P_2由来で，遅いピークはホスファチジルコリン由来であるという．したがって，DGを測定することによって，ホスホリパーゼC活性を推定することはかなり困難である．しかし，重要なセカンドメッセンジャーであるので，測定法について以下に簡単に述べる．

[^{14}C]または[^{3}H]グリセロール，または[^{3}H]アラキドン酸を細胞にとり込ませて，リン脂質を標識し，ラベルされたDGを薄層クロマトグラフィーによって分離し，放射活性を測定する方法がある[19]．放射性グリセロールはラベルする効率が悪く，アラキドン酸を用いる方法はアラキドン酸の代謝が複雑なので解釈が難しいという欠点がある．

比較的新しい方法として，DGを含む細胞抽出液にDGキナーゼと[γ-^{32}P]ATPを加えてインキュベートし，生成される[^{32}P]ホスファチジン酸の放射活性を測定する方法である[20]．これは，アマシャムジャパンより市販されている．この方法が可能になったのは遺伝子工学的につくられた活性の非常に高いDGキナーゼが利用できるようになったからである．キットのコストは1検体あたり約800円である．DGの組織，細胞内量の例を表1.4に示した．

（5） アラキドン酸

[^{3}H]アラキドン酸を細胞にとり込ませてリン脂質をラベルし，刺激によって遊離してくる[^{3}H]アラキドン酸の放射活性を測定する．[^{3}H]アラキドン酸は，薄層クロマトグラフィーや高速クロマトグラフィーによって，同時に生成されてくる[^{3}H]プロスタグランジンと分離することができる[21]．

（6） リン酸化

無傷細胞を用いたタンパクリン酸化の実験も，酵素活性を指標としたホルモンレセプターの機能を表す指標として使われている．ホルモンのシグナル伝達機構がはっきりわかっていない場合でも，タンパクのリン酸化を指標に生化学的に調べられる場合がある．たとえば，インスリンはそのレセプター自身がチロシンキナーゼ活性をもっていることが現在ではわかっているが，インスリンがタンパク質リン酸化を起こすことはそれよりも10年以上も前から知られていた[22]．一方，この方法は，リン酸化に関与した酵素の同定が困難なこと，リン酸化されたタンパク質の同定が容易ではないこと，無傷細胞ではホスファターゼによって脱リン酸化が絶えず起こっており，リン酸化されたタンパク量とリン酸化酵素活性はなかなか相関しないことなどの欠点がある．オカダ酸はセリン／スレオニンホスファターゼを阻害し，無傷細胞でも使えるので，脱リン酸化をある程度抑えることができる[23]．

無傷細胞を用いて特定のタンパクリン酸化酵素を測定する方法もある．Aキナーゼ活性を測定する方法[24]としては，細胞にホルモンを作用させた後，Aキナーゼの粗抽出分画を調製し，cAMPを加えたものとcAMPを加えないものとで活性を比較する．Aキナーゼは次式にしたがって活性化される．

$$R_2C_2(不活性)+4cAMP$$
$$=R_2cAMP_4+2C(活性型)$$

したがって，十分量のcAMPを加えたことによる活性はサンプル中の全活性を表しているとし，cAMPを加えないものの活性は内因性のcAMP

表1.4 1,2-DGの細胞内量の例

細　　胞	1,2-DG	文献
ハムスター胎児線維芽細胞	0.2 nmol/100 nmol リン脂質	28)
マウス表皮角化細胞	2.2 pmol/10^5細胞	29)
ヒト多核白血球	170 pmol/10^7細胞	30)

によって活性化されていると仮定する．全活性に対する cAMP 無添加の活性比を内因性の cAMP の指標にする方法である．この方法によれば，cAMP の含有量に著明な変化が起こらない場合でも，著しく活性比が変動する場合もある．その理由としては，A キナーゼの調節サブユニット間には，cAMP の結合に対して正の協同作用があり，わずかな cAMP 量の変化でも A キナーゼ活性としてみた場合には大きな変化として検知することが考えられる．

c. 無傷細胞を用いるときの注意点

細胞を生体から調整するときに用いるトリプシンやコラゲナーゼの影響が無視できないことがある．たとえば，レセプターの細胞外領域がトリプシンで切断されてしまうこともある．このような例では，レセプターが細胞膜上に出現するまでの回復時間をおかなければならない．一般的にはトリプシンよりコラゲナーゼの方が無傷に近い細胞が得られるとされる．しかし，市販のコラゲナーゼ標品は細胞膜表面のシアル酸を遊離させてしまう作用もある[25]．シアル酸は細胞膜表面の陰性荷電に重要な物質である．市販されているコラゲナーゼは，主として他のタンパク分解酵素の混入程度によってタイプ別に分類されている．また，同一カタログ番号でも製品ロット間で品質が著しく異なることがあるので，よいロットをまとめて購入しておいた方がよい．

アドレナリンレセプター刺激の目的でカテコールアミンを用いる場合，カテコールアミンの酸化的分解を防ぐためにアスコルビン酸が用いられるが，アスコルビン酸と鉄などの遷移金属が共存していると脂質過酸化が促進され，レセプターを介する反応が減弱することがある．緩衝液の pH を調整するときに塩酸を用いるときにはとくに注意が必要で，塩酸は工場での製造過程上，試薬特級の塩酸でも鉄をかなり含んでいるからである．それゆえ，カテコールアミンの分解を防ぐために，カタラーゼと superoxide dismutase を用いる方法が考案された[26]．

d. 実験結果の解釈

セカンドメッセンジャーの含有量を測定する場合，あくまでも生成と分解の差引の結果であることを念頭におく必要がある．含有量の変動を，単に生成系の機能を反映しているものとすると解釈を誤る．視細胞では光で cGMP 含量が減少するが，これはグアニル酸シクラーゼが抑制されたのではなく，ホスホジエステラーゼの活性化が起きたためである．生成系の機能を調べたいときには分解系の抑制薬を存在させておくが，必ずしも 100% 抑制されるわけではなく，薬物の特異性も問題になる．

培養細胞は，初代培養と継代された培養があるが，とくに初代培養の場合は培養標品の純度が問題となる．単一細胞を用いて生化学的指標を測定することが困難なので，どうしても細胞集団（10^4〜10^5 以上）で測定することになる．この場合に，複数種の細胞が混在していると，測定された生化学的指標がどの細胞のものかわからない．たとえば，ヒト血小板には β_2 タイプのアドレナリンレセプターが存在することがリガンドの結合実験によってわかっているが，ヒト血小板の β アドレナリンレセプターを刺激するとアデニル酸シクラーゼが活性化されるかどうかという問題に関しては，一見相反する文献が存在する．これは混在した微量の白血球が問題であるらしい．たとえば，非常に純化した血小板では β アドレナリンレセプターを刺激しても cAMP は生成されてこない．ところが，血小板標品にわずか 0.05% の単核白血球が混在しただけでイソプロテレノールで刺激した場合，無刺激時の 1.1〜1.8 倍に cAMP が増加するという[27]．

この事実は，無傷細胞を用いて生化学的に研究する場合には，純度が非常に高い細胞標品を用いる必要性を示している．複数の株化細胞を維持している研究室では，たがいに混入しないように配慮が必要である．

細胞集団で測定する場合，次のような問題も生じる．いま仮に，ホルモン A を細胞集団に作用させて cAMP の増加が観察されたとしよう．この結果から，ホルモン A のレセプターがアデニル酸シ

クラーゼに連関しているとはただちには結論できない場合がある．ホルモン A によって cAMP 以外のセカンドメッセンジャーが生成されて，その結果ホルモン B が放出され，そのホルモン B が細胞に作用して cAMP を生成させることも考えられるからである．

おわりに 「すぐに動物を殺してホモジネートをつくることだけを考えないで，もっと生きたままを見ろ」という Szent Györgyi の言葉を待つまでもなく，生物が生きている状態で実験することは非常に重要である．無傷細胞は生きたまま測定できる最小単位の実験系である．このすぐれた実験系を巧みに利用するためには培養の基本技術がぜひ必要である．　　　　〔加藤隆一，中木敏夫〕

文献

1) 堅田利明, 宇井理生：細胞膜受容体とアデニル酸シクラーゼの連関．蛋白質核酸酵素 **40**：303-313, 1985.
2) 成宮 周：ボツリヌス毒素の ADP リボシル化反応と rho 遺伝子産物, Gb. 実験医学 **6**：1165-1170, 1988.
3) 芳賀達也：β 受容体とアデニレートサイクレース．蛋白質核酸酵素 **23**：20-29, 1978.
4) Steiner S, Schramm M : Study of receptor function by membrane fusion : The glucagon receptor in liver membranes fused to a foreign adenylate cyclase. In : Methods Enzymol (ed by Birnbaumer L, O'Malley BW), vol 109, pp 346-349, Academic Press, New York, 1985.
5) Parsons WJ, Ramkumar V, Stiles GL : Isobutyl-methylxanthine stimulates adenylate cyclase by blocking the inhibitory regulatory protein, G_i. *Mol Pharmacol* **34** : 37-41, 1988.
6) Lugnier C, Schoeffter P, Le Bec A, Strouthou E, Stoclet JC : Selective inhibition of cyclic nucleotide phosphodiesterases of human, bovine and rat aorta. *Biochem Pharmacol* **35** : 1743-1751, 1986.
7) Chung F-Z, Weber HW, Appleman M : Extensive but reversible depletion of ATP via adenylate cyclase in rat adipocytes. *Proc Natl Acad Sci USA* **82** : 1614-1617, 1985.
8) Strentrom S, Richelson E : Acute effect of ethanol on prostaglandin E 1-mediaed cyclic AMP formation by a murine neuroblastoma clone. *J Pharmacol Exp Ther* **221** : 334-341, 1982.
9) Nakaki T, Nakadate T, Ishii K, Kato R : Postsynaptic alpha-2 adrenergic receptors in isolated rat islets of Langerhans : inhibition of insulin release and cyclic 3′, 5′-adenosine monophosphate accumulation. *J Pharmacol Exp Ther* **216** : 607-612, 1981.
10) Honma M, Satoh T, Takezawa J, Ui M : An ultrasensitive method for the simultaneous determination of cyclic AMP and cyclic GMP in small-volume samples from blood and tissue. *Biochem Med* **18** : 257-273, 1977.
11) Richelson E, Prendergast FG, Divinetz-Romero S : Muscarinic receptor-mediated cyclic GMP formation by cultured nerve cells : ionic dependence and effects of local anesthetics. *Biochem Pharmacol* **27** : 2039-2048, 1978.
12) Nakaki T, Sasakawa N, Yamamoto S, Kato R : Functional shift from muscarinic to nicotinic cholinergic receptors involved in inositol trisphosphate and cyclic GMP accumulation during the primary culture of adrenal chromaffin cells. *Biochem J* **251** : 397-403, 1988.
13) Kumakura K, Guidotti A, Costa E : Primary cultures of chromaffin cells : molecular mechanisms of the induction of tyrosine hydroxylase mediated by 8-Br-cyclic AMP. *Mol Pharmacol* **16** : 865-876, 1979.
14) Dean NM, Beaven MA : Methods for the analysis of inositol phosphates. *Anal Biochem* **183** : 199-209, 1989.
15) Palmer S, Wakelam MJO : Mass measurement of inositol phosphates. *Biochim Biophys Acta* **1014** : 239-246, 1989.
16) Sasakawa N, Nakaki T, Kato R : Stimulus-responsive and rapid formation of inositol pentakisphosphate in cultured adrenal chromaffin cells. *J Biol Chem* **265** : 17700-17705, 1990.
17) Morgan RO, Catt KJ : HPLC methodology with flow detection of radiolabeled neutral and phospholipids, polyphosphoinositides, phosphoinositol isomers and arachidonic acid metabolites from pituitary gonadotrophs. *Progress in HPLC* **3** : 27-55, 1988.
18) Exton JH : Signaling through phosphatidylcholine breakdown. *J Biol Chem* **265** : 1-4, 1990.
19) Martin TF : Measurement of phospholipid turnover in cultured hormone responsive pituitary cells. In : Methods Enzymol (ed by Conn PM), vol 124, pp 424-442, Academic Press, New York, 1986.
20) Preiss JE, Loomis CR, Bell RM, Niedel JE : Quantitative measurement of sn-1, 2-diacylglycerols. In : Methods Enzymol (ed by Conn PM), vol 141, pp 294-300, Academic Press, New York, 1987.
21) Burch RM, Luini A, Mais DE, Corda D, Vanderhoek JY, Kohn LD, Axelrod J : $α_1$-Adrenergic

stimulation of arachidonic acid release and metabolism in a rat thyroid cell line : mediation of cell replication by prostaglandin E$_2$. *J Biol Chem* **261** : 11236-11241, 1986.
22) Benjamin WB, Singer I : Actions of insulin, epinephrine, and dibutyryl cyclic adenosine 5′-monophosphate on fat-cell protein phosphorylations—cyclic adenosine 5′-monophosphate dependent and independent mechanisms. *Biochemistry* **14** : 3301, 1975.
23) Bialojan C, Takai A : Inhibitory effect of a marine-sponge toxin, okadaic acid, on protein phosphatases. *Biochem J* **256** : 283-290, 1988.
24) Corbin J : Determination of the cAMP-dependent protein kinase activity ratio in intact tissues. In : Methods Enzymol, vol 199, pp 227-232, Academic Press, New York, 1983.
25) Rosenthal J, Fain J : Insulin-like effect of clostridial phospholipase-C neuraminidase, and other bacterial factors on brown fat cells. *J Biol Chem* **246** : 5888, 1971.
26) Mahan LC, Insel PA : Use of superoxide dismutase and catalase to protect catecholamines from oxidation in tissue culture studies. *Anal Biochem* **136** : 208-216, 1984.
27) Cook N, Nahorski SR, Jagger C, Barnett DB : Is the human platelet beta$_2$ adrenoceptor coupled to adenylate cyclase ? *Naunyn Schmiedeberg's Arch Pharmacol* **337** : 238-240, 1988.
28) Iwashita S, Mitsui K, Shoji-Kasai Y, Senshu-Miyaike S : cAMP-mediated modulation of signal transduction of epidermal growth factor (EGF) receptor systems in human epidermoid carcinoma A431 cells : depression of EGF-dependent diacylglycerol production and EGF receptor. *J Biol Chem* **265** : 10702-10708, 1990.
29) Yada Y, Ozeki T, Meguro S, Mori S, Nozawa Y : Signal transduction in the onset of terminal keratinocyte differentiation induced by 1α, 25-dihydroxyvitamin D$_3$: role of protein kinase C translocation. *Biochem Biophys Res Commun* **163** : 1517-1522, 1989.
30) Dougherty RW, Dubay GR, Niedel JE : Dynamics of the diacylglycerol responses of stimulated phagocytes. *J Biol Chem* **264** : 11263-11269, 1989.

1.5 電気的活動観測のための培養細胞

本稿では,培養細胞のレセプター活性化に伴う電気的活動を観測するための諸手法を概説する.本項の目的は,読者が研究対象とする系でどのような実験法を採るのが最適かを判断する際の参考に供することである.限られた紙幅では各方法の具体的な手技についての詳細な記述はできないので,各節で引用する文献を参照していただきたい.前半では速い活動を観測するための正統的な電気生理学的な方法を解説し,後半では新しい測定技術として注目されるいくつかの非侵襲的な方法を紹介する.

a. 細胞の培養法

培養の方法には,大きく分けて器官ないし組織片をそのまま培養する組織培養法と,酵素などで消化して1個1個の細胞に分散してから培養する細胞培養法とがある.前者は,たとえば発生生物学的に組織-組織間相互作用をみるためなどには有利だが,電気生理学的観点からは(3)切片培養に述べる方法を除いてはメリットが少ない.

分散され培養基質上に単層に広がった細胞は,細胞膜が外液に露出しており,細胞を視認しながら作業できる,投与した薬物が直接にアクセスできる(したがって第1義的にはレセプターへの到達率などを考慮せずともよく,再現性のよい濃度-効果曲線が描ける),パッチ電極を密着できる,などの方法上のメリットが多い.

ただし逆に,細胞を分散させたためのアーチファクトを生む可能性を考慮する必要がある.たとえば神経細胞では,シナプス結合がいったん断たれるため,除神経過感受性(denervation supersensitivity)状態にある可能性や,再生したシナプスが本来の結合とは違ったものになっている可能性を考えなければならない.また平滑筋など,本来ギャップ結合で共役している細胞であれば,それが失われることによって反応の斉一性が損なわれる.

(1) 株化細胞[1]

国内では大日本製薬から多種類の株が販売されており,プラスチック容器に単層培養された形で供給される.培養法は添付の説明書に従うのが確実ではあるが,株ごとに別々の培地を用意するのも実際的でない.推薦されている方法は,単に最初の研究者がたまたま使っていた条件を引き継いでいるにすぎない場合も多いので,読者がこれまで使っていた培地を試してみるとよい.筆者の経験ではほとんどの株がDulbecco modified Eagle培地で培養できる.むしろ配慮すべきなのは血清の適否で,血清メーカーからロットチェック用のサンプルをもらって試験する.

株化細胞は形質転換した細胞がほとんどであり,培養が長期にわたると染色体の脱落などを起こして性質が変化する.したがって安定した結果を得るためには,長期間細胞の植え継ぎをくり返すべきではない.いったん殖やしたものを数十本に分注して凍結保存し,適当な期間ごとに新たに解凍し直して使う.

細胞が盛んに増殖している時期と,たがいに接し合った(confluent)状態とでは,発現しているレセプターの数や性質が異なることはめずらしくない.また,分化処理と称して添加する血清の濃度を下げたり,特定の薬物を投与したりする場合がある.こうした措置は,細胞内の2次メッセンジャー分子の動態に影響する場合が多く,研究対象とするレセプターの種類によっては効果が交差して実験の意味が失われることがあるので注意しなければならない.

(2) 初代培養[1]

末梢組織では,成体から無菌的に摘出した組織を分散し,そのまま植えれば培養できる場合も多い.その細胞の本来接している分子(コラーゲンやラミニン)で培養器をコートしておくとよく単

層化する．これに対し，中枢神経細胞や心筋細胞の培養は胎仔またはごく若い新生仔から分離したものでないと難しい．「成熟した動物の中枢神経細胞の培養」の報告も散見するが，「成熟した神経細胞の培養」と即，同意義ではない．

細胞の分離には，タンパク分解酵素（トリプシン，パパイン，dispase，コラゲナーゼなど）を用いることが多いが，培養に移して翌日には多くのレセプターがすでに表面に現れている．培養日数が進むにつれてレセプター数が増していくことが多いが，これは回復の過程とみるより，培養という新たな環境への適応とみた方がよかろう．培養下でのレセプターの発現の経過が正常発生での経過と平行する場合もあるが，そうはならないことも多い．幼若な形質を長く保ち続ける場合もあれば，むしろ成熟が加速される場合もある．

初代培養系での問題点の1つは，細胞種の同定である．たとえば，小脳の細胞を培養すると，神経細胞とグリア細胞がみられる．前者のなかには，Purkinje細胞，granule細胞，Golgi細胞などがあり，後者にはastrocyte，oligodendrocyte，ependymaなどがある．これらを形態のみから識別することは困難であり，免疫組織化学的手法[2]との併用が必要である．

（3）切片培養[3]

組織化学的な細胞の同定が困難な場合や，生体内での細胞間の地理的関係を崩したくない場合に，薄切切片をそのまま単層化する培養法が報告され徐々に広まりつつある．フィブリノーゲンを塗ったカバーグラスに切片を載せ，トロンビンを加えてクロットにして切片を閉じ込める．これを試験管に入れて，ごくゆっくり回転しながら維持する．このとき培地の量を多くせず，半回転ごとにクロットの表面が液面から出たり入ったりするような状態にする．これによって細胞が切片から2次元方向に遊走する一方，死んだ細胞は脱落して数日後には単層状態になる．クロットはやがて溶解し細胞表面が露出するので，パッチ電極も適用できる．

（4）培養容器

通常のプラスチック培養皿中に小さく切ったカバーグラスを入れてその上に培養し，使用時にとり出して実験槽に移すという方法が一般的である．筆者らは，くり返しオートクレーブ可能で底面が平滑なシリコンラバー製の壁（Flexiperm）をカバーグラス上に載せて培養容器とし，そのまま実験槽として使うやり方をしている（補注1）．

b．細胞内微小電極法[4]

ガラス毛細管を熱して引き切り，作られた先端口径1μm程度の針状ガラス管に電解質溶液を詰め，これを電極として利用するもので，きわめてスタンダードな技術である．この技術が，1934年鎌田武雄によって開発され，それまで仮想的な存在にすぎなかった膜電位の実在が証明され，かつそのイオン機構がHodgkinとHuxleyに15年以上先だって解析されていた事実[5]が，わが国の生理学者の間でさえほとんど知られていないのは残念である．

切片などの支持組織のある標本ならば，直径10μm程度の細胞にも刺入でき安定な記録が可能だが，培養系では直径30μm程度以上の細胞でないと適用しにくい．株細胞であれば，数個の細胞をポリエチレングリコール処理によって融合させて大型化すれば適用可能になる．

（1）電　　極

材料のガラス管は中芯入りのものを求める．太いもの肉厚なものほどできあがる電極は細くなり，電極作成器のヒーター幅の広いほど通電量の大きいほど細くなる．つまり融解するガラスの量が多いほど延伸中の保熱がよく，早い段階でちぎれてしまうことがない．しかし不必要に細く長いと，直列抵抗が高い，器械的に弱い，刺入後に細胞質成分が詰まって不安定などの不都合が多いので，許容できるかぎり先端口径の太い（抵抗の低い）ものを用いる．先端が太くかつ刺入しやすい電極を得るのに斜角研磨（beveling）する方法が一時期流行したが，筆者の経験では手続きの複雑な割にはメリットが少ない（核酸の細胞内注入などの目的には効果的）．

（2）電　解　質

通常は3M KCl溶液を用いる．これは，細胞質

液が近似的に KCl 溶液とみなしうるためばかりでなく，K^+ と Cl^- イオンの易動度がほぼ等しく電極の先端での界面電位を小さくできるためである．ただし，細胞内に Cl^- イオンを注入する結果になるのを避ける意味で 4M K acetate，電解質溶液中に混在する Ca^{2+} を減らす意味で 2M K citrate を用いる場合もある．液は電極後端からポリエチレンチューブを入れて充填する．充填直後や長時間経過後は性質が安定しないので，作製後 15 分～8 時間の間に使う．

（3） 電極ホルダーなど

電極内の電位を誤差なく増幅器に導くには，電解質に接する導線を不分極性にする．銀線を塩化銀メッキ（磨いた銀線を負極にして希塩酸中で短時間直流通電する）し，電極管内に挿入する（線接法）のが通常である．ただし，数回使用するとメッキがこそぎ落とされてしまうので，銀粉と塩化銀粉とをペレット状に混合焼結（syntard）した導線をプラスチック筒内の KCl 溶液中に常置し，電極内液と導線とを溶液で連結する（液接法）型のホルダーも市販されている（WPI 社製）．

ホルダーはマニピュレーターに保持し顕微鏡視野内での微細な移動をはかる．保持点から電極先端までの長さをなるべく短くする（振動と温度変化によるホルダーの線膨張を減らす）ため，マニピュレーターは顕微鏡ステージ上に取り付けてこれを遠隔操作する．この方式では視野の移動とともに電極先端の位置も移動する．視野をかえても電極が視野の中心から動かないようにしたいならマニピュレーターは顕微鏡の筐体に取り付ける．

小型の細胞の場合，電極は細胞の真上から垂直に下ろす．そのためには電解質を詰める前に電極先端から 5 mm ほどの点を熱して 45° に曲げ，さらにホルダーをマニピュレーターに 45° 傾けて保持する（補注 2）．

（4） 細 胞 内 通 電

微小電極は，細胞内電位を導出するばかりでなく，積極的に電流を流す目的にも使える．レセプター現象は，レセプターそれ自体がひき起こす効果と，それによって電位が変化したために 2 次的にひき起こされる効果との合成である．したがって，電位変化を起こす膜電流を逆向き通電で補償することで電位変化を防ぎ（電位固定），2 つの現象を分離して解析することが望ましい．これには電位導出用と通電用の 2 本の電極を用い，同一細胞に刺入するのが回路上最も誤差の少ない方法であるが，カエル卵母細胞や骨格筋などの大型の細胞以外には適用が難しい．そのため，1 本の電極を電位測定用と通電用に高速で切り替えながら電位固定を行う装置も考案されている．

Wheatstone bridge の 1 辺を細胞の膜抵抗と電極抵抗に見立て，電位測定用電極から通電することは簡単な回路で可能である．この方法では 4 辺の抵抗値が近似的に一定とみなせる範囲で膜電位を測定することになるので，正確な電位固定には使えないが，活動電位を生じるほど大きくはないレセプター現象であれば，逆転電位からイオン機構を判定する程度はできる．

（5） 薬 物 投 与

ガラス管電極（の先端部）に薬物を詰めて細胞近傍に置き，電極内外に電位差を与えれば，その薬物を電極外に泳動駆出してレセプターを活性化することができる．中性のアミノ酸やペプチド類も，溶液を酸性か塩基性に傾ければネットの電荷をもつので電気泳動できる．ただし，流した電流のうちどれほどがその薬物によって担われたか（輸送率）の測定は難しく，投与薬物の濃度の絶対値はわからない．絶対値を知るには細胞外液を灌流するか細胞を薬物液に突っ込むか以外[6]にない．

レセプター研究においては細胞内の 2 次メッセンジャー物質の濃度を操作したい場面がある．電気泳動法はこうした物質の細胞内への投与法としても使える．電位電極の入っている細胞にもう 1 本電極を刺入するのが難しければ，複槽電極を使う．2 本以上のガラス管を融着し，いったん 90～180° ねじってからそこを延伸して，1 槽を電位電極，他槽を薬物電極として用いる．この目的のために予め複槽にしたガラス管（θ 型や同心円型）が市販されてもいる．

c. パッチ電極法[4]

上述の細胞内電極法が細胞の全表面での電気現象の総和の観測であるのに対し，細胞膜のごく限られた部分（パッチ）での現象を観測する方法として Neher と Sakmann によって開発された手法[7]で，電極を刺入するのではなく，吸い着ける．パッチ面積を小さくすればレセプター1分子の挙動すら観測できる．その後さまざまな変法（図 1.13）が生まれ，応用範囲が広がった．そのうちのホールセル法は，回路的には細胞内電極法と等価だが手技的にはむしろ容易なため，入門的な記録法として広く使われている．

（1） 電　　極

材料のガラス管は直径 1～2mm の毛細管ピペットやヘマトクリット管を用いることが多い．あまり細長く引かず，斜面の長さ 5mm・口径 3～5μm 程度の"猪首"な管にする．それには b.(1) で述べたのと逆に融解ガラス量を減らす意味で軽く 1 段引き，直径 0.5mm 程度の部分を作って停め，そこを再度延伸する．先端を顕微鏡観察下で融かしすぼめ，最終的に口径 1～2μm にする．cashew varnish や熱硬化性シリコン樹脂（silguard）で最先端部以外を絶縁コートする．電極は先端の清浄さが細胞との密着度を左右するので実験当日に準備し，作りおきは避ける．

（2） 電　解　質

電極電解液はフィルターでろ過したものを電極先端から 3～5mm まで吸い上げる．そのご後端から注入してつなぐ．間に入った泡は爪で弾いて追い出す．液の組成は，各変法ごとに電極内が細胞内に相当するか外に相当するかで異なる．細胞内と導通する場合には細胞質液に似せた溶液を研

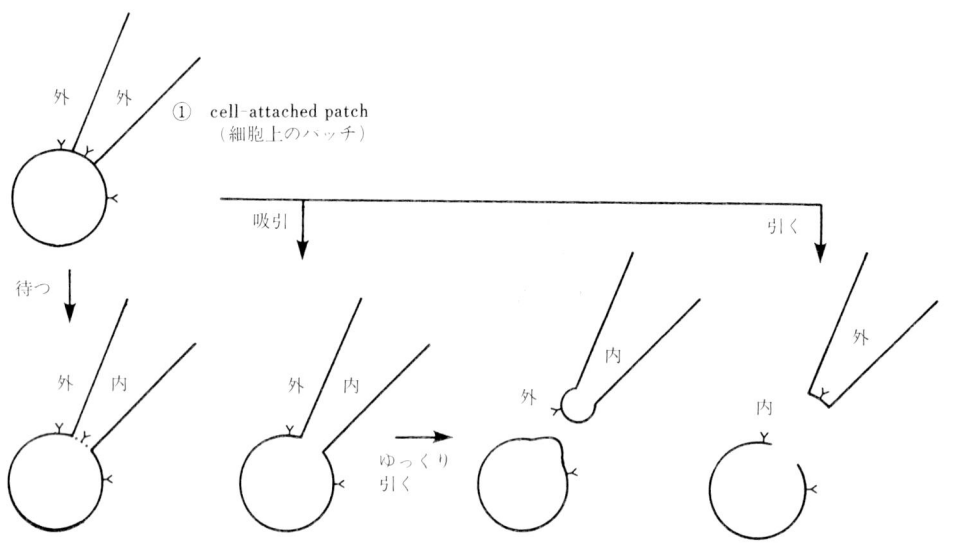

① cell-attached patch
（細胞上のパッチ）

② perforated cell-attached patch（孔を空けた細胞上のパッチ；電極内に界面活性剤を入れておく；この状態から④に似た形に膜パッチを引き切ると，細胞内灌流を避けながら単一レセプターの解析が可能になる）

③ whole cell recording（全細胞）

④ outside-out patch（細胞外に向いたパッチ）

⑤ inside-out patch（細胞内が外に向いたパッチ）

図 1.13 パッチ電極法の諸変法（小倉・工藤原図）
　Y 字形はレセプターを指す．電極内液，実験槽液に記した内（外）の表示は，実験者が溶液を細胞内(外)液に模して作製すべきことを示す．すなわち細胞内液は原則として高 K^+・低 Na^+・低 Ca^{2+} で 2 次メッセンジャーを含み，細胞外液は低 K^+・高 Na^+・高 Ca^{2+} でレセプターリガンドを含む．①④⑤ ではパッチ内に含まれる少数のレセプターの活性が記録され，②③ では細胞の全表面のレセプター活性が記録される．①② では細胞内灌流状態にはならないが，③④⑤ では灌流になる．

者が自分の判断で調合して用いることになる．KClを主体としてEGTA, ATP, HEPESなどを混和した緩衝液が一般的である．

この細胞内環境を研究者自身が設定するという点が，パッチ電極法の利点であり欠点でもある．実際，研究者が想定していなかった未知の因子によってレセプター活性が調節されていたため，自然状態でのレセプター現象が再現できないことがしばしば起こる．その意味では，細胞内灌流の状態になりにくい微小電極法の方が攪乱が少ないともいえる．電極内が細胞外になる場合には，電極内液にレセプターリガンドを予め加えておくのが普通だが，レセプターが脱感作を起こしやすいケースでは，電極内にさらに細いチューブを入れて液交換をはかる必要も出てくる．

(3) 吸 引 法

いずれの変法でも，まず最初に電極先端と細胞膜との密着状態(gigaseal)をつくる．電極がゴミや細胞の破片で汚れるとたちまち密着が悪くなるから，目標の細胞のごく近くにくるまで電極には陽圧をかけておき，細胞に接する寸前になって陰圧（吸引）に替える．こうした圧の切り替えを滞りなく行うには，実験者が口でコントロールするより，ポンプか注射筒を使う方が確実である．順調ならば吸引して数秒以内に漏洩抵抗が $100\,G\Omega$ 以上に達する．なかなか抵抗が上がらないときにはあきらめて次の電極に替えた方が結局早い．

d. 細胞外電極法[4]

微小電極もパッチ電極も1個の細胞（ないしその断片）の活動を記録するが，標本によっては細胞の集団の活動を記録する方が好都合な場合もある．たとえば脳の切片標本のように等質な細胞が層をなして集合している標本では，ある意味で細胞の応答の平均値が得られる細胞外記録法の方が有効である．電極としてはb.のガラス管微小電極をやや太めに作ってもよいし，金属電極を自作（または購入）してもよい．直径 $0.2\,mm$ 程度のタングステン線を希塩酸中でゆっくり出し入れしながら電気分解すると先端の尖った針になる．機械的強度を与えるためにガラス管の鞘に入れ，先端数 μm 以外をc.(1)と同様に絶縁コートする．

Na^+ や Ca^{2+} などの陽イオンが細胞に流れ込んでいる位置が，強い興奮の起きている位置（つまりレセプターや電位依存性イオンチャネルが密集している位置）であるから，細胞外で記録される電位は周囲に対して負になる(active sink)．逆説的な言いかただが，記録される反応は多数の細胞からのものであるにもかかわらず，空間的分解能としては細胞下レベルでの解析ができる．

細胞内電位記録と比較する際には，細胞外で観測される電位が局所電流によるものであり，電流の結果である膜電位に対しては微分形になっていることに注意すること．同じ細胞集団の活動の観測ではあっても，この点が次項に説明する電位感受性色素による観測とは異なる．

金属電極は記録電極としてよりも刺激電極として頻用される．予め絶縁コートしたタングステン線2本をガラス鞘にいれ，先端の被覆を剥がして電解研磨したあと用いる．

e. 膜電位感受性色素法[8]

実験者が1度に扱える電極の数は2～4本が限界だろう．しかし細胞どうしが連動して反応しあっている系では，さらに多地点から同時に活動記録をとりたい場合がある．また当然ながら，電極は実験者が「ここで反応が起きているだろう」と予測した位置や細胞からの情報しか与えない．しかし反応は実験者の予測していなかった地点で起きている可能性がある．そこで同時多点的・空間網羅的な活動観測法が求められる．1960年代からSalzbergやCohen, Grinvaldらによって開発が進められてきた膜電位感受性色素は，この要求を（完全にではないものの）満たすものである．また，電極を刺入された細胞はやがて変性するので，たとえばレセプターの発現の時間経過をみるなどの目的で，一定時間経過後に再び同一の細胞から記録をとろうとしても容易ではない．色素による方法は非侵襲的であるため，それが可能である．

(1) 色　　　素

色素には2系統のものがあり，遅い色素・速い色素と呼ばれる．前者は電位変化を光学的変化（蛍

光強度または吸光度の変化）に変換する効率は高いが応答は遅いのでゆっくりとした持続的な現象の解析に向き，後者はその逆で活動電位の観測などに向くと考えられる．レセプター現象は両者の中間あたりになる．

遅い色素の代表は diS-C$_3$-(5) で，この正電荷をもった carbocyanine 色素が細胞膜に溶解する率が膜電位レベルによって変わることを利用して測定がなされる（正確な機序は不明）．赤血球などの標本に 1 μM 程度の水溶液を適用したとき，100 mV の膜電位変化に対し最大約 100% の蛍光強度変化を示すとされる．

速い色素の代表は NK 2367（NK は日本感光色素社の略称）や RH 414（RH は合成者である Rita Hildesheim 女史の頭文字）で，細胞膜中に溶解したこれらの merocyanine または styryl 色素が，電位勾配にしたがって配向を変えるために分子吸光効率が変わるという性質が利用されている（正確な機序は不明）．神経細胞などの標本に 10 μM 程度の水溶液で適用したとき，100 mV の膜電位変化に対して 0.1～1% の吸光度変化または最大約 10% の蛍光強度変化を示す．

（2）測 定 装 置

遅い色素は，光学顕微鏡・ビデオカメラで捉えられる速度と信号/雑音比をもっている．速い色素の特性を生かすには，電気的応答が速く信号線形度が高い（したがって背景光強度を減算して変化分を増幅できる）光電子増倍管（photomultiplier）の使用が望ましい．しかし，増倍管は多チャネル化しにくいので最近では 2 次元 photodiode array（たとえば 10×10＝100 チャネル）が用いられることが多い．いずれは極低ノイズで超多チャネルの冷却 CCD 素子がセンサーとして用いられるようになるだろう．

これらのセンサーを顕微鏡の実像面におき，像によって生じた光電流を順次走査的にか平行処理的にかデジタル変換してコンピューターに送り込む形式になる．これを発生中の初期心臓に適用した実装は神野[9]の，脳切片に適用した実装は飯島ら[1]の優れた総説があるので参照されたい．1991 年末現在既成の装置は市販されていないが，近い将来出るだろう（補注 3）．

（3）問 題 点

よいことずくめのようにみえる電位感受性色素にも問題点は多々ある．まず膜電位の絶対値との対応づけ（calibration）の困難さがあげられる．原理上膜脂質の性質に依存しているから，細胞の種類が違って脂質組成が異なれば異なる較正が必要となり，結局いずれかの段階で微小電極またはパッチ電極を併用しなくてはならない．また膜の性質を変えることによって作用する薬物（たとえば麻酔薬）の解析には誤差を織り込んで考えなくてはならないし，脂質代謝と共役するレセプターについても同様の注意が必要になろう．1 部の色素には細胞呼吸に対する毒性が指摘されている．

多数の細胞からの信号を同時に記録できるという利点が，逆に不利に働く場合もある．受光素子の 1 チャネルがカバーする面積中に複数の細胞が含まれれば，得られる信号はそれらの細胞の応答の平均となる．とくに脳切片や器官培養のような厚みのある標本では，焦点面内にある細胞以外に，厚さ方向に含まれるすべての細胞成分からの信号が混入する．それらの細胞の性質が均一でない場合（たとえば神経細胞とグリア細胞が混在するなど），測定すれば何らかの信号は得られるにしても解釈が難しい．

f. カルシウム感受性色素法[10]

最近急速に広まった蛍光指示薬による細胞内遊離カルシウムイオン濃度（$[Ca^{2+}]i$）定量法も，膜電位感受性色素法と同様な目的の使い方ができる．多くのレセプターにおいて，その活性化は直接にイオンチャネルを開口させるか間接的に電位依存性イオンチャネルを開口させて $[Ca^{2+}]i$ の上昇をもたらす．したがって $[Ca^{2+}]i$ 上昇を顕微定量することによって非侵襲的にレセプター活性を測定できる．

電位感受性色素に比較して有利な点は，変化分が大きく信号/雑音比を大きくとれることと，濃度はいわば反応の積分であって持続が長く，測定が容易なことである．また多くの細胞は電気的空間定数が数百 μm 以上あるから，仮にレセプターが

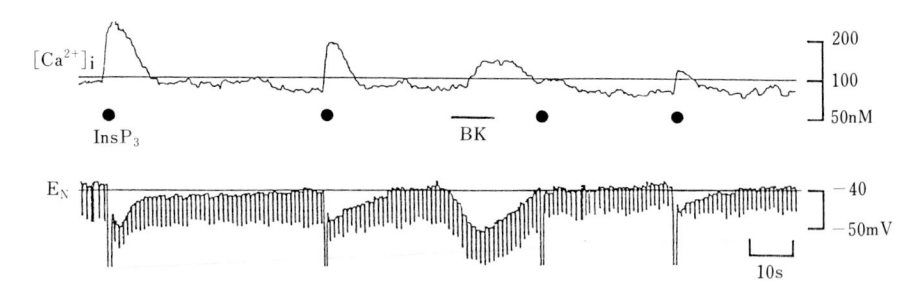

1.5 電気的活動観測のための培養細胞

図1.14 カルシウム感受性蛍光色素と細胞内微小電極の併用例（小倉・東田原図）
微小電極は複槽電極で，1槽は電位記録と通電とに兼用し（b.(4)参照），もう1槽は薬物の電気泳動注射に用いている（b.(5)参照）．標本は神経系株細胞 NG 108-15. 丸印で inositol trisphosphate を電極から細胞内へ直接注入し，線印で bradykinin を細胞外から灌流投与した．[Ca^{2+}]i の上昇と，その結果としての細胞内電位の過分極がみられる．このような細胞内に貯蔵された Ca^{2+} の放出をうながす型のレセプターの活性を検討するには，Ca^{2+} 濃度の顕微定量が有効である．

細胞上の特定の位置に局在していても膜電位測定からはその局在性をとらえられないが，[Ca^{2+}]i 定量ではそれがとらえられる．

さらに，ある種のレセプターは特定の膜脂質の代謝回転を促して，細胞内小器官に貯蔵された Ca^{2+} の放出をもたらす．そうしたレセプターの活性測定には，[Ca^{2+}]i の実測が最も直接的である（図1.14）．

(1) 色　　素

最も一般的に用いられるのは fura-2 で，この acetoxymethylester 体を細胞外から投与すると細胞内でエステラーゼによる分解を受け，Ca^{2+} と相互作用する遊離酸体となって細胞質にトラップされる．この色素の遊離体は 380 nm の紫外光に最大吸収をもつが，Ca^{2+} と結合すると 340 nm が最大吸収波長になる（発光波長は 500 nm で不変）．したがって，340 nm の励起光で観察していると [Ca^{2+}]i の上昇とともに発光が強まる．発光強度の絶対値は色素の絶対量に比例するが，340 nm ともう1つ別の波長（たとえば 360 nm）での発光強度をはかって比をとれば，濃度の項はキャンセルされて [Ca^{2+}]i のみを反映する値になる．この計算を1点だけではなくビデオ画像の全画素について行えば，[Ca^{2+}]i についての2次元的情報（分布）が得られる．

indo-1 という色素は Ca^{2+} との結合によって吸収よりも発光スペクトルが変化する．したがって励起光を一定のまま発光を2つに分けて比をとれば [Ca^{2+}]i の分布が得られる．ただし，これらの色素は紫外線に吸収をもつため，対物レンズや照明の仕様を特別にしなければならない．これに対して fluo-3 や rhod-2 という色素は，吸収波長が可視域なので扱いやすく，共焦点顕微鏡観察[11]などに利用される．しかし，吸収側も発光側もスペクトルが移動しない（相似形に増減するだけ）ので，比をとって [Ca^{2+}]i 情報だけを抽出することはできない．色素の特性は Molecular Probes 社のカタログに詳しい（補注4）．

(2) 測 定 装 置

筆者らが開発していた段階ではもちろん市販の装置などなかったが，最近では国内外で多数の機種（ハードウェア，ソフトウェアとも）が市販されている．それぞれの機種には特徴があり，たとえば，画像解析に重点をおくもの（データ量が大きいので遅い），限られた画素について経時変化の解析に好都合なもの（速い），ビデオカメラでなく光電子増倍管を用いた分光光度計に近いもの（きわめて速い）などがあるから，研究の目的に従って最適なものを選ぶ必要がある．

(3) 問 題 点

色素は本来的に Ca^{2+} キレート剤であり，細胞内に負荷する量が過大になれば細胞の反応を損なう．したがって測定系の感度の許すかぎり最小の濃度で用いる（一般に 100 μM 以下とされる）．しかし細胞が小型であったり偏平であったりすると光路中の色素分子数が不足して測定が難しい．

3〜5μm以上の厚みが欲しいところである.

紫外線を連続的に照射するとラジカルを生じたり，生体分子を光分解する効果が無視できなくなる．とくに呼吸系の補酵素はfura-2と同波長域に吸収をもつので，その分解による作用を最小にするため励起光強度はむやみにあげられない．高輝度光源を使うときは間欠的に照射する．

fura-2法では，2つの励起波長による画像をフィルターやミラーを切り替えて別の時刻にとることになるが，その間に細胞が動くと比の計算にアーチファクトを生ずるため，筋肉系の細胞は扱いにくい．便宜的には細胞を不動化する（たとえばcolchicineを投与してmyoballにする）か，経代培養して収縮装置を失った株細胞を使う．しかし根本的にはindo-1法で完全に同一の時刻に2つの画像をとって計算することが望ましい．

〔補注〕 1. 実験終了後に組織化学的染色を施す場合には，当該細胞をみつけだすのを容易にする目的で，カバーグラスにたとえば1mm正方の基盤目をあらかじめ印刷しておくと便利である（松浪硝子社扱い）．文字をエッチングしたカバーグラス（Eppendorf社製）も市販されている．

2. 顕微鏡は正立型より倒立型が，焦点合わせはステージ上下式より対物レンズ上下式が使いやすい（たとえばニコンTMD型やオリンパスIMT型）．実験は震動を極端に嫌うので配慮を要する．その意味で実験槽の保温にon-off制御のヒーターを利用したステージは避けるべきである．透明な発熱ガラス板を利用し通電量を連続制御する方式のステージは便利である（北里サプライ社製）．

3. ごく最近（1993年）128×128チャンネルのMOS型 photodiode arrayを受光素子とし，最高0.6ミリ秒間隔で光-電圧変換を行って（したがって0.6ミリ秒ごとに1枚の2次元画像が得られる）演算する（たとえば一定光量分を差し引き，総光量の0.1%程度の変化分だけを増幅して検出する，など）装置が発表された（富士フィルム社製）．電位感受性色素，とくに吸光度変化型の速い色素（たとえばRH 482）にそのまま適用されよう．

4. この点を補うため，$[Ca^{2+}]i$上昇によって発光が増す色素（たとえばfluo-3）と発光が減る色素（たとえばfura-red）を同時投与して比をとるという方法が考案されているが，この方法の適用には両色素の細胞内分布が等しいという前提が必要で，この前提は現実にはなかなか満たされない．

〔小倉明彦，工藤佳久〕

文　献

1) 御子柴克彦，畠中 寛（編）：実験医学別冊，神経生化学マニュアル，1990.
2) 月田承一郎，矢原一郎（編）：実験医学増刊，蛋白質分子をみる，1990.
3) Gahwiler BH: *Trends Neurosci* **11**: 484-489, 1988（解説ビデオがある）.
4) 生体の科学編集部（編）：生体の科学特集，神経科学実験マニュアル，1985.
5) Kamada T: *J Exp Biol* **11**: 94-102, 1934.
6) Akaike N, Inoue M, Krishtal OA: *J Physiol* **379**: 171-185, 1985.
7) Neher E, Sakmann B: *Nature* **260**: 799-802, 1976.
8) Grinvald A: *Physiol Rev* **68**: 1285-1366, 1988.
9) 神野耕太郎：科学 **55**: 290-297, 1985.
10) 唐木英明，工藤佳久，栗山 熙（編）：実験医学増刊，細胞内カルシウム実験法，1989.
11) Wilson T: *Trends Neurosci* **12**: 486-493, 1989.

1.6 分化,成長観測のための培養細胞

a. 初代培養系

神経細胞の発生,分化のしくみを調べることは,神経系の機能を明らかにするうえで有力な手段である.1948年Buekerがマウス肉腫中に知覚神経突起を著明に伸展させる因子が存在することをみいだして以来,この因子は神経成長因子(nerve growth factor, NGF)と名づけられ,構造・機能について研究が進んでいる.近年,神経細胞の培養技術の発達により中枢および末梢の各種ニューロンの初代培養が可能になり,各ニューロンの分化,成長に関係した因子が生体中に存在することが明らかになっている.現在これらの因子は大きく3つに分類される.

1) 可溶性因子:NGF, FGF (fibroblast growth factor)に代表される低分子量の可溶性タンパク質の成長因子である.

2) 細胞外マトリックス:ラミニン,フィブロネクチンに代表される高分子量のマトリックス構成タンパク質である.

3) 細胞間接着因子:細胞間の相互作用に関係

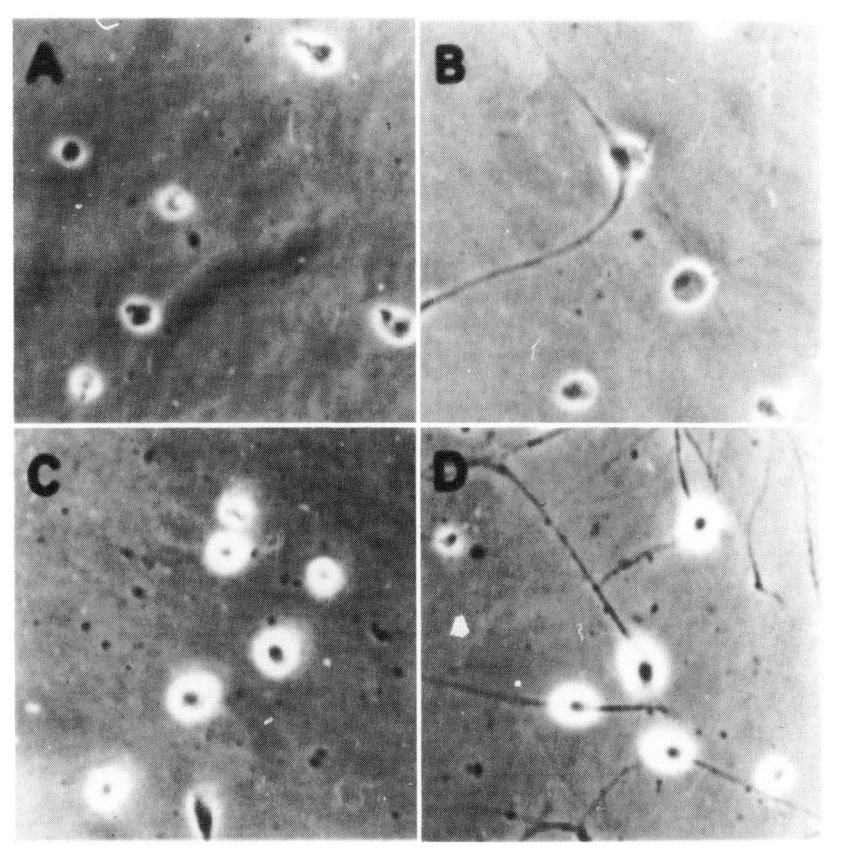

図1.15 毛様体神経節ニューロンの培養
8日目胚毛様体神経節ニューロンをポリオルニチン塗布した培養皿で培養した.NOFもCNTFも添加しないとニューロンは死滅する(A).CNTFのみではニューロンは生存するが突起を伸展しない(C).NOFとCNTFの両方を添加すると著しい神経突起伸展がみられる(D).NOFのみでは突起伸展をひき起こしたものでも,やがてニューロンは死滅していく(B).

する膜タンパク質でN-CAM, N-cadherinなどがこれにあたる.

生体中ではこれら多種, 多様な因子が場所, 時期, 状態に応じて複雑に調節されていると考えられる. 初代培養系を用いたこれらの因子のアッセイ系には一般にCG (ciliary ganglion), DRG (dorsal root ganglion) ニューロンがよく用いられる. 図1.15はニワトリ胚 (7～9日目胚) CGニューロンを用いたもので, 培養液のみでは24時間後にはAのようにニューロンは死滅するが, ここに可溶性因子であるCNTF (ciliary neurotrophic factor) を添加するとCのように生存が維持される. BはNOF (neurite outgrowth factor) と呼ばれる細胞外マトリックス因子を予め基壁に塗布したもの, Dはさらにそこに CNTF を添加したもので, Dにおいてはじめてこの系での神経細胞の分化, 成長が維持されている.

(1) 基本培養液

通常, ろ過滅菌した Dulbecco's modified Eagle's medium (DMEM, GIBCO社) に10%ウシ胎仔血清および抗生物質 (ストレプトマイシン+ペニシリン) を含む溶液を基本培養液としている. 用いる血清は, ウシ胎仔, 仔ウシ, ウシ, ウマのいずれでも大差のないように思われる. 5～10% CO_2/空気を気相とし, 37℃の CO_2 インキュベーター中で培養を行う.

(2) 培養皿のコーティング

培養皿はすべてプラスチック製 (ファルコン社など) のものを用いるが, 培養皿のコーティングは培養する細胞によって最適の塗布剤を選択するのがよい. 筆者らはCGニューロンの培養に通常はポリオルニチン塗布皿を用いている.

a) ポリオルニチン塗布

ポリオルニチン塗布の手順は, まず150 mMホウ酸緩衝液 (pH 8.4) に濃度が0.1%になるようにポリオルニチン (分子量3000～15000, シグマ社) を溶かし, ろ過滅菌する. 培養皿基壁を覆う程度の液量を加え, 1夜以上室温で放置する. ポリオルニチン塗布皿を使用するには無菌蒸留水で4回ほど水洗する.

b) コラーゲン塗布

ポリオルニチンのようなポリカチオン物質は細胞に傷害を与える場合がある. また長期(1か月ほど)に培養したいときにはコラーゲン塗布皿がよく用いられる. コラーゲン塗布についてはラット尾腱より調整する方法が広く用いられるが, ここでは市販の組織培養用コラーゲンによる方法を述べる. クリーンベンチ内で市販の酸可溶性コラーゲン (カルバイオケム, 和光) 約50 mgを滅菌ピンセットによりつまみ取りマグネチックスターラーの入った滅菌培養瓶に入れる. 50 mlの0.25%酢酸 (滅菌済み) を加え1夜混和しコラーゲンを溶かす. コラーゲン溶液5容量に対して1容量の緩衝塩類溶液 (1.5 M NaClを含む0.2 M Na_2HPO_4) を加えて混ぜた後1～5滴を培養皿に落とす. 先端をL字に曲げたパスツールピペットにより培養皿壁上にまんべんなく広げる. 塗布しおえた培養皿は乾燥を防ぐために水を入れたビーカーを備えたタッパウェアに納め4～7℃で保存する.

(3) CGニューロンの培養[1]

アルコール綿でふいた受精卵を気室側を上に持ち, 卵上部の殻を割る. ピンセットで胚の漿膜や羊膜を破り胚の頭部をひっかけるようにしてとり出す. PBS (-) 入りシャーレに胚頭部を移し双眼実体顕微鏡下に置く. 眼球を頭部よりひき離す. この際, 眼球周囲の表皮にピンセットの先端で切れ目をつくり, くり抜くようにして眼球をとり出す方がよい. とり出した眼球の視神経線維束の近傍に副交感神経節であるCGが認められる. CGを時計用ピンセットでつまみだし1.5 mlのPBS (-) が入ったシャーレに入れる. 0.1%トリプシン溶液を1.5 ml添加し37℃, 20分間トリプシン処理を行う. その後トリプシン溶液とともにCGを遠心管に移し1500 rpm, 5分間遠心する. 上清をとり除いた後基本培養液を適当量加え再度遠心する (トリプシン処理停止). この上清を除き1 CGあたり0.5 ml (14000細胞/ml) の培養液になるように基本培養液を加える. 次に駒込ピペットの先端を遠心管の底に強く押しつけたまま管内の培養液を吸い取り, そして吐き出す. このピペット操作により機械的に分離したCGニューロンの懸濁

液ができる．

このようにして得たCGニューロン懸濁液をポリオルニチン塗布皿に添加し前述の条件下で培養を開始する．CGニューロンの基本培養液のみで培養すると，ニューロンは1～2日ですべて死滅する（図1.15 A）．

（4） 網膜の explant culture[2]

explant culture は培養したい組織をトリプシンなどで破壊せずに細片の状態で培養する方法である．explant culture の利点は微小環境が破壊されていないので成長が一般によいこと，いろいろな種類の細胞が混在している中枢神経系などの場合全体として把握できること，また層形成，細胞の migration が観察できることなどがあげられる．筆者らはニワトリ網膜の explant culture を用いて視神経の突起伸展誘導を調べている．

図1.16は，前述のNOFという細胞外マトリックス因子を塗布した培養皿で網膜の explant culture を行ったものである．A は NOF 非存在下，B, C, D は各種濃度の NOF 存在下で培養したものであるが，NOF により突起伸展が著明に誘導されているのがわかる．

前述の方法でまずニワトリ胚（7～9日目胚）より眼球を摘出する．眼球のまわりに結合組織をピンセットでとり除き，レンズの方向より1か所に切れ目をいれてそこより皮をむくように中を広げ，レンズはとり除く．眼球の内側は色素上皮により黒くみえるが，その表側に白っぽい網膜がはりついている．レンズ側の1端をピンセットでつまんで振ると網膜が色素上皮より次第に剥がれてくるのがわかる（8～12日目胚網膜が剥がれやすい．それ以降だと色素上皮との結合が強くなり振るくらいでは剥がれない）．剥がれた網膜をピンセットでつまんでさらに周辺へと剥がしていく．剥がした網膜を別のPBS(−)の入った培養皿に移し替える．細片化はピンセットで細かくひきちぎっていく．鋏で細かく切り刻むか，メスで切り刻む．細片化した網膜を予め基本培養液で洗った空のポリオルニチン塗布培養皿にパスツールピペットで適当な間隔に滴下して置いていく．この状態でインキュベーターで37℃, 1～2時間程度放置して細片を基壁に接着させる．接着したらとり出し

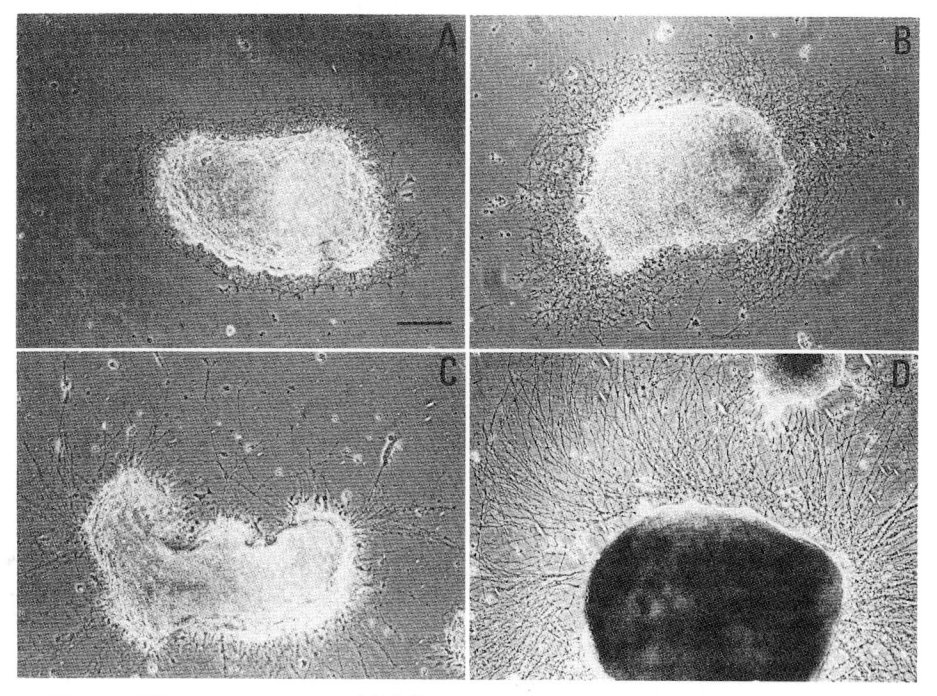

図1.16 網膜 explant culture での突起伸展
8日目胚網膜 explant をポリオルニチン塗布培養皿で培養した．A, B は NOF なし，C, D は NOF ありの条件下で24時間（A, C）あるいは48時間（B, D）培養した．

（5） アッセイの方法

はじめに述べたニューロンの分化，成長に関係した3種類の因子，① 可溶性因子，② 細胞外マトリックス，③ 細胞間接着因子の活性，作用を初代培養系を用いて調べる方法について述べる．

可溶性因子について現在ニューロンの分化，成長への作用をもつものとしては，NGF[3]，FGF[4]，CNTF[5]，BDNF[6]（brain derived neurotrophic factor）などがあげられる．それぞれ1次構造，またNGFとFGFについてはレセプターのクローニングも報告されている[7,8]．BDNFは1次構造でNGFと相同性があり，ここから類似のものが最近報告されている[9]．これら可溶性因子は培養の際の細胞懸濁液に因子を加えて培養を開始すればよい．だが，細胞外マトリックスと細胞間接着因子（膜タンパク質）に関してはただ加えるだけではだめで，immobilizeされた基質の状態にしなくてはその作用をみることはできない．

a） transfectionによる方法

まず調べたい因子がすでにクローニングされている場合，そのcDNAを非ニューロン系細胞にtransfectionする．そのtransfectantの細胞を単層培養してその上層にその因子による作用を調べたい神経細胞を培養する方法である．Dohertyら[10]は，ヒト N-CANcDNA を L-cell，あるいは 3T3 cell に transfection して，その単層培養上にDRGニューロンを培養して効果を調べた．この方法だといろいろな mutant cDNA を transfection することによって構造と機能の相互関係が調べられる．

b） ニトロセルロースを用いる方法

界面活性剤で可溶化された膜タンパク質はそのままでは培養皿にimmobilizeすることができない．そのため予め培養皿をニトロセルロースでコートして，そこに可溶化膜タンパク質をスポットする方法がある．Bixbyら[11]は N-cadherin で，Furleyら[12]は TAG-1 でこの方法を用いて効果を調べている．

c） ポリカチオン物質に結合させる方法

マトリックスタンパク質は一般に酸性糖タンパク質であるため低イオン強度（PBS(−)程度以下）でポリオルニチンなどのポリカチオン物質を塗布した培養皿とインキュベートすることによって容易にimmobilizeできる．この方法は非イオン性界面活性剤を用いた酸性膜タンパク質でも可能である．どちらもインキュベーション後培養皿をPBS(−)などでよく洗浄し，細胞懸濁液を加え培養を開始する．

b．細 胞 株 系

神経機能に関する薬理学的研究は，従来，神経節や脳の切片，ホモジネートを用いた実験が中心であった．近年，細胞培養法の普及と株細胞が入手しやすくなったことなどにより，培養細胞を用いた研究が数多くなってきた．培養細胞を用いると外環境を操作しやすいことや，他の組織の混入が除外できるなどの利点があり，細胞膜のレセプターの薬理学的研究，イオンチャネルの電気生理学の手法を用いた研究，細胞内情報伝達機構の解明に，細胞培養法は重要な技法となった．

さらに，最近の遺伝子工学技術を使った研究においても，遺伝子の発現調節の解析に $in\ vivo$ での調節を反映した系が組みたてられること，特殊な技術や装置を必要としないことなどから培養細胞を使った実験系が最も多く使われている．筆者らが使っている NG 108-15 細胞は形態的に神経突起を伸ばし，神経細胞様に分化する．また，生化学的，電気生理学的研究から機能的にも分化することが知られている．ここでは，神経細胞の培養法，分化法そして，その培養細胞を用いた実験例について述べる．

（1） 株細胞の培養法[13]

細胞培養を行うのにとくに必要な備品として，クリーンベンチ，CO_2インキュベーター，オートクレーブなどがあげられる．株細胞は，凍結保存した状態か培養液に浮遊した細胞として入手する．凍結保存した細胞は37℃ですばやく溶かし，低速遠心機（5分間，$500 \times g$）で細胞を遠沈後，1度，培養液で洗い凍結保存液中のDMSOを除去

する．もう1度，遠沈し，フラスコや皿に移し培養する．培養液に浮遊した状態で入手した細胞はそのまますぐに培養できる．株細胞の培養法として，筆者らが使っている NG 108-15 細胞を例にとって紹介する．この細胞は C 6 BU-1 と N 18 TG-2 を親細胞とする雑種細胞であるので，アミノプテリン，チミジン，ヒポキサンチンを含む HAT 選択培地（50倍濃縮液：ベーリンガーマンハイム）を用いて，親細胞の出現を防いでいる．培養液はダルベック MEM（DMEM）に5％ウシ胎仔血清と HAT を含む．

最近のウシ胎仔血清は品質がよくなり，ロット間の差が少なくなった．DMEM の調整（10 l 用）は粉末（GIBCO, Cat # 430-2100）133.7 g を再蒸留水に溶かし，次に 37 g の $NaHCO_3$ を加える．溶けた後に，1 N HCl で pH 7.5 にする．DMEM を調整する間に，500 ml 培養瓶20本をオートクレーブ（121℃, 20～30分間）する．培養瓶をオートクレーブに入れるとき，瓶のふたをゆるめ，とり出すときに閉める．また，DMEM を無菌化するためのメンブレンフィルターろ過装置の準備をしておく．ステンレスフィルターホルダー（直径 140～150 mm：ミリポア，東洋科学製）に下から，0.22 μm, 0.45 μm の順にフィルターを入れ，間にメッシュシートを挟み，上にプレフィルターをのせる．フィルターをセットした後オートクレーブにかける．ろ過装置は N_2 ガスで加圧する方法と，ペリスタポンプで培養液を流し込む方法があるが，ここでは，ペリスタポンプによる方法を述べる．

フィルターホルダー上部の液流入口にタイロンチューブをつけ，クリーンベンチ内に置く．150～200 ml/分の流量が調節できるポンプ（ミリポアなど）をチューブに取り付け，培養液をフィルターに送り込む．無菌化した培養液を450～475 ml ずつ培養瓶に集め，37℃で1晩置き，バクテリアによる感染の有無を調べた後（汚染があると濁る），4℃で保存する．オートクレーブのできる DMEM が市販されているが，NG 108-15 細胞はこの DMEM では生育が悪い．培養容器は滅菌済みのプラスチック製フラスコ（ファルコン，コーニング，ヌンク社）や皿を用いる．DMEM に懸濁した細胞を入れ，37℃, CO_2 インキュベーター（10％ CO_2-90％空気, 100％湿気）に入れると1時間ほどで，プラスチック表面に細胞は接着し，偏平になる．培養液は35 mm, 60 mm, 100 mm の皿でそれぞれ，1.5～2 ml, 3～5 ml, 10 ml が適量である．25 cm^2, 75 cm^2 のフラスコで通常，8 ml, 25 ml を使う．細胞を植え継ぐときは，PBS(−)（2価カチオンを含まないリン酸バッファー：日水製）を5～10 ml/75 cm^2 フラスコの割合で入れ細胞を洗う．再び，PBS(−) を加え，5分間 CO_2 インキュベーターに入れると，細胞が浮遊してくる．この細胞を低速遠心機（500×g, 5分間）で集め，DMEM に懸濁して新しいフラスコや皿に入れる．

a）　大量培養法

生化学的実験などのために細胞の大量培養を行う場合，ローラー瓶（ファルコンなど）を用いて瓶を常時，回転させながら培養する．したがって，細胞は塊をつくり浮遊しやすいが，フラスコや皿に移すと再びプラスチック表面に接着して偏平になる．75 cm^2 のフラスコ4～5個から採った細胞を集め，70～100 ml DMEM に懸濁してローラー瓶に入れ，ふたを閉めれば，細胞のつくり出す CO_2 だけで生育する．この場合，37℃の恒温器内で培養できる．

b）　細胞の凍結保存法

10％ウシ胎仔血清，7.5％ DMSO を含む DMEM に約 10^6 個/ml の細胞を懸濁し，2 ml のミニチューブ（Wheaton 製など）に分注する．バイオロジカルフリーザーで1度/分で温度を下げ，−80℃までもっていく．バイオロジカルフリーザーのない場合，冷蔵庫に20分間，冷凍庫に20分間，−20℃の冷凍庫に10分間，−80℃の冷凍庫に1晩置いて，液体窒素に入れる．−40℃ぐらいまで直線的に温度を下げて，凍るときにとくにスムーズに下げるようにする．液体窒素下では半永久的に保存できる．

（2）　細胞分化法

NG 108-15 細胞は cAMP によって神経突起を伸ばし，神経細胞様に分化する．0.5～1.0 mM ジ

ブチリック cAMP や，10 μM プロスタグランジン E_1 と 1mM テオフィリンあるいは，1〜2% DMSO で，細胞は 2 日目ぐらいから突起を伸ばす．処理日数とともに，細胞の形態変化と膜の興奮性が上昇し，機能的にも細胞が分化する．分化した細胞はプラスチック表面から剥がれやすい状態になっている．ポリオルニチンやコラーゲンでコートした皿を用いて分化細胞を培養すると，培養交換や洗浄操作による細胞のロスが極端に少なくなる．

（3） NG 108-15 細胞を用いた実験例

この細胞はプロスタグランジン E_1，オピエート，m アセチルコリン，$α_2$ アドレナリンなどのレセプターをもち，アデニル酸シクラーゼ系の研究に使われている．初期には，モルヒネによるアデニル酸シクラーゼの抑制と薬物耐性との関係の研究に役立った[14]．電気生理学的な研究にも使用されている．骨格筋細胞と同時培養し，NG 108-15 細胞をジブチリック cAMP などで分化させるとシナプスを形成し，刺激によりアセチルコリンを遊離する．NG 108-15 細胞のレセプター刺激により，アセチルコリンが放出され，筋細胞での電位測定により神経細胞と筋細胞の機能的なつながりが証明された[15]．この細胞はイノシトールリン脂質の加水分解を生じる酵素と共役した，ブラジキニン，ニューロテンシン，アンジオテンシンⅡのレセプターをもつ．この実験系を使って，レセプター→G タンパク質→ホスホリパーゼ C →イノシトール三リン酸とジグリセリド→細胞内 Ca の遊離とプロテインキナーゼ C 活性の経路の研究が Ca 感受性蛍光色素の quin-2 や fura-2 を併用してできる[16,17]．また，Ca 依存性のイオンチャネルの研究にも使われている．

このように，レセプターとセカンドメッセンジャー間の研究報告が多くあるが，最近，セカンドメッセンジャーと遺伝子発現調節の関係が注目されるようになった．NG 108-15 細胞が cAMP によって分化する機序は明らかではないが，ある種の遺伝子は cAMP により発現が調節されていることが知られている．これらの遺伝子の転写開始点より上流のプロモーター領域に cAMP-

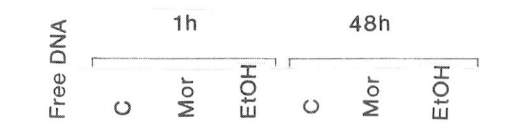

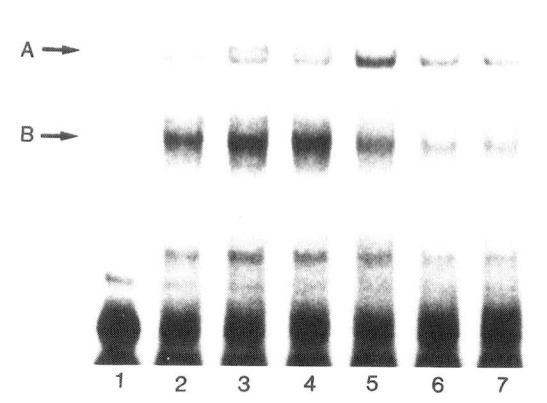

図 1.17 NG 108-15 細胞核タンパク質の DNA 結合活性に対するモルヒネ，エタノール処理の効果

モルヒネ，エタノール存在下で，細胞を 1 時間（2〜4）あるいは 48 時間（5〜7）培養したのち，核タンパク質を調整した．
 1：1 本鎖 CRE の標識プローブのみ
 2,5：無処理
 3,6：モルヒネ（50 μM）
 4,7：エタノール（100 mM）
 A,B：1 本鎖 CRE-タンパク質複合体

response element（CRE）が存在し，この CRE に特異的に結合するタンパク質（CREB）がみつかっている[18]．cAMP 依存性プロテインキナーゼは CREB をリン酸化し，この遺伝子の転写を活性化する．

最近当教室で，ゲルシフト法を使って，NG 108-15 細胞核抽出液中に 1 本鎖 CRE 結合タンパク質が存在すること，また，薬物耐性を生じるモルヒネやエタノールの長期投与が 1 本鎖 CRE-タンパク質複合体に影響することを示す結果を得ている[19]．この方法を簡単に述べる．

遺伝子の転写制御領域を含むオリゴ DNA を [^{32}P]ATP と T_4 ポリヌクレオチドキナーゼで 5′ 末端標識し，プローブとする．細胞核タンパク質とプローブを混合したのち，低濃度のポリアクリルアミドゲルを用いて電気泳動する．オリゴ DNA にタンパク質が結合することにより，DNA-タンパク質複合体の易動度が遊離の DNA

と異なることから，核タンパク質の量と性質の変化を知ることができる．この方法を用いて，モルヒネ($50\mu M$)やエタノール($100 mM$)の48時間投与によって，NG 108-15細胞核タンパク質のDNA結合能が約30％減少すること，また，1時間投与では効果がなく，この変化は1本鎖CRE結合タンパク質に特異的であることなどが明らかとなった（図1.17）．このように，株細胞は薬物の長期投与の実験に応用しやすい．この細胞がcAMPによって分化することや多くのレセプターをもっていることから，今後，遺伝子発現の調節の研究に大いに利用されるようになると思われる．

〔大杉　武，谷浦秀夫，三木直正〕

文　献

1) Hayashi Y, Miki N : Purification and characterization of a neurite outgrowth factor from chicken gizzard smooth muscle. *J Biol Chem* **260** : 14269-14278, 1985.
2) Kato S, Negishi K, Hayashi Y, Miki N : Enhancement of neurite outgrowth and aspartate-glutamate uptake systems in retinal explants cultured with chick gizzard extract. *J Neurochem* **40** : 929-938, 1983.
3) Thoenen H, Barde Y-A : The physiology of nerve growth factor. *Physiol Rev* **60** : 1284-1335, 1980.
4) Unsicker K, Reichert-Preibshch H, Schmidt R, Pettman B, Labourdette G, Sensenbrenner M : Astroglial and fibroblast growth factors have neurotrophic functions for cultured peripheral and central nervous system neurons. *Proc Natl Acad Sci USA* **84** : 5459-5463, 1987.
5) Saadat S, Sendtner M, Rohrer H : Ciliary neurotrophic factor induces cholinergic differentiation of rat sympathetic neurons in culture. *J Cell Biol* **108** : 1807-1816, 1989.
6) Leibrock J, Lottspeich F, Hohn A, Hofer M, Hengerer B, Masiakowski P, Thoenen H, Barde Y-A : Molecular cloning and expression of brain-derived neurotrophic factor. *Nature* **341** : 149-152, 1989.
7) Radeke MJ, Misko TP, Hsu C, Herzenberg LA, Shooter EM : Gene transfer and molecular cloning of the rat nerve growth factor receptor. *Nature* **325** : 593-597, 1987.
8) Lee PL, Johnson DE, Cousens LS, Fried VA, Williams LT : Purification and complementary DNA cloning of a receptor for basic fibroblast growth factor. *Science* **254** : 57-60, 1988.
9) Rosenthal A, Goeddel DV, Nguyen T, Lewis M, Shin A, Laramee GR, Nikolics K, Winslow JW : Primary structure and biological activity of a novel human neurotrophic factor. *Neuron* **4** : 767-773, 1990.
10) Doherty P, Barton H, Dickson G, Seaton P, Rowett LH, Moore SE, Gower HJ, Walsh FS : Neuronal process outgrowth of human sensory neurons on monolayers of cells transfected with cDNAs for five human N-CAM isomers. *J Cell Biol* **109** : 789-798, 1989.
11) Bixby JL, Zhang R : Purified N-cadherin is a potent substrate for the rapid induction of neurite outgrowth. *J Cell Biol* **110** : 1253-1260, 1990.
12) Furley AJ, Morton SB, Manalo D, Karagogeos D, Dodd J, Jessel TM : The axonal glycoprotein TAG-1 is an immunoglobulin superfamily member with neurite outgrowth-promoting activity. *Cell* **61** : 157-170, 1990.
13) 東田陽博：神経芽腫細胞と雑種細胞の培養・実験方法．第26回日本神経化学会―神経化学の基本methods "神経腫瘍細胞の培養と系統維持法" テキスト，pp 1-17, 1983.
14) Sharma SK, Klee WA, Nirenberg M : Dual regulation of adenylate cyclase accounts for narcotic dependence and tolerance. *Proc Natl Acad Sci USA* **72** : 3092-3096, 1975.
15) Nelson P, Christian C, Nirenberg M : Synapse formation between clonal neuroblastoma x glioma hybrid cells and striated muscle cells. *Proc Natl Acad Sci USA* **73** : 123-127, 1976.
16) Osugi T, Imaizumi T, Mizushima A, Uchida, S, Yoshida H : Phorbol ester inhibits bradykinin-stimulated inositol trisphosphate formation and calcium mobilization in neuroblastoma x glioma hybrid NG108-15 cells. *J Pharmacol Exp Ther* **240** : 617-622, 1987.
17) Ogura A, Myojo Y, Higashida H : Bradykinin-evoked acetylcholine release via inositol trisphosphate-dependent elevation in free calcium in neuroblastoma x glioma hybrid NG108-15 cells. *J Biol Chem* **265** : 3577-3584, 1990.
18) Yamamoto KK, Gonzalez GA, Biggs WH Ⅲ, Montminy MR : Phosphorylation-induced binding and transcriptional efficacy of nuclear factor CREB. *Nature* **334** : 494-498, 1988.
19) Effect of chronic exposure of NG 108-15 cells to morphine or ethanol on binding of nuclear factors to cAMP-response element (CRE). *Biochem Biophys Res Commun* **174** : 25-31, 1991.

2. 生化学および生物物理学的方法

2.1 結合実験

　20世紀初めに, Langley JN らによりレセプターの概念 (①レセプターはリガンドの特異的構造を認識し, それと結合する. ②レセプター-リガンド複合体はその情報を伝達して, 細胞の特異的反応を開始する) が提出された. これにより, 神経伝達物質・ホルモンなどの1次メッセンジャーが細胞内反応をひき起こす作用点としてのレセプターの存在が認識されるようになった.

　1960年代になって放射性同位元素で標識されたホルモンによる結合実験でホルモンレセプターの研究が行われるようになった. 1970年代以降は, 高比活性放射能リガンドが種々の神経伝達物質レセプターや中枢神経作動薬レセプターなどに対して合成され, 結合実験によるレセプターの量的同定, 質的解析, 生体内分布などに関する研究が続々と行われた. 1980年代以降は, 個々のレセプターの精製に続いて, 遺伝子工学を用いたレセプター1次構造の解析, 発現したクローン化レセプターの構造機能相関などの仕事が発展しつつある.

　しかし, 現在なお, 放射性リガンドを用いた結合実験法は, レセプターの定量, 同定, 分類に, 最も簡便かつ信頼性の高い研究法として使用されている[1]).

a. 結合実験の原理

　神経伝達物質やホルモンがその作用を発現するためには, まず組織, 細胞に存在する特異的結合部位 (レセプター) に結合しなければならない. レセプターには, 親水性1次メッセンジャーが結合する細胞膜レセプターと, ステロイドホルモンなどのリガンドのように細胞膜を自由に通過した後結合する細胞内レセプターの2種類が存在する. このようなレセプターの差異にかかわらず, 結合実験においては, 標識されたリガンドを用いて, これらが種々の標品 (細胞・組織ホモジネートや膜分画) のなかにあるレセプターにどのように結合するかを解析して, そのレセプターについての情報を得ようとするものである. なお, ここでいう1次メッセンジャーとは, レセプターに結合する生理活性物質で, リガンドとはレセプターに結合しうる薬物, 生理活性物質 (ホルモン, 神経伝達物質など) の総称を指している.

　一般にレセプターへのリガンドの結合は質量作用の法則に従うものとして, 種々の解析がなされる. すなわち, R をレセプター, L をリガンドとしたとき

$$R+L \rightleftharpoons RL$$

において, 解離定数を Kd と規定すると,

$$Kd = \frac{[R][L]}{[RL]}$$

が成立する. 酵素反応速度論における Michaelis-Menten 式と同様の変形をして,

$$[RL] = \frac{B_{max} * [L]}{Kd + [L]}$$

(B_{max}: 最大結合量)

の式が得られる.

　レセプター結合実験の直接の目的は, 標識されたリガンドを用いて [L] と [RL] の関係から, サンプル中に存在するレセプター量 (B_{max}) とリガンドのレセプターに対する親和性 (Kd) を求めることにある. また, 標識リガンドの結合を阻害する種々のリガンドの50%抑制濃度 (IC_{50}) からそれぞれのリガンドの親和性 (Ki) が, 酵素反応速

表 2.1 中枢神経系のレセプター

Receptor	Tissue	Ligand	Kd(nM)	B_{max} (pmol/g tissue)
Cholinergic muscarinic	Brain(rat)	[³H] QNB	0.03~0.2	65
Adrenergic				
α_2	Cerebral cortex(calf)	[³H] EPI	18	11
β	Cerebral cortex(rat)	[³H] DHA	c.1	12
Dopamine	Cerebral cortex(calf)	[³H] HAL	3	17
Serotonin	Cerebral cortex(rat)	[³H]-5-HT	46	9
		[³H] LSD	10	23
Histamine H_1	Whole brain(various species)	[³H] MPY	0.5~4	4~9
GABA	Whole brain(Triton-treated, frozen—rat)	[³H] MUSC	c.2	c.50~100
Glutamate	Cerebellum(rat)	[³H]GLU	c.300	c.120
Glycine	Spinal cord(rat)	[³H]STRY	2~4	c.100
Opioid	Brain(rat)	[³H] NAL	20	30
TRH	Retina(sheep)	[³H] TRH	20~40	5
Neurotensin	Cerebral cortex(rat)	[¹²⁵I] NT	3	3
VIP	Forebrain(rat)	[¹²⁵I] VIP	1	2
CCK	Whole brain(g·pig)	[¹²⁵I] CCK-33	0.3	0.7

代表的なレセプターを各標識リガンドで測定した．文献2)参照．
リガンドの略語：[³H] QNB＝[³H] quinuclidinylbenzilate；[³H] EPI＝[³H] epinephrine；[³H] DHA＝[³H] dihydroalprenolol；[³H] HAL＝[³H] haloperidol；[³H]-5-HT＝[³H]-5-hydroxytryptamine([³H] serotonin)；[³H] LSD＝[³H] lysergic acid diethylamide；[³H] MPY＝[³H] mepyramine；[³H] MUSC＝[³H] muscimol；[³H] GLU＝[³H] glutamate；[³H] STRY＝[³H] strychnine；[³H] NAL＝[³H] naloxone；[³H] TRH＝[³H] thyrotropin-releasing hormone；[¹²⁵I] NT＝[¹²⁵I] neurotensin；[¹²⁵I] VIP＝[¹²⁵I] vasoactive intestinal peptide；[¹²⁵I] CCK-33＝[¹²⁵I] cholecystokinin-33．c は circa（おおよそ）の略．

度論と同様の式から求められる．さらにレセプターとリガンドの結合，結合リガンドの解離など非平衡状態での実験から，そのリガンドのレセプターに対する結合速度，解離速度も求められる．

実際にはレセプター分子の中でリガンドが結合するのは一部の部位であり，リガンド結合部位と呼ばれる．リガンドはレセプター以降の反応を惹起するアゴニストと，それを阻害するアンタゴニストに分かれるが，これらのリガンド結合部位はわずかに異なっており，アゴニスト結合部位，アンタゴニスト結合部位と呼ばれる．

レセプターは，結合実験において以下の性質を有している．

（1） 飽和性（saturability）

リガンド結合部位は有限であり，たとえば脳重量あたりの神経伝達物質レセプター量は1~100 pmoles/g 湿重量である（表2.1)²．

（2） 高親和性（high affinity）

生理的リガンドを含め，一般にリガンドのレセプターへの親和性は高い．通常，標識リガンドの Kd 値は nM オーダーである（表2.1)²．

（3） 可逆性（reversibility）

リガンドのレセプターへの結合は，一般にその作用が可逆的であるのと同様，多量のアンタゴニストの添加もしくは希釈により，その結合が解離してくる．

（4） 特異性（specificity）

そのレセプターに作用することが知られているリガンド（アゴニスト，アンタゴニスト）のみが結合する．これは標識リガンドに対する各種リガンドの阻害（replacement）で調べられる．また立体特異性（stereo-specificity）も存在する．

（5） 組織分布（tissue distribution）

リガンド（アゴニスト）の生理作用が認められる組織に標識リガンドの結合が認められる．たとえば，神経伝達物質レセプターは脳内分布に特異性があり，種差（species differences）にも富む．また前述したように細胞膜レセプター，細胞内レセプターの別によって，細胞内分布にも特徴がみられる．

b. 結合実験の実際

結合実験は，レセプターのリガンド結合能を保ったままレセプター標品を作製し，そのなかのレセプターと標識リガンドとの結合を一定条件下に行わせて，レセプターに結合したリガンド(B)と遊離のリガンド(F)を分離し，結合したリガンドの計測を行うことである．以下の手順よりなる．

(1) レセプター標品の調整

レセプター標品は，そのレセプターの局在部位（組織・細胞内分布の差異）により作製法が異なる．脳における細胞膜レセプター標品としてはシナプトゾーム分画が，また一般組織の細胞膜レセプター標品には細胞膜断片が回収されるマイクロゾーム分画が使用されることが多い（図2.1）[3,4]．特異的結合が高く安定な放射性リガンドの場合は，組織ホモジネートをそのまま用いることも可能である[5]．一般にペプチドホルモンレセプター結合実験の場合には，レセプターおよび標識ペプチドの安定化のために各種ペプチダーゼインヒビターをレセプター標品作製時および結合実験反応液中に加えなければならない[6]．レセプター標品の保存は-80℃以下，できるだけ低温で行うが，いったんホモジネートした標品はペプチドホルモンあるいはアゴニスト結合能が長く保たれることは難しく，保存条件は各結合実験についてチェックする必要がある．一般に結合実験に使用する組織は小ブロックのまま冷凍保存する方が結合能が失活しない．しかし，アンタゴニスト結合実験に関しては，ホモジネートしたレセプター標品でも長期間にわたり-80℃で保存可能である．

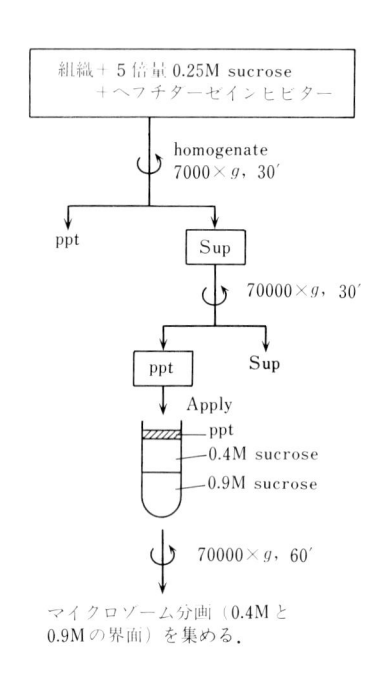

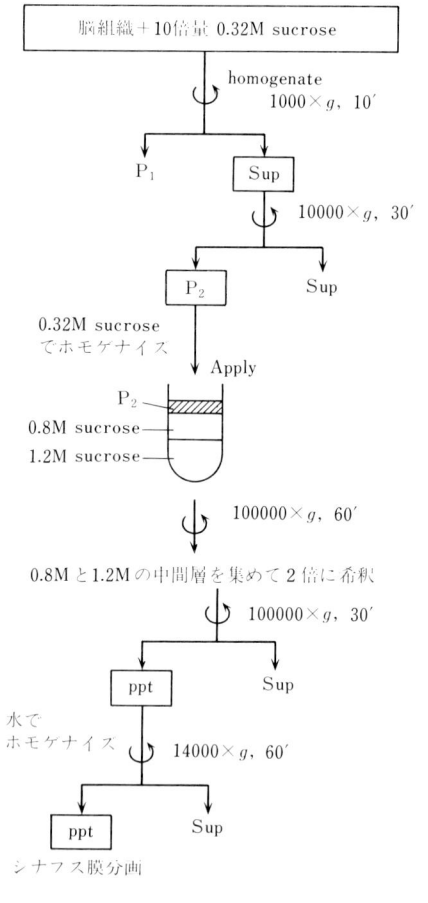

図 2.1 マイクロゾーム分画 (a) とシナプス膜分画 (b) の調整[3,4]

(2) 標識リガンド

最近，レセプター標識リガンドが多数市販されており，1つのレセプターに対しても複数のリガンドがあることが多く，実験の目的により選択する必要がある．たとえば，無傷細胞を用いて細胞膜上に存在するレセプターのみを測定したい場合には，親水性の強いリガンド（ムスカリン様アセチルコリンレセプターでは N-methyl scopolamine）を使用すべきであるし，レセプターを可溶化，精製を行いたい場合にはレセプターに非可逆的に結合するリガンド（同様にムスカリン様アセチルコリンレセプターでは propylbenzylcholine mustard）が用いられる．最近の標識リガンドの Kd 値も，10^{-10}〜10^{-8} M 程度で，高比放射能活性をもち，結合実験に使用しやすいものが多い[2]．一般に標識リガンドは [^{3}H] ラベルのものが立体化学構造も非標識のものと同一であり，低被曝性で，かつ保存も 4℃ と，使用しやすい．しかしペプチドホルモンなどの場合 [^{125}I] でラベルする場合には，Chloramine-T 法などの標識ではペプチドをラベル後モノヨード標識リガンドを分離しても，その標識ペプチドの立体構造が変化して結合実験に適さなくなっていることがあるので注意を要する．Bolton-Hunter 標識もしくは ^{3}H ラベルのリガンドの方がペプチドホルモンの結合実験には，ラジオイムノアッセイと違い，適している．

結合実験のリガンドは，非特異的結合の小さいものが適しているのはもちろんである．さらに，リガンドは高比放射能活性をもち，物質として極微量であり，失活しやすいものも多いので，保存条件（冷凍，融解，温度，保存液）には細心の注意が必要である．放射性同位元素で標識された市販のリガンドは，Amersham 社と New England Nuclear 社でほとんど網羅されているので，カタログを参照されたい．

(3) 反応液

結合実験は，レセプター標品と標識リガンドのインキュベーションにより行われるが，この反応は，pH，温度，イオン強度，時間に影響される．酵素阻害薬の必要性，イオン（Mg^{2+}，Na^+ イオンなど）の存在も考慮されるべきである．結合実験反応液のpHはpH 7.4〜7.6の生理的条件が使用されるべきであるが，バッファーとしてトリス塩酸かリン酸もしくはヘペスを使用するかでも，レセプターへのリガンド結合が変化するので注意すべきである．Mg^{2+} イオンは，レセプターとGTP結合タンパク質の共役の指標と考えられるアゴニストのGTPシフトの現象に必須である[3,8]．また，ペプチド性リガンドの場合，分解を防ぐため，反応液に必要な酵素阻害薬（bacitracin, chymostatin, leupeptin, PMSF など）や，ウシ血清アルブミン（BSA）を添加するが，このことは各レセプター結合実験においてチェックすべきである[6]．吸着性の強いリガンドにおいては反応液を入れる試験管壁への吸着も問題となる．とくにペプチドをリガンドに用いるときは，ガラス壁のシリコン処理や，反応液にBSAを添加して吸着を減らすように努めるべきである．結合実験の反応温度は一般に 37℃ が多用されるが，生理的アゴニストや，ペプチドなどの分解されやすいものに関しては低温での結合も行われる．このときにはリガンドの結合が十分平衡に達する反応時間を選ぶ必要がある．高親和性リガンドを用いて結合実験を行うとき，反応液が少ない系で実験すると，低いリガンド濃度でのインキュベーションではレセプターとの結合によって，フリーのリガンド濃度が大幅に低下するので，データ解析時には補正をする必要がある．以上のような点を考慮して反応を行うべきである．

(4) B/F 分離法

インキュベーション終了後，レセプターと結合したリガンド（B）と，メディウム中のフリーのリガンド（F）を分離して，レセプター結合放射能を測定する．この分離にはいろいろな方法があるが，最も簡便でよく用いられるのは，フィルトレーション（filtration）法である．

a) フィルトレーション法

インキュベーション後の反応液をフィルターを通して吸引ろ過し，レセプターを含む膜成分をフィルター上にトラップする．トラップされたレセプターに結合した放射性リガンドを特異的結合リガンド量（B）として測定する方法である．1枚ず

つ吸引する場合は，水流ポンプ，真空ビン，簡単なろ過装置（ステンレス製のものがよい）があればよい．サンプルが多数の場合は多連式のろ過装置も用いられる．セルハーベスターの利用も可能であるが，一般にタンパク質が多いのでろ過面積を大きくしたレセプター結合実験用の装置が市販されている．また自動レセプター結合実験装置も考案されている．

フィルターとしては Whatman GF/B, GF/F, GF/C（および他社相当品）などのガラスフィルターが使用されることが多い．筆者らの経験ではフィルターにトラップされる量は，組織によって異なるが，GF/B は GF/F に比べ，10～30% 程度低く，GF/C はさらに低い結果を得ている．これらは，pore size や apply できる膜分画量に差があるためであるが，目的に応じたものを選ぶ必要がある．Millipore 社などのメンブランフィルターは，フィルター自体のチャージによる吸着のために非特異的結合が高くなり，あまり使用されない．

次に，氷冷した洗浄液でフィルターを洗浄し，吸着などによるフィルターへの非特異的結合を除去する．このとき使用する洗浄液の量，回数はリガンドによって異なる．結合した高親和性リガンドのレセプターからの解離は氷冷洗浄液によってはほとんど認められず，洗浄によって安定した測定結果が得られる．標識ペプチドリガンドなどの吸着性のつよいものでは，ガラスフィルターへの吸着が特に問題になる．このようなときにはフィルターを 0.1% polyethylenimine で十分に前処理する必要がある．洗浄液に反応液が使用されることが多いが，多量に必要なときには，リン酸などの安価なバッファーを使用しても十分な場合も多い．

[^{3}H]標識リガンドの場合には，液体シンチレーションカウンティングを行うが，カクテルにトリトン‐トルエン系を用いる場合，フィルターの含水量が少ないのでトリトンの比率を減らして，β カウンターの測定効果率を上げることができる．[^{125}I]標識リガンドの場合は，フィルターをそのまま γ カウンターで計測する．

b) 遠 心 法

ペプチド性リガンドなどでは，フィルターへの吸着による非特異的結合がさらに大きく，フィルトレーション法では測定できないことがある．このとき，エッペンドルフチューブを用いる遠心法でうまく測定できることがある．

インキュベーション終了後，エッペンドルフチューブを $10000 \times g$ 以上で数分間遠心し，上清を除去し，チューブを洗浄後，沈殿の放射能を測定する．これでも非特異的結合が低くならないときには，$1\,ml$ 程度のショ糖溶液の上に反応液を重層し，遠心することで非特異的結合を減らした経験が筆者らにはある．

プラスチックチューブのシリコンコーティングが非特異的吸着を抑制し，非特異的結合を減少させるのに有効である．

c) 平衡透析法

半透膜をはさむ 2 液の一方にレセプター標品を入れ，他方に標識リガンドを入れ，インキュベーションを行う（長時間のため，通常 0°C）．標識リガンドが半透膜を通過し，レセプターとリガンドの結合が平衡に達した後，等量の両液の放射能を測定し，両者の差をレセプター結合量（B）とし，レセプターサンプルを入れていない側の測定値からそのときの非結合リガンド濃度（F）を計算する．

この方法では，フィルトレーション法や遠心法における洗浄によるリガンドの解離の心配はないが，長時間のインキュベーションによるレセプターおよびリガンドの変性の可能性，多量のレセプターの必要性，実験誤差が大きいことなどの欠点がある．

d) 可溶化レセプターの B/F 分離

膜タンパクであるレセプターの精製には第一歩として可溶化が必要であるが，可溶化したレセプターの結合実験には前述の a), b) の方法は使用できない．現在，最もよく使用されている可溶化レセプターの結合実験法は，polyethylenimine 法である[7]．これはグラスフィルターを実験の前に 1 時間以上 0.3% polyethylenimine に浸して，ガラス繊維の表面を polyethylenimine でコートする

ことによって，タンパク質をフィルターにトラップするもので，筆者らのムスカリニックレセプターでの経験でも非常に効率よく結合測定が可能である．

同様の方法は，DEAE セルロースフィルターを用いても可能であるが，操作の点からも polyethylenimine の方が簡単である．

その他，可溶化レセプターをゲルろ過カラムを用いて分離する方法や，polyethylene glycol と混和し，遠心することでタンパク質を沈殿させる方法なども用いられる．

(5) 特異的結合と非特異的結合

上記のような方法で結合リガンド (B) と遊離リガンド (F) の分離を行うと，結合リガンド (B) として測定される結合には目的のレセプターへの結合だけでなく，その他の細胞タンパク質やリピッドへの結合，器具 (とくにフィルター) への吸着による非特異的結合 (non-specific binding) が含まれることがわかる．このような非特異的結合 (吸着) がなければ，理論上，1000 倍もの大量の非標識リガンドを標識リガンドとともに反応液に入れた場合，結合リガンド (B) はほとんど 0 になるはずであるが，実際そうはならない (図 2.2)．この非特異的結合 (N) をできるだけ小さくすることが正確な測定結果を得るために大事である．

特異的結合 (specific binding) は全結合 (total binding) (B) から非特異的結合 (N) を引いて求める (図 2.2)．非特異的結合は，そのレセプターに用いている放射性リガンド以外に特異的・競合的に結合する薬物があれば，その薬物の高濃度共役によって阻害されない結合を，またそのような薬物が知られていない場合は，高濃度の非放射性リガンドの共存下での結合をもって決定する．

一般に，非特異的結合はリガンド濃度に対してかなりの高濃度まで直線的に増加するので，この直線性の範囲の濃度の非放射性リガンドを用いて標識リガンドの非特異的結合を決める．

c. データ解析

結合実験により得られたレセプターへのリガンドの特異的結合から平衡状態での濃度-結合曲線が求まる．この Michaelis-Menten 型の曲線 (direct plot) を変形して，前述の Kd 値，B_{max} 値を求めやすくしたのが Scatchard plot である．

(1) Scatchard plot

遊離リガンドを L，非結合レセプターを R，リガンド-レセプター複合体を LR，解離定数を Kd とし，質量作用則に従うとすると

$$\frac{[LR]}{[L]} = -\frac{1}{Kd}[R] = -\frac{1}{Kd}([LR]-[Rt])$$

が成立する．

[LR]：結合リガンド濃度 (B)，[Rt]：最大結合量 (B_{max})，[L]：遊離リガンド濃度 (F) を代入して，

$$\frac{B}{F} = -\frac{1}{Kd}(B-B_{max})$$

となる．

すなわち，B/F を B に対してプロットすると，傾きが $-\frac{1}{Kd}$ で，横軸切片が B_{max} である直線が得られることになる (図 2.3 a)．

しかし，このように直線になるのは，① その結合部位が 1 種類で均一である，② レセプターどうしに協同性 (cooperativity) が存在しない，③ 反応が平衡状態であり，かつ標識リガンドと非標識リガンドのレセプターへの結合に差がない，などが満たされた場合である．

Scatchard plot が非直線性を示す場合 (図 2.3 b)：レセプターの中に親和性の異なる 2 種類以上の結合部位が同時に存在する場合，あるいは

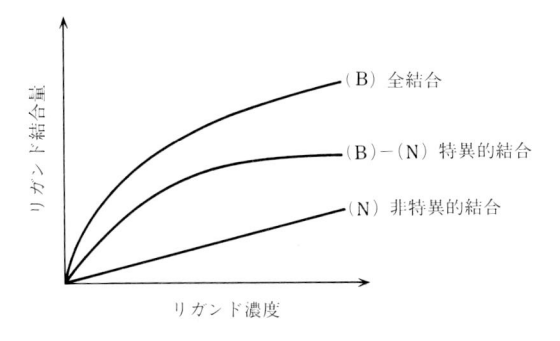

特異的結合量＝全結合量－非特異的結合量で求められる．特異的結合には飽和性があるが，非特異的結合はリガンド濃度に依存して増加する．

図 2.2 標識リガンドの特異的結合と非特異的結合

$$B/F = -\frac{1}{Kd}(B - B_{max})$$

(a) 直線を示す場合

aとbの2つの結合部位をもつとき
a+b：合成曲線

(b) 非直線性を示す場合

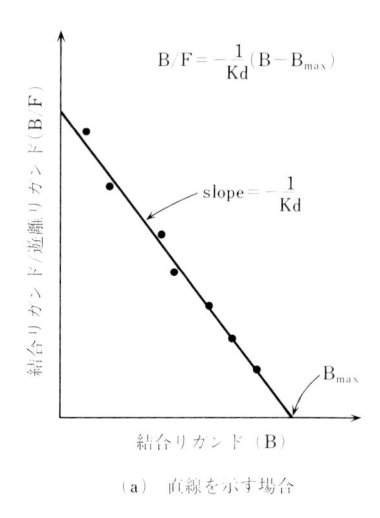

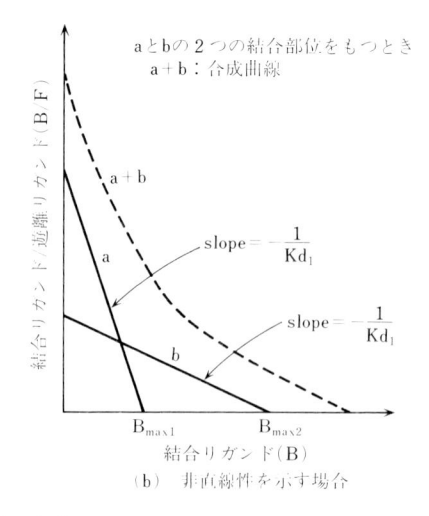

図 2.3 Scatchard plot

放射性リガンドがレセプターに結合するにつれて親和性が減少する場合（negative cooperativity）には，図のような下に凸の曲線となる．ここでは親和性の異なる2つの結合部位が存在する場合を示している．逆に，放射性リガンドがレセプターに結合するにつれて親和性が増加する場合（positive cooperativity）には，その Scatchard plot は上に凸の曲線となる．

（2） コンピュータによる multi sites の解析

Scatchard plot による解析では直線の両端で誤差が大きくなり，結合が多成分からなるときには解析が非常に困難になる．このため，リガンド濃度と結合量の関係を直接コンピューターによる非線形最小自乗法で解析し，Kd, B_{max} を計算するのが一般化してきた．非線形最小自乗法にはいくつかの方法があり，パーソナルコンピューター用のプログラムも開発されている（「Ligand」が有名）．これはとくに2つ以上の Kd の異なる結合部位が存在するときに威力を発揮し，Scatchard plot が曲線のときにはこの解析が要求される．

（3） Hill plot

レセプターがn量体であり，リガンドが個々のn個の結合部位に結合するとすると，

$$nL + R \rightleftharpoons LnR$$

$$Kd = \frac{[L]^n[R]}{[LnR]}$$

が成り立つ．

$[Rt] = [R] + [LnR]$ より

$$\frac{[LnR]}{[Rt]} = \frac{[L]^n}{Kd + [L]^n}$$

[LnR]：結合リガンド濃度（B）
[Rt]：最大結合量（B_{max}）を代入して

$$\frac{B}{B_{max}} = \frac{[L]^n}{Kd + [L]^n}$$

さらに変形して

$$\frac{[L]^n(B_{max} - B)}{B} = Kd$$

対数をとって

$$\log\frac{B}{(B_{max} - B)} = n\log[L] - \log Kd$$

$\log[L]$ に対し，$\log\frac{B}{(B_{max} - B)}$ をプロットすると，Hill plot が描ける．n はこの直線の傾きで，Hill 定数と呼ばれる．n=1 のときは結合部位の間に協同性（cooperativity）がない．n<1 のときは結合部位に負の協同性（negative cooperativity）があるか，異なる親和性をもつレセプターが2種類以上共存する．n>1 のときは，結合部位に正の協同性（positive cooperativity）が存在する．

（4） 結合阻害曲線（displacement curve）

レセプターに対する放射性リガンドと各種薬物の競合的拮抗を利用して，種々の非放射性薬物の結合の解離定数を間接的に求められる．具体的には一定濃度の標識リガンドと種々の濃度の薬物を混和し，標識リガンドの結合阻害曲線（displacement curve) を得る．このときの標識リガンドの結合を 50% 減少させる濃度が IC_{50} 値である．その薬物のレセプターに対する解離定数 Ki 値は

$$Ki = \frac{IC_{50}}{1+\frac{[L]}{Kd}}$$

で求められる．

Kd：標識リガンドの解離定数
$[L]$：用いた標識リガンドの濃度
IC_{50}：displacement curve より求めた 50% 阻害濃度
Ki：阻害薬の解離定数

結合阻害曲線に対しても Scatchard plot，Hill plot が行われ，非標識リガンドのレセプターに対する結合部位の数，協同性（cooperativity）の有無が解析される[8]．

d. 結合実験の応用例

実際にレセプター結合実験を用いて行われた実験例を紹介する．結合実験は本来そのレセプターの定量，各種リガンドのレセプターへの親和性を決定できるだけであるが，ほかの実験技術と組み合わせることで，レセプター調節機構の研究，レセプター共役系の解析，種々の疾患におけるレセプター異常症の解明にも応用できる．

たとえば，筆者らが行ったのであるが，レセプター結合実験を用いて，ムスカリニックレセプターの分子サイズおよびそれに共役する GTP 結合タンパク質のサイズの決定を試みた．レセプターの分子サイズは非可逆的リガンドを用いて，可溶化，SDS-PAGE 電気泳動でサイズを決めることが一般的である．しかし，生体膜におけるレセプターの分子サイズや，他の共役タンパク質の関与は，この実験からは不明である．このため，調整したレセプター標品をコバルトで照射し，生体膜にあるレセプター，共役タンパク質を radiation inactivation で random hit に失活させた[3]．図 2.4 に示したように，γ線照射後のムスカリニック量を [³H]QNB で定量し，その減少カーブからムスカリニックレセプターサイズを 76000，同様に GTP シフトの消失から，ムスカリニックレセ

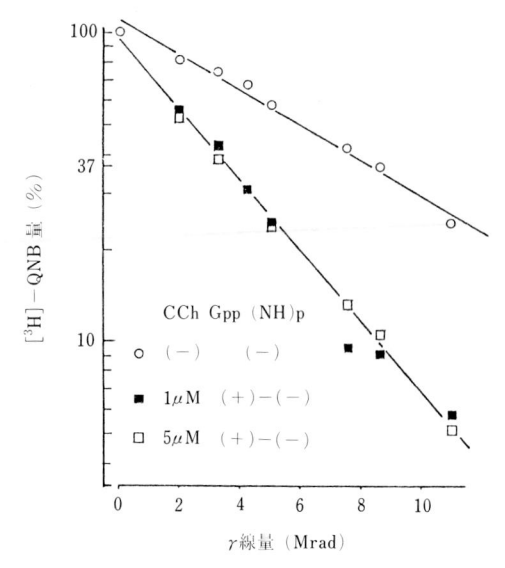

図 2.4 radiation inactivation による QNB 結合量と GTP シフト効果の減少[3]
3 例の平均値 CCh：カルバコール，Gpp(NH)p：GTP アナログ．
○：QNB 結合量
■：10^{-6}M カルバコールによる GTP シフト
□：5×10^{-6}M カルバコールによる GTP シフト

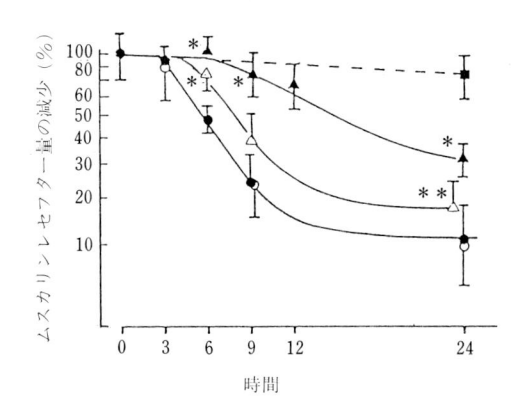

図 2.5 ACh による培養平滑筋ムスカリニックレセプターの down regulation[5]
種々の濃度の ACh で培養した後，ムスカリニックレセプター量を [³H]QNB (4nM) の特異的結合で測定している（n=4〜8）．
培養液 ACh 濃度：■ 0；▲ 5×10^{-8}M；△ 5×10^{-7}；● 2.7×10^{-5}M；○ 2.7×10^{-4}M

プターに共役する GTP 結合タンパク質複合体サイズを約 10 万と推定した．

もう 1 つの例は，レセプターの生合成・代謝（動態）についての研究である．レセプターは生体内では生体膜内在性のタンパク質（細胞膜レセプターの場合）であり，動的平衡状態にあることがこ

れらの実験で明らかになった．組織あるいは細胞培養を種々の条件で行い，レセプター結合実験を行うとレセプター量の動的変化がよく観察される．図 2.5 には培養平滑筋を用いて，平滑筋のムスカリニックレセプターが，アゴニストのアセチルコリンにより活性化を受け，濃度，時間依存的に減少していく現象（down regulation）を示している[5]．アゴニストを除くとムスカリニックレセプター量は回復するが，この回復速度から，レセプターの代謝速度（平滑筋ムスカリニックレセプターの合成速度は $0.84\,fmol/mg\ protein/h$，同様に分解速度は $0.01\,h^{-1}$）が決定された．生理的状態ではムスカリニックレセプターの半減期は 69 時間であるが，アゴニストにより down regulation 時には最大 4 時間にまでレセプター崩壊が促進されることが明らかとなった[9]．

以上のように，レセプター結合実験は，種々の実験法と組み合わせ，広く使用されている．

おわりに　レセプター結合実験の発展によって，各種のレセプターに関する知識は飛躍的に増加した．しかし，結合実験はレセプター研究に必須の技術であるが，リガンドがレセプターに結合して起こるレセプター反応，レセプター以降の情報伝達機構についての知識を得ることはできない．このことを踏まえて，レセプター結合実験は，他の生化学・生理学・分子生物学的手法と併用して，レセプター作用機構の解明や，新しい薬物の開発などの有用な手段として，今後いっそう応用されると思われる． 〔樋口宗史，内田修次〕

文 献

1) Receptor（日本臨牀増刊），日本臨牀 **47**：36-42, 1989.
2) Yamamura HI, Enna SJ, Kuhar MJ: Neurotransmitter Receptor Binding, 2nd ed, Raven Press, New York, 1985.
3) Uchida S, Matsumoto K, Takeyasu K, Higuchi H, Yoshida H: Molecular mechanism of the effects of guanine nucleotide and sulfhydryl reagent on muscarinic receptors in smooth muscles studies by radiation inactivation. *Life Sci* **31**：201-209, 1982.
4) Matsumoto K, Uchida S, Takeyasu K, Higuchi H, Yoshida H: Effects of trypsin-treatment of agonist binding affinity to the muscarinic acetylcholine receptor. *Life Sci* **31**：211-220, 1982.
5) Higuchi H, Takeyasu K, Uchida S, Yoshida H: Recptor-activated and energy-dependent decrease of muscarinic cholinergic receptors in guinea-pig vas deferens. *Eur J Pharmacol* **75**：305-311, 1981.
6) Higuchi H, Costa E, Yang H-YT: Neuropeptide Y inhibits the nicotine-mediated release of catecholamines from bovine adrenal chromaffin cells. *J Pharmacol Exp Therapeut* **244**：468-474, 1988.
7) Bruns RF, Lawson-Wendling K, Pugsley TA: A rapid filtration assay for soluble receptors using polyethylenimine-treated filters. *Analytical Biochem* **132**：74-81, 1983.
8) Mizushima A, Uchida S, Matsumoto K, Osugi T, Kagiya T, Zhou X-M, Higuchi H, Yoshida H: Multiple agonist binding sites of muscarinic acetylcholine receptors and their relation to the negative inotropic action of agonists in guinea-pig heart. *Eur J Pharmacol* **119**：177-182, 1985.
9) Higuchi, H, Uchida S, Yoshida H: Recovery of the muscarinic cholinergic receptor form its down-regulation in cultured smooth muscle. *Eur J Pharmacol* **109**：161-171, 1985.

2.2 可溶化および精製法

　遺伝子組み換え技術のめざましい進歩に伴い，これまで不可能と思えた微量に存在するタンパクの1次構造が次々と明らかにされるようになった．レセプターもその例外ではない．しかしながらレセプターの機能と構造の関係を理解するためにはDNAレベルのみならずタンパクレベルからの情報も必要である．また精製レセプター標品を用いることにより部分アミノ酸配列とそれに基づくcDNAプローブの合成，再構成実験による情報伝達機構の解明，さらに抗体作製と免疫組織化学といった多くの重要な研究が可能となる．

　近年のタンパク精製技術の進歩にもかかわらず，細胞膜タンパクの精製は一般的に困難とされる．とりわけレセプターは含量が非常に少なく，なおかつそれ自体の特性やレセプターをとり囲む組織の性質がそれぞれ異なることから，目的とするレセプターごとに特異的な可溶化と精製方法を開発しなければならない．

　ここでは，これまで多くのレセプター研究において用いられてきた可溶化と精製方法につき概説する．紙面の制約のためふれなかった原理などの詳細は優れた実験書を参照されたい[1~4]．

a. 可溶化法
（1）膜タンパクとその可溶化

　レセプターをはじめとする細胞膜結合タンパクを単離するにはまず膜にうめ込まれているタンパク分子を外界へ遊離させねばならない．膜タンパクには"extrinsic"型と呼ばれるイオン結合などの弱い力で膜成分と結合しているものと"intrinsic"型と呼ばれ膜の脂質層と強固に結合しているものがある．前者は高イオン強度，カオトロピックイオン，もしくはキレート剤などによる処理で水溶性タンパクとして可溶化される．しかしレセプターをはじめとする大部分の膜結合タンパクは後者に属し，界面活性剤（detergent）のような膜の脂質層を破壊する作用をもつ物質によってはじめて可溶化される．可溶化されたタンパクには脂肪層にかわって界面活性剤が結合することになる（図2.6）．このような強い界面活性剤の作用は，しばしばレセプターの生理活性の発現に必要な共役物質も同時に破壊もしくは非共役の状態にするので，活性のないレセプターが得られることがある．したがって生理活性を保持した状態でレセプターを可溶化するためには，注意深い条件設定が必要である．

　可溶化を検討する前に可溶化の定義を明らかにしておくことが大切である．通常，可溶化処理標品

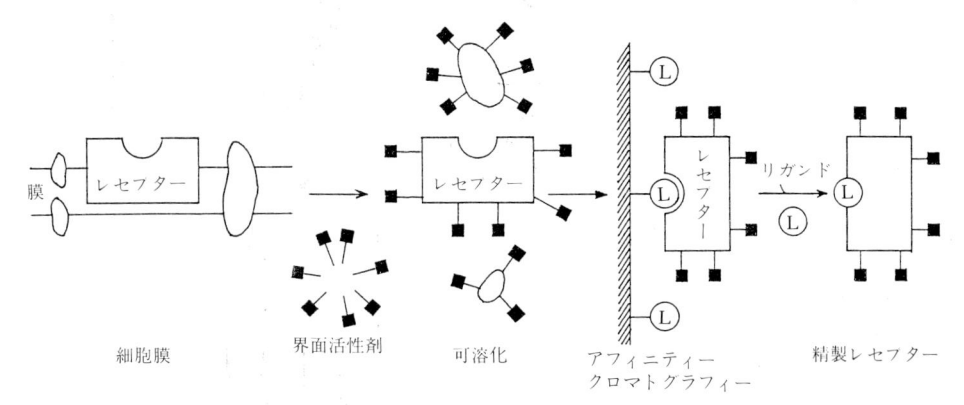

図 2.6　細胞膜レセプターの可溶化と精製

の超遠心操作（105000×g，1時間）により上清にとどまる画分をさす．その場合用いる可溶化溶液の密度が高い場合（たとえば高濃度のショ糖やグリセロールの存在）には見かけ上沈殿しない成分が増加することに注意しなければならない（このような場合には当然大きな g 値で長時間遠心を行う）．超遠心操作後，可溶化されたと思われる標品をセファロース 6 B（Sepharose 6 B）などのゲルろ過法で分析し，求めるレセプター活性が void volume にこないことを確かめるのも可溶化されていることを確認するよい方法である*．

* ゲルろ過中に可溶化レセプターが重合を起こして void volume に溶出する可能性もある．したがってゲルろ過に用いる緩衝液系にも注意をしなければならない．

（2）界面活性剤による可溶化

レセプターを能率よく膜より可溶化するためには界面活性剤の選択が非常に重要である．残念ながらすべての膜タンパクの可溶化に有効な界面活性剤はみいだし難く，そのつど適切なものを予備実験により選択しなければならない．代表的な界面活性剤を表 2.2 にまとめた．使用頻度の高いものはトリトン（triton）X-100，ジギトニン（digitonin）*，そして 3-[3-cholamidopropyl]-dimethylammonio]-1-propane sulfonate（CHAPS）である．これらの 3 種をまず試み，いずれもよい結果が得られなければできる限り多くの界面活性剤を試す必要がある．また 2 種の界面活性剤を組み合わせて用いるのもよい．たとえば，トリトン X-100 とジギトニンもしくはトリトン X-100 とコール酸などは参考とすべき組み合わせであろう．

* ジギトニンの市販品は通常約 40％ の純度であり，なおかつロットにより水に対する溶解度や膜タンパクの可溶化率に差がある．少量を各社より取り寄せ，調べることをすすめる．保存ジギトニン溶液の調製法：5％ になるように水に懸濁し，ホットプレート上攪拌しながら透明になるまで熱する．冷却後，0.45 μm フィルターでろ過し，4℃ で保存する．

以下に至適可溶化条件を検討する際に注意すべき点を列記する．

1) 広い範囲の可溶化剤/タンパク比を調べる．たとえば膜タンパク 1〜10 mg/ml，界面活性剤 0.01〜1％ を種々の比で混合して可溶化を行い至適条件を求める．具体例としてヒト血小板膜より

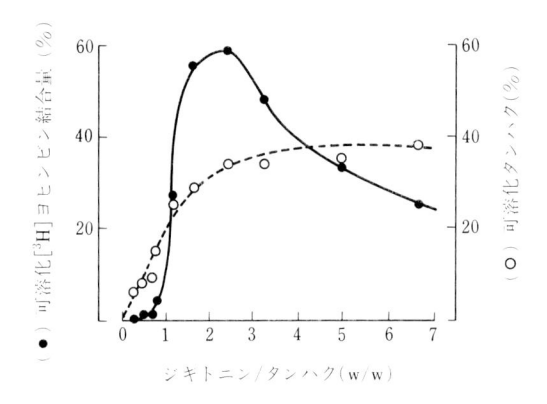

図 2.7 ジギトニンによるヒト血小板膜の α_2 アドレナリンレセプターの可溶化[16]

3 種の濃度の膜標品（3, 4, 6 mg/ml）を 4 種のジギトニン（2, 5, 10, 20 mg/ml）濃度溶液中で可溶化した（それぞれの濃度は混合後の最終濃度）．ジギトニンを添加後，膜懸濁液（6 ml）を Dounce ホモジナイザーでホモジナイズした後，1 時間氷中で攪拌する．ついで 80000×g，90 分の遠心後の上清をとり，[^{3}H]ヨヒンビン結合活性（●）とタンパク量（○）を測定して，可溶化前の％ で表した．

表 2.2 界面活性剤の性質

界面活性剤	分子量	ミセル分子量	臨界ミセル濃度 %(w/v)	失活度	透析	イオン交換クロマト	2価性イオン結合性	A_{280} 吸光度	高価格
CHAPS	615	6150	0.49	−	+	+	−	−	+
ジギトニン	1229	70000	0.03	−	−	+	−	−	+
オクチルグルコシド	292	8000	0.73	−	+	+	−	−	+
コール酸	431	1700	0.60	−	+	−	+	−	−
デオキシコール酸	432	4200	0.21	−	+	−	+	−	−
トリトン X-100	650	90000	0.021	−	−	+	−	+	−
ルブロール PX	582	64000	0.006	−	−	+	−	−	−
Zwittergent 3-14	364	30000	0.011	+	−	+	−	−	+
SDS	288	18000	0.23	+	+	−	+	−	−

α_2 アドレナリンリセプターを可溶化する際の予備実験を図2.7に示す.

2) 界面活性剤に加え以下のものを加えると可溶化率が上昇する例が多い. NaCl(0.1~0.5M), KCl(0.1~0.5M), ショ糖, グリセロール, エチレングリコール(いずれも10~50%).

3) 可溶化に伴いプロテアーゼの作用を受けやすくなるのでプロテアーゼ阻害剤を可溶化溶媒に加えておくのがよい. phenylmethylsulfonyl fluoride (PMSF), bacitracin, leupeptin, benzamidine, soybean trypsin inhibitor, aprotinin などがよく用いられている.

4) 可溶化レセプターが不安定と思われる場合は, 上記のプロテアーゼ阻害剤のほかにEDTA(1mM), ジチオトレイトール(1mM), グリセロール(20%)を加えてみるとよい.

5) 可溶化標品はただちに次の精製操作に移らない場合はできるだけ迅速に凍結(たとえば液体窒素で凍結)して−80°Cで保存する. レセプターによっては凍結処理により失活を受けるので安定性を確認すること.

6) 膜標品を界面活性剤で処理する場合, 通常ホモジナイザーを使用して機械的な力を加え, 可溶化を促進させる. ダウンス型ホモジナイザーで5~10回手でペッスルを上下する方法, ポリトロンで短時間撹拌する方法, そして超音波処理をする方法などが用いられる. 可溶化率がよくない場合は, 強いホモジナイズ条件を試みる必要がある.

ホモジナイズ後, 0~4°Cで0.5~1時間スターラーを用いて泡が立たない程度に撹拌する.

7) 可溶化条件を設定するための予備実験ではしばしば少容量で可溶化をしなければならない. その場合, 上記のようにホモジナイザーを用いて混合すると標品の損失が大きい. やや濃度を高めた膜標品を予めホモジナイザーを用いて緩衝液中によく懸濁しておき, そこより適量をとり, 種々の条件の可溶化剤を含む緩衝液へ加え, ゆるやかに適当時間振盪する. ついで, 遠心を行い, 上清を調べるとよい.

界面活性剤を選択する際, 可溶化効率以外にも注意すべき点があるので列記する.

1) 精製手段を妨害しないこと. イオン性界面活性剤はイオン交換クロマトグラフィーや電気泳動に影響を与える.

2) 臨界ミセル濃度(CMC)が高いものは透析などで過剰量を除くことが容易であり, 再構成実験を行う場合に有利.

3) レセプターのアッセイを妨害しないこと.

4) あまり高価でなく, かつ入手しやすいこと.

表2.3に代表的なレセプターの可溶化例をまとめた.

(3) 可溶化レセプターのアッセイ

可溶化レセプターのアッセイにあたり, 注意すべき点を示す. ①リガンド結合実験*において予測された親和性と選択性を保持しているか. 見かけ上, 用いたリガンドと結合活性があってもフィ

表2.3 レセプターの可溶化例

レセプター	組織	可溶化条件	可溶化率(%)	文献
α_1 アドレナリン	培養細胞 DDT$_1$, MF-2	ジギトニン(1%)-グリセロール(48%)	50	15)
α_2 アドレナリン	ヒト血小板	ジギトニン(1%)	61	16)
β_2 アドレナリン	ハムスター肺	ジギトニン(1%)-NaCl(0.1M)	50	11)
D$_1$ ドパミン	ラット線条体	コール酸(1%)-NaCl(1M)-ショ糖(0.25M)	38	17)
D$_2$ ドパミン	ウシ線条体	CHAPS(0.6%)-NaCl(1M)	42	18)
ムスカリン性アセチルコリン	ブタ大脳	ジギトニン(1%)-コール酸(0.1%)-NaCl(0.05M)	50	19)
セロトニン	培養細胞 NCB 20	デオキシコール酸(0.5%)-ルブロール(0.05%)-グリセロール(10%)	52	20)
A$_1$ アデノシン	ラット脳	ジギトニン(1%)-コール酸(0.1%)-NaCl(0.1M)	30	7)
GABA	ラット脳	トリトン X-100(2%)-KCl(0.2M)	—	21)
ベンゾジアゼピン	ヒト大脳	デオキシコール酸(0.5%)	—	22)
ANF	ウシ副腎	オクチルグルコシド(1.2%)-NaCl(0.1M)-グリセロール(20%)	90	23)
オピエート	培養細胞 NG 108-15	CHAPS(0.61%)	20	24)

ルターとの非特異的な結合を測定していることがある．② リガンド結合実験や物理的性質の検討にあたって界面活性剤の存在が影響を与えるので適切なコントロールを必要とする．ちなみに可溶化レセプターには脂質や界面活性剤が全体の重量の50%以上を占めるといわれる．

* 可溶化もしくは精製したレセプターのリガンド結合実験にはポリエチレングリコール沈殿法やゲルろ過法などがあるが，ポリエチレンイミン処理グラスフィルターを通過させて，フリーと結合のリガンドを分離する方法[5]がきわめて簡便かつ迅速のため，頻用されている．

b. 精　製　法

（1） 一般的な精製計画

レセプターを細胞膜より精製するに際して考慮すべき点は，① 出発組織中のレセプター含量ができるだけ高いこと．たとえば分子量50000のレセプターの場合，出発膜標品のレセプター含量が0.01, 0.1, 1, 10 pmol/mg タンパクとすると，純粋タンパクを得るにはそれぞれ 2×10^6, 2×10^5, 2×10^4, 2×10^3 倍の精製度が必要である．またそのような組織の供給が容易なことも重要である．② 高感度で簡便なアッセイ系の確立．③ アフィニティークロマトグラフィーに用いるアフィニティーゲルのリガンド合成法がすでに報告されているか，また入手は可能か．精製を本格的に開始する前，これらの条件を十分検討することが結局いちばんの近道である．

レセプター精製のための一般的なスキームを図2.8に示した．従来の硫安分画，イオン交換クロマトグラフィーおよびゲルろ過法などの組み合わせによる精製はほとんどの場合不可能といってよい．レセプターの含量が少ないこと以外に膜タンパクとしての疎水性の強さや溶媒に添加された界面活性剤のために上記の方法での分画は著しく妨害されることもその1因である．

膜よりレセプターが可溶化*された後の最初の精製方法とすべきはアフィニティークロマトグラフィーであろう．

* 図2.7で例示されるように一般的に膜タンパク

組織
↓
膜画分
↓
可溶化画分
↓
アフィニティークロマトグラフィー
↓
純度検定
↓
（ハイドロキシアパタイトクロマトグラフィー
　イオン交換クロマトグラフィー）
↓
純度検定
↓
HPLC
↓
純度検定
↓
精製レセプター

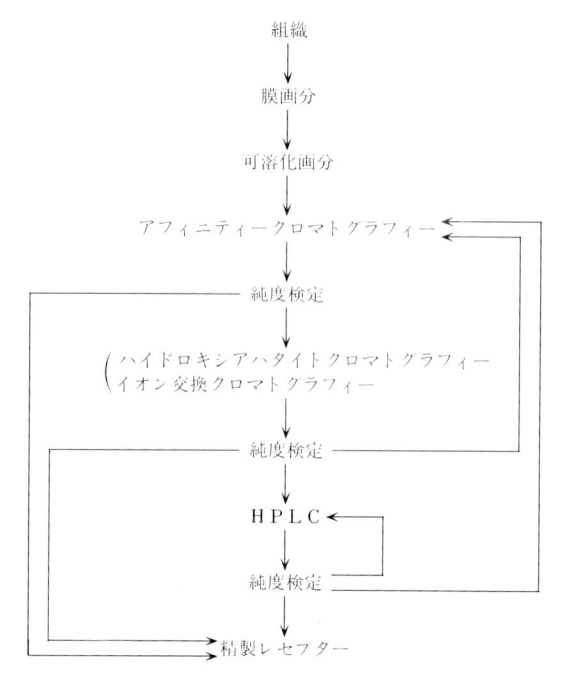

図 2.8　レセプター精製スキーム

の可溶化率とレセプターの可溶化率は一致しない．したがってレセプターが可溶化されない程度の低濃度の界面活性剤で膜を前処理して弱く膜に結合したタンパクを除いた後，至適濃度の界面活性剤でレセプターを可溶化すると容易にある程度比活性を上昇させることができる[16,37]．

アフィニティーゲルの調製のための特異的リガンドとして，目的とするレセプターのアゴニストやアンタゴニストおよびそれらの誘導体が用いられることが多い．適切なリガンドがみいだされた場合には高度の精製が期待できる．レセプターに対する抗体をリガンドとした抗体カラムにて精製することも種々報告されているが，抗体入手が困難なこと，技術的に大量精製には適さないなどの欠点もある．

多くのレセプターは同時に糖タンパクであることより，レセプターに存在する糖と結合するレクチンをリガンドとしたアフィニティーゲルが近年とみに有効手段として用いられている．これらの詳細については後に述べることにする．アフィニティークロマトグラフィーにより，レセプターは高度に精製されるのみならず，濃縮もされる．また，可溶化標品に存在して精製の妨げになる界面活性

剤や脂質の大部分も同時に除くことができる．

アフィニティークロマトグラフィーに続く精製手段として従来から用いられているイオン交換，ゲルろ過，ハイドロキシアパタイトなどを用いたクロマトグラフィー，そしてショ糖密度勾配遠心などが考えられる．これらの方法はアフィニティークロマトグラフィーのような高度の精製は期待できないが，比較的少量の混在タンパクを除くには有効である．とりわけハイドロキシアパタイトゲルは界面活性剤や塩の影響を受けないことからレセプターの精製において有用である．TSK-3000 のような size exclusion 型 HPLC は精製の最終段階で微量の混在タンパクを除くのに非常に有効であるが，添加量*に制限があるので注意が必要である．また脱塩操作で過剰のリガンドを除いた後再度アフィニティークロマトグラフィーを行うこともしばしば行われる．いうまでもなく，各精製段階で，得られたレセプター標品の純度を SDS-ポリアクリルアミド電気泳動およびリガンド結合実験より得られる比活性で検定する．精製クロマトグラフィー操作中に用いられる緩衝液中には通常低濃度（0.1～0.05％）の界面活性剤を添加する．

* レセプター標品を濃縮する方法として，よく使われるのは限外ろ過法である．とりわけ Centricon 10 もしくは 30（アミコン社）が HPLC のサンプル調製には便利で，低速遠心機のみの使用で 10 ml 容量のサンプルを数時間で 100 μl 以下に濃縮することができる．

精製の途中でレセプター活性が回収できなくなることがしばしば起こる．原因として考えられるのは，① タンパク濃度が極端に低いため，使用ゲルや試験管などにレセプターが非特異的に吸着された，② 活性発現に必要な共役物質が分離された，③ レセプターそのものが失活，④ アッセイの条件が精製標品にとって至適でない，などがあげられる．

このような場合の対策として，① 希釈される操作の後はただちに濃縮操作を兼ねたクロマトグラフィーを組み合わせ，できるだけ希釈されるのを妨ぐ（たとえば，ハイドロキシアパタイトクロマトグラフィー），② リン脂質（ホスファチジルコリンなど）を少量緩衝液に添加したり，界面活性剤濃度を少し高めにする，③ ジチオトレイトールや 2-メルカプトエタノールを緩衝液中に添加，④ アゴニストやアンタゴニストを添加，⑤ アッセイ系を再考する* などが考えられる．

* リン脂質を用いる人工脂質再構成系によってリガンド結合能が回復する例も多い[6]．レセプターに無関係のタンパク（たとえばアルブミンなど）や，可溶化標品を熱処理後遠心して沈殿を除いた上清をアッセイ系に加えること[7]も活性回復の手段として用いられる．またアゴニストよりアンタゴニストをリガンド結合実験に用いた方がよい．

（2） 純度の検定

精製したレセプター標品の純度は注意深く検討しなければならない．最低限必要とされるのはリガンド結合実験とタンパク定量から得られる比活性値と SDS ポリアクリルアミドゲル電気泳動パターンである．一般的に精製最終段階ではタンパク量が非常に少ないのでこれらの分析は想像以上に難しい．まず，特異性の高い放射ラベルリガンド（通常アンタゴニスト）を用いてリガンドに対する飽和結合実験（saturation experiment）を行い，最大結合量（いわゆる B_{max}）を算出する．ついで同じレセプター標品のタンパク量を高感度のアッセイ方法を用いて調べる．fluorescamine を用いた蛍光法[8]やニトロセルロース膜に1度結合させた後，色素を用いて分析する方法[9]などが用いられるが，適切なコントロールをとることが非常に大切である．目的とするレセプターの分子量が既知である場合，精製レセプター標品の示すべき比活性（理論比活性）が予め算出できるので，検定を行っているレセプター標品の比活性と比較することから純度の目安をつけることができる*．

* 目的とするレセプター分子量（もしくはサブユニット）が既知で，レセプター分子1個あたりリガンドが1個結合すると仮定した場合，純粋レセプターの比活性（理論比活性）＝1（モル）／レセプターの分子量（g）となる．たとえば分子量 64000 の α_2 アドレナリンレセプターの理論比活性は 15.6 nmol/mg，そして分子量 34000 の A_1 アデノシンレセプターの理論比活性は 29 nmol/mg となる．

SDSポリアクリルアミドゲル電気泳動を行うことで直接的に純度を検定できるのはいうまでもない．ここでも用いられるタンパク量が少ないことが問題で，検出感度を十分上げる必要がある．銀染色法を用いると数 ng のタンパクが検出できるし，クロラミンT法やBolton-Hunter試薬法で ^{125}I ラベル後オートラジオグラフィーで検出する方法ではそれ以上の感度が得られる．ここで注意したいのはレセプターに由来するバンドを正確に同定しなければ純度に関して何もいえないことである．通常，放射性アフィニティー標識試薬を用いてレセプターの標識実験を併行して行い，レセプター由来のタンパクバンドを同定している．またニコチン性アセチルコリンレセプターのように，レセプター分子が分子量の異なる数種のサブユニットから構成されている例もあるので，初めから単一バンドを想定するのも危険である．いずれにせよ，SDSポリアクリルアミドゲル電気泳動の結果とリガンド結合実験から得られる比活性の両者を注意深く比較検討する必要がある．

先に述べたように大部分のレセプターは糖タンパクでもある．そのため通常 SDS ポリアクリルアミドゲル電気泳動におけるタンパクバンドの移動度が遅く，真の分子量より大きな値が得られることが多い．またバンド自身も通常のタンパクバンドと比べ，拡散する傾向がある．レセプターに結合している糖鎖の電気泳動パターンに及ぼす影響を調べるためには，糖鎖を分解する酵素，たとえば endoglycosidase F や neuraminidase でレセプターを前処理して電気泳動を行い，レセプターバンドの移動度や形状に変化がみられるかを観察するとよい．

(3) アフィニティークロマトグラフィー

アフィニティークロマトグラフィーはレセプターの精製において必須の手段であり，精製の成否はよいアフィニティークロマトグラフィーシステムの開発いかんにかかっている．各レセプターに特異的なリガンド（アゴニストやアンタゴニスト）を用いるシステムが従来多く用いられてきたが，近年いわゆる群特異的なリガンドを用いるシステムも頻用されるようになってきた．

a) 特異的リガンドを用いるアフィニティークロマトグラフィー

レセプターのアゴニストやアンタゴニストおよびその誘導体がリガンドとして用いられる．不溶性担体* にリガンドを結合する方法はいろいろ報告されているが[10]，リガンドのアミノ基やカルボキシル基を担体の側鎖と共有結合させるのが一般的である．担体との結合によりリガンドのレセプターに対する親和性が大きく減少することがないよう注意しなければならないのはいうまでもない．また担体に結合させる際，結合リガンドの濃度，リガンドの安定性または担体側のスペーサーの長さなどもアフィニティーゲルの効率に大きな影響を与える．

* 市販のアフィニティーゲル調製用担体にはそれぞれ特色がある．筆者の経験では Affi-gel シリーズ（Bio-Rad 社）の担体が非特異的結合の少ないことや化学的強度の強いことで優れていた．各自の使用条件に適するものを比較検討して選ぶことをすすめる．

調製したアフィニティーゲルを評価するためには，種々の条件下で吸着，洗浄，溶出を行いレセプターの精製度と収量を検討しなければならない．ここでは筆者が通常行っているスクリーニング方法を簡単に述べる．パスツールピペットに種々のアフィニティーゲルを 1 ml の容量につめる．低温下で以下の操作を行う．可溶化に用いたものと同じ組成の緩衝液（～5 ml）でそれぞれのカラムを洗浄後，可溶化レセプター溶液（3 ml）を 0.5 ml ずつ添加する．添加終了後，界面活性剤濃度を下げた緩衝液（5 ml）でカラムを洗浄する．素通り画分および洗浄画分をそれぞれ集めておき，レセプター活性を調べる．素通り画分に添加活性の 50% 以上が検出されたアフィニティーゲルは除外した方がよい．洗浄画分に多くの活性が溶出されるのはレセプターとリガンドの親和性があまり高くないことを示す．素通り画分と合わせて添加活性の 50% を越すものもひとまず除外する．このようにしてスクリーニングされたレセプターを十分保持する能力をもつアフィニティーゲルを用いてレセプターの溶出実験を行う．レセプターに

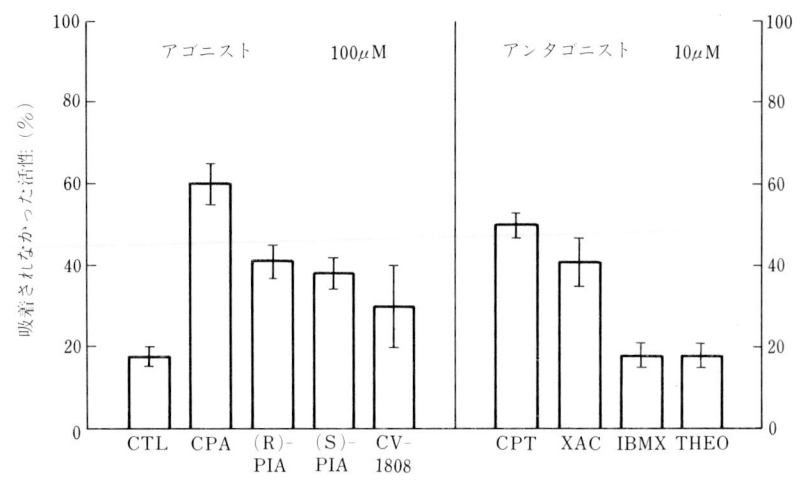

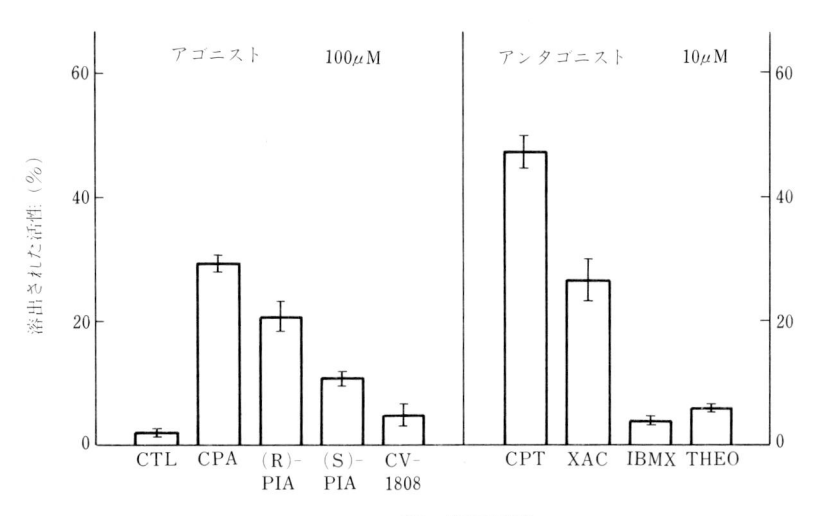

図 2.9 A_1 アデノシンレセプター精製用のアフィニティーゲル（XAC-アガロース）を用いてアフィニティークロマトグラフィーの特異性を検討したもの[33]．

(a) アフィニティーゲルへの吸着特異性．ラット脳膜標品を可溶化したもの（0.5ml）を図に示した種々の A_1 アデノシンレセプターのアゴニストやアンタゴニストとインキュベート（0°C, 3時間）する．ついで1mlのアフィニティーゲルを含むカラムへ添加し，さらに1.5mlの緩衝液で洗浄する．溶出液を合わせ，リガンド結合実験を行い，カラムに吸着しなかったレセプター活性を算出する．カラムに添加した全レセプター活性に対する％を示してある．

(b) アフィニティーゲルからの溶出特異性．可溶化レセプター（0.5ml）を1mlのアフィニティーカラムに添加し，ついで2.5mlの緩衝液で洗浄する．ついで図に示した種々の A_1 アデノシンレセプターのリガンドを含む溶出液2.7mlを加えてレセプターを溶出させる．リガンド結合実験より溶出レセプター量を算出し，カラムに吸着していた全レセプター活性の％で示してある．

ここで得られた吸着および溶出の特異性は A_1 アデノシンレセプターの特異性とほぼ一致しており，アフィニティーゲルの働きがレセプターとリガンドの特異的作用に基づくことを示している．CTL：コントロール，CPA, RIA, CPT, XAC, IBMX, THEOはアゴニストおよびアンタゴニストの略称で文献33)を参照のこと．

対して最も親和性の高いアンタゴニストもしくはアゴニストを $100\,\mu M$ に緩衝液へ加えた溶出液($3\,ml$)をカラムに添加し，溶出液中のレセプター活性を調べる．添加量の10%以上の回収率があれば有望でさらに至適条件を検討することになる．この段階でしばしばレセプター活性はよく吸着するが，特異的リガンドでは溶出されないという例に出会う．担体に結合したリガンドとレセプターとの親和性が強すぎる場合と，結合が非特異的な使用による場合が考えられる．実際的にはこのようなゲルは使用が難しく，避けた方がよい．有望なアフィニティーゲルがみいだされない場合，新しいリガンドを用いてアフィニティーゲルを調製するか，もしくはカラムの洗浄画分に多くのレセプター活性が溶出するゲルを用いてレセプターの吸着性を増す条件を検討するなどが考えられる．

アフィニティークロマトグラフィーにおいて，アフィニティーゲルとレセプターの相互作用が特異的なものであることを明らかにするために図2.9に示したような実験が必要である．ここでは，レセプターのゲルへの吸着および溶出がレセプターの特異性と一致することを示しており，アフィニティーゲルの特異性に疑問が生じたときなど是非行うことをすすめる．

アフィニティークロマトグラフィーの代表的なものとして，βアドレナリンレセプターのアンタゴニストである alprenolol を結合させたアフィニティーゲルを用いてハムスター肺のβアドレナリンレセプターを精製した例[11]を図2.10に示す．

b) その他のリガンドを用いる場合

抗体：レセプターに対する抗体を担体に結合させた抗体カラムを用いてレセプターを精製するもので，抗体が大量に入手できる場合(モノクローナル抗体)有効な精製方法として考えられる．一般的に抗体-抗原反応は強い親和性をもち，カラムに結合したレセプターを活性を保持したまま溶出させるのは難しい．高pH(>10)や低pH(<2)の条件で溶出させるのが効果的ではあるが，ある程度の失活はまぬがれない．そこでより温和に抗体-抗原複合体を解離するカオトロピックイオンによる溶出がしばしば報告されている．カオトロピックイオンの強さは次のようであり，通常1~3 Mの高濃度で使用される．

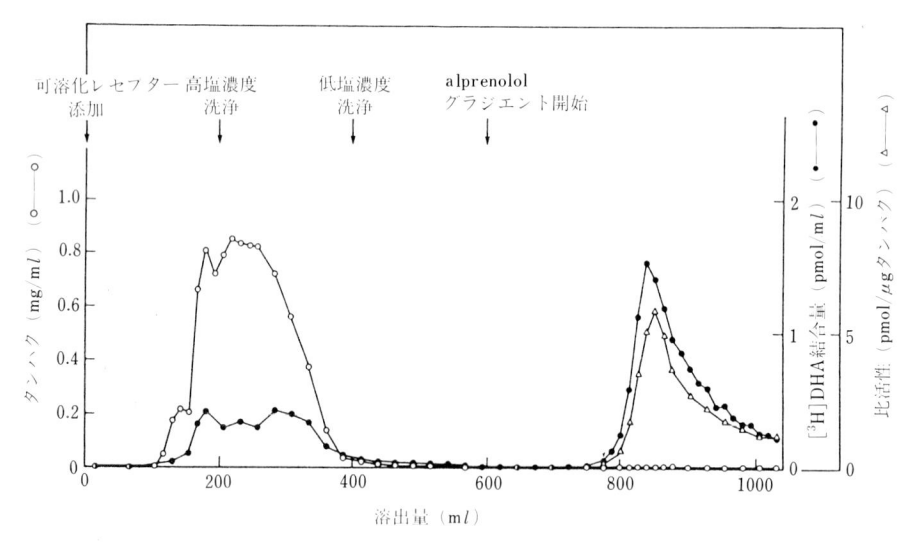

図2.10 ハムスター肺のβ_2アドレナリンレセプターのアフィニティークロマトグラフィー[11]
ジギトニンで可溶化したハムスター肺のレセプター(約340pmol, 200ml)を予め100mM NaCl, 10mMトリス(pH 7.2), 0.05%ジギトニン, 2mM EDTA で平衡化した alprenolol セファロースカラム(200ml)へ25°Cで添加する．ついで0~4°Cで500mM NaCl, 50mMトリス(pH 7.2), 0.5%ジギトニン, 2mM EDTA で洗い，さらに100mM NaCl, 10mMトリス(pH 7.2), 0.05%ジギトニン, 2mM EDTA で洗浄する．カラムを25°Cに戻してレセプターを 0→40 μM alprenolol のグラジエント(400ml)で溶出する．およそ1100倍の精製度が得られる．

2.2 可溶化および精製法

図 2.11 Wheat germ agglutinin (WGA)-アガロースによるムスカリン性アセチルコリンレセプターの精製[14]

ブタの心房膜画分をジギトニン/コール酸を用いて可溶化したムスカリン性アセチルコリンレセプター（81 mg タンパク，908 pmol レセプター）を 10 ml の WGA-アガロースに添加した．90％以上が吸着した．ついで 0.25 M NaCl を含む緩衝液で洗浄後，N-acetylglucosamine (GlcNAc) を含む緩衝液でレセプターを溶出させた．10 mM GlcNAc では溶出活性はわずかであったが，200 mM GlcNAc では 50％以上のレセプターが溶出できた．この操作でレセプターは約 20 倍精製された．

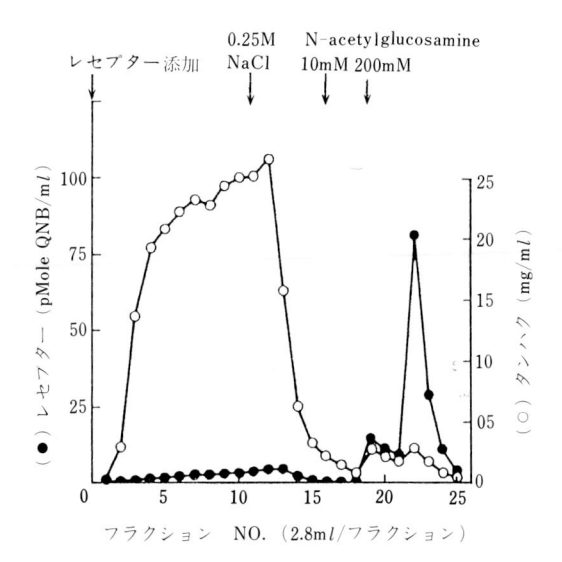

$Cl^- < I^- < ClO_4^- < CF_3COO^- < SCN^- < CCl_3COO^-$
HPLC 用ゲルへ抗体を結合させた場合，精製時間の短縮と効率のよさなどでより高い回収率が期待されている[12]．

レクチン：レクチンは種々の糖鎖と結合する性質のある 1 群のタンパクである．多くの膜結合性レセプターは共有結合により糖鎖を含んでおり，レクチンとの親和性が期待される．レクチンをリガンドとしたアフィニティークロマトグラフィーはレセプター精製の方法として近年数多く使用されるようになった[13]．多くのレクチンが手に入るが，現在レセプターの精製に最もよく用いられているものは wheat germ および concanavalin A 由来のレクチンである．図 2.11 に wheat germ agglutinin (WGA)-アガロースを用いたアセチルコリンレセプターの精製例[14] を示す．レクチンカラムには同種の糖を含むタンパクが同時に結合するため，一般的には高度の精製を期待できない．またどのレクチンが目的とするレセプターと高親和性をもつかを予測することは難しく，予備実験によるスクリーニングが必要である*．

* レクチン-アガロースのキットが E.Y. ラボラトリー社 (USA) より市販されておりスクリーニングに便利である．ConA, DBA, RCA-I, WGA, UEA-I, PNA, SBA, LPA, HAA（略号）などのレクチンを結合したアガロースが少量ずつ入っている．

レセプターの精製に用いられるレクチンの例を

表 2.4 レクチン-アフィニティークロマトグラフィーによるレセプターの精製

レセプター	組織	レクチン	溶出条件	精製度（倍）	文献
ニコチン性アセチルコリン	ラット脳	Con A, WGA	α-methyl-D-mannoside (0.2 M) N-acetyl-D-glucosamine (0.2 M)	—	25)
ムスカリン性アセチルコリン	ブタ心房	WGA	N-acetyl-D-glucosamine (0.2 M)	20	14)
α_1 アドレナリン	DDT$_1$MF-2	WGA	N-acetyl-D-glucosamine (0.3 M)	10	15)
α_2 アドレナリン	ヒト血小板	WGA	N-acetyl-D-glucosamine (0.3 M)	5	16)
D_2 ドパミン	ウシ下垂体前葉	Datura stramonium	N, N'-diacetylchitobiose (0.01 M)	10	26)
オピエート	ヒト胎盤	WGA	N-acetyl-D-glucosamine (0.1 M)	120	27)
コレシストキニン	ラット膵臓	Ulex europaeus-I	α-L-(−)fucose (0.3 M)	20	28)
EGF	ヒト胎盤	WGA	N-acetyl-D-glucosamine (0.2 M)	30	29)
インスリン	ヒト胎盤	WGA	N-acetyl-D-glucosamine (0.3 M)	20	30)
LH	ラット卵巣	WGA	N-acetyl-D-glucosamine (0.2 M)	20	31)
プロラクチン	ラット肝臓	Con A	α-methyl-D-mannopyranoside (0.1 M)	—	32)

Con A: concanavalin A, WGA: wheat germ agglutinin

表 2.5 レセプターの精製

レセプター	組織	可溶化界面活性剤	精製操作	精製レセプターサブユニット分子量 (K)	精製度 (倍)	収量 (%)	文献
ニコチン性アセチルコリン	シビレエイ電気器官	コール酸	1. 蛇毒-Sepharose 2. DE-52	64, 57, 49, 38	—	40〜60	34)
ニコチン性アセチルコリン	ニワトリ脳	トリトン X-100	1. モノクローナル抗体-Sepharose 2. 同上	48, 59	21000	4	35)
ムスカリン性アセチルコリン	ブタ心房	ジギトニン/コール酸	1. WGA-agarose 2. DEAE 3. ハイドロキシアパタイト 4. ABT-agarose	78, 14.8	4300	2.4	36)
ムスカリン性アセチルコリン	ブタ大脳	ジギトニン/コール酸	1. ABT-agarose 2. ハイドロキシアパタイト 3. ABT-agarose	70	6100	1	19)
α_1 アドレナリン	培養細胞 (DDT$_1$MF-2)	ジギトニン	1. A 55453-Sepharose 2. WGA-agarose 3. HPLC	80	41200	13.7	15)
α_2 アドレナリン	ヒト血小板	ジギトニン	1. SKF 101253-Sepharose 2. heparin-agarose 3. WGA-agarose 4. SKF 102723-Sepharose 5. heparin-agarose	64	80000	2	16)
α_2 アドレナリン	ブタ大脳	コール酸(前処理) ジギトニン	1. yohimbine-agarose 2. 同上	65	180000	6	37)
β_1 アドレナリン	七面鳥赤血球	ジギトニン	1. alprenolol-Sepharose 2. HPLC 3. HPLC	40 45	16000	30	38)
β_1 アドレナリン	ラット脂肪細胞	ジギトニン	1. alprenolol-Sepharose 2. HPLC 3. HPLC	67	24000	77	39)
β_2 アドレナリン	カエル赤血球	ジギトニン	1. alprenolol-Sepharose 2. 同上 3. DEAE-Sepharose	58	55000	4〜8	40)
β_2 アドレナリン	ハムスター肺	ジギトニン	1. alprenolol-Sepharose 2. HPLC	64	33000	11	11)
D$_1$ ドパミン	ラット線条体	コール酸	1. NEM 処理 2. 水銀カラム	74 54	8000	33	17)
D$_2$ ドパミン	ウシ下垂体前葉	ジギトニン	1. CMOS-Sepharose 2. D. stramonium-agarose 3. ハイドロキシアパタイト	120	33000	47	26)
D$_2$ ドパミン	ウシ線条体	CHAPS	1. HGE-agarose 2. Sephacryl S-300 3. WGA-Sepharose	92	21500	0.9	18)
GABA/ベンゾジアゼピン	ウシ大脳	デオキシコール酸	1. Ro 7-1986/1-agarose 2. DEAE-Sephacel	57, 53	1800	2	41)
GABA/ベンゾジアゼピン	ラット脳	ノニデット P 40	1. 1012-S-Sepharose 2. DEAE-Sephacel	48.5, 54.5	4600	30	42)
グリシン	ラット脊髄	トリトン X-100	1. aminostrychnine-agarose 2. WGA-Sepharose	48, 58	1950	2	43)
カイニン酸	カエル脳	トリトン X-100/ジギトニン	1. DEAE-Sephacel 2. domoicacid-Sepharose	48	1617	9.6	44)
グルタミン酸	ラット脳	トリトン X-100	1. glutamate-glass fiber 2. DEAE-Sephadex 3. HPLC	71	20000	—	45)
A$_1$ アデノシン	ラット脳	ジギトニン/コール酸	1. XAC-agarose 2. ハイドロキシアパタイト 3. XAC-agarose	34	50000	4	7)
セロトニン	ウシ大脳	CHAPS	1. LSD-agarose	63, 70, 81, 94	1062	—	46)
セロトニン(5-HT$_3$)	培養細胞 (NCB 20)	デオキシコール酸	1. L-685, 603-agarose	54, 38	1700	18	20)

2.2 可溶化および精製法

レセプター	組織	可溶化界面活性剤	精製操作	精製レセプターサブユニット分子量 (K)	精製度 (倍)	収量 (%)	文献
オピエートδ	培養細胞 (NG 108-15)	ルブロール/CHAPS	1. WGA-agarose 2. 抗 FIT 抗体-agarose 3. SDS-PAGE	58	30000	3	47)
オピエートμ	ラット脳	トリトン X-100	1. 6-succinylmorphine-agarose 2. Ultrogel AcA 34 3. WGA-agarose 4. 等電点電気泳動	58	68000	6	48)
オピエート$\varkappa$	ヒト胎盤	CHAPS	1. チオール-Sepharose 2. PAGE 3. WGA-agarose	63	240000	2	27)
ニューロテンシン	ウシ大脳	ジギトニン/アゾレシチン	1. ニューロテンシン-agarose	72	36000	15	49)
コレシストキニン	ラット膵	ジギトニン	1. S-Sepharose 2. U. europaeous-I-agarose 3. Sephacryl S-300	89〜95	9000	22	28)
ソマトスタチン	培養細胞 (HGT-1)	トリトン X-100	1. 抗体-Sepharose 2. ソマトスタチン-Sepharose 3. HPLC	90	18600	0.02	50)
ANP	ウシ肺	トリトン X-100	1. 硫安分画 2. ANP-agarose 3. PAGE	70	360000	40	51)
ANP	ウシ副腎	トリトン X-100	1. ANP-agarose 2. Superose 6	130	13000	9	52)
LH	ラット卵巣	トリトン X-100	1. WGA-Sepharose 2. hCG-Sepharose	73	6400	10	31)

表2.4に示した.レクチン-アフィニティークロマトグラフィーにおいて注意すべき点を列記する.
① イオン性界面活性剤（SDS やデオキシコール酸）はレクチン作用を阻害することがある.② 1 mM Ca^{2+} や Mn^{2+} もしくは 0.15 M NaCl の存在下でレクチンの結合力が増す.③ 試料タンパク濃度が高すぎると（>5 mg/ml）非特異的結合が増加する.④ 試料の添加はゆっくり行う.⑤ 溶出にはそれぞれのレクチンに親和性のある糖を 0.1〜0.5 M 加える.⑥ 市販レクチンゲルには効率にばらつきがあるので使用に際しては注意されたい.

（4）その他の精製法

イオン交換クロマトグラフィーやゲルろ過法は可溶化直後の試料に対してはほとんど役に立たないけれど、アフィニティークロマトグラフィー後のかなり精製の進んだ段階の試料に対して予想以上に有効である.とりわけ HPLC タイプのゲルろ過法は精製の最終段階にしばしば用いられている.ハイドロキシアパタイトゲルは塩濃度や界面活性剤によって影響を受けずにクロマトグラフィーが可能であり、精製途中で希釈されたレセプターを効率よく濃縮かつ精製することができる.

（5）具 体 例

多くの研究者の努力により、かなりの数のレセプターが、これまで精製されてきており、神経伝達物質に関連するレセプターを中心に表2.5にまとめた.それぞれの精製方法や精製度、収量も加えたので参考にされたい.機会があれば是非オリジナルの文献に直接あたられ、論文の背後にある労苦を感じてほしいものである.〔中田裕康〕

文　献

1) Guide to protein purification, *Methods Enzymol* **182**, 1990.
2) Protein Purification Methods: A Practical Approach (ed by Harris ELV, Angal S), IRL Press, Oxford, New York, 1989.
3) Protein Purification: Principles, High Resolution Methods, and Applications (ed by Janson J-C, Ryden L), VCH, New York, 1989.
4) Receptor Purification (ed by Litwack G), Humana Press, Clifton, New Jersey, 1990.
5) Bruns RF, Lawson-Wendling K, Pugsley T: A

rapid filtration assay for soluble receptors using polyethyleneimine-treated filters. *Anal Biochem* **132**: 74-81, 1983.
6) Senogles SE, Amlaiky N, Johnson AL, Caron MG: Affinity chromatography of the anterior pituitary D_2-dopamine receptor. *Biochemistry* **25**: 749-753, 1986.
7) Nakata H: Purification of A_1 adenosine receptor from rat brain membranes. *J Biol Chem* **264**: 16545-16551, 1989.
8) Castell JV, Cervera M, Marco R: A convenient micromethod for the assay of primary amines and proteins with fluorescamine. *Anal Biochem* **99**: 379-391, 1979.
9) Schaffner W, Weissman C: A rapid, sensitive, and specific method for the determination of protein in dilute solution. *Anal Biochem* **56**: 502-514, 1973.
10) Venter JC: Immobilized and insolubilized drugs, hormones, and neurotransmitters: properties, mechanisms of action and application. *Pharmacol Rev* **34**: 153-187, 1982.
11) Benovic JL, Shorr RGL, Caron MG, Lefkowitz RJ: The mammalian $β_2$-adrenergic receptor: purification and characterization. *Biochemistry* **23**: 4510-4518, 1984.
12) Phillips TM: Isolation and recovery of biologically active proteins by high performance immunoaffinity chromatography. In: The Use of HPLC in Receptor Biochemistry (ed by Kerlavage AR), pp 129-154, Alan R Liss Inc, New York, 1989.
13) Hedo JA: Lectins as tools for the purification of membrane receptors. In: Receptor Purification Procedures (ed by Venter JC, Harrison LC), pp 45-60, Alan R Liss Inc, New York, 1984.
14) Scott G, Schimerlik MI: Protein composition of the atrial muscarinic acetylcholine receptor partially purified by wheat germ agglutinin affinity chromatography. *Arch Biochem Biophys* **230**: 533-542, 1984.
15) Lomasney JW, et al: Mammalian $α_1$-adrenergic receptor. *J Biol Chem* **261**: 7710-7716, 1986.
16) Regan JW, et al: Purification and characterization of the human $α_2$-adrenergic receptor. *J Biol Chem* **261**: 3894-3900, 1986.
17) Sidhu A: A novel affinity purification of D-1 dopamine receptors from rat striatum. *J Biol Chem* **265**: 10065-10072, 1990.
18) Elazar Z, Kanety H, David C, Fuchs S: Purification of the D-2 dopamine receptor from bovine striatum. *Biochem Biophys Res Commun* **156**: 602-609, 1988.
19) Haga K, Haga T: Purification of the muscarinic acetylcholine receptor from porcine brain. *J Biol Chem* **260**: 7927-7935, 1985.
20) McKernan RM, et al: Purification of the 5-hydroxytryptamine 5-HT_3 receptor from NCB20 cells. *J Biol Chem* **265**: 13572-13577, 1990.
21) Sato N, Neal JH: Type I and type II gamma-aminobutyric acid/benzodiazepine receptors. *J Neurochem* **52**: 1114-1122, 1989.
22) Maloteany JM, et al: Benzodiazepine receptors in human brain: characterization, subcellular localization and solubilization. *Prog Neuro-Psychopharmacol Biol Psychiat* **12**: 773-782, 1988.
23) Meloche S, et al: Molecular characterization of the solubilized atrial natriuretic factor receptor from bovine adrenal zona glomerulosa. *Mol Pharmacol* **30**: 537-543, 1986.
24) Simonds WF, et al: Solubilization of active opiate receptors. *Proc Natl Acad Sci USA* **77**: 4623-4627, 1980.
25) Salvaterra PM, Gurd JM, Mahler HR: Interactions of the nicotinic acetylcholine receptor from rat brain with lectins. *J Neurochem* **29**: 345-348, 1977.
26) Senogles SE, Amlaiky N, Falardeau P, Caron MG: Purification and characterization of the D_2-dopamine receptor from bovine anterior pituitary. *J Biol Chem* **263**: 18996-19002, 1988.
27) Ahmed MS, Zhou D, Caninato AG, Maulik D: Opioid binding properties of the purified kappa receptor from human placenta. *Life Sci* **44**: 861-871, 1989.
28) Duong LT, Hadac EM, Miller L, Vlasuk GP: Purification and characterization of the rat pancreatic cholecystokinin receptor. *J Biol Chem* **264**: 17990-17996, 1989.
29) Hock RA, Nexo E, Hollenberg MD: Isolation of the human placenta receptor for epidermal growth factor-urogastrone. *Nature* **277**: 403-405, 1979.
30) Harrison LC, Itin A: Purification of the insulin receptor from human placenta by chromatography on immobilized wheat germ lectin and receptor antibody. *J Biol Chem* **255**: 12066-12072, 1980.
31) Kusuda S, Dufau ML: Purification and characterization of the rat ovarian receptor for leutenizing hormone. *J Biol Chem* **261**: 16161-16168, 1986.
32) Costlow ME, Gallagher PE: Relationship of prolactin receptors to concanavalin A binding. *Biochim Biophys Acta* **587**: 192-201, 1979.
33) Nakata H: Affinity chromatography of A_1 adenosine receptors of rat brain membranes. *Mol Pharmacol* **35**: 780-786, 1989.
34) Lindstrom JM, Einarson B, Tzartos S: Production and assay of antibodies to acetylcholine receptors. *Methods Enzymol* **74**: 432-460, 1981.

35) Whiting PJ, Lindstrom JM : Purification and characterization of a nicotinic acetylcholine receptor from chick brain. *Biochemistry* **25** : 2082-2092, 1986.

36) Peterson GL, Herron GS, Yamaki M, Fullerton DS, Schimerlik MI : Purification of the muscarinic acetylcholine receptor from porcine atria. *Proc Natl Acad Sci USA* **81** : 4993-4997, 1984.

37) Repaske MG, Nunnari JM, Limbird LE : Purification of the $α_2$-adrenergic receptor from porcine brain using yohimbine-agarose affinity matrix. *J Biol Chem* **262** : 12381-12386, 1987.

38) Shorr RGL, et al : The $β_1$-adrenergic receptor of the turkey erythrocyte. *J Biol Chem* **257** : 12341-12350, 1982.

39) Cubero A, Malbon CC : The fat cell $β$-adrenergic receptor. *J Biol Chem* **259** : 1344-1350, 1984.

40) Shorr RGL, Lefkowitz RJ, Caron MG : Purification of the $β$-adrenergic receptor. *J Biol Chem* **256** : 5820-5826, 1981.

41) Sigel E, Stephenson A, Mamalaki C, Barnard EA : A gamma-aminobutyric acid/benzodiazepine receptor complex of bovine crebral cortex. *J Biol Chem* **258** : 6965-6971, 1983.

42) Taguchi J, Kuriyama K : Purification of gamma-aminobutyric acid (GABA) receptor rat brain by affinity chromatography using a new benzodiazepine, 1012-S, as an immobilized ligand. *Brain Res* **323** : 219-226, 1984.

43) Pfeiffer F, Graham D, Betz H : Purification by affinity chromatography of the glycine receptor of rat spinal cord. *J Biol Chem* **257** : 9389-9393, 1982.

44) Hampson DR, Wenthold RJ : A kainic acid receptor from frog brain purified using domoic acid affinity chromatography. *J Biol Chem* **263** : 2500-2505, 1988.

45) Chen J-W, Cunningham MD, Galton N, Michaelis EK : Immune labeling and purification of a 71-kDa glutamate-binding protein from brain synaptic membranes. *J Biol Chem* **263** : 417-426, 1988.

46) Gallaher TK, Wang HH : Purification and reconstitution of serotonin receptors from bovine brain. *Proc Natl Acad Sci USA* **85** : 2378-2382, 1988.

47) Simonds WF, et al : Purification of the opiate receptor of NG108-15 neuroblastoma-glioma hybrid cells. *Proc Natl Acad Sci USA* **82** : 4974-4978, 1985.

48) Cho TM, Hasegawa J-I, Ge BL, Loh HH : Purification to apparent homogeneity of a $μ$-type opioid receptor from rat brain. *Proc Natl Acad Sci USA* **83** : 4138-4142, 1986.

49) Mills A, Demoliou-Mason CD, Barnard EA : Purification of the neurotensin receptor from bovine brain. *J Biol Chem* **263** : 13-16, 1988.

50) Reyl-Desmars F, Roux SL, Linard C, Benkouka F, Lewin MJM : Solubilization and immunopurification of a somatostatin receptor from the human gastric tumoral cell line HGT-1. *J Biol Chem* **264** : 18789-18795, 1989.

51) Shimonaka M, et al : Purification of atrial natriuretic peptide receptor from bovine lung. *J Biol Chem* **262** : 5510-5514, 1987.

52) Meloche S, et al : Atrial natriuretic factor receptor from bovine adrenal zona glomerulosa. *Biochemistry* **27** : 8151-8158, 1988.

2.3 イオンチャネルの機能再構成

イオンチャネルは生体膜を貫いて存在する膜内在性タンパク質分子であり，分子内部に親水性の壁から構成された小孔をもっていて，この小孔をイオンが通過するものと考えられている．イオンの通過速度はきわめて速く，典型的なイオンチャネル1個を1秒間に透過するイオンの個数（イオンチャネルを酵素とみなすとturnover numberに相当する）は10^6のオーダーである．このように，イオンチャネルの機能は生体膜の両側のイオンの電気化学ポテンシャル差に沿ってイオンが拡散する過程（受動輸送過程）を促進することであるから，イオンチャネルと考えられるタンパク質を精製した後，その機能を測定・確認するためには，そのタンパク質を脂質膜に埋め込んで，膜を横切るイオン輸送を測定することが必須である．

イオンチャネルの精製と再構成は，ほぼ次のような手順でなされる．生体膜を界面活性剤で可溶化し，イオンチャネルを種々のクロマトグラフィー法などで精製する．精製された可溶化膜タンパク質を同じく可溶化されたリン脂質と混合した後，透析などにより界面活性剤を除去すると，膜タンパク質を脂質2分子層内に含むリン脂質小胞（プロテオリポソーム）が得られる．特殊な例（たとえば電気ウナギの電気器官には，ナトリウムチャネルが高密度に存在する）を除いて，イオンチャネルの膜上での存在密度は低いため，その精製は困難であることが多く，実際にタンパク質として精製されたイオンチャネルの種類はいまだ数少ない．しかしながら，その精製法とプロテオリポソームへの再構成法は一般の膜内在性タンパク質に対する方法と本質的には変わりがない．

イオン輸送過程を測定する方法には，大別してイオンの移動速度を電流として観測する方法（電気生理学的方法）と膜の一方の溶液中のイオン濃度の変化を測定してイオン流束を求める方法（色素法やラジオアイソトープ法）とがある．後者は，膜小胞のイオンポンプの活性の測定法としてよく使われているが，イオンチャネル活性の測定とイオンチャネルの特徴付け（characterization）には，後述するように，電気生理学的方法が優れている．

一般にイオンチャネルは複数の状態をとり，ある状態（開状態）ではイオンの透過を許すが，別の状態（閉状態）ではイオンの透過を許さない．イオンチャネルの機能の特徴付けは，① イオンチャネルの開閉を制御する因子と開閉の速さ，② 開状態のイオンチャネルを透過しうるイオンの種類とその速度を明らかにすることによりなされる．このためには，イオンチャネル1分子の挙動を測定することが可能なパッチクランプ法[1,2]が有用である．しかしながら，この方法は，微小ガラス電極を膜表面に押しつける操作を含む方法であるから，比較的大型（直径10 μm 程度以上）の細胞の，露出した細胞膜にあるイオンチャネルを対象とし，小型の細胞や繊毛などの膜や，単離生体膜小胞およびプロテオリポソームには適用不可能である．

a. 膜小胞系におけるイオンチャネル活性測定

プロテオリポソームや生体膜小胞の膜を横切ってイオンが透過する過程を測定するには，一般には，ベシクル内のイオン濃度の変化を測定すればよい．ベシクル内イオン濃度は，対象とするイオンに特異的な色素を用いて分光学的に測定するか，あるいは放射性同位元素を用いて測定する．このような測定法は，イオンポンプの活性測定法と共通であるが，イオンチャネルの場合には，イオンの透過速度が大きいので，多くの場合，ストップト-フロー法などの時間分解能の高い手法を用いる必要がある．

Caチャネルを有する膜小胞（直径100 nm程度）にCaをloadし，外液をCaキレート剤

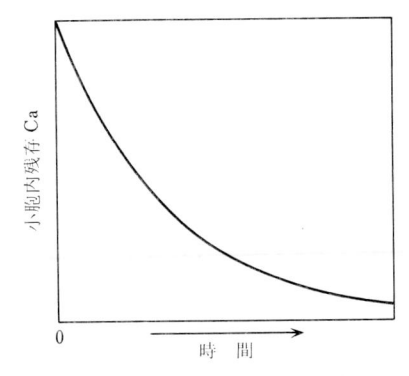

図 2.12 小胞からの Ca イオン流出の概念図

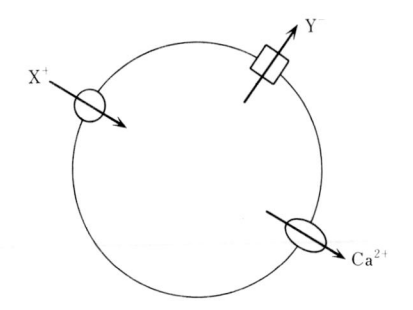

図 2.13 1 個の膜小胞におけるイオンの移動

EGTA を含む溶液としたときに，Ca が流出する様子を測定すると図 2.12 のようになるであろう．小胞（ベシクル）内に残存する Ca を時間に対してプロットした曲線から Ca 流出の 1 次速度定数を求めることができる．しかしながら，この値が，1 個の Ca チャネルを Ca イオンが透過する速さを表しているわけではない．すでに述べたように，開いた Ca チャネルを Ca イオンが透過する速度はきわめて速いのであるが，図 2.12 のような曲線から求められる流出速度は期待される速度よりもずっと小さいことが多い．これは次のように解釈される．懸濁液に含まれる多数のベシクルのうち，ある一瞬には，ごく少数のベシクルの Ca チャネルが開いているにすぎない．開いた Ca チャネルを通って Ca イオンはごく短時間に流出を終了するが，異なるベシクルの Ca チャネルが次々と開いていくために，図 2.12 のような曲線が得られるのである．

1 個のベシクルから Ca が流出する過程をもう少し詳しく考察してみよう．少量の Ca がベシクルから流出すると（正味の電荷が流出するわけだから），ベシクル内部は電気的に負になり，それ以上 Ca は流出できなくなるはずである．図 2.13 に示したように膜小胞に Ca チャネルとは異なるカチオンチャネルやアニオンチャネルが存在すれば，これらのイオンチャネルを通って移動するカチオン（X^+）やアニオン（Y^-）が Ca の流出に伴う膜電位の発生を打ち消すものと考えられる．このように，ベシクルにおける 1 つのイオン種の透過は，他のイオン種の補償的な透過を伴っているのである．したがって，Ca イオン移動の律速過程は，Ca チャネルを通る Ca の透過ではなくて，補償イオンの透過の過程であることも考えられる．極限の場合として，精製 Ca チャネルのみを含むプロテオリポソームの場合には，このような補償イオンの流れる経路がないため，Ca イオンの透過はきわめて遅くなるはずである．

さらに，膜小胞では（イオンの駆動力である電気化学ポテンシャルのうち）膜電位を制御することができない．

膜小胞系の実験は，チャネルの開閉に影響を与えたりブロックしたりする薬物のスクリーニングには有用性があるが，イオンチャネルの定量的な特徴付けに必要な情報を十分に得ることはできない．

以上の次第で，イオンチャネルの機能を測定するためには，電気生理学的測定法が優れており，そのような測定を可能にする再構成系が重要である．電気生理学的な測定を可能にする系への再構成は，精製イオンチャネルタンパク質の機能を確認するというだけでなく，生体膜小胞のイオンチャネルの機能を詳細に解析しうるという意義がある．通常の生きた細胞の膜を対象とする電気生理学的測定よりも自由な実験条件を設定できるので，脂質-タンパク質相互作用の研究を含めて，詳細な解析を行うことを可能とする．そのような実験系としては，脂質平面膜法と巨大ベシクル-パッチクランプ法がある．

b．脂質平面膜法

典型的な脂質平面膜法の実験系全体の構成を図 2.14 (a) に示した．必要な設備や実験法について

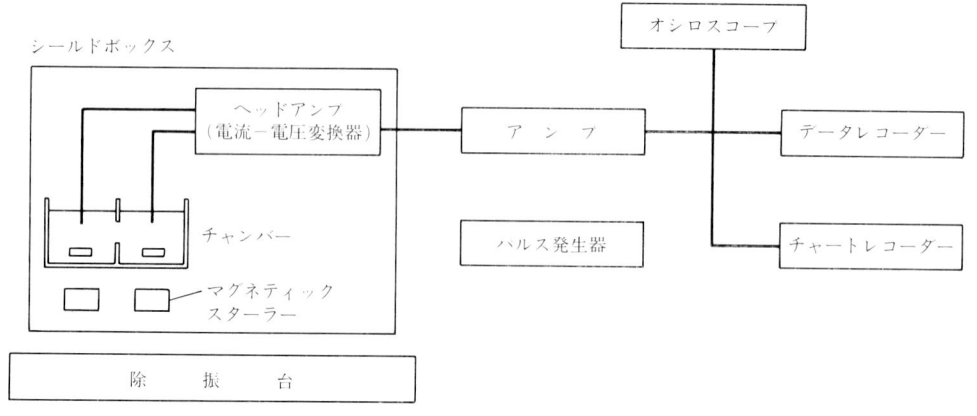

(a) 実験系の構成

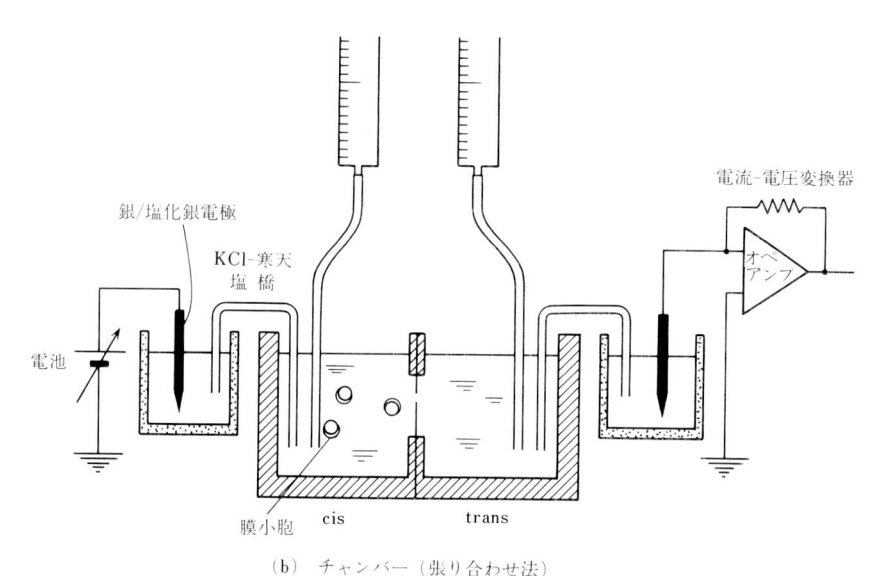

(b) チャンバー（張り合わせ法）

図 2.14 平面膜法実験のハードウェア

は，文献[3～7]に詳しく記述されているので，くり返すことは避け，少しだけ付言するにとどめたい．

アンプ（微小電流計）は自作することもそう難しくはない（文献1，2および文献4の第3章を参照するとよい）が，市販のパッチクランプアンプを利用するのが簡便である．ただ，通常のパッチクランプアンプは，平面膜のように大きい電気容量（典型的な平面膜の容量値は$200\,\mu\mathrm{F}$）をもつ対象を測定することを想定していないから，容量補償を十分に行うことができない．したがって，急激な膜電位変化（たとえばステップ変化）を与えるときわめて大きい容量性電流が流れることになり，ヘッドアンプが飽和してしまう．それゆえ，このような測定にパッチクランプアンプを使おうとするならば，容量補償回路を改造する必要がある．（補注：最近いくつかのメーカーから平面膜用のパッチクランプが市販されるようになった．例えば，米国 Dagan Corporation の 3900 型．）

また，平面膜法では，膜の状態（たとえば2分子層膜が形成されているか，膜小胞がどの程度付着しているかなど）を知るうえで膜の電気容量を測定することが必要である．このためには，膜に3角波電圧を与えて，容量性矩形波電流の大きさを測定するのが通例である．したがって，パルス発生器としては電気生理学で使用されるスティミュレーターのような種々の矩形波パルスシリーズ

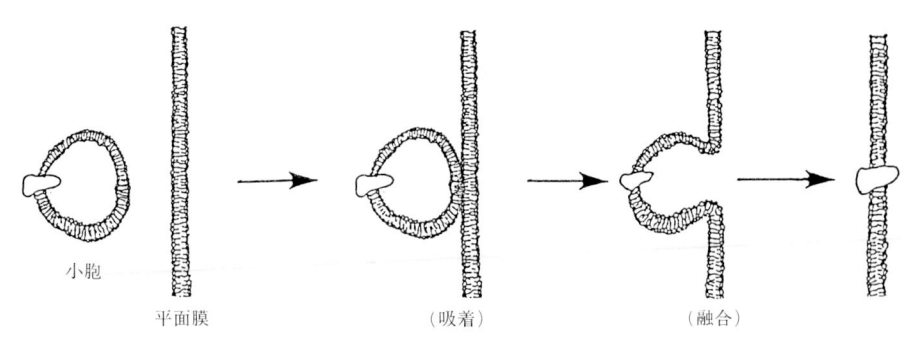

図 2.15 膜融合過程の想像図

を発生できるうえに，3角波を発生できるものが便利である．

データレコーダーはFM方式あるいはPCM方式のテープレコーダーを利用するが，安価なオーディオ用PCMプロセッサーをわずかに改造するだけで目的を達することもできる[8]．

脂質平面膜法にはいくつかの変法があるが，最もよく使われている方法は図2.14(b)に示すような融合法である．水槽を2つに仕切るプラスチック（通常テフロン）製の隔壁に開けた小孔（直径100〜500μm）に予め平面脂質2重層膜を形成しておく．これにイオンチャネルを含む膜小胞を融合させることにより，イオンチャネルを含む平面膜を形成し，この平面膜を横切って流れる膜電流を膜電位固定下に測定するのである．

平面脂質膜を形成する方法には，塗りつけ(painting)法と張り合わせ(folding)法がある．

（1）painting 法

リン脂質を有機溶媒（通常 n-decane）に溶かした溶液を，水の中で，隔壁の小孔に塗りつける．しばらく放置すると，脂質溶液の大部分は小孔の縁に移動し，小孔の中心部は薄くなる．最終的には，薄膜は，脂質2分子層膜となり，光で照らしてみると黒くみえる．脂質溶液を小孔に塗りつける道具としては，小さな筆，小さなテフロン製のスパーテルまたは炎で焼きなましたガラス棒を用いる．

（2）folding 法

2枚の脂質単分子層を張り合わせて2分子層膜をつくる方法である．隔壁としては，非常に薄い（50μm程度の）テフロン膜を用いる．電解質溶液を孔よりも下のところまで入れておき，その水面に脂質単分子層を展開する．このためには，リン脂質を揮発性有機溶媒（たとえば n-hexane）に溶かした溶液を少量水面に滴下し，しばらく放置して溶媒を蒸発させる．両方のコンパートメントに溶液を加えて（2本の小型注射器を用いる），両水面を同時に上昇させる．脂質単分子層は，極性頭部を水相に向け，非極性尾部をテフロン表面に向けて，テフロン面を覆う．テフロン膜の孔の部分では，脂質2分子層膜が形成される．

平面膜を形成した後，一方のコンパートメントに膜小胞を添加する．通常，膜小胞を加えた側のコンパートメントをシス，反対側をトランスと呼ぶ．平面膜実験法において，最も重要なステップは，プロテオリポソームまたは生体膜小胞が平面膜に融合するところである．膜小胞と平面膜との融合は2段階（膜小胞の吸着と膨張）で起きることがわかっている．なお，融合のとき，膜小胞内でのイオンチャネルの向きは保存される．

a）吸 着

膜小胞または平面膜の一方，または両方が酸性脂質を含む場合には，1〜10mMの2価カチオン（とくにCaイオン）を添加すると吸着が促進される．この吸着は点接触ではなく，膜小胞の表面積のかなりの部分が平面膜と接しているといわれている．吸着は不可逆であって，吸着後溶液の灌流をしても，吸着した膜小胞が平面膜から脱離することはない．

b）膨 張 (swelling)

吸着した膜小胞が平面膜に融合するためにはエネルギーが必要であり，これは小胞内の静水圧を

高めることにより得られる．こうすると2枚の脂質2分子層膜の接触面での膜破壊が促進され融合が起きるものと考えられている．2つの方法が使用されている．

1) 小胞を平面膜に吸着させるときの溶液の組成は，小胞膜を透過しないものとする．吸着させた後，小胞膜を透過する溶質の溶液で置換する．溶質が小胞内に入って行くときに，水もいっしょに入って行くので小胞は膨張し融合が起きる．この方法は概念的には明確であるが，実際上は必ずしも容易ではない．

2) シスコンパートメントをトランスよりも高張にする．水がトランスからシスへ流れるから，その一部が吸着した膜小胞内にも入る．この方法は実験的に容易である．膜小胞添加の前または後にシスコンパートメントに浸透圧調節剤（osmoticant）を加える．osmoticantとしては，当然のことながら小胞膜を透過するものでなければならない．しかし，脂質の平面膜をあまりに速やかに透過するものを用いると，平面膜近傍においてシスとトランスの間での浸透圧差がなくなってしまうので効果がなくなる．もし小胞膜にカチオンチャネルとアニオンチャネルが存在して塩が透過できる場合には，この塩をosmoticantに選べばよい．精製した唯1種のイオンチャネルを含むプロテオリポソームの場合には塩は透過できないから，尿素やグリセリンを用いるのがよい．

c. 巨大ベシクル-パッチクランプ法

この方法はプロテオリポソームや生体膜小胞を融合させることにより細胞と同じ程度の大きさ（直径10μm以上）の巨大ベシクルとし，これに細胞に対するのと同じようにパッチクランプ法を適用しようとするものである．以下，巨大ベシクルの調製法に関して，実験例を整理して紹介する．

(1) プロテオリポソームを凍結-融解法により巨大化させる方法

巨大ベシクル法の最初の報告はTankら[9]によるものである．彼らは，まず，リポソームにパッチクランプ法を適用した場合，パッチクランプ用微小ガラス電極（パッチピペット）先端に脂質2分子層膜が形成されることを次のようにして確認した．リン脂質のみからなる膜小胞を凍結・融解して調製した巨大リポソームにパッチクランプ法を適用し，inside-out patchとした．脂質2分子層膜中でイオンチャネルを形成する物質であるアラメシチンまたはグラミシジンをbath溶液に添加すると，チャネル活性がみられた．

次に，シビレエイ（*Torpedo californica*）の電気器官のシナプス後膜（電函細胞のinnervated face）の膜小胞（ニコチン性アセチルコリンレセプター（nAChR）および電位依存性Clチャネルに富む）を単離し，可溶化後，アフィニティークロマトグラフィーによりnAChRを部分精製した．これをリン脂質とともにプロテオリポソームに再構成した後，凍結・融解処理により巨大化した．これにパッチクランプすると，電位依存性クロライドチャネルが観察された．このチャネルについては平面膜法ですでによく調べられており，両方法で得られた結果に本質的な差はなかった．ところで，膜を1度可溶化しているから，再構成巨大ベシクル中でチャネルの向きはランダムになっているものと予想された．しかしながら，実際にはかなり揃っている（90：10）ことが示された．

続いてTankら[10]は，同じ試料および方法を用いて，nAChRについての結果を報告した．pipette内にニコチン性アゴニストを加えておき，膜電位を＋100mVに保つとチャネル活性がみえるが，数分で脱感作し，チャネル活性は消失した．

Rosenbergら（1984）[3]は，電気ウナギ電気器官のNaチャネルを研究した．彼らは，Naチャネルが失活しやすい（過剰のリン脂質なしに可溶化すると失活する）ので，界面活性剤をあまり使わないでプロテオリポソームを調製するように工夫した．すなわち，タンパク質/脂質/界面活性剤混合物からBio-Beadsにより界面活性剤を除去，これに大量の超音波処理により調製したリン脂質小胞を混合してから凍結・融解した．電気ウナギのNaチャネルのnative membraneにおける電気生理学データはないので，ラット脳および筋肉のNaチャネルのデータと比較したところ，本来のNaチャネルの性質がよく保存されているものと

判断された．平面膜法で詳細に研究されている筋小胞体 (SR) の K チャネルを，この方法で調べた例も報告されている[12]．

筆者らも巨大ベシクル法の有用性に注目し，リン脂質の種類，イオン強度，タンパク質/脂質比などに関して巨大ベシクル生成の至適条件を検討した[13~15]．凍結するときの懸濁液の組成は，50~300 mM 程度の濃度の KCl 溶液がよく，sucrose のような cryo-protectant の存在は膜融合を阻害する．脂質の組成としては大豆リン脂質（アゾレクチン）またはホスファチジルエタノールアミンと酸性脂質（ホスファチジルセリン，ホスファチジルグリセロール）とを 5：5~8：2 程度の比で混合したものが適当である．生体膜小胞のタンパク重量に比べて，外在脂質量が 10 倍よりも少ないと凍結・融解しても十分に大きいベシクルは生成し難い．

1987~1988 年には，それまでの可溶化-再構成により調製したプロテオリポソームを凍結・融解処理で大きくするという方法以外の，いくつかの方法が開発された．

（2） 生体膜小胞を可溶化することなく，リン脂質膜小胞との混合懸濁液を凍結・融解して巨大化する方法

凍結・融解法による膜融合を利用して巨大ベシクルを調製するためには，予め可溶化-透析法によりプロテオリポソームを調製しておく必要があるものと考えられていた．これに対し，筆者は，超音波処理リン脂質小胞と生体膜小胞の混合懸濁液を凍結・融解処理すると，一挙に巨大プロテオリポソームを調製することが可能であることを示した．すなわち，SR またはラット脳シナプトソームの膜タンパク質を共有結合性の蛍光色素 FITC でラベルしておき，超音波処理アゾレクチン膜小胞と混合した懸濁液を凍結・融解し，生成した巨大ベシクルを蛍光顕微鏡で観察した．巨大ベシクルに蛍光がみられることから，生体膜小胞とアゾレクチン膜小胞が融合したものと考えられる[16]．実際に，この巨大ベシクルにパッチクランプ法を適用するとイオンチャネル活性（K チャネル）を観測することができた[17~19]．しかもこの簡便な方法によって調製した巨大ベシクル中の SR の K チャネルの向きはきわめてよく揃っていることが示された[19]．

やや遅れて，Correa と Agnew[20] も，同様な方法を発表している．

（3） 脱水-水和法により巨大ベシクルを調製する方法

Criado と Keller[20] は，SR 小胞とアゾレクチンリポソームとを混合し，10％ エチレングリコールを含む溶液に懸濁した．これをスライドガラス上に載せ，デシケーター中で部分的に脱水した後，シャーレ中で溶液を加えて再水和すると，巨大プロテオリポソームが生成することを報告した．さらに，可溶化-透析法でつくったプロテオリポソームを脱水-水和法により巨大した[22]．SR の K チャネルの場合その向きは 83％ が揃っていたという．

Schmidt ら[24] は，Criado と Keller の方法[20] を用いて，膵臓細胞の粗面小胞体膜ベシクルを単離後，巨大化し，パッチした．2 種のアニオン選択性チャネルをみいだした．

（4） ポリエチレングリコールにより生体膜小胞を融合させて巨大ベシクルを調製する方法

Rahamimoff ら[24] は，シビレイ電気器官のシナプス小胞をポリエチレングリコール（分子量 1500）を fusogen として用いることにより融合させて巨大化した．この標品から K^+ を通すコンダクタンスの大きなチャネルがみいだされた．これはシナプス小胞膜にみいだされた最初のイオンチャネルである．

おわりに 平面膜法の最大の問題点は，膜小胞を平面膜に融合させるステップを確実に制御することが困難であることである．巨大プロテオリポソーム法の問題点は，パッチクランプ法によりイオンチャネルを検出できる確率が，生細胞膜のイオンチャネルよりも，低いことである．これらのため，両再構成法とも実験の成功率があまり高くなく必要なデータを得るのに多くの時間を要しているのが現状である．しかしながら，これらの問題点を克服するための地道な研究も進みつつある

ので，やがて，生理学や膜生化学からの期待・需要に十分に応えられるようになるものと期待したい． 〔桐野　豊〕

文献

1) Hamill OP, Marty A, Neher E, Sakmann B, Sigworth FJ : Improved patch-clamp techniques for high resolution current recording from cells and cell-free membrane patches. *Pflügers Arch* **391** : 85-100, 1981.
2) Sakmann B, Neher E (ed) : Single-Channel Recording, Plenum Press, New York, London, 1983.
    （注：1992年度ノーベル医学生理学賞はパッチクランプ法を開発したNehrとSakmannに与えられた）
3) 平田　肇，大野宏毅：脂質平面膜-リン脂質2分子層膜法（はりあわせ法）．生物物理 **26** : 289-290, 1986.
4) Miller C (ed) : Ion Channel Reconstitution, Plenum Press, New York, 1986.
5) 曽我部正博：脂質平面膜法によるイオンチャネルの再構成—融合法の実際と電気生理学的構造解析—．生物物理 **27** : 149-157, 1987.
6) 浜本敏郎，宗行英朗，平田　肇：平面リン脂質二重層膜を使ったイオンチャネルの測定．細胞工学 **7** : 69-78, 1988.
7) Schindler H : Planar lipid-protein membranes : Strategies of formation and of detecting dependencies of ion transport functions on membrane conditions. *Methods Enzymol* **171** : 225-253, 1989.
8) 伊藤嘉邦，山下勝幸，大森治紀：PCMオーディオプロセッサーを用いたDCデータレコーダーの作製．生物物理 **26** : 291-295, 1986.
9) Tank DW, Miller C, Webb WW : Isolated-patch recording from liposomes containing functionally reconstituted chloride channels from *Torpedo* electroplax. *Proc Natl Acad Sci USA* **79** : 7749-7753, 1983.
10) Tank DW, Huganir PL, Greengard P, Web WW : Patch-recorded single-channel currents of the purified and reconstituted *Torpedo* acetylcholine receptor. *Proc Natl Acad Sci USA* **80** : 5129-5133, 1983.
11) Rosenberg RL, Tomiko SA, Agnew WS : Single-channel properties of the reconstituted voltage-regulated Na channel isolated from the electroplax of *Electrophorus electricus*. *Proc Natl Acad Sci USA* **81** : 5594-5598, 1984.
12) Tomlins B, Williams AJ : Solubilisation and reconstitution of the rabbit skeletal muscle sarcoplasmic reticulum K^+ channel into liposomes suitable for patch clamp studies. *Pflügers Arch* **407** : 341-347, 1986.
13) Higashi K, Suzuki S, Fujii H, Kirino Y : Preparation and properties of giant liposomes and proteoliposomes. *J Biochem* **101** : 433-440, 1984.
14) Anzai K, Higashi K, Kirino Y : Rapid determination of internal volume of membrane vesicles with stopped flow-ESR technique. *Biochim Biophys Acta* **937** : 73-80, 1988.
15) Anzai K, Yoshida M, Kirino Y : Change in intravesicular volume of liposomes by freeze-thawing treatment as studied by the ESR stopped-flow technique. *Biochim Biophys Acta* **1021** : 21-26, 1990.
16) Saito Y, Hirashima N, Kirino Y : Giant proteoliposomes prepared by freezing-thawing without use of detergent : reconstitution of biomembranes usually inaccessible to patch-clamp pipette microelectrode. *Biochem Biophys Res Commum* **154** : 85-90, 1988.
17) Hirashima N, Kirino Y : Potassium channels in synaptosomal membrane examined using patch-clamp techniques and reconstituted giant proteoliposomes. *Biochim Biophys Acta* **946** : 209-214, 1988.
18) Kirino Y, Hirashima N, Saito Y : Patch-clamp measurements of ion channels in biomembrane vesicles reconstituted into giant proteoliposomes by freeze-thawing without use of detergent. *Methods in Neurosciences* **4** : 374-383, 1991.
19) Hirashima N, Ishibashi H, Kirino Y : Patch-clamp measurements of the potassium channel of skeletal muscle sarcoplasmic reticulum membrane reconstituted into giant vesicles. *Biochim Biophys Acta* **1067** : 235-240, 1991.
20) Correa AM, Agnew WS : Fusion of native or reconstituted membranes to liposomes, optimized for single channel recording. *Biophys J* **54** : 569-575, 1988.
21) Criado M, Keller BU : A membrane fusion strategy for single-channel recordings of membranes usually non-accessible to patch-clamp pipette electrode. *FEBS Lett* **224** : 172-176, 1986.
22) Keller BU, Hedrich R, Vaz WLC, Criado M : Single channel recordings of reconstituted ion channel proteins : an improved technique. *Pflügers Arch* **411** : 94-100, 1988.
23) Schmid A, Goegelein H, Kemmer TP, Schulz I : Anion channels in giant liposomes made of endoplasmic reticulum vesicles from rat exocrine pancreas. *J Membr Biol* **104** : 275-282, 1988.
24) Rahamimoff R, DeRiemer SA, Sakmann B, Stadler H, Yakir N : Ion channels in synaptic vesicles from *Torpedo* electric organ. *Proc Natl Acad Sci USA* **85** : 5310-5314, 1988.

2.4 レセプターとGタンパク質の機能再構成

レセプターとGタンパク質の連関は細胞内情報伝達機構の最初の重要なステップで，多くの研究者の研究対象となっている．レセプターとGタンパク質間の相互作用を研究するためには両者が存在している細胞膜を使用して行うこともあるが，多くの場合は別々に調製したレセプターとGタンパク質を混合して再構成した系を用いている．レセプターとGタンパク質の機能再構成の実験はGタンパク質の存在が示される以前から，ホルモン感受性アデニル酸シクラーゼの再構成という形で行われていた．初期の実験ではレセプターとアデニル酸シクラーゼのそれぞれ片方だけをもつ細胞または細胞膜を融合させることによって再構成を行った．この時期の再構成実験はおもにレセプターとアデニル酸シクラーゼが別個のタンパク質で機能的に連関していることを示すものであった．

ついでGsの存在が明らかになった頃から，界面活性剤で可溶化したGタンパク質を細胞膜中のレセプターへ再構成する方法がとられるようになった．RossとGilmanによるGsの発見[1]も，Gsが欠損しているcyc⁻S49リンパ球（cyc⁻細胞）の細胞膜へ他の細胞から可溶化したGsを添加すると，ホルモンによりアデニル酸シクラーゼが活性化されたという再構成実験によるものであった．Gタンパク質が精製されるようになってからは膜結合レセプターへ精製Gタンパク質を再構成する系が多く用いられ，レセプターとどのGタンパク質が連関するかが検討されている．また，この再構成系はレセプター-Gタンパク質-イオンチャネルの連関を電気生理学的に研究するのにもよく利用されている．再構成の究極の系は精製したレセプターとGタンパク質をリン脂質小胞へ組み込んだもので，精製に成功したレセプターを用いてつぎつぎに試みられている．この系では2種類のタンパク質間の相互作用を他の因子の影響のない状態で研究することができる．本稿ではレセプターとGタンパク質の機能再構成について，その方法と再構成系を用いて得られた実験結果について概説したい．

a. 細胞膜融合によるレセプターとGタンパク質の再構成

Schrammら[2]はβアドレナリンレセプター（βレセプター）をもつがアデニル酸シクラーゼはもたない細胞と，アデニル酸シクラーゼをもつがレセプターはもたない細胞をセンダイウイルスを用いて融合させ，ホルモンによるアデニル酸シクラーゼの活性化を引き出すことに成功した．しかし，細胞融合の方法は培養細胞か血球にしか利用できないので，彼はさらにポリエチレングリコール（PEG）を用いてレセプターをもった細胞膜とアデニル酸シクラーゼをもった細胞膜の融合で再構成する方法を開発し，応用範囲を広げた[3]．この融合方法はレセプターを含む細胞膜とGタンパク質が組み込まれたリン脂質小胞の融合にも用いられている．

再構成の方法と結果

KimとNeubig[4]による細胞膜に存在する$α_2$アドレナリンレセプター（$α_2$レセプター）とGiの細胞膜融合による再構成の例を紹介する．血小板の細胞膜をphenoxybenzamineで処理すると$α_2$レセプターの結合部位は共有結合によって失活するがGiは機能する．一方，血小板の膜をpH 11.5で処理するとGiが失活し，$α_2$レセプターへのアゴニストの高親和性結合が消失する．両細胞膜を混合し，遠心後，沈渣を50% PEGを含む緩衝液に懸濁しインキュベートすることにより細胞膜を融合させた．図2.16にPEG存在下，非存在下で，融合させた膜および個々の膜標品へのアゴニスト（UK 14304）とアンタゴニスト（ヨヒンビン）の結合の結果を示した[4]．PEG存在下で融合させた膜

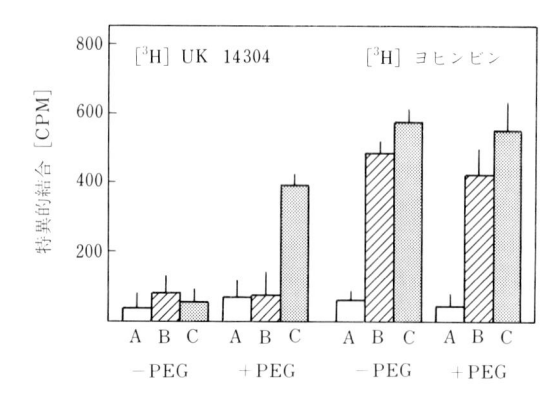

図 2.16 細胞膜融合による α_2 レセプターと Gi の再構成[4]

phenoxybenzamine で処理した血小板膜(A)、pH 11.5 で処理した血小板膜(B)または両者の混合物(C)を50%ポリエチレングリコール存在下(+PEG)、非存在下(-PEG)で緩衝液に懸濁した。遠心後、それぞれの膜標品への[^{3}H] UK 14304 と[^{3}H]ヨヒンビンの結合を測定した。

のみアゴニストの結合がみられた。一方、アンタゴニスト結合はアルカリ処理した膜でもみられ、融合してもほとんど変わらなかった。これらの結果は、α_2 レセプターは Gi と連関し、Gi の存在下でアゴニストの高親和性結合がみられることを示している。

b. 膜結合レセプターへの可溶化 G タンパク質の再構成

レセプターを含む細胞膜標品へ可溶化した G タンパク質を添加して再構成すると機能的連関がみられる。しかし、逆に可溶化したレセプターやアデニル酸シクラーゼを、それぞれ、それらを欠いた細胞膜に加えて再構成する実験は、はるかに困難であるといわれている[5]。これはレセプターやアデニル酸シクラーゼが細胞膜を貫通する構造を有しているのに対し、G タンパク質にはそのような構造がみられず、膜との結合はそれほど強くないということから納得できる。最近報告されている実験の多くは、膜結合レセプターへの精製 G タンパク質の再構成であるが、界面活性剤を含む溶液中の G タンパク質がどのようなメカニズムで細胞膜に結合するかは明らかでないが、強い結合ではないようである。膜結合レセプターへの G タンパク質の再構成は、Gs の場合はレセプター刺激によるアデニル酸シクラーゼ活性の調節を検討するため、一方、Gi、Go の場合は、レセプターがどの G タンパク質と連関するかを検討するために行われている例が多い。

(1) 再構成の方法

Gs は cyc$^-$ 細胞という Gs だけを欠いている細胞があるのでこの細胞膜に再構成されているが、Gi、Go の場合は欠損した変異株が存在していない。そこで細胞膜の G タンパク質を特別な処理で、レセプターと連関できなくした膜に精製 G タンパク質を添加して再構成するという方法が一般的である。内在性の Gi、Go をレセプターと連関できなくする第1の方法は百日咳毒素(IAP)と NAD で G タンパク質を ADP リボシル化するというもので、G タンパク質に特異的に作用する点で優れている[6]。欠点は酵素反応なので、30°C 前後でインキュベートする必要があり、レセプターも熱失活するのであまり長時間反応されないのと、組織によって膜標品中に ADP リボシル化を阻害するものがあり、反応が完全に進まず、全部の G タンパク質の連関をおさえられないことがある。

2番目の方法は細胞膜を低濃度の N-エチルマレイミド(NEM)と反応させて、IAP によって ADP リボシル化されるのと同じ位置のシステインをアルキル化し、ADP リボシル化と同じ効果をひき起こすものである[7]。反応は 0°C でも進むので完全に連関を抑制できる点では IAP よりも優れているし、また経済的でもある。NEM の欠点は特異性が低いので、レセプターに影響を与えることがあり、このような場合には使用できない。

そのほかには、膜標品をアルカリ[4]または熱処理[8]して G タンパク質だけを失活させる方法も報告されている。もちろんレセプターがこれらの処理に対して安定なものにしか使用できないが、この方法は上記の2つの方法と異なり内在性の G タンパク質の活性そのものをなくすことができるので、再構成系で各種の実験ができて便利と思われる。

再構成はこれらの膜標品に可溶化 G タンパク質を添加したのち、インキュベートする。実験にはそのまま用いるか、遠心で結合しない G タンパ

2.4 レセプターとGタンパク質の機構再構成

ク質を除いた膜を使用する．レセプターとGタンパク質間の相互作用はほとんどの場合，Gタンパク質によるレセプターへのアゴニストの結合の変化を検討している．レセプターによるGタンパク質の活性の変化を調べる実験は，レセプター刺激しない場合の活性が高すぎて信頼できる結果が得にくいため，あまりなされていない．それはIAPやNEMでは，Gタンパク質のレセプターとの連関能力が消失するだけで，GTP結合能やGTPase活性などは影響を受けないため，膜由来のGタンパク質と添加したGタンパク質の両方の活性が現れてしまうためである．

(2) 実験例と結果

GタンパクをNEM処理した膜標品に添加したとき，どの程度Gタンパク質が膜に結合するかを検討した結果が示されている．NEM処理したラット脳膜標品へ種々の濃度のGiαとGoαをそれぞれ添加して再構成したのち，膜標品を数回洗浄して，膜に結合しなかったGタンパク質を除く．ついで1% 3-[(3-cholamindopropyl)dimethyl)ammonio]-1-propane-sulfonate(CHAPS)

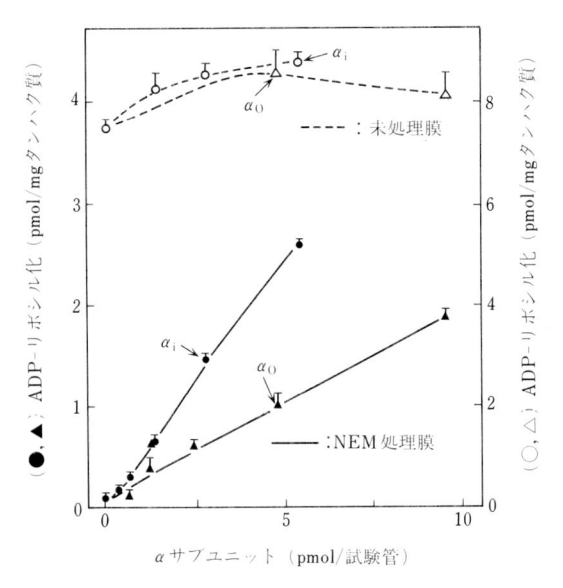

図2.17 NEM処理または未処理脳膜標品に再構成したGタンパク質αサブユニットの百日咳毒素によるADPリボシル化[9]

NEM処理（実線）または未処理（破線）のラット脳膜標品に種々の濃度のGiα (α_i: ○, ●)またはGoα (α_o: △, ▲)を添加して再構成し，遠心後沈渣を1% CHAPSで可溶化し，IAPによるADPリボシル化を測定した．

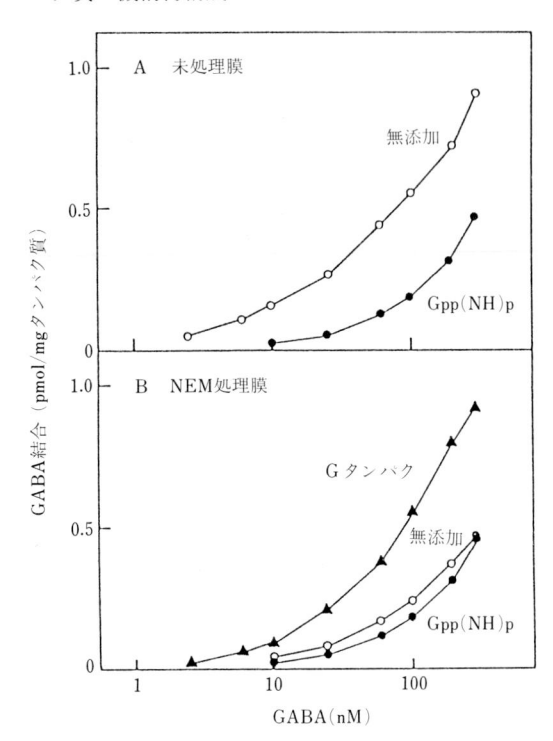

図2.18 NEM処理または未処理脳膜標品へのGABA$_B$レセプター結合[7]

NEM処理または未処理のウシ脳膜標品にGpp(NH)p (●)またはGタンパク質(GiとGoの混合物：▲)を添加した場合と無添加(○)の場合の[^{3}H]GABA結合を測定した．

を用いてGタンパク質を膜から可溶化し，IAPによるADPリボシル化で定量した（図2.17）[9]．内在性のGタンパク質はNEM処理のためADPリボシル化されない．$\alpha\beta\gamma$の3量体のみADPリボシル化されるので添加されたαサブユニットは膜標品中の$\beta\gamma$と複合体を形成するものと説明されている．図2.17は添加した両αサブユニットは濃度依存的に膜に結合するが，Giαの方がGoαよりよく結合することを示している．概算では添加したαサブユニットの10%前後が膜に結合していると考えられる．

次に，再構成系を用いて得られた実験結果として，GABA$_B$レセプターの例を示す．脳の膜標品中のGABA$_B$レセプターの高親和性結合はIAP処理により減弱するが，上記の理由で完全には消失しなかった（III-2.11 GABA$_B$レセプターの図2.23）[10]．そこでNEM処理でGi, Goを不活化すると，GABA結合曲線はGpp(NH)p添加の

場合と同じ程度まで低親和性に移動した（図2.18 A）[7]．この膜にGi，Goの混合物を添加すると，GABA結合の高親和性が回復した（図2.18 B）．GiとGoを比較すると，同程度の効果を示した．

c． 精製レセプターとGタンパク質の再構成

レセプター，Gタンパク質ともそれぞれ種々の界面活性剤で細胞膜から可溶化され，界面活性剤存在下で精製される．単離されたタンパク質は界面活性剤の存在下でもある程度個々の特性を示すが，消失する機能も多い．とくにレセプターとGタンパク質間の機能的連関は精製したタンパク質を混合しただけではほとんどみられない．これらのタンパク質を本来存在していた細胞膜に近い環境に戻して，その機能を回復させようとするのが精製レセプターとGタンパク質の再構成である．両タンパク質の再構成で重要な点は，界面活性剤をよく除去し，リン脂質小胞に両タンパク質を効率よく組み込むことである．

（1） 再構成の方法

再構成の際，除去するのに都合のよい界面活性剤はコール酸ナトリウム，デオキシコール酸ナトリウム，CHAPS，オクチルグルコシドのような臨界ミセル濃度（CMC）が高いもので，これらは希釈や透析などで界面活性剤の濃度をCMC以下に下げるだけで済むこともある．しかし，多くのレセプターやGタンパク質の場合，ジギトニンやLubrol PX，Triton X-100などのCMCの低い界面活性剤が使用されている．このような界面活性剤の場合は，リン脂質と混合したのちゲルろ過で界面活性剤を除く方法が用いられている．またExtracti-gel（Pierce Chemical）やBio-Beads SM-2（Bio Rad）などを用いて界面活性剤を吸着させる方法なども行われている．しかし，とくにゲルろ過の場合，界面活性剤を完全に除去するのは難しく，実際どのくらい取り除かれたかはっきり示されていない．したがって，レセプターやGタンパク質溶液としてもち込まれる界面活性剤の量をできるだけ少なく，すなわち高濃度の精製標品を用いるのがよいと考えられる．

リン脂質としては合成脂質のジミリストイルホスファチジルコリンが一部にはよく用いられている．しかし，単一のリン脂質より粗標品の方がレセプターの収率がよい場合が多いのと，なるべく細胞膜に近いリン脂質の組成の方がよいだろうという配慮などから，脳や赤血球から抽出した粗リン脂質標品やダイズ粗脂質（azolectin）などがよく用いられている．リン脂質を適当な緩衝液中で超音波処理すると小さな（直径200～500Å）の脂質2重層の小胞（unilamella vesicle）となる．一方，リン脂質をコール酸，デオキシコール酸のようなCMCの高い界面活性剤と混合し，超音波処理したのち，透析またはゲルろ過して界面活性剤を除去すると，比較的均一でやや大きな（直径1000Åくらい）脂質2重層の小胞が作成できる．この大きさの小胞の方が各種タンパク質を組み込む効率がよいので[11]，この方法がよく用いられている．ゲルろ過で得られた小胞を超遠心して小胞に組み込まれなかったタンパク質や過剰のリン脂質や界面活性剤を分離する方がよいが，省略されている例も多い．調製した小胞の観察はネガティブ染色し，電子顕微鏡下で行う．

実例として，βレセプターとGsの再構成を次に述べる[12]．βレセプターは七面鳥の赤血球よりジギトニン存在下，アフィニティークロマトグラフィーで10%程度に部分精製した．Gsはウサギ肝臓より精製し，最終標品はLubrol PX中に保存されているものを用いた．リン脂質はジミリストイルホスファチジルコリンと七面鳥赤血球から抽出した粗リン脂質標品の混合物を用い，コール酸およびデオキシコール酸存在下，超音波処理したのち，レセプターとGs（1：3）を添加した．この混合物をSephadex G-50カラムでゲルろ過し，voidに溶出してくる部分を集め，再構成小胞とした．収率はレセプターが20～40%，Gsは50%以上で，再構成小胞中のレセプター：Gsの比は1：3～10であった．この再構成小胞を超遠心するとほとんどのレセプターは小胞中に回収された[13]．

（2） 再構成系におけるレセプターとGタンパク質間の相互作用

a） βレセプターとGsの再構成系

βレセプターとGsの再構成系における各種反

2.4 レセプターとGタンパク質の機構再構成

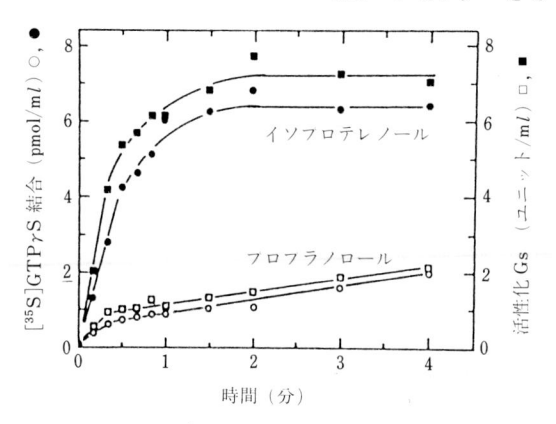

図 2.19 βレセプターとGsの再構成系におけるアゴニストによるGs活性化とGTPγS結合の促進[13]
βレセプターとGsの両構成小胞をイソプロテレノール（●，■）またはプロプラノロール（○，□）存在下，[^{35}S]GTPγSとインキュベートした．図に示した時間ごとに一定量取り出し，[^{35}S]GTPγS結合とアデニル酸シクラーゼの活性化能（活性化Gs）を測定した．

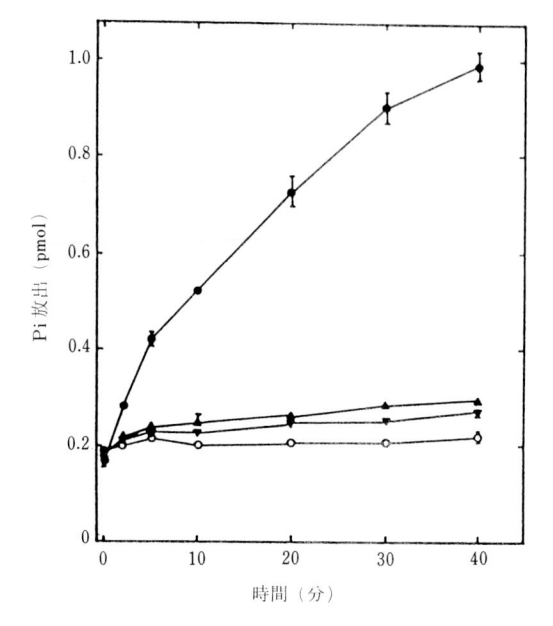

図 2.20 βレセプター-Gsの再構成系におけるGTPase活性[12]
βレセプターとGsの再構成小胞をイソプロテレノール（●），イソプロテレノール＋プロプラノロール（▲）およびプロプラノロール（▼）存在下，[γ-^{32}P]GTPとインキュベートした．（○）は再構成小胞を含まない反応液．図に示した時間ごとに一定量取り出し，放出された[^{32}P]Piを測定した．

応は最もよくなされており，かつ変化が顕著であるので，代表としてやや詳しく紹介する．用いたレセプターは上述のように，部分精製標品であるが，その後，同グループ[14]およびCerioneら[15]によってなされた精製レセプターとの再構成系を用いた実験結果と本質的には同じであった．

再構成小胞中のレセプターをイソプロテレノールで刺激したときのGsの反応の経時変化を図2.19に示した[13]．Gsの反応として，GsへのGTPγSの結合と，同一サンプルをcyc$^-$細胞に添加してアデニル酸シクラーゼの活性化能を測定し，活性化されたGs量とした．GTPγS結合，活性化Gs量ともイソプロテレノール添加で短時間に著しく上昇し，約2分間でプラトーに達したが，アンタゴニストを添加した方はわずかな上昇しか示さなかった．この結果はアゴニストの結合したレセプターがGsの活性化，すなわちGTPγS結合を著しく促進することを示している．プラトーに達したときのGsの量は，小胞中に存在するGs量にほぼ匹敵するので，ほとんど全部のGsが活性化されたことになり，Gsが効率よく小胞に組み込まれたことを示している．また，1分子のレセプターが1分子以上のGsを活性化し，レセプターは触媒的にGsを活性化することが明らかとなった．

Lubrol中のGsはGTPase活性を示さないので，活性調節にはレセプターとアデニル酸シクラーゼのどちらが関与しているのか関心が集まっていた．図2.20に示すように，この再構成小胞をイソプロテレノールで刺激したとき，初めてGTPase活性がみられ，GTPase活性調節はレセプターが行っていることが判明した[12]．

GsはGタンパク質の中でも特に不安定で熱失活を受けやすい．しかし，再構成小胞中ではかなり安定である．図2.21は再構成小胞を30℃でインキュベートし，一定時間後に測定したGTPγS結合量とアデニル酸シクラーゼの活性化能をプロットしたものである[13]．2mMおよび50mM MgCl$_2$存在下での活性の半減期はそれぞれ45分と8分であった．同様の条件でLubrol PX存在下では，Gsの半減期はそれぞれ8分と1.5～1分ときわめて短いので，リン脂質小胞中ではるかに安定であることがわかる．図2.21はアゴニストが存在するとさらにGsの安定性が増すことを示しており，これはアゴニスト-レセプター-Gs複合体が

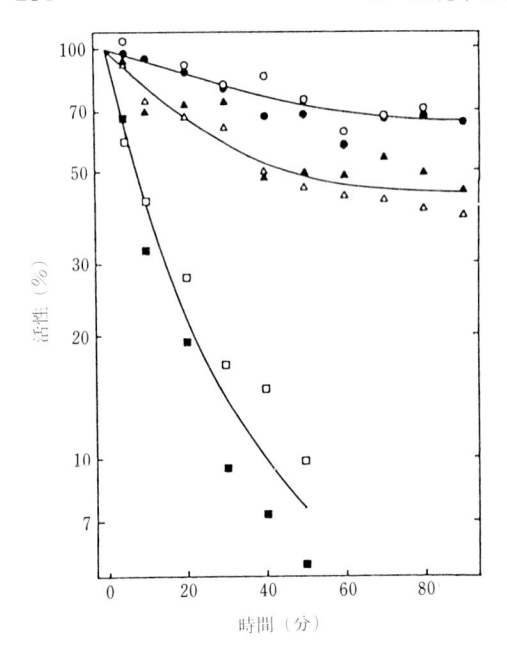

図 2.21 βレセプター-Gs の再構成小胞中での Gs の安定性[13]

βレセプターと Gs の再構成小胞を 1mM EDTA を含む緩衝液中で，2mM MgCl$_2$（△，▲），2mM MgCl$_2$＋イソプロテレノール（○，●）および 50mM MgCl$_2$（□，■）存在下，30℃でインキュベートした．図に示した時間ごとに一定量取り出し，[^{35}S]GTPγS 結合（○，△，□）とアデニル酸シクラーゼの活性化能（●，▲，■）を測定した．

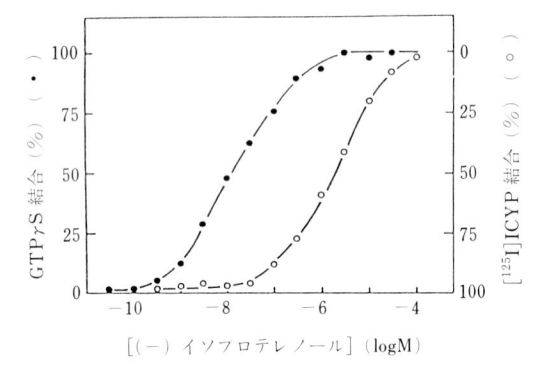

図 2.22 βレセプター-Gs の再構成小胞へのイソプロテレノールの結合とそれに引き続く GTPγS 結合の比較[13]

小胞へのイソプロテレノールの結合（○）は [^{125}I] iodocyanopindolol（ICYP）結合の置換で測定した．GTPγS 結合（●）は小胞を種々の濃度のイソプロテレノール存在下で [^{35}S]GTPγS と 30℃，2 分間インキュベートして測定した．

形成されることを示唆している．

次に，再構成系においてアゴニストのレセプターへの結合とそれに伴う Gs への GTPγS 結合促進を比較した（図 2.22）[13]．アゴニスト結合は [^{125}I] iodocyanopindolol（ICYP）結合のイソプロテレノールによる置換で測定している．2 つの用量-反応曲線は一致せず，GTPγS 結合促進の曲線の方が低濃度側へシフトしている．すなわち，20％程度のレセプターにアゴニストが結合しただけで最大量の反応をひき起こしており，いわゆるスペアレセプターの現象をこの系でもみることができた．

b) 各種レセプターと G タンパク質の再構成系

Gi, Go と連関するレセプターとしてはムスカリン性アセチルコリン（ムスカリンレセプター）[16,17]，$α_2$[18,19]，D_2 ドパミン[20]，$μ$ オピオイド[21]，IGF-II[22]，A_1 アデノシン[23,24] レセプターなどが精製または部分精製され，Gi, Go との再構成実験がなされている．また，ロドプシンとトランスデューシン（Gt）の再構成も行われた[18,25]．アゴニストによる G タンパク質の活性化の結果は上記のβレセプターと Gs の再構成系の結果と本質的には同じであった．しかし，Gs と比べ Gi, Go との再構成系は，アゴニストの刺激がないときでも GTPγS 結合の速度が速く，また GTPase 活性がかなり高いので，アゴニストを加えた場合との差が大きくない[16,18,21,22]．一方，レセプターへのアゴニスト結合の G タンパク質による変化は，βレセプター-Gs 系ではあまりはっきりした差がみられなかったが，ムスカリンレセプターと Gi, Go の再構成系では顕著な差が示された（図 2.23）[17]．Haga らはムスカリンレセプターをリン脂質小胞に組み込んだのち，Gi または Go を加えて希釈する方法で再構成している．アゴニストのアセチルコリンの親和性は Gi, Go を再構成すると高くなるが，アンタゴニストの親和性は変化しない．Gpp(NH)p 添加で Gi, Go が存在する小胞はアゴニストの結合が低親和性にシフトするのがみられるが，アンタゴニストの結合は影響を受けない．Florio と Sternweis も同様な結果を粗レセプター標品と精

2.4 レセプターとGタンパク質の機構再構成

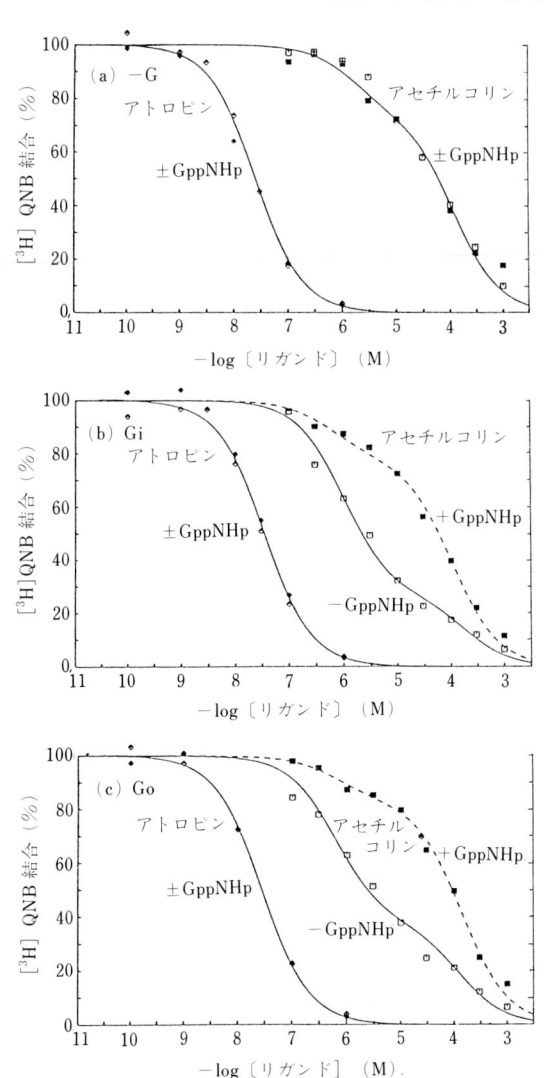

図 2.23 ムスカリンレセプター-Gタンパク質の再構成小胞へのアセチルコリンとアトロピンの結合[17]
ムスカリンレセプターを組み込んだリン脂質小胞 (a) あるいはそれに Gi (b) または Go (c) を添加して再構成した小胞を，GppNHp 存在下 (◆, ■) または非存在下 (◇, □) で，[^{3}H]quinuclidinyl benzylate(ONB) とインキュベートする．このとき種々の濃度のアセチルコリン (□, ■) またはアトロピン (◇, ◆) を添加して，置換する [^{3}H]ONB 量をこれらのリガンドの結合とする．

製 G タンパク質の再構成系で報告している[26]．また同様なアゴニストの結合の変化が μ オピオイドや IGF-II レセプターと Gi, Go の再構成でも観察された[21,22]．

d. レセプター-G タンパク質間の選択性

G タンパク質と連関するレセプターは細胞膜を7回貫通するなど共通な構造をもっている．一方，G タンパク質も相同性が高いため，レセプターと G タンパク質を再構成した場合，どの G タンパク質とも連関するという例が多い．たとえば精製したβレセプターを Gs または Gi と再構成してβアゴニストを添加すると，GTPγS 結合促進や GTPase 活性化が Gs, Gi ほぼ同程度にみられた[27]．しかし，その後いくつかの再構成系で選択性がみられたという報告がなされた．それらを列挙すると，βレセプター：$Gs > Gi_1 \cong Gi_3 > Gi_2 \geq Go$[28]，ロドプシン：$Gt \cong Gi \cong Go \gg Gs$[18]，$α_2$レセプター：$Gi_3 > Gi_1 \geq Gi_2 > Go > Gt \geq Gs$[18,19]，$D_2$ドパミンレセプター：$Gi_2 > Gi_1 \cong Gi_3 \gg Go$[20]，$GABA_B$レセプター：$Go \cong Gi_1 \gg Gi_2$[29]，k オピオイドレセプター：$Gi_1 \cong Gi_2 \gg Go$[30] などである．$A_1$アデノシンレセプターは $Gi_3 \gg Gi_1 \cong Gi_2 \cong Go$ であったという報告[23]と $Gi_2 > Go \geq Gi_1$ であったという報告[24]がある．また上記と同じレセプターで選択性がみられなかったという報告もあり，得られた結果は本当にレセプター-G タンパク質間の選択性を示しているのか，あるいは特殊な再構成系のみの現象なのか，また再構成系への G タンパク質の組み込まれ方に差があったのではないかなど問題が残る．

おわりに 再構成系はレセプター-G タンパク質間の連関を研究するのに必須の方法で，他の実験系では得られない情報を得ることができる．今後も大いに利用されるものと思われるし，またすでにアデニル酸シクラーゼでは行われているが[31]，レセプター-G タンパク質-エフェクターの3つの精製タンパク質の再構成も行われるようになると考えられる．しかし，得られた結果は微妙な点になると細胞膜と再構成膜との差が常に問題になる．これは完全には解決できないが，やや軽視されがちなリン脂質や再構成の条件など細かい検討も重要ではないかと思う．

〔付記〕 最近，ホスホリパーゼCを活性化する G タンパク質 Gq の研究が進んでおり，m1ムスカリンレセプター，Gq, ホスホリパーゼC-β1の3種の精製タンパク質を同時にリン脂質小胞に再

構成すると,アゴニストによるホスホリパーゼCの活性化がみられると報告された[32]. またGqとGtのGTPaseがそれぞれのエフェクターであるホスホリパーゼC-β1[33]とcGMPホスホジエステラーゼ[34]によって活性化されることがみいだされ,Gタンパク質のGTPase活性がエフェクターによっても調節されていることが明らかになった.

〔浅野富子〕

文 献

1) Ross EM, Gilman AG : Reconstitution of catecholamine-sensitive adenylate cyclase activity : interaction of solubilized components with receptor-replete membranes. *Proc Natl Acad Sci USA* **74** : 3715-3719, 1977.

2) Orly J, Schramm M : Coupling of catecholamine receptor from one cell with adenylate cyclase from another cell by cell fusion. *Proc Natl Acad Sci USA* **73** : 4410-4414, 1976.

3) Schramm M : Transfer of glucagon receptor from liver membranes to a foreign adenylate cyclase by a membrane fusion procedure. *Proc Natl Acad Sci USA* **76** : 1174-1178, 1979.

4) Kim MH, Neubig RR : Membrane reconstitution of high-affinity α_2 adrenergic agonist binding with guanine nucleotide regulatory proteins. *Biochemistry* **26** : 3664-3672, 1987.

5) Ross EM, Gilman AG : Biochemical properties of hormone-sensitive adenylate cyclase. *Ann Rev Biochem* **49** : 533-564, 1980.

6) Ui M : Islet-activating protein, pertusis toxin : a probe for functions of the inhibitory guanine nucleotide regulatory component of adenylate cyclase. *Trend Pharmacol Sci* **5** : 277-279, 1984.

7) Asano T, Ogasawara N : Uncoupling of γ-aminobutyric acid B receptors from GTP-binding proteins by N-ethylmaleimide : effect of N-ethylmaleimide on purified GTP-binding proteins. *Mol Pharmacol* **29** : 244-249, 1986.

8) Haga T, Ikegaya T, Haga K : The interaction of acetylcholine recptors in porcine atrial membranes with three kinds of G proteins. *Jap Circ J* **54** : 1176-1184, 1990.

9) Shinoda M, Katada T, Ui M : Selective coupling of purified α-subunits of pertussis toxin-substrate GTP-binding proteins to endogenous receptors in rat brain membranes treated with N-ethylmaleimide. *Cell Signal* **2** : 403-414, 1990.

10) Asano T, Ui M, Ogasawara N : Prevention of the agonist binding to γ-aminobutyric acid B receptors by guanine nucleotides and islet-activating protein, pertussis toxin, in bovine cerebral cortex : possible coupling of the toxin-sensitive GTP-binding proteins to receptors. *J Biol Chem* **260** : 12653-12658, 1985.

11) Enoch HG, Strittmatter P : Formation and properties of 1000-Å-diameter, single-bilayer phospholipid vesicles. *Proc Natl Acad Sci USA* **76** : 145-149, 1979.

12) Brandt DR, Asano T, Pedersen SE, Ross EM : Reconstitution of catecholamine-stimulated guanosine triphosphatase activity. *Biochemistry* **22** : 4357-4362, 1983.

13) Asano T, Pedersen SE, Scott CW, Ross EM : Reconstitution of catecholamine-stimulated binding of guanosine 5'-O-(3-thiotriphosphate) to the stimulatory GTP-binding protein of adenylate cyclase. *Biochemistry* **23** : 5460-5467, 1984.

14) Asano T, Brandt DR, Pedersen SE, Ross EM : β-Adrenergic receptors and regulatory GTP-binding proteins : reconstitution of coupling in phospholipid vesicles. In : Advances in Cycilc Nucleotide and Protein Phosphorylation Research (ed by Cooper DMF, Seamon KB), pp 47-56, Raven Press, New York, 1985.

15) Cerione RA, Codina J, Benovic JL, Lefkowitz RJ, Birnbaumer L, Caron MG : The mammalian β_2-adrenergic receptor : reconstitution of functional interactions between pure receptor and pure stimulatory nucleotide binding protein of the adenylate cyclase system. *Biochemistry* **23** : 4519-4525, 1984.

16) Kurose H, Katada T, Haga T, Haga K, Ichiyama A, Ui M : Functional interaction of purified muscarinic receptors with purified inhibitory guanine nucleotide regulatory proteins reconstituted in phospholipid vesicles. *J Biol Chem* **261** : 6423-6428, 1986.

17) Haga K, Haga T, Ichiyama A : Reconstitution of the muscarinic acetylcholine receptor : guanine nucleotide-sensitive high affinity binding of agonists to purified muscarinic receptors reconstituted with GTP-binding proteins (G_i and G_o). *J Biol Chem* **261** : 10133-10140, 1986.

18) Cerione RA, Regan JW, Nakata H, Codina J, Benovic JL, Gierschik P, Somers RL, Spiegel AM, Birnbaumer L, Lefkowitz RJ, Caron MG : Functional reconstitution of the α_2-adrenergic receptor with guanine nucleotide regulatory proteins in phospholipid vesicles. *J Biol Chem* **261** : 3901-3909, 1986.

19) Kurose H, Regan JW, Caron MG, Lefkowitz RJ : Functional interactions of recombinant α_2 adrener-

gic receptor subtypes and G proteins in reconstituted phospholipid vesicles. *Biochemistry* **30** : 3335-3341, 1991.
20) Senogles SE, Spiegel AM, Padrell E, Iyengar R, Caron MG : Specificity of receptor-G protein interactions : discrimination of G_i subtypes by the D_2 dopamine receptor in a reconstituted system. *J Biol Chem* **265** : 4507-4514, 1990.
21) Ueda H, Harada H, Nozaki M, Katada T, Ui M, Satoh M, Takagi H : Reconstitution of rat brain μ opioid receptors with purified guanine nucleotide-binding regulatory proteins, G_i and G_o. *Proc Natl Acad Sci USA* **85** : 7013-7017, 1988.
22) Nishimoto I, Murayama Y, Katada T, Ui M, Ogata E : Possible direct linkage of insulin-like growth factor-II receptor with guanine nucleotide-binding proteins. *J Biol Chem* **264** : 14029-14038, 1989.
23) Freissmuth M, Schütz W, Linder ME : Interactions of the bovine brain A_1-adenosine receptor with recombinant G protein α-subunits. *J Biol Chem* **266** : 17778-17783, 1991.
24) Munshi R, Pang I-H, Sternweis PC, Linden J : A_1 adenosine receptors of bovine brain couple to guanine nucleotide-binding proteins G_{i1}, G_{i2}, and G_o. *J Biol Chem* **266** : 22285-22289, 1991.
25) Cerione RA, Staniszewski C, Benovic JL, Lefkowitz RJ, Caron MG, Gierschik P, Somers R, Spiegel AM, Codina J, Birnbaumer L : Specificity of the functional interactions of the β-adrenergic receptor and rhodopsin with guanine nucleotide regulatory proteins reconstituted in phospholipid vesicles. *J Biol Chem* **260** : 1493-1500, 1985.
26) Florio VA, Sternweis PC : Reconstitution of resolved muscarinic cholinergic receptors with purified GTP-binding proteins. *J Biol Chem* **260** : 3477-3483, 1985.
27) Asano T, Katada T, Gilman AG, Ross EM : Activation of the inhibitory GTP-binding protein of adenylate cyclase, G_i, by β-adrenergic receptors in reconstituted phospholipid vesicles. *J Biol Chem* **259** : 9351-9354, 1984.
28) Rubenstein RC, Linder ME, Ross EM : Selectivity of the β-adrenergic receptor among G_s, G_i's, and G_o : assay using recombinant α subunits in reconstituted phospholipid vesicles. *Biochemistry* **30** : 10769-10777, 1991.
29) Morishita R, Kato K, Asano T : $GABA_B$ receptors couple to G proteins G_o, G_o^* and G_{i1} but not to G_{i2}. *FEBS Lett* **271** : 231-235, 1990.
30) Ueda H, Uno S, Harada J, Kobayashi I, Katada T, Ui M, Satoh M : Evidence for receptor-mediated inhibition of intrinsic activity of GTP-binding protein, G_{i1} and G_{i2}, but not G_o in reconstitution experiments. *FEBS Lett* **266** : 178-182, 1990.
31) May DC, Ross EM, Gilman AG, Smigel MD : Reconstitution of catecholamine-stimulated adenylate cyclase activity using three purified proteins. *J Biol Chem* **260** : 15829-15833, 1985.
32) Berstein G, Blank JL, Smrcka AV, Higashijima T, Sternweis PC, Exton JH, Ross EM : Reconstiution of agonist-stimulated phosphatidylinositol 4,5-bisphsphate hydrolysis using purified m1 muscarinic receptor, Gq/11, and phospolipase C-β1. *J Biol Chem* **267** : 8081-8088, 1992.
33) Berstein G, Blank JL, Jhon D-Y, Exton JH, Rhee SG, Ross EM : Phospholipase C-β1 is a GTPase-activating protein for Gq/11, its physiologic regulator. *Cell* **70** : 411-418, 1992.
34) Arshavsky VY, Bownds MD : Regulation of deactivation of photoreceptor G protein by its target enzyme and cGMP. *Nature* **357** : 416-417, 1992.

2.5 3次元構造解析

　レセプターの直接的構造研究は分子生物学的研究に較べて著しく遅れている．3次元構造をある程度の分解能で得ようとするなら，なんらかの意味で規則的な構造（すなわち結晶）を必要とする．レセプターの多くは膜タンパク質であり，膜タンパク質の結晶化の研究は精力的に進められているとはいえ，成功例はまだ数少ない．また，X線結晶解析に解する3次元結晶をつくるのに十分な量のタンパク質を精製するのは，多くの場合大変なことであろう．さらには，大きな3次元結晶ができても，高分解能の回折パターンが得られないことも，膜タンパク質の場合多いようである．

　したがって，構造解析はまず結晶をつくることから始まるわけだが，膜タンパクの結晶化の方法に関しては最近の総説[1,30~32]を参照してもらうこととし，X線結晶解析に関してはいくつも成書があるので，本稿では筆者の専門である電子顕微鏡を用いた構造解析について述べたい．電子顕微鏡は手元にあれば，プレパレーションのチェックから，多くの段階にわたって簡単かつ有用な手段を提供するので，多くの生化学・生物物理学の研究者に身につけて欲しいと思う．構造解析の計算の詳細は専門家にしか興味がないであろうから，ここではできるだけ直観的に，また専門でない方にも知っておいていただきたいことを中心とし，枠を広げて膜タンパク質一般の構造解析として話をすすめたい．

a. 電子顕微鏡写真に写っているものは何か

　電子顕微鏡写真に写っているものは何なのかに正確に答えるのは意外に難しい．それは，電子線は物と強く相互作用するが同時に透過力もかなり高いこと，測定器としてはまったく不幸なことであるが周波数特性が一様でないことによる（後述）．通常の光学顕微鏡ならば，光は物があるとそこで散乱吸収され，透過する光は物の密度と厚さに応じて減衰する．したがって得られるコントラストは物の透過度の差である．一方，光の干渉を利用した位相差顕微鏡がある．この場合，透過度の差が小さくてみえないものでも，屈折率や厚さの違いによって生じる位相差を利用してコントラストを得ることができる．電子顕微鏡の場合，透過力が高く焦点深度が深いため，得られる像は投影像であり，フォーカスを変えて構造の異なった部位をみることはできない．また，両方のコントラストが寄与し，前者を振幅コントラスト，後者を位相コントラストという[2]．その寄与の割合は物質と厚さで異なり，たとえば膜タンパク質を無染色で観察する場合，ほとんどは位相コントラストである．しかし重金属で試料の周りを埋めて負染色した場合にはかなり（30~40%）の振幅コントラストの寄与がある．位相コントラストは試料のクーロンポテンシャルの分布と直接結びついているが，原子番号依存性は複雑である．得られたマップが電子密度をみているというのは，したがって厳密には正しくない．

　音がいろいろな周波数（音の高さ）の波に分けられるように，画像も空間的な波（2次元的にはい

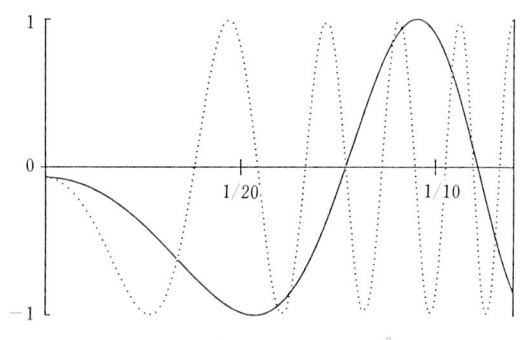

図 2.24　電子顕微鏡の周波数特性
異なった周期の波（2次元的には縞模様）は異なった重みで記録される．符号の違う領域は白黒が反転している．周波数特性は試料とフォーカスにも依存し，氷に包埋した試料では振幅コントラストによる項は7%である．実線は0.5 μm, 点線は2 μm のアンダーフォーカス[29]．

ろいろな間隔でくり返す縞模様) に分けられる. 周波数特性が一様でないことの効果は, 安いマイクを使って録音すると, 記録された信号が元とは相当違ったものになりかねないことにたとえられよう. 図2.24に理論曲線を示すが, 基本的にはsin関数に多少のcos項を加えたものである. その形はフォーカスにも依存する. 符号が異なった部分では白黒が反転している. したがって, (とくに高分解能の) 電子顕微鏡像の正しい解釈のためには, 画像解析によって周波数特性を補正しなければならない[2].

b. どうして結晶が要るのか

電子顕微鏡法がX線回折に勝っている点は何といっても, 実像が得られ対象の形が直接みえることであろう. それではなぜ結晶が要るのか. また, コンピュータートモグラフィー (CT) と同じことはできないのだろうか.

結晶が要るのはタンパク質が小さくかつ弱いからである. 高分解能の像は位相コントラストにより, 散乱された電子とされない電子との干渉によるから, 電子のエネルギー (波長) は同じでなければならない. しかし, タンパク質をつくっているような軽い原子の場合には, 実はエネルギーのやり取りのある非弾性散乱の方が多い. 電子が失ったエネルギーは試料中でラジカルをつくり, 蓄積すればさらに有害な2次的反応をひき起こす. アミノ酸の組成が変わり, 最後には蒸発してしまう. したがって, タンパク質の周囲を埋め, 反応を抑制するために試料を冷やすのが一般的な解決策である. 水和しているものの方が電子線損傷が激しく, 水溶液中の試料の高分解能の像が撮れる望みは, ラジカルを強力に還元するような酵素でもみつからない限り, ほとんどない. 一方, 氷は周囲を埋めるものとして優れている.

いずれにしても, 許容できる電子線量はきわめて小さい. たとえばバクテリアを殺すには $0.01 e/Å^2$ 程度で足りる. 無染色の場合, 室温では $1e/Å^2$ にとどめないと2次構造はみえなくなってしまう. 液体窒素温度まで冷やしても, ダメージを1/10にできる程度である[3] (それ以下に冷却することのメリットに関しては議論がある). この程度の電子線量では個々の分子の概形がわかるのがせいぜいであり, バクテリオロドプシンのように膜にほとんど埋まったものではまったく何もみえない. しかし, いかにノイズに埋もれていても, 多くの分子像を足し合わせれば正しい像がみえてくるわけで, 結晶の場合は, 個々の分子は認識できなくても, 周期性を利用して足し合わせることができる.

電子線損傷に眼をつぶるなら, CTと同じことは確かにできる. しかし, 1分子単独では試料調製のときにかかる力に対して弱く, また90°傾けるわけにはいかないので不完全なデータしか得られない. もっぱら, プラスチックに包埋した切片に有用である.

c. フーリエ変換とフィルタリング

雑音に埋もれた分子像を正しく足し合わせるためには, 分子がどのように配置しているかを知らねばならない. そのための強力な手段がフーリエ変換である. フーリエ変換とは, 2次元的にいうなら画像をありとあらゆる波 (縞模様) に分解することである. フーリエ空間の各点はある縞模様に対応し, その点での強度と位相はその縞がどれくらい強いか, また原点とどういう位置関係にあるかを示している. 位相が直接求まることが電子顕微鏡の大きな強みであるが, この位相によって異なった縞模様をどのように重ねるかが決まる. ぜひ覚えておいてほしいことは, どの位置にスポットが出るかは分子の並び方だけで決まり, スポットの強度分布が分子の形の情報を含んでいることである. 別のいい方をすれば, 2次元結晶のフーリエ変換 (図2.25) は分子の平均像のフーリエ変換を格子点 (スポット) でサンプルしたものである[2]. その位置は, 2つの基本ベクトルの整数倍(h, k)のベクトル和で示される. 回折スポットのシャープさは格子の歪みの程度を示す. 信号はこのスポット上にしかこないから, スポットとその近傍だけを通すようにマスクをかけ, 逆変換を行えば雑音を除いた像が得られる. この過程 (フィルタリング) は, 数学的には, 実空間で周りにある分

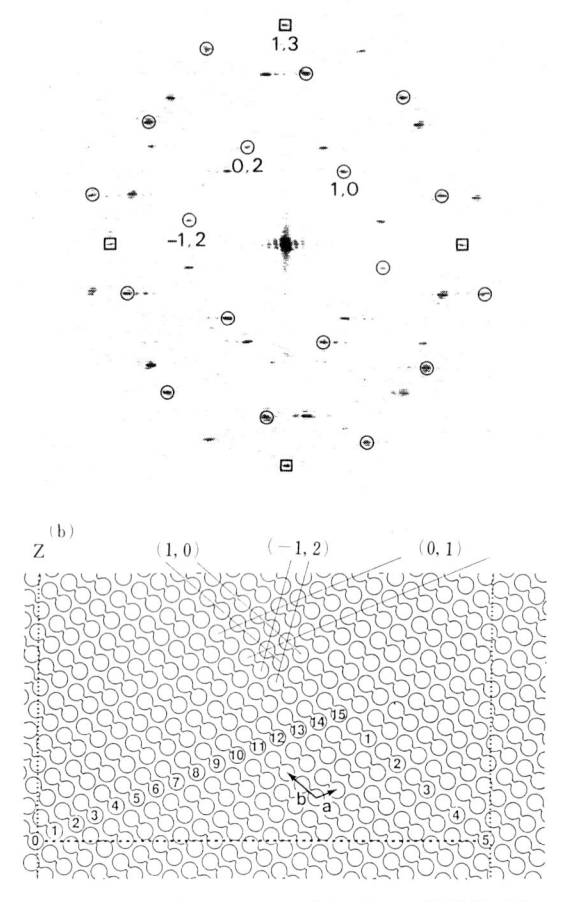

図 2.25 アセチルコリンレセプターチューブ状結晶の回折パターン (a) と結晶格子 (b)

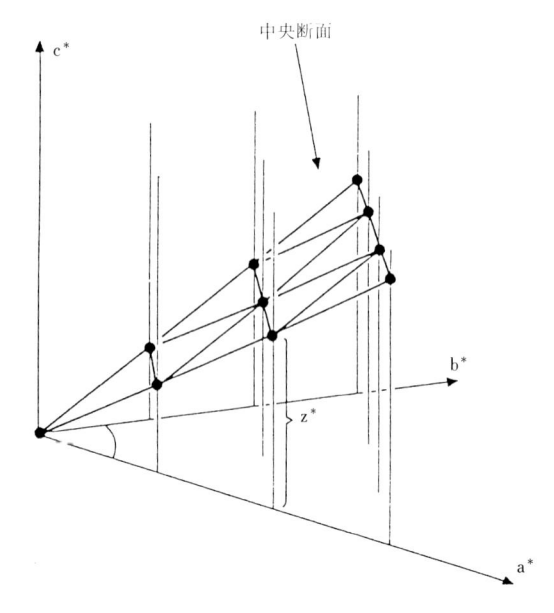

ここではチューブをつぶして平らにしてあるので、2次元結晶2枚が重なったもので、1つの面に由来するスポットを丸で囲んである[27]。4角で囲んだものはダイマーが形態単位であることによるスポット。指数をつけてあるスポットのいくつかに対応する格子線を (b) に示す。(b) はチューブの場合には円筒を切り開いたものに相当し、横軸は方位角を示す。構造は360°で元に戻るべきで、縦の点線は0°、360°を示す。(1, 0), (0, 1)に対応するらせんのスタート数nは−15, 5である。符号は右巻き左巻きに対応する[16]。

図 2.26 2次元結晶の3次元フーリエ変換像と試料の傾斜 (ティルト) によるデータ収集

2次元結晶の3次元フーリエ変換像は2次元回折パターンのスポットを通る線 (格子線) の集まりからなる。試料を傾斜して得られた像の2次元フーリエ変換によってフーリエ空間の原点を通る1断面 (中央断面) が得られ、その面と格子線が交わる点 (スポット) でのフーリエ成分が得られる[4]。

子 (正確には形態単位) を、距離に応じて異なった重みをつけ、足し合わせることに相当する (詳しくは文献2)を参照)。マスクの孔の大きさを小さくし、スポット上のフーリエ成分のみを使って再構成した場合には、フーリエ変換されたすべての分子が同じ重みで足し合わされている。したがって、格子が歪んでいる場合には、こうして得られた分子像は本来の形と大きく違っている可能性がある。フーリエフィルタリングは周期性のみに頼り、個々の分子の形には目をつぶって足し合わせているのであるから、結晶性がよくない場合は十分な注意が必要である。

フーリエ空間は逆空間とも呼ばれる。実空間で周期 a の縞模様は、逆空間では原点からの距離 $1/a$、方向は縞と直角の1点になる (図2.25)。2次元結晶は、結晶性のない3次元目に関しては点だから、逆空間では線になり、2次元結晶の3次元フーリエ変換は格子点を通る線 (格子線 lattice line) の集まりとなる[4]。一方、3次元結晶の場合は3次元目も点列になる。1枚の電子顕微鏡像から、3次元フーリエ空間の原点を通る1枚の断面が得られる。このような断面は、2次元結晶ならどのような傾斜角でも必ず格子線と交わるが、3次元結晶の場合は適当な角度でないと格子点と交わらない (スポットが出ない) ので、データ収積が極端に難しくなる (図2.26)。

d. 電子顕微鏡による構造解析の道具として何が必要か

(1) 電子顕微鏡，low-dose kit，コールドステージ（クライオホルダー）とアンチコンタミネーター

無染色試料を観察する場合，試料を冷却する必要がある．その場合，試料（あるいはホルダー）自体がアンチコンタミネーターになる可能性があるわけで，少なくとも試料の周りは高い真空が要求される．その度合いは必要な温度によって当然異なる．真空中では約-100℃を境に，氷が蒸発するか吸着するかが変わる．氷包埋した試料を非晶質のまま観察するためには-150℃以下に冷やす必要がある．電子線照射は必要最小限にとどめなければならず，ごく低倍で試料を捜すとき以外は目的の試料に電子線を当ててはならない．low-dose kit の装備とそれに習熟することは，負染色試料の場合でも必須である．撮影倍率は得られる分解能と電子線損傷との兼ね合い，同じ視野の異なったフォーカスの像が何枚必要かで決める．フィルムも Kodak SO 163 などの高感度のものを選び最高感度になるように現像する．

(2) 光回折計（optical diffractometer）

撮影した電子顕微鏡フィルムに干渉性のよい光を当て，回折により試料の規則性や撮影条件を調べる．多数のフィルムを短時間のうちに評価するのが目的である．市販の部品を組み合わせて簡単につくれる．実例はたとえば文献5)にある．筆者は記録装置として CCD カメラとビデオプリンターを使っている．

(3) 2次元マイクロデンシトメーター

電子顕微鏡を数値化し計算機で扱えるようにするための装置である．必要な分解能が高ければ高いほど細かくサンプルしなければならず，デンシトメーターに対する要求はたいへん高くなる．3Å分解能が必要なら6万倍で撮影したとして5μm間隔で電子顕微鏡フィルムほぼ1枚全部をスキャンする必要がある．CCDカメラで安価に高い分解能を実現できそうだが，実際の分解能は画素の密度だけでは決まらないので注意が必要である．読みとる画素だけを照明するのがよく，周りも照明した場合には画素間のしみだしが起こる．コントラストの強いものほどその効果は著しく，電子線回折スポットの強度は本来の値の半分程度にしか読みとられないとされる．したがっていまだにフラットベッド型のデンシトメーターに優るものはなく，非常に高価である．

(4) 計　算　機

画像解析に必要な計算機は今やワークステーションのレベルになり能率は10年前とは比較にならない．ディスクスペースはOSのほかに200Mバイトは必要であろう．ほとんどすべての電子顕微鏡像の解析ソフトウェアはDECのVAXフォートラン（標準のフォートラン77よりも大幅に拡張されている）を使って開発されてきており，他のマシーンではそのままではまず走らない．しかし，UNIXへの移植も進んでいる．

e. 3次元像再構成

3次元構造をできるだけ高い分解能で得たいとしたときに，情報量の多い順に並べてみると表2.6のようであろう．3次元微結晶の構造解析は方法論的にまだ確立していない．質的な違いは2次構造がみえるかどうかであり，αヘリックスを解像できるためには10Å分解能が必要である．この分解能が達成できている試料はまだ少なく，3次元構造まで解かれているものはタバコモザイクウイルス[6]を含めても5種にすぎない（表2.7）．試

表 2.6

試　料	解　析　法	再構成法
大きい3次元結晶	X線回折	
小さい3次元結晶	電子線回折＋電子顕微鏡像　氷包埋	ティルト
大きい2次元結晶	電子線回折＋電子顕微鏡像　グルコース包埋	ティルト
チューブ状結晶	電子顕微鏡像　氷包埋	ヘリカル
小さい2次元結晶	電子顕微鏡像　氷包埋	ティルト
正多面体（球状ウイルスなど）	電子顕微鏡像　氷包埋	common line
支持膜に定まった方向で着くもの	電子顕微鏡像　負染色	conical tilt（単分子）
いずれでもない場合	電子顕微鏡像　シャドウイング	影から高さの情報を得る

表 2.7

試 料 名	分解能(Å) 2D	3D	包埋法	試料形態	文献
バクテリオロドプシン	2.8	10	グルコース	融合紫膜	12)
ポリン(PhoE)	3.5	8?	トレハロース	2次元結晶	24)
集光性クロロフィルa/b	3.7	8	タンニン酸	2次元結晶	25)
タンパク質複合体	17	—	氷	2次元結晶	26)
筋小胞体Ca-ATPase	6	—	氷	3次元微結晶	13)
		15	氷	チューブ	17)
アセチルコリンレセプター	18	30	氷	つぶしたチューブ	27)
		17	氷	チューブ	15),16),33)
ギャップジャンクション	20	30	氷		28)

料の作成の仕方も対象に応じて異なる．氷に包埋するのが，生理的条件を保ちえ，原理的にはよいのであるが，試料が丈夫な場合は最適の現実的方法とは限らない．高傾斜角で高分解能の像を得るのはとくに難しい．氷包埋の実際については，文献7),8),34)を参照されたい．

（1） 大きな2次元結晶の場合

大きい小さいの区別は電子線回折が可能かどうかにより，1μm平方が目安である．高分解能領域では電子線回折が重要な役割を果たす．電子線回折の方が，電子顕微鏡像そのものよりも，試料のずっと広い範囲を少ない電子線量でカバーでき，回折スポットの正しい強度を与えるからである[9]．画像のフーリエ変換から得られる振幅は，ほとんど理想的試料ともいえる紫膜の場合でも10Åより小さい周期の成分では，試料の動きなどのために，正しい値の1/10程度になってしまう[10]．重原子置換を行って電子線回折のみから位相を求めようとする試みは，原子番号依存性がX線ほど強くないためあまりうまくいかないらしい[11]．

現在得られている最も高い分解能はin plane（膜に垂直な方向に見通したとき）で2.8Å，それに垂直な方向（膜面に平行に見通したとき）で約8Åである．これくらいの分解能になれば大きいアミノ酸残基を手がかりにアミノ酸配列を追うことがどうにかできる[12]．

2次元結晶中の分子はすべて同じ方向を向いているから，異なった方向の像を得るためには試料を傾斜しなければならない．1枚の傾斜像で得られる各格子線上の情報は1点だけであるから（図2.26），多数の像を組み合わせる必要がある[4]．技術的には試料を傾斜しない場合，5Åまでは大きな問題はない．それ以上の分解能を得ることや，高角度に傾斜した試料からよい像を得ることは相当困難であり，3Å分解能のマップはベルリンの超伝導電子顕微鏡かバークレイの電界放射型電子銃と自作の高分解能低温ステージを備えたJEOL 100B（100B自体は少なくとも3世代前の電子顕微鏡である）を用いてのみ得られている．この両者の長所を組み合わせた電子顕微鏡を建設しようという動きがヨーロッパにはある．

a) 試料に対する要求

負染色法では10Å分解能が得られた例はないし，膜内の構造に対しては十分なコントラストが得られない．今のところ筋小胞体Ca-ATPaseの3次元微結晶[13]を除いて10Åよりもよい分解能が得られた膜タンパク質はすべて，ほとんど膜に埋まった構造をもち，氷ではなく糖やタンニン酸に包埋されている（表2.7）．これは理由があることである．試料はきわめてフラットであることが必要で，傾斜角が高くなるにつれて大きな問題となる．試料の支持に使うカーボン膜もマイカの劈開面に厚く蒸着したものを用いる[12]．

b) 画像解析

2次元解析 ここでのポイントは，①格子の歪みの補正，②顕微鏡の周波数特性による歪み補正，③電子線回折による振幅の利用である．分解能が5Åよりもよくなると，④電子線の傾斜の補正が重要になる．紫膜のようによい結晶であってもタンパク質の2次元結晶の格子は歪んでいる．そこで，いくつかの単位胞を含む領域を基準にとり，他の領域との相関関数を計算する．予想され

た位置からどれだけ相関数のピークがずれるかを求めることによって格子の歪みを追跡し，補正を行う．詳細は文献10)を参照されたい．

3次元的解析 大きな結晶の高傾斜角の像ではフォーカスが場所によって異なり，周波数特性の補正も異なる．これが正しく行われないと，スポットが分離し正しい位置にこない．最近よいアルゴリズムが開発された[12]．

ソフトウェア 以上の解析に用いるソフトウェアはMRC分子生物学研究所のR. HendersonとJ. Balswinによって長年にわたって開発されてきた[10,12]．相当に複雑なプログラムであり，よくドキュメントされているわけではない．

c) 問　題　点

傾角度の制限のため，フーリエ空間の原点を通る格子線の周りにどうしてもデータがない円錐状の領域が残る．これをmissing cone問題という[14]．これによって分解能が等方的でなく，平均密度分布も得られないという問題が生ずる（後述）．無制限に傾斜できるホルダーも存在するが，傾斜によって厚くなった試料の像が解釈可能かは別問題である．

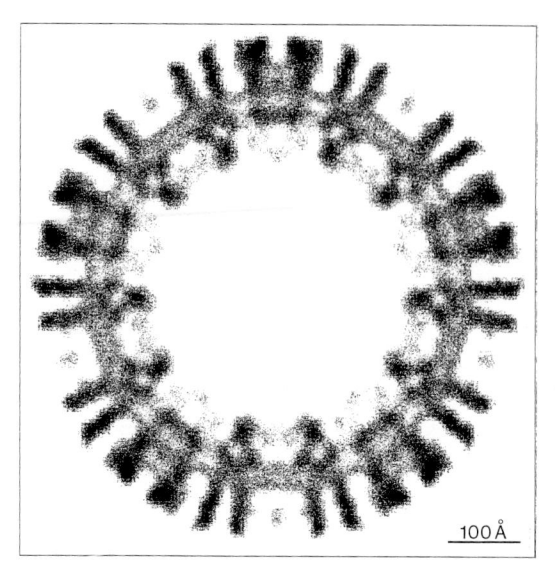

図 2.28 アセチルコリンレセプターチューブ状結晶の断面図
図2.25bの水平線の1本に対応する断面上の密度分布．分子がらせん状に配置しているため，分子の違った位置での断面がみえている．2重の同心円は脂質2重膜の2つの層に対応する．脂質2重膜の位置で構造が急激に変化していることに注意[15]．

（2） チューブ状の結晶の場合

ある種の膜タンパク質では小胞が変形してチューブになる（図2.27）．チューブ状結晶では分子はらせん状に配置されており，電子線に対しいろいろな方向を向いている．このような試料の電子顕微鏡像は，分子どうしの重なり合いのためわかりにくいが，実は高度の3次元情報を含んでおり，多くの場合1枚の画像から3次元像を再構成することができる．チューブ状結晶の構造解析は2次元結晶の場合とかなりの程度に相補的であるが，最大の長所は，分子がいろいろの方向を向いているためにmissing cone問題がなく，データとして完全なことである．そのため，分解能は等方的であり平均密度分布も得られる．平均密度分布とは，図2.28の場合，チューブの中央を中心に半径の異なった円筒を考え，その上での密度の平均を半径に関してプロットして得られるものであるが，構造の全体的様相を決めるのに重要な役割を果たす．もし平均密度の情報がなかったら，どの円筒上でも密度の総和はすべて零で，密度は絶対的意味をもたない（コントラストを示す）．たとえば脂

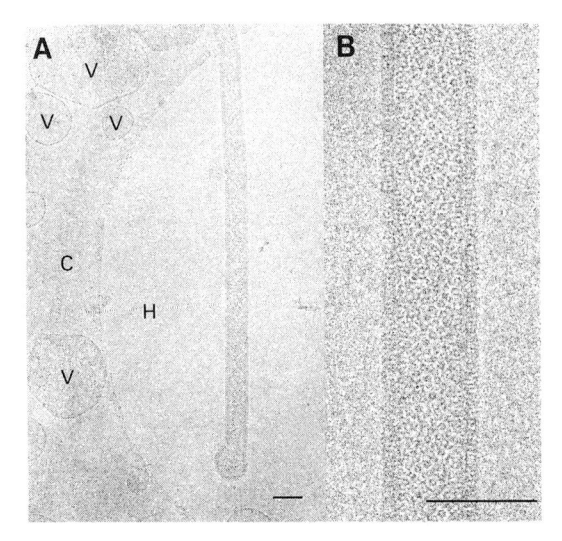

図 2.27 アセチルコリンレセプターチューブ状結晶の氷包埋電子顕微鏡写真
BはAに示したチューブの一部を拡大したもの．C：カーボン膜，H：カーボン膜中に作った孔（氷が張っている），V：小胞．棒は0.1μm．

質2重膜のリン脂質頭部の位置では、平均密度は高いがタンパク質との密度の差は小さいためにコントラストはほとんどなく、タンパク分子はリン脂質頭部のところでくびれているという誤った解釈になりかねない。平均密度分布は、チューブ状結晶の場合赤道線、2次元結晶の場合は原点を通る格子線から得られるが、この格子線を得るためには試料を90°傾斜する必要がある。そのため、2重膜の解像に成功しているのは今のところ、アセチルコリンレセプター[15,16]とCa-ATPase[17]のチューブ状結晶の2例しかない。

らせん対称性を保つには、半径の小さなチューブを選ばねばならず、分子数の不足から、得られる分解能は今のところ15Å止まりである。しかし、解析ソフトウェアはまだ初歩的であり、チューブの曲がりをうまく補正するプログラムが完成すれば、タバコモザイクウイルス[6]のようにαヘリックスがみえるところまでいけるかも知れない。

a） チューブ状結晶のフーリエ変換[2]

チューブ状結晶のフーリエ変換像と2次元結晶のそれとは当然のことながら深く結びついている。それをみるためには、チューブを円筒の集まりと考えるのがよい。その1個を取り出し、らせん軸に沿って切り、平らに広げる。これを円筒断面というが[18]、図2.25bで横軸を方位角としたものであり、チューブでらせんだったものはここでは直線である。実際の構造はチューブであって平らではないので、回折パターンは、層線と呼ばれる線の集まりからなる。3次元的には面(層面)であり、電子顕微鏡像の回折パターンはその断面をみているのである。cで述べたように、フーリエ変換は構造を縞模様に分解する。ここでも1組の縞模様(らせんの組)が1つの層線をつくっている。チューブの本質は、この縞模様(らせん)が360°回ったらくり返すことである(図2.25b)。あるらせんが360°に何本あるかをそのらせんのスタート数といい、nで表す。円筒の軸の周りに回してみると、縞模様は上下移動するだけで同じものである。したがって回折パターンの強度分布は変わらないが、位置のずれに対応し位相は変わる。1回転

の間に同じらせんがn回現れるわけだから、位相は合計n·360°変わるだろう。つまり、ある断面でのフーリエ成分と、すべての層線に対するnの値がわかっていれば、全3次元フーリエ成分が決まる。いずれにしても、nを決めるのが大事で、また難しいところでもある。膜タンパク質のチューブ状結晶の場合、半径は大幅に変化し、nの値もチューブごとに違っている。nを体系的に決める方法に関しては、文献16)を参照されたい。後は各層線からフーリエ成分を抽出し、フーリエベッセル逆変換、フーリエ合成を行って3次元構造を得る[19]。

b） 電子顕微鏡法

チューブのようにつぶれやすいものの形をうまく保つためには、カーボン膜に作った孔の上で氷に包埋するのがよい。赤道線のように低周波成分をも扱うので、倍率3~4万倍でフォーカスの異なった2枚の写真を撮り、組み合わせるのが実際的である[16]。

c） ソフトウェア

3次元像再構成法の最初期から開発されてきたわけだが、既知のものは膜タンパク質のチューブ状結晶のように半径の大きなものに用いるには不十分であり、ほぼ完全に書き換える必要があった[16]。

（3） 結晶はつくらないが支持膜に同じ方向で吸着する場合

ある程度の大きさがあり、支持膜に一定の方向で吸着する場合には、同一視野の高傾斜角の像と傾斜しない像から、簡単に3次元像を再構成することができる。筋肉のリアノディンレセプターはその例であるが、可溶化したものを負染色したものであった[20]。十分なコントラストと同一視野の写真が2枚必要なので、氷包埋試料に適用した例はまだないようである。傾斜角は同じでも面内での方向が違うため、分子の違った向きの像が得られる。傾斜しない像は分子の面内での向きを決めるのに用いる。やはりmissing cone問題があり、データは不完全である。詳しいことは、文献21)を参照されたい。

a) 試料の調製と電子顕微鏡法

支持膜に対し一定の方向で吸着する必要があり，分子どうしはよく離れていなければならない．したがって，ある程度の大きさがあり，丈夫であることが必要である．吸着の仕方は膜の荷電状態によって異なるであろう．膜の処理方法に関する文献は多いが，たとえば文献22），23）を参照されたい．

b) ソフトウェア

進歩の速い領域であるが，SPIDERとIMAGICが代表的パッケージである．

〔付記〕 ここに述べたことのもう少し原理的な説明に関しては，文献34）を参照されたい．

〔豊島 近〕

文 献

1) Kühlbrandt W: Three-dimensional crystallization of membrane proteins. *Q Rev Biophys* **21**: 429-477, 1988.
2) Misell DL: Image analysis, enhancement and interpretation. In: Practical Methods in Electron Microscopy, vol. 7, North-Holland, Amsterdam, 1978.
3) Hayward SB, Glaeser RM: Radiation damage of purple membrane at low temperature. *Ultramicroscopy* **4**: 201-210, 1979.
4) Amos LA, Henderson R, Unwin PNT: Three-dimensional structure determination by electron microscopy of two-dimensional crystals. *Progr Biophys Mol Biol* **39**: 183-231, 1982.
5) Erickson HP, Voter WA, Leonard K: Image reconstruction in electron microscopy: enhancement of periodic structure by optical filtering. In: Methods Enzymology, vol. 49 (ed by Hirs CHW, Timasheff SN), pp. 39-63, Academic Press, New York, 1978.
6) Jeng T-W, Crowther RA, Stubbs G, Chiu W: Visualization of alpha-helices in tobacco mosaic virus by cryo-electron microscopy. *J Mol Biol* **205**: 251-257, 1989.
7) Dubochet J, Adrian M, Chang J-J, Homo J-C, Lepault J, McDowall AW, Schultz P: Cryo-electron microscopy of vitrified specimens. *Q Rev Biophys* **21**: 129-228, 1988.
8) 豊島 近: Ice embedding 法．実験医学 **8**: 433-441, 1990；クライオ電顕による生体分子の構造観察．生体の科学 **42**: 625-630, 1991．
9) Unwin PNT, Henderson R: Molecular structure determination by electron microscopy of unstained crystalline specimens. *J Mol Biol* **94** 425-440, 1975.
10) Henderson R, Baldwin JM, Downing KH, Lepault J, Zemlin F: Structrue of purple membrane from *Halobacterium halobium*: recording, measurement and evaluation of electron micrographs at 3.5 Å resolution. *Ultramicroscopy* **19**: 147-178, 1986.
11) Ceska TA, Henderson R: Analysis of high-resolution electron diffraction patterns from purple membrane labelled with heave-atoms. *J Mol Biol* **213**: 539-560, 1990.
12) Henderson R, Baldwin JM, Ceska TA, Zemilin F, Beckmann E, Downing KH: Model for the structure of bacteriorhodopsin based on high-resolution electron cryomicroscopy. *J Mol Biol* **213**: 899-929, 1990.
13) Stokes DL, Green NM: Structure of CaATPase: electron microscopy of frozen hydrated crystals at 6 Å resolution in projection. *J Mol Biol* **213**: 529-538, 1990.
14) Henderson R, Unwin, PNT: Three-dimensional model of purple membrane obtained by electron microscopy. *Nature* **257**: 28-32, 1975.
15) Toyoshima C, Unwin N: Ion channel of acetylcholine receptor reconstructed from images of postsynaptic membranes. *Nature* **336**: 247-250, 1988.
16) Toyoshima C, Unwin N: Three-dimensional structure of the acetylcholine receptor by cryoelectron microscopy and helical image reconstruction. *J Cell Biol* **115**: 2623-2635, 1990.
17) Toyoshima C, Sasabe H, Stokes DL: Three-dimensional cryo-electron microscopy of the calcium ion pump in the sarcoplasmic reticulum membrane. *Nature* **362**: 469-471, 1993.
18) Klug A, Crick FHC, Wyckoff HW: Diffraction by helical structures. *Acta Cryst* **11**: 199-213, 1958.
19) DeRosier DJ, Moore PB: Reconstruction of the three-dimensional images from electron micrographs of sturctures with helical symmetry. *J Mol Biol* **52**: 355-396, 1970.
20) Wagenknecht T, Grassucci R, Frank J, Saito A, Inui M, Flischer S: Three-dimensional architecture of the calcium channel/foot structure of sarcoplasmic reticulum. *Nature* **338**: 167-170, 1989.
21) Frank J, Radermacher M: Three-dimensional reconstruction of nonperiodic macromolecular assemblies from electron micrographs. In: Advanced Techniques in Biological Electron Microscopy III (ed by Koehler JK), pp 1-72, Sprin-

22) Dubochet J, Groom M, Mueller-Neuteboom S: The mounting of macromolecules for electron microscopy with particular reference to surface phenomena and the treatment of support films by glow discharge. In: Advances in Optical and Electron Microscopy, vol. 8 (ed by Cosslett VE, Barer R), pp 107-135, Academic Press, London, 1982.

23) Woodcock CLF, Frade L-LY, Green GR, Einck L: Adhesion of particulate specimens to support films for electron microscopy: a model system for assessing the surface properties of support films, and its application to chromatin particles. *J Microsc* **121**: 211-220, 1981.

24) Jap K, Downing KH, Walian PJ: Structure of PhoE porin in projection at 3.5 Å resolution. *J Sturct Biol* **103**: 57-63, 1990.

25) Kühlbrandt W, Wang DN: Three-dimensional structure of plant light-harvesting complex determined by electron crystallography. *Nature* **350**: 130-134, 1991.

26) Lyon MK, Unwin PNT: Two-dimensional structure of the light-harvesting chlorophyll a/b complex by cryoelectron microscopy. *J Cell Biol* **106**: 1515-1523, 1988.

27) Unwin N, Toyoshima C, Kubalek E: Arrangement of the acetylcholine receptor subunits in the resting and desensitized states determined by cryoelectron microscopy of crystallized *Torpedo* postsynaptic membranes. *J Cell Biol* **107**: 1123-1338, 1988.

28) Unwin PNT, Ennis PD: Two configurations of a channel-forming membrane protein. *Nature* **307**: 609-613, 1984.

29) Toyshima C, Unwin PNT: Contrast transfer for frozen-hydrated specimens: determination from pairs of defocused images. *Ultramicroscopy* **25**: 279-292, 1988.

30) Michel H (ed): Crystallization of Membrane Proteins, pp 1-224, CRC Press, Boca Raton, 1991.

31) Jap BK, Zulauf M, Scheybani T, Baumeister W, Aebi U, Engel A: 2D crystallization: from art to science. *Ultramicroscopy* **46**: 45-84, 1992.

32) Kühlbrandt W: Two-dimensional crystallization of membrane proteins. *Q Rev Biophys* **25**: 1-49, 1992.

33) Unwin N: Nicotinic acetylcholine receptor at 9 Å resolution. *J Mol Biol* **229**: 1101-1124, 1993.

34) 豊島 近：膜蛋白質の電子線三次元構造解析. 蛋白質核酸酵素 **38**：1276-1286, 1993.

3. 分子生物学的方法

3.1 cDNA と遺伝子の単離

タンパク質の構造を明らかにするための有力な手段として分子クローニング法が導入されたことにより,レセプターの実体を分子レベルで把握することが可能になった.これによりレセプターの構造と機能に関する研究はここ数年間で飛躍的な進歩をとげた.この間にクローニング技術の改良も重ねられ,必要な試薬類を一括したキットも各社から販売されることにより,誰でも容易にクローニングが行える環境が整いつつある.

本稿では,これから種々のレセプターをコードする cDNA,および遺伝子 DNA のクローニングを試みようとする読者を対象にして基本的な戦略と方法の概略を解説する.細かい実験手技についてはすでに出版されているプロトコール集(例えば文献[1~5])を参照していただきたい.

a. cDNA クローニング
(1) 概　略

レセプターに限らずタンパク質はメッセンジャーRNA(mRNA)を鋳型にして合成される.したがって,標的とするレセプター mRNA を単離し,その塩基配列を読み取れば,レセプタータンパクの 1 次構造を推定することができる.目的とする mRNA を純粋な形で単離できればその配列を直接読むことも可能であるが,その精製は非常に困難である.そこで,mRNA に相補的な DNA (complementary DNA, cDNA と略す)をクローン化し,その構造を解析するという手法が用いられる.cDNA クローニングの基本は,① 組織からの mRNA の抽出,② 2 重鎖の cDNA の合成,③ cDNA のベクター DNA への組み込み(ファージベクターを用いた場合にはファージ粒子の再構成),④ 大腸菌への感染と形質転換,⑤ ライブラリーのスクリーニングの行程からなる.

スクリーニング法の選択はクローニング戦略の重要なポイントであるから事前によく検討されなければならない.以下では,まず共通の手法を解説し,ついで 3 通りのレセプタースクリーニング法の実際につき紹介する.

(2) mRNA の抽出と部分精製

動物組織から RNA をできる限り損傷を受けない形で抽出することが,cDNA クローニングの成否を決める重要な要因の 1 つである.したがって,この段階の作業は,RNase による RNA の分解を最小限に食い止めるために,使用する溶液,器具は可能な限りオートクレーブ,または乾熱処理により滅菌しておくことや,汗からの RNase の混入,およびフェノールによる皮膚の障害を防ぐために使い捨て手袋を着用するなどの注意が必要である.

組織,細胞はできるだけ新鮮なものを使うか,あるいは液体窒素中で急速凍結し,$-80°C$ 以下で保存したものを用いる.後者の場合,凍ったままの組織をポリトロン型のホモジナイザーで破砕する.

mRNA の調製には,グアニジンチオシアネート法[6],尿素法[7],フェノール/クロロホルム法[8] がよく用いられる.筆者らは,手間暇はかかるが,再現性が高いという理由で,フェノール/クロロホルム法を好んで用いている.その手順を図 3.1 に示した.

オリゴ d(T) セルロースカラムにより精製された RNA [poly A^+ RNA] の一部を希釈して波長 260 nm での吸光度を測定し,RNA の収量を求め

3. 分子生物学的方法

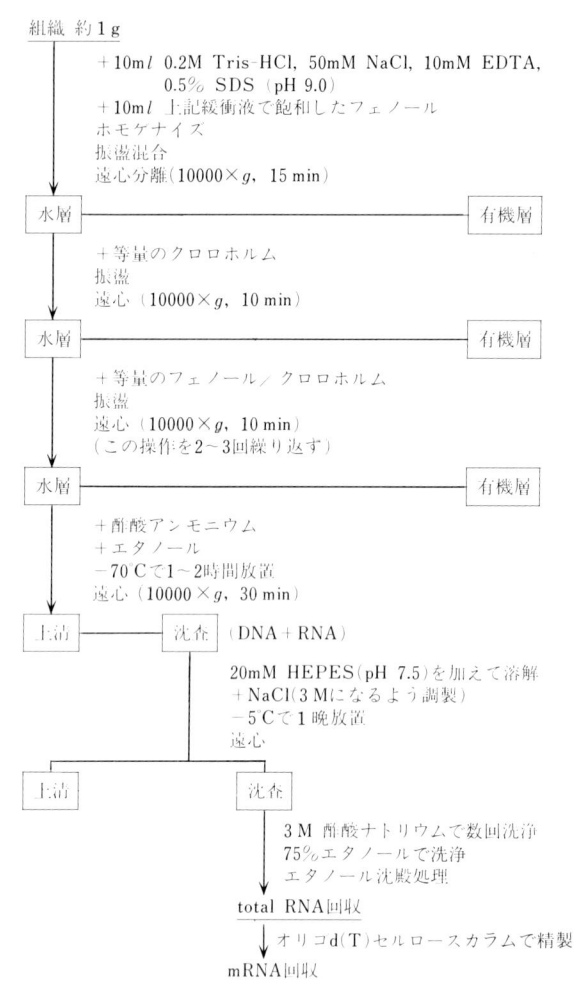

```
組織 約1g
  │ +10ml 0.2M Tris-HCl, 50mM NaCl, 10mM EDTA,
  │     0.5% SDS (pH 9.0)
  │ +10ml 上記緩衝液で飽和したフェノール
  │ ホモゲナイズ
  │ 振盪混合
  │ 遠心分離(10000×g, 15 min)
  ▼
[水層]─────────────────────[有機層]
  │ +等量のクロロホルム
  │ 振盪
  │ 遠心 (10000×g, 10 min)
  ▼
[水層]─────────────────────[有機層]
  │ +等量のフェノール/クロロホルム
  │ 振盪
  │ 遠心 (10000×g, 10 min)
  │ (この操作を2~3回繰り返す)
  ▼
[水層]─────────────────────[有機層]
  │ +酢酸アンモニウム
  │ +エタノール
  │ -70℃で1~2時間放置
  │ 遠心 (10000×g, 30 min)
  ▼
[上清] [沈査] (DNA+RNA)
          │ 20mM HEPES(pH 7.5)を加えて溶解
          │ +NaCl(3Mになるよう調製)
          │ -5℃で1晩放置
          │ 遠心
        ┌─┴─┐
      [上清] [沈査]
              │ 3M酢酸ナトリウムで数回洗浄
              │ 75%エタノールで洗浄
              │ エタノール沈殿処理
              │ total RNA回収
              │ オリゴd(T)セルロースカラムで精製
              ▼
            mRNA回収
```

図 3.1 フェノール/クロロホルム法による mRNA の抽出と精製

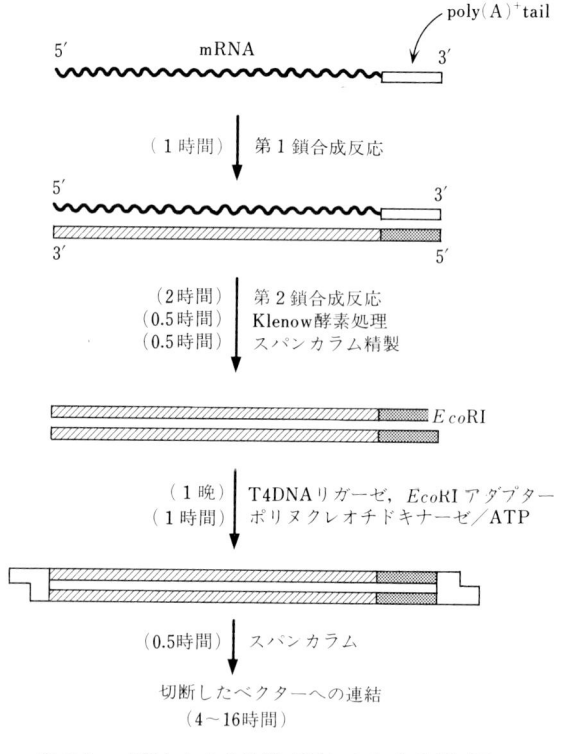

```
5'  ～～～～～～～～～  [poly(A)+tail]  3'   mRNA
        │ (1時間)  第1鎖合成反応
        ▼
5'  ～～～～～～～～～  ▭  3'
    ▨▨▨▨▨▨▨▨▨▨▨ ▩
3'                          5'
        │ (2時間)   第2鎖合成反応
        │ (0.5時間) Klenow酵素処理
        │ (0.5時間) スパンカラム精製
        ▼
    ▨▨▨▨▨▨▨▨▨▨▨ ▩     EcoRI
    ▨▨▨▨▨▨▨▨▨▨▨ ▩
        │ (1晩)   T4DNAリガーゼ, EcoRIアダプター
        │ (1時間) ポリヌクレオチドキナーゼ/ATP
        ▼
    ┐▨▨▨▨▨▨▨▨▨▨▨ ▩┐
    └▨▨▨▨▨▨▨▨▨▨▨ ▩┘
        │ (0.5時間) スパンカラム
        ▼
    切断したベクターへの連結
        (4~16時間)
```

図 3.2 mRNA から 2 重鎖 cDNA の合成手順 (Pharmacia 社のプロトコール)

る ($A_{260}=1.0$ を RNA $40\mu g$ として計算する).
$1~2\mu g/\mu l$ の濃度になるよう滅菌した蒸留水で調整し，$5~10\mu l$ ずつに分注して $-80℃$ で保存する.

ライブラリーの作製に適した RNA が得られたことを知る目安としては A_{260}/A_{280} の比が 2.0 に近いこと，サンプルの一部 ($1\mu g$ 相当) をアガロースゲル電気泳動した後，エチジウムブロマイド染色したとき，5kb 付近に明瞭なバンド (28 S ribosomal RNA) が確認できることなどが判断の材料になる．筆者らが標的とするグリシンレセプターの RNA は 10 kb もの高分子であるが，この方法により調製された RNA は，1 年間の保存を経た後もノーザンブロット上で明瞭に検出することができた[9,10].

(3) cDNA の合成

この段階では，① mRNA を鋳型にして 1 本鎖 cDNA の合成，② 2 本鎖 cDNA の合成，③ ベクターへの連結のための処理，の 3 つの操作を行う（図 3.2）．各社から専用のキットが発売されているが，ここでは③の操作手順が簡便化されている Pharmacia 社の方法を紹介する．

〔キットの構成〕

* 第 1 鎖 DNA 合成用反応液（モロニーマウス白血病ウイルス由来の逆転写酵素，オリゴd(T)$_{12-18}$ プライマー，dNTPs，ウシ血清アルブミン (BSA)，RNA ガードを含む溶液）
* ジチオスレイトール (DTT) 溶液
* 第 2 鎖合成用反応液（大腸菌 RNase, DNA polymerase I, dNTPs を含む溶液）
* EcoRI アダプター
* Klenow 酵素
* T4 DNA リガーゼ
* T4 ポリヌクレオチドキナーゼ

* ATP 溶液
* 滅菌蒸留水

以下の試薬類は添付されていないので個々に調製する．

* TE 緩衝液：10 mM Tris-HCl(pH 7.5)，1 mM EDTA
* STE 緩衝液：150 mM NaCl 含有 TE 緩衝液
* TE 緩衝液で飽和したフェノール
* フェノール/クロロホルム：等量混合したもの
* ライゲーション用緩衝液：66 mM Tris-HCl (pH 7.6)，1 mM スペルミジン，10 mM MgCl$_2$，15 mM DTT，0.2 mg/ml BSA
* 3 M 酢酸ナトリウム

〔実験手順〕

1) 5 μg の poly (A)$^+$ RNA をキャップ付きチューブ(1.5 ml)に移し，滅菌蒸留水を加えて全量を 20 μl とする．
2) 65℃で 10 分加温し，ただちに氷中で冷却する．
3) 第 1 鎖合成反応液が入ったチューブに 1 μl の DTT 溶液，ついで RNA の順に加えて攪拌後，37℃で 1 時間反応させる．
4) 第 2 鎖合成反応液の入ったチューブに 3)の反応液全量を加え攪拌する．
5) 12℃で 1 時間，ついで 22℃で 1 時間反応させる．
6) 1 μl の Klenow 酵素液を加え，37℃で 30 分反応させる．
7) 100 μl のフェノール/クロロホルムを反応液に加えて混合し，1 分間遠心する．
8) 上層（水層）を回収し，スパンカラム（キットに添付）を用いて合成された 2 重鎖 cDNA を精製する．
9) 8)の溶出液に EcoRI アダプター溶液 5 μl，ATP 溶液 1 μl，T4 DNA リガーゼ 3 μl を加えて攪拌し，12℃で 1 晩反応させる．
10) 反応液を 65℃で 10 分間加熱して DNA リガーゼを失活させたのち，ただちに冷却する．
11) 10 μl の ATP 溶液と 1 μl の T4 ポリヌクレオチドキナーゼを添加して穏やかに攪拌したのち，37℃で 30 分反応させる．
12) 反応液に 100 μl のフェノール/クロロホルムを加え混合し，1 分間遠心する．
13) 上層を回収し，スパンカラムで精製する．

(4) ベクターの選択とスクリーニング

合成された 2 重鎖 cDNA 混合物の中から標的分子を効率よく単離するため，cDNA 混合物をバクテリア（通常は特殊改良した大腸菌）の中で増幅させる．このとき，外来 cDNA の運搬の担い手がベクターである．cDNA クローニング用のベクターにはプラスミドとバクテリオファージ λ がよく用いられる．λ ファージベクターは in $vitro$ パッケージングを行って宿主に導入するため，導入効率が高く，また，長鎖の外来 cDNA をクローン化するのに有利である．一方，プラスミド DNA はこれらの点でファージに劣るが，DNA 自体は非常に安定で扱いやすく，精製しやすいという利点がある．最近の傾向としてはスクリーニング用のライブラリー作製には λ ファージを，また，構造解析などのためのサブクローニングにはプラスミドを用いることが多い．

λ ファージ DNA も，目的に応じていろいろ改良されたいくつかのタイプがある．どれを選択するかは，用いるスクリーニングの手段によって異なってくる．レセプター cDNA クローニングにお

表 3.1 DNA クローニングの手法

	オリゴヌクレオチドを用いる手法	抗体を用いる手法	レセプターの生理活性を利用する手法
代表的なベクター	λgt 10	λgt 11	λZAP II
代表的な宿主	C 600 hfl	Y 1090	XLI-Blue
特徴	高感度検出．クーロンを得る確率が最も高い．	標的タンパクの構造が不明でも可	同　左
欠点	ラジオアイソトープ使用によるリスク．タンパクの部分構造の情報が必要．	抗体の力価に依存．確実性が劣る．	電気生理実験の装置と技術を要する．ORF の全長をコードする cDNA のクーロンが必要．

いては以下に述べる3通りの方法が行われている（表3.1）．それぞれのケースについて実例を示す．

i）合成プローブを利用するクローニング
最もオーソドックスな手法である．これを用いるためには標的タンパク質の部分的なアミノ酸配列が明らかでなければならない．

〔原理〕 相補性の低い（すなわちミスマッチの多い）2重鎖DNAハイブリッドは完全に相補的な2重鎖DNAより低い温度で解離することを利用する．アミノ酸配列に基を合成されたDNAプローブ（オリゴヌクレオチド）をラジオアイソトープで標識し，ニトロセルロース膜上で変性，固定したライブラリーのDNAと解離温度より5～10℃（プローブの長さにより異なる）低い温度でハイブリダイズすると，相補性の低い2重鎖は解離し，高いものだけがフィルターのDNAと結合した状態で残る．これをオートラジオグラフィーで検出することにより，目指すcDNAを単離することができる．プローブのTm値は一般に次の式により推定される．

$$Tm = 82℃ + 0.41(\%G + \%C) - 500/n - 0.61(\%ホルムアミド)$$

（n：プローブの塩基数）

実際にはTm値を目安にして洗浄温度を微妙に変化させて至適条件を決定する．このスクリーニング法に適したcDNAライブラリーを調製するためにλgt 10ファージがよく利用される．

〔プローブの設計と合成〕 アミノ酸配列を基に20～30塩基長のプローブを設計する．このとき，G+Cの割合が40～50%になるような領域を選択する．ライブラリーのスクリーニングだけの目的に使うのであれば，センス，アンチセンスのどちら側のストランドを用いても構わないが，同じヌクレオチドを，ノーザンブロット解析などのプローブとしても使う計画があれば，アンチセンスDNAを合成する．

DNA合成機（Applied Biosystem社など）で合成したDNAをポリアクリルアミドゲル電気泳動や逆相HPLCカラムで精製し，保存する．

〔ライブラリーの作製〕
1）合成した2重鎖DNAをλgt 10（あらかじめEcoRI切断とアルカリ性ホスファターゼ処理により脱リン酸化されたもの）に連結する．反応はATP存在下でT4DNAリガーゼを加えることにより行われる．最初にcDNAの希釈率を変えた少量のサンプルを用いてタイターを求め，最適の条件を設定する．

2）組み換えDNAを in vitro でλファージのコートタンパク質と混合してパッケージングを行い，ファージ粒子を生成させる．このステップでもキットが利用できる（例えばGigapack II Gold, Stratagene社）．

3）形質転換可能な状態（コンピテント）にある大腸菌宿主（C 600 hfl）とファージを混合し，37℃，15分インキュベートする．

4）これにソフトアガー3mlを加えてLB寒天プレート（直径15cm）に注ぎ込み，37℃で10～12時間インキュベートする．

5）プラーク形成を確認する．1μgのアームから10^5～10^6のプラークが形成される．C 600 hfl宿主ではcDNAを含まないλファージは溶菌しないので生じたプラークはすべてcDNAを含む組み換え体である．

6）1枚あたり4～5万のプラークが生ずるようにプレートを作製する．

7）4℃でプレートを冷却しソフトアガーを固める．

8）ニトロセルロースフィルターをプレートの上に置き30秒ほど放置する．このとき，注射針でマーキングする．

9）ピンセットを用いてフィルターを剥がし，乾燥させたのち変性液（0.2N NaOH, 1.5M NaCl）に5分間浸す．

10）中和液（2×SSC, 0.4M Tris-HCl, pH 7.5）に5分間浸したのち，ろ紙にはさんで乾かす．

11）真空オーブン中で80℃, 2時間加熱する．

〔プローブの標識とスクリーニング〕
1）合成したオリゴヌクレオチドの5'末端をγ-^{32}P-ATPとT4ポリヌクレオチドキナーゼを用いて標識し，プローブとして用いる（各社からキットが発売されている）．

2) あらかじめ2×SSCで湿らせておいたフィルターをヒートシールバッグに入れ，ハイブリダイゼーション液を加えて42℃で1〜2時間インキュベートする．

3) 溶液を捨て，新しいハイブリダイゼーション液を加え，さらに標識プローブとサケ精子DNAを加えてシールする．42℃で12〜24時間インキュベートする．

4) ハイブリダイゼーション液を除き，6×SSC, 0.1% SDS液で洗浄する．サーベイメーターでカウントをモニターしながら，低めの温度から徐々に上げていき，バックグラウンドが低くなったところで止める．

5) ペーパータオルで軽く水分を拭き取り，自然乾燥後−80℃でオートラジオグラフィーを1晩行う．

6) 陽性プラークが検出されたら，フィルムとプレートの注射針の印の位置を合わせ，目的とするプラークを採取し，SMに懸濁する．

7) 希釈SM液と大腸菌を合わせてもう1度プレートにまき，上述と同じ手順で2次スクリーニングを行う．

ii) 特異抗体を用いたクローニング 標的レセプターの部分構造が明らかでない場合でも，レセプターを認識する特異抗体を所持していればそれを利用してスクリーニングをすることができる．

〔原理〕 λgt 11, λZAP II などのファージはλDNA中に含まれる *lacZ* 遺伝子の3′末端近くに *Eco*RI 切断部位があるので，ここへ外来DNAを結合する．挿入の方向が一致し，さらに翻訳フレームが一致すれば，β-ガラクトシダーゼと標的タンパク質との融合物質が合成される[11]．大腸菌に蓄積された融合タンパク質をフィルターに移して抗体と反応させることにより，目的とするcDNAをクローン化することができる(図3.3)．

〔実験手順〕

1) cDNAのベクターDNAへの連結，*in vitro* パッケージングの手順はオリゴヌクレオチドプローブを用いる場合と同様に行う．

2) NZYM＋0.2%マルトース培地で1晩培養した大腸菌Y1090にλgt 11ライブラリーを加え，37℃で15分間加温する．

3) ソフトアガーを加え，15cm径のプレートにまく．

4) 42℃で3〜4時間インキュベートする．

5) IPTG (isopropyl-β-D-thiogalactopyranoside) で処理したニトロセルロースフィルターをプレートの上に載せ，37℃で2〜3時間インキュベートする．

6) 注射針でマーキングしフィルターをプレートから剥がす．引き続き2枚目のレプリカをとる操作を行う．

7) フィルターをTBS, 0.05% Tween 20 (TBST) 溶液中に浸し，数回リンスする．

8) 20%ウシ胎児血清 (FCS) を含むTBST液中に室温で30分浸し，フィルターをブロッキングする．

9) FCS/TBST液で至適濃度まで希釈した1次抗体液中にフィルターを入れ，軽く振盪しながら室温で1時間反応させる．

10) TBSTでフィルターを数回洗い，1次抗体

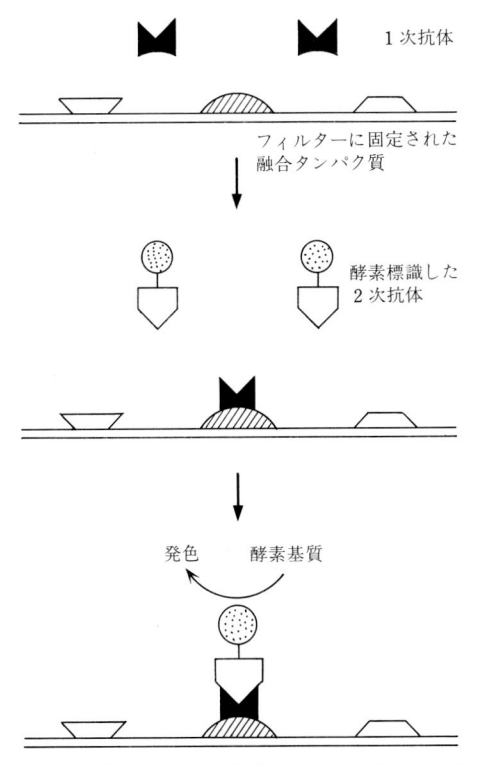

図3.3 抗体を用いるライブラリーのスクリーニング

を除く．

11) フィルターを2次抗体を含む溶液中に入れ，振盪しながら室温で1時間反応させる．2次抗体には，1次抗体を調製した動物種のIgGにアルカリ性ホスファターゼ，または西洋ワサビペルオキシダーゼを結合したものがよく用いられる（各社から販売されている）．抗体のロットによりバックグラウンドの強さが異なるので，事前にチェックしたほうがよい．

12) TBSで軽くリンスしたフィルターを発色用基質溶液に浸し，15～30分を目安に反応させる．長時間の発色反応はバックグラウンドが高くなるだけなので避ける．

なお，2次抗体の代わりに ^{125}I ラベルした protein A を用いることもある．

13) 陽性のクローンを寒天プレートから拾い上げ，さらに2次スクリーニングを行う．

iii) レセプターの生理的機能を利用したスクリーニング

レセプタータンパク質の部分構造が不明であり，また特異抗体も利用できない場合でも，レセプター特有の機能発現を指標にしてクローニングする工夫がなされている．この方法は，京都大学中西教授らのグループが独自の改良ベクターを用いて開発したもので，彼らはこの方法を用いて，サブスタンスKレセプターをはじめ，多くのペプチドレセプターのクローニングに成功している[12]．最近では λZAP II を利用するキットが発売され，これを用いて，セロトニンレセプター[13]やグルタミン酸レセプター[14]のクローニングが行われた．組み換え cDNA がタンパクコード領域の全長を保持していること，また単一のタンパクだけで機能発現がみられること（言い換えれば，複数のサブユニットが集合してはじめて機能が現れるようなタイプのレセプターのクローニングには不適）などの条件が必要であるが，ユニークなレセプタークローニング法である．

〔原理〕 合成した2重鎖 cDNA を RNA ポリメラーゼのプロモーター（λZAP II の場合，T3, T7）を両端にもつベクターのクローニング部位に cDNA を挿入してライブラリーを作製する．ライブラリーから調製した組み換えファージ DNA を鋳型にして in vitro で RNA を合成する．合成 RNA をキャッピングしたのち，発現細胞（アフリカツメガエルの卵母細胞がよく使われる）に注入し，電気生理学的手法を用いて標的レセプターの活性を調べることによりクローンを単離する（図3.4）．

〔ライブラリーの調製とプレーティング〕

1) 2重鎖 cDNA 合成，ベクターへの結合，in vitro パッケージングは前述と同様に行う．最近 cDNA を1方向性（unidirectional）に挿入するために XhoI リンカーをつないだオリゴ dT プライマーを用いるクローニングキット（ZAP-cDNA Synthesis Kit with Uni-ZAP TM XR, Stratagene社）が発売されている．

2) 1晩培養した大腸菌（XLI-Blue）0.1ml に 10^4 pfu 相当のファージを混合し，37℃で10分間保温したのち 2.5ml のソフトアガーを加えてプレートにまく．37℃で6～7時間インキュベートする．

3) 溶菌を確認したら SM 溶液 5ml を加え，

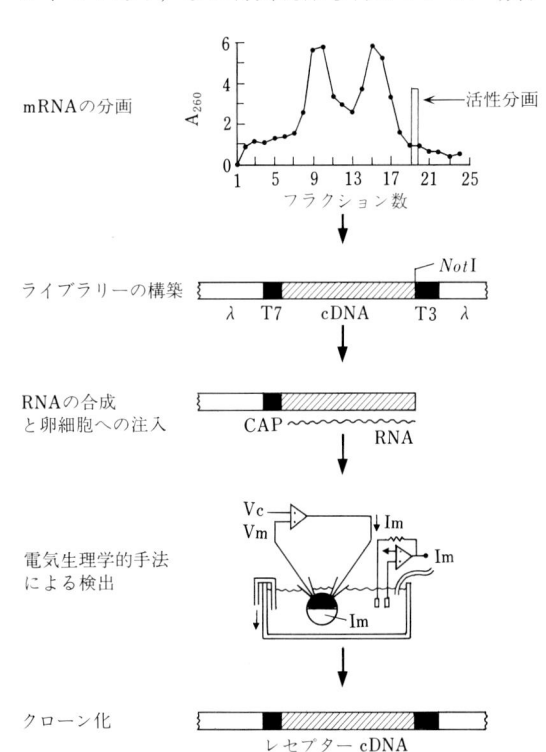

図 3.4 レセプターの生理活性を利用するライブラリーのスクリーニング（Hallmann ら[14]を一部改変）

さらにクロロホルムを数滴加える．

4) プレートを軽く振って溶液が表面全体を覆うようにし，4℃で2時間放置する．

5) プレートごとにPasteurピペットでSMを回収し遠心管に移す．

6) ファージ溶液にPEG 6000，NaClをそれぞれ10%，1Mになるように加え，4℃で1時間放置する．

7) 4℃で20分間遠心（5000 rpm）する．

8) 沈査に200 μlの50 mM Tris-HCl（pH 7.5）を加えてファージ粒子を懸濁する．

9) 等量の飽和フェノール/クロロホルムを加えて振盪，遠心して上層を回収する．この操作を3回繰り返してファージDNAを精製する．

10) エタノール沈殿を行いDNAを回収する．

〔RNAの合成〕

1) λZAP II DNAのクローニング部位より3′下流側を適当な制限酵素で切断する．cDNAの挿入方向が不明な場合はベクターDNAを2分割して，それぞれの下流側を切断する．

2) プロテイナーゼK処理でRNaseを除去する．

3) フェノール/クロロホルム抽出したのち，エタノール沈殿によりDNAを回収する．

4) DNAにrNTPsとT7またはT3 RNAポリメラーゼを加えて37℃，30分間インキュベートすることによりRNAが合成される．5′末端を$m^7G(5')ppp(5')G$化（キャップ化）することによりRNAの安定性が増加する．

5) DNase Iを加えて鋳型DNAを除去する．

6) フェノール/クロロホルム処理とエタノール沈殿でRNAを精製する．

7) 滅菌蒸留水に溶かし込み，−80℃で保存する．

〔卵母細胞への注入と電気生理学的検出法（詳細については文献15,16)参照）〕

1) 雌のアフリカツメガエルを開腹し卵巣を摘出する．

2) 卵巣膜をピンセットで破り，卵母細胞をむき出しにする．

3) 実体顕微鏡下でピンセットを用いて細胞を剥離する．

4) サイズが大きく（直径1mmぐらい）表面がなめらかなものを選び出す．

5) Barth溶液中で18℃，1晩培養する．

6) ヘマトクリット管を2段引きしたRNA注入用ニードルを作製する．

7) 細胞あたり50 nl（細胞容積の5〜10%に相当）を注入できるように，蒸留水を用いて注入ニードルを検量する．

8) RNAをニードルの先端に詰め，卵母細胞に先端を刺入する．

9) 陽圧を加えて微量のRNAを注入する．

10) 1グループのRNAを最低10個の卵母細胞に打ち込む．

11) Barth溶液中で3日から1週間培養する．

12) 電気生理学的検出を行う．卵母細胞にガラス微小電極を刺入し，静止膜電位を記録する．

13) クローン化したいレセプターの刺激薬（アゴニスト）を適用し，生ずる膜電位変化（脱分極または過分極）を指標にしてスクリーニングを行う．反応の大きさはレセプターが活性化された際に，膜を通過するイオン種の平衡電位と静止膜電位の値に依存する．細胞の膜電位を一定に保ちながら膜を流れる電流を計測する手法（膜電位固定法）を用いたほうが，より確実にレセプターの発現を検出できる[17]．

14) 反応が認められた細胞に注入したRNAのもとになるcDNAのサブライブラリーを分割し，同様の手順でスクリーニングを行う．

b. ゲノムDNAのクローニング

レセプタータンパク質の構造を明らかにするにはcDNAのタンパクコード領域の塩基配列から推定できる．しかし，レセプターの遺伝子に関する研究（転写調節機構やエクソン，イントロン構造）を行うためにはそのゲノムDNAをクローニングする必要がある．cDNAのタンパクコード領域のサイズが2〜3kbのものがゲノムDNAの全長では数10〜100kbにもなるので大変な作業である．

ここではその概略を記すにとどめるので，詳し

(1) DNAの抽出とライブラリーの作製

RNAの抽出と異なり組織を選択する必要がない．一般に血液中のリンパ球，肝細胞，精子などが用いられる．ゲノムDNAを調製するために種々の方法が工夫されているが，Tris-HCl緩衝液中で組織をホモゲナイズし，フェノール/クロロホルムで除タンパクする方法が簡便である．必要に応じてDNase free RNase処理を行う．高分子のゲノムを得るためにはポリトロン型よりテフロンホモゲナイザーを用いて緩和な条件で処理する．

ベクターには大きなサイズのDNAが挿入できるλファージベクター（λDASH II，EMBL 3，EMBLE 4，Charon 4 Aなど），コスミドベクター（pWE 15, 16，Super Cos 1など）が用いられる．ファージベクターでは20 kbまで，またコスミドベクターでは45 kbまでのゲノムDNAをクローン化できる．これらを用いたさまざまな動物種のゲノムライブラリーが各社から市販されている．

(2) ライブラリーのスクリーニング

遺伝子クローニングを行うには，前もって単離したcDNAのフラグメントをプローブに用いるのが一般的である．標的がcDNAと同一動物種の遺伝子であれば，厳密（stringent）な条件でゲノムDNAライブラリーをスクリーニングする．異種動物のものを狙う場合，ハイブリダイゼーションの温度を下げるなど，低いstringencyでスクリーニングすれば，ホモロジーが70％程度のプローブを用いても標的遺伝子をクローニングすることが可能である．

ゲノムDNAライブラリーから単離したクローンのさらに5'-上流，3'-下流の領域をクローン化したい場合，最初に得られたクローン化遺伝子の5'-または3'-末端フラグメントをプローブにして再度ライブラリーをスクリーニングし，一部が重複するクローンを単離する．これを繰り返すことにより広い範囲のゲノム解析を行うことができる．この方法は遺伝子歩行（gene walking）[18]と呼ばれる．このとき，プローブとする領域の塩基配列がユニークなものであることをあらかじめサザンブロットで確認しておくほうが望ましい．

おわりに レセプターとその遺伝子の構造を知るための基本的な手法を概説した．本稿ではふれなかったが，polymerase chain reaction（PCR）の導入など，この分野の技術革新は日進月歩である．試薬類を製造，輸入，販売する各社から提供される最新の情報（たとえば，FOCUS，TOYOBO UPLOAD，Biochemica Newsなど）は利用価値が高い．

〔赤木宏行，菱沼文男〕

文献

1) Sambrook J, Fritsch EF, Maniatis T (eds): Molecular Cloning, 2 nd ed, Cold Spring Harbor, New York, 1989.
2) Ausubel F et al (ed): Current Protocol in Molecular Biology, John Wiley, New York, 1987.
3) 村松正實，岡山博人（編）：遺伝子工学ハンドブック，羊土社，東京，1991.
4) 東京大学医科学研究所制癌研究部（編）：細胞工学実験プロトコール，秀潤社，東京，1991.
5) 村松正實（編）：ラボマニュアル遺伝子工学，丸善，東京，1990.
6) Han JH, Stratowa C, Rutter WJ: *Biochemistry* **26**: 1617-1625, 1987.
7) Auffray C, Rougeon F: *Eur J Biochem* **107**: 303-314, 1980.
8) Rosen JM et al: *Biochemistry* **14**: 69-78, 1975.
9) Akagi H, Patton DE, Miledi R: *Proc Natl Acad Sci USA* **86**: 8103-8107, 1989.
10) Akagi H, Hirai K, Hishinuma F: *FEBS Lett* **281**: 160-166, 1991.
11) Young RA, Davis RW: *Proc Natl Acad Sci USA* **80**: 1194, 1983.
12) Masu Y et al: *Nature* **329**: 836-838, 1987.
13) Jurius D et al: *Science* **241**: 558-564, 1988.
14) Hallmann et al: *Nature* **342**: 643-648, 1989.
15) Colman A: Transcription and Translation (Hames BD, Higgins SJ, eds), pp 271-302, IRL Press, Oxford, 1984.
16) 澄川勝美：神経生化学マニュアル（御子柴克彦，畠中寛，編），pp 10-19，羊土社，東京，1990.
17) 高橋智幸：神経生化学マニュアル（御子柴克彦，畠中寛，編），pp 20-25，羊土社，東京，1990.
18) Fritsch EF, Lawn RM, Maniatis T: *Cell* **19**: 959, 1980.

3.2 遺伝子の発現
―レセプター・イオンチャネル複合体の場合―

現在までに種々のレセプター遺伝子の発現実験がなされているが，ここでは神経伝達物質レセプター・イオンチャネル複合体（リガンド型イオンチャネルとも呼ばれる）の遺伝子発現に用いられている手法を中心に話をすすめたい．Gタンパク質連関レセプターや電位型イオンチャネルの遺伝子発現については次節（神経腫瘍細胞によるレセプター遺伝子の発現解析）を，他のレセプター・イオンチャネル複合体（IP₃レセプターなど）を含む各種レセプターについてはそれぞれの各論を参照されたい．下等動物レセプター遺伝子を用いた発現実験も多くなされているが，ここでは高等動物の場合に話を限るものとする．遺伝子発現についてはさまざまな手法があるが，筆者が実際に行ったものを中心に述べていきたい．紙面に限りがあるので個々の手法について詳しくふれる余裕がない場合もあるので，参考になる文献をかわりにできるだけ掲げておいた．ただし便宜上総説もしくは最新の論文を中心にリストアップしたので，必要によっては孫引きなどにより原著も参照していただきたい．遺伝子クローニングなど遺伝子発現実験に至るまでの実験法については前節（cDNAと遺伝子の単離）を参考にされたい．分子生物学の基本的テクニックについて述べた本は数多くあるが，ここではNIH（米国国立衛生研究所）で最もポピュラーに用いられている2冊を掲げておく[1,2]．分子生物学に関する教科書としては文献3)～5)が望ましいと思われる．本書の構成上，次節とかなりの部分がオーバーラップすると思われるが，ご容赦願いたい．参考のため，遺伝子発現実

表 3.2 これまでに遺伝子がクローニングされたレセプター・イオンチャネル複合体のサブユニット*

レセプター種	サブユニット名	動物種	参考文献
筋型ニコチン性アセチルコリンレセプター	$\alpha, \beta, \gamma, \delta, \varepsilon$	シビレエイ, カエル, ヘビ, マウス, ラット, ウシ, ヒト	11), 32)
脳型ニコチン性アセチルコリンレセプター	$\alpha2, \alpha3, \alpha4,$ $\alpha5, \alpha6, \alpha7, \alpha8$ $\beta2, \beta3, \beta4$	ニワトリ, ラット, ヒト, 金魚	14), 32)～34)
$GABA_A$ レセプター	$\alpha1, \alpha2, \alpha3,$ $\alpha4, \alpha5, \alpha6$ $\beta1, \beta2, \beta3, \beta4$ $\gamma1, \gamma2, \gamma3$ δ $\rho1$	ニワトリ, マウス, ラット, ウシ, ヒト	15), 16), 35)～38)
グリシンレセプター	$\alpha1, \alpha2, \alpha3$ β	ラット, ヒト	17), 25), 39), 40)
non-NMDA型グルタミン酸レセプター	GluR 1(A) 2(B) 3(C) 4(D) 5 6 7 KA 1 $\gamma2$	マウス, ラット, ヒト	8), 19), 42)～47)
NMDA型グルタミン酸レセプター	NMDAR 1 $\varepsilon1, \varepsilon2, \varepsilon3, \varepsilon4$	ラット, ヒト マウス	41) 51)～53)
セロトニンレセプター	5 HT₃R-A	NCB-20（細胞株）	50)

* ある動物種では一部のサブユニットしか同定されていない．

験を通してレセプター・イオンチャネル複合体に関し，どのようなことがこれまでに明らかになったかについても筆者のたずさわっているニコチン性アセチルコリンレセプター，グルタミン酸レセプターを中心に簡単に述べてみる．

a. レセプター・イオンチャネル複合体について

詳しくは「総論」2.1を参考にされたい．レセプター・イオンチャネル複合体には細胞外膜（いわゆる細胞膜）に存在するものと細胞内膜に存在するものがある．細胞外膜に存在するものはシナプスにおける神経の刺激伝達に関し重要な役割をになっているものが多い．このグループに属する代表的なものにニコチン性アセチルコリンレセプター（nicotinic acetylcholine receptor），γアミノブチリル酸 A レセプター（γ-aminobutyric acid$_A$ receptor, GABA$_A$ レセプター），グリシンレセプター（glycine receptor），グルタミン酸レセプター（glutamate receptor），セロトニンレセプター（serotonin receptor）がある．いずれのレセプターも複数のよく似たサブユニットから成り立ち，各サブユニットには亜種が存在する．これまでに明らかになったアミノ酸配列の解析から，4個の膜貫通領域をもつことがこのグループに属するサブユニットの共通基本構造であるようである．表3.2は現在までに遺伝子がクローニングされ，分子構造が明らかになったサブユニットを簡単にまとめたものである．細胞内膜に存在するレセプター・イオンチャネル複合体群（IP$_3$レセプターなど）については最近一部の分子構造が明らかになったばかりであるので，ここではふれないことにする．

b. 遺伝子発現実験とは

一般的には，外来的に遺伝子をある系に導入し，その発現をみる実験をさす．レセプター・イオンチャネル複合体の場合よく用いられる実験系としては，

1) アフリカツメガエル卵（*Xenopus laevis* oocyte）を用いた系
2) 培養哺乳動物細胞を用いた系
3) トランスジェニックスマウス（transgenic mice）を用いた系

がある．このほか，本節の主旨からはずれるかもしれないが，内在的遺伝子発現をみる実験を遺伝子発現の実験の範疇に入れることもある．このような実験の代表的なものに Northern ハイブリダイゼーション，*in situ* ハイブリダイゼーションがある．以下主に前者の，遺伝子の外来的導入による実験系について述べることにする．

c. アフリカツメガエル卵における遺伝子発現
（1） 方法の概略

良質の卵を保有するカエルをよい環境下で飼育することができれば再現性の高い結果が良好に得られるため，各種レセプター・イオンチャネル複合体の解析が本系を用いて頻繁に行われるようになった．RNA（リボ核酸）を卵の植物極に注入する方法が一般的に行われている（図3.5）．分子構造のまだ決まっていない（つまり遺伝子がとれていない）レセプターの実験を行う場合は組織より抽出したRNAを用いる．遺伝子（cDNA）が利用できる場合は *in vitro* で合成したRNAを用いる．RNAを合成せずに，適正なプロモーターとcDNAを含むプラスミドDNAをそのまま卵核に注入する方法もある．発現されたレセプターを解析する系としては電気生理学的方法が一般的に用いられている．簡単な解析であれば通常の2電極電位固定法，詳細にレセプターの電気特性を解析する場合はパッチクランプ法[6]が用いられる．パッチクランプ法は先端の細いガラス電極で細胞膜片をシールし（図3.6）電気的測定を行う方法で，単一チャネル記録法とも呼ばれる．外液と電極液間の抵抗がギガオーム（10^9 オーム）以上に高まるため微小膜内にある1個1個のチャネルを流れる電流の測定が可能となった．電気生理学的方法のほか，各種リガンドを用いたバインディングアッセイ（「研究方法」1.1参照）でレセプターの薬理学的特性を解析する場合もある．なおアフリカツメガエル卵を用いた本系は未知のレセプターのcDNAをタンパク質の情報なしにクローニン

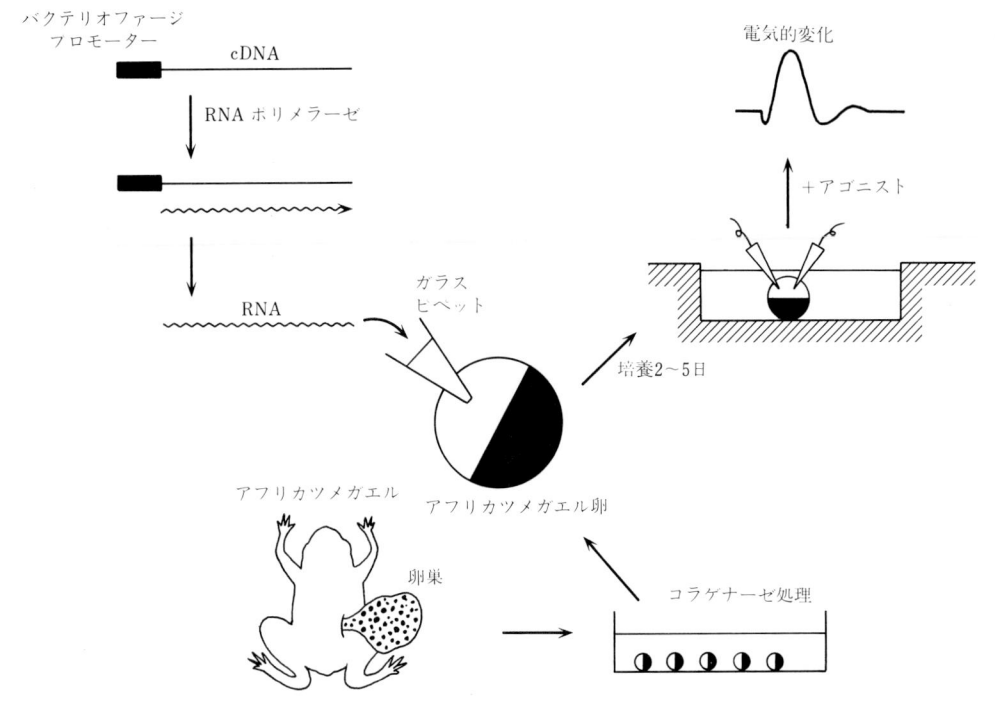

図 3.5 アフリカツメガエル卵を用いた遺伝子発現

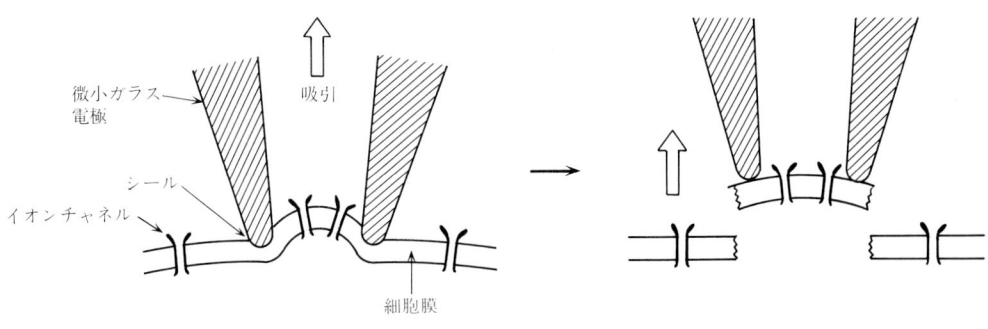

図 3.6 パッチクランプ法

グする場合にも非常に有効な系であることが示されている[7,8,41,50]．

卵の準備，RNA の調製など本法の詳細については文献 9), 10) を参照されたい．

（2） 本系を用いたレセプター・イオンチャネル複合体の研究の現状

筋型ニコチン性アセチルコリンレセプターの構造機能連関が本法を用いて詳細に検討されている[11]．イオン透過性に関し，4個あるうちの2番目の膜貫通領域および近傍のアミノ酸残基が重要な役割を担っているという結果がミュータント cDNA を用いた実験により示されている[11,12]．ミュータント cDNA の作製については次項で述べる．発生段階でサブユニットの置換が起こり，電気的性質が幼若型から成人型に変わることもこの系を用いて明らかにされた[13]．脳型ニコチン性アセチルコリンレセプターが薬理学的にみて多様性をもつこともこの系によって示されている[14,34]．異種動物間の，あるいは脳型と筋型のサブユニットを組み合わせたミュータントレセプター作製実験も行われている[14]．

GABA$_A$ レセプターも本系と次々項で述べるセルトランスフェクション法との併用により従来考えられていたよりもはるかに複雑なレセプター形

態をとりうることが示され，現在薬理学的再分類が行われているところである[15,16,36,37]．

グリシンレセプターの多様性も本系を用いて検討されている[17,39]．

グルタミン酸レセプター・イオンチャネル複合体は電気生理学的には NMDA（n-メチル-d-アスパラギン酸）型と non-NMDA 型に分類される．non-NMDA 型をさらにカイニン酸型と AMPA（α-amino-3-hydroxy-5-methyl-4-isoxazole-propionate）型に分ける場合もある．NMDA 型はシナプス伝達の可塑性を反映する LTP（long-term potentiation）の初期発現に関係するレセプターであるが[18]，ごく最近一部のサブユニットにつきその 1 次構造が決定された[41]．non-NMDA 型については最初の cDNA クローニングがなされてから 2 年あまりたったのでかなりのことが分子生物学的に明らかになってきた[8,19]．機能の異なるサブユニット亜種が alternative splicing により作り出されること[42]，従来non-NMDA 型は Ca イオンを透過しないとされていたのがサブユニットの組成によっては Ca イオンを通しうること[48]，その場合特定のサブユニットの特定のアミノ酸残基が Ca イオンを通す通さないを決めていること[49]など，従来のアプローチ方法ではわからなかったことが次々に本系を用いて明らかにされている．グルタミン酸レセプターは脳のレセプターの中でも今もっとも注目を浴びているレセプターであるので，ここ数年の間にその研究は飛躍的に発展するものと思われる．

また最近これまで実体の明らかでなかったセロトニン型のレセプター・イオンチャネル複合体のサブユニット cDNA が本系を用いてクローニングされた[50]．

d. ミュータント遺伝子の作製

前項でアフリカツメガエル卵の系が構造機能連関をみるのに適した系であることを述べた．構造機能連関の解析にはミュータント遺伝子の作製が必須であるので，ここで簡単に述べてみたい．

ミュータント遺伝子には制限酵素，エクソヌクレアーゼなどを用いてあるフラグメントを欠失させたり付加させたりしたものと，的をしぼってあるポイントにだけ変異を起こしたものとがある．後者のミュータント遺伝子作製法は一般に site-directed mutagenesis と呼ばれ，本項ではこれについて概略を述べることにする．

site-directed mutagenesis を行う場合，従来より 1 本鎖 DNA を活用した方法が用いられている．図 3.7 はいくつかある方法のうち筆者が実際に使用した方法の概略を示したものである．1 本鎖 DNA を用いミュータント遺伝子を調製する場合，いかに野生型の混入を防ぎミュータント遺伝子の回収率を高めるかが問題であるが，本法では dut, ung の 2 重変異を起こした本腸菌株を用いていることにより，その問題を解消してある．詳細は略すが，つまりこの菌株を用いることにより調製された鋳型鎖は多数のウラシル基をそのなかに含むことになる（正常状態では含まれない）．変異を導入した相補鎖の方はウラシル基を含まないよう in vitro に合成する．できあがった 2 本鎖 DNA を野生型大腸菌に導入すると，鋳型鎖の方はウラシル基を含むため不活化され，相補鎖だけが複製される．その結果としてミュータント遺伝子が高率に回収されることになる．本法の詳細については文献 20）を参照されたい．

最近は PCR（polymerase chain reaction）法を用いミュータント遺伝子を調製することも頻繁に行われるようになってきた．PCR 法の概要は図 3.8 に示した．PCR 法は 2 種類のプライマーを用い，そのプライマー間の DNA フラグメントを選択的に増幅する方法であるが，Taq ポリメラーゼなど高温で安定な DNA 合成酵素の発見により，プライマーと鋳型 DNA のアニーリング温度よりも高い温度で酵素反応が行えるようになったので本法が可能となった．図 3.9 は RCR 法を応用したミュータント遺伝子作製法の 1 例の概略を示したものである．この方法の場合ミュータント遺伝子が選択的に増幅されるので，野生型の混入を心配する必要はない．ただし Taq ポリメラーゼは他の DNA ポリメラーゼに比べ塩基のミスマッチを生じやすいといわれているので，標的シークエンス以外にも変異を導入する可能性がある．

3.2 遺伝子の発現

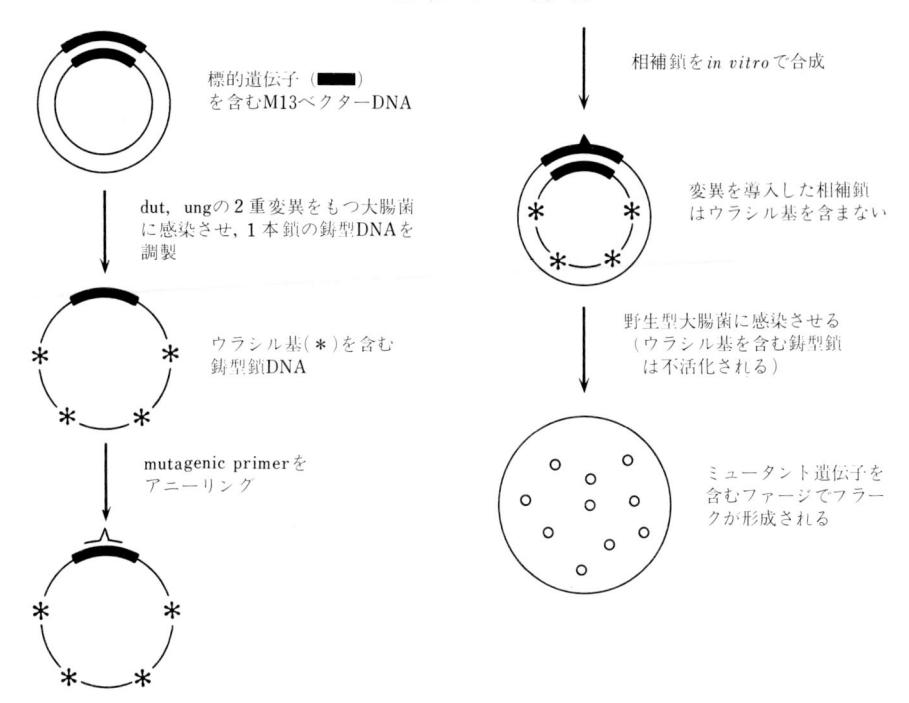

図 3.7 1本鎖DNAを用いたミュータント遺伝子の作製

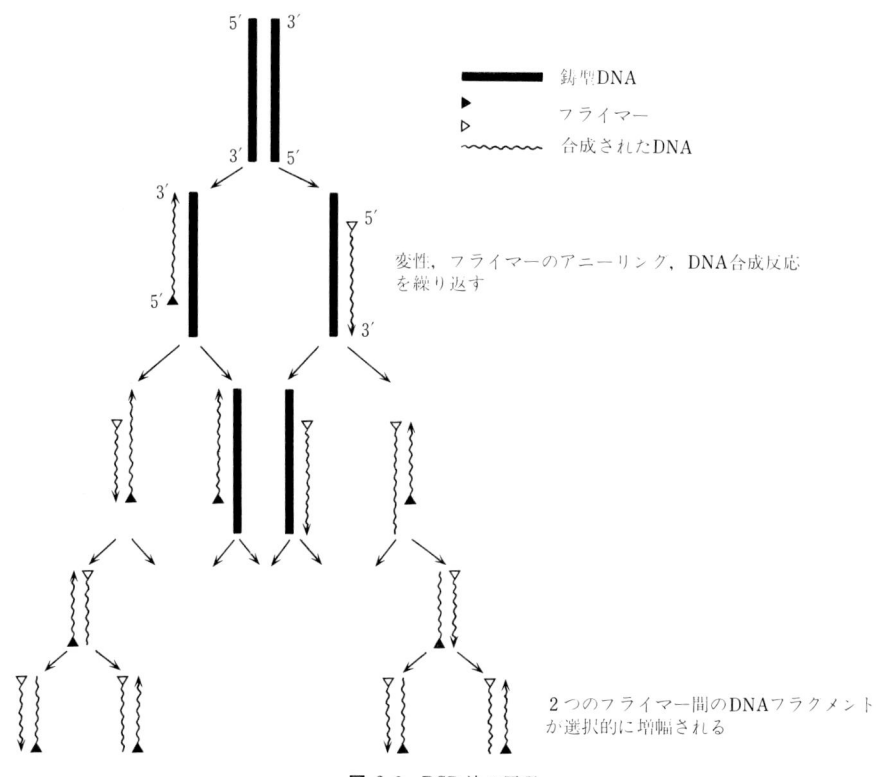

図 3.8 PCR法の原理

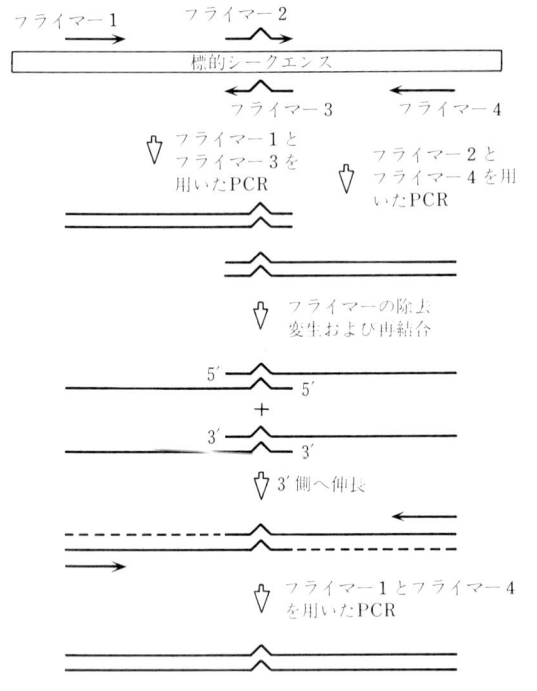

図 3.9 PCR法を利用したミュータント遺伝子作製法の1例（文献21 p178より引用，一部改変）

PCR法の詳細，PCR法を用いたミュータント遺伝子作製法の詳細については，文献21)を参考にされたい．

e. 培養哺乳動物細胞における遺伝子発現
（1） 方法の概略

大腸菌など下等生物でのレセプター遺伝子発現には限界（後述）があるため，培養哺乳動物細胞がかわってレセプター遺伝子の外来的発現に利用されている．哺乳動物細胞に遺伝子を導入する際，プラスミドをベクターとして用いる場合とウイルスをベクターとして用いる場合の2通りに大きく分類される．他種レセプターでは後者のウイルスを用いる方法もよく行われているが，レセプター・イオンチャネル複合体の場合，前者のプラスミドをベクターとして用いる方法が一般的に用いられている．

詳しいメカニズムは解析されていないが，哺乳動物細胞は外来のプラスミドDNAをエンドサイトーシスにより取り込みうることが知られている．もし取り込まれたDNAにその細胞での複製→転写→翻訳に必要な情報がすべて折り込まれていれば，外来DNAにコードされる異種タンパク質の発現が期待できる．この考えに基づいた方法がプラスミドを用いたDNAトランスフェクション（DNA transfection）法である．哺乳動物細胞内での発現を容易にするために必要な情報をさまざまの形で折り込んだプラスミドが続々と開発されており，コマーシャルベースでも入手が容易になっている．個々のプラスミドの情報については文献1），2）およびプラスミドを発売している各社のカタログを参照されたい．効率よく哺乳動物細胞にプラスミドを導入する方法としては現在リン酸カルシウム法とDEAEデキストラン法が最も一般的に用いられている．そのほか，直接細胞にDNAを注入するマイクロインジェクション（microinjection）法や電気パルスを応用したエレクトロポレーション（electroporation）法などがある．個々の方法の詳細については文献1），22）を参照されたい．

遺伝子を取り込んだ細胞の大部分は短期間その外来遺伝子を発現するにすぎないが（transient expression），一部の細胞は長期にわたり安定して遺伝子を発現することができる（stable expression）．薬剤耐性遺伝子などを同時に導入すれば，この長期に安定した細胞をその薬剤存在下で選別しクローン化することが可能である．通常の薬理学的，生理学的解析にはtransient expressionの細胞で十分な場合が多いが，詳細な検討を要する場合はstable expressionの細胞を用いる方が望ましい．

なお，前々項アフリカツメガエル卵の場合と同様，本法を用い標識リガンド，フローサイトメトリーなどを併用することにより未知のレセプターのcDNAをクローニングすることも可能である．インターロイキンレセプターなどでの成功例はあるが，レセプター・イオンチャネル複合体に関しては今のところ本法により遺伝子をクローニングしたという報告はない．

ウイルスを用いた遺伝子導入に関しては個々の手技が多岐にわたるため，それぞれの成書，論文などを参考にしていただきたい．基本的には

3.2 遺伝子の発現

DNAトランスフェクション法同様,細胞内での発現に必要な情報をウイルスのゲノムに折り込み細胞に感染させるわけである.そのほか一般事項については文献1),22)によくまとめられている.レトロウイルス(retrovirus),バクシニアウイルス(vaccinia virus),アデノウイルス(adenovirus)などがベクターとしてよく用いられている.

(2) 本系を用いたレセプター・イオンチャネル複合体の研究の現状

筋型ニコチン性アセチルコリンレセプターの再構成実験がCHO細胞(chinese hamster ovary cell)や線維芽細胞などを用いて行われている[23,24].レトロウイルスを用いた遺伝子導入も線維芽細胞で試みられている[23].いずれの細胞でも本来の筋型に似たレセプターの発現が確認されている.GABA$_A$レセプター,グリシンレセプター,グルタミン酸レセプターもこれまでクローニングされた遺伝子(表3.2)を用いて発現実験がhuman embryonic kidney cellなどで行われている[15,16,19,25,36,37,45,46].いずれの場合もパッチクランプ法[6]やリガンド結合実験で電気的・薬理学的性質の詳細な検討が試みられており,レセプターの多様性という点に関しこれまでの方法では明らかにならなかったことが次々と明らかにされている.ニコチン性アセチルコリンレセプターを含め,いずれのレセプターもまだ遺伝子がすべてクローニングされたわけではないので,これからもさらに新しいことが本系を用いることによって明らかにされるであろう.

f. トランスジェニックマウスを用いた遺伝子発現

(1) 方法の概略

マウス受精卵の前核に外来遺伝子を注入すると,メカニズムは未解明であるが,受精卵のゲノムに外来遺伝子が組み込まれうる.組み込まれた遺伝子は本来のゲノムと同様に発生過程をへ,すべての体細胞にみいだされることになる.このようにして個体発生したマウスをトランスジェニックマウスと呼ぶ.図3.10は本法の概略をフローチャートで示したものである.このトランスジェニ

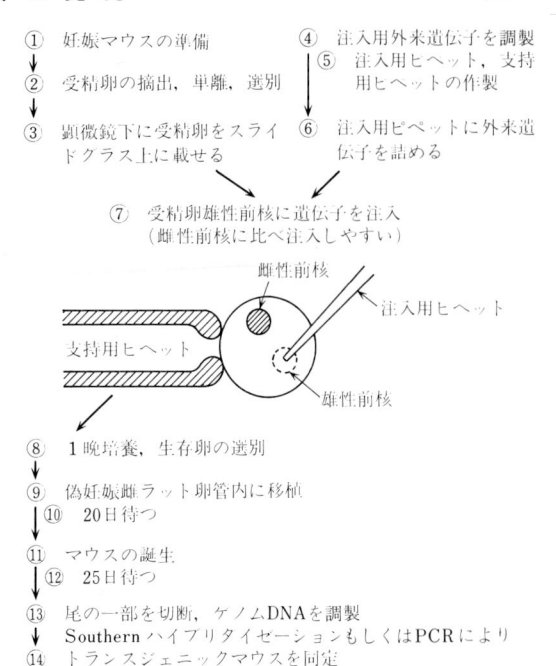

① 妊娠マウスの準備
② 受精卵の摘出,単離,選別
③ 顕微鏡下に受精卵をスライドグラス上に載せる
④ 注入用外来遺伝子を調製
⑤ 注入用ピペット,支持用ピペットの作製
⑥ 注入用ピペットに外来遺伝子を詰める
⑦ 受精卵雄性前核に遺伝子を注入(雌性前核に比べ注入しやすい)
⑧ 1晩培養,生存卵の選別
⑨ 偽妊娠雌ラット卵管内に移植
⑩ 20日待つ
⑪ マウスの誕生
⑫ 25日待つ
⑬ 尾の一部を切断,ゲノムDNAを調製
　 SouthernハイブリダイゼーションもしくはPCRにより
⑭ トランスジェニックマウスを同定

図3.10 トランスジェニックマウス作製のフローチャートの1例

ックマウス法の確立により導入した外来遺伝子の発現調節機構や外来タンパク質の機能を正常分化した細胞で,また個体レベルで解析することが可能になった.

ただ,この従来の方法では外来遺伝子の挿入部位を制御できないという問題がある.そのため近年,標的遺伝子を外来遺伝子と選択的に置き換えようとする試み(相同組み換え)がなされている.図3.11はその1つとしてES細胞(embryonic stem cell)を用いた相同組み換え(homologous recombination)法についての概略を示したものである.相同組換えを起こしたES細胞をマウス胚に注入することによりキメラマウスを作製し,キメラマウスと正常マウスとの交配により1対の染色体のうち1つが外来遺伝子に置き換わったマウスの作製が期待できる.このマウスどうしを交配させれば外来遺伝子をホモにもつマウスを作製することも可能になる.ES細胞への遺伝子導入は前項の哺乳動物細胞を用いた系で述べた方法を用いる.相同組み換えを起こしたES細胞を選択的に同定するため,PCR法を応用したり,薬剤耐性遺伝子や特性酵素遺伝子と組み合わせ相同組み

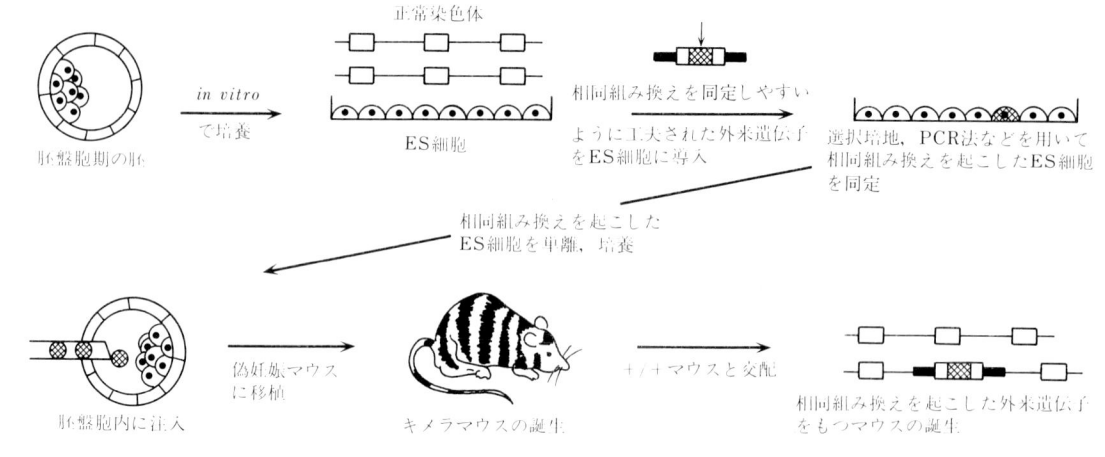

図 3.11 ES細胞を利用した相同組み換えマウスの作製法（文献 27 p.146 より引用，一部改変）

換えを起こした ES 細胞が選択的に培地に生き残れるようにするなどいろいろな工夫がなされている．図 3.10 に示したようなトランスジェニックマウスの作製法の詳細については文献 26) を，図 3.11 に示した相同組み換えマウスについては文献 27) を参照されたい．

（2） トランスジェニックマウスを用いたレセプター・イオンチャネル複合体の研究の現状

トランスジェニックマウスを用いたレセプター・イオンチャネル複合体の解析はまだ始まったばかりである．これまでにわずかに筋型ニコチン性アセチルコリンレセプターのサブユニット遺伝子におけるプロモーター領域の解析がなされただけである[28]．今後のデータの蓄積を期待したい．

g. 大腸菌など下等生物を用いたレセプター・イオンチャネル複合体の遺伝子発現

レセプターは一般的に膜タンパク質であるため大腸菌など下等生物に遺伝子導入しても正常な3次元構造を保ったまま菌膜でレセプターが発現されることはあまり期待できない．このような限界性のため本系を用いてはわずかにレセプタータンパク質のうち親水性の部分を大腸菌内で大量発現させ，抗レセプター抗体作製のための抗原を調製するなどの実験が行われているぐらいである．本系の詳細については文献 1),2) を参照されたい．

h. レセプター遺伝子の内在的発現をみる場合

Northern ハイブリダイゼーション[1,2] と in situ ハイブリダイゼーション[1,2,29] が一般的に用いられている．いずれもメッセンジャー RNA (mRNA) の発現の有無をみる方法である．発現部位の詳しい解析のためには in situ ハイブリダイゼーション法の方がはるかに優れている．同法の詳細については，本編 4.2 を参照されたい．レセプター・イオンチャネル複合体の場合も mRNA の発現部位が in situ ハイブリダイゼーション法により調べられているが，脳の全核群にわたって詳細に検討した例はまだ少ない[30]．単一細胞レベルでリガンドを異にする複数のレセプターが，あるいはリガンドを同じくするレセプターの異なったサブタイプどうしが，同時に発現しているかどうかについてはまだ解析が始まったばかりである．さらに単一細胞内での局在については筋細胞でニコチン性アセチルコリンレセプターにつき検討されているが，神経細胞を用いた仕事はほとんどない．今後の課題である．

i. その他

遺伝子発現調節機構の解析法（フットプリンティング法，ゲルシフトアッセイ法，CAT アッセイ法，in vitro トランスクリプション法など）については本稿のカバーする範囲をこえるのでふれなかった．レセプター・イオンチャネル複合体の場合，その発現調節機構についての研究はまだ始まった

ばかりである．遺伝子発現調節機構の解明は今たいへんホットなトピックスで，現在はDNAからRNAへの転写がどのように制御されているかを中心に精力的な研究が行われている．レセプター・イオンチャネル複合体遺伝子の発現調節についても，ここ2～3年の間にかなり詳しいことが明らかにされるであろうと期待される．遺伝子発現調節機構についての概要を知りたい方には文献3）の一読をおすすめする．最近の進歩をまとめた総説としては文献31）がある．

j. 今後の課題

遺伝子発現実験によりレセプター・イオンチャネル複合体にこれまで考えられていたよりもはるかに多くのサブタイプが存在すること，同一リガンドが複数の異なるレセプターに影響を及ぼしうることなどが明らかになった．神経の刺激伝達を考える場合，これらの多様性がいかに脳機能の発現に関与しているかの解析が今後の重要な課題である．また個体レベルで，このような多様性の発現がいかに制御されているかの解明も望まれることはいうまでもない．

おわりに 遺伝子発現法の簡単な紹介につとめ，話題もレセプター・イオンチャネル複合体に限ったため，基礎知識のある方には本稿の内容に不満を覚えた方もあるかもしれないがご容赦願いたい．今後もさらに改良がなされ，ここに紹介した方法が何年か先には新しいものにとってかわられ過去のものになることをレセプター研究発展を願う者の1人として期待する．〔和田圭司〕

〔付記1〕 この分野の研究の進歩は目ざましいものがあり原稿提出（1990年9月）後も，ことにグルタミン酸レセプターを中心に次々に新しいことが明らかになった．本文および図表を一部改変するとともに文献33)～50)を追加した．したがって文献番号は本文掲載順ではなくなったことを付記しておく． （1992年3月和田 記）

〔付記2〕 初校校正時から1年半が経過した．この間に追加すべき事項がいくつも増えた．以下に要点のみ記載しておくが，本文の内容のいくつかが時代遅れになったことは否めない．お詫び申しあげる．レセプター・イオンチャネル複合体の研究の現状および未来についてはグルタミン酸レセプターを中心に別に表した[55]．参考にしていただければ幸いである．

1) グルタミン酸レセプターの研究はさらに発展しNMDA型レセプター遺伝子である$\varepsilon1$, $\varepsilon2$, $\varepsilon3$, $\varepsilon4$が新たに単離された[51~53]．

2) トランスジェニックマウスを用いたレセプター・イオンチャネル複合体の研究が進んできた．ジーンターゲッティングによるレセプター・イオンチャネル複合体機能欠損マウスの作製も精力的に行われており，近い将来いくつかの研究室から論文が発表されるであろう．

3) 画像解析技術の進化にともない培養細胞を用いたクローン化遺伝子の発現実験系では細胞内カルシウムイオン動態に関する研究が盛んに行われるようになってきた．

4) ミュータント遺伝子についても2本鎖DNAのまま作製できるようにするなどの工夫が凝らされてきた[54]．

（1993年9月和田 記）

文　献

1) Sambrook J, Fritsch EF, Maniatis T: Molecular Cloning; A Laboratory Manual, 2nd ed, Cold Spring Harbor Laboratory Press, New York, 1989.
2) Ausubel FM, Brent R, Kingston RE, Moore DD, Seidman JG, Smith JA, Struhl K: Current Protocols in Molecular Biology, John Wiley & Sons, New York, 1987.
3) Lewin B: Genes IV, Oxford University Press, New York and Cell Press, Cambridge, Mass, 1990.
4) Watson JD, Hopkins NH, Roberts JW, Steitz JA, Weiner AM: Molecular Biology of the Gene, 4th ed, Benjamin/Cummings, Menlo Park, California, 1987.
5) Alberts B, Bray D, Lewis J, Raff M, Roberts K, Watson JD: Molecular Biology of the Cell, 2nd ed, Garland Publ, New York, 1989.
6) Sakmann B, Neher E: Patch clamp techniques for studying ionic channels in excitable membranes. *Ann Rev Physiol* **46**: 455-472, 1984.
7) Masu Y, Nakayama K, Tamaki H, Harada Y, Kuno M, Nakanishi S: cDNA cloning of bovine substance-K receptor through oocyte expression system. *Nature* **329**: 836-838, 1987.
8) Hollman M, O'Shea-Greenfield A, Rogers S, Heinemann S: Cloning by functional expression of a member of the glutamate receptor family. *Nature* **342**: 643-648, 1989.
9) Kushner L, Lerma J, Bennett MVL, Zukin RS, Sumikawa K, Parker I, Miledi R: Section I Gene expression. In: Methods in Neurosciences, vol 1, Gene Probes (ed by Conn PM), pp3-45, Academic Press, San Diego, 1989.
10) Colman A: Translation of eukaryotic messenger RNA in *Xenopus* oocytes. In: Transcription and Translation; A Practical Approach (ed by Hames BD, Higgins SJ), pp271-302, IRL Press, Oxford,

1984.
11) Miller C: Genetic manipulation of ion channels: a new approach to structure and mechanism. *Neuron* **2**: 1195-1205, 1989.
12) Imoto K, Busch C, Sakmann B, Mishina M, Konno T, Nakai J, Bujo H, Mori Y, Fukuda K, Numa S: Rings of negatively charged amino acids determine the acetylcholine receptor channel conductance. *Nature* **335**: 645-648, 1988.
13) Mishina M, Takai T, Imoto K, Noda M, Takahashi T, Numa S, Methfessel C, Sakmann B: Molecular distinction between fetal and adult forms of muscle acetylcholine receptor. *Nature* **321**: 406-411, 1986.
14) Duvoisin RM, Deneris ES, Patrick J, Heinemann S: The functional diversity of the neuronal nicotinic acetylcholine receptors is increased by a nobel subunit: $\beta 4$. *Neuron* **3**: 487-496, 1989.
15) Pritchett DB, Sontheimer H, Shivers BD, Ymer S, Kettenmann H, Schofield PR, Seeburg PH: Importance of a novel $GABA_A$ subunit for benzodiazepine pharmacology. *Nature* **338**: 582-585, 1989.
16) Lüddens H, Pritchett DB, Köhler M, Killisch I, Keinänen K, Monyer H, Sprengel R, Seeburg PH: Cerebellar $GABA_A$ receptor selective for a behavioural alcohol antagonist. *Nature* **346**: 648-651, 1990.
17) Grenningloh G, Pribilla I, Prior P, Multhaup G, Beyreuther K, Taleb O, Betz H: Cloning and expression of the 58kd β subunit of the inhibitory glycine receptor. *Neuron* **4**: 963-970, 1990.
18) Wroblewski JT, Danysz W: Modulation of glutamate receptors: molecular mechanism and functional implications. *Ann Rev Pharmacol Toxicol* **29**: 441-474, 1989.
19) Keinänen K, Wisden W, Sommer B, Werner P, Herb A, Verdoorn TA, Sakmann B, Seeburg PH: A family of AMPA-selective glutamate receptors. *Science* **249**: 556-560, 1990.
20) Kunkel TA, Roberts JD, Zakour RA: Rapid and efficient site-specific mutagenesis without phenotypic selection. In: Methods in Enzymology, vol 154, Recombinant DNA, Part E (ed by Wu R, Grossman L), pp367-382, Academic Press, San Diego, 1987.
21) Innis MA, Gelfand DH, Sninsky JJ, White TJ: PCR Protocols; A Guide to Methods and Applications, Academic Press, San Diego, 1990.
22) Levinson AD, Kaufman RJ, Kriegler M, Keown WA, Campbell CR, Kucherlapati RS: Section V, Expression in mammalian cells. In: Methods in Enzymology, vol 185, Gene Expression Technology (ed by Goeddel DV), pp485-536, Academic Press, San Diego, 1990.
23) Claudio T, Paulson HL, Green WN, Ross AF, Hartman DS, Hayden D: Fibroblasts transfected with *Torpedo* acetylcholine receptor β-, γ-, and δ-subunit cDNAs express recombinant receptors when infected with a retroviral α recombinant. *J Cell Biol* **108**: 2277-2290, 1989.
24) Forsayeth JR, Franco A, Rossi AB, Lansman JB, Hall ZW: Expression of functional mouse muscle acetylcholine receptors in Chinese hamster ovary cells. *J Neurosci* **10**: 2771-2779, 1990.
25) Sontheimer H, Becker C-M, Pritchett DB, Schofield PR, Grenningloh G, Kettenmann H, Betz H, Seeburg PH: Functional chloride channels by manmalian cell expression of rat glycine receptor subunit. *Neuron* **2**: 1491-1497, 1989.
26) Hogan B, Constantini F, Lacy E: Manipulating the Mouse Embryo; A Laboratory Manual, Cold Spring Harbor Laboratory Press, New York, 1986.
27) Frohman MA, Martin GR: Cut, paste, and save; new approaches to altering specific genes in mice. *Cell* **56**: 145-147, 1989.
28) Merlie JP, Kornhauser JM: Neural regulation of gene expression by an acetylcholine receptor promoter in muscle of transgenic mice. *Neuron* **2**: 1295-1300, 1989.
29) Gerfen CR, et al: Section II *In situ* and solution hybridization. In: Methods in Neurosciences, vol 1, Gene Probes (ed by Conn PM), pp 79-303, Academic Press, San Diego, 1989.
30) Wada E, Wada K, Boulter J, Deneris E, Heinemann S, Patrick J, Swanson LW: Distribution of alpha 2, alpha 3, alpha 4, and beta 2 neuronal nicotinic receptor subunit mRNAs in the central nervous system: a hybridization histochemical study in the rat. *J Comp Neurol* **284**: 314-335, 1989.
31) Guarente L, Bermingham-McDonogh O: Conservation and evolution of transcriptional mechanism in eukaryotes. *Trends Genet* **8**: 27-32, 1992.
32) Boulter J, Gardner PD: Molecular cloning of nicotinic acetylcholine receptor genes. In: Methods in Neurosciences, vol 1, Gene Probes (ed by Conn PM), pp328-363, Academic Press, San Diego, 1989.
33) Deneris ES, Connolly J, Rogers SW, Duvoisin R: Phamacological and functional diversity of neuronal nicotinic acetylcholine receptors. *Trends Pharmacol Sci* **12**: 34-40, 1991.
34) Couturier S, Bertrand D, Matter J-M, Hemandez M-C, Bertrand S, Millar N, Valera S, Barkas T, Ballivet M: A neuronal nicotinic acetylcholine receptor subunit ($\alpha 7$) is developmentally regulat-

ed and foms a homo-oligomeric channel blocked by α-BTX. *Neuron* **5**: 847-856, 1990.
35) Bateson AN, Lasham A, Darlison MG: γ-Aminobutyric acid_A receptor heterogeneity is increased by alternative splicing of a novel β-subunit gene transcripts. *J Neurochem* **56**: 1437-1440, 1991.
36) Cutting GR, Lu L, O'Hara BF, Kasch LM, Montrose-Rafizadeh C, Donovan DM, Shimada S, Antonarakis SE, Guggino WB, Uhl GR, Kazazian HH: Cloning of the γ-aminobutyric acid (GABA) ρ1 cDNA: aGABA receptor subunit highly expressed in the retina. *Proc Natl Acad Sci USA* **88**: 2673-2677, 1991.
37) Herb A, Wisden W, Lüddens H, Puia G, Vicini S, Seeburg PH: The third γ subunit of the γ-aminobutyric acid type A receptor family. *Proc Natl Acad Sci USA* **89**: 1433-1437, 1992.
38) Lüddens H, Wisden W: Function and pharnacology of multiple GABA_A receptor subunits. *Trends Pharmacol Sci* **12**: 49-51, 1991.
39) Kuhse J, Schmieden V, Betz H: Identification functional expression of a novel ligand binding subunit of the inhibitory glycine receptor. *J Biol Chem* **36**: 22317-22320, 1990.
40) Betz H: Glycine receptors: heterogeneous and widespread in the mammalian brain. *Trends Neurosci* **14**: 458-461, 1991.
41) Moriyoshi K, Masu M, Ishii T, Shigemoto R, Mizuno N, Nakanishi S: Molecular cloning and characterization of the rat NMDA receptor. *Nature* **354**: 31-37, 1991.
42) Sommer B, Keinänen K, Verdoorn TA, Wisden W, Burnashev N, Herb A, Köhler M, Takagi T, Sakmann B, Seeburg PH: Flip and flop: a cell-specific functional switch in glutamate-operated channels of the CNS. *Science* **249**: 1580-1585, 1990.
43) Bettler B, Boulter J, Hermans-Borgmeyer I, O'Shea-Greenfield A, Deneris E, Moll C, Borgmeyer U, Hollmann M, Heinemann S: Cloning of a novel glutamate receptor subunit, GluR5: expression in the nervous system during development. *Neuron* **5**: 583-595, 1990.
44) Egebjerg J, Bettler B, Hermans-Borgmeyer I, Heinemann S: Cloning of a cDNA for a glutamate receptor subunit activated by kainate but not AMPA. *Nature* **351**: 745-748, 1991.
45) Werner P, Voigt M, Keinänen K, Wisden W, Seeburg PH: Cloning of a putative high-affinity kainate receptor expressed predominantly in hippocampal CA3 cells. *Nature* **351**: 742-744, 1991.
46) Bettler B, Egebjerg J, Sharma G, Pecht G, Hermans-Borgmeyer I, Moll C, Stevens CF, Heinemann S: Cloning of a putative glutamate receptor: a low affinity kainate-binding subunit. *Neuron* **8**: 257-265, 1992.
47) Sakimura K, Morita T, Kushiya E, Mishina M: Primary stucture and expression of the γ2 subunit of the glutamate receptor channel selective for kainate. *Neuron* **8**: 267-274, 1992.
48) Hollmann M, Hartley M, Heinemann S: Ca^{2+} permeability of KA-AMPA-gated glautamate receptor channels depends on subunit composition. *Science* **252**: 851-853, 1991.
49) Sommer B, Köhler M, Sprengel R, Seeburg PH: RNA editing in brain controls a deterninant of ion flow in glutamate-gated channels. *Cell* **67**: 11-19, 1991.
50) Maricq AV, Peterson AS, Brake AJ, Myers RM, Julius D: Prlius D: Primary structure and functional expression of the $5HT_3$ receptor, a serotonin-gated ion channel. *Science* **254**: 432-437, 1991.
51) Meguro H, Mori, Araki K, et al: Functional characterization of a heteromeric NMDA receptor channel expressed from cloned cDNAs. *Nature* **357**: 70-74, 1992.
52) Kutsuwada T, Kashiwabuchi N, Mori H, et al: Molecular diversity of the NMDA receptor channel. *Nature* **358**: 36-41, 1992.
53) Ikeda K, Nagasawa M, Mori H, Araki K, Sakimura K, Watanabe M, Inoue Y, Mishina M: Cloning and expression of the e4 subunit of the NMDA receptor channel. *FEBS Lett* **313**: 34-38, 1992.
54) Deng WP, Nickoloff JA: Site-directed mutagenesis of virtually any plasmid by eliminating a unique site. *Anal Biochem* **200**: 81-88, 1992.
55) 和田圭司, 関口正幸：分子生物学的にみたグルタミン酸レセプターの機能発現. 実験医学 **11**: 1382-1387, 1993.

3.3 神経腫瘍細胞によるレセプター遺伝子の発現解析

膜を7回貫通し,外界のシグナルを細胞内へ伝える役割をしている細胞膜表面に存在するレセプターの構造が,次々と明らかになってきている.さらに,基本構造やアゴニストは同じだが塩基配列の異なるレセプターのサブタイプが明らかになっている.ここでは,筆者らの行った神経腫瘍細胞にレセプターを機能発現させる方法について述べる.そして,レセプターサブタイプ間のGTP結合タンパク質選択性や,イオンチャネルへのカップリングをどのように観察するか実際例に基づいて言及する.

a. バックグラウンド

単一の遺伝子の機能発現をみる場合は機能のない(サイレント)細胞が都合よい.線維芽細胞などを形質変換(トランスフォーム)した例がすでに数多く報告されている.一方,ある遺伝子産物が他のタンパク質分子とインターラクションして機能する場合も多くある.その場合にはそれに関係付随する必要な機能をすでにもつ細胞に発現させる必要が生じてくる.すなわち,システムとして半ば以上完成している細胞が,遺伝子を導入される細胞としての資格を有していることになる.現時点では必要な複数の遺伝子を1つの細胞にトランスフェクトすることは難しい.すなわち,ある反応系に含まれる遺伝子全部を発現用ベクターに組み込み導入発現することは不可能に近いから,すでに機能を獲得しているが,目的とする遺伝子に関しては欠損しているという細胞が重要になってくる.神経系の分子の機能をみる場合のレセプターがこの例であり,ニューロブラストーマやそれ由来の雑種細胞(NG 108-15を含む)がそれらである.図3.12にこの細胞を使ってのレセプター研究の方法論の概念図を示す.そして次にそれらの細胞がどの程度神経機能のシステムを有しているかについて述べる.

b. 神経腫瘍細胞に存在するレセプター

クローン化されたニューロブラストーマあるいはそれ由来の雑種細胞は,種々の神経機能をすでに獲得している.レセプターに関しては,クローン細胞種により内在的に発現しているレセプター

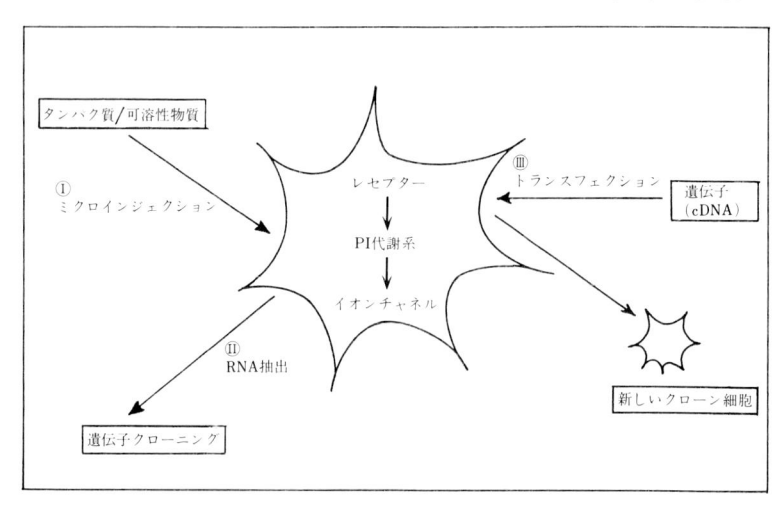

図 3.12 培養神経腫瘍細胞によるレセプター研究のストラテジー
もともとその細胞のもつレセプター→イオンチャネル機構に, I)細胞内へのマイクロインジェクション, II)クローニング, III)トランスフェクションという3つの異なる手段で攻めてゆくことを示した模式図.

3.3 神経腫瘍細胞によるレセプター遺伝子の発現解析

表 3.3 神経腫瘍細胞に発見しているレセプターとその反応

細胞名	株名	アゴニスト	レセプターサブタイプ	AC	GC	PLC	ION	文献
ニューロブラストーマ×グリオーマ雑種	NG 108-15	アセチルコリン	ムスカリン m4	−	+	0	D, Ica↓	64), 85), 87), 90), 91), 94), 95), 103)〜105), 108), 109), 118), 119), 129), 131)
		ノルエピネフリン	アドレナリン α_2B	−			Ica↓	2), 3), 13), 33), 41), 64), 73), 74), 86), 92)
		モルフィン	オピエート δ	−				4), 33), 45), 64), 86), 129)
		エンケファリン	オピエート δ	−			Ica↓	20), 23)〜25), 30)〜32), 40), 65), 75), 133)
		アデノシン	プリン A_2	+++				4)
		セロトニン	セロトニン 5 HT$_3$	O	++		D	26), 29), 95)
		ドーパミン					D	122)
		ヒスタミン				+		27)
		PGE$_1$		+++			O	38), 39), 40), 42)
		PGI$_2$		+++			O	4)
		PGF$_{2\alpha}$		+			H/D	97)
		PGD$_2$		+			H/D	97)
		PGE$_2$		+			H/D	97)
		ブラジキニン	BK 2	−	+	+++	H/D	5), 10), 35), 63), 67), 71), 72), 77)〜83), 93), 99), 101), 102), 105)
		ニューロテンシン		O		O	H/D	79), 98)
		アンギオテンシン II					H/D	36)
		セクレチン		+				126)
		ソマトスタチン		−			Ica↓	23)
		エンドセリン(VIC)				+		61), 62)
		グリア成熟因子						37)
		血清因子						21)
		破傷風菌毒素						96)
		ラビウイルス						42)
		GM 2						17)
		フォルスコリン						100)
		イノシトール三リン酸						6), 28), 35), 123), 124)
		グルココルチコイド						44)
		エタノール						22), 30), 125)
		TPA						22), 28), 34)
ニューロブラストーマ X 網膜雑種	N 18 RE 105	グルタミン酸	キスカレート					106)
ニューロブラストーマ×グリオーマ	NG 115-401 L	ブラジキニン				+++		127)
		セロトニン					D	128)

<文献>
1) *J Neurochem* 52：1393, 1989.
2) *J Biol Chem* 262：6750, 1987.
3) *Biochem J* 262：245, 1989.
4) *Br J Pharmacol* 99：309, 1990.
5) *Eur J Biochem* 189：547, 1990.
6) *J Biol Chem* 265：6788, 1990.
7) *Biochem J* 269：623, 1990.
8) *J Pharm Exp Therap* 247：114, 1988.
9) *Science* 254：432, 1991.
10) *J Biol Chem* 259：10201, 1984.
11) *Proc Natl Acad Sci USA* 82：7126, 1985.
12) *Mol Pharmacol* 38：159, 1990.
13) *FEBS Lett* 269：430, 1990.
14) *Mol Pharmacol* 37：860, 1990.
15) *FEBS Lett* 214：365, 1987.
16) *FEBS Lett* 247：341, 1989.
17) *J Neurochem* 52：1537, 1989.
18) *Neuroscience* 30：819, 1989.
19) *Proc Natl Acad Sci USA* 82：6894, 1985.
20) *Mol Pharmacol* 34：744, 1988.
21) *J Cell Sci* 92：251, 1989.
22) *J Biol Chem* 264：1450, 1989.
23) *Proc Natl Acad Sci USA* 83：9832, 1986.
24) *Biochem J* 252：369, 1988.
25) *Biochem J* 255：1, 1988.
26) *Neuron* 1：615, 1988.
27) *Neurochem Int* 14：73, 1989.
28) *Neurochem Int* 13：37, 1988.
29) *Proc Natl Acad Sci USA* 76：1135, 1979.
30) *J Biol Chem* 261：3164, 1986.
31) *J Neurochem* 45：1585, 1985.
32) *Proc Natl Acad Sci USA* 82：2543, 1985.
33) *FASEB J* 2：52, 1988.
34) *J Neurochem* 47：1936, 1986.
35) *Brain Res* 379：84, 1986.
36) *Brain Res Bull* 14：409, 1985.
37) *Brain Res* 214：287, 1981.
38) *Mol Pharmacol* 22：360, 1982.
39) *Prostaglandins* 23：311, 1982.
40) *J Neurochem* 34：643, 1980.
41) *Mol Pharmacol* 21：17, 1982.
42) *J Gen Virol* 42：627, 1979.
43) *Mol Pharmacol* 23：486, 1983.
44) *Biochem Biophys Res Commun* 139：1, 1986.
45) *Proc Natl Acad Sci USA* 78：4309, 1981.
46) *Endocrinol* 124：388, 1989.
47) *Endocrinol* 124：293, 1989.
48) *Science* 201：69, 1978.
49) *Science* 221：566, 1983.
50) *Nature* 290：781, 1981.
51) *FEBS Lett* 242：337, 1989.
52) *J Neurochem* 42：1094, 1984.
53) *J Neurochem* 44：922, 1985.
54) *J Biol Chem* 261：1065, 1986.
55) *Mol Pharmacol* 29：489, 1986.
56) *J Neurochem* 45：79, 1985.
57) *J Neurochem* 47：291, 1986.
58) *J Pharmacol Exp Therap* 252：979, 1990.
59) *Biochem Biophys Res Commun* 161：1144, 1989.
60) *J Neurochem* 51：505, 1988.
61) *FEBS Lett* 257：31, 1989.
62) *Biochem J* 272：71, 1990.
63) *Mol Pharmacol* 38：282, 1990.
64) *J Biol Chem* 258：4870, 1983
65) *Proc Natl Acal Sci USA* 78：4185, 1981.
66) *Nature* 320：461, 1986.
67) *Biochem Biophys Res Commun* 165：175, 1989.

細胞名	株名	アゴニスト	レセプターサブタイプ	反応 AC	GC	PLC	ION	文献
ニューロブラストーマ×ファイブロブラスト	F-11	ブラジキニン				+++		130)
	NCB 20	セロトニン	5 HT$_3$			+		7), 9), 29)
		アデノシン	A$_2$	+				4)
		オピエート						43), 45)
		PGI$_2$		+++				4)
		PGE$_2$		+				68)
		ブラジキニン				+	H/D	6), 60)
		メイトトキシン		+		+		68)
		フォルスコリン		+				68)
マウスニューロブラストーマ	N1E-115	アセチルコリン	ムスカリン m4	O	+	+	H, H/D	14), 94), 110), 111), 115), 121), 125)
		アデノシン						8), 14), 48), 49), 58)
		ヒスタミン	H$_1$ H$_1$	O	+++	+	H/D	
		エンケファリン	オピエート δ					53)
		ブラジキニン		−			H/D	15), 59), 101)
		アンギオテンシンII						1)
		ニューロテンシン		−				52), 55), 59)
	N1E-115	ソマトスタチン						59)
		トロンビン						49)
		インスリン						69)
		破傷風毒素					Ica↓	84)
		PGE$_1$		+				56)
		ConA						50)
		グルココルチコイド						56)
		ホスファチジル酸			+	+		70)
		GTP/GDP						66)
マウスニューロブラストーマ	NB 41 A 3	チロキシン	T 3					47)
ラットニューロブラストーマ	B 104	インスリン						46)
ヒトニューロブラストーマ	SH-SY		ムスカリン m 3			+		51), 112), 113), 120)
		インスリン						11)
		マストパラン				+		16)
	SKNH	アセチルコリン	ムスカリン m 3	+		+		107), 109), 111), 113), 114), 116), 117)
		エンケファリン	オピエート μ, δ	−				54)
		抗体MC 25						59)
	CHP 212	コレシストキニン						12)
	MB-OK 1	アセチルコリン	m 3					119)
	IMR 32	アセチルコリン	ムスカリン					57)
		アデノシン	A$_2$					18)

68) *Mol Pharmacol* 36 : 44, 1989.
69) *FEBS Lett* 220 : 84, 1987.
70) *J Biol Chem* 256 : 10945, 1981.
71) *FEBS Lett* 183 : 235, 1985.
72) *J Biol Chem* 265 : 3577, 1990.
73) *J Biol Chem* 254 : 1913, 1979.
74) *Eur J Neurosci* 1 : 132, 1989.
75) *Eur J Neurosci* 1 : 141, 1989.
76) *Nature* 325 : 445, 1987.
77) *J Physiol* 397 : 167, 1988.
78) *Nature* 323 : 333, 1986.
79) *Science* 222 : 794, 1983.
80) *J Physiol* 397 : 209, 1988.
81) *J Pharmacol Exp Therap* 240 : 617, 1987.
81) *Pflugers Archiv* 405 : 260, 1985.
83) *Biochem Biophys Res Commun* 157 : 1429, 1988.
84) *Brain Res* 279 : 363, 1983.
85) *Proc Roy Soc London B* 242 : 68, 1990.
86) *Ann NY Acad Sci* 560 : 358, 1989.
87) *FEBS Lett* 240 : 88, 1988.
88) *Naunyn-Schmiedeberg Arch Pharmacol* 340 : 62, 1989.
89) *FEBS Lett* 240 : 95, 1988.
90) *Pro Natl Acad Sci USA* 75 : 1788, 1978.
91) *Biochem J* 249 : 653-659, 1988.
92) *Neuron* 3 : 177, 1989.
93) *Proc Natl Acad Sci USA* 83 : 942, 1986.
94) *Mol Pharmacol* 14 : 751, 1978.
95) *Brain Res* 147 : 261, 1978.
96) *Biken J* 26 : 145, 1983.
97) *Brain Res* 295 : 113, 1984.
98) *J Neurosci* 4 : 1653, 1984.
99) *FEBS Lett* 181 : 403, 1985.
100) *J Cell Physiol* 122 : 39, 1985.
101) *FEBS Lett* 220 : 302, 1987.
102) *Glia* 3 : 1, 1990.
103) *Trends Pharmacol Sci* 11 : supple 4, 1989.
104) *Cold Spring Harbor Symp Quant Biol* 53 : 295, 1988.
105) *Cold Spring Harbor Symp Quant Biol* 53 : 37, 1988.
106) *J Neurochem* 51 : 1176, 1988.
107) *Mol Pharmacol* 37 : 820, 1990.
108) *J Neurochem* 52 : 402, 1989.
109) *Mol Pharmacol* 36 : 465-470, 1989.
110) *Neurosci* 8 : 643 1983.
111) *Mol Pharmacol* 32 : 81, 1987.
112) *Biochem J* 265 : 555, 1990.
113) *Eur J Pharmacol* 165 : 71, 1989.
114) *Br J Pharmacol* 98 : 1328, 1989.
115) *Brain Res* 493 : 320, 1989.
116) *Mol Pharmacol* 35 : 195, 1989.
117) *Biochem Biophys Res Commun* 154 : 1137, 1988.
118) *Trends Neurosci* 11 : 294, 1988.
119) *Mol Pharmacol* 38 : 267, 1990.
120) *Mol Brain Res* 8 : 263, 1990.
121) *J Pharmacol Exp Therap* 251 : 992, 1989.
122) *Nature* 255 : 235, 1975.
123) *Nature* 342 : 32, 1989
124) *J Physiol* 397 : 209, 1988.
125) *J Pharmacol Exp Therap* 241 : 366, 1987.
126) *EMBO J* 10 : 1635, 1991
127) *Bichem J* 253 : 81 1988.
128) *Brain Res* 258 : 243, 1983.
129) *Int Rev Cyt* 49 : 99, 1977.
130) *J Neurochem* 48 : 1632, 1987.
131) *Bull Jap Naurochem Sec* 29 : 382,1990.
132) *FEBS Lett* 244 : 113, 1989.
133) *Nature* 325 : 445, 1987.

3.3 神経腫瘍細胞によるレセプター遺伝子の発現解析

が異なる．そこでここでは，この種の実験にいちばんよく使われるニューロブラストーマ×グリオーマ雑種 NG 108-15 細胞[1]を中心に述べる．NG 108-15 細胞は，アセチルコリンのほか，セロトニン，ドーパミン，ブラジキニン，プロスタグランジンやブラジキニンなどに反応する（表3.3および文献2の表2参照）．それらの反応は，それぞれのレセプターによりメディエートされていると考えられている．したがって，NG 108-15 細胞は未分化な状態（増殖期の細胞）で数種類のレセプターをすでに発現している．そのことはこの細胞の研究の約20年前のスタート時点から知られていた．

当初，この細胞があまりに多くのレセプターを発現しているため，それらのレセプターは，一体自然の姿を反映していないのではないかと疑われたくらいであった．たとえばこの細胞がもつ，ムスカリン性アセチルコリンレセプターはアデニル酸シクラーゼ活性を抑制する一方，膜をわずかに脱分極させることが知られていた．cAMP の面からみると抑制的，膜電位からみると興奮性という変わった作用をもつレセプターで，当時の分類上受け入れ難いものであった．

しかし，レセプターのサブタイプの研究が進むにつれて，それは m 4 と呼ばれるタイプの，遺伝子解析によりはじめてわかったタイプのものであることが判明した[3]．NG 108-15 細胞に存在する他のトランスミッターレセプターもどれかのサブタイプである．しかも多くは1種類のみ発現している．内在性レセプターの発現にも一定の原理があったことがわかった．ここにかかげていないトランスミッターに対してはそのレセプターがないか，カップルすべき GTP 結合タンパク質がないか，あるいは，あってもごくわずかで PCR 法によりはじめて検出できるようなものである．そして，現時点で最も重要なことは，「あるレセプターがその細胞に発現されていないということを知ることである」．ないがゆえにそのレセプター遺伝子を NG 108-15 細胞に導入し調査する意味が生じるわけである．

c. レセプターにより支配されるイオンチャネル

レセプターによりモジュレーションを受けるイオンチャネルの多くは Ca^{2+} や K^+ チャネルであり，その様式については多くの総説もあり（ここでは文献を1つかかげるにとどめる（文献4と「総論」3.3に述べられている）．ここで重要なこ

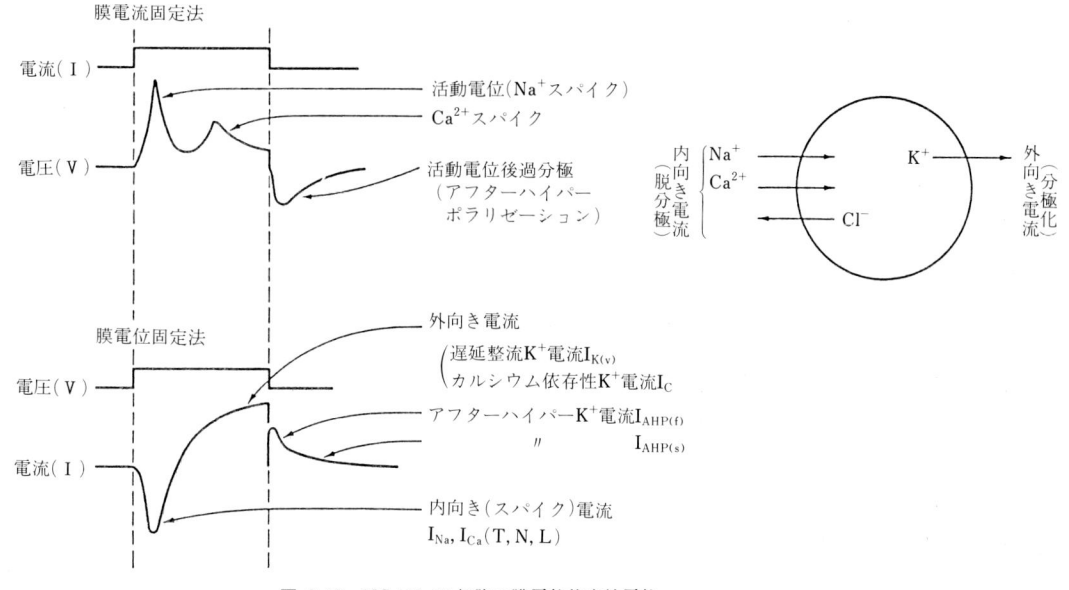

図 3.13 NG 108-15 細胞の膜電位依存性電位
活動電位と膜電流変化を発生するチャネルの関与が示してある．

表 3.4 NG 108-15 細胞に発現しているイオンチャネル

	チャネル	サブタイプ	レセプターカップリング	作用
内向き電流	Na$^+$			?
	Ca^{2+}	T		?
		N	オピエート，ノルエピネフリン，アセチルコリン	閉じる
		L	〃	閉じる
外向き電流	K$^+$	M	ブラジキニン	閉じる
		Ik(Ca) AHP(f)		変わらない？
		AHP(s)	ブラジキニン	開く
		40 pS	ブラジキニン	開く
内向き電流	カチオン		ブラジキニン	開く

とはレセプター遺伝子導入を行う細胞にそれらイオンチャネルが存在していることを知っていることであり，その知識なくしてレセプター・イオンチャネルカップリングの再構成細胞実験は不可能である．

神経腫瘍細胞に内在するイオンチャネル

正常神経に存在しているイオンチャネルの多くが，NG 108-15 細胞にも存在する．それらは細胞の分化とともに発現してくることがわかっている[1]．それらは，内向き電流としては，Na$^+$ 電流および，3種類の Ca^{2+} 電流（T，N，L 型）である[5]（図 3.13）．外向き電流としては，遅延整流，2種類の Ca^{2+} 依存性 K 電流（アフターハイパー電流 fast 型と slow 型）である[6]．その他約 40 pS のユニットコンダクタンスをもつ Ca^{2+} 依存性 K$^+$ 電流[7]および膜電位依存性 M 電流がある[6]．表 3.4 に示すように，ここで述べる電流が発現しているが，A 電流やアノマラスレクチファイヤーと呼ばれる内向き整流電流，ATP 感受性電流[5]などは存在しないと思われる（電流の詳しい説明は文献 8，9 を参照のこと）．

以上述べた電流のうち，ブラジキニンレセプター刺激により生じるイノシトール三リン酸とジアシルグリセロールをセカンドメッセンジャーとするチャネルの開閉によりモジュレーションを受けるのは Ca^{2+} 依存性 K$^+$ チャネルと M チャネルである．モジュレーションの内容についてはすでに別のところで述べた[6~10]．

図 3.12 に示したように，この NG 108-15 細胞のもつレセプターからセカンドメッセンジャーによるイオンチャネルモジュレーションのすべてのシステムを利用し，レセプターのみをトランスフェクションにより変えて，カップリングをみるとか，GTP 結合タンパク質によるイオンチャネルカップリング機構を，レセプターを変えることにより発生させるとかの実験が可能となってくる．そこで次にレセプター遺伝子の動物培養細胞での発現実験，それもパーマネントトランスフォーマントを得る方法について述べる．

d．NG 108-15 細胞のトランスフォーメーション

NG 108-15 細胞で実際に行ったトランスフェクションの仕方について述べる．

（1） 発現ベクターの作成

SV 40 のアーリープロモーターの下流にタンパク質をコードする全領域を含む 4 種類の GTP タ

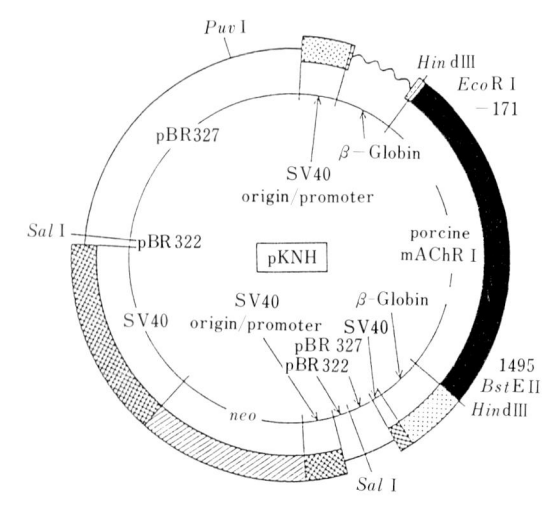

図 3.14 Gsαやムスカリン性アセチルコリンレセプターの発現に使われたリコンビナントプラスミド pKNH の模式図

ンパク質 cDNA ($\alpha_0, \alpha_{i1}, \alpha_{i2}$ と α_{i3})[11], 4種類のムスカリン性レセプター cDNA (m1, m2, m3 と m4)[3], あるいは K^+ イオンチャネル遺伝子 (NGK 1 と NGK 2)[12] をつないだ. その発現ベクターではネオマイシン耐性遺伝子がタンデム (連続して) につなげてある (図3.14). ムスカリン性レセプター遺伝子の場合は環状のまま, また GTP 結合タンパク質遺伝子の場合はそれを制限酵素で 1 か所切って直線化してある. それぞれを $CaPO_4$ 法, エレクトロポレーション法およびリポフェクチン法でトランスフェクションを行った.

(2) 遺伝子導入(エレクトロポレーション法)

1) 0.5~1 ml の Hepes 緩衝液中に 20~40 ng の pKNH 発現ベクターと 300 μg/ml のキャリア DNA (*E. coli* の DNA を熱変性し 1 本鎖としたもの) を加える.

2) 約 10^7 個/ml の細胞を用意する (これは, 70% コンフルエント, 100 mm 径の皿 1, 2 枚分にあたる). 前日メディウム交換したものである.

3) 細胞を集め 1) の溶液に懸濁し, BioRad のアルミ電極付きキュベットに移し, これを氷上に 5 分間置く.

4) 2000~3000 V/cm, 20 μF の電流を 1 回流す.

5) 5 分後, 約 30 ml のメディウム中で培養を開始する.

6) 倍加時間が 12 時間ほどの細胞なら第 1 日目から, NG 108-15 細胞のように 24 時間かかるものなら第 2 日目から, ネオマイシンセレクションを開始する (培養メディウムに G 418 を 800 μg/ml 加える. ネオマイシン濃度は, 添加後 4 日間で約 90% 以上の細胞が死ぬような濃度を選んで使う).

7) エレクトロポレーションの場合, 細胞に 1~2 copy の遺伝子が入るといわれており, また実験操作としての再現性も高い. 全長 150 kb の DNA のトランスフェクションに成功した例も知られている. 10^7 個の NG 108-15 細胞からスタートして 100 個くらいの G 418 耐性コロニーが出現し, そのうち 20 個の単一コロニーを stock した (この項は東京大学医学部脳生化学額田敏秀講師の方法による).

(3) リポフェクチンによる遺伝子導入法

リポソーム (リポフェクチン試薬) の仲介による真核細胞への DNA 導入とトランスフォーマント細胞の選択の方法を示す.

負電荷をもつ DNA は, 陽電荷脂質 N-[1-(2, 3-dioleyloxy)propyl]-N, N, N-trimethylammonium chloride (DOTMA) と dioleoyl phosphatidylethanolamine (DOPE) からなるリポソームと複合体を形成する. この複合体は細胞膜と融合し, DNA は細胞内に導入されると考えられている. そこで

1) 60 mm 径の培養皿に, 80% コンフルエントとなった細胞を用意する. 細胞を血清無添加の培養液 3 ml で 3 回洗浄し, 血清中のトランスフェクション阻害因子を除去する. 洗浄後, 血清無添加の培養液 3 ml を入れておく.

2) 1~20 μg の DNA および 30~50 μg のリポフェクチン試薬をそれぞれ 50 μl の滅菌蒸留水に溶解する. DNA およびリポフェクチン試薬の至適量は細胞によって異なる. 各溶解液 50 μl をポリスチレンチューブに移し, ゆるやかに振盪混和した後, 約 15 分間室温で放置する.

3) DNA-リポフェクチン複合体 100 μl を用意した細胞へ滴下し, ゆるやかに培養皿を回して, 複合体を細胞へ均一に作用させる.

4) 37℃, 5~10% CO_2 下で 5~8 時間培養した後, 20% 血清培養液 3 ml を加え, さらに 24~48 時間培養する.

発現ベクターにネオマイシン耐性遺伝子が挿入されている場合, この時点でネオマイシンの誘導体である G 418 (Geneticin) によるトランスフォーマント細胞の選択を開始する. G 418 に対する致死濃度は細胞により異なる. たとえば, マウス L 細胞の場合には, 800 μg/ml 程度であった. 選択培地下で細胞がコロニーを形成したら, これを単離した.

e. ノーザンブロット

ネオマイシン存在下で成育してきた細胞だからといってトランスフェクションした cDNA や遺

伝子が完全な格好でrecepient（受け手のNG108-15細胞）に取り込まれているとは限らない．そのcDNAや遺伝子が転写されて予想されるサイズのmRNAが合成されているかチェックする必要がある．

 1) 100mm径の皿1枚分の細胞をPBS(-)で洗浄後，細胞を集める．

 2) GTC法や尿素・リチウム塩析法にてtotal RNAを抽出する．

 3) total RNA 20 μgをglyoxalで変性後，1％アガロースゲルで電気泳動を行う．

 4) 泳動終了後，アガロース中のRNAをナイロンメンブレンに転写する．

 5) このナイロンメンブレンと ^{32}P で標識したcDNAのプローベとハイブリダイゼーション反応を行う．反応終了後，洗浄し，ナイロンメンブレンのオートラジオグラフィーを行う．NG108-15細胞の場合，約半数の細胞でノーザンブロットにて予想されるサイズのmRNAが検出できた．そして，m4のプローベにて内在性のムスカリン性アセチルコリンレセプターも検出できた[3]．

f. タンパク質の同定

cDNAや遺伝子から予想されるサイズのmRNAが合成されているとしても，そのmRNAをもとに機能を有するタンパク質が合成されているという保証はない．そこで，ノーザンブロットで陽性と判断された細胞クローンについて，タンパク質レベルでの判定が再度必要となる．レセプターの場合はレセプター結合実験，他のタンパクについては抗体による検出が一般的である．NG108-15細胞のムスカリン性アセチルコリンレセプターの場合は，それぞれトランスフォームした細胞の膜分画を用いてムスカリン性レセプターのアンタゴニストである[^{3}H] QNB（キヌクリジニルベンジレート）の結合実験を行った[3]．そして，[^{3}H] QNBの結合量にして，トランスフェクションしなかった細胞の示す結合量より，4〜8倍多いものを選び，外来性の遺伝子に基づくタンパク質を合成している細胞とした．導入した遺伝子をもとに合成されたタンパク質が，細胞内のシステムに組み込まれてどう機能するかを調査することが，発現実験でいちばん重要な点であるから，次に機能測定の実験を行う．

g. ムスカリン性レセプターサブタイプ遺伝子導入による実験例

(1) リン脂質代謝回転およびセカンドメッセンジャー

m1〜m4サブタイプ遺伝子（mAChR I〜IV）を導入し，パーマネントにトランスフォームされたそれぞれの細胞はもとの細胞と同じように扱え，培養できた．[^{3}H]ミオイノシトールでプレラベルした後，カルバミールコリンで刺激し，IP$_3$，IP$_2$，IP分画の放射活性を測定した．ベクターのみをトランスフェクションしたcontrolのNG108-15細胞やmAChII (m2)，mAChR IV (m4)をトランスフェクションした細胞ではカルバコールを添加してもPI代謝回転には何ら変化をきたさなかった[3]．一方，mAChR I (m1)，mAChR III (m3) cDNAをトランスフェクトした細胞ではIP，IP$_2$，IP$_3$の産生増加が著明にみられた．膜電流測定でも同時に，mAChR I (m1)とmAChR III (m3)でトランスフォームした細胞でのみ特徴的な外向き電流に続く内向き電流が記録できた（図3.15）．これらの結果は，図3.16に示すようにそれぞれサブタイプ間でホスホリパーゼCへのカップリング様式が異なっていることを示唆している．

(2) カルシウム電流抑制

この同じトランスフォーマント細胞を用いてムスカリン性レセプターから伝わる別のルートについて述べる．

神経細胞においてmAChRが刺激をうけるとI$_{Ca}$を抑制することがわかっているが，どのサブタイプがどのような機序を介して抑制するかについては不明な点が多い．そこで内在性，外来性のmAChRとCa^{2+}チャネルとを備えているNG108-15細胞を用いて，レセプターからCa^{2+}チャネルへの信号を検討した[13]．

ACh（0.001〜1mM）を細胞表面上に投与することにより，NG108-15細胞のCa^{2+}チャネル電流

3.3 神経腫瘍細胞によるレセプター遺伝子の発現解析

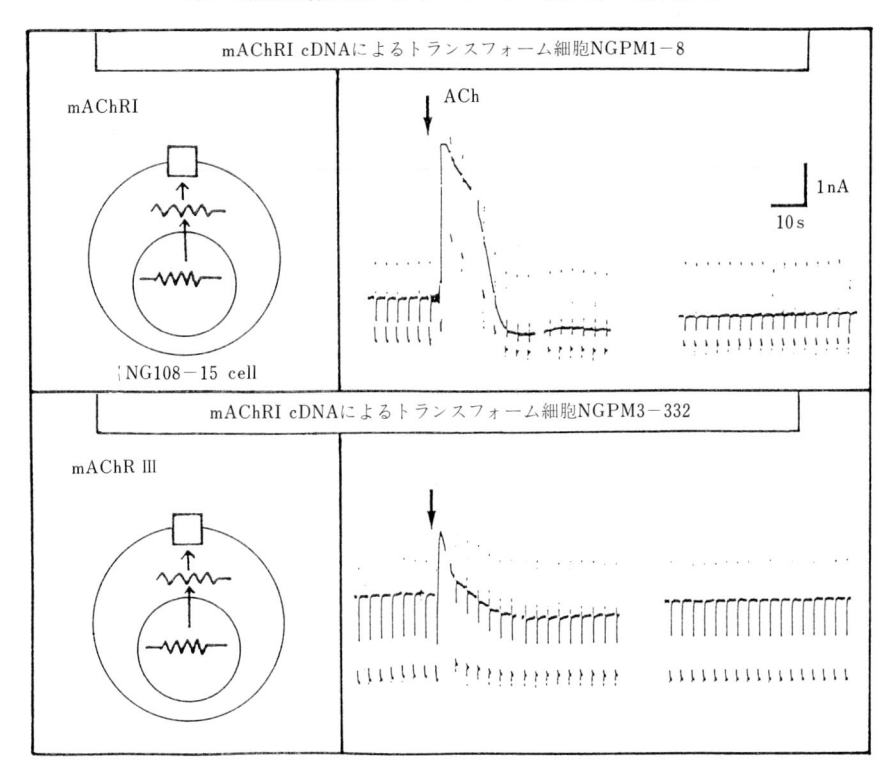

図 3.15 ムスカリン性アセチルコリンレセプターサブタイプI(m1)型とIII(m3)型遺伝子でトランスフォームしたNG108-15細胞のアセチルコリンに対する膜電流応答
外向き電流につづき内向き電流が生じている. 外向き電流はイノシトール三リン酸による Ca^{2+} 依存性 K^+ 電流の活性化により, また内向き電流は M 電流の抑制により生じる.

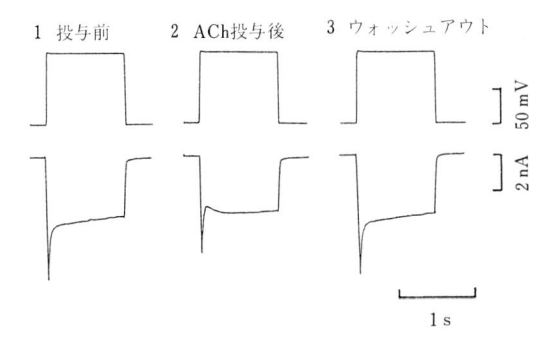

図 3.16 ACh ($1mM \times 3\mu l$) の細胞表面上への滴下による Ca^{2+} チャネル電流抑制
単一細胞を $-80mV$ に膜電位固定し, $+20mV$ に達する1000ミリ秒の矩形波パルスを10秒おきに与え, I_{ca} を測定した. 上段は電圧を, 下段は電流を示す. 1は ACh 投与前, 2は ACh 投与 ($1mM \times 3\mu l$) から5秒後, 3は ACh による抑制から回復後の I_{ca} を示している. ACh 投与により, ピーク I_{ca} は23%の抑制を受けた.

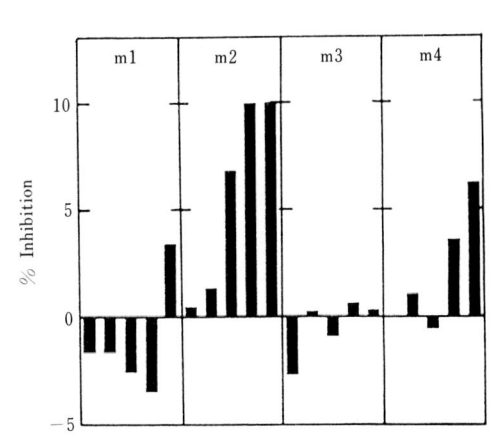

図 3.17 m1～m4 ムスカリン性アセチルコリンレセプター遺伝子でトランスフォームした NG 108-15 細胞群でのアセチルコリンによるピーク Ca^{2+} 電流の抑制率の濃度依存性
抑制率は, それぞれの遺伝子による分を示すため, みかけの抑制率から, コントロール細胞群の抑制分を差し引いた. 各棒は, 左から右へ ACh, $10^{-7}, 10^{-6}, 10^{-5}, 10^{-4}, 10^{-3}$ モルによる抑制を示す. 実験は異なる5種類の濃度 (10^{-7}～10^{-3} M) の ACh ($3\mu l$) を3～5分ごとに滴下し, 投与5秒後に I_{ca} を記録した. 投与前に対するピーク I_{ca} の減少率は9～44個で, 調べた細胞の平均値から算出してある.

(Ica)は濃度依存性に抑制をうけ, 1mM 投与ではピーク Ica は約 2.8% の抑制をうけた (図 3.17). ACh 0.1mM を灌流することによっても Ica はピーク電流,持続性電流 (L 電流) ともに抑制され, 指令電位 (Vc)-電流曲線を描くとピーク Ica の抑制は Vc が 0～+40mV の間で顕著であった. NG 108-15 細胞の Cd^{2+} 灌流によるピーク Ica 抑制もこの範囲で顕著にみられることから, ピーク Ica 抑制は N 型に強く起こっていることが示唆された. ACh によるピーク Ica の抑制は, 百日咳毒素 (PTx) を前処理として添加することで阻止された ($1.4\pm1.0\%$, n=7). 以上の結果は NG 108-15 細胞の Ca^{2+} チャネル電流は, 百日咳毒素感受性の GTP 結合タンパク質を介して, mAChR (m 4) により抑制を受けることを示唆している. 同様の実験をトランスフォーマント細胞で行った結果, m 2 と m 4 サブタイプ遺伝子による細胞で抑制が顕著にあらわれることがわかり, それらの抑制反応も百日咳毒素で消失した. 以上 m 2 と m 4 (mAChR II と mAChR IV) レセプターから Go ないし Gi を介して信号が伝達されることが判明した. 図 3.18 に示すような m 1/m 3 と m 2/m 4 という分類が可能で, このことはレセプター遺伝子のアミノ酸配列のなかにすでに GTP 結合タンパク質を選択する何らかの情報を含んでいることを示唆している.

おわりに この 30 年ほどの間, まず行われたことは, 神経芽腫細胞や分泌系のクローン細胞のもつ性質 (表現型) を探索することであった. 現在の仕事はクローニングされたレセプター遺伝子をそれらの細胞にトランスフェクションし, 新しい細胞 (トランスフォーマント) をつくりだし,

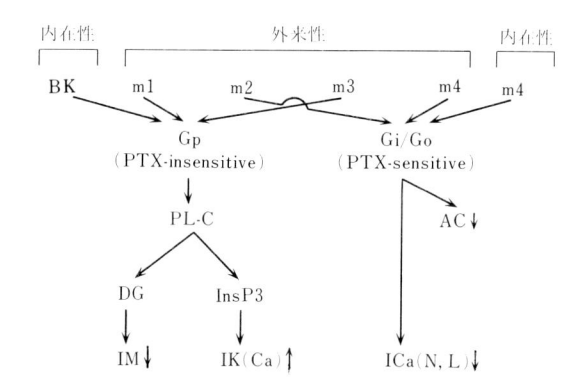

図 3.18 NG 108-15 細胞の内在性 BK と外来性 m 1 と m 3 レセプターによるレセプター・イノシトールリン脂質代謝カップリング様式と外来性 m 2 と m 4, それに内在性 m 4 による Ca^{2+} 電流の抑制的カップリング

逆に内在性の m 4 と外来性の m 2 と m 4, はイノシトールリン質代謝にカップルせず, 外来性の m 1 と m 3 は Ca^{2+} チャネルに効率よくカップルしていない.

発現したレセプターによるカップリング機構やそれにより生ずる細胞反応たとえば合成分泌過程を調査することである. 内在するタンパク質と発現させるタンパク質を巧妙に組み合わせると思いがけない成果が生じることを実例で示した. 遺伝子工学による遺伝子の抽出とともに細胞生物学的手法および, その細胞の特性をよく知っていないとできない実験である. 最後に, 表 3.5 以外詳しく述べなかったが, 内在する GTP 結合タンパク質の種類と量も結果を大きく左右するであろうから, それぞれの細胞のレセプターのありなし, イオンチャネルの種類のほかに GTP 結合タンパク質も重要であることを指摘したい.

〔東田陽博, 橋井美奈子, 横山 茂, 川村哲朗〕

表 3.5 NG 108-15 細胞に発現している GTP 結合タンパク質

種類	サブタイプ	発現 mRNA	タンパク	カップルするレセプター	表3.3の文献
$G\alpha$	α_s		+	?	
	α_i		+		24), 25), 64)
	α_{i1}	0～+			131)
	α_{i2}	+	+	アドレナージック α_2	13), 131)
	α_{i3}	+			131)
	α_o	0～+	+	オピエート δ	25), 29), 92), 131)～133)

文　献

1) Nirenberg M, Wilson S, Higashida H, Rotter A, Krueger K, Busis N, Ray R, Kenimer JG, Adler M: Modulation of synapse formation by cyclic adenosine monophosphate. *Science* **222**: 794-799, 1983.
2) 東田陽博, 三木直正：培養細胞の神経薬理学. 日薬理誌, **77**：99～113, 1981.
3) Fukuda K, Higashida H, Kubo T, Maeda A, Akiba I, Bujo H, Mishina M, Numa S: Selective coupling of muscarinic acetylcholine receptor subtypes with K^+ currents in NG108-15 cells. *Nature* **335**: 355-358, 1988.
4) Brown DA: G-proteins and potassium currents in neurons. *Ann Rev Physiol* **52**: 215-242, 1990.
5) Ito Y, Miyamori I, Matsubara T, Takeda R, Higashida H: Cromakalim, a vasodilator, differentially inhibits Ca^{2+} currents in NG108-15 neuroblastoma x glioma hybrid cells. *FEBS Lett* **262**: 313-316, 1990.
6) Brown DA, Higashida H: Voltage- and calcium-activated potassium-currents in mouse neuroblastoma x rat glioma hybrid cells. *J Physiol* **397**: 149-165, 1988a.
7) Higashida H, Brown DA: Ca^{2+}-dependent K^+ channels in neuroblastoma hybrid cells activated by intracellular inositol trisphosphate and extracellular bradykinin. *FEBS Lett* **238**: 395-400, 1988.
8) Higashida H, Brown DA: Two polyphosphatidylinositide metabolites control two K^+ currents in a neuronal cell. *Nature* **323**: 333-335, 1986.
9) Brown DA, Higashida H: Membrane current responses of NG108-15 mouse neuroblastoma x rat glioma hybrid cells to bradykinin. *J Physiol* **397**: 167-184, 1988.
10) Brown DA, Higashida H: Inositol 1,4,5-trisphosphate and diacylglycerol mimic bradykinin effects on mouse neuroblastoma x rat glioma hybrid cells. *J Physiol* **397**: 185-207, 1988.
11) Nukada T, Hashii M, Kameyama K, Higashida H: Distinct roles of GTP-binding protein α-subunits in NG108-15 cells. (in preparation).
12) Yokoyama S, Imoto K, Kawamura T, Higashida H, Iwabe N, Miyata T, Numa S: Potassium channels from NG108-15 neuroblastoma-glioma hybrid cells: primary structure and functional expression from cDNAs. *FEBS Lett* **259**: 37-42, 1989.
13) Higashida H, Hashii M, Fukuda K, Caulfield MP, Numa S, Brown DA: Selective coupling of different muscarinic acetylcholine receptors to neuronal calcium currents in DNA-transfected cells. *Proc Roy Soc Lond B* **242**: 68-74, 1990.

4. 形態学的方法

4.1 レセプター：結合部位，タンパク，mRNA 局在

a. レセプター研究への形態学的アプローチ

レセプターの形態学的アプローチは大きく 3 種に大別しうる．放射性同位元素で標識されたリガンド（レセプターに親和性を有する化学物質）を含む溶液と組織切片とを反応させ，リガンドとレセプターの結合部位を写真の原理により可視化するオートラジオグラフィー法がまずレセプターの形態学的検索に導入された．ついで精製レセプタータンパクや合成レセプタータンパクを抗原として抗体を作製し，抗原・抗体反応を利用してレセプタータンパクの局在を可視化する免疫組織化学，そして cDNA や cRNA などをプローブとしてレセプタータンパクの mRNA の局在を可視化しレセプタータンパクの産生ニューロンを同定する in situ hybridization (ISH) 法による検索が近年では盛んになっている．

（1） オートラジオグラフィー法[50b,53,58]

in vivo 法と in vitro 法とがある．in vivo 法は標識リガンドを生体内に投与し，標識リガンドがレセプターと結合するまでの一定期間生存後，組織切片を作製し，リガンドの局在をオートラジオグラフィー法で可視化する方法である．in vitro 法はまず組織切片を作製し，その組織切片を標識リガンドを含有する溶液と反応させ結合部位をオートラジオグラフィーを用いて可視化する．この両法に共通する最も重要なことはリガンドの選択である．

a) リガンド

最初に要求される点はレセプターに対しての親和性の問題で，当然高い特異性が必要である．実際には解離定数が 10^{-9} M 以下であること，高い比放射能を有すること，化学的に安定で純度が高いこと，生物活性が保たれていることが問題となる．

標識に用いられる放射性同位元素は [^{3}H] か [^{125}I] がよく用いられる．[^{3}H] 標識は幅広く用いられるが，その理由は半減期が長く標識物質が安定していること，標識リガンドはリガンド自体と比して生物活性に差がないこと，被曝の可能性が低いことがあげられる．しかし標識を自ら行うことは困難であること，比放射能にばらつきが出やすいことなどから，市販のものを（NEN，あるいはアマーシャム社）利用するケースが多い．チロシン残基は [^{125}I] で簡単にヨード化しうる．この標識法の簡便さと短期間でよいオートラジオグラムが得られる点がこの [^{125}I] 標識の利点である．しかし半減期が短いこと（化合物が不安定である），γ線の被曝に留意することなどがこの標識の欠点である．さらにリガンドの分子量が小さい際には，ヨードの原子量が大きいため標識リガンドと非標識リガンドの間でレセプターに対する結合のカイネティクスが異なる可能性もある．

切片上でオートラジオグラフィーを行う際（in vitro 法）においてポイントとなることは標識リガンド溶液との反応の際の至適条件を設定することである．まず脳のホモジナイズと標識リガンドとの間の結合を調べる．すなわち各種実験下においてタンパクと結合した結合リガンドと結合していないフリーリガンドを分離し，その動態を検討する．タンパク質を順次増加させると結合リガンド量は当然増加するが，実験に用いるタンパク量はこの増加が直線を示す範囲内でなければならない．次に各種の厚さの切片を作製し，どの厚さまでの切片が反応に用いうるかを検討する．各種の厚さの切片を 0.02％ ウシ血清アルブミン，2 mM

EGTA, 5mM MgCl₂ 含有トリス緩衝液 (pH 7.4) に15分浸漬する. 風乾後一定量のリガンドを含む同液と反応させ, 前述のトリス緩衝液で洗浄・風乾後, 切片上の放射能活性をガンマーカウンターで計算するかあるいは切片をはぎとりタンパク融解剤中に入れる. すなわちこの融解液中には結合リガンドのみが存在しているはずである (フリーリガンドは切片の洗浄の際に除かれている). そこで数時間後, シンチレーションカウンターで結合リガンドの量を計算し切片の厚さの増加に従い直線的に結合が増加している範囲を選び, その範囲内の厚さの切片を作製することとする.

切片の厚さが決定すればリガンドの結合の特異性を確かめる競合実験を行う. 一定量の標識リガンドを含む溶液に異なる濃度の非標識リガンドを加え, どの濃度で結合が最低レベルに達するかを決める. この濃度は非特異的結合を得るための指標となる.

次に反応時間を決定する. 標識リガンド溶液と標識リガンド溶液に先に得られた濃度よりもやや高濃度の非標識リガンドを加えた溶液を用意する. 各温度で時間経過を追って全体結合と非特異的結合を量り, その差の特異結合が平衡に達する時間を求め, その時間を反応時間とする.

平衡に達した結合は大量の緩衝液や非標識リガンドを加えることにより解離する. 平衡に達した切片をこれらの液で処理し時間経過を追って全体結合と非特異結合の量の変化を算出する. 特異的結合が高く非特異的結合の少ない時間を洗浄時間として決める. また標識リガンドの濃度をさまざまに換え, 特異的結合の増加をみる (飽和実験). これより K_d 値, B_{max} を求める.

b) オートラジオグラフィーの実際の手技[53,58,137]

in vivo 法ではまず新鮮凍結切片を作製する. クリオスタットで新鮮凍結切片作成後の処理は2つに分かれる. 乳剤を予め塗布したスライドグラスに切片をのせ暗所で露出するやり方と, 未処理のスライドグラスに切片をのせその上に [³H] 感受性フィルムを密着させるやり方である (ともに乾式法と呼ばれる). 前者は顕微鏡下で結合部位の存在を実際の組織と対応しつつ観察しうる (光顕オートラジオグラフィー). しかしスライドグラスへの乳剤塗布が不均一であり, 切片作製からその後の処理をすべて暗所で行わなければならない. 後者はフィルムオートラジオグラフィー法とも呼ばれ, 結合部位の全体像を把握したり, また画像解析装置などによる定量化の試みには好都合であ

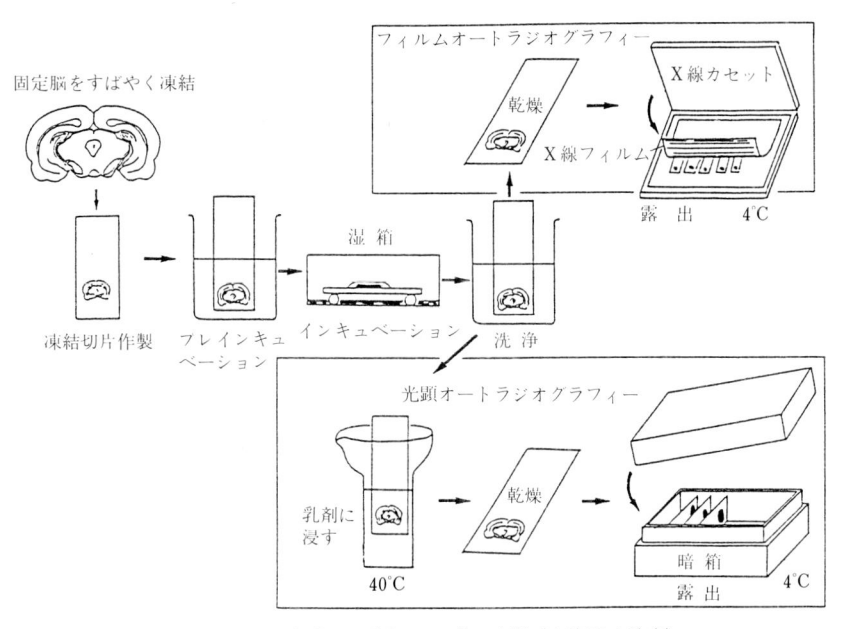

図 4.1 オートラジオグラフィー法の実際 (文献58を改変)

る．

　また in vitro 法は生体のまま結合部位を検索しうることも可能で，標識リガンドを注入後 positron emission tomography（PET）による生体での結合部位動態観察の試みがなされている．

　in vitro 法の実際を図 4.1 に示す．新鮮凍結切片を上述の結合実験などで設定した条件下でプレインキュベーション（上述），標識リガンド含有溶液との反応，分別洗浄を行う．その後切片は[³H]感受性フィルムなどによるフィルムオートラジオグラフィーに供する方法（フィルムオートラジオグラフィー）と乳剤薄膜を dipping 法や loop 法により切片にかける方法（湿式法）（光顕オートラジオグラフィー）のいずれかにより処理される．後者の乳剤には Kodak NTB-2, イルフォード K-5, サクラ NR-M 2 などがある．露出時間は1～数週間，現像は5～8分，定着は約5分行う．

　このほかオートラジオグラフィー法には電顕オートラジオグラフィー法があるが，銀粒子の大きさ，反応産物の拡散，固定の問題などがありレセプター研究の領域ではいまだ実用的でない．

c） オートラジオグラフィーのレセプター研究における問題点

　まずあげられるのはリガンドの特異性である．たとえばセロトニン（5HT）レセプターの結合部位の検討に[³H]5HT がしばしばつかわれる[72]．しかしこの標識物質は pre 側（5HT 終末）に存在する 5HT トランスポーターにより pre 側にも取り込まれる（図 4.2）．いいかえると人によって同じ物質が pre と post の両者のマーカーとして使用されていることとなる．次の問題はリガンドがしばしば非特異的に取り込まれることが起きる．たとえば標識ドパミン（DA）は DA レセプターと結合したり DA ニューロンにのみ取り込まれるのみならず他のアミンニューロンやグリア細胞にも取り込まれる可能性がある．またオートラジオグラフィーの欠点としてあげられるものとして人工産物がある．したがって少量の結合はバックグラウンドとして処理されたり，逆にバックグラウンドが結合部位として主張される可能性がある．オートラジオグラフィーによる結合部位の検索の大きな弱点の1つは結合部位の局在する神経要素の解析が困難であるという点である．たとえば大脳皮質に結合部位が認められてもその反応はびまん性であり，どの神経要素に存在しているかは定かでない．また免疫組織化学などの他の方法との併用も困難である．このような理由から最近ではレセプター抗体を用いる免疫組織化学，mRNA 局在を可視化する ISH 法による検索が増えつつある．

　留意すべき点はオートラジオグラフィーによる結合部位の検索はシナプス部位を可視化している可能性が強いこと，免疫組織化学はタンパク局在を示すため可視化された主たる部位はシナプス部位であり，一部レセプタータンパク産生部位（ニューロン）である可能性があること，ISH 法で可視化されるのはレセプター産生ニューロンの分布である．すなわち，各技法により可視化される部位は同一でない点には留意せねばならない．

（2） 免疫組織化学[148,148b,164]

　最近の生化学的あるいは分子生物学的手法の進歩はレセプタータンパクの高純度での精製を可能に，あるいはそれ自身の構造決定を可能にした．したがって精製レセプタータンパクや合成レセプタータンパクを抗原として抗体を得ることが可能となり，レセプター局在への免疫組織化学的アプローチが可能となった．

a） 免疫組織化学の手法

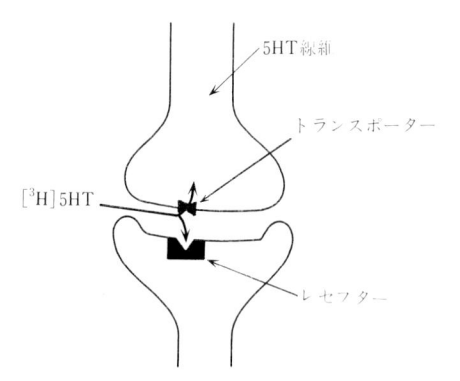

　最も重要なことは抗体価と特異性の高い良い抗血清を手に入れることである．最近ではレセプタ

図 4.2　[³H]5HT に標識される部位
pre 側，post 側の両者とも，またグリア細胞も標識される可能性がある．

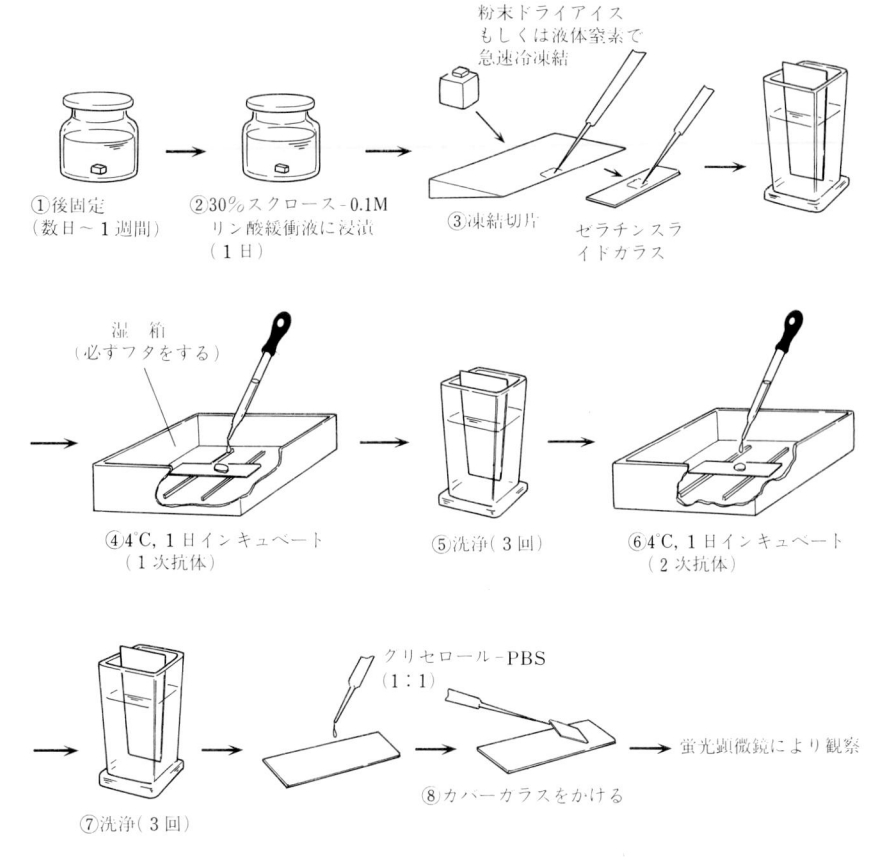

4.1 レセプター：結合部位，タンパク，mRNA 局在

図 4.3 間接蛍光抗体法の実際[148,148b]

―タンパクの抗血清の一部も市販されるようになった．抗血清の特異性は組織化学的には吸収試験で確認する．すなわち過剰量の抗原や類似物質その他を予め使用する抗血清に混ぜ 1 夜放置する．その後遠沈しその上清をコントロール血清とする．抗原を吸収させた抗血清では反応が減少あるいは消失し，その他の例で反応が変化なければその抗血清は目的とする抗原に特異的であるとする．しかし完璧に特異的であるということはモノクローナル抗体を用いてもありえず，常に○○様免疫活性陽性と称する．正常血清をしばしばコントロール血清として用いる例を散見するが，正常血清はコントロール血清としてはまったく意味がない．抗体の作製法，免疫染色法の種類，手技の実際についての詳細は他の成書を参考にされたい．代表的な手法を図 4.3 とフローチャート 1, 2 に示す．また標識物質の可視化の方法を表 4.1 に

<フローチャート>1　PAP 法の実際

①切片作製→②冷 PBS で洗浄→③20% PBS →④Normal goat serum (NGS) に浸漬（30 分間）→⑤1 次抗体と反応（1〜2 日間，4〜15℃）→⑥冷 PBS で 3 回洗浄→⑦2 次抗体を PBS-NGS で希釈し 1 夜反応→⑧冷 PBS で洗浄→⑨PAP 複合体で 3〜12 時間→⑩DAB 反応→⑪PBS 洗浄→⑫ゼラチンスライドガラス上へ→⑬脱水（70, 80, 90, 95, 100, 100% アルコール），透徹（キシレン，キシレン）→⑭封入

<フローチャート>2　ABC 法の実際

①凍結切片→②冷 PBS で洗浄→③1 次抗体と反応（1〜2 日間）（浮遊法）→④冷 PBS で 3 回洗浄→⑤ビオチン標識 2 次抗体で反応（1 夜，1 次抗体作製動物の IgE に対する抗体に標識されていることを確認）→⑥洗浄→⑦アビジン・ビオチン複合体で反応→⑧DAB 反応

表 4.1 西洋ワサビペルオキシダーゼ (HRP) の可視化反応

HRP-DAB 反応 (Graham-Karnovsky 反応)	100 ml の 0.05 M トリス-塩酸緩衝液 (pH 7.6) に 3,3-ジアミノベンジジン-4HCl (DAB) (ドータイト化学) 20〜40 mg を溶解する。これに終濃度 0.01% になるように過酸化水素 (H_2O_2) を添加する (DAB 反応液)。免疫反応終了後の切片をこの液で 5〜40 分間反応する。反応は随時、顕微鏡で確認しながら行う。
HRP-DAB-ニッケル強化反応	100 ml の 0.05 M トリス-塩酸緩衝液 (pH 7.6) に DAB 20〜40 mg, ニッケルアンモニウム硫酸塩 $(NH_4)_2Ni(SO_4)_2\cdot 6H_2O$ 1.2 g を溶解する (DAB-ニッケル液)。これに H_2O_2 0.01% を加え、切片を 5〜40 分間, DAB-ニッケル液で反応する。
HRP-AEC 反応	0.05 M 酢酸緩衝液 (pH 5.0) 2.5 ml に AEC 液 (生化学工業) を 1 滴添加し、さらに H_2O_2 0.01% 加え、反応を開始する (40 分間)。

まとめる。

b) 免疫組織化学のレセプター研究での利点

神経系は各組織の内でもきわめて複雑な構築をしておりレセプタータンパクなどの部位に、またどのニューロンに含まれるかなど利用効果の高い組織の 1 つである。たとえば神経活性物質の抗血清を用いた免疫組織化学では目的とする神経活性物質を含有する軸索終末が脳のどの部位に存在するかを明らかにするのには有効である。神経活性物質は終末から遊離され相手側の膜に存在するレセプターと結合してはじめてその効果を発揮する。可視化された神経活性物質含有終末の周囲には多くの異なるニューロン系が存在し、目的とする神経活性物質が標的とするニューロン系の描出は困難である。したがってレセプタータンパクの抗血清を用いた免疫組織化学の有効性の 1 つとして目的とする神経活性物質の作用部位や標的ニューロンを解明しうるということがあげられる。また当然、電子顕微鏡への応用は可能でレセプタータンパクの可視化により反応産物が沈着する部位に対応する pre 側入力に含まれる神経活性物質が決定しうる。

複数の抗原を同一切片や連続切片で可視化することも可能で、事実光顕・電顕レベルでの応用がなされ化学的神経回路網の解析に大きな武器とな

っている (βアドレナージックレセプター, グリシンレセプターの項を参照)。また免疫組織化学はトレーサ法はじめ ISH 法など他の神経解析学的手法との併用も多々なされており、これらの試みは今後レセプター研究の領域まで広がることは確実である。

(3) ISH 法

詳細は別章か他の総説を参考にされたい。ただ最近高感度で簡便な非 RI-ISH 法が開発されたことを付記する[59b,c,95b,137]。

b. 神経アミノ酸性レセプター

(1) グリシンレセプター

グリシンは主要抑制系伝達物質の 1 つである。

a) グリシンレセプターの多様性

グリシンレセプターは薬理学的にストリキニン感受性レセプターとストリキニン非感受性レセプターの 2 種に大別されてきた。前者の結合部位 (ストリキニンをリガンドとして使用) は下位脳幹に豊富で前脳に乏しい[14,118,207,208]。一方、ストリキニン非感受性グリシンレセプターの結合部位 ([^{3}H] グリシンをリガンドとして使用) はむしろ前脳各部位で豊富である[14]。

ストリキニン感受性グリシンレセプターは分子量 48 kDa の 3 個の α_1 サブユニットと 58 kDa の 2 個の β サブユニットと 93 kDa の裏打ちタンパクよりなることが明らかとされた (図 4.4)[7,8,165,166b,c]。α_1 サブユニットがストリキニン結合部位である。α_1, β サブユニットの全 1 次構造も決定され[38,39], α_1 あるいは β サブユニット mRNA 含有細胞の

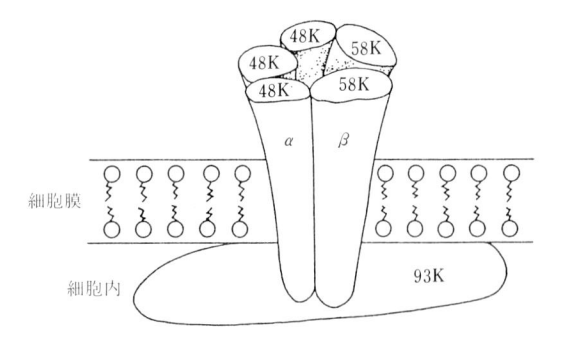

図 4.4 ストリキニン感受性グリシンレセプターのサブユニット構成 (文献 165 を改変)

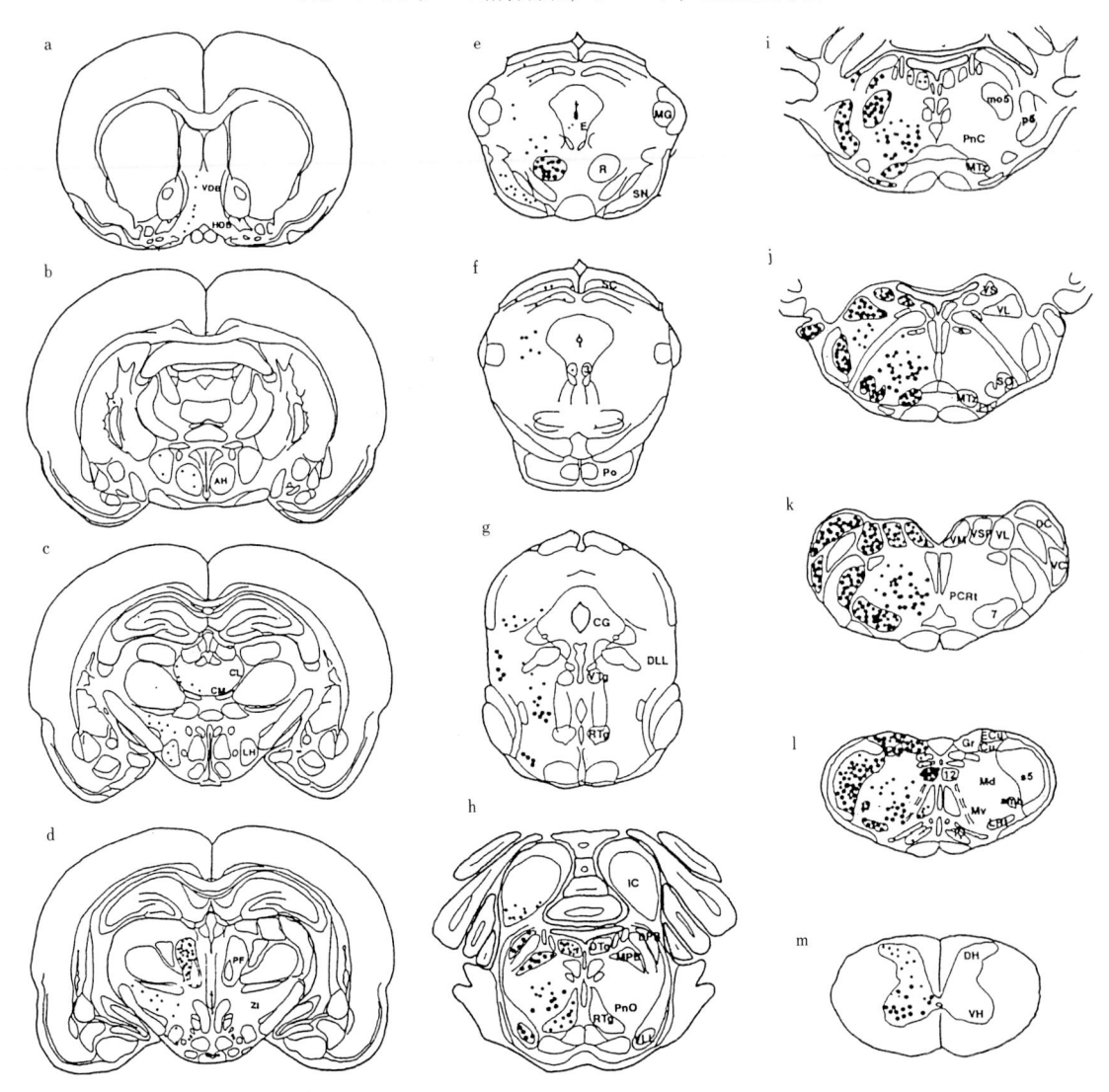

4.1 レセプター：結合部位，タンパク，mRNA 局在

図 4.5 グリシンレセプター α_1 サブユニット mRNA 含有細胞の分布[136]

脳内分布が ISH 法により詳細に検討されている[35b,136]．また，93 kDa タンパクの分布は 93 kDa タンパクに対する抗体を用いた免疫組織化学による報告がある[3,5,98,168,176]．

図 4.5，4.6 に α_1 サブユニット mRNA および β サブユニット含有細胞の分布を示す．下位脳幹では α_1 サブユニット mRNA 含有細胞の分布と β サブユニット mRNA 含有細胞の分布が酷似し，α_1 サブユニットと β サブユニットが対をなしてグリシンレセプターを構成しているものと思われる．このことはストリキニンの結合部位が下位脳幹，脊髄に多いことによく一致する．

また，α_1 サブユニットが前脳にはほとんど発現しないことは α_1 サブユニットがストリキニン結合部位であり，ストリキニン結合部位が前脳に多い事実とよく一致する．しかし，β サブユニットについては様相が大きく異なり，前脳にも実に豊富に存在する．また，小脳についても α_1 サブユニットと β サブユニットの局在が異なる．小脳核では α_1 サブユニットと β サブユニットの両者がともに豊富に発現するが，Purkinje 細胞では β サブユニットのみが豊富に発現する．

以上の事実はグリシンレセプターの構成が前脳の主な部位，Purkinje 細胞と下位脳幹とでは大き

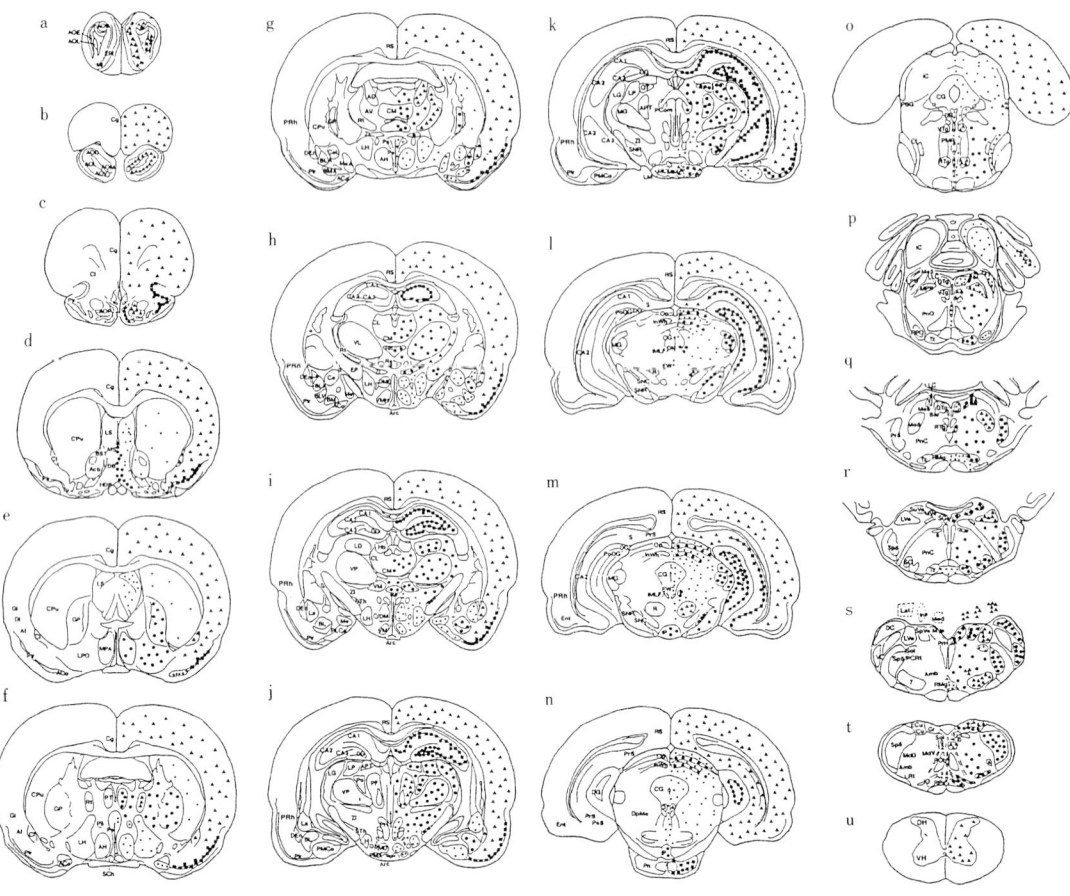

図 4.6 グリシンレセプター β サブユニット mRNA 含有細胞の分布[35b]

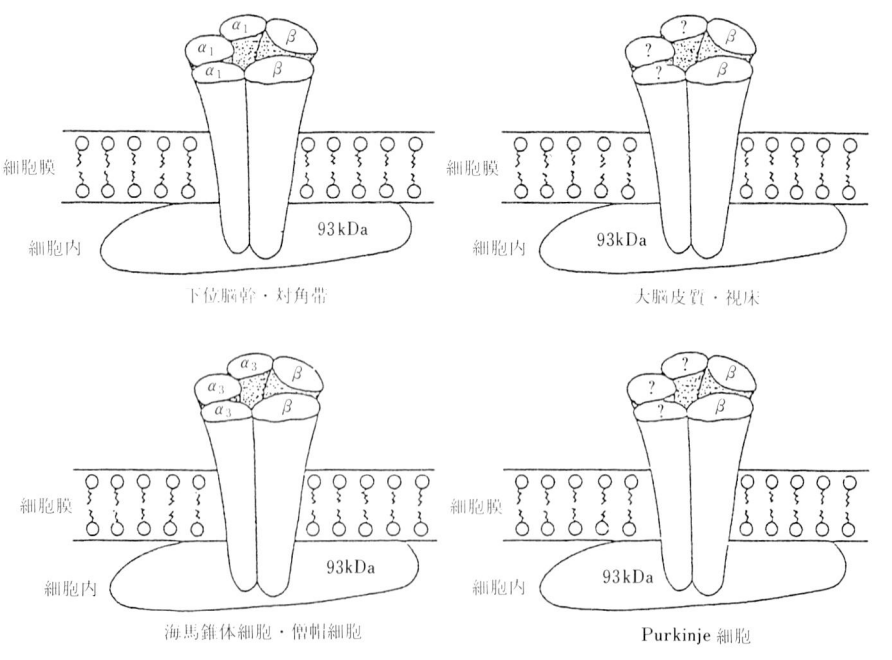

図 4.7 グリシンレセプターの多様性（文献 166 を改変）

く異なることを示す(図4.7). すなわち,下位脳幹ではα_1とβサブユニットが対をなしてグリシンレセプターを構成するが,前脳やPurkinje細胞ではβサブユニットのみか,あるいはβサブユニットと未知のサブユニットが対をなしてグリシンレセプターを構成するものと思われる(図4.7).

最近新たにα_2および$\alpha_{3,4}$サブユニットがみいだされた[40,46,66b~d,80b,c]. α_2サブユニットは幼若期に一過性に発現する[40,66b,d,80b,136b,165,166b,c]. 一方,$\alpha_{3,4}$サブユニットは成熟動物脳で発現するがその発現量は低く,嗅球や海馬などのごく限られた領域にしか発現しない[66c,80c]. それゆえ海馬や嗅球では$\alpha_{3,4}$サブユニットがβサブユニットとペアーをなしてグリシンレセプターを構成する可能性があるが,他の部位ではα_1, $\alpha_{3,4}$サブユニット以外の未知のサブユニットがグリシンレセプターの構成にあずかる可能性が高い.

いずれにせよ,グリシンレセプターは前脳と下位脳幹で同じイオンチャネルでもその構成が異なっていることは明白である.

さらに大脳皮質ではグルタメートレセプターの1つであるN-メチル-D-アスパルテート(NMDA)レセプター複合体の構成分としてストリキニン非感受性グリシンレセプターが参画していることが示されている[2,33,83,163]. βサブユニットがストリキニン結合部位でないこと,NMDAレセプターが大脳皮質,海馬に豊富に分布することからβサブユニットがNMDAレセプターのグリシン結合部位の構成分の1つでないかとも考えうる. しかし,βサブユニットの分布とNMDA結合部位との分布と大脳皮質との分布が大脳皮質や海馬などで異なること,また最近βサブユニットmRNA含有細胞の分布はクローニングされたNMDAレセプターのmRNA含有細胞の分布ともやや異なることから,上述の可能性には疑問がある.

b) 栄養(成長)因子としてのグリシンの受け皿

α_2サブユニットは生直後のみに一過性に発現し,成熟動物では認められない[40,66b,d,80b]. 幼若動物においてα_2サブユニットmRNA含有細胞の分布を検討すると下位脳幹ではα_1, βサブユニットmRNA含有細胞の分布と前脳ではβサブユニットmRNA含有細胞の分布とよく一致する[136b]. 一方,α_1サブユニットは幼若期には発現せず成長とともにその発現が増加する. βサブユニットは幼若期より豊富にみられる.

以上の事実はグリシンの受け皿が幼若期と成熟動物で異なることを示す. 幼若期においてはα_2サブユニットとβサブユニットが前脳から下位脳幹脊髄まで対をなしてグリシンレセプターを構成する. 成長とともに下位脳幹や脊椎ではα_2サブユニットの発現が次第に減少し,おそらく同一ニューロンで今度はα_1サブユニットの発現が次第に増加する. 前脳ではα_1サブユニット以外の未知のサブユニットの発現が成長とともに次第に増加するものと思われる.

例外ながら,成熟動物でα_1サブユニットが存在する部位においてα_2サブユニットが幼若動物で発現しないことがある. これらの部位ではグリシンが成長因子として作用を及ぼさないか,あるいはα_2サブユニット以外の未知の幼若型のサブユニットが存在する可能性がある.

(2) GABAレセプター

GABAはグリシン同様抑制性の伝達物質の代表的なもので,そのレセプターはビククリンに感受性を示す$GABA_A$レセプターとビククリン非感受性でバクロフェンをアゴニストとする$GABA_B$レセプターに分けられる[67,68].

a) $GABA_A$レセプター

$GABA_A$レセプターは薬理学的にはGABA結合部,I型ベンゾジアゼピンレセプター,バルビツール結合部,Cl^-チャネルよりなる複合体と理解されている(図4.8)[67,68,150,166b,c]. GABAがGABA結合部に結合するとCl^-が開口し,Cl^-が細胞内に流入し過分極がひき起こされる. ベンゾジアゼピンは開口頻度を増加させ,バルビツールは開口時間を延長させる.

一方,分子生物学的アプローチにより$GABA_A$レセプターはαとβの2種のサブユニットよりなり,このサブユニット集合体がCl^-チャネルを構成している可能性が示された(図4.9)[140,141]. と

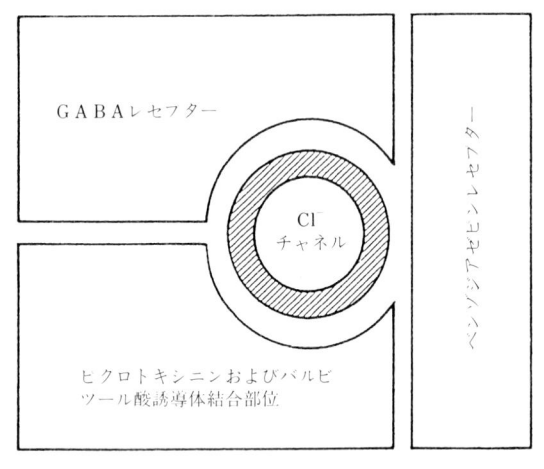

図 4.8 薬理学的に推定された$GABA_A$レセプターモデル[166b]

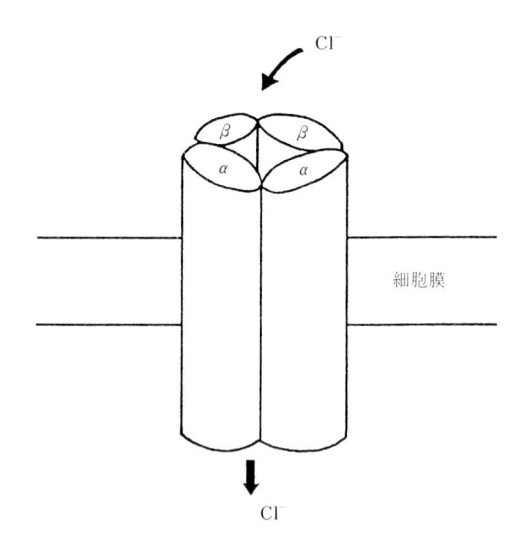

図 4.9 当初の分子生物学的研究により推定された$GABA_A$レセプターモデル[166b]

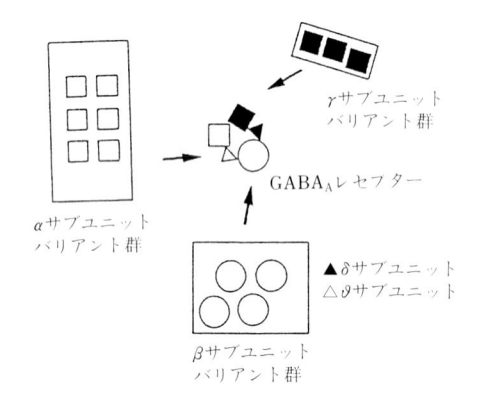

図 4.10 最近までに推定されていた$GABA_A$レセプターの構造モデル[166b]

ころがさらにαは$\alpha_{1\sim6}$の，βは$\beta_{1\sim4}$のサブユニットバリアントを有すること，α，β以外にγ，δ，ρのサブユニットが存在し，γには$\gamma_{1\sim3}$のバリアントが存在することが明らかとなった[74,80,128,149,174,196,197]．そうなると図4.9の仮説は変更を求められ，αについては$\alpha_{1\sim6}$のいずれかから1個のバリアントが，βについても$\beta_{1\sim4}$のいずれかから1個のバリアントが，γについても$\gamma_{1\sim3}$のいずれか1つのバリアントが$GABA_A$レセプターの構成にあずかるのではないかと考えられるようになった（図4.10）．そうなると$GABA_A$レセプター自身が70種近く存在することとなる[140]．GABAという1つの抑制性伝達物質のためになぜこれだけのレセプターが用意されねばならないかは不明である．さらに最近のバリアントmRNA含有細胞の検討は事態をもっと複雑にした[5b~d,45,75,80,145,191,211,212,212b,c]．

図4.11に被殻（CPu），淡蒼球（GP），扁桃体中心核（Ce）におけるβ_1（A），β_2（B），β_3（C）サブユニットmRNA含有細胞の分布を示す．確かにCPuのニューロンはβ_3サブユニットmRNAを豊富に含有するが，β_1，β_2サブユニットmRNAはほとんど含有しない．また，GPはβ_2サブユニットmRNAを豊富に含有するが，β_1，β_3サブユニットmRNAはほとんど発現させない．しかし，このように単一の部位が単一のβあるいはαサブユニットバリアントを含有する例はむしろ例外である．同じ写真でもCeがβ_1およびβ_3サブユニットを発現しているのがわかる．表4.2に脳内各部でのα_1，α_3，α_4，$\beta_{1\sim3}$，$\gamma_{1,2}$サブユニットmRNA含有ニューロンの分布のまとめを示す．この表からもわかるように各サブユニットバリアントの各ニューロンにおける発現パターンは実に多岐にわたる．いいかえると$GABA_A$レセプターは$\alpha_{1\sim6}$，$\beta_{1\sim4}$，$\gamma_{1\sim3}$，δ，ρのそれぞれのサブユニットバリアントの順列組み合わせの数のレセプター種が存在する可能性がある[166,166b,c]．したがって，$GABA_A$レセプターを介するGABA作動性システムの解明には各サブユニットバリアント個々の機能解明と各ニューロンごとの$GABA_A$レセプターサブユニット構成の解明が不可決である[166,166b,c]．各サブ

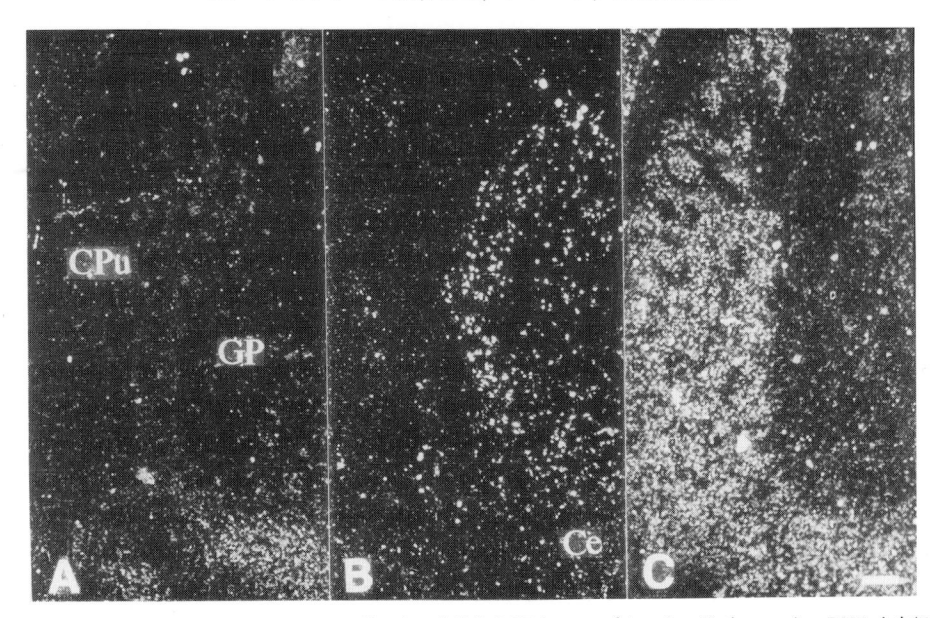

4.1 レセプター：結合部位，タンパク，mRNA 局在

図 4.11 *in situ* ハイブリダイゼーション法による線条体 GABA$_A$ レセプター $\beta_{1\sim3}$ サブユニット mRNA 含有細胞の分布
被殻（CPu）は β_2 に，淡蒼球（GP）は β_2 に，扁桃体（Ce）は β_1 と β_3 に標識される．

表 4.2 GABA$_A$ レセプター各サブユニットバリアント mRNA 含有細胞の脳内分布（文献 5 b, c を改変）

Brain region	α_1	α_3	α_4	β_1	β_2	β_3	γ_1	γ_2
Thalamus								
habenular complex	+	−	−	−	−	+	+	−
anterior nu.	++	++	++	++	++	+	−	++
dorsomedial nu.	++	−	++	−	++	+	−	++
midline nu.	++	++	−	+	++	+	+	++
reticular nu.	−	+	−	−	−	−	−	++
ventrolateral	++	−	++	+	++	+	−	++
ventroposterior	++	+	++	+	++	+	−	++
lateral	++	++	++	+	++	+	−	++
medial geniculate body	++	++	++	+	++	+	++	++
lateral geniculate body								
dorsal	++	−	++	−	++	+	−	++
intergeniculate leaf	++	−	++	−	−	+	−	++
ventral	++	++	++	+	−	+	−	++
Subthalamus	++	−	+	+	+	+	−	++
Zona incerta	++	++	++	+	++	+	+	++
Hypothalamus								
preoptic area	+	++	−	+	+	++	++	++
supraoptic nu.	−	−	−	++	++	++	+	++
paraventricular nu.	+	++	++	+	+	++	−	++
suprachiasmatic nu.	−	−	−	−	+	++	−	++
anterior hypothalamic nu.	+	++	++	+	+	++	+	++
ventromedial hypothatamic nu.	+	++	++	++	+	++	+	+
dorsomedial	+	+	−	+	+	++	+	++
periventricular	−	+	+	−	−	−	++	−
dorsal hypothalamic area	+	−	−	−	−	−	−	+
perifornical area	++	+	+	−	+	+	−	−
arcurate nu.	−	+	+	+	−	++	++	−
posterior	+	+	+	+	+	++	−	+

Brain region	α_1	α_3	α_4	β_1	β_2	β_3	γ_1	γ_2
mammillary body	−	++	++	+	+	++	−	+
premammillary nu.	+	+	++	+	+	++	−	++
supramammillary nu.	−	++	++	−	−	−	−	++
lateral hypothalamic nu.	−	+	++	+	++	++	+	++
Lower brainstem								
substantia nigra								
pars reticulata	++	−	++	+	−	+	++	++
pars compacta	−	++	++	+	++	+	−	++
Red nu.	++	+	+	−	++	++	−	++
Central gray	+	+	++	++	+	++	−	++
Nu. of Darkschewitsch	?	+	+	+	−	+	−	++
Interstitial nu. of Cajal	?	+	+	−	−	−	−	++
Viscerosensory system								
solitary nu.	+	++	++	+	+	+	++	−−
commisural nu.	+	++	++	?	?	?	++	−
General somatosensory system								
gracile nu.	+	++	++	?	?	?	−	−
cuneate nu.	++	++	++	+	+	++	−	−
mesencephalic trigeminal nu.	−	−	+	−	−	−	+	++
principal trigeminal nu.								
pars ventrolateralis	−	++	++	+	+	++	+	++
pars dorsomedialis	−	++	++	+	+	++	+	++
spinal trigeminal nu.								
pars oralis	−	++	++	+	+	++	+	+
pars interpolarls	−	++	++	+	+	++	+	++
Special somatosensory system								
vestibular system								
vestibular nu.	−	++	+	+	+/++**	+/++**	−	++
auditory system								
dorsal cochlear nu.	+	++	++	−	+	++	+	++
ventral cochlear nu.	−	++	++	−	+	++	+	++
superior preolivary nu.	−	−	++	−	+	++	+	−
ventral preolivary nu.	−	−	++	−	+	++	+	−
superior olivary nu.	−	++	++	−	+	++	+	−
Main olfactory bulb								
mitral cell layer	++	++	−	++	++	++	−	++
granular cell layer	++	−	++	−	++	++	+	+
external plexiform layer	−	++	++	−	++	++	+	++
Accessory olfacrory bulb								
mitral cell layer	++	++	−	−	++	++	−	++
Anterior olfactory nu.	++	++	++	−	+	++	+	++
Isocortex	++	++	++	++	++	++	+	++
Allocortex								
cingulate cortex	++	++	++	++	++	++	+	++
retrosplenial cortex	++	++	++	++	++	++	+	++
insular cortex	++	++	++	++	++	++	+	++
perirhinal cortex	++	++	++	++	++	++	+	++

4.1 レセプター：結合部位，タンパク，mRNA 局在

Brain region	α_1	α_3	α_4	β_1	β_2	β_3	γ_1	γ_2
Basal ganglia								
caudate putamen	−	−	++	−	+	++	−	+
globus pallidus	++	−	+	−	++	++	++	+
ventral pallidum	++	+	+	+	++	+	++	++
entopeduncular nu.	−	++	−	+	++	−	−	++
nu. accumbens								
shell	−	+	+	+	+	++	−	++
core	−	−	−	+	+	++	−	+
olfactory tuberculum								
layer 1	−	+	+	−	−	−	−	++
layer 2	−	+	++	−	−	++	++	−
layer 3	++	+	+	−	−	−	−	+
Hippocampal formation								
CA region								
pyramidal cell layer	++	+(*)	++	+/++	+	++	+	++
stratum radiatum	−	−	−	−	−	−	−	+
stratum oriens	−	−	−	−	−	−	−	+
dentate gyrus								
granular cell layer	++	−	++	++	+	++	+	++
molecular cell layer	−	−	−	−	−	−	−	+
subiculum	++	++	++	++	++	++	+	++
presubiculum	++	++	++	++	++	++	+	++
parasubiculum	++	++	++	++	++	++	+	++
entorhinal cortex	++	++	++	++	++	++	+	++
endopiriform cortex	++	++	++	+	+	++	+	++
Claustrum	++	++	++	++	++	++	−	++
Septum								
tunica tecta	++	−	++	++	+	++	−	++
lateral septum	+	++	++	+	+	++	++	+
medial septum	+	+	+	+	++	−	+	++
Diagonal band of Broca								
vertical limb	++	++	+	+	++	+	++	++
horizontal limb	++	++	+	+	++	+	++	++
Amygdaloid complex								
central	−	−	−	++	+	++	++	−
medial	++	++	++	++	++	++	++	++
lateral	++	++	++	++	++	++	+	++
bed nu. of the stria terminalis	+	++	++	+	+	+	++	++
lateral lemniscus	++	++	++		−	+	+	++
inferior colliculus	+	+	++	−	+	+	++	+
visual system								
superior colliculus	+	++	++	+/++	+/++	+/++	+	++
parabigeminal nu.	?	+	++	−	++	++	+	++
general somatomotor system								
trigeminal motor nu.	+	+	+	−	+	++	−	++
trochlear nu.	++	++	++	−	−	+	−	++
facial nu.	++	+	++	+	+	+	−	++
hypoglossal nu.	++	++	++	++	−	++	−	++
dorsal motor nu. of vagal nerve	++	++	++	++	−	+	−	++
laterodorsal tegmentum of pons								
laterodorsal tegmental nu.	+	+	++	++	+	+	+	++

Brain region	α_1	α_3	α_4	β_1	β_2	β_3	γ_1	γ_2
locus coeruleus	−	++	+	+	−	+	+	−
lateral parabrachial nu.	+	++	++	+	−	+	+	++
medial parabrachial nu.	+	++	++	+	−	+	+	++
Pontine nu.	−	−	++	+	+	++	+	+
Interpeduncular nu.	−	++	++	+	−	++	++	+
Reticular formation								
pons level	+/++	+	++	+	−	+		++
gigantocellular	+/++	+	++	+	−	+		+
Cerebellum								
molecular cell layer	+	++	++	+	+	++	+	
Purkinje cell layer	++	−	−	++	++	−	++	++
granular cell layer	+	−	−	+	++	++	+	++
cerebellar nuclei	++	++	+	−	++	+		++

ユニットの機能については現在のところまったく不明である．卵母細胞に強制発現されたサブユニットはどのサブユニットであろうと多かれ少なかれGABAに反応する[149b,196]．個体発生学的検討ではα_1サブユニットは生直後にほとんど発現せず成長とともに発現が増加する[212f]．したがって，α_1サブユニットはもっぱら成熟動物でGABA性伝達に関与しているものと思われる．前脳ではα_1サブユニットとβ_2サブユニットの分布が酷似しており，事実，内側視索前核大細胞性部ニューロンで両サブユニットの同一ニューロン内共存が確認されており[212c]，成熟動物前脳ではα_1とβ_2サブユニットがペアーを構成しGABA性伝達に関与している可能性がある．

さらに個体発生学的検討では部位により大きな差があるものの，$\alpha_{3,4}$, $\beta_{1\sim3}$, γ_2サブユニットは成熟動物脳に加え，胎生期より豊富に発現していることを明らかにした[5e,212d,e]．この事実は，これらのサブユニットが成熟動物脳においてGABA性伝達に関与するのみならず栄養（成長）因子としてのGABAの受け皿の構成分である可能性を示す．

結合部位に関する研究は古くよりなされている．GABA結合部位の検出のリガンドとしては[^{3}H] GABA[54,183]，[^{3}H]ムシモールが[100,183]，ベンゾジアゼピン結合部位検出のリガンドとしては[^{3}H]ジアゼパンや[^{3}H]フルニトラゼパンがよく用いられる[96,102,125,126,150,171,183,204,206,210]．

また，イオンチャネル部のリガンドとして，t-butylbicyclosphorothionate（TBPS）が用いられることもある[157]．ただし，[^{3}H]GABAはGABA$_B$レセプターとも結合する．

[^{3}H]ムシモールをリガンドとして用いたGABA結合部位の分布を代表例として示す[100,183]．結合部位は嗅球，大脳皮質Ⅰ〜Ⅱ層，帯状回，海馬歯状回，視床，小脳顆粒層に多い．この結果はフルニトラゼピンをリガンドとして用いたベンゾジアゼピン結合部位の分布やCl$^-$チャネル結合部位をTBPSで可視化した結果とよく一致するが，細部ではやや異なる．例えば，小脳においてはフルニトラゼピン標識は分子層に最も強いがTBPSやムシモール結合部位は顆粒層に多い．

精製されたGABA$_A$レセプターαあるいはβサブユニットに対する抗血清を用いて免疫組織化学的にもレセプター分布が検討されている[26,127,154,177]．両者の抗体を用いた結果，示された分布はよく類似しており，大脳皮質，海馬，淡蒼球，黒質，網様体，小脳に豊富な免疫活性がみられる．さらに最近ではγ_1, γ_2各サブユニットに特異的な抗体が作製され，両サブユニットの局在が検討され興味ある結果が得られている[55]．小脳Purkinje細胞はISH法による検討ではγ_1, γ_2サブユニットmRNAを含有する．γ_1, γ_2抗体を用いた免疫組織化学による検討ではγ_1サブユニットが細胞体に，γ_2サブユニットは樹状突起に発現する．すなわちγ_1は細胞体に発現するGABA$_A$レセプターの，γ_2サブユニットは樹状突起に発現するGABA$_A$レセプターの構成分である．その働きが

異なっていることを示す.

b) GABA_Bレセプターの分布

GABA_Bレセプターはionotropicなレセプターであるのに比し,metabotropicなレセプターでGTPタンパクを介して活性化が行われると考えられてきた.精製・分離の研究はあまり進展しておらず,それ故GABA_Bレセプターの分布の検討はリガンドを用いたオートラジオグラフィーによるものに限られている.

リガンドとして[^{3}H]バクロフェンや[^{3}H]GABAが用いられている[10,54,176b].後者の場合はGABA_{A,B}両レセプターと結合するので前もって切片をGABA_Aレセプターの阻害剤(イソグバミンなど)で前処理を行う.一般にGABA_B結合部位はGABA_A結合部位に比して量的に少ない.しかし淡蒼球,側頭葉,視床後腹側核,上丘,橋核,大縫線核,三叉神経脊髄路核膠様質ではGABA_B結合部位の方がGABA_A結合部位よりも優位である.小脳のGABA_B結合部位は脳内で最も多く,とくに分子層に多い.GABA_A結合部位も小脳に多いが顆粒層に最も高い.

(3) グルタメートレセプター

グルタメート(Glu)は興奮性の神経伝達物質としてよく知られ,それ自身が神経毒となる.Gluレセプターはイオンチャネル型レセプターとメタボトロピック型レセプターに分けられ,前者はさらにNMDA型と非NMDA型レセプターに分類される[43b,86b,92b,199].

a) NMDAレセプター

記憶・学習に深い関連がある.NMDA認識部位,イオンチャネル部(フェンシクリジン(PCP)部),ポリアミン部,グリシン結合部よりなると考えられている[199].

NMDAレセプターの分布は[^{3}H]GluやPCPの類似体である[^{3}H]MK 801や[^{3}H]N-[1-(2-thienyl)cyclohexyl]piperidine(PCP)をリガンドとして用いたオートラジオグラフィーにより検討されている[13,41,42,88,90,129b].大脳皮質,海馬(CA_1,歯状回分子層),嗅球,側坐核,扁桃体などに結合部分が多い.

NMDAR 1 (NR 1), NR 2 (A, B, C, D) の2種のサブタイプの存在が明らかにされた[91b,c].NR 1は脳内に実に幅広く前脳,間脳,中脳,橋,延髄,脊髄,小脳に豊富に発現する[91b].一方,NR 2 A, B, C各mRNA含有細胞は脳の限られた部位に局在する[91c].NR 2 AはNR 2サブユニットの中では最もNR 1の分布に近く,前脳,小脳に豊富に分布する.しかし,その発現量は大脳皮質や間脳,小脳ではNR 1よりも著しく低く,視床下部,下位脳幹,幹ではほとんど発現しない.NR 2 B, Cと2Cの発現パターンは相補的で,嗅球,大脳皮質,海馬にNR 2 B発現するが小脳には発現しない.一方,NR 2 Cは小脳に豊富に限局して発現するが,嗅球,大脳皮質,海馬には発現しない.視床下部ではNR 1が豊富に発現するが,NR 2は発現しない.扁桃体はNR 2 A, 2 Bを発現させるが2Cは発現しない.尾状核でもNR 2 A, 2 Bが強く発現するが,NR 2 Cは発現しない.嗅球ではNR 1, NR 2 A, B, Cがすべからく発現するが,それらが発現するニューロンはサブユニットにより異なる.NR 1, NR 2 Aは顆粒細胞,僧帽細胞,房飾細胞に発現するが,NR 2 Bは主として顆粒細胞に,NR 2 Cは僧帽細胞に発現する.NMDAレセプターは海馬CA_3錐体細胞よりCA_1錐体細胞への伝達,特に記憶と深い関係のある長期増強のメカニズムに深く関連する.

b) 非NMDAイオンチャネル型Gluレセプター

薬理学的にはα-amino-3-hydroxy-5-methyl-4-isoxazole propionic acid (AMPA)型とKainate(KA型)に分類されている[43b,86b,92b].しかし,AMPA型レセプターもKAに,KAレセプターもAMPAに親和性を有する.一方,最近非NMDAイオンチャネル型Gluレセプターサブユニットの1次構造が次々と明らかにされ,それぞれGlu 1~7, KA 1, 2と名づけられた[28b].薬理学的分類と分子生物学的手法による分類と比較するとGluR 1~4はAMPA型レセプターを,GluR 5~7はKA型レセプターのサブユニットにあたる[28b].

AMPA型レセプターの結合部位は[^{3}H]AMPAをリガンドとして用いたオートラジオグラフィーにより検索されている[91,97,121].大脳皮質

（I～III層），海馬，外側中隔野，線条体などに結合部位が多い．発生的には生直後すでに海馬や線条体では結合部位がみられ，生後14日で成熟パターンとなる[51]．

GluR 1～4サブユニットmRAN含有細胞の詳細な脳内分布がISH法を用いて検討されている（表4.3）[136c]．GluR 1～4サブユニットはすべからく脳内に幅広く発現するが，各サブユニット発現の組み合わせは脳内諸部位により異なる（表4.3）．GluR 2はサブユニットの中で最も幅広くかつ強く発現する．GluR 4も幅広く脳内に発現するが，そのmRNA量はGluR 2よりもはるかに少ない．GluR 1,3についても同様であるが，GluR 2,4に比してこれらのサブユニットを発現させない部位が目立つ．例えば，視床下部や一般体性知覚に関与する核ではGluR 3 mRAN量は著しく低い．また，一般性運動に関する諸核の一部，聴覚系に関連する諸核ではGluR 1 mRNAをほとんど検出できない．また，GluR 1～4 mRNA含有細胞はニューロンが大部分であるが，小脳のBergmannグリア細胞はGluR 1,4を発現させる．

以上の事実はAMPA型レセプターもGABA$_A$レセプター同様に著しい多様性を有することを示す．同様の見解がKA型レセプターにも適用できる．GluR 1～7のサブユニット構成はさらに複雑であることが明らかになりつつある．例えば，GluR 1にはflip型とflop型が存在する．また RNA editingが生じていることも明らかになっている．GluR 1, GluR 2/3, GluR 4に対する抗血清を用いて，これらのサブユニットの脳・抹消神経・各臓器における表現の検討がなされている．

各サブユニットの機能についてはほとんど明らかでない．ただ，GluR 2サブユニットが存在すればCa^{2+}イオンの細胞内流入は生じないがGluR 2が存在しないとCa^{2+}イオンの流入が生じることが明らかにされている[19b,48b,153b]．また，GluR 2のみではチャネル構成能力を有しない．

KAは強力な神経細胞破壊効果を有する．KAレセプターの分布は以前より[^{3}H] KAをリガンドとしたオートラジオグラフィーで検討されている[27,34,85,87,166c]．結合部位は脳内に幅広く分布する．一般に大脳皮質では表層と深層に結合部位が多く，中層は少ない．大脳基底核では被殻に結合部位が豊富で淡蒼球は少ない．海馬では顆粒細胞の終止する透明層には結合部位がとくに多い．小脳では顆粒層に最も高濃度である．成熟動物では視床や視床下部は低密度であるが，生直後から幼若動物では同部位に豊富な結合部位がみられ，以後成長とともに減少する[85]．

KA結合タンパクの精製も最近進展し，単一タンパク質にまで精製され，これを抗原とする抗体も作製されている．カエル，ヒヨコ，ラットのKA結合タンパクの1次構造が明らかにされ，カエルではKA結合タンパクmRNA含有細胞の分布が視蓋やtorus semicircularisでなされている．免

表4.3 GluR 1～4 mRNA含有細胞の脳内分布

	GluR 1	GluR 2	GluR 3	GluR 4
嗅球僧帽細胞	+++	++++	+++	+++
大脳皮質 I層	+	+	+	+
II層	+++	++++	++++	+
III層	+++	++++	++++	+
IV層	++	++++	+	++
V層	+++	++++	++++	+
VI層	+++	++++	++++	++
アンモン角錐体細胞	++++	++++	+++	+++
淡蒼球	++	+		++
被殻	+++	++++	++	++
視床網様核	−	++	+++	+++
視床下部室傍核	+++	+++	+	+
視床下部腹内側核	+++	+++	+	+
乳頭体内側核	−	+++		+
乳頭体外側核	+++	+		+
視交叉上核	++	+++	−	+
視索上核	+	+++		+
黒質緻密層	++	+++		++
黒質網様層	++	+++		
赤核小細胞性部	−	+	+++	++
赤核大細胞性部	++	+		+
動眼神経核	−	+++		+++
滑車神経核	−	+++		+++
三叉神経運動核		++++	+++	+++
外転神経核	−	+++		++
顔面神経核	+	+++		+++
疑核	+	+++	++	++
舌下神経核	+	++	++	++
背側蝸牛神経核背側部	+++	+++		+
背側蝸牛神経核腹側部	−	+++	+++	+
腹側蝸牛神経核	−	++	+++	+
台形体核	−	++	+	+
下丘	+	+++	+++	+

疫組織化学では視蓋3,5層に多数の陽性線維がみいだされる[27]。一方，ISH法ではKA結合タンパクmRNA含有細胞は2, 4, 6層にみいだされる[27,180]。すなわち，カエル視蓋では2, 4, 6層の細胞でKA結合タンパクが産生され，樹状突起内を結合タンパクが1, 3, 5層へと輸送されることとなる．

c) metabotropic Gluレセプター[82b,158b,161b]

Gluがこのレセプターに結合するとGタンパクを介してIP_3の生産が高まる．結果，IP_3はIP_3レセプターに結合し，細胞内Ca^{2+}濃度を高める．mGluR 1〜5のサブタイプが同定されている．mGluR 5はグリア細胞に発現し，その他はニューロンに発現する．海馬歯状回顆粒細胞よりCA3錐体細胞への長期増強メカニズムに関与する．

c. アセチルコリン（ACh）レセプター
（1） ムスカリン性（m）AChレセプター

mAChレセプターはリガンドに対する結合によりM_1とM_2に大別される．$[^3H]$ quinuclidinyl benzilate(QNB), $[^3H]$-N-methyl-scopolamine (NMS), $[^3H]$-N-propylbenzylcholine mustard (PBCM), $[^3H]$-pirenzepine (PZ) をリガンドとするオートラジオグラフィーで結合部位の分布が検討されている[21,22,23,93,113,131,155,181,182]．$[^3H]$-QNBと$[^3H]$-NMSはすべてのmAChレセプターサブタイプに親和性がある．mAChレセプターはPZに対する親和性の有無でM_1とM_2レセプターにわけられ[65,86,166c]，さらにM_2レセプターは11-2（[2-[(diethylamino)methyl]-1-1-piperidinyl]acetyl]-5, 11-dihydro-6 H-pyrido[2, 3-b][1, 4]benzodiazepin 6-one）(AF-DX 116)に対し高親和性を示すもの（cardiac型）と低親和性を示すもの（glandular型）に分けられる．また4-diphenyl-acetoxy-N-methylpiperidine methobromide (4-DAMP), PZ, AF-DX 116に対する親和性より$M_{1〜3}$にも区分される場合もある．これによるとM_1はPZと4-DAMPにM_2はPZにM_3は4-DAMPに高い親和性をもつものとして分類されている．

$[^3H]$-QNBによるオートラジオグラフィーで

表 4.4 ヒトmAChレセプターの分類

分子生物学的分類	薬理学的特性による分類
HM_1	M_1
HM_2	M_2（cardiac型）
HM_3	M_1
HM_4	M_2（glandular型）

は嗅球（外網状層に最も高濃度，ついで嗅糸球層に多い），海馬（アンモン角の多形細胞層と放線層，歯状回の分子層に高濃度），線条体，側坐核，嗅結節，外側毛帯核，上丘，下丘，脳神経運動核，橋核に結合部位が豊富である．視床，視床下部にも結合部位が多い[58,130,166c]．PZ結合部位は大脳皮質，海馬，線条体に多い．したがってこれらの部位ではM_1レセプターが間脳や下位脳幹では，M_2レセプターが優位であるとされている[58,130,166c]．

このような分類とは別に分子生物学的手法によりmAChレセプターのcDNAの塩基配列が明らかとされ，少なくともヒトでは$HM_{1〜4}$の[109,110]，ラットでは$m_1〜m_5$[9,16]のサブタイプが存在することが知られるようになった．表4.4にヒト$HM_{1〜4}$のサブタイプとM_1，M_2サブタイプの比較を示す．HM_1, HM_4はイノシトールリン酸の亢進とHM_2, HM_3はアデニル酸シクラーゼの抑制と連関する．

精製mAChレセプターを抗原とした抗mAChレセプター抗血清を用いて免疫組織化学的にmAChレセプターの分布が検討されている[175]．この抗体は報告者によると$m_1〜m_5$のすべてのサブユニットを認識するという．大脳皮質ではⅢ層，Ⅳ層の錐体細胞およびⅡ層の星状細胞の胞体およびその樹状突起が，海馬では錐体細胞，非錐体細胞，顆粒細胞などの各種細胞体およびその樹状突起が染色される．その他扁桃体外側核および中心核，線条体，腹側淡蒼球，視床などに陽性ニューロンが豊富である．大脳皮質や海馬では星状膠細胞の一部が染色される．

$m_1〜m_4$の合成プローブによるISH法により各サブユニットmRNA含有細胞の分布が主として前脳間脳で検討されている（表 4.5）[16,166c]．m_1サブユニットはアンモン角錐体細胞，歯状回顆粒細胞，嗅球，扁桃体，嗅隆起や梨状葉に優位に発現

表 4.5 mACh 各サブユニット mRNA 局在

	m_1	m_2	m_3	m_4
嗅球	++		++	+++
前嗅核	++		+	++
嗅結節	+++		++	++
大脳皮質	+++		++	+
海馬錐体細胞	+++		++	+
海馬顆粒細胞	+++		+〜±	+〜±
被殻	++			++
視床			+〜++	
内側中隔野		+		
対角帯		+		
梨状葉	+++		+	+
扁桃体基底外側核	++			
橋核		++	+	

する.被殻や大脳皮質にもかなりの細胞密度がみられる.m_2サブユニットmRNAは内側中隔核,対角帯,嗅球,橋核に優位に発現する.m_3, m_4サブユニットのmRNAsは嗅球やアンモン角錐体細胞に多いが,歯状回では少ない.m_3サブユニットmRNAはそれ以外に視床,上丘,橋核,中心灰白質に,m_4サブユニットmRNAは被殻に多い.部位ごとに整理すると大脳皮質では主としてm_1,m_3, m_4サブユニットmRNAが優位に存在し,m_1サブユニットmRNAはそのなかでも最も多く皮質全般に分布する.m_4サブユニットmRNAも皮質全般に分布するが中層に多い傾向がある.一方,m_3サブユニットmRNAは表層と深層に多い.海馬アンモン角錐体細胞はm_1, m_3, m_4各サブユニットmRNAを含有しその濃度もこの順に従うようである.歯状回顆粒細胞層ではm_1サブユニットmRNA量がきわめて高く,m_3, m_4サブユニットmRNA量は逆に低濃度でm_2 mRNAは検出できない.被殻ではm_1, m_4が,嗅球網状層では$m_4>m_1>m_3$が,前嗅核では$m_4>m_1>m_3$が,また内側中隔野,対角帯ではm_2のみが,橋核では$m_2>m_3$が発現する.このように部位により発現するサブユニットは異なりmAChレセプターの多様性が議論されている[166b,c].

(2) ニコチン性 (n) AChレセプター

自律神経節,運動神経の神経筋接合部,副腎髄質,中枢神経に存在する.毒ヘビなどより得られたαブンガロトキシン(α-Bgt)は神経筋終板でnAChレセプターと非可逆的に結合し,神経筋終板での神経伝達を遮断する.このα-BgtをリガンドとしてnAChレセプターの局在や精製の検討が行われてきた[65,130].しかし神経系にはα-Bgtにより遮断されないnAChレセプターが存在することなどが知られα-Bgtは必ずしも神経性nAChレセプターの検索に最も効果的なプローブとはなりえないことが示された[130,160].さらに精製された神経性のnAChレセプターはα-Bgtに結合しないことから神経性nAChレセプターは骨格筋性のものとは構造的に異なる可能性が強いことが示された.分子生物学的手法はこのことをさらに明確とした.nAChレセプターは神経性,骨格筋性,ともにイオンチャネルを構造するが,その構成様式が異なることが判明した[65].骨格筋性nAChレセプターは膜を貫通するα(2個),β,γ,δサブユニットと細胞内の裏うちタンパクとしての43 kDaタンパクより構成されAChおよび重症筋無力症の抗体確認部位(MIR)はαサブユニットであることが判明している.神経性のnAChレセプターは骨格筋性と異なりα,βの2種のサブユニットのみよりなる.αサブユニットはα_2,α_3, α_{4-1}, α_{4-2}のバリアントを有し,中枢性のnAChレセプターはβ_2サブユニット(神経性のβサブユニットはβ_2と称される)を軸として各αバリアントとの組み合わせで成立していると考えられている[10,11,179,190].またβ_2サブユニットは骨格筋性のものと異なりAChと結合する[65].

nAChレセプターの分布は[^{125}I] α-Bgt[18,19,76],[^{3}H]ニコチン[18,19,76],[^{3}H] ACh[19]をリガンドとしたオートラジオグラフィーの研究にはじまる[130,166c].[^{125}I]-Bgtをリガンドとした結果は後2者をリガンドとした結果と大きく異なる.すなわち後者では大脳皮質(I, III, IV層),視床,内側手綱核,腹側被蓋野,黒質緻密質,脚間核,上丘に豊富に存在する.[^{125}I]-Bgt結合部位でこれと重なるのは大脳皮質(I層)と上丘ぐらいである.[^{125}I]-Bgt部は下丘,皮質(VI層),視床下部および海馬に優位に出現する.

シビレエイの発電器官より精製nAChレセプターを抗原として作製した抗体を用いて免疫組織化学的にnAChレセプターの分布が検討されて

いる[28,130,166c,190]．この抗体は骨格筋性のnAChレセプターのαサブユニットおよび神経性nAChレセプターを認識する．ラット大脳皮質では陽性細胞がII，III，V層に，一部VI層に出現する．V層の反応の方がII，III層の反応よりも強い．海馬アンモン角ではCA_3-4の錐体細胞に最も高頻度に出現し，多形細胞層や歯状回分子層にもしばしば陽性細胞が同定できる．被殻はびまん性の中等度の陽性反応が全般にみられ，ときに大型の陽性細胞が検出できる．側坐核，嗅隆起，腹内側線条体は反応が弱い．Meynertの基底核の反応も弱い．内側手網核では小型ニューロンが強陽性に染色される．視床前腹側核，前内側核，視床室傍核には強陽性のびまん性の反応とともにしばしば陽性細胞もみいだせる．interanteromedial region，視床網様核，後腹側核，後外腹側核，内・外側膝状体にも陽性細胞が分布する．不確帯，視床下核にも陽性細胞が存在する．視床下部では視索上核以外には陽性反応はみいだせない．中脳では黒質緻密部，腹側被蓋野，retrorubral野の細胞が強く染色される．脚間核では吻側亜核および正中亜核の腹側部と尾側部にとくに陽性線維が多い．尾側および中間亜核には陽性細胞も散在する．下位脳幹では正中縫線核に陽性細胞と線維が，背側縫線核尾側部に陽性線維が，外側毛帯背側・腹側核，Guddenの腹側被蓋核には陽性細胞がみられる．脚傍核から楔状核にかけてはびまん性の強い反応が検出される．そのほか網様体，台形体，三叉神経脊髄路核のニューロンも染色される．これらの結果は[^{3}H]ニコチンや[^{3}H]AChとリガンドとしてなされたオートラジオグラフィーの結果ときわめてよく一致する．

精製nAChレセプターに対する抗体を[^{125}I]で標識し，その放射活性をオートラジオグラフィーで検出するいわゆるimmuno-labelling法でその局在がヒヨコとラット脳で検討されている[160]．大

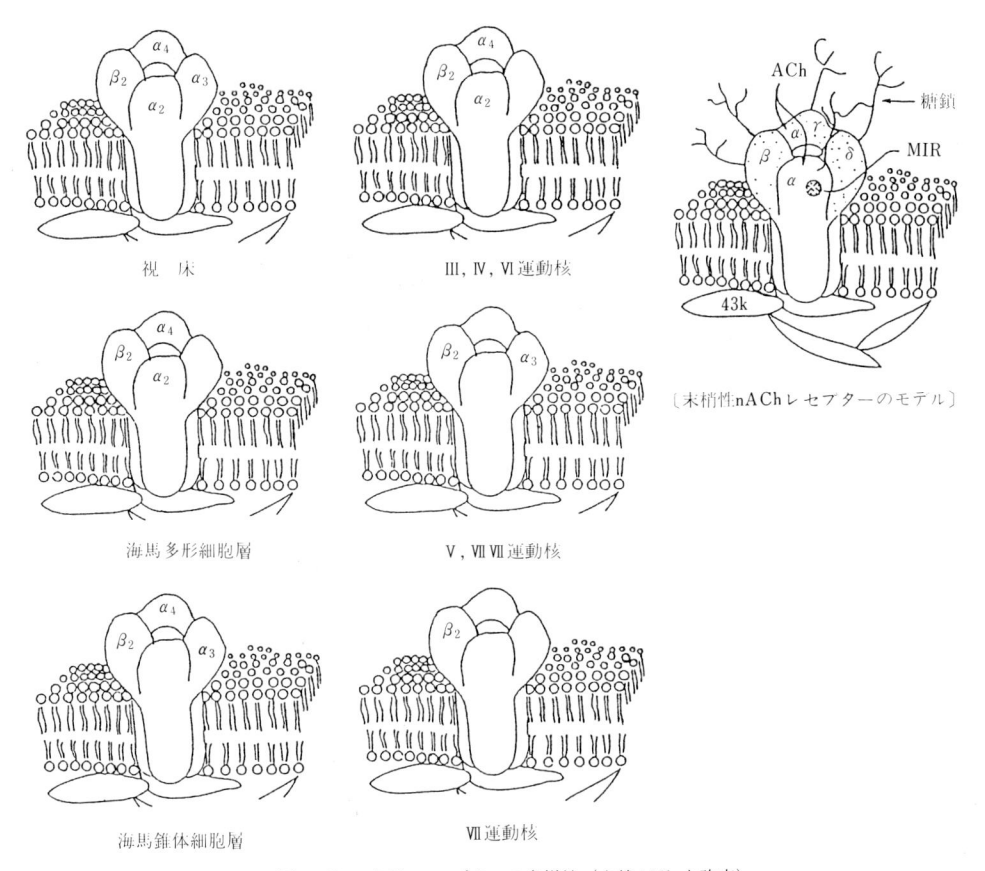

図 4.12 nAChレセプターの多様性（文献166bを改変）

脳皮質，視床，被殻，上丘，脚間核などに強陽性の部位がみられるなどリガンドを用いたオートラジオグラフィーや上述した通常の免疫組織化学の結果とよく一致する．

神経性nAChレセプターは$\alpha_{2,3,4}$, β_2サブユニットを有することは先に述べた．$\alpha_{2,3,4-1,4-2}$およびβ_2サブタイプのcRNAをプローブとして産生細胞の局在がISH法で検討されている[166c,178]．α_{4-1}とα_{4-2}サブユニットは同じ遺伝子より由来しalternative splicingにより生じるとされている．α_{4-1}とα_{4-2}の局在部位はまったく同一であるが，量的にはα_{4-2}の方が多い．以下この両者を統合してα_4と一括して述べる．陽性細胞の分布はオートラジオグラフィーや免疫組織化学の結果と全般には類似するがグリシン・GABA$_A$・GluR各レセプターの場合と同じくnAChレセプターの多様性が浮き彫りにされた．β_2サブユニットmRNA含有細胞はα_{2-4}サブユニットの1つ以上のサブユニットのmRNAが含有される部位には常に観察された．すなわちβ_2サブユニットは脳内nAChレセプターの構成分として共通の成分である可能性が高い．さらに興味をひくことは，視床下部のいくつかの核でβ_2サブユニットmRNAが存在するもののα_{2-4}サブユニットmRNAはみいだせないことである．このことはβ_2サブユニットが他のレセプターの構成分である可能性を否定はしないが，nAChレセプターにはα_{2-4}以外のサブユニットが存在する可能性をも示唆する．一方α_{2-4}サブユニットmRNAの分布は多様である（表4.6）．たとえば視床ではα_3とα_4が豊富に発現するが，α_2の発現はきわめて低い．脳のかなりの部位がこの型に属する．一方，アンモン角CA$_1$ではα_2が多形細胞層に豊富に発現するが，この部ではα_3の発現はみられずα_4の発現もα_2に比すると少ない．逆に錐体細胞層ではα_4・α_3が発現するがα_2の発現はみられない．鰓弓由来の横紋筋を支配する運動核（疑核，三叉神経運動核，顔面神経核）ではα_3が豊富に発現するがα_2とα_4の発現はないか，きわめて低い．逆に筋板由来の横紋筋を支配する運動核のうちIII, IV, VIはα_4の発現が高くα_2, α_3の発現はみられず，XII核では3者とも発現しない．このような事実はα_{2-4}サブユニットのさまざまな組み合わせがβ_2サブユニットとともにnAChレセプターを構成していることを示す．表4.6に脳内の代表的な部位におけるnAChレセプター各サブユニットmRNA含有細胞の分布を，図4.12にこれを基にして作製したnAChレセプターの脳内各部でのサブユニット構成を示す．

d. モノアミンレセプター

（1） ドパミン（DA）レセプター

DAレセプターはアデニル酸シクラーゼと促進的に共役するD$_1$レセプターと共役しないD$_2$レセプターにまず分類された．D$_2$レセプターはのちにアデニル酸シクラーゼと抑制的に共役することが判明した．その後DAレセプターはD$_{1,2,3,4}$に分類されたが現在では旧に復し2種D$_1$, D$_2$, D$_3$レセプターに再整理されている．

D$_1$レセプターの分布は[^{3}H]-flupentixolや最近では[^{3}H] SCH 23390をリガンドとするオートラジオグラフィーにより調べられている[12,99,166c]．線条体，側坐核，嗅結節，扁桃体内側核および外側核，視床下核，黒質網様部に結合部位が豊富で，大脳皮質では前頭前野の前内側部や嗅上野にとくに多い．一方，D$_2$レセプターの分布は[^{3}H]-spiperoneをリガンドとするオートラジオグラフィーで検索されている[99,101,166c]．嗅結節，側坐核，被殻，黒質緻密層，腹側被蓋野にとくに結合部位が豊富で，その他前頭葉，帯状回前野，小脳，上丘，黒質網様体部，三叉神経脊髄路核に中等度の結合がみられる上述部位の多くはDA終末の存在する部位であるが，黒質緻密層，腹側被蓋野は

表4.6 nAChレセプター各サブユニットmRNA含有細胞の脳内主要部位における分布

	β_2	α_2	α_3	α_4
視床	++	+	++	++
海馬CA$_1$ 多形細胞層	++	++	−	+
錐体細胞層	++		++	++
鰓運動性 (V, VII, 疑核)	++	−〜±	++	−〜±
筋板運動性核 III, IV, VI	++			++
XII	++	−	−	−

DA 細胞の存在する部位である．この結果が正しいとすれば DA 細胞は DA 作動性の入力を受けていることとなる（後述参照）．DA レセプター抗体を用いた免疫組織化学的研究もあるが，神経系での報告はない[37]．

一方，分子生物学的手法により $D_{1\sim5}$ のサブタイプの存在が示され，それぞれのサブタイプの1次構造も明らかにされている[17,25,153,159,213]．したがって ISH 法により各サブタイプ mRNA 含有細胞の分布，とくに $D_{1\sim3}$ レセプター mRNA の局在が ISH 法により詳しく検索されつつある[166c]．D_2 レセプター mRNA 含有細胞は下垂体中間葉細胞に加え DA 細胞の存在する黒質緻密部，腹側被蓋野および線条体，側坐核，嗅結節，梨状葉に認められる[73,92,188]．線条体のものはエンケファリン作動性のものを含むことも報告されている[73]．D_1 レセプター mRNA 含有細胞は線条体，嗅結節に多い[25,159]．D_3 mRNA 含有細胞は線条体，嗅結節，脊髄に多い[153]．腹側被蓋野では D_3 mRNA 含有細胞はみいだせないが，ノーザン法では mRNA が確認されている．D_2，D_3 のいずれかがオートレセプターかは今後の検索を待たねばならない．

(2) アドレナリン (Ad) レセプター

Ad レセプターは交感神経作動薬に対する感受性より α と β に大別される．αAd レセプターはノルアドレナリン(NA)，Ad，イソプロテレノールの順に感受性が高く，βAd レセプターはイソプロテレノール，Ad，NA の順に感受性が高い．

a) αAd レセプター

αAd レセプターの分類は複雑な経過をたどったが，現在ではさまざまなアゴニスト，アンタゴニストによる反応で α_1 と α_2 に分けられている．α_1 はイノシトールリン脂質系と共役し，α_2 は抑制系 G タンパク (Gi) を介してアデニル酸シクラーゼ系と共役している．α_1 作用に関する G タンパクはまだ明らかでない．α_1 はさらに下部の WB 4101 に対して高親和性のものを α_{1A}，低親和性のものを α_{1B} と細分される[172]．また α_2 も prozosin に対し高親和性の α_{2A} と低親和性の α_{2B} に分けられる[172]．

α_1 Ad レセプターの分布は [^{125}I] 2-[β-(4-hydroxyphenyl)ethylaminomethyl]tetralone (HEAT)，[^{3}H] 2,6-dimethoxyphenoxyethyl-aminomethyl-1,4-benzodioxane (WB 4101)，[^{3}H] prazosin などをリガンドとして[166c,170,172,205]，また α_2 Ad レセプターは [^{3}H] p-aminoclonidine (PAC), [^{3}H] clonidine, [^{3}H] dihydroalprenolol (DHA), [^{3}H] idazoxan, [^{3}H] rauwolscine などをリガンドとしてオートラジオグラフィーにより検討されている[166c,173,200,205]．α_1 結合部位は大脳皮質視床下部では全般に，海馬では歯状回分子層にとくに密に，中脳では中心灰白質に高濃度で，その他顔面神経核，弧束核，上オリーブ核にも認められる．リガンドによって結果がやや異なる．[^{3}H] prazozin を用いた際には視床に結合部位が高濃度出現するが [^{3}H] WB 4101 の際には視床はほとんど標識されない．この関係は海馬では逆となる．この異なる結果に対する適切な理由づけは困難である．

α_2 結合部位は新皮質では中等度の濃度でみられ，とくに I，IV 層に多い．嗅球の外網状層，嗅結節，中隔野，分界条床核にも結合部位は豊富である．視床では菱形核，結合核などの正中核群や内側膝状体が，視床下部では視索上核，弓状核，背内側核，室周囲核が結合部位に富む．海馬は全般に低レベルの結合部位を示す．中脳では中心灰白質，脚間核，上丘，下丘に菱脳では脚傍核，青斑核，弧束核，迷走神経背側核，三叉神経脊髄路核などに豊富な結合部位がみられる．

ラット肝臓の α_1 レセプターの分子量が約 9.6 kDa，ハムスター輸精管平滑筋細胞のものは 80 kDa，ヒト血小板よりの α_2 レセプターは 64 kDa であると報告されている[64]．これらを抗原としての免疫組織化学的検索は得られた抗体の抗体価の問題もあり進展していない．α_{1A}, α_{1B}, α_{2A}, α_{2B} 1 次構造が決定された[20,62,71,123,143,209]．

b) βAd レセプター

βAd レセプターは作動物質への感受性より β_1, β_2, β_3 に分類されるが β_1 はイソプロテレノール，Ad, NA の順に β_2 はイソプロテレノール，Ad, NA の順に感受性が高いといわれている β_1, β_2 の精製も進展し，また近年ではハムスターの β_2 Ad

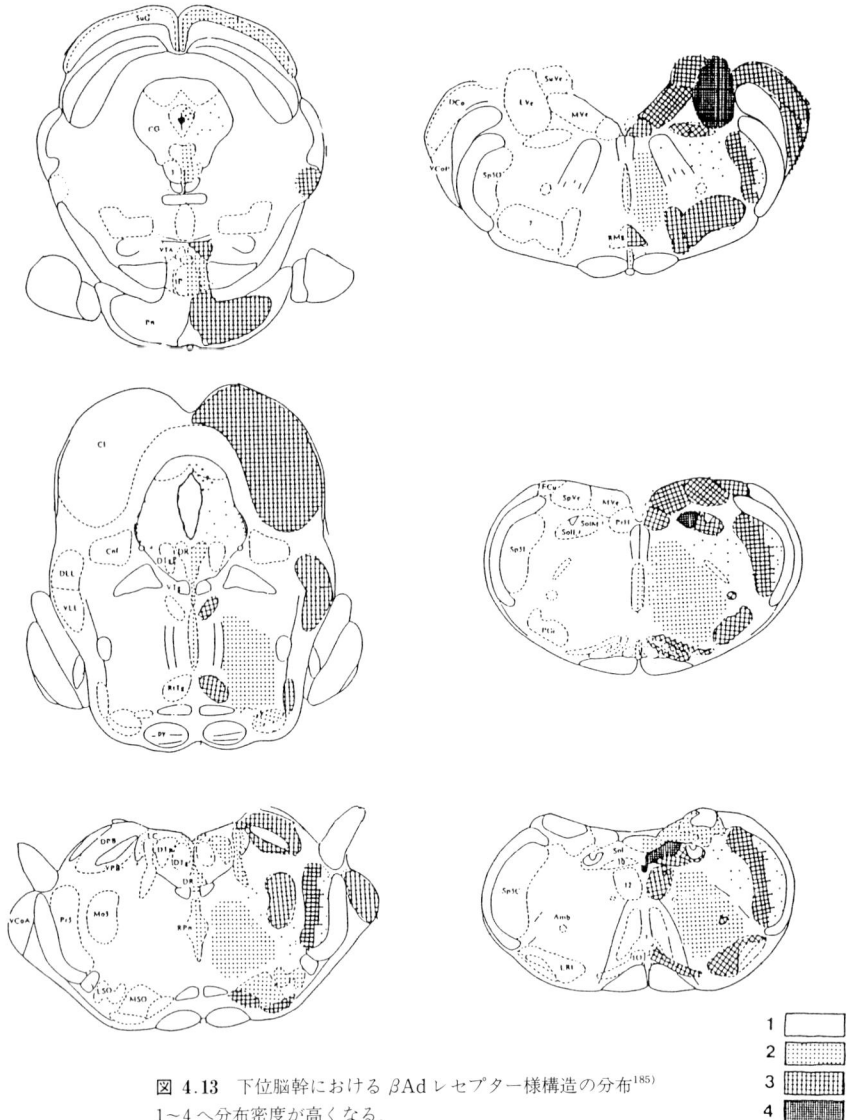

図 4.13 下位脳幹における βAdレセプター様構造の分布[185]
1〜4へ分布密度が高くなる.

レセプター,ヒトの β_1,β_2 および β_3 Adレセプターの1次構造が明らかとされている[29,35,60,71,195].

βAdレセプターの分布は [^{3}H]-dihydroalprenolol(DHA)や [^{125}I] iodocyanopindolol (ICYP)をリガンドとするオートラジオグラフィー法により示されてきた[101,166c].大脳皮質では全層に結合部位がみられるが,大脳基底核では側坐核,線条体,淡蒼球が結合部位を豊富に含む.嗅結節,前嗅核も結合部位を含むが扁桃体や嗅球では低レベルである.海馬では海馬支脚に豊富である.視床や視床下部は結合部位に乏しい.中脳では上丘,黒質,脚間核が結合部位に富む.

免疫組織化学的検討も行われている[4,52,89,138,158,161,185,186].モルモット肺よりの β レセプターに対する抗体を用いて βAdレセプターの脳内分布が詳しく検討されている[52,138,161,166c,185,186].この抗体は β_1 Adレセプターを認識するが α_1 Adレセプターとの交叉はほとんど認められない.α_2 Adレセプターとは若干交叉する.図4.13に本抗体で標識された部位を示す[185].陽性部位は脳内に幅広く分布する.大脳皮質,海馬,腹内側核と視交叉上核を除く視床下部各部,下位脳幹では下丘,外側毛帯核,蝸牛神経核,橋核,橋被蓋核,下オリーブ核,外側網様体

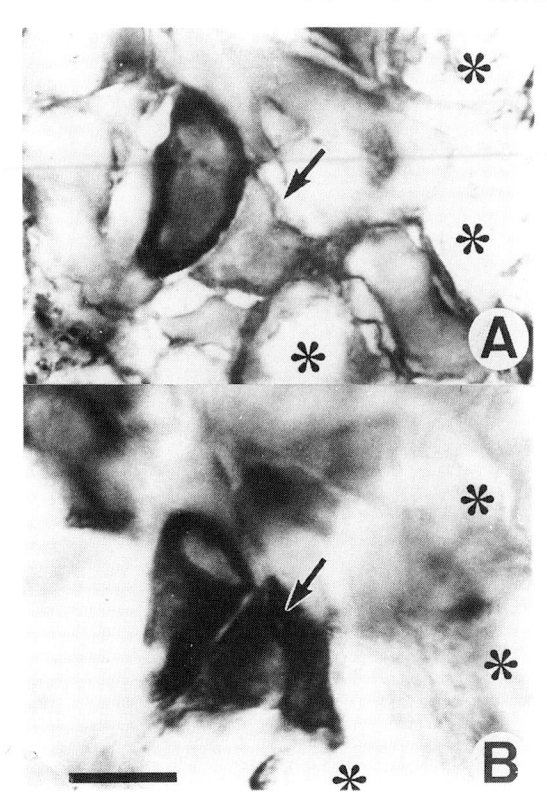

図 4.14 下垂体前葉連続切片[161]
1枚はβAd抗血清に次のものはACTH抗血清で染色.矢頭印の細胞が両者に染色される.＊印は血管を示す.

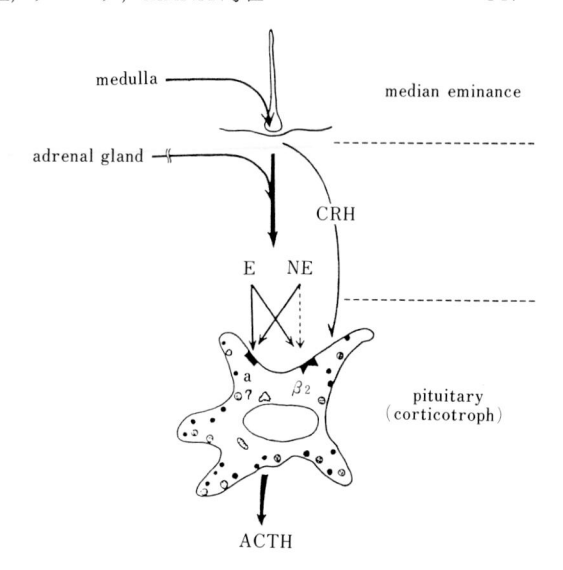

図 4.15 CRF分泌へのカテコールアミンの関与
副腎摘出でもカテコールアミンのCRF分泌作用が認められること，ACTH細胞がβAdレセプター抗血清で染色されることから，中枢性カテコールアミンが直接ACTH細胞に作用するものと考えられる.

核，弧束核，脚傍核などとくに多い．視床はオートラジオグラフィーの結果と同様反応産物に乏しい．

光顕的には樹状突起が主として標識されるがときに細胞体，ごくまれに軸索終末らしきものも標識される（後述）．電子顕微鏡による観察はこの結果を裏づける．反応産物がグリシンレセプターの場合は後シナプス部位に特異的に出現した．$GABA_A$レセプターの際は細胞膜全般が標識される．βAdレセプター抗血清の場合は後シナプス部位に一致して反応がみられるが，それ以外にも細胞質にも反応産物が沈着する．使用された抗体がβAdレセプターの前駆体タンパクを認識している可能性や，レセプタータンパクがきわめて活発に終末部に輸送されるため代謝回転が速くなり，結果可視化されうる量が細胞質内に存在する可能性などがあげられる．

このレセプター抗体を軸として他の抗体との2種染色などを施行することによりカテコールアミン性の回路網とその機能について新しい知見が得られつつある．

たとえばラット下垂体前葉にはβAdレセプター抗体で染色される細胞が出現する[138]．電子顕微鏡による観察ではこの細胞は突起を複数有し，核は偏在する．このような細胞学的特徴はACTH細胞と一致する．そこで連続切片を用いてβAdレセプター含有細胞がACTHを含有するかを検討した．図4.14のAはβAdレセプター抗体で，Bはその次の切片をACTH抗体でそれぞれ染色したものである．矢頭で示す細胞は同一細胞で両抗血清に染色されるが，矢印のものはACTH抗血清にのみ標識される．すなわちACTH細胞の一部βAdレセプタータンパクを含有することを示す．ACTH分泌には副腎皮質刺激ホルモン放出因子（CRF）が重要な役割を果たすことは周知の事実であるが，カテコールアミン，とくに中枢由来のものがACTH分泌調節に何らかの関与を示す可能性が示唆されてきた．上述したように同一細胞へのACTH抗体およびβAdレセプター抗体の適用は下垂体前葉細胞からのACTH分泌にカテコールアミンが関与することを明らかにした

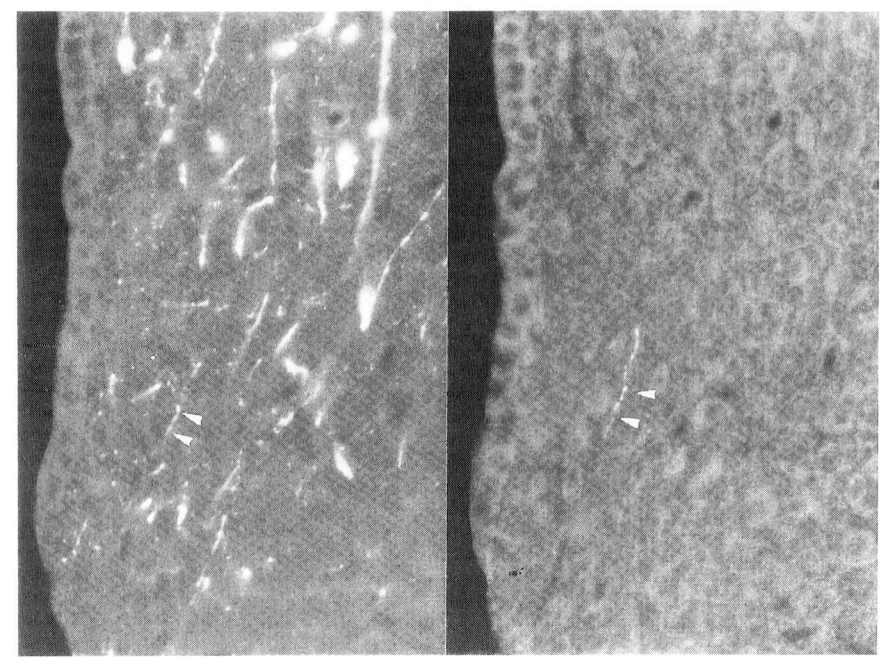

図 4.16 視床下部室周囲部（同一切片）[186]
左は TH 抗体（カテコールアミン終末），右は βAd レセプター抗体で染色．矢頭印は同一終末．

（図 4.15）．なぜなら ACTH 細胞が同時に βAd レセプターを含有しているからである．このようにレセプター抗体を軸として他の伝達物質の抗体と多重染色を行うと，化学的神経回路網の構築がきわめて容易となる．同様の方法で視床下部室傍核および視索上核のバゾプレッシン細胞が βAd レセプターを含有することが示され，下垂体後葉でのバゾプレッシン分泌に中枢性カテコールアミンニューロンが直接関与していることが明らかとなった[161]．

さらに伝達物質合成酵素抗体とレセプター抗体の併用によりオートレセプターの存在が証明された．βAd レセプター抗体で視床下部を染色すると多くの陽性構造は細胞体や樹状突起に属するが，少数ながらもバリコシティーを呈する終末様構造が観察される[185,186]．この終末様構造を電子顕微鏡で観察するとシナプス小胞を含む構造であることがわかる．すなわち βAd レセプタータンパクを含有する軸索終末である．これらの事実は，① この終末は axo～axonic シナプスの post 側であり，pre 側終末はカテコールアミンを含有する，② この終末がカテコールアミン作動性でかつ βAd レセプターを有するいわゆる薬理学的に推測されているオートレセプターを有する終末の 2 種の可能性が示される．カテコールアミンあるいはその

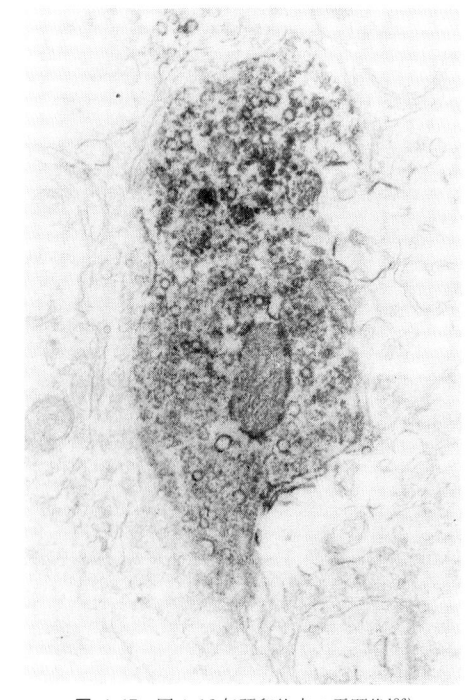

図 4.17 図 4.16 矢頭印終末の電顕像[186]
軸索終末であることがわかる．

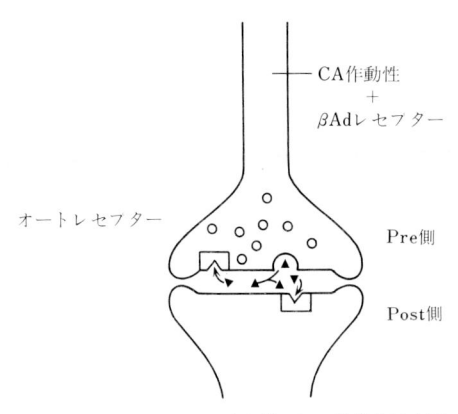

4.1 レセプター：結合部位，タンパク，mRNA局在

図 4.18 図 4.16, 4.17 より得られた結論を示す図

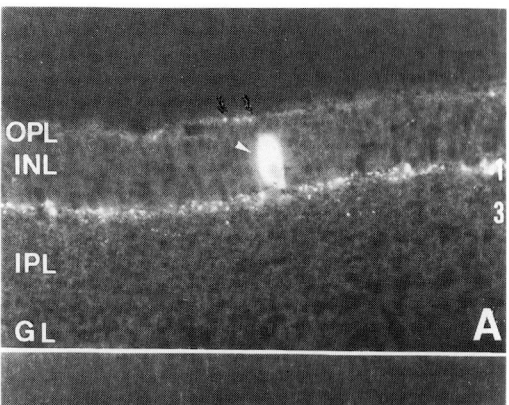

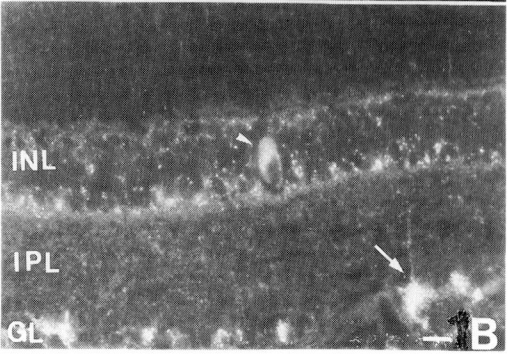

図 4.19 抗 TH（A）および抗 βAd レセプター（B）各抗血清による2重染色[52]
矢頭印は両者標識細胞，矢印は βAd 含有神経節細胞．

合成酵素抗体と βAd レセプター抗体との2種染色を施行し，βAd レセプター陽性構造にカテコールアミン作動性終末が入力していれば，①の可能性の証明となる．また βAd レセプター抗体で標識される構造が同時にカテコールアミンを含有し，かつこれらが軸索終末であることが電顕的に確認されれば，②の可能性の証明となる．図 4.16 左は同一切片上でカテコールアミンの合成酵素であるチロシンヒドロキシラーゼ（TH）を，図 4.16 右は βAd レセプターを視床下部で可視化したものである．TH 陽性線維，すなわちカテコールアミン作動性線維が多数観察されるが，βAd レセプター抗体で標識される線維は数が少ない．よく観察すると矢頭印で示すようにこの両者に標識される終末構造がみいだせる．このカテコールアミン・βAd レセプター両者含有構造を電子顕微鏡下で観察するとシナプス小胞に満たされた軸索終末であることがわかる（図 4.17）．すなわちカテコールアミン作動性でかつ βAd レセプターを含有する軸索終末が存在することとなる．またこの終末の周囲にも βAd レセプターを含有する構造はみあたらないので，この終末より遊離されたカテコールアミンは自らの有する βAd レセプターと結合する可能性がきわめて高い．これらの事実は，いわゆるオートレセプターの存在を示すものである（図 4.18）．

網膜で同様に TH 抗体と βAd レセプター抗体の2重染色を行った結果を以下に示す[52]．網膜には2種のカテコールアミン細胞が存在する．ドパミン細胞とアドレナリン細胞である．ドパミン細胞は TH 陽性，phenyl‐N‐methyltransferase（PNMT）陰性でラットでは直径 20 μm 以上のアマクリン細胞か interplexiform 細胞に属する．一方，アドレナリン細胞はドパミン細胞とは異なる細胞種で PNMT 陽性でドパミン細胞より小型のアマクリン細胞に属する．不思議なことにこの細胞群は TH 陰性であるとされている．したがって TH 陽性か陰性かでドパミン細胞か否かの鑑別が行われている．βAd レセプター抗血清でラット網膜を染色すると内顆粒層の内層の細胞群や神経節細胞が標識される（図 4.19）．使用した βAd レセプター抗血清はドパミンレセプターとはほとんど交叉がないこと，網膜のカテコールアミン作動性ニューロンにはドパミンとアドレナリンの2種が存在することから，βAd レセプター抗体で標識された上述構造はアドレナリン含有のアマクリン細胞の標的細胞であると思われる．内顆粒層内層に存在する βAd レセプター細胞のなかにはやや大型のドパミン細胞とその形態が類似する細胞が存

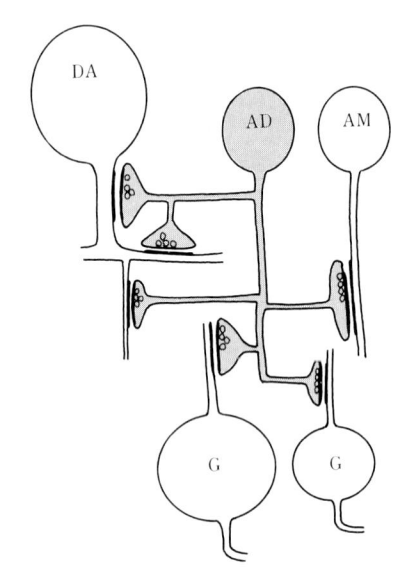

図 4.20 抗 βAd レセプター抗血清と抗 TH 抗血清の 2 重染色より得られた網膜カテコールアミン支配[52]

AD：アドレナリン含有アマクリン細胞，AM：アマクリン細胞，DA：ドパミン含有アマクリン細胞，G：神経節細胞

在する．TH 抗体と βAd レセプター抗体で同時に網膜を染色すると βAd レセプター抗血清で標識される内顆粒層の大型細胞が TH 陽性を呈する（図 4.19）．すなわちドパミン作動性アマクリン細胞は βAd レセプターを含有する．これらの事実はドパミン作動性アマクリン細胞への入力の一部はアドレナリン作動性アマクリン細胞からのものであることを示す（図 4.20）．

先に述べたように β_1 および β_2 レセプターの全 1 次構造が解明されているが，それらの mRNA 含有細胞の分布に関する検討は現在のところほとんどみあたらない．

(3) セロトニン (5HT) レセプター

5HT レセプターの分類も複雑な経過をたどったが，現在のところ少なくとも 4 種の $5HT_1$（$5HT_{1A,1B,1C,1D}$）および $5HT_2$，$5HT_3$ レセプターの計 6 種が存在する．$5HT_3$ レセプターはさらに 3 種に区分しうる可能性も示唆されている[111,166c]．

$5HT_{1A}$ レセプターの結合部位の検出には $[^3H]$ 8-hydroxy-2-(di-n-propylamino)-tetralin (8-OH-DPAT), $[^3H]$ ipsapirone, $[^3H]$ buspirone など[81,107]が，$5HT_{1B}$ レセプターの結合部位の検出には $[^3H]$ cyanopindolol が[107,193b]，$5HT_{1C}$ には $[^3H]$mesulergine，$[^{125}I]$lysergicacid diethylamide，N-methyl-2-$[^{125}I]$ LSD が[47a,48,105,106,193]，$5HT_2$ には $[^3H]$spiperone, $[^3H]$ketanserin, $[^3H]$mesulergin, $[^3H]$ LSD などが[47a,104]，$5HT_3$ には $[^3H]$GR 6530 や $[^3H]$ ICS 205-930 が用いられる[47b,112]．$[^3H]$mesulergine, $[^3H]$, $[^{125}I]$methysergide (LSD) は $5HT_{1C}$ と $5HT_2$ のリガンドとして用いられる．

$5HT_{1A}$ 結合部位はアンモン角 CA_1，歯状回，縫線核に多い．CA_1 では錐体細胞にレセプターが存在する．$5HT_{1A}$ レセプターの活性化は抑制性 G タンパク（Gi）を介して K^+ チャネルの開口に至り，過分極がひき起こされる．縫線核には 5HT 細胞が多く，$5HT_{1A}$ はこの部位ではオートレセプターとして 5HT 細胞に対し抑制性調節に関与していると思われる[81,107]．

$5HT_{1B}$ レセプター結合部位は背側海馬支脚，線条体，黒質に多く，$5HT_{1C}$ は脈絡叢，前嗅核，梨状葉，海馬などに豊富である[107,166c]．$5HT_2$ 結合部位は皮質深層，淡蒼球外側中隔部，黒質に多い[47a,104,166c]．$5HT_3$ は前頭葉，嗅内野，海馬，扁桃体などに多い[47b,112,166c]．

$5HT_{1A,1C,2}$ レセプターについては 1 次構造が明らかになっている[1,31,55,61,79,117]．

$5HT_{1A}$ mRNA は線条体，海馬に豊富であること，また $5HT_{1C}$ についてはその mRNA 含有細胞の分布が詳しく調べられ，脈絡叢，前嗅核，梨状葉，扁桃体，外側手綱核，視床下核，海馬 CA_3，黒質，網様体に豊富な標識細胞が認められる[55,84,166c]．結合部位と比較すると外側手綱核や視床下核などの部位を除いては mRNA 局在は結合部位の分布とよく一致する．

(4) ヒスタミンレセプター

H_1，H_2，H_3 レセプターの 3 種に大別されている．H_1 は平滑筋収縮，血管拡張，心筋の収縮，心拍数・心拍出量の増加，知覚神経系への作用などに関与する．H_2 は胃液分泌促進作用が最もよく知られる．H_3 はオートレセプターであると考えられている．H_1，H_2 レセプターの 1 次構造が明らかにされている[36b,193d]．

H_1結合部位は[^{3}H]mepyramine, [^{3}H]iodobolpyramineをリガンドとして検討されている[184]. 大脳皮質IV層対角帯, 分界条床核, 海馬の門領域, 扁桃体内側核, 視索上核, 被交叉上核, 腹内側核, 乳頭体が豊富な結合部位を有する. 中脳は全般に低レベルの結合部位を示す. 菱脳には豊富な結合部位がみられ, とくに橋核, 顔面神経核, 前庭神経内側核, 大縫線核, 弧束核は高濃度である. H_2結合部位の分布はよいリガンドがないため明確ではないが, 大脳皮質に豊富でついで視床下部, 海馬に認められるが, 下位脳幹や小脳には認められないとの報告がある. H_3結合部位の分布も同様に不明な点が多いが, 大脳皮質や線条体にとくに豊富であるという[166c,184].

e. ペプチドレセプター

ペプチドレセプターの1次構造についても研究が急展開しており, タヒキニン類レセプター[14,82,134,147,198], ニューロテンシンレセプター[162], ソマトスタチンレセプター[193c], バゾプレッシンレセプター[68b], コレシストキニンレセプター[187b], 血管作動性ペプチド(VIP)レセプター[52b,74b,84b,157b], ニューロペプチドYレセプター[120b]などの1次構造が次々と明らかにされている. ペプチドレセプターはGタンパク共役型レセプターであり, ムスカリン性AChレセプター, 各種モノアミンレセプターと同じカテゴリーに属する. しかしこれらのレセプター群と大きく異なる点は, ペプチドレセプターに関してはムスカリン性AChレセプターやモノアミンレセプターなどと比較して, それほど多種のサブタイプがみいだされていないことである.

(1) タヒキニン類

P物質(SP), ニューロキニンA(NKA), ニューロキニンB(NKB)が代表的なものである. オートラジオグラフィーによる検索のためのリガンドとしてはSP, NKA, NKB自身が用いられている[44,56,119]. SP結合部位は嗅球扁桃体, 内側中隔核, 視床正中核群, 手綱核, 歯状回, 上丘, 脚傍核, 青斑核, 脊髄I～II層に多い. NKA結合部位の分布はSP結合部位のそれと類似する. 帯状回, 大脳皮質, 弧束核などではNKA結合部位はSP結合部位に比して多い反面, SP結合部位の豊富な線条体, 上丘ではNKA結合部位は認められない. SPが豊富に存在する黒質ではSP結合部位は観察できずNKA結合部位が高濃度に存在する. NKB結合部位は大脳皮質, 海馬, 視床下部に多い. SP[44,198], NKA(あるいはK物質)[82,134], NKB(あるいはニューロメジンK)[147]各レセプターの1次構造が明らかとされた(NK1, NK2, NK3,). NK1レセプターの分布についてはISH法[80a]と免疫組織化学[14b]により検討されている. 両法ともSPの分布と大きく異なる部位として黒質と脊髄後角を同定している.

(2) オピオイドペプチド[94,95a,133,135,144,201]

オピオイドレセプターはμ, σ, κ, δおよびεレセプターに大別される. μ, κ, σはそれぞれモルヒネ, ケイサイクラシン, SKF-10047をリガンドとする. さらに精管においてエンケファリンやβエンドルフィンと特異的に結合するレセプターがみいだされ, それぞれδ, εと呼ばれる. μは鎮痛, 呼吸抑制, 麻薬性, 徐脈, 縮瞳などに, κは鎮静, 縮瞳, 鎮痛に, σは幻覚, 不快, 興精などの精神作用に, δは鎮痛に関与するといわれている. 各レセプターにはサブタイプがあるとされ, μはμ_1とμ_2, κもκ_1とκ_2があるとされている. μ_1はオピエート性の鎮痛にμ_2はそれ以外の作用(呼吸抑制, 循環作用など)に関与する.

μ結合部位は[^{3}H]-D-Ala-Mephe^4-Gly^5-ol·enkephalin (DAGO), [^{125}I] FK 33-824などをリガンドとして, δ結合部位は[^{3}H]-D-Ala^2-D-Leu^5-enkephalin (DADLE), [^{3}H]-D-Pen^2-D-Pen^5·enkephalin (DPDPE)がリガンドとして用いられる. ただしDADLEはμとも親和性がある. μとδの結合部位の分布はやや異なる. μは大脳皮質, 線条体, 視床下部, 視床, 中脳中心灰白質に多い. δ結合部位は大脳皮質, 線条体, 扁桃体に多く視床や視床下部では少ない. 扁桃体におけるδ結合部位はμよりも少ない. 線条体・皮質では両者が豊富に同程度存在するが, 分布状態が異なる. 線条体ではμは島状にδはびまん性に分布し, 皮質ではμはI, IV層に多いのに比し, δはII, III, V

層に多い．

κのリガンドとしては [³H]ethylketocyclazocine (EKC) や [³H] bremazocine があるが μ，δ，σ と親和性がある．[³H] U 69593 は κ 親和性の高いリガンドとして開発されている．これによる κ 結合部位は側坐核，線条体，嗅内野，嗅隆起，視床下部，上丘，弧束核に豊富で μ や δ の分布とやや異なる．

(3) カルシトニン遺伝子関連ペプチド (CGRP)

[¹²⁵I]CGRP をリガンドとするオートラジオグラフィーにより検索されている[50,169]．ヒト脳では，小脳，下オリーブ核，中心灰白質，延髄弓状核，迷走神経背側核に最も高濃度の結合部位が，ついで側坐核，扁桃体，黒質，腹側被蓋野，線条体，下丘，橋核，青斑核，前庭神経下核，三叉神経脊髄路核膠様質などに高濃度の結合部位がみられ

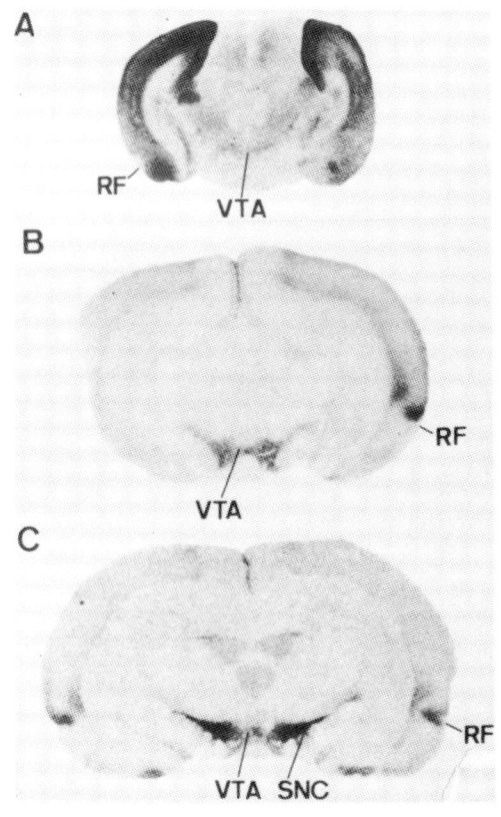

図 4.21 [³H]NT 結合部位の個体発生[59]
A：生後5日，B：生後15日，C：生後50日．大脳皮質では[³H]NT 結合は生直後に強く，以後減少し，成熟動物ではほとんど認められない．黒質（SNC）や腹側被蓋野（VTA）のものは生後に著しい発達を示す．

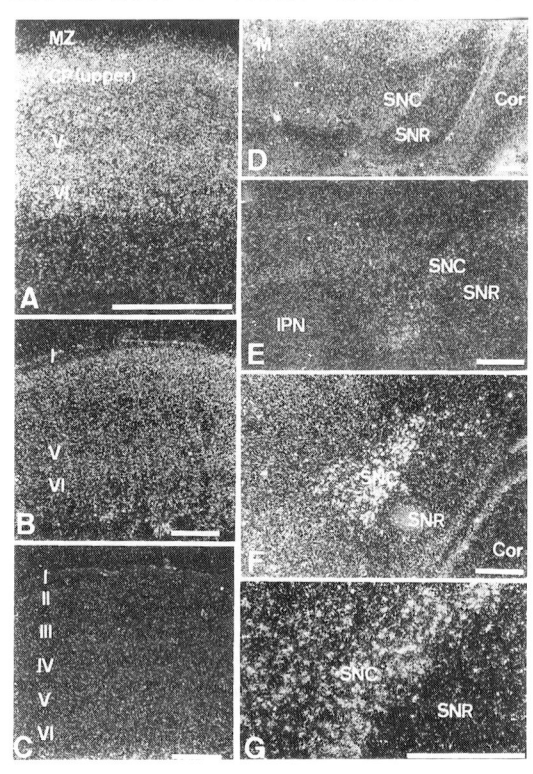

図 4.22 NT レセプター mRNA の生後変化[138b]
A〜C：大脳皮質における NT レセプター mRNA の生後変化．A：生直後，B：生後7日，C：成熟ラット．NT レセプター mRNA は生直後に高く，以後減少し，成熟動物ではほとんど認められない．
D〜G：黒質緻密層における NT レセプター mRNA の生後変化．D：生直後，E：生後7日，F：生後14日，G：生後21日．成長とともに増加する．

表 4.7 成熟ラットおよび幼若ラット脳のニューロテンシン結合部位（文献 85 b を改変）

ニューロテンシンレセプター		高親和性結合部位		低親和性結合部位	
		Kd(nM)	B_max (fmol/mg protein)	Kd(nM)	B_max (fmol/mg protein)
成熟ラット大	大脳皮質	0.11±0.03	27± 2	22±3	423±88
	視床下部	0.15±0.02	65±14	18±2	410±62
生直後ラット	大脳皮質	0.13±0.03	710±92	検出できず	

4.1 レセプター：結合部位，タンパク，mRNA 局在

る．ラット脳でも結合部位の分布はヒト脳のそれと類似する．

（4） ニューロテンシン（NT）

NT 結合部位には高親和性と低親和性が存在する．NT 結合部位の分布は [^{3}H] NT をリガンドとして検討されている[59,166c,202,203]．[^{3}H] NT 結合部位は高親和性結合部位を示すといわれている．[^{3}H] NT 結合部位は成熟動物では腹側被蓋野，黒質梨状葉，扁桃体に豊富である．帯状回後部，海馬支脚では幼若期に一過性に強く [^{3}H] NT 結合部位が発現する[59b]．生化学的にもこの結果が裏づけられる．すなわち，NT 結合部位を精製すると成熟動物大脳皮質では 2 種の親和性を有する結合部位が存在している（表 4.7）．高親和性（Kd=0.11 nM）と低親和性（Kd=22 nM）である[85b]．B_{max} を比べると低親和性のほうが高親和性よりも圧倒的に多い[85b]．しかし幼若動物の大脳皮質では高親和性の NT 結合部位しかみられず，その発現量は成熟動物の約 40 倍である（表 4.7）[85b]．すなわち，高親和性結合部位は大脳皮質において幼若動物に一過性に発現する．この高親和性結合部位は分子量約 50 kDa であり，最近 1 次構造の決定された NT レセプターの分子量とよく一致する．いいかえるとクローニングされた NT レセプターは高親和性結合部位であることを示す．ISH 法によりこの NT レセプターの mRNA の生後変化をみると，大脳皮質では幼若動物に一過性に出現する．生直後にはすでに大脳皮質には NT が豊富に存在する[43b,138c,d]．この時期にはまだ神経回路は完成しておらず NT は神経伝達よりはむしろ栄養因子として作用すると思われる．またこの時期に一致し NT レセプターが発現する[138b]．このことはクローニングされた NT レセプターが栄養因子としての NT の受け皿であることを示す．一方 NT レセプター mRNA 含有細胞は黒質，視床下部などでは生後発達とともに増加する[138b]．この事実は，これらの部位ではクローニングされた NT レセプターが神経伝達（修飾）物質としての

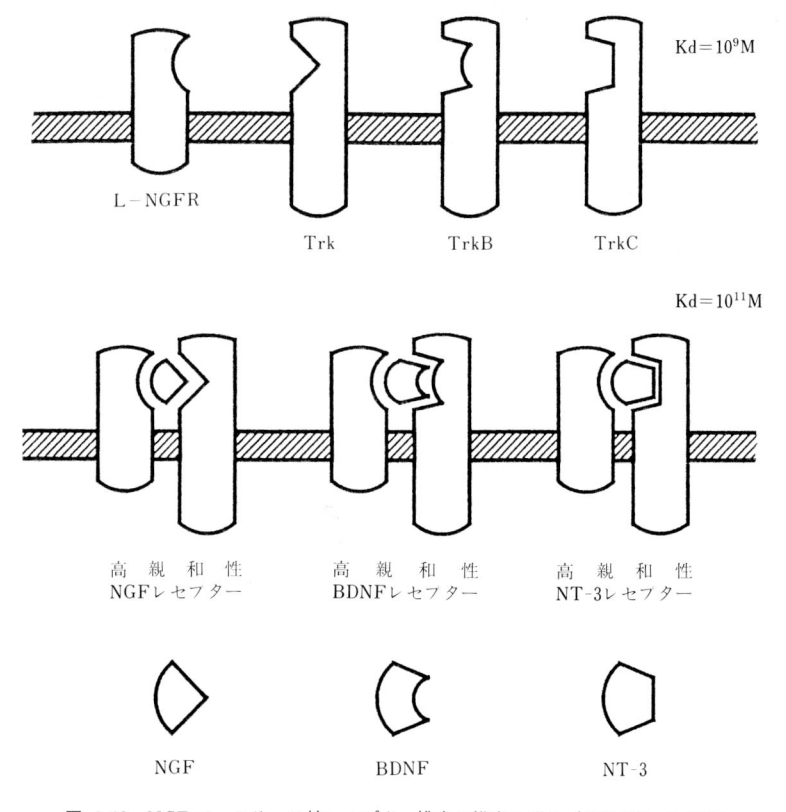

図 4.23 NGF ファミリーの核レセプター構成の推定モデル（文献 184c を改変）

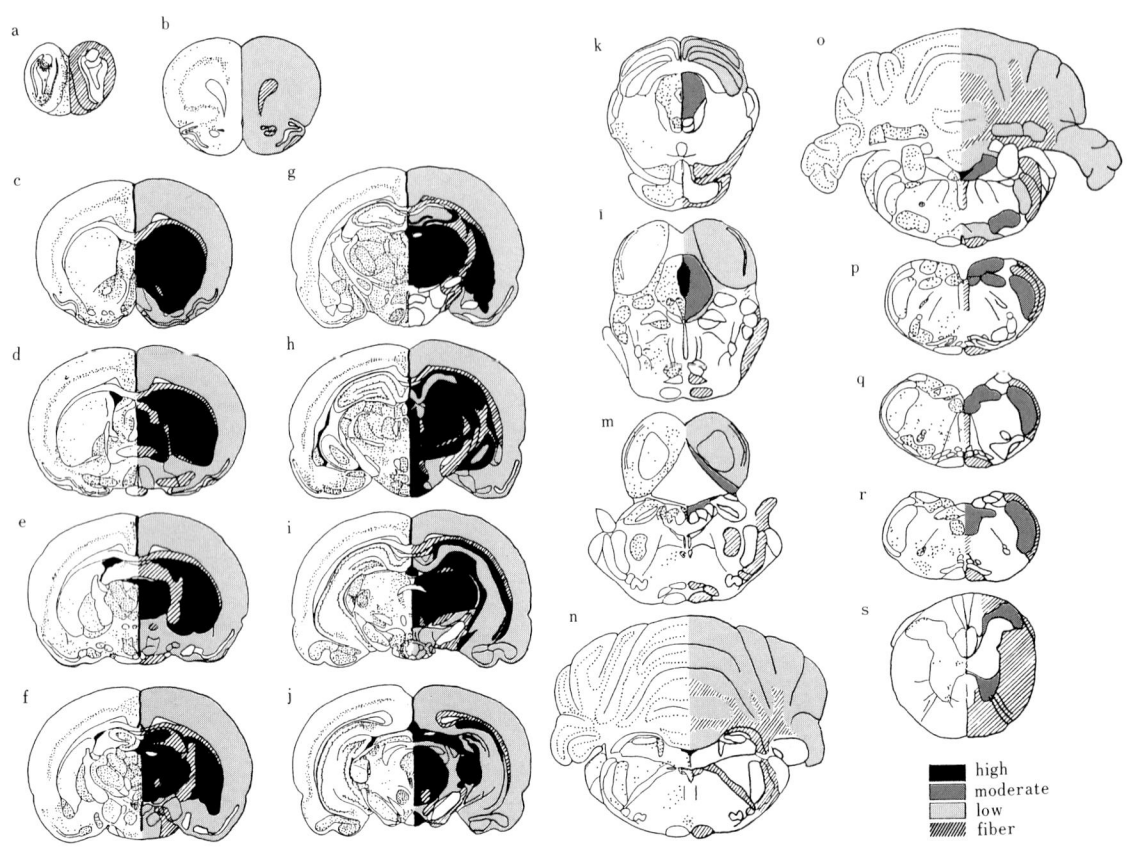

図 4.24 bFGF 免疫活性の脳内分布[82c]
シェーマの左に陽性ニューロンの分布密度をドットで示す．シェーマ右は終末分布．

NT の受け皿であることを示す．すなわち，クローニングされた NT レセプターは栄養因子としての NT および神経伝達（修飾）物質としての NT，両者の受け皿であることを意味する．

（5） ソマトスタチン（SOM）

SOM-14 と SOM-28 の両者がある．SO 結合部位は大脳皮質，海馬，扁桃体，線条体に多く，視床，視床下部，下位脳幹には低い．視床下部など SOM と SOM 結合体の分布濃度が一致しない部位が多い．[^{125}I-Tyr^{11}]SOM-14，[^{125}I]CGP 23996 や [^{125}I]SMS 201-995 がリガンドとしてよく用いられる[103,108,124,189]．SOM レセプターの 1 次構造も明らかとされている[166c]．

（6） そ の 他

その他 VIP レセプター，オキシトシンレセプターなどの 1 次構造も明らかとされ，ISH 法による脳内分布が検討されている[166c,199b]．

f. 成 長 因 子

成長因子のレセプターはチロシンキナーゼ型レセプターに属する．

（1） 神経成長因子（NGF）レセプター

NGF は BDNF，NT-3 とともに NGF ファミリーを構成する[184c]．NGF レセプターも BDNF レセプター，NT-3 レセプターとともに NGF レセプターファミリーを構成する[184c]．これらのレセプターには低親和性と高親和性の 2 種が存在することは知られている．低親和性レセプターの 1 次構造が決定されている[120,132,142]．一方，最近高親和性レセプターが trk プロトオンコジーンによりコードされたタンパクであるということが明らかにされるとともに，trk ファミリーとして trk，trkB，trkC の存在が明らかにされた[43d,55b,c,69]．現在ではこの結果をもとに図 4.23 に示すような NGF レセプターファミリーの構成システムのモ

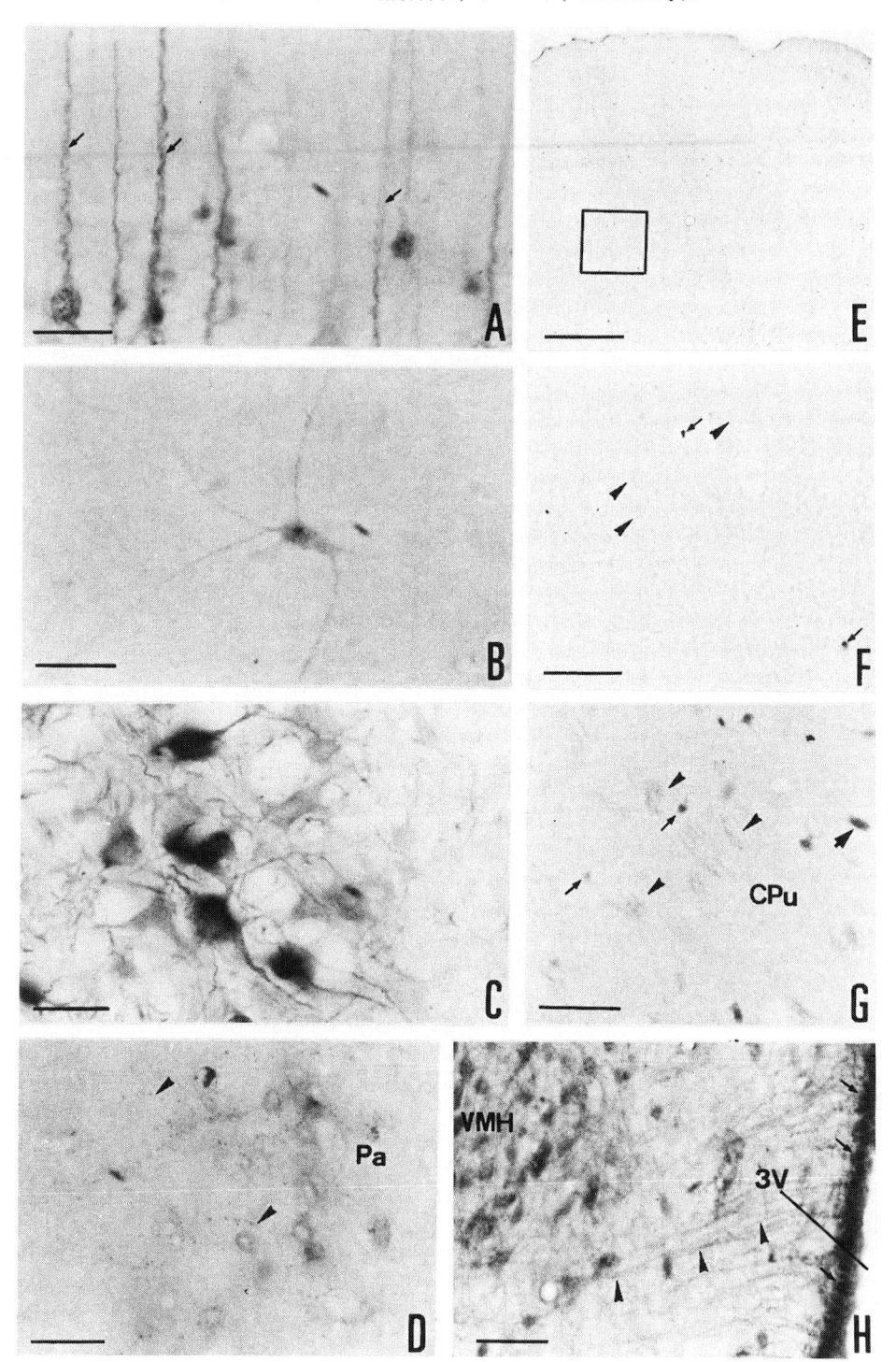

図 4.25 bFGF 陽性細胞[82c)]
A〜D, G, H：大脳皮質 5 層の錐体細胞層 (A)，対角帯水平肢 (B)，赤核 (C)，視床下部室傍核 (D)，視床下部腹内側核 (H)，線条体 (G，矢印) における bFGF 陽性細胞．D および G における陽性線維は矢頭印で示されている．E, F は吸収実験の結果を示す．陽性構造は認められない．
F は E の 4 角の部の強拡大．矢頭印は錐体細胞を示す．矢印は赤血球を示す．
バーは A〜C, F, H：50 μm，D, G：75 μm，E：200 μm．

表 4.8 成熟ラットにおける FGF レセプター mRNA 含有細胞の脳内分布[167]

Tissue	Relative Intensity of Labeling	Tissue	Relative Intensity of Labeling
Telencephalon		Rombencephalon	
Olfactory bulb		Motor trigeminal nucleus	++
Inner granular layer	++	Principal sensory trigeminal nucleus	+
Mitral cell layer	++	Locus ceruleus	++
Tenia tecta	++	Cerebellum	
Islands of Calleja	+	Granule cell layer	++
Primary olfactory cortex	±	Purkinje cell layer	−
Bed nucleus of stria terminalis (medial part)	++	Deep cerebellar nuclei	+
Hippocampus		Ventral cochlear nucleus	++
CA 1, CA 2 regions	++	Vestibular nuclei	+
CA 3, CA 4 regions	+++	Facial nucleus	++
Dentate gyrus	++	Spinal trigeminal nucleus	+
Subiculum	++	Abducens nucleus	++
Cerebral cortex		Prepositus hypoglossal nucleus	+
Layer 1	±	Ambiguus nucleus	++
Layers 2〜4	+	Inferior olive	+
Layers 5, 6	++	Solitary tract nucleus	++
(Cingulate and entorhinal cortices)	++	External cuneate nucleus	+
Amygdaloid complex		Dorsal motor nucleus of vagus nerve	++
Central	++	Hypoglossal nucleus	++
Medial	+	Lateral reticular nucleus	++
Cortical	+	Spinal cord	
Diencephalon		Layer 1	−
Medial preoptic area	±	Layer 2	±
Supraoptic nucleus	++	Layer 3〜8	+
Paraventricular hypothalamic nucleus	++	Layer 9	++
Dorsomedial hypothalamic nucleus	+	Layer 10	+
Median eminence	+++	Circumventricular organs	
Arcuate nucleus	+	Subfornical organ	++
Medial habenular nucleus	++	OVLT	++
Lateral mammillary nucleus	+	Area postrema	++
Mediat mammillary nucleus (medial part)	+	Nonneuronal cells	
Mesencephalon		Choroid plexus	+++
Substantia nigra (compact part)	+	Ependymal cells	+++
Ventral tegmental area	+	Meningeal cells	+++
Interpeduncular nucleus (central)	±		
Oculomotor nucleus	+		
Dorsal raphe nucleus	+		
Pontine nucleus	++		
Trochlear nucleus	+		
Parabigeminal nucleus	+		
Laterodorsal tegmental nucleus	+++		
Pedunculopontine tegmental nucleus	+++		

デルが提唱されている．すなわち，低親和性のNGFレセプターがそれぞれTrk, TrkB, TrkCと会合することによりNGF高親和性レセプター，BDNF高親和性レセプター，NT-3高親和性レセプターが構築されるというものである．このモデルを100%受け入れるにはまだ若干の疑問がある．

例えば，前脳基底核AChニューロンは低親和性NGFレセプターmRNAを含有するとともに低親和性NGFレセプターに対する抗体で標識される[6,15,24,57,63,66,115,116,184c,192]．しかし，trkmRNAはほとんど検出できない．BDNFについてもその

mRNA 分布が明らかにされつつあり[42b,46b], 大脳皮質, 海馬, 嗅脳系に豊富である. 一方, trkBmRNA の分布を検討すると BDNFmRNA 含有細胞の分布と酷似する[81b]. この事実は BDNF 産生細胞は同時に BDNF 高親和性レセプターを含有し, BDNF がオートクライン性に作用する可能性を示す. ところが, NGF 低親和性レセプター mRNA はこれらの部位での発現はきわめて低い.

NGF レセプターファミリーの分布の検討は[^{125}I] PNGF をリガンドとしたオートラジオグラフィーによる研究より開始された[122]. この方法では低親和性および高親和性, 両者の NGF レセプターが検出されるという. ただし, 4°C のような低温での反応では低親和性レセプターのみが可視化される傾向にある. この方法では成熟動物において内側中隔核, 対角帯, 前脳基底核などの大細胞性 ACh 細胞が標識される. 少数ながらも線条体, 網様体, 蝸牛神経核, 外側毛帯核, 知覚神経節ニューロンが標識される. ついで, 低親和性 NGF レセプターに対する抗体, あるいはオリゴヌクレオチドプローブを用いて免疫組織化学的に[6,36,43,57,66,77,78,114~116,129,139,151,152,156,166c,194] 低親和性 NGF レセプター, ISH 法によりその mRNA 含有細胞の分布が検討された[15,166c]. 標識細胞は上述領域に加え, 淡蒼球, 不確帯, 乳頭体前核, 上丘, 三叉神経中脳路核, 舌下神経前位核, 尾側縫線核, 蝸牛神経核に出現する. また, 幼若期に一過性に運動ニューロン, Purkinje 細胞などが低親和性 NGF レセプターを発現させる[15,30,32,66,78,146,184e,194].

高親和性レセプターの局在部位については trk, trkB, trkCmRNA の局在をマーカーとして ISH 法で検討が行われており, 先に述べたようにこれらの mRNA が豊富な部位でも低親和性 NGF レセプター mRNA がほとんど存在しない部位も散見される. NT-3 の結合部位の分布に関する報告も近年なされた[129c].

(2) 線維芽細胞成長因子 (FGF) レセプター

FGF は脳や下垂体から得られたペプチド性細胞成長因子である[70]. FGF は従来よりよく知られていた塩基性 (b) FGF や酸性 (a) FGF だけでなく, int-2, hst-1, FGF-5, hst-2/FGF-6, KGF などと FGF ファミリーを形成する[17c,184b,d]. 一方, FGF レセプターは原癌遺伝子産物であることが明らかにされ, 現在までに FGFR-1/flg, FGFR-2/bek, FGFR-3, FGFR-4 の 4 種が同定され FGF と同様ファミリーを形成する[17c,184d]. FGFR-4 は他の 3 種と異なり, aFGF に強い親和性を有するが bFGF にはほとんど親和性を有しない.

FGF の脳内局在についてはニューロンかグリアかという点で一致をみていない. しかし, 最近 bFGF に特異的な抗血清を用いた免疫組織化学的手法および ISH 法により少なくとも正常. 成熟動物では bFGF は大脳皮質, 嗅球, 中隔野, 前脳基底核, 視床, 視床下部, 海馬, 淡蒼球, 扁桃体, 中脳中心灰白質, 小脳, 橋背側被蓋野, 網様体, 運動神経核などのニューロン群に豊富に局在することが示された (図 4.24, 4.25)[56b,82c,113b]. しかし脳に障害を与えると星状膠細胞が FGF を生産しはじめる[160b].

一方, FGF の標識細胞がニューロンかグリアかという問題も明らかになりつつある. FGFR-1/flgmRNA の局在が ISH 法により明らかにされた[187]. 表 4.8 に示すように大脳皮質, 海馬, 視床, 視床下部, 中脳, 菱脳と幅広くかつ豊富にニューロン系に発現する. bFGF と FGFR-1/flg の脳内局在を比べると両者がともに豊富に発現している部位が多いのに気づく[18,82c]. 事実, 脊髄後根神経節ニューロンや運動ニューロンでは FGF と FGFR-1/flg が同一ニューロンに発現している[55d]. このことは FGF がこれらのニューロン群ではオートクライン性に作用している可能性を示す. 最近, FGFR-2/bekmRNA の局在についても検討がなされている. FGFR-1/flgmRNA 局在とは大きく異なり, グリア細胞が標識される[58]. また FGF, FGF レセプターについての研究はまさにその途上であるが, 以上述べてきた事実だけでも, FGF と FGF レセプターの対応については 1 対 1 の明確な関係としては説明しがたい多様性がある.

〔遠山正彌〕

文 献

1) Albert PR, Zhou QY, Van Tol HH, Bunzow JR, Civelli O: Cloning, functional expression, and mRNA tissue distribution of the rat 5-hydroxytryptamine 1A receptor gene. *J Biol Chem* **265**: 5825-5832, 1990.
2) Alford S, Williams TL: Endogenous activation of glycine and NMDA receptors in Lamrey spinal cord during fictive locomotion. *J Neurosci* **9**: 2792-2800, 1989.
3) Altschuler RA, Betz H, Parakkal MH, Reeks A, Wenthold RJ: Identification of glycinergic synapses in the cochlear nucleus through immunocytochemical localization of the postsynaptic receptor. *Brain Res* **369**: 316-320, 1986.
4) Aoki C, Jon TH, Pickel VM: Ultrastructural localization of beta-adrenergic receptor-like immunoreactivity in the cortex and neostriatum of rat brain. *Brain Res* **437**: 264-282, 1987.
5) Araki T, Yamano M, Murakami T, Wanaka A, Betz H, Tohyama M: Localization of glycine receptors in the rat central nervous system: an immunocytochemical analysis using monoclonal antibody. *Neuroscience* **25**: 613-624, 1988.
5b) Araki T, Tohyama M: Region-specific expression of $GABA_A$ receptor $α_3$ and $α_4$ subunits mRNAs in the rat brain. *Mol Brain Res* **12**: 293-314, 1992.
5c) Araki T, Sato M, Kiyama H, Manabe Y, Tohyama M: Localization of $GABA_A$ receptor $γ_2$ subunit mRNA-containing neurons in the rat central nervous system. *Neuroscience* **47**: 45-61, 1992.
5d) Araki T, Kiyama H, Tohyama M: The $GABA_A$ receptor $γ_1$ subunit is expressed by distinct neuronal populations. *Mol Brain Res* **15**: 121-132, 1992.
5e) Araki T, Kiyama H, Tohyama M: $GABA_A$ receptor subunit mRNAs show differential expression during cortical development in the rat brain. *Dev Brain Res* (in press).
5f) Araki T. Kiyama H, Maeno H, Tohyama M: Differential immunocytochemical localization of $GABA_A$ receptor $γ_1$ and $γ_2$ subunits in the rat brain. *Mol Brain Res* (in press).
5g) Asai T, Wanaka A, Kato H, Masana Y, Seo M, Tohyama M: Differential expression of two members of FGF family, FGFR-1 and FGFR-2 mRNA in the adult rat central nervous system.
6) Batchelor PE, Armstrong DM, Blaker SN, Gage FH: Nerve growth factor receptor and choline acetyltransferase co-localization in neurons within the rat forebrain: response to fimbria-fornix transection. *J Comp Neurol* **284**: 187-204, 1989.
7) Betz H: Biology and structure of the mammalian glycine receptor. *TINS* **10**: 137-146, 1987.
8) Betz H, Becker CM: The mammalian glycine receptor: biology and structure of a neuronal chloride channel protein. *Neurochem Int* **13**: 137-146, 1988.
9) Bonner TI, Buckley NI, Young A, Brann MR: Identification of a family of muscarinic receptor genes. *Science* **237**: 527-532, 1987.
10) Boulter J, Evans K, Goldman D, Martin, G, Treco D, Heinemann S, Patrick J: Isolation of a cDNA clone coding for a possible neural nicotinic acetylcholine receptor $α$-subunit. *Nature* **319**: 368-374, 1986.
11) Boulter J, Connolly J, Deneris E, Goldman D, Heinemann S, Patrick J: Functional expression of two neuronal nicotinic acetylcholine receptors from cDNA clones identifies a gene family. *Proc Natl Acad Sci USA* **84**: 7763-7767, 1987.
12) Boyson SJ, McGonigle P, Molinoff PB: Quantitative autoradiographic localization of the D_1 and D_2 subtypes of dopamine receptors in rat brain. *J Neurosci* **6**: 3177-3188, 1986.
13) Bowery NG, Wong EHF, Hudson AL: Quantitative autoradiography of [^{3}H]-MK-801 binding sites in mammalian brain. *Br J Pharmacol* **93**: 944-954, 1988.
14) Bristow DR, Bowery NG, Woodruff GN: Light microscopic autoradiographic localization of [^{3}H] glycine and [^{3}H] strychinine binding sites in rat brain. *Eur J Pharmacol* **126**: 303-307, 1986.
14b) Brown JL, Jasmin L, Mantyh P, Vigna S, Basbaum AI: Immunocytochemical localization of the NK-1 receptor in the spinal cord and brain of the rat. Congress Abstract, I. A. S. P. p 471, 1993.
15) Buck CR, Martinez MHJ, Chao MV, Black IB: Differential expression of the nerve growth factor receptor gene in multiple brain areas. *Dev Brain Res* **44**: 259-268, 1988.
16) Buckley NG, Bonner TI, Brann, MR: Localization of a family of muscarinic receptor mRNAs in rat brain. *J Neurosci* **8**: 4646-4652, 1988.
17) Bunzow JR, van Tol HHM, Grandy DK, Albert P, Salon J, Christie MC, Machida CA, Neve KA, Civelli O: Cloning and expression of D_2 dopamine receptor cDNA. *Nature* **336**: 783-787, 1988.
17b) Burnashev N, Monyer H, Seeburg PH, Sakmann B: Divalent ion permeability of AMPA receptor channels is dominated by the edited form of a single subunit. *Neron* **8**: 189-198, 1992.

17c) Burgess WH, Maciag T : The heparin-binding (fibroblast) growth factor family of proteins. *Ann Rev Biochem* **58** : 575-606, 1989.

18) Clarke PBS, Hamill GS, Nadi NS, Jacobowitz DM, Pert AJ : ^{3}H-nicotine and ^{125}I-alpha-bungarotoxin-labeled nicotinic receptors in the interpeduncular nucleus of rats. II. Effects of habenular deafferentiation. *J Comp Neurol* **25** : 407-413, 1986.

19) Clarke PBS, Schwartz RD, Paul SM, Pert CB, Pert A : Nicotinic binding in rat brain : autoradiographic comparison of [^{3}H] acetylcholine, [^{3}H] nicotine, and [^{125}I]-α-bungarotoxin. *J Neurosci* **5** : 1307-1315, 1985.

19b) Clu DCM, Albin RL, Ierng AB, Penney JB : Distribution and kinetics of GABA$_B$ binding sites in rat central nervous system : a quantitative autoradiographic study. *Neuroscience* **34** : 341-357, 1990.

20) Cotecchia S, Schwinn PA, Randall RR : Molecular cloning and expression of cDNA for the hamster alpha-adrenergic receptor. *Proc Natl Acad Sci USA* **85** : 7159-7163, 1988.

21) Cortes R, Palacios JM : Muscarinic cholinergic receptor subtypes in the rat brain. 1. Quantitative autoradiographic studies. *Brain Res* **362** : 227-238, 1986.

22) Cortes R, Probst A, Palacios JM : Quantitative light microscopic autoradiographic localization of cholinergic muscarinic receptors in the human brainstem. *Neuroscience* **12** : 1003-1026, 1984.

23) Cortes R, Probst A, Tobler H-J, Palacios JM : Muscarinic cholinergic receptor subtypes in the human brain. 2. Quantitative autoradiographic studies. *Brain Res* **362** : 239-253, 1986.

24) Dawbarn D, Allen SJ, Semenenko FM : Coexistence of choline acetyltransferase and nerve growth factor receptors in the rat basal forebrain. *Neurosci Lett* **94** : 138-144, 1988.

25) Dearry A, Gingrich JA, Falardeau P, Fremeau RT, Bates MD, Caron MG : Molecular cloning and expression of the gene for a human D$_1$ dopamine receptor. *Nature* **347** : 72-76, 1990.

26) de Blas A, Vitorica J, Friedrich P : Localization of the GABA$_A$ receptor in the rat brain with a monoclonal antibody to the 57000 M$_r$ peptide of the GABA$_A$ receptor/benzodiazepine receptor/Cl$^-$ channel complex. *J Neuronsci* **8** : 602-614, 1988.

27) Dechesne CJ, Oberdorfer MD, Hampson DR, Wheaton KD, Nazarali AJ, Goping G, Wnethold J : Distribution of a putative kainic acid receptor in the frog central nervous system determined with monoclonal and polyclonal antibodies : evidence for synaptic and extrasynaptic localization. *J Neurosci* **10** : 479-490, 1990.

28) Deuch AY, Holliday J, Roth RH, Chun LL, Hawrot E : Immunohistochemical localization of a neuronal nicotinic acetylcholine receptor in mammalian brain. *Proc Natl Acad Sci USA* **84** : 8697-8701, 1987.

28b) Dinglendine R : New wave of non-NMDA excitatory amino acid receptors. *Trends Pharmacol Sci* **12** : 360-362, 1991.

29) Dixon RAF, Koblika BK, Strader DJ, Benovic JL, Dohlman HG, Frielle T, Bolanowski F, Bennett CD, Rands E, Diehl RE, Mumford RA, Slater, EE, Sigal IS, Caron MG, Lefkowitz RJ, Strader CD : Cloning of the gene and cDNA for mammalian beta-adrenergic receptor and homology with rhodopsin. *Nature* **321** : 75-79, 1986.

30) Eckenstein F : Transient expression of NGF-receptor-like immunoreactivity in postnatal rat brain and spinal cord. *Brain Res* **446** : 149-154, 1988.

31) Fargin A, Raymond JR, Lohse MJ, Kobilka BK, Caron MG, Lefkowitz RJ : The genomic clone G-21 which resembles a β-adrenergic receptor sequence encodes the 5-HT$_{1A}$ receptor. *Nature* **335** : 358-360, 1988.

32) Fenfors P, Hallbook F, Ebendal T, Shooter EM, Radeke MJ, Misko TP, Persson H : Developmental and regional expression of beta-nerve growth factor receptor mRNA in the chick and rat. *Neuron* **1** : 983-996, 1988.

33) Foster AC, Kemp A : HA-966 antagonizes N-methyl-D aspartate receptors through a selective interaction with the glycine modulatory site. *J Neurosci* **9** : 2191-1296, 1989.

34) Foster AC, Mena EE, Monaghan DT, Cotman CW : Synaptic localization of kainic acid binding sites. *Nature* **289** : 73-75, 1981.

35) Frielle T, Collins S, Daniel KW : Cloning of the cDNA for the human beta$_1$ adrenergic receptor. *Proc Natl Acad Sci USA* **84** : 7920-7924, 1987.

35b) Fujita M, Sato K, Sato M, Inoue T, Kozuka T, Tohyama M : Regional distribution of the cells expressing glycine receptor β subunit mRNA in the rat brain. *Brain Res* **560** : 23-37, 1991.

36) Gage FH, Batchelor P, Chen KS, Chin D, Deputy S, Rosenberg MB, Higgins GA, Koh S, Fischer W, Bjorklund A : NGF-receptor re-expression and NGF-mediated cholinergic neuronal hypertrophy in the damaged adult neostriatum. *Neuron* **2** : 1177-1184, 1989.

36b) Gantz I, Schaffer M, DelValle J, Logsdon C,

Champbell V, Uhler M, Yamada T: Molecular cloning of a gene encoding the histamine H2 receptor. *Proc Natl Acad Sci USA* **88**: 429-433, 1991.

37) Goldsmith PG, Cornin MJ, Weiner RI: Dopamine receptor sites in the anterior pituitary. *J Histochem Cytochem* **27**: 1205-1207, 1979.

38) Grenningloh G, Prebilla I, Prior P, Multhaup G, Beyreuther K, Taleb O, Betz H: Cloning and expression of the 58Kd beta subunit of the inhibitory glycine receptor. *Neuron* **4**: 963-970, 1990.

39) Grenningloh G, Rienitz A, Schmitt B, Methfessel C, Zensen M, Beyreuther K, Gundelfinger ED, Betz H: The strychinine-binding subunit of the glycine receptor shows homology with nicotinic acetylcholine receptor. *Nature* **328**: 215-220, 1987.

40) Grenningloh G, Schmieden V, Schofield PR, Seeburg PH, Siddigue T, Mohandas TK, Becker CM, Betz H: Alpha subunit variants of the human glycine receptor: primary structures, functional expression and chromosomal localization of the corresponding gene. *EMBO J* **9**: 771-776, 1990.

41) Gundlach A, Largent BL, Snyder SH: Phencyclidine (PCP) receptors: autoradiographic localization in brain with the selective ligand, [^{3}H] TCP. *Brain Res* **386**: 266-279, 1986.

42) Gundlach AL, Largent BL, Snyder SH: Autoradiographic localization of sigma receptor binding sites in Guinea pig and rat central nervous system with (+) ^{3}H-3-(3-hydroxyphenyl)-N-(1-propyl) piperidine. *J Neurosci* **6**: 1757-1770, 1986.

42b) Guthrie KM, Gall CM: Differential expression of mRNAs for the NGF family of neurotrophic factors in the adult rat central olfactory system. *J Comp Neurol* **313**: 95-102, 1991.

43) Gomez-Pinilla F, Cotman CW, Nieto-Sampedro M: NGF receptor immunoreactivity in rat brain: topographical distribution and response to entorhinal ablation. *Neurosci Lett* **82**: 260-266, 1987.

43b) Hara Y, Shiosaka S, Senba E, Sakanaka S, Inagaki S, Takagi H, Kawai Y, Takatsuki K, Matsuzaki T, Tohyama M: Ontogeny of the neurotensin-containing neuron system of the rat: immunohistochemical analysis. I. Forebrain and diencephalon. *J Comp Neurol* **208**: 177-195, 1982.

43c) Headley PM, Grillner S: Excitatory amino acids and synaptic transmission: the evidence for a physiological function. *Trend Pharmacol Sci* **11**: 205-211, 1990.

43d) Hempstead BL, Martin-Zanca D, Kaplan DR, Parada LF, Chao MV: High-affinity NGF binding requires coexpression of the *trk* proto-oncogene and the low-affinity NGF receptor. *Nature* **350**: 678-683, 1991.

44) Hershey AD, Krause JE: Molecular characterization of a functional cDNA encoding the rat substance P receptor. *Science* **247**: 958-962, 1990.

45) Hironaka T, Moritz Y, Hagihira S, Tateno E, Kita H, Tohyama M: Localization of GABA$_A$-receptor alpha$_1$ subunit mRNA-containing neurons in the lower brainstem of the rat. *Brain Res Mol Brain Res* **7**: 335-345, 1990.

46) Hoch W, Betz H, Becker C-M: Primary culture of mouse spinal cord express the neonatal isoform of the inhibitory glycine receptor. *Neurons* **3**: 339-348, 1989.

46b) Hofer M, Pagliusi SR, Hohn A, Leibrock J, Barde YA: Regional distribution of brain-derived neurotrophic factor mRNA in the adult mouse brain. *EMBO J* **9**: 2459-2464, 1990.

47) Hoyer D, Pazos A, Probst A, Palacios JM: Serotonin receptors in the human brain. II Characterization and autoradiographic localization of 5-HT$_{1C}$ and 5-HT$_2$ recognition sites. *Brain Res* **376**: 97-107, 1986.

47b) Hoyer D, Schoeffter P: 5HT$_{1D}$ receptor mediated inhibition of forskolin-stimulated adenylate cyclase activity in calf substantia nigra. *Eur J Pharmacol* **147**: 145-147, 1988.

48) Hoyer D, Srivatsa S, Pazos A, Engel G, Palacios JM: [^{125}I] LSD labels 5-HT$_{1C}$ recognition sites in pig choroid plexus membranes: comparison with [^{3}H]mesulergine and [^{3}H]5-HT binding. *Neurosci Lett* **69**: 269-274, 1986.

48b) Hume RI, Dingledine R, Heinemann SF: Identification of a site in glutamate receptor subunits that controls calcium permeability. *Science* **253**: 1028-1031, 1991.

49) Hunt S, Schmidt J: Some observations on the binding patterns of a-bungarotoxin in the central nervous system of the rat. *Brain Res* **157**: 213-232, 1978.

50) Inagaki S, Kito S, Kubota Y, Girgis S, Hillyard CJ, MacIntyre I: Autoradiographic localization of calcitonin gene-related peptide binding sites in human and rat brains. *Brain Res* **347**: 287-298, 1986.

50b) 稲垣 忍：オートラジオグラフィー総論．神経科学の先端技術プロトコール，I．分子組織化学（塩坂貞夫編），pp 64-75，厚生社，大阪，1991．

51) Insel TR, Miller LP, Gelhard RE: The ontogeny of excitatory amino acid receptors in rat fore-

brain-I. N-methyl-D-aspartate and quisqualate receptors. *Neuroscience* **35**: 31-43, 1990.

52) Ishimoto I, Kiyama H, Hamano K, Shiosaka S, Malbon CC, Nakauchi M, Emson PC, Manabe R, Tohyama M: Co-localization of adrenergic receptors and vitamin-D-dependent calcium-binding protein (carbindin) in the dopaminergic amacrine cells of the rat retina. *Neurosci Res* **7**: 257-263, 1989.

52b) Ishihara T, Shigemoto R, Mori K, Takahashi K, Nagata S: Functional expression and tissue distribution of a novel receptor for vasoactive intestinal polypeptide. *Neuron* **8**: 811-819, 1992.

53) 糸賀叙子, 鬼頭昭三: ホルモン, 神経系伝達物質ならびに薬物受容体. ホルモンと神経伝達物質 (小川和朗ほか編), pp 213-234, 朝倉書店, 東京, 1985.

53b) Iwata H, Matsuyama A, Okumura N, Yoshida S, Lee Y, Imaizumi K, Shiosaka S: Localization of basic FGF-like immunoreactivity in the hypothalamo-hypophyseal neuron endocrine axis. *Brain Res* **550**: 329-332, 1991.

54) Jaffe EH, Cuello AC, Priestley JV: Localization of ^{3}H-GABA in the rat olfactory bulb: an *in vivo* and *in vitro* autoradiographic study. *Exp Brain Res* **50**: 100-106, 1983.

55) Julius D, MacDermott AB, Axel R, Jessell TM: Molecular characterization of a function cDNA encoding the serotonin 1c receptor. *Science* **241**: 558-564, 1988.

55b) Kaplan DR, Martin-Zanca D, Parada LF: Tyrosine phosphorylation and tyrosine kinase activity of the *trk* proto-oncogene product induced by NGF. *Nature* **350**: 158-160, 1991.

55c) Kaplan DR, Hempstead BL, Martin-Zanca D, Chao MV, Parada LF, The *trk* protooncogene product: a signal transducing receptor for nerve growth factor. *Science* **252**: 554-558, 1991.

55d) Kato H, Wanaka A, Tohyama M: Co-localization of basic fibroblast growth factor-like immunoreactivity and its receptor mRNA in the rat spinal cord and the dorsal root ganglion. *Brain Res* **576**: 351-354, 1992.

56) 木村定雄: ペプチド性神経伝達物質とレセプター. 神経研究の進歩 **27**: 620-623, 1986.

57) Kiss J, McGovern J, Patel AJ: Immunohistochemical localization of cells containing nerve growth factor receptors in the different regions of the adult rat forebrain. *Neuroscience* **27**: 731-748, 1988.

58) 鬼頭昭三, 三好理絵: レセプター. 化学的神経機能解剖学 (遠山正彌, 塩谷弥兵衛編), pp 660-681, 厚生社, 東京, 1987.

59) Kiyama H, Inagaki S, Kito S, Tohyama M: Ontogeny of [^{3}H] neurotensin binding sites in the rat cerebral cortex: autoradiographic study. *Brain Res* **31**: 303-306, 1987.

59b) Kiyama H, Emson PC, Tohyama M: *In situ* hybridization histochemistry. *Neurosci Res* **9**: 1-21, 1990.

59c) 木山博資: 非放射性物質標識合成プローブによる in situ ハイブリダイゼイション法. 神経科学の先端技術プロトコール, I. 分子組織化学 (塩坂貞夫編), pp 36-50, 厚生社, 大阪, 1991.

59d) Kiyama H, Sato K, Tohyama M: Characteristic localization of non-NMDA type glutamate receptor subunits in the rat pituitaty gland. *Mol Brain Res*, 1993.

60) Kobilka BK, Dixon RAF, Frielle T: cDNA for the human beta2-adrenergic receptor: a protein with multiple membrane-spanning domains and encoded by a gene whose chromosomal location is shared with that of the receptor for platelet-derived growth factor. *Proc Natl Acad Sci USA* **84**: 7920-7924, 1987.

61) Kobilka BK, Frielle T, Collins S, Yang-Feng T, Kobilka TS, Francke U, Lefkowitz RJ, Caron MG: An intronless gene encoding a potential member of the family of receptors coupled to guanine nucleotide regulatory proteins. *Nature* **329**: 75-79, 1987.

62) Kobilka BK, Matsui, BK, Kobilka TS, Yang-Feng TL, Francke U, Caron MG, Lefkowitz RJ, Regan JW: Cloning, sequencing, and expression of the gene coding for the human platelet alpha2-adrenergic receptor. *Science* **238**: 650-656, 1987.

63) Koh S, Oyler GA, Higgins GA: Localization of nerve growth factor messenger RNA and protein in the adult rat brain. *Exp Neurol* **106**: 209-221, 1989.

64) 小池勝夫, 高柳一成: αアドレナリンレセプター. 日本臨牀 **47**: 563-568, 1989.

65) 紺野不器夫: アセチルコリンリセプター. 日本臨牀 **47**: 548-557, 1989.

66) Kordower JH, Bartus RT, Bothwell M, Schatteman G, Gash DM: Nerve growth factor receptor immunoreactivity in the non-human primate (Cebus apella): distribution, morphology and colocalization with cholinergic enzymes. *J Comp Neurol* **277**: 465-486, 1988.

66b) Kuhse J, Kuryatov A, Maulet Y, Malosio ML, Schmieden V, Betz H: Alternative splicing generates two isoforms of the $α_2$ subunit of the inhibitory glycine receptor. *FEBS Lett* **283**: 73-77, 1991.

66c) Kuhse J, Schmieden V, Betz H: Identification and functional expression of a novel ligand bind-

ing subunit of the inhibitory glycine receptor. *J Biol Chem* **265** : 22317-22320, 1990.
66d) Kuhse J, Schmieden V, Betz H : A single amino acid exchange alters the pharmacology of neonatal rat glycine receptor subunit. *Neuron* **5** : 867-873, 1990.
67) 栗山欣彌, 広内雅明 : GABA レセプター. ブレインサイエンス **2** : 171-178, 1990.
68) 栗山欣彌, 大熊誠太郎 : 抑制性伝達物質としてのGABA. ブレインサイエンス **1** : 31-41, 1990.
68b) LeBoeuf RD, Green MM, Berecek KH, Swords BH, Blalock JE : Cloning and direct sequencing from lambda cDNA libraries using the polymerase chain reaction : suppressin and the vasopressin receptor as models. *Neth E Med* **39** : 295-305, 1991.
69) Lamballe F, Klein R, Barbard M : *trk* C, a new member of the *trk* family of tyrosine protein kinase, is a recertor for neurotropin-3. *Cell* **66** : 967-979, 1991.
70) Lee PL, Johnson DE, Cousens LS, Fried VA, Williams LT : Purification and complementary DNA cloning of a receptor for basic fibroblast growth factor. *Science* **245** : 57-60, 1989.
71) Lefowity RJ, Caron MG : Adrenergic receptors. *J Biol Chem* **263** : 4993-4996, 1988.
72) Leger L, Descarries L : Serotonin nerve terminals in the locus coeruleus of adult rat : a radioautographic study. *Brain Res* **145** : 1-13, 1978.
73) Le Moine C, Normand E, Guitteny AF, Fougue B, Teoule R, Bloch B : Dopamine receptor gene expression by enkephalin neurons in rat forebrain. *Proc Natl Acad Sci USA* **87** : 230-234, 1990.
74) Levitan ES, Schofield PR, Burt DR, Rhee LM, Wisden W, Köhler M, Fujita N, Rodriguez HF, Stephenson A, Darlison G, Barnard EA, Seeburg PH : Structural and functional basis for $GABA_A$ receptor heterogeneity. *Nature* **335** : 76-79, 1988.
74b) Libert F, Passage E, Parmentier M, Simons MJ, Vassart G, Mattiei MG : Chromosomal mapping of A1 and A2 adenosine receptors, VIP receptor, and a new subtype of serotonin receptor. *Genomics* **11** : 225-227, 1991.
75) Lolait S, O'Carroll A-M, Kusano K, Mahan LC : Pharmacological characterization and region-specific expression in brain of the β_2- and β_3- subunits of the rat $GABA_A$ receptors. *FEBS Lett* **258** : 17-21, 1989.
76) London ES, Walles SB, Wamsley JK : Autoradiographic localization of [^{3}H] nicotine binding sites in the rat brain. *Neurosci Lett* **53** : 179-184, 1985.
77) Loy R, Koh S : Developmental expression of nerve growth factor receptors in sensory systems of the rat central nervous system. *Soc Neurosci Abstr* **12** : 393, 1986.
78) Loy R, Koh S : Expression of NGF receptors during development of central sensory pathways in the rat. In : Neural Development and Regeneration (ed by Gorio A, Perez-Polo JR, Devillis J, Haber B), pp 105-114, Springer-Verlag, New York, 1988.
79) Lübbert H, Hoffman BJ, Snuth TP, van Dyke T, Levine AJ, Harting PR, Lester A, Davidson N : cDNA cloning of a serotonin 5-HT_{1C} receptor by electrophysiological assays of mRNA-injected *Xenopus* oocyte. *Proc Natl Acad Sci USA* **84** : 4332-4336, 1987.
80) Lüddens H, Pritchett DB, Köhler M, Killish I, Keinänen K, Monyer H, Sprengel R, Seeburg PH : Cerebellar $GABA_A$ receptor selective for a behavioural alcohol antagonist. *Nature* **346** : 648-651, 1990.
80a) Maeno H, Kiyama H, Tohyama M : Distribution of substance P (NK-1 receptor) in the central nervous system. *Mol Brain Res* **18** : 43-58, 1993.
80b) Malosio ML, Grenningloh G, Kuhse J, Schmieden V, Schmitt B, Prior P, Betz H : Alternative splicing generates two variants of the a_1 subunit of the inhibitory glycine receptor. *J Biol Chem* **226** : 2048-2053, 1991.
80c) Malosio ML, Marqueze-Pouey B, Kuhse J, Betz H : Widespread expression of glycine receptor subunit mRNAs in the adult and developing rat brain. *EMBO J* **10** : 2401-2409, 1991.
81) Marcinkiewicz M, Vergé D, Golzlan H, Pichat L, Hamon M : Autoradiographic evidence for the heterogencity of 5-HT_1 sites in the rat brain. *Brain Res* **291** : 159-163, 1984.
81b) Masana Y, Wanaka A, Kato H, Asai T, Tohyama M : Localization of trkB mRNA in postnatal brain development. *J Neurosci Res* **35** : 468-479, 1993.
82) Masu Y, Nakayama K, Tamaki H, Harada Y, Kuno M, Nakanishi S : cDNA cloning of bovine substance-K receptor through oocyte expression system. *Nature* **329** : 836-838, 1987.
82b) Masu M, Tanabe Y, Tsuchida K, Shigemoto R, Nakanishi S : Sequence and expression of a metabotropic glutamate receptor. *Nature* **349** : 760-765, 1991.
82c) Matsuyama A, Iwata H, Okumura N, Yoshida S, Imaizumi K, Lee Y, Shiraishi S, Shiosaka S : Localization of basic fibroblast growth factor-like immunoreactivity in the rat brain. *Brain Res* (in press).
83) Mayer ML, Vyklicky L Jr, Clements J : Regula-

tion of NMDA receptor desensitization in mouse hippocampal neurons by glycine. *Nature* **338**: 425-427, 1989.

84) Mengod G, Nguyen H, Waeber HLC, Lübbert H, Palacios JM : The distribution and cellular localization of the serotonin 1C receptor mRNA in the rodent brain examined by *in situ* hybridization histochemistry. Comparison with receptor binding distribution. *Neuroscience* **35** : 577-591, 1990.

84b) Meyerhof W, Paust HJ, Schonrock C, Richter D : Cloning of a cDNA encoding a novel putative G-protein coupled receptor expressed in specific rat brain regions. *DNA Cell Biol* **10** : 689-694, 1991.

85) Miller LP, Johnson AE, Gelhard RE, Insel TR : The ontogeny of excitatory amino acid receptor in the rat forebrain-II. Kainic acid receptors. *Neuroscience* **35** : 45-51, 1990.

85b) Miyamoto-Lee Y, Shiosaka S, Tohyama M : Purification and characterization of neurotensin receptor from rat brain with special reference to comparison between newborn and adult age rats. *Peptides* **12** : 1001-1006. 1991.

86) 三好理絵：ムスカリン性アセチルコリンリセプター．新脳のリセプター（小川紀雄編），pp 131-148, 世界保健通信社，東京，1989.

86b) Monaghan DT, Bridges RJ, Cotman CW : The excitatory amino acid receptors : their classes, pharmacology and distinct properties in the function of the central nervous system. *Ann Rev Pharmacol Toxicol* **29** : 365-402, 1989.

87) Monaghan DT, Cotman CW : The distribution of [^{3}H] kainic acid binding sites in rat CNS as determined by autoradiography. *Brain Res* **252** : 91-100, 1982.

88) Monaghan DT, Cotman CW : Distribution of N-methyl-D-aspartate-sensitive L-[^{3}H] glutamate-binding sites in rat brain. *J Neurosci* **5** : 2909-2919, 1985.

89) Monaghan DT, Gerge ST, Graziano MP, Brandwein HJ, Malbon CC : Mammalian beta 1 and beta 2-adrenergic receptors. *J Biol Chem* **261** : 14562-14570, 1986.

90) Monaghan DT, Holets VR, Toy DW, Cotman CW : Anatomical distribution of four pharmacologically distinct ^{3}HO L-glutamate binding sites. *Nature* **306** : 176-179, 1983.

91) Monaghan DT, Yao D, Cotman CW : Distribution of [^{3}H] AMPA binding sites in rat brain as determined by quantitative autoradiography. *Brain Res* **324** : 160-164, 1984.

91b) Moriyoshi K, Masu M, Ishii T, Shigemoto R, Mizuno N, Nakanishi S : Molecular cloning and characterization of the rat NMDA receptor *Nature* **354** : 31-37, 1991.

92) Najlerahim A, Barton AJL, Harrison PJ, Heffernan J, Pearson RCA : Messenger RNA encoding the D$_2$ dopaminergic receptor detected by *in situ* hybridization histochemistry in rat brain. *FEBS Lett* **255** : 335-339, 1989.

92b) 中西重忠：神経伝達物質の受容体と受容機構．ブレインサイエンス **2** : 397-408, 1911.

93) Nonaka R, Moroji T : Quantitative autoradiography of muscarinic cholinergic receptors in the rat brain. *Brain Res* **296** : 295-303, 1984.

94) 野崎正勝：オピオイドレセプター．新脳のレセプター（小川紀雄編），pp 328-354, 世界保健通信社，東京，1989.

95a) 野崎正勝，藤村　一：オピオイド受容体．日本臨牀 **47** : 1259-1263, 1989.

95b) 野口光一，木山博資，森田泰博，遠山正彌：*In situ* hybridization による組織化学．神経科学レヴュー **4** : 47-71, 1990.

96) Olsen RW, McCabe RT, Wamsley JK : GABA$_A$ receptor subtypes : autoradiographic comparison of GABA$_A$ benzodiazepine, and convulsant binding sites in the rat central nervous system. *J Chem Neuroanat* **3** : 59-76, 1990.

97) Olsen RW, Szamraj O, Houster CR : [^{3}H] AMPA binding to glutamate receptor subpopulations in rat brain. *Brain Res* **402** : 243-253, 1987.

98) Ottersen OP, Storm-Mathisen J, Somogyi P : Colocalization of glycine-like and GABA-like immunoreactivities in Golgi cell terminals in the rat cerebellum : a postembedding light and electron microscopic study. *Brain Res* **450** : 342-353, 1988.

99) Palacios JM, Pazos A : Visualization of dopamine receptors : a progress review. In : Dopamine Receptor (ed by Creese I, Fraser CM), pp 175-197, Alan R Liss, New York, 1987.

100) Palacios JM, Wamsley JK, Kuhar JM : High affinity GABA receptors : autoradiographic localization. *Brain Res* **222** : 285-307, 1981.

101) Palacios JM, Wamsley JK : Catecholamine receptors. In : Handbook of Chemical Neuroanatomy (ed by Bjorklund A, Hokfelt T, Kuhar MJ), vol 3, pp 325-351, Elsevier, Amsterdam, 1984.

102) Palacios JM, Youg WS III, Kuhar MJ : GABA and benzodiazepine receptors in rat and human brain : autoradiographic localization by a novel technique. In : Enzymes and Neurotransmitters in Mental Disease (ed by Usdin E, Sourkes TL, Youdin MBH), pp 573-583, John Wiley and Sons, New York, 1980.

103) Patel YC, Baquiran G, Srikant CB, Posner BI :

Quantitive *in vivo* autoradiographic localization of [^{125}I-Tyr^{11}] somatostatin-14- and [Leu^8, D-Trp^{22}-^{125}-I-Tyr^{25}] somatostatin-28-binding sites in rat brain. *Endocrinology* **119** : 2269, 1986.

104) Pazos A, Cortés R, Palacios JM : Quantitative autoradiographic mapping of serotonin receptors in the rat brain. II. Serotonin-2 receptors. *Brain Res* **346** : 231-249, 1985.

105) Pazos A, Hoyer D, Palacios JM : Mesulergine, a selective serotonin-2 ligand in the rat cortex, does not label these receptors in porcine and human cortex : evidences for species differences on brain serotonin-2 receptors. *Eur J Pharmacol* **106** : 531-538, 1984.

106) Pazos A, Hoyer D, Palacios JM : The binding of serotonergic ligand to the porcine choroid plexus : characterization of a new type of serotonin recognition site. *Eur J Pharmacol* **106** : 539-546, 1984.

107) Pazos A, Palacios JM : Quantitative autoradiographic mapping of serotonin receptors in the rat brain. I. Serotonin-1 receptors. *Brain Res* **346** : 205-230, 1985.

108) Pelletier G, Leroux P, Morel G : Localization of somatostatin receptors. *Methods Enzymol* **124** : 607-617, 1986.

109) Peralta EG, Ashkenazi A, Winslow JW, Smith DH, Ramachandran J, Capaon DJ : Distinct primary structure ligands binding properties and tissue-specific expression of four human muscarinic acetylcholine receptors. *EMBO J* **6** : 3923-3929, 1987.

110) Peralta EG, Winslow JW, Peterson GL, Smoth DH, Ashkenazi A, Ramachandran J, Schimerlik MI, Capon DJ : Primary structure and biochemical properties of an M2 muscarinic receptor. *Science* **236** : 600-605, 1987.

111) Peroutka SJ : 5-Hydroxytryptamine receptor subtypes : molecular, biochemical and physiological characterization. *Trends Neurosci* **11** : 496-500, 1988.

112) Perotka SJ, Hamik A : [^{3}H] quipazine labels 5-HT$_3$ recognition sites in rat cortical membranes. *Eur J Pharmacol* **148** : 297-299, 1988.

113) Pedigo NW Jr, Minor LD, Krumerei TN : Cholinergic drugs effects and brain muscarinic receptor binding in aged rats. *Neurobiol Aging* **5** : 227-233, 1984.

113b) Pettmann B, Labourdette G, Weibel M, Sensenbrenner M : The brain fibroblast growth factor (FBF) is localized in neurons. *Neurosci Lett* **68** : 175-180, 1986.

114) Pioro EP, Cuello AC : Purkinje cells of adult rat cerebellum express nerve growth factor receptor immunoreactivity : light microscopic observations. *Brain Res* **455** : 182-186, 1988.

115) Pioro EP, Cuello AC : Distribution of nerve growth factor receptor-like immunoreactivity in the adult rat central nervous system. Effect of colchicine and correlation with the cholinergic system-I. Forebrain. *Neuroscience* **34** : 57-87, 1990.

116) Pioro EP, Cuello AC : Distribution of nerve growth factor receptor-like immunoreactivity in the adult rat central nervous system. Effect of colchicine and correlation with the cholinergic system-II. Brainstem, cerebellum and spinal cord. *Neuroscience* **34** : 89-110, 1990.

117) Pritchett DB, Bach AWJ, Taleb O, Toso RD, Shih JC, Seeburg PH : Structure and functional expression of cloned rat serotonin 5HT-2 receptor. *EMBO J* **7** : 4135-4140, 1988.

118) Probst A, Cortes R, Palacios JM : The distribution of glycine receptors in the human brain. A light microscopic autoradiographic study using [^{3}H] strychnine. *Neuroscience* **17** : 11-35, 1986.

119) Quirion R : Multiple tachykinin receptors. *Trends Neurosci* **8** : 183-185, 1985 ; In : Substance P and Neurokinins (ed by Henry JL), Springer-Verlag, New York, 1987.

120) Radeke M, Misko TP, Hsu C, Herzenberg LA, Shooter EM : Gene transfer and molecular cloning of the rat nerve growth factor receptor. *Nature* **325** : 593-597, 1987.

120b) Rimland J, Xin W, Sweetnam P, Saijoh K, Nestler EJ, Duman RS : Sequence and expression of a neuropeptide Y receptor cDNA. *Mol Pharmacol* **40** : 869-875, 1991.

121) Rainbow TC, Wieczorek CM, Halpain S : Quantitative autoradiography of binding sites for [^{3}H] AMPA, a structural analogue of glutamic acid. *Brain Res* **309** : 173-177, 1984.

122) Raivich G, Kreutzberg GW : The localization and distribution of high affinity β-nerve growth factor binding sites in the central nervous system of the adult rat. A light microscopic autoradiographic study using [^{125}I] β-nerve growth factor. *Neuroscience* **20** : 23-36, 1987.

123) Regan JW, Kobilka TS, Yang-Feng TL, Caron MG, Lefkowitz RJ, Kobilka BK : Cloning and expression of a human kidney cDNA for an alpha 2-adrenergic receptor subtype. *Proc Natl Acad Sci USA* **85** : 6301-6305, 1988.

124) Reubi JC, Cortes R, Maurer R, Probst A, Palacios JM : Distribution of somatostatin receptor in the human brain : an autoradiographic study. *Neuro-*

science **18** : 329-346, 1986.
125) Richards JG, Möhler H : Benzodiazepine receptors. *Neuropharmacololy* **23** : 233-242, 1984.
126) Richards G, Möhler H, Haefely W : Mapping benzodiazepine receptors in the CNS by radiohistochemistry and immunohistochemistry. In : Neurology and Neurobiology, vol 16, Neurohistochemistry, Modern Methods and Applications (ed by Panula P, Paivarinta H, Soinila S), pp 629-677, Liss, New York, 1986.
127) Richards JG, Schoch P, Häring P, Takacs B, Möhler H : Resolving GABA$_A$/benzodiazepine receptors : cellular and subcellular localization in the CNS with monoclonal antibodies. *J Neurosci* **7** : 1866-1886, 1987.
128) Richards JG, Séquier JM, Malherbe P, Giller T, Möhler H : GABA receptor heterogeneity : new insights from receptor radioautography and *in situ* hybridization histochemistry. Abstract present in the 19th annual meeting of society of neuroscience, p 642, 1989.
129) Richardson PM, Verge VMK, Riopelle RJ : Distribution of neuronal receptors for nerve growth factor in the rat. *J Neurosci* **6** : 2312-2321, 1986.
129b) Richter K, Wolf G : High-affinity glutamate uptake of the rat hippocampus during postnatal development : a quantitative autoradiographic study. *Neuroscience* **34** : 49-55, 1990.
129c) Rodriguez-Têbar A, Dechant G, Götz R, Barde Y-A : Binding of nerotrophin-3 to its neuronal receptors and interactions with nerve growth factor and brain-derived neurotrophic factor. *EMBO J* **11** : 917-922, 1992.
130) Rotter A : Cholinergic receptors. In : Handbook of Chemical Neuroanatomy, vol 3 (ed by Bjorklund A, Hokfelt T, Kuhar MJ), pp 273-303, Elsevier, Amsterdam, 1984.
131) Rotter A, Birdsall NJM, Burgen ASV, Field PM, Hulme EC, Raisman G : Muscarinic receptors in the central nervous system of the rat. 1. Technique for autoradiographic localisation of the binding of ^{3}H-propylbenzilylcholine mustard and its distribution in the forebrain. *Brain Res Rev* **1** : 141-165, 1979.
132) Ruta T, Wowk R, Ricca G, Drohan W, Zabelshansky M, Laureys G, Barton DE, Francke U, Schlessinger J, Givol D : A novel protein tyrosine kinase gene whose expression is modulated during endothelial cell differentiation. *Oncogene* **3** : 9-15, 1988.
133) 斉藤喜八：オピオイドの薬理・生理．ブレインサイエンス **1** : 317-324, 1990.
134) Sasai Y, Nakanishi S : Molecular characterization of rat substance K receptor and its mRNAs. *Biochem Biophy Res Commun* **165** : 695-702, 1989.
135) 佐藤公道：オピオイドレセプター．ブレインサイエンス **1** : 325-332, 1990.
136) Sato K, Zhang J-H, Saika T, Sato M, Toda T, Tohyama M : Localizaoion of glycine receptor a_1 subunit mRNA-containing neurons in the rat brain : an analysis using *in situ* hybridization histochemistry. *Neuroscience* **43** : 381-395, 1991.
136b) Sato K, Kiyama H, Tohyama M : Regional distribution of cells expressing glycine recertor a_2 subunit mRNA in the rat brain. *Brain Res* **590** : 95-108, 1992.
136c) Sato K, Kiyama H, Tohyama M : The differential expression patterns of mRNAs encoding non-NMDA glutamate recertor subunits (GluR1-4) in the rat brain. *Neuroscience* **52** : 515-539, 1993.
137) 佐藤 真，野口光一，遠山正彌：*In situ* ハイブリダイゼイション．新生化学実験講座 11，神経生化学（日本生化学会編），pp 115-120, 東京化学同人，東京，1990.
138) Sato M, Kubota Y, Malbon CC, Tohyama M : Immunohistochemical evidence that most rat corticotrophs contain beta-adrenergic receptors. *Neuroendocrinology* **50** : 577-583, 1989.
138b) Sato M, Kiyama H, Tohyama M : Different postnatal development of cells expressing mRNA encoding neurotensin recertor. *Neuroscience* **48** : 137-149, 1992.
138c) Sato M, Lee Y, Zhang J-H, Shiosaka S, Noguchi K, Morita Y, Tohyama M : Different ontogenetic profiles of cells expressing prepro-neurotensin/neuromedin N mRNA in the rat posterior cingulate cortex and the hippocampal formation. *Dev Brain Res* **54** : 249-255, 1990.
138d) Sato M, Kiyama H, Yoshida H, Saika T, Tohyama M : Postnatal ontogeny of cells expressing preproneurotensin/neuromedin N mRNA in the rat forebrain and midbrain : a hybridization histochemical study involving isotope-labeled and enzyme-labeled probes. *J Comp Neurol* **310** : 2-17, 1991.
139) Schatteman GC, Gibbs L, Lanahan AA, Claude P, Bothwell M : Expression of NGF receptor in the developing and adult primate central nervous system. *J Neurosci* **8** : 860-873, 1988.
140) Schofield PR : The GABA$_A$-receptor : molecular biology reveals a complex picture. *TIPS* **10** : 476-478, 1989.
141) Schofield PR, Darlison MG, Fujita N, Burt DR, Stephenson FA, Rodriguez H, Rhee LM, Ramachandran J, Reale V, Glencorse TA, Seeburg PH,

141) Barnard EA: Sequence and functional expression of the GABA$_A$ receptor shows a ligand-gated receptor super-family. *Nature* **328**: 221-227, 1987.

142) Schweitzer JB: Nerve growth factor receptor-mediated transport from cerebrospinal fluid to basal forebrain neurons. *Brain Res* **423**: 309-317, 1987.

143) Schwinn DA, Lomasney JW, Szklut PJ, Fremeau RT Jr, Yang-Feng TL, Caron MG, Lefkowitz RJ, Cotecchia S: Molecular cloning and expression of the cDNA for a novel alpha 1 adrenergic receptor subtype. *J Biochem* **265**: 8183-8189, 1990.

144) 仙波恵美子:感覚. 化学的機能神経解剖学（遠山正彌, 塩谷弥兵衛編), pp 371-414, 厚生社, 大阪, 1987.

145) Séquier JM, Richards JG, Malherbe P, Price GW, Mathews S, Möhler H: Mapping of brain areas containing RNA homologous to cDNAs encoding the α and β subunits of the rat GABA$_A$ γ-aminobutyrate receptor. *Proc Natl Acad Sci USA* **85**: 7815-7819, 1988.

146) Shelton DV, Reichardt LF: Studies on the expression of the β nerve growth factor (NGF) gene in the central nervous system: Level and regional distribution of NGF mRNA suggest that NGF functions as a trophic factor for several distinct populations of neurons. *Proc Natl Acad Sci USA* **83**: 2714-2718, 1986.

147) Shigemoto R, Yokota Y, Tsuchida K, Nakanishi S: Cloning and expression of a rat neuromedin K receptor cDNA. *J Biol Chem* **265**: 623-628, 1990.

148) 塩坂貞夫:研究方法. 化学的神経機能解剖学（遠山正彌, 塩谷弥兵衛編), pp 27-60, 厚生社, 東京, 1987.

148b) 塩坂貞夫:免疫組織化学. 神経科学研究の先端技術プロトコール, I. 分子組織化学（塩坂貞夫編), pp 76-92, 厚生社, 大阪, 1991.

149) Shivers BD, Killisch I, Sprengel R, Sontheimer H, Kohler M, Schofield PR, Seeburg PH: Two novel GABA$_A$ receptor subunits exist in distinct neuronal subpopulations. *Neuron* **3**: 327-337, 1989.

149b) Siegel E, Baur R, Trube G, Möhler H, Malherbe P: The effect of subunit composition of rat brain GABA$_A$ receptors on channel function. *Neuron* **5**: 703-711, 1990.

150) Sieghart W, Karobath M: Molecular heterogeneity of benzodiazepine receptors. *Nature* **286**: 285-287, 1980.

151) Sofroniew MV, Isacson O, O'Brien TS: Nerve growth factor receptor immunoreactivity in the rat suprachiasmatic nucleus. *Brain Res* **476**: 358-362, 1988.

152) Sofroniew MV, Isacson O, O'Brien TS: Nerve growth factor receptor immunoreactivity in the rat suprochiasmatic nucleus. *Brain Res* **476**: 358-362, 1989.

153) Sokoloff P, Giros B, Martres M-P, Bouthenet M-L, Schwartz J-C: Molecular cloning and characterization of a novel dopamine receptor (D$_3$) as a target for neuroleptics. *Nature* **347**: 146-151, 1990.

153b) Sommer B, Köhler M, Sprengel R, Seeburg PH: RNA editing in brain controls a determinant of ion flow in glutamate-gated channels. *Cell* **67**: 11-19, 1991.

154) Somogyi P, Takagi H, Richards JG, Möhler H: Subcellular localization of benzodiazepine/GABA$_A$ receptors in the cerebellum of rat, cat, and monkey using monoclonal antibodies. *J Neurosci* **9**: 2197-2209, 1989.

155) Spencer DG, Horvath E, Traber J: Direct autoradiographic determination of M1 and M2 muscarinic acetylcholine receptor distribution in the rat brain: relation to cholinergic nuclei and projections. *Brain Res* **380**: 59-68, 1986.

156) Springer JE: Nerve growth factor receptors in the central nervous system. *Expl Neurol* **102**: 354-365, 1988.

157) Squires RF, Casida JE, Richardson M, Saedrup E: [^{35}S] t-butylbicyclophosphorothianate binds with high affinity to brain-specific sites coupled to gamma-aminobutyric acid-A and ion recognition. *Mol Pharmacol* **23**: 326-336, 1983.

157b) Sreedharan SP, Robichon A, Peterson KE, Goetzl EJ: Cloning and expression of the human vasoactive intestinal peptide receptor. *Proc Natl Acad Sci USA* **88**: 4986-4990, 1991.

158) Strader CD, Pickel VM, Joh TH, Strohsacker MW, Shorr RGL, Lefkowitz RJ, Caron MGM: Antibodies to the beta-adrenergic receptor: attenuation of catecholamine-sensitive adenylate cyclase and demonstration of postsynaptic receptor localization in brain. *Proc Natl Acad Sci USA* **80**: 1840-1844, 1983.

158b) Sugiyama H, Ito I, Hirono C: A new type of glutamate receptor linked to inositol phospholipid metabolism. *Nature* **325**: 531-533, 1987.

159) Sunahara RK, Niznik HB, Weiner DM, Stormann TM, Brann MR, Kennedy JL, Gelernter JE, Rozmahel R, Yang Y, Israel Y, Seeman P, O'Dowd BF: Human dopamine D$_1$ receptor encoded by an intronless gene on chromosome 5. *Nature* **347**: 80-83, 1990.

160) Swanson LW, Simmons DM, Whiting PJ, Lindstrom J: Immunohistochemical locaization of neuronal nicotinic receptors in the rodent central nervous system. *J Neurosci* **7**: 3334-3342, 1987.

160b) Takami K, Iwane M, Kiyota Y, Miyamoto M, Tsukada R, Shiosaka S: Increase of basic fibroblast growth factor immunoreactivity and its mRNA level in the brain following transient forebrain ischemia. *Exp Brain Res* **90**: 1-10, 1992.

161) Takano T, Kubota Y, Wanaka A, Usuda S, Tanaka M, Malbon CC, Tohyama M: Beta-adrenergic receptors in the vasopressin-containing neurons in the paraventricular and supraoptic nucleus of the rat. *Brain Res* **499**: 174-178, 1989.

161b) Tanabe Y, Masu M, Ishii T, Shigemoto R, Nakanishi S: A family of metabotropic glutamate receptors. *Neuron* **8**: 168-179, 1991.

162) Tanaka K, Masu M, Nakanishi S: Structure and functional expression of the cloned rat neurotensin receptor. *Neuron* **4**: 847-854, 1990.

163) Thompson AM, Walker VE, Flynn DM, Glycine enhances NMDA-receptor mediated synaptic potentials in neocortical slices. *Nature* **338**: 422-424, 1989.

164) 遠山正彌：免疫組織化学・神経ペプチド．新生化学実験講座 11, 神経生化学（日本生化学会編），pp 99-103, 東京化学同人, 東京, 1990.

165) 遠山正彌：グリシン受容体. ブレインサイエンス **1**: 179-189, 1990.

166) 遠山正彌：ケミカルマシーンとしての脳. 脳機能（伊藤正男編），pp 63-88, 紀伊国屋書店, 東京, 1991.

166b) 遠山正彌：受容体の遺伝子発現よりのアプローチ：多様性とその機能. ブレインサイエンス **2**: 429-458, 1911.

166c) 遠山正彌（編）：神経伝達物質・受容体アトラス, 医学書院, 東京, 1993.

167) Triller A, Cluzeaud F, Korn H: Gamma-aminobutyric acid containing terminals can be apposed to glycine receptors at central synapses. *J Cell Biol* **104**: 947-956, 1987.

168) Triller A, Cluzeaud F, Pfeiffer F, Betz H, Korn H: Distribution of glycine receptors at central synapses; an immunoelectron study. *J Cell Biol* **101**: 683-688, 1985.

169) Tschopp FA, Henke H, Petermann JB, Tobler PH, Janzer R, Hökfelt T, Lundberg JM, Cuello C, Fischer JA: Calcitonin gene-related peptide and its binding sites in the human central nervous system and pituitary. *Proc Natl Acad Sci USA* **82**: 248-252, 1985.

170) Unnerstall JR, Kopajtic TA, Kuhar MJ: Distribution of α_2-agonist binding sites in rat and human central nervous system: analysis of some functional, anatomic correlates of the phalmacologic effects of clonidine and related adrenergic agents. *Brain Res* **7**: 69-101, 1984.

171) Unnerstall JR, Kuhar MJ, Niehoff DL, Palacios JM: Benzodiazepine receptors are coupled to a subpopulation of gamma-aminobutyric acid (GABA) receptors: evidence from a quantitative autoradiographic study. *J Pharmac Exp Ther* **218**: 797-804, 1981.

172) Unnerstall JR, Orensanz LM, Fernandez I, Kuhar MJ: On the selectivity of WB-4101 as an alpha-1 ligand: an autoradiograph study. *Neurosci Lett (suppl)* **10**: S494, 1982.

173) Unnerstall JR, Palacios JM, Kuhar MJ: Opiate/alpha-2 interactions: colocalization of both receptors by radiohistochemistry. *Soc Neurosci Abstr* **7**: 501, 1981.

174) Unwin N: The structure of ion channels in membranes of excitable cells. *Neuron* **3**: 665-676, 1989.

175) Van der Zee EA, Matsuyama T, Strosberg AD, Traber J, Luiten PGM: Demonstration of muscarinic acetylcholine receptor-like immunoreactivity in the rat forebrain and upper brain stem. *Histochemistry* **92**: 4646-4657, 1989.

176) Van den Pol AN, Gorcs T: Glycine and glycine receptor immunoreactivity in brain and spinal cord. *J Neurosci* **8**: 472-492, 1988.

176b) Verdoorn TA, Burnashev N, Monyer H, Seeburg PH, Sakmann B: Structural determinants of ion flow through recombinant glutamate receptor channels. *Science* **252**: 1715-1718, 1991.

177) Vitorica J, Park D, Chin G, De Blas AL: Monoclonal antibodies and conventional antisera to the $GABA_A$ receptor/benzodiazepine receptor/Cl^- channel complex. *J Neurosci* **8**: 615-622, 1988.

178) Wada E, Wada K, Boulter J, Deneris E, Heinemann S, Patrick J, Swanson LW: Distribution of alpha 2, alpha 3, alpha 4 and beta 2 neuronal nicotinic receptor subunit mRNAs in the central nervous system: a hybridization histochemical study in the rat. *J Comp Neurol* **284**: 314-335, 1989.

179) Wada K, Ballivet M, Boulter J, Connolly J, Wada E, Deneris ES, Swanson LW, Heinemann S, Patrick J: Functional expression of a new pharmacological subtype of brain nicotinic acetylcholine receptor. *Science* **240**: 330-334, 1988.

180) Wada K, Dechesne CJ, Shimasaki S, King RG, Kusano K, Buonanno A, Hampson DR, Banner C, Wenthold RJ, Nakatani Y: Sequence and expression of a frog brain complementary DNA encoding a kainate-binding protein. *Nature* **342**: 684-689, 1989.

181) Wamsley JK, Gehlert DR, Roeske WR, Yamamura HI: Muscarinic antagonist binding

site heterogeneity as evidenced by autoradiography after direct labeling with ^{3}H-QNB and ^{3}H-pirenzepine. *Life Sci* **34** : 1395-1402, 1984.
182) Wamsley JK, Lewis MS, Young WS III, Kuhar MJ : Autoradiographic localisation of muscarinic receptors in rat brain-stem. *J Neurosci* **1** : 176-191, 1981.
183) Wamsley J, Palacios JM : Amino acid and benzodiazepine receptor. In : Handbook of Chemical Neuroanatomy (ed by Björklund A, Hökfelt T, Kuhar MJ), vol 3, pp 352-406, Elsevier, Amsterdam, 1984.
184) Wamsley J, Palacios JM : Histamine receptors. In : Handbook of Chemical Neuroanatomy (ed by Björklund A, Hökfelt T, Kuhar MJ), vol 3, pp 386-413, Elsevier, Amsterdam, 1984.
184b) 和中明生：成長因子と脳［II］中枢神経における塩基性線維芽細胞成長因子（FGF）受容体遺伝子の発現．ブレインサイエンス **2** : 617-620, 1991.
184c) 和中明生：成長因子と脳［III］NGF の情報伝達機構の新展開．ブレインサイエンス **3** : 117-119, 1992.
184d) 和中明生，塩坂貞夫：FGF レセプターと神経系の分化．細胞工学 **11** : 315-322, 1992.
184e) Wanaka A, Johnson M Jr : Developmental study of nerve growth factor receptor mRNA expression in the postnatal rat cerebellum. *Dev Brain Res* **55** : 288-292, 1990.
185) Wanaka A, Kiyama H, Murakami T, Matsumoto M, Kamada T, Malbon CC, Tohyama M : Immunocytochemical locaization of beta-adrenergic receptors in the rat brain. *Brain Res* **485** : 125-140, 1989.
186) Wanaka A, Malbon CC, Matsumoto M, Kamada T, Tohyama M : Presence of catecholaminergic axon-terminals containing beta-adrenergic receptor in the periventricular zone of the rat hypothalamus. *Brain Res* **479** : 190-193, 1989.
187) Wanaka A, Johnson EM, Milbrandt J : Localization of FGF receptor mRNA in the adult rat CNS by *in situ* hybridization. *Neuron* **5** : 267-281, 1990.
187b) Wank SA, Harkins R, Jensen RT, Shapira H, de Weerth A, Slattery T : Purification, molecular cloning, and functional expression of the cholecystokinin receptor from rat pancreas. *Proc Natl Acad Sci USA* **89** : 3125-3129, 1992.
188) Weiner DM, Brann MR : The distribution of a dopamine D_2 receptor mRNA in rat brain. *FEBS Lett* **253** : 207-213, 1989.
189) Whitford CA, Candy JM, Snell CR, Hirst BH, Oakley AE, Johnson M, Thompson JE : Autoradiographic visualization of binding sites for [^{3}H] somatostatin in the rat brain. *Eur J Pharmacol* **138** : 327-333, 1987.
190) Whiting PJ, Liu R, Morley BJ, Lindstrom JM : Structurally different neuronal nicotinic acetylcholine receptor subtypes purified and characterized using monoclonal antibodies. *J Neurosci* **7** : 4005-4016, 1987.
191) Wisden W, Morris BJ, Darlison MG, Hunt SP, Barnard EA : Distinct GABA$_A$ receptor α subunit mRNAs show differential patterns of expression in bovine brain. *Neuron* **1** : 937-947, 1988.
192) Whittemore SR, Ebendal T, Larkfors L, Olsen A, Seiger, Stomberger I, Persson H : Developmental and regional expression of β-nerve growth factor messenger RNA and protein in the rat central nervous system. *Proc Natl Acad Sci USA* **83** : 817-821, 1986.
193) Yagaloff KA, Hartig PR : ^{125}I-LSD binds to a novel serotoninergic site on rat choroid plexus epithelial cells. *J Neurosci* **5** : 3178-3183, 1985.
193b) 山脇成人，秀和　泉：セロトニンレセプター．新脳のレセプター（小川紀雄編），pp 210-253, 世界保健通信社，大阪，1989.
193c) Yamada Y, Post SR, Wang K, Tager H, Bell GI, Seino S : Cloning and functional characterization of a family of human and mouse somatostatin receptors expressed in brain, gastrointestinal tract, and kidney. *Proc Natl Acad Sci USA* **89** : 251-255, 1992.
193d) Yamashita M, Fukui H, Sugama K, Horio Y, Ito S, Mizuguchi H, Wada H : Expression cloning of a cDNA encoding the bovine histarine H1 receptor. *Proc Natl Acad Sci USA* **88** : 11515-11519, 1991.
194) Yan Q, Johnson EM Jr : An immunohistochemical study of the nerve growth factor receptor in developing rats. *J Neurosci* **8** : 3481-3498, 1988.
195) Yarden Y, Rodriguez H, Wong SK-F, Brandt DR, May DC, Burnier J, Harkins RN, Chen I, Chen EY, Ramachandran J, Ullrich A, Ross EM : The avian beta-adrenergic receptor : primary structure and membrane topography. *Proc Natl Acad Sci USA* **83** : 6795-6799, 1986.
196) Ymer S, Schofield PR, Draguhn A, Werner P, Köhler M, Seeburg PH : GABA$_A$ receptor β subunit heterogeneity : functional expression of cloned cDNAs. *EMBO J* **8** : 1665-1670, 1989.
197) Ymer S, Draguhn A, Köhler M, Schofield PR, Seeburg PH : Sequence and expression of a novel GABA$_A$ receptor α subunit. *FEBS Lett* **258** : 119-122, 1989.
198) Yokota Y, Sasai Y, Tanaka K, Fujiwara T, Tsuchida K, Shigemoto R, Kakizuka A, Ohkubo H, Nakanishi S : Molecular characterization of a

- functional cDNA for rat substance P receptor. *J Biol Chem* **264**: 17649-17652, 1989.
199) 米田幸雄, 萩田喜代一: グルタメイトリセプター. ブレインサイエンス **1**: 151-169, 1990.
199b) Yoshimura R, Kiyama H, Kimura T, Araki T, Maeno H, Tanizawa O, Tohyama M: Localization of oxytocin receptor mRNA in the rat brain. *Endoclinology* (in press).
200) Young WS III, Kuhar MJ: Noradrenergic alpha-1 and alpha-2 receptors: autoradiographic visualization. *Eur J Pharmacol* **59**: 317-319, 1979.
201) Young WS III, Kuhar MJ: A new method for receptor autoradiography: [^{3}H] opioid receptors in rat brain. *Brain Res* **179**: 255-270, 1979.
202) Young WS III, Kuhar MJ: Neurotensin receptors: autoradiographic localization in rat CNS. *Eur J Pharmacol* **59**: 161-163, 1979.
203) Young WS III, Kuhar MJ: Neurotensin receptors localization by light microscopic autoradiography in rat brain. *Brain Res* **206**: 273-285, 1981.
204) Young WS III, Kuhar MJ: Autoradiographic localization of benzodiazepine receptors in the brains of humans and animals. *Nature* **280**: 393-395, 1979.
205) Young WS III, Kuhar MJ: Noradrenergic alpha-1 and alpha-2 receptors: light microscopic autoradiographic localization. *Proc Natl Acad Sci USA* **77**: 1669-1700, 1980.
206) Young WS III, Niehoff D, Kuhar MJ, Beer B, Lippe AS: Multiple benzodiazepine receptor localization by light microscopic radiohistochemistry. *J Pharmac Exp Ther* **216**: 425-430, 1981.
207) Young AB, Snyder SH: The glycine synaptic receptor: evidence that strychnine binding is associated with the ionic conductance mechanism. *Proc Natl Acad Sci USA* **71**: 4002-4005, 1974.
208) Zarbin MA, Wamsley JK, Kuhar MJ: Glycine receptor: light microscopic autoradiographic localization with [^{3}H] strychnine. *J Neurosci* **1**: 532-547, 1981.
209) Zeng DW, Harrison JK, D'Angelo DD, Barber CM, Tucker AL, Lu ZH, Lynch KR: Molecular characterization of a rat alpha 2B-adrenergic receptor. *Proc Natl Acad Sci USA* **87**: 3102-3106, 1990.
210) Zezula J, Cortés R, Probst A, Palacios JM: Benzodiazepine receptor sites in the human brain: autoradiographic mapping. *Neuroscience* **25**: 771-795, 1988.
211) Zhang J-H, Sato M, Noguchi K, Tohyama M: The differential expression patterns of the mRANs encoding beta subunits (beta 1, beta 2 and beta 3) of GABA$_A$ receptor in the olfactory bulb and its related areas in the rat brain. *Neurosci Lett* **119**: 257-260, 1990.
212) Zhang J-H, Sato M, Tohyama M: The region-specific expression of the mRNAs encoding beta subunits (beta 1, beta 2 and beta 3) of GABA$_A$ receptor in the rat brain. *J Comp Neurol* **304**: 1-21, 1991.
212b) Zhang J-H, Araki T, Sato M, Tohyama M: Distribution of GABA$_A$ recertor α_1 subunit gene expression in the rat forebrain. *Mol Brain Res* **11**: 239-247, 1991.
212c) Zhang J-H, Sato M, Tohyama M: Co-expression of the α_1 and β_2 subunit genes of the GABA$_A$ receptor in the magnocellular preoptic nucleus. *Mol Brain Res* **15**: 174-178, 1992.
212d) Zhang J-H, Sato M, Tohyama M: Differential postnatal ontogenetic profiles of neurons containing β (β_1, β_2 and β_3) subunit mRNAs of GABA$_A$ receptor in the thalamus. *Dev Brain Res* **58**: 289-292, 1991.
212e) Zhang J-H, Sato M, Tohyama M: Differential postnatal development profiles of neurons containing distinct GABA$_A$ receptor β subunit mRNAs (β_1, β_2 and β_3) in the rat forebrain. *J Comp Neurol* **308**: 586-613, 1991.
212e) Zhang J-H, Sato M, Araki T, Tohyama M: Postnatal ontogenesis of neurons containing GABA$_A$ α_1 subunit mRNA in the rat forebrain. *Mol Brain Res* **16**: 193-203, 1992.
213) Zhou Q-Y, Grandy DK, Thambi L, Kushner JA, van Tol HHM, Cone R, Pribnow D, Salon J, Bunzow JR, Civelli O: Cloning and expression of human and rat D$_1$ dopamine receptors. *Nature* **347**: 76-80, 1990.

4.2 非放射性 DNA プローブを用いた定量的 *in situ* hybridization と *in situ* Southwestern histochemistry

in situ hybridization（ISH）とは，組織切片上あるいは細胞標本上などで特異的な塩基配列をもつ核酸分子を視覚化・局在化・定量化するための新しい組織化学的方法論である．この方法は histo ISH とも呼ばれ，染色体標本上で特定の遺伝子部位を同定する chromosomal ISH と区別する場合がある．本稿の主題は前者に属し，細胞個々のレベルで mRNA などの発現状態を検討する方法について述べる．

ISH 法は既知の塩基配列をもつ核酸分子をプローブ（探索子）として組織切片上や細胞標本上でハイブリダイゼーションを行い，プローブ核酸と相補的な塩基配列をもつ核酸分子を検出するわけであるが，シグナルの検出方法から，大きく分けて放射性同位元素標識プローブを用いる方法[1]と，ハプテンなどの非放射性物質で標識したプローブを使用する方法[2]とがある．現在では，放射性同位元素標識プローブを用いる方法に比べ，操作上要する時間が短く（とくに ^{3}H 標識プローブを使用する場合に比べて），解像力が優れ（とくに ^{32}P，^{35}S 標識プローブを使用する場合に比べて），また放射性同位元素使用設備が不要などの点で有利なハプテン標識プローブを用いた免疫組織化学的 ISH 法が盛んに試みられている．すでに非放射性標識物質としていろいろな物質が報告されている[2,3]が，その多くはプローブの分子量の増大をもたらし組織内への浸透性を低下させ，またプローブの標識率を一定に保つことが困難である．これらの問題点は，しばしば ISH での結果の再現性に悪影響をもたらす．筆者らは最も標識が簡便で感度も高く，上記のような欠点がない方法として，チミン 2 量体（T-T dimer）法を開発し，種々の mRNA の検出を応用している[2〜7]．本稿では以下 T-T dimer 法を中心例として述べる．

a. レセプター研究における ISH の意義

従来，組織や細胞においてホルモンやそのレセプターの mRNA の発現を調べる方法として，分子生物学的に分離された RNA をフィルター上で解析する Northern blot 法が用いられてきた．しかしこのような方法から得られる結果は，あくまでも組織あるいは細胞集団の平均値であり必ずしも細胞個々の特定の遺伝子の発現状態を示すものではない．このことは，種々の分化段階の細胞や多種類の細胞からなる組織や細胞集団を実験材料として用いた場合，たとえばあるホルモンの mRNA とそのレセプターの mRNA が Northern blot 法により同時に検出されたとしても，特定の細胞種について paracrine かあるいは autocrine かなどの判定を下すことは困難で，結果の解釈に不明確さが生ずることを意味する．一方，組織上で特定の遺伝子の発現状態を調べる方法としては，mRNA ではなく最終生産物であるタンパク質としてとらえる方法が可能である．タンパク質の細胞個々のレベルでの解析には，酵素抗体法などの免疫組織化学的手法が有効な手段となる．しかし最近では，ある細胞にあるタンパク質が存在することが必ずしもその細胞でのその時点での合成を意味しない，ということが明らかにされてきた[8]．さらに，ある種のレセプターに関連した癌遺伝子のように，すでにその塩基配列まで詳細に解析されているにもかかわらず，タンパク質についての知見が乏しく適当な抗体が手に入らない場合もある．このように，レセプター研究には，ISH は欠かすことのできない方法と考えられる．

b. 核酸の基本的性質と ISH の原理

DNA はアデニン（A），グアニン（G），チミン（T），シトシン（C）の 4 つの塩基からなり，RNA は T の代わりにウラシル（U）が構成塩基である．

AはTあるいはUと，GはCと相補的な関係にありそれぞれ水素結合により複合体を形成する．したがって，核酸分子間で塩基配列に相補性があれば分子雑種を形成することができる．

この核酸の性質を利用して，組織切片や細胞標本上でハプテン化したプローブと相補的塩基配列をもつmRNAなどの標的核酸と分子雑種を形成させる．その後，ハプテンに対する抗体を作用させる．抗体にはhorseradish peroxidase (HRP)やアルカリ性ホスファターゼが標識してあり，その酵素活性を利用して抗体の存在場所を知る．ここで，T-T dimer法では隣接して存在するTとTの間に紫外線（UV）照射によりT-T dimerを形成させ，それをハプテンとして使用する[9,10]わけである．

分子雑種の安定性の指標として，Tm（核酸の融解温度）が用いられる．これは，2本鎖の核酸が半分1本鎖化する温度であり，たとえばDNA-DNA雑種の溶液中でのTmの計算式は次のように与えられる[11]．

$$Tm = 81.5 + 16.61 \log M + 0.41(\% GC) - 820/L - 0.61(\% F) - 1.4(\% E)$$

ただし，M：溶液のイオン濃度（M），％GC：プローブ中のG/C塩基対の占める割合，L：プローブの長さ（bases），％F：ホルムアミドの濃度，％E：ミスマッチの割合．

この式により，分子雑種形成上考慮されるべき要因が明らかで，相補性が高い分子雑種のみ残存する条件とは，低塩濃度/高ホルムアミド濃度/高温度である．ただし，RNA-DNA雑種の場合はTmは5〜10℃高めであり，固相-液相間での雑種形成では，Tmは5℃低いことが知られる．通常，ハイブリダイゼーションは（Tm −25）℃で行うが，硫酸デキストランの有無などによって影響を受ける[12]．さらにoligo-DNAのような短いプローブを使用する場合には，これらの条件が必ずしも成り立たないことが知られているが，大まかな目安としてこのような条件を考慮しながら，ハイブリダイゼーションやその後の洗いの至適条件を検討する必要がある．

c. プローブ核酸の選択とハプテン化
（1） 核 酸 の 種 類

プローブとする核酸をどのような物質で標識できるかは，用いた核酸（DNAかRNAか）によって異なる．すでに報告されたほとんどの非放射性標識物質はDNAの標識を意識して開発されてきている．DNAをプローブ核酸として使用する場合でも，2本鎖DNA，1本鎖DNA，合成oligo-DNAなどの選択が可能である．非特異的呈色を避けるため，2本鎖および1本鎖DNAはプラスミドからインサート部分のみを切り出して用いる方がよい．2本鎖DNAを用いると，使用前に1本鎖化することが必要であり，ハイブリダイゼーション反応中にプローブ核酸間でannealingが起こりプローブの実効濃度が減少する．しかし，DNaseなどでrandomに切断された2本鎖DNAを用いると，部分的に重複した箇所の相補的塩基間でのハイブリダイゼーションがとくに硫酸デキストラン存在下で促進され，プローブと標的核酸間で巨大な複合体を形成しシグナルの増大が期待できる．1本鎖DNA[6,13]は，M13ファージやpolymerase chain reaction (PCR)を用いて得られる．ファージベクターを用いた場合インサート部分を切り出すには特殊な工夫[6]を要するが，得られたプローブ内に相補鎖がないため効率よく雑種形成を行える．合成oligo-DNA[6,14]は，その作製の手間が省け，必要な部分を任意にかつ大量に合成できる．しかし，合成oligo-DNAの非放射性標識法への応用は始まったばかりで，種々の段階での至適条件の検討がいまだ完全とはいえない．たとえば，5′と3′の両端に標識を導入する際には，両端の距離が45-mer以上あった方が感度が高い[2]（これはIgGの2つの抗原認識部位間の距離が約14 nmあり，5′と3′の両ハプテン間の距離がこれ以下では，立体障害のためプローブへの複数の抗体分子の結合が阻害されると考えられる．ちなみに40-merの2本鎖DNAの長さは約14 nmである）ことなど新知見が続々報告され，現在方法論の開発上合成oligo-DNAは最も注目されているものである[2,6,14]が，応用上未完成であることが今なお通常の2本鎖DNAが使用される所

以である．T-T dimer法では，いずれの形態の DNAでもプローブとして使用可能であり，ほとんどの条件がすべてのDNAにも通用する．

（2） T-T dimer化

標識すべきDNAを20〜50 μg/mlとなるように希釈し，UV（λ=254 nm）をガスクロ用quartz dish内で照射する．UV照射は反射光の影響を避けるため，墨汁をぬった箱の中で行う．この標識法は物理学的修飾法であり，標識後ハプテン化DNAを分離精製するためのカラム処理などが不要である．UV量は市販のUV線量計で測定する．

T-T dimerの形成量は，TとTが隣接して存在する頻度とUVの照射線量に存在する．また1個のT-T dimerの形成により隣接T，Tとその前後の塩基を併せて4塩基ミスマッチが生じると考えられるので，まず以下のセクションで述べるようなdot-blot hybridizationにより至適UV量を決定する必要がある．UVの照射線量は，3〜10 kJ/m^{2}の範囲で検討し，最も検出感度がよい線量を用いてその後の実験を行う．また，dot-blot hybridizationにより切片上の1個の細胞あたり何個のmRNAがあれば検出可能か計算される．多くの場合，数コピーから数十コピーの相補的mRNAがあれば検出できると考えられる．

なお，いかなる非放射性標識を用いた場合でも大なり小なり標識物質導入に伴う分子雑種の安定性に変化が生ずることが指摘されているので，標識反応の条件を変えて至適標識率を決定し，プローブとして用いる核酸に導入する標識物質の個数を制御する必要がある．このことは，再現性のある結果を得るためにも必須な操作の1つである．

（3） dot-blot hybridization

以下に，免疫組織化学的dot-blot hybridizationの方法について簡単に述べる．まず，短冊状に切ったニトロセルロースフィルターを蒸留水（DW）に浸漬（室温（RT），30分）し，続いて20×SSC（SSC；Standard Saline Citrate＝0.15 M NaCl/0.015 M sodium citrate, pH 7.0）処理（RT，30分）を行う．パラフィルムの上で風乾後，DNAあるいはRNA溶液（2 μl/spot）を添加する．2本鎖核酸は，沸騰浴に10分漬け1本鎖化して使用する．80℃，2時間焼いた後，prehybridization（42℃，2時間）を行い，続いてhybridization（42℃，ON）する．なお，最近では取り扱い上の容易さからナイロン膜の使用が増大している．その際は使用説明書に従って実験を行えばある程度の結果は容易に得られる．また，核酸の不動化操作についてもUV照射による方法が普及してきているが，T-T dimer法には不向きであり，さらに不動化の程度も真空乾燥器による焼き付けと大差ないことが知られている．反応溶液は，それぞれ次のようである．

prehybridization medium：50％脱イオン化ホルムアミド，0.6 M NaCl，1 mM EDTA，1×Denhardt's溶液，250 μg/mlサケ精子DNA，500 μg/ml酵母tRNA，10 mM Tris-HCl（pH 7.4）．

hybridization medium：40％脱イオン化ホルムアミド，0.6 M NaCl，1 mM EDTA，1×Denhardt's溶液，10％硫酸デキストラン，125 μg/mlサケ精子DNA，250 μg/ml酵母tRNA，10 mM Tris-HCl（pH 7.4），1 μg/ml T-T dimerized DNA．

反応後，洗浄（2×SSC）：30分×2，1×SSC：30分×2，0.1×SSC（45℃）：30分，PBS：30分）して抗体反応へと進む．1時間のblocking（500 μg/ml goat IgG，5％BSA，100 μg/ml酵母tRNA，100 μg/mlサケ精子DNA，PBS，0.05％NaN$_3$）後，1次抗体（rab. anti-T-T，5％BSA，100 μg/ml酵母tRNA，100 μg/mlサケ精子DNA，PBS，0.05％NaN$_3$）を作用させる．3時間後，洗浄（PBS：5回液交換，ON）し，2次抗体（goat HRP-anti-rab. IgG，5％BSA，100 μg/ml酵母tRNA，100 μg/mlサケ精子DNA，PBS）と1時間反応させる．洗浄（PBS：5回液交換，3時間）し，0.5 mg/ml 3,3′-ジアミノベンジジン（DAB），0.025％CoCl$_2$，0.02％NiSO$_4$(NH$_4$)$_2$SO$_4$，0.01％H$_2$O$_2$，0.1 M sodium phosphate buffer（pH 7.2）にRT，10分浸漬してシグナルを検出する．

とくにRNAのような1本鎖核酸を焼きつけておいて，1本鎖DNAをプローブとして反応させた結果は，ISHの結果の定量化の際にも必要であ

る（後述）．

〔注〕 最近 T-T dimer に対するモノクローナル抗体が得られ，安定した抗体の獲得が可能となった（協和発酵）．また抗体反応後の洗浄において，0.075% Brij-35 を添加することによりバックグラウンドが顕著に低下することが判明した[29]．

d. ISH 法の実際
（1）基本的態度

標的分子である mRNA は内因性・外因性の RNase によって消化・除去される．実際，不必要に長く wet な環境に放置された切片では，RNA の保存が極端に悪い．また，RNase を多量に含む血清などと反応させられた切片では，ISH がうまくいかない．したがって組織などにすでに含まれている RNase の活性をおさえるとともに，RNase の実験系への不要な混入は極力避けられるべきである．水溶液なら溶媒の水は蒸留水あるいはミリ Q 相当の純度のものを使用し，最低限（可能な限り）オートクレーブ処理（120℃，25分）し，ガラス器具なら 200～240℃，2～3 時間以上乾熱滅菌処理する．その他は必要に応じてエステル化剤であるジエチルピロカーボネート（DEP）（0.1～0.2%，RT，20分）処理を行う．実験中は常時ゴム手袋を着用し素手で器具に触れないように注意する．

なお，組織切片などでの RNA 保存度の評価法については，他書を参照されたい[2,15,16]．

（2）スライドグラスの処理

固定した組織からの凍結切片やパラフィン切片などを用いる際には，無処理のスライドグラスを使用するとしばしば形態損傷や切片剥離をひき起こす．これを回避するために，筆者らは現在，次のようなスライドグラスの処理を行い材料によって使い分けている[2,4,15]．

- ○ Denhardt's 溶液 coating：新鮮凍結切片．
- ○ ゲラチン coating：凍結切片など．浮遊培養細胞の cytospin 標本．
- ○ 卵白アルブミン coating：パラフィン包埋切片，樹脂包埋切片など．

単層培養細胞の場合は，Lab-Tek chamber などに plating すればそのまま使用できる．また，ゲラチン coating スライドに新鮮凍結切片を拾うことには問題はない．

以下に，使用頻度の高い，ゲラチン処理法と卵白アルブミン処理法を参考までにごく簡単にまとめておく．

＜ゲラチン処理＞
1) 1% gelatin，0.1% CrK(SO$_4$)$_2$，DW（40～45℃，10分）処理後，風乾
2) 1% formaldehyde，DW（RT，10分）後，風乾
3) 乾燥（40～60℃，ON）

＜卵白アルブミン処理＞
1) アルブミン処理[17]
2) 25% glutaraldehyde（RT，10分）
3) 2.5% glutaraldehyde（RT，15分）
4) DW による洗浄

〔注〕 最近ではシラン coating について種々の検討を行い，結果的に新鮮凍結切片からパラフィン切片まで使用可能であることをみいだしている．

（3）固定と前処理（表 4.9）

形態の保持，標的とする核酸の不動化を目的と

表 4.9　凍結切片上での特異的 mRNA の検出操作法

1) 固定（4% PFA/PBS）（4℃，2～6 時間）
2) 30%ショ糖/0.02% DEP（4℃，2時間）
3) OCT compound に包埋・凍結
4) 5～6μm 切片を作製し風乾（RT，1時間）
5) 45℃，2～4 時間加熱
6) PBS に浸漬する（5分×3回）
7) 0.2 N 塩酸処理（RT，20分）
8) プロテアーゼ処理（proteinase K；1μg/ml，37℃，15分）
9) PBS 洗浄後，4% PFA/PBS で後固定（5分）
10) PBS 洗浄後，2 mg/ml グリシン/PBS に浸漬（15分×2回）
11) PBS 洗浄後，40%脱イオン化ホルムアミド/2×SSC 中に浸漬・保存
12) ハイブリダイゼーション（42℃，15時間）；組成などは本文 c-(3)参照
13) 洗浄（50%ホルムアミド/2×SSC；37℃，1時間×5回，2×SSC；RT，15分×2回）
14) Blocking（RT，1時間）；本文 c-(3)参照
15) 1 次抗体（RT，1晩）；本文 c-(3)参照
16) 洗浄（PBS；15分×4～5回）
17) 2 次抗体（RT，1時間）；本文 c-(3)参照
18) 洗浄（PBS；15分×4～5回）
19) 発色（RT，5分）；本文 c-(3)参照
20) 洗浄，脱水後封入する．

して固定を行う.詳細は他書[2,15,18]に譲るとして,ここでは現在最も頻用されているパラホルムアルデヒド（PFA）を用いる方法に重点をおく.組織を用いる場合,試料はできるだけ 4% PFA/PBS の灌流固定後,4% PFA/PBS でさらに浸漬固定（4℃, 2〜6 時間）するのが望ましいが,剖検材料などでは浸漬固定のみでも使用できる.できるだけ新鮮な試料を手早く固定するのがコツである.固定後,凍結切片とするときは,30%（w/v）ショ糖/0.02%（v/v）DEP に 4℃ で漬け,試料が沈んだら OCT compound に包埋し急速に凍結する.クリオスタットで厚さ 5〜6 μm の切片としゲラチン処理スライドガラスに拾う.ただちにヘアードライヤーで乾燥させ,さらに 40〜45℃,2 時間以上加温し保存する.パラフィン切片とする際は,固定後通常の方法でパラフィンに包埋し,5〜6 μm の切片とし,卵白アルブミン処理スライドガラスなどに拾う.

種々の前処理のなかで,とくに重要な処理は,0.2N HCl 処理とプロテイナーゼ K 処理である.前者により,RNase やヒストン様塩基性タンパク質が除去され,組織内へのプローブの浸透性が高まるとともに塩基性タンパク質に由来する静電気的非特異的反応が下がる.プロテアーゼ処理もプローブの浸透性を高め,標的核酸の露出化に貢献する.ただし,この処理は至適条件を決める必要がある.同じ凍結切片でも,ラット下垂体では,1 μg/ml, 37℃, 15 分が至適であり,ラット肝では,1 μg/ml, 37℃, 5〜10 分が至適であった（ただし,ここでの値は,プロテイナーゼ K を PBS に溶解した際のもの）.酵素液は 37℃,30 分前処理して混入が疑われる RNase などを予め失活させる.

種々の処理による組織の弛みを 4% PFA/PBS の後固定で補強し,PBS での洗浄後グリシン処理し,組織に残存するアルデヒドを中和する.のち,40〜50% ホルムアミド/2×SSC に浸漬する.ホルムアミドは,使用直前に Bio-Rad 社の AG-501-X 8（D）樹脂（10 ml あたり 1g）で 30 分脱イオン化して用いる.この程度の脱イオン処理で樹脂の色がすべて金色に変化するようなら,そのホルムアミドは使用しない方がよい.イオン化の進んだホルムアミドの使用は形態損傷と非特異的呈色を増大させる[7,19].

（4）ハイブリダイゼーションと洗浄

組成は,フィルターの場合と同様な条件で行う.混合液を 10 分沸騰浴に漬けプローブ DNA を 1 本鎖化し,急冷して用いる.プローブ DNA が本来 1 本鎖の場合でも,分子内で生じる局所的 2 本鎖部位を変性させるため,加熱操作を行った方がよい.1 標本あたり 20〜30 μl のせ約 15 時間 moist chamber（反応液と同濃度のホルムアミドで飽和）内にて反応させる.プローブ DNA は,組織への浸透性を増大させるため,2 本鎖 DNA の場合は DNase I 処理を行い,約 200〜400 bp の長さにする.1 本鎖 DNA の場合は S 1 ヌクレアーゼ処理などを行う.組織形態は 50℃ をこすと傷みが激しいので,ホルムアミドを使用する.ホルムアミドは 10%（v/v）につき約 6〜7℃ の Tm の低下をひ

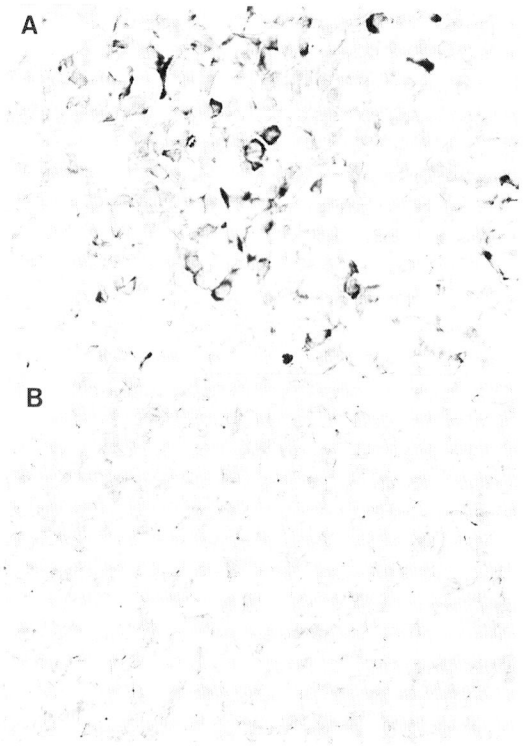

図 4.26 ラット下垂体凍結切片におけるプロラクチン mRNA の局在証明
T-T dimer 化ラットプロラクチン cDNA（A）ならびに対照プローブとして λDNA（B）を *in situ* でハイブリダイズさせたもの.黒色の呈色物としてプロラクチン mRNA が検出されている.

き起こす．すでに述べたように，ホルムアミドの使用には種々の問題があり，その代替物としてヌクレオチド混液などが提案されている[7]．非特異的呈色を下げるうえで，洗浄は必須である．通常筆者らは，チャート1の条件で行うが，とくに非特異的呈色が除きにくい場合は洗浄条件をstringencyの高い方向へ変える．

（5） 免疫組織化学

酵素抗体法間接法を行うが，酵素抗体法で注意すべき点はもとより，分子雑種の保護をおろそかにしないように細心の注意を払うことが肝要である．抗体溶液などのDNaseおよびRNase活性を抑制するため，$100 \mu g/ml$のサケ精子DNAおよび酵母tRNAをそれぞれ添加する．発色は免疫組織化学的dot-blot hybridizationの項で述べたように，通常DAB/H_2O_2にニッケルとコバルトを添加し，感度をDAB/H_2O_2使用に比べて10倍高めるとともに濃青紫色のシグナルとして観察している[20]．染色例として，ラット下垂体の凍結切片でのプロラクチンmRNAの局在証明の例を示す（図4.26）．

（6） 対照実験について（表4.10）

この種の細胞や組織標本を用いる実験では，反応箇所が本当に特異的分子をとらえているかどうかについて，直接証明することは困難を伴う．したがって間接的な状況証拠を積み上げていく努力

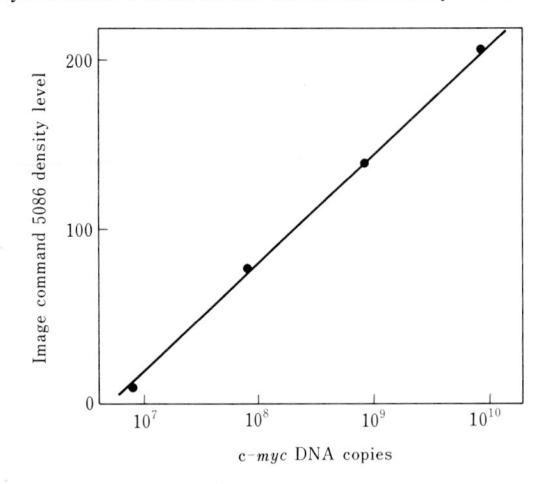

図4.27 mRNA定量化のための検量線
dot-blot hybridizationの結果から得られたコピー数と染色濃度との関係を示したもの．これを検量線として，HL-60細胞あたりのc-myc mRNAの平均コピー数を求めた．

が必要である．どの項目を検討すればよいかについての一般的な同意はないが，表4.10に代表的な対照実験をまとめた．

e. 細胞単位での特異的mRNAの定量化
（図4.27）

ISHで検出された特異的mRNAを細胞単位で定量することは，mRNAの量がそのmRNAのコードするタンパク質の合成速度を反映すると考えられるため，細胞の生理活性の正確な把握に必要である．筆者らは，ヒトpromyelocytic leukemia由来の株細胞であるHL-60細胞の細胞標本を用いてT-T dimer化 c-myc oligo-DNAをプローブとしてISHを行ったのち，染色濃度を画像処理装置で解析することにより，c-myc mRNAの細胞単位での定量を試みた．HL-60細胞は，正常細胞と比較して約20倍のc-myc遺伝子を含み，また通常の細胞の10〜20倍のc-myc mRNAを発現していることが知られている．

まず，一定量の1本鎖c-myc sense DNAをニトロセルロースフィルターに焼き付けておき，T-T dimer化 c-myc antisense oligo-DNA（5'-TTTGCTGTGGCCTCCAGCAGAAGGTGAT-CCAGACTCTGACCTTTTGCCAGGAGCCT-GCCTCTTTT-3'）をプローブとして免疫組織化

表4.10 mRNAと標的とするISHの対照実験

対照実験	検討内容
酵素処理	RNaseで消失し，DNaseで不変．反応物がRNAであることの確認．
対照プローブの使用	シグナルが特異的塩基配列に由来することを配列の異なるプローブを用いて確認．
競合阻害	合成oligo-DNAをプローブとする際，過剰の標識のない核酸を共存させることによりシグナルの消失を確認．
熱安定性	計算されるTmよりも高い温度で反応させるとシグナル形成が生じない．あるいは洗浄においてはシグナルの消失を確認．
陰性標本	目的とするRNAがないことが既知である組織で呈色しないことを確認．rRNAなどとの反応を否定．
Northern blot解析	用いるプローブが特異的な雑種を形成することの確認．
Non-プローブ標本	免疫組織化学レベルの非特異的反応の検討．

学的 dot-blot hybridization を行った[6]．この染色結果を，オリンパス SP-500 (S) 画像解析装置で測定し，c-*myc* sense DNA のコピー数と染色濃度との関係を得た（図 4.27）．続いて，既知の数の HL-60 細胞から cellular RNA を抽出し，上と同様にニトロセルロースフィルターに焼き付けて T-T dimer 化 c-*myc* antisense oligo-DNA をプローブとして dot-blot hybridization を行った．この dot の染色濃度を画像解析装置で定量し，図 4.27 の検量線から c-*myc* mRNA のコピー数を計算した．この値を細胞数で割って，HL-60 細胞 1 個あたりの c-*myc* mRNA の平均コピー数を計算すると 439 であった．一方，HL-60 細胞の cytospin 標本で ISH を行ったものをフィルターの場合と同様に画像解析にかけ，細胞 1 個あたりの染色濃度を測定した．ここで，これら細胞 1 個あたりの染色濃度の平均値が上で得られた c-*myc* mRNA の平均コピー数 439 に相当すると考えて，個々の細胞に含まれる c-*myc* mRNA のコピー数を計算した．その結果，ほとんどの HL-60 細胞は 100 コピー以下しか c-*myc* mRNA を含んでいなかったが，まれに 2000 コピー以上もの c-*myc* mRNA を含んだものが認められた[21]．

以上のように，免疫組織化学的 ISH 法によって得られた結果から細胞単位での特定の mRNA のコピー数が算出できることが明らかになり，今後，特定の遺伝子発現状態の細胞周期依存的な変化などについての細胞単位での詳細な検討に役立つものと期待される．

f. *in situ* Southwestern histochemistry
（図 4.28）

かつて，ISH の陰性対照用プローブとして pBR 322 DNA を用いた際に，組織・細胞特異的な明らかにタンパク質との，しかも塩基配列特異的な反応が経験されていた．一方，グルココルチコイド（G）のレセプタータンパク質は 2 本鎖 DNA の特定の塩基配列部位（responsive element, RE）に結合して特定の遺伝子の発現を調節することが明らかとなったが，驚くべきことにこのような GRE 塩基配列と完全に一致する箇所が

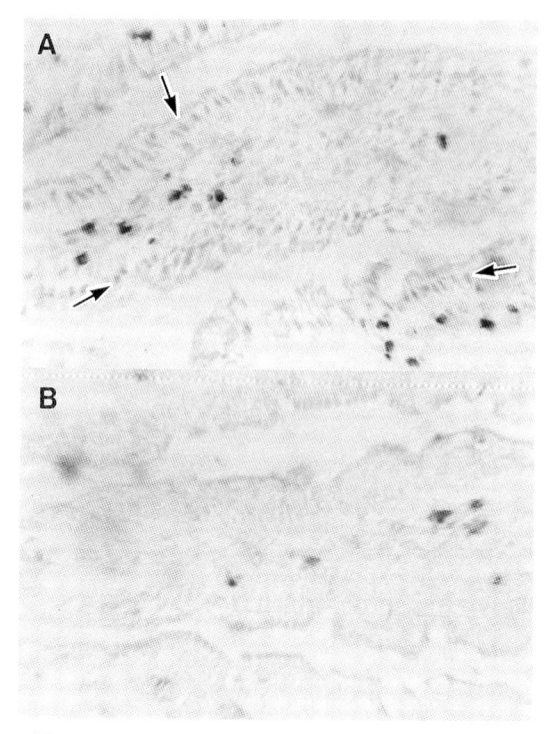

図 4.28 *in situ* Southwestern histochemistry による CREBP の局在証明
副腎摘出ラットに saline (A)，あるいは dibutyryl cyclic AMP とテオフィリンの混液 (B) を ip 投与し，その小腸の凍結切片と T-T dimer 化された CRE oligo-DNA を反応させたもの．(A) で小腸上皮の核にみられた染色（矢印）が (B) ではほとんど完全に消失した．

3 か所も pBR 322 DNA に含まれていたのである[22]．すなわち ISH での pBR 322 DNA の呈色は，GRE 部分とグルココルチコイドレセプターとの反応であったと考えられる．

このような特定の塩基配列をもつ 2 本鎖の核酸と特定のタンパク質との反応性に注目して，実際には特定の塩基配列をもつ oligo-DNA を合成してプローブとし，特定のタンパク質の局在証明をしようというのが *in situ* Southwestern histochemistry である[23,24]．かつてはオリゴ核酸組織[31]化学と呼んでいたが，Southwestern blot 法との類似性から，最近では上述のように呼んでいる．この方法はいわば ISH の派生物と考えられるので，参考のために簡単にふれておきたい．この方法論の開発の基盤には，合成機によりかなりの程度まで任意の塩基配列をもつ DNA を合成可能となったことと，最近グルココルチコイド以外にも

いろいろなREの塩基配列が同定されてきたこと，ならびにREに結合するタンパク因子の細胞内での挙動については不明な点が多く，このようなRE結合タンパク（REBP）の個々の細胞での発現の有無ならびに局在箇所の早急な同定を必要としていることなどがある．ここでは，cyclic AMPによる遺伝子群の活性化に関与するタンパク因子（cyclic AMP responsive element binding protein, CREBP）を，CRE oligo-DNAを用いて，その発現様式を検討した例をあげて説明する．

プローブとして，CRE部位（5'-TGACGTCA-3'）の5'端にTTATTATTAを付加した合成oligo-DNAに紫外線を照射し隣接チミンをT-T dimer化したものを用いた．この塩基配列は，パリンドロームを成していて，一定条件下で2本鎖化する．このT-T dimer化CRE DNAを副腎摘出ラット小腸凍結切片と4％パラホルムアルデヒド/PBS固定後反応させ，続いて抗T-T dimer抗体を用いて酵素抗体法を行った．その結果，CREBPは主として小腸上皮の核に検出されたが，それらの局在様式は，dibutyryl cyclic AMP＋テオフィリンの in vivo 投与によってほとんど完全に消失した．このことは，CREBPはcyclic AMPの影響下において核内CREと結合するなどによって外部から加えられたプローブとの反応性を失ったことを示唆した（図4.28）．

このような方法は，とりわけそのREが詳細に検討されているステロイドホルモンやチロキシンのレセプター研究に有用であると思われる．また種々のタンパク性ホルモンが細胞膜レセプターを介してアデニル酸シクラーゼを活性化し細胞内cyclic AMPの増大をもたらし，最終的にはCREBPのCREへの作用によって遺伝子発現状態に変化をひき起こすこと[24]を想起すれば，この種のホルモン研究においてもレセプター自身の発現状態の把握とともに最終的にREに作用するREBPの細胞内での挙動の把握も必須な研究項目と考えられ，このような手法を本稿に挿入することも意味のあることと思われる．

g. 今後の展望

ISH法は，すでに膨大な蓄積のある形態情報に基盤をおきながら分子遺伝学の成果をとり込むものとして，多くの人々の努力によって開発・改良され，分子組織化学という新しい組織化学領域の幕開けとなった．とくに非放射性プローブを用いて特定の塩基配列をもつmRNAの発現を解析しようという方法論は，ここ数年来飛躍的な進歩を遂げ，その便利さと解像力の良さから分子細胞学・分子病理学分野において注目を集めてきている．さらに最近，非放射性合成oligo-DNAプローブの利用がさかんに検討されており，プローブ作製のための施設と時間が省ける点，ますますその有用性を高めるものと期待されている[26〜29,31]．同時に in situ Southwestern 組織化学のようなISHとは異なる分野への応用も可能で広い汎用範囲が認められている．

一方では，電顕レベルへの応用も盛んに試みられてきており，特定のmRNAの局在と細胞内小器官との関連が明らかにされつつある．また本稿でも述べたように，画像解析によって細胞単位での特定のmRNAの定量も可能となり，さらに正確に客観的に細胞の生理状態に迫れるようになった．今後，これらの方法が駆使されることによって，無数の新知見が得られるものと思われる．

〔小路武彦，中根一穂〕

文　献

1) Coghlan JP, Aldred P, Haralambidis J, Niall HD, Penschow JD, Tregear GW: Hybridization histochemistry. *Anal Biochem* **149**: 1-28, 1985.
2) Koji T, Nakane PK: Localization *in situ* of specific mRNA using thymine-thymine dimerized DNA probes. Sensitive and reliable non-radioactive *in situ* hybridization. *Acta Pathol Jpn* **40**: 101-115, 1990.
3) 小路武彦，中根一穂: 免疫組織化学的 *in situ* hybridizationの技法と応用. 病理と臨床 **6**: 88-94, 1988.
4) Koji T, Moriuchi T, Nakane PK: Improved tissue preparation for *in situ* localization of specific mRNA using non-radioactive DNA probes: effects of protease digestion and probe size on signal detection in frozen and paraffin sections of rat pituitary glands. *Acta Histochem Cytochem* **21**:

187-200, 1988.

5) Koji T, Izumi S, Tanno M, Moriuchi T, Nakane PK: Localization in situ of c-myc mRNA and c-myc protein in adult mouse testis. Histochem J **20**: 551-557, 1988.

6) Koji T, Sugawara I, Kimura M, Nakane PK: In situ localization of c-myc mRNA in HL-60 cells using non-radioactive synthetic oligodeoxynucleotide probes. Acta Histochem Cytochem **22**: 295-307, 1989.

7) Koji T, Nakane PK: Use of nucleotides in non-radioactive in situ hybridization as an alternative to formamide. Acta Histochem Cytochem **23**: 327-334, 1990.

8) 小路武彦, 中根一穂: チミン二量体化DNAを用いた in situ hybridization 法とその応用. 組織細胞化学 1990 (日本組織細胞化学会編), pp 108-120, 学際企画, 東京, 1990.

9) 小路武彦, 中根一穂: アイソトープを用いない in situ hybridization 法. Immunohaematology **11**: 291-296, 1989.

10) 小路武彦, 中根一穂: 合成オリゴDNAプローブを用いた免疫組織化学的 in situ hybridization 法. 泌尿器外科 **3**: 1233-1239, 1990.

11) Thomas CA, Dancis BM: Ring stability. J Mol Biol **77**: 43-55, 1973.

12) 小路武彦, 中根一穂: 免疫組織化学的 in situ ハイブリダイゼーション法. 実験医学 **6**: 972-978, 1988.

13) Sugawara I, Koji T, Ueda K, Pastan I, Gottesman M, Nakane PK, Mori S: In situ localization of the human multidrug-resistance gene mRNA using thymine-thymine dimerized single stranded cDNA. Jpn J Cancer Res **81**: 949-955, 1990.

14) Sugawara I, Uchino K, Koji T, Sukegawa J, Mori S, Nakane PK: Immuno-histochemical detection of human cellular yes gene (c-yes-1) messenger RNA by a non-radioactive synthesized oligodeoxynucleotide probe. Acta Histochem Cytochem **22**: 549-559, 1989.

15) 小路武彦: 非放射性 in situ ハイブリダイゼーション法. In situ ハイブリダイゼーション手法 (中根一穂編), pp 84-121, 学際企画, 東京, 1989.

16) Nakane PK, Koji T, Terasaki T, Izumi S: In situ localization of mRNA for peptide hormones. In: Prolactin Gene Family and Its Receptors (ed by Hoshino K), pp 299-305, Elsevier Sci Pub BV, Amsterdam, 1988.

17) 改訂版酵素抗体法 (渡辺慶一, 中根一穂編), 学際企画, 東京, 1985.

18) 小路武彦, 中根一穂: ハプテン標識DNA probe を用いた in situ hybridization 法. 細胞 **18**: 224-228, 1986.

19) Szabo P, Elder R, Steffensen DM, Uhlenbeck OC: Quantitative in situ hybridization of ribosomal RNA species to polytene chromosomes of Drosophila melanogaster. J Mol Biol **115**: 539-563, 1977.

20) Adams JC: Heavy metal intensification of DAB-based HRP reaction product. J Histochem Cytochem **29**: 775, 1981.

21) 中根一穂, 小路武彦, 進 正志: 細胞単位でのmRNAの定量. Oncologia **23**: 41-45, 1990.

22) Tully DB, Cidlowski JA: pBR 322 contains glucocorticoid regulatory element DNA consensus sequences. Biochem Biophys Res Commun **144**: 1-10, 1987.

23) Koji T, Yamada S, Izumi S, Nakane PK: Oligohistochemistry. A new approach to localize DNA-binding proteins. J Histochem Cytochem **38**: 1052, 1990.

24) Koji T, Yamada S, Kayashima K, Nakane PK: A new approach to localize glucocorticoid receptor using DNA probe containing glucocoticoid responsive element DNA consensus sequences. Acta Histochem Cytochem (in press).

25) Habener JF: Cyclic AMP response element binding proteins: a cornucopia of transcription factors. Mol Endocrinol **4**: 1087-1094, 1990.

26) Nitta H, Koji T, Bunichi D, Bahr JM: Non-radioactive in situ hybridization. In: Handbook of Techniques for Reproductive Studies on Pigs, Sheep, Cows, Horses, Chickens, Goats and Rabbits (ed by Dziuk and Wheeler), Departement of Animal Sciences, Uneiv Illinois, Urbana (in press).

27) Yamada S, Koji T, Nozawa M, Kiyosawa K, Nakane PK: Detection of hepatitis C virus (HCV) RNA in paraffcin embedded tissue sections of human liver of non-A, non-B hepatitis by in situ hybridization. J Clin Lab Anal **6**: 40-46, 1992.

28) Koji T, Brenner RM: Localization in situ of estrogen receptor (ER) mRNA in monkey uterus with nonradioactive synthetic oligodeoxynucleotide probes. J Cell Biol **115**: 9 a, 1991.

29) Koji T, Brenner RM: Localization of estrogen receptor messenger ribonucleic acid in rhesus monkey uterus by nonradioactive in situ hybridization with digoxigenin-labeled oligodeoxynucleotides. Endocrinology **132**: 382-392, 1993.

30) 小路武彦, 中根一穂: チミン二量体標識DNAプローブを用いての in situ hybridization 法. 細胞 (in press).

31) 小路武彦, 中根一穂: 非放射性オリゴヌクレオチドプローブを用いた in situ hybridization とオリゴヌクレオチド組織化学. 組織細胞化学 1992 (日本組織細胞化学会編), pp 121-134, 学際企画, 東京, 1992.

5. 臨床的レセプター研究

5.1 血中のレセプターおよび抗レセプター抗体の測定

　ラジオレセプターアッセイの開発によりホルモンのレセプターへの結合様式が明らかにされ始めたのは1960年代後半から1970年代にかけてである．最近ではアッセイ法がさらに進歩し，患者血液中のレセプターあるいはレセプター抗体を検出し，さらにそれらの性状を解析することにより，レセプター異常症を診断したり，あるいは病因を解明したりすることが可能になっている．

　血液中の赤血球，白血球，血小板などには種々のサイトカイン，ホルモン，免疫グロブリン，補体，ウイルス，細菌，薬物などに対するレセプターが存在し，血清中にも一部可溶型レセプターが存在する．ある種の疾患や病態ではこれらレセプターの数，結合親和性などに変化が生ずる．一方，Basedow病，一部の原発性甲状腺機能低下症，インスリン抵抗性糖尿病B型や重症筋無力症では血中にレセプター抗体が検出される．これらの各々については他項で詳しく述べられるので，本稿では主に臨床応用が可能な領域における血中レセプターおよびレセプター抗体の測定法，測定成績を中心に紹介する．

a. 血液中のレセプター

(1) 赤血球におけるレセプター

　赤血球に存在するレセプターを以下に示す．① 補体の第3成分であるc3bに対するレセプター (complement receptor 1, CR 1)，② ウイルス，細菌に対するレセプター，③ 薬物レセプター：薬剤性の溶血性貧血との関係，④ 毒物レセプター：腸炎ビブリオの産生する耐熱性溶血毒素，⑤ その他インスリン，インスリン様成長因子1(IGF-1)，β_2 アドレナージックレセプターなど．

(2) Bリンパ球におけるレセプター

　① インターロイキン1(IL-1)，IL-2，IL-5，IL-6，インターフェロン γ (IFN-γ) などのサイトカインに対するレセプター，② 免疫グロブリンのFc部分に対するレセプター，③ CR 1，CR 2 (補体成分c3d，EBウイルスに対するレセプター) などがある．

(3) Tリンパ球におけるレセプター

　① IL-1，IL-2，IL-4，IL-6，IFN-γ などのサイトカインに対するレセプター，② MHCのクラスII分子 (Ia分子) と抗原との複合体を認識するレセプター (ヘルパーT細胞)，MHCのクラスI分子と抗原との複合体を認識するレセプター (キラーT細胞)，③ その他トランスフェリン，human immunodeficiency virus(HIV)，成人T細胞白血病ウイルス(HTLV 1)，IGF-1に対するレセプターなどがある．

(4) 血小板におけるレセプター

　プロスタグランジン，トロンボキサンA 2 (TXA 2)，アデノシン，トロンビン，von Willebrand因子 (vWF)，フィブリノーゲン，コラーゲン，エピネフリン(α_2)，免疫グロブリンFc (huFc γ R II)，IFN-γ，補体(CR 2) などに対するレセプターが存在する．

(5) マクロファージと単球におけるレセプター

　免疫グロブリンFc(Fc γ R I・II，Fc ε R II)，Ia抗原，補体，リポポリサッカライド，ラクトフェリン，granulocyte-macrophage colony stimulating factor(GM-CSF)，macrophage(M)-CSFに対するレセプター．

(6) 好酸球，好中球，好塩基球におけるレセプター

好酸球にはFcγR，FcεRⅡなどのほか，補体，ヒスタミン，PAFなどに対するレセプターがある．好中球にはgranulocyte(G)-CSF，GM-CSF，IL-1，ロイコトリエンB4(LTB4)，プロスタグランジン，アデノシン，細菌由来の走化性因子であるN-formyl-methionylleucyl phenylalanine (FMLP)に対するレセプターやCR1，FcγRⅡが存在する．好塩基球にはIL-3，GM-CSF，G-CSF，nerve growth factor，サブスタンスPなどに対するレセプターやCR1，FcεRⅠが存在する．

(7) その他，臨床検査として利用されているレセプターの測定

1) 赤血球への ^{125}I インスリン結合の解析によるインスリン抵抗性糖尿病の鑑別診断

末梢赤血球を用いるインスリンレセプター測定がもっとも簡便で侵襲が少ない[1,2]．Gambhir らの方法[1]を図5.1に示す．

インスリンレセプター異常A型，B型ではインスリンレセプターへの ^{125}I インスリンの結合の低下がみられる．前者はレセプターそのものの先天性異常により，後者はインスリンレセプター抗体により惹起されるインスリン抵抗性糖尿病である．一方，C型ではこのような結合の異常がみられない．肥満やCushing症候群など高インスリン血症を呈する病態でもインスリン結合率が低下する．

2) リンパ球のグルココルチコイドレセプターの解析

患者血液よりFicoll-Conray法により得られたリンパ球と ^3H デキサメサゾンとの結合を種々の病態で観察することが可能である．

高コルチゾール血症にもかかわらずCushing症候群の特異的諸徴候を欠く病態はグルココルチコイド（GC）不応症[3]と呼ばれており，今まで報告された症例では単核球のGCレセプターの結合

```
┌─────────────────────────────────────────────────────────────┐
│ 血液 10ml（ヘパリン含有）より赤血球をHypaque-Ficoll液にて単離 │
└─────────────────────────────────────────────────────────────┘
                              ↓
┌─────────────────────────────────────────────────────────────┐
│ 赤血球浮遊液（1.76×10⁹）        400 μl                       │
│ ¹²⁵I-インスリン（40 pg）         25 μl    A液 500 μl         │
│ 非標識インスリン（0〜0.5×10⁵ng） 75 μl    （バッファーG*）     │
└─────────────────────────────────────────────────────────────┘
                              ↓
┌─────────────────────────────────────────────────────────────┐
│ 15℃，3.5時間インキュベーション                                │
└─────────────────────────────────────────────────────────────┘
                              ↓
┌─────────────────────────────────────────────────────────────┐
│ B・F分離                                                     │
│   上記の反応液A        200 μl                                │
│   ジブチルフタレイト   200 μl   600 μl                       │
│   バッファーG*         200 μl   （マイクロフュージチューブ）  │
└─────────────────────────────────────────────────────────────┘
                              ↓
┌─────────────────────────────────────────────────────────────┐
│ ベックマンマイクロフュージBにて 4℃，2.5分間遠心              │
└─────────────────────────────────────────────────────────────┘
                              ↓
┌─────────────────────────────────────────────────────────────┐
│ 沈査の放射能を測定                                           │
└─────────────────────────────────────────────────────────────┘
                              ↓
┌─────────────────────────────────────────────────────────────┐
│ レセプターへの結合をScatchard plotにより分析し，親和定数，    │
│ 最大結合能を求める                                           │
└─────────────────────────────────────────────────────────────┘
```

* バッファーG：50 mM Hepes，50 mM Tris，10 mM $MgCl_2$，2 mM EDTA，10 mM dextrose，10 mM $CaCl_2$，50 mM NaCl，5 mM KCl，0.1% BSA，pH 8.0

図5.1 赤血球インスリンレセプター測定法[1]

親和性の低下，不安定レセプター，レセプター数の減少などの質的，量的異常が証明されている．GC治療を受けている患者ではリンパ球のレセプターの数が減少していること，ループス腎炎，ネフローゼ症候群や悪性リンパ腫などの患者では末梢リンパ球のGCレセプターの数が多いほど，よりよいGC治療効果が期待されることが知られている[4]．

3) リンパ球のβアドレナージックレセプターの解析

標識リガンドとしては^{125}I-iodopindololがよく用いられる．リンパ球のβレセプターの測定は他の臓器のβアドレナリン反応の指標となると考えられている．喘息や心不全ではβレセプター数の減少がみられる[5]．

4) 全身型甲状腺ホルモン不応症では末梢リンパ球のT3結合の親和定数が低下すると報告されている．しかし培養線維芽細胞を用いると，このような親和性の低下はみられない．

5) タイプI偽性低アルドステロン症では単核球のアルドステロンのタイプIレセプターが一部分または完全に欠損している[6]．

6) 細菌感染をくり返すCR3欠損症患者では補体第3成分の分解産物ic3bのレセプターであるCR3という膜タンパクが欠損している[7,8]．

7) VMFやフィブリノーゲンに対するレセプターとしての作用を有する血小板膜タンパクであるGP IbやGP IIb-IIIaが先天性に欠損し，そのために出血傾向を伴う症例が報告されている[7]．

8) インターフェロンによる治療が有効であるとされている毛髪白血病では白血病細胞のインターフェロンに対するレセプターの数が増加している[9]．

9) ヒトSLE活性化T細胞では高親和性IL-2レセプターの発現が減少している[10]．

10) 赤血球におけるCR1を抗CR1モノクローナル抗体を用いるRIAやELISAで測定してみるとSLEではその発現が低下している[8,10]．

(8) 血清中の可溶化レセプターの検出

a) IL-2レセプターα鎖

IL-2レセプターα鎖は219個のアミノ酸よりなる細胞外領域とそれぞれアミノ酸19個と13個よりなる細胞膜貫通部位と細胞内部分により構成されている．血清中にはこの細胞外の部分が切断されて可溶型レセプターとして存在する．2つの異なるエピトープを認識する抗体を用いてアビジン・ビオチン反応を利用するELISA法にて検出される[11]．成人T細胞白血病（ATL）や急性骨髄性白血病では白血病細胞のα鎖の異常発現がみられ，血中の可溶型レセプターの濃度が上昇している．

b) トランスフェリンレセプター

トランスフェリンレセプターは主に有核赤血球や網状赤血球に存在し，鉄の取り込みを促進する作用を有する．可溶型として血清中に存在し，2種類のモノクローナルレセプター抗体の一方を固相化し他方を^{125}Iで標識するimmunoradiometric assay (IRMA) により測定される．鉄欠乏性貧血，溶血性貧血や消化器癌では高値を，再生不良性貧血では低値を示す[12]．

c) 成長ホルモン（GH）レセプター

ヒト血清中にはGHレセプターの膜外部分が遊離したGH結合タンパクが存在しており，Laron型小人症では血中のGH結合タンパクが欠如している[13]．

d) FcεRII

石田ら[10]はELISA法で可溶型FcεRIIを測定し，SLE患者でとくに活動期に血中濃度が上昇していると報告した．

b. レセプター抗体

(1) TSHレセプター抗体

TSHレセプター抗体のなかには，TSH類似の甲状腺刺激作用を有する刺激型のものと，刺激作用を示さずにかえってTSHによる作用を抑制する阻害型のものと，少なくとも2種類がある．前者はBasedow病における甲状腺機能亢進症の発現に重要な役割を果たしている．一方，後者は甲状腺機能低下症をひき起こし，このような病態はTSH不応症[14]と呼ばれている．さらに後述のようにTSH結合阻害作用のない抗体の存在も明らかにされ，TSHレセプター抗体の多様性が注目

表 5.1 TSH レセプター抗体の分類，名称および測定法

レセプターとの反応様式による分類　binding assay	生物活性による分類　bioassay
I．TSH の結合を阻害するもの 　　TBII：TSH-binding inhibitor immunoglobulins 　〈測定法〉 　　TSH のラジオレセプターアッセイにおける ^{125}I-TSH のレセプター結合阻害作用 　　初期には TSI としている論文もある． II．ヒト甲状腺による LATS 失活を阻害する作用 　　LATS protector III．モルモット脂肪細胞膜への結合 　〈測定法〉 　　1．^{125}I プロテイン A または酵素標識抗 IgG との結合 　　2．標識レセプター分画との結合 　　3．^{125}I-TSH 結合レセプターの免疫沈降 IV．^{125}I-精製レセプター抗体とヒト甲状腺膜の結合阻害作用 V．合成レセプターペプチドと抗体との結合	I．TSH 類似の作用をするもの 　A）甲状腺刺激抗体 　　TSI：thyroid stimulating immunoglobulins 　　または TSAb：thyroid stimulating antibodies 　〈測定法〉 　　1．マウス甲状腺よりの ^{131}I 放出 　　　LATS：long acting thyroid stimulator 　　2．adenylate cyclase-cAMP 系の刺激作用 　　　(a) ヒト甲状腺粗膜分画中のアデニル酸シクラーゼ活性 　　　　HTACS：human thyroid adenyl cyclase stimulator 　　　(b) ヒト甲状腺スライス内の cAMP 産出 　　　(c) 培養甲状腺細胞（ヒト，ブタおよび FRTL-5）内の cAMP 産生 　　3．lysosomal nephthylamidase 活性の上昇 　　　(cytochemical bioassay) 　　4．培養甲状腺細胞へのヨード摂取 　　5．コロイド小滴形成作用 　　　HTS：human thyroid stimulator 　　6．培養甲状腺細胞よりのサイログロブリン放出 　B）甲状腺増殖刺激抗体 　〈測定法〉モルモット甲状腺内での DNA 合成 　　ラット甲状腺への ^{3}H-thymidine 取り込み II．TSH の作用を阻害するもの 　A) B) それぞれの作用に対するブロッキング抗体 　　　(a) thyroid stimulation blocking antibody 　　　(b) thyroid growth blocking antibody

されている．

TSH レセプター抗体の測定法は binding assay と bioassay とに 2 分される（表 5.1）．現在臨床応用されている代表的な測定法として，前者では TSH-binding inhibitor immunoglobulin (TBII) assay が，後者では thyroid stimulating antibody (TSAb) assay があげられる．TBII は TSH ラジオレセプターアッセイにおける標識 TSH のレセプターへの結合阻害を指標として測定され（図 5.2 a），現在キット化されている．キットに用いているレセプター分画すなわち可溶化ブタ甲状腺膜の作製法，アッセイの手順および測定成績を図 5.3～5.5 に示す[15,16]．最近 FRTL-5 細胞[17]やヒト TSH レセプター cDNA をトランスフェクトした CHO 細胞[18]を用いる TBII アッセイも開発されている．一方，TSAb は培養甲状腺細胞内の cAMP 産生を指標として測定され，現在外注検査が可能である．筆者らが開発した培養ブタ甲状腺細胞を用いる方法およびその測定成績を図 5.6, 5.7 に示す[19]．筆者らはさらに，ラット甲状腺細胞株である FRTL-5 細胞を用いてさらに高感度な測定法を開発しており[20]，この方法も現在広く臨床応用されている．TBII アッセイと同様に，ヒト TSHL レセプター cDNA をトランスフェクトした CHO 細胞を用いる TSAb アッセイも開発されている[21]．

binding assay としては標識 TSH 結合阻害作用を観察する方法以外に，① ^{125}I-TSH とレセプターとの結合を免疫沈降反応でみる方法[22]（図 5.2 b），②レセプター分画と抗体との結合を ELISA にて観察する方法[23]（図 5.2 c），③ ^{125}I 標識レセプター分画と抗体との結合をみる方法[24]（図 5.2 d），④モルモット脂肪細胞膜にて精製した ^{125}I 標識 Basedow 病 IgG とレセプターとの結合に対する阻害作用を指標とする方法[25]（図 5.2 e）などがある．他に，⑤合成レセプターペプチドを ^{125}I で標識し，抗体との結合をポリエチレングリコールによる沈殿法でみる方法も最近開発され

5.1 血中のレセプターおよび抗レセプター抗体の測定

(a) 標識リガンドとレセプターとの結合阻害作用を指標とする方法

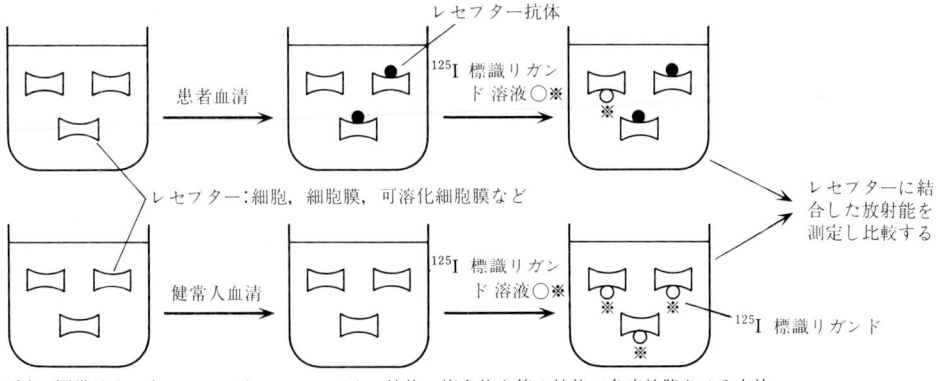

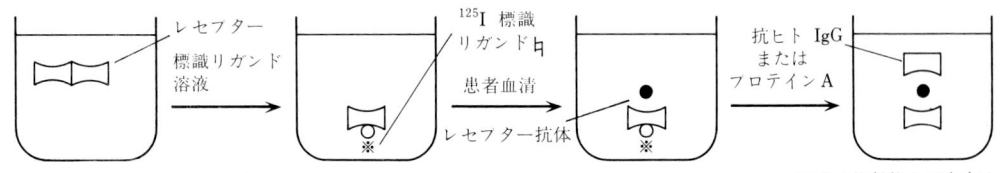

(b) 標識リガンド，レセプター，レセプター抗体の複合体を第2抗体で免疫沈降させる方法

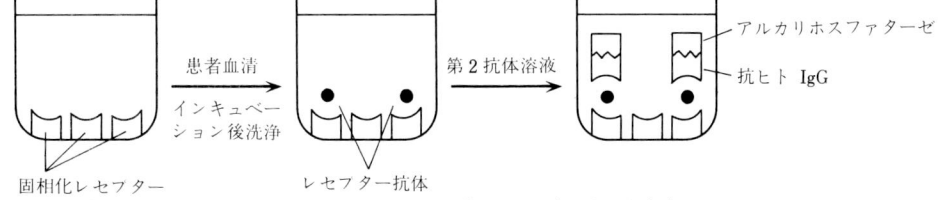

(c) レセプターに結合したレセプター抗体を酵素標識抗ヒトIgGにて検出する方法（ELISA）

(d) 標識レセプター分画とレセプター抗体との結合を抗ヒトIgGを用いて検出する方法

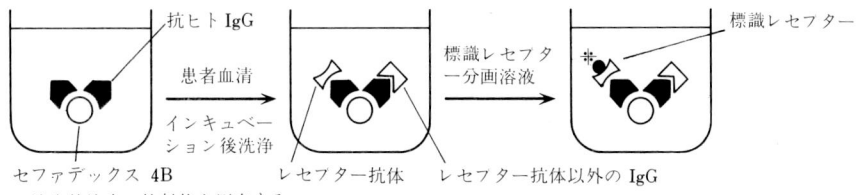

(e) (a) と同じ原理で測定される．標識リガンドとしては抗体価強陽性のBasedow病患者IgGを^{125}Iで標識し，モルモット脂肪細胞膜にて精製した標識レセプター抗体を用いる．標識モノクローナルレセプター抗体を用いる場合もある．

図 5.2 レセプター抗体検出法

ている[26,27]．現在までのところ標識部位の違いにより異なった結果が得られているが，今後進歩が期待される分野である．

これらのいずれの方法でも，抗サイログロブリン抗体や抗マイクロゾーム抗体に対する抗原を有していないモルモットの脂肪細胞膜をレセプターとして用いているのが特徴である．①の方法で測定された活性とTBII活性との間に有意の相関は認められず（r=0.139），②の方法ではBasedow病以外にも橋本病や癌などで高率に結合率の上昇が認められるが（それぞれ23/25，7/23，2/10），残念ながらTBII活性との比較がなされていない．③の方法ではBasedow病患者の82%が陽性，橋本病では全例陰性で，TBII活性との相関係

5. 臨床的レセプター研究

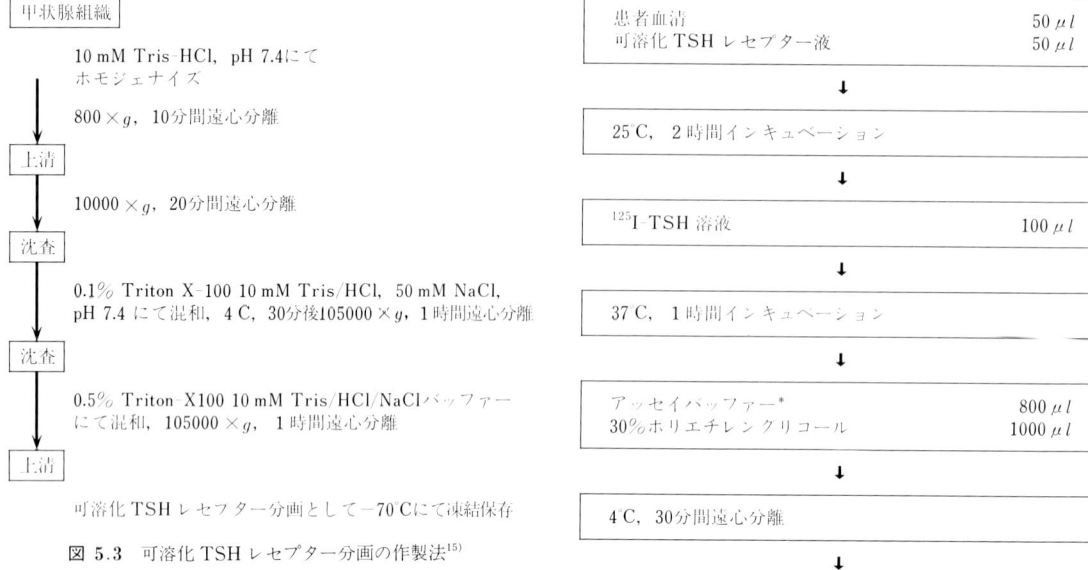

```
┌─────────────┐
│ 甲状腺組織  │
└─────────────┘
      │ 10 mM Tris-HCl, pH 7.4にて
      │ ホモジェナイズ
      │ 800×g, 10分間遠心分離
┌─────┐
│上清 │
└─────┘
      │ 10000×g, 20分間遠心分離
┌─────┐
│沈渣 │
└─────┘
      │ 0.1% Triton X-100 10 mM Tris/HCl, 50 mM NaCl,
      │ pH 7.4にて混和, 4℃, 30分後105000×g, 1時間遠心分離
┌─────┐
│沈渣 │
└─────┘
      │ 0.5% Triton-X100 10 mM Tris/HCl/NaClバッファー
      │ にて混和, 105000×g, 1時間遠心分離
┌─────┐
│上清 │
└─────┘
```

可溶化TSHレセプター分画として－70℃にて凍結保存

図 5.3 可溶化TSHレセプター分画の作製法[15]

```
┌──────────────────────────────────────┐
│ 患者血清                    50 μl    │
│ 可溶化TSHレセプター液      50 μl    │
└──────────────────────────────────────┘
                  ↓
┌──────────────────────────────────────┐
│ 25℃, 2時間インキュベーション        │
└──────────────────────────────────────┘
                  ↓
┌──────────────────────────────────────┐
│ ¹²⁵I-TSH 溶液              100 μl    │
└──────────────────────────────────────┘
                  ↓
┌──────────────────────────────────────┐
│ 37℃, 1時間インキュベーション        │
└──────────────────────────────────────┘
                  ↓
┌──────────────────────────────────────┐
│ アッセイバッファー*         800 μl   │
│ 30%ポリエチレングリコール  1000 μl   │
└──────────────────────────────────────┘
                  ↓
┌──────────────────────────────────────┐
│ 4℃, 30分間遠心分離                   │
└──────────────────────────────────────┘
                  ↓
┌──────────────────────────────────────┐
│ 上清を吸引し沈渣の放射能を測定する   │
└──────────────────────────────────────┘
```

TBII＝{1－(患者検体存在下における結合カウント－非特異的結合)/(陰性コントロール検体存在下における結合カウント－非特異的結合)}×100%

キットの原法では検体とレセプターとのプレインキュベーションは15分間である.

*キットではアッセイバッファーとして10mM Tris-HCl, 50 mM NaCl, 0.1% BSA, pH 7.5を用いている.

図 5.4 TBIIの測定法[16]

図 5.5 健常者および各種甲状腺患者におけるTBII活性

正常範囲は－11.9～11.0%である. TBIIは未治療Basedow病患者の95%, euthyroid Graves病患者の40%に検出された. 原発性粘液水腫患者に検出されるTBIIは阻害型のものである.

5.1 血中のレセプターおよび抗レセプター抗体の測定

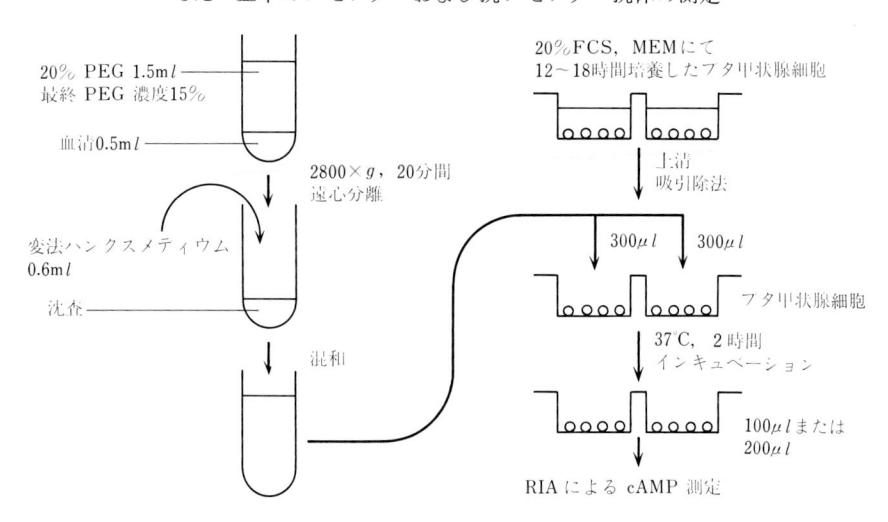

図 5.6 培養ブタ甲状腺細胞を用いる TSAb の測定法
PEG：ポリエチレングリコール，変法ハンクス：NaCl (−) hypotonic Hanks．甲状腺刺激抑制活性(TSBAb)を測定する際には患者検体と TSH とを同時にインキュベートする．

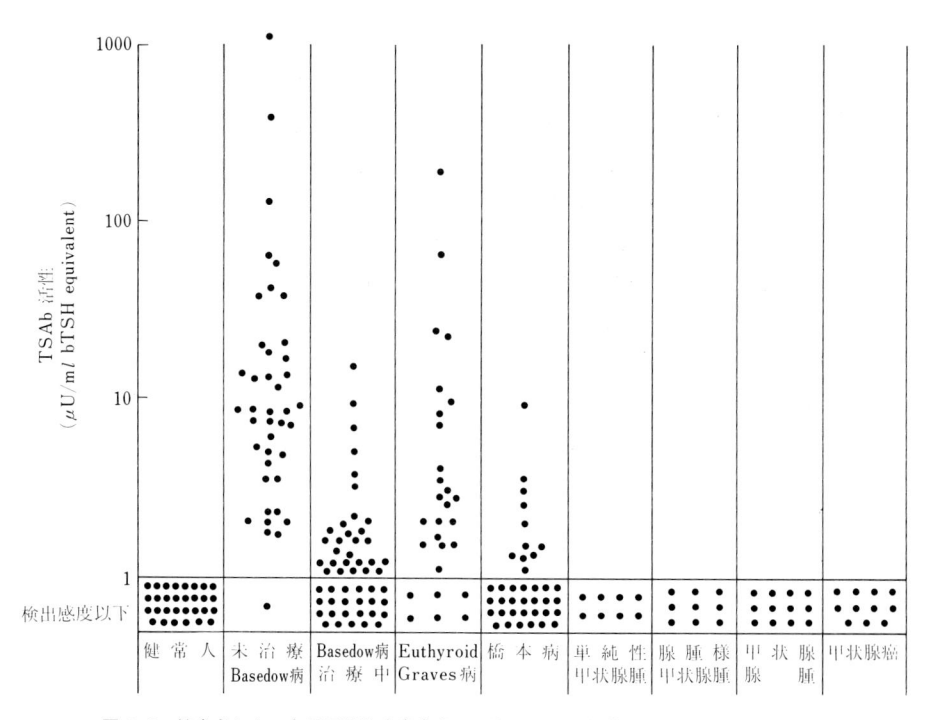

図 5.7 健常者および各種甲状腺疾患患者における TSAb 活性
未治療 Basedow 病および euthyroid Graves 病では高率に抗体が検出される．TSH 濃度の高い症例では TSH が粗グロブリン分画に混入するために陽性を示す．このような症例では予め抗 TSH により血清を処理することにより陰性化する．
　治療中の Basedow 病：維持量の抗甲状腺剤投与で 1 年以上 euthyroid のもの
　euthyroid Graves 病：陽性例 22 例中，19 例 T_3 抑制 (−)，3 例 T_3 抑制 (+)，陰性例 6 例はいずれも T_3 抑制 (+)
　橋本病：陽性例は全例 TSH 濃度が 65 μU/ml 以上であり，50 μU/ml 以下の症例は全例陰性

数は0.74, TSH添加による結合阻害率とTBII との相関係数は0.92であり, ④の方法でもTBII 活性との良好な相関関係が認められている (r= 0.92). ②③の方法では抗インスリンレセプター 抗体も検出されうる.

Basedow病患者においてbioassayによる測定値を相互に比較してみると, FRTL-5細胞におけるcAMP産生と^{125}Iの取り込みを指標とする活性間の相関係数は$0.784^{28)}$, TSAb活性とサイログロブリン放出刺激活性との相関係数は$0.480^{29)}$であった. TBII活性とTSAb活性との比較では両者間に有意の相関が認められるという報告が多いが, Basedow病においても両者間に解離を示す症例がみられ, その相関係数はおおむね0.5〜0.7である.

阻害型TSHレセプター抗体はbioassay系において TSHの生物活性を抑制する. たとえばTSAbアッセイ系において患者検体と TSH とを同時にインキュベートし, 産生された cAMP 量を測定すると, 患者検体存在下ではコントロールに比べてcAMP産生が有意に抑制される. このような方法で検出される抗体は thyroid-stimulation blocking antibody (TSBAb) と呼ばれている. TSBAbは阻害型TSHレセプター抗体によるTSH不応症患者の全例に検出されるほかに, TBII陰性の原発性甲状腺機能低下症患者の一部にも検出される. Basedow病患者血中にも刺激型抗体以外に阻害型抗体が混在していることを示唆する報告がみられる. Yoshidaら[30]はBasedow病患者リンパ球よりモノクローナル抗体を作成した結果, TBIIとTSAbが陽性のもの, TSAbのみ陽性のもの, TSBAbのみ陽性のもの, TBIIとTSBAb陽性のものなど種々の作用を有する抗体の産生が認められたと報告している.

Basedow病や橋本病患者血中に甲状腺腫の増大を刺激する抗体が存在することが知られている. しかしながらこのような増殖刺激抗体の作用がTSHレセプターのみを介するのか, 他の増殖因子と協同作用で発揮されるのか, まだ未解決な部分が多い.

(2) インスリンレセプター抗体

インスリンレセプター異常症B型はインスリンレセプター抗体により生ずる後天性インスリン抵抗性糖尿病である. インスリン抵抗症の発症の機序についてはインスリン結合阻害作用のほか, down regulationによるレセプターの数の減少, レセプターのdesensitizationなどが考えられる.

インスリンレセプター抗体の測定法としては, ①患者血清の^{125}Iインスリンとレセプターとの結合阻害作用をみる方法 (図5.2a) と, ②^{125}Iインスリン, 可溶化インスリンレセプターとレセプター抗体との免疫複合体を第2抗体で沈降させる方法とがある (図5.2b)[31,32]. TSHレセプター抗体の場合とは異なり, ②の方法の方が①よりも高感度である. 両者の測定値間に大きな解離はみられない. 患者血中に抗インスリン抗体が存在したり, あるいは血中インスリン濃度が高い場合にはアッセイに影響する可能性があることに注意を要する. 検体としてIgG分画を用いることによりインスリンの影響は除外できるし, レセプター非存在下で標識インスリンの結合を観察することにより, 抗インスリン抗体の有無を知ることができる. 他の測定法として, ③標識インスリンレセプター抗体とレセプターとの結合阻害作用を指標とする方法もある (図5.2e)[33]. この抗体は in vitro でグルコースのグリコーゲンやCO_2への転換作用, 2-deoxyglucoseの透過の促進などインスリンとしての生物活性を有し, 患者にしばしば起こる低血糖の原因ともなっている. ④このような生物活性を利用した抗体の測定法もある. アッセイに用いるレセプター分画としては培養ヒトリンパ球 (IM9), ヒト胎盤膜, ラット脂肪細胞などがあげられる[31].

(3) アセチルコリンレセプター抗体

重症筋無力症では神経筋接合部の後シナプス膜上のアセチルコリンレセプターに対する抗体が血中に検出される. 測定法としては, ①結合阻害法 (図5.2a) と, ②免疫沈降法 (図5.2b) に大別される[34,35]. 標識リガンドとしてはアセチルコリンレセプターに特異的に結合するαブンガロトキシン (BGT) という蛇毒を用いる. ①法ではアセ

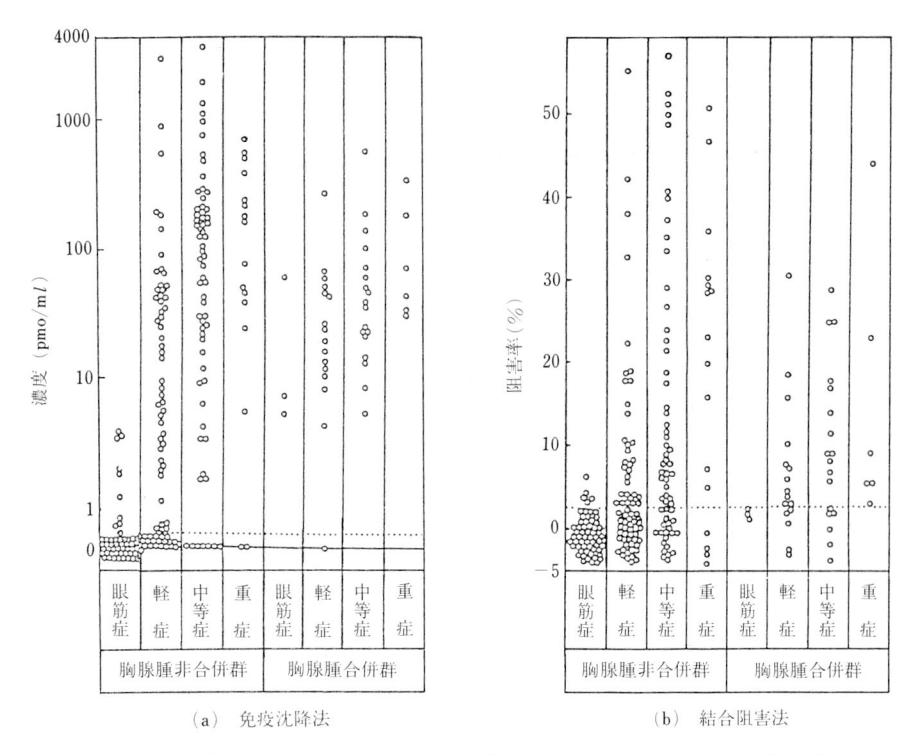

図 5.8 (a) 免疫沈降法，(b) 結合阻害 (Con A) 法による抗アセチルコリンレセプター抗体と重症筋無力症の各臨床型[35]

チルコリンレセプター分画に患者血清と ^{125}I-α-BGT を加えインキュベートし，Con A-sepharose にて分離を行う（図5.2a）．ここでは α-BGT 結合阻害活性，すなわちアセチルコリン結合部位に対する抗体が測定される．アセチルコリンレセプター抗体の 50% 以上はレセプター α サブユニット上の，アセチルコリンや α-BGT との結合部位と異なる主要免疫性領域（main immunogenic region, MIR）を認識することが知られている．このような α-BGT 結合非阻害性抗体は，②の免疫沈降法で検出される（図5.2b）．一般に①に比べて②の方法の方が検出率が高い（図5.8）．①と②による測定値間で解離のみられる症例も存在する．眼筋型に比べて全身型の方が，軽症例に比べて重症例の方が，胸腺非合併群に比べて合併群の方が，活性が高い．

抗体が神経筋伝達機構を障害する機序としては，まずアセチルコリンレセプタータンパクの崩壊速度の亢進があげられる．2価の抗体 F(ab)$'_2$ によりアセチルコリンレセプターに架橋が起こり，レセプター分子の流動性が変化し，そのために internalization が起こると考えられている．ほかに補体依存性の免疫複合体によるレセプタータンパクの崩壊，抗体によるブロッキングなどによる可能性も存在する．

（4）そ の 他

1) 喘息やアレルギー性鼻炎の患者に β_2 アドレナリンレセプター抗体が存在し，β アドレナリンに対する反応性の低下と関係があることが明らかにされている[36]．

2) 特発性血小板減少性紫斑病，SLE，リンパ増殖性疾患などで GP Ib や GP IIb-IIIa に対する抗体の産生が報告されている[8]．

3) SLE 患者で IL-2 レセプターや CR 1 に対する自己抗体が検出されている[10,37]．CR 1 に対する抗体は免疫沈降法（図5.2b）により測定される．IL-2 レセプターは Sano らの報告[37]によると，①結合阻害法（図5.2a），②免疫沈降法（図5.2b），③ ^{125}I 標識抗レセプター抗体（抗 Tac 抗体）との結合阻害法（図5.2e）にて検出される．

②において彼らは蛍光標識抗ヒトイムノグロブリンを検出に用いている．

4) 1978年Juppnerらは2次性副甲状腺機能亢進症の尿毒症患者に副甲状腺ホルモンレセプター抗体が検出されると報告したが[38]，それ以降の追試報告はみられない．

おわりに 血中レセプターおよびレセプター抗体の検出法につき概説した．レセプターが血中の赤血球，白血球，血小板に存在したり，あるいは血清中に可溶型として存在する場合には，各種疾患患者からレセプター分画を採血により容易に得ることができ，たとえ主な標的臓器がほかに存在する場合でも，種々の病態においてレセプターの性状を解析することが可能である．また最近では標識リガンドとしてレセプターに対するモノクローナル抗体も用いられている．現在レセプター異常症のDNA診断も注目されている．

一方，レセプター抗体に関してはbioassayを含めて種々の測定法が開発され，その結果甲状腺疾患においては刺激型と阻害型の両抗体が存在すること，これら抗体と臨床像との関係も明らかにされた．またリガンドの結合部位以外を認識するレセプター抗体の存在も示された．近年アセチルコリン，インスリンレセプターに引き続きTSHレセプターの1次構造が決定され，合成ペプチドを用いるレセプター抗体の測定法も開発されつつある．レセプター抗体の産生機序，多様性の解明などが分子レベルで解明され，さらに治療に応用されることも近い将来期待できるものと思われる．

〔笠木寛治〕

文献

1) Gambhir KK, Acher JA, Bradley CJ: Characteristic of human erythrocyte insulin receptors. *Diabetes* **27**: 701-708, 1978.
2) 小林 正：インスリン受容体検査．広範囲血液尿化学検査・免疫学的検査，日本臨牀 **48**（増刊号）：54-57, 1990．
3) Chrousos GP, Vingerhoeds A, Brandon D, Eil C, Pugeat M, DeVroede M, Loriaux DL, Mortimer B: Primary cortisol resistance in man, a glucocorticoid receptor-mediated disease. *J Clin Invest* **69**: 1261-1269, 1982.
4) 市川陽一，田中広壽，大島久二，河合真一：グルココルチコイド受容体検査．広範囲血液尿化学検査・免疫学的検査，日本臨牀 **48**（増刊号）：63-66, 1990．
5) 吉政孝明，新保慎一郎，中尾一和，井村裕夫：アドレナリンレセプター検査．広範囲血液尿化学検査・免疫学的検査，日本臨牀 **48**（増刊号）：58-62, 1990．
6) Armanini D, Kuhnle U, Strassen T, Dorr H, Butenandt I, Weber PC, Stogkigt JR, Perce P, Funder JW: Aldosterone-receptor deficiency in pseudohypoaldosteronism. *N Engl J Med* **313**: 1178-1181, 1978.
7) 藤村欣吾，今中文雄，蔵本 淳：血小板，抗中球機能とレセプター異常．Receptor, 日本臨牀 **47**（増刊号）：1154-1164, 1989．
8) 高橋浩文，広瀬俊一：補体レセプター．Receptor, 日本臨牀 **47**（増刊号）：543-547, 1989．
9) Dadmarz R, Evans T, Secher D, Marshall N, Cawley JC: Hairy cell posses more interferon receptors than other lymphoid cell types. *Leukemia* **1**: 357-361, 1987.
10) 石田 博，熊谷俊一，井村裕夫：SLE. Receptor, 日本臨牀 **47**（増刊号）：1133-1138, 1989．
11) Motoi T, Uchiyama T, Uchino H, Ueda R, Arai K: Serum soluble T-cell leukemia and human T-cell leukemia/lymphoma virus type I seropositive healthy carriers. *Jpn J Cancer Res* (Gann) **79**: 593-599, 1988.
12) 近藤 仁：血清transferrin receptorのradioimmunoassay法の開発とその臨床応用．札幌医誌 **57**: 79-91, 1988．
13) Daughaday WH, Trivedi B: Absence of serum growth hormone binding protein in patients with growth hormone receptor deficiency (Laron dwarfism). *Proc Natl Acad Sci USA* **84**: 4636-4640, 1987.
14) Konishi J, Iida Y, Kasagi K, Nakashima T, Endo K, Mori T, Shinpo S, Nohara Y, Matsuura N, Torizuka K: Primary myxedema with thyrotrophin-binding inhibitor immunoglobulins. Clinical and laboratory findings in 15 patients. *Annal Intern Med* **103**: 26-31, 1985.
15) Iida Y, Konishi J, Kasagi K, Ikekubo K, Kuma K, Torizuka K: Characterization of triton-solubilized TSH receptors from thyroid plasma membranes. *Acta Endocrinol* **98**: 50-56, 1981.
16) Konishi J, Kasagi K, Iida Y, Kousaka T, Misaki T, Arai K, Tokuda Y, Torizuka K: Optimization and clinical assessment of a radioreceptor assay for thyrotropin-binding inhibitor immunoglobulins. *Endocrinol Jpn* **34**: 13-20, 1987.
17) Lu C, Kasagi K, Hidaka A, Hatabu H, Iida Y, Konishi J: Simultaneous measurement of TSH-

binding inhibitor immunoglobulin and thyroid stimulating autoantibody activities using cultured FRTL-5 cells in patients with untreated Graves' disease. *Acta Endocinol* 123 : 282-290, 1990.
18) Filetti S, Foti D, Costante G, Rapoport B : Recombinant human thyrotropin (TSH) receptor in a radioreceptor assay for the measurement of TSH receptor autoantibodies. *J Clin Endocrinol Metab* 72 : 1096-1101, 1991.
19) Kasagi K, Konishi J, Arai K, Misaki T, Iida Y, Endo K, Torizuka K : A sensitive and practical assay for thyroid-stimulating antibodies using crude immunoglobulin fractions precipitated with polyethylene glycol. *J Clin Endocrinol Metab* 62 : 855-862, 1986.
20) Kasagi K, Konishi J, Iida Y, Tokuda Y, Arai K, Endo K, Torizuka K : A sensitive and practical assay for thyroid-stimulating antibodies using FRTL-5 thyroid cells. *Acta Endocrinol* 115 : 30-36, 1987.
21) Ludgate M, Perret J, Parmentier M, Gerald C, Libert F, Dumont JE, Vassart G : Use of the recombinant human thyrotropin receptor (TSH-R) expressed in mammalian cell lines to assay TSH-R autoantibodies. *Mol Cell Endocrinol* 73 : 13-17, 1990.
22) Iida Y, Konishi J, Misaki T, Kasagi K, Endo K, Kuma K, Torizuka K : Binding of immunoglobulin G from patients with autoimmune thyroid diseases to solubilized guinea pig fat cell membranes crosslinked with ^{125}I-TSH. *Endocrinol Jpn* 33 : 333-343, 1986.
23) Baker JR, Lukes YG, Smallridge RC, Berger M, Burman KD : Partial characterization and clinical correlation of circulating human immunoglobulin directed against thyrotropin binding sites in guinea pig fat cell membranes. *J Clin Invest* 72 : 1487-1497, 1983.
24) Shinozawa T, Villadolid MC, Ingbar SH : A new serum-based assay for fat cell-binding immunoglobulins : application to the detection of the thyrotropin receptor antibodies of Graves' disease. *J Clin Endocrinol Metab* 62 : 10-15, 1986.
25) Endo K, Borges M, Amir S, Ingbar SH : Preparation of ^{125}I-labeled receptor-purified Graves' immunoglobulins : properties of their binding to human thyroid membranes. *J Clin Endocrinol Metab* 55 : 566-572, 1982.
26) 森 徹, 須川秀夫, 井上大輔, 梶本哲也, Piraphatdist T, 井村裕夫：自己抗体. ホルモンと臨床 39 : 189-195, 1991.
27) Murakami M, Mori M : Identification of immunogenic regions in human thyrotropin receptor for immunoglobulin G of patients with Graves' disease. *Biochem Biophys Res Commun* 171 : 512-518, 1990.
28) Kasagi K, Hatabu H, Tokuda Y, Arai K, Iida Y, Konishi J : Comparison of thyroid stimulating activities measured by cyclic AMP production, those by radioiodine uptake in FRTL-5 cells and TSH-binding inhibitory activities in patients with hyperthyroid and euthyroid Graves' diseases. *Acta Endocrinol* 117 : 356-372, 1988.
29) Fukue Y, Uchimura H, Mitsuhashi T, Okuno S, Kanaji Y, Takaku F : Thyroglobulin release-stimulating activity in immunoglobulin G from patients with Graves' disease studied by human thyroid cells *in vitro*. *J Clin Endocrinol Metab* 63 : 261-265, 1987.
30) Yoshida T, Ichikawa Y, Ito K, Homma M : Monoclonal antibodies to the thyrotropin receptor bind to a 56-kDa subunit of the thyrotropin receptor and show heterogeneous bioactivities. *J Biol Chem* 31 : 16341-16347, 1988.
31) 春日雅人：インスリン・レセプタ抗体検出法. 臨床検査 MOOK 18 : 147-154, 1984.
32) Harrison LC, Flier JS, Roth J, Karlsson FA, Kahn CR : Immunoprecipitation of the insulin receptor : a sensitive assay for receptor antibodies and a specific technique for receptor purification. *J Clin Endocrinol Metab* 48 : 59-65, 1979.
33) Jarrett DB, Roth J, Kahn CR, Flier JS : Direct method for detection of characterization of cell surface receptors for insulin by means of ^{125}I-labeled autoantibodies against the insulin receptor. *Proc Natl Acad Sci USA* 73 : 4115-4119, 1976.
34) Lindstrom JM, Seybold ME, Lennon VA, Whittingham S, Duane DD : Antibody to acetylcholine receptor in myasthenia gravis. *Neurology* 26 : 1054-1059, 1976.
35) 太田光熙：抗アセチルコリン受容体抗体. 広範囲血液尿化学検査・免疫学的検査, 日本臨牀 48 (増刊号) : 459-462, 1990.
36) Kaliner M, Schelhamer JH, Davis PB, Smith LJ, Venter JC : Autonomic nervous system abnormalities and allergy. *Ann Intern Med* 96 : 349-357, 1982.
37) Sano H, Kumagai S, Namiuchi S, Uchiyama T, Yodoi J, Maeda M, Takatsuki K, Sugimoto T, Imura H : Systemic lupus erythematosus sera antilymphocyte reactivity : detection of antibodies to Tac-antigen positive T cell lines. *Clin Exp Immunol* 63 : 8-16, 1986.
38) Juppner H, Bialasiewicz AA, Hesch RD : Autoantibodies to parathyroid hormone receptor. *Lancet* December 9 : 1222-1224, 1978.

5.2 レセプターの画像解析

従来の *in vitro* のレセプター研究では、たとえば精神神経疾患では、死後脳や動物モデルを用いた研究報告が多くみられていた。死後脳では生前に投与されていた薬物による変化や死後の変化などの問題があり、また動物モデルでは人間との違いなどの問題点がある。最近は PET (positron emission tomography) や SPECT (single photon emission computed tomography) などのイメージング装置の進歩がめざましく、その解像力も向上し、生きた人の生命現象をそのまま画像としてとらえることができるようになった。PET や SPECT の測定用放射性薬剤の開発は近年盛んに行われ、糖代謝や血流量、酸素消費量などの計測からレセプターの画像化とその定量解析へと、飛躍的に発展してきている。

PET や SPECT は、放射性薬剤を生きた人に投与して、その放射能を体外の検出器でとらえて画像を構成することで、*in vivo* でのトレーサーの空間分布を非侵襲的かつ容易に得ることができるものである。これらによるレセプターの研究は、1983年 Johns Hopkins の Wagner[1] が ^{11}C メチルスピペロンを用いて PET で自らの脳のドパミン D_2 レセプターを画像化したことに始まる。以後主に脳を中心にレセプターの画像解析が行われてきており、世界の各研究施設が、新たな放射性薬剤の開発による各種レセプターの解析にしのぎをけずっている。

a. レセプターの定量解析

これまで PET でのレセプターのイメージングの報告が多く行われてきているが、その定量解析には種々の困難な問題がある。生命現象を数学的にできるだけ忠実に表現するわけであるが、組織への移行の際の血流量の影響、肝臓や腎臓または当該組織での代謝の影響、測定系を十分な平衡状態にすることが難しいこと、遊離のリガンドとレ

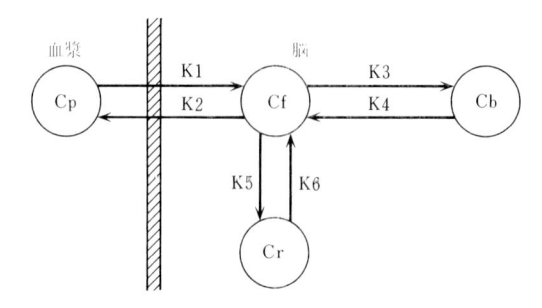

図 5.9a 脳のレセプターとリガンド結合のコンパートメントモデル
C_p: 血中遊離リガンド濃度, C_f: 脳内遊離リガンド濃度, C_r: 非特異的結合のリガンド濃度, C_b: 特異的結合のリガンド濃度

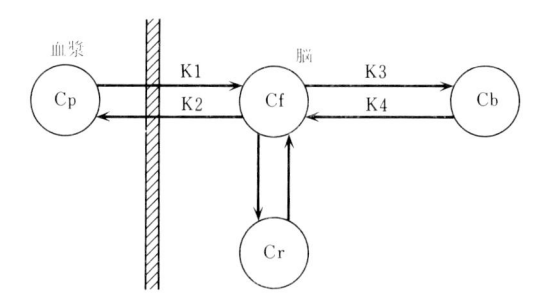

図 5.9b
たとえば脳内の非特異的結合のリガンド濃度が一様であると仮定できれば、特異的結合のない脳部位を解析して K_5, K_6 を算出することで2変数を減らすことができる

セプターに結合したリガンドをどのように区別するのか、リガンドによっては複数のレセプターに結合するものがあるなど、その解析には十分な注意が必要である。

PET でのレセプターの定量解析にはコンパートメント解析法がよく用いられている。放射性薬剤の挙動をいくつかの分画にまとめてモデルをつくり数学的に計算する方法であるが、未知数が多いため、放射性薬剤や測定するレセプターによって、いくつかの仮定に基づいて適当な簡略化を行って計算される(図5.9)。

b. 画 像 解 析
(1) 脳のレセプター解析
a) ドパミンレセプター

ドパミンレセプターは，D_1とD_2レセプターが存在することがわかっていたが，最近になり3番目のドパミンレセプター（D_3）の遺伝子のクローニングと塩基配列が決定され話題になっている．PETやSPECTによる画像解析でも，ドパミンレセプターについての研究報告が多い．D_2レセプター標識リガンドはPET測定用として^{11}Cラクロプライド，^{11}Cメチルスピペロン，^{18}Fメチルスピペロン，^{76}Brブロモスピペロンなどが，D_1レセプターの解析には，^{11}C-SCH 23390や^{11}C-SCH 39166などが臨床に応用されている．

SPECT測定用としては，D_2レセプター用に^{123}I-IBZMや^{123}I-IBFなどが，D_1レセプター用に^{123}I-IBZPや^{123}I-FISCHなどが研究開発されている．現在までのところPETでの報告が多いが，正常者ではD_1，D_2レセプターがともに線条体に著明に多く，D_1レセプターは前頭葉新皮質にも多いと報告[2]されている（図5.10）．さらに線条体のD_1，D_2レセプターは加齢とともに減少していくと

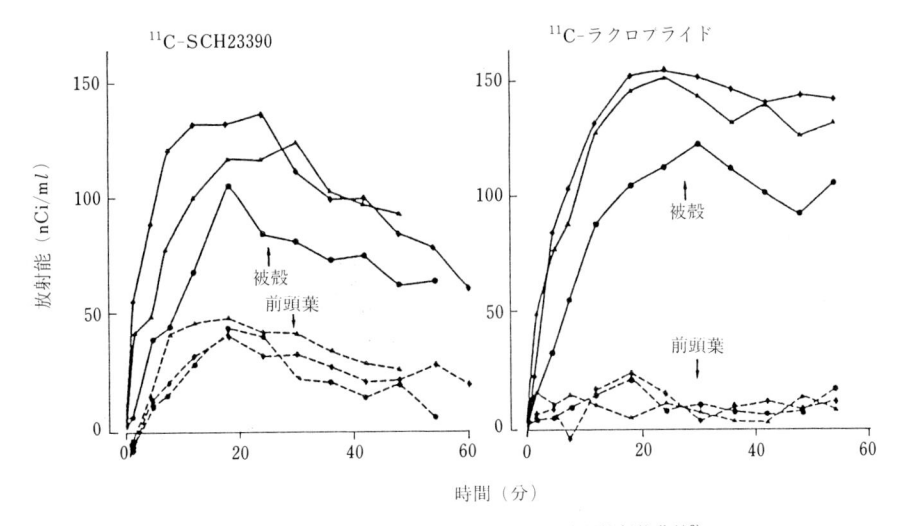

図5.10 正常者3名の被殻および前頭葉の特異的結合の時間放射能曲線[2]
左図はD_1レセプターのアンタゴニストの^{11}C-SCH 23390，右図はD_2レセプターのアンタゴニストの^{11}Cラクロプライドを標識リガンドとしている．両方とも被殻で高い放射能活性を示すが，^{11}C-SCH 23390は前頭葉でも高い活性を示している．

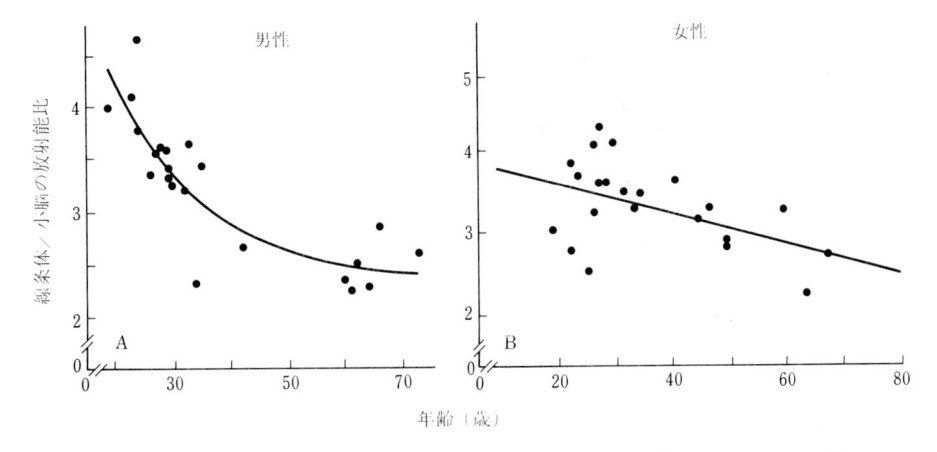

図5.11 線条体D_2レセプターの加齢による変化（標識リガンドは^{11}Cメチルスピペロン）[3]
加齢により減少し，その程度は男性でより大きくなっている（小脳にはD_2レセプターはほとんどないとされている）．

されている[3,4]（図5.11）．また前シナプスドパミン再吸収部位数の計測に，^{11}C ノミフェンシンが用いられているが，同様に加齢に伴って減少していくことが観察されている[5]．

ドパミンレセプターについては，精神分裂病やParkinson病など，その病因にドパミンの異常が関与していると考えられている精神神経疾患についての画像解析も盛んに行われている．

精神分裂病については，線条体の D_2 レセプター数についての研究が当初から多く，Wongら[6]が ^{11}C メチルスピペロンを用いたPETで正常者よりも尾状核において約2.5倍になっているとし，またCrawleyら[7]も ^{77}Br ブロモスピペロンを用いたPETで線条体の D_2 レセプターを計測し，正常者に比し11％増加していたと報告しているが，一方ではFardeら[8,9]が ^{11}C ラクロプライドを用いたPETで，正常者との差をみず，Martinotら[10]も ^{76}Br ブロモスピペロンを用いたPETで，線条体の D_2 レセプターを計測し，やはり正常者と差がなかったと報告している．このように各研究者間で異なった結果がでているのは，解析法の違いによるのか，リガンドの違いのためなのか，また患者の違いによるものなのかなど，まだ原因はわかっていない．

D_1 レセプターについては，^{11}C-SCH 23390 と抗精神病薬を用いた研究で，ある種の抗精神病薬（とくにクロザピン）を投与されていた精神分裂病者では，線条体のみならず新皮質においても放射能活性の低下がみられており[11]（図5.12），^{11}C クロザピンのPET画像が線条体だけでなく，前頭葉や側頭葉にも放射能活性が高かったこと[12]から，D_1 レセプターとクロザピンの抗精神病作用さらに精神分裂病の病因との関連が興味がもたれる．

慢性コカイン乱用者の線条体後シナプスドパミンレセプターについて，Volkowら[13]は ^{18}F メチルスピロペリドールを用いPETで計測し，慢性コカイン乱用者は線条体後シナプスドパミンレセプターは減少するが，コカイン中断後は次第に回復することを報告している．

Parkinson病については，線条体ドパミンシステムの研究が盛んである．PETを用いた片側性動

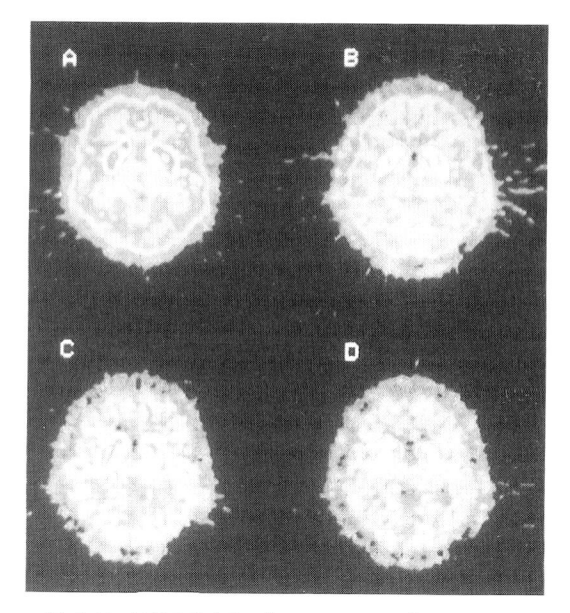

図 5.12 精神分裂病者の ^{11}C-SCH23390 と ^{11}C ラクロプライドのPETイメージ（AとBは ^{11}C-SCH 23390，CとDは ^{11}C ラクロプライドによる）[11]
AとCはクロザピン投与前，BとDは投与後のPETイメージである．クロザピン投与により線条体の放射能活性は著明に低下するが，^{11}C-SCH 23390 を標識リガンドとした画像では新皮質においても明らかな低下がみられる．

物モデルの研究[14]では，アカゲザルに，選択的な神経毒である MPTP（1-methyl-4-phenyl-1,2,3,6-tetrahydropyridine）を1側の頸動脈から注入して，その側の線条体ドパミン神経系を破壊したモデルが使われた．神経終末のドパミン再吸収部位の測定のために，^{11}C ノミフェンシンが標識リガンドとして用いられた．1側性の運動減少が顕著な時期では，破壊側のリガンド結合は，約80～90％減少していたが，数か月後のサルの症状が回復した時期に，再びPET計測したときにも約60％の減少を認めている[15]．

Parkinson病患者では，^{18}F フルオロ-L-ドーパと ^{11}C ノミフェンシンがリガンドとして用いられ，被殻においてその結合数が低下していることが報告[16,17]されている．また症状が片側性の患者ではその反対側での低下が目立っている[5]．ドパミン D_2 レセプターについては，正常者と差がないという報告[18,19]が多い．先に述べたアカゲザルの実験結果では，D_2 レセプター計測用の ^{11}C ラクロプライドの線条体への結合は当初増加するが，

その後は^{11}Cノミフェンシンの結合が低下しているにもかかわらず，D$_2$レセプター数は正常に戻っていた．

Parkinson病については，このほかにモノアミンオキシダーゼタイプB（MAO-B）のアンタゴニストであるデプレニルを用いたMAO活性の測定などの研究も行われ[20]，ドパミン神経系のメカニズムについて，in vivoでいろいろな角度から研究が進められている．

そのほか線条体黒質変性症患者やHuntington舞踏病患者で，線条体ドパミンD$_2$レセプターが減少していたとする報告[21]がみられる．

b) ベンゾジアゼピンレセプター

中枢性ベンゾジアゼピンレセプターの標識リガンドとしては，PET測定用として，強力なアンタゴニストである^{11}C-Ro 15-1788が主に用いられている．SPECT測定用としては，アゴニストの^{123}I-Ro 16-0154などが用いられている．その脳内分布は，大脳皮質や小脳皮質に多く，線条体や視床では少なくなっている[22]．放射線医学総合研究所のグループは，正常ボランティアに^{11}C-Ro 15-1788を静脈内投与してPET計測しているが，大脳皮質では7～8分でピークを形成し，その後は徐々に減衰するが，心理状況の違いによってピークまでの時間が速かったり，減衰速度が遅かったりしており（図5.13），不安と中枢性ベンゾジアゼピンレセプターの変化に興味のある報告[23]をしている．

神経疾患についてみると，ベンゾジアゼピンレセプターは，Alzheimer病患者では大脳皮質での減少がみられ，オリーブ橋小脳萎縮症（OPCA）患者では，正常者に比べて小脳皮質で有意な増加がみられ，晩発性皮質性小脳萎縮症（LCCA）およびHolmes型遺伝性小脳性運動失調症（Holmes型）患者の小脳皮質では，やや減少の傾向がみられたとの報告[24]がある．^{123}I-Ro 16-0154を用いたSPECTの画像解析では，Lennox症候群を示すてんかん患者で，大脳皮質に局所的な減少部位がみられている[25]．

c) セロトニンレセプター

セロトニン5-HT$_2$レセプターの標識リガンドとしては，PET測定用として，そのアンタゴニストの^{11}Cメチルケタンセリンや^{18}Fセトペロン，5-HT$_2$レセプターに強い結合力をもつ^{11}Cメチル-2-ブロモLSDなどが用いられ，SPECT用としては，^{123}Iヨードケタンセリンなどが開発研究されている．Wongら[26]は，^{11}Cメチル-2-ブロモLSDを用いて正常ボランティアでPET測定を行い，レセプター結合を小脳との比で計測（小脳には5-HT$_2$レセプターはないとされている）し，前頭葉，側頭葉，頭頂葉に高い結合がみられ，尾状核や被殻では低いことを認め，また加齢により減少する傾向のあることを報告している．

d) ヒスタミンレセプター

最近，東北大学のグループがPETによるヒスタミンH-1レセプターの測定について報告[27]している．それによると，標識リガンドとしてヒスタミンH-1レセプターのアンタゴニストである^{11}Cピリラミンと^{11}Cドキセピンを用いて，これらをビーグル犬に投与してPET画像を得た．放射能活性は，大脳皮質（とくに前頭葉）に高く，線条体や小脳では低かった．この分布はin vitroでの測定結果とよく一致していた．次に正常ボランティアに^{11}Cピリラミンを投与してPET画像を得たが，放射能活性は，大脳皮質（とくに前頭葉）と視床に高く，小脳や後頭葉で低かったことが観

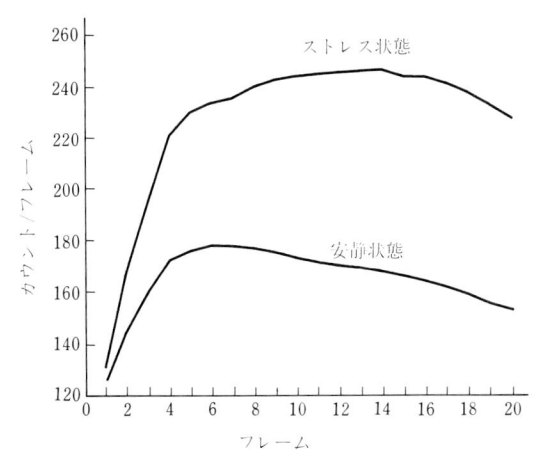

図 5.13 正常者の前頭皮質での^{11}C-Ro 15-1788による時間放射能曲線
安静状態に比べストレス状態では，高いピークを形成し，その後放射能減退は緩やかである（山崎，1989[23]）を一部改変）．

e) ムスカリン性アセチルコリンレセプター

ムスカリン性アセチルコリンレセプターの画像解析用標識リガンドとして，PET測定用にそのアンタゴニストの ^{11}C デキセチマイドや ^{11}C レベチマイド，^{11}C メチルベンズトロピンなどが，SPECT測定用にそのアンタゴニストの，^{123}I キヌクリジールベンジレートなどが開発研究され，人への臨床応用もなされつつある．

Deweyら[28]は，^{11}C メチルベンズトロピンをヒヒおよび人に投与し，PETによる画像解析を行っている．彼らは ^{11}C メチルベンズトロピンが，ムスカリン性アセチルコリンレセプターのPETでの標識リガンドとして適していることを，そのアンタゴニストのスコポラミンやベンズトロピン，アゴニストのピロカルピンを用いたブロッキング試験や，ドパミンの再吸収遮断薬のノミフェンシンの投与を行ったPET計測で示した．そして正常者での ^{11}C メチルベンズトロピンの放射能活性は，線条体や視床と同様に，前頭葉，頭頂葉，後頭葉，側頭葉にも認められたと報告してる（図5.14）．

Alzheimer病やPick病については，Weinbergerら[29]が，PETを用いた ^{18}F フルオロデオキシグルコースによる脳糖代謝と，^{123}I キヌクリジールベンジレートを標識リガンドとしたSPECTによるムスカリン性アセチルコリンレセプター像を比較し，Pick病で，脳糖代謝が比較的保たれている時期に，前頭葉皮質のムスカリン性アセチルコリンレセプターが著明に低下していたこと，しかしAlzheimer病ではこのようなレセプターの変化はみられなかったことを報告している．

f) オピオイドレセプター

内因性オピオイドペプチドあるいは麻薬やその特異的拮抗薬が特異的に結合し，その結果，麻薬拮抗薬によって拮抗される生理作用を発現させる部位がオピオイドレセプターであり，このレセプターには μ, δ, κ の3つのサブタイプがあるとされている．

Frostら[30]はまず，μ オピオイドレセプターの選択的なアゴニストである ^{11}C カーフェンタニルを用いて，正常者のPET計測を行っている．その結果，下垂体，視床，前頭葉に高度に，海馬に中等度に特異的結合がみられ，後頭皮質や小脳ではそれがほとんど認められず，麻薬拮抗薬のナロキソンを前投与しておくと，特異的結合は認められなかったことを報告した．さらに彼らは，複雑部分発作をもつ片側性側頭葉てんかんの患者について，同様に ^{11}C カーフェンタニルを用いて，μ オピオイドレセプターのPET計測を行った．てんかん発作については，動物モデルでさまざまな神経伝達物質の関与が指摘されているが，オピオイドレセプターやその伝達物質の関与も重視されてきている．彼らの結果では，脳波上の焦点に一致した側の側頭葉新皮質で，反対側に比べ，μ オピオイドレセプターへの結合が多く，扁桃体や海馬では左右差は認めなかった．これはレセプターの増加を表しているか，または内因性物質の減少を表しているのかのいずれかではないかとしている[31]．次に彼らは，μ オピオイドレセプターの選択的なアゴニストである ^{11}C カーフェンタニルと，μ, δ, κ オピオイドレセプターにほぼ均等に結合する，アンタゴニストである ^{11}C ディプレノルフィンを用いて，正常ボランティアのPET計測を行い，両者の違いを比較した．その結果すべての脳部位で ^{11}C ディプレノルフィンの方が高い放射能活性を示し（図5.15），それは μ レセプターの優位な視床

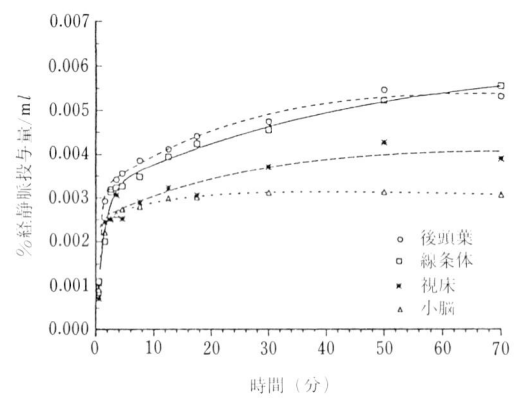

図 5.14 正常者の ^{11}C メチルベンズトロピンによる後頭葉，線条体，視床，小脳の時間放射能曲線[28]
放射能活性は後頭葉，線条体，視床では経時的に増加しているが，小脳では25分後から減少している．

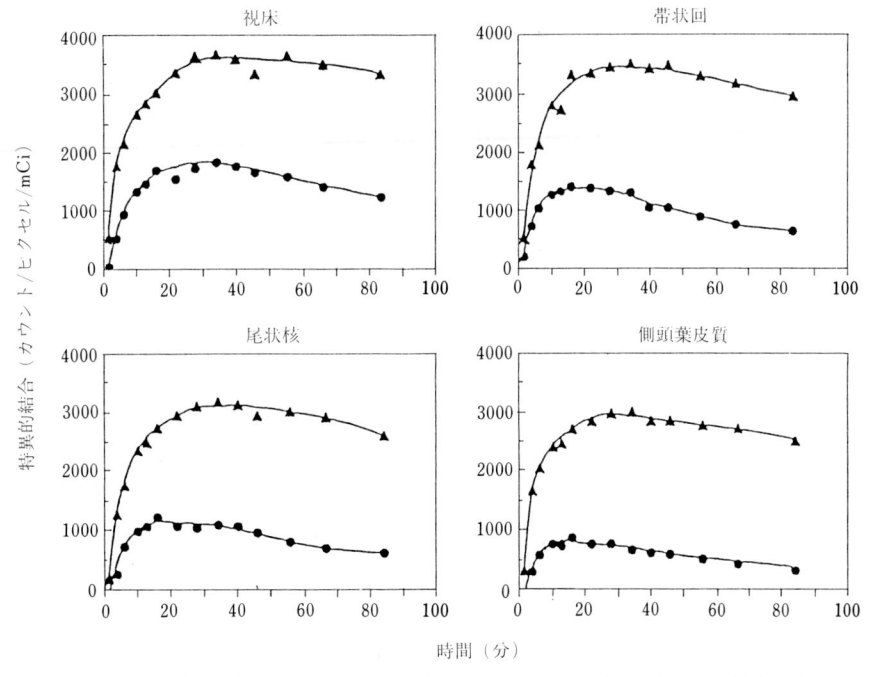

図 5.15 正常者の ^{11}C カーフェンタニル（●）および ^{11}C ディプレノルフィン（▲）による特異的結合の時間放射能曲線[32]
視床，帯状回，尾状核，側頭葉皮質の4部位について示したが，いずれも ^{11}C ディプレノルフィンの方が高い放射能活性を示している．

と比較すると，線条体や帯状回，前頭葉皮質で，より高かったことを報告[32]している．

（2） 心臓およびその他のレセプター解析

PET や SPECT による心臓のイメージングは，血流やエネルギー代謝などに用いられているが，レセプターについては β アドレナリン，ムスカリン性アセチルコリン，末梢性ベンゾジアゼピンなどの各レセプターについて研究されてきている．

β アドレナリンについてはその標識リガンドとして，PET 測定用にそのアンタゴニストの ^{11}C ピンドロールや 4-(3-t-buthylamino-2-hydroxy-propoxy)-benzimidazol-2-one（^{11}C-CGP 12177）が，SPECT 測定用に ^{123}I ヨードシアノピンドロールが開発研究されている．^{11}C-CGP 12177 を標識リガンドとした PET でのイヌ心筋の β アドレナリンレセプター密度（B_{max}）の計測結果は，約 113 pmol/cm^3 であった[33]．

ムスカリン性アセチルコリンレセプターについて，そのアンタゴニストの ^{11}C-methiodide quinuclidinyl benzilate（^{11}C-MQNB）を標識リガンド

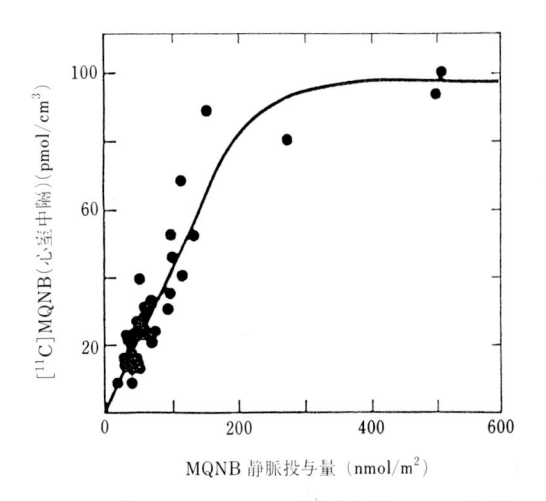

図 5.16 ^{11}C-MQNB によるヒト心室中隔のムスカリン性アセチルコリンレセプター計測[34]
単位体表面積あたり 300 nmol 以上の MQNB の静脈投与でプラトーに達し，その心室中隔のムスカリン性アセチルコリンレセプター密度は 98 pmol/cm^3 であった．

としたヒト心臓の PET で，放射能集積は心室中隔（98 pmol/cm^3）（図 5.16）と左心室（89 pmol/cm^3）で高く，右心室では非常に低く，心房には認められなかった[34]．

末梢性ベンゾジアゼピンレセプターについては，標識リガンドとして，そのアンタゴニストの^{11}C-PK 11195 と PET を用いた人での報告がある．それによるとリガンド静注後はまず肺に，次に心臓に高い放射能活性がみられている．このレセプターが心臓のカルシウムチャネルと関連があることが知られてきており，PET での病的状態の末梢性ベンゾジアゼピンレセプター測定は重要な意味をもつ可能性があるとしている[35]．

その他肺腫瘍についての報告[36]を紹介すると，13人の肺腫瘍患者（12人は癌）に 16α-[^{18}F]-fluoroestradiol-17β（F-18-ES）を標識リガンドとして PET 測定を行っている．その画像は，腫瘍切除後に行った in vitro でのエストロゲンレセプターの集積度にきわめて一致して，癌の原発部位とリンパ節転移部位および他の肺内遠隔転移部位に高い放射能活性をみており，この方法による in vivo での肺癌のエストロゲンレセプターの評価の有用性と抗エストロゲン化学療法の可能性を示している．

おわりに　主に PET でのレセプターの画像解析について述べてきたが，最近は PET に比べ安価な SPECT 装置の解像力が良くなってきており，またその放射性薬剤の開発も盛んに行われているので，今後は SPECT での研究報告も多くなってくるであろう．また，セカンドメッセンジャーや酵素などの研究もされており，この分野の研究は今後もさらに飛躍的な発展が期待できる．

〔高津　修，岸本英爾〕

文　献

1) Wagner HN Jr, Burns HD, Dannals RF, et al: Imaging dopamine receptors in the human brain by positron tomography. *Science* **221**: 1264-1266, 1983.
2) Farde L, Halldin C, Stone-Elander S, et al: PET analysis of human dopamine receptor subtypes using ^{11}C-SCH23390 and ^{11}C-raclopride. *Psychopharmacology* **92**: 278-284, 1987.
3) Wong DF, Wagner HN Jr, Dannals RF, et al: Effects of age on dopamine and serotonin receptors measured by positron tomography in the living human brain. *Science* **226**: 1393-1396, 1984.
4) Suhara T, Fukuda H, Inoue O, et al: Age-related changes in human D_1 dopamine receptors measured by positron emission tomography. *Psychopharmacology* **103**: 41-45, 1991.
5) Tedroff J, Aquilonius S-M, Hartvig P, et al: Monoamine re-uptake sites in the human brain evaluated *in vivo* by means of ^{11}C-nomifensine and positron emission tomography: the effects of age and Parkinson's disease. *Acta Neurol Scand* **77**: 192-201, 1988.
6) Wong DF, Wagner HN, Tune LE, et al: Positron emission tomography reveals elevated D_2 dopamine receptors in drug-naive schizophrenics. *Science* **234**: 1558-1563, 1986.
7) Crawley JCW, Crow TJ, Johnstone EC, et al: Dopamine D_2 receptors in schizophrenia studied *in vivo*. *Lancet* **2**: 224-225, 1986.
8) Farde L, Wiesel F-A, Hall H, et al: No D_2 receptor increase in PET study of schizophrenia. *Arch Gen Psychiatry* **44**: 671-672, 1987.
9) Farde L, Wiesel F-A, Stone-Elander S, et al: D_2 dopamine receptors in neuroleptic-naive schizophrenic patients. *Arch Gen Psychiatry* **47**: 213-219, 1990.
10) Martinot J-L, Peron-Magnan P, Huret J-D, et al: Striatal D_2 dopaminergic receptors assessed with positron emission tomography and [^{76}Br] bromospiperone in untreated schizophrenic patients. *Am J Psychiatry* **147**: 44-50, 1990.
11) Farde L, Wiesel F-A, Nordstrom A-L, et al: D_1- and D_2 dopamine receptor occupancy during treatment with conventional and atypical neuroleptics. *Psychopharmacology* **99**: S28-S31, 1989.
12) Lundberg T, Lindstrom LH, Hartvig P, et al: Striatal and frontal cortex binding of 11-C-labelled clozapine visualized by positron emission tomography (PET) in drug-free schizophrenics and healthy volunteers. *Psychopharmacology* **99**: 8-12, 1989.
13) Volkow ND, Fowler JS, Wolf AP, et al: Effects of chronic cocaine abuse on postsynaptic dopamine receptors. *Am J Psyhciatry* **147**: 719-724, 1990.
14) Leenders KL, Aquilonius S-M, Bergstrom K, et al: Unilateral MPTP lesion in a rhesus monkey: effects on the striatal dopaminergic system measured *in vivo* with PET using various novel tracers. *Brain Res* **445**: 61-67, 1988.
15) Aquilonius S-M, Langstrom B, Tedroff J: Brain dopaminergic mechanisms in Parkinson's disease evaluated by positron emission tomography. *Acta Neurol Scand* **126**: 55-59, 1989.
16) Garnett ES, Nahmias C, Firnau G: Central

dopaminergic pathways in hemiparkinsonism examined by positron emission tomography. *Can J Neurol Sci* **11**: 174-179, 1984.

17) Tedroff J, Aquilonius S-M, Laihinen A, et al: Striatal kinetics of ^{11}C-(+)-nomifensine and 6-^{18}F-fluoro-L-dopa in Parkinson's disease measured with positron emission tomography. *Acta Neurol Scand* **81**: 24-30, 1990.

18) Wagner HN Jr: Imaging D_2 dopamine receptors in Parkinson's disease. In: Recent Developments in Parkinson's Disease (ed by Fahn S, Marsden CD, Jenner P, Teychenne P), pp 115-118, Raven Press, New York, 1986.

19) Hagglund J, Aquilonius S-M, Eckernas S-A, et al: Dopamine receptor properties in Parkinson's disease and Huntington's chorea evaluated by positron emission tomography using ^{11}C-N-methyl-spiperone. *Acta Neurol Scand* **75**: 87-94, 1987.

20) Fowler JS, Macgregor RR, Wolf AP, et al: Mapping human brain monoamine oxidase A and B with ^{11}C-labeled suicide inactivators and PET. *Science* **235**: 481-485, 1987.

21) 舘野之男, 篠遠 仁, 青墳章代, ほか: 3-N-[^{11}C]メチルスピペロンによるドーパミンD_2受容体の定量的評価—パーキンソン病と線条体黒質変性症について. 厚生省精神・神経疾患, 昭和63年度, 中枢神経障害の発症及び診断に関するサイクロトロン核医学の応用に関する研究, pp 48-53, 1989.

22) Sedvall G, Farde L, Persson A, et al: Imaging of neurotransmitter receptors in the living human brain. *Arch Gen Psychiatry* **43**: 995-1005, 1986.

23) 山崎統四郎: PETによる生体脳レセプターの研究. *Dementia* **3**: 32-40, 1989.

24) 篠遠 仁, 舘野之男, 平山恵造: 脊髄小脳変性症におけるベンゾジアゼピン受容体—ポジトロンエミッショントモグラフィーによる測定. 臨床神経 **28**: 437-446, 1988.

25) Beer H-F, Blauenstein PA, Hasler PH, et al: *In vitro* and *in vivo* evaluation of Iodine-123-Ro 16-0154: a new imaging agent for SPECT investigations of benzodiazepine receptors. *J Nucl Med* **31**: 1007-1014, 1990.

26) Wong DF, Lever JR, Harting PR, et al: Localization of serotonin 5-HT$_2$ receptors in living human brain by positron emission tomography using N1-([^{11}C]-methyl)-2-Br-LSD. *Synapse* **1**: 393-398, 1987.

27) 谷内一彦, 渡邊建彦, 畑澤 順, ほか: PETによるヒスタミンH-1受容体測定. 神経化学 **29**: 378-379, 1990.

28) Dewey SL, Macgregor RR, Brodie JD, et al: Mapping muscarinic receptors in human and baboon brain using [N-^{11}C-methyl]-benztropine. *Synapse* **5**: 213-223, 1990.

29) Weinberger DR, Mann U, Reba RC, et al: Comparison of ^{18}FDG PET and ^{123}I-QNB SPECT in patientes with dementia. *J Nucl Med* **30**: 896, 1989.

30) Frost JJ, Wagner HN Jr, Dannals RF, et al: Imaging opiate receptors in the human brain by positron tomography. *J Comput Assist Tomogr* **9**: 231-236, 1985.

31) Frost JJ, Mayberg HS, Fisber RS, et al: Mu-opiate receptors measured by positron emission tomography are increased in temporal lobe epilepsy. *Ann Neurol* **23**: 231-237, 1988.

32) Frost JJ, Mayberg HS, Sadzot B, et al: Comparison of [^{11}C] Diprenorphine and [^{11}C] Carfentanil binding to opiate receptors in humans by positron emission tomography. *J Cereb Blood Flow Metab* **10**: 484-492, 1990.

33) 瀬戸幹人: ^{11}C-CGP 12177を用いたイヌ心筋ベータアドレナリン受容体の *in vivo* 解析に関する研究. 金沢大学十全医学会雑誌 **98**: 538-550, 1989.

34) Syrota A, Comar D, Paillotin G, et al: Muscarinic cholinergic receptor in the human heart evidenced under physiological conditions by positron emission tomography. *Proc Natl Acad Sci USA* **82**: 584-588, 1985.

35) Charbonneau P, Syrota A, Crouzel C, et al: Peripheral-type benzodiazepine receptors in the living heart characterized by positron emission tomography. *Circulation* **73**: 476-483, 1986.

36) Mintun MA, Welch MJ, Siegel BA, et al: Breast cancer: PET imaging of estrogen receptors. *Radiology* **169**: 45-48, 1988.

III. 各論

1. レセプター・イオンチャネル複合体

1.1 ニコチン性アセチルコリンレセプター

　神経伝達物質のレセプターという概念は，ふるくから提出され，その重要性が認識されていたにもかかわらず，一般的にレセプターの濃度は低く膜タンパク質であるために可溶化や精製がむつかしく，レセプターの分子レベルでの生化学的研究は，遅れていた．

　アセチルコリンを伝達物質とするレセプターには，ニコチンにも応答を示し d ツボクラリンで阻害を受けるニコチン性アセチルコリンレセプター（nicotinic acetylcholine receptor, nAChR）と，ムスカリンにも応答を示しアトロピンで阻害を受けるムスカリン性アセチルコリンレセプターとがみいだされている．nAChRは，レセプター自身がチャネルをもつイオン的応答（レセプター・イオンチャネル複合体）型であり，ムスカリン性レセプターはGタンパク質を介していくつかの過程を経て他のチャネル分子を開閉させる代謝的応答（Gタンパク質連関）型であることが知られている．

　nAChRは，シビレエイや電気ウナギの発電組織に高濃度に存在し α ブンガロトキシン（α-BT$_X$）と特異的非可逆的に結合することから，分子レベルでの研究が急速に進んだ．まず膜片（ベシクル）を用いた活性測定法が確立され，レセプターが精製されて α，β，γ，δ サブユニットが集まってペンタマー（$\alpha_2\beta\gamma\delta$）構造をとることが明らかになった．さらに各サブユニットの遺伝子がクローニングされ，部位特異的変異（site directed mutagenesis），アフリカツメガエル卵母細胞（*Xenopus laevis* oocyte）の翻訳系，パッチクランプ（patch clamp）法，電子顕微鏡写真の画像処理（electron image analysis）など新しい研究方法が適用されて，イオン透過の機構や構造が細かな点まで明らかにされた[1〜3]．nAChRに適用された研究手法は，現在ほかのレセプターに対して用いられ，レセプター研究のモデルとなっている．

a. 同　定　法

　nAChRには，神経筋接合部型のものと神経細胞型のものとがある．前者は，ヘビ毒 α-BT$_X$ で阻害されるのに対し，後者は阻害されない．ラジオアイソトープで標識された α-BT$_X$ は，神経筋接合部型のnAChRの同定や定量に用いられ，研究の進展に大きく寄与した．最近，神経細胞型のレセプターを阻害するヘビ毒 Bungarus toxin 3・1（κ ブンガロトキシン）がみいだされたが，阻害されないサブタイプも存在する．

　ラットやニワトリの筋肉において，神経筋接合部型のnAChRは，胎児型（または除神経した筋肉型）と成年型（または神経支配の及んでいる筋肉型）とでは，等電点や単一チャネル電流（single channel current）にわずかな違いがみられ，これは γ サブユニットが ε サブユニットに切り替わるためである．現在，多数のモノクローナル抗体が調製され，各サブユニットの識別が可能になっている．

　神経細胞型のnAChRは，4種以上の α サブユニットと2種以上の β サブユニットの遺伝子がみいだされ，α と β の組み合わせによりいろいろのサブタイプが存在すると考えられている[4]．アミノ酸配列の似たこれらのサブタイプの識別には，そのサブタイプ特有のアミノ酸配列部分を合成して抗体を調整する必要がある．

　nAChRの生体中でのアゴニストはアセチルコ

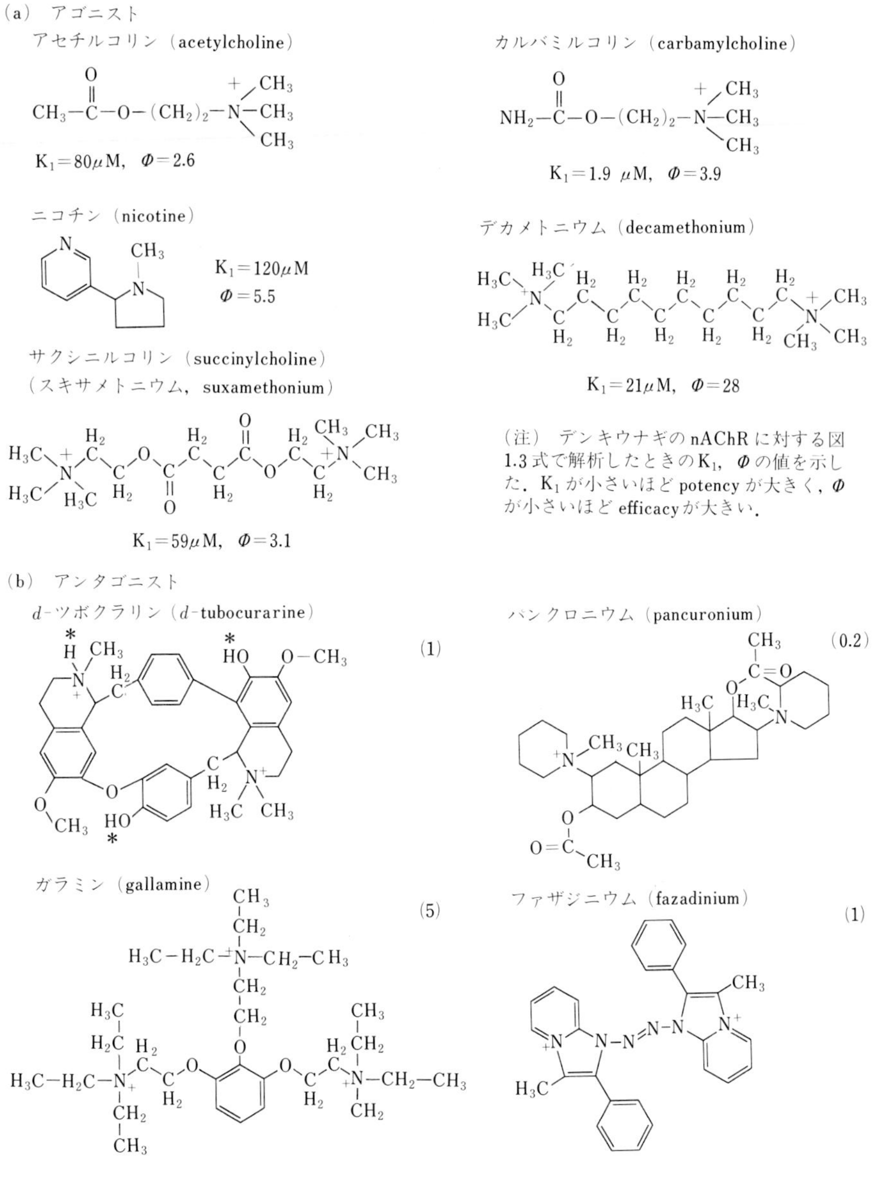

1.1 ニコチン性アセチルコリンレセプター

(a) アゴニスト

アセチルコリン (acetylcholine)
$K_1 = 80\mu M$, $\Phi = 2.6$

カルバミルコリン (carbamylcholine)
$K_1 = 1.9\mu M$, $\Phi = 3.9$

ニコチン (nicotine)
$K_1 = 120\mu M$
$\Phi = 5.5$

デカメトニウム (decamethonium)
$K_1 = 21\mu M$, $\Phi = 28$

サクシニルコリン (succinylcholine)
(スキサメトニウム, suxamethonium)
$K_1 = 59\mu M$, $\Phi = 3.1$

（注）デンキウナギの nAChR に対する図 1.3 式で解析したときの K_1, Φ の値を示した. K_1 が小さいほど potency が大きく, Φ が小さいほど efficacy が大きい.

(b) アンタゴニスト

d-ツボクラリン (d-tubocurarine) (1)

パンクロニウム (pancuronium) (0.2)

ガラミン (gallamine) (5)

ファザジニウム (fazadinium) (1)

（注）（ ）内の値は nAChR の阻害に必要な量を d-ツボクラリンを 1 として相対的に示した.

図 1.1 nAChR の代表的なアゴニストとアンタゴニストの構造[5,6]

リンであるが，手術時などの神経筋遮断薬としての実用性から，いろいろな脱分極性（アゴニスト），非脱分極性（アンタゴニスト）の薬物が開発されている（図 1.1）[5,6].

b. 分 子 的 性 質

神経筋接合部型の nAChR は, シビレエイの発電器官からの α-BT$_X$ を用いた親和性クロマトグラフィー (affinity chromatography) などにより精製され, α, β, γ, δ 4 種のサブユニットが 5 個集まり, $\alpha_2\beta\gamma\delta$ の構造をとることが明らかになった（図 1.2a）[7]. nAChR は，直径 8 nm, 長さ 14 nm のシリンダー状で，中心に直径約 2.5 nm のチャネルをもち，狭いところで 0.9 nm と推定されている（他章参照）.

各サブユニットの遺伝子がクローニングされ,

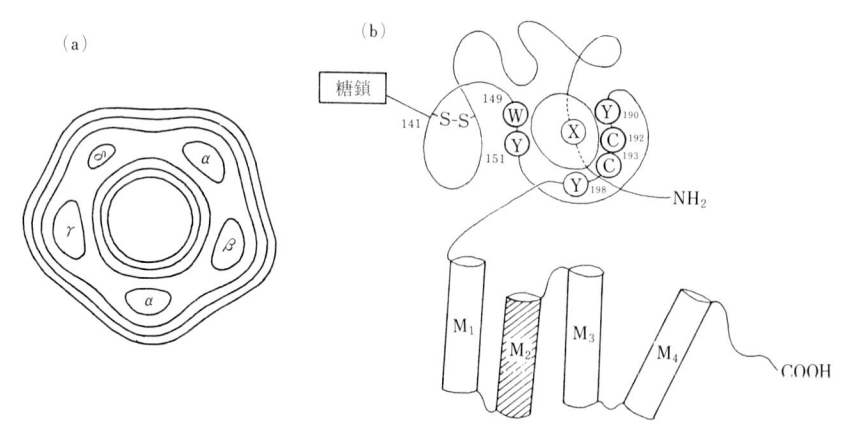

図 1.2　(a) nAChR の 4 次構造[7]と (b) シビレエイ nAChR の α サブユニットの構造[1,9]

アミノ酸配列が明らかにされたところ高い相同性を示し、同じ祖先から進化したものと考えられている。いずれのサブユニットも疎水性の高い領域が 4 か所 (M_1〜M_4) 存在し、脂質膜中にあるものと推定されている (図 1.2 b)[1]。α-BT_X やアゴニスト類似の親和性標識 (affinity label) 試薬が α サブユニットに結合することから、アゴニスト結合部位は 2 個の α サブユニットに 1 つずつあることがわかった[8]。

各サブユニットは糖タンパク質で、糖鎖がない α サブユニットには α-BT_X が結合しないことや糖鎖の修飾を阻害すると nAChR の発現量が減少することから、糖鎖はサブユニットの構造を安定に保ち、タンパク質分解酵素から nAChR を保護する役割をしているらしい[3]。

nAChR を精製すると、分子量 43000 のタンパク質も一緒に結合してくる。nAChR は、このタンパク質を介して細胞骨格と結合していると考えられる。神経筋接合部において、nAChR が集まってクラスター (cluster) をつくるのに、重要な役割を果たしているのかもしれない[3]。

神経細胞型の nAChR においては、4 種の α サブユニットと 2 種の β サブユニットの遺伝子がクローニングされている。神経筋接合部のレセプターとは異なり、α と β サブユニットの mRNA だけを卵母細胞に注入しても活性を示すことから、$\alpha_2\beta_3$ の構造をとり、いろいろのサブタイプが存在するらしい[4]。タンパク質からの研究も、現在進められている。

c. アゴニストの結合とシグナル発生機構

nAChR の作用機構は、沼グループを中心にして、遺伝子の部位特異的変異、アフリカツメガエル卵母細胞の翻訳系、パッチクランプ法などを組み合わせて、詳細に解明された (他章参照)[1]。

アゴニスト結合部位　親和性標識試薬が α サブユニットの N 末端から 192 と 193 番目のシスチンを修飾すること[8]や部位特異的変異の結果[1]から、この近傍がアゴニストの結合やチャネルの開口の情報伝達に関与しているものと思われる。またこの部位は、アセチルコリン結合部位をもつ α サブユニットに特異的でかつ種をこえて保存されている。しかし、光親和性標識試薬は、α サブユニットの 149 番目のトリプトファンや 190 番目のチロシンなども修飾することから、1 次構造上は離れていても、いくつかの部位が 3 次構造上は集まってアゴニスト結合部位をつくるものと思われる (図 1.2 b)[9]。

イオンチャネル形成部位　シビレエイとウシの δ サブユニットを継ぎ接ぎしキメラをつくり α, β, γ とともに卵母細胞に発現させるとチャネルの性質は M_2 近傍で決まること[10]、M_2 部位に変異を起こすと電流が減少すること[11]、チャネルに直接結合する非拮抗阻害薬が M_2 部位を修飾すること、M_2 部位に相当するペプチドを合成して脂質膜に加えるとチャネルの性質を示すこと[12]などから、各サブユニットの M_2 部分が集まってチャネルを形成するものと考えられている。M_2 部位には、OH 基をもつセリンやスレオニンがいく

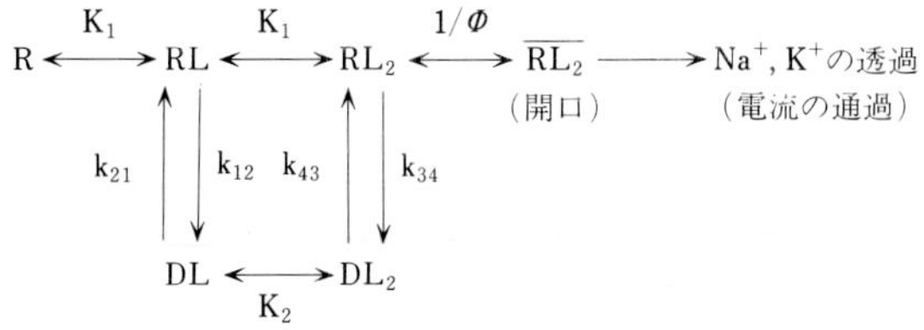

$$R \underset{k_{21}}{\overset{K_1}{\rightleftharpoons}} RL \underset{k_{12}}{\overset{K_1}{\rightleftharpoons}} RL_2 \underset{k_{43}}{\overset{1/\Phi}{\rightleftharpoons}} \overline{RL_2} \underset{k_{34}}{\longrightarrow} Na^+, K^+ の透過$$
　　　　　　　　　　　　　　　　（開口）　　（電流の通過）

$$DL \underset{K_2}{\rightleftharpoons} DL_2$$

図 1.3 nAChR のイオン透過と脱感作を説明する簡単な模式[6,13]
L：アゴニスト，R：活性なレセプター，D：脱感作したレセプター，$\overline{RL_2}$：開口したレセプター．
$K_1 = 2[R][L]/[RL] = [RL][L]/2[RL_2]$
$\Phi = \dfrac{[RL_2]}{[\overline{RL_2}]}$ で示され，K_1 は potency を Φ は efficacy を決める．

つか存在し，イオン透過に寄与しているものと思われる[3]．

アゴニストの結合は，レセプターに構造変化をひき起こしてチャネルを開口させるが，さらに脱感作 (desensitization) をもひき起こすため，アゴニストの結合と応答の関係は複雑になる．発電器官の膜片とクエンチフロー法 (quenched flow method) を用いたイオン透過の測定やパッチクランプ法による詳細な研究により，簡単で基本的な図1.3のようなモデルが提出されている[13]．脱感作速度はアゴニストの結合解離に比べて遅いため，アゴニストを作用させた直後は応答を示すが，すぐに脱感作型に平衡が移りほとんど応答がなくなる．チャネルの開口には2分子のアゴニストの結合が必要で，アゴニストの種類に依存してある割合で開口し，開口したチャネルの電流の大きさはアゴニストに依存しない．アゴニストのpotency は K_1 に，efficacy は Φ により決まる．たとえば partial agonist と呼ばれるニコチンやデカメトニウムは K_1 が小さく Φ が大きいため，低濃度でも応答をひき起こすが，高濃度与えても開口の割合が小さいため応答は小さく，すぐに脱感作をひき起こして阻害薬としてはたらく[6]．イオン的応答を示すγアミノブチリックアシッド，グリシンなどのレセプターも基本的には，同様のモデルで説明されると思われる．しかし，脱感作は2段階で進むこと，ある種のアゴニストは高濃度で阻害をひき起こすこと，さらに局所麻酔薬やある種の薬物は，非拮抗阻害や脱感作をひき起こすことから，より複雑なモデルも考えられている[13]．

最近，レセプターの迅速応答を正確に解析するために，パルスレーザー光を照射し，瞬間的にケージ物質 (caged compound) を分解してアゴニストを発生させ，ミリ秒以下のアゴニストがレセプターに結合する遷移状態の速度を観測する方法も開発されている[14]．

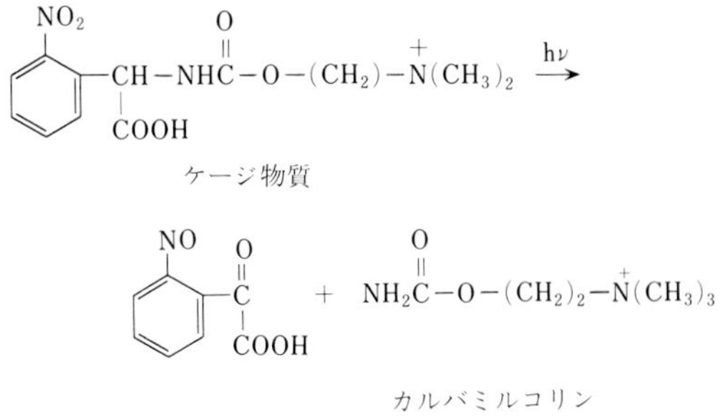

（化学構造式）
ケージ物質

（化学構造式）
カルバミルコリン

d． 発現および機能の調節

筋肉に神経支配が及ぶと nAChR は神経筋接合部に集まり，その等電点や単一チャネル電流に変化が起こる．また胎児と成体の筋肉のレセプターにも，同様の違いがみいだされている．沼グループはγ類似の新しいεサブユニットの遺伝子もクローニングし，他のサブユニットのmRNAとともに卵母細胞に注入して nAChR を発現させ，応答の性質を調べた．その結果，性質の変化はγがεサブユニットにおきかわるためとわかった．さらにγサブユニットのmRNAは発生の初期に，逆にεサブユニットのmRNAは後期に主としてみいだされた[1]．神経支配により，どのようにして nAChR サブユニットの遺伝子発現が調節されるのか，今後の興味ある問題である．またδサブユニットのmRNAの含量が発生とともに減少しており，この合成量が nAChR の量を決めているらしい．

シビレエイの nAChR の各サブユニットを精製し，cAMP依存性プロテインキナーゼやチロシンキナーゼを用いてリン酸化し，脂質膜中に再構成してレセプターへの影響が検討された．リン酸化はチャネルの開口には直接影響しないが，脱感作速度を速めることがみいだされた[15]．フォルスコリンやフォルボールエステルなどリン酸化を促進

する薬物を細胞に与えても，同様の結果が得られている．脱感作によりサブユニット間の構造（4次構造）に変化が生じることが，電子顕微鏡写真の画像処理により観測されている．リン酸化はタンパク質の電荷状態を大きく変えて，構造変化を促進するのであろう．レセプターの脱感作は，広くみられる現象であるが，生理的役割は明確でない．リン酸化による脱感作速度の調節が，情報の記憶に関与する可能性が示唆されており，興味深い[16]．

e. 分布と生理的意義および病態的意義

nAChRは，骨格筋，自立神経節，中枢神経系などに分布する．筋肉においては，nAChRは最初全体に広がって存在するが，神経支配が及ぶと神経筋接合部に集まり，クラスターをつくって分布する．レセプターは，神経終末から放出されたアセチルコリンを結合するとNa^+とK^+の透過性を増し，両イオンの平衡電位の平均近くに膜電位を上昇させ，周りの電位依存性チャネルを開口させ情報を伝達する（筋肉を収縮させる）[5]．この伝達は数ミリ秒程度の短時間で起こる．筋肉が特殊に発達したと考えられるシビレエイや電気ウナギのnAChRは，筋肉型によく似ている．nAChRが関係した病気として，重症筋無力症（mysthenia gravis）が知られている．自分のレセプターに対する抗体が異常生産され，この抗体と結合することによりレセプターの分解が促進され，神経筋伝達に異常が起こる自己免疫病と考えられている（他章参照）．

神経細胞型のnAChRは，いくつかのサブタイプが存在し，脳における分布もそれぞれ異なっている[4]．中枢神経系におけるnAChRの存在状態（サブユニット構造）や生理的役割はまだ十分解明されておらず，今後の研究課題となっている．

f. その他

イオン的応答を示す一連のレセプターは，類似のアミノ酸配列をもち，重要な部位の構造は保持して，同じ祖先から進化したものと考えられている．またその作用機構も基本的には，同じと推定される．しかし，同じレセプターでも動物種，組織の違いや発生過程により多様性をもち，神経系の複雑な機能を担っているのであろう．

〔青島　均〕

文　献

1) 三品昌美：ニコチン性アセチルコリン受容体の構造と機能．生化学 **58**：1275-1291，1986．
2) Nicotinic acetylcholine receptor; Structure and Function (ed by Maelick A), Springer-Verlag, Berlin, 1986.
3) 野元　裕，太田光熙，林　恭三：ニコチン性アセチルコリン受容体．蛋白質核酸酵素 **35**：663-676，1990．
4) Wada K, Ballivet M, Boulter J, Connolly J, Wada E, Denerris ES, Swanson LW, Heinemann S, Patrick J: Functional expression of a new pharmacological subtype of brain nicotinic acetylcholine receptor. *Science* **240**：330-334, 1988.
5) Bowmann WC: Pharmacology of Neuromuscular Function, John Wright & Sons, Bristol, 1980（小倉保己，山本　亨，福田英臣訳：筋弛緩の薬理，理工学社，東京，1984）．
6) Aoshima H: Acetylcholine receptor-mediated membrane current in the oocyte injected with *Electrophorus electricus* mRNA: analysis of nicotine, succinylcholine and decamethonium response on the basis of the minimal model. *J Biochem* **108**：947-953, 1990.
7) Kubalek E, Ralston S, Lindstrom J, Unwin N: Location of subunits within the acetylcholine receptor by electron image analysis of tubular crystals from *Torpedo marmorata*. *J Cell Biol* **105**：9-18, 1987.
8) Kao PN, Dwork AJ, Kaldany RRJ, Silver ML, Wideman J, Stein S, Karlin A: Identification of the α subunit half-cysteine specifically labeled by an affinity reagent for the acetylcholine receptor binding site. *J Biol Chem* **259**：11662-11665, 1984.
9) Dennis M, Giraudat J, Kotzyba-Hibert F, Goeldner M, Hirth C, Chang JY, Lazure C, Chetien M, Changeux JP: Amino acids of the *Torpedo marmorata* acetylcholine receptor α subunit labeled by a photoaffinity ligand for the acetylcholine binding site. *Biochemistry* **27**：2346-2357, 1988.
10) Imoto K, Methfessel C, Sakmann B, Mishina M, Mori Y, Konno T, Fukuda K, Kurasaki M, Bujo H, Fujita Y, Numa S: Location of a δ-subunit region determining ion transport through the acetylcholine receptor channel. *Nature* **324**：670-674, 1986.
11) Imoto K, Busch C, Sakmann B, Mishina M, Konno T, Nakai J, Bujo H, Mori Y, Fukuda K, Numa S: Rings of negatively charged amino acids deter-

mine the acetylcholine receptor channel conductance. *Nature* **335** : 645-648, 1988.
12) Oiki S, Danho W, Madison V, Montal M : $M_2 \delta$, a candidate for the structure lining the ionic channel of the nicotinic cholinergic receptor. *Proc Natl Acad Sci USA* **85** : 8703-8707, 1988.
13) Cash DJ, Aoshima H, Pasquale EB, Hess GP : Acetylcholine-receptor-mediated ion fluxes in *Electrophorus electricus* and *Torpedo californica* membrane vesicles. *Rev Physiol Biochem Pharmacol* **102** : 73-117, 1985.
14) Milburn T, Matsubara N, Billington AP, Udgaonkar JB, Walker JW, Carpenter BK, Webb WW, Marque J, Denk W, McCray JA, Hess GP : Synthesis, photochemistry, and biological activity of a caged photolabile acetylcholine receptor ligand. *Biochemistry* **28** : 49-55, 1989.
15) Huganir RL, Delcour AH, Greengard P, Hess GP : Phosphorylation of the nicotinic acetylcholine receptor regulates its rate of desensitization. *Nature* **321** : 774-776, 1986.
16) Changeux JP, Klarsfeld A, Heidmann T : The acetylcholine receptor and molecular models for short-and long-term learning. In : The Neural and Molecular Bases of Learning (ed by Changeux JP, Konishi M), pp 31-83, John Wiley & Sons, New York, 1987.

1.2 GABA$_A$レセプター

抑制性の神経伝達物質として知られているGABA（γ-aminobutyric acid）には，2種類のレセプターが存在することが知られている[1]．すなわち，GABAレセプターアンタゴニストであるビククリンに感受性を示すGABA$_A$と感受性を示さないGABA$_B$レセプターである．従来より，GABAレセプターの活性化はCl$^-$コンダクタンスの増加による過分極，すなわち抑制性後シナプス電位（IPSP: inhibitory postsynaptic potential）を惹起することが知られていたが，これをつかさどるのがGABA$_A$レセプターである．

GABA$_A$レセプターに関して重要なこととして，中枢機能抑制薬であるBZP（benzodiazepine）系誘導体やバルビツール酸誘導体などの作用部位と機能的のみならず構造的には共役能を有することがあげられる．とくにBZP系誘導体の場合，脳内に特異的結合部位が認められることから，BZPレセプターの存在が示唆されてきたのである．このBZPレセプターのある種のものが，GABA$_A$レセプター分子の中に存在することが明らかとなった．したがってGABA$_A$レセプターは，GABA$_A$/BZPレセプター/Cl$^-$チャネル複合体と考えることができる．

また，近年分子クローニングによりGABA$_A$レセプターの構造が解析されつつあるので，本稿ではGABA$_A$レセプターについて薬理学的観点から解説を試みるとともに，その分子レベルにおける最近の知見について，その概要を述べることとする．

a. GABA$_A$レセプター複合体の同定

レセプターの同定法として，放射性リガンドを用いた結合実験が一般的である．このGABA$_A$レセプター複合体の場合には，GABA以外にBZP類などの結合部位を有しているので，種々の放射性リガンドを用いた結合実験法がある．

まずGABA$_A$レセプターに対する結合を調べる場合，放射性標識を行ったそのアゴニストまたはアンタゴニストがリガンドとして用いられる．図1.4にGABA$_A$レセプターのアゴニストを示した．またアンタゴニストとしてはビククリンが知られている．このなかで，[^{3}H]GABAや[^{3}H]ムシモールを用いた結合実験がよく行われている．[^{3}H]GABAをリガンドに用いた場合，GABA$_B$レセプターにも結合するので，GABA$_B$レセプターの選択的なリガンドであるバクロフェンなどを加え，GABA$_B$レセプターへの結合を差し引いておく必要がある．

BZPレセプターの標識法としては，種々の[^{3}H]リガンドを用いた方法がある．現在，BZPレセプターはその薬理学的性質から中枢性Ⅰ型，中枢性Ⅱ型，そして末梢型BZPレセプターに分類

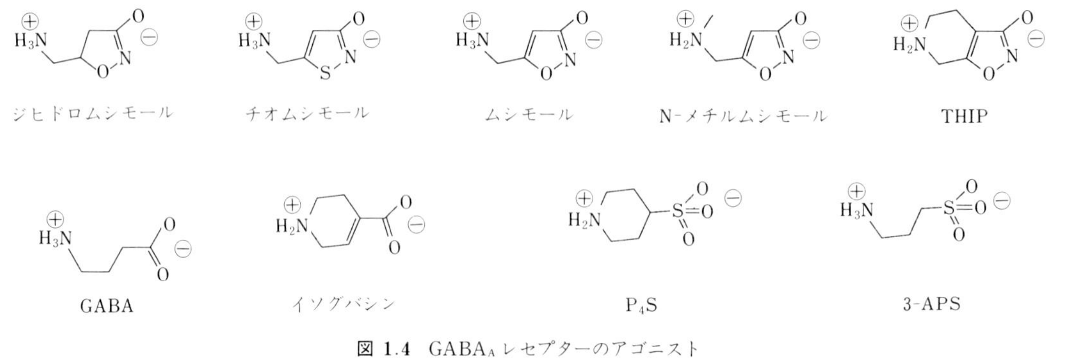

図 1.4 GABA$_A$レセプターのアゴニスト

表 1.1 ベンゾジアゼピンレセプターに結合する選択的なリガンド（文献2を改変）

	アゴニスト	アンタゴニスト
中枢性Ⅰ型	CL 218872 （トリアゾピリダジン系） ゾルピデム （イミダゾピリジン系）	CGS 8261 （ピラゾロキノリノン系）
	オキソクアゼパム （ベンゾジアゼピン系） β-CCE （βカルボリン系）	
中枢性Ⅱ型	（—）	（—）
末梢型	Ro 5-4864 （ベンゾジアゼピン系）	PK 11195 （イソキノリンカルボキサミド系）

されている（表1.1）[2]．このうち中枢性BZPレセプターがGABA$_A$レセプターと共役していると考えられている．表1.1に示すように，それぞれ選択的な薬物が知られているが，中枢性Ⅱ型BZPレセプターに選択的なものは，まだ開発されていない．BZP誘導体系の薬物として，フルニトラゼパム，ジアゼパム，クロナゼパムなどが多数存在するので，これらを[^{3}H]で標識したものをリガンドとして用いる場合が多い．また中枢性のBZPアンタゴニストとしては，Ro 15-1788がよく知られている．そしてCL 218872などを用いてⅠ型とⅡ型を区別する（CL 218872はBZP Ⅰ型に高い親和性をもっている）．また最近では，BZP誘導体以外にもBZPレセプターに親和性を示す薬物が存在することが知られてきている．たとえば[^{3}H]オキソクアゼパム，[^{3}H]ゾルピデムのようなリガンドは，中枢性Ⅰ型BZPレセプターを選択的に認識すると考えられているのである．また不安を誘発しうる物質として興味をもたれているβカルボリン系の誘導体も，中枢性Ⅰ型BZPレセプターに作用すると考えられているが，その結合部位が同一かどうかは明らかではない．またこの薬物は中枢性BZPレセプターアゴニストの作用に拮抗するばかりでなく，不安誘発作用があるので，他のものと異なり"インバースアゴニスト"と呼ばれている．

GABA$_A$レセプターを構成するCl$^-$チャネルを認識する薬物には，そのアンタゴニストとしてのピクロトキシニンがある．なお種々のバルビツール酸誘導体は[^{3}H]ジヒドロピクロトキシンの結合を阻害する．最近よく使われるCl$^-$チャネルの標識リガンドとしては，この[^{3}H]ジヒドロピクロトキシンのほかに，[^{35}S]TBPS（t-butylbicyclophosphorothionate）や[^{3}H]TBOB（t-butylbicycloorthobenzoate）がある．なおこれらの結合はアニオン依存性である．

レセプターなどへの結合実験以外では，^{36}Cl$^-$を用いたinflux実験を行うことで，GABA$_A$レセプターに作用する薬物を調べることが行われる[3]．この場合，GABAなどのGABA$_A$レセプターアゴニストで刺激したときに，^{36}Cl$^-$ influxの増加が認められる．またBZP誘導体やバルビツール酸誘導体は直接^{36}Cl$^-$ influxには影響を及ぼさず，GABA依存性の^{36}Cl$^-$ influxに対し種々の調節を行うことが，これらの実験系で確認されている．

b. GABA$_A$レセプター複合体の薬理学

GABA$_A$レセプターを活性化するものとして，GABAやムシモールなどのGABA$_A$レセプターアゴニストがあり，その結果Cl$^-$チャネルが開口する．

BZPレセプターアゴニストはBZPレセプターを介して作用するが，この場合，直接Cl$^-$チャネルに作用するのではなく，GABA$_A$レセプターの作用を増強することにより作用を発現する．それに対しβカルボリン系のインバースアゴニストは，BZPレセプターにおいてそのアゴニスト（BZP誘導体）と拮抗すると考えられている．またβカルボリン類はGABA$_A$レセプターには直接作用しないが，GABA依存性のCl$^-$の流入を抑制する．

バルビツール酸誘導体はCl$^-$の存在下において，GABA$_A$レセプターやBZPレセプターのアゴニスト結合を増強する．またBZP誘導体はCl$^-$チャネルの開口頻度を増加させるのに対し，バルビツール酸誘導体は開口時間を延長することにより増強すると考えられている．

ピクロトキシンのようなけいれん薬は，上述のバルビツール酸誘導体の作用に拮抗する．逆にピクロトキシンの結合部位への結合は，バルビツール酸誘導体やBZP誘導体により阻害される．

上述のように多数の薬物がGABA$_A$レセプター複合体に作用する訳であるが、これらはいずれも異なった結合部位を有していると考えられており、そしてレセプター上の1結合部位の活性化が複合体の機能変化を招来し、相互作用を発現させるとともに、その機能的変化がCl$^-$の透過性に影響を及ぼし、作用発現に結びつくものと推定されている[4,5]。

c. GABA$_A$レセプターの構造と機能

GABA$_A$レセプターはサブユニット構造をとり、分子量約24〜29万の高分子タンパク質である[6]。脳内のGABA$_A$レセプターを精製することにより、主要なサブユニットであるαおよびβサブユニットの存在が明らかとなった。さらに最近の分子のクローニングの結果により、γやδサブユニットの存在も知られるようになってきている[7,8]。またGABA$_A$レセプターにおいては、その薬理学的性質に基づいて分子多様性の存在が示唆されてきたが、最近まで明確ではなかった。しかしながらGABA$_A$レセプターに関する多くのcDNAクローニングの結果、現在では分子多様性を示す多くのクローニングが単離されるに至っている（表1.2）[7〜13]。

このようにGABA$_A$レセプターを構成する多くのサブユニットの存在が明らかとなったわけであるが、実際にどのようなサブユニットの組み合わせに基づいてGABA$_A$レセプターが脳内に存在するのかについては不明の点が多い。しかしながら、得られたcDNAを用いた機能発現実験により、いろいろなサブユニットの組み合わせの可能性が考えられているので、その現状について紹介する。すなわち、α, β, γ, δのいずれのサブユニットを用いて機能発現実験を行った場合にも、GABA依存性のCl$^-$チャネルとしての機能を発揮する[8,14]。しかしながら、αとβのような2種類以上のサブユニットを用いて機能発現させた場合と比較して、その応答は小さなものである。したがって、単一サブユニットからなるGABA$_A$レセプターが実際に存在するのかどうかは不明といわざるをえないのである。一方、GABA$_A$レセプターと同様にCl$^-$チャネルを形成するグリシンレセプターは、単一のサブユニットだけで機能発現を行った場合でも十分な応答を示す[15]。したがって、このことがGABA$_A$レセプターとグリシンレセプターの異なる性質の1つと考えることができる。

一連のGABA$_A$レセプターに関する機能発現実験で得られた興味あるもう1つの事実として、BZPの作用の差異があげられる。すなわち、α, β, γの3種類のサブユニットを用いたときにのみ、BZPのGABAレセプター活性化作用が認められるのである[1]。また各サブユニットの分子多様性を応用した組み合わせにより、中枢性I型あるいはII型BZPレセプターの機能発現が可能となるとの報告もみられる[16]。一方、バルビツール酸誘導体のGABAレセプター活性化作用は、GABA$_A$レセプターサブユニットのどのような組み合わせによる機能発現を行っても同様に認められるのである。なお第4のサブユニットとして同定されたδサブユニットの意義については現在明らかでない。ただδサブユニットをαやβサブユニットと一緒に用いて機能発現を行った場合、BZP誘導体の効果は出現しない。したがってγサブユニットがBZPの構成に関与しているのに対して、δサブユニットはBZPレセプターと共役していないGABA$_A$レセプターを構成しているのではないかと推定されている[8]。

以上のように、GABA$_A$レセプターの各サブユニットのcDNAクローニングが行われた結果、GABA$_A$レセプター構造の全体像が推定できるようになってきている。図1.5にその推定モデルを示した[17]。イオンチャネル型のレセプターのなか

表 1.2 単離されているGABA$_A$レセプターの各サブユニットのcDNAの種類

α (α_1, α_2, α_3, α_4, α_5, α_6)
β (β_1, β_2, β_3, β_4)
γ (γ_1, γ_2, γ_3)
δ
---

* γサブユニットの場合、γ_1はグリアに局在するとされている。γ_2サブユニットの脳内局在は、オートラジオグラフィーなどでみられるBZPレセプターの局在部位と一致するといわれている。

1.2 GABA$_A$レセプター

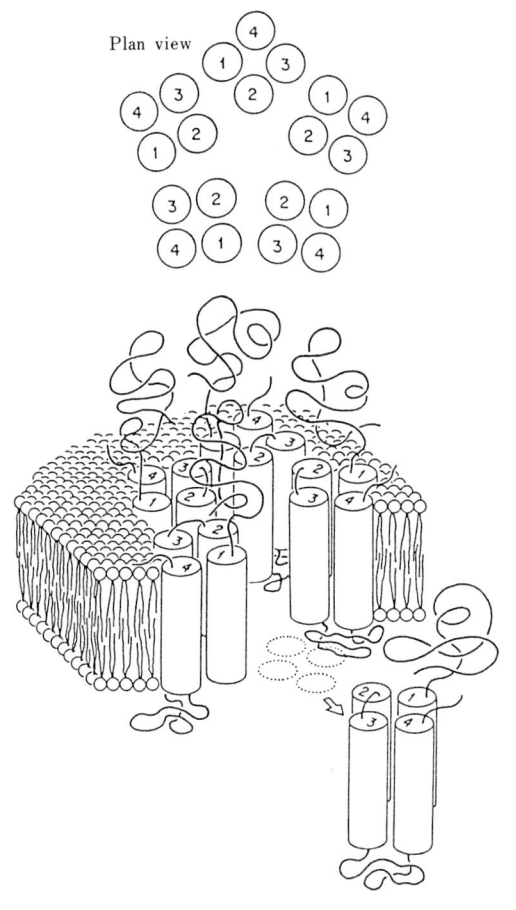

図 1.5 GABA$_A$レセプター構造の推定モデル[17]

では，筋肉型のニコチン性アセチルコリンレセプターが$\alpha_2\beta\gamma\delta$の5量体であると考えられている．したがって，他のイオンチャネル型レセプターも同様の構造をとるのではないかと考えられるが，GABA$_A$レセプターが4量体であるのか，あるいは5量体であるのかについては現在明確ではない．GABA$_A$レセプターに関しては，上述のようにその1次構造がほぼ明らかになってきたわけであるが，これらのサブユニットやその1次構造のどの部位がGABAやBZPなどを認識するのかについてはいまだ明らかではない．さらにGABA$_A$レセプター複合体の機能の全体像を把握するためにはその立体構造を知る必要があり，タンパク化学的アプローチを含めた多角的な今後の研究の進展が期待されるのである．

〔栗山欣彌，廣内雅明〕

文　献

1) Bormann J: Electrophysiology of GABA$_A$ and GABA$_B$ receptor subtypes. *Trend Neurosci* **11**: 112-116, 1988.
2) Langer SJ, Arbilla S: Imidazopyridines as a tool for the characterization of benzodiazepine receptors: a proposal for a pharmacological classification as omega receptor subtypes. *Pharmacol Biochem Behav* **29**: 763-766, 1988.
3) Harris RA, Allan AM: Functional coupling of γ-aminobutyric acid receptors to chloride channels in brain membranes. *Science* **228**: 1108-1110, 1985.
4) Knapp RJ, Malatynska E, Yamamura HI: From binding studies to the molecular biology of GABA receptors. *Neurochem Res* **15**: 105-112, 1990.
5) Schumacher M, McEwen BS: Steroid and barbiturate modulation of the GABA$_A$ receptor. *Mol Neurobiol* **3**: 275-304, 1989.
6) Stephenson FA: Understanding the GABA$_A$ receptor: a chemically gated ion channel. *Biochem J* **249**: 21-32, 1988.
7) Pritchett DB, Sontheimer H, Shivers BD, Ymer S, Kettenmann H, Schofield PR, Seeburg PH: Importance of a novel GABA$_A$ receptor subunit for benzodiazepine pharmacology. *Nature* **338**: 582-585, 1989.
8) Shiver BD, Killisch I, Sprengel R, Sontheimer H, Köhler M, Schofield PR, Seeburg PH: Two novel GABA$_A$ receptor subunits exist in distinct neuronal subpopulations. *Neuron* **3**: 327-337, 1989.
9) Schofield PR, Darlison MG, Fujita N, Burt DR, Stephenson FA, Rodriguez H, Rhee LM, Ramachandran J, Reale V, Glencorse TA, Seeburg PH, Barnard EA: Sequence and functional expression of the GABA$_A$ receptor shows a ligand-gated receptor super-family. *Nature* **328**: 221-227, 1987.
10) Levitan ES, Schofield PR, Burt DR, Rhee LM, Wisden W, Köhler M, Fujita N, Rodringuez HF, Stephenson A, Darlson MG, Barnard EA, Seeburg PH: Structural and functional basis for GABA$_A$ receptor heterogeneity. *Nature* **335**: 76-79, 1988.
11) Ymer S, Schofield PR, Draguhn A, Werner P, Köhler M, Seeburg PH: GABA$_A$ receptor β subunit heterogeneity: functional expression of cloned cDNAs. *EMBO J* **8**: 1665-1670, 1989.
12) Ymer S, Draguhn A, Köhler M, Schofield PR, Seeburg PH: Sequence and expression of a novel GABA$_A$ receptor α subunit. *FEBS Lett* **258**: 119-122, 1989.
13) Malherbe P, Sigel E, Baur R, Persohn E, Richards JG, Möhler H: Functional expression and sites of gene transcription of a novel α subunit of the GABA$_A$ receptor in rat brain. *FEBS Lett* **260**: 261-

265, 1990.
14) Blair LA, Levitan ES, Marshall J, Dionne VE, Barnard EA : Single subunits of the GABA$_A$ receptor from ion channels with properties of the native receptor. *Science* **242** : 577-579, 1988.
15) Schmieden V, Grenningloh G, Schofield PR, Betz H : Functional expression in *Xenopus* oocytes of the strychnine binding 48Kd subunit of the glycine receptor. *EMBO J* **8** : 695-700, 1989.
16) Pritchett DB, Lüddens H, Seeburg PH : Type I and type II GABA$_A$-benzodiazepine receptors produced in transfected cells. *Science* **245** : 1389-1392, 1989.
17) Olsen RW, Tobin AJ : Molecular biology of GABA$_A$ receptors. *FASEB J* **4** : 1469-1480, 1990.

1.3 グリシンレセプター

グリシンは中枢神経系において抑制性の神経伝達物質として作用していることが知られている[1]．グリシンは脊髄・延髄に多く分布し[2]，最近は免疫組織化学的方法でその分布も詳細に知られるようになってきた．

グリシンレセプターは中枢神経系に広範に存在することが知られ，現在4つのサブユニットに分類されつつあるが，その詳細は今後の研究に委ねられる．臨床では精神分裂病でこのレセプター数が増えていることや[3]，脳幹での呼吸調節に重要な役割をもつことが報告され[4]，基礎ではミュータントマウスでこのレセプターが欠損しているも

表 1.3 ラット中枢神経系のグリシンレセプター分布

AREA	mRNA			
	$\alpha 1$	$\alpha 2$	$\alpha 3$	β
Olfactory bulb				
Glomerular layer	n.d.	n.d.	n.d.	++
External plexiform layer	n.d.	n.d.	n.d.	+
Mitral cell layer	n.d.	n.d.	n.d.	+++
Internal granule cell layer	n.d.	n.d.	+	++
Tenia tecta	n.d.	+	n.d.	++
Cerebral cortex				
Layers II-V	n.d.	n.d.	n.d.	+++
Layer VI	n.d.	++	n.d.	+
Infralimbic cortex	n.d.	++	+	++
Piriform cortex	n.d.	+	n.d.	++
Cingulate cortex	n.d.	n.d.	n.d.	++
Septum	n.d.	+	n.d.	++
Hippocampal complex				
Dentate gyrus	n.d.	+	+	+++
CA1	n.d.	+	+	++
CA3	n.d.	+	+	+++
CA4	n.d.	++	n.d.	+++
Subiculum	n.d.	n.d.	+	+++
Striatum	n.d.	n.d.	n.d.	+
Thalamus				
Anterodorsal nucleus	n.d.	n.d.	n.d.	++
Parafascicular nucleus	++	n.d.	n.d.	++
Suprageniculate nucleus	n.d.	n.d.	n.d.	++
Reticular nucleus	n.d.	n.d.	n.d.	+++
Geniculate nuclei	n.d.	+	n.d.	+++
Hypothalamus	++	d.	+	++
Superior colliculus	+	n.d.	n.d.	++
Inferior colliculus	++	n.d.	n.d.	+++
Cerebellum				
Molecular cell layer	n.d.	n.d.	n.d.	+
Purkinje cell	n.d.	n.d.	n.d.	+++
Granule cell layer	n.d.	n.d.	+	+++
Lateral deep nucleus	+	n.d.	n.d.	+++
Brain stem nuclei	++	d.	n.d.	+++
Spinal cord				
Dorsal horn	++	+	n.d.	++
Ventral horn	++	n.d.	n.d.	++

+の多い方がレセプターが多い． (Malosio[11])
n.d.：測定されず，d.：測定せず．

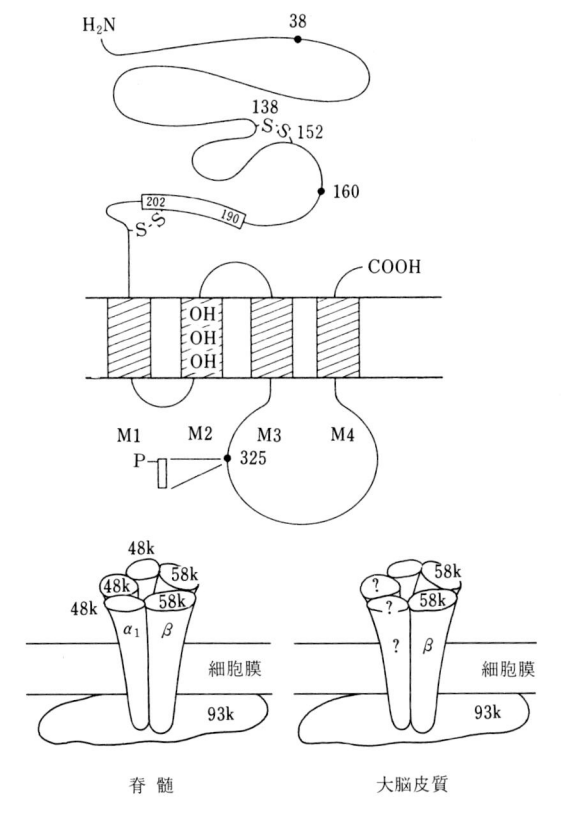

図 1.6 グリシンレセプターの構造（Betz[8]，佐藤[10]より一部改変）
上：グリシンレセプター α_1 サブユニットの構造，下：グリシンレセプター．

のがあることが知られる[5]など，わが国でもグリシンレセプターの研究者が次第に増えてきている．

a. グリシンレセプターの構造と分子的性質

グリシンレセプターには一般に[^{3}H]strychnine で標識されるストリキニン感受性のもの[6]と[^{3}H]glycine で標識されるストリキニン非感受性のものがある[7]とされる．グリシンレセプターは図1.6に示したように，GABA レセプターなどと同様，細胞膜を4回貫通するレセプターサブユニットが4～5集まって1つのクロライドイオンチャネルを構成している[8～10]．

b. グリシンレセプターの分布

現在までにグリシンレセプターのサブユニットは α_1, α_2, α_3, β の4種類が知られ，その生体内分布も図1.7，表1.3で見るように部位によって異なっており，α に比し β では全脳にその分布がみられることが知られている[11]．またその4種類のサブユニットも生物の発育段階で変化することも知られるようになった[11]．しかしこれらの成績はさらに詳細な今後の研究によって書き換えられて

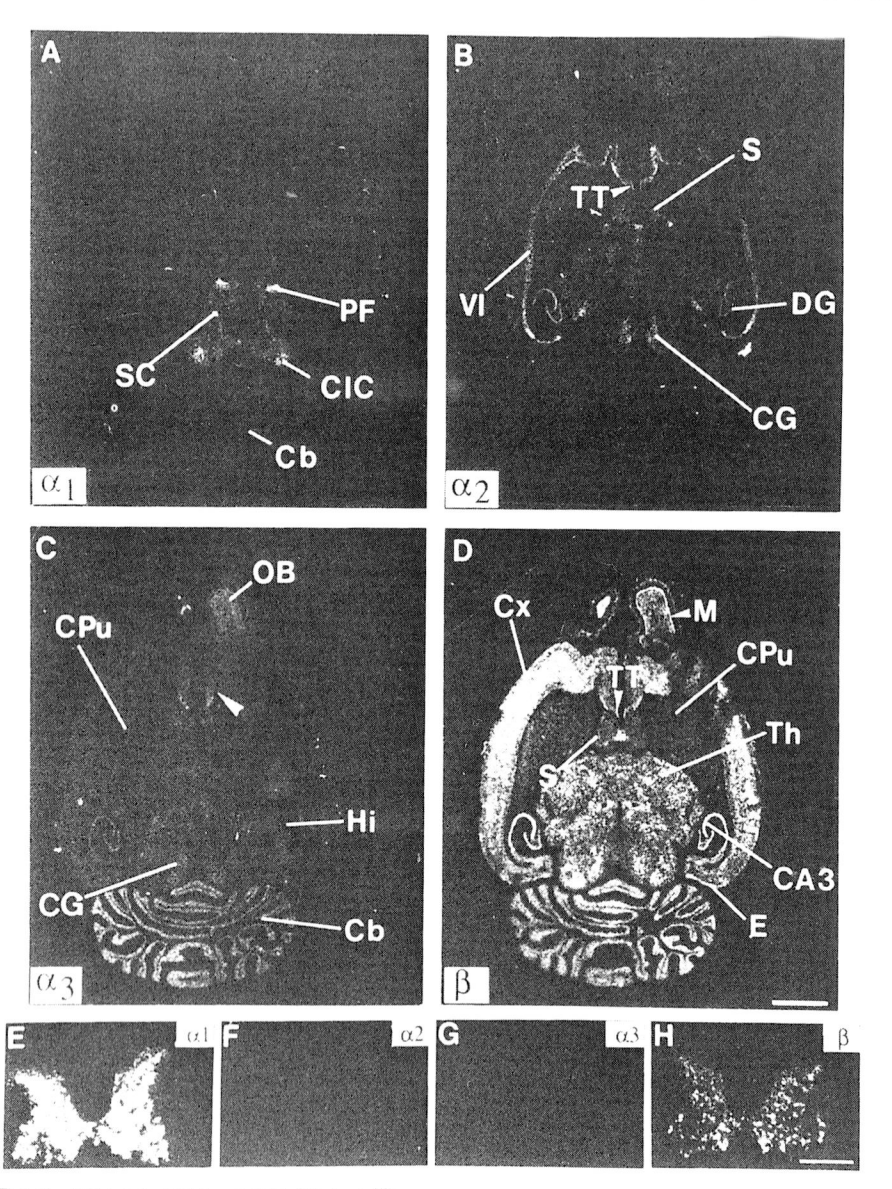

図 1.7　グリシンレセプターの分布（Malosio[11]）
脳（A～D）および脊髄（E～H）における α_1（A, E），α_2（B, F），α_3（C, G），β（D, H）グリシンレセプターの分布

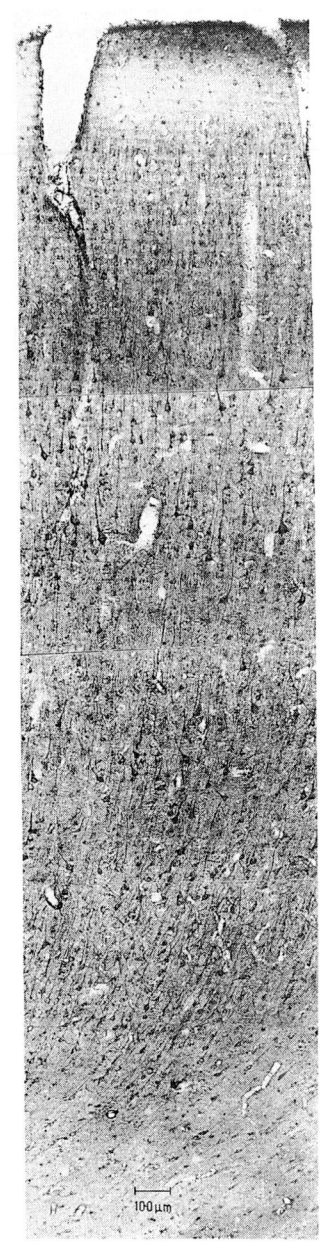

図 1.8 モノクローナル抗体 HAb 4 a を用いたヒト側頭葉のグリシンレセプター (Naas[12])

いくかも知れない.

免疫組織化学的研究では図 1.8 にみるように,モノクローナル抗体 MAb 4 a を用いてヒトやラットの脳のグリシンレセプターがみられるようになっている[12]. 皮質ではⅢ層やⅤ層の錐体神経細胞の樹状突起にそのレセプターが多くみられる.

以上述べてきたように,グリシンレセプターの全貌が徐々に明らかになってきている. 別項にもあるように,グリシンは NMDA レセプターの機能のうえでも重要な役割をもっている. 今後神経内科疾患や精神疾患との関連でも注目されるアミノ酸であろう.　　　　　　　　　〔岸本英爾〕

文　献

1) Aprison MH : The discovery of neurotransmitter role of glycine. Glycine Neurotransmission (ed by Ottersen OP), p 1-23, John Wiley & Sons, Chichester, New York, 1990.
2) Daly EC : The biochemistry of glycinergic neurons. Glycine Neurotransmission (ed by Ottersen OP), p 25-66, John Wiley & Sons, Chichester, New York, 1990.
3) 石丸昌彦, 融 道男 : 慢性分裂病死後脳におけるストリキニン非感受性グリシン結合部位に関する研究. 神経化学 **31** : 584-585, 1992.
4) Schmid K : Glycine receptor-mediated fast synaptic inhibition in the brainstem respiratory system. *Respir Physiol* **84** : 351-361, 1991.
5) Becker CM : Isoform-selective deficit of glycine receptors in the mouse mutant spastic. *Neuron* **8** : 283-289, 1992.
6) Young AB, Snyder SH : Strychnine binding associated with glycine receptors of the central nervous system. *Proc Natl Acad Sci USA* **70** : 2832-2836, 1973.
7) Kishimoto H, Aprison MH : Determination of the equilibrium dissociation constants and number of glycine binding sites in several areas of the rat central nervous system, using a sodium-independent system. *J Neurochem* **37** : 1015-1024, 1981.
8) Betz H : Glycine receptors : heterogeneous and widespread in the mammalian brain. *TINS* **14** : 458-461, 1991.
9) Akagi H : Functional properties of strychnine-sensitive glycine receptors expressed in Xenopus oocytes injected with a single mRNA. *Neurosci Res* **11** : 28-40, 1991.
10) 佐藤康二 : グリシン受容体遺伝子発現の多様性. 神経化学 **30** : 38-39, 1991.
11) Malosio ML : Widespread expression of glycine receptor subunit mRNAs in the adult and developing rat brain. *EMBO J* **10** : 2401-2409, 1991.
12) Naas E : Glycine receptor immunoreactivity in rat and human cerebral cortex. *Brain Res* **561** : 139-146, 1991.

1.4 グルタミン酸レセプター

グルタミン酸レセプターは中枢神経系の主要な伝達機構のすべてに関連していると考えられる．しかしその実態に関しては長らく不明の点が多かった．これはレセプターの特異的なアンタゴニストが知られていなかったこと，レセプターに種々のサブタイプが存在し，組織，細胞の種類により分布が異なる複雑性をもつことが大きな理由であった．しかし近年NMDAレセプターのアンタゴニストや種々の作用変容物質が多くみつかり，他のサブタイプとは異なる特徴が明らかになった．また非NMDAレセプターに関しても特異的なアンタゴニストがみつかる一方，最近，遺伝子工学的手法によりそのサブユニットの一部の構造が明らかになり，分子レベルでのレセプターに関する知見は急速に進展しつつある．

本稿ではイオンチャネル型グルタミン酸レセプターについて，そのサブタイプの分類とアンタゴニストの種類と作用，分子構造と機能面について述べる．グルタミン酸レセプターについての最近の総説[1〜4]も参照されたい．

a. サブタイプの分類と作用薬，拮抗薬

イオンチャネル型グルタミン酸レセプターは，従来NMDA型，カイニン酸型，キスカル酸型という3型の分類が最も多く使われてきた[5]．これはこの3種のアゴニストによって，神経細胞に生ずる反応に差のあることから薬理学的になされてきたものである．NMDAはアスパラギン酸の類似化合物として合成されたものであるが，カイニン酸は駆虫作用をもつ海人草から，キスカル酸はインドシクンシの種子から得られたものでいずれも植物起源の天然物質である．このようなアゴニストによるレセプターの区分は，アセチルコリンレセプターにおけるニコチン性とムスカリン性という例にならったものであるが適当なアンタゴニストがなかったためとも考えられる．最近の研究の進展により旧来の3型の分類法に修正を加える必要が生じてきた．本稿では，NMDA型と非NMDA型レセプターに分けて述べる（表1.4）．

表1.4 イオンチャネル調節型グルタミン酸レセプターの分類

サブタイプ		アゴニスト	アンタゴニスト
NMDA型		NMDA アスパラギン酸 キノリン酸 イボテン酸 グリシン（アロステリックアゴニスト）	AP 5, CPP MK 801, PCP ketamine γ-DGG, GAMS Mg^{2+}, Zn^{2+}
非NMDA型	AMPA型	キスカル酸 AMPA	γ-DGG, GAMS JSTX, NSTX
	カイニン酸型	カイニン酸 ドーモイ酸 アクロメリン酸	CNQX, DNQX

AMPA：α-amino-3-hydroxy-5-methylisoxazole-4-propionic acid
AP5：2-amino-5-phosphonovaleric acid
CPP：3-(2-carboxypiperazin-4-yl) propyl-1-phosphonic acid
MK801：5-methyl-10, 11-dihydro-5H-dibenzo〔a, d〕cycloheptan-5, 10-imine
CNQX：6-cyano-7-nitroquinoxaline-2, 3-dione
DNQX：6, 7-dinitroquinoxaline-2, 3-dione
γ-DGG：γ-D-glutamylglycine
GAMS：γ-glutamylaminomethyl sulphonic acid

（1） NMDA型レセプター

NMDA型レセプターに関しては，以下のような性質があり，早くからその特徴づけが進んできている．①Mg^{2+}やZn^{2+}による抑制，②グリシンによるアロステリックな増強作用，③レセプターによって開口するイオンチャネルはNa^+，K^+のほかにCa^{2+}を透過させやすい，④数多くの特異的な拮抗薬や変容薬の存在，などである．Mg^{2+}による抑制については脊髄標本でNMDAによる脱分極電位がMg^{2+}によって抑制されることが早くから指摘されていたが，Nowakら[6]は，培養細胞のパッチクランプ法によりこの現象がMg^{2+}による膜電位依存性のNMDA電流の抑制であること

を明確に示した．同じ2価イオンであるZn^{2+}もNMDAレセプターに対する阻害作用があるが[7]，膜電位依存性はなく，作用部位はMg^{2+}とは異なるものと考えられている．グリシンによるNMDA反応の増強もAscherら[8]によってみいだされたもので，培養細胞でグリシンがNMDA電流を著明に増大させるが，カイニン酸やキスカル酸による電流は変わらないことを示した．このグリシンの増強作用は閾値10nMで，1μMで飽和することから生理的条件下でも十分作用していることがわかる．またストリキニンによる拮抗作用のないことから抑制性伝達物質としてCl$^-$チャネルに結合するものとは異なることなどが明らかになった．NMDAチャネルがNa$^+$のほかにCa^{2+}を通しやすいことは培養細胞を用い，逆転電位の計測による結果[9]やCa^{2+}指示薬を用いた研究[10]により明らかにされ，この結果NMDAチャネルによって運ばれる電流のうち5〜10％がCa^{2+}であるとされている．NMDAレセプターの拮抗薬は数多くのものが知られているが，競合的拮抗薬としてAPV，CPP，非競合的拮抗薬としてMK 801, PCP, ketamineなどがあげられている．

（2）非NMDA型レセプター

従来非NMDA型レセプターはカイニン酸型・キスカル酸型と2分類されていたが，これはこの2種のアゴニストの有効濃度が神経細胞の種類や部位によって大きな差があること，パッチクランプによる電流の時間経過や単一チャネルコンダクタンスについてもカイニン酸とキスカル酸の場合では，共通するものもあるが異なった反応がみられること，さらに組織化学的な結合実験でも脳内分布に差がみられること，などが別種のレセプターサブタイプの存在の根拠となっていた．しかし，近年キスカル酸の合成アゴニストであるAMPAの作用がキスカル酸と同一でなく，イオンチャネル結合型のレセプターにはAMPAの方がより選択的なアゴニストであることがわかってきた．さらに次項に述べるように，カイニン酸型レセプターと呼ばれるものがAMPA型レセプターファミリーの1群に含まれるとの見解が出されている．

NMDA型レセプターに比べ非NMDA型レセプターにはアンタゴニストの種類は多くない．DGGやkynurenic acidはNMDA型レセプターも阻害する非特異的アンタゴニストとして知られていた．CNQXおよびDNQX[11]がカイニン酸およびキスカル酸の特異的アンタゴニストとして，一方，天然毒からのアプローチとして*Araneuus*科のクモ毒素が非NMDA型レセプターの特異的阻害作用をもつことが知られ，JSTX[12]，NSTX[13]，Argiopin（Argiotoxin）[14]などが構造決定され化学合成されている．またアクロメリン酸は毒キノコから得られたカイニン酸の強力なアゴニストである[15]．

b．分 子 的 性 質

1989年，米国のHeinemannグループ[16]がカイニン酸レセプターないしその一部を分離したと発表した．彼らはラット脳からmRNAを抽出し，これを基に脳のcDNAライブラリーを利用しスクリーニングを行い，アフリカツメガエルの卵母細胞膜にレセプターを発現させる方法によりカイニン酸およびドーモイ酸に強く反応するレセプターをコードするcDNAを分離した．

この報告を皮切りにグルタミン酸レセプターの分子構造に関する研究は急速に進み，現在ではラットおよびマウスから複数のcDNAがクローン化されている[17〜21]．これらのレセプターは単離された順にGluR 1からGluR 6（あるいはKA 1）と命名されている．いずれのタイプも約900残基のアミノ酸より構成され，N末端にシグナルペプチドと推定される18〜30残基の疎水性配列の存在，C末端側に4か所の疎水性膜貫通領域（M1〜M4）の存在が推定されている．膜を4回貫通するこれらのレセプターの構造は基本的にはアセチルコリンやGABA$_A$など他のイオンチャネル型レセプターと類似するが，1次構造での類似性は低い．グルタミン酸レセプターはM1領域では膜の外側，すなわちシナプス間隙に約500残基が顔を出しているのが特徴の1つにあげられる．このため，グルタミン酸レセプターは分子量で他のイオンチャネル型レセプターの約2倍の大きさをもち，この約500残基がアゴニストなどの

表 1.5　分子種によるグルタミン酸レセプターの分類

命令者　機能	Heinemann S	Seeberg PH	Nakanishi S	Mishina M
AMPM 型	GluR 1	GluR A		$\alpha 1$
	GluR 2	GluR B		$\alpha 2$
	GluR 3	GluR C		$\alpha 3$
	GluR 4	GluR D		$\alpha 4$
KA 型	GluR 5			$\beta 1$
	GluR 6			$\beta 2$
	GluR 7			$\beta 3$
			KA 1	$\gamma 1$
			KA 2	$\gamma 2$
				$\delta 1$
				$\delta 2$
NMDA 型			NMDAR 1	$\zeta 1$
				$\zeta 2$
			NMDAR 2A	$\varepsilon 1$
			NMDAR 2B	$\varepsilon 2$
			NMDAR 2C	$\varepsilon 3$
			NMDAR 2D	$\varepsilon 4$

結合部位と考えられている．

　現在，グルタミン酸レセプターチャネルサブユニットは3種類のサブファミリーに分類できる（表1.5）．この分類は構造の類似性に基づいたものであるがサブユニットの薬理学的性質とよく対応している．GluR 1からGluR 4（SeeburgらはGlu-AからGlu-Dと呼んでいる）はたがいに約70%の相同性をもち，AMPAに高い親和性を示すチャネルを構成する．これらに対して50%の相同性を示すGluR 5，GluR 6とKA 1はカイニン酸に高い親和性を示し，カイニン酸型グルタミン酸レセプターチャネルを形成する．1991年，NakanishiらのグループはNMDA型レセプターのcDNAクローニングに成功した[22]．このレセプターは分子量約100000でGluR 1などの非NMDA型レセプターとの相同性は20〜26%であった．アフリカツメガエル卵母細胞膜上に発現させたレセプターチャネルはNMDAで活性化されるがカイニン酸やAMPAには反応しない．またCa^{2+}を通すこと，APVなど特異的な拮抗剤で阻害されることなどNMDAレセプターの特徴をもつことがわかった．

　一方Mishinaらはマウスのからのクローニングにより他のサブユニット群を明らかにし，1次構造の類似性からグルタメートレセプターを6種類のサブファミリーから成るとし，新しい分類を提唱した[23]（表1.5）．

（1）Flop 型と Flip 型

　Seeburgのグループ[24]は，AMPA型レセプターのうち，4番目の膜貫通部分（M4領域）に先行する38個のアミノ酸の部分構造が2通りの組成をもつことをみいだした．これはレセプター遺伝子の隣接するエクソンにコードされる成分で，ちょうどフリップ・フロップ型のスイッチのように働き，それぞれが異なった薬理作用を持つ分子をコードすることを示した．たとえばL-グルタミン酸による電流のうち，速い脱感作を伴う成分はFlip A，残存する小さい成分はFlop Bに由来するものと考えられる．このような結果から，彼らは4種類のAMPA型レセプター中の2通りのエクソンに起因する遺伝子のスプライシングに基づくチャネルの変容があり，2つの間のスイッチ機構は神経細胞の適合的変化に対応して起こると推論している．Flop型とFlip型の違いは脳の発達過程にもみられ，ラット脳での in situ hybridization 実験の結果からFlop型が成熟型レセプターと対応しているとの報告がされている[25]．

（2）イオン透過と point mutation

　レセプターイオンチャネルのなかで最も研究の進んでいるアセチルコリンレセプターでは膜貫通領域M2がチャネルの内壁を構成し，その近傍の負に帯電したアミノ酸がイオンの透過速度を調節することが示されているが，グルタミン酸レセプターについても同様にM2領域の近傍にも負に帯電したアミノ酸残基が存在している[26]．ラットAMPA型レセプターサブユニットを組み合わせて培養腎臓細胞で発現させた場合，GluR 2を含む組み合わせではCa^{2+}の透過性が高まる．GluR 1やGluR 4までのM2領域の差異についてみるとGluR 2のみ586番目の残基にアルギニンをもつ．実際，point mutationでGluR 2のM2領域のアルギニンを他のAMPAレセプターで対応しているグルタミンに代えると2価イオンの選択性は消失する[27]．マウス由来のAMPA型グルタミン酸レセプターでも同様の事実が報告されている[28]．

nativeなグルタミン酸レセプターの構造は現在まだ不明であるが，cDNAにより発現させたレセプターの機能解析からグルタミン酸レセプターチャネルは複数のサブユニットからなるヘテロオリゴマーの形態と推定されている．

c. シナプス後電流の性質

NMDA型，非NMDA型ともに興奮性のシナプス伝達を担うわけであるが，NMDAレセプターによる電流は非NMDAレセプターに比べ，立ち上がりが遅く持続が長い特徴がある．非NMDA型レセプターは，Na^+/K^+の透過性を上げ，速い興奮性シナプス後電位を発生する．上述したようにNMDA型レセプターは非NMDA型レセプターと異なるイオンチャネル特性をもっている．生理的条件下でのMg^{2+}濃度で，チャネルの閉塞が起こり，これは膜電位依存性があり静止膜電位付近ではかなりの程度ブロックされているが，膜の脱分極により閉塞がはずれイオン電流が生ずる．透過するイオンの種類は，Na^+, K^+のほか2価イオンとしてCa^{2+}を通すことが知られており，このCa^{2+}の細胞内流入は，それに続く一連のCa^{2+}依存性の細胞内過程は，シナプス伝達の可塑性や長期増強の引き金となると考えられている．非NMDA型レセプターでも強い持続的な活性化が起こった場合には膜電位依存性のCa^{2+}チャネルが開きCa^{2+}の流入が起こることが考えられる．

d. 分　　　布

グルタミン酸レセプターは無脊椎動物では節足動物神経筋シナプス，軟体動物のイカ巨大神経シナプスなどにある（表 1.6）．脊椎動物では中枢神経系全般に分布しているが，とくに脳での局在をみると，大脳皮質，基底核，海馬，扁桃体，小脳，さらに感覚系の外側膝状体，内側膝状体，嗅球などが顕著である[29]．レセプターのサブタイプとの関連でみると多くの部位では共通した結合がみられる．しかし部位によりレセプターのサブタイプの分布が異なることが知られている．サブタイプの分布はNMDAレセプターの場合，[³H]NMDAはアフィニティーが弱いので，NMDAに

表 1.6　グルタミン酸レセプターとその機能

グルタミン酸レセプターの分布	グルタミン酸レセプターの機能
脊椎動物　中枢神経系 　　脊　髄 　　海　馬 　　小　脳 　　大　脳 無脊椎動物 　　甲殻類神経筋シナプス 　　昆虫神経筋シナプス 　　イカ巨大シナプス	運動機能　細胞内情報伝達系 感覚機能 高次機能（記憶，学習） 可塑性（発達，長期増強，長期抑圧） 機能欠損—遅延性神経細胞壊死 　　　　　脳虚血，低血糖

感受性をもつ[³H] L-glutamateの結合部位を調べたり，アンタゴニストの[³H]D-APVあるいは[³H]CPPを用いる．カイニン酸レセプターの場合は[³H] kainate，キスカル酸はラベル化合物がないので[³H] AMPAを用いる．海馬の場合を例にとると，NMDAレセプターの結合部位はCA 1野のstratum radiatumやstratum oriensが最も密で，CA 3野や歯状回は中等度の染まり方である．しかし苔状線維の終末部位はほとんど結合がみられずこの部は逆にカイニン酸の結合が著しい．一方，小脳の平行線維がシナプス結合するPurkinje細胞の樹状突起部分はNMDA，カイニン酸のいずれも弱い結合であるが，AMPAと強く反応し，AMPA型レセプターのアンタゴニストであるJSTXのビオチン標識体とも強く反応する[30]．グルタミン酸レセプターサブユニットmRNAの脳内分布を in situ hybridizationでしらべるとGluR 1からGluR 4はAMPA結合部位にほぼ一致して分布している．すなわち海馬，大脳皮質，尾状核-被核，小脳などにシグナルがみられる．しかしそれぞれ詳細な点では分布を異にし，例えば小脳ではGluR 1はPurkinje細胞，Bergmannグリア細胞と分子層の深層にシグナルが強く，GluR 2はPurkinje細胞と顆粒層に分布する．Glu 3はPurkinje細胞と分子層に，GluR 4は顆粒層と分子層の深層にそれぞれシグナルが強い[26]．カイニン酸型レセプターではGluR 6とKA 1がカイニン酸の高親和性部位とよく対応する[20,21]．NMDA型レセプターについての in situ hybridizationでは小脳，海馬，大脳皮質と嗅球でシグナ

ルが強く，小脳では顆粒層に，海馬では顆粒細胞，CA1〜CA4と歯状回が顕著であった[23]。海馬におけるこの結果は，NMDA型は主にCA1に，non-NMDA型は主にCA3に分布するという従来の説[29]と一致しない。このことは，nativeなNMDA型グルタミン酸レセプターはNMDA-1型を含むヘテロメリック型で，NMDA-1型以外の別の型の存在を暗示しているのかも知れない。以上のように，組織化学におけるnativeなレセプターとの対応は in situ hybridization のデータも含めて今後も研究課題となっている。

e. 生理的意義および病態的意義

グルタミン酸レセプターは興奮性のシナプス伝達を仲介するが，NMDAと非NMDAレセプターの場合には機能的には若干の差異がみられる。海馬のCA1錐体細胞—Schaffer側枝間のシナプス伝達で解析された結果では，非NMDAレセプターはシナプス後電位の早い成分に関与し，また比較的低頻度の入力刺激による情報伝達の早い部分を受け持つと考えられる。これに対して非NMDAレセプターは強い刺激や高頻度の入力刺激，さらに抑制性シナプス電位の減少によって生ずるシナプス後膜の脱分極により活性化される。この結果，持続の長いシナプス後電位を形成し，また Ca^{2+} の細胞膜内透過性を上げる。これは長期増強などの可塑性の変化から学習や記憶につながるシナプス伝達機構と考えられている[1,31]。一方，脳の虚血や低血糖により多量のグルタミン酸が放出されこの結果として脳細胞の選択的な壊死が起こる[32]。これは Ca^{2+} の大量の無秩序な流入が原因となっていると考えられ，NMDAレセプターにその因を求める説が有力である。事実，壊死する細胞は海馬の場合CA1野の錐体細胞が主でCA3野は少ない。これはNMDAレセプターの分布と一致する。またNMDAの拮抗薬の前投与によって細胞壊死がある程度防止できる。しかし最近，非NMDAレセプターも細胞壊死に関与しているという報告もあり[33]，NMDAレセプター原因説のみで解釈できない面もでてきている。

〔島崎久仁子，川合述史〕

文 献

1) 川合述史：グルタミン酸レセプター．科学 **62**：296-303, 1992.
2) Nakanishi S; Molecular diversity of glutamate receptors and implications for brain function. *Science* **258**：597-603, 1992.
3) Gasic GP, Hollman M：Molecular neurobiology of glutamate receptors. *Annu Rev Physiol* **54**：507-536, 1992.
4) Sommer B, Seeberg PH：Glutamate receptor channels: novel properties and new clones. *Trends Pharmacol Sci* **13**：291-296, 1992.
5) Watkins JC, Eavans RH：Excitatory amino acid transmitters. *Ann Rev Pharmacol Toxicol* **21**：165-204, 1981.
6) Nowak L, Bregestowski P, Asher P, Herbet A, Prochiantz A：Magnesium gates glutamate-activated channels in mouse central neurones. *Nature* **307**：462-465, 1984.
7) Westbrook GL, Mayer ML：Micromolar concentrations of Zn^{2+} antagonize NMDA and GABA responses of hippocampal neurons. *Nature* **238**：640-643, 1987.
8) Johnson JW, Ascher P：Glycine potentiatesthe NMDAresponse in cultured mouse brain neruons. *Nature* **325**：529-531, 1987.
9) Mayer ML, Westbrook GL：Permeation and block of N-methyl-D aspartic acid receptor channels by divalent cations in mouse cultured central neurones. *J Physiol* **394**：501-527, 1987.
10) Kudo Y, Ogura A：Glutamate-induced increase in intracellular Ca^{2+} concentration in isoalted hippocampal neurons. *Br J Pharamacol* **26**：191-198, 1986.
11) Honore T, Davis SN, Drejer J, Fletcher EJ, Jacobsen P, Lodge D, Nielsen FE：Quinoxalinediones: potent competitive non-N-methyl-D-aspartate glutamate receptor antagonists. *Science* **241**：701-703, 1988.
12) Abe T, Kawai N, Miwa A：Effects of a spider toxin on the glutaminergic synapse of lobster muscle. *J Physiol* **339**：243-252, 1983.
13) Aramaki Y, Yasuhara T, Higashijima T, Yoshioka M, Miwa A, Kawai N, Nakajima T：Chemical charactyerization of spider toxin, JSTX and NSTX. *Proc Japan Acad* **62**, Ser B：359-362, 1986.
14) Jackson H, Usherwood PNR：Spider toxin as tools for dissecting elements of excitatory amino acid transmission. *Trends Neurosci* **11**：278-283, 1988.
15) Shinozaki H：Pharmacology of the glutamate receptor. *Progr Neurobiol* **30**：399-435, 1988.
16) Hollmann M, O'Shea-Greenfield A, Rogers SW,

Heinemann S : Cloning by functional expression of a member of the glutamate receptor family. *Nature* **342** : 643-648, 1989.

17) Boutler J, Hollmann M, O'Shea-Greenfield A, Hartley M, Deneris E, Maron C, Heinemann S : Molecular cloning and functional expression of glutamate receptor subunit genes. *Science* **249** : 1033-1037, 1990.

18) Nakanishi N, Schneider N, Axel R : A family of glutamate receptor genes : evidence for the formation of heteromultimeric receptors with distinct channel properties. *Neuron* **5** : 569-581, 1990.

19) Bettler B, Boutler J, Hermans-Borgmeyer I, O'Shea-Greenfield A, Deneris ES, Moll C, Borgmeyer U, Hollmann M, Heinemann S : Cloning of a novel glutamate receptor subumit, Glu 5. *Neuron* **5** : 583-595, 1990.

20) Egebjerg, Buttler B, Hermans-Borgmeyer I, Heinemann S : Cloning of a cDNA for a glutamate receptor subunit activated by kainate but not AMPA. *Nature* **351** : 745-748, 1991.

21) Werner P, Voigt M, Keinaenen K, Wisden W, Seeburg P : Cloning of a putative high-affinity kainate receptor expressed predominantly in hippocampal CA 3 cells. *Nature* **351** : 742-744, 1991.

22) Moriyoshi K, Masu M, Ishii T, Shigemoto R, Mizuno N, Nakanishi S : Molecular cloning and characterization of the rat NMDA receptor. *Nature* **354** : 31-37, 1991.

23) Katsuwada T, Kashiwabuchi N, Mori H, Sakimura K, Kushiya E, Araki K, Meguro H, Masaki H, Kumanishi T, Arakawa M, Mishina M : Molecular diversity of the NMDA receptor channel. *Nature* **358** : 36-41, 1992.

24) Sommer B, Keinaenen K, Verdoorn TA, Wisden W, Burnashev N, Herb A, Koehler M, Takagi T, Sakmann B, Seeburg PH : Flip and flop : A cell-specific functional switch in glutamate-operated channels of the CNS. *Science* **249** : 1580-1585, 1990.

25) Monyer H, Seeburg PH, Wisden W : Glutamate-operated channels : developmental early and mature forms arise by alternative splicing. *Neuron* **6** : 799-810, 1991.

26) Keinaenen K, Wisden W, Sommer B, Werner P, Herb A, Verdoon TA, Sakmann B, Seeburg PH : A family of AMPA-selective glutamate receptor. *Science* **249** : 556-560, 1990.

27) Burnashev N, Monyer PH, Sakmann S : Divalent ion permeability of AMPA receptor channels is dominated by edited form of a single subunit. *Neuron* **8** : 189-198, 1992.

28) Sakimura K, Morita T, Kushiya E, Mishina M : Primary structure and expression of the $\gamma 2$ subunit of the glutamate receptor channel selective for kainate. *Neuron* **8** : 267-274, 1992.

29) Cotman CW, Monaghan DT, Ottersen OP, Storm-Mathisen J : Anatomical organization of excitatory amino acid receptors and their pathways. *Trends Neurosci* **7** : 273-280, 1987.

30) Shimazaki K, Hirata Y, Nakajima T, Kawai N : A histochemical study of glutamate receptor in rat brain using biotinyl spider toxin. *Neurosci Lett* **114** : 1-4, 1990.

31) Collingridge GL : Long-term potentiatiation in the hippocampus : Mechanism of initaiation and modulation ny neurotansmitters. *Trends Pharmacol Sci* **6** : 407-411, 1985.

32) 桐野高明：脳虚血における遅発性神経細胞壊死. 神経科学レビュー **2** : 173-199, 1988.

33) Sheardown MJ, Nielsen EO, Hansen AJ, Jacobsen P, Honore T : 2,3-Dihydroxy-6-nitro-7-sulfamoyl-benzo(F)quinoxaline : a neuroprotectant for cerebral ischemia. *Science* **247** : 571-574, 1990.

2. Gタンパク質連関レセプター

2.1 ロドプシン

われわれは外部からの情報の8割以上を視覚によって得ている．網膜に投影された光信号が電気信号に変換された後，多くの神経細胞により情報処理が施され，脳において視覚が成立する．網膜でのロドプシンによる光信号の受容は生命活動における最も重要な機能の1つである[1~3]．

1842年Krohnは頭足類イカの網膜に赤色の色素が存在することをみいだした．Boll（1876年）は網膜を光にさらすと赤色色素が黄色に変化することをみいだし，これが網膜における光受容機構の鍵を握る物質であるとした．この結果を知ったKuhneは網膜の感光性色素の研究にとりかかり，その退色過程や再生現象に関して数々の業績を残した．そのなかでも特筆すべきことは界面活性剤（コール酸）で視物質を抽出することに成功し，分子レベルでの研究への扉を開いたといえよう[4]．

この視物質は1967年視覚の研究でノーベル賞を授与されたWaldによりロドプシン（Rhodopsin）と名づけられて今日に至っている．このようにロドプシン研究は分子実体とし研究対象になってからでも，すでに100年以上の歴史がある．ロドプシンが信号レセプターの中でも最も解明が進んできているのは，視覚というわれわれにとって最も重要な感覚レセプターであることとともに，試料が比較的容易に大量に得られることであろう．

視細胞外節の膜タンパク質の約8割がロドプシンであり，1回の精製で約300mgのロドプシンが容易に単離できる．脳の神経伝達物質レセプターが膜タンパク質の1万分の1以下であることと比べればその研究材料としての有利さがわかるであろう．

しかしロドプシン研究は暗室で行われなければならないという煩わしさから，とくに視覚に関心のある生物学者，その光化学反応に興味のある生物物理学者の一部により研究が進められたにすぎなかった．

ロドプシンが多くの生化学者の興味の対象になったのは，本章に続いて紹介されるGタンパク質と連関するレセプターのよいモデルとなっているからであろう．すなわちGタンパク質連関レセプターのいずれもが，そのアミノ酸配列の相同性だけでなく，7本のαヘリックスが膜を貫くという高次構造までがロドプシンと類似であること，遺伝子解析によれば，これらはすべて共通の祖先から進化した産物であることが明らかとなったからであろう[5]．

すでに述べたようにロドプシンが単離されて以来100年の研究の蓄積があること，その1次構造だけでなく高次構造も解析されていること，レセプターと連関する細胞内情報伝達系がすでに解明されていることなど，今後ともロドプシンは信号レセプターのモデルとしての地位を占めていくであろう．本稿ではこのような立場からロドプシン研究の現状を紹介したい．

a. 視細胞とロドプシン[6]

ロドプシンは発色団レチナール（retinal）とオプシンタンパク質（opsin）からなる色素タンパク質で脊椎動物では薄明視（明暗視）をつかさどる桿体細胞（rod cell）に位置する．脊椎動物の網膜にはもう1つ形態学的に異なる錐体細胞（cone cell）がある．錐体細胞は昼間視（色覚）をつかさどり，ヒトでは赤，緑，青の吸収の異なる3種類

の細胞があり，それぞれに赤視物質，緑視物質，青視物質が存在する．これら色覚視物質の発色団はいずれもロドプシンと同じ11-シス型レチナールであるので色の違いはタンパク質の違いによると考えられている．脊椎動物視細胞外節（rod outer segment）は繊毛が変形し層状構造を形成しているのに比較し無脊椎動物視細胞外節ではその両側面の細胞膜が変形して小管構造（microvilli）を形成し，感桿分体（rhabdome）をつくっている．無脊椎動物の視物質もロドプシンと呼ばれ，この小管構造に位置している．

原始世界から生息し続けている生物の1つである高度好塩菌に視物質と同じレチナールタンパク質がみいだされた．第1番目，第2番目にみいだされたバクテリオロドプシン，ハロロドプシンは，それぞれ光駆動のプロトンポンプ，クロライドポンプで光エネルギー獲得のアンテナであった．筆者らが1982年にみいだした第3のレチナールタンパク質センサリーロドプシンはこのバクテリアの走光性の光レセプター，すなわちバクテリアの視物質であることがわかった[7]．これらバクテリアのレチナールタンパク質のいずれも7本αヘリックス構造をとっており，ロドプシンスーパーファミリーの起源が古いものであることがわかる．

b. ロドプシンにおける光信号受容機構

レセプターの信号源の多くはアゴニスト（agonist）と呼ばれる化学物質である．一方，視物質ロドプシンは光という物理量の信号を受けるわけであるが，その光受容中心である11-シス型レチナールはアンタゴニストとしてレセプタータンパク質にシッフ塩基結合を通して結合している．光刺激によりアンタゴニストである11-シスレチナールがアゴニストである全トランス型レチナールに変わり，ロドプシンを活性型にし，Gタンパク質と結合する．淡黄色のレチナール（吸収極大波長380nm）が無色の視物質のアポタンパク質（オプシン）と結合すると紫色から赤色に至る可視部のほぼ全領域（340～640nm）の波長を吸収する多彩な視物質が生成する．視物質のレセプター特異性はその吸収波長の調節に対応させられるであろう．したがってロドプシンの波長調節機構を明らかにすることは，レセプターのアゴニスト特異性を理解する上で重要である．

ロドプシンはその1次構造から図2.1に示した

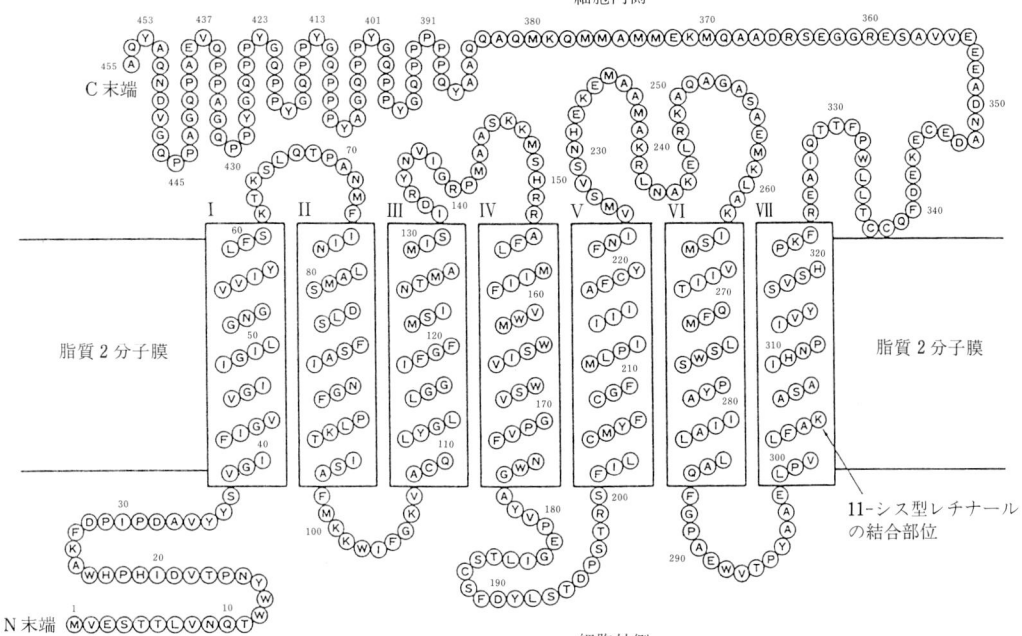

図2.1 タコロドプシンのアミノ酸配列と予想される膜内での構造模式図

ような7本のαヘリックスが膜を貫いた構造をとっていると予想されている[8]．レチナールは7本目のαヘリックスの中程にあるリジン残基（タコロドプシンの場合 Lys 306）のεアミノ基とシッフ塩基結合を形成している．

ロドプシンを光刺激すると3000フェムト（3×10^{-13}）秒後に長波長シフトした初期中間体プライムロドプシン（primrhodopsin）が生成する[9]．その後いくつかの吸収スペクトルの異なる短寿命中間体を経て最終光産物メタロドプシン（metarhodopsin）が生成する．これらの中間体の多くは低温にすることで安定化できるので各種分光法により解析できる[10]．とくに共鳴ラマン分光法[11]，フーリエ変換赤外分光法[12]，核磁気共鳴法により得られた結果をまとめてみると次のとおりである．

1) ロドプシンではレチナールの構造は6～7位の1重結合でシス型，11～12位の2重結合でシス型，12～13位の1重結合はトランス型である．

2) オプシンタンパク質の Lys 残基のεアミノ基とレチナールのアルデヒドにより形成されるシッフ塩基結合（Schiff base linkage）はプロトン化している．ロドプシンの波長調節に寄与していると考えられるこのプロトンの対イオンは2本目のヘリックスの Glu 113（ウシの場合）と推定される．

3) 光受容に伴いレチナールは全トランス型に光異性化するがピコ秒領域に生じるバソロドプシンではタンパク質の構造変化が伴わないためレチナールは歪みのかかった全トランス構造をとっている．

4) 重水素化したレチナール，オプシンタンパク質の共鳴ラマン分光法，フーリエ変換赤外分光法による解析から，レチナールと相互作用するアミノ酸が推定されている．

とくに4)はロドプシンの遺伝子操作による特定のアミノ酸の部位突然変異誘起法と各種分光法により，今後大いに解明の進んでいく分野であろう．

c. ロドプシンの構造

1982年 Ovchinnikov[13] がウシロドプシンの1次構造を明らかにして以来，現在20種以上の視物質の構造が解析されている．このなかで無脊椎動物の代表としてタコロドプシン，ショウジョウバエR1，R2視物質，脊椎動物の中からヒトの3種の色覚視物質，ヒトおよびウシのロドプシンのアミノ酸配列を並べたのが図2.2である[14]．ここで網掛けしたのが無脊椎動物で，囲みが脊椎動物で，網掛けを囲んだのがすべての動物でアミノ酸の相同性のあるものである．これらの配列の最下段の＊印は現在調べた内分泌系・神経系のすべてのレセプターにも保存されているアミノ酸である．配列の上段のⅠからⅦの横棒はハイドロパシーインデックスから推定されたαヘリックスの領域である．このアミノ酸配列表とそれから推定されるトポロジー（図2.2）から構造に関して下に示すようないくつかの興味ある事実が浮かび上がってくる[15]．

(1) 細胞外側のペプチド

この領域は細胞の外側に面しており，内分泌系や神経系のレセプターではアゴニストを認識する部位である．

1) 細胞外側のループⅣ～Ⅴはすべてのループで最も相同性が高く，ロドプシン類では17のアミノ酸のうち10が保存されている．

2) N末端のペプチドには糖を結合させていると考えられるアスパラギンが2個ある．

3) ループⅡ～ⅢのCys 109 とループⅣ～ⅤのCys 187 に対応する2つのシステインはすべてのレセプターに保存されジスルフィド結合を形成していると推定されている．

(2) 7本のαヘリックスにより形成される領域

レセプターの骨格となる部分である．ロドプシンではこの7本のαヘリックスの中程にレチナールを擁している．他のレセプターではアゴニストの位置するところである．

1) レセプターの骨格となるαヘリックスの部分のアミノ酸の相同性は高い．

2) αヘリックスⅣ，Ⅴ，Ⅵ，Ⅶの中程に位置しているプロリンはすべてのレセプターで保存されている．プロリンはαヘリックスの構造を乱すア

2.1 ロドプシン

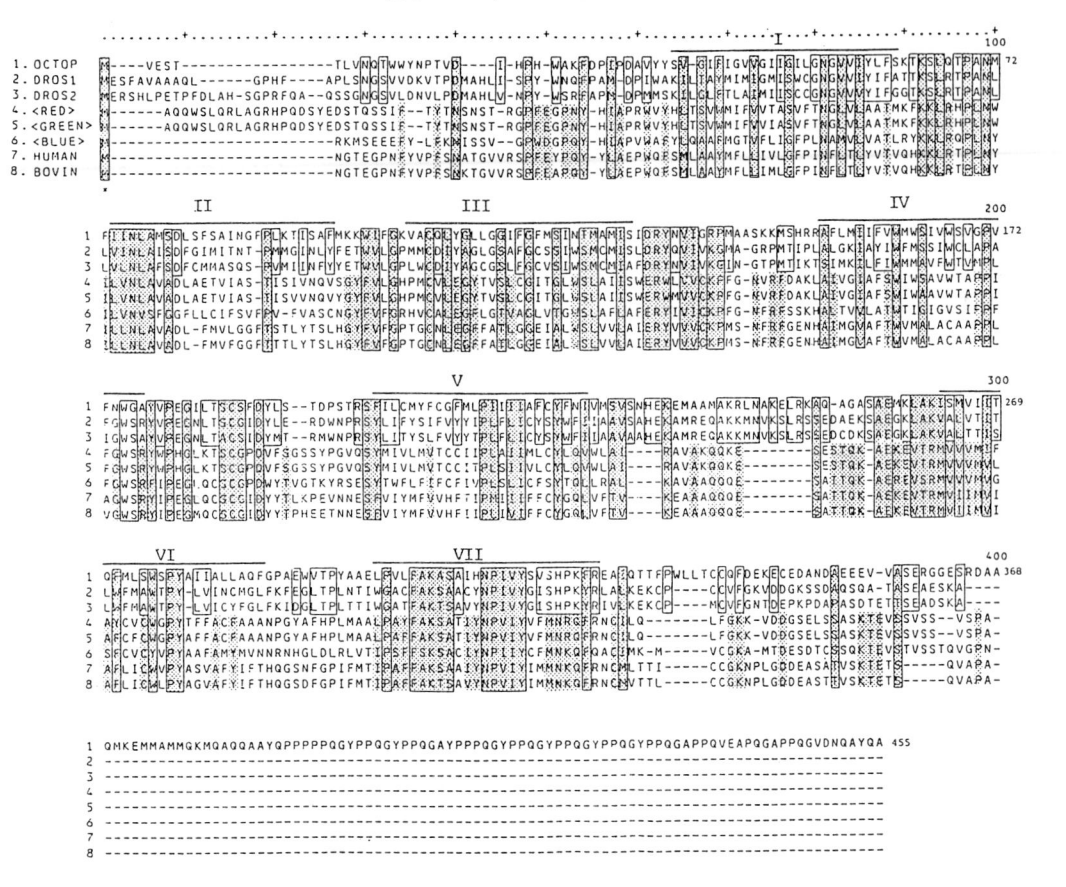

```
                                                              I                                    100
1. OCTOP    K----VEST----------------TLVNQTTWYNPTVD----I-HPH-MAKFDPIPDAVYYNV-GIFIGVMGIIGLGNGVVIYIFATKSLRTPANM  72
2. DROS1    MESFAVAAAQL-----GPHF----APLSNGSVVDKVTPDMAHLI-SEY-WNQFPAM-DPIWAKILTAYMIMIGMISWCGNGVVIYIFTTTKSLRTPANL
3. DROS2    MERSHLPETPFDLAH-SGPRFQA--QSSGNGSVLDNVLPDMAHLI-MPY-WSRFAPM-DPMMSKILGLFTLAIMIISCCGNGVVMYIFGGTKSLRTPANL
4. <RED>    M------AQQWSLQRLAGRHPQDSYEDSTQSSIF--TYTNSNST-RGPFEGPNY-HIAPRWVYHLTSVWMIFVVIASVFTNGLVLAATMKFKKLRHPLNW
5. <GREEN>  M------AQQWSLQRLAGRHPQDSYEDSTQSSIF--TYTNSNST-RGPFEGPNY-HIAPRWVYHLTSTWMILVVTASVFTNGLVLAATMKFKKLRHPLNW
6. <BLUE>   M-----------RKMSEEEFY-LFKN-ISSV--GPWDGPQYH-IAPVWAFYLQAAFMGTVFLIGFPLNAMVLVATLRYKKLRQPLNY
7. HUMAN    M----------NGTEGPNFYVPFSNATGVVRSPFEYPQY--YLAEPWQFSMLAAYMFLLIVLGFPINFLTLYVTVQHKKLRTPLNY
8. BOVIN    M----------NGTEGPNFYVPFSNKTGVVRSPFEAPQY--YLAEPWQFSMLAAYMFLLIMLGFPINFLTLYVTVQHKKLRTPLNY

                II                       III                          IV                      200
1 FIINLAMSDLSFSAINGFPLKTISAMYHKWVFGKVACQLYGLLGGIFGFMSINTMAMISIQRYNVIGRPMAASKKMSHRRAFLMIIFVWMWSIVWSVGPV 172
2 LVINLAISDLVMVLTNTPLMINLNLYYETWVLGPLWCDIYAGCGSLFGCVSIWSMCMISLDRYNVIVKGINGTPMTIKTSIMKILFIWMMAVFWTVMPL
3 LVLNLAVSDLFCMMASQS-PVMLNFYYETWVLGPLWCDIYAGCGSLFGCVSIWSMCMISLDRYQVIVKGMAGRPMTIPTSIMKILLIWMMAVFWTIMPL
4 ILVNLAVADLAETVIAS-TISVVNQVSGYFVLGHPMCVLEGYTVSLCGITGLWSLAIISWERWLVVCKPFG-NVRFDAKLAIVGIAFSWIWAAVWTAPPI
5 ILVNLAVADLAETVIAS-TISIVNQVYGYFVLGHPMCVFEGYTVSLCGITGLWSLAIISWERWMVVCKPFG-NVRFDAKLAIVGIAFSWIWSAVWTAPPI
6 ILVNLAVGGFLLCIFSVFP-VFVASCNGYFVFGRHVCALEGFLGTVAGLVTGWSLAFLAFERYIVICKPFG-NFRFSSKHALTVVLATWTIGIGVSIPPFF
7 ILLNLAVADLFMVLGGFTSTLYTSLHGYFVFGPTGCNLEGFFATLGGEIALWSLVVLAIERYVVVCKPMS-NFRFGENHAIMGVAFTWVMALACAAPPL
8 ILLNLAVADLFMVFGGFTTTLYTSLHGYFVFGPTGCNLEGFFATLGGEIALWSLVVLAIERYVVVCKPMS-NFRFGENHAIMGVAFTWVMALACAAPPL

                    V                                                              300
1 FNWGAYVPEGILTSCSFDYLSTDPSTRSFILCMYFCGFMLPIIIIAFCYFNIVMSVSNHEKEMAAMAKRLNAKELRKAQ-AGASAEMKLAKISMVIITT 269
2 FGWSRYIPEGNLTSCGIDYLE-RDWNPRSYLIFYSIFVYYIPLFLICYSYWFIIAAVAAHEKAMREQAKKMNVKSLRSSEDCDKSAEGKLAKVALTTISL
3 IGWSAYVPEGNLTACSIDYMT--RMWNPRSYLITYSLFVYYTPLFLICYSYWFIIAAVAAHEKAMREQAKKMNVKSLRSSEDCDCKSAEGKLAKVALTTISL
4 FGWSRYIPEGLQCSCGPDWYTVGTKYRSEYTWFLFIFCFIVPLSLICFSYTQLLRALRAVA-AQQQESATTQKAEKEVTRMVVVMVML
5 FGWSRFIPEGLQCSCGPDWYTVGTKYRSEYYTWFLFIFCFIVPLSLICFSYTQLLRALRAVA-KQKE------SESTQK-AEKEVTRMVVVMVLAF
6 AGWSRYIPEGLQCSCGPDWYTTNNKYNNESYVIFMFVVHFIIPLIIIFFCYGQLVFTV----KEAAAQQQE-----SATTQK-AEREVSRMVVVMIFAY
7 AQWSRYIPEGMQCSCGIDYYTLHPEETNNESYVIFMFVVHFIIPLIVIFFCYGQLVFTV----KEAAAQQQE-----SATTQK-AEKEVTRMVIIMVI
8 VGWSRYIPEGMQCSCGIDYYTPHEETNNESYVIFMFVVHFIIPLIVIFFCYGQLVFTV----KEAAAQQQE-----SATTQK-AEKEVTRMVIIMVI

              VI                    VII                                       400
1 QFMLSWSPYAIIALLAQFGPAEMWTPYAAELPVLFAKASAIHNPIVYSVSHPKFREAQTTFPWLLTCCQFDEKECEDANDAEEEV-VASERGGESRDAA 368
2 LFMAWTPY-LVINCMGLFKFEGLTPLNTIWGACIYAKYNPIVYGISHPKYRLALKEKCPCLVCGNDEPKPDAPASDTETTSEADSKA
3 LFMAWTPY-LVICYFGLFKILDGLTPLTTIWGATFAKTSAVYNPIVYGISHPKYRLALKEKCP----MCVFGNTDEPKPDAPASDTETTSEADSKA
4 AFCVCWGPYTFFACFAAANPGYAFHPLMAALPAYFAKSATIYNPVIYVFMNRQFRNCILQ---------LFGKK-VDDGSELSSASKTEVSSVSS-VSPA
5 AFCVCWGPYTFFACFAAANPGYAFHPLMAALPAYFAKSATIYNPVIYVFMNRQFRNCILQ---------LFGKK-VDDGSELSSASKTEVSSVSS-VSPA
6 SFCVCYVPYAAFAMYMVNNRNHGLDRLVTIPSFFSKSACIYNPIIYCFMNKQFQACIMK----VCGKA-MTDESDTCSSQKTEVSTVSSTQVGPN-
7 AFLICWLPYASVAFYIFTHQGSNFGPIFMTIPAFFAKSAAIYNPVIYIMMNKQFRNCMLTTI-----CCGKNPLGDDEASATVSKTETS-----QVAPA-
8 AFLICWLPYAGVAFYIFTHQGSDFGPIFMTLPAFFAKTSAVYNPVIYIMMNKQFRNCMVTTL-----CCGKNPLGDDEASTTVSKTETS-----QVAPA-

1 QMKEMMAMMGKMQAQQAAYQPPPPPQGYPPQGYPPQGAYPPPQGYPPQGYPPQGYPPQGAPPQVEAPQGAPPQGVDNQAYQA 455
```

図 2.2 ロドプシンファミリーのアミノ酸配列とその相同性
上の 3 つが無脊椎動物でタコロドプシン (OCTOP), ショウジョウバエ R 1 (DROS 1), R 2 (DROS 2) 視物質, 下の 4 つが脊椎動物でヒトの赤 (〈RED〉), 緑 (〈GREEN〉), 青 (〈BLUE〉) 色覚視物質, ヒト (HUMAN) およびウシ (BOVIN) のロドプシン. 網掛けが無脊椎動物での, 囲みが脊椎動物での相同性のあるアミノ酸, 網掛けに囲みのあるのがすべての動物で相同性があるアミノ酸である.

ミノ酸であり, レチナールの異性化やアゴニストの結合によりこの位置で α ヘリックスの構造変化が生じると考えられている.

3) ヘリックスVIIのレチナール結合部位の下流のアミノ酸はすべての視物質で保存されているが上流では脊椎動物および無脊椎動物同士でのみ保存されている.

(3) 細胞質側のペプチド

レチナールの異性化やアゴニストの会合がタンパク質の構造変化を誘発し, レセプターが活性型となる. Gタンパク質を活性化し後に続く情報伝達系を駆動し, またキナーゼによるリン酸化により脱感作を受けるのはレセプターの細胞質に面しているペプチドで形成されるインターフェイスドメインである. インターフェイスドメインはルー

プ I〜II, ループ III〜IV, ループ V〜VIとC末端の 2 連のシステイン (Cys 322-Cys 323) が脂質と結合して形成される 4 番目のループになる. 無脊椎動物のロドプシンが脊椎動物のGタンパク質を活性化すること, ウシのロドプシンキナーゼが β アドレナリンレセプターをリン酸化することなど異なるシグナル伝達におけるインターフェイスドメインの相同性が示唆されている.

1) これら 4 本のループはレセプター間で相同性がみられるが, とくにループ I〜II の相同性が高くGタンパク質との結合に参加していると考えられる.

2) ループ V〜VIはループのなかで最も多様性がある. 無脊椎動物ロドプシンでは脊椎動物ロドプシンより 12 または 13 もアミノ酸が多いのであ

るが, 同じ種の動物では保存の高い領域である.

3) ヘリックスVIIより伸びているC末端のペプチドは数においても相同性においても最も分散している部位である. しかしそこでも2連のシステイン (Cys 322-Cys 323) とその前後にあるもう1つのシステインである. 2連のシステインは膜脂質のパルミチン酸と結合して第4のループを形成している. C末端の特徴の1つはリン酸化されるセリン, スレオニンのクラスターである.

4) 頭足類ロドプシンのC末端は他のロドプシンより約100ものアミノ酸が多い. この部分は [Tyr-Pro-Pro-Gly-Gln] を共通配列として実に11回もの繰り返し構造がみられる. またC末端の下流にはパルアルブミンなどのCa結合部位と似た構造がある. これらの機能に関しては現在検討中である.

d. 視細胞におけるシグナル伝達系[14~18]

視細胞におけるシグナル伝達系はシグナルの受容から細胞反応に至るすべての伝達分子が明らかにされた最も解明が進んでいるシステムである. すでに多くの総説があるので, ここでは図 2.3 の助けをかりて簡単にその流れをみてみたい. 脊椎動物視細胞では光情報伝達に関与するタンパク質はロドプシン (Rh), Gタンパク質 (Gtα, Gt$\beta\gamma$), ホスホジエステラーゼ (P$\alpha\beta$, Pγ) である. ロドプシンは光刺激を受けるとレチナールの光異性化がタンパク質の構造を変え, 活性型のメタロドプシンが生成する. Gタンパク質はメタロドプシンにより活性化されGDPとGTPが交換しそれにともないGtαとGt$\beta\gamma$が解離する. 光情報を担ったGtαはホスホジエステラーゼと会合しそのインヒビターであるPγを取り去ることで活性化する. この結果トランスミッターであるcGMPが加水分解されイオンチャネルが閉じ視細胞にレセプター電位が発生する.

一方, 光受容したロドプシンはキナーゼ (kinase) によるリン酸化 (phosphorylation) を受ける. 脊椎動物の場合C末端のセリン・スレオニンがリン酸化される. このキナーゼはCaにもサイクリックヌクレオチドによっても活性化されない[17]. 一方, 頭足類ではcAMPにより活性化されるAキナーゼにより, ループV~VIのセリン (Ser 255) およびC末端のスレオニンがリン酸化されることが特徴である. このリン酸化は光情報伝達を脱感作することが示されている. 脊椎動物の場合アレスチンがこのリン酸化部位に結合することによりGタンパク質のロドプシンへの結合が阻害される. これはアレスチンの1次構造がGタンパク質のαサブユニットと相同性があり, たがいに拮抗することによるとされている.

おわりに 視細胞に存在する特殊な感光色素と考えられてきたロドプシンが, 今や信号レセプターのモデルとして多くの分野の研究者から注目されてきている. バクテリオロドプシンのみならずウシロドプシンの立体構造が明らかにされつつあり, 今後は原子レベルでレセプターの情報発現機構が解明されていくであろう. 〔津田基之〕

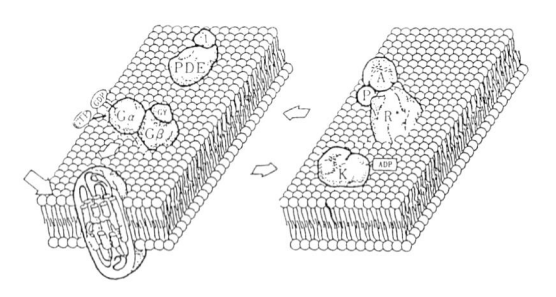

(a) シグナル伝達系 (b) シグナル抑制系

図 2.3 視細胞のシグナル伝達分子
シグナル伝達系 (a) にはロドプシン (R), Gタンパク質 (Gα, G$\beta\gamma$), ホスホジエステラーゼ (P$\alpha\beta$, Pγ) が, その抑制系 (b) にはキナーゼ (K), アレスチン (A) が関与している.

文 献

1) Tsuda M: Photoreception and phototransduction in invertebrate photoreceptor. *Photochem Photobiol* **45**(6): 915-932, 1987.
2) 津田基之, 前田章夫:解説"視覚の分子メカニズム". 蛋白質核酸酵素 **34**(4): 398-404, 1989.
3) Stryer L: Cyclic GMP cascade of vision. *Ann Res Neurosci* **9** 87-119, 1986.
4) 原 富之, 吉沢 透:光感覚の分子生理, 共立出版, 東京, 1973.
5) Iwabe N, Kuma K, Saitou N, Tsuda M, Miyata T:

Evolution of rhodopsin supergene Family. Independent divergence of visual pigments in vertebrates and insects and possibly in mollusks. *Proc Jap Acad* **65B**(9) : 195-198, 1989.
6) 岩佐達郎, 津田基之：視細胞シグナル伝達系の比較生体情報学. 比較生理生化学 **7**：133-146, 1990.
7) Tsuda M, Hazemoto N, Kondo M, Kamo N, Kobatake Y, Terayama Y : Two photocycles in *Harobacterium halobium* that lacks bacteriorhodopsin. *Biochem Biophys Res Commun* **108** : 970-976, 1982.
8) Ovchinnikov YA, Abdulaev NG, Zolotarev AS, Artamonov ID, Bespalov IA, Degrachev AE, Tsuda M : Octopus rhodopsin, amino acid sequence deduced from cDNA. *FEBS Lett* **232**(1) : 69-72, 1988.
9) Ohtani H, Kobayashi T, Tsuda M, Ebrey TG, Koshihara S : Primary process in photolysis of octopus rhodopsin. *Biophys J* **53**(1) : 17-24, 1988.
10) Tsuda M, Tokunaga T, Ebrey T, Yue KT, Mark J, Eisenstein L : The behavior of octopus rhodopsin and its photoproducts at very low temperature. *Nature* **287** : 461-462, 1980.
11) Pande C, Pande A, Yue KT, Callender R, Ebrey TG, Tsuda M : Resonance raman spectroscopy of octopus rhodopsin and its photoproducts. *Biochemistry* **26** : 4941-4947, 1987.
12) Bagley KA, Eisenstein L, Ebrey TG, Tsuda M : A comparative study of the infrared difference spectra for octopus and bovine rhodopsin and their bathorhodopsin and isorhodopsin photointermediates. *Biochemistry* **28**(6) : 3366-3373, 1989.
13) Ovchinnikov Y, et al : *Bioorg Kim* **8** : 1011-1014, 1982.
14) 津田基之：細胞における情報伝達. 高分子 **39**：674-677, 1990.
15) 津田基之：G蛋白質（機能）. 情報生物学シリーズ2, 神経情報伝達分子（葛西道生他編）pp 48-56, 培風館, 東京, 1988.
16) 津田基之：光情報の認識処理. 生命科学の基礎6, 生体膜の分子素子・分子機械（池上　明編）, pp 297-320, 学会出版センター, 東京, 1990.
17) 津田基之：GTP結合蛋白質とロドプシンの相互作用. 蛋白質核酸酵素 **34**（4）546-556, 1989.
18) Tsuda M, Tsuda T, Hirata H : Cyclic nucleotides and GTP analogus stimulated light-induced phosphoryration of octopus rhodopsin. *FEBS Lett* **254**（1）: 38-40, 1990.

2.2 ムスカリン性アセチルコリンレセプター

1914年Daleはニコチン作用とムスカリン作用を区別し，前者がニコチンをアゴニスト，クラーレをアンタゴニストとし骨格筋や神経筋で作用が見られるのに対し，後者はムスカリンをアゴニスト，アトロピンをアンタゴニストとし副交感神経標的器官などで作用がみられることを示した[1]．その後両作用の内在性活性物質はアセチルコリンと同定され，ニコチン性アセチルコリンレセプター（ニコチンレセプター）とムスカリン性アセチルコリンレセプター（ムスカリンレセプター）が薬物親和性に基づいて定義された．1970年代以降，放射性リガンドとの結合実験および細胞膜からの可溶化・精製によって両レセプターはタンパク質として同定され，遺伝子工学的手法によってアミノ酸配列が決定された．ニコチンレセプターとムスカリンレセプターはアセチルコリンというリガンドは共有するが，構造と機能はまったく異なり，前者はイオンチャネルレセプターで後者はGタンパク質共役レセプターである．ムスカリンレセプターは薬物親和性から3種のサブタイプ（M1, M2, M3）に分類されているが，cDNAあるいは遺伝子の分析から5種のサブタイプ（m1, m2, m3, m4, m5）が存在することが明らかになっている．

a. 同　　　定

細胞膜あるいは可溶化したムスカリンレセプターの同定は[^{3}H]QNB(3-quinuclidinylbenzylate)や[^{3}H]NMS(N-methylscopolamine)との結合実験によって容易に行える[2,3]．両者ともムスカリンレセプターに対する親和性は高く（Kd約100 pM），非特異的結合の割合は非常に低い（普通1 μMアトロピン存在下での結合により非特異的結合を定義する）．無傷の細胞を用いた場合，[^{3}H]QNBは細胞膜を通過するが[^{3}H]NMSは通過しないといわれている．両者の結合の差によって細胞内に移行したレセプターを見積もる試みがなされている[4]．

[^{3}H]QNBはサブタイプ特異性が少ない．[^{3}H]NMSも結合親和性はサブタイプによる差が少ないが，遊離速度がサブタイプによって異なることが知られている．サブタイプ特異的リガンドとしてはピレンゼピン(PZ, pirenzepine)やAFDX 116などが知られている．薬理学的なサブタイプの定義では，PZに親和性の高いものをM1，PZに親和性が低くAFDX 116に親和性が高いものをM2(またはM2cardiac)，両者に親和性が低いものをM3(またはM2grandular)とよぶ．M3サブタイプに親和性の高い薬物として最近HHS(hexahidrosiladifenidol)などが開発された．分子種として同定されたm1, m2, m3サブタイプの薬物親和性は，M1, M2, M3に一致する[5~7,7a]．m4, m5に特異的に高い親和性をもつ薬物はまだ開発されていない．m1~m5サブタイプをアフリカツメガエル卵や培養細胞に発現したときの，いくつかのリガンドに対する親和性（レセプターとの結合の解離定数Kd）を表2.1に示す．これらのKd値は[^{3}H]QNBや[^{3}H]NMS結合の阻害実験から得られたものである．Kd値は，反応温度，反応液のイオン強度などの結合実験の条件に影響され，文献的には広い範囲の値が報告されている．しかし，親和性の強さの順序はサブタイプの種類に依存し，実験条件にはあまり左右されないと思われる．M1サブタイプでは親和性の高い順からPZ>HHS>AFDX 116となり，M2ではAFDX 116>HHS>PZ，M3ではHHS>PZ>AFDX 116となる．この基準では，m4とm5はM3に属することになる．m4サブタイプはm3に比べHimbacineやMethoctramineに高い親和性を有することが示されている[8,8a]（表2.1参照）．最近，オキソトレモーリン，アレコリン，ピロカルピンなどがm1, m3サブタ

2.2 ムスカリン性アセチルコリンレセプター

表 2.1 ムスカリンレセプターサブタイプのリガンドに対する親和性（Kd, nM）

分子種による分類 薬理学的分類	m 1 M 1			m 2 M 2			m 3 M 3			m 4			m 5
[³H] QNB		0.084			0.13			0.12			0.095		
[³H] NMS	0.066		0.12	0.42		0.50	0.055		0.12	0.049		0.050	0.106
アトロピン		0.21			1.5			0.15			0.29		0.21
ピレンゼピン(PZ)	16	18	5	906	660	350	180	180	150	79	120	80	164
AF-DX116(AF)	1,300	2,500	300	186	73	50	838	2,300	1,600	443	2,300	300	2,800
HHS (HH)	44	51	16	249	280	200	10	40	17	42	20		63
ヒンバシン(HI)	107		73	18		10	93		300	11		8	490
親和性の強さ	PZ>HH>HI>AF			HI>AF>HH>PZ			HH>(HI, PZ)>AF			HI>HH>PZ>AF			HH>PZ>HI>AF

各サブタイプについて 3 通りの実験結果を示した。左端は m 1～m 5 を培養細胞 CHO (Chimese hamster ovary) に発現させたもの[5,8a]、中央はアフリカツメガエルに発現させた結果[7]である。右端は培養細胞 NB-OKI、心房、膵臓、尾状核の内在性ムスカリンレセプターを用いて測定した結果[8]である。見掛けの解離定数 Kd は、[³H] NMS または [³H] QNB 結合を 50％阻害する濃度から質量作用の法則を仮定して計算されている。

イプに対し部分アゴニストとして、McN-A 343 が m 1 の部分アゴニスト、m 3 のアンタゴニストとして働くことが示された。m 2、m 4 に対してはいずれの化合物もよりエフィカシーの高いアゴニストとして働く[8b]。

サブタイプ特異的標識リガンドとして、[³H] PZ や [³H] Telenzepine (M 1)、[³H] AFDX 116 や [³H] AFDX 384 (M 2)、[³H] 4-DAMP (M 1 と M 3) などが市販されている。しかし、これらリガンドの特異性は絶対的なものではないことを注意すべきである。また、レセプターに対する親和性はあまり高くなく、非特異的結合の割合も多いので、再現的結果を得るのは [³H]QNB や [³H]NMS の場合ほど簡単ではない。

[³H] CD (cis-dioxolate) や [³H] Oxo-M (oxotremorine-M) などの標識アゴニストも市販されているが、レセプター同定用には適さない。グアニンヌクレオチド依存性高親和性アゴニスト結合の測定などに使われるが、再現的結果を得るのはなかなか難しい。また、不可逆的標識化合物 [³H] PrBCM (propylbenzylcholine mustard) も利用可能で、レセプターの分子量測定などに使われる。

ムスカリンレセプター遺伝子の塩基配列が決定しているので、Nothern blot[9,10] や in situ hybridization[11,12] によるレセプターサブタイプ mRNA の同定が可能である。オリゴヌクレオチドプローブも市販されている。また、サブタイプの特異的なアミノ酸配列部分に対する抗体を調製し、サブタイプの分布を決定する研究が行われている[12a]。

b. 分 子 的 性 質

ムスカリンレセプターは、ブタ大脳[13]あるいは心房[14]から精製されている。精製タンパク質の部分アミノ酸配列から 2 種の cDNA が単離され、塩基配列から m 1、m 2 サブタイプのアミノ酸配列が決定された[15,16]。さらに、相同配列部分をプローブとして m 3～m 5 サブタイプの cDNA あるいは遺伝子が単離された[9,17,18]。現在ブタ、ラット、ヒト、マウス、ヒヨコ、ショウジョウバエなどのムスカリンレセプターの cDNA あるいは遺伝子がとられ、レセプターのアミノ酸配列が決定している。いずれのサブタイプの遺伝子も翻訳領域にはイントロンをもたないが、5′非翻訳領域にイントロンがある。ショウジョウバエの遺伝子は翻訳領域に 3 個のイントロンをもつ。

可溶化・精製したレセプターは単量体として存在する[19]。SDS 電気泳動で測定した見かけの分子量は 7～9 万で、タンパク質部分の分子量 5～6 万との差は糖鎖の結合によると考えられる。糖鎖をエンドグリコシダーゼ F で除去すると、1～2 万程度の分子量の低下がみられる。糖鎖を除去してもリガンド結合活性および G タンパク質との相互作用活性は変わらない。また糖鎖を結合しない変異種を培養細胞に発現させた実験でも、活性になんの変化もみられず、また細胞表面への移行にも影響はみられなかった[20]。糖鎖の役割は現在明らかではない。

いずれのサブタイプも細胞膜7回貫通構造をとり，N末端付近に糖鎖が結合し，N末端部分が細胞外，C末端が細胞内にあると考えられる（I-2.2 Gタンパク質共役レセプターの項参照）．ヒトm1，m2，m3，m4，m5のアミノ酸残基数は，翻訳開始のメチオニンから数えて，それぞれ460，466，590，479，532である．ムスカリンレセプターは他のGタンパク質共役レセプターと比べ細胞内第3ループが長いが，m3とm5がとくに長い（たとえばm2で約180，m3で約240残基）．細胞内第3ループの大部分はサブタイプ間で相同性はないが，細胞膜に近い部分ではm1，m3，m5の間とm2，m4の間で似ている．細胞内第3ループ[21]，とくにN末端側の約20残基[22]の部位がGタンパク質との相互作用の特異性を決定すると推測されている．第3ループの細胞膜に近くない部分でも，同じサブタイプでは動物種間の違いは少ない．m1サブタイプのこの部分約80％を除くと，リガンド結合およびPI代謝促進活性には影響ないが，脱感受性が起こらなくなると報告されている[23]．

大脳から精製したレセプターで第1および第2細胞外ループのシステイン間にS-S結合があることが示されている[24,25]．2つのシステインはすべてのサブタイプで保存されている．また，S-S結合を還元する条件でリガンドに対する親和性が減少することがわかっている．一方，C末端近くのシステインがパルミチル化されていることがβアドレナリンレセプターやロドプシンでわかっている．このシステインはすべてのムスカリンレセプターサブタイプで保存されているが，パルミチル化の証明はまだない．m2サブタイプのこのシステインをグリシンに代えても活性に影響がないと報告されている．

細胞膜貫通領域では5つのサブタイプのアミノ酸配列がよく似ている．不可逆的標識化合物[^{3}H]PrBCMが細胞膜貫通セグメントIIIのアスパラギン酸に結合することが示されている[25]．また，細胞膜貫通セグメントIからVがm1，VIとVIIがm2というサブタイプキメラでは，PZに対する親和性がm1とm2の中間の親和性を示すことがわかっている[21]．細胞膜貫通セグメントVIIのリガンド結合への関与を示す結果も報告されている．これらの結果は細胞膜貫通セグメントがリガンド結合部位を構成していることを示唆する．細胞膜貫通第3セグメント中のアスパラギン酸の（−）電荷が，アセチルコリンのアミンの（＋）電荷の対イオンになると考えられる．一方，リガンド結合活性は脂質によっても影響される．大脳（M1約80％）と心房（M2）から精製したレセプターはPZに対するサブタイプ特異性を示さないが，特定のリン脂質との再構成でサブタイプ特異性を現すようになり，親和性の値そのものも脂質の種類によって変わる[26]．

c. レセプター後のシグナル伝達機構

ムスカリンレセプターはGタンパク質と直接相互作用する．このことは，精製したムスカリンレセプターとGタンパク質をリン脂質小胞中で再構成することにより証明された．大脳[27]，心房[28,29]いずれから精製したレセプターも，3種のGタンパク質 Go($\alpha_{39}\beta\gamma$)，Gi($\alpha_{41}\beta\gamma$)，Gn($\alpha_{40}\beta\gamma$)と同じように相互作用し，試験管内再構成系ではサブタイプ特異性はみられない．この3種のGタンパク質はいずれも百日咳毒素でADPリボシル化され，ムスカリンレセプターとの相互作用が毒素処理で阻害される．一方，バキュロウイルスを用いて昆虫細胞で発現させたm1とm2の場合は，m2ではGiやGoのみならずGz（Gx）との相互作用もみられるのに対し，m1サブタイプでは相互作用が起こりにくいことが報告されている[30]．

m1〜m5サブタイプをアフリカツメガエル卵や種々の培養細胞に発現させ，レセプター刺激によりひき起こされる反応をみた実験結果が多数報告されている．m1，m3，m5とm2，m4の2つのグループに分けられる[7,31]．m1，m3，m5はホスファチジルイノシトール（PI）代謝の促進をひき起こし，この反応は百日咳毒素非感受性である．最近，百日咳毒素でADPリボシル化されず，PI特異的ホスホリパーゼCを活性化するGタンパク質が同定された[32]．相同性の高いαサブユニッ

トが少なくとも3種存在し，サブファミリーを作っていると思われる[33]．m1，m3，m5はこれらのGタンパク質を活性化することが予想される（最近，m1とGqの相互作用を示す結果が報告されている[33a]）．また，m1，m3，m5を発現した細胞ではアゴニスト刺激によるcAMPの上昇がみられるが，これはPI代謝回転を介する間接的なものと考えられる．

m2，m4刺激によってアデニル酸シクラーゼが阻害される[31,34]．また，心臓のムスカリンレセプター（m2）は，内向き整流K^+チャネルの開口をひき起こすことが知られている．これらの反応はいずれも百日咳毒素感受性である．m2，m4はGoや3種のGiを活性化すると予想される．m2，m4サブタイプは，百日咳毒素非感受性のPI代謝促進とは共役していない．CHO（Chinese Hamster Ovary）にムスカリンレセプターを発現させた場合には，百日咳毒素非感受性のPI代謝促進以外に，弱いながら百日咳毒素感受性の促進もみられる[34]．前者はm1とm3だけでみられるが，後者はm1からm4までどのサブタイプでも観察される．m1，m3が百日咳毒素感受性にPI代謝回転を促進するという結果は，これらのサブタイプもGiやGoと共役する可能性を示唆する．生体内でのムスカリンレセプターとGタンパク質，Gタンパク質とエフェクターの相互作用において，それぞれのサブタイプ間の特異性がどの程度厳密かはまだはっきりしていない．

m1，m3，m5，をCHO細胞に発現させてカルバコール存在下で培養すると，形質転換を起こすという報告がある．この作用はm2，m4を発現させたCHO細胞では起こらない[35]．

d. 発現および機能の調節

ムスカリンレセプターも他のレセプターと同様，アゴニストとの接触による脱感受性（脱共役，細胞内移行，レセプター数の減少など）が起こることが知られている[4]．これらの分子機構は明らかではないが，レセプターや関連タンパク質のリン酸化の関与が予想されている．また，サブタイプによってAキナーゼやCキナーゼの関与の仕方が異なることが，Aキナーゼを欠損した培養細胞へのm1とm2の発現系実験から示唆されている[36]．試験管内でも，Cキナーゼは大脳レセプターをよくリン酸化するが心房レセプターはリン酸化せず，Aキナーゼは心房レセプターをよりよくリン酸化する，というサブタイプ特異性がある[37,38]．

AキナーゼやCキナーゼによるムスカリンレセプターのリン酸化はアゴニストの有無によらないが，最近アゴニスト依存性にムスカリンレセプターをリン酸化する酵素の存在が確かめられた[39,40]．βアドレナリンレセプターキナーゼと同一かよく似た酵素で，大脳，心房いずれのレセプターもリン酸化し，Gタンパク質βγサブユニットによって活性化される[37,40,41]．ヒヨコ心房の組織培養標品で，アゴニスト依存性のムスカリンレセプターのリン酸化が観察され，このリン酸化が脱感受性にかかわっていると推測されている．

ムスカリンレセプター遺伝子の発現調節に関する報告は非常に少ない．ヒト線維芽細胞でのm2サブタイプの発現が，血小板由来成長因子（PDGF）によって抑制されることが報告されている．

e. 分布（細胞内分布および組織内分布）

Nothern blotによりムスカリンレセプターサブタイプmRNAの組織分布を調べると，心臓でm2[9,10]，膵臓でm3[9]のみが検出され，平滑筋ではm2とm3が[10]，分泌腺でm1とm3が[10]観察され，脳ではすべてのサブタイプが観察される．

in situ hybridizationによる脳内のmRNAの分布が調べられている．m1は海馬錐体細胞層，歯状回顆粒層，嗅脳，扁桃体に多く，大脳皮質や，尾状核，淡蒼球にも存在する．m2は，橋核，正中中隔核，対角体，嗅球に検出される．m3は海馬錐体細胞層，大脳皮質のII，V層，視床核などに，m4は，尾状核，淡蒼球，嗅球，海馬錐体細胞層，大脳皮質などに存在する[11]．サブタイプ特異的抗体による組織分布，脳内分布の結果がLeveyらによって報告されている[12a]．

f. 生理的意義および病態的意義

　ムスカリンレセプターは，副交感神経標的細胞および交感神経支配の汗腺および一部の血管に存在する．器官の種類によってひき起こされる反応は異なり，その主なものを列挙すると，①瞳孔および毛様体筋の収縮，②涙，鼻汁，唾液の分泌，③心臓収縮力および心拍数の低下，④気管支収縮，⑤胃腸平滑筋の収縮，⑥膀胱三角筋弛緩，排尿筋収縮，⑦男性性器勃起，⑧胃酸，膵液などの分泌，⑨汗分泌，⑩血管拡張，などとなる．平滑筋や心筋は骨格筋と違って自律的に活動しているので，ムスカリンレセプターを介する効果は収縮の開始や停止ではなく，収縮の調節（収縮力や収縮周期の変動）である．ムスカリンレセプター刺激が収縮を正に調節する場合は，脱分極による活動電位発生頻度の増大や細胞内 Ca^{2+} 濃度増大による収縮への直接関与などが考えられる．負に調節する場合は，K^+ 透過性増大による活動電位発生頻度の減少が働いているものと推測される．

　交感および副交感神経節では，節前線維からアセチルコリンが放出される．主要な興奮の伝達はニコチン性アセチルコリンレセプターを介して行われるが，ムスカリンレセプターも節後神経と介在神経に存在する．前者は遅い興奮性シナプス後電位（EPSP）の発生に，後者はドパミンやノルアドレナリンの放出促進にかかわっている．ドパミンやノルアドレナリンは節後神経に遅い抑制性シナプス後電位（IPSP）を発生させる．遅い EPSP や IPSP はニコチン性アセチルコリンレセプターを介する節後神経の興奮の発生を調節すると考えられるが，その生理的意義ははっきりしていない．

　脳の広範な領域にムスカリンレセプターは存在し，とくに大脳皮質や尾状核で密度が高い．脳基底核の80％以上の神経細胞にm1が，40〜50％にm4が，小数の大型神経細胞にm2が存在するという[12]．D_2 ドパミンレセプターは40〜50％の神経細胞に存在し，そのすべてにm1が，37％にm4が共存する．黒質にはm5が D2 と同じ細胞に共存する．サブタイプ特異的なムスカリン性アンタゴニストが Parkinson 病の治療薬として用いられる可能性が議論されている[12]．

　Alzheimer 病の際アセチルコリンを含む神経が減少することが知られている．ムスカリンレセプターの量の変動についてはいろいろなデータがあり一定していない．M1は減らないがM2は減少するとの報告もあり，これはM2がシナプス前部にあって，アセチルコリンの放出を抑制しているという結果と対応する．脳血液関門を通過し，M2にアンタゴニストとして働き，M1にアゴニストとして働くリガンドが Alzheimer 症状の軽減に役立つ可能性が考えられている．

〔芳賀達也〕

文　　献

1) Dale HH : The action of certain esters and ethers of choline, and their relation to muscarine. *J Pharm Exp* **6** : 147-190, 1914.
2) Yamamura HI, Snyder SH : Muscarinic cholinergic binding in rat brain. *Proc Natl Acad Sci USA* **71** : 1725-1729, 1974.
3) Hulme EC (ed) : Receptor Ligand Interaction, Oxford University Press, 1991.
4) Nathanson NM : Molecular properties of the muscarinic acetylcholine receptor. *Ann Rev Neurosci* **10** : 195-236, 1987.
5) Buckley NJ, Bonner TI, Buckley CM, Brann MR : Antagonist binding properties of five cloned muscarinic receptors expressed in CHO-K1 cells. *Mol Pharm* **35** : 469-479, 1989.
6) Hulme EC, Birdsall NJM, Buckley NJ : Muscarinic receptor subtypes. *Ann Rev Pharmac* **30** : 633-673, 1990.
7) Fukuda K, Kubo T, Maeda A, Akiba I, Bujo H, Nakai J, Mishina M, Higashida H, Neher E, Marty A, Numa S. : Selective effector coupling of muscarinic acetylcholine receptor subtypes. *Trends Pharmac Sci*, suppl, Subtypes of muscarinic receptors IV, pp 4-10, 1989.
8) Waelbroeck M, Tastenoy M, Camus J, Christophe J : Binding of selective antagonists to four muscarinic receptors (M1 to M4) in rat forebrain. *Mol Pharmac* **38** : 267-273, 1990.
8a) Dörje F, Wess J, Lambrecht G, Tacke R, Mutshler E, Brann M. : Antagonist binding profiles of five cloned human muscarinic receptor subtypes. *J Pharm Exp Ther* **256** : 727-733, 1991.
8b) Lazarens S, Farries T, Birdsall NJM : Pahrmacological characterization of guanine nucleotide exchange reactions in membranes from CHO cells stably transfected with human muscar-

9) Peralta EG, Ashkenazi A, Winslow JW, Smith DH, Ramachandran J, Capon DJ: Distinct primary structures, ligand-binding proprerties and tissue-specific expression of four human muscarinic acetylcholine receptors. *EMBO J* **6**: 3923-3929, 1987.
10) Maeda A, Kubo T, Mishina M, Numa S: Tissue distribution of mRNA encoding muscarinic acetylcholine receptor subtypes. *FEBS Lett* **239**: 339-342, 1988.
11) Burkley NJ, Bonner TI, Brann MR: Localization of a family of muscarinic receptor mRNAs in rat brain. *J Neurosci* **8**: 4646-4652, 1988.
12) Weiner DM, Levey AI, Brann MR: Expression of muscarinic acetylcholine and dopamine receptor mRNAs in rat basal ganglia. *Proc Natl Acad Sci USA* **87**: 7050-7054, 1990.
12a) Levey AI: Immunological localization of m1-m5 muscarinic acetylcholine receptors in peripheral tissues and brain. *Life Sci* **52**: 441-443. 1993.
13) Haga K, Haga T: Purification of the muscarinic acetylcholine receptor from porcine brain. *J Biol Chem* **260**: 7927-7935, 1985.
14) Peterson GL, Herron GS, Yamaki M, Fullerton DS, Schimerlik MI: Purification of the muscarinic acetylcholine receptor from porcine atria. *Proc Natl Acad Sci USA* **81**: 4993-4997, 1984.
15) Kubo T, Fukuda K, Mikami A, Maeda A, Takahashi H, Mishina M, Haga T, Haga K, Ichiyama A, Kangawa K, Kojima M, Matsuo H, Hirose T, Numa S: Cloning, sequencing and expression of complementary DNA encoding the muscarinic acetylcholine receptor. *Nature* **323**: 411-416, 1986.
16) Peralta EG, Winslow JW, Peterson GL, Smith DH, Ashkenazi A, Ramachandran J, Schimerlik MI, Capon DJ: Primary structure and biochemical properties of an M2 muscarinic receptor. *Science* **236**: 600-605, 1987.
17) Bonner TI, Buckley NJ, Young AC, Brann MR: Identification of a family of muscarinic acetylcholine receptor genes. *Science* **237**: 527-531, 1987, and erratum **237**: 1628, 1987.
18) Bonner TI, Young AC, Brann MR, Buckley NJ: Cloning and expression of the human and rat m5 muscarinic acetylcholine receptor genes. *Neuron* **1**: 403-410, 1988.
19) Peterson GL, Rosenbaum LC, Broderick DJ, Schimerlik MI: Physical properties of the purified cardiac muscarinic acetylcholine receptor. *Biochemistry* **25**: 3189-3202, 1986.
20) van Koppen CJ, Nathanson NM: Site-directed mutagenesis of the m2 muscarinic acetylcholine receptor: analysis of the role of N-glycosylation in receptor expression and function. *J Biol Chem* **265**: 20887-20896, 1990.
21) Kubo T, Bujo H, Akiba I, Nakai J, Mishna M, Numa S: Location of a region of the muscarinic acetylcholine receptor involved in selective effector coupling. *FEBS Lett* **241**: 119-125, 1988.
22) Wess J, Bonner TI, Dörje F, Brann MR: Delineation of muscarinic receptor domains conferring selectivity of coupling to guanine nucleotide-binding proteins and second messengers. *Mol Pharm* **38**: 517-523, 1990.
23) Shapiro RA, Nathanson NM: Deletion analysis of the mouse m1 muscarinic acetylcholine receptor: effects on phosphoinositide metabolism and down-regulation. *Biochemistry* **28**: 8946-8950, 1989.
24) Uchiyama H, Ohara K, Haga K, Haga T, Ichiyama A: Location in muscarinic acetylcholine receptors of sites for [^{3}H] propylbenzilylcholine mustard binding and for phosphorylation with protein kinase C. *J Neurochem* **54**: 1870-1881, 1990.
25) Kurtenbach E, Curtis CAM, Pedder EK, Aiotken A, Harris ACM, Hulme E: Muscarinic acetylcholine receptors: peptide sequencing identifies residues involoved in antagonist binding and dissulfide bond formation. *J Biol Chem* **265**: 13702-13708, 1990.
26) Berstein G, Haga T, Ichiyama A: Effect of the lipid environment on the differential affinity of purified cerebral and atrial muscarinic acetylcholine receptors for pirenzepine. *Molecular Pharmac* **36**: 601-607, 1989.
27) Haga K, Haga T, Ichvama A: Reconstitution of the muscarinic acetylcholine receptor: Guanine nucleotide-sensitive high affinity binding of agonists to purified muscarinic receptors reconstituted with GTP-binding proteins (Gi and Go). *J Biol Chem* **261**: 10133-10140, 1986.
28) Ikegaya T, Nishyama T, Haga K, Haga T, Ichiyama A, Kobayashi A, Yamazaki N: Interaction of atrial muscarinic receptors with three kinds of GTP-binding proteins. *J Mol Cell Cardiol* **22**: 343-351, 1990.
29) Tota MR, Kahler K, Schimerlik MI: Reconstitution of the purified porcine atrial muscarinic receptor with purified porcine atrial Gi. *Biochemistry* **26**: 8157-8182, 1987.
30) Parker EM, Kameyama K, Higashijima T, Ross EM: Reconstitutively active G protein-coupled receptors purified from Baculovirus-infected insect cells. *J Biol Chem* **266**: 519-527, 1991.
31) Ashkenazi A, Peralta EG, Winslow JW, Rama-

chandran J, Capon DJ : Functional diversity of muscarinic receptor subtypes in cellular signal transduction and growth. *Trends Pharmac Sci Suppl* Subtypes of muscarinic receptors IV, pp 16-22, 1989.

32) Smrcka AV, Hepler JR, Brown KO, Sternweis PC : Regulation of polyphosphoinositide-specific phospholipase C activity by purified Gq. *Science* **251** : 804-807, 1991.

33) Nakamura F, Ogata K, Shiozaki K, Kamayama K, Ohara K, Haga T, Nukada T : Identification of two novel GTP-binding protein alpha-subunits that lack apparent ADP-ribosylation sites for pertussis toxin. *J Biol Chem* **266** : 12676-12681, 1991.

33a) Berstein G, Blank JL, Smrcka AV, Higashijima T, Sternweis PC, Exton JH, Ross, EM : Reconstitution of agonist-stimmulated phosphatidylinositol 4, 5-bisphosphate hydrolysis using purified m1 muscarinic receptor, Gq/11 and phospholipase C-β_1. *J Biol Chem* **267** : 8081-8088. 1992.

34) Ashkenazi A, Peralta EG, Winslow JW, Ramachandran J, Capon DJ : Fuctionally distinct G proteins selctively couple different receptors to PI hydrolysis in the same cell. *Cell* **56** : 487-493, 1989.

35) Ashkenazi A, Ramachandran J, Capon DJ : Acetylcholine analogue stimulates DNA synthesis in brain-derived cells via specific muscarinic receptor subtypes. *Nature* **340** : 146-150, 1989.

36) Scherer NM, Nathanson NM : Differential regulation by agonist and phorbol ester of cloned m1 and m2 muscarinic acetylcholine receptors in mouse Y1 adrenal cells and in Y1 cells deficient in cAMP-dependent protein kinase. *Biochemistry* **29** : 8475-8483, 1990.

37) Haga T, Haga K, Kameyama K, Nakata H : Phosphorylation of muscarinic receptors : regulation by G proteins. *Life Sci* **52** : 421-428, 1993.

38) Rosenbaum LC, Malencik DA, Anderson SA, Tota MR, Schimerlik MI : Phosphorylation of the porcine atrial muscarinic acetylcholine receptors by cyclic AMP dependent protein kinase. *Biochemistry* **26** : 8183-8133, 1987.

39) Kwatra MM, Benovic JL, Caron MG, Lefkowitz RJ, Hosey MM : Phosphorylation of chick heart muscarinic cholinergic receptors by the beta-adrenergic receptor kinase. *Biochemistry* **28** : 4543-4547, 1989.

40) Haga K, Haga T : Dual regulation by G proteins of agonist-dependent phosphorylation of muscarinic acetylcholine receptors. *FEBS Lett* **268** : 43-47, 1990.

41) Haga K, Haga T : Activation by G proteins $\beta\gamma$ subunits of agonist- or light-dependent phosphorylation of muscarinic acetylcholine receptors and rhodopsin *J Biol Chem* **267** : 2222-2227, 1992.

2.3 αアドレナリンレセプター

神経刺激に応じてシナプス間隙に遊離されたエピネフリンやノルエピネフリンは細胞膜上に存在する $α_1$ および $α_2$ アドレナリンレセプターに結合し，Gタンパク質を介して，細胞内へ情報を伝達する．$α_1$ レセプターは，平滑筋の収縮，心臓の陽性変力反応，唾液腺，汗腺の分泌促進，肝臓のグリコーゲン分解，腎臓の Na^+ 再吸収，中枢神経系では興奮反応などに関与し[1]，$α_2$ レセプターは，ニューロン発火の抑制や過分極反応，神経伝達物質遊離抑制，血圧降下作用，脂肪分解，インスリン分泌抑制，成長ホルモン分泌促進，血小板凝集などに関与している[2]．現在 $α_1$ および $α_2$ レセプターにはサブタイプが存在することが報告され，それぞれ $α_1A$，$α_1B$，$α_2A$，$α_2B$ レセプターに細分された．αレセプターに関する分子生物学的研究の進展により，予想以上に多様なサブタイプの存在，複雑多岐にわたるαレセプターの生理作用，調節作用が次第に明らかにされつつある．

a. αレセプターの同定と分類

$α_1$ および $α_2$ レセプターは，特異的アゴニスト（作用薬）やアンタゴニスト（遮断薬）標識化合物を用いてのラジオレセプターアッセイや光親和性標識により同定される（表2.2）．$α_1$ レセプターは [^3H]プラゾシン結合で同定されるが，アンタゴニスト WB 4101，フェントラミンに高親和性で，アルキル化剤クロルエチルクロニジン（CEC）処理では不活化されない $α_1A$ レセプターと，WB 4101，フェントラミンに低親和性であり，CEC処理により不活化される $α_1B$ レセプターに

表 2.2 αアドレナリンレセプターリガンド

レセプター	アゴニスト	アンタゴニスト	放射性リガンド	光親和性リガンド
$α_1$ アドレナリンレセプター				
$α_1A$ レセプター	—	5-メチルウラピジル WB 4101 フェントラミン (+)ニグルジピン	[^3H] 5-メチルウラピジル	
$α_1B$ レセプター	—	スピペロン	—	
非選択性	メトキサミン フェニレフリン ノルエピネフリン エピネフリン	プラゾシン コリナンシン	[^3H] プラゾシン [^{125}I] HEAT	[^{125}I] APDQ [^{125}I] CP 65526
$α_2$ アドレナリンレセプター				
$α_2A$ レセプター	オキシメタゾリン	—	—	
$α_2B$ レセプター	—	ARC-239 クロルプロマジン	—	
非選択性	クロニジン グアンファシン グアナベンツ UK 14304 BHT 933 BHT 920 ノルエピネフリン エピネフリン	ヨヒンビン ラウオルシン イダゾキサン エファロキサン MK 467 MK 912 SKF 104087	[^3H] ヨヒンビン [^3H] ラウオルシン [^3H] イダゾキサン [^3H] UK 14304 [^3H] RX 821002 [^3H] MK 912	[^3H] PZC [^3H] SKF 10229

[^{125}I] APDQ：4-アミノ-6,7-ジメトキシ-2-[4-[5-(4-アジド-3-[^{125}I]ヨードフェニル)ペンタノイル]-1-ピペラジニル]キナゾリン
[^{125}I] HEAT：2-[(ハイドロキシ-3-[^{125}I] ヨードフェニル) エチルアミノメチル]テトラロン
[^{125}I] CP 65526：4-アミノ-6,7-ジメトキシ-2-[4-(4-アジド-3-[^{125}I] ヨードベンゾイル)ピペラジニル] キナゾリン
[^3H] PZC：p-[3, 5^3H] アジドクロニジン

細分された[3]. α_1B レセプターは大脳皮質, 視床に多く, 海馬, 橋-延髄には α_1A レセプターが多い[4].

一方, α_2 レセプターは[^{3}H]ヨヒンビン結合で同定されるが, アンタゴニスト, プラゾシンに低親和性, アゴニスト, オキシメタゾリンに高親和性である α_2A レセプターと, プラゾシンに比較的高親和性, オキシメタゾリンに低親和性である α_2B レセプターに細分された[5]. アンタゴニスト, ラウオルシンは α_2B レセプターに比較的親和性が高い. 薬理学的には, ヒト血小板, ヒト大脳皮質, HT 29 細胞は α_2A レセプターのみを, ラット新生児肺, NG 108-15 細胞は α_2B レセプターのみを発現している[6]. さらに, モルモット心房とイヌ伏在静脈を用いた研究により, ベンザゼピン誘導体の SKF 104087 に高親和性, 低親和性の α_2 レセプターをそれぞれ, 後, 前シナプス性 α_2 レセプターと分類することが提唱された[7]. しかしながら, 最近の分子クローニングの結果, これら従来の薬理学的分類には必ずしも合致しない α レセプターサブタイプの存在が明らかにされ, α レセプターの細分類はいまだ十分確立されたものではないのが現状である.

b. α レセプターの構造

α アドレナリンレセプターは, 分子量 60 kDa ～80 kDa の糖タンパク質で, その存在量は膜タンパク質のおよそ 0.001% 程度であるため, 大量な均一精製標品を得ることが困難であり, その構造解析は遅れていたが, 遺伝子操作技術の進歩により, レセプター遺伝子の単離, 構造決定がまずなされ, ついでレセプタータンパク質の1次構造が明らかにされた.

ヒト血小板より精製された α_2 レセプターの部分アミノ酸配列を基に作製したオリゴヌクレオチドをプローブに用い, ヒト胎盤ゲノム DNA ライブラリーを検索し, ヒト血小板 α_2A レセプターゲノム DNA クローンが単離された(ヒト第10染色体上に位置する)[8]. バクテリオロドプシンの立体構造に基づき, 細胞膜における 450 個のアミノ酸配置は, 糖鎖結合部位をもつアミノ端は細胞外へ突出し, 細胞膜を7回貫通する 20～25 個の疎水性アミノ酸残基より形成される α ヘリックス構造を骨格とし, カルボキシル端は細胞質中に突出しており, それぞれの膜貫通部位は, 親水性アミノ酸残基からなる細胞外, 細胞内ループにより連結

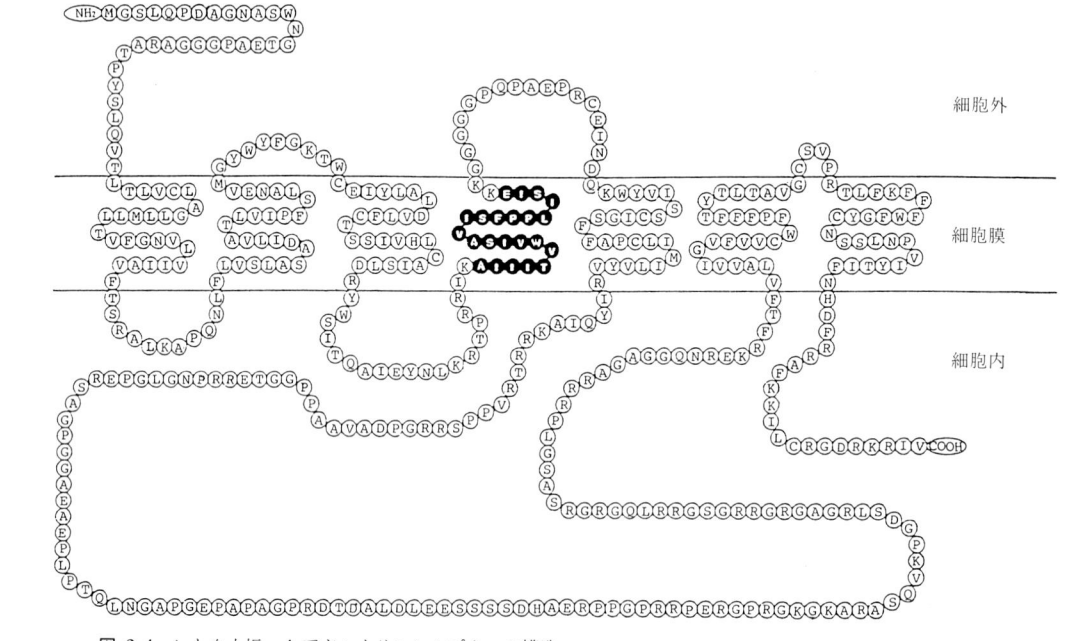

図 2.4 ヒト血小板 α_2A アドレナリンレセプターの構造
α_2A レセプターの2次元モデルを示す(説明は本文参照). 白ヌキで示した部位はリガンド結合ドメインの一部と推定された.

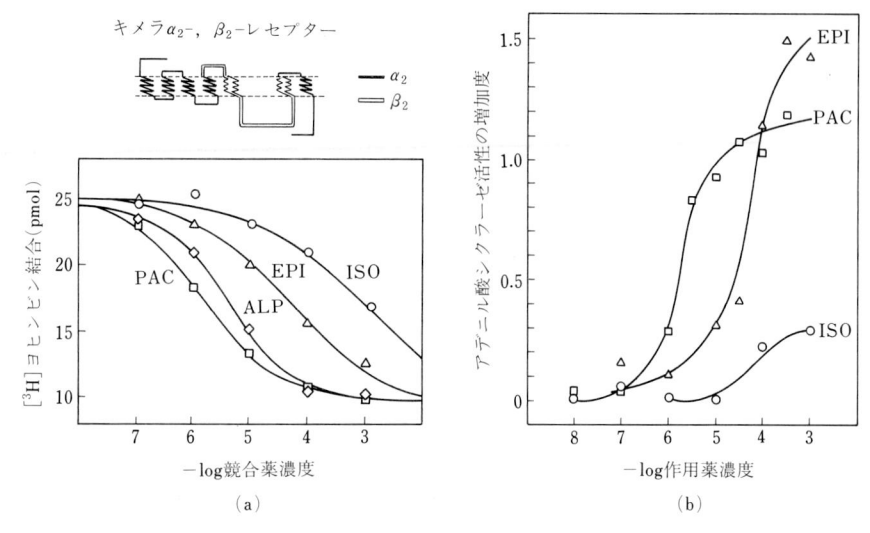

図 2.5 キメラ α_2, β_2 アドレナリンレセプターの結合特性
キメラ α_2, β_2 レセプターの結合特性を調べた（説明は本文参照）（文献 11 を改変）．(a)は[^{3}H]ヨヒンビン結合の競合薬による置き換え実験を，(b)はアデニル酸シクラーゼ活性化反応の作用薬依存性を示す．
PAC：パラアミノクロニジン，ALP：アルプレノロール，EPI：エピネフリン，ISO：イソプロテレノール

されていると推定された（図2.4）．光親和性標識リガンドを結合させたレセプター標品の限定分解実験から，リガンドのカテコール部分は，第4膜貫通部位に結合すると推定された[9]．第3細胞質ループは各レセプターサブタイプ間でアミノ酸組成に大きな相違が認められる部位であるが，変異レセプターを用いた実験から，β_2 レセプターに関しては，第3細胞質ループのカルボキシル側とカルボキシル端のアミノ側が Gs との連関に重要であると報告され[10]，また，ヒト α_2A レセプターの第5,6膜貫通部位と第3細胞質ループ部分のみをヒト β_2 レセプターのそれらと入れ替え，キメラレセプター[11]を作製すると，結合特性は α_2A レセプターのままであるが，パラアミノクロニジンやエピネフリン刺激に応じて cAMP が増加したこと（図2.5）より，第3細胞質ループが G タンパク質との連関に重要であると推測された．生理的条件下では，α_2 レセプターは Gi と連関するが，少なくとも3種類存在する Gi タンパク質（Gi-1，Gi-2，Gi-3）との連関反応の特異性については，十分な知見が得られていない．

ヒト血小板 α_2A レセプターの第3細胞質ループには，レセプター特異キナーゼ，A キナーゼ，C キナーゼによりリン酸化を受けると考えられるセリン，スレオニン残基が多数存在する．リン脂質膜に再構成したヒト血小板 α_2A レセプターは，アゴニスト依存性にレセプター特異キナーゼ（β レセプターキナーゼ）[12]によりリン酸化される[13]．しかし，レセプターリン酸化の生理的意義については，不明の点が多い．

現在までに，ヒト腎 α_2B レセプター（ヒト第4染色体上に位置する）[14]，腎臓や肝臓に発現が多い．第3のヒト α_2 レセプター（α_2C レセプター，ヒト第2染色体上に位置する）[15]，ラット α_2B レセプター[16]，ハムスター α_1B レセプター（相同遺伝子はヒト第5染色体上に位置する）[17]，ウシ大脳皮質 α_1 レセプター（相同遺伝子はヒト第8染色体上に位置する）[18]の構造が明らかになった．このように，従来予想されていた以上に多様な分子種のサブタイプが存在しており，それらが媒介する生理反応の解明は今後の研究の重要な課題である．

c. α レセプターと連関する細胞内情報伝達機構

α_2 レセプターは抑制性 G タンパク質，Gi をシグナルトランスデューサーとして，活性化された

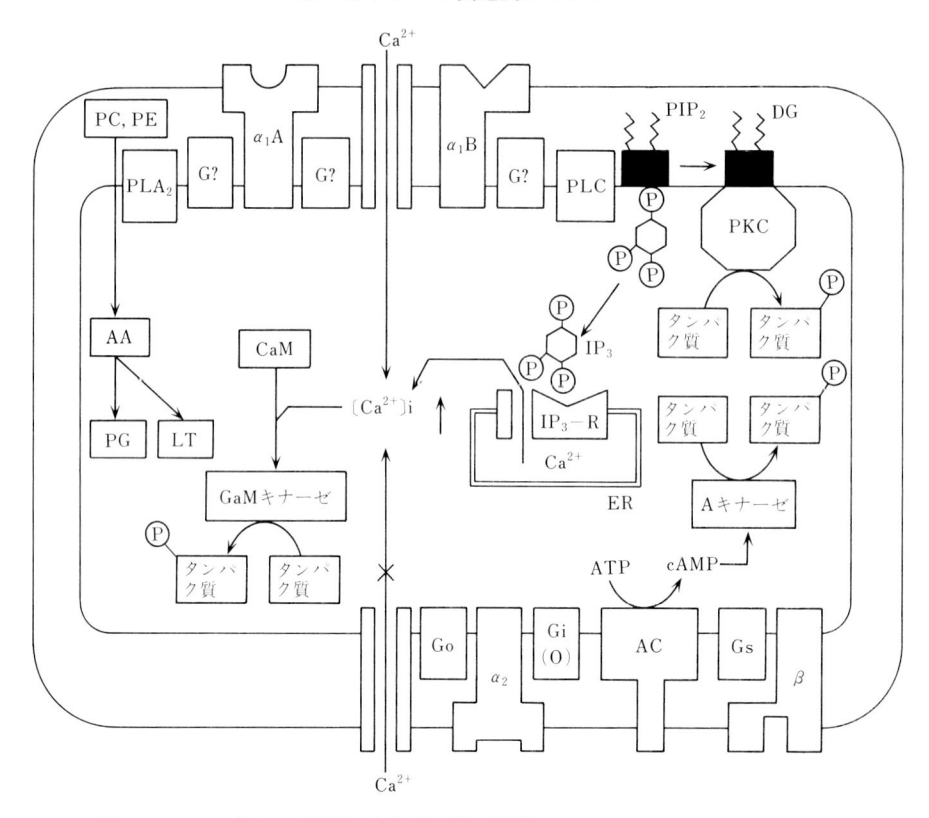

図 2.6 αレセプターに連関する細胞内情報伝達機構
α_1A, α_1B, α_2アドレナリンレセプターに連関する細胞内情報伝達系を模式的な示す(説明は本文参照)(ここではα_2レセプターをα_2A, α_2Bレセプターに細分しない).
α_1A：α_1Aレセプター, α_1B：α_1Bレセプター, α_2：α_2レセプター, β：βレセプター, Gi：抑制性Gタンパク質, Go：Ca^{2+}チャネル閉鎖に関与していると推定されるGタンパク質, Gs：促進性Gタンパク質, G?：それぞれPLA_2, PLC, Ca^{2+}チャネルの活性化に関与していると推定される未同定のGタンパク質(群), PLA_2：ホスホリパーゼA_2, PC：ホスファチジルコリン, PE：ホスファチジルエタノールアミン, AA：アラキドン酸, PG：プロスタグランジン, LT：ロイコトリエン, PLC：ホスホリパーゼC, PIP_2：ホスファチジルイノシトール-4,5-二リン酸, DG：ジアシルグリセロール, IP_3：ホスファチジルイノシトール-1,4,5-三リン酸, IP_3-R：IP_3レセプター, ER：小胞体, PKC：プロテインキナーゼC

Giα-GTP（GTP結合型Gi）やGiから解離したβγサブユニットがアデニル酸シクラーゼ(AC)触媒サブユニット活性を抑制すること（直接作用）、βγサブユニットがGsαに結合すること（間接作用）などにより細胞内cAMPを減少させる（図2.6）．COS-7細胞に発現させたα_2Aおよびα_2BレセプターはいずれもcAMPを減少させた[19]．また、脳に豊富なGoを活性化しカルシウムチャネルを抑制することも報告されている[20]．興味あることに、COS-7細胞に発現させたα_2Aおよびα_2Bレセプターをエピネフリンで刺激すると、わずかではあるがイノシトールリン脂質代謝回転（PI代謝回転）が促進された[19]．しかしながら、生理作用との関連は明らかではない．

近年Ca^{2+}を細胞内情報伝達物質として利用する系が注目されている．α_1Bレセプターは未同定のGタンパク質と連関してホスホリパーゼCを活性化し、ひいてはPI代謝回転を促進する[21]．その結果生じたジアセチルグルセロールはCキナーゼを活性化し、イノシトール1,4,5-三リン酸(IP_3)は、小胞体に存在する特異的なIP_3レセプター[22]に作用し、Ca^{2+}を動員し、タンパク質リン酸化反応をひき起こし、生理作用を発現する（図2.6）．また、α_1Aレセプターも未同定のGタンパ

ク質と連関し，膜電位依存性カルシウムチャネルを活性化し，細胞内へのCa^{2+}の流入を増加させる[23]．さらに，$α_1A$レセプターがホスホリパーゼA_2を活性化することが報告されており，生じたアラキドン酸およびその代謝物は多彩な生理作用をもたらす[24]．

d. $α$レセプターの発現および機能の調節機構

種々の生理的，病的条件下で，$α$レセプターはダイナミックに変動しており，その遺伝子発現調節機構を調べることは，レセプターを介した生理作用を解明していくうえで重要である．

ヒト血小板$α_2A$レセプターゲノムDNAクローンの解析から，転写調節部位の構造特性が，$β_2$レセプター遺伝子の転写調節部位と類似していることが示された．すなわち，転写開始点の上流にTATAボックス，さらに上流には，転写因子SP1タンパク質結合部位などが存在し，興味あることに，ステロイドホルモン結合配列も認められた[25]．しかし，その発現調節機構については現在までのところ，まったく調べられておらず，$α_1$レセプターの発現調節機構解明もようやく始まったばかりである．

レセプター機能調節として，同種および異種脱感作現象が注目されている．$α_1$レセプターの同種脱感作機構は，DTT_1MF-2細胞を用いてエピネフリン刺激により生ずるPI代謝回転の促進を指標に調べられた．その結果，$β$アドレナリンレセプター–Gs-AC系で認められたように，エピネフリンで細胞を前処置すると，エピネフリン刺激に応ずるPI代謝回転促進の程度は次第に減少（同種脱感作）するが，このとき脱感作の程度に応じて$α_1$レセプターのリン酸化が進行しており，Cキナーゼによりリン酸化されたレセプターとGタンパク質との連関が障害されたものと考えられた[26]．$α_2$レセプターの脱感作現象については，十分研究されてはいないが，同種脱感作にレセプター特異キナーゼによるリン酸化の関与が示唆されている．

おわりに

現在では，レセプターを研究する場合に，遺伝子操作技術の進歩に伴い，分子遺伝学レベルから生化学，薬理学レベルまで実に多彩な研究戦略をとることが可能となった．今後は，これらの特徴を十分理解したうえで，新たな技術を積極的にとり入れた，$α$レセプターの生理作用，調節機構解明のための総合的な分子生物学的研究がいっそう進展するであろう．

〔付記〕 アドレナリンレセプターに関する研究の進歩は著しいため，本稿脱稿後の最新の知見については，「神経研究の進歩」(37(3)：468-483, 1993) を参照していただきたい．

〔松井宏晃，足立　淳，伊野美幸，長谷川浩〕

文　献

1) Exton JH : Mechanisms involued in $α$-adrenergic phenomena. *Am J Physiol* **248** : E633-E647, 1985.
2) Ruffolo RR, Nichols AJ, Hieble JP : Functions mediated by alpha-2 adrenergic receptors. In : The Alpha-2 Adrenergic Receptor (ed by Limbird LE), pp187-280, Humanna Press, New Jersey, 1988.
3) Minneman KP : $α_1$-Adrenergic receptor subtypes, inositol phosphates, and sources of cell Ca^{2+}. *Pharmacol Rev* **40** : 87-119, 1988.
4) Wilson KM, Minneman KP : Regional variations in $α_1$-adrenergic receptor subtypes in rat brain. *J Neurochem* **53** : 1782-1786, 1989.
5) Bylund DB : Subtypes of $α_2$-adrenoceptors : pharmacological and molecular biological evidence converge. *Trends Pharmacol Sci* **9** : 356-361, 1988.
6) Bylund DB, Ray-Prenger C, Murphy TJ : Alpha-2A and alpha-2B adrenergic receptor subtypes : antagonist binding in tissues and cell lines containing only one subtype. *J Pharmacol Exp Ther* **245** : 600-607, 1988.
7) Daly RN, Sulpizio AC, Levitte B, DeMarinis RM, Regan JW, Ruffolo RR, Hieble JP : Evidence for heterogeneity between pre- and postjunctional alpha-2 adrenoceptors using 9-substituted 3-benzazepines. *J Pharmacol Exp Ther* **247** : 122-128, 1988.
8) Kobilka BK, Matsui H, Kobilka TS, Yang-Feng TL, Francke U, Caron MG, Lefkowitz RJ, Regan JW : Cloning, sequencinig, and expression of the gene coding for the human platelet $α_2$-adrenergic receptor. *Science* **238** : 650-656, 1987.
9) Matsui H, Lefkowitz RJ, Caron MG, Regan JW : Localization of the fourth membrane spanning

domain as a ligand binding site in the human platelet α_2-adrenergic receptor. *Biochemistry* **28**: 4125-4130, 1989.

10) O'Dowd BF, Hanatowich M, Regan JW, Leader WM, Caron MG, Lefkowitz RJ: Site-directed mutagenesis of the cytoplasmic domains of the human β_2-adrenergic receptor: localization of regions involved in G-protein receptor coupling. *J Biol Chem* **263**: 15985-15992, 1988.

11) Kobilka BK, Kobilka TS, Daniel KW, Regan JW, Caron MG, Lefkowitz RJ: Chimeric α_2, β_2-adrenergic receptors: delineation of domains involved in effector coupling and ligand binding specificity. *Science* **240**: 1310-1316, 1988.

12) Benovic JL, DeBlasi A, Stone WC, Caron MG, Lefkowitz RJ: β-Adrenergic receptor kinase: primary structure delineates a multigene family. *Science* **246**: 235-246, 1989.

13) Benovic JL, Regan JW, Matsui H, Major F Jr, Cotecchia S, Leeb-Lundberg LMF, Caron MG, Lefkowitz RJ: Agonist-dependent phosphorylation of the α_2-adrenergic receptor by the β-adrenergic receptor kinase. *J Biol Chem* **262**: 17251-17253, 1987.

14) Regan JW, Kobilka TS, Yang-Feng TL, Caron MG, Lefkowitz RJ, Kobilka BK: Cloning and expression of a human kidney cDNA for an α_2-adrenergic receptor subtype. *Proc Natl Acad Sci USA* **85**: 6301-6305, 1988.

15) Lomasney JW, Lorenz W, Allen LF, King K, Regan JW, Yang-Feng TL, Caron MG, Lefkowitz RJ: Expansion of the α_2-adrenergic receptor family: cloning and characterization of a human α_2-adrenergic receptor sybtype, the gene for which is located on chromosome 2. *Proc Natl Acad Sci USA* **87**: 5094-5095, 1990.

16) Zeng D, Harisson JK, D'angel DD, Barber CM, Tucker AL, Lu Z, Lynch KR: Molecular characterization of a rat α_2B-adrenergic receptor. *Proc Natl Acad Sci USA* **87**: 3102-3106, 1990.

17) Cotecchia S, Schwinn DA, Randal RR, Lefkowitz RJ, Caron MG, Kobilka BK: Molecular cloning and expression of the cDNA for the hamster α_1-adrenergic receptor. *Proc Natl Acad Sci USA* **85**: 7159-7163, 1988.

18) Schwinn DA, Lomasney JW, Lorenz W, Szklut PJ, Fremeau RT Jr, Yang-Feng TL, Caron MG, Lefkowitz RJ, Cotecchia S: Molecular cloning and expression of the cDNA for a novel α_1-adrenergic receptor subtype. *J Biol Chem* **265**: 8183-8189, 1990.

19) Cotecchia S, Kobilka BK, Daniel KW, Nolan RD, Lapetina EY, Caron MG, Lefkowitz RJ, Regan JW: Multiple second messenger pathways of α-adrenergic receptor sutypes expressed in eukaryotic cells. *J Biol Chem* **265**: 63-69, 1990.

20) Rosental W, Hescheler J, Trautwen W, Schultz G: Control of voltage-dependent Ca^{2+} channels by G-protein coupled receptors. *FASEB J* **2**: 2784-2790, 1988.

21) Exton JH: The roles of calcium and phosphoinositides in the mechanisms of α_1-adrenergic and other agonists. *Rev Physiol Biochem Pharmacol* **111**: 118-224, 1988.

22) Furuichi T, Yoshikawa S, Miyawaki A, Wada K, Maeda N, Mikoshiba K: Primary structure and functional expression of the inositol 1,4,5,-trisphosphate binding protein P400. *Nature* **342**: 32-38, 1989.

23) Han C, Abel PW, Minneman KP: α_1-Adrenergic receptor subtypes linked to different mechanisms for increasing intracellular calcium in smooth muscle. *Nature* **329**: 333-335, 1987.

24) Axelord J, Burch RM, Telsema CL: Receptor-mediated activation of phopholipase A_2 via GTP-binding proteins: arachidonic acid and its metabolites as second messengers. *Trends Neurol Sci* **11**: 117-123, 1988.

25) Fraser CM, Arakawa S, McCombie WR, Venter JC: Cloning, sequence analysis, and permanent expression of a human α_2-adrenergic receptor in chinese hamster ovary cells. *J Biol Chem* **264**: 11754-11761, 1989.

26) Leeb-Lundberg LMF, Cotecchia S, DeBlasi A, Caron M, Lefkowitz RJ: Regulation of adrenergic receptor function by phosphorylation. *J Biol Chem* **262**: 3098-3105, 1987.

2.4 βアドレナリンレセプター

　Gタンパク質と連関するレセプターは数多いが，そのなかでもβアドレナリンレセプターは最も研究の歴史が古く，かつ研究が最も進んでいるレセプターである．βアドレナリンレセプター（β adrenergic receptorsまたはβ adrenoceptors）はリガンド親和性の特異性をもとに，少なくともβ_1, β_2, β_3の3種類に分類される．その一部は単一のタンパク質にまで精製され（図2.7），リン脂質膜にGタンパク質とともに組み込むことにより機能の再構成に成功している．さらに各サブタイプのcDNAの塩基配列が明らかにされている[1]．光レセプターのロドプシンや匂いレセプターもこの遺伝子ファミリーに含まれる．

　Ahlquist(1947)は麦角アルカロイドの存在下ではアドレナリンが血圧を低下させることを発見した．彼はアドレナリンには血圧を上昇させる作用（α作用）と下降させる作用（β作用）があると仮定した．麦角アルカロイドはα作用を抑制するものとして解釈した．今日では，上記のようにアドレナリンレセプターの各サブタイプはタンパク質として実体が明らかにされている．アドレナリンレセプターのうち，βアドレナリンレセプターについて述べる．

a. 同　　　定

　βアドレナリンレセプターの同定は，アゴニストやアンタゴニストの標識リガンドを用いた結合実験によって行うことができる．結合実験についての詳細は，本書の別項で述べられているのでここでは省略し，使用される標識リガンドについてまとめ，表2.3に掲げた．

　サブタイプとして，β_1, β_2, β_3[2]の3種類がある．それぞれのアゴニスト，アンタゴニストは表に示したとおりである．表には示していないがピンドロールとオクスプレノロールはβ_1やβ_2ではアゴニスト作用をほとんど示さないが，β_3では部分ア

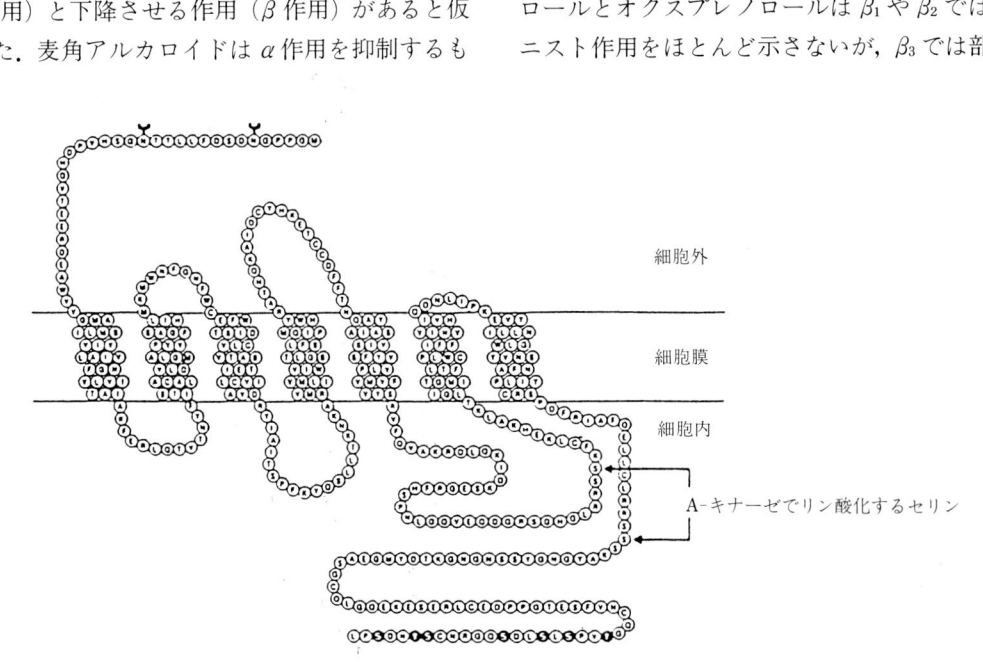

図 2.7 β_2アドレナリンレセプターの構造
黒丸のアミノ酸残基はβアドレナリンレセプターキナーゼでリン酸化される箇所．グリコシル化されるアミノ酸残基はN末端に近いアスパラギンで，Y字形で示す（Sibleyら，1987）．

表 2.3　βアドレナリンレセプターの分類とリガンド

サブタイプ	β_1	β_2	β_3
親和性	NA≧A	A≧NA	NA≧A
選択的アゴニスト	ザモテロール (xamoterol)	プロカテロール (procaterol)	BRL 37344
選択的アンタゴニスト	アテノロール* CGP 20712 A メトプロロール アセブトロール	ICI 118551 α-メチルプロプラノロール ブトキサミン	
選択的標識リガンド	[^{3}H] ビソプロロール (bisoprolol) [5-phenoxy-^{3}H]-CGP 26505	[^{3}H] ICI 118551	
非選択的標識リガンド		[^{3}H] Dihydroalprenolol [^{125}I] Iodocyanopindolol [^{125}I] Iodopindolol [^{3}H] CGP 12177** [^{3}H] Propranolol***	

NA：ノルアドレナリン，A：アドレナリン
*　β_2 に対して β_1 の選択性は高いが β_1 自体の親和性は低い (pKa≒7)
**　hydrophilic
***　要注意 (Vatner DE, Lefkowitz RJ：*Mol Pharmacol* **10**：450-456, 1974)

ゴニストであり，アゴニストとしてはサルブタモールよりも強力である（potency が高い）．

b. 分子的性質

βアドレナリンレセプターの分子量は β_1 が4万〜5万，β_2 が5万8千〜6万7千，β_3 が4万2千ダルトンであり，単一のポリペプチドである．β_1, β_2, β_3 の cDNA の塩基配列はわかっており，塩基配列から予想される各サブタイプのアミノ酸配列の相同性は45〜50%である（図2.8）．βアドレナリンレセプターのプローブは β_1, β_2 ともに New England Nuclear（第一化学）から購入することができる．

各サブタイプのアミノ酸配列の中に疎水性アミノ酸が20〜27個連なった配列が7か所ある．この部分は，α ヘリックスを形成しており，膜を7回貫通しているものと考えられている[3]．これは，G タンパクと共役する膜レセプターに共通した性質である．G タンパク質と連関する他のレセプターと非常に異なる点は，第1に3番目のループが非常に短いこと，第2にC末端が長いことである．逆に，ムスカリン性アセチルコリンレセプターや α_2 アドレナリンレセプターは長い3番目のループと短いC末端をもっている．これらの違いが機能的にいかなる差をもたらすかということはよくわかっていない．

G タンパク質も多種類存在しており，たとえばβアドレナリンレセプターは Gs と連関し，α_2 アドレナリンレセプターは Gi と連関している．これらの G タンパク質との連関の特異性を決める部分はレセプターのどこにあるのかという疑問に答えるために，α_2 アドレナリンレセプターと β_2 アドレナリンレセプターのキメラレセプターを遺伝子工学的手法によって作成して検討したところ，第5，第6の膜貫通疎水部分と，細胞質側にある第3番目のループが G タンパク質との連関の特異性を決めていることが判明した[4,5]．したがって，βアドレナリンレセプターの短い第3ループは連関する Gs タンパク質に対する特異性を決めていることが考えられる．

また膜貫通疎水部分はカテコールアミン結合部位を形成しているものと思われ，Asp 79（第2膜貫通部位）と Asp 113（第3膜貫通部位）はカテコールアミンのアミノ基の結合に重要であると思われている．また，第7膜貫通部位はリガンドの立体特異性の認識に重要であるらしい[4]．β_1 と β_2 アドレナリンレセプターのアゴニストの特異性を決めている部分は第4膜貫通部位であり，アンタゴニストの特異性を決めているのは第6，第7膜貫通部位であるという[6]．

```
                         o1                         M1                    i1
β3            MAPWPHENSSLAPWPDLPTLAPNTANTSGLPGVPWEAALAGALLALAVLATVGGNLLVIVAIAWTPRLQTMTNVFVTSL    79
β1   MGAGVLVLGASEPGNLSSAAPLPDGAATAAR-LVPASP-ASLLPP-SESPE-LSQQWT-GM-L-M--I---LI-A--V-------K-----L--L-IM--   100
β2             MGQPGNGSAFLLA-NGSHAPDHDVTQQRDEVWVV-M-IVMS-I---I-F--V---T---KFE----V--Y-I----   75

             M2            o2              M3                              i2                     M4
β3   AAADLVMGLLVVPPAATLALTGHWPLGATGCELWTSVDVLCVTASIETLCALAVDRYLAVTNPLRYGALVTKRCARTAVVLVWVVSAAVSFAPIMSQWWR   179
β1   -S-----------FG--IVVW-R-EY-SFF-----------------VI-L-----I-S-F---QS-L-RAR----GL-CT--AI---L----L--LMH-   200
β2   -C--------A---FG-AHI-MKM-TF-NFW--F---I-----------VI-----F-I-S-FK-QS-L---NK---VIILM---I--GLT--L--QMH-Y-   175

     o3                  M5                     i3
β3   VGADAEAQRCHSNPRCCAFASNMPYVLLSSSVSFYLPLLVMLFVYARVFVVATRQLRLLRGELGRF PPEESPPAPSRSLAPAPVGTCAPPE    270
β1   AES- --R--YND-K--D-VT-RA-AIA--V-----V--CI-A---L---RE-QK-VKKIDSCER--LGGPAR--S--P-PV---APPPG--RPAAAAATA   299
β2   ATHQ --IN-YA-ET--DFFT-QA-AIA--I----V--VI-V--S---QE-K---QKIDKSE---HVQNL-QVEQ                    250

                   M6            o4       M7
β3   GVPACGRRPARLLPLREHRALCTLGLIMGTFTLCWLPFFLANVLRALGGPSLVPGPAFLALNWLGYANSAFNPLIYCRSPDFRSAFRRLLCRCGRRL   367
β1   PLANGR--GK---S--VA---QK--K---I---V----------VK-FHRE ---DRL-VFF-------------I------K--QG---CAR--AA   398
β2   DGRTGHGL--SSKF C-K--K--K---I------------IV-IVHVIQDN -IRKEVYIL---I--V--G---------I--QE--LRRSS-      347

     i4
β3   PPEPCAAARPALFPSGVPAARSSPAQPRLCQRLDG                                    402
β1   RRRHATHGDRPRASGCLARPGPP--SPGAASDDD--DDVVGATPPARLLEPWAGCNGGAAADSDSSLDEPCRPGFASESKV   477
β2   KAYGNGYSSNGNTGEQSGYHVEQEKENK-LCEDLPGTEDFVGHQGTVPSDNIDSQGRNCSTNDSLL               413
```

図 2.8 β_1, β_2, β_3 アドレナリンレセプターのアミノ酸配列の比較
β_1 と β_2 での罫線はそのアミノ酸が β_3 と同一であることを示す．M1-M7 は α ヘリックス構造の膜貫通部分．o1～o4 は細胞外側のループ，i1～i4 は細胞内側のループを示す．N 末端付近の短い下線部分はグリコシル化を受ける部分（Emorine ほか，1990）．

N 末端側にはグリコシル化される Asn 残基をもっている．遺伝子工学的手法によってグリコシル化を受けるアミノ酸を欠くミュータント β レセプターを作成して調べたところ，アゴニストやアンタゴニストの結合，G タンパク質との連関，アデニル酸シクラーゼの活性化はすべて正常であったが，細胞膜表面での発現量のみが減少した[7]．すなわち，β レセプターが細胞膜に正しく到達するためにグリコシル化が必要であることを示している．

細胞質側の 3 番目のループや C 末端には Ser，Thr 残基をもっており，これらはタンパクリン酸化酵素の基質となっているものと考えられる．

c. シグナル伝達機構

アゴニストが β アドレナリンレセプターに結合すると，G タンパク質の α と $\beta\gamma$ サブユニットの解離，GDP と GTP の交換などが起こり，最終的に cAMP が生成される．この間のシグナル伝達機構はかなりよくわかってきた．詳細は，本書総論の「G タンパク質とアデニル酸シクラーゼ」の項を参照されたい．

しかし，アゴニストレセプター（高親和性）・Gs の複合体を形成するだけでは Gs を十分に活性化することはできず，未知のシグナルが必要であるという[8]ように，まだ不明の点も残されている．

β アドレナリンレセプターはアデニル酸シクラーゼを活性化するだけではない．ヒト血小板の β_2 アドレナリンレセプターを刺激してもアデニル酸シクラーゼは活性化されない[9]．マウスリンパ腫 S 49 細胞では，β レセプター刺激によるマグネシウムの細胞内への取り込みは cAMP とは無関係に生じる[10]．イヌ腸管内分泌細胞では，β_2 レセプターを刺激すると Na^+-H^+ 交換が起こるが，これも cAMP に無関係に起こるという[11]．ラット耳下腺では，β_2 アドレナリンレセプターを刺激するとイノシトール三リン酸が生成される．後述するように，β_2 アドレナリンレセプターと α_1 アドレナリンレセプターは進化の過程で近い関係にあることを考えると面白い現象である．

d. 発現および機能の調節

β_2 レセプターの発現をウサギ網状赤血球 lysate とカエル卵ミクロゾームからなる再構成系で調べると，β_2 レセプターが膜に移行するだけではリガンドの結合は起こらず，ミクロゾーム分画，

ATP，タンパク因子（>30 kDa）の存在下に起きる反応がリガンド結合に必要であるという[12]．

β_2レセプターはヒトでは5番目の染色体に遺伝子が存在している．β_1レセプターはヒトでは10番目，マウスでは19番目の染色体に遺伝子が存在している[13]．非常に面白いことに，β_2レセプターの遺伝子はα_1レセプターの遺伝子からわずか300 kbしか離れておらず，またβ_1レセプターの遺伝子はα_2レセプターの遺伝子からわずか225 kbしか離れていない．この事実は，β_1/α_2，β_2/α_1レセプターが進化の過程でそれぞれ関連していることを示唆している[13]．

βレセプターのアゴニストを作用させると，アゴニストが存在するにもかかわらず，アゴニストや作用時間に依存して反応が減弱することが知られている．これは脱感作と一般に呼ばれている．β_2レセプターの脱感作はA-キナーゼ，βアドレナリンレセプターキナーゼ，sequestrationの3種類の機構で起こるが，低濃度のアゴニスト（<10 nM）ではAキナーゼによるレセプターのリン酸化が主役である[14]．高濃度のアゴニスト（>1 μM）ではすべての機構が働くが，βアドレナリンレセプターキナーゼとAキナーゼの機構がそれぞれ40〜50％，sequestrationの機構が20〜30％ぐらいであると考えられている[15]．低濃度のアゴニストは生理的には血漿カテコールアミンに相当し，高濃度のアゴニストは交感神経末端のカテコールアミンに相当するかもしれない．

sequestrationはレセプターが細胞膜表面からアゴニストが到達できなくなる部位に移行する過程で，sequestrationにはレセプターがGタンパク質と結合することが必要であり[16]，C末端側に存在するTyr残基が必要であるという．また，長時間アゴニストを作用させると，β_2アドレナリンレセプターmRNAの転写が抑制される[17]．mRNAの転写抑制には，Gsタンパク質との連関およびAキナーゼが必要であるという[18]．しかし，短時間アゴニストを作用させた場合には，逆にβ_2アドレナリンレセプターmRNAの転写が亢進する[19]．これは，β_2レセプター遺伝子のプロモーター領域にはcAMPに応答する配列があり，

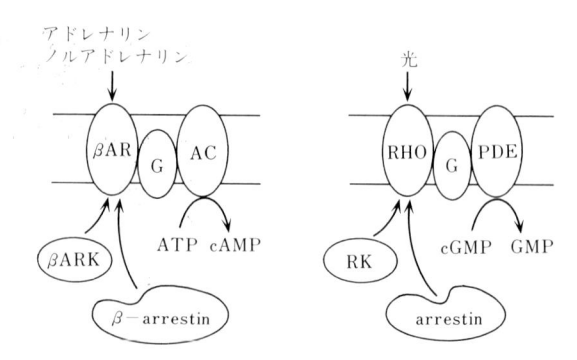

図2.9 βアドレナリンレセプター系とロドプシン系
βAR：βアドレナリンレセプター，AC：アデニル酸シクラーゼ，βARK：βアドレナリンレセプターキナーゼ，RHO：ロドプシン，G：Gタンパク質，PDE：ホスホジエステラーゼ，RK：ロドプシンキナーゼ

β_2レセプター発現のポジティブフィードバック機構となっている．平滑筋細胞ではβ_2レセプターmRNAの転写は糖質コルチコイドによって調節（促進）されている[20]．

カテコールアミン・βアドレナリンレセプター系は光・ロドプシン系と共通点が多いことが知られていた（図2.9）が，ロドプシンを光の存在下でリン酸化するロドプシンキナーゼの存在が明らかとなり，ついでβアドレナリンレセプターキナーゼが発見されたという経緯がある．βアドレナリンレセプターキナーゼは，アゴニストが結合したβアドレナリンレセプターをリン酸化する酵素[21]で689個のアミノ酸残基からなり，環状ヌクレオチド，カルモジュリン，リン脂質，Ca^{2+}などには無関係である．ヘパリンによって酵素活性が抑制される．リン酸化するアミノ酸残基はSerである．このキナーゼはβアドレナリンレセプターのみならず，プロスタグランジンレセプターやアルファレセプターをもリン酸化するが，このβアドレナリンレセプター以外のリン酸化の生理的意義は不明である．

このキナーゼは無刺激時には細胞質に存在するが，アゴニストによる刺激によってこのキナーゼは細胞質から細胞膜へ移行する．アゴニストがβアドレナリンレセプターに結合すると，レセプターの立体構造が変化してリン酸化される部位が露出し，このキナーゼがレセプターをリン酸化するらしい．この過程はカテコールアミンによる同種

2.4 βアドレナリンレセプター

表 2.4 βアドレナリンレセプターが関与する機能

眼毛様体筋	β	弛緩	子宮	β_2	弛緩
心 洞房結節	β_1	心拍数増大	脂肪細胞	β_1	脂肪分解促進
心房	β_1	収縮・伝導速度増大	唾液腺	β	アミラーゼ分泌促進
房室結節	β_1	自動能・伝導速度増大	松果体	β	メラニン合成促進
心室	β_1	収縮・自動能・伝導速度増大	下垂体後葉	β_1	ADH 分泌
動脈 冠状	β_2	弛緩	胃運動	β_2	減少
骨格筋	β_2	〃	腸運動	$\beta_1 \cdot \beta_2$	減少
肺	β_2	〃	膀胱排尿筋	β	弛緩
内臓	β_2	〃	脾	β_2	弛緩
腎	$\beta_1 \cdot \beta_2$	〃	肝	β_2	グリコーゲン分解
静脈		〃	膵 A 細胞	β_2	グルカゴン分泌増大
肺 気管・気管支	β_2	〃	胆管	β_2	
腺	β_2	分泌増大	胆嚢	β_2	
腎	β_1	レニン分泌増大			

(Goodman and Gilman's : The Pharmacological Basis of Therapeutics, 8 th ed, 1990)

脱感作(homologous desensitization)に必要であると思われている．これに対して，Aキナーゼによるリン酸化は異種脱感作(heterologous desensitization)に関与しているといわれる．

βアドレナリンレセプターの機能を抑制するタンパク質としてβアレスチンが知られている[22]．

e. 分布 (細胞内および組織内)

βアドレナリンレセプターが存在している細胞では，細胞1個あたり10^3〜10^4分子存在している．

心筋のβアドレナリンレセプターの25%は細胞内の小胞(30,000gでは沈降しない)に存在するという．しかし，このレセプターは細胞外から加えたカテコールアミンに反応しない[23]．トランスフェリンレセプターを含む小胞(エンドソーム)にβアドレナリンレセプターが存在し，ふたたび細胞膜へ移行して再利用されることが報告されている．

非定型βレセプター(おそらくβ_3レセプター)の存在は，消化管，脂肪組織，骨格筋などで想定されている．β_3レセプターのmRNAは，回腸，脂肪組織，骨格筋，肝に多く発現している．

f. 生理的意義および病態的意義

βアドレナリンレセプターの機能でよく知られた例を表2.4に掲げた．β_3レセプターは，消化管平滑筋の弛緩，脂肪組織における熱発生，骨格筋におけるグリコーゲン生合成に関与している例もある[2]．

膵Langerhans島のβレセプターはA細胞に存在し，B細胞には存在していない．B細胞にはα_2レセプターが存在している[24]．カテコールアミンのインスリン分泌の抑制はこのα_2レセプターがつかさどり[25]．β作用によるインスリン分泌促進はA細胞から分泌されるグルカゴンを介していることが判明している．

交感神経の刺激によって関節炎が増悪することが知られているが，この現象に関与しているアドレナリンレセプターはβ_2レセプターであるという[26]．

γインターフェロンは脳正常細胞におけるmajor hitocompatibility antigenの発現を誘導するが，β_2レセプターを刺激するとこの過程が抑制される[27]．

前述した心筋の細胞内βレセプターが，心筋虚血によって，筋小胞体に移行してカテコールアミンに反応するようになるという[23]．この現象は，心筋虚血時のカテコールアミンに対する反応性の増強に関係があるかもしれない．

平滑筋のβ_2レセプターは筋弛緩のみならず，増殖抑制に関与している可能性がある[28]．

甲状腺機能亢進症，アルコール禁断ではβアドレナリンレセプター数が増加し，逆に甲状腺機能低下症，うっ血性心不全，老化によって減少することが知られている．Alzheimer病の患者由来の

線維芽細胞では，βレセプターを介したcAMP生成が低下しているという．

g. 臨 床 適 応

$β_2$アドレナリンレセプター作動薬の臨床適応として気管支喘息発作などがある．βアドレナリンレセプター遮断薬の臨床適応として，高血圧症，狭心症，不整脈，心筋肥大症などがある．

〔中木 敏夫〕

文 献

1) Lefkowitz RJ, Caron MG : Adrenergic receptors : Models for the study of receptors coupled to guanine nucleotide regulatory proteins. *J Biol Chem* **263** : 4993-4996, 1988.
2) Emorine LJ, Marullo S, Briend-Sutren MM, Patey G, Tate K, Delavier-Klutchko C, Stronsberg AD : Molecular characterization of the human $β_3$-adrenergic receptor. *Science* **245** : 1118-1121, 1989.
3) Sibley DR, Benovic JL, Caron MG, Lefkowitz RJ : Regulation of transmembrane signaling by receptor phosphorylation. *Cell* **48** : 913-922, 1987.
4) Kobilka BK, Kobilka TS, Daniel K, Regan JW, Caron MG, Lefkowitz RJ : Chimeric $α_2$-, $β_2$-adrenergic receptors : delineation of domains involved in effector coupling and ligand binding specificity. *Science* **240** : 1310-1316, 1988.
5) Wong SKF, Parker EM, Ross EM : Chimeric muscarinic cholinergic beta-adrenergic receptors that activate Gs in response to muscarinic agonists. *J Biol Chem* **265** : 6219-6224, 1990.
6) Frielle T, Daniel KW, Caron MG, Lefkowitz RJ : Structural basis of β-adrenergic receptor subtype specificity studies with chimeric $β_1/β_2$-adrenergic receptors. *Proc Natl Acad Sci USA* **85** : 9494-9498, 1988.
7) Rands E, Candelore MR, Cheung AH, Hill WS, Strader CD, Dixon RAF : Mutational analysis of β-adrenergic receptor glycosylation. *J Biol Chem* **265** : 10759-10764, 1990.
8) Hausdorff WP, Hnatowich M, Odowd BF, Caron MG, Lefkowitz RJ : A mutation of the beta-2-adrenergic receptor impairs agonist activation of adenylyl cyclase without affecting high affinity agonist binding-distinct molecular determinants of the receptor are involved in physical coupling to and functional activation of Gs. *J Biol Chem* **265** : 1388-1393, 1990.
9) Cook N, Nahorski SR, Jagger C, Barnett DB : Is the human platelet bata$_2$ adrenoceptor coupled to adenylate cyclase. *Naunyn-Schmiedeberg's Arch Pharmacol* **337** : 238-240, 1988.
10) Maguire ME, Erdos JJ : Inhibition of magnesium uptake by β-adrenergic agonists and prostaglandin E$_1$ is not mediated by cyclic AMP. *J Biol Chem* **255** : 1030-1035, 1980.
11) Barber DL, Mcguire ME, Ganz MB : Beta-adrenergic and somatostatin receptors regulate Na-H exchange independent of cAMP. *J Biol Chem* **264** : 21038-21042, 1989.
12) Kobilka BK : The role of cytosolic and membrane factors in processing of the human beta-2 adrenergic receptor following translocation and glycosylation in a cell-free system. *J Biol Chem* **265** : 7610-7618, 1990.
13) Yangfeng TL, Xue FY, Zhong WW, Cotecchia S, Frielle T, Caron MG, Lefkowitz RJ, Francke U : Chromosomal organization of adrenergic receptor genes. *Proc Natl Acad Sci USA* **87** : 1516-1520, 1990.
14) Lefkowitz RJ, Hausdorff WP, Caron MG : Role of phosphorylation in desensitization of the β-adrenoceptor. *Trends Pharmacol Sci* **11** : 190-193, 1990.
15) Lohse MJ, Benovic JL, Caron MG, Lefkowitz RJ : Multiple pathways of rapid beta-2-adrenergic receptor desensitization-delineation with specific inhibitors. *J Biol Chem* **265** : 3202-3209, 1990.
16) Cheung AH, Sigal IS, Dixon RAF, Strader CD : Agonist-promoted sequestration of the $β_2$-adrenergic receptor requires regions involved in functional coupling with Gs. *Mol Pharmacol* **34** : 132-138, 1989.
17) Hadcock JR, Malbon CC : Down-regulation of β-adrenergic receptors : Agonist-induced reduction in receptor mRNA levels. *Proc Natl Acad Sci USA* **85** : 5021-5025, 1988.
18) Hadcock JR, Ros M, Malbon CC : Agonist regulation of β-adrenergic receptor mRNA : analysis in S49 mouse lymphoma mutants. *J Biol Chem* **264** : 13956-13961, 1989.
19) Collins S, Bouvier M, Bolanowski MA, Caron MG, Lefkowitz RJ : cAMP stimulates transcription of the $β_2$-adrenergic receptor gene in response to short-term agonist exposure. *Proc Natl Acad Sci USA* **86** : 4853-4857, 1989.
20) Collins S, Caron MG, Lefkowitz RJ : $β_2$-Adrenergic receptors in hamster smooth muscle cells are transcriptionally regulated by glucocorticoids. *J Biol Chem* **263** : 9067-9070, 1988.
21) Benovic JL, Strasser RH, Caron MG, Lefkowitz RJ : β-Adrenergic receptor kinase : Identification of a novel protein kinase that phosphorylates the

agonists-occupied form of the receptor. *Proc Natl Acad Sci USA* **83**: 2797-2801, 1986.

22) Benovic JL, Kühn H, Weyard I, Codina J, Caron MG, Lefkowitz RJ: Functional desensitization of the isolated β-adrenergic receptor by the β-adrenergic receptor kinase: Potential role of an analog of the retinal protein arrestin (48-kDa protein). *Proc Natl Acad Sci USA* **84**: 8879-8882, 1987.

23) Maisel AS, Motulsky HJ, Insel P: Externalization of β-adrenergic receptors promoted by myocardial ischemia. *Science* **230**: 183-186, 1985.

24) Schuit FC, Pipeleers DG: Diffrences in adrenergic recognition by pancreatic A and B cells. *Science* **232**: 875-877, 1986.

25) Nakaki T, Nakadate T, Ishii K, Kato R: Post-synaptic alpha-2 adrenergic receptors in isolated rat islets of Langerhans: inhibition of insulin release and cyclic 3′: 5′-adenosine monophosphate acculation. *J Pharmacol Exp Ther* **216**: 607-612, 1981.

26) Levine JD, Coderre TJ, Helms C, Basbaum AI: β_2-Adrenergic mechanisms in experimental arthritis. *Proc Natl Acad Sci USA* **85**: 4553-4556, 1988.

27) Frohman EM, Vayuvegula B, Gupta S, Van den Noort S: Norepinephrine inhibits γ interferon-induced major histocompatibility class II (Ia) antigen expression on cultured astrocytes via β_2-adrenergic signal transdution mechanisms. *Proc Natl Acad Sci USA* **85**: 1292-1296.

28) Nakaki T, Nakayama M, Yamamoto S, Kato R: *Alpha* 1-adrenergic stimulation and *beta* 2-adrenergic inhibition of DNA synthesis in vascular smooth muscle cells. *Mol Pharmacol* **37**: 30-36, 1990.

2.5 ドーパミンレセプター

中枢ニューロンにハロペリドールなど抗精神病薬の結合部位がみいだされてほぼ15年になる。この間ドーパミンレセプターにはD_1とD_2レセプターの2つのサブタイプが存在することがKebabianとCalne[1]によって示された。ついで、これらのサブタイプに特異的なアゴニストとアンタゴニストが合成されるに及び、ドーパミンレセプターの脳内分布が明らかとなり、その機能に関する研究がめざましく進んだ。ドーパミンレセプターは$D_1 \sim D_5$のサブタイプまでクローニングされ、その1次構造が明らかとなったことから、これらサブタイプにより選択性の高いアゴニスト、アンタゴニストが合成されるであろうことが期待される。このような薬物の出現により、とくに$D_3 \sim D_5$レセプターの機能が明らかにされ、生理学的病態的意識が明らかになると思われる。

ドーパミンレセプターの中枢ドーパミンレセプターサブタイプはD_1, D_2, D_3, D_4, D_5と名づけられ、末梢組織に存在するドーパミンサブタイプはDA_1およびDA_2レセプターと称されている。中枢神経系に存在するD_1およびD_2レセプターと末梢組織に存在するD_1およびD_2レセプターと同一か否かはなお確証が得られていないが、薬理学的性格からは異なるようである[2]。本稿ではこれらドーパミンレセプターのサブタイプについて概説する。

a. 同　　　定

中枢ニューロンのD_1およびD_2レセプターならびに下垂体後葉細胞のD_2レセプターに対して

表 2.5 ドーパミンレセプターサブタイプの同定

I 中枢	D_1	D_2	D_3	D_4	D_5
アゴニスト	SKF38393 fenoldopam (SKF82526) SKF75670	quinpirole bromocriptine N-0437	quinpirole pergolide	quinpirole	SKF38393 fenoldopam
アンタゴニスト	SCH23390 SKF83566 NO112 SCH39166	domperidone YMO91512 (−)-sulpiride	(+)AJ76 (+)UH232	clozapine spiperone	SCH23390 SKF83566
標識リガンド	[^{3}H]SCH23390 [^{125}I]SCH23390 [^{125}I]SCH23982	[^{3}H]Spiperone [^{3}H]domperidone [^{3}H]raclopride [^{3}H]CV205-502 [^{125}I]sulpiride	[^{125}I]sulpiride	[^{3}H]spiperone	[^{3}H]SCH23390
アミノ酸数	446	444(D_{2A}) 415(D_{2B})	400	387	477
II 末梢	DA_1	DA_2			
アゴニスト	fenoldopam SKF38393	N,N-dipropyl dopamine fromocriptime DP-5, 6-ADTN			
アンタゴニスト	SCH23390 SKF83566 FPL63012AR	domperidone spiperone			
標識リガンド	[^{3}H]SCH23390	[^{3}H]domperidone [^{3}H]spiperone			

は，きわめて選択性の高い特異的アゴニストとアンタゴニストがある（表2.5）．D_1とD_2レセプターに対する代表的アゴニストはそれぞれ SKF 38393 とキンピロール（quinpirole）である．また，D_1レセプターに対するアンタゴニストの代表は SCH 23390 であり，D_2アンタゴニストはドンペリドン（domperidone）である．D_1レセプターの標識リガンドとしては $[^3H]$ SCH 23390（解離定数 0.2 nM）や $[^{125}I]$ SCH 23390（解離定数 0.7 nM）などが用いられる．D_2レセプターの標識には $[^3H]$ domperidone（解離定数 0.5 nM）や $[^3H]$ spiperone（解離定数 0.1 nM）などが用いられるが，後者はセロトニン 5-HT_2レセプターのアンタゴニストでもあるので，D_2レセプターの標識にあたってはケタンセリンを用いて，5-HT_2レセプターをマスクしておく必要がある．最近では $[^{125}I]$ iodosulpiride（解離定数 0.6 nM）も用いられている．D_2レセプターはクローニングの過程でアミノ酸 444 個からなる D_{2A}（D_{2S}）と 415 個からなる D_{2B}（D_{2L}）レセプターの 2 種が得られた[3]が，現在のところこの両者それぞれに特異的なアゴニストおよびアンタゴニストは知られていない．

一方，D_3, D_4 および D_5 のサブタイプはいずれもクローニングの過程でみいだされたものである．D_3レセプターは薬理学的性質が D_2レセプターのそれに類似しており，D_2レセプターのアゴニストおよびアンタゴニストはいずれも D_3レセプターについても同程度の親和性を示す[4]．この中で，キンピロールは D_2 に対するよりも D_3 に対する親和性が約 100 倍高く，ドンペリドンは D_3 レセプ

表 2.6 ドーパミンレセプターサブタイプのセカンドメッセンジャー，機能および分布

I 中枢	D_1	D_2	D_3	D_4	D_5
セカンドメッセンジャー	① cAMP ↑ ② PI 回転 ↑	① cAMP ↓ ② PI 回転 ↓	cAMP に関与せず	cAMP 系 ↓	cAMP ↑
反応	K チャネル開口	① K チャネル開口 ② K チャネル開口 ③ Ca チャネル閉口	?	?	?
機能	① ニューロン活動抑制	① ニューロン活動抑制 ② ニューロン活動亢進 ③ ドーパミン合成・遊離抑制（オートレセプター） ④ プロラクチン，成長ホルモンおよび αMSH 分泌抑制	?	?	?
分布	線条体，辺縁系，黒質，腹側被蓋野，大脳皮質（特に前頭野）副甲状腺	線条体，辺縁系，黒質，腹側被蓋野，大脳皮質，下垂体前，中および後葉	側坐核 嗅球 腹側線条体 黒質，腹側被蓋野 海馬，中隔 視床下部など （D_2とオーバーラップあり，下垂体にはない）	大脳皮質前頭野 扁桃核 中脳 延髄 （基底核には少ない）	辺縁系に多い（腎，肝，心，副甲状腺には存在しない）
特徴				clozapine に対する親和性が他のレセプターよりも 10 倍高い	ドーパミンに対する親和性が他のレセプターより 10 倍高い

II 末梢	DA_1	DA_2
セカンドメッセンジャー	cAMP ↑ PI 回転 ↑ ?	cAMP ↓
機能	① 血管拡張 ② 利尿，Na 排泄亢進	① ノルアドレナリン遊離抑制 ② 神経節伝達抑制 ③ アルドステロン分泌抑制
分布	腎，冠，脳および腸管動脈，腎尿細管，副腎，網膜	交感神経末端 自律神経節 副腎，網膜

ターに対し，D_2レセプターに対する親和性の約1/30となっている．D_3レセプターに対する標識としてはD_2レセプターと区別できないが，[^{125}I] sulpirideがある．D_4レセプターの薬理学的性質は基本的にD_2およびD_3レセプターに類似する[5]．したがってD_4レセプターに対するアゴニストとアンタゴニストはD_2およびD_3レセプターに対するそれと同様である．しかし，クロザピン（clozapine）はD_4レセプターに対し，D_2レセプターに対するよりも約14倍親和性が高く，ブロモクリプチン（buromocriptine）は逆にD_4レセプターに対してはD_2レセプターに対する親和性の約1/60ある．D_5レセプターはD_1レセプターに薬理学的性質が類似する．ドーパミンに対してはD_1レセプターよりも約10倍高い親和性を示すが，他のD_1アゴニストおよびアンタゴニストに対する親和性とほぼ同一である[6]．

末梢DA_1およびDA_2レセプターに対するアゴニストはそれぞれフェノルドパム（fenoldopam）およびN-dipropyl dopamineが最も高い親和性を示す．しかし，中枢D_1およびD_2レセプターの他のアゴニストとアンタゴニストに対しては末梢DA_1およびDA_2レセプターもほぼ同程度の親和性を示す（表2.5）．したがって標識リガンドも中枢DA_1およびDA_2レセプターに用いられるものと同様のものが用いられる．

b. 分 子 的 性 質

ドーパミンレセプターはすべて膜を7回貫通するペプチドからなり，GTP結合タンパク質に連関している．D_1レセプターはアミノ酸446個からなり，D_2レセプターと40～43％の相同性がある．D_2レセプターはアミノ酸444個からなるD_{2A}レセプターと415個のアミノ酸からなるD_{2B}レセプターの2種の亜型がある．D_{2A}レセプターは第5と第6の膜貫通部分の間に29個のアミノ酸がD_{2B}レセプターより余分にある．両者の薬理学的性質は同じであるが，分布が異なるようである．D_3レセプターは446個のアミノ酸からなり，D_{2A}レセプターと52％の相同性があり，膜貫通部分だけをみると75％の相同性がある．D_4レセプターは387個の

アミノ酸からなり，D_2とD_3レセプターとの相同性が高く，D_1との相同性は32％にすぎないが，D_2およびD_3レセプターとそれぞれ41％および39％の相同性がある．一方，D_5レセプターは477個のアミノ酸からなり，D_2レセプターとの相同性は30％であるが，D_1レセプターとの相同性が高く，50％となっている．特に第3，5，6，および7の膜貫通部位におけるD_1とD_5レセプターの相同性は90％以上である．なお腎臓髄質内側末梢にあるDA_2レセプターは薬理学的性質が中枢のD_2およびD_3レセプターとも異なるため，別のサブタイプと考えられ，DA_{2K}と呼ぶ人もいる．

c. レセプター後のシグナル伝達機構

D_1レセプターはその細胞内側の第3ループ部分にGTP結合タンパクのGsに結合し，これにアデニル酸シクラーゼが共役している．アゴニストが作用することによりアデニル酸シクラーゼが活性化され，環状AMPが増量する．環状AMPは環状AMP依存性タンパク質リン酸化酵素Aを活性化することにより膜タンパクをリン酸化し，Kイオンチャネルを開口する（図2.10）．同時にDARPP-32（dopamine- and cyclic AMP-regulated phosphoprotein）も活性化され，この結果タンパク質ホスファターゼIは膜のリン酸化を抑制するように働いているので，DARPP-32がこの酵素を抑制する結果，リン酸化の抑制は解除され，環状AMP依存性タンパク質リン酸化酵素Aによるリン酸化を亢進するようになる．一方D_1レセプターの刺激により環状AMPとは無関係にホスホリパーゼCが活性化され，イノシトールリン酸（PI）産生を亢進することが報告されている[7]．このことはD_1レセプターにもさらにサブタイプがあることを示している．PI回転の亢進はジアシルグリコール（DG）産生が亢進し，DGはタンパク質リン酸化酵素Cを活性化し，この結果，膜タンパクのリン酸化が起こり，イオンチャネルの開閉をコントロールしていると思われる．

D_2レセプターにはGiタンパクを介してアデニル酸シクラーゼに共役し，アゴニストが作用したときにこの酵素が抑制され，環状AMP産生が減

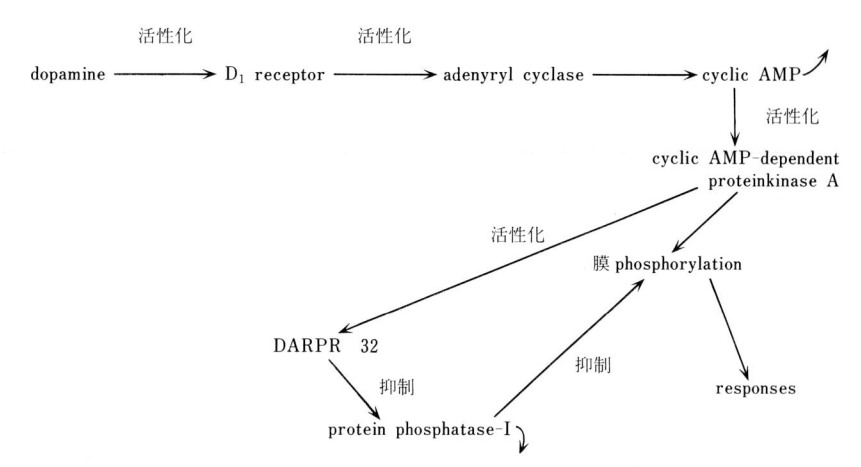

```
                    活性化              活性化
dopamine ────→ D₁ receptor ────→ adenyryl cyclase ────→ cyclic AMP
                                                            │ 活性化
                                                            ↓
                                                    cyclic AMP-dependent
                                                     proteinkinase A
                                    活性化              │
                                        ↘              ↓
                                         膜 phosphorylation
             DARPR 32 ←─────────         ↑          │
                   │ 抑制           抑制 │          ↓
                   ↓                     │       responses
             protein phosphatase-I ──────
```

図 2.10 D₁ レセプター活性化による各種酵素の動き

少するように働くレセプターと，アデニル酸シクラーゼに共役せず環状 AMP 産生には関与しないレセプターとがある．後者の場合，Gi あるいは Go タンパクを介して K チャネルに共役しているもの，直接か否かは不明であるが，Gp タンパクを介してホスホリパーゼ C に共役し，アゴニストによりこの酵素が抑制され PI 回転が減少するもの，さらに Ca チャネルがアゴニストにより抑制されるものなどがある．

D₂ レセプターの性質をもつ D₃ レセプターも Gi と連関しているが，環状 AMP 産生には関与していない[4]．また D₂ および D₃ レセプターに類似する D₄ レセプターも環状 AMP 系には関与していないようである[5]．一方，D₁ レセプターと類似する D₅ レセプターは Gs に連関し，アゴニストが作用することにより環状 AMP 産生は亢進する[6]．

d. 発現および機能調節

（1） D₁ レセプター

D₁ レセプターがアゴニストにより活性化されると，尾状核や側坐核のニューロン活動は抑制される[8〜10]．この場合，ドーパミンは活動電位が発生する閾値を上昇させることにより抑制すると考えられている．

（2） D₂ レセプター

D₂ アゴニストは尾状核，側坐核の一部，大脳皮質ニューロンを興奮させる[8,10,11]．これは K チャネルを閉じ，脱分極を起こすためと考えられる．しかし，急性に単離した線条体ニューロンではドーパミンにより D₂ レセプターを介して K チャネルが開口し，過分極することにより抑制されるとの報告がある[12]．これは単離ニューロンでは樹状突起が失われているので，黒質からのドーパミン線維とシナプスを形成している部位の D₂ レセプターに対する作用ではなく，細胞体にあると思われる D₂ レセプターに対する作用を観察していると思われる．一方，黒質ニューロンや下垂体中葉細胞などの D₂ レセプターはアゴニストにより G タンパクを介して K チャネルを開口し，過分極を起こし，細胞活動は抑制される[9]．下垂体中葉のメラニン細胞ではドーパミンにより D₂ レセプターを介して電位依存性 Ca 電流が抑制され，αMSH の分泌が抑制される．下垂体前葉においてもドーパミンにより D₂ レセプターを介してプロラクチン分泌が抑制される．この場合は D₂ レセプター刺激により環状 AMP が減少するためと考えられるが，G タンパクに連関した K チャネルが活性化されて過分極を起こし，また Ca チャネルが抑制され，Ca の細胞内への流入が減少するためとも考えられている．ドーパミンによる Ca チャネルの抑制は培養後根神経節および交感神経細胞において認められている．

ドーパミン神経末梢および黒質や腹側被蓋野のドーパミン細胞のアデニル酸シクラーゼに共役していない D₂ レセプターがドーパミンにより活性化された場合には，ドーパミン遊離が抑制される

とともにその合成も抑制される．

（3） D_3, D_4, D_5 レセプター

現在のところこれらレセプターに対する特異的アゴニストおよびアンタゴニストがないため，これらレセプターが活性化されたときの細胞の機能的な反応は不明である．TL 99, pergolideやUH 232などのオートレセプターアゴニストがD_3レセプターに親和性が高いことと，このレセプターは辺縁系や黒質，腹側被蓋野に多く認められ，下垂体などには存在しないことから，ある種の抗精神病薬はD_2レセプター以外にD_3レセプターに作用するのではないかと推定される．D_4レセプター自体の機能も不明であるが，clozapineに非常に高い親和性を示すことから，このレセプターも抗精神病薬（特に非定型抗精神病薬）の標的ではないかと推測される．D_5レセプターはドーパミンに対しD_1レセプターの10倍の高い親和性を示すのが特徴であるが，機能は現在のところ不明である．

（4） 末梢 DA_1 および DA_2 レセプター

DA_1レセプターの活性化により腎，冠，脳血管が直接作用により拡張し，利尿およびNa排泄が亢進する[2]．一方，DA_2レセプターの刺激により交感神経末端からのノルアドレナリン遊離が抑制され，この結果間接的に血管は拡張する．DA_2レセプターが刺激されると神経節における伝達も抑制され，副腎からのアルドステロン分泌も抑制される．網膜にもドーパミン含有細胞とレセプターが存在するがその機能は不明である．

e. 分　布

ドーパミンニューロンの投射経路は7つに分けられている．すなわち，①黒質-線条体系：黒質緻密部から尾状核や被殻からなる線条体への経路，②中脳-辺縁・皮質系：中脳の腹側被蓋野から側坐核，扁桃核，中隔，海馬などの辺縁系および大脳皮質とくに前頭野，帯状回などへの経路，③結節-下垂体系：視床下部弓状核から正中隆起および下垂体中葉と後葉への経路（正中隆起の門脈叢に投射したドーパミン線維から血中へ遊離されたドーパミンは下垂体前葉に達する），④不確帯-視床下部系：不確体から視床下部背側や中隔への経路，⑤脳室周囲系：脳室周囲に存在するドーパミンニューロンは当該部位内に投射する経路，⑥嗅球系：この部位内に投射が限局する経路，⑦網膜系：網膜内のドーパミン細胞は網膜内の細胞に投射している．このうち，機能が比較的よく研究されているのは①，②および③である．これらのうち，下垂体以外の投射部位にはD_1およびD_2レセプターの両者が存在する[13]．また起始核の黒質および腹側被蓋野のドーパミンニューロンにもD_1およびD_2レセプターの両者が存在するが，この部位のD_2レセプターはオートレセプターとも呼ばれ，ドーパミンの合成，遊離を抑制するように働く．オートレセプターは投射先のドーパミン線維末端にもある．黒質および腹側被蓋野にあるD_1レセプターの役割はなお不明である．尾状核においては大脳皮質からこの部位に投射するグルタミン酸神経末端にはD_2レセプターがあり，グルタミン酸の遊離を抑制している．一方，下垂体前葉，中葉および後葉にはD_2レセプターのみが存在し，副甲状腺にはD_1レセプターのみが存在する．

D_3レセプターはD_2レセプターとオーバーラップして存在し，腹側線条体，側坐核，嗅球，扁桃核および黒質，腹側被蓋野などに多く，その他，海馬，中隔，乳頭体，視床下部などにも認められている[4]．しかし，下垂体には存在しない．D_4レセプターも大脳皮質前頭野，扁桃核，中脳などに多く分布するが，基底核への分布は少ない[5]．D_5レセプターは辺縁系に多く分布し，腎，肝，心，膵臓などには分布しない[6]．

一方，末梢DA_1レセプターは腎，腸間膜，冠状および脳動脈，尿細管などに存在し，DA_2レセプターは自律神経節および交感神経末端に存在する[2]．最近，中枢のD_2レセプターと異なるD_2レセプターが腎の内側髄質集合管にあると報告があり，DA_{2K}レセプターと名づけられている[14]．

f. 生理的意義および病態的意義

（1） 運動機能の調節

黒質-線条体路のドーパミンは錐体路系を調節し，歩行はじめ各種の運動機能が円滑に働くよう

にコントロールしている．黒質ドーパミンの変性はParkinson病を起こすことはよく知られている．Parkinson病に対してはドーパミンの補給療法としてL-ドーパの投与が行われているが，ブロモクリプチンなどのD_2アゴニストも有効である．しかし，この疾患におけるD_1レセプターの意義についてはなお不明である．ただし，Parkinson病においてはD_1とD_2レセプターの数はともに増加していることが報告されている[15]．

一般に動物行動における研究などから，D_1とD_2レセプターはたがいに協力的あるいは相反的に働くことが次第に明らかになってきている．たとえば，D_1レセプターアゴニストの投与により動物は身づくろい行動(grooming)を起こすが，この場合もD_2レセプターを刺激しておく必要がある．常同行動(sterotype behavior)もD_1とD_2レセプターの同時刺激によって起こる．一方，咀嚼行動(ジスキネジア)はD_1レセプターの刺激によって起こり，D_2レセプターの刺激はこれを抑制するように働き，ミオクローヌス性四肢伸展はD_2レセプターの刺激によって起こり，D_1レセプターの刺激はこれを抑制する．このように，各種運動機能はD_1とD_2レセプターの相互作用により，微妙に調節されている．

（2）精神・情動機能

腹側被蓋野-辺縁・大脳皮質系は情動や認知などの精神機能に関与している．この系の異常が精神分裂病の病態ではないかと考えられている．かつて1963年Carlsson[16]が抗精神病薬の作用はドーパミンレセプターの遮断によることを指摘し，1976年にSeemanらが抗精神病の臨床用量とのD_2レセプターの結合能が見事に相関することから，抗精神病薬による治療効果はD_2レセプターの遮断作用によると考えられるようになった[17]．

実際に精神分裂病患者において，D_2レセプターの数が増加していることが死後脳とPETを用いた研究で認められている．この成績に否定的な報告もみられるが，D_2レセプターの増加を認めている報告の方が多いようである．さらに，側坐核などにおいては，D_2レセプターの増加とともにD_1レセプターの減少も認められており，D_1/D_2レセプターのアンバランスがこの疾患の本態かもしれない[18]．

（3）ホルモン機能

結節-下垂体系からのドーパミンによりプロラクチン，αMSHおよび成長ホルモンの分泌がD_2レセプターを介してコントロール（抑制）されている．したがって，抗精神病薬を使用するとこれらホルモンの分泌が亢進するようになり，その影響が出現する．

（4）末梢機能

ドーパミンはDA_1を介し直接血管を拡張し，交感神経からのノルアドレナリン遊離を抑制することにより間接的に血管を拡張することになり，総和として強い血管拡張作用を示す．しかし，生理的条件下ではこのドーパミン系の意義は少なく，むしろ治療的な意義が大きく，ドーパミン類は抗ショック薬として使用されている．

〔笹　征史〕

〔付記〕ドーパミンレセプターのサブタイプについて，Tips Receptor Nomenclature Supplement (1993) では，次のような名称を与えている．

	ドーパミンレセプターサブタイプ				
名称	D_1	D_2	D_3	D_4	D_5
別称	D_{1A}	D_{2A}		D_{2C}	D_{1B}
		(D_{2L}, D_{2S})			

文　献

1) Kebabian JW, Calne DB: Multiple receptors for dopamine. *Nature* **277** : 93-96, 1979.
2) Brodee O-E: Subclassification of peripheral dopamine receptors. *J Auton Pharmacol* **10** (Suppl 1) : 5-9, 1990.
3) Toso RD, Sommer B, Ewert M, Herb A, Pritchett DB, Bach A, Shivers B, Seeburg P: The dopamine D_2 receptor: two molecular forms generated by alternative splicing. *EMBO J* **8** : 4025-4034, 1989.
4) Sokoloff P, Giros B, Martes M-P, Boughthenet M-L, Schwartz J-C: Molecular cloning and characterization of a novel dopamine receptor (D_3) as a target for neuroleptics. *Nature* **347** : 146-151, 1990.
5) Van Tol, HHM, Bunzow JR, Guan H-C, Sunahara RK, Seeman P, Niznik HB, Civelli O: Cloning of the gene for a human dopamine D_4 receptor with

high affinity for the antipsychotic clozapine. *Nature* **350**: 610-614, 1991.
6) Sunahara RK, Guan H-C, O'Dowd BF, Seeman P, Laurier LG, Ng G, George SR, Torchia J, Van Tol HHM, Niznik HB: Cloning of the gene for a human dopamine D_5 receptor with higher affinity for dopamine than D_1. *Nature* **350**: 614-619, 1991.
7) Undie A, Friedman E: Stimulation of a dopamine D_1 receptor enhances inositol phosphates formation in rat brain. *J Pharmac Exp Ther* **253**: 987-992, 1990.
8) Akaike A, Ohno Y, Sasa M, Takaori S: Excitatory and inhibitory effects of dopamine on neuronal activity of the caudate nucleus neurons *in vitro*. *Brain Res* **418**: 262-272, 1987.
9) Nicoll RA, Malenka RC, Kauer JA: Functional comparison of neurotransmitter receptor subtypes in mammalian central nervous system. *Physiol Rev* **70**: 513-565, 1990.
10) Uchimura N, Higashi H, Nishi S: Hyperpolarizing and dopolarizing action of dopamine via D-1 and D-2 receptors on nucleus accumbens neurons. *Brain Res* **375**: 368-372, 1986.
11) Ohno Y, Sasa M, Takaori S: Coexistence of inhibitory D_1 and excitatory D_2 receptors on the same caudate nucleus neurons. *Life Sci* **40**: 1937-1945, 1987.
12) Freedman JE, Weight FF: Single K^+ channel activated by D_2 dopamine receptors in acutely dissociated neurons from rat corpus striatum. *Proc Natl Acad Sci USA* **85**: 3618-3622, 1988.
13) Charuchinda C, Supavilai P, Karobath M, Palacios JM: Dopamine D_2 receptors in the rat brain: autoradiographic visualization using a high-affinity selective agonist ligand. *J Neurosci* **7**: 1352-1360, 1987.
14) Huo T, Ye MQ, Healy DP: Characterization of a dopamine receptor (DA_{2K}) in the kidney inner medulla. *Proc Natl Acad Sci USA* **88**: 3170-3174, 1991.
15) Seeman P, Bzowej NH, Guan HC, Bergeron C, Reynolds GP, Bird ED, Riederer P, Jellinger K, Tourtellotte WW: Human brain D_1 and D_2 dopamine receptors in schizophrenia, Alzheimer's, Parkinson's and Huntington's disease. *Neuropsychopharmacol* **1**: 5-15, 1987.
16) Carlsson A, Lindquist J: Effects of chlorpromazine and haloperidol on formation of 3-methoxytryptamine and normetanephrine in mouse brain. *Acta Pharmacol* **20**: 140-144, 1963.
17) Seeman P, Lee T: Antipsychotic drugs: direct correlation between clinical potency and presynaptic action of dopamine neurons. *Science* **188**: 1217-1219, 1975.
18) Hess EJ, Bracha HS, Kleinman JE: Dopamine receptor subtype imbalance in schizophrenia. *Life Sci* **40**: 1487-1497, 1987.

2.6 セロトニンレセプター

オータコイド(autacoid)として血小板や消化管に発見されたセロトニン(serotonin)が，中枢神経系内にみいだされてから40年になろうとしている[1]．この間，セロトニンの生理学的役割を解明するためさまざまな研究が行われてきたが，最近その研究がにわかに驚異的なブームを迎えている．その理由は，セロトニンが中枢神経系の神経伝達物質としてレセプターを介して情報伝達機構に関与しており，神経科学の研究対象として興味深い存在であることが明らかになってきたことによる．これに加えて，躁うつ病や不安神経症の発症原因の一部が，中枢セロトニンレセプターの活性変化から説明しうると考えられるに至ったことも，その研究の急速な進展を助長する1因となった．本稿では，セロトニン研究の最も大きな標的となっているレセプターを中心に解説したい．

a. サブタイプの種類と標識方法

セロトニンレセプターは表2.7に示すように，現在のところ6種のサブタイプに分類されている．セロトニン-1はセロトニンに高感受性(nM程度のセロトニンと結合)の結合部位で，セロトニン-2はセロトニンには低感受性でスピペロン(spiperone)に高感受性の結合部位である[2]．セロトニン-2は，その後開発されたアンタゴニストのケタンセリン(ketanserin)に高感受性である[3]．

セロトニン-1はその後の研究で，nM程度のスピペロンに感受性をもつセロトニン-1Aと，μM程度のスピペロンに感受性をもつセロトニン-1Bとに区別された[4]．最近，セロトニン-1Aはもっぱら[^{3}H]8-OH-DPAT/8-hydroxy-2(di-n-propylamino)tetralin)によって標識される[5]．一方，セロトニン-1Bはβ遮断薬の[^{125}I]CYP(cyanopindolol)によって標識される．この部位には動物の種特異性があって，ラット，マウスの脳には存在するが，ヒトには認められない．

さらに，セロトニン-1のサブタイプとしてセロトニン-1Cが存在する．それは，以前からラットの脈絡叢に[^{3}H]セロトニンに高親和性の部位の存在することが知られていたが，この部位はセロトニン-1A，セロトニン-1Bに選択的なリガンドで標識されないことから，セロトニン-1の別のサブタイプと考えられセロトニン-1Cと命名された[6]．選択的なリガンドとして[^{3}H]メスラージンが用いられている．

さらに，セロトニン-1の4番目のサブタイプとしてセロトニン-1Dが存在する．この部位の発見の端緒は，[^{3}H]セロトニンで標識した部位に，上述のセロトニンサブタイプをすべて標識したのちにもなお[^{3}H]セロトニンに高親和性の部位が残り，この部位がセロトニン-2，セロトニン-3(後述)に特異的なリガンドに親和性をもたないことによる[7]．このサブタイプは，5-カルボキシアミドトリプタミン (5-carboxyamidotryptamine, 5-

表2.7 セロトニンレセプターと標識リガンド

セロトニン-1A	-1B	-C	-1D	-2	-3
[^{3}H]セロトニン	[^{3}H]セロトニン	[^{3}H]セロトニン	[^{3}H]セロトニン	[^{3}H]スピペロン	[^{3}H]ICS 205-930
[^{3}H]8-OH-DPAT	[^{3}H]シアノピンドロール	[^{3}H]メスラージン		[^{3}H]メスラージン	[^{3}H]GR 65630
[^{3}H]イプサピロン		[^{125}I]LSD*		[^{125}I]LSD	[^{3}H]キパジン
[^{3}H]WB 4104				[^{3}H]ケタンセリン	
[^{3}H]ブスピロン				[^{3}H]DOB**	
				[^{3}H]ミアンセリン	
				[^{3}H]メチルLSD	

* LSD : lysergic acid diethylamide
** DOB : 4-bromo-2, 5-dimethoxyphenyl-isopropylamine

CT），5-メトキシトリプタミン（5-methoxytryptamine），メテルゴリン（metergoline），RU 24969，セロトニンなどに nM 程度の親和性をもっている．

以上のセロトニン-1のサブタイプの比率は，ラット大脳皮質で A：B：C：D＝48：14：20：18（％）である．

Gaddum と Picarelli[8] が古典的な薬理学的研究方法でみいだした M レセプターに相当する部位は，粘膜下神経節，神経線維上など末梢組織にあって，モルヒネ（morphine），アトロピン（atropine），ICS 205-930 などによって拮抗される．このレセプターを Bradley ら[9] は，セロトニン-3 と命名した．ところが，Kilpatrick ら[10] は，これらのアンタゴニストがセロトニン-3 の標識リガンド [³H] GR 65630 のラット脳への結合に特異的に拮抗すること，これらのアンタゴニストが動物の行動に対して一定の影響を与えることなどから，中枢神経系にもセロトニン-3 の存在することを示唆した．

セロトニンニューロンからのセロトニンの遊離を調節するいわゆるオートレセプター（autoreceptor）に関しては，まだ意見の一致をみていない．現在のところ，セロトニン-1A と 1B の両レセプターに論争が集まっている．セロトニン-1A をオートレセプターとする説は，[³H] 8-OH-DPAT の結合部位をラットの縫線核に認めた報告や，線条体の前シナプス上に認めた報告などである．一方，セロトニン-1A を疑問視する説は，線条体で 8-OH-DPAT が [³H] セロトニン遊離に影響しない，線条体での 8-OH-DPAT 結合部位はセロトニンの輸送部位（transporter）であるとの報告である．他方，大脳皮質前頭葉で [³H] セロトニン遊離の抑制を指標にして種々のアゴニストの効果を調べると，セロトニン-1B と関係があるという．

b. 分子的性質

最近，セロトニン-1A[11]，-1C[12]，-2[13] の3種のサブタイプの1次構造が相ついで発表された．これら3種のサブタイプに共通した点は，約450個のアミノ酸からなり，疎水性アミノ酸からなる部分が，αヘリックス構造で7回細胞膜を横切っていることである．すなわち，Gタンパク質と共役するレセプターに共通してみられる構造で，セロトニンレセプターを介する情報伝達機構にGタンパク質の機能が関与している事実とよく一致している（後述）．第Ⅲの経膜部のアミノ酸配列に最も高い相同性がみられ，第Ⅱ，Ⅲ，Ⅶにあるアスパラギン残基がセロトニン結合部と想定されている．また，第Ⅱ，ⅢとⅣ，Ⅴの間にあるシステイン残基はおそらくジスルフィド結合をしているものと思われる．Gタンパク質の結合部位もはっきりしないが，第Ⅴ，Ⅵの間にあるものと思われる．

いわゆる放射線照射失活法（標的サイズ分析法）を用いて，セロトニンレセプターの分子量が Nishino と Tanaka[14] と Gozlan ら[15] によって決定されているが，セロトニン-1 についてはいずれも約6万の分子量を測定しているのに対して，セロトニン-2 に関しては，後者が約6万，前者が 14〜15万の値を報告している．Gozlan ら[15] は，この違いを実験方法上の差異によるものと述べている．

セロトニン-1 については動粘性半径 3.9 nm，摩擦係数 1.53，軸比 10 の物理定数が測定されており，その立体構造は扁長楕円形と推定される[16]．

c. レセプター後のシグナル伝達機構

セロトニンによってサイクリック AMP（cAMP）が生成されること，セロトニン感受性アデニル酸シクラーゼ（adenylate cyclase，ACase）が存在することなどが古くから知られていたが，Barbaccia ら[17]，Shenker ら[18] はこの効果がセロトニン-2 拮抗薬で拮抗されないことから，セロトニン-1 レセプターが促進性 G タンパク質に共役して cAMP 量を増加するとした．その後，Shenker ら[19] はセロトニン-1B，セロトニン-1C よりもセロトニン-1A に高親和性のスピペロンが 5-CT による ACase 活性促進効果を部分的に阻害することから，セロトニン-1 のなかでセロトニン-1A が促進性 G タンパク質に共役して ACase 活性を上昇するものと考えた．

表 2.8 セロトニンレセプターを介する情報伝達機構

レセプター	情報転換器	効果器
セロトニン-1 (セロトニン-1A)	促進性Gタンパク質	アデニル酸シクラーゼ活性化
セロトニン-1A	抑制性Gタンパク質	アデニル酸シクラーゼ抑制化
セロトニン-1A	促進性,抑制性または他の IAP感受性Gタンパク質	Kイオンチャネル開口
セロトニン-1C	IAP感受性Gタンパク質(?)	ホスホリパーゼC活性化
セロトニン-2	IAP感受性Gタンパク質(?)	ホスホリパーゼC活性化
セロトニン-3		イオンチャネル開口

一方で,セロトニン-1Aレセプターは,抑制性Gタンパク質にも共役していると考えられている.それは,モルモットやラットの海馬で,セロトニンやアゴニストがフォルスコリン(forskolin)で活性化されたACase活性を抑制し,その効力がセロトニン-1Aへの結合能に比例すること,ACase活性抑制に対するアンタゴニストの効力がセロトニン-1Aへの結合能に比例することなどの理由による.

最近,セロトニン-1AはさらにGタンパク質を介してK$^+$チャネルを開口する機構に連関していることが示唆された[20].錐体細胞は,中脳縫線核由来のセロトニンニューロンの支配を受けており,セロトニン-1Aレセプターをもっていると考えられているが,セロトニンはこの細胞に作用してK$^+$チャネルを開口し,過分極することによって抑制効果を現す.この反応が起った時点でGABA$_B$レセプターのアゴニストであるバクロフェン(baclofen)を与えても,何ら相加的な反応はみられない.このことは,セロトニン-1AとGABA$_B$レセプターが同じK$^+$チャネルを共有している可能性を示唆する.また,このレセプターとK$^+$チャネルの共役には促進性,抑制性または別のIAP (islet-activating protein) 感受性Gタンパク質が関与しているという.

以前から,セロトニンが唾液腺に作用して唾液分泌を促進する反応にホスホイノシタイド(phosphoinositide, PI)の加水分解の促進反応が伴うことが知られていたが,セロトニン-1Cレセプターの刺激が細胞膜のホスホリパーゼCを活性化してPIの加水分解を促進することがわかった[21].また,この伝達系の変換器としてはIAP感受性Gタンパク質の関与が予想されている.セロトニンによるPIの加水分解は大脳皮質切片でも観察され,この系に関与しているのはセロトニン-2レセプターと考えられている[22].

すでに述べたように,セロトニン-3はMレセプターに相当する部位で,アセチルコリン(acetylcholine, ACh)のニコチン様作用に類似した性質を示す.セロトニン-3の活性化は膜K$^+$, Na$^+$コンダクタンスの増加により膜の脱分極に結びつくことが知られており,レセプター自体がイオンチャネルを形成するいわゆるタイプIに相当するレセプターと考えられる.

以上述べたセロトニンレセプターを介する経膜的細胞内情報伝達機構を表2.8にまとめた.

d. 機能の調節

セロトニン-1, -2へのアゴニストの結合は,Na$^+$, K$^+$のような1価カチオンで抑制され,Ca^{2+}, Mn^{2+}のような2価カチオンで増加される.ACaseと共役している他のレセプターと同様に,GTP, GppNHpはセロトニン-1A, -1Bへのアゴニスト結合を減少する[23].一方,ACaseと共役していないセロトニン-1Cへの結合はGTPで影響されない.

e. 脳 内 分 布

セロトニン-1は海馬に最も多く,尾状核,大脳皮質に比較的多いが,中脳,脳幹,視床下部の順に減少し,小脳が最も少ない.セロトニン-2は海馬には比較的少なく,大脳皮質に多い.セロトニン-3は大脳皮質前頭葉,嗅内皮質に多い.そのほか扁桃核,海馬,側坐核,嗅結節に多く,小脳に

表 2.9 セロトニンレセプターを介する生理機能[9]

セロトニン-1	セロトニン-2	セロトニン-3
神経系	神経系	神経系
伝達物質遊離抑制	5-HTP 誘発頭部攣縮 (ラット)	伝達物質遊離促進
セロトニン (ラット脳)	運動神経脱分極 (ラット)	ノルアドレナリン (ウサギ心臓)
ノルアドレナリン (イヌ伏在静脈)	心脈管系	アセチルコリン (モルモット回腸・ネコ膀胱)
アセチルコリン (モルモット回腸)	血管収縮 (ウサギ大動脈・ラット大動脈・ラット頸静脈・ラット尾動脈・イヌ胃脾静脈)	脱分極 (ラットとウサギ上頸神経節・ウサギ迷走神経・ウサギ節状神経節)
セロトニン行動症候群 (ラット)	血圧上昇 (ラット・ネコ・イヌ)	反射性徐脈 (ラット・ネコ)
心脈管系	血小板凝集 (ウサギ・ネコ・ヒト)	中枢神経系
血管拡張 (ネコ伏在静脈・ブタ大静脈)	浮腫 (ラット後肢)	気分, 情動の変化
血管収縮 (イヌ伏在静脈・イヌ脳底動脈)	胃腸管系	痛みの発現
血圧降下 (ラット・ネコ)	平滑筋収縮 (モルモット回腸)	嘔吐の誘起
血流増加 (ブタ皮膚)	呼吸系	
頻脈 (ネコ)	平滑筋収縮 (モルモット気管)	
胃腸管系	気道抵抗増大 (モルモット気管支・ネコ気管支)	
平滑筋弛緩 (モルモット回腸)	尿生殖系平滑筋収縮 (ネコ膀胱・ラット子宮)	
平滑筋収縮 (ラット胃底部条片)		

は認められない．セロトニン-1 のサブタイプのうちセロトニン-1A は海馬に，-1B は中脳線条体に，-1C は大脳皮質，海馬に多い．

f. 生理的意義および病理的意義
(1) 生理的意義

中枢，末梢を含めて，セロトニンによって発現されると考えられる生体反応はきわめて多い．表 2.9 に，セロトニンの関与すると考えられる生理機能について表記した[9]．

ラット脳でセロトニンによるセロトニンの遊離抑制作用が観察されるが，すでに述べたように，この作用に関与するオートレセプターに関してはなおはっきりしない．シナプスにおけるセロトニン量を増加させる薬物や，セロトニンレセプターアゴニストをラットに投与すると"セロトニン行動症候群"と称する特徴的な行動を生じる．これは，セロトニン-1 レセプターの機能の定量的な指標となっている．セロトニンは血管系と胃腸管系の平滑筋に対して，セロトニン-1 を介して収縮，弛緩の両作用を現す．

ラットにセロトニンの前駆物質を投与したときにみられる頭部攣縮反応 (head twitch) は，セロトニン-2 レセプターの刺激によって生ずる．種々の平滑筋収縮作用，血小板凝集作用もセロトニン-2 を介したものである．

セロトニン-3 レセプターは，末梢では自律神経系の節後線維に脱分極的に作用し，神経伝達物質の遊離を促進する．また，腸壁神経系においてアセチルコリンの遊離を促進する．一方，セロトニンによる気分，情動の変化，痛みの発現，嘔吐の誘起などにセロトニン-3 レセプターが関与していると考えられている[24]ので，今後この方面の研究の進展が注目される．

(2) 病理的意義
a) 躁うつ病

躁うつ病の発症原因を中枢セロトニンレセプターの活性変化に求める説があったが，筆者ら[25~27]はイミプラミン (imipramine) に代表される3環系抗うつ薬や，抗躁，抗うつ両作用を有するリチウム塩を長期間ラットに投与すると，中枢セロトニンレセプターの感受性の低下 (down-regulation) がみられ，逆にうつ病モデル動物では感受性の上昇 (up-regulation) がみられることを発見し，この説を支持する結果を得た．目下，さらに詳細に検討中である．

b) 不安神経症

以前から，中枢セロトニンニューロンが，不安神経症の発症に関与しているとの説が提唱されていたが，抗不安薬ブスピロン (buspirone) の開発がこの説に確からしさを付与した．この薬物は最初抗精神病薬として開発されたが，臨床試験中に副作用の少ない抗不安薬であることが発見された．その後，海馬のセロトニン-1A への [^{3}H] セ

ロトニン結合を置換することが知られ[28]，不安神経症発現へのセロトニン-1Aレセプターの重要性が注目されるようになった．現在のところ，薬理学的，生理学的研究効果から，前シナプスのオートレセプター（-1A）に対してはアゴニストとして作用する一方で，後シナプスの-1Aにはアンタゴニストとして作用することが認められている．

おわりに セロトニンは，他の内因性活性物質と次のような点で異なっている．第1は，作用部位としてのレセプターに多くのサブタイプのあること，第2は，1つの物質でありながら，中枢，末梢を含めてきわめて広範囲に多岐の機能と関連している点である．したがって，その研究は今後ますます発展して行くものと考えられる．興味をもって見まもりたい． 〔瀬川富朗〕

文献

1) Twarog BM, Page IJ : Serotonin content of some mammalian tissues and urine and a method for its determination. *Am J Physiol* **175** : 157-161, 1953.
2) Peroutka SV, Snyder SH : Multiple serotonin receptors : Differential binding of ³H-serotonin, ³H-lysergic acid diethylamide and ³H-spiroperidol. *Mol Pharmacol* **16** : 687-699, 1979.
3) Leysen JE, Niemegeers CJE, Van Nueten JM, Laduron PM : ³H-Ketanserin (R 41 468), a selective ³H-ligand for receptor binding sites. *Mol Pharmacol* **21** : 301-314, 1982.
4) Pedigo NW, Yamamura HI, Nelson DL : Discrimination of multiple [³H] 5-hydroxytryptamine binding sites by the neuroleptic spiperone in rat brain. *J Neurochem* **36** : 220-226, 1981.
5) Middlemiss DN, Fozard JR : 8-Hydroxy-2-(di-n-propylamine) tetralin discriminates between subtypes of the 5-HT₁ recognition site. *Eur J Pharmacol* **90** : 151-153, 1983.
6) Cortes R, Palacios JM, Pazos A : Visualisation of multiple serotonin receptors in the rat brain by autoradiography. *Br J Pharmacol* **81** : 202P, 1984.
7) Heuring RE, Peroutka SJ : Characterization of a novel ³H-5-hydroxytryptamine binding site subtype in bovine brain. *J Neurosci* **7** : 894-903, 1987.
8) Gaddum JH, Picarelli ZP : Two kinds of tryptamine receptor. *Br J Pharmacol* **12** : 323-328, 1957.
9) Bradley PB, Engel G, Feniuk W, Fozard JR, Humphrey PPA, Middlemiss DN, Mylecharane EJ, Richardson BP, Saxena PR : Proposals for the classification and nomenclature of functional receptors for 5-hydroxytryptamine, *Neuropharmacol* **25** : 563-576, 1986.
10) Kilpatrick GJ, Jones BJ, Tyers MB : Identification and distribution of 5-HT₃ receptors in rat using radioligand binding. *Nature* **330** : 746-748, 1987.
11) Fargin A, Raymond JR, Lohse MJ, Kobilka BK, Caron MG, Lefkowitz RJ : The genomic clone G-21 which resembles a α-adrenergic receptor sequence encodes the 5-HT₁A receptor. *Nature* **335** : 358-360, 1988.
12) Jurius D, MacDermott AB, Axel R, Jessell TM : Molecular characterization of a functional cDNA encoding the serotonin IC receptor. *Science* **241** : 558-564, 1988.
13) Pritchett DB, Bach AWJ, Wozny M, Taleb O, Dal Toso R, Shih JC, Seeburg PH : Structure and functional expression of cloned rat serotonin 5HT-2 receptor. *EMBO J* **7** : 4135-4140, 1988.
14) Nishino N, Tanaka C : Target size analysis of serotonin 5-HT₁ and 5-HT₂ receptors in bovine brain membranes. *Life Sci* **37** : 1167-1174, 1985.
15) Gozlan H, Emerit MB, Hall MD, Nielsen M, Hamon M : In situ molecular sizes of the various types of 5-HT binding sites in the rat brain. *Biochem Pharmacol* **35** : 1897-1987, 1986.
16) Vandenberg SR, Allgren RL, Tedd RD, Ciaranello RD : Solubilization and characterization of high-affinity [³H] serotonin binding sites from bovine cortical membranes. *Proc Natl Acad Sci USA* **80** : 3508-3512, 1983.
17) Barbaccia ML, Brunello N, Chuang DM, Costa E : Serotonin elicited amplification of adenylate cyclase activity in hippocampal membranes from adult rat. *J Neurochem* **40** : 1671-1679, 1983.
18) Shenker A, Maayani S, Weinstein H, Green JP : Enhanced serotonin-stimulated adenylate cyclase activity in membranes from adult guinea pig hippocampus. *Life Sci* **32** : 2335-2342, 1983.
19) Shenker A, Maayani S, Weinstein H, Green JP : Two 5-HT receptors linked to adenylate cyclase in guinea pig hippocampus are discriminated by 5-carboxyamidotryptamine and spiperone. *Eur J Pharmacol* **109** : 427-429, 1985.
20) Nicoll RA : The coupling of neurotransmitter receptors to ion channels in the brain. *Science* **241** : 545-551, 1988.
21) Conn PJ, Sanders-Bush E : Agonist-induced phosphoinositide hydrolysis in choroid plexus. *J Neuro-*

chem **47**: 1754-1760, 1986.
22) Conn PJ, Sanders-Bush E: Regulation of serotonin-stimulated phosphoinositide hydrolysis: relation to the serotonin 5-HT-2 binding site. *J Neurosci* **6**: 3669-3675, 1986.
23) Hamon M, Mallat M, El Mestikawy S, Pasquier A: Ca^{2+}-guanine nucleotide interactions in brain membranes. II Characteristics of [^{3}H] guanosine triphosphate and [^{3}H] β, γ-imidoguanosin 5'-triphosphate binding and catabolism in the rat hippocampus and striatum. *J Neurochem* **38**: 162-172, 1982.
24) Richardson BP, Bucheit KH: The pharmacology, distribution and function of 5-HT$_3$ receptors. In: Neuronal Serotonin (ed by Osborne NN, Hamon M), pp 465-506, John Wiley & Sons, Chichester, 1988.
25) Segawa T, Mizuta T, Nomura Y: Modifications of central 5-hydroxytryptamine binding sites in synaptic membranes from rat brain after long-term administration of tricyclic antidepressants. *Eur J Pharmacol* **58**: 75-83, 1979.
26) Hotta Y, Yamawaki S, Segawa T: Long-term lithium treatment causes serotonin receptor down-regulation via serotonergic presynapses in rat brain. *Neuropsychobiology* **16**: 19-26, 1986.
27) Segawa T, Mizuta T, Uehara M: Role of central serotonorgic system as related to the pathogenesis of depression. In: New Vistas in Depression (ed by Langer SZ, Takahashi R, Segawa T, Briley M), pp 3-10. Pergamon Press, Oxford, New York, Toronto, Sydney, Paris, Frankfurt. 1982.
28) Glaser T, Traber J: Buspirone: Action on serotonin receptors in calf hippocampus. *Eur J Pharmacol* **88**: 137-138, 1983.

2.7 ヒスタミンレセプター

　ヒスタミンは肥満細胞や好塩基球などに高濃度に含まれ，アレルギー，炎症，胃酸分泌などに重要な役割を演じている．一方，中枢神経系においては神経伝達物質として存在し，覚醒レベルの維持，ホルモン分泌や体温の調節などに関与しているものとみられる[1,2]．ヒスタミンレセプターには少なくとも3つのサブタイプが存在し，それぞれH_1，H_2およびH_3レセプターとして分類されている[2]．H_1ならびにH_2レセプターはGタンパクと共役しており，前者はイノシトールリン脂質の加水分解，後者は cyclic AMP (cAMP) 産生に関与している．一方，H_3レセプターの細胞内情報伝達機構についてはまだ明らかにされていない．本稿では中枢神経系における研究を中心にそれぞれのヒスタミンレセプターサブタイプについて概説する．

a. H_1レセプター
(1) リガンド

　Hillら[3]によって，モルモット腸管ホモジネートにおいて^{3}H-mepyramine が選択的にH_1レセプターをラベルすることが報告されて以来，この放射性リガンドがH_1レセプターの結合実験に広く使用されている．一方，3環系抗うつ薬の doxepin がH_1レセプターに対し高親和性を示すことから，^{3}H-doxepin がリガンドとして使用されたこともあった．しかし，ラット脳における^{3}H-doxepin 結合には高親和性と低親和性の結合部位が存在し，高親和性結合がH_1レセプターを反映すると考えられるが，その結合量（B_{max}）は^{3}H-mepyramine 結合における値に比べてきわめて少ない．したがって，^{3}H-doxepin をH_1レセプターのリガンドとして用いるには問題があるかもしれない[4]．最近，Kornerら[5]はH_1レセプターに対して mepyramine よりも選択的かつ高親和性（Kd＝0.15 nM）の^{125}I-iodobolpyramine を開発し，^{3}H-mepyramine を使った結合実験と比べ50～100倍高感度の測定が可能となった．さらに，Ruatら[6]はより選択的かつ高親和性（Kd＝0.01 nM）のH_1リガンドとして^{125}I-iodoazidophenpyramine を開発し，これを紫外線照射によりH_1レセプターと共有結合させ，photoaffinity probe として利用した．

(2) H_1レセプターの分布

　^{3}H-mepyramine を用いたオートラジオグラフィー[7]では，ラット脳のH_1レセプターは，海馬，視床下部，扁桃体および大脳皮質（側頭葉）に多く，脳幹では中程度，線条体や中脳では非常に少ない．一方，モルモットにおいてはラットの場合と異なり，小脳に最も多い．また，ヒト脳におけるH_1レセプターの分布は大脳皮質（頭頂葉を除くすべての部位）で最も多く，中脳や間脳では中程度であり，脳幹や小脳では非常に少ない．したがって，H_1レセプターの脳内分布は動物種によりかなり異なるものと思われる．ヒトにおいてH_1レセプターの密度が大脳皮質できわめて高いことは，臨床的に抗ヒスタミン薬が鎮静作用をひき起こすことと関係しているかもしれない．

(3) ^{3}H-mepyramine 結合に及ぼすイオンならびに GTP の影響

　モルモット脳の^{3}H-mepyramine 結合部位へのヒスタミンの親和性はNa^+イオンにより低下し，Mn^{2+}やMg^{2+}イオンにより逆に増加する．また，GTP はNa^+イオンの存在いかんにかかわらず^{3}H-mepyramine 結合部位へのヒスタミンの親和性を減少させる．しかし，これらのイオンもしくはヌクレオチドは^{3}H-mepyramine 結合部位へのH_1アンタゴニストの結合には何ら影響を及ぼさない．したがって，Gタンパクと共役したH_1レセプターへのアゴニストの結合親和性はNa^+イオンおよび GTP により抑制的に調節されているものと考えられる[8]．

（4） ³H-mepyramine 結合に及ぼす薬物の影響

ジスルフィド結合還元剤のDTT(1,4-dithiothreitol)はヒスタミンによるウサギ大動脈やモルモット腸管の収縮を増強し，モルモット脳におけるイノシトールリン脂質の加水分解を促進する[9,10]．モルモット脳およびウシ単離血管平滑筋において，DTTは³H-mepyramine結合部位へのヒスタミン（アゴニスト）の親和性を増加させるがアンタゴニストの結合には何ら影響を及ぼさない[11]．一方，チオールアルキル化剤のNEM(N-ethylmaleimide)もモルモット脳においてDTTと同様の作用を示す[12]．さらにDTTならびにNEMはヒスタミンによる³H-mepyramine結合阻害のpseudo Hill係数を1より小さくすることから，³H-mepyramine結合部位の一部をアゴニスト高親和性状態に変えることによりヒスタミン（アゴニスト）の作用を増強するものと考えられる[11,12]．したがって，脳内H₁レセプターにおけるジスルフィド基およびチオール基はレセプターへのアゴニスト結合に対し抑制的な影響を及ぼすと考えられる．

表2.10には³H-mepyramine結合に対する諸種抗ヒスタミン薬ならびに向精神薬の影響を示した．chlorpheniramineでは，d体がl体よりもはるかにH₁レセプターに対する親和性が高く立体特異性が認められる．抗精神病薬や抗うつ薬のなかには抗ヒスタミン薬と同等もしくはそれ以上の強い抗ヒスタミン作用を有するものもある．これらの向精神薬ならびに抗ヒスタミン薬が有する鎮静作用の程度は中枢神経系におけるH₁レセプター遮断効果とよく相関することが報告されている[14]．

（5） H₁レセプターの分子的性質

ジギトニンで可溶化したモルモット小脳の³H-mepyramine結合部位はレクチン親和性カラムに保持されNアセチルグルコサミンにより溶出されることから，H₁レセプターは糖タンパクであると考えられる[15]．放射線照射によるtarget size analysisでウシならびにヒト大脳皮質のH₁レセプターの分子量は160 kDaであると報告されている[16]．一方，モルモット，ラット，マウスおよびブタ脳のH₁レセプターを^{125}I-iodoazidophenpyramineによりphotolabelし，SDSポリアクリルアミドゲル電気泳動により分子量を調べた実験では，いずれの種においても56 kDaであり，これはリガンド結合部位を含むサブユニットの分子量を示すものと考えられている[17]．

（6） H₁レセプター刺激による細胞内 Ca^{2+} 遊離

H₁レセプター刺激によりイノシトールリン脂質の加水分解がひき起こされ，イノシトール-1,4,5-三リン酸（IP₃）とジアシルグリセロール（DG）が産生される．IP₃はcytosolに移行し細胞内 Ca^{2+} 貯蔵部位からの Ca^{2+} 遊離をひき起こし，

表2.10 ヒト，モルモットおよびラット脳における³H-mepyramine結合に対する諸種抗ヒスタミン薬ならびに向精神薬の阻害効果

	K_i 値 (nM)		
	ヒト	モルモット	ラット
抗ヒスタミン薬			
アルキルアミン類			
d-Chlorpheniramine	4.2	1.4	8.0
l-Chlorpheniramine	350	130	700
エタノールアミン類			
Diphenhydramine	15	13.7	17
Diphenylpyraline	4.8	3.1	3.2
エチレンジアミン類			
Mepyramine	1.0	0.5	4.5
Triprolidine	3.7	0.6	5.6
フェノチアジン類			
Promethazine	2.6	3.2	2.9
ピペラジン類			
Chlorcyclizine	6.7	6.4	9.0
抗精神病薬			
Chlorpromazine	9.0	4.5	36.0
Promazine	4.2	2.4	22.0
Fluphenazine	70	19	67
Spiroperidol	667	2700	670
Haloperidol	2500	800	3300
Thioridazine	22	34	20
Clozapine	1.9	4.0	36
三環系抗うつ薬			
Doxepin	0.4	0.5	0.7
Amitriptyline	1.1	1.6	4.1
Imipramine	11	16	26
Nortriptyline	10	30	46
Protriptyline	31	80	60
Desipramine	200	250	250
Iprindole	670	460	100

(Changら[13] より引用)

2.7 ヒスタミンレセプター

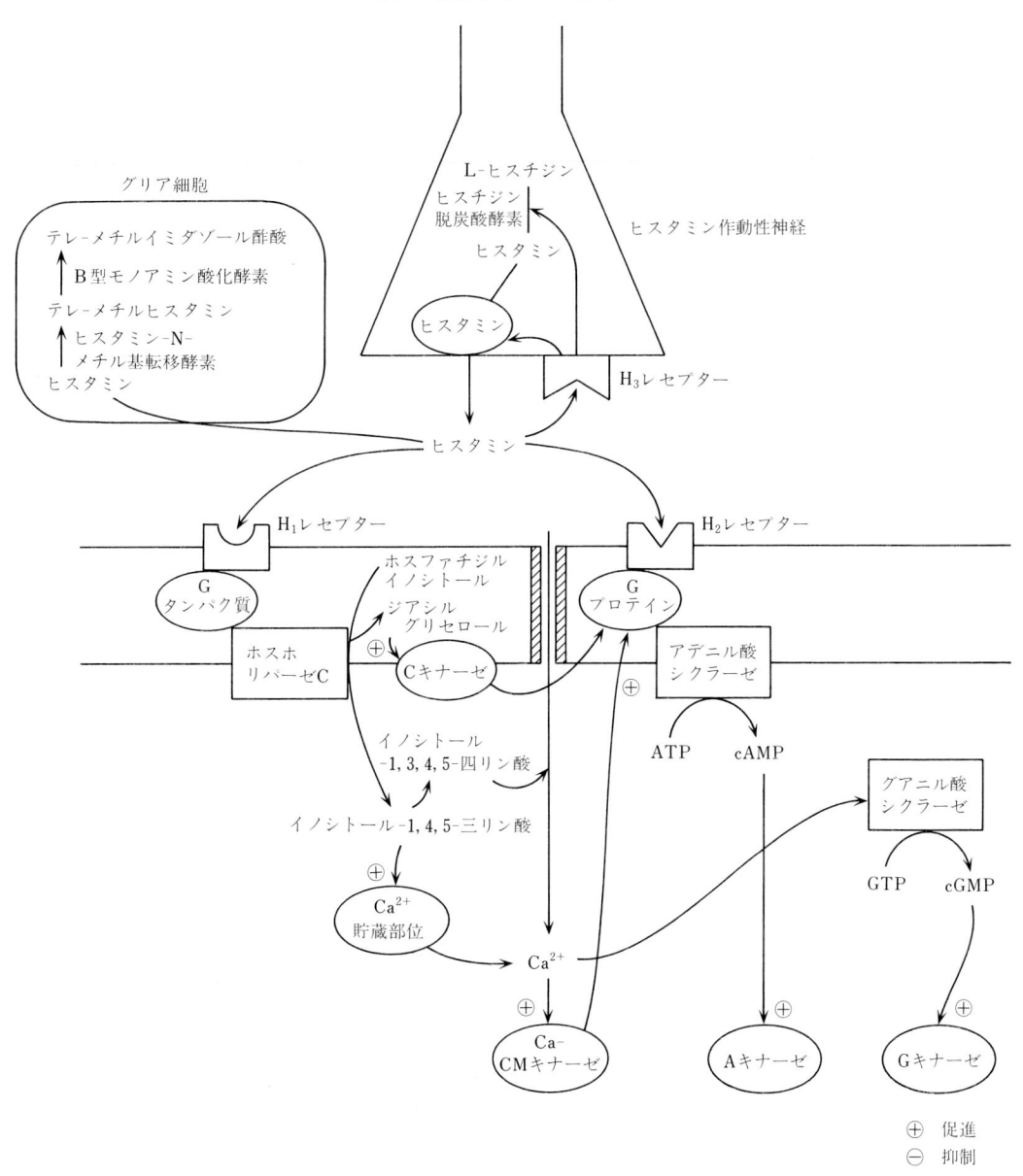

図2.11 ヒスタミンレセプターの情報伝達機構

さらにイノシトール-1,3,4,5-四リン酸（IP$_4$）になって細胞外からのCa^{2+}流入も増加させる．その結果，Caカルモジュリンキナーゼやグアニルシクラーゼが活性化される．さらにCa^{2+}存在下にDGはCキナーゼを活性化する．一方，モルモット脳ではH$_1$レセプター刺激はアデノシンならびにH$_2$レセプター刺激によるcAMP産生を増強する[2,18]．このH$_1$レセプター刺激によるcAMP産生の増強は細胞外Ca^{2+}除去により抑制されること，さらにphorbol esterがH$_2$レセプター刺激によるcAMP産生を増強することから，この増強には細胞内Ca^{2+}濃度の上昇ならびにCキナーゼの活性化が関係するであろうと考えられている（図2.11）．

b. H$_2$レセプター

ヒスタミンによる胃酸分泌，モルモット摘出心房における陽性変時作用ならびにラット子宮における弛緩作用はいわゆる古典的抗ヒスタミン薬によって拮抗されず，burimamideをはじめとする

一連の薬物により拮抗されることから，これらのヒスタミン作用を媒介するレセプターは H_1 とは別のサブタイプであるとし H_2 と命名された．しかし，これまで H_2 レセプターを特異的に標識する優れたリガンドがなかったために H_2 レセプターの分布や分子的性質の詳細はわかっていない．

(1) リガンド

最初，^3H-cimetidine がラットやモルモット脳において可飽和性結合を示し，この結合は他の H_2 アンタゴニストの burimamide や metiamide により阻害されることから，H_2 レセプターの標識リガンドとして用いられた[19]．しかしその後の研究において，この ^3H-cimetidine 結合は薬理学的に強力な H_2 拮抗作用を有する非イミダゾール誘導体の ranitidine や tiotidine により抑制されないこと，さらに H_2 作用のないイミダゾール誘導体により抑制されることから，^3H-cimetidine 結合部位は H_2 レセプターではなくイミダゾール認識部位であると結論された．

その後，^3H-tiotidine がモルモット脳において高親和性（$Kd=17nM$）で可飽和性の結合を示し，この結合は多くの H_2 アンタゴニストにより抑制され，しかもその抑制の程度が薬理学的な H_2 拮抗作用の強さとよく相関することが報告された[20]．しかし，非特異的結合の割合がきわめて大きいこと，さらにモルモット胃粘膜，腎および心房，ラット脳や子宮ではこのような ^3H-tiotidine 結合が認められないことなどから，^3H-tiotidine を H_2 レセプターリガンドとして用いることには問題があると思われる．一方，^3H-histamine を用いて H_2 レセプターを標識しようとする試みもなされているが，種々 H_2 アンタゴニストのこの結合に対する抑制効果とヒスタミンによる cAMP 産生に対する阻害効果が相関しないとする報告もある[21]．最近，Ruat ら[22] により H_2 レセプターに非常に選択的かつ高親和性（$Kd=0.3nM$）のリガンドとして ^{125}I-APT（^{125}I-iodoaminopotentidine）ならびに photoaffinity probe として ^{125}I-AZPT（^{125}I-iodoazidopotentidine）が開発された．モルモット脳の膜分画における ^{125}I-APT の特異的結合の割合は非常に大きく，またこの結合に対する種々 H_2 アゴニストならびにアンタゴニストの抑制効果は，薬理学的効果とよく相関する．さらに，この結合部位に対するヒスタミンの親和性はグアニンヌクレオチドの Gpp(NH)p により減少することから G タンパクとの共役が示唆される．また，^{125}I-AZPT で photolabel した H_2 レセプターの SDS ポリアクリルアミドゲル電気泳動から分子量 59kDa と 32kDa の 2 つのバンドが得られている．

(2) H_2 レセプターの分布

^{125}I-APT を用いたオートラジオグラフィーによれば，モルモット脳内 H_2 レセプターは線条体，側坐核，嗅結節，大脳皮質に最も多く，海馬，視床，視床下部で中程度であり，脳幹では非常に少ない．この分布は，視床下部（神経の分布密度は最も高い）を例外として，ヒスタミン神経の分布とほぼ一致する．

(3) H_2 レセプター刺激による cAMP 産生

ヒスタミンの胃酸分泌効果，心臓に対する陽性変時効果，平滑筋弛緩作用など H_2 レセプターを介する作用のほとんどは細胞内 cAMP 産生の増加に基づくと考えられている．ヒスタミンが H_2 レセプターに結合すると，このレセプターと共役する G タンパク（G_s）との相互作用が促進される．G_s は α, β, γ の 3 つのサブユニットから構成されているが G_s とレセプターの相互作用の結果，α サブユニット（$G_{s\alpha}$）に結合している GDP が GTP と交換されて GTP-$G_{s\alpha}$ となり $\beta\gamma$ サブユニットから解離する．解離した GTP-$G_{s\alpha}$ はアデニル酸シクラーゼと相互作用しこの酵素を活性化する．一方，GTP-$G_{s\alpha}$ は $G_{s\alpha}$ の GTPase 作用により GDP-$G_{s\alpha}$ となりアデニル酸シクラーゼから解離し再び $\beta\gamma$ サブユニットと会合してもとの状態に戻ると考えられている．最近，Ozawa と Segawa[23] はラット脳シナプトゾーム膜分画において，H_2 レセプター刺激により膜リン脂質（phosphatidylethanolamine）がメチル化され，これが H_2 レセプター刺激による G_s とアデニル酸シクラーゼとの共役の促進に必要であると報告している．

c. H_3レセプター

脳内ヒスタミン作動性神経終末には新しいタイプのヒスタミンレセプターが存在し，ヒスタミンの遊離ならびに合成を調節していることが最近見出された．このレセプターは H_1 および H_2 レセプターと薬理学的性質を異にすることから，1983年に Arrang ら[24]によって H_3 レセプターと命名された．その後，H_3 レセプターはヒスタミン神経以外にもヘテロレセプターとしてノルアドレナリンやセロトニン作動性神経に，さらに末梢組織でも肺，皮膚，腸管などに存在することが報告されている[25]．

（1）リガンド

従来 H_2 レセプターのリガンドとして分類されていたものの中には burimamide や impromidine のように強い H_3 拮抗作用を有するものがある（表2.11）．現在では，H_3 レセプターの非常に強力かつ選択的なアゴニストおよびアンタゴニストとしてそれぞれ(R)α-MH [(R)α-methyl-histamine]と thioperamide が開発されており，ともに強力な脳内ヒスタミン遊離抑制もしくは増強作用を示すことが in vitro[25] ならびに in vivo の実験[26]で報告されている．

(R)α-MH は S 体と比べて100倍以上強力であり立体特異性が認められる．H_3 レセプターの結合実験はまだ始まったばかりであり，^3H-(R)α-MH を放射性リガンドとして用いてラット脳およびモルモット肺で調べられている程度である．ラット大脳皮質における ^3H-(R)α-MH 結合の Kd 値は 0.5 nM，B_{max} 値は 30 fmol/mg タンパクであり，H_1 や H_2 レセプターの B_{max} 値の 1/5 から 1/10 程度である[25]．

（2）H_3 レセプターの分布

^3H-(R)α-MH を用いたラット脳のオートラジオグラフィーによると，H_3 レセプターは終脳領域，とくに大脳皮質，線条体，海馬，外側中隔野，分界条床核，前嗅核などに多く，小脳や脳幹には少ない[25]．

（3）H_3 レセプターの機能的役割

H_3 レセプターは中枢神経系におけるヒスタミンの遊離，合成の調節だけでなく，末梢組織においてもいろいろな機能の調節に関与すると考えら

表 2.11 ヒスタミンレセプターのリガンドのアゴニストおよびアンタゴニスト活性

薬　　物	H_1 レセプター	H_2 レセプター	H_3 レセプター
アゴニスト	相対アゴニスト活性 (%)		
Histamine*	100	100	100
2-Methylhistamine*	16.5	4.4	<0.08
2-Thiazolylethylamine*	26	2.2	<0.008
4-Methylhistamine*	0.2	43	<0.008
Dimaprit*	<0.0001	71	<0.008
Impromidine*	<0.001	4800	Antagonist (K_i=65 nM)
(R) α-Methylhistamine**	0.49	1.02	1,550
(S) α-Methylhistamine**	0.49	1.74	13
アンタゴニスト	アンタゴニスト活性 (K_i 値, M)		
Mepyramine*	0.4×10^{-9}	—	$>3.0 \times 10^{-6}$
d-Chlorpheniramine***	0.5×10^{-9}	—	$>5.8 \times 10^{-8}$
l-Chlorpheniramine***	204×10^{-9}	—	$>5.8 \times 10^{-8}$
Burimamide*	2.9×10^{-4}	7.8×10^{-6}	7.0×10^{-8}
Metiamide*	$>10^{-4}$	0.9×10^{-6}	2.5×10^{-6}
Cimetidine*	4.5×10^{-4}	0.8×10^{-6}	3.3×10^{-5}
Ranitidine*	—	6.3×10^{-8}	$>10^{-6}$
Tiotidine*	—	1.5×10^{-8}	1.7×10^{-5}
Thioperamide**	$>10^{-4}$	$>10^{-5}$	4.3×10^{-9}

各レセプターに対する作用は，モルモット回腸の収縮 (H_1)，モルモット心房における変時効果 (H_2) およびラット大脳皮質切片からの ^3H-histamine 遊離 (H_3) により調べられている．
相対アゴニスト活性はヒスタミンの EC_{50} 値/アゴニストの EC_{50} 値×100(%) として表してある．* Schwartz ら[1]，** Arrang ら[25]，*** Hill[2] より引用．

れている．たとえば，H_3 レセプターの活性化により，電気刺激によるモルモット気管支のコリン作動性神経介在性収縮ならびに非コリン，非アドレナリン作動性神経介在性収縮の抑制，電気刺激によるモルモット回腸のコリン作動性神経介在性収縮の抑制，モルモット腸間膜動脈において血管周囲神経の電気刺激により生ずる（アドレナリン作動性神経介在性）興奮性膜電位の抑制，ウサギ中大脳動脈の高カリウム刺激による収縮の抑制などが起こることが観察されている[27]．このような知見はいろいろな疾患への H_3 リガンドの応用の可能性を示唆している．

〔付記〕 H_1 および H_2 レセプター遺伝子のクローニングは，それぞれウシ副腎（Yamashita et al: *Proc Natl Acad Sci* **88**: 11515-11519, 1991）およびイヌ胃粘膜（Gantz et al: *Proc Natl Acad Sci* **88**: 429-433, 1991）において初めて報告された．　〔伊藤善規，大石了三，佐伯清美〕

文献

1) Schwartz JC, Garbarg M, Pollard H: Histaminergic transmission in the brain. In: Handbook of Physiology, Section 1, Vol 4: Intrinsic Regulatory Systems of the Brain (ed by Bloom FE, Mountcastle VB, Geiger SR), pp 257-316, American Physiological Society, Bethesda, 1986.

2) Hill SJ: Distribution, properties and functional characteristics of three classes of histamine receptor. *Pharmacol Rev* **42**: 45-83, 1990.

3) Hill SJ, Young JM, Marrian DH: Specific binding of [^{3}H]-mepyramine to histamine H_1 receptors in intestinal smooth muscle. *Nature* (Lond.) **270**: 361-363, 1977.

4) Taylor JE, Richelson E: High-affinity binding of [^{3}H]doxepin to histamine H_1-receptors in rat brain: possible identification of a subclass of histamine H_1-receptors. *Eur J Pharmacol* **78**: 279-285, 1982.

5) Korner M, Bouthenet M-L, Ganellin CR., Garbarg M, Cros C, Ife RJ, Sales N, Schwartz JC: [^{125}I] iodobolpyramine, a highly sensitive probe for histamine H_1-receptors in guinea pig brain. *Eur J Pharmacol* **120**: 151-160, 1986.

6) Ruat M, Korner M, Garbarg M, Cros C, Schwartz JC, Tertiuk W, Ganellin CR: Characterization of histamine H_1-receptor binding peptides in guinea pig brain using [^{125}I]iodoazidophenpyramine, an irreversible specific photoaffinity probe. *Proc Natl Acad Sci USA* **85**: 2743-2747, 1988.

7) Wamsley JK, Palacios JM: Histaminergic receptors. In: Handbook of Chemical Neuroanatomy, vol 3: Classical Transmitters and Transmitter Receptors in the CNS, Part III (ed by Bjorklund A, Hokfelt T, Kukar MJ), pp 386-407, Elsevier, New York, 1984.

8) Chang RSL, Snyder SH: Histamine H_1-receptor binding sites in guinea pig brain membranes: regulation of agonist interactions by guanine nucleotides and cations. *J Neurochem* **34**: 916-922, 1980.

9) Carman-Krzan M: The effect of group selective reagents N-ethylmaleimide and dithiothreitol on histamine H_1-receptor binding sites in the vascular smooth muscle membranes. *Agents and Actions* **14**: 561-565, 1984.

10) Donaldson J, Hill SJ: Enhancement of histamine H_1-receptor agonist activity by 1,4-dithiothreitol in guinea-pig cerebellum and cerebral cortex. *J Neurochem* **47**: 1476-1482, 1986.

11) Donaldson J, Hill SJ: 1,4-Dithiothreitol-induced alteration in histamine H_1-agonist binding in guinea-pig cerebellum and cerebral cortex. *Eur J Pharmacol* **129**: 25-31, 1986.

12) Yeramian E, Garbarg M, Schwartz JC: N-Ethylmaleimide-induced changes in agonist affinity for histamine H_1-receptors in the guinea pig brain. *Mol Pharmacol* **28**: 155-162, 1985.

13) Chang RSL, Tran VT, Snyder SH: Heterogeneity of histamine H_1-receptors: species variations in [^{3}H]mepyramine binding of brain membranes. *J Neurochem* **32**: 1653-1663, 1979.

14) Quach TT, Duchemin AM, Rose C, Schwartz JC: *In vivo* occupation of cerebral histamine H_1-receptors evaluated with ^{3}H-mepyramine may predict sedative properties of psychotropic drugs. *Eur J Pharmacol* **60**: 391-392, 1979.

15) Garbarg M, Yermanian E, Korner M, Schwartz JC: Biochemical studies of cerebral H_1-receptors. In: Advances in the Biosciences, vol 51: Frontiers in Histamine Research (ed by Ganellin CR, Schwartz JC), pp 19-25, Pergamon Press, London, 1985.

16) Kuno T, Kubo N, Tanaka C: Molecular size of histamine H_1-receptors determined by target size analysis. *Biochem Biophys Res Commun* **129**: 639-644, 1985.

17) Ruat M, Schwartz JC: Photoaffinity labeling and electrophoretic identification of the H_1-receptor: comparison of several brain regions and animal

18) Garbarg M, Schwartz JC: Synergism between histamine H_1- and H_2-receptors in the cAMP response in guinea pig brain slices: effects of phorbol esters and calcium. *Mol Pharmacol* **33**: 38-43, 1988.
19) Burkard WP: Histamine H_2 receptor binding with ^{3}H-cimetidine in brain. *Eur J Pharmacol* **50**: 449-450, 1978.
20) Gajtkowski GA, Norris DB, Rising TJ, Wood TP: Specific binding of ^{3}H-tiotidine to histamine H_2 receptors in guinea pig cereberal cortex. *Nature* **304**: 65-67, 1983.
21) Batzri S, Harmon JW, Dyer J, Thompson WF: Interaction of histamine with gastric mucosal cells. Effect of histamine H_2 antagonists on binding and biological response. *Mol Pharmacol* **22**: 41-47, 1982.
22) Ruat M, Traiffort E, Bouthenet ML, Schwartz JC, Hirschfeld J, Buschauer A, Schunack W: Reversible and irreversible labeling and autoradiographic localization of the cerebral histamine H_2 receptor using [^{125}I]iodinated probes. *Proc Natl Acad Sci USA* **87**: 1658-1662, 1990.
23) Ozawa K, Segawa T: Histamine increases phospholipid methylation and H_2-receptor-adenylate cyclase coupling in rat brain. *J Neurochem* **50**: 1551-1558, 1988.
24) Arrang JM, Garbarg M, Schwartz JC: Autoinhibition of brain histamine release mediated by a novel class (H_3) of histamine receptor. *Nature* **302**: 832-837, 1983.
25) Arrang JM, Garbarg M, Lancelot JC, Lecomte JM, Pollard H, Robba M, Schunack W, Schwartz JC: Highly potent and selective legands for histamine H_3-receptors. *Nature* **327**: 117-123, 1987.
26) Oishi R, Itoh Y, Nishibori M, Saeki K: Effects of the histamine H_3-agonist (R)-α-methylhistamine and the antagonist thioperamide on histamine metabolism in the mouse and rat brain. *J Neurochem* **52**: 1388-1392, 1989.
27) Van der Werf JF, Timmerman H: The histamine H_3 receptor: a general presynaptic histaminergic regulatory system? *Trends Pharmacol Sci* **10**: 159-162, 1989.

2.8 アデノシンレセプター

　1929年，DruryとSzent-Györgyi[1]はアデノシンが哺乳類の心機能を抑制的に調節する働きのあることを初めて報告した．しかしついで行われた臨床試験で効果が確認されなかったこともあり，その後30年以上もアデノシンの生理作用は無視され続けた．しかしながら1963年，Berne[2]は心臓血管系の血流速度が内在性のアデノシンにより調節されるとの仮説を発表し，アデノシンの生理的な重要性を喚起した．さらに1970年，SattinとRall[3]はモルモット大脳切片を用いた実験でアデノシンがcAMPレベルを上昇させることをみいだし，アデノシンが1種の化学物質としてアデニル酸シクラーゼ活性を調節することを示唆した．これらの研究が引き金となり，それ以降徐々にアデノシンの生理的および薬理的な研究が行われるようになり，細胞膜表面にアデノシンに対する特異的なレセプターが存在することが確立されてきた．1977～78年，Londosら[4]およびVan Calkerら[5]はアデノシンのアデニル酸シクラーゼに対する作用が阻害と促進という2相性を示すことを明らかにして2種のサブタイプの存在を提唱するとともに，アデニル酸シクラーゼを阻害する系に関与するものをA_1(Ri)，活性化する系に関与するものをA_2(Rs)と呼んだ．1980年代にはアデノシンレセプターに対する特異的なリガンドがつぎつぎと合成されるようになり，放射能でラベルしたリガンドを用いた結合実験[6,7]よりアデノシンレセプターおよびサブタイプの存在が明確にされた．現在においては，アデノシンのみならず，ATPなど他のアデニンヌクレオチドも細胞膜上のレセプターを介して細胞内に情報を伝えることが明らかにされ，広くプリンレセプターという概念がBurnstock[8]によって提唱されている．プリンレセプターはアデノシンもしくはアデニンヌクレオチドに対する選択性の違いによってP_1およびP_2に分けられ，P_1はアデノシン＞AMP≧ADP≧ATPの選択性を示すもので一般にアデノシンレセプターと呼ばれるもの，P_2はATP≧ADP≧AMP≧アデノシンの選択性を示し，ATPレセプターと呼ばれる．これらはさらに表2.12のように細分化されている．本稿においては，研究の進んでいるアデノシンレセプター（P_1レセプター）を中心に述べ，ATPレセプター（P_2レセプター）については総説[9~11]を参照していただきたい．

a. 同　　　定

　現在A_1およびA_2アデノシンレセプターのアゴニストやアンタゴニストが種々合成されその一

表 2.12　プリンレセプターの分類

レセプター	サブタイプ	リガンド特異性
P_1	A_1(Ri)	CPA＞CHA＞R-PIA＞2-CADO＞NECA＞S-PIA＞CGS 21680
	A_2(Ra)	NECA＝CGS 21680＞2-CADO＞R-PIA＞CPA＝CHA＞S-PIA
	A_{2a}	CV 1674＞MADO
	A_{2b}	MADO＞CV 1674
P_2	P_{2x}	α-β-メチレン ATP＝β-γ-メチレン ATP＞ATP＞2-メチルチオ ATP＞アデノシン
	P_{2y}	2-メチルチオ ATP≫ATP＞α-β-メチレン ATP＝β-γ-メチレン ATP≫アデノシン

CPA：N^6-cyclopentyladenosine, 2-CADO：2-chloroadenosine, MADO：N^6-methyladenosine　（Williams M：*Annu Rev Pharmacol Toxicol* **27**：315, 1987）
　最近A_3と呼ばれるアデノシンレセプターのサブタイプがクローニングされ，現在のところP_1レセプターは大きく3種存在すると思われる．またP_2レセプターは細分化が進んで，現在P_{2x}，P_{2y}のほかにP_{2U}，P_{2T}，P_{2Z}，P_{2D}などが提唱されている．

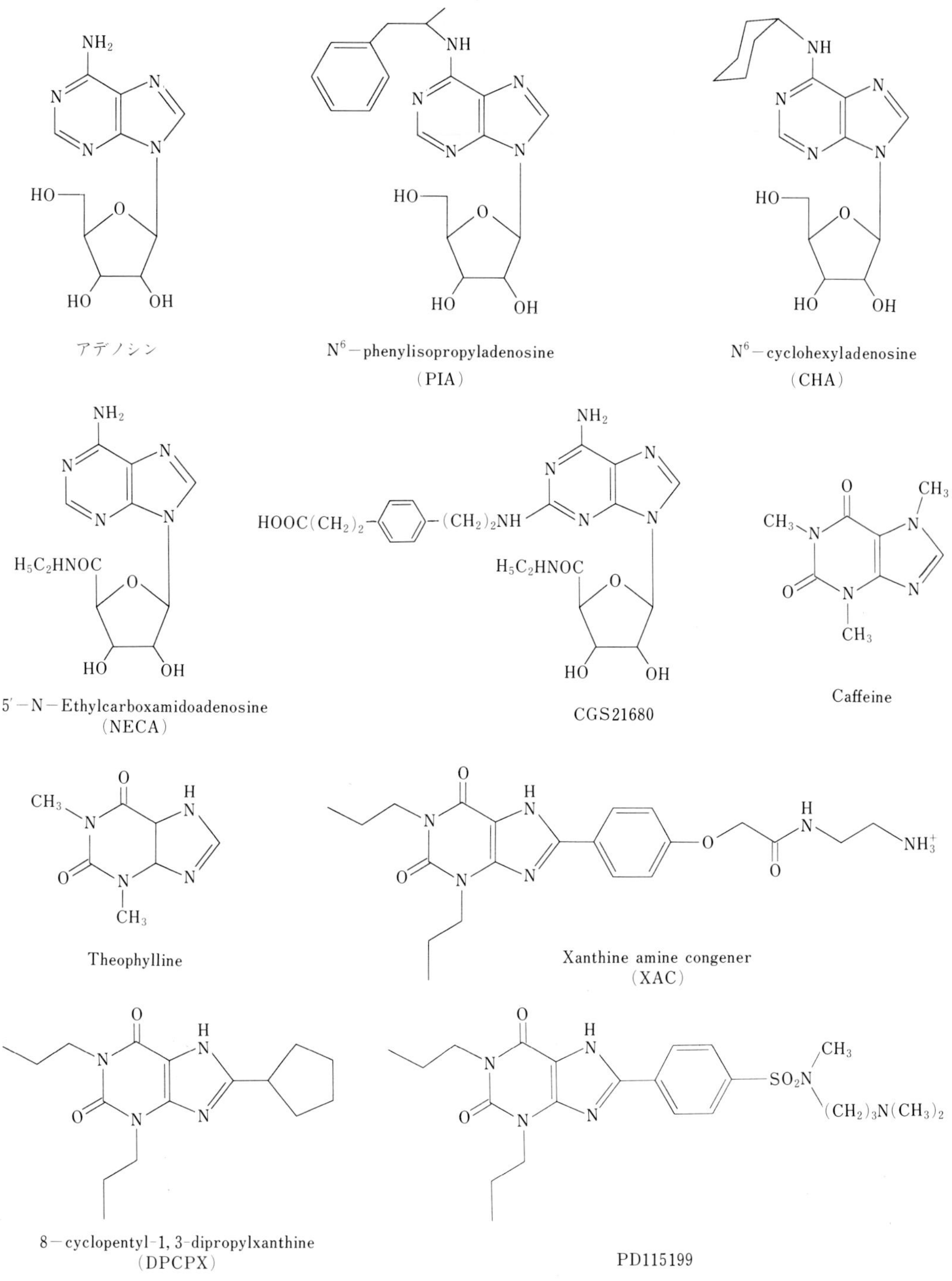

2.8 アデノシンレセプター

図 2.12 アデノシンレセプターのアゴニストおよびアンタゴニストの構造

部は市販されるに至った。表2.13に代表的なものをその結合能とともに示す。A_1レセプターに選択性の高い化合物は比較的多くこれまでみいだされており，代表的なアゴニストとしてはR-N^6-phenylisopropyladenosine (R-PIA) や N^6-cyclohexyladenosine (CHA)，またアンタゴニストとしては 8-cyclopentyl-1,3-dipropylxanthine (DPCPX または CPX) や xanthine amine con-

表 2.13 アデノシンリガンド

化合物	組織	Kd (nM)	Bmax (fmol/mg タンパク)
A_1 レセプターリガンド			
アゴニスト			
2-CADO	ラット脳	1.3	207
CHA	ラット脳	0.89	662
R-PIA	ラット脳	5.2	810
CPA	ラット脳	0.48	416
HPIA	ラット心臓	3.1	22
HPIA	ラット脂肪細胞	0.7	940
アンタゴニスト			
DPX	ラット脳	68	1,220
XAC	ラット脳	1.2	580
DPCPX	ラット脳	0.42	460
PAPA-XAC	ウシ脳	0.13	986
A_2 レセプターリガンド			
アゴニスト			
NECA	ラット脳線条体	3.5	118
NECA	ヒト血小板	46	510
CGS 21680	ラット脳線条体	15	375
PAPA-APEC	ウシ脳線条体	1.8	222
アンタゴニスト			
PD 115, 119	ラット脳線条体	2.6	560
CGS 15943	ラット脳線条体	4	1,500

HPIA : N^6-p-hydroxyphenylisopropyladenosine,
DPX : 1,3-diethyl-8-phenylxanthine,
PAPA-XAC : p-aminophenylacetyl-XAC.

gener (XAC) がある. いずれも ^{3}H ラベル化合物が市販され A_1 レセプターの定量同定に用いられている. A_2 レセプターに対しては高親和性でなおかつ特異性の高いリガンドがないため A_1 と A_2 の両レセプターに親和性のある [^{3}H] 5′-N-ethylcarboxamidoadenosine (NECA) を N^6-cyclopentyladenosine (CPA) のような A_1 特異的リガンドの存在下で用いることで A_2 レセプターを定量してきた[12]. また NECA に対する親和性が組織により違いがあることから, A_2 レセプターは A_{2a}(NECA に高親和性をもつもの) と A_{2b}(NECA に低親和性をもつもの)に分類されている[12]. 最近 A_2 レセプター特異的アゴニスト CGS 21680 が合成され, A_{2a} レセプターの定量同定が容易になった[13]. レセプターと不可逆に結合する光親和性標識化合物 (photoaffinity labeling reagent) がいくつかみいだされ, レセプターの分子量決定に用いられている. たとえば A_1 レセプターに対して ^{125}I-2-azido-PIA [14] や ^{125}I-4-azidobenzyladenosine [15] が, A_2 レセプターに対しては ^{125}I-PAPA-APEC [16] が使用され, いずれもゲル電気泳動によるレセプターの同定に成功している.

図 2.12 に代表的なアデノシンレセプターのアゴニストおよびアンタゴニストの構造を示した. プリン環の N^6 における修飾は A_1 レセプターに対する親和性を増す. しかしリボース基の C_2 と C_3 の位置が修飾をうけると親和性は大きく減少してリガンドとして使用できない. A_2 レセプターに対してはリボース基の C_5 の修飾が親和性を増加させるが C_2 と C_3 の位置は未修飾のままでなければならない.

b. 分子的性質

アデノシンレセプターの構造解析は, 他の神経伝達物質レセプターやイオンチャネルの場合に比べ遅れている. 可溶化の試みは以前より多く行われ, 脳や睾丸など A_1 レセプターが比較的豊富に存在している組織の膜画分よりコール酸, ジギトニン, CHAPS などの界面活性剤を用いて A_1 レセプターが可溶化された[17〜19]. 膜に存在するアデノシンレセプターはグアニンヌクレオチド結合タンパク (G タンパク) と共役してシグナルを細胞内へ伝えることから, グアニンヌクレオチドに対して感受性 (GTP や Gpp(NH)p の添加によりアゴニストに対する親和性が減少するなど) を示すが, 可溶化 A_1 レセプターも同様のグアニンヌクレオチド感受性を保持している[17,19]. G タンパクと共役しているレセプターの場合, ほとんど可溶化に伴いグアニンヌクレオチドに対する感受性が失われることから, A_1 レセプターはとくに G タンパクと強固に結合していると思われる. おそらく内在性のアデノシンが A_1 レセプターに結合しており, レセプターと G タンパクの非共役を防いでいるのであろう*.

* 多くの可溶化実験では膜標品を予めアデノシンデアミナーゼで処理して内在性のアデノシンを酵素的に除去している. しかしながら, このような処理によってもアデノシンを完全に除くことは難しく[20], かなりのアデノシンが A_1 レセプターと結合した状態で可溶化されると考えられる. またアデノ

シンがない状態でも A_1 レセプターが G タンパクと直接結合している可能性も示唆されている[21]．

A_1 レセプターの詳細な物理化学的および生化学的解析のためには精製標品が必要である．しかしレセプター含量が少ないことや，よいアフィニティークロマトグラフィーシステムがなかったため，精製が進まなかった．最近になって A_1 レセプターのアンタゴニストである XAC をリガンドとして用いたアフィニティークロマトグラフィーが A_1 レセプターの精製に有効であることがみいだされ[22]，ハイドロキシルアパタイトクロマトグラフィーなどの精製手法と併用することでラット脳よりほぼ均一に初めて精製された[23]．同様の精製方法でラット睾丸やヒト脳からも A_1 レセプターが均一に純化された[24,25]．A_1 アゴニストであるアミノベンジルアデノシンをリガンドとしたアフィニティークロマトグラフィーによってもウシ脳より高度に精製されたが[26]，この場合には A_1 レセプターと共役していると思われる数種の G タンパクも同時に精製されてきた．このことはアゴニストとアンタゴニストのレセプターへの結合様式の違いを示唆している．精製されたラット脳の A_1 アデノシンレセプターは SDS ゲル電気泳動より分子量約 34000 の糖タンパクで[23] endoglycosidase F 処理で糖鎖を除去すると 30000～32000 へ分子量が減少する[24]．このように A_1 アデノシンレセプターは G タンパク共役レセプターとして最小のものの 1 つであり，G タンパク共役レセプターに共通とされる 7 個の膜通過ドメイン構造をもっているか興味深い．高エネルギー照射失活実験（target size analysis）によると，A_1 レセプターのリガンド結合部位の大きさとして 33000（アンタゴニスト結合部位）および 60000（アゴニスト結合部位）が報告されており[27]，アゴニスト結合に G タンパクが密接に関与していることをさらに示唆している．可溶化 A_1 レセプターの native 分子量はゲルろ過法や沈降分析法などから約 15～25 万[23,28]と報告されているが，界面活性剤存在下で可溶化された状態ではレセプターに結合した界面活性剤やミセルの影響を無視できず，正確な native レセプターの分子量を示しているとはいいがたい．diethyl pyrocarbonate などを用いた化学修飾実験よりラット脳の A_1 レセプターのリガンド結合部位にヒスチジン残基が存在することが報告された[29]．いずれにせよ，精製タンパクが得られたことから，クローニングによる 1 次配列の決定そしてサブタイプの構造決定などがほどなく行われると期待される．

A_2 レセプターの分子的な性質の解明は特異的なリガンド，とりわけ高親和性アンタゴニストの不足から，A_1 レセプターに比べ非常に遅れている．しかしながら最近になり，A_2 レセプターの光親和性標識試薬 ^{125}I-PAPA-APEC を用いてウシ脳線条体の A_2 レセプター SDS がゲル電気泳動上同定され，分子量 45000 と A_1 とは異なる大きさのタンパクであることが初めて明らかにされた[16]．さらに ^{125}I-PAPA-APEC で標識された A_2 レセプターを endoglycosidase F で処理すると分子量が 38000 に減少することから A_2 レセプターも A_1 レセプターと同様な糖タンパクであることが示唆された[30]．

c. シグナル伝達機構

アデノシンレセプターは先に述べたように多くの組織においてアデニル酸シクラーゼと共役して cAMP の蓄積を調節しているが，図 2.13 に示したようにさらに A_1（アデニル酸シクラーゼ阻害）と A_2（アデニル酸シクラーゼ活性化）のサブクラスに分割される．また高濃度のアデノシンはアデニル酸シクラーゼ中に存在する "P" 部位と結合してアデニル酸シクラーゼを阻害するが，その生理的意義は不明である．図 2.13 に示したようにこれらのアデノシン由来のシグナルは細胞膜に存在するグアニンヌクレオチド結合タンパク（G タンパクと呼ばれ G_i, G_o, G_s などに分類されている）を介して伝わる．A_1 レセプターは G_i もしくは G_o，A_2 レセプターは G_s と特異的に共役していることが明らかになっている．興味深いことに，A_1 レセプターがアデニル酸シクラーゼ系以外にもシグナルを伝えることが最近明らかになってきた．たとえばホスホリパーゼ C の活性化や阻害[31~32]，K^+ チャネルの活性化[33]，Ca^{2+} チャネルの失活化[34] な

2. Gタンパク質連関レセプター

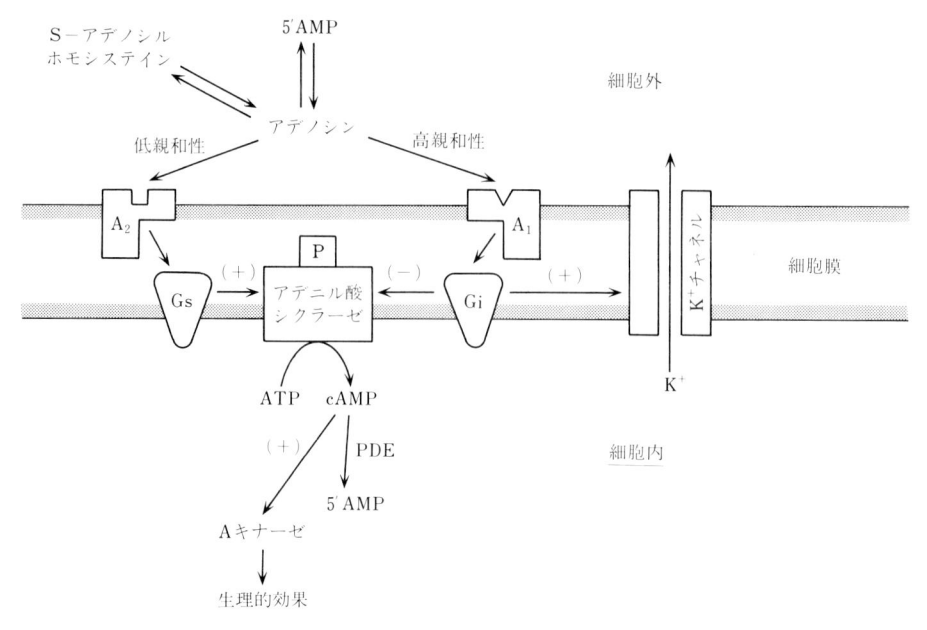

図 2.13 アデノシンレセプターのシグナル伝達モデル

どで，いずれも cAMP 量の変化とは無関係であることが示されている．またこれらの作用が百日咳毒素や N-ethylmaleimide によって阻害されることから G_i（もしくは G_o）タンパクが介在していることが明らかにされた．しかしこのようなアデニル酸シクラーゼ系とは異なる A_1 レセプターシグナル伝達の分子機構はまだ明確ではない[35]．A_1 レセプターを介する K^+ チャネルの活性化がアデノシンの心臓拍動数への効果や，神経系における後シナプス効果を説明すると考えられている．またアデノシンによる後シナプスにおける神経伝達物質放出阻害作用も A_1 レセプター由来のGタンパク関与機構による Ca^{2+} 流入減少によると考えられている[34]．詳細な機構は今後の研究を待ちたい．

d. 機能の調節

アデノシンは多くの組織で多様な作用を行う．代表的な効果を表 2.14 にまとめた．

アデノシンアゴニストやアンタゴニストの長期投与により，哺乳類のアデノシン A_1 および A_2 レセプターは影響を受けることが知られている．A_1 アゴニストの投与はラット脂肪細胞の A_1 レセプターアデニル酸シクラーゼ系を脱感作（desensitization）する[36]．この場合，広範な脱感作作用

表 2.14 アデノシンの生理的・薬理的効果

組織	作用	効果	サブタイプ
中枢神経系	神経伝達物質放出	↓	A_1
	神経発火	↓	A_1
	鎮静		A_2?
心臓	心拍数	↓	A_1
	収縮力	↓	A_1
腎臓	レニン放出	↓/↑	A_1/A_2
	糸球体ろ過速度	↓	A_1
	前糸球体血管収縮		A_1
肝臓	糖新生	↓	—
肺臓	気管支狭窄		—
平滑筋	弛緩		A_2
	収縮		A_1
	血管弛緩		A_2
膵β細胞	グルコースによるインスリン放出	↓	A_1
褐色脂肪細胞	カテコールアミンによる熱産生	↓	A_1
網膜	cAMP	↓/↑	A_1/A_2
松果体	メラトニン含量	↑	A_2
マスト細胞	ヒスタミン放出	↓	—
セルトリ細胞	cAMP	↑	A_2
PC 12 細胞	cAMP	↑	A_2
NG 108-15 細胞	cAMP	↑	A_2

（heterologous desensitization）が観察され，A_1 レセプター含量の減少，Gタンパクへの不共役，G_s のサブユニット α_s の増加と G_i のサブユニット α_i の減少といった複数の現象が生じるという．

一方，A_1 アンタゴニストであるテオフィリンや

2.8 アデノシンレセプター

カフェインの長期投与により，逆にA_1レセプターの含量が増加する[37]．その場合，G_iタンパクのサブユニット$α_i$も同時に32％上昇し，合わせてアデノシンアゴニストの感受性が増加（sensitization）する結果となる．

A_2レセプター系においても脱感作機構が報告されている．心臓平滑筋，線維芽細胞，線条体細胞そしてマスト細胞にA_2レセプターのアゴニストであるNECAを投与すると，NECAに対するレスポンスが減少する[38]．

e. 分　　布

表2.14に示したようにアデノシンレセプターは多様な組織や細胞に存在する．A_1レセプター含量が多いのは脳，ついで睾丸，脂肪細胞，心臓，腎臓などであり通常のリガンド結合実験で検出可

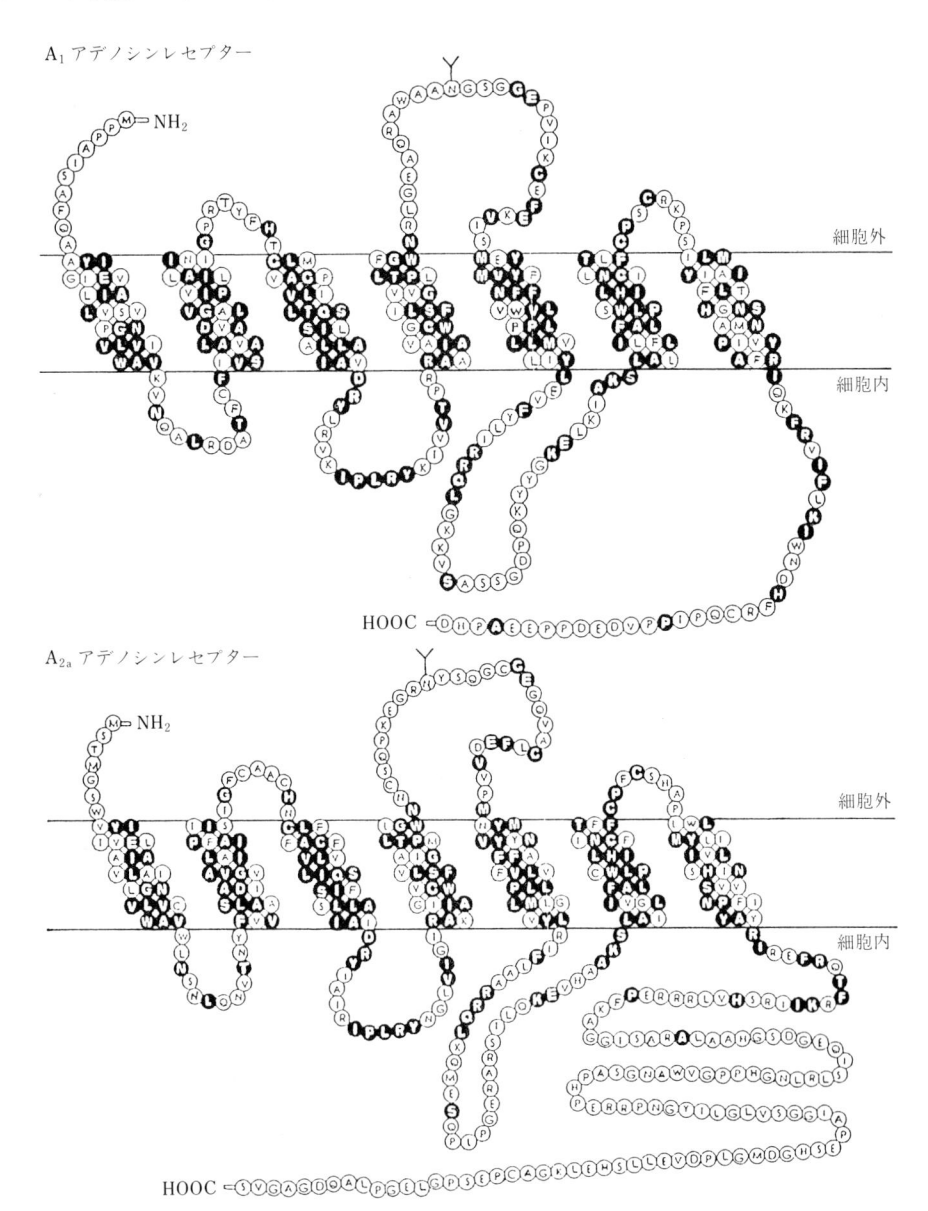

図 2.14 イヌアデノシンレセプター（A_1およびA_{2a}）の1次構造
グリコシル化されるアミノ酸残基は第2細胞外ループのアスパラギンでY字形で示す[45]．白ヌキの残基はA_1とA_{2a}で同一であることを示す．

能である．脳における A_1 レセプターの分布はオートラジオグラフィー法で調べられ，小脳（cerebellum）の molecular layer や海馬（hippocampus）に高濃度に存在する．また大脳皮質，線条体，視床にも有意の量が認められている[39]．一方，A_2 レセプター（正確には A_{2a}）は脳においては A_1 レセプターとは対照的にほとんど線条体（striatum）に局在している[40]．また A_2 レセプターは血小板[41]やラット褐色細胞腫 PC 12 細胞[44]などにも存在している．一方，A_{2b} レセプターは広く分布し，特に胃腸管に多いという[48]．

f. 生理的意義および病態的意義

先に述べたようにアデノシンは多くの組織で多彩な作用に関与している．もちろんアデノシンはATPや核酸代謝の中間体でもあるので，アデノシンの効果がそのままアデノシンレセプターを介するものとは断言できない．したがって細胞内にとり込まれず，かつ代謝されない誘導体を用いた検討がまず必要である．

心臓血管系においては虚血や呼吸不全の際，大量のアデノシンが放出され，心臓の拍動数を抑えたり，心房や心室の収縮力を減少させる[42]．おそらくアデノシンは低酸素状態下の組織を防御するフィードバック効果を示すのであろう．中枢神経系においてはアデノシンは一般に鎮静作用を示す[34]．またけいれん，不安，痛みなどの症状にアデノシンレセプターが関与しているらしい．よく知られているように，カフェインを長期投与後中断すると，ヒトでは頭痛，筋痛，疲労感，不安などの症状が現れる（カフェイン禁断症候群）[43]．カフェインがアデノシンレセプターのアンタゴニストであることから，長期的なカフェインの摂取により先に述べたような A_1 もしくは A_2 アデノシンレセプター-アデニル酸シクラーゼ系の生化学的変化，すなわち sensitization 現象が起こるものと考えられる[37]．

おわりに いうまでもなく，アデノシンレセプター研究の目的の１つは，臨床的に有効な薬の開発である．これまで述べたような多彩なアデノシンの生理的および薬理的作用をコントロールして，かつ副作用の少ないアデノシンアゴニストもしくはアンタゴニストはいまだにみいだされていない．わずかに，アデノシンそのものが心室性不整脈の治療薬として最近認可されたのみである．アデノシンレセプターの分子構造および作用機構の解明，そしてそれを基にしたドラッグデザインの進歩により，近い将来有効な薬剤がみいだされることを期待したい．

〔追記〕 Gタンパクに共役するレセプターファミリーに相同な細胞膜貫通領域部分配列（TM 3, TM 6）をプローブとしてPCR増幅反応を行わせることで未知のレセプタークローンを得る技術が進んでいる．この方法を用いてRDC 7およびRDC 8と呼ばれるクローンがイヌの甲状腺由来のcDNAライブラリーから得られ，それぞれ A_1 および A_{2a} アデノシンレセプターをコードするcDNAクローンであることが明らかになった[45~47]（図 2.14）．塩基配列から予想される分子量を算出すると A_1 レセプターは 36356 Da, A_{2a} レセプターは 45008 Da とこれまで光親和性標識試薬などを用いて得られた値とよく一致している．いずれも膜貫通ドメインを形成していると考えられる7個の疎水性分布を有する．

さらに最近になり A_{2b} [48]および睾丸，腎臓，肺，心臓に局在する A_3 [49]と呼ばれるアデノシンレセプターがクローニングされ，詳細な分子構造の解析が進んでいる．A_3 レセプターは R-PIA＝NECA＞S-PIA のアゴニスト特異性をもつが，キサンチン類（IBMX, XAC, DPCPX）とは親和性を示さない．またGタンパクを介してアデニル酸シクラーゼを阻害するという A_1 タイプと似た作用を示すことも，CHO細胞での発現実験よりみいだされている．この A_3 と呼ばれるアデノシンレセプターは 1986 年に Ribeiro ら[50]が提唱した第3のアデノシンレセプターサブタイプ（A_3），すなわちアデニル酸シクラーゼと共役せずに Ca^{2+} 流入と関連すると思われるアデノシンレセプターで主として文献上のデータよりもその存在を推測したものであるが，リガンドの特異性や共役反応

からまったく異なると考えられる.

〔中田裕康〕

文　献

1) Drury AN, Szent-Györgi A: The physiological activity of adenine compounds with especial reference to their action upon the mammalian heart. *J Physiol* (London) **68**: 213-237, 1929.
2) Berne RM: Cardiac nucleotides in hypoxia: possible role in regulation of coronary blood flow. *Am J Physiol* **204**: 317-322, 1963.
3) Sattin A, Rall TW: The effect of adenosine and adenosine nucleotides on the cyclic adenosine 3′, 5′-monophosphate content of guinea pig cerebral cortex slices. *Mol Pharmacol* **6**: 13-23, 1970.
4) Londos C, Wolff J: Two distinct adenosine-sensitive sites on adenylate cyclase. *Proc Natl Acad Sci USA* **74**: 5482-5486, 1977.
5) Van Calker D, Muller M, Hamprecht B: Adenosine regulates via two different types of receptors, the accumulation of cyclic AMP in cultured brain cells. *J Neurochem* **33**: 999-1005, 1979.
6) Bruns RF, Daly JW, Snyder SH: Adenosine receptors in brain membranes. *Proc Natl Acad Sci USA* **77**: 5547-5551, 1980.
7) Schwabe U, Trost T: Characterization of adenosine receptors in rat brain by (−) [^{3}H] N^6-phenylisopropyl adenosine. *Naunyn - Schmiedeberg's Arch Pharmacol* **313**: 179-187, 1980.
8) Burnstock G: A basis for distinguishing two types of purinergic receptors. In: Cell Membrane Receptors for Drugs and Hormones (ed by Bolis L, Straub RW), pp 107-118, Raven, New York, 1978.
9) Gordon JL: Extracellular ATP: effects, souces and fate. *Biochem J* **233**: 309-319, 1986.
10) Stone TW: Purine receptors and their pharmacological roles. *Adv Drug Res* **18**: 291-429, 1989.
11) The Biological Actions of Extracellular ATP. *Ann NY Acad Sci* **603**: 1990.
12) Bruns RF, Lu G Pugsley TA: Characterization of the A$_2$ adenosine receptor labeled by [^{3}H] NECA in rat stiatal membranes. *Mol Pharmacol* **29**: 331-346, 1986.
13) Jarvis MF, et al: [^{3}H] CGS 21680, A selecive A$_2$ adenosine receptor agonist directly labels A$_2$ receptors in rat brain. *J Pharmacol Exp Ther* **251**: 888-893, 1989.
14) Klotz KN, et al: Photoaffinity labeling of A$_1$ adenosine receptors. *J Biol Chem* **260**: 14659-1664, 1985.
15) Linden J, et al: Agonist and antagonist radioligands and photoaffinity labels for the adenosine A$_1$ receptor. In: Topics and Perspectives in Adenosine Research (ed by Gerlach E, Becker BF), pp 3-14, Springer-Verlag, Berlin, 1987.
16) Barrington WW, et al: Identification of the A$_2$ adenosine receptor binding subunit by photoaffinity crosslinking. *Proc Natl Acad Sci USA* **86** 6572-6576, 1989.
17) Gavish M, Goodman RR, Snyder SH: Solubilized adenosine receptors in the brain: regulation by guanine nucleotides. *Science* **215**: 1633-1635, 1982.
18) Nakata H, Fujisawa H: Solubilization and partial characterization of adenosine binding sites from rat brainstem. *FEBS Lett* **158**: 93-97, 1983.
19) Stiles GL: The A$_1$ adenosine receptor: solubilization and characterization of a guanine nucleotide-sensitive form of the receptor. *J Biol Chem* **260**: 6728-6732, 1985.
20) Linden J: Adenosine deaminase for removing adenosine: how much is enough. *Trends Pharmacol Sci* **10**: 260-262, 1989.
21) Leung E, Green RD: Density gradient profiles of A$_1$ adenosine receptors labeled by agonist and antagonist radioligands before and after detergent solubilization. *Mol Pharmacol* **36**: 412-419, 1989.
22) Nakata H: Affinity chromatography of A$_1$ adenosine receptors of rat brain membranes. *Mol Pharmacol* **35**: 780-786, 1989.
23) Nakata H: Purification of A$_1$ adenosine receptor from rat brain membranes. *J Biol Chem* **264**: 16545-16551, 1989.
24) Nakata H: A$_1$ adenosine receptor of rat testis membranes. Purification and partial characterization. *J Biol Chem* **265**: 671-677, 1990.
25) Nakata H: Biochemical and immunological characterization of A$_1$ adenosine receptors purified from human brain membranes. *Eur J Biochem* **206**: 171-177, 1992.
26) Munshi R, Linden J: Co-purification of A$_1$ adenosine receptors and guanine nucleotide-binding proteins from bovine brain. *J Biol Chem* **264**: 14853-14859, 1989.
27) Reddington M, Klotz K-N, Lohse MJ, Hietel B: Radiation inactivation analysis of the A$_1$ adenosine receptor of rat brain. *FEBS Lett* **252**: 125-128, 1989.
28) Yeung S-MH, Perez-Reyes E, Cooper DMF: Hydrodynamic properties of adenosine R$_i$ receptors from rat cerebral cortex membranes. *Biochem J* **248**: 635-642, 1987.
29) Klotz-K-N, Lohse MJ, Schwabe U: Chemical modification of A$_1$ adenosine receptors in rat brain

30) Barrington WW, Jacobson KA, Stiles GL : Glycoprotein nature of the A_2-adenosine receptor binding subunit. *Mol Pharmacol* **38** : 177-183, 1989.
31) Okajima F, Sato K, Sho K, Kondo Y : Stimulation of adenosine receptor enhances a_1-adrenergic receptor-mediated activation of phosphlipase C and Ca^{2+} mobilization in a pertussis toxin-sensitive manner in FRTL-5 thyroid cells. *FEBS Lett* **248** : 145-149, 1989.
32) Linden J, Delahunty TM : Receptors that inhibit phosphoinositide breakdown. *Trends Pharmacol Sci* **10** : 114-120, 1989.
33) Kurachi Y, Nakajima T, Sugimoto T : On the mechanism of activation of muscarinic K^+ channels by adenosine in isolated atrial cells : involvement of GTP-binding proteins. *Pflugers Arch* **407** : 264-274, 1986.
34) Dunwiddie TV : Physiological role of adenosine in the nervous system. *Int Rev Neurobiol* **27** : 63-139, 1985.
35) Fredholm BB, Dunwiddie TV : How does adenosine inhibit transmitter release? *Trends Pharmacol Sci* **9** : 130-134, 1988.
36) Parsons WJ, Stiles GL : Heterologous desensitization of the inhibitory A_1 adenosine receptor-adenylate cyclase system in rat adipocytes. *J Biol Chem* **262** : 841-847, 1987.
37) Green RM, Stiles GL : Chronic caffeine ingestion sensitizes the A_1 adenosine receptor-adenylate cyclase system in rat cerebral cortex. *J Clin Invest* **77** : 222-227, 1986.
38) Anand-Srivastava MB, Cantin M, Ballak M, Picard S : Desensitization of the stimulatory A_2 adenosine receptor-adenylate cyclase system in vascular smooth muscle cells from rat aorta. *Mol Cell Endocrinol* **62** : 273-279, 1989.
39) Snowhill E, Williams M : [^3H] Cyclohexyladenosine binding in rat brain. *Neurosci Lett* **68** : 41-46, 1986.
40) Jarvis MF, Jackson RH, Williams M : Autoradiographic characterization of high-affinity adenosine A_2 receptors in the rat brain. *Brain Res* **484** : 111-118, 1989.
41) Lohse MJ, Elger B, Lindenborn-Fotinos J, Klotz K-N, Schwabe U : Separation of solubilized A_2 adenosine receptors of human plaelets from non-receptor [^3H] NECA binding sites by gel filtration. *Naunyn-Schmiedeberg's Arch Pharmacol* **337** : 64-68, 1988.
42) Belardinelli L, Linden J, Berne RM : The cardiac effects of adenosine. *Prog Cardiovasc Dis* **22** : 73-97, 1989.
43) Driesbach R, Pfeiffan C : Caffeine withdrawal headache. *J Lab Clin Med* **28** : 1212-1219, 1943.
44) Guroff G, Dickens G, End D, Londos, C : The action of adenosine analogs on PC 12 cells. *J Neurochem* **37** : 1431-1439, 1981.
45) Libert F, et al : Selective amplification and cloning of four new members of the G protein-coupled receptor family. *Science* **244** : 569-572, 1989
46) Maenhaut C, et al : RDC 8 codes for an adenosine receptor with physiological constitutive activity. *Biochem Biophys Res Commun* **173** : 1169-1178, 1990.
47) Mahan L, et al : Cloning and expression of an A_1 adenosine receptor from rat brain. *Mol Pharmacol* **40** : 1-7, 1991.
48) Stehle JH, et al : Molecular cloning and expression of the cDNA for a novel A_2-adenosine receptor subtype. *Mol Endocrinol* **6** : 384-393, 1992.
49) Zhou Q-Y, et al : Molecular cloning and characterization of an adenosine receptor. *Proc Natl Acad Sci USA* **89** : 7432-7436, 1992.
50) Ribeiro IA, Sebastião AM : Adenosine receptors and calcium : basis for proposing a third (A_3) adenosine receptor. *Prog Neurobiol* **26** : 179-209, 1986.

2.9 プロスタグランジンレセプター

1930年にニューヨークの産婦人科医Kurzrokと薬理学者のLiebが精液中に子宮を収縮あるいは弛緩させる物質の存在することを報告した．von Eulerはこの活性物質は窒素を含まない脂溶性酸性物質で，それまで知られていたアセチルコリンやヒスタミンとは異なる新しい生理活性物質であることを明らかにし，1935年前立腺から分泌されると考えプロスタグランジン（PG）と名づけた．

PGの合成経路はシクロオキシゲナーゼ経路と呼ばれ，図2.15に示すように細胞膜のリン脂質からホスホリパーゼA_2により切り出されたアラキドン酸がシクロオキシゲナーゼ（PGH合成酵素）によりPGG$_2$を経てPGH$_2$，さらに組織・細胞のPG合成酵素によりPGD$_2$，PGE$_2$，PGF$_2\alpha$，PGI$_2$やトロンボキサンA_2（TXA$_2$）に変換される．アラキドン酸より生じる2シリーズのPG以外に側鎖の2重結合の数により1および3シリーズのPGがある．血中のPG，TXは肺，肝臓，腎臓などで速やかに不活性型に代謝されることから，PGは炎症反応のように局所ホルモンとして作用する．細胞膜上には図2.15に示したPG，TXに対応するレセプターが存在すると考えられてきたが，最近，PG，TXA$_2$レセプター遺伝子が相次いでクローニングされ，PGレセプターが実態としてとらえられつつある．

a. 同　　　　定

PG，TXレセプターの同定は当初気管支や腸管平滑筋の収縮などの生物活性測定法（バイオアッセイ）[1]が用いられていたが，最近は表2.15に示す標識リガンドを用いて結合実験を行い，種々のPGの結合阻害活性の強さからPGレセプターの同定を行う．一般に，結合実験は全容0.1 mlの系で10〜500 μgの膜画分や可溶性画分を5〜10 nMの標識リガンドと一定時間37℃で反応した後メンブランフィルターなどでB/F分離を行う．PGの特異的結合はpH 7.4よりpH 6.0の方が高くみられる報告も多く，組織・細胞に応じて至適条件をみつける必要がある．個々のPGレセプターの結合反応は原著を参照されたい．

PGレセプターの解離定数は組織・細胞により異なるがほとんど1〜100 nMの値が報告されている[2]．標識リガンドはNew England Nuclear社とAmersham社より購入できるが，注意すべき点は[^{125}I] PTA-OH，[^{3}H] SQ29548[3]以外はすべてアゴニストであり，可溶化したレセプターは可溶化時のレセプターの失活以外に，Gタンパク質の解離により低親和性になりみかけ上結合活性が消失することを考慮しなければならない．TXA$_2$レセプターでは新しい優れた標識リガンド[^{3}H] S-145や[^{125}I] I-S-145-OHが研究室レベルで報告されている[4]．これらはアンタゴニストで血小板や血小板膜に1〜10 nMの低いKd値で結合し，[^{3}H]S-145は可溶化レセプターに対しても8〜10 nMと高い親和性を示す．

サブタイプ

PGレセプターのサブタイプはPGE，PGD$_2$，TXA$_2$レセプターで種々の組織・細胞のアゴニス

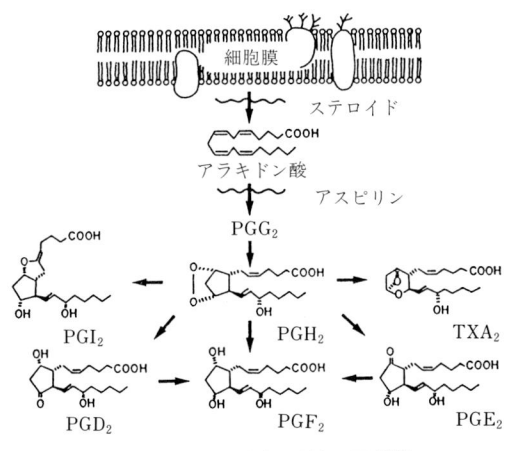

図2.15 シクロオキシゲナーゼ経路

表 2.15 PG, TXA_2 レセプターのアゴニスト, アンタゴニスト

レセプター	同定用標識リガンド	サブタイプ	アゴニスト	アンタゴニスト
PGD_2	$[^3H]$ PGD_2		BW 245 C	BWA 868 C
			ZK 110841	AH 6809
PGE	$[^3H]$ PGE_2	EP_1	Sulprostone	SC 19220
	or			AH 6809
	$[^3H]$ PGE_1	EP_2	Butaprost	None
			AY 23626	
		EP_3	GR 63799 X	None
			Sulprostone	
$PGF_2\alpha$	$[^3H]$ $PGF_2\alpha$		Fluprostenol	None
			Cloprostenol	
PGI_2	$[^3H]$ Iloprost		Iloprost	None
TXA_2	$[^3H]$ U-46619		U 46619	PTA_2, ONO-3708
	$[^{125}I]$ PTA-OH		STA_2	ICI 192605, S-145
	$[^3H]$ SQ 29548			AH 23848, SQ 29548

表 2.16 PG, TXA_2 レセプターとそのシグナル伝達機構

レセプター	PG	サブタイプ	シグナル伝達機構	Gタンパク質	細胞・組織
PGD_2	PGD_2		アデニル酸シクラーゼ活性化	不明	血小板, 肥満細胞, EBTr 細胞
PGE	PGE_2/PGE_1	EP_2	アデニル酸シクラーゼ活性化	Gs	脳, 胸腺, 肝臓, 腎臓, その他多数
		EP_3	アデニル酸シクラーゼ抑制	Gi	脂肪細胞, 腎髄質, 副腎髄質(EP_3)
		EP_1	イノシトールリン脂質代謝	不明	腎髄質(EP_1)
$PGF_2\alpha$	$PGF_2\alpha$		イノシトールリン脂質代謝	不明	黄体, 子宮, 骨芽細胞
	($\geq 9\alpha, 11\beta$-$PGF_2\geq$ PGD_2)		アデニル酸シクラーゼ抑制	Gi	傍甲状腺細胞
PGI_2	$PGI_2(>PGE_1)$		アデニル酸シクラーゼ活性化	Gs	血小板, P-815 細胞
TXA_2	TXA_2/PGH_2		イノシトールリン脂質代謝	Gq	血小板, 胸腺, T 細胞

ト, アンタゴニストに対する反応性の違い[1,5,6], シグナル伝達機構の違い[7,8]から提唱されている. PGE レセプターは種々のアゴニスト, アンタゴニストの平滑筋の収縮に対する反応の違いから Glaxo (英国) のグループは EP_1, EP_2, EP_3 と 3 種のサブタイプに分けている[1]. 後で述べるシグナル伝達機構の上でも PGE レセプターは Gs, Gi とカップルしてアデニル酸シクラーゼの活性化と抑制に働く系とイノシトールリン脂質代謝を亢進させる系の少なくとも 3 種あり[8], 表 2.16 のように対応づけられている. PGD_2 レセプターは BW 245 C の反応性の違いから PGD_2 に反応する系が 2 グループに分けられた[6]が, BW 245 C に反応しないグループは $PGF_2\alpha$ のレセプターに交叉して作用する可能性が考えられる. 血管平滑筋と血小板の TXA_2 レセプターが異なるという報告もあるが根拠は弱い. PG は構造が類似しているので高濃度の PG を用いる場合には他の PG, TX レセプターを介して作用することを考慮しなければならない. PG, TXA_2 レセプターのサブタイプの問題はこれらの遺伝子のレベルから明らかにされるであろう.

b. 分子的性質

TXA_2 レセプターは人血小板膜から CHAPS で可溶化後, アンタゴニスト S-145 アフィニティーカラムクロマトグラフィーなどにより 6% の収率で単離精製された[9]. SDS-PAGE 上分子量 57 kDa の幅広い単一タンパクバンドを示す糖タンパクである. 最近, TXA_2 レセプターの遺伝子がクローニングされ, 分子量 37429, アミノ酸 343 残基からなり, これまで報告されている G タンパク質連結型レセプターと共通の 7 回膜貫通型構造をもつことが報告された[10]. C 末端はセリン, スレオニン残基が多く, アゴニスト刺激やホルボールエステル TPA 処理により TXA_2 レセプターがリン酸化されることも併せて報告された[10].

他の PG レセプターはよいアンタゴニストが存

表 2.17 PG, TXA$_2$ レセプターの分子的性質

レセプター	材料	分子量(kDa)	手法
PGD$_2$	肥満細胞腫 P-815	100〜120	リン酸化タンパク SDS-PAGE
PGE	ラット肝細胞膜	105	流体力学的手法
	マクロファージ様細胞 (P 388 D$_1$)	95 (pI=6.5)	SDS-PAGE
	イヌ腎髄質	65	ゲルろ過
	ウシ副腎髄質	110	ゲルろ過
	ウシ心筋	100	フォトアフィニティーラベリング
PGF$_2\alpha$	ウシ卵巣黄体	107	流体力学的手法
		〜80	フォトアフィニティーラベリング
		135	SDS-PAGE
PGI$_2$	NCB-20 細胞	110	放射線不活性化
TXA$_2$	ヒト血小板	57	SDS-PAGE
	赤白血病細胞	37.472	遺伝子クローニング

在しないことからレセプタータンパクの単離精製は成功していないが，表2.17に示すように種々の方法により分子量が推定されている．PGEレセプターは65〜110 kDaでWGAカラムに吸着されることから糖タンパク質である[11,12]．PGEレセプターがGタンパク質と会合することはウシ副腎髄質細胞膜より可溶化したPGEレセプターを精製Gタンパク質Gi, Go, Gamとリポソーム膜で再構成することにより[^{3}H]PGE$_2$の結合活性が回復することから明らかにされた[13]．さらに，イヌ腎髄質[11]やブタ大脳皮質[14]よりジギトニンやCHAPSで可溶化したPGEレセプターはGタンパク質と複合体を形成し，[^{3}H]PGE$_2$結合活性を保持している．PGレセプターは今のところいずれもGタンパク質連結型レセプターと考えられている．

ごく最近[^{3}H]PGF$_2\alpha$-PGF$_2\alpha$レセプター複合体としてPGF$_2\alpha$レセプターがウシ黄体卵巣から単離精製され，SDS-PAGE上分子量135 kDaの糖タンパクであるという報告がなされた[15]．

c. レセプター後のシグナル伝達機構

PGのシグナル伝達機構については1970年初めよりPGがcAMP上昇あるいは抑制することで多彩な作用をすることはよく知られ，PGE$_1$は培養細胞などでアデニル酸シクラーゼの活性化機構の研究にstimulantとして用いられてきた．PG, TXA$_2$レセプターは表2.16に示すように，アデニル酸シクラーゼ系とカップルするレセプター (PGD$_2$, PGE, PGI$_2$) とイノシトールリン脂質代謝系とカップルするレセプター (PGE, PGF$_2\alpha$, TXA$_2$) に分けられる．PGEレセプターはアデニル酸シクラーゼ系，イノシトールリン脂質代謝系ともカップルすることからサブタイプの存在[7,8]が考えられ，ウサギ腎皮質尿細管細胞ではGsとGiにカップルする2種のPGEレセプターが報告されている[16]．ウシ副腎髄質クロマフィン細胞では，PGE$_2$はGiを介してアデニル酸シクラーゼを抑制する経路とイノシトールリン脂質代謝を亢進する経路がありGsとはカップルしない[17]．PGD$_2$や最近発見されたPGF$_2\alpha$の異性体，9α, 11β-PGF$_2$はPGF$_2\alpha$のレセプターを介してイノシトールリン脂質代謝を亢進しうる[18]．

d. 発現および機能の調節

PG, TXA$_2$の作用はそれらの不安定性からレセプターレベルよりはPG, TXA$_2$の産生，すなわちリン脂質からのアラキドン酸の遊離により調節されている．一方，中枢神経系などにおいては遊離型アラキドン酸が多量に存在するにもかかわらずPGが産生されないことから初発酵素のシクロオキシゲナーゼの反応が律速段階となると考えられている．シクロオキシゲナーゼの遺伝子はすでに単離されており，増殖因子やカテコールアミンなどでシクロオキシゲナーゼが誘導される数多くの例が知られるようになってきた[17]．一方，PG, TXA$_2$レセプターは血小板をはじめ多くの細胞でhomologousおよびheterologousな脱感作現象

が報告されている[2,18]. PG, TXA₂レセプターの機能の調節にレセプターのリン酸化,脱リン酸化が考えられ,報告もいくつかある.また,PGF$_2\alpha$は黄体退縮作用がありPGF$_2\alpha$レセプターは卵巣での黄体の形成にともない発現してくることが知られているが,レセプターの発現および機能の調節は今後の重要な課題である.

e. 分　　布

PGEレセプターは全身ほとんどすべての臓器に存在するが,PGF$_2\alpha$レセプターは卵巣黄体,PGD$_2$レセプターは脳や血小板,PGI$_2$やTXA$_2$レセプターは血小板や血管平滑筋などに限局している.PGの組織内分布は中枢神経系や腎臓の切片を用いてPGの作用とPGレセプターの局在が詳細に照合されている.サル大脳のPGEレセプターの分布は終脳,視索前野,視床下部などPGE$_2$の中枢作用として知られる体温上昇やLH-RH遊離に関与する部位に一致して高かった[19].人腎臓のPGE$_2$結合活性は遠位尿細管,とくに太いHenleの上行脚に多く,近位尿細管や糸球体にはみられず,腎でのPGE$_2$の利尿作用の部位と一致している[20].PGF$_2\alpha$レセプターの抗体でラット卵巣を染色すると成熟した黄体の顆粒膜細胞の細胞質全体が染まり,卵胞膜細胞には染まらなかったと報告されている[15].

PGEレセプターの細胞内分布は,子宮[21]やウシ副腎髄質[22]などで,PGF$_2\alpha$レセプターの分布はウシ黄体[23]で詳細に調べられている.密度勾配遠心で細胞内小器官に分けると細胞膜のマーカー酵素の挙動と一致することからPGレセプターはいずれも細胞膜上に存在するものと思われる.シクロオキシゲナーゼをはじめとしてPG合成酵素の多くは粗面小胞体や細胞質に存在するが,合成されたPGがどのようにして細胞外に出されるかは不明である.

f. 生理的意義と病理的意義

これまで述べてきたようにPGは全身ほとんどすべての組織や細胞でつくられることからPGの欠損に伴う生理作用を究明することができない.バイオアッセイで作用の強いPGE$_2$, PGF$_2\alpha$の生物活性について数多くの報告がある.主なものはPGE$_2$では胃酸分泌抑制,末梢血管拡張,血圧降下,子宮筋収縮,Na$^+$利尿,PGF$_2\alpha$では排卵誘発作用や子宮筋,気管支筋や腸管の収縮がよく知られている.PGD$_2$は血小板凝集抑制作用が強いことから注目され始めた.その後中枢神経作用とくに睡眠誘発作用が早石グループにより詳細に検討され,現在,PGE$_2$の覚醒作用とのバランスで睡眠が論じられている[24].TXA$_2$には強力な血小板凝集や血管・気管支収縮作用があり,PGI$_2$には正反対の血小板凝集抑制や血管平滑筋弛緩作用があり,TXA$_2$とPGI$_2$の産生のバランスを保つことが循環系の機能に重要と考えられている.

炎症,気管支喘息や血栓症を初めとしてほとんどすべての疾患や病態でPG量との相関やアスピリンなどのシクロオキシゲナーゼ阻害剤を用いた実験からPGとの関係を論じた論文が数多くみいだされ,各種病態でPG,TXは重要な役割を果たしていると考えられている.実際,全身肥満細胞症の患者で発作時に,肥満細胞から一過性にPGD$_2$とヒスタミンが大量に遊離され,上半身の紅潮,血圧低下,頻脈などの症状に加えて嗜眠を伴うと報告[25]されており興味深い.血小板ではTXA$_2$レセプター異常に伴う反応性の低下が報告されている[26].また,骨髄増殖性疾患の場合には血小板のTXA$_2$レセプターの増加やPGD$_2$レセプターの減少も示唆されている.病態をレセプターの質的,量的変化でとらえる試みはTXA$_2$レセプター遺伝子がクローニングされた現在,可能になりつつある.

おわりに　PGの研究は,表2.15のアゴニスト,アンタゴニストをみてわかるように多くの製薬会社が医薬品への道を求めて参画して推進されてきた.そのエネルギーはPGのもつ生理・薬理作用より強い活性をもつアゴニストやPGの *in vivo*, *in vitro* での安定誘導体の開発に注がれた.唯一の例外はTXA$_2$であり,TXA$_2$のもつ血小板凝集作用が血栓症などの病態への関与が想定され,TXA合成酵素の阻害剤やTXA$_2$レセプター

のアンタゴニストの開発に心血が注がれた．PG，TXの合成は容易でなく，PGレセプターの研究は製薬会社やPGを扱える大学の有機合成の研究室との共同研究が不可欠であった．TXA$_2$レセプターの単離精製は優れたTXA$_2$アンタゴニストS-145の開発と京大医学部の成宮博士のグループの地道な努力による成果である．今後TXA$_2$レセプターの遺伝子のクローニングが引き金となって他のPGレセプター遺伝子のクローニングがなされるものと思われる．PGの多彩な作用は薬としてみた場合副作用を伴うことが多く，近い将来PGレセプターの研究成果がより選択性の高い医薬品の開発に寄与することを期待したい．

〔追記〕 現在，PGD$_2$を除くPG，TXA$_2$レセプター（表2.16）がクローニング[27~30]されており，いずれもGタンパク質連結型レセプターに共通の7回膜貫通型構造をもつ．最近，ウシ副腎髄質からとられたEP$_3$レセプターにはC末端のアミノ酸だけが異なる4種類のアイソフォームがあり，Gsを介するアデニル酸シクラーゼ活性化系，Giを介する抑制系，イノシトールリン脂質代謝系と異なるシグナル伝達とカップルしうることがわかった[31]．一方，マウスのEP$_3$レセプターには3種類のアイソフォームがあることが報告されている．マウス肺のcDNAライブラリーからクローニングされたEP$_1$レセプターはイノシトールリン脂質代謝を介さず細胞内カルシウム濃度を上昇させる[29]．このようにクローニングされたPGレセプターはシグナル伝達機構と多様にカップルしており，PGの多彩な生理薬理作用との関係の解明が待たれるところである． 〔伊藤誠二〕

文　献

1) Coleman RA : Methods in prostanoid receptor classificaion. In : Prostaglandins and related substances (ed by Benedetto C, McDonald-Gibson RG, Nigam S, Slater TF) pp 267-311, IRL Press, Oxford, 1987.

2) Robertson RP : Characterization and regulation of prostaglandin and leukotriene receptors : an overview. *Prostaglandins* **31** : 395-411, 1986.

3) Hedberg A, Hall SE, Ogletree ML, Harris DN, Liu ECD : Characterization of [5,6-^{3}H] SQ29, 548 as a high affinity radioligand, binding to thromboxane A$_2$/prostaglandin H$_2$-receptors in human platelets. *J Phramacol Exp Ther* **245** : 786-792, 1988.

4) Ushikubi F, Nakajima M, Yamamoto M, Ohtsu K, Kimura Y, Okuma M, Uchino H, Fujiwara M, Narumiya S : [^{3}H] S-145 and [^{125}I] S-145-OH : new radioligands for platelet thromboxane A$_2$ receptor with low nonspecific binding and high binding affinity for various receptor preparation. *Eicosanoids* **2** : 21-27, 1989.

5) Coleman RA, Humphrey PPA, Kennedy I, Lumley P : Prostanoid receptors-the development of a working classification. *Trends Pharmacol Sci* **5** : 303-306, 1984.

6) Narumiya S, Toda N : Different responsiveness of prostaglandin D$_2$-sensitive systems to prostaglandin D$_2$ and its analogues. *Br J Pharmacol* **85** : 367-375, 1985.

7) Smith WL : The eicosanoids and their biochemical mechanisms of action. *Biochem J* **259** : 315-324, 1989.

8) Ito S, Negishi M, Yokohama H, Tanaka T, Hayashi H, Katada T, Ui M, Hayaishi O : Enhancement of catecholamine release may be mediated by prostaglandin E receptor-stimulated phosphoinositide metabolism. *Adv PG TX and LT Res* **19** : 176-179, 1989.

9) Ushikubi F, Nakajima M, Hirata M, Okuma M, Fujiwara M, Narumiya S : Purification of the thromboxane A$_2$/prostaglandin H$_2$ receptor from human blood platelets. *J Biol Chem* **264** : 16496-16501, 1989.

10) Hirata M, Hayashi Y, Ushikubi F, Yokota Y, Kageyama R, Nakanishi S, Narumiya S : Cloning and expression of cDNA for a human thromboxane A$_2$ receptor. *Nature* **349** : 617-120, 1991.

11) Watanabe T, Umegaki K, Smith WL : Association of a solubilized prostaglandin E$_2$ receptor from renal medulla with a pertussis toxin-reactive guanine nucleotide regulatory protein. *J Biol Chem* **261** : 13430-13439, 1986.

12) Negishi M, Ito S, Tanaka T, Yokohama H, Hayashi H, Katada T, Ui M, Hayaishi O : Covalent cross-linking of prostaglandin E receptor from bovine adrenal medulla with a pertussis toxin-insensitive guanine nucleotide-binding protein. *J Biol Chem* **262** : 12077-12084, 1987.

13) Negishi M, Ito S, Yokohama H, Hayashi H, Katada T, Ui M, Hayaishi O : Functional reconstitution of prostaglandin E receptor from bovine adrenal medulla with guanine nucleotide binding proteins. *J Biol Chem* **263** : 6893-6900, 1988.

14) Yumoto N, Hatanaka M, Watanabe Y, Hayaishi O : Involvement of GTP-regulatory protein in brain prostaglandin E_2 receptor and separation of two components. *Biochem Biophys Res Commun* **135** : 282-289, 1986.

15) Orlicky DJ, Miller GJ, Evans RM : Identification and purification of a bovine corpora luteal membrane glycoprotein with [^{3}H] prostaglandin $F_2\alpha$ binding properties. *PG LT and Essent Fatty Acids* **41** : 51-61, 1990.

16) Sonnenburg WK, Smith WL : Regualtion of cyclic AMP metabolism in rabbit cortical collecting tubule cells by prostaglandins. *J Biol Chem* **263** : 6155-6160, 1988.

17) Negishi M, Ito S, Hayaishi O : Prostaglandin E receptors in bovine adrenal medulla are coupled to adenylate cyclase via Gi and to phosphoinositide metabolism in a pertussis toxin-insensitive manner. *J Biol Chem* **264** : 3916-3923, 1989.

18) Ito S, Sugama K, Inagaki N, Fukui H, Giles H, Wada H, Hayaishi O : Type-1 and type-2 astrocytes are distinct targets for prostaglandins D_2, E_2, and $F_2\alpha$. *Glia*, 1992.

19) Watanabe Y, Watanabe Y, Hayaishi O : Quantitative autoradiographic localization of prostaglandin E_2 binding sites in monkey diencephalon. *J Neurosci* **8** : 2003-2010, 1988.

20) Eriksson L-O, Larsson B, Hedlung H, Andersson K-E : Prostaglandin E_2 binding sites in human renal tissue : characterization and localization by radioligand binding and autoradiography. *Acta Physiol Scand* **139** : 393-404, 1990.

21) Crankshaw DJ, Crankshaw J, Branda LA, Daniel EE : Receptors for E type prostaglandins in the plasma membrane of nonpregnant human myometrium, *Arch Biochem Biophys* **198** : 70-77, 1979.

22) Karaplis AC, Powell WA : Subcellular localization of prostaglandin E_2 binding sites in bovine adrenal medulla. *Biochim Biophys Acta* **801** : 189-196, 1985.

23) Rao CV, Mitra SB : Distribution of PGE and $PGF_2\alpha$ receptor proteins in the intracellular organelles of bovine corpora lutea. *Methods Enzymol* **86** : 192-202, 1982.

24) Hayaishi O : Sleep-wake regualtion by prostaglandins D_2 and E_2. *J Biol Chem* **263** : 14593-14596, 1988.

25) Roberts LJII, Oates JA : Disorders of vasodilator hormones : the carcinoid syndrome and mastocytosis. In : Textbook of Endocrinology (ed by Wilson JD, Fosler DW) 7th, pp 1363-1378, WB Saunders, Philadelphia, 1985.

26) 大熊　稔, 牛首文隆, 石橋孝文 : トロンボキサン A_2 受容体異常. 現代医療 **21** : 3163-3167, 1989.

27) Sugimoto Y, Namba T, Honda A, Hayashi Y, Negishi M, Ichikawa A, Narumiya S : Cloning and expression of a cDNA for mouse prostaglandin E receptor EP_3 subtype. *J Biol Chem* **267** : 6463-6466, 1992.

28) Honda A, Sugimoto Y, Namba T, Watabe A, Irie A, Negishi M, Narumiya S, Ichikawa A : Cloning and expression of a cDNA for mouse prostaglandin E receptor EP_2 subtype. *J Biol Chem* **268** : 7759-7762, 1993.

29) Watabe A, Sugimoto Y, Honda A, Irie A, Namba T, Negishi M, Ito S, Narumiya S, Ichikawa A : Cloning and expression of a cDNA for mouse prostaglandin E receptor EP_1 subtype. *J Biol Chem* **268** : (in press), 1993.

30) Sakamoto K, Ezashi T, Miwa K, Okuda-Ashitaka E, Houtani T, Sugimoto T, Ito S, Hayaishi O : Molecular cloning and expression of cDNA of the bovine prostaglandin $F_{2\alpha}$ receptor, submitted.

31) Namba T, Sugimoto Y, Negishi M, Irie A, Ushikubi F, Kakizuka A, Ito S, Ichikawa A, Narumiya S : Alternative splicing of C-terminal tail of prostaglandin E receptor subtype EP_3 determines G-protein specificity. *Nature* **365** : 166-170, 1993.

2.10 ロイコトリエン，PAFレセプター

膜のリン脂質より切り出されたアラキドン酸はシクロオキシゲナーゼ，リポキシゲナーゼの働きでそれぞれプロスタグランジン（PG），ロイコトリエン（LT）となる．これらの経路を総称してアラキドン酸カスケードと呼ぶ[1]．一方，アラキドン酸代謝の関連物質として血小板活性化因子（platelet-activating factor, PAF）が最近注目を集めている．PAFはリン脂質の1種であり，アラキドン酸代謝物との構造の類似性はないが，その前駆体であるアルキルエーテル型のリン脂質の第2位は大部分がアラキドン酸であるため，PAFが合成されるときは必ずアラキドン酸が遊離される（図2.16）．PAFの作用はアラキドン酸代謝産物を介するという報告も多数あり，広い意味で「アラキドン酸カスケード関連物質」と呼ぶ．本稿ではわれわれが主に研究しているロイコトリエンとPAFのレセプターについて最近の知見を報告する．当研究室では最近PAFレセプターの遺伝子（cDNA）のクローニングにも成功している[2]のでこれも追加したい．

a. LTレセプター

LTには2つの水酸基を有するLTB_4と，エポキシドにグルタチオン関連物質の結合したペプチド性LT（LTC_4, LTD_4, LTE_4）の2種類に区分される．前者は白血球遊走作用やマクロファージの活性化，後者は平滑筋収縮などの主だった作用

表 2.18 LT, PAFの生物活性

化合物	生物活性
LTB_4	白血球遊走，脱顆粒，活性酸素発生
	ナチュラルキラー細胞の活性化
	IL-1レセプターの誘導
	サプレッサーT細胞の誘導
LTC_4	(LTC_4に特異的な作用)
	心房ポタシウムチャネルの活性化
	下垂体LHの分泌
	小脳Purkinje細胞の脱分極
LTC_4, LTD_4	気管支平滑筋収縮，腸管蠕動促進，血管平滑筋収縮
PAF	血小板凝集，好中球・単球の活性化
	血管透過性の亢進，血圧降下作用
	気管支平滑筋の収縮
	肝のグリコーゲン分解

注）LTE_4はLTD_4の弱いアゴニストと考えられており，現在のところ特異的レセプターの存在を示唆する成績はない．

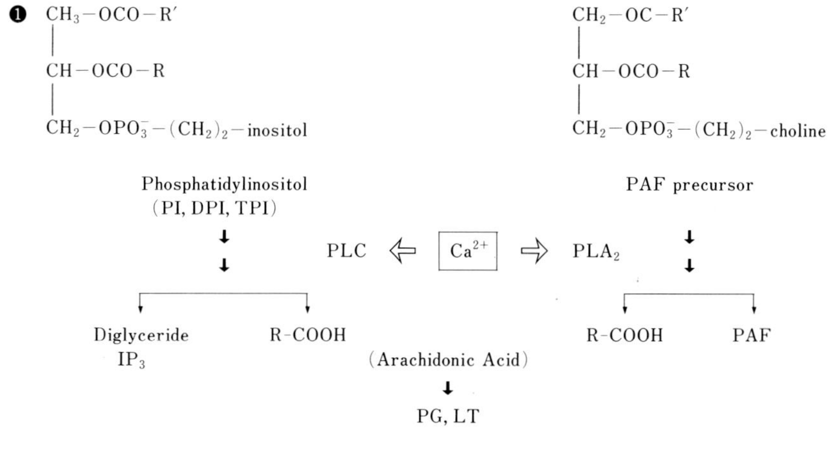

```
❶ CH₃–OCO–R′                    CH₂–OC–R′
   |                             |
   CH–OCO–R                      CH–OCO–R
   |                             |
   CH₂–OPO₃⁻–(CH₂)₂–inositol     CH₂–OPO₃⁻–(CH₂)₂–choline

   Phosphatidylinositol          PAF precursor
      (PI, DPI, TPI)
          ↓
          ↓         PLC  ⇐ [Ca²⁺] ⇒ PLA₂            ↑
          ↓                                         ↑
   Diglyceride   R-COOH            R-COOH         PAF
     IP₃
                      (Arachidonic Acid)
                              ↓
                            PG, LT
```

図 2.16 細胞膜からのアラキドン酸の遊離機構
アラキドン酸（R-COOH）はイノシトールリン脂質あるいはPAF前駆体の第2位にエステル結合しており，細胞膜による刺激に応じて遊離され，エイコサノイドへ代謝される．PAF産生やPI代謝回転とアラキドン酸カスケードはこのようにして密接な関係をもつ．

を有しており，このほか，表2.18に示すような多彩でかつ強力な生理活性をもっている．

(1) LTB$_4$ レセプター

放射性リガンドを用いた結合実験よりLTB$_4$レセプターは種々の臓器や細胞に存在することが明らかとなっている．細胞では好中球に多く，このほか脾臓，肺，腸管，脳などほとんど全身の臓器に分布している．当教室のMikiらのデータによると[3]同じ白血球や脾臓の細胞膜を用いても種差が大きく，一般にブタ，ヒト，モルモットなどでは結合が強く，ラットは弱い結合しかもっていない．この際，結合の強さ（Kd，解離定数）はほとんど変わらないが，細胞（あるいはタンパク）あたりのレセプター数に大きな違いがある．実際に白血球におけるLTB$_4$の機能もこのレセプター数と相関しているようである．

LTB$_4$レセプターの分子的性状は明らかになっていない．また，関連するGTP結合タンパクの種類も同定されていない．HL-60細胞などを用いた実験より，LTB$_4$による細胞走化性や細胞内カルシウムイオン増加はIAP (islet-activating protein, 百日咳毒素 pertussis toxin) 処理によっておさえられることから，IAP感受性のGTP結合タンパクを介して，細胞内のイノシトールリン脂質の回転を促進することが作用機序と考えられている．Goetzlらは[4] 60 kDaのレセプタータンパクを想定しているが，それを支持するタンパク化学的データが不足しているため一般に受け入れられているわけではない．

(2) ペプチド性LTレセプター

LTC$_4$, LTD$_4$, LTE$_4$などのペプチド性LTは気管支や回腸平滑筋の収縮作用などをもち，SRS-A (slow reacting substance of anaphylaxis) の本体と考えられてきた[5]．一般にLTD$_4$が最も作用が強く，LTC$_4$, LTE$_4$の順で効力がある．このためLTD$_4$レセプターとも呼ばれている．これらペプチド性LTは極性が高く，細胞膜は容易に透過しないため，作用発現に細胞膜表面のレセプターが関与していることは確実である．LTD$_4$の結合はモルモットの肺に最も強い．最近当教室のWatanabeら[6]はモルモット肺を材料にレセプタータンパクを結合能を保持した状態のまま，可溶化しその性質を調べた．Scatchard解析をしたところKdが0.016と9.1nMという高，低親和性レセプターが存在すること，IAP処理によって，高親和性レセプターのKdが上昇することなどを示した．モルモットの肺においてはLTD$_4$レセプターは一部IAP感受性のGTP結合タンパクに

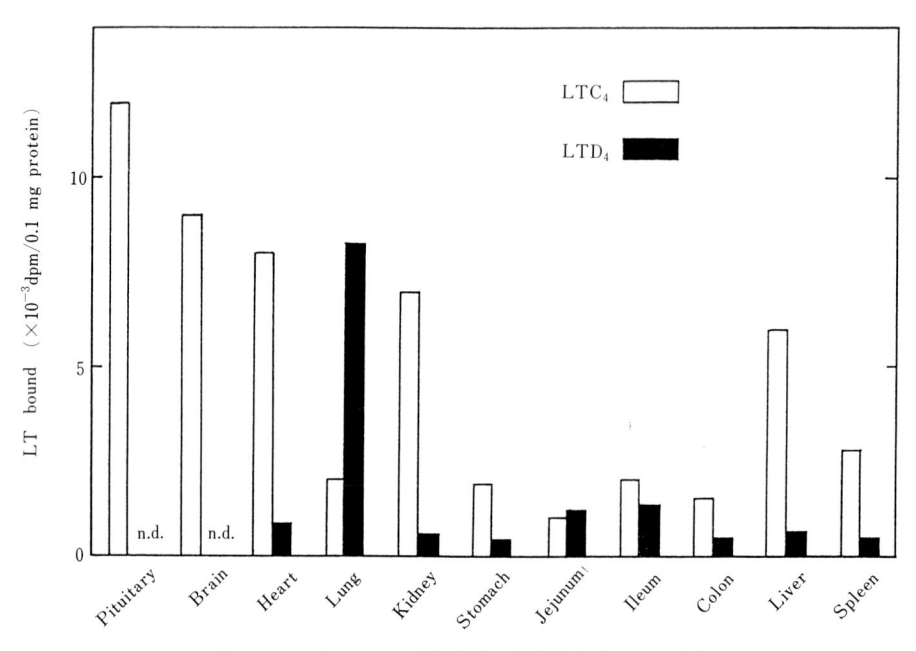

図 2.17 LTC$_4$とLTD$_4$結合活性の組織分布（モルモット）

カップルしている可能性が示された．Watanabeらのデータによれば GTP 結合タンパクを解離させた状態でゲルろ過をするとそのレセプタータンパクは分子量が 70 kDa 付近に溶出された．

（3） LTC$_4$ 特異的レセプター

LTC$_4$ に特異的なレセプターがあるか否かは明らかでない．しかしながら，LTC$_4$ に特異的な生物作用，あるいは LTC$_4$ が最も強力に働くシステムでは LTC$_4$ 特異的レセプターの存在を考えてもよい．その作用とは表に示したように下垂体前葉性腺刺激ホルモン分泌，腎糸球体透過性の亢進，また心房アセチルコリン性ポタシウムチャネルの活性化などである．実際，放射性リガンドを用いた組織ごとの結合実験において LTD$_4$ と LTC$_4$ はその結合パターンが大きく異なる（図 2.17）[7]．Shimizu ら[7]はラットの下垂体膜を用いて，これを CHAPS で可溶化し，LTC$_4$ 結合活性を得た．従来，肝細胞質などのグルタチオン S 転移酵素（GST）が特異的かつ高親和性に LTC$_4$ を結合することが知られてきたが[8]，今回下垂体より得た部分精製標品は GST 活性をもっておらず，また GTPγS で阻害されるなど GST とは異なる性質を有していた．心房で LTC$_4$ がいかなるメカニズムでポタシウムチャネルを活性化するかは不明である[9]．LTC$_4$ は単純に細胞膜に結合するオータコイドであるだけでなく，細胞内のメッセンジャーとしても働いている可能性がある．今回は触れることはできなかったが LTC$_4$ の細胞膜上のトラン

スポーターの存在が示されており，Ishikawa らの精力的な研究がある[10,11]．

各種の LT の作用機作について図 2.18 にまとめてみた．

b． PAF レセプター

PAF はリン脂質の一種であり，その作用機序，細胞膜レセプターの有無は大きな研究の対象であった．他のエイコサノイドのように，GTP 結合タンパクを介してイノシトールリン脂質の代謝回転に結びつくという説，また細胞外のカルシウムイオンをキレートしたり，カルシウムチャネルブロッカーを用いると細胞内のカルシウム増加がみられないことなどから，カルシウムチャネル活性化が第 1 のイベントであるという説もあり[11]，真相は不明であった．レセプターの組織分布は，サブタイプの存在などもほとんどわかっていなかった．これは主として PAF が非極性の脂質性リガンドであり，細胞膜脂質 2 重層への非特異的吸着が強く（全結合の 80% 近くを占めた），他のホルモンやオータコイドで日常的に行われている結合実験が難しいというのが 1 つの原因であろう．

（1） PAF レセプター cDNA クローニング方法

筆者ら Nakanishi らにより開発された発現クローニング[12]すなわち，アフリカツメガエル卵母細胞に mRNA を注入し，レセプターを発現させ，卵母細胞が固有にもつ GTP 結合タンパクとホス

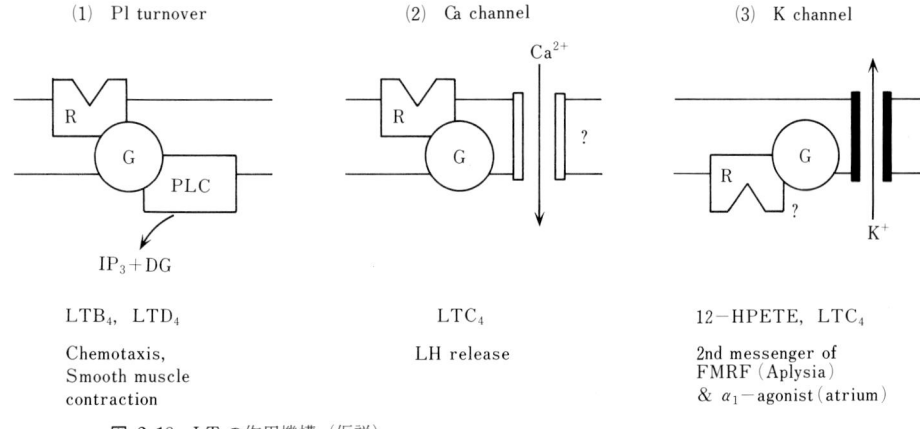

(1) PI turnover　　(2) Ca channel　　(3) K channel

LTB$_4$, LTD$_4$　　　　LTC$_4$　　　　12-HPETE, LTC$_4$
Chemotaxis,　　　　LH release　　　　2nd messenger of
Smooth muscle　　　　　　　　　　　　FMRF (Aplysia)
contraction　　　　　　　　　　　　& α_1-agonist (atrium)

図 2.18　LT の作用機構（仮説）
PI 代謝回転を起こすもの (1)，カルシウムチャネルに直接カップルするもの (2)，あるいは細胞内モジュレーターとしてチャネルの開閉に関与するもの (3) などが考えられる．

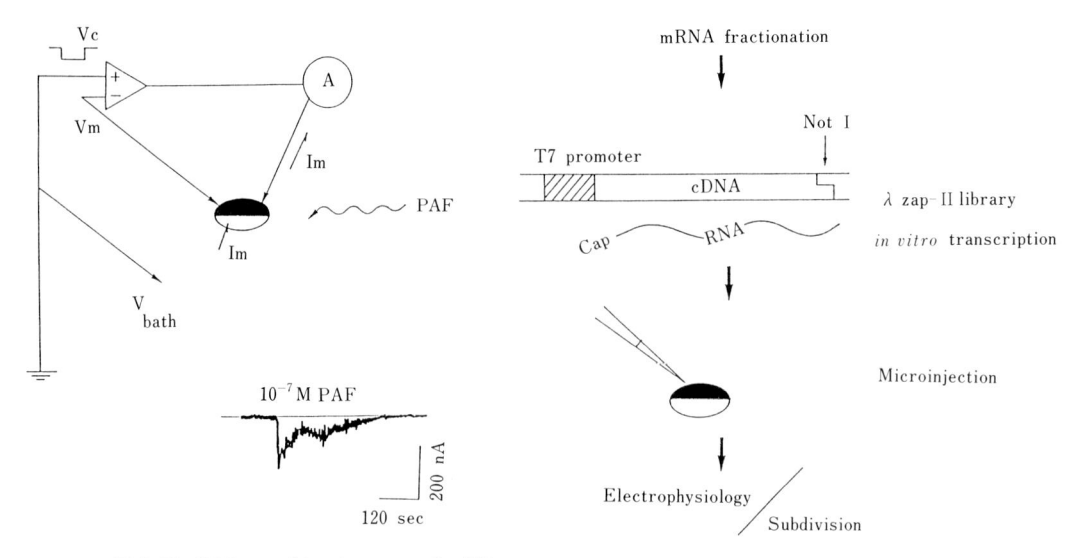

図 2.19 PAF レセプタークローニングの方法
(A) 膜電位固定法によるクロライドチャネルの同定, (B) λzap ベクターを用いたクローニングの戦略.

図 2.20 PAF レセプターアミノ酸の 1 次構造
PAFR：PAF レセプター, BROD：ウシロドプシン, SKR：substance K レセプター, TSHR：甲状腺刺激ホルモンレセプター, LHR：黄体形成ホルモンレセプター, MM 1：ラットムスカリン性(1型)レセプター, UL 33：サイトメガロウイルスタンパク. I～VIIは膜貫通予想部位を示す (図2.21参照).

ホリパーゼCのカップルに組み込み，リガンド依存性に細胞内カルシウムが増加する現象を利用してクローニングを行った．この方法の最大の利点は卵母細胞のもつきわめて高いタンパク合成能と同じく卵母細胞のもつカルシウム依存性クロライドチャネル開口による内向き電流を電位固定法（voltage clamp）で高感度に測定できるところにあり，きわめて汎用性が高い．問題点はカエルを用いたバイオアッセイであるための個体差，季節変動などが大きいこと，またmRNAでは反応が出てもライブラリーからの転写物にした途端に反応が出なくなるものが多いことである．後者の原因としてカエルの卵のGTP結合タンパクとカップルしにくいレセプターがあるためかも知れない．あるいはレセプターによってはGTP結合タンパクの間を効率よくリンクさせる何らかのタンパク性の因子があるのかも知れないが，現在のところ不明である．クローニングストラテジーを図2.19に掲げた．

（2）PAFレセプターの構造

図2.20に示すように，PAFレセプターはアミノ酸342個からなり，推定分子量は約4万である[2]．実際のタンパクの分子量はこれに糖鎖が加わるのでもう少し大きくなると考えられる．レセプターはアドレナリン性レセプター，ムスカリン性レセプターなどにみられる典型的な7回膜貫通構造をとっており，チャネル様の構造は認められなかった（図2.21）．

（3）PAFレセプターmRNAの分布[2]

モルモットの全身臓器を用いてPAFレセプターのmRNAの分布を調べると白血球に最も高く，ついで肺，脾臓，腎臓に高い．PAFが白血球の活性化作用や気管支平滑筋の収縮作用，さらに腎メサンギウム細胞で種々の機能を果たしていることを考えると納得できる結果である．

おわりに 主として筆者らのグループの成績を中心にLTとPAFのレセプターと細胞情報伝達の仕組みについて概説した．今後，多くの脂溶

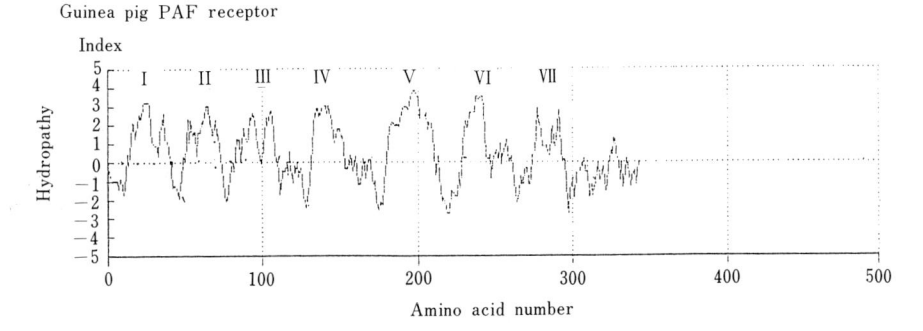

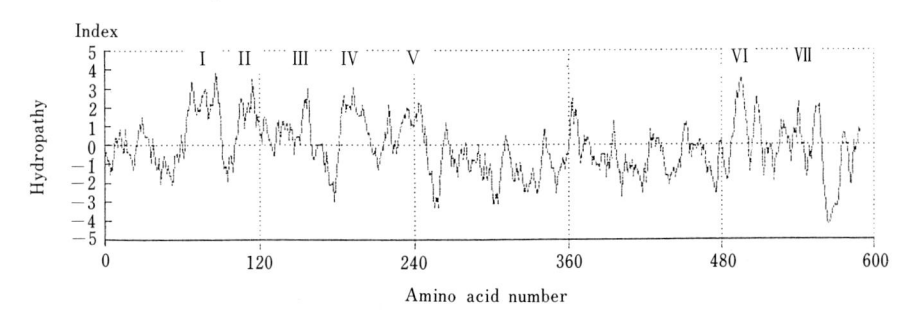

図2.21 PAFレセプターのヒドロパチー
モルモットPAFレセプターとラットムスカリン性レセプターのヒドロパチー（hydropathy）の比較．VとVIの間の第3細胞質ループがきわめて短く，全体に疎水性部分の多いのが特徴である．

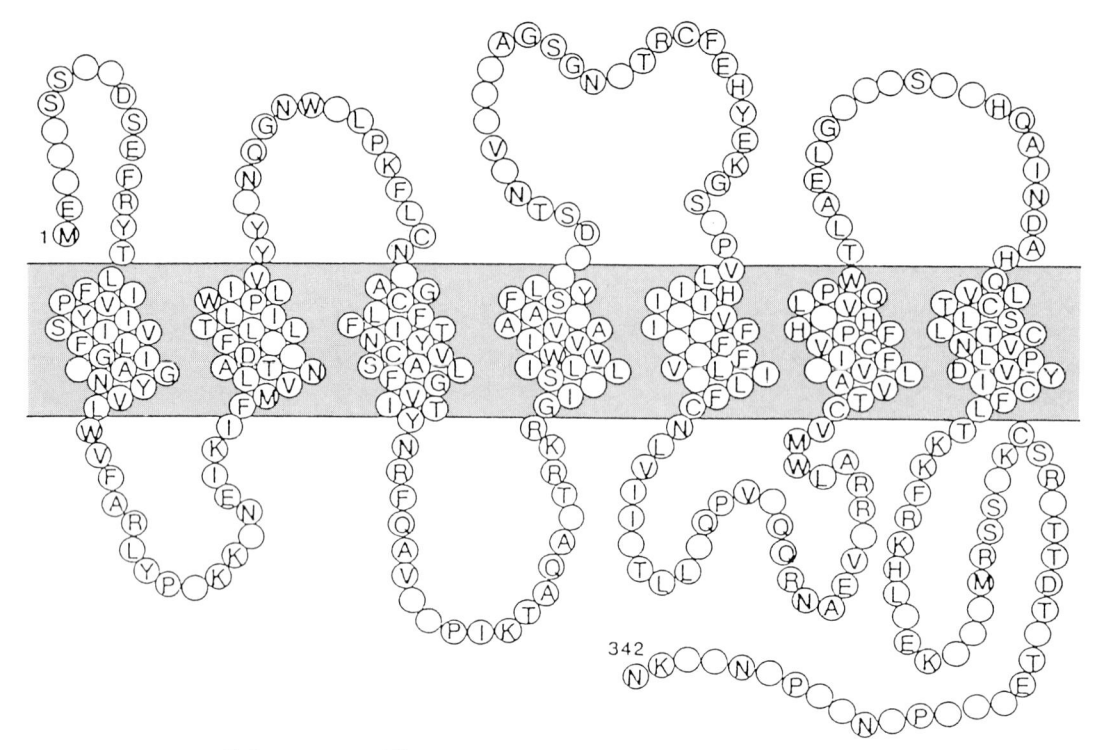

図 2.22 モルモット肺, ヒト白血球 PAF レセプターの構造比較
同一アミノ酸は1文字表記で示した. 図の上は細胞膜外側, 下は細胞質側を示す.

性メディエーターのレセプターの構造が明らかとなり, その共通構造やセカンドメッセンジャーが明らかになることを希望するものである.

〔追記〕 本稿投稿後, すでに1年以上が経過した. この間, ヒト白血球の PAF レセプターも当教室でクローニングされた[13]. 両レセプターはいずれもアミノ酸342個からなり, たがいに80%の相同性が認められた. 保存されているアミノ酸を示したのが図2.22である.

初校校正後, PAF レセプターに関してはさらに研究が進んだ. 遺伝子のプロモーター部位の解析[14], エンドトキシンショックとのかかわり[15], 神経系での役割の解析[16], また MAP キナーゼ活性化などの細胞内情報系の解析が進んだことである[17].

〔清水孝雄〕

文献

1) Shimizu T, Wolfe LS: Arachidonic acid cascade and signal transduction. *J Neurochem* **55**: 1-15, 1990.
2) Honda Z, Nakamura M, Miki I, Minami M, Watanabe T, Seyama Y, Okado H, Toh H, Ito K, Miyamoto T, Shimizu T: Cloning by functional expression of platelet activating factor receptor from guinea pig lung. *Nature* **349**: 342-346, 1991.
3) Miki I, Watanabe T, Nakamura M, Seyama Y, Ui M, Sato F, Shimizu T: Solubilization of leukotriene B_4 receptor-GTP binding protein complex from porcine spleen. *Biochem Biophys Res Commun* **166**: 342-348, 1990.
4) Goldman DW, Goetzl EJ: Heterogeneity of human polymorphonuclear leukocyte receptor for leukotriene B_4. *J Exp Med* **159**: 1027-1041, 1984.
5) Lewis RA, Austen KF, Soberman RJ: Leukotrienes and other products of the 5-lipoxygenase pathway. New Eng. *J Med* **323**: 645-655, 1990.
6) Watanabe T, Shimizu T, Miki I, Sakanaka C, Honda Z, Seyama Y, Teramoto T, Matsushima T, Ui M, Kurokawa K: Characterization of the guinea pig lung membrane leukotriene D_4 receptor solubilized in an active form. *J Biol Chem* **265**: 21237-21241, 1990.
7) Shimizu T, Miki I, Taketani Y, Mizuno M, Seyame Y: Resolution of leukotriene C_4 receptor and glutathione S-transferase in rat pituitary

gland. (投稿中)

8) Sun FF, Chau L-Y, Spur B, Corey EJ, Lewis RA, Austen KF: Identification of a high affinity of leukotriene C_4 binding protein in rat liver cytosol as glutathione S-transferase. *J Biol Chem* **261**: 8540-8546, 1986.

9) Kurachi Y, Ito H, Sugimoto T, Shimizu T, Miki I, Ui M: Arachidonic acid metabolites as intracellular modulators of the G-protein-gated cardiac K^+ channel. *Nature* **337**: 555-557, 1989.

10) Ishikawa T: ATP/Mg-dependent cardiac transport system of glutathione S-conjugate. *J Biol Chem* **264**: 1733-17348, 1989.

11) Ishikawa T, Kobayashi K, Sogame Y, Hayashi K: Evidence for leukotriene C_4 transport mediated by an ATP-dependent glutathione S-conjugate carrier in rat heart and liver plasma membrane. *FEBS Lett* **259**: 95-98, 1989.

12) Masu Y, Nakayama K, Tamaki H, Harada T, Kuno M, Nakanishi S: cDNA cloning of bovine substance-K receptor through oocyte expression system *Nature* **329**: 836-838, 1987.

13) Nakamura M, Honda Z, Izumi T, Sakanaka C, Mutoh H, Minami M, Bito H, Seyama Y, Matsumoto T, Noma M, Shimizu T: Molecular cloning and expression of platelet-activating factor receptor from fuman leukocytes. *J Biol Chem* **266**: 20400-20405, 1991.

14) Mutoh H, Bito H, Minami M, Nakamura M, Honda Z, Izumi T, Nakata R, Kurachi Y, Terano A, Shimizu T: Two different promoters direct expression of two distinct forms of mRNAs of human platelet-activating factor receptor. *FEBS Lett* **322**: 129-134, 1993.

15) Nakamura M, Honda Z, Waga I, Matsumoto T, Noma M, Shimizu T: Endotoxin transduces Ca^{2+} signaling via platelet-activating factor receptor. *FEBS Lett* **314**: 125-129, 1992,

16) Bito H, Nakamura M, Honda Z, Izumi T, Iwatsubo T, Seyama Y, Ogura A, Kudo H, Shimizu T: Platelet-activating factor (PAF) receptor in rat brain: PAF mobilizes intracellular Ca^{2+} in hippocampal neurons. *Neuron* **9**: 285-294, 1992.

17) Honda Z, Takano T, Goto Y, Nishida E, Ito K, Shimizu T: Transfected platelet-activating factor receptor activates mitogen-activated protein (MAP) kinase and MAP kinase kinase in Chinese hamster ovary cells. *J Biol Chem* **268** (in press), 1993.

2.11 GABA$_B$レセプター

抑制性神経伝達物質 GABA（γ-aminobutyric acid, γ-アミノ酪酸）のレセプターは，GABA$_A$ と GABA$_B$ レセプターの2種類に分類されている．1981年に，これまで GABA レセプターの特異的アンタゴニストと考えられていた bicuculline によってブロックされない GABA レセプターが発見され，GABA$_B$ レセプターと名づけられた[1]．このとき従来から知られていた bicuculline に感受性の GABA レセプターを GABA$_A$ とした．GABA$_A$ レセプターが Cl$^-$ チャネル直結系であるのに対し，GABA$_B$ レセプターは G タンパク質を介する伝達機構が考えられている．GABA$_B$ レセプターについては薬理学的および電気生理学的な方法での研究は比較的進んでいるが，レセプターの精製が十分なされていないため，生化学的な面からの研究は遅れている．

a. リガンド

GABA$_B$ レセプターのアゴニストおよびアンタゴニストの主なものを表 2.19 に示した．GABA$_B$ レセプターのアゴニストの中で内在性のものは GABA でこれは GABA$_A$ レセプターのアゴニストでもある．

GABA$_B$ レセプターに選択的なアゴニストとしてよく知られており，またよく用いられているのは（$-$）-バクロフェン（baclofen）である．最近，3-aminopropyl phosphinic acid が GABA やバクロフェンよりも強力な選択的アゴニストとして報告されており[2,3]，将来的には精製などの応用も含め期待がもたれる．アンタゴニストは強力なものはまだみつかっていないが，2-hydroxy saclofen, saclofen が弱いながら GABA$_B$ レセプターに選択的なアンタゴニストとしての性質が認められつつある．GABA$_A$ レセプターのアゴニストのいくつかは GABA$_B$ レセプターにも結合する．

放射性標識リガンドとしては，[^{3}H]GABA と [^{3}H]バクロフェンが市販されている．[^{3}H]バクロフェンは GABA$_B$ レセプターに選択的なリガンドとしての利点があり，[^{3}H]GABA の方はバクロフェンより非特異的結合が低く，親和性がやや高いという点で優れている．[^{3}H]GABA を用いる場合は，GABA$_A$ レセプター結合をブロックするため，GABA$_A$ レセプターに親和性が高く，GABA$_B$ レセプターには親和性の低いリガンドを添加する必要がある．また，非特異的結合測定には必ずバクロフェンなど GABA$_B$ レセプターに選択的なリガンドを用いて，それで置換された[^{3}H]GABA 結合を GABA$_B$ レセプター特異的結合とみなす[1]．レセプターへのアゴニストの結合には Ca^{2+} や Mg^{2+} などの2価の陽イオンが必須である[1]．

レセプターのサブタイプについては，まだ明確に示されていない．しかし，最近，3-aminopropyl phosphinic acid とバクロフェンではアデニル酸シクラーゼ活性の調節で異なる結果が得られ，サブタイプの存在が示唆されている[3]．

b. レセプター後のシグナル伝達機構

GABA$_B$ レセプター刺激によってひき起こされる主な変化としては，Ca^{2+} チャネルの抑制，K$^+$ チャネルの活性化，およびアデニル酸シクラーゼの

表 2.19 GABA$_B$レセプターのリガンド

	化合物	親和性* (IC$_{50}$, μM)
アゴニスト	GABA	0.08, 0.03, 0.05
	（$-$）-Baclofen	0.13, 0.08
	3-Aminopropyl phosphinic acid	0.001
	3-Aminopropyl phosphonic acid	18
アンタゴニスト	Phaclofen	118
	2-Hydroxy saclofen	5.1
	Saclofen	7.8

* 文献2)より．

抑制が知られている．これらの変化はいずれもGタンパク質を介するという点でほとんど一致しているといってよい．脊髄後根神経細胞[4]や網膜双極細胞[5]の神経終末において，GABAやバクロフェンはCa^{2+}チャネルを阻害するが，これは神経伝達物質の放出抑制をひき起こす．このGABA$_B$レセプターによる阻害は百日咳毒素で細胞を処理すると減弱し，また細胞内液にGTPγSを添加するとアゴニストによるCa^{2+}チャネルの阻害を増強した．これらの結果よりレセプター-Gタンパク質-Ca^{2+}チャネルの系が考えられている．一方，海馬の錐体細胞において，GABA$_B$レセプターアゴニストはシナプス後膜に直接的な過分極変化すなわち遅延性IPSP（抑制性シナプス後電位）をひき起こす．これはK^+チャネルを活性化するためであることが多くの研究者によって報告されている[6,7]．このK^+チャネルの活性化も百日咳毒素処理によってブロックされることから[8]，G_i，G_oが関与していると考えられている．

ラット小脳の膜標品を用いた実験では，バクロフェンやGABAがbasalおよびフォルスコリンやGTPで活性化したアデニル酸シクラーゼ活性を阻害し[9]，またGTPase活性を上昇させた．さらにバクロフェンによるアデニル酸シクラーゼの阻害は百日咳毒素処理によりブロックされることからG_iの関与が示唆された[10]．しかし，脳のスライスを用いた実験でカテコールアミンで活性化されたアデニル酸シクラーゼをバクロフェンが増強したという相反する結果も報告されている[11]．

GABA$_B$レセプターとGタンパク質の相互作用を示す最初の実験はHillらにより，GABA$_B$レセプターへのGABA結合がGTP添加により，低下する事実がみいだされた[12]．ついで，われわれはウシ脳膜標品を百日咳毒素でADPリボシル化すると，図2.23に示すようにGABA結合曲線が低親和性に移動することをみいだした[13]．この百日咳毒素で処理した膜へ精製した脳のG_i，G_oの混合物を加えるとGABA結合の高親和性回復がみられた（図2.23）．百日咳毒素処理した膜標品へのGABA結合の低親和性へのシフトが不完全なのは，レセプターが熱失活するため短時間のインキ

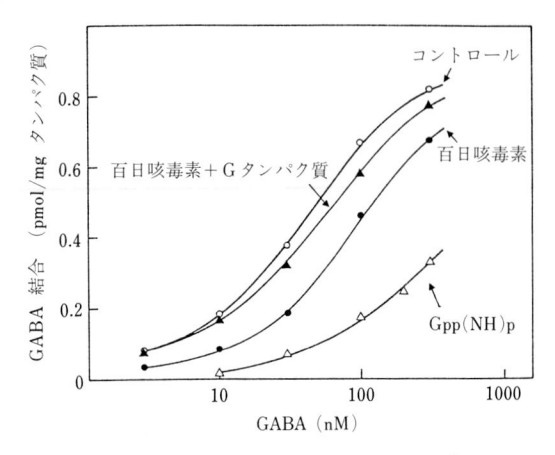

図2.23 ウシ脳膜標品におけるGABA$_B$レセプターのGpp(NH)pおよび百日咳毒素による親和性低下とGタンパク質による回復[13]

百日咳毒素処理または未処理（コントロール）の膜標品にGpp(NH)pまたはGタンパク質を添加したときのGABA結合をプロットした．

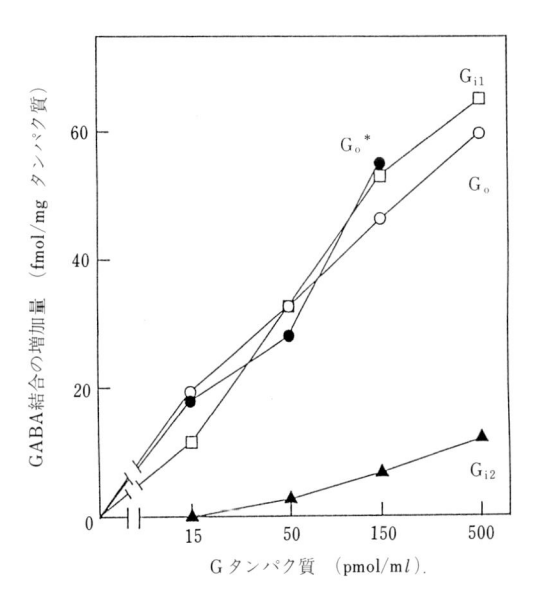

図2.24 ウシ脳GABA$_B$レセプターと各種Gタンパク質間の選択性[15]

ウシ脳膜標品をN-エチルマレイミドで処理して内在性のGタンパク質をレセプターと結合できなくしたのち，各種精製Gタンパク質を添加して再構成した．GABA$_B$レセプターとの連関の効率をGABA結合の上昇で測定した．

ュベーションを行っているので，ADPリボシル化が不完全なためと考えられる．事実，百日咳毒素と同様G_i，G_oをレセプターと連関できなくするN-エチルマレイミド（NEM）で膜標品を処理した場合は，GABA結合曲線がGpp(NH)p添加の曲線とほぼ一致する（II．研究方法，2.4機能再構成

の項の図 2.18 参照)[14]．GABA$_B$ レセプターは G$_i$, G$_o$ のうちどの G タンパク質と連関するかを同様の再構成系で検討した．すなわち NEM 処理した脳膜標品に種々の精製 G タンパク質を添加したときの GABA 結合の上昇を測定して連関の指標とした．図 2.24 に示すように，精製 G$_o$, G$_o$*, G$_{i1}$ を添加した場合，いずれも GABA 結合を著しく上昇させたが，G$_{i2}$ の場合は上昇させなかった[15]．このことは GABA$_B$ レセプターは G$_o$, G$_o$*, G$_{i1}$ とは連関するが G$_{i2}$ とはしないことを示し，レセプターと G タンパク質間に選択性がみられた．

c. 分　　布

GABA は神経系に主に存在し，そのほかに消化器系，心臓血管系，膀胱，内分泌系などにもその存在が認められている．GABA$_B$ レセプターも主に中枢および末梢神経系に存在するが，腸管，膀胱，内分泌系などにも存在することを示す電気生理学的実験結果が報告されている[2]．しかし，結合実験で存在が認められているのは神経系のみである．アゴニストの結合で調べた GABA$_B$ レセプターの神経系における分布は小脳に最も高く，ついで大脳皮質に高く，脊髄で最も低かった[16]．[^{3}H] GABA を用いたオートラジオグラフィーで GABA$_B$ レセプターの分布を GABA$_A$ レセプターの分布と比較検討した結果では，GABA$_B$ レセプターは樹状突起や神経終末部分の多い部位に多いという傾向があった．たとえば，小脳の分子層，海馬の多形細胞層や放射線維層，脊髄後角などに高い結合がみられた[16,17]．GABA$_A$ 結合は対照的に小脳の顆粒細胞層，海馬の錐体細胞層など神経細胞体の多い部位に多くみられた．GABA$_B$ レセプターの分布は G$_{i1}$, G$_o$ の分布と一致している[18〜20]．

d. 生 理 的 意 義

GABA は代表的な抑制性神経伝達物質で，その生理作用としては，感覚，運動，行動，精神，内分泌，自律機能など広く神経系の機能調節に重要な働きをしている．これらの作用は GABA$_A$ か GABA$_B$ レセプターを通して発揮されると考えられる．GABA$_B$ レセプターは中枢神経系においてはシナプス後抑制，シナプス前抑制の両者に関与している．GABA$_B$ レセプターを刺激したときに生じた反応としては次のような報告がされている．中枢性では，無感覚，低体温，低血圧，てんかん性発作抑制，ホルモン放出抑制などで，末梢性としては，気管支，膀胱，血管の弛緩のほか，ホルモン放出の抑制などである[2]．最近，記憶の基礎過程と考えられている海馬におけるシナプス伝達の長期増強の発生を GABA$_B$ レセプターが促進しているという報告がいくつかなされ注目を集めている[21〜23]．長期増強の発生を抑制する GABA の放出を GABA$_B$ オートレセプターが阻害するためではないかと考えられている．

以上述べてきたように GABA$_B$ レセプターは機能的な面では解明が進みつつあるが，レセプターの分子レベルの研究が立ち遅れている．最近レセプターの精製が報告[24] されているので，その構造解析が待たれる．　　　　〔浅野富子，森下理香〕

文　　献

1) Hill DR, Bowery NG : ^{3}H-baclofen and ^{3}H-GABA bind to bicuculline-insensitive GABA$_B$ sites in rat brain. *Nature* **290** : 149-152, 1981.
2) Bowery N : GABA$_B$ receptors and their significance in mammalian pharmacology. *Trends Pharmacol Sci* **101** : 401-407, 1989.
3) Pratt GD, Knott C, Davey R, Bowery NG : Characterisation of 3-aminopropyl phosphinic acid (3-APPA) as a GABA$_B$ agonist in rat brain tissue. *Br J Pharmacol* **96** : 141P, 1989.
4) Holz GG, Rane SG, Dunlap K : GTP-binding proteins mediate transmitter inhibition of voltage-dependent calcium channels. *Nature* **319** : 670-672, 1986.
5) Maguire G, Maple B, Lukasiewicz P, Werblin F : γ-Aminobutyrate type B receptor modulation of L-type calcium channel current at bipolar cell terminals in the retina of the tiger salamander. *Proc Natl Acad Sci USA* **86** : 10144-10147, 1989.
6) Newberry NR, Nicoll RA : Direct hyperpolarizing action of baclofen on hippocampal pyramidal cells. *Nature* **308** : 450-452, 1984.
7) Gähwiler BH, Brown DA : GABA$_B$-receptor-activated K$^+$ current in voltage-clamped CA$_3$ pyramidal cells in hippocampal cultures. *Proc Natl Acad Sci USA* **82** : 1558-1562, 1985.
8) Thalmann RH : Petussis toxin blocks a late inhi-

bitory postsynaptic potential in hippocampal CA₃ neurons. *Neurosci Lett* **82** : 41-46, 1987.

9) Wojcik WJ, Neff NH : γ-Aminobutyric acid B receptors are negatively coupled to adenylate cyclase in brain, and in the cerebellum these receptors may be associated with granule cells. *Mol Pharmacol* **25** : 24-28, 1984.

10) Xu J, Wojcik WJ : Gamma aminobutyric acid B receptor-mediated inhibition of adenylate cyclase in cultured cerebellar granule cells : blockade by islet-activating protein. *J Pharmacol Exp Ther* **239** : 568-573, 1986.

11) Karbon EW, Enna SJ : Characterization of the relationship between γ-aminobutyric acid B agonists and transmitter-coupled cyclic nucleotide-generating systems in rat brain. *Mol Pharmacol* **27** : 53-59, 1985.

12) Hill DR, Bowery NG, Hudson AL : Inhibition of GABA_B receptor binding by guanyl nucleotides. *J Neurochem* **42** : 652-657, 1984.

13) Asano T, Ui M, Ogasawara N : Prevention of the agonist binding to γ-aminobutyric acid B receptors by guanine nucleotides and islet-activating protein, pertussis toxin, in bovine cerebral cortex : possible coupling of the toxin-sensitive GTP-binding proteins to receptors. *J Biol Chem* **260** : 12653-12658, 1985.

14) Asano T, Ogasawara N : Uncoupling of γ-aminobutyric acid B receptors from GTP-binding proteins by N-ethylmaleimide : effect of N-ethylmaleimide on purified GTP-binding proteins. *Mol Pharmacol* **29** : 244-249, 1986.

15) Morishita R, Kato K, Asano T : GABA_B receptors couple to G proteins G_o, G_o^* and G_{11} but not to G_{12}. *FEBS Lett* **271** : 231-235, 1990.

16) Wilkin GP, Hudson AL, Hill DR, Bowery NG : Autoradiographic localization of GABA_B receptors in rat cerebellum. *Nature* **294** : 584-587, 1981.

17) Bowery NG, Hudson AL, Price GW : GABA_A and GABA_B receptor site distribution in the rat central nervous system. *Neurosci* **20** : 365-383, 1987.

18) Worley PF, Baraban JM, Van Dop C, Neer EJ, Snyder SH : G_o, a guanine nucleotide-binding protein : immunohistochemical localization in rat brain resembles distribution of second messenger systems. *Proc Natl Acad Sci USA* **83** : 4561-4565, 1986.

19) Asano T, Semba R, Ogasawara N, Kato K : Highly sensitive immunoassay for the α subunit of the GTP-binding protein G_o and its regional distribution in bovine brain. *J Neurochem* **48** : 1617-1623, 1987.

20) Asano T, Shinohara H, Morishita R, Kato K : Immunochemical and immunohistochemical localization of the G protein G_{11} in the rat central nervous tissues. *J Biochem* **108** : 988-994, 1990.

21) Mott DD, Lewis DV, Ferrari CM, Wilson WA, Swartzwelder HS : Baclofen facilitates the development of long-term potentiation in the rat dentate gyrus. *Neurosci Lett* **113** : 222-226, 1990.

22) Davies CH, Starkey SJ, Pozza MF, Collingridge GL : GABA_B autoreceptors regulate the induction of LTP. *Nature* **349** : 609-611, 1991.

23) Mott DD, Lewis DV : Facilitation of the induction of long-term potentiation by GABA_B receptors. *Science* **252** : 1718-1720, 1991.

24) Nakayasu H, Nishikawa M, Mizutani H, Kimura H, Kuriyama K : Immunoaffinity purification and characterization of γ-aminobutyric acid (GABA)_B receptor from bovine cerebral cortex. *J Biol Chem* **268** : 8658-8664, 1993.

2.12 代謝調節型グルタミン酸レセプター

　中枢神経系の主要な伝達物質であるグルタミン酸（Glu）を受容しシナプス伝達をつかさどるグルタミン酸レセプターにはアゴニスト親和性で区別される，NMDA（N-methyl-D-aspartate）型，AMPA（α-amino-3-hydroxy-5-methylisoxazole-4-propionic acid）型およびKA（kainate）型などいくつかのサブタイプが存在することが従来から知られていた．これらのグルタミン酸レセプターはいずれもレセプター・イオンチャネル複合体として存在し機能している，いわゆるionotropic typeのレセプターである．これらionotropic typeのグルタミン酸レセプター以外に，Gタンパク質を活性化することによって機能する代謝調節型グルタミン酸レセプター（metabotropic glutamate receptor, mGluR）の存在が明らかになったのは最近（1985～1987年）のことである．しかし，ここ1,2年代謝調節型グルタミン酸レセプターに関する研究は急速な広がりをみせており，その機能的，薬理学的特徴や生理的役割などに関する理解はしだいに深まりつつある[1~3]．

a. 反応機構

　興奮性アミノ酸レセプター刺激によるイノシトールリン脂質（PI）代謝の促進が報告されたのは比較的最近であり[4,5]，かつそのリン脂質代謝の促

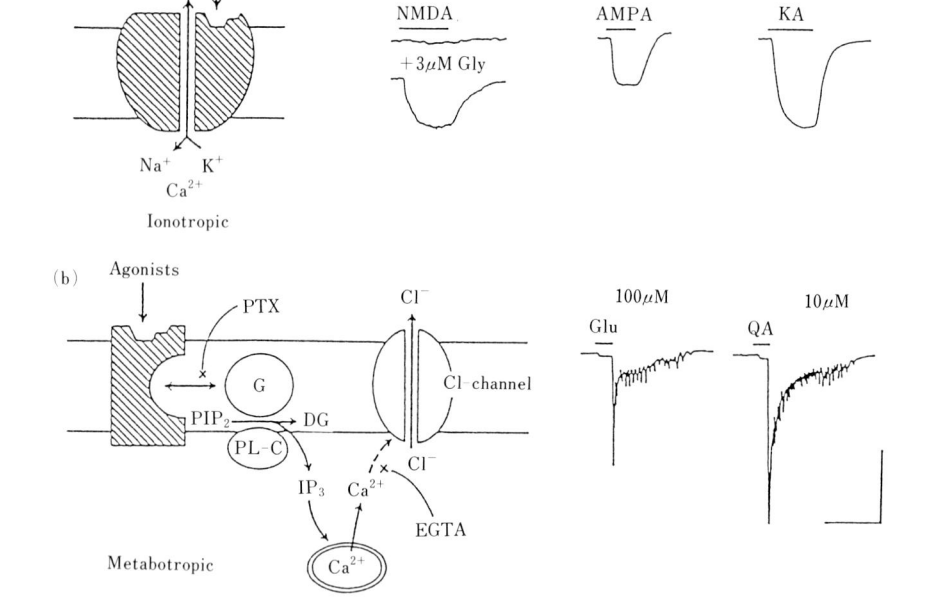

図 2.25　ラット脳mRNAによりアフリカツメガエル卵母細胞に誘導されたグルタミン酸レセプター応答とその反応機構
（a）　従来より知られている3種類のサブタイプ（NMDA，AMPAおよびKA）は，直接イオンチャネルを開閉するionotropic typeのレセプターであり，$-60mV$に膜電位固定下，アゴニスト投与によって滑らかな内向き電流が観測される．
（b）　一方，mGluR応答は図のような細胞内反応機構によってひき起こされており，振動性の大きな内向き電流として観測される．スケール（AMPA，NMDA：2min, 10nA, その他は2min, 50nA）

進がGタンパク質を活性化する新しいタイプのグルタミン酸レセプターによる直接結果であることを初めて確定的に示したのは，筆者らによるアフリカツメガエルの卵母細胞を使った研究であった[6]．

ラット脳から抽出したmRNAをアフリカツメガエル卵母細胞に注入し数日間培養することにより，卵母細胞の細胞膜上にさまざまなイオンチャネルやレセプターを移植発現することができる[7]．このような卵母細胞にガラス微小電極を刺入し電気生理学的手法によって，膜電位固定下でレセプター刺激に伴う電流応答を測定すると，図2.25(a)に示したように従来から知られている3種類のグルタミン酸レセプター応答がすべて誘導される[1,8]．これらのレセプター応答は，ionotropic type特有の潜時の短い，滑らかな内向き電流であるが，このような条件のもとでGluあるいはキスカール酸（quisqualate, QA）を投与すると，潜時の短い，滑らかな内向き電流に加えて，潜時の長い振動性の大きな内向き電流が観察される（図2.25(b)）．この特徴的な振動性の内向き電流には次のような特徴がある[1,6]．

1) 百日咳毒素（pertussis toxin, PTX）処理によって抑制される．
2) 細胞内にEGTAを注入することにより抑制される．
3) 外液中にCaを加えなくてもこの応答は観察される．
4) 逆転電位の測定から，この応答はClイオン透過性の増大によると考えられる．
5) GTPγS, InsP$_3$（イノシトール1,4,5-三リン酸），Caなどを細胞内に注入することによりレセプター応答と類似の応答をひき起こすことができる．
6) 高濃度のInsP$_3$を注入することにより，レセプター応答が脱感作される．
7) mRNAを注入していない卵母細胞にはGlu応答は観察されない．

これらの事実は，振動性の応答をひき起こすGluレセプターが，ラット脳mRNAに含まれた遺伝情報により卵母細胞に移植発現されたものであり，その応答の機序は，図2.25(b)のように考えられることを示している．すなわち，アフリカツメガエル卵母細胞に発現したmGluRは，PTX感受性のGタンパク質を活性化し，PI代謝回転を促進し，細胞内Caの動員を経て，Clチャネルを活性化することにより電流応答をひき起こしている[1,6]．ただし，神経細胞において機能しているmGluRの最終的な効果器が卵母細胞の場合のようにClチャネルであるとは限らず，異なっていることも十分考えられる．

現在，mGluRを介したPI応答の定量法としては卵母細胞を用いた電気生理学的方法以外に，① ラジオアイソトープであらかじめPIを標識した細胞試料を用いて，リチウム（Li）存在下にアゴニスト刺激を行い，イノシトールリン酸画分のアイソトープの増加を測定する方法[4,5,9]，② 細胞内Caの濃度変化をfura-2などのCa指示薬を用いて光学的に測定する方法[10,11]などが主に用いられている．また実験系としては，① 脳スライス（海馬，小脳，線条体，皮質），② 神経細胞（小脳，海馬，線条体）やアストロサイトなどの培養系，③ シナプトニューロソームなどさまざまな実験系が用いられている．しかし，複雑な実験系における観察結果にはさまざまな副反応が含まれる可能性が除けず，またLiはレセプターとGタンパク質を脱共役させるとの報告[12]もあり，結果の解釈には注意を要する．

b. 薬理学的特徴

最近mGluR遺伝子がアフリカツメガエル卵母細胞を用いたexpression cloningにより単離された[13]．mGluR 1と呼ばれるこのクローンは，Gタンパク質共役型のレセプターに特有な7回の膜貫通領域をもち，大きな細胞外領域をもつ特徴的な1次構造を有することなどが明らかになっている．このmGluR 1-mRNAをアフリカツメガエル卵母細胞に注入し，その薬理学的特徴を調べた結果，mGluR 1にはアゴニストとしてQA＞Glu＝イボテン酸（ibotenate, IB）＝L-ホモシステインスルフィン酸（L-Homocystein sulfate, L-HS）＞t-ACPD（trans-1-amino-1,3-cyclopen-

表 2.20 Gluレセプターの分類とアゴニスト，アンタゴニスト

カテゴリー	サブタイプ	アゴニスト	アンタゴニスト	
			拮抗的	非拮抗的
ionotropic (iGluR)	NMDA型	NMDA, Glu, Asp, L-HS	D-AP5 CPP	MK-801 ケタミン PCP
	AMPA型 (QA型)	AMPA, Glu, QA, ウィラルディン	CNQX DNQX GAMS	JSTX
	KA型	KA, Glu, ドーモイ酸 アクロメリン酸 5-Br-ウィラルディン	γ-DGG キヌレイン酸	
metabotropic (mGluR)	mGluR-1	QA, Glu	MCPG	—
	mGluR-2	IB, Glu t-ACPD		

Asp : aspartate, CPP : 3-(2-carboxypiperazin-4-yl)-propyl-l-phosphonic acid, DNQX : 6,7-dinitro-quinoxaline-2,3-dione, GAMS : α-D-glutamylaminomethylsulfonate, γ-DGG : γ-D-glutamylglycine, PCP : phencyclidine, MCPG : α-methyl-4-carboxyphenylglycine，その他は本文参照．

tanedicarboxylic acid）などが作用すること，また AP-3（2-amino-3-phosphonopropinate）がアンタゴニストとして作用することが明らかになった．しかしアンタゴニストとしてのAP-3の効力は弱く，ACPDやIBをアゴニストとした場合には明らかな抑制作用を示すが，QAに対しては1 mM程度ではほとんど抑制作用がみられない[8]．さらにmGluR1と類似した構造をもついくつかのhomologueが単離された結果，mGluR 2と呼ばれるcloneはアフリカツメガエル卵母細胞に発現されてもなんらレセプター応答をひき起こさず，CHO細胞に発現されるとフォルスコリン刺激によるcAMPの増大を抑制することが明らかになった．このmGluR 2に対してはGlu>ACPD>IB≫QAなどがこの順にアゴニスト活性を示すと報告されている[14]．これらの事実から，mGluRにも機能的，薬理学的特徴を異にするいくつかのサブタイプが存在していることは明らかである（表2.20）．

しかし，上述のごとくmGluRの研究には現在さまざまな実験系が用いられ，これらに異なる実験法が適用され分析されており，薬理学的性質に関しては必ずしも統一した見解が得られていない．mGluRに対する特異的かつ強力なアンタゴニストが知られていないことも研究を困難にしている．

c. 脳内分布とその経時変化

mGluRの脳内分布を明らかにすることは高次神経機能とのかかわりを考えるうえで重要であるが，まだ系統的な研究がなされていない．しかし，AMPA非感受性QA感受性のGlu結合部位は，側中隔，小脳，線条体などに多く，海馬に少ないとの報告があり[15]．また脳スライスで観察されるIB刺激にともなうPI代謝の促進は，海馬において非常に高いことが知られている[16]．このようにアゴニストの有効性に脳内分布の差がみられることも，それぞれのアゴニストに親和性を有するサブタイプの存在を示唆しているように思われる．表2.21に培養細胞系で観察されているGlu刺激によりひき起こされるPI応答，細胞内Caの増加，これら応答の百日咳毒素感受性などをまとめた．これらの応答がmGluRを介してひき起こさ

表2.21 脳神経細胞培養系においてmGluRを介してひき起こされている可能性の高いGlu応答

部位	PI加水分解	細胞内Caの増大	百日咳毒素感受性	文献
海馬	?	+	+	10), 11), 16)
小脳	+	?	+	25)
線条体	+	?	−	4), 16)
アストロサイト	+	+	?	24), 26)

れているという真に確かな根拠はまだ得られていないが，mGluRがかかわっている可能性が高いと思われる．PTX感受性に関しては，それぞれの実験条件下でのPTX作用の特異性について慎重に検討する必要があり，単純に結論を引き出すことはできない．アストロサイトで観察されるPI応答，Ca応答の薬理学的性質もmGluRにきわめて類似している．また，in situ hybridizationによりmGluR1, mGluR2の脳内分布が調べられた結果，mGluR1は小脳のPurkinje細胞，海馬CA2-CA3領域と海馬歯状回顆粒細胞層および嗅球などに強い発現がみられた[13]．一方mGluR2は嗅球，大脳皮質に強い発現がみられ，小脳Golgi細胞，海馬歯状回顆粒細胞層にも発現がみられるとの報告がある[14]．

一方，脳の生後の初期発達においてGlu刺激によるPI代謝の促進が，出生後は高い値を示すが，その後次第に減少することが，海馬，皮質などで報告されている[17,18]．これらの事実は，mGluRの発現が発生時期により制御されているとも考えられ，シナプス形成との関連にも興味がもたれる．

d. 生理的役割

ある種のmGluRは脳細胞においても，PI代謝回転を促進し，細胞内Caの動員を介して機能していると考えられるが，最終的な効果器に関する知見は少ない．最近，海馬スライス神経細胞で観察される，遅延性後過分極電位（slow afterhyperpolarization, sAHP）がQA, t-ACPD投与により抑制されることが示された[19]．AMPAにはsAHPに対する抑制作用がみられず，QA, t-ACPDによる抑制はCNQXで阻害されず，タンパク質リン酸化酵素阻害薬であるH7（10 μM）で阻害されることも示されている[20]．このsAHPはCa依存性Kチャネルの活性化によりひき起こされることが知られており，PI代謝を促進するムスカリン性アセチルコリンレセプターの活性化によっても同様にこのsAHPが抑制されることが知られている．したがって，QA, t-ACPDのsAHPに対する抑制作用はmGluRを介してひき起こされている可能性が高いように思われる．一方mGluR2のようにGiを活性化してcAMPの合成を抑制するタイプのmGluRについては現在その生理的役割に関する知見は得られていない．

一般に，代謝調節型レセプターは，シナプス伝達の効率に対して，modulatoryな作用をもつと考えられる．海馬における長期増強（LTP）は中枢神経系におけるシナプス伝達の可塑的変化の一例としてよく研究されている[21]．海馬のLTPには，CA1領域や歯状回で観察されるLTPのよう

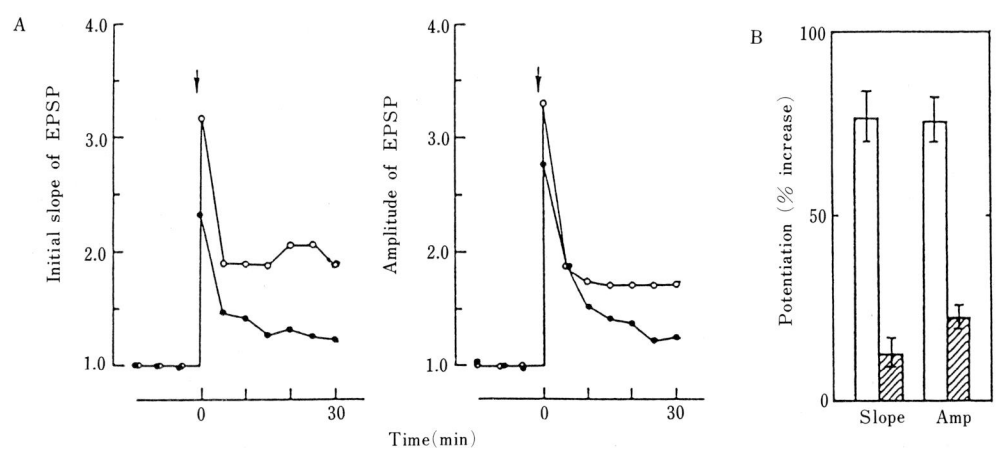

図 2.26 百日咳毒素による海馬 CA3 野 LTP の抑制
A: 百日咳毒素（PTX，黒丸）あるいは，ウシ血清アルブミン（BSA，白丸）を注入したラットより調整した海馬スライスを用い，CA3野（stratum lucidum）から細胞外誘導により記録した集合電位（EPSP）の大きさ（amplitude）およびその立ち上がり速度（initial slope）の時間変化を，高頻度刺激（矢印）前の値に対する相対値で示した．刺激は，歯状回の顆粒細胞層にて行った．
B: 高頻度刺激後30分の時点における増強の程度をEPPの大きさおよび立ち上がり速度について比較した．白抜き：BSA（n=9），斜線：PTX（n=11）

にNMDA型のGluレセプターが関与するタイプと、CA3領域のLTPのようにNMDAレセプターが関与しないタイプが知られている[3,21]。われわれは、苔状線維—CA3シナプスにおけるLTPは、ionotropic typeグルタミン酸レセプターアンタゴニストであるCNQX（6-Cyano-2,3-dihydroxy-7-nitro-quinoxaline）、AP5（2-amino-5-phosphonopentanoic acid）（表2.20参照）存在下シナプス伝達が完全に抑制された状態においても、苔状線維に高頻度刺激を加えることによって誘導されるが、1 mM AP3により抑制されるとの結果を得た。また苔状線維のシナプス応答はCNQX、AP5存在下IBを投与することで持続的に増強され、かつこの増強は、AP3により阻害される[22]。さらに、ラット側脳室にPTXを注入し、3日後にスライスを作成してCA3LTPのPTX感受性を確かめたところ、CA3LTPはPTX処理によって強く抑制された[23]（図2.26）。CA3 LTPのこれらの特徴はmGluRの特徴にきわめて類似しており、また既に述べたごとく海馬神経細胞にはmGluRが存在すると考えられる。したがって、筆者らはCA3LTPの誘導にはmGluRが関与している可能性があると考えている。しかしCa依存性K電流に対する抑制作用との関連性などその詳しいメカニズムは明らかでない。

〔伊藤　功、杉山博之〕

文　献

1) 伊藤　功、杉山博之：G蛋白質と連関したグルタミン酸受容体. 代謝 **26**：535-542, 1989.
2) 杉山博之：グルタミン酸受容体. 蛋白質核酸酵素 **35**：751-756, 1990.
3) 伊藤　功、杉山博之：長期増強とグルタミン酸受容体. 実験医学 **8**：1518-1524, 1990.
4) Sladeczek F, Pin JP, Recasens M, Bockaert J, Weiss S : Glutamate stimulates inositol phosphate formation in striatal neurones. *Nature* **317** : 717-719, 1985.
5) Nicoletti F, Meek JL, Iadarola MJ, Chuang DM, Roth BL, Costa E : Coupling of inositol phospholipid metabolism with excitatory amino acid recognition sites in rat hippocampus. *J Neurochem* **46** : 40-46, 1986.
6) Sugiyama H, Ito I, Hirono C : A new type of glutamate receptor linked to inositol phospholipid metabolism. *Nature* **325** : 531-533, 1987.
7) Snutch TP : The use of Xenopus oocytes to probe synaptic communication. *Trends Neurosci* **11** : 250-256, 1988.
8) Sugiyama H, Ito I, Watanabe M : Glutamate receptor subtypes may be classified into two major categories ; A study on Xenopus oocytes injected with rat brain mRNA. *Neuron* **3** : 129-132, 1989.
9) Schoepp DD, Johnson BG : Inhibition of excitatory amino acid-stimulated phosphoinositide hydrolysis in the neonatal rat hippocampus by 2-amino-3-phosphonopropi-onate. *J Neurochem* **53** : 1865-1870, 1989.
10) Murphy SN, Miller RJ : A glutamate receptor regulates Ca^{2+} mobilization in hippocampal neurons. *Proc Natl Acad Sci USA* **85** : 8737-8741, 1988.
11) Furuya S, Ohmori H, Shigemoto T, Sugiyama H : Intracellular calcium mobilization triggered by a glutamate receptor in rat cultured hippocampal cells. *J Physiol* **414** : 539-548, 1989.
12) Avissar S, Schreiber G, Danon A, Belmaker RH : Lithium inhibits adrenergic and cholinergic increases in GTP binding in rat cortex. *Nature* **331** : 440-442, 1988.
13) Masu M, Tanabe Y, Tsuchida K, Shigemoto R, Nakanishi S : Sequence and expression of a metabotropic glutamate receptor. *Nature* **349** : 760-765, 1991.
14) Tanabe Y, Masu M, Ishii T, Shigemoto R, Nakanishi S : A family of metabotropic glutamate receptor. *Neuron* **8** : 169-179, 1992.
15) Cha JH, Makowiec RL, Penney JB, Young AB : L-[³H] Glutamate labels the metabotropic excitatory amino acid receptor in rodent brain. *Neurosci Lett* **113** : 78-83, 1990.
16) Sladeczek F, Recasens M, Bockaert J : A new mechanism for glutamate receptor action : phosphoinositide hydrolysis *Trends Neurosci* **11** : 545-549, 1988.
17) Desai MA, Conn PJ : Selective activation of phosphoinositide hydrolysis by a rigid analogue of glutamate. *Neurosci Lett* **109** : 157-162, 1990.
18) Schoepp DD, Hillman CC : Developmental and pharmacological characterization of quisqualate ibotenate, and trans-1-amino-1,3-cyclopentanedicarboxylic acid stimulations of phosphoinositide hydrolysis in rat cortical brain slices. *Biogenic amines* **7** : 331-340, 1990.
19) Stratton KR, Worley PF, Baraban JM : Excitation of hippocampal neurons by stimulation of glutamate Qp receptors. *Eur J Pharmacol* **173** : 235-237, 1989.
20) Baskys A, Bernstein NK, Barolet AW, Carlen PL :

NMDA and quisqualate reduce a Ca-dependent K⁺ current by a protein kinase-mediated mechanism. *Neurosci Lett* **112**: 76-81, 1990.
21) 山本長三郎：グルタミン酸受容体と脳の可塑性. 代謝 **26**：545-552, 1989.
22) Ito I, Sugiyama H : A glutamate receptor subtype invelved in the induction of long-term potentiation in hippocampal mossy fiber synapses. (in press)
23) Ito I, Okada D, Sugiyama H : Pertussis toxin suppresses long-term potentiation of hippocampal mossy fiber synapses. *Neurosci Lett* **90**: 181-185, 1988.
24) Pearce B, Albrecht J, Morrow C, Murphy S : Astrocyte glutamate receptor activation promotes inositol phospholipid turnover and calcium flux. *Neurosci Lett* **72**: 335-340, 1986.
25) Nicoletti F, Wroblewski JT, Fadda E, Costa E : Pertussis toxin inhibits signal transduction at a specific metabolotropic glutamate receptor in primary cultures of cerebellar granule cells. *Neuropharmacol* **27**: 551-556, 1988.
26) Cornell-Bell AH, Finkbeiner SM, Cooper MS, Smith SJ : Glutamate induces calcium waves in cultured astrocytes ; long-range glial signaling. *Science* **247**: 470-473, 1990.

2.13 グルカゴンレセプター

グルカゴンはインスリン発見直後，粗インスリン溶液中に混在していた血糖を上昇させるホルモンとして1923年に発見され，その後膵臓Langerhans島のA(a)細胞より分泌される29残基のアミノ酸からなるペプチドホルモンであることが証明された．グルカゴンは肝臓における糖代謝の重要な調節因子であり，他のペプチドホルモン同様細胞表面のレセプターに結合してその作用を現す．グルカゴン関連物質として胃腸管に由来するエンテログルカゴンの存在が知られている．これらは免疫学的に膵臓のグルカゴンと区別されるが，その分子中に膵グルカゴンに類似あるいは同一の構造を有している．最近膵グルカゴンとエンテログルカゴンの関係が明らかにされた[1]．すなわちプレプログルカゴンの遺伝子は1種類しかなく膵グルカゴンとエンテログルカゴンの遺伝子は同一であり共通の遺伝子産物であると考えられている（図2.27）．グリセンチンを含めエンテログルカゴンのレセプターについてはグルカゴン以上に明らかにされていないのでここではふれない．インスリンレセプターの構造およびその機能が近年次々と明らかにされていくのに反して，反対の作用をもつグルカゴンレセプターの研究は意外なほど進んでいない．インスリンレセプターや他のホルモンレセプターに比して可溶化，精製の困難さがその原因と思われる．本稿においては現在まで明らかにされているグルカゴンレセプターの性状およびレセプターから作用発現に関する情報伝達について紹介したい．

a. 同定および分布

生物学的活性を得るためにはグルカゴンの全構造が必要であり，N末もC末もレセプター結合と情報伝達に欠かせない[2,3]．たとえばdes-His^{1}グルカゴンはグルカゴンレセプターに対して1/15の親和性しかない[4]．またC末の2つのアミノ酸を除くとレセプターとの結合は1/50になる．しかしN末から6つまでのグルカゴンフラグメントはレセプターに結合しアデニル酸シクラーゼを活性化することができるが，グルカゴンに比して1/1000以下の作用しかもたない[5]．N末より12番目のリジンと25番目のトリプトファンの置換はグ

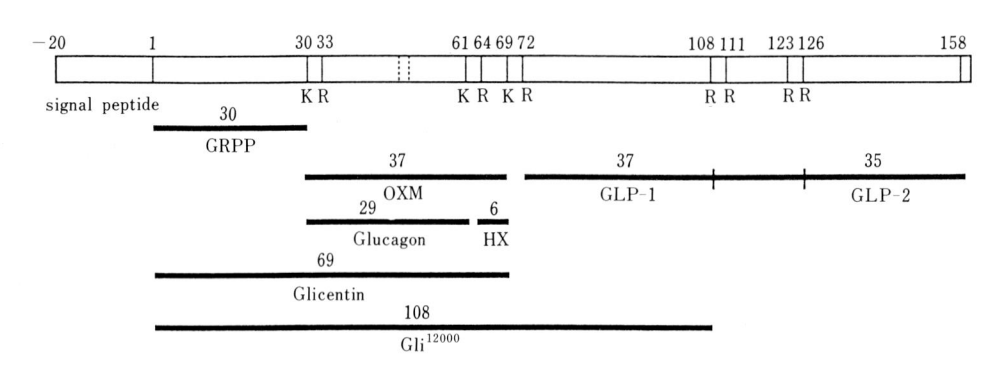

GRPP : Glicentin-related pancreatic peptide
OXM : Oxyntomodulin(glucagon-37)
GLP-1 : Glucagon-like peptide-1
GLP-2 : Glucagon-like peptide-2
HX : Hexapeptide
Gli^{12000} : 12000 dalton, glucagon-like immunoreactive peptide

図 2.27 プレプログルカゴンの構造[1]

ルカゴンのレセプターの結合活性においてさほど問題はないと考えられてきた[5]．したがってフォトアフィニティーラベルもこの位置のアミノ酸を置換しているものが多い．グルカゴンレセプターの同定には以下のものが用いられている．グルカゴンにヘテロリンカーの2-nitro-4-azidophenyl-sulfenylchlorideを加えることにより2-[(2-nitro-4-azidophenyl)sulfenyl]-Trp-glucagon（NAPS-glucagon）がつくられる[6]．これは25番目のトリプトファンを修飾している．このNAPS-glucagonは白ネズミ肝細胞膜のアデニル酸シクラーゼを活性化するが，そのKdはグルカゴン同様2.5 nMである．しかもNAPS-glucagonは^{125}Iでlactoperoxidase/H_2O_2法にてラベルすることができ，レセプターとの結合はGTP依存性である．12番目のリジン残基が修飾されたN^e-4-azidophenylamidino glucagon（APA-glucagon）[7]はグルカゴンとmethyl-4-azidophenyl-imidateを反応させて合成するが，これは完全なアゴニストとして作用しアデニル酸シクラーゼの活性化のKaが5 nMとやや高いことだけである．APA-glucagonもlactoperoxidase/H_2O_2法を用いてヨード化できる．[^{125}I]APA-glucagonは肝細胞膜にGTP依存性に特異的に結合できる．一方，フォトアフィニティークロスリンカーを用いる方法もある[8]．クロスリンカーであるhydroxysuccinimidyl-p-azidobenzoate（HSAB）は肝細胞膜においてインスリンとそのレセプターを共有結合させるのによいリンカーであることが知られているが，グルカゴンレセプターの研究においてもこの方法が広く利用されている．最近リンカーなしで直接グルカゴンとレセプターを紫外線を用いて結合させる方法も開発されている[9]．

グルカゴンレセプターは哺乳動物や鳥類においてその存在が知られている．またアカパンカビにもグルカゴン依存性アデニル酸シクラーゼが存在することも報告されている[10]．臓器としては肝臓のほか，脂肪組織[11]，心臓[12]，膵臓[13]，腎臓[14]，単球[15]で同定されている．肝臓においては実質細胞に存在するがKupffer細胞にはないようである[16]．腎臓においては遠位尿細管のみグルカゴンに反応する[17]．細胞内分布としては，すべてのグルカゴンレセプターは細胞膜に存在する[18]．

b．分子的性質

グルカゴンレセプターの構造はいまだ明らかにされていないが，肝臓を中心に研究が進んでいる．肝細胞膜をルブロールPXを用いて可溶化させるとグルカゴンレセプターを得ることができる[19]．また前述のHSABを用いたフォトアフィニティー法で［^{125}I］モノヨードグルカゴン（［^{125}I］MIG）で標識したグルカゴンレセプターをルブロールPXやCHAPSを用いて可溶化することができる[20]．グルカゴンレセプターの大きさに関する報告は多数あり，SDSポリアクリルアミド電気泳動にて50～70 kDaの間でありおよそ63 kDaくらいと考えられる[20,21]．SDS非存在下では約119 kDaであり2つの同じサブユニットから構成されている[21]．サブユニット内でのS-S結合は存在

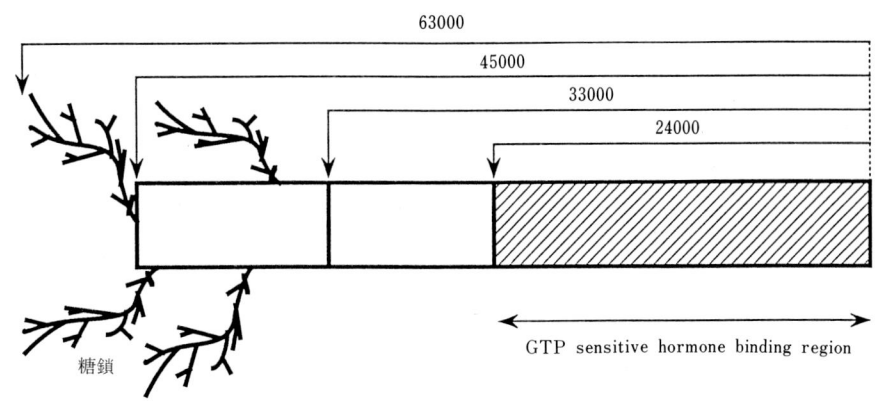

図 2.28　グルカゴンレセプターの構造[21]

するが，サブユニット間にはS-S結合はない．63 kDaのレセプターは小麦胚芽レクチンセファロースに結合することから，N-アセチルグルコサミンあるいはシアール酸を有する糖タンパク質であることが判明した．さらに標識したグルカゴンと結合したレセプターをendo-F-glycosidase (endo-β-N-acetylglucosaminidase F と peptide-N-glycosidase F)で消化した結果，最小分子量45 kDaが得られることやその他の結果から少なくとも4つのN-結合型グリカンを含み，タンパク質部分は分子量45 kDaと報告されている[21]．またグルカゴンレセプターを含む肝細胞膜をエラスターゼで処理すると分子量24 kDaのタンパク質が得られる[21]．このタンパク質は[^{125}I]MIGと結合しGTP依存性に[^{125}I]MIGをはずす．しかも糖鎖構造は有していない．この結果24 kDaのフラグメントにグルカゴンとの結合部位とGタンパク結合部位が存在することを示している．これらの結果をまとめて図2.28に示した．

一方，レセプターとグルカゴンの結合に関しては肝細胞を用いて親和性の異なる2種類の結合の存在が示唆されている．すなわちKdが0.1～1 nMの高親和性のものと10～100 nMの低親和性のものである[22]．このうち高親和性のものは細胞1個あたり10^4～5×10^4個（2～3 pmol/mg membrane protein）の結合部位が存在し，全レセプターあたり1～10%であるといわれている[22]．低親和性のものは細胞あたり約2×10^5個の結合部位が存在するようである．この2種類の結合と前述の分子量63 kDaのグルカゴンレセプターとの関係は明らかにされていない．

c. レセプター後のシグナル伝達

Sutherlandはグルカゴンが肝細胞膜においてアデニル酸シクラーゼを活性化し cyclic AMP を細胞内に増加させることによりその作用を発揮することを提唱した[23]．この研究を引き継いだRodbellらはグルカゴンの作用にGTPが関与することをみいだした[24]．すなわちμMオーダーのGTPはグルカゴンレセプターとグルカゴンの結合の親和性を弱めグルカゴンとグルカゴンレセプターの解離速度を速める．さらにアデニル酸シクラーゼのグルカゴンによる活性化にもGTPは必要である．またグルカゴンは肝細胞膜において低いKmをもつGTPase活性を促進する[25]．このような結果ならびにコレラ毒素の作用機序の研究結

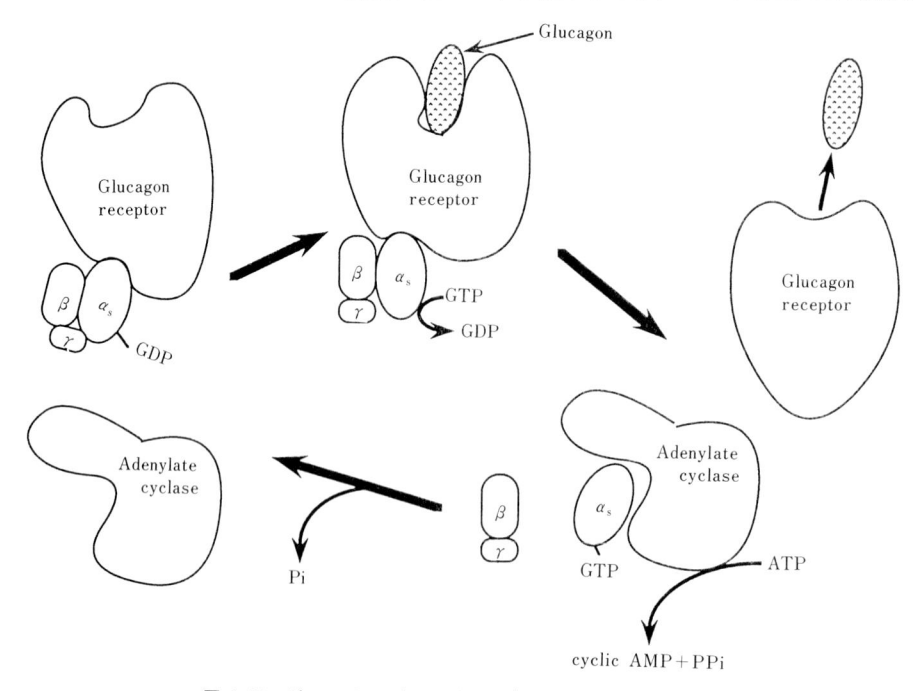

図2.29 グルカゴンによるアデニル酸シクラーゼの活性化機構

果から次のようなことが明らかになった（図2.29）．よく知られているように、アデニル酸シクラーゼを活性化するGTP結合タンパク質(Gs)は通常GDPと結合している．Gsはα, β, γの3つのサブユニットから構成されており実際にGTPと結合するのはαサブユニットである．グルカゴンがレセプターに結合するとGDPは速やかにGTPと置き換わる．GTPが結合したGタンパク質はレセプターから離れ、αサブユニットは$\beta\gamma$と解離しアデニル酸シクラーゼを活性化する．活性化後自らのGTPase活性によりGDP-αとなり再びGs-GDPに戻りアデニル酸シクラーゼ活性はなくなる．同時にGタンパク質が離れたレセプターに結合したグルカゴンは解離し、グルカゴンレセプターは空の状態に戻る．このようにしてグルカゴンはアデニル酸シクラーゼを活性化する．

一方、最近グルカゴンがきわめて低濃度でホスホリパーゼCを活性化し細胞内にイノシトール三リン酸(IP_3)を増加させることがHouslayらのグループによって報告されている[26]．彼らはグルカゴン類似物質である(1-N-α-trinitrophenylhistidine, 12-homoarginine)glucagon (TH-glucagon)が肝細胞においてcyclic AMPを上昇させることなくグリコーゲン分解、糖新生、尿素合成を促進すること[27]に注目し、イノシトールリン酸を測定した．その結果肝細胞膜は2種類の異なるグルカゴンレセプターを有しており、1つはイノシトールリン脂質の分解を促進するGR-1、他の1つは従来からいわれているアデニル酸シクラーゼを活性化するGR-2である．しかもGR-1のKdは0.25nMとGR-2に比して高い親和性を有している．したがってグルカゴンは低濃度においてイノシトールリン脂質分解を起こし細胞内Ca^{2+}を増加させる．そして高濃度においてアデニル酸シクラーゼを活性化させる作用を有していることになる[26]．この報告とは異なりグルカゴンによるCa^{2+}の細胞内増加はcyclic AMPによる2次的な現象であるという報告も数々ある[18]．

Peckerらは最近グルカゴンの作用に新たにプロホルモンとしての働きを付け加えている．すなわち彼らはC末端フラグメントのグルカゴン-(19-29)はグルカゴンの1/1000の濃度(nM)で肝細胞膜においてCa^{2+}ポンプを阻害する[28]．しかもこの作用はGタンパク質に依存性であり、なかでもコレラ毒素に感受性を示す[29]．なおこのペプチドはアデニル酸シクラーゼを活性化することはできない．この現象が生理的であるか否かは現時

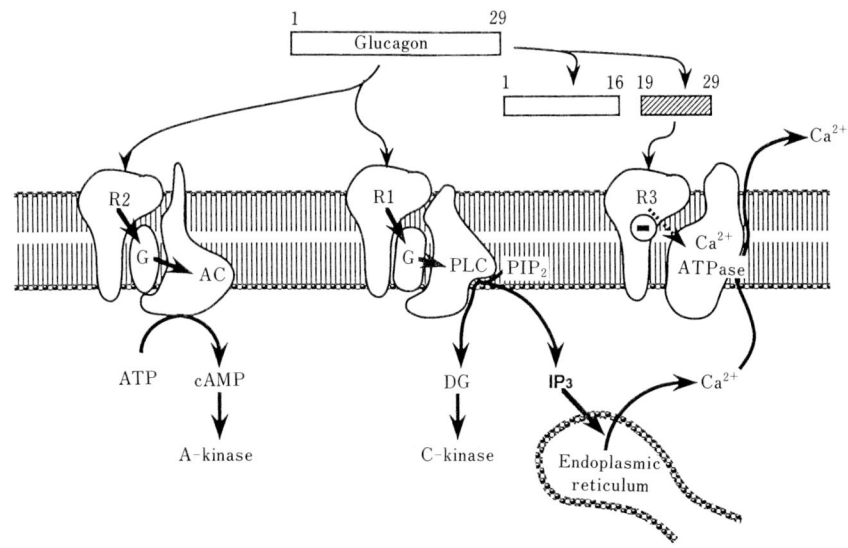

図 2.30 グルカゴンの作用の作業仮説
R_1：グルカゴンレセプター (GR-1), R_2：グルカゴンレセプター (GR-2), R_3：グルカゴン$_{19\sim29}$レセプター, G：GTP結合タンパク質, AC：アデニル酸シクラーゼ, PLC：ホスホリパーゼC, PIP_2：イノシトールリン脂質, IP_3：イノシトール三リン酸.

点において明らかではないが、きわめて興味ある現象である。これらのことをまとめて図2.30に示した。

最近心筋細胞においてゴルカゴンがその収縮に少なからず関与しているのはアデニル酸シクラーゼの活性化ではなくホスホジエステラーゼの阻害によると報告されている[30]。しかもこの作用においてGタンパク質の関与も合わせて述べられている。

おわりに　グルカゴンはインスリンに拮抗するホルモンとしてみいだされた。その作用機序においてもいち早くアデニル酸シクラーゼの活性化によることが明らかにされ、きわめて単純に考えられてきた感が強い。しかしグルカゴンレセプターの解析においてはインスリンレセプターに比してかなり遅れをとるようになった。同時にアデニル酸シクラーゼ-cyclic AMPでは説明がつき難い現象が次々と発見されてきた。これらの発見は細胞内情報伝達機構を研究しているわれわれにとってますますこの研究の深みを教えてくれるものであり、測り知れないサイエンスの面白さを満喫させてくれる。今後グルカゴンレセプターの遺伝子レベルでの解明とともにその作用機序のより詳細な検討が必要である。グルカゴンの作用機序の研究はますます目を離せない研究分野である。

〔山村博平〕

文献

1) Bell GI, Sanchez-Pescador R, Laybourn PJ, Najarian RC: Exon duplication and divergence in the human preproglucagon gene. *Nature* **304**: 368-371, 1983.
2) Hruby VJ: Structure-conformation activity studies of glucagon and semi-synthetic glucagon analogs. *Molec Cell Biochem* **44**: 49-64, 1982.
3) Frandson EF, Thim L, Moody AL, Markerssen J: Structure-function relationships in glucagon. *J Biol Chem* **260**: 7581-7584, 1985.
4) Lin MC, Wright DE, Hruby VJ, Rodbell, M: Structure-function relationships in glucagon-properties of highly purified des-His[1]-, monoiodo, and [des-Asn[28]-, Thr[29]] (homoserinelactone[27])-glucagon. *Biochemistry* **14**: 1559-1563, 1975.
5) Wright DE, Rodbell M: Properties of amidinated glucagons. *Eur J Biochem* **111**: 11-16, 1980.
6) Demilou-Mason C, Epand RM: Binding of a glucagon photoaffinity label to rat liver plasma membranes and its effect on adenylate cyclase activity before and after proteolysis. *Biochemistry* **21**: 1989-1996, 1982.
7) Wright DE, Horuk R, Rodbell M: Photoaffinity labeling of the glucagon receptor with a new glucagon analog. *Eur J Biochem* **14**: 63-67, 1984.
8) Johnson GL, MacAndrew VI, Pilch PF: Identification of the glucagon receptor in rat liver membranes by photoaffinity crosslinking. *Proc Natl Acad Sci USA* **78**: 875-878, 1981.
9) Iwanji V, Hur KC: Direct crosslinking of [^{125}I] MIG labeled glucagon to its membrane receptor by U. V. irradiation. *Proc Natl Acad Sci USA* **82**: 325-329, 1985.
10) Flawia MM, Torres HN: Activation of membrane-bound adenylate cyclase by glucagon in neurospora crassa. *Proc Natl Acad Sci USA* **69**: 2870-2873, 1972.
11) Desbuquois B, Laudat MH, Laudat P: Vasoactive intestinal polypeptide and glucagon: Stimulation of adenylate cyclase activity via distinct receptors in liver and fat cell membranes. *Biochem Biophys Res Commun* **53**: 1187-1194, 1973.
12) Klein I, Fletcher MA, Levey GS: Evidence for adissociable glucagon binding site in a solubilized preparation of myocardial adenylate cyclase. *J Biol Chem* **248**: 5552-5554, 1973.
13) Goldfine ID, Roth J, Birnbaumer L: Glucagon receptors in β-cells. Binding of ^{125}I-glucagon and activating of adenylate cyclase. *J Biol Chem* **247**: 1211-1218, 1972.
14) Marcus R, Aurbach GD: Bioassay of parathyroid hormone *in vitro* with a stable preparation of adenyl cyclase from rat kidney. *Endocrinology* **85**: 801-810, 1969.
15) Blecher M, Goldstein S: Hormone receptors: VI. On the nature of the binding of glucagon and insulin to human circulating mononuclear leukocytes. *Mol Cell Endoc* **8**: 301-315, 1969.
16) Wincek TJ, Hupka AL, Sweat, FW: Stimulation of adenylate cyclase from isolated hepatocytes and Kupffer cells. *J Biol Chem* **250**: 8863-8873, 1975.
17) Bailly C, Imbert-Teboul M, Chabardes D, Hus-Citharel A, Montegut M, Clique A, Morel F: The distal nephron of rat kidney: A target site for glucagon. *Proc Natl Acad Sci USA* **77**: 3422-3424, 1980.
18) Exton JH: Mechanisms of action of glucagon. In:

Hormones and their actions, Part II (ed by Cooke BA, King RJB van der Molen HJ), p 231, Elsevier Science Publishers BV, 1988.
19) Welton AF, Lad PM, Newby AC, Yamamura H, Nicosia S, Rodbell M: Solubilization and separation of the glucagon receptor and adenylate cyclase in guanine nucleotide-sensitive states. *J Biol Chem* **252**: 5947-5950, 1977.
20) Herberg JT, Codina J, Rich KA, Rojas FJ, Iyengar R: The hepatic glucagon receptor, solubilization, characterization and development of an affinity adsorption assay. *J Biol Chem* **259**: 9285-9294, 1984.
21) Iyengar R, Herberg JT: Structure analysis of the hepatic glucagon receptor. *J Biol Chem* **259**: 5222-5229, 1984.
22) Desbuquois B: Glucagon receptors and glucagon-sensitive adenylate cyclase. In: Polypeptide Hormone receptors (ed by Posner BI), p 345, M. Dekker, New York, 1985.
23) Sutherland ER: Cyclic AMP and hormone action. In: Cyclic AMP (ed by Robison GA, Butacher RW, Sutherland EW), pp 17-46, Academic Press. New York & London, 1971.
24) Rodbell M: Regulation of glucagon action at its receptors. In Glucagon: Molecular Physiology, Clinical and Therapeutic Implications (ed by Lefebvre PJ, Unger RH), pp 61-75, Pergamon Press, Oxford & New York, 1972.

25) Kimura N, Shimada N: Glucagon-stimulated GTP hydrolysis in rat liver plasma membranes. *FEBS Lett* **117**: 172-174, 1980.
26) Wakelum MJO, Murphy GJ, Hruby VJ, Houslay MD: Activation of two signal-transduction systems in hepatocytes by glucagon. *Nature* **323**: 68-71, 1986.
27) Corvera S, Huerta-Bahena J, Pelton JT, Hruby VJ, Trivedi D, Garcia-Sainz JA: Metabolic effects and cyclic AMP levels produced by glucagon, (1-Na-trinitrophenylhistidine, 12-homoserine)glucagon and forskoli isolated rat hepatocytes. *Biochim Biophys Acta* **804**: 434-441, 1984.
28) Mallat A, Pavoine C, Dufour M, Lotersztajn S, Batailline D, Pecker F: A glucagon fragment is responsible for the inhibition of the liver Ca^{2+} pump by glucagon, *Nature* **325**: 620-622, 1987.
29) Lotersztajn S, Pavoine C, Brechler V, Roche B, Dufour M, Le-Nguyen D, Bataille D, Pecker F: Glucagon-(19-29) exerts a biphasic action on the liver plasma membrane Ca^{2+} pump which is mediated by G proteins. *J Biol Chem* **265**: 9876-9880, 1990.
30) Mery P-F, Brechler V, Pavoine C, Pecker F, Fischmeister R: Glucagon stimulates the cardiac Ca^{2+} current by activation of adenylyl cyclase and inhibition of phosphodiesterase. *Nature* **345**: 158-161, 1990.

2.14 タヒキニンレセプター

タヒキニンレセプター (tachykinin receptor) とは, サブスタンス P (substance P, SP) に代表されるタヒキニンペプチド (tachykinin peptide) が生理作用発現に際して細胞膜上に結合する特定部位のことである. このようなタヒキニンペプチドは C 末端に -Phe-X-Gly-Leu-Met-NH_2 (X は Phe, Tyr, Val または Ile) の共通のアミノ酸配列をもつ. 現在, 哺乳動物には SP (1931 年), ニューロキニン A (neurokinin A または substance K, neuromedin L とも呼ぶ, 1983 年), ニューロキニン B (neurokinin B または neuromedin K, 1983 年), ニューロペプチド K (neuropeptide K, 1985 年) およびニューロペプチド γ (neuropeptide γ, 1988 年) の5種のタヒキニンペプチドが確認されている (総説参照[1,2], 数字は発見の年).

タヒキニンペプチドは, 動物の中枢および末梢の神経系で興奮作用を示し, また非神経組織では平滑筋収縮 (血管以外), 血管拡張, 内外分泌腺刺激, 血漿滲出, 免疫-炎症反応など多様な生理作用を発現する. しかし, この10年ほどの研究で, タヒキニンペプチドの生理活性は, 組織の種類や動物の種差により異なることがわかってきた. このような反応の複雑な変容は, タヒキニンレセプターの多様性によると考えられ, 複数のレセプターの存在が提唱されるに至った.

a. 同   定

1982 年, Lee らは SP とその同族体 (アゴニスト) による末梢作用を, すでに両棲類や軟体動物から発見されていたタヒキニンペプチドのフィサレミン (physalaemin, 1964 年) やエレドイシン (eledoisin, 1962 年) と比較し, SP レセプターをフィサレミンに親和性のある SP-P とエレドイシンに親和性のある SP-E の 2 つに分類した[3]. ついで 1985 年, Laufer らはモルモット回腸神経叢の神経終末上に存在し, しかもニューロキニン B に選択的な SP-N を提唱した[4]. このような状況下でモントリオールで開催された "Substance P and Neurokinins" のシンポジウムで, タヒキニンレセプターは, SP, ニューロキニン A および

表 2.22 タヒキニンペプチドレセプターサブタイプの性質

	NK-1	NK-2	NK-3
分子量 (ラット)	46364	43851	51104
放射性リガンド	^{3}H-SP	^{3}H-NKA	^{3}H-NKB
	^{125}I-BH SP	^{125}I-BH NKA	^{3}H-senktide
	^{125}I-BH [Sar^9, $Met(O_2)^{11}$] SP	^{125}I-BH Ele	^{125}I-senktide
		^{125}I-NPγ	
アゴニスト	SP methylester	[Nle^{10}] NKA 4-10	senktide
	[Sar^9, $Met(O_2)^{11}$] SP	[$βAla^8$] NKA 4-10	[Pro^7] NKB
	Dimer SP[6]		[$MePhe^7$] NKB
アンタゴニスト	[$D-Pro^4$, $D-Trp^{7,9}$] SP 4-11	[Tyr^5, $D-TrP^{6,8,9}Arg^{10}$] NKA 4-10	
	[$D-Arg^1$, $D-Trp^{7,9}$, Leu^{11}] SP		
	[$Cys^{3,6}$, Tyr^8, Pro^{10}] SP		
	CP 96345[7,33〜35]		
	PR 67580[8]		
リン酸化部位			
細胞内第3ループ	5	1	2
C 端部位	26	14	28
セカンドメッセンジャー	PLC/Ca^{2+}, AC/cAMP	PLC/Ca^{2+}, AC/cAMP	PLC/Ca^{2+}, AC/cAMP
生理活性	SP>NPγ>NKA=NPK>NKB	NPK=NPγ>NKA>NKB>SP	NKB>NKA>SP

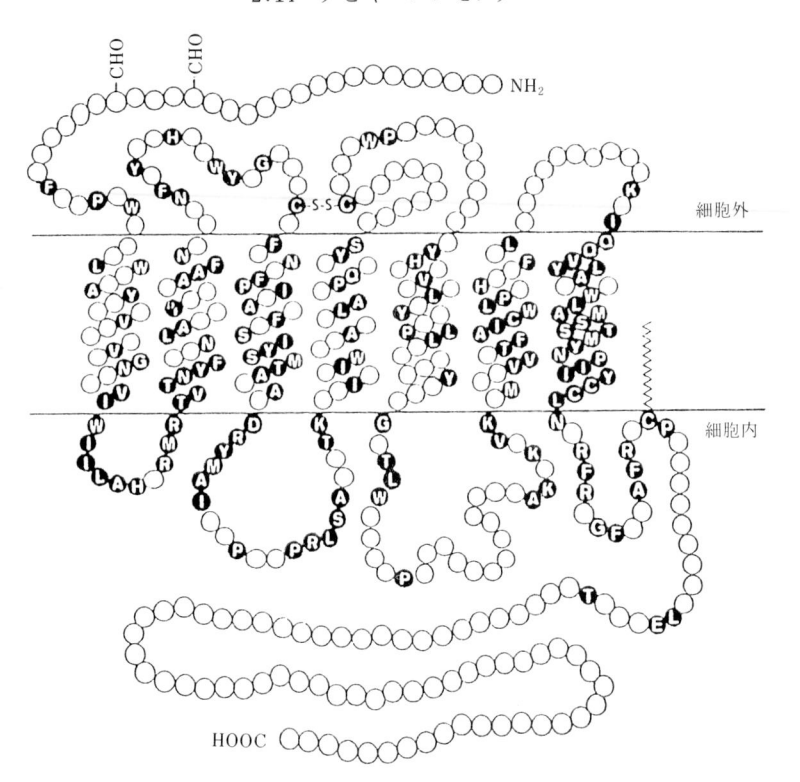

図 2.31 タヒキニンレセプターの構造比較[13]
アミノ酸配列のうち,7か所に疎水部分が出現し,これらは α ヘリックス構造をとりながら細胞膜を貫通することを示している.また細胞内へ C 末端,細胞外へ N 末端が存在する.このようなアミノ酸配列の細胞膜への組み込まれ方は,アセチルコリン（ムスカリン性）やカテコールアミンなど古典的神経伝達物質のレセプターと類似しロドプシン型で,G タンパク質連関レセプターにまとめられている[11,13].黒丸で示したアミノ酸は 3 種のタヒキニンレセプターに共通するアミノ酸残基.CHO は N-グリコシル化部位をもつ Asn（N）残基を示す.

ニューロキニン B にそれぞれ親和性をもつ NK-1（SP-P），NK-2（SP-E）および NK-3（SP-E と SP-N）に分類命名された[5].

天然のタヒキニンペプチドはこれら 3 種のタヒキニンレセプターにそれぞれ高い親和性をもつが,そのレセプターに必ずしも特異的ではない.そこで実際に個々のレセプターの同定には,それぞれのレセプターにできるだけ選択性の高いアゴニストが求められ,筆者ら[6]を含むいくつかの研究グループによりリガンドが合成され,実用に供されている（表 2.22）.一方,アンタゴニストについても各レセプターに特異性の高いリガンドが,ぼつぼつ現れつつあり,例えば NK-1 レセプターのアンタゴニストの CP-96345[7]および PR-67580[8]である.しかも,この両者は非ペプチド性拮抗薬として興味深い.表 2.22 にタヒキニンレセプターの 3 種のサブタイプに関連するアゴニスト,アンタゴニストおよび同定用標識リガンドを示す.

組織標本について,個々のタヒキニンレセプターを同定するには,各レセプターに特異的アゴニストによる反応性や分離した組織膜画分を用い標識リガンドとの結合実験,非標識リガンドによる結合阻害実験から求められた結合親和性を比較して決める.このようにして決められた 3 種のタヒキニンレセプターの代表的組織を表 2.23 に示す.

b. 分子的性質とレセプターのシグナル伝達機構

タヒキニンレセプターの 3 種の「サブタイプ」の 1 次構造は,中西らの研究グループによる遺伝子のクローニングおよび構造解析によって解明された[9〜12].彼らは,ラット脳より NK-1[9]および NK-3[10]の各 mRNA を,またラット（最初はウ

シ）の胃よりのNK-2のmRNA[11,12]をそれぞれアフリカツメガエルの卵母細胞に注入し，各サブタイプの発現を電気生理学的応答[12]で確認した．

ラットに由来するこれらサブタイプのペプチド構造の解明により，構成アミノ酸残基の数はNK-1が407個，NK-2は390個[11]（ウシに由来するNK-2は384個で分子量は43066[12]），NK-3は452個でそれぞれの分子量がわかった（表2.22）．

図2.31はSPのレセプター，NK-1のアミノ酸配列を示し，他の2種の「サブタイプ」と比較したものである[13]．

以下，タヒキニンレセプターの各サブタイプの機能発現と対応する重要なペプチド構造について述べる．

（1）セカンドメッセンジャーとの対応
（表2.22）

個々のタヒキニンレセプターへのアゴニスト刺激は，GTP結合タンパク質との共役，ついで，ホスホリパーゼC（phospholipase C，PLC）を活性化し，イノシトールリン脂質-Ca^{2+}セカンドメッセンジャー系を介して生理作用を発現することは，すでにわかっていた[1,2,14]．この場合，タヒキニンレセプターペプチドの細胞内第3ループ上で第Vと第VIの膜貫通部近傍のアミノ酸は，各サブタイプで高い相同性を示すが，この部分がGTP結合タンパク質の結合に重要である[10]．

最近，Chinese hamsterの卵巣（CHO）にトランスフェクションして発現させた3種のタヒキニンレセプターへのアゴニスト刺激が，ホスファチジルイノシトールを加水分解するとともにcAMPを蓄積することが証明された[16]．さらに各レセプターを発現させたCHOの膜標品で調べると，タヒキニンペプチドによるホスホリパーゼCおよびアデニル酸シクラーゼ（adenylate cyclase，AC）の活性化の程度はアゴニストと各レセプターとの親和性[17]に相関している．しかも，タヒキニンペプチドによるホスホリパーゼCおよびアデニル酸シクラーゼの活性化にみられるGTP存在下における経時的変化やペプチド濃度依存性，両酵素の阻害剤と賦活剤による影響から，各タヒキニンレセプターの刺激は，それぞれ2つのGTP結合タンパク質と共役して，両酵素系を別々に活性化することが明らかになった．しかし，3種のタヒキニンレセプターの間で，GTP結合タンパク質との共役系にどのような差異があるかに関する解明は今後に残っている．

（2）アゴニストとの結合（表2.22）

レセプターペプチドのN端側は，Nグリコシル化に関与するAsn残基がNK-1，NK-2およびNK-3に，それぞれ2（図2.31），1および4個保存され，各アゴニストとの結合に関与するといわれる[10]．図2.31に示すように，細胞外第2および第3の各ループのアミノ酸配列は相同性がきわめて低いが，第VII膜貫通部近傍の3個のアミノ酸配列（Lys-Tyr/Phe-Ile）は相同性が高い．これら細胞外ループ部分の相同性の低い部分は各レセプターのアゴニストとの結合親和性（表2.22の生理活性序列）と関係があり，相同性の高い3個のアミノ酸配列部分はタヒキニンペプチドC末端5個の共通アミノ酸構造（前述）との高親和性結合に必要であるといわれる[14]．

（3）脱感作作用

Gタンパク質連関レセプターは，アゴニストの反復投与で反応性の低下（脱感作作用）を示す．これは，この種のレセプターペプチドの細胞内第3ループとC端側に存在するSerまたはThrの各残基のタンパク質リン酸化酵素（protein kinase）によるリン酸化反応と関係があることが，多くの研究からわかってきた[15]．

タヒキニンレセプターのリン酸化部位の数（SerまたはThrのアミノ酸残基数）を比較すると，NK-1またはNK-3はNK-2の約2倍である（表2.22）．したがって，このアミノ酸残基の差異が両レセプターの間にみられる脱感作の程度の差を示している[10,13,17]．

c．発現，分布および機能の調節

タヒキニンレセプターの各種に選択性の高いアゴニストを放射性元素で標識化し，これを結合リガンドとするオートラジオグラフィーにより，タヒキニンレセプターの分布が調べられている（表2.23）[18,19]．この場合，注意しなければいけない点

2.14 タヒキニンレセプター

表 2.23 タヒキニンペプチドレセプターサブタイプの分布

	NK-1	NK-2	NK-3
代表的組織	ラット唾液腺 イヌ頸動脈 ブタ冠動脈 ブタ大動脈内皮細胞 ウシ副腎髄質 脊髄	ラット輸精管 ウサギ肺動脈* モルモット気管 ラット十二指腸	ラット門脈 モルモット腸管神経叢
binding site の密な脳内部位**			
Olfactory bulb	olfactory bulb	olfactory bulb	
Cortex	prefrontal cortex layer Ⅰ, Ⅱ, Ⅲ	prefrontal cortex layer Ⅰ, Ⅱ, Ⅲ	prefrontal cortex layer Ⅳ, Ⅴ
Hippocampus	hippocampus	hippocampus	
Amygdala	anterior cortical amygloid nucleus	anterior cortical amygloid nucleus	
	amygro hippocampal area	amygro hippocampal area	amygro hippocampal area
Septal area	septal area		
Thalamus	medial habenular nucleus		zona incerta
Hypothalamus		paraventricular nucleus	paraventricular nucleus periformical nucleus supraoptic nucleus
Raphe	dorsal raphe		
interpedunclarnucleus			interpeduncular nucleus (IP)
Cerebellum	vermis lobules 9-10	vermis lobules 9-10	
Pons	locus coeruleus	locus coeruleus	
vagus nerve	dorsal motor nucleus of vagus	dorsal motor nucleus of vagus	dorsal motor nucleus of vagus
NTS	nucleus of the solitary tract (NTS)	nucleus of the solitary tract (NTS)	nucleus of the solitary tract (NTS)

* 内皮細胞を含まない.   ** 文献 13 より引用.

は, ^3H, ^{125}I あるいは ^{125}I-Bolton-Hunter 試薬による標識化の差異, その濃度により結合の性質が変わりうることである[18]. この種の困難な事柄も原因して, 次のような問題点が残っている.

1) 脳内で SP やニューロキニン A が高濃度存在する黒質に, NK-1 はほとんど確認できない.

2) 脳のニューロキニン A のレセプター (NK-2) の存在については一致した結論が得られていない. 遺伝子工学の手法を用いた研究からは NK-2 の mRNA は中枢で発現しないことが報告されている[11,12].

3) NK-1 と NK-3 は中枢と末梢に存在するが, 各 mRNA の発現では異なり, そのため両サブタイプが同じ細胞に存在するとは限らない[9~12]. さらに, これらサブタイプの分布は, 動物の成長に伴う中枢や末梢の神経繊維の完成過程で変化し, 表 2.23 に示すような部位に局在していく[20].

d. 生理的意義および病態的意義

タヒキニンペプチドの生理作用は, すでに述べ

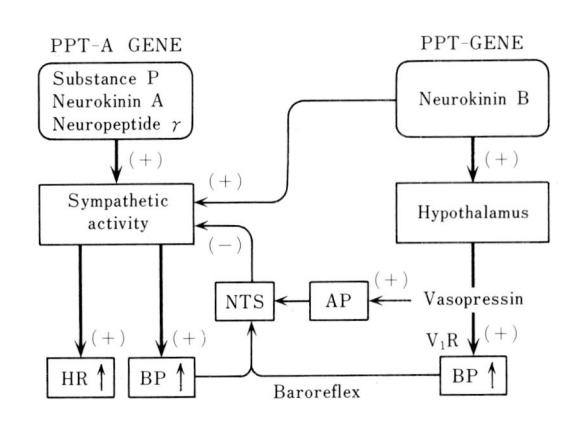

図 2.32 タヒキニンペプチドによる中枢性血圧調節機構への関与[25]
プレプロタヒキニン A 遺伝子 (PPT-A gene) 由来の SP, ニューロキニン A およびニューロペプチド γ は交感神経活動を介して血圧 (BP) と心拍数 (HR) を上昇するが, プレプロタヒキニン B 遺伝子 (PPT-B gene) 由来のニューロキン B はさらに視床下部-下垂体系よりバゾプレシンを遊離させ, これが血管にあるバゾプレシンの V_1 レセプターを刺激して血管収縮させ昇圧を起こす. AP: area postrema (最後野).

たように多様である. 比較的最近には, SP が 1 次知覚神経系に存在し, 侵害刺激に伴って脊髄後角

に遊離することが証明され，このペプチドが痛みや炎症の伝達物質であることが示唆されている[21,22]．本稿では，循環器調節系におけるタヒキニンペプチドとレセプターサブタイプの関与について簡単に述べる．

SPを末梢性に投与すると血圧は下降するが，これは血管内皮細胞上のNK-1サブタイプを刺激し，内皮細胞からの弛緩因子(EDRF)遊離による反応と考えられる[23]．

一方，脳室内にタヒキニンペプチドを投与すると血圧は上昇する．このうちプレプロタヒキニンA (preprotachykinin A) 由来のSP，ニューロキニンAおよびニューロペプチドγによる血圧の上昇は交感神経系を介して行われる．これに対し，プレプロタヒキニンB (preprotachykinin B) 由来のニューロキニンBは視床下部の室傍核にあるNK-3[18,19]を刺激し，下垂体からのバゾプレシン(vasopressin)の遊離により持続性昇圧をもたらすことが筆者らの研究により明らかにされた(図2.32)[24〜27]．また孤束核 (nucleus tractus solitarii, NTS)は急激な血圧変化に対する調節部位であり，SPやニューロキニンAはその神経伝達物質候補である．NTSにはNK-1が密で，さらにSPやニューロキニンAを直接NTSへ微量投与すると交感神経抑制による血圧の一過性下降が認められる[28]．

延髄の血管運動中枢(C1領域)から脊髄の交感神経起始部にあたる中間質外側部(intermediolateral cell column, IML)には下降性のSPニューロンが存在し，IMLのNK-1を介して交感神経を調節していることが高野らの研究で解明されている[29]．さらに自然発症高血圧ラットを用いた研究から，中枢の血圧調節に重要な部位でタヒキニンペプチドとそのレセプターの含量が多いことも明らかにされている[24,30]．

以上の実験成績から，タヒキニンペプチドとそのレセプターが心血管調節に重要な役割を果たしていることが十分に考えられる[31]．

おわりに　タヒキニンレセプターのサブタイプに関する現時点での知見のごく一部を述べた．

したがって視点を変えれば，別の重要性をもったことがらがみいだされることは承知している．いずれ，このレセプターの生理機能については今後さらに，その構造を基に展開されるはずである．

本稿執筆に際し，当教室の高野行夫博士にご協力をいただいたことを感謝する．

〔付記〕

1) 図2.32に関連した最近の研究：NK-3の選択的アゴニストであるセンクタイド(senktide)をラットの脳室内に投与すると，抗利尿作用が発現することを，筆者らは確かめている[32]．この抗利尿作用が，上記本文で述べたNK-3刺激によるバゾプレシンを介した昇圧反応とどのように関連性があるかについては，目下検討中である．

2) NK-1の非ペプチド性アンタゴニスト，CP-96345とNK-1との結合親和性は動物の種差により変化することが報告されている．すなわち，ヒト，モルモット，ウサギ，ウシではほぼ同じ親和性を示したが，ラットやマウスでは他の動物に比べて30〜100倍弱かった[33]．また，CP-96345を用いて，NK-1との結合領域の解析[34]，結合の鍵になるレセプター(NK-1)上のアミノ酸残基の確認[35]が認められている．

〔神谷大雄〕

文　献

1) Nakanishi S: Substance P precursor and kininogen: their structures, gene origination, and regulation. *Physiol Rev* **67**: 227-241, 1987.
2) Krause JE, MacDonald MR, Takeda Y: The polyprotein nature of substance P precursors. *BioEssays* **10**: 62-69, 1989.
3) Lee C-M, Iversen LL, Hanley MR, Sandberg BEB: The possible existence of multiple receptors for substance P. *Naunyn-Schmied Arch Pharmacol* **318**: 281-287, 1982.
4) Laufer R, Wormser U, Friedman ZY, Gilon C, Chorev M, Selinger Z: Neurokinin B is a preferred agonist a neuronal substance P receptor and its action is antagonized by enkephalin. *Proc Natl Acad Sci USA* **82**: 7444-7448, 1985.
5) Henry JL: Substance P and Neurokinins, Spring Verlag, xvii-xviii, 1987.
6) Higuchi Y, Takano Y, Shimazaki H, Shimohigashi Y, Kodama H, Matsumoto H, Sakaguchi K, Nonaka S, Saito R, Waki M, Kamiya H: Dimeric substance P analogue shows a highly potent activ-

ity of the *in vivo* salivary secretion in the rat. *Eur J Pharmacol* **160**: 413-416, 1989.
7) McLean S, Ganong AH, Seeger TF, Bryce DK, Pratt KG, Reynolds LS, Siok CJ, Lowe JA III, Heym J: Activitiy and distribution of binding sites in brain of a nonpeptide substance P(NK-1) receptor antagonist. *Science* **251**: 437-439, 1991.
8) Garret C, Carruette A, Fardin V, Moussaoui S, Peyronel J-F, Blanchard J-C, Laduron PM: Pharmacological properties of a potent and selective nonpeptide substance P antagonist. *Proc Natl Acad Sci USA* **88**: 10208-10212, 1991.
9) Yokota Y, Sasai Y, Tanaka K, Fujiwara T, Tsuchida K, Shigemoto R, Kakizuka A, Ohkubo H, Nakanishi S: Molecular characterization of a functional cDNA for rat substance P receptor. *J Biol Chem* **264**: 17649-17652, 1989.
10) Shigemoto R, Yokota Y, Tsuchida K, Nakanishi S: Cloning and expression of a rat neuromedin K receptor cDNA. *J Biol Chem* **265**: 623-628, 1990.
11) Sasai Y, Nakanishi S: Molecular characterization of rat substance K receptor and its mRNAs. *Biochem Biophys Res Commun* **165**: 695-702, 1989.
12) Masu Y, Nakayama K, Tamaki H, Harada Y, Kuno M, Nakanishi S: cDNA cloning of bovine substance K receptor through oocyte expression system. *Nature* **329**: 836-838, 1987.
13) Nakanishi S: Mammalian tachykinin receptors. *Ann Rev Neurosci* **14**: 123-136, 1991.
14) Hershey AD, Krause JE: Molecular characterization of a functional cDNA encoding the rat substance P receptor. *Science* **247**: 958-962, 1990.
15) Bouvier M, Hausdorff WP, DeBlasi A, O'Dowd BF, Kobilka BK, Caron MG, Lefkowitz RJ: Removal of phosphorylation sites from the β_2-adrenergic receptor delays onset of agonist-promoted desensitization. *Nature* **333**: 370-373, 1988.
16) Nakajima Y, Tsuchida K, Negishi M, Ito S, Nakanishi S: Direct linkage of three tachykinin receptors to stimulation of both phosphatidylinositol hydrolysis and cyclic AMP cas-cades in transfected chinese hamster ovary cells. *J Biol Chem* **267**: 2437-2442, 1992.
17) Ingi T, Kitajima Y, Minamitake Y, Nakanishi S: Characterization of ligand-binding properties and selectivities of three rat tachykinin receptors by transfection and functional expression of their cloned cDNAs in mammalian cells. *J Pharmacol Exp Ther* **259**: 968-975, 1991.
18) Saffroy M, Beaujouan J-C, Torrens Y, Besseyre J, Bergstrom L, Glowinski J: Localization of tachykinin binding sites (NK1, NK2, NK3 Ligands) in the rat brain. *Peptide* **9**: 227-241, 1988.
19) Mantyh PW, Gates T, Mantyh CR, Maggio JE: Autoradiographic localization and characterization of tachykinin receptor binding sites in the rat brain and peripheral tissues. *J Neurosci* **9**: 258-279, 1989.
20) Quirion R, Dom TV: Multiple neurokinin receptors: recent developments. *Regul Pept* **22**: 18-25, 1988.
21) Otsuka M, Konishi S: Substance P—the first peptide neurotransmitter? *Trend Neurosci* **6**: 317-320, 1983.
22) Kuraishi Y, Hirota N, Sato Y, Hino Y, Satoh M, Takagi H: Evidence that substance P and somatostatin treatment separate information related to pain in the spinal dorsal horn. *Brain Res* **325**: 294-298, 1984.
23) Saito R, Konishi H, Takano Y, Nonaka S, Sakaguchi K, Shimohigashi Y, Kamiya H: Characterization of tachykinin receptors in endothelial cells of porcine artery. *Neurosci Lett* **110**: 337-342, 1990.
24) Nagashima A, Takano Y, Tateishi K, Matsuoka Y, Hamaoka T, Kamiya H: Central pressor actions of neurokinin B: increases in neurokinin B contents in discrete nuclei in spontaneously hypertensive rats. *Brain Res* **499**: 198-203, 1989.
25) Takano Y, Nagashima A, Hagio T, Tateishi K, Kamiya H: Role of central tachykinin peptides in cardiovacular regulation in rats. *Brain Res* **528**: 231-237, 1990.
26) Hagio H, Takano Y, Nagashima A, Nakayama Y, Tateishi K, Kamiyama H: The central pressor actions of a novel tachykinin peptide, γ-preprotachykinin-(72-92)-peptide amide (NPγ). *Eur J Pharmacol* **192**: 173-176, 1991.
27) Nakayama Y, Takano Y, Saito R, Kamiya H: Central pressor actions of tachykinin NK-3 receptor in the paraventricular nucleus of the rat hypothalamus. *Brain Res* **595**: 339-342, 1992
28) Nagashima A, Takano Y, Tateishi K, Matsuoka Y, Hamaoka T, Kamiya H: Cardiovascular roles of tachykinin peptides in the nucleus tractus solitarii of rats. *Brain Res* **487**: 392-396, 1989.
29) Takano Y, Loewy AD: Reduction of ^{3}H-substance P binding in the intermediolateral cell column after sympathectomy. *Brain Res* **333**: 193-196, 1985.
30) Takano Y, Sawyer W, Loewy AD: Substance P mechanisms of the spinal cord related to vasomotor tone in the spontenously hypertensive rat. *Brain Res* **334**: 105-111, 1985.
31) Takano Y, Kamiya H: Tachykinin receptor

subtypes: cardiovascular roles of tachykinin peptides. *Asia Pac J Pharmacol* **6**: 341-348, 1991.

32) Saigo A, Takano Y, Matsumoto T, Tran M, Nakayama Y, Saito R, Yamada K, Kamiya H: Central administration of senktide, a tachykinin NK-3 agonist, has an antidiuretic action by stimulating AVP release in water-loaded hats. *Neurosci Lett* (in press) 1993.

33) Beresford IJM, Birch PJ, Hagan RM, Ireland SJ: Investigation into species variants in tachykinin NK_1 receptors by use of the non-peptide antagonist, CP-96345. *Br J Pharmacol* **104**: 292-293, 1991.

34) Gether U, Johansen TE, Snider RM, Lowe JA III, Nakanishi S, Schwartz TW: *Nature* **362**: 345, 1993.

35) Fong TM, Cascieri MA, Yu CH, Bansal A, Swain E, Strader CD: *Nature* **362**: 350, 1993.

2.15 オピオイドレセプター

オピオイド（opioid）とは，アヘン（opium）様という意味である．モルヒネは，アヘンの主成分であるとともに主な生物活性物質でもある．したがって，アヘン様という言葉は，しばしばモルヒネ様という意味で用いられている．つまり，オピオイドレセプターとは，本来はモルヒネ様のものが特異的に結合するレセプターという意味である．

オピオイドレセプターには，ミュー（mu, μ），カッパー（kappa, $\varkappa$），およびデルタ（delta, δ）などの少なくとも 3 つのタイプがの存在が知られている．ミューは，その代表的アゴニストのモルヒネの頭文字 m，カッパーはその代表的アゴニストのケトサイクラゾシンの頭文字 k，およびデルタはその存在が最初に知られた（摘出マウス）輸精管（標本）の ductus deferens（vas deferens）の d などにそれぞれ由来する．

また，オピオイドレセプターの内在性リガンドとして種々のオピオイドペプチドの存在が知られている（図 2.33）．通常内在性リガンドは，そのレセプターのすべてのタイプのアゴニストとなる場合が多い．しかし，オピオイドレセプターの場合は，エンケファリンや β-エンドルフィンなどは，ミューおよびデルタのアゴニストではあるが，カッパーのアゴニストではない．また，ダイノルフィンはカッパーのアゴニストではあるが，ミューおよびデルタのアゴニストではない．この点が他の内在性リガンドとそのレセプターのタイプとの関係と異なる．

なお，前述したようにオピオイドという言葉は，本来はモルヒネ様という意味であるが，オピオイドレセプターおよびオピオイドペプチドという言葉は，本来の意味から離れて，もっと広い意味で用いられていることを知っておく必要がある．

Proopiomelanocortin	
β_h-Endorphin	1 5 10 15 H-Tyr-Gly-Gly-Phe-Met-Thr-Ser-Glu-Lys-Ser-Gln-Thr-Pro-Leu-Val-Thr-Leu- 20 25 30 31 Phe-Lys-Asn-Ala-Ile-Ile-Lys-Asn-Ala-Tyr-Lys-Lys-Gly-Gln-OH
Proenkephalin A	
[Met^5]-Enkephalin	1 5 H-Tyr-Gly-Gly-Phe-Met-OH
[Leu^5]-Enkephalin	1 5 H-Tyr-Gly-Gly-Phe-Leu-OH
[Met^5]-Enkephalin〔Arg^6, Phe^7〕	1 5 7 H-Tyr-Gly-Gly-Phe-Met-Arg-Phe-OH
[Met^5]-Enkephalin〔Arg^6, Gly^7, Leu^8〕	1 5 8 H-Tyr-Gly-Gly-Phe-Met-Arg-Gly-Leu-OH
Adrenorphin（metorphamide）	1 5 8 H-Tyr-Gly-Gly-Phe-Met-Arg-Arg-Val-NH_2
Proenkephalin B	
α-Neo-endorphin	1 5 10 H-Tyr-Gly-Gly-Phe-Leu-Arg-Lys-Tyr-Pro-Lys-OH
β-Neo-endorphin	1 5 9 H-Tyr-Gly-Gly-Phe-Leu-Arg-Lys-Tyr-Pro-OH
Dynorphin-(1-8) [dynorphin A-(1-8)]	1 5 8 H-Tyr-Gly-Gly-Phe-Leu-Arg-Arg-Ile-OH
Dynorphin-(1-17) [dynorphin A-(1-17)]	1 5 10 15 17 H-Tyr-Gly-Gly-Phe-Leu-Arg-Arg-Ile-Arg-Pro-Lys-Leu-Lys-Trp-Asp-Asn-Gln-OH
Rimorphin（dynorphin B）	1 5 10 13 H-Tyr-Gly-Gly-Phe-Leu-Arg-Arg-Gln-Phe-Lys-Val-Val-Thr-OH
Leumorphin	1 5 10 15 H-Tyr-Gly-Gly-Phe-Leu-Arg-Arg-Gln-Phe-Lys-Val-Val-Thr-Arg-Ser-Gln-Glu- 20 25 29 Asp-Pro-Asn-Ala-Tyr-Tyr-Glu-Glu-Leu-Phe-Asp-Val-OH

図 2.33 3 種類の前駆体タンパク質に由来する内在性オピオイドペプチドとそのアミノ酸配列

図 2.34 ミューオピオイドレセプターの代表的リガンドの構造式
ほかにペプチド性ミューアゴニストとしてDAMGOがある．なお，nalorphineのアゴニスト効果はカッパーレセプターを介して現れると考えられている．

a. 同 定

ミューレセプターの代表的アゴニストとしてモルヒネ（図2.34）および[D-Ala^2, N-Me-Phe^4, Gly-ol^5]-enkephalin（DAMGO）などがある．種々の実験結果は，後者の方が前者より選択性が高いことを示唆している．しかし，後者はペプチドなので膜を通りにくく，全身動物に投与した場合，分布が限定され，血液脳関門を通りにくい．そのため，ミューアゴニスト投与後にみられる強い鎮痛効果は，後者の皮下投与ではみられない．しかし，結合実験や摘出標本の実験などに代表的ミューアゴニストとして用いられている．前者は臨床で大きい鎮痛効果を得るために用いられている代表的ミューアゴニストである．

ミューアンタゴニストとしてnaloxone（図2.34）が有名である．結合実験，摘出標本および全身動物の実験などに広く用いられている．しかし，全身動物に用いた場合，作用持続時間が短いので，長い持続時間が要求される場合は代わりにnaltrexoneが用いられる．なお，naloxoneもnaltrexoneも選択性はあまり高くなく，ミューアゴニストの効果に拮抗する5〜10倍量でデルタおよびカッパーアゴニストにも拮抗する．そのため，比較的高用量のnaloxoneで拮抗するか否かを，オピオイドレセプターを介した反応であるか否かの判定に用いることが多い．なお，内在性オピオイドペプチドによる効果の中に，naloxoneの高用量でも拮抗されないものがあるとの報告がいくつかある．このことは今後いっそうの検討を要すると思われる．

カッパーアゴニストの代表的なものは，従来はケトサイクラゾシンおよびエチルケトサイクラゾシンなどであった（図2.35）．しかし，種々の実験結果から，これらのアゴニストより，U-50,488 {trans-3,4-dichloro-N-methyl-N-[2-(1-pyrrolidinyl)-cyclohexyl]-benzeneacetamide}

	R$_1$	R$_2$	R$_3$	R$_4$
ペンタゾシン	−CH$_3$	−CH$_3$	<H,H	−CH$_2$CH=C<CH$_3$,CH$_3$
ケトシクラゾシン	−CH$_3$	−CH$_3$	=O	−CH$_2$−▷
エチルケトシクラゾシン	−C$_2$H$_5$	−CH$_3$	=O	−CH$_2$−▷
Mr2266	−C$_2$H$_5$	−C$_2$H$_5$	<H,H	−CH$_2$−furan

U-50488   U-69593   nor-binaltorphimine

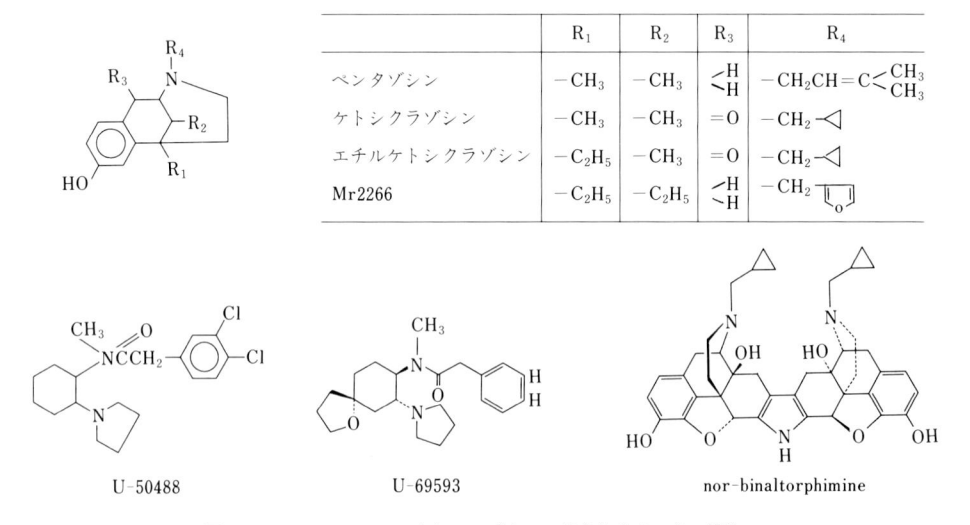

図 2.35 カッパーオピオイドレセプターの代表的リガンドの構造
Mr 2266 はミューレセプターにも親和性が高いアンタゴニストである．

(図2.35) および U-69593 {($5\alpha,7\alpha,8\beta$)-(−)-N-methyl-N-[7-(1-pyrrolidinyl)-1-oxaspiro(4,5)dec-8-yl)benzeneacetamide} (図2.35) などの方が選択性が高いことが示唆されている.

カッパーアンタゴニストとして, 一時 Mr 2266 [(−)-2-(3-furylmethyl)-5,9-diethyl-$2'$-hydroxy-6,7-benzomorphan] (図2.35) が用いられた. しかし, これはデルタレセプターには比較的低親和性であるが, ミューレセプターにはカッパーレセプターとほぼ同程度の高親和性を示す. その後, カッパーレセプターに対して高い選択性を示す nor-binaltorphimine (nor-BNI) (図2.35) が現れ, 広く用いられるようになっている.

デルタアゴニストとして一時[D-Ala^2, D-Leu^5]-enkephalin (DADLE) が用いられた. しかし, これはミューアゴニストとしてもかなり大きな効力をもっている. 最近は, 高い選択性を示すデルタアゴニストとして [D-Pen^2, D-Pen^5]-enkephalin (DPDPE) が広く用いられている. なお, ミューおよびカッパーアゴニストには, 非ペプチド性のものがあり, 全身動物の実験に便利であるが, デルタアゴニストには非ペプチド性のものがなく, 全身動物の実験に不便である. これが, ミューおよびカッパーレセプターに比べ, デルタレセプターの全身動物における役割の解明が遅れている理由の1つになっている. このため, 非ペプチド性デルタアゴニストを合成する試みがなされていて, 近い将来に有益な化合物が現れる可能性が高い.

デルタアンタゴニストとして, ICI 154129 [N,N-diallyl-Tyr-Gly-Gly-ψ-(CH$_2$S)-Phe-Leu] [ψ-(CH$_2$S) は CO-NH 結合を CH$_2$S に置換したことを意味する] および ICI 174864 (N,N-diallyl-Tyr-Aib-Aib-Phe-Leu) (Aib = α-aminoisobutyric acid) などがあり, 高い選択性を示す. また, 非ペプチド性アンタゴニストとして naltrindole (図2.36) があり, これも高い選択性を示し, 全身動物の実験に特に有用である.

標識リガンドとしては, ミューに DAMGO {[tyrosyl-3,5-^{3}H(N)]-}, デルタに [D-Pen^2, p-Cl-Phe^4, D-Pen^5]-enkephalin {[tyrosyl-3,5-^{3}H

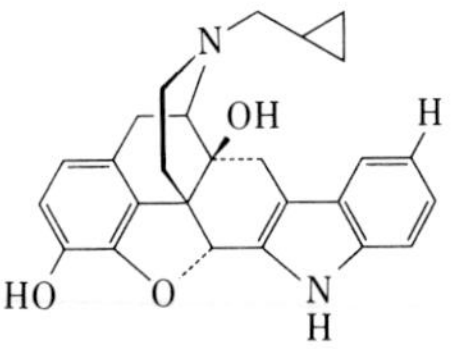

図2.36 naltrindole の構造 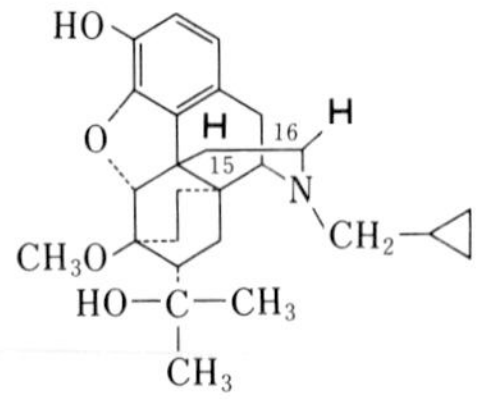　図2.37 [15,16-^{3}H] diprenorphine の構造

(N)]-}, およびカッパーに U-69593 [(phenyl-3,4-^{3}H)-] などが広く使われている. なお, カッパーに U-69593 の代わりに ethylketocyclazocine {(−)-[9-^{3}H(N)]-} を用いる人もいる. この場合, この化合物は選択性が高くないので, ミューとデルタに結合させないために非標識の DAMGO と DADLE を共存させて実験を行う. また, オピオイドレセプターの非選択的リガンドとして diprenorphine [(15,16-^{3}H)-] (図2.37) が用いられている.

b. 分子的性質

オピオイドレセプターはまだ単離されていない. そのためアミノ酸配列も不明である. しかし, オピオイドアゴニストにより GTPase が活性化されること, ならびに, 結合実験で GTP 存在下でアゴニストのレセプターに対する親和性が低下することなどから, Gタンパク質関連レセプターと考えられている (文末の付記を参照).

c. レセプター後のシグナル伝達機構

ミューおよびデルタオピオイドアゴニストは, レセプターに結合すると K$^+$ チャネルを開口し, 過分極を生じさせ, 伝達物質の遊離を抑制すると考えられている. 一方, カッパーアゴニストは, レセプターに結合すると電位依存性 Ca^{2+} チャネルの開口を阻害し, 伝達物質の遊離を抑制すると考えられている. なお, レセプターとイオンチャネルとの間に, Gタンパク質が介在するとの報告がある.

また, 培養細胞 (NG 108-15) において, デルタアゴニストは, プロスタグランジンによるアデニル酸シクラーゼ活性の上昇に伴う細胞内 cAMP の増加を阻害することが知られている. こ

の場合，デルタおよびプロスタグランジンなどのレセプターとアデニル酸シクラーゼとの間には，Gタンパク質が介在することが知られている．また，このデルタレセプターに関連したGタンパク質は，百日咳菌毒素感受性であることが知られている．なお，オピオイドアゴニストによる，アデニル酸シクラーゼ活性上昇阻害，細胞内cAMP量上昇阻害，cAMP依存性プロテインキナーゼ活性上昇阻害，およびタンパク質リン酸化の増加阻害などの結果が，オピオイドアゴニストの効果発現とどのように関連しているかは明らかでない．

d. 発現および機能の調節

オピオイドレセプターは単離されなくて，そのアミノ酸配列は明らかでない．したがって，その遺伝子の塩基配列も明らかでない．そのため，オピオイドレセプターの遺伝子やmRNAを卵細胞や培養体細胞に注入あるいは導入して発現された報告はない（文末の付記を参照）．

発達に伴うオピオイドレセプターの脳での発現に関しては，成熟ラットのレベルに達するのは，カッパーレセプターが最も早く，次にミューで，最も遅いのはデルタであるとの報告がある．つまり，カッパーは生後7～14日目，ミューは生後14～21日目に成熟ラットのレベルに達するが，デルタは生後21日目でも成熟ラットの50％前後であると報告されている．また，デルタは生後3日目のラット脳では検出できないが，他のオピオイドレセプター（特異性の高いリガンドでないので明確ではないが，多分ミューあるいはカッパー）は，胎生14日目には検出できると報告されている．なお，ミューレセプターの脳内分布は，生後2～9日目と成熟ラットとで異なることが報告されている．これは，シナプス形成に伴う変化かもしれない．また，ミューやカッパーのように発達の初期から存在するレセプターは，成熟ラットにおける機能（鎮痛，呼吸抑制など）とは異なる機能（分化，増殖など）を，発達の初期にもつことも考えられる．

e. 分　　　布

オピオイドレセプターは，神経細胞に存在することが知られている．また，内分泌細胞および免疫担当細胞などにも存在することが示唆されている．なお，レセプターはこれらの細胞の細胞膜に存在し，リガンドとの結合部位は膜の外側に存在すると考えられている．

神経細胞体が存在しない摘出輸精管標本において，オピオイドアゴニストは電気刺激に応じた伝達物質の遊離を阻害すること，および，中枢神経における切断実験などから，オピオイドレセプターは神経末端に存在すると考えられている．また，電気生理学的実験から，神経細胞体あるいは樹状突起などにもオピオイドレセプターは存在することが示唆されている．摘出輸精管標本の実験結果は，マウスではミュー，カッパーおよびデルタが存在するが，ウサギではカッパーのみが存在し，ハムスターではデルタのみが存在することを示している．また，Auerbach神経叢つき継走筋標本の実験結果は，モルモットではミューとカッパーが存在するが，ウサギではミューは存在しないことを示している．すなわち，摘出輸精管標本および摘出腸管標本などの実験結果は，自律神経の節後神経に存在するオピオイドレセプターのタイプには著しい種差が存在することを示している．また，小脳に存在するレセプタータイプは，ヒトおよびウサギでは大部分がミューで，モルモットでは大部分がカッパーであることが知られている．すなわち，小脳のレセプターのタイプにも著しい種差が存在することが示されている．小脳を除いた脳を大脳皮質，海馬，線条体，視床下部，中脳，および延髄などの6部位に分けた場合，ミューは，モルモットでは線条体，視床下部に多く，海馬に少なく，ラットでは線条体，中脳に多く，海馬，延髄に少なく，ウサギでは線条体に多く，海馬に少ない．また，カッパーは，モルモットでは大脳皮質，線条体に多く，海馬に少なく，ラットでは線条体，視床下部，中脳などに多く，海馬に少なく，ウサギでは大脳皮質，線条体，中脳などに多く，海馬に少ない．なお，デルタは，モルモットでは線条体に多く，視床下部，延髄などに少なく，

ラットでは線条体に多く, 視床下部に少なく, ウサギでは大脳皮質, 線条体に多く, その他の4部位では少ない. すなわち, ミュー, カッパーおよびデルタなどは, モルモット, ラットならびにウサギなどの3種の動物において, いずれも線条体に多い. また, ミューおよびカッパーは, 3種の動物とも海馬に少ない. すなわち, 中枢神経におけるオピオイドレセプターのタイプの分布には, 多くの動物に共通した部分もあるが, 明らかに種差が認められる部分もある. これは, オピオイドアゴニストを投与した場合に, 種々の動物に共通して現れる効果と, 一部の動物にしか現れない効果とがあることに関連していると思われる. たとえば, ミューアゴニストを投与すると多くの動物で鎮痛効果や呼吸抑制効果が認められる. しかし, 自発運動量は, ラットでは著しく抑制されるが, マウスでは抑制がみられず, 反対に著しい増加がみられる.

オピオイドは種々のホルモンの血中濃度を変化させることが知られている. しかしこの場合, 内分泌細胞にオピオイドレセプターが存在するのではなく, オピオイドが神経細胞に存在するレセプターと結合し, 2次的に内分泌細胞に影響を与えることがあるので注意を要する. たとえば, ミューおよびカッパーアゴニストによるプロラクチンの遊離促進は, プロラクチンの遊離を抑制しているドーパミンの遊離をオピオイドが阻害するために生じると考えられている. なお, 精巣のLeydig細胞にはプロオピオメラノコルチン (POMC) mRNA, Sertoli細胞にはプロエンケファリンB (PDYN) mRNAなどがそれぞれ存在することが知られている. また, 精母細胞には, プロエンケファリンA (PENK) mRNAとPOMC mRNAが存在することが知られている. さらに, オピオイドアンタゴニストを睾丸内に局所投与すると, 睾丸の重量およびテストステロンの分泌などが変化することが報告されている. これらの実験結果は, 精巣にオピオイドレセプターが存在し, オピオイドペプチドは自己分泌 (autocrine) あるいは傍分泌 (paracrine) のように作用している可能性を示唆している. また, 胎盤にもオピオイドペプチドとオピオイドレセプターの存在が報告されているが, それらの役割は明らかでない. なお, 子宮内膜でオピオイドペプチドが作られ, 子宮のオピオイドレセプターは妊娠により変化すると報告されているが, それらの役割も明らかでない. また, 卵巣の黄体細胞にPOMC mRNA, 副腎皮質にPDYN mRNA, 副腎髄質のクロム親和性細胞と膵臓にPENK mRNAなどが存在することが報告されているが, これらに由来するペプチドとオピオイドレセプターとの関係も不明の部分が多い.

オピオイドレセプターがTリンパ球, Bリンパ球, 単球, マクロファージ, および好中球などの免疫担当細胞に存在することを示唆する報告が多い. また, ある状態のリンパ球, マクロファージなどがオピオイドペプチド前駆体タンパク質mRNAを発現するとの報告がある. さらに, リンパ球の抗体産生は, ミューおよびカッパーアゴニストにより抑制されることが示されている. これらの報告および麻薬中毒者が感染しやすいとの報告などは, オピオイドが免疫にも影響を与えることを示唆している. 最近の免疫の研究の発展は著しく, オピオイドとの関連も次第に明らかにされるものと思われる.

なお, 通常はオピオイドペプチドやそのレセプターが存在しない細胞に, 発達の過程, サイトカインによる刺激, あるいは癌化などで, オピオイドペプチドやそのレセプターが発現されるとの報告も多い. このような報告ならびに, 内分泌細胞および免疫担当細胞などに関する報告などは, オピオイドアゴニストが神経細胞に存在するレセプターと結合し, 神経伝達物質の遊離を阻害するというよく知られた作用以外に, オピオイドペプチドは, 体内で種々の役割を演じていることを示唆している.

f. 生理的意義および病態的意義

ムスカリン性アセチルコリンレセプターの複数のタイプに代表されるように, 最近はレセプターに対する選択的リガンドで十分に研究される前に, レセプターの存在が示唆されるようになって

いる．しかし，以前はレセプターに対する選択的リガンドを用い，十分な研究がされたのちにレセプターの存在が想定された．オピオイドレセプターの場合，そのアゴニストのモルヒネは古くから臨床医学および基礎医学で用いられていたが，アンタゴニストのナロルフィン (nalorphine)（図2.34）の出現により，レセプターの存在が考えられるようになった．その後，パーシャルアゴニストのナロルフィンに代わり，アゴースト作用がきわめて小さいアンタゴニストであるナロキサン (naloxone) が合成され，オピオイドレセプターに対する研究はいっそう進歩した．また，放射比活性が高いオピオイドを用いた結合実験の成功は，オピオイドレセプターの研究をさかんにするとともに，他のレセプターでも結合実験が広く用いられる道を拓いた．一方，アセチルコリンおよびアドレナリンなどに対するレセプターと異なり，オピオイドレセプターに対しては内在性リガンドの存在がその当時知られていなかった．植物に存在するもの，あるいは人工的化学的に合成されたものに対して，あらかじめレセプターが体内に用意されているというのは不合理であると考えられ，オピオイドレセプターに対する内在性リガンドの探索が始まった．その結果，エンケファリン (enkephalin)，β-エンドルフィン (β-endorphin)，ダイノルフィン (dynorphin) などが次々と発見された．これらはいずれもペプチドなので，前駆体タンパク質の存在が想定され研究された．その結果，プロエンケファリン A (PENK)，プロエンケファリン B（プロダイノルフィン）(PDYN)，およびプロオピオメラノコルチン (POMC) などの3つの前駆体タンパク質の存在が明らかにされた．その後の研究で，オピオイドペプチドの中で，PENK および POMC 由来のものにはデルタおよびミューと結合するものが多く，PDYN 由来のものにはカッパーと結合するものが多いことが明らかにされた．また，エンケファリンは，アマスタチン感受性アミノペプチダーゼ，ホスホラミドン感受性エンドペプチダーゼ-24, 11，およびカプトプリル感受性ペプチジルジペプチダーゼ A などの3種のペプチダーゼで加水分解され不活性化されることが明らかにされた．なお，これら3種のペプチダーゼは，いずれもオピオイドレセプターのきわめて近くに存在し，神経末端から遊離されたエンケファリンの作用の終了に関与することが示唆されている．また，ダイノルフィン-(1-8) そのものはカッパーレセプターに親和性が高いが，これがカプトプリル感受性ペプチジルジペプチダーゼ A で加水分解され C 末端側のジペプチドが除去されると，デルタレセプターに親和性が高くなる．つまり，神経末端から遊離されたダイノルフィン-(1-8) はそのままではカッパーと結合するが，レセプターのすぐ近くにある酵素でジペプチドが除去されるとデルタに結合するので，どちらのリガンドとして作用するかは，シナプス後膜の酵素活性に依存することが示されている．また，[Met^5]-enkephalin-Arg-Phe は，ミュー，カッパー，およびデルタが存在する摘出マウス輸精管ではデルタアゴニストとして作用し，ミューおよびカッパーが存在する摘出モルモット回腸標本ではミューアゴニストとして作用し，カッパーしか存在しない摘出ウサギ輸精管標本ではカッパーアゴニストとして作用する．つまり，神経末端から遊離したオピオイドペプチドがどのレセプタータイプと結合するかは，①ペプチドそのものの性質，②シナプス後膜に存在するペプチダーゼの種類とその活性の大きさ，および③シナプス後膜に存在するレセプターのタイプなどに依存すると思われる．

オピオイドレセプターの生理的意義および病態的意義は，オピオイドペプチドがどのような場合に遊離されるかということに関連している．正常状態においてオピオイドペプチドが一定量遊離していて，性腺刺激ホルモン放出ホルモン (GnRH) および副腎皮質刺激ホルモン放出ホルモン (CRH) などの視床下部のホルモン放出ホルモンの遊離を抑制していることが示唆されている．そのため，オピオイドレセプターのアンタゴニストを投与すると，GnRH および CRH の遊離が促進され，その結果血中の LH, FSH および ACTH などが上昇することが報告されている．また，オピオイドアンタゴニストは，女性においてはプロラ

クチンの遊離を促進すると報告されている．しかし，その他の部位では正常状態でオピオイドペプチドは遊離されていないようで，オピオイドアンタゴニストを投与しても有意な変化は認められないとの報告が多い．ヒトでは，ナロキサンの12 mg以下の皮下投与で自覚症状は認められず，24 mgで少し眠気が生じる程度であると報告されている．また，ヒトでナロキサンは，0.3 mg/kg 以上の量で，収縮期血圧を上昇させるとともに，記憶力テストの結果を悪くさせると報告されている．ナロキサンは比較的純粋なアンタゴニストであるが，高用量ではアゴニスト作用が少しあるので，高用量でのナロキサンの効果が，その小さいアゴニスト作用によるのか，あるいは内在性オピオイドペプチドに対する拮抗作用によるのか，慎重な考察が必要である．なお，ヒトにおいて，投与されたオピオイドアゴニストの効果の拮抗に要するナロキサンの皮下投与量は，ミューアゴニストに対しては 0.4～0.8 mg，ペンタゾシンによる異常精神発現および不快感（カッパーアゴニストとしての効果と考えられている．また，シグマアゴニストとしての効果も含まれていると考えている人もいる）などに対しては 10～15 mg と報告されている．

正常でない状態でオピオイドペプチドが遊離されることを示唆する報告は多い．ストレスにより，ある程度の鎮痛作用が現れ，これはナロキサンで拮抗される部分があることが知られている．また，種々の原因で生じる血圧低下をナロキサンが改善することが報告されている．すなわち，ストレスあるいは血圧低下の種々の原因などにより，オピオイドペプチドが遊離されることが示唆されている．

オピオイドペプチド前駆体タンパク質 mRNA およびオピオイドペプチドは，神経細胞に存在することがよく知られている．また，内分泌細胞および免疫担当細胞などにも存在することが報告されている．さらに，発達の過程，サイトカインによる刺激，あるいは癌化などで，通常は存在しない細胞にも発現することが報告されている．このようなオピオイドペプチドが，正常状態あるいは病的状態でどのような役割を演じているかは不明の部分が多く，今後の研究の進歩が期待されている．

〔付記〕 1992年に Evans らにより，デルタレセプターがアミノ酸残基 372 のタンパク質であることが明らかにされた．また，デルタレセプターがタンパク質関連のレセプター，特にソマトスタチンやアンギオテンシンのレセプターと相同性が高いことが示されている． 〔岡 哲雄〕

2.16 アンジオテンシンレセプター

8個のアミノ酸よりなるアンジオテンシンIIは，血中を流れる肝由来のアンジオテンシノーゲンに腎由来の酵素レニンが作用して生成するアンジオテンシンIが，さらに変換酵素の作用を受けて生成する．この生合成過程が解明されたのは古く，長い間ペプチドホルモン系の研究のモデルとなってきた．大部分のペプチドホルモンのプロセシングは細胞内で起こり，分泌量を調節することにより血中濃度を調節するのに対し，アンジオテンシンの場合は血中でプロセシングが進行するため，プロセシング酵素，とくにレニンの血中への分泌調節により血中濃度を適切に保つ仕組みになっている．アンジオテンシンIIの生理作用の代表的なものとしては，血管収縮や副腎からのアルドステロン分泌の促進があり，全体として，体液ロスを防ぎ，血圧を上昇させる働きをする．これら体液・循環調節以外に，アンジオテンシンは，肝における糖代謝や生殖系，さらには発生・分化の制御にも関与していることが明らかになりつつある．これら多彩なアンジオテンシンIIの作用の担い手であるレセプターも1970年代初頭より盛んに研究されてきている．その結果，レセプターのダウンおよびアップレギュレーションや，レセプター以後の情報伝達機構に関してはかなりのことがわかってきた．とくに，セカンドメッセンジャーIP_3系の解析に果したアンジオテンシンレセプターの役割は大きい．しかし，レセプター自体は取り扱いが難しいレセプターの代表格とされ，その生化学的性質の理解はあまり進んでいなかった．近年になりようやく発現クローニングの手法を用いてアンジオテンシンレセプターcDNAが同定され，レセプターの1次構造が明らかになった．代表的な総説を文献1～8)に示した．

a. 同　　定

アゴニスト：アンジオテンシンII（AII）の構造は1位と5位が動物種により多少異なる．たとえば，ヒト（ウマ，ウサギ，モルモット，ブタ，イヌ）型はAsp^1-Arg^2-Val^3-Tyr^4-Ile^5-His^6-Pro^7-Phe^8であるが，ウシ，ヒツジ，ニワトリなどでは5位がValであり，キアンコウでは1位がAsnである．1位をサルコシン（Sar）で置換するとレセプターに対する親和性が増す．

アンタゴニスト：生物活性の発現に重要な8位のPheをAlaなどに変えたり，4位のTyrをメチル化したりして，サララシン（[Sar^1, Ala^8] AII）やサルメシン（[Sar^1, $Tyr^4(Me)$] AII）などのアンタゴニスト活性の強いアナログが開発されているが，弱いアゴニスト活性が残存しており，完全なアンタゴニストとはなっていない．アンタゴニストの開発にはこれまで多大な努力が払われた．アンジオテンシンレセプターと何らかの形で相互作用する物質としてこれまで報告されているものだけでも300近くにのぼる．そのうち，イミダゾール環とベンゼン環を組み合わせた基本骨格を中心とする種々の誘導体を有機化学的に合成し，非ペプチド性のアンタゴニストが開発された．すでに構造式が発表になったものを図2.38に示す[9]．

レセプター同定用の標識リガンドとしては市販の^{125}I-アンジオテンシンIIおよび[^3H]アンジオテンシンIIが用いられる．通常の結合実験やレセプターアッセイにはヨード標識リガンドの方が比活性も高く，測定も容易ゆえ便利であるが，組織切片を用いたオートラジオグラフィー（とくに電顕レベル）では，分解能の制約があるため，主としてトリチウム標識化合物が用いられる．自家製の^{125}I-サララシンを用いているグループもある．ビオチン化アンジオテンシンIIを調製し，ビオチン-アビジン複合体を形成させ，間接的にアンジオテンシンレセプターを同定する試みもなされている．

サブタイプ：サブタイプの存在を示唆するデー

タは数多く得られているが，はっきりした分類は未だになされていない．たとえば，還元剤処理で容易に失活するものと何ら影響を受けないかむしろ活性化されるものがある[10]．腎のアンジオテンシンIIレセプターに関しては，Gタンパク質を介して，ホスホリパーゼC-IP$_3$系を活性化し，ダウンレギュレーションを受けるA型とアデニル酸シクラーゼ系を抑制し，アップレギュレーションを受けるB型の存在が提唱されている[5]が，最近肝細胞を用いた詳細な解析より，1種類のレセプターが2つの情報伝達系（IP$_3$系↑とcAMP系↓）を動かしていることを示唆するデータも得られており[11]，腎臓での解析データをもとに提唱されたA型，B型の分類が全身のアンジオテンシンIIレセプターにあてはまるか否かは今後の研究を待たねばならない．8位を置換したAIIアナログが，副腎皮質と血管平滑筋に対しては，アンタゴニスト的（弱いアゴニスト活性は残る）に働くのに対し，尿細管や腸管上皮細胞に対してはAIIと同程度のアゴニストとしてしか作用しないこともサブタイプの存在を示唆する．末梢系のレセプターはAIIに特異性が高いのに対し，中枢のものはAIIIの方により高い親和性を示すとの報告がある[12]．

非ペプチド性アンタゴニストをみつけるという努力がようやく実を結び（図2.38），それらのリガンドを用いてアンジオテンシンIIレセプターのサブタイプを識別することが可能となった[9,13,24]．当初はグループによりサブタイプの呼称がまちまちであったが，最近になり図2.38に示した化合物ロザルタン（Dup#753：Ex#89のK$^+$塩）が特異的に結合するレセプターをAT$_1$，EXP 655（PD 123177）を結合するものをAT$_2$とするよう統一された[25]．Gタンパク質と共役し，IP$_3$系あるいはcAMP抑制系により情報伝達を行うレセプターはAT$_1$であるとされるが，AT$_2$の細胞内情報伝達系は現在は不明である．AT$_1$へのAIIの結合はジチオスレイトールによって阻害を受けるのに対し，AT$_2$はジチオスレイトール存在下でAIIへの親和性が増加する．このAT$_1$とAT$_2$というサブタイプの分類が，前述のさまざまなサブタイプにどのように対応するかは今後明確にされよう．

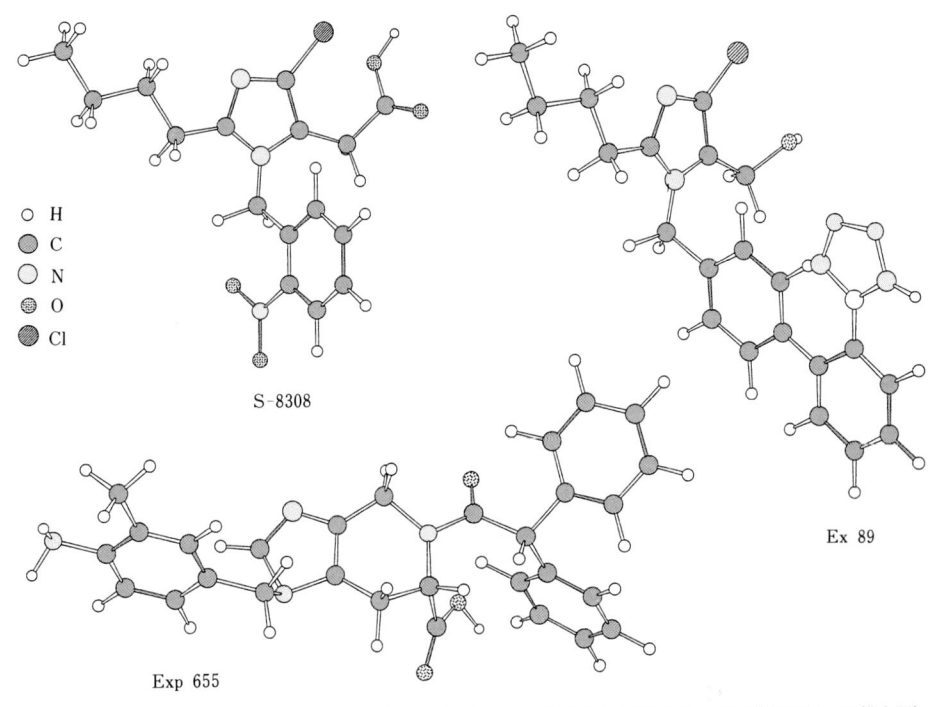

図2.38 非ペプチド性のアンジオテンシンIIアンタゴニスト（文献9の構造をもとに立体的に描いた推定図）

b. 分 子 的 性 質

他のGタンパク質共役型のレセプターと同様，膜7回貫通型の構造を有する．分子量は65000前後と見積もられているが，それよりも大きな値[14]も報告されている．これがレセプターそのものの分子量なのか，レセプターとGタンパク質の複合体の分子量を反映するものなのかは今後の課題である．分子量6.5万の単量体がダイマー[15]ないしはテトラマーとして存在している可能性が示唆されているが，膜タンパク質はaggregationを起こしやすく，可溶化した状態が必ずしも膜中での存在状態を反映するとは限らない．界面活性剤CHAPSで可溶化したウシ副腎皮質のレセプターの場合は，HPLCによるゲルろ過で，Stokes半径が7.5nmで，分子量的には約50万という値が得られている[16]．等電点は約6.1で，至適pHは7.4である．pH6.5以下では急激に失活するが，リガンドを結合した状態では，安定性が増し，pH5.5でも失活しない[16]．

リガンド結合部位は，比較的疎水性に富み，一部マイナスに荷電した残基があると推定されている[17]．副腎皮質や肝のレセプター（主要型）はジチオスレイトール感受性のSH基をリガンド結合部位近傍に有する．リガンド結合特性は，末梢系のレセプターの場合，サララシン≧AII＞AIII≫AIの順である．リガンド結合能は，金属イオンの有無によっても影響を受ける．

レセプターの精製は困難をきわめたが，その分子構造は発現クローニングを用いたレセプターcDNAの単離によりついに明らかにされることとなった．ウシ副腎皮質培養細胞のcDNAライブラリーよりクローニングを行ったグループ[26]とラット大動脈平滑筋cDNAライブラリーを用いたグループ[27]により同時に発表されたcDNAはともに359個のアミノ酸からなる膜7回貫通型のレセプターをコードしていた．このレセプターは前述の非ペプチド性アゴニストで分類されるサブタイプのうちのAT_1にあたり，ホスホリパーゼC-IP_3系を活性化し，細胞内Ca^{2+}濃度を上昇させるものであることが確かめられた．AT_2も膜7回貫通型である可能性が強い．

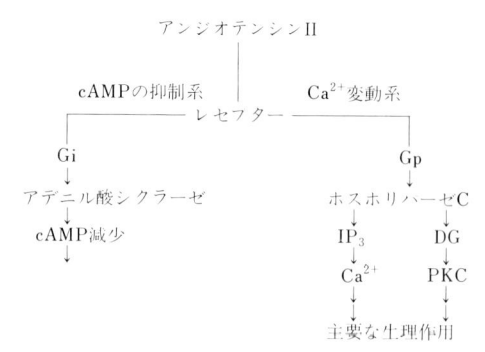

図 2.39 アンジオテンシンの作用機構
IP_3：イノシトール三リン酸；DG：ジアシルグリセロール；PKC：プロテインキナーゼC

c. レセプター後のシグナル伝達機構

アゴニストによって活性化されたレセプターの情報は，Gタンパク質を介してホスホリパーゼCに伝えられ，IP_3とDGに変換され，細胞内に伝えられる（図2.39）．IP_3によって誘起される細胞内Ca^{2+}の変動（一過性の上昇）および，DGとCa^{2+}によって活性化されるプロテインキナーゼCの働きなどによって種々の細胞応答がひき起こされると考えられている．このようなIP_3系の活性化と同時に，アデニル酸シクラーゼの抑制も起こるが，両者がどのようにかみ合っているかは不明である．どちらかの系を欠くミュータント細胞を用いた解析が望まれる．

d. 発現および機能の調節

AIIレセプターには，スペアレセプターがなく，レセプター量の変動がただちに細胞応答の変化として現れる場合が多い[7]．副腎のレセプターはアップレギュレーションを受け，血管系のものはダウンレギュレーションを受ける[3]．腎糸球体のものもダウンレギュレーションを受けるようである[5]．リガンド以外の物質による変動として，NaClやステロイドの影響が調べられている．減塩下のラットでは副腎のAIIレセプター量が著しく増加する．減塩下では血中のAIIレベルが高まることによるアップレギュレーションとして説明されている[8]．これらの解析はいずれも現象論にとどまり，アップレギュレーションやダウンレギュレーションの分子機作は不明である．レセプターの内在化，リン酸化・脱リン酸化，および遺

伝子レベルでの発現調節など，今後徐々に解明されていくであろう（Ⅰ-4.2参照）．

e. 分　　布[3]

AIIは，体液量・循環調節因子として生理的に重要な役割を担っているほか，肝や生殖系の機能調節などにも関与しており，レセプターの方もこのAIIの多彩な機能を反映して多くの組織に分布している．副腎の球状層細胞に比較的密に存在するレセプターはアルドステロンの生合成と分泌を促進する．副腎髄質に関しては，種による違いが大きいが，ラットなどでは，かなりの量のレセプターが検出される．これに対し，モルモットなどでは，ほとんど検出されない（図2.40）．腎臓では，メサンギウム細胞に多く局在し，糸球体のろ過機能調節に関与しているが，尿細管にも存在し，再吸収過程をも調節していると考えられている．血管系では主として平滑筋細胞に存在し，中膜を構成する平滑筋を収縮させ，血管抵抗を増す働きをしている．内皮細胞や血球細胞（血小板，マクロファージ）にもAIIレセプターが存在するといわれているが，存在量は平滑筋細胞などに比べるとごく微量である．血球細胞に容易に検出できるだけのレセプターが存在するか否かは，臨床検査の観点から重要かつ興味深い問題であるが，AIIレセプターの場合は残念ながら量的に少なすぎて臨床検査は実現していない．卵巣におけるAIIレセプターの局在部位は，卵胞上皮であるが，機能の詳細は不明である[19]．卵成熟との関連で注目されている[20]．子宮の平滑筋，精巣のLeydig細胞，および胎盤にもAIIレセプターの存在が報告されている[21]．

肝のレセプターは実質細胞に存在する．肝に貯蔵されているグリコーゲンからグルコース1-リン酸を遊離する過程で働くホスホリラーゼ活性を増すことにより，AIIは糖代謝を活性化すると考えられている．

下垂体では，AIIレセプターは前葉のプロラクチン産生細胞，ACTH産生細胞，およびTSH産生細胞に検出されている．AIIは中枢性の体液・循環調節にも関与するのみならず，多くの脳機能の発現と調節にも関与していることが示唆されており，したがってそのレセプターも脳の広い範囲にわたって分布している．中枢神経系における詳細な局在部位に関しては，必ずしもすべての研究者の結果が一致しているわけではないが，脳血液関門の比較的ルーズな部位や脳室周辺部の脳弓下器官，終板器官および最後野や視床下部の室傍核，圧センサーからの入力処理部である孤束核などにAIIレセプターが検出されている．

以上は成熟した動物に定常的に発現しているレセプターであるが，発生の特定の段階で，特定の組織にのみ一時的に発現するAIIレセプターもあるようである[22]．AIIの成長因子様作用および発生分化調節因子様作用との関連で興味深い．また，血管平滑筋細胞のように継代培養を続けると，

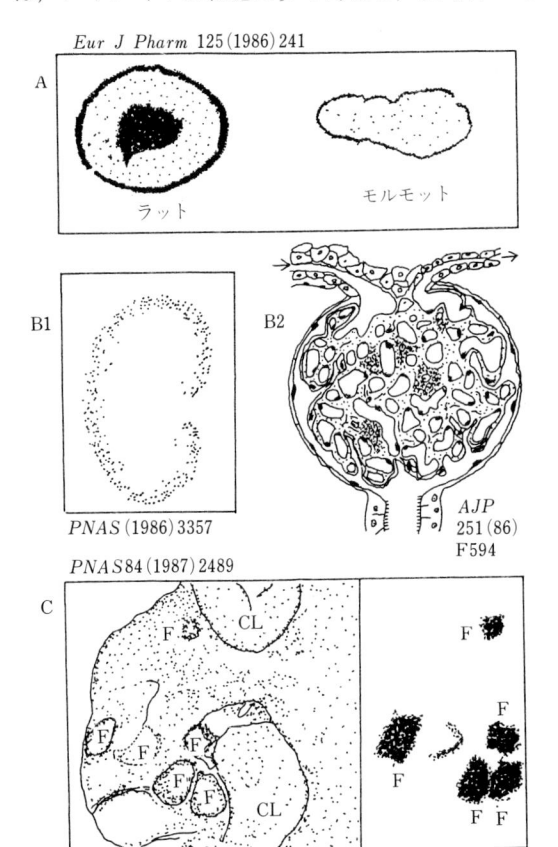

図 2.40 アンジオテンシンⅡレセプターの局在部位
放射性リガンドを用いたオートラジオグラフィーの結果を示す．放射線に感光した銀粒子（黒点）がレセプター部位に対応する．
A：副腎切片；B1：腎臓切片；B2：腎糸球体；C：卵巣切片（F，卵胞；CL，黄体）．

比較的早い時期にAIIレセプターが消失するものもあり，レセプターの発現調節の観点から興味がもたれる．

f. 生理的意義および病態的意義[8]

AIIに対する応答の変化から種々の疾患におけるAIIレセプターの役割を調べる試みがなされているが，実際に生化学的にレセプターをとらえ，病気との関連を追及する試みはほとんどなされていない．レセプターの異常症などにも強い関心が寄せられているが今後の課題である．

低レニン型本態性高血圧では，血中のアンジオテンシンII濃度も低いと考えられるが，副腎からのアルドステロン分泌は正常であり，レセプターレベルでAIIに対する感受性が亢進している可能性が示唆されている．妊婦やBartter症候群では，副腎のAIIに対する応答は正常であるが，血管のそれは減弱していることが知られている．高血圧ラットSHRでは，AIIレセプターの発現調節に欠陥があるのではないかと推定されている[23]．

〔付記〕脱稿後，分子レベルでの急進展があった．遺伝子に関しては，コーディング領域は1個のエクソンに入っていること，種によってきわめて類似したAT_{1A}とAT_{1B}が存在することなどが明らかになっている（*BBRC* 186(1992)1042およびその引用文献）．情報伝達系の解析に関しては*BBRC* 186 (1992) 1094などを参照されたい．組織分布もサブタイプレベルで解析が進んでいる；*Brain Res* 595 (1992) 98, *Am J Physiol* 261 (1991) R 209, *Neuroscience* 44 (1991) 501, *Peptides* 12 (1991) 581, *Pharmacology* 46 (1993) 1. 発生段階を追ってサブタイプの分布と変動を調べた例としては，*J Clin Invest* 91 (1993) 530, *J Clin Invest* 88 (1991) 921などを参照されたい．

〔杉浦直明，萩原啓実，伊東貞三，広瀬茂久〕

文　献

1) Peach MJ: Molecular actions of angiotensin. *Biochem Pharmacol* **30**: 2745-2751, 1981.
2) Phillips MI: Angiotensin in the brain. *Neuroendocrinology* **25**: 354-377, 1978.
3) Mendelsohn FAO: Localization and properties of angiotensin receptors. *J Hypertens* **3**: 307-316, 1985.
4) Garcia-Sainz JA: Angiotensin II receptors: one type coupled to two signals or receptor subtypes. *Trends Pharmacol Sci* **8**: 48-49, 1987.
5) Douglas JG: Angiotensin receptor subtypes of the kidney cortex. *Am J Physiol* **253**: F1-F7, 1987.
6) 丸田治生，池田正春，荒川規矩男：アンジオテンシンの生化学と生理作用．レニンと高血圧(国府達郎，山本研二郎編), pp 209-264, メディカルトリビューン，東京，1986.
7) 杉浦直明，萩原啓実，伊東貞三，広瀬茂久：アンジオテンシンレセプター．実験医学 **8**: 89-95, 1990.
8) Genest J, Kuchel O, Hamet P, Cantin M: Hypertension, 3rd ed, McGraw-Hill, New York, Toronto, 1990.
9) Chiu AT, Herblin WF, McCall DE, Ardecky RJ, Carini DJ, Duncia JV, Pease LJ, Wong PC, Wexler RR, Johnson AL, Timmermans PBMWM: Identification of angiotensin II receptor subtypes. *Biochem Biophys Res Commun* **165**: 196-203, 1989.
10) Miyazaki H, Kondon M, Ohnishi J, Masuda Y, Hirose S, Murakami K: High-affinity angiotensin II receptors in the bovine ovary are different from those previously identified in other tissues. *Biomed Res* **9**: 281-285, 1988.
11) Bouscarerel B, Blackmore PK, Exton JH: Characterization of the angiotensin II receptor in primary cultures of rat hepatocytes: evidence that a single population is coupled to two different responses. *J Biol Chem* **263**: 14913-14919, 1988.
12) Carrithers MD, Raman VK, Masuda S, Weyhenmeyer JA: Effect of angiotensin II and III on inositol polyphosphate production in differentiated NG108-15 hybrid cells. *Biochem Biophys Res Commun* **167**: 1200-1205, 1990.
13) Whitebread S, Mele M, Gasparo M: Preliminary biochemical characterization of two angiotensin II receptor subtypes. *Biochem Biophys Res Commun* **163**: 284-291, 1989.
14) Akiyama F, Shinjo M, Hirose S, Murakami K: Angiotensin II-binding activity resides on a 170-kilodalton polypeptide as revealed by partial purification and affinity labeling. *Biomed Res* **7**: 27-34, 1986.
15) Rondeau J, McNicoll N, Escher E, Meloche S, Ong H, De Lean A: Hydrodynamic properties of the angiotensin II receptor from bovine adrenal zona glomerulosa. *Biochem J* **268**: 443-448, 1990.
16) Akiyama F, Imai N, Hirose S, Murakami K:

Solubilization and characterization of active angiotensin II receptors from the bovine adrenal cortex. *Biomed Res* **5**: 9-18, 1984.
17) Imai N, Masugi F, Ogihara T, Kumahara Y, Hirose S, Akiyama F, Murakami K: Structure of angiotensin II-binding site probed with diaminoalkanes. *Biochem Biophys Res Commun* **123**: 452-457, 1984.
18) Jackson TR, Blair LAC, Marshall J, Goedert M, Hanley MR: The mas oncogene encodes and angiotensin receptor. *Nature* **335**: 437-440, 1988.
19) Pucell AG, Bumpus FM, Husain A: Rat ovarian angiotensin II receptors: characterization and coupling to estrogen secretion. *J Biol Chem* **262**: 7076-7080, 1987.
20) Sandberg K, Bor M, Ji H, Markwick A, Millan MA, Catt KJ: Angiotensin II-induced calcium mobilization in oocytes by signal transfer through gap junctions. *Science* **249**: 298-301, 1990.
21) Aguilera G, Millan MA, Harwood JP: Angiotensin II receptors in the gonads. *Am J Hypertens* **2**: 395-402, 1989.
22) Millan MA, Carvallo P, Izumi S, Zemei S, Catt KJ, Aguilera G: Novel sites of expression of functional angiotensin II receptors in the gestation fetus. *Science* **244**: 1340-1342, 1989.
23) Bradshaw B, Moore TJ: Abnormal regulation of adrenal angiotensin II receptors in spontaneously hypertensive rats. *Hypertension* **11**: 49-54, 1988.
24) Timmermans PBMWM, Wong PC, Chiu AT, Herbin WP: Nonpeptide angiotensin II receptor antagonists. *Trends Pharmacol Sci* **12**: 55-62, 1991.
25) Bumpus FM, Catt KJ, Chiu AT, DeGasparo M, Goodfriend T, Husain A, Peach MJ, Taylor Jr DG, Timmermans PBMWM: Nomenclature for angiotensin II receptors: a report of the nomenclature committee of the council for high blood pressure research. *Hypertension* **17**: 720-721, 1991.
26) Sasaki K, Yamano Y, Bardhan S, Iwai N, Murray JJ, Hasegawa M, Matsuda Y, Inagami T: Cloning and expression of a complementary DNA encoding a bovine adrenal angiotensin II type-1 receptor. *Nature* **351**: 230-233, 1991.
27) Murphy TJ, Alexander RW, Griendling KK, Runge MS, Bernstein KE: Isolation of a cDNA encoding the vascular type-1 angiotensin II receptor. *Nature* **351**: 233-236, 1991.

2.17 LH, hCG, FSH レセプター

LH (Luteinizing Hormone 黄体形成ホルモン), FSH (Follicle Stimulating Hormone 卵胞刺激ホルモン), TSH (Thyroid Stimulating Hormone 甲状腺刺激ホルモン) は下垂体より, hCG (Human Choriogonadotropin ヒト絨毛性性腺刺激ホルモン) は胎盤で産生分泌されそれぞれ α サブユニットと β サブユニットよりなる糖タンパクホルモンである. α サブユニットは遺伝子が単一でこれらに共通であり, これらホルモンの違いは β サブユニットに由来している. LH と hCG の β サブユニットのアミノ酸配列もほとんど同様で111番以後の35個のアミノ酸が hCG に特有であり, この2つのホルモンは, 同一のレセプターに結合し生物学的作用も同じと考えられる. これら糖タンパクホルモンのレセプターは, 各標的器官で微量しか存在せず, さらにタンパク分解酵素による作用を受けやすく, アミノ酸分析に十分な精製レセプターの量を得ることが困難であった. 糖タンパクホルモンレセプターのなかでも LH/hCG レセプターは, ラット卵巣でレセプターを誘導し, タンパクあたりで豊富なレセプターを含む材料が得られるため, 1989年に LH/hCG レセプター cDNA のクローニングが成功した. その後, レセプター間の相同性を利用して, LH/hCG cDNA をプローベに TSH, FSH レセプター cDNA が次々とクローニングされその構造が明らかとなりつつある[1~5].

a. 同定

精製中に変化を受けやすく, 少量しか存在しないタンパクであるレセプターの構造の解析には, 粗精製物または細胞でも行える cross-linking 法が有用である. LH/hCG レセプターを例に説明をすると, 筆者らは ^{125}I でラベルした hCG と精巣の膜分画のレセプターを反応させ DSS (disuccinimidyl substrate) を cross-linker として用い, 最後に SDS-PAGE で分離しオートラジオグラフィーにて, 分析を行った. cross-linking の実験の解釈が複雑となる理由は, ホルモンが上述のように, α, β のサブユニットが non-covalent に結合していることにある. cross-linking の反応効率が30%程なので, 反応後に, 還元条件下にすることにより, このホルモン自体が遊離して2本のバンドに分離するものと結合したままの状態のものと存在する. さらにヨード化された hCG のサブユニット間に不均衡があり90%以上が α サブユニットに入り β サブユニットには, ほとんど入らない.

以上をまとめると SDS-PAGE 上に分離されるホルモンとレセプターの状態は $\alpha\beta$ サブユニットレセプター, α サブユニットレセプター, β サブユニットレセプター, α サブユニット, β サブユニット, $\alpha\beta$ サブユニットとなるが, α サブユニットにのみ ^{125}I が結合しているので, オートラジオグラフィーに現れるのは, α サブユニットの結合しているバンドのみである. ホルモンのヨード化に, ホルモンのダメージがすくない LPO (lactoperoxidase) 法を用い, さらに, wheat germ lectin の column にかけてとくに結合能を保持したものを用いたが, 実際には, さまざまな非特異的バンドが現れた. そこで, さらに余分な夾雑物を除くため, 膜分画とラベルホルモンをインキュベートして, 結合能をもつホルモンを, 膜とともに遠心分離しこの沈殿に pH 4.0 の 25 mM 酢酸を作用させて, 再び遠心して, 上清を取りこれを濃縮して精製ラベルホルモンとして用いた. これらの操作で非特異的なバンドは, 削除できた. 図 2.41 に示すように, hCG ($\alpha\beta$), α のバンド 55 K, 25 K とそのほかに, 145 K と 110 K の $\alpha\beta$ レセプター, α レセプターのバンドがみられ同時にインキュベートした大量の hCG によりこの2つのバンドが消失するので, このバンドが hCG に特異的であると

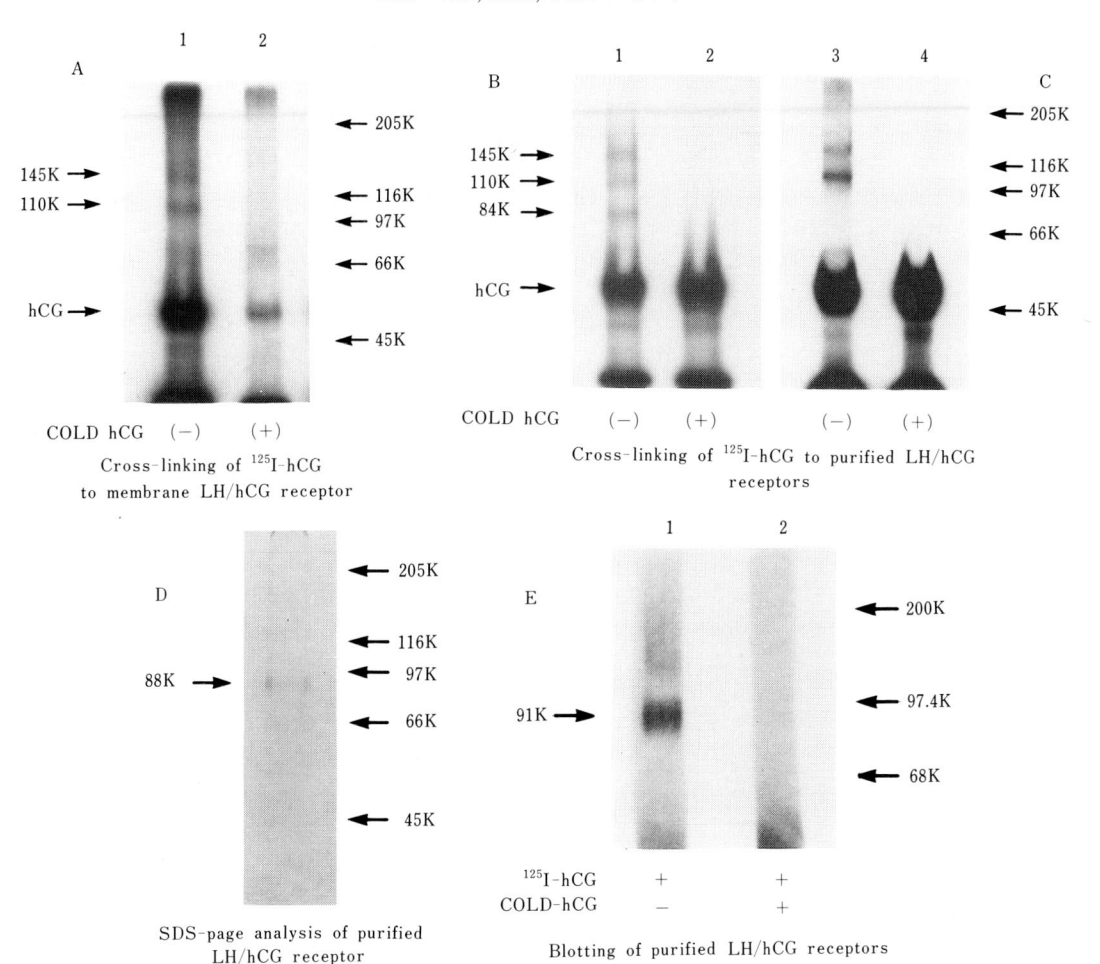

図 2.41 LH/hCG レセプターへの ^{125}I-hCG の cross-linking (A~C), 精製レセプターの銀染色 (D), 精製レセプターのブロッティング (E)

いえる．また比較的レセプターが安定な膜分画を用いて行った結果（図2.41 A）と以下に述べる精製後のレセプターを用いた場合（図2.41 C）と同様であり，レセプターの精製前後で一致した結果を得たためレセプターの分子量は，SDS-PAGE上90Kであることが予想され，サブユニット構造説を強く否定した．さらに先に述べたようにレセプターは，非常に分解しやすいため精製中にPMSF（セリンプロテアーゼインヒビター）を用いないと図2.41Bのようにレセプターが切断を受けたフラグメントにも結合能が残っているため余分なバンドとして現れ，この事実がサブユニット構造を推定させた原因と思われる．

b. 分子的性質

精製方法については，多数報告されている[6~10]が，最近ではサブユニット構造を提唱するグループが少なくなり，単一糖タンパクという報告が増えている．このレセプターの精製で最も大切なことは，可溶化後の扱いであり，可溶化後レセプターは非常に不安定で4℃に保存でも12時間で50％以下の結合能になるが，グリセロールを20％ほど buffer に含ませることでレセプターの安定性が非常に増し，セリンプロテアーゼインヒビターを加えることでさらに安定性を増した．それでも迅速にすべての過程を終了することが必要で，筆者らの場合でも，1度可溶化を行えば途中で凍らさずその日のうちにすべてを終了した．精巣におけるLH/hCGレセプターの精製法は，可溶化

後すぐに hCG affinity column に結合し大量の不必要なタンパクを洗い流して，最後に pH 4.0 25 mM の酢酸により押し出し，脱塩中和する．これをもう 1 度 hCG affinity にかけ同様に操作し SDS-PAGE にて分離し，銀染色したものが図 2.41 D であり 90 K のバンドが精製レセプターとして現れた．この結果は，cross-linking の結果とよく一致したが，このタンパクがレセプターである証明のために，非還元条件で SDS-PAGE にてレセプターを分離後ニトロセルロース膜に transfer し，^{125}I-hCG との結合能を検討し図 2.41 E の結果より，レセプターがこの 90 K のバンドである新たな証明を得た．しかしこれを達成するためには，レセプターがアルカリ性の条件下で不安定であったので SDS-PAGE のランニング buffer の pH を中性付近まで下げ，すべての操作を 4°C で行った．

一方，SDS の濃度に因り 90k 以外のバンドの存在が示され[11]，この結果は，レセプターを Superose 12 column を用いて FPLC 分離したときに，peak が 200〜250 K の場所にくることと考え併せてレセプターが 2 量体で存在していることを示唆する．さらに Western blotting の結果は，レセプターは 2 量体で存在するものの，単量体，2 量体ともに結合能をもつことがわかったが，今のところ 2 量体の機能的意義については，不明のままである．筆者らは，レセプターの解析のために，cAMP dependent protein kinase によりレセプターにリン酸化が起きることを示したが，いまだ in vivo で実際にリン酸化が起きるか，解明されてはいない．しかし，リン酸化することにより，微量しか精製できないレセプターの解析がしやすくなり，たとえば，糖鎖の検討では，ラベルしたレセプターを用いて，糖鎖末端にシアル酸がついており，O-link の糖鎖はないが N-link の糖鎖が存在することが，示された[12]．FSH に特異的なレセプターが Sertoli 細胞と顆粒膜細胞に存在し，卵胞発育，精子発育を促すことが知られてい

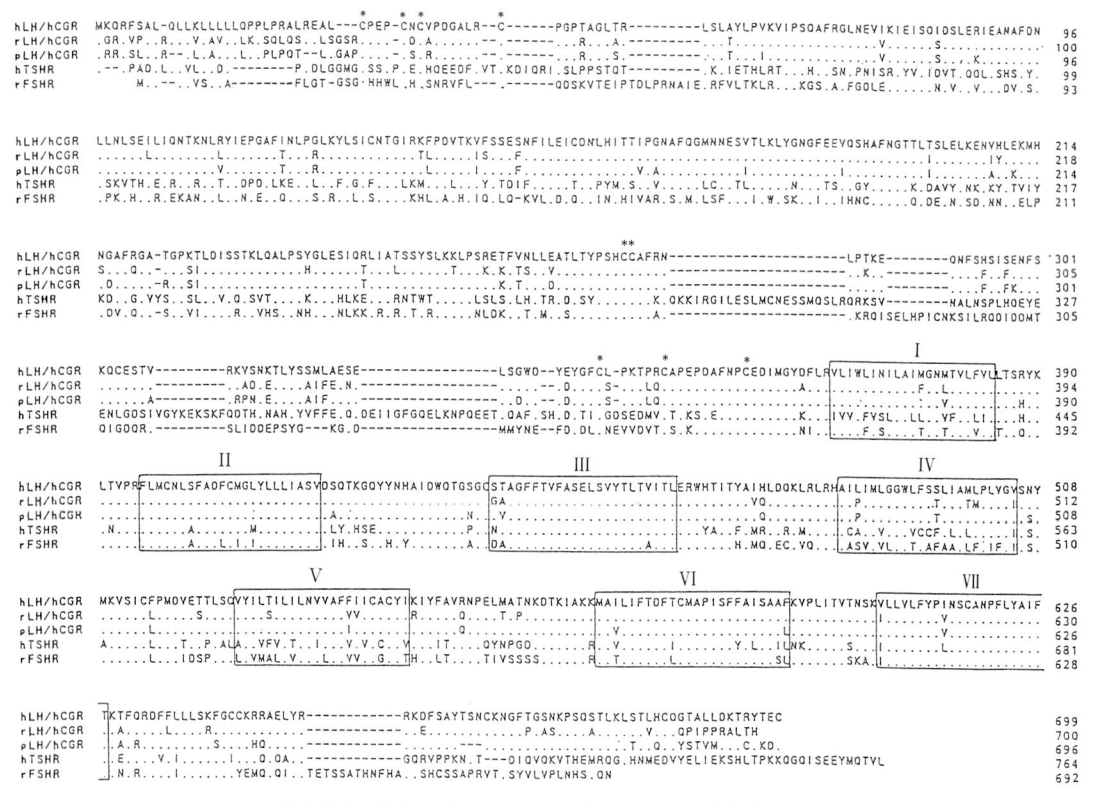

```
hLH/hCGR  MKQRFSAL-QLLLLLLLQPPLPRALREAL---CPEP-CNCVPDGALR--C------PGPTAGLTR---------LSLAYLPVKVIPSQAFRGLNEVIKIEISQIDSLERIEANAFQN    96
rLH/hCGR    .GR.VP..R...Y.AV..LK.SQLQS..LSGSR.....D.A......................R....A...........V.....................E........  100
pLH/hCGR    .RR.SL..R--.L.A...L..PLPQT--L.GAP......S.R........-............K.T...........V....................A.K........   96
hTSHR       .-..PAD..L..VL..D--------P.DLGGMG..SS.P.E.HQEEDF..VT.KDIQRI..SLPPSTQT-------.K..IETHLRT...H...SN..PNISR..YV..IQVT.QQL.SHS..Y.   99
rFSHR       ......M..--.VS..A---------FLGT-GSG.HHWL..H.SNRVFL----QDSKVTEIPTDLPRNAIE.RFVLTKLR....KGS.A.FGOLE.........N.V...V....DV.S.   93

hLH/hCGR  LLNLSEILIQNTKNLRYIEPGAFINLPGLKYLSICNTGIRKFPDVTKVFSSESNFILEICONLHITTIPGNAFQGMNNESVTLKLYGNGFEEVQSHAFNGTTLTSLELKENVHLEKMH  214
rLH/hCGR    ......L............T..................TL...IS...F.......................................................IY....  218
pLH/hCGR    .....................V..........T........................F.V.A...........I...........I........A.K...           214
hTSHR       .SKVTH.E..R...R..T..DPD.LKE..L...F.G.F...LKM...L...Y..TDIF....T..PYM.S..V.....LC..TL......N..TS..GY......K..DAVY.NK..KY..TV1Y  217
rFSHR       .PK.H..R.EKAN..L..N.E..Q...S.R..L.S.....KHL.A.H.IQ.LQ-KVL.D.Q...IN.HIVAR.S.M.LSF.....I..W..SK..I...IHNC...Q.DE.N.SD.NN..ELP  211

hLH/hCGR  NGAFRGA-TGPKTLDISSTKLQALPSYGLESIQRLIATSSYSLKKLPSRETFVNLLEATLTYPSHCCAFRN-----------LPTKE---QNFSHSISENFS  301
rLH/hCGR    S..Q.-..SI..........R....T....K.K.TS................................K..----...F..F...  305
pLH/hCGR    -R..S.L..........V....T..........F.....V..A............                                                    
hTSHR       KD..G.YYS..SL...V.Q.SVT.....K..HLKE..RNTWT.....LSLS..LH.TR.Q.SY.....A..QKKIRGILESLMCNESSMQSLRQRKSV-------NALNSPLHQEYE  327
rFSHR       .DV.Q..-S..VI......R..YHS..NH....NLKK.R.R.T.R....NLQK..T..M..S..........A-------------KRQISELHPICNKSILRQQIOOMT  305

hLH/hCGR  KQCESTV---------RKVSNKTLYSSMLAESE-------------LSGWD--YEYGFCL-PKTPRCAPEPDAFNPCEDIMGYDFLR VLIWLINILAIMGNMTVLFVL LTSRYK  390
rLH/hCGR    ..........AD.E.....AIFE.N.-----------------....D...-..........LQ.............................F..L...........  394
pLH/hCGR    ............RPN.E......L.F.-----------------....D...-..........KL................................H.......  390
hTSHR       ENLGQSIVGYKEKSKFQQTH.NAH..YVFFE..Q.DEIIGFGQELKNPQEET..QAF..SH.D..TI.GOSEDMV..T.KS.E.......IVV..FVSL...LL..VF..LI.....  445
rFSHR       QIGOQR.--------SLIDDEPSYG---KG.D-----------MMYNE--FD..DL..NEVVDVT..S.K..........NI..........F.S....T.Q..  392

hLH/hCGR  LTVPRF LMCNLSFAOFCMGLYLLLIASV DSQTKGQYYNHAIDWQTGSGC STAGFFTVFASELSVYTLTVITLER WHTITYAIHLDQKLRLRH AIILMLGGWLFSSLIAMLPLYGVSNY  508
rLH/hCGR    ...................................YQ.............................................P....T...TM....I...  512
pLH/hCGR    ...................A......................N..V...................................P....T..........I..S.  508
hTSHR       ..N.........A...M......LY.HSE............A........YA..F..MR..R.M....CA..V...VCCF.L.I.S..  563
rFSHR       ..........A..L.I.I........IH.S..H.Y......DA......A.................H..MQ.EC..VS...........ASV..VL..T.AFAA..LF.IF.I.S.  510

hLH/hCGR  MKVSICFPMDVETTLSQ VYILTILILNVVAFFIICACYI KIYFAVRNPELMATNKDTKIAKK MAILIFTDFTCMAPISFFAISAAF KVPLIYTVTNSK VLLYLFYPINSCANPFLYAIF  626
rLH/hCGR    ............L........VV...........Q...T.P.................V..................  630
pLH/hCGR    .....................V.............................................V.............  626
hTSHR       ....A.....L...T..R.ALLA..VFV..T..I...V.V.C...H....IT...QYNPGD....R..Y.....V..L...IL.NK...S......  681
rFSHR       ........L....IDSP...L.VMAL..L..VV..G...T..LT....TIVSSSS..R...T......L.....SL.......SKA...  628

hLH/hCGR  TKTFQRDFFLLLSKFGCCKRRAELYR----------RKDFSAYTSNCKNGFTGSNKPSQSTLKLSTLHCOGTALLDKTRYTEC             699
rLH/hCGR    .A...L.....E........P.AS...A...Y...QPIPPRALTH                                                    700
pLH/hCGR    .A.R.....S...HQ.---------------......T..Q..YSTVM....C..KD.                                       696
hTSHR       .E....V...I....Q.QA.........GGRVPPKN.T---QIQVKVTHEMROG.HNMEDVYELI.EKSHLTPKKQGQISEEYMQTVL          764
rFSHR       .N.R....I...YEMQ.QI..TETSSATHNFHA..SHCSSAPRVT..SYVLVPLNHS..QN                                    692
```

図 2.42A 糖タンパクホルモンレセプターのアミノ酸配列の比較
ボックスに 7 つの細胞膜貫通ドメインを示した．

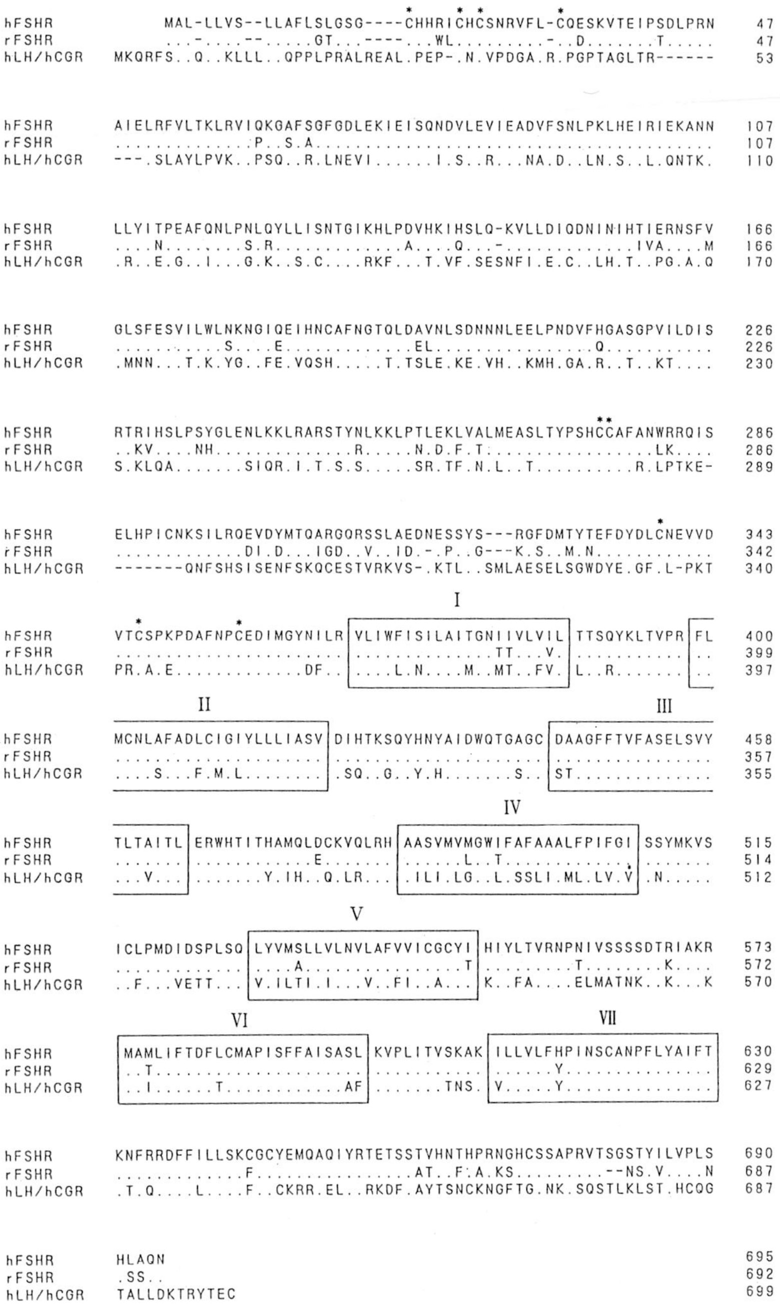

2.17 LH, hCG, FSH レセプター

```
                                  *    **       *
hFSHR       MAL-LLVS--LLAFLSLGSG----CHHRICHCSNRVFL-CQESKVTEIPSDLPRN      47
rFSHR       ...-.--....GT........----....WL........-.D.........T.....     47
hLH/hCGR    MKQRFS..Q..KLLL..QPPLPRALREAL.PEP-.N..VPDGA..R..PGPTAGLTR------  53


hFSHR       AIELRFVYLTKLRVIQKGAFSGFGDLEKIEISQNDVLEVIEADVFSNLPKLHEIRIEKANN    107
rFSHR       .............P.S.A..............................................  107
hLH/hCGR    ---.SLAYLPVK..PSQ..R.LNEVI......I.S..R...NA.D...LN.S..L.QNTK.    110


hFSHR       LLYITPEAFQNLPNLQYLLISNTGIKHLPDVHKIHSLQ-KVLLDIQDNINIHTIERNSFV     166
rFSHR       .....N........S.R........A...Q..-......IVA..M                    166
hLH/hCGR    .R..E.G..I...G.K...S.C....RKF...T.VF.SESNFI.E.C...LH.T..PG.A.Q   170


hFSHR       GLSFESVILWLNKNGIQEIHNCAFNGTQLDAVNLSDNNNLEELPNDVFHGASGPVILDIS    226
rFSHR       ........S...E.........EL................Q.................    226
hLH/hCGR    .MNN...T.K.YG..FE.VQSH....T.TSLE.KE.VH..KMH.GA.R..T..KT....    230


hFSHR       RTRIHSLPSYGLENLKKLRARSTYNLKKLPTLEKLVALMEASLTYPSHCCAFANWRRQIS    286
rFSHR       ..KV...NH.......R......N.D.F.T.....................LK....    286
hLH/hCGR    S.KLQA......SIQR.I.T.S.S.....SR.TF.N.L..T........R.LPTKE-    289


hFSHR       ELHPICNKSILRQEVDYMTQARGQRSSLAEDNESSYS---RGFDMTYTEFDYDLCNEVVD    343
rFSHR       ...........DI.D....IGD..V..ID.-.P..G---K.S..M.N.             342
hLH/hCGR    -------QNFSHSISENFSKQCESTVRKVS-..KTL..SMLAESELSGWDYE..GF.L-PKT  340

                                 I
hFSHR       VTCSPKPDAFNPCEDIMGYNILR VLIWFISILAITGNIIVLVIL TTSQYKLTVPR FL    400
rFSHR       ...........................TT...V.........L..R..                399
hLH/hCGR    PR.A.E..........DF.....L.N...M..MT..FV....L..R..                397
                 II                                        III
hFSHR       MCNLAFADLCIGIYLLLIASV DIHTKSQYHNYAIDWQTGAGC DAAGFFTVFASELSVY    458
rFSHR                                                                        357
hLH/hCGR    ....S...F.M.L........ .SQ..G..Y.H.......S.. ST........           355
                                               IV
hFSHR       TLTAITL ERWHTITHAMQLDCKVQLRH AASVMVMGWIFAFAAALFPIFGI SSYMKVS   515
rFSHR       .............E.............................L.T...........   514
hLH/hCGR    ...V.......Y.IH..Q.LR.....ILI.LG..L.SSLI.ML.LV.V.N.....      512
                              V
hFSHR       ICLPMDIDSPLSQ LYYMSLLVLNVLAFVVICGCYI HIYLTVRNPNIVSSSSDTRIAKR  573
rFSHR       .................A..........T..........T....K...              572
hLH/hCGR    .F...VETT.....V..ILTI.I...V...FI...A... K..FA....ELMATNK..K..  570
                    VI                           VII
hFSHR       MAMLIFTDFLCMAPISFFAISASL KVPLITVSKAK ILLVLFHPINSCANPFLYAIFT   630
rFSHR       ..T..........................Y............                   629
hLH/hCGR    ...I....T........AF.........TNS.V......Y.....                 627


hFSHR       KNFRRDFFILLSKCGCYEMQAQIYRTETSSTVHNTHPRNGHCSSAPRVTSGSTYILVPLS   690
rFSHR       ........F............AT..F.A.KS.........--NS.V....N            687
hLH/hCGR    .T.Q....L....F..CKRR.EL..RKDF..AYTSNCKNGFTG..NK.SQSTLKLST.HCQG  687


hFSHR       HLAQN                                                           695
rFSHR       .SS..                                                           692
hLH/hCGR    TALLDKTRYTEC                                                    699
```

図 2.42B

る[13,14]．いくつかのグループにより FSH レセプターの分子量，サブユニット構造について報告されているが，一定の見解に至っていない．一方，FSH の作用，構造の LH/hCG との類似性因り，1990 年にラット精巣の Sertoli 細胞の cDNA ライブラリーより，ラット LH/hCG レセプターの cDNA をプローベにしてクローニングがなされた[5]．

筆者らは，最近ヒト卵巣の LH/hCG, FSH レセプターのクローニングに成功したが，これを含めた下垂体糖タンパクレセプターの構造を図 2.42 (A, B) に示す[15]．それぞれ共通していることは，G タンパク結合レセプターの特徴としての 7 回膜貫通部位をもつが，そのなかでもサブグループとできるほどの長い N 末端の細胞外部位が特徴で，

この細胞外には，どのレセプターに共通のシステイン残基が存在しN-linkの糖鎖の結合が推定されている．これらの構造上の特徴は，ホルモンとの結合に深く関与していると推察される．膜貫通部位の構造はとくにレセプター間で保存されている部位で，ヒトLH/hCGレセプターとラット，ブタとは，それぞれ約90％の，TSH，FSHレセプターとは70％の相同性が示され，細胞内部位の特徴は，セリン，スレオニンが多く存在することで，ヒトLH/hCGに限ってみても，このなかにプロテインキナーゼCによるリン酸化可能部位が3か所あった．ロドプシンやβアドレナージックレセプターで認められているように，プロテインキナーゼA，Cまたはレセプタースペシフィックキナーゼによるリン酸化がレセプターの機能の修飾にかかわっている可能性が高い[16,17,18]．

c. レセプター後のシグナル伝達機構

FSH，LH/hCGレセプターは，細胞内でGタンパクと結合しており，Gsを介してアデニル酸シクラーゼ活性によりcAMPが上昇する．さらにcAMPによりプロテインキナーゼAを活性化しタンパクのリン酸化を促進しステロイド合成，その他の生理的作用につながるものと理解されている．

d. 発現および機能の調節

FSHは，エストロゲン，テストステロンと共同でFSHレセプターを増加させるが，過剰の投与はdown regulationをもたらす．最近ではアクチビンがFSHの誘導を促進することが知られている[19]．LHレセプターに関しては，FSHがレセプターの誘導を行うが，エストロゲン，テストステロンはこれを促進する．アクチビンも単独では効果がないがFSHの作用に促進的である．LH/hCGも大量の投与で自己のレセプターのdown regulationをひき起こす．

筆者らの行ったin vivoの結果を図2.43に示

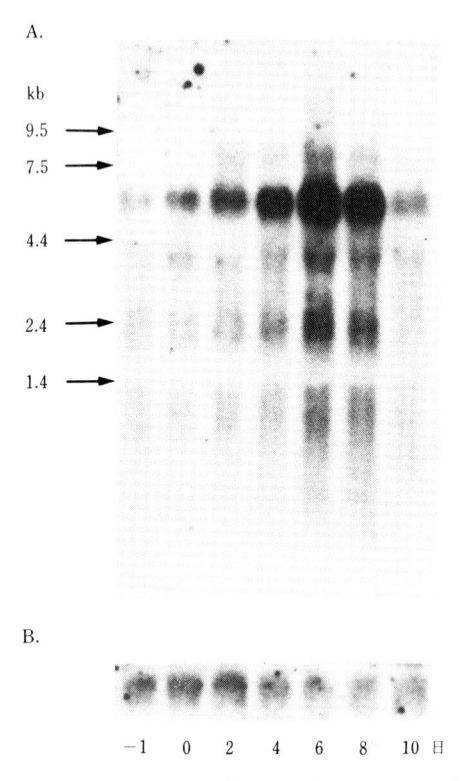

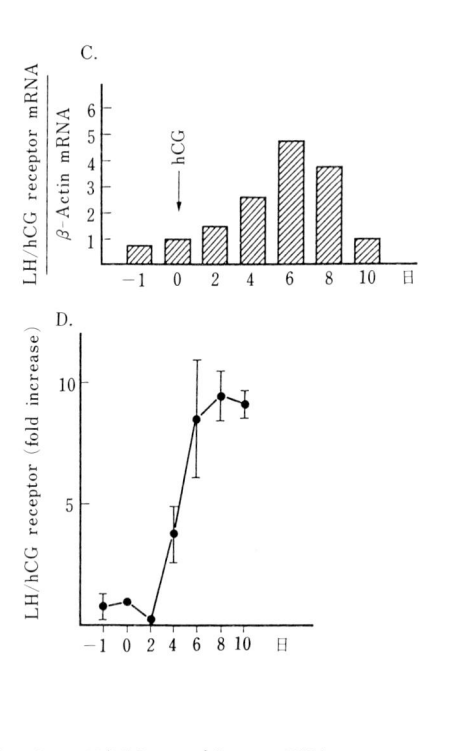

図2.43 ラット卵巣におけるPMSG-hCG投与によるLH/hCGレセプターのmRNA（A, B, C）およびレセプター量（D）の変動

す．ラットにPMSGを投与後60時間でさらにhCGを投与して経時的にレセプター量とmRNAの量を調べると，PMSG投与後レセプター量，mRNA共にやや増加する．しかし，hCG投与後，これまでの結果と一致して，レセプターの量の減少がみられ2日目に最低になり，この時期のmRNAをみると図には示されていないが24時間を最低に減少していることがわかりhCG投与によりmRNAレベルで影響を及ぼしレセプターの減少をひき起こしていることがわかった[21,22,23]．その後レセプターは増加して8～10日に最高に達した，mRNAは6日にピークになり10日目にはコントロールまで減少していた．

この結果は，レセプターの変化にmRNAのレベルが先行することを示している．レセプターのdown regulationには，まずレセプターのリン酸化が膜のすぐ内側で関与してGタンパクとの連鎖が阻害される機序とやや遅れてtranscriptionのレベルでのコントロールが作用していると推測しているが，どちらの機序についても今後の検討が必要である．

e. FSH, LHレセプターの分布

FSHレセプターは，顆粒膜細胞のみに存在し，人では，卵胞初期と中期で高濃度で存在し，排卵期には，減少しはじめる．排卵後初期の黄体細胞で，FSHレセプターは認められるが，徐々に消失する．LHレセプターは夾膜細胞に存在し，卵胞発育に連れて増加し，排卵直前の成熟卵胞では，顆粒膜細胞にも急激に増加する．排卵後の黄体初期，中期の黄体細胞では増加するが後期に減少する．精巣では，FSHレセプターはSertoli細胞にLHレセプターはLeydig細胞に存在している．

〔峯岸　敬，中村和人，五十嵐正雄〕

文　献

1) Mefarland KC, Sprengel R, Phillips HS, Kohler M, Rosenblit N, Nikolics K, Segaloff DL, Seeburg PH: Lutropin-choriogonadotropin receptor: An unusual member of the G protein-coupled receptor family. *Science* **245**: 494-499, 1989.

2) Loosfelt H, Misrahi M, Atger M, Salesse R, Vuttai MT, Jolivet A, Guiochon-Muntel A, Sar S, Jallal B, Garnier J, Milgrom E: Cloning and sequencing of pocine LH-hCG receptor cDNA: Variants lacking transmembrane domain. *Science* **245**: 525-528, 1989.

3) Parmentier M, Libert F, Maenhaut C, Lefort A, Gerard C, Perret J, Van Sande J Dumont JE, Vassart G: Molecular cloning of the thyrotropin receptor. *Science* **246**: 1620-1622, 1989.

4) Misrahi M, Loosfelt H, Atger M, Sar S, Guiochon-Mamtel, Milgrom E: Cloning, sequencing and expression of human TSH receptor. *Biochem Biophys Res Commun* **166**: 394-403, 1990.

5) Sprengel R, Braun T, Nikolics K, Segaloff DL, Seeburg PH: The testicular receptor for follicle stimulating hormone: Structure and functional expression of cloned cDNA. *Mol Endocrinol* **4**: 525-530, 1990.

6) Ascoli M, Segalof DL: On the structure of the luteinizing hormone/chorinonic gonadotropin receptor. *Endocrine Reviews* **10**: 27-44, 1989.

7) Keinanen KP, Kellokukumpu S, Metsikko MK, Rajaniemi JH: Purification and partial characterization of rat ovarian lutropin receptor. *J Biol Chem* **262**: 7920-7926, 1987.

8) Kusuda S, Dufau ML: Characterization of ovarian gonadotropin receptor. *J Biol Chem* **263**: 3046-3049, 1988.

9) Roche PC, Ryan RJ: Purification, characterization, and amino-terminal sequence of rat ovarian receptor for luteinizing hormone/human Choriogonadotropin. *J Biol Chem* **264**: 4636-4641, 1989.

10) Minegishi T, Kusuda S, Dufau ML: Purification and characterization of Leydig cell luteinizing hormone receptor. *J Biol Chem* **262**: 17138-17143, 1987.

11) Kusuda S, Dufau ML: Purification and characterization of rat ovarian receptor for luteinizing hormone. *J Biol Chem* **261**: 16161-16168, 1986.

12) Minegishi T, Delgado C, Dufau ML: Phosphorylation and glycosylation of the luteinizing hormone receptor. *Proc Natl Acad Sci USA* **86**: 1470-1474, 1989.

13) Shin J and Ji TH: Composition of cross-linked ^{125}I-follitropin-receptor complexes. *J Biol Chem* **260**: 12822-12827, 1985.

14) Smith RA, Branca AA, Reichert LE Jr: Quaternary structure of the calf testis follitropin receptor. *J Biol Chem* **261**: 9850-9853, 1986.

15) Minegishi T, Nakamura K, Takakura Y, Hasegawa Y, Miyamoto K, Ibuki Y, Igarashi M: Cloning and sequencing of human LH/hCG receptor cDNA. *Biochem Biophs Res Commun* **172**: 1049-

1054, 1990.
16) Minegishi T, Nakamura K, Takakura Y, Ibuki Y, Igarashi M : Cloning and sequencing of human FSH receptor cDNA. *Biochem Biophys Res Commun* **175** : 1125-1130, 1991.
17) Palczewski K, McDowell JH, Hargrave PA : Rhodopsin Kinase : substrate spcificity and factors that influence activity. *Biochemistry* **27** : 2306-2313, 1988.
18) Benovic J, DeBlasi A, Stone WS, Caron MG, Lefkowitz RJ : β-Adrenergic receptor Kinase : Primary structure delineates a multigene family. *Science* **246** : 235-240, 1989.
19) Sibley DR, Benovic JL, Caron MG, Lefkowitz RJ : Regulation of transmembrane signaling by receptor phosphorylation. *Cell* **48** : 913-922, 1987.
20) Hasegawa Y, Miyamoto K, Abe Y, Nakamura T, Sugino H, Eto Y, Shibai H, Igarashi M : Induction of follicle stimulating hormone receptor by erythroid differentiation factor on rat granulose cell. *Biochem Biophys Res Commun* **156** : 668-674, 1988.
21) LaPolt PS, Oikawa M, Jia X-C, Dargan C, Hsueh AJW : Gonadotropin-insduced up- and down-regulation of rat ovarian LH receptor message levels during follicular growth, ovulation and luteinization. *Endocrinology* **126** : 3277-3279, 1990.
22) Nakamura K, Minegishi T, Takakura Y, Hasegawa Y, Miyamoto K. Ibuki Y, Igarashi M : Regulation of LH/hCG receptor by gonadotropins in rat ovary *Biochem Biophys Res Commun* **172** : 786-792, 1990.
23) Nakamura K, Minegishi T, Takakura Y, Miyamoto K, Hasegawa Y, Ibuki Y, Igarashi M : Hormonal regulation of gonadotropin receptor mRNA in rat ovary during follicular growth and luteinization. *Mol Cell Endocrinol* **82** : 259-263, 1991.

2.18 ACTHレセプター

1970年，LefkowitzらはACTHが副腎細胞膜に存在するレセプターに結合し，アデニル酸シクラーゼを活性化することを報告した[1]．この報告はレセプターの存在と，その生物学的意義を示した最も初期のものだった．しかし，その後のACTHレセプター研究の歩みは遅く，他のホルモンレセプター研究の発展と対照的であった．この理由は技術的困難さに由来している．すなわち，ACTHはヨード標識により生物学的活性を失いやすく，非特異的吸着を起こしやすいこと，ACTHレセプターが不安定で，可溶化によりACTHとの結合能を失いやすいことなどである[2]．近年，これらの問題が徐々に解決され，論文の数もようやく増加してきた．本稿ではACTHレセプターに関する現在の知見を概括的に解説する．

a. 同　　　定
（1） 同定用標識リガンド

ACTHがヨード標識の際生物学的活性を失う主な原因は，2位のTyrがヨード化されることと，4位のMetが酸化されることである．このため，現在，主に2つの方法が用いられる．1つは2位のTyrをPheに，4位のMetをNleに置換した[Phe^2, Nle^4]ACTH 1-38, [Phe^2, Nle^4]ACTH 1-24を用いる方法で，ともにACTHと同じ生物学的活性を有し，ヨード標識後も生物学的活性を失わない[3,4]．他の1つは純化した[^{125}I-Tyr^{23}]hACTH-(1-39)を用いる方法である[5,6]．

（2） レセプターの同定方法

一般に，標的レセプターとして細胞膜分画（粗遠心分画，あるいは蔗糖密度勾配法による精製細胞膜分画）や遊離細胞が用いられる．細胞膜分画を用いる場合，homogenizationや精製の過程でのACTHレセプターの変性や，分画中のタンパク分解酵素活性による標識ACTHの障害に注意する必要がある[2]．最近の研究では遊離細胞が用いられることが多く，生物学的作用との関連を検討するのに適している．

ACTHとレセプターの結合は10～30分で平衡に達する[2]．37℃では結合が低下するため，incubationは0℃～室温，30分で行われる．ACTHは[Phe^2, Nle^4]ACTH 1-24を含め非特異的吸着が強い[7,8]．このためガラス器具はシリコン化し，incubation液に0.5～1%のタンパクを加える．これでも非特異的吸着の問題は残っており，タンパク分解酵素阻害薬を加えるとよいという報告もある[8]．CaイオンはACTHとレセプターの結合に必須と考えられる[9]．

（3） レセプターのサブタイプ

ACTHレセプターには複数のサブタイプの存在する可能性があるが，不明な点が多い．ACTHとレセプターの結合曲線をScatchard plot分析すると，多くの実験系で曲線をなし，高親和性，低親和性の2種の結合部位の存在が想定される（図2.44a）．Y-1細胞を用いた筆者らの検討では，前者のKdは2.9×10^{-11}Mで結合数は1.3×10^4/cell, 後者のKdは4.0×10^{-8}Mで結合数は9.2×10^6/cellであった[10]．最近の報告での高親和性結合部位のKdは10^{-9}～10^{-11}Mの範囲にあり，概ね一致している．この2つの結合部位の生物学的意義は不明だが，ACTHの生理的作用発現濃度から，高親和性結合部位が生理的作用に重要と考えられる．最近，Ramachandranらは[^{125}I-Tyr^{23}][Phe^2, Nle^4]ACTH 1-39を用いると副腎ACTHレセプターの結合部位は1つ（図2.44b）で，従来の報告にみられた低親和性結合部位は変性した標識ホルモンによる人工産物だと述べている[9,11]．しかし，同じ標識リガンドを用いた実験でも，低親和性結合部位を認めることは少なくない[7,12～14]．

Scatchard plot以外のアプローチからもACTH結合部位が複数存在する可能性が提唱されており，レセプター後のシグナル伝達機構と密

(a) Y-1細胞と[^{125}I-Tyr^{23}]-ACTH-(1-29)との結合特性

(b) ラット副腎浮遊細胞と[^{125}I]I-Tyr^{23}, Phe^2, Nle^4]ACTH-(1-38)との結合特性[11]

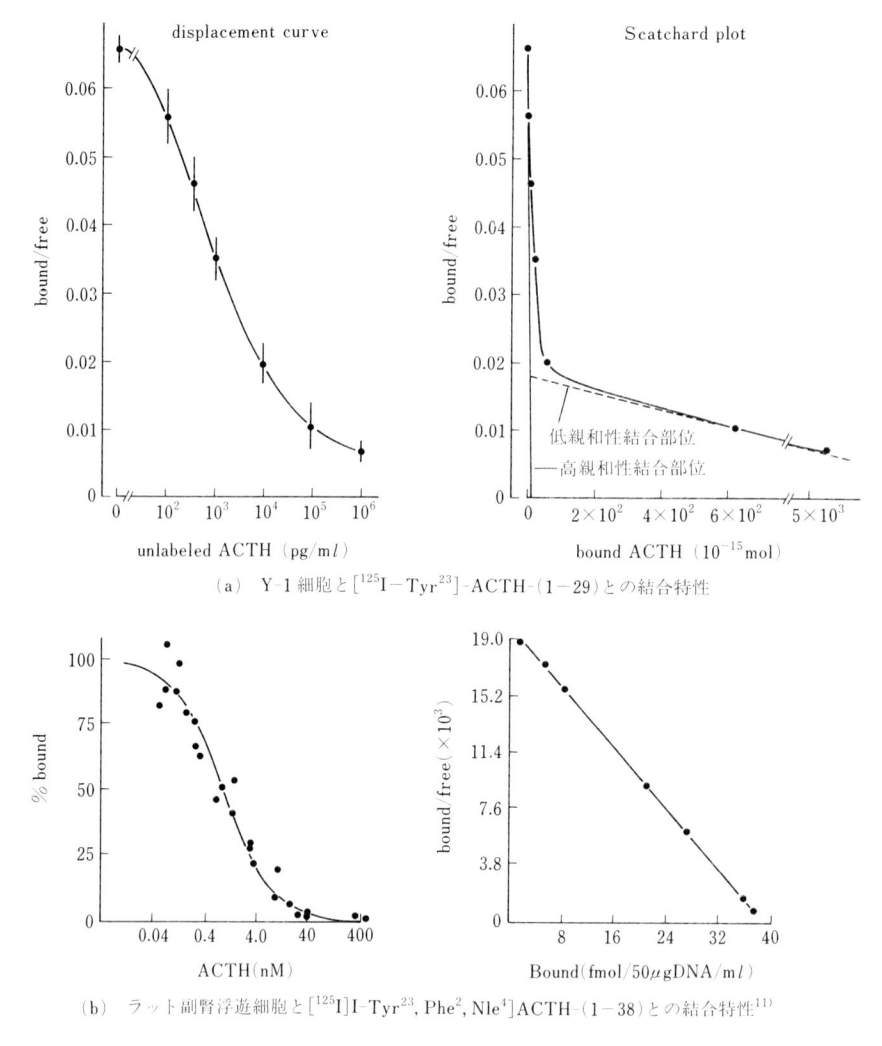

図 2.44　ACTH の displacement curve と Scatchard plot

接に関連している．Yanagibashi はそれぞれ cAMP 系，Ca influx と関連した2種のレセプターの存在の可能性を示した[15]が，Kojima らも forskolin, calcium ionophore A23187, Ca influx を誘導する BAY K 8644, ^{45}Ca を用いた実験から同様の結論を得た[16]．さらに，ACTH-(1-10) と ACTH-(11-24) はともにステロイド産生能を有し，両者の効果は相加的で異なったレセプターを介すること，前者はアデニル酸シクラーゼ系，後者はアデニル酸シクラーゼ系以外のシグナル伝達機構と関連していること[17]が報告された．しかし，ACTH-(11-24)に生物学的活性がないという報告[18]など相反する報告もみられる．

(4) アゴニスト，アンタゴニスト

従来，ACTH とレセプターとの結合には ACTH の 15～18 位，生物学的活性部位として 4～10 位のアミノ酸配列が重要であると考えられてきた[19]．最近の [^{125}I] ACTH-(11-24) を用いた結合実験や[17]，ACTH フラグメントの生物学的活性を検討した成績[18]からも，15～18 位が結合部位の1つとして，4～10 位が生物学的活性部位として重要なことは確かである．しかし，すでに指摘したように[19]，また，ACTH-(1-10) に結合部位があり[17]，ACTH-(5-11)[18]，ACTH-(10-24)[17] に生物学的活性が認められることなどから，15～18 位が結合部位，4～10 位が生物学的活性部位と単

純に考えることは適切ではない．

ラット副腎・脳を用いた実験で，vasoactive intestinal peptide (VIP), dynorphin 1-13, growth hormone releasing factor は ACTH レセプターに ACTH と競合的に結合することが示された[7,13]．これらのペプチドは ACTH の 11～24 位の部分のアミノ酸配列とある程度の相同性が認められ，VIP は最大刺激で ACTH の約 40% のステロイド産生能を示す[7]．

b. 分子的性質

ACTH レセプターの分子的性質は不明である．これは ACTH レセプターの純化が困難なためで，とくに，可溶化の過程で ACTH 結合能が失われることが大きな原因である．最近，ACTH とレセプターを結合させた後，可溶化するなどの方法で，レセプターの純化が試みられるようになった．しかし，詳細に分析された成績はなく，分子量についても約 43000[8]，約 100000[20]，80000～130000[21] と一致していない．

c. レセプター後のシグナル伝達機構

ACTH の作用の第 1 段階が細胞膜上に存在するレセプターとの結合であることは疑問の余地がない．しかし，その後のシグナル伝達機構には多くの問題が残されている．

マウス副腎細胞株 Y-1 の 2 種の変異株（cAMP 依存性プロテインシクラーゼ活性，および，ACTH 反応性アデニル酸シクラーゼ活性の低下した変異株）を用いた実験では，両活性の低下の程度と，ACTH 刺激下ステロイド産生能の低下の程度はよく相関し，両者が ACTH によるステロイド産生に必須であることが示された[22]．cDNA clone を用いた実験でも ACTH が cAMP の作用を介してステロイド水酸化酵素の遺伝子発現を刺激することが示された[23]．これらの成績はアデニル酸シクラーゼ-cAMP の重要性を強く示唆するものである．

一方，ACTH 刺激下の細胞内 cAMP 増加の用量反応性は，多くの場合，ACTH 刺激下のステロイド産生の用量反応性より高濃度側に偏っている[9]．この説明として細胞内の特定の部位で増加する少量の cAMP がステロイド産生を刺激する可能性が提唱されている．他方，ACTH の低濃度域ではアデニル酸シクラーゼ-cAMP 系はステロイド産生に関与していないという考えもある．すなわち，低濃度域では ACTH はアデニル酸シクラーゼ-cAMP 系に関連した結合部位と異なった

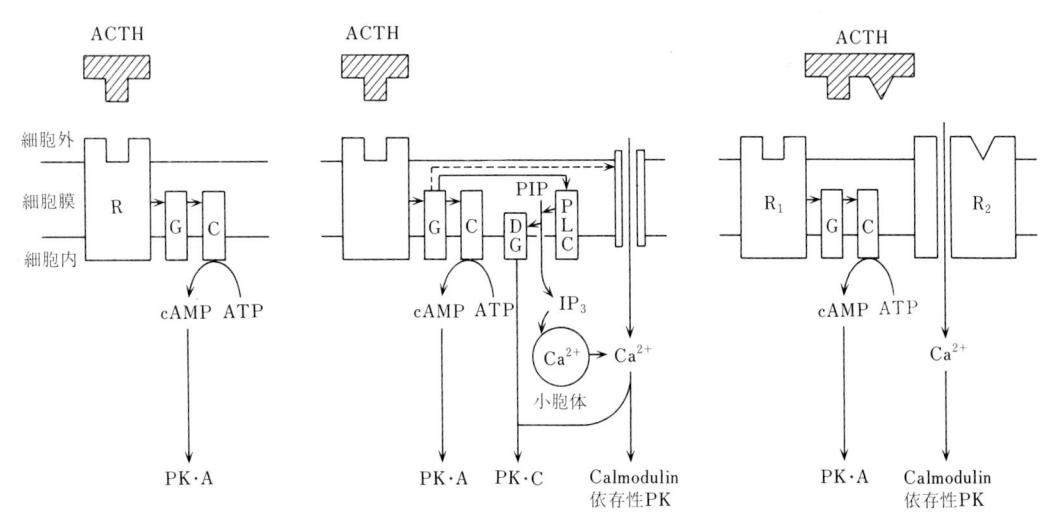

(a) 単独レセプター・単独伝達系仮説　　(b) 単独レセプター・複数伝達系仮説　　(c) 複数レセプター・複数伝達系仮説

図 2.45　ACTH レセプターとレセプター後シグナル伝達系に関する仮説
R：レセプター，G：G タンパク質，C：アデニル酸シクラーゼ，PLC：ホスホリパーゼ C，DG：ジアシルグリセロール，PK：プロテインキナーゼ．

結合部位に結合し，Ca influx，カルモジュリン依存性タンパクの活性化を介してステロイド産生に与かるというのである[15~17]（図2.45）．しかし，ACTHとレセプターの結合を固定すれば，以後の過程に細胞外Caの存在は必要ないとする報告[9]もみられる．さらに，Gタンパク-ホスホリパーゼC系活性化による細胞内Caイオンの動員の役割も考えられる（図2.45）．いずれにせよ，レセプター後のシグナル伝達機構におけるCaの意義はまだ確立されていない．なお，CaイオンはACTH刺激によるcAMP増加反応に必要であるとの成績もある[16]．

d. 発現および機能の調節

ACTHレセプターの発現および機能の調節にも不明な点が多い．ACTH前処置のACTHレセプターとACTH刺激ステロイド産生に対する影響は，減少・抑制させる[24]という報告と，増加・促進させるという報告[25]がある．Y-1細胞を用いた筆者らの検討では，ACTHの前処置はACTHレセプターのdown regulationをひき起こした（図2.46）．これらの成績の不一致はさまざまな実験条件の相違に起因していると考えられるが，現時点では，短期的にはdown regulationが，長期的にはレセプター数の増加が起こる可能性が高いものと思われる．

ACTH以外のホルモンがACTHレセプターの動態に影響する可能性も報告されている．近年，insulin-like growth factor-I（IGF-I）はそれ自体ステロイド産生作用を認めないが，副腎機能発現に重要な役割を果している可能性が指摘されている．そして，IGF-Iの前処置はACTHレセプターの数を増加させる[26]．一方，TGFはACTHレセプター数を減ずる[6]．筆者らは副腎皮質糖質コルチコイドが，副腎皮質におけるステロイド産生を直接抑制する可能性を示したが[10]，このとき，ACTHレセプターには影響がみられなかった[10]．

e. 分　　布

ACTHは副腎皮質束状層と網状層に作用することが知られており，ACTHレセプターの存在が証明されている．ラットでは束状層と網状層の

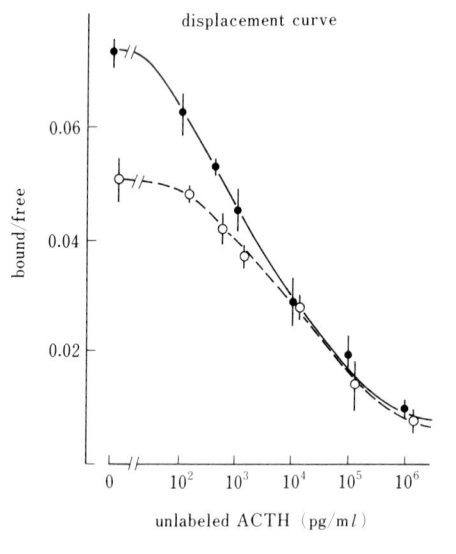

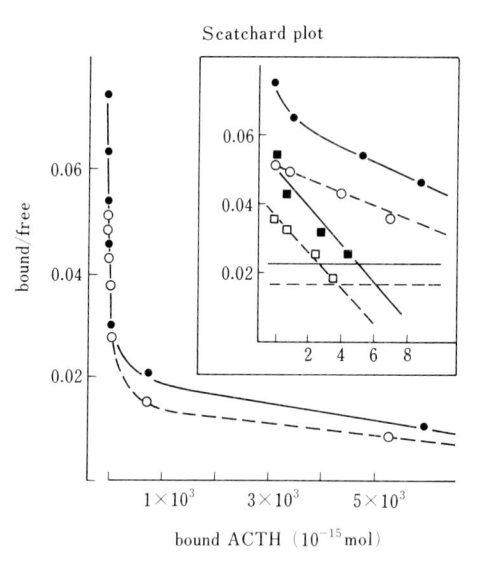

図2.46　ACTH前処置のY-1細胞ACTHレセプターに対する影響
●――●　対照群
○……○　ACTH 1μg/ml，8時間前処置群
Scatchard plotの□内は0~10×10^{-15} molの拡大図
■――■　対照群，　□……□　ACTH前処置群の高親和性結合部位（Rosenthal補正）
―――　対照群，　……　ACTH前処置群の低親和性結合部位
ACTH前処置により高親和性結合部位の数の減少が認められる．

ACTHレセプターの特性はよく似ているが，高親和性レセプターの数は網状層の方が多いという[12]．同一の条件で測定したヒトとラットの副腎細胞ACTHレセプターの親和性・結合数はきわめて類似していた[9]．

近年，神経系におけるACTHの存在とその生理的役割が注目されている．ラット脳ではACTHレセプターの存在が証明され[13]，また，交感神経末端にもACTHレセプターの存在する可能性が示された[27]．免疫系の細胞の機能にもACTHがさまざまな影響を与える可能性が示されている．実際に，ヒト末梢血単核細胞分画[28]，ラットリンパ球のT・B細胞[14]，マウス・ラット脾細胞などでACTHレセプターの存在が報告され，ACTHはこれらの細胞内cAMPを増加させる[14]．また，脂肪細胞でもACTHレセプターが認められる．

ACTHは脳で産生されるが，リンパ球からもACTH様物質が分泌されることが報告されている．これらの細胞・組織でのACTHレセプターの存在は，ACTHが何らか機能を担っている可能性を予測させる．ACTHはほかにもさまざまな組織で産生されている可能性があり[29]，従来考えられてきた以上に多くの組織にACTHレセプターが存在している可能性も考えられる．

f. 生理的意義および病態的意義

栄養状態がACTHレセプターに影響する可能性がある．すなわち，低タンパク食で飼育されたニワトリでは，血中ACTHの低下と，副腎機能の亢進状態が認められるが，これらのニワトリの副腎ACTHレセプターは，対照に比べ高親和性結合部位の親和性，結合数がともに増加していたという[4]．

ACTHレセプターの病態的意義について少数の報告がある．1例のACTH insensitivity syndrome患者末梢血単核細胞で，正常者にみられる高親和性ACTHレセプターが欠如していることが報告された[28]．このことは本症候群の少なくとも一部にレセプターの欠陥のあることを示している．1例のadrenoleukomyeloneuropathy患者末梢血中にみられた大分子ACTH免疫活性はnative ACTHと競合的にACTHレセプターと結合したが，ステロイド産生刺激作用は弱かった．このことが本疾患にみられる副腎機能異常の1因となっている可能性が考えられる[30]．

おわりに　近年，ACTHレセプター研究において，同定用標識リガンドをはじめとするさまざまな改善が進んでいる．しかし，ACTHレセプター結合実験の特異的結合の割合は依然高くなく，非特異的結合の割合も大きい．さらに，相反する成績が少なくない．この意味でACTHレセプターの研究はまだ立ち遅れている．しかし，最近，再び注目されはじめている分野であり，近い将来の飛躍的な発展が期待される．

〔斉藤栄造，市川陽一〕

文　献

1) Lefkowitz RJ, Roth J, Pricer W, Pastan I : ACTH receptors in the adrenal : specific binding of ACTH-125I and its relation to adenylate cyclase. *Proc Natl Acad Sci USA* **65** : 745-752, 1970.
2) 斉藤栄造，市川陽一，川越光博，阿部好文，本間光夫，吉田幸一郎，有川一美：ACTH radioreceptor assayの実際．日本臨牀 **34** : 477-483, 1976.
3) Buckley DI, Yamashiro D, Ramachandran J : Synthesis of a corticotropin analog that retains full biological activity after iodination. *Endocrinology* **109** : 5-9, 1981.
4) Hofmann K, Romovacek H, Stehle CJ, Finn FM : Radioactive probes for adrenocorticotrophin hormone receptors. *Biochemistry* **25** : 1339-1346, 1986.
5) Carsia RV, Weber H : Protein malnutrition in the domestic fowl induces alterlations in adrenocortical cell adrenocorticotropin receptors. *Endocrinology* **122** : 681-688, 1988.
6) Rainey WE, Viard I, Saez JM : Transforming factor treatment decrease ACTH receptors on ovine adrenocortical cells. *J Biol Chem* **264** : 21474- 21477, 1989.
7) Li ZG, Queen G, LaBella FS : Adrenocorticotropin, vasoactive intestinal polypeptide, growth hormone-releasing factor, and dynorphin compete for common receptors in brain and adrenal. *Endocrinology* **126** : 1327-1333, 1990.
8) Hofmann K, Stehle CJ, Finn FM : Identification of a protein in adrenal particulates that binds adrenocorticotropin specifically and with high affinity. *Endocrinology* **123** : 1355-1363, 1988.

9) Ramachandran J, Tsubokawa M, Gohil K : Corticotropin receptors. *Ann NY Acad Sci* **512** : 415-425, 1987.
10) Saito E, Mukai T, Ichikawa Y, Homma M : Inhibitory effects of corticosterone on cell proliferation and steroidogenesis in the mouse adrenal tumor cell line Y-1. *Endocrinology* **104** : 487-492, 1978.
11) Bucjley DI, Ramachandran J : Characterization of corticotropin receptors on adrenocortical cells. *Proc Natl Acad Sci USA* **78** : 7431-7435, 1981.
12) Gallo-Payet N, Escher E : Adrenocorticotropin receptors in rat adrenal glomerulosa cells. *Endocrinilogy* **117** : 38-46, 1985.
13) Hnatowich MR, Queen G, Stein D, LaBella FS : ACTH receptors in nervous tissue. High affinity binding-sequestration of [^{125}I] [Phe^2, Nle^4] ACTH 1-24 in homogenates and slices from rat brain. *Can J Physiol Pharmacol* **67** : 568-576, 1989.
14) Clarke BL, Bost KL : Differential expression of functional adrenocorticotropic hormone receptors by subpopulations of lymphocytes. *J Immunol* **143** : 464-469, 1989.
15) Yanagibashi K : Calcium ion as "second messenger" in corticosteroidogenic action of ACTH. *Endocrinol Jpn* **26** : 227-232, 1979.
16) Kojima I, Kojima K, Rasmussen H : Role of calcium and cAMP in the action of adrenocorticotropin on aldosterone secretion. *Biol Chem* **260** : 4248-4256, 1985.
17) 市川陽一, 斉藤栄造, 吉田幸一郎, 川越光博, 阿部好文 : ACTHのradioreceptor assayの実際. 最新医学 **30** : 581-586, 1975.
18) Li ZG, Prak D, LaBella FS : Adrenocorticotropin (1-10) and -(11-24) promote adrenal steroidogenesis by different mechanisms. *Endocrinology* **125** : 529-536, 1989.
19) Hinson J, Birmingham MR : ACTH and adrenal aerobic glycolysis II : effects of aminoterminal peptide fragments on lactic acid and steroid production by mouse adrenocortical cells. *J Endocrinol* **115** : 71-76, 1987.
20) Ramachandran J, Muramoto K, Kenez-Keri M, Meri G, Buckley DI : Photoaffinity labeling of corticotripin receptors. *Proc Natl Acad Sci USA* **77** : 3967-3970, 1980.
21) Bost KL, Smith EM, Blalock JE : Similarity between the corticotropin (ACTH) receptor and a peptide encoded by an RNA that is complementary to ACTH mRNA. *Proc Natl Acad Sci USA* **82** : 1372-1375, 1985.
22) Rae PA, Gutmann NS, Tsao J, Schimmer BP : Mutations in cyclic AMP-dependent protein kinase and corticotropin (ACTH) sensitive adenylate cyclase affect adrenal steroidogenesis. *Proc Natl Acad Sci USA* **76** : 1896-1900, 1979.
23) John ME, John MC, Boggaram V, Simpson ER, Waterman MR : Transcriptional regulation of steroid bydroxylase genes by corticotropin. *Proc Natl Acad Sci USA* **83** : 4715-4719, 1986.
24) Rani CSS, Keri G, Ramachandran J : Studies on corticotropin-induced desensitization of normal rat adrenocortical cells. *Endocrinology* **112** : 315-320, 1983.
25) Penhoat A, Jaillard C, Saez JM : Corticotropin positively regulates its own receptors and cAMP response in cultured bovine adrenal cells. *Proc Natl Acad Sci USA* **86** : 4978-4981, 1989.
26) Penhoat A, Jaillard C, Saez JM : Synergistic effects of corticotropin and insulin-like growth factor I on corticotropin receptors and corticotropin responsiveness in cultured bovine adrenocortical cells. *Biochem Biophys Res Commun* **165** : 355-359, 1989.
27) Costa M, Majewski H : Facilitation of noradrenaline release from sympathetic nerves through activation of ACTH receptors. Beta-adrenoceptors and angiotensin II receptors. *Br J Pharmacol* **95** : 993-1001, 1988.
28) Smith EM, Meyer WJ, Blalock JE : An ACTH receptor on human mononuclear leukocytes. *N Engl J Med* **317** : 1266-1269, 1987.
29) Saito E, Iwasa S, Odell WD : Wide spread presence of large molecular weight adrenocorticotropin-like substances in rat extrapituitary tissues. *Endocrinology* **113** : 1010-1019, 1983.
30) Saito E, Kinoshita M, Kawamura T, Kasahara K : Large molecular weight ACTH immunoactivity in a patient with adrenoleukomyeloneuropathy. *Am J Med* **83** : 777-782, 1987.

2.19 TSHレセプター

TSHレセプターに対する抗体は，Basedow病における甲状腺機能亢進症の原因となるとともに，特発性粘液水腫における甲状腺機能低下症の原因ともなって，注目されている．一方，TSHレセプターの構造が分子生物学的方法により，ごく最近に至って解明された．したがって，同じ抗TSHレセプター抗体が正反対の機能異常をきたすことの原因もTSHレセプターの構造から解明されるのも遠くないものと考えられる．

a. 同　　　定

甲状腺細胞膜分画に，^{125}I標識TSHと種々の量の非標識TSHを添加すれば，添加TSH量とTSHの結合TSH(B)/非結合TSH(F)比との関係をみた置換曲線が得られる．さらに両者の関係から，B/FとBの関係をプロットするScatchard's plotにより分析することができる．細胞膜分画を用いた場合，プロットは2相性となり，TSHレセプターが高親和性（$Ka=10^{10}M^{-1}$）および低親和性（10^7M^{-1}）レセプターの存在を示唆する．低親和性レセプターはアデニル酸シクラーゼ活性のない甲状腺未分化癌にもみいだされたことから，その生物学的意義については多少の疑問がある．また，細胞膜をトリトンX-100などにより可溶化すると，高親和性レセプターのみが検出される．

この系に，抗TSHレセプター抗体を含有するBasedow病，特発性甲状腺機能低下症の血清を加えると，^{125}I-TSHの結合が阻害される．すなわち，抗TSHレセプター抗体の検出に用いられている．

b. 分子的性質

放射線照射により活性分子がイオン化し，その活性を失うことを利用して，分子の大きさを推定するtarget analysisがある．この方法によると，TSHレセプターの分子量は71000，Gタンパク65000〜42000，アデニル酸シクラーゼ75000であったという．

また，糖タンパク分画に抽出され，等電点はpH 4.3で，TSHレセプターがシアル酸などを含む酸性糖タンパクであることを示している．しかし，PekonenらはヒトタTSHレセプターに対してノイラミニダーゼを作用させ75%のシアル酸を除去したところ^{125}I-TSHとの結合は逆に50%増加したことを報告している．また，GM1などのガングリオシドはTSHとレセプターの結合を阻害しなかった．これらの成績はレセプターの糖ないし糖脂質が直接TSHとの結合に関与していないことを示している[1]．

c. 分子生物学的研究

最近の1年間に，TSHレセプターの構造解明は，その遺伝子分析によって著明な進歩を遂げた．

ヒトTSHレセプターのcDNAの塩基配列は3か所の研究室から[2〜4]，またブタTSHレセプターの成績も報告されている[5]．

いずれの報告も，cDNAのreading frameは2294個の塩基よりなり，764個のアミノ酸をコードしている．

なお，MisrahiらはクローニングしたcodingsequenceをpKSV 10発現ベクターに挿入し，COS 7細胞にトランスフェクトした[4]．細胞膜上に発現したTSHレセプターは^{125}I-TSHと特異的に結合すること，また，添加したTSHに用量反応性にcAMPを産生することを確認している．Nagayamaらも発現プラスミドであるpSV2-NEO-ECEに挿入したのち，CHO-K1細胞（Chinese hamster ovary cell）にトランスフェクトし，同様にTSHがcAMPを産生することを報告している[2]．すなわち，クローニングされたcDNAがTSHレセプターをコードしているこ

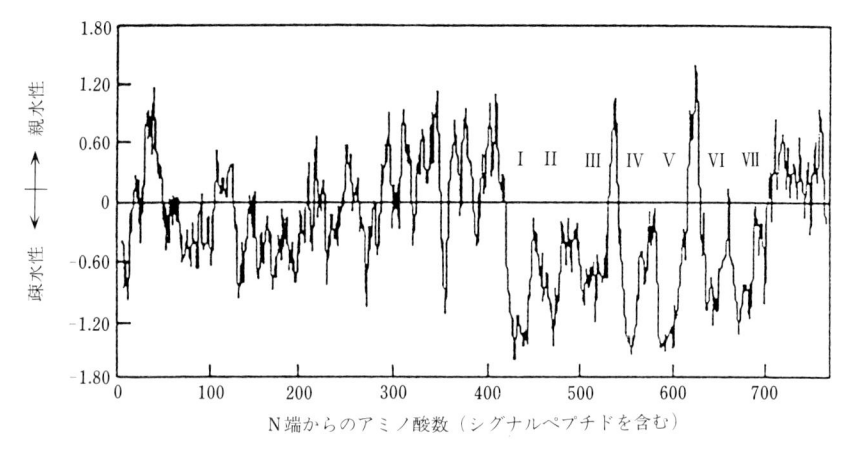

図 2.47　ヒト TSH レセプターアミノ酸配列の hydropathy

とが確認されている.

図 2.47 は, TSH レセプターのアミノ酸配列各部分の親水性および疎水性 (hydropathy) をみたものである. 横軸に N 端からのアミノ酸数をとり, 縦軸上方が親水性, 下方が疎水性の強いことを示す.

この成績も含め, Misrahi らは cDNA より解読されたアミノ酸配列を分析して次のようにまとめている. すなわち, N 端の比較的疎水性の高い部分は, 21 個のアミノ酸よりなるシグナルペプチドである. この部分は最終的に切断され, レセプター分子を形成するのは, 残りの 743 個のアミノ酸であり, 糖鎖を除けば 84501 の分子量を有すると計算される. レセプター分子を形成するペプチド鎖の親水性, 他の G タンパク結合レセプターとの類似性から, 次のような構造が想定されている. すなわち, 図 2.48 のように比較的親水性を有する N 端 394 個のアミノ酸は細胞外構造を形成し, これにつぐ疎水性の高い 266 個の細胞膜貫通部分があり, さらに C 端に存在する親水性の 83 個の細胞質部分に大別される.

この構造をアドレナージックレセプター, セロトニンレセプターなど, 他の G タンパク結合レセプターと比べると, LH レセプターと同様, 細胞外ペプチドがきわめて長いのが特徴といえる. おそらく, LH, TSH とも, アドレナリンと比較して分子量がきわめて大きいため, それと特異的に結合し, 反応するレセプター部分もまたそれに対応しているものと考えられる. また, この部分には, 5 ないし 6 か所の糖鎖結合部分となりうる領域が存在する.

Misrahi らは LH レセプターとの比較からこの細胞外部分を E1 より E5 に分けている. すなわち, E1 は TSH レセプター分子 N 端の 87 アミノ酸で, LH レセプターとは 36% と比較的相同性が低い部分であり, E2 はその次に位置し, 53% の相同性を有していた. 一方, 268-363 アミノ酸の E3 は LH レセプターにほとんど対応部分が欠如し, アミノ酸一致率は 7% にすぎず, TSH に特異的部分といえる.

266 個のアミノ酸よりなる細胞膜貫通部分は, 図 2.47 からも明らかなように, さらに疎水性の高い 7 つの部分を有し, これらの部分が細胞膜を貫通していると考えられる. すなわち, 他の G タンパク結合性レセプターと同様, 細胞膜を縫うように 7 回貫通し, 最終的に細胞内に向かっている. この細胞膜貫通部分は LH レセプターと 72% という高い一致率を呈する. このような TSH レセプターの構造を, 模式的に図 2.48 に示した.

3 番目の細胞内ループ, すなわち第 5 および第 6 細胞膜貫通部分にはさまれた部分は TSH レセプターに特有であり, しかも c-*src*, c-*yes*, c-*fgr* など原癌遺伝子のタンパクチロシンキナーゼに共通する C 端の 12 アミノ酸と 8 アミノ酸を共通している. このなかのチロシンはリン酸化され, キナーゼ活性を制御すると考えられている. 一方, ア

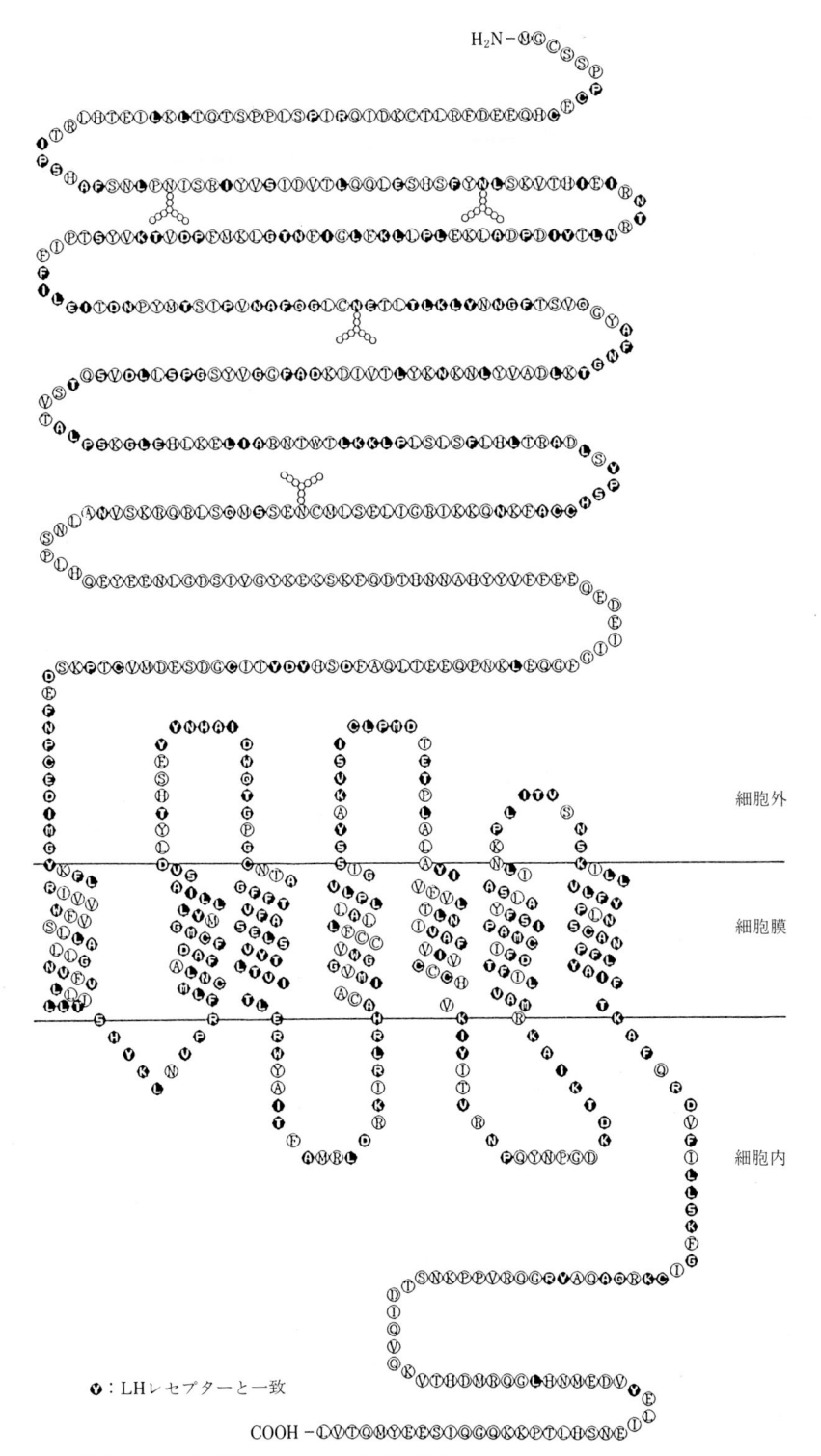

2.19 TSHレセプター

図2.48 ヒトTSHレセプターの細胞膜内の存在様式の模式図
白丸はブタLHレセプターと不一致，黒丸は一致するアミノ酸を示す．シグナルペプチド（21アミノ酸）を除いている．文献2）を参考に作成．

ドレナージックレセプターにおいては、3番目の細胞内ループは前後の細胞膜貫通部分とともにGタンパクと特異的に反応するとされている。

TSHレセプターの細胞内部分は83アミノ酸よりなり、pKi=9.6ときわめて塩基性である。細胞内部分のN端はLHレセプターとも共通している。一方、C端は相同性はないもののタンパクCキナーゼの基質となるアミノ酸配列が存在する。アドレナージックレセプターにおいては、アゴニストとレセプターの結合によってひき起こされたCキナーゼによるリン酸化がレセプターのGタンパクからの解離をきたすことが知られている。

このように、TSHレセプターの構造が明らかになると、どの部分がTSHとの結合部位であるか、あるいはBasedow病に認められる抗TSHレセプター抗体との結合部位であるかが興味の焦点となる。この点に関し、WadsworthらはLHレセプターと相同性のないアミノ酸配列をsite directed mutagenesisによって取り除き、TSH、甲状腺刺激性IgGとの反応性を検討した[6]。その結果、N端より数えて317～366番目の50個のアミノ酸を除去したTSHレセプターはTSHとの結合に変化がなく、TSHおよびBasedow病IgGによる刺激作用も低下しなかった。これに対し、38～45番目の8つのアミノ酸を除去したところ、TSHとの結合、TSHおよびBasedow病IgGの刺激作用が消失した。すなわち、TSHの作用部位、および甲状腺刺激抗体のエピトープとして、後者のアミノ酸配列が重要であることを示している。

d. レセプター後のシグナル伝達

甲状腺細胞の諸機能、ことに甲状腺ホルモン合成および分泌の刺激に関して、TSHの重要性は明らかである。甲状腺細胞の増殖に関しても、多少の議論はあるものの、TSHの関与は否定できない。

甲状腺細胞におけるTSHの刺激伝達系としては、アデニル酸シクラーゼ系、およびphosphoinositide（PI）回転-プロテインキナーゼC-カルシウム系がある。

アデニル酸シクラーゼ系は、TSHがレセプターに結合すると、GSタンパク（GS）と結合していたGDPがGTPと交換する。GSタンパクはGTPと結合することによって活性化し、アデニル酸シクラーゼ（C）を活性化する。アデニル酸シクラーゼはATPをcAMPに変換し、cAMPは種々のcAMP依存性プロテインキナーゼを活性化して、TSHのさまざまな生物学的活性を表す。一方、GタンパクはGTP水解活性を有し、GTPをGDPとすることによって、その活性を失い、次の刺激をまつことになる。

一方、TSHのレセプター結合はGタンパクを介してホスホリパーゼCを活性化し、PIP_2(phosphatidylinosito 14,5-biphosphate)をIP_3(inositol 1,4,5-triphosphate)とDG(1,2-diacylglycerol)に水解する。DGは細胞質に存在するプロテインキナーゼCを活性化し、活性化したプロテインキナーゼCは、細胞膜に移動して種々のタンパクをリン酸化する。チオユラシルによる甲状腺組織の増殖、あるいはサイロキシン投与による退縮はプロテインキナーゼCの活性の増減と平行する。

また、プロテインキナーゼCを活性化するTPAは培養甲状腺細胞の増殖と^3H-チミジンの取り込みを促進し、逆にTSH刺激によるヨード取り込みおよび有機化を抑制する。

一方、TSH刺激は、産生したIP_3による小胞体からのカルシウム（Ca）イオン動員などにより細胞内Ca濃度の上昇をきたす。Caは、カルモジュリンと結合し、カルシウム・カルモジュリン依存性プロテインキナーゼを活性化する。細胞内Caの上昇はグルコース酸化、サイログロブリンの有機化、過酸化水素の産生などに関与している。

結局、TSHはレセプターとの結合によって、アデニル酸シクラーゼ系、およびホスファチジルイノシトール代謝回転系を介し、最終的にcAMP依存性プロテインキナーゼ、プロテインキナーゼC、およびカルシウム・カルモジュリン依存性プロテインキナーゼによって、甲状腺ホルモン産生とおそらくは甲状腺増殖をもたらすものと考えられる。

e. 細胞内および組織内分布

Libertらは，TSHレセプターcDNAを用いたノーザンブロットにより，TSHのmRNAが精巣，胎盤になく，甲状腺にのみ存在したとしている．同様に，Misrahiらも精巣，卵巣，脾臓，肝臓にはみいだされなかったとしている．Parmentierらも，イヌTSHレセプターcDNAは卵巣，脳，肺，心，肝，腎，脾，胃のmRNAと結合しなかったという．すなわち，これらの組織ではTSHレセプターは合成されないものと考えられる．一方，^{125}I-TSHの結合からみた成績でも，TSHレセプターはほぼ甲状腺に特異的に存在するとされている．しかし，モルモットにおいては，TSHレセプターが脂肪細胞にみいだされることが知られており，上記以外の諸組織についての検討も必要と考えられる．

f. 病態的意義

Basedow病の甲状腺機能亢進症および特発性甲状腺機能低下症の病因は，いずれもTSHレセプターにたいする自己抗体と考えられている[7]．すなわち，前者の抗体はレセプターを刺激し，後者の抗体はTSHの作用を阻害することにより正反対の病態をきたすと考えられている．これら抗体の作用の差が，エピトープの差によるかなどの検討は，前述のようにTSHレセプターの構造が明らかにされたことから，今後急速に進むものと考えられる．

〔市川陽一, 吉田 正, 松下庸次, 篠沢妙子, 有川一美〕

文　献

1) 市川陽一, 松下庸次, 吉田 正, 篠沢妙子：TSH Receptor. 日本臨牀 **47**(増刊 Receptor)：197-200, 1989.
2) Nagayama Y, Kaufman KD, Seto P, Rapporort B: Molecular cloning, sequence and functional expression of the cDNA for the human thyrotropin receptor. *Biochem Biophys Res Commun* **165**：1184-1190, 1989.
3) Libert F, Lefort A, Gerard C, Parmentier M, Perret J, Ludgate M, Dumont JE, Vassart G: Cloning, sequencing and expression of the thyrotropin (TSH) receptor: evidence for binding of autoantibodies. *Biochem Biophys Res Commun* **165**：1250-1255, 1989.
4) Misrahi M, Loosfelt H, Ather M, Sar S, Guiochon-Mantel A, Milgrom E: Cloning, sequencing and expression of human TSH receptor. *Biochem Biophys Res Commun* **166**：394-403, 1990.
5) Parmentier M, Libert F, Maenhaut C, Lefort A, Gerard C, Perret J, Van Sande J, Dumont JE, Vassart G: Molecular cloning of the thyrotropin receptor. *Science* **246**：1620-1622, 1989.
6) Wadsworth HL, Chazenbalk GD, Nagayama Y, Russo D, Rappoport B: An insertion in the human thyrotropin receptor critical for high affinity hormone binding. *Science* **249**：1423-1425, 1990.
7) 市川陽一：甲状腺疾患と thyrotropic hormone 受容体. 日本内科学会誌 **76**：1786-1790, 1987.

2.20 CRH, Gn-RH, GH-RH レセプター

本項で取り上げた3種のペプチドはいずれも視床下部ホルモンであるが，必ずしも視床下部から発見されたわけではない．CRH (corticotropin-releasing hormone) は生体維持に最も重要な副腎皮質刺激ホルモン (adrenocorticotropic hormone, ACTH) 分泌調節因子で，41個のアミノ酸からなり，アミド化されているC末端がACTH分泌に必須である[1]．Gn-RH (gonadotropin-releasing hormone) は黄体形成ホルモン (luteinizing hormone, LH)，卵胞刺激ホルモン (follicle stimulating hormone, FSH) の分泌調節因子でLH-RH (luteinizing hormone-releasing hormone) と同義語である．10個のアミノ酸からなり[2]，N末端の pyro-Glu^1 とC末端の Gly^{10}-amide がレセプター結合に必須である．GH-RH (growth hormone-releasing hormone) は後述のソマトスタチン (somatostatin) とともに成長ホルモン (growth hormone, GH) の分泌調節因子で，末端肥大症患者のGH-RH産生膵腫瘍から発見，精製純化された (human pancreatic GH-RH, hpGH-RH)[3]．44個のアミノ酸からなり，アミノ酸配列の類似性より vasoactive intestinal polypeptide family に属するペプチドである．

a. CRH レセプター
(1) 同定

主に ^{125}I-Tyr 標識のCRHを用いたオートラジオグラフィー (autoradiography, AR) 法[4]，RRA (radiolabeled receptor assay) 法[5]で測定されている．ラット，ヒトCRHはヨード化の過程で生物活性が低下するため，ヒツジ (ovine) CRHが用いられる．一方，蛍光化，ビオチン化CRHを用いて組織化学的にも検討されている．RRA法では時間および温度依存性があり，一般には22℃，60分のインキュベーションが用いられる．Scatchard 解析による下垂体CRHレセプターは高親和性の

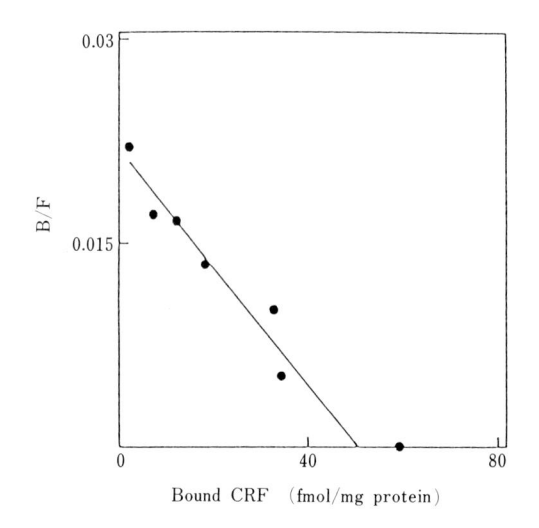

図 2.49 CRH レセプターの Scatchard 解析[4]
^{125}I-Tyr-ovine CRH とラット嗅球との結合実験の結果で，これより CRH レセプターは高親和性の1種類のレセプターとわかる．

1種類のレセプターである (図2.49)．親和性 (Kd) は 1~2 nM であるが，最大結合量 (B_{max}) は種属により差があり，ラットでは約50[5]，サルは600，マーモセットは200 fmol/mg タンパクである．なおCRHレセプターの約50%が占拠されると最大のACTH放出がみられることから，スペアーレセプター (spare receptor) が存在する．

(2) 分子的性質

SDS-PAGE法で検討するとレセプターはラット，ウシ下垂体では約70000の分子量をもつが，異種性 (heterogeneity) があり，ラットの大脳皮質では58000であった．また，分子構造中にジスルフィド (disulfide) 結合を有するリン酸タンパク質である．

(3) レセプター後のシグナル伝達機構

CRHの作用機序については培養下垂体前葉細胞を用いたサイクリック AMP (cyclic AMP, cAMP) 増加反応の解析がある[6]．C末端27個のアミノ酸残基が必要で，レセプターに結合後Gタンパク質を介しアデニル酸シクラーゼ (adenylate cyclase)-cAMP-プロテインキナーゼ(protein kinase)系を活性化しタンパクリン酸化が起こる.

(4) 発現および機能の調節

CRHレセプター回転率は早く, 細胞内の小胞やレセプトソーム (receptosome) への内在化 (internalization) は数分以内におこり, ライソゾーム (lysosome), Golgi装置へと運ばれ, 再利用または分解される. 下垂体前葉のCRHレセプターは副腎摘除によりB_{max}が減少し (Kdは不変)[5], 下垂体門脈中のCRH濃度の上昇による下向き調節 (down regulation) と考えられている. 一方, 下垂体中葉および脳のCRHレセプターではKd, B_{max}とも不変であり[4], 臓器により副腎皮質ホルモンを介する調節様式に相違がみられる.

(5) 分布

下垂体では前葉および中葉に高濃度に存在するが, 後葉には認められない. 下垂体以外では大脳皮質 (とくに前帯状束, 運動野―感覚野, 聴覚野, 皮質構造では第IV層), 小脳皮質 (とくに顆粒層) に多くまた情動および自律性機能に関する嗅球 (とくに外叢状層), 扁桃体などにも存在し[4], 中枢神経系内に広範に分布している (ただし, 室傍核, 正中隆起には認められない). そのほか副腎髄質, 交感神経節, 前立腺などにも分布している.

(6) 生理的意義および病態的意義

拘束ストレス (ラット下垂体前葉), うつ病による自殺者 (前頭葉) ではB_{max}の減少を認め, Cushing病 (下垂体腺腫) では高コルチゾール血症にもかかわらずKd, B_{max}とも不変だった. 一方, Alzheimer病では大脳皮質CRHレセプターの増加を認めている[7]. これはCRHニューロンの変性により起こったCRH濃度の減少による上向き調節 (up regulation) のためで, CRHによる治療の可能性が示唆されるものの, 投与したCRHが大脳皮質に到達できないので実用化されていない.

b. Gn-RHレセプター

(1) 同定

最初はLH-RHそのものを標識していたが不安定であり, 最近ではLH-RHの誘導体を^{125}I標識したものが使用されており, AR法, RRA法で検討されている. RRA法では時間および温度依存性がCRHレセプターと同様に認められ一般には4℃, 60〜90分のインキュベーション (遠沈法では10分) が用いられている. Kdは約0.5nMで, B_{max}は種属により相違があり200〜300fmol/mgタンパク (下垂体) である.

(2) 分子的性質

target size analysisとSDS-PAGE法で検討すると機能的Gn-RHレセプターは分子量約136000であり, リガンドとの結合部位をもった分子量60000サブユニットを含んでいる[8].

(3) レセプター後のシグナル伝達機構

Gn-RHはレセプターと結合した後, Gタンパクを介してホスホリパーゼC (phospholipase C) を活性化し, イノシトール代謝を活性化し, ジアシルグリセロール (diacylglycerol) が蓄積されプロテインキナーゼの活性化と再分布をひき起こす. またカルシウム動員をもたらし, ゴナドトロピンの合成, 分泌調節を行っている. 一方, cAMP系は関与していないと考えられている[8].

(4) 発現および機能の調節

レセプターの動態はCRHレセプターと同じくGn-RHがレセプターと結合すると小集合をつくり, 内在化が起こり, ライソゾームおよびGolgi装置での分解, 再利用が起こる. しかし, 小集合体形成のみでもLH分泌が起こる[8]. 加齢, 授乳, 去勢, 発情サイクルなどの性ホルモンの変動に伴ってレセプターの数が増減するが, 親和性はほとんど変化しない.

(5) 分布

Gn-RHの標的である下垂体にレセプターは認められるが, 中枢神経系, 副腎, 性腺にも存在している (ただし種属特異性あり).

(6) 生理的意義および病態的意義

Gn-RHレセプターには強い脱感受性 (desensitization) が存在し持続的にGn-RHを投与するとゴナドトロピンの分泌が減少する. しかし, Gn-RHを間欠的に投与するとレセプターは増加しゴナドトロピン分泌も増加する. 脱感受性はレセプターの下向き調節のみでなくCaイオンチャネルの不活性化も関与している[9]が, プロテインキナ

ーゼは関与していない．この脱感受性を利用し Gn-RH の長時間作動性アゴニストは思春期早発症，前立腺癌の治療に用いられ，また間欠投与により性腺機能低下症の治療に応用されている．

c. GH-RH レセプター
（1） 同　　定
^{125}I 標識の hpGH-RH（1～40 または 1～32）が使用され主に RRA 法で検討されている[10]．RRA 法では時間および温度依存性が CRH レセプターと同様に認められ，一般には 23℃，30 分のインキュベーションが用いられている[10]．Kd は 0.2～0.3 nM で，B_{max} は種属により相違があり 20～200 fmol/mg タンパク（下垂体）である．また，スペアーレセプターも認められる．

（2） 分子的性質
クロスリンカー（corss linker）を用いて下垂体前葉の GH-RH レセプターの分子的性質を SDS-PAGE 法で検討したところ，レセプターの分子量は 200000 以上で，リガンド結合部位を含む分子量約 75000 のサブユニットどうしがジスルフィド結合し，モノ（mono-）またはヘテロオリゴマー（heterooligomer）を形成していることが判明した[11]．

（3） レセプター後のシグナル伝達機構
GH-RH はレセプターと結合後促進性 G タンパクを介してアデニル酸シクラーゼを活性化し cAMP を増加させプロテインキナーゼを活性化する（図 2.50）[12]．ソマトスタチンは抑制性 G タン

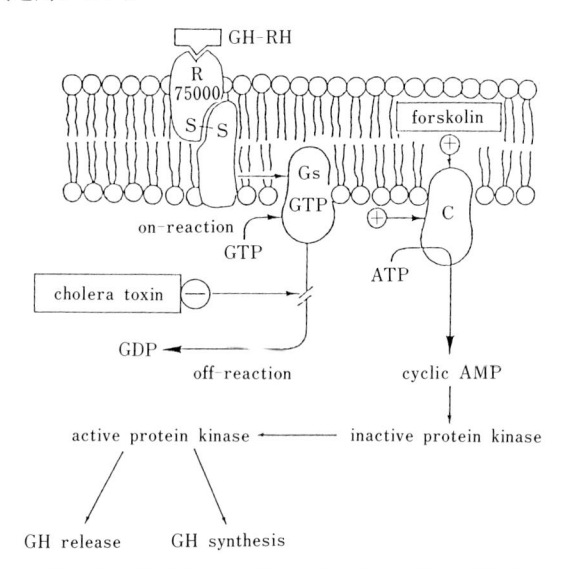

図 2.50　GH-RH レセプターとその後のシグナル伝達機構（Frohman と Jansson[12]より改図）
GH-RH はレセプターと結合すると促進性 G タンパクを介してアデニル酸シクラーゼを活性化し cAMP を増加させプロテインキナーゼを活性化する．これにより，GH の合成，放出が行われる．
R：GH-RH レセプター，Gs：促進性 G タンパク，C：アデニル酸シクラーゼ

パクを介し cAMP を減少させ，cAMP を相互調節することで GH の分泌を GH-RH とソマトスタチンとが調節している．

（4） 発現および機能の調節
下垂体での GH-RH レセプターはステロイドホルモンにより変化し副腎摘出により B_{max} が減少し CRH レセプターと同様に下向き調節と考えられている．一方，デキサメサゾン投与では増加する[10]．下垂体細胞と GH-RH を長期間反応させ

表 2.24　CRH レセプター，Gn-RH レセプター，GH-RH レセプターのまとめ

		CRH レセプター	Gn-RH レセプター	GH-RH レセプター
Scatchard 解析	Kd	1～2	0.5	0.2～0.3
	B_{max}	50～600	200～300	20～200
分子量		約 70000（下垂体）約 58000（大脳皮質）	136000（60000 のレセプターサブユニットを含む）	200000 以上（75000 のサブユニットのオリゴマー）
シグナル伝達機構		アデニル酸シクラーゼ-cAMP-プロテインキナーゼ	Ca イオン，ホスホリパーゼ-ジアシルグリセロール-プロテインキナーゼ	アデニル酸シクラーゼ-cAMP-プロテインキナーゼ
調　節		副腎摘除，ストレスで B_{max} 減少（下垂体前葉）	男性ホルモンで減少　女性ホルモンで増加	副腎摘除で B_{max} 減少　デキサメサゾンで B_{max} 増加
分　布		下垂体（前，中葉），中枢神経，副腎，交感神経，前立腺	下垂体（前葉），中枢神経，副腎，性腺	下垂体（前葉）

るとGH-RHレセプターの下向き調節が起こりGHの分泌は低下する[13]. この下向き調節に及ぼすソマトスタチンの役割はまだ不明である.

(5) 分布

現在までのところGH-RHレセプターは下垂体前葉にのみ認められており他の部位での報告はみあたらない.

(6) 生理的意義および病態的意義

GH-RH産生腫瘍による末端肥大症の患者はGH-RHが血中に高濃度存在する状態が長く続き, レセプターはGH-RHに完全に占拠されているのにGH高値が続き末端肥大症となっている. これは前述のGn-RHの反応とは異なるところであり, 脱感受性を補う機構があるものと思われる.

おわりに CRH, Gn-RH, GH-RHレセプターについてまとめると表2.24のようになる. 今後は分子生物学的手法を用いてこれらのレセプターの機能および構造の解明が進められていくものと思われる. なお紙面の都合上, 参考文献は大幅に割愛した. 〔高山晴彦, 小川紀雄〕

文献

1) Vale W, Spiess J, Rivier C, Rivier J : Characterization of a 41-residue ovine hypothalamic peptide that stimulates secretion of corticotropin and β-endorphin. *Science* **213** : 1394-1397, 1981.
2) Matsuo H, Baba Y, Nair RMG, Arimura A, Schally AV : Structure of the porcine LH- and FSH-releasing hormone. I. The proposed amino acid sequence. *Biochem Biophys Res Commun* **43** : 1334-1339, 1971.
3) Guillemin R, Brazeau P, Bohlen P, Esch F, Ling N, Wehrenberg WB : Growth hormone-releasing factor from a human pancreatic tumor that caused acromegaly. *Science* **218** : 585-587, 1982.
4) Wynn PC, Hauger RL, Holmes MC, Millan MA, Catt KJ, Aguilera G : Brain and pituitary receptors for corticotropin releasing factor : localization and differential regulation after adrenalectomy. *Peptides* **5** : 1077-1084, 1984.
5) Wynn PC, Aguilera G, Morell J, Catt KJ : Properties and regulation of high-affinity pituitary receptors for corticotropin-releasing factor. *Biochem Biophys Res Commun* **110** : 602-608, 1983.
6) Aguilera G, Harwood JP, Wilson JX, Morell J, Brown JH, Catt KJ : Mechanisms of action of corticotropin-releasing factor and other regulators of corticotropin release in rat pituitary cells. *J Biol Chem* **258** : 8039-8045, 1983.
7) De Souza EB, Whitehouse PJ, Kuhar MJ, Price DL, Vale WW : Reciprocal changes in corticotropin-releasing factor (CRF)-like immunoreactivity and CRF receptors in cerebral cortex of Alzheimer's disease. *Nature* **319** : 593-595, 1986.
8) Conn PM, Huckle WR, Andrews WV, McArdle CA : The molecular mechanism of action of gonadotropin releasing hormone (GnRH) in the pituitary. *Rec Progr Hormone Res* **43** : 29-68, 1987.
9) Conn PM, Staley DD, Yasumoto T, Huckle WR, Janovick JA : Homologous desensitization with gonadotropin-releasing hormone (GnRH) also diminishes gonadotrope responsiveness to maitotoxin : a role for the GnRH receptor-regulated calcium ion channel in medication of cellular desensitization. *Mol Endocrinol* **1** : 154-159, 1987.
10) Seifert H, Perrin M, Rivier J, Vale W : Growth hormone-releasing factor binding sites in rat anterior pituitary membrane homogenates : modulation by glucocorticoids. *Endocrinol* **117** : 424-426, 1985.
11) Velicelebi G, Patthi S, Provow S, Akong M : Covalent cross-linking of growth hormone-releasing factor to pituitary receptors. *Endocrinol* **118** : 1278-1283, 1986.
12) Frohman LA, Jansson J-O : Growth hormone-releasing hormone. *Endocrine Rev* **7** : 223-253, 1986.
13) Ceda GP, Hoffman AR : Growth hormone-releasing factor desensitization in rat anterior pituitary cells *in vitro*. *Endocrinol* **116** : 1334-1340, 1985.

2.21 TRH, ソマトスタチンレセプター

a. TRH レセプター

1) thyrotropin-releasing hormone (TRH：pGlu-His-Pro-NH$_2$) は下垂体からの TSH や prolactin (PRL) の分泌を促進するペプチドとして視床下部から発見されたが, 脳のほとんどすべての部位に検出され, 脳の TRH 総含量の 2/3 は視床下部以外にあり[1], また脊髄にも存在することが知られている[2]. このような TRH の分布は, TRH が中枢神経機能にニューロトランスミッターあるいはニューロモジュレーターとして働く可能性を示すものと考えられる. 本項では主にニューロペプチドとしての TRH と脳内 TRH レセプター (TRH-R) について論じる.

2) TRH-R の性状・動態はラジオレセプターアッセイ (RRA) を用いて同定される. レセプター標品として粗シナプス膜分画 (P$_2$ 分画) がよく用いられるが, 粗膜分画を使用することも多い. 放射性リガンドとしては [^{3}H] TRH[3] とメチル基を導入した安定なアナログである [^{3}H] MeTRH[4] が用いられる. [^{3}H] MeTRH の方が [^{3}H] TRH より高親和性で優れているとの報告もあるが[4], 筆者の経験では両者で差異を認めなかった.

緩衝液としては, リン酸緩衝液は特異的結合は大きいが, やや low affinity, high capacity である[5]. 一方, 50mM Tris-HCl 緩衝液, pH 7.6 (0.05% bacitracin, 0.1% ウシ血清アルブミン含有) の方が high affinity, low capacity である[6]. より正確な RRA としては, 後者の方を採用すべきであろう.

実際には, シナプス膜標品と [^{3}H] TRH または [^{3}H] MeTRH とを混じて, 0℃ (氷水中)[7] で 3~5 時間 incubate し, glass fiber filter (Whatman GF/B または GF/C) による吸引ろ過により B/F 分離を行う. 非特異的結合は 10μM TRH あるいは 1μM MeTRH 存在下の放射能量とする[8].

TRH アナログの RRA 系における交叉反応性から, TRH-R は TRH 分子のほぼ全体の立体構造を認識し, ことに中央のヒスチジン基から C 端側の構造が重要である[8]. TRH-RRA 系は, 生物活性のない TRH free acid には交叉反応性がほとんどなく[6], 生物活性のある TRH アナログに特異的であるので, 新しい TRH アナログのスクリーニングに応用できる.

3) TRH 結合はシナプス膜標品の trypsin 処理で著減し, soybean inhibitor の添加にて保持されることから, TRH-R はタンパク分子と考えられる[7]. また thiol reducing 試薬は TRH-R 結合を著減させるので, TRH-R の機能には SH 基が重要であることが示唆される[7]. TRH のレセプター結合は一般に 2 価の金属イオンによって抑制されるが, 生理的血中濃度に相当する低濃度の Cu^{2+}, Zn^{2+} はかえって結合を著増させる[7]. 近年, マウス下垂体 TRH-R がクローニングされ, その cDNA は 3.8kb の長さで, レセプタータンパクは 393 個のアミノ酸から成ることが明らかにされた[8]. 他の G タンパク結合型レセプターと同様に 7 つの膜貫通部をもつと考えられる.

4) TRH によって GH$_3$ 細胞ではイノシトールリン脂質 (PI) 代謝回転が亢進し, 細胞内 Ca^{2+} が上昇[9], Ca^{2+} 依存性プロテインキナーゼ C によるタンパク質リン酸化が起こる[10]. フォルボルエステルによっても同様のタンパク質リン酸化が起こる. さらに, TRH によりホスホリパーゼ C が活性化されることから, TRH-R は GTP 結合タンパク質を介して PI 代謝回転・Ca^{2+} 動員系に共役していると考えられる.

5) 老齢ラットでは大脳皮質の TRH-R は半減するにもかかわらず, TRH 濃度は変化しない. しかもこの TRH-R の減少は TRH 含量を変化させることなく dihydroergotoxine の慢性投与によって正常化される[11]. このように TRH-R と TRH の間には, 分布だけでなくその変動にも差

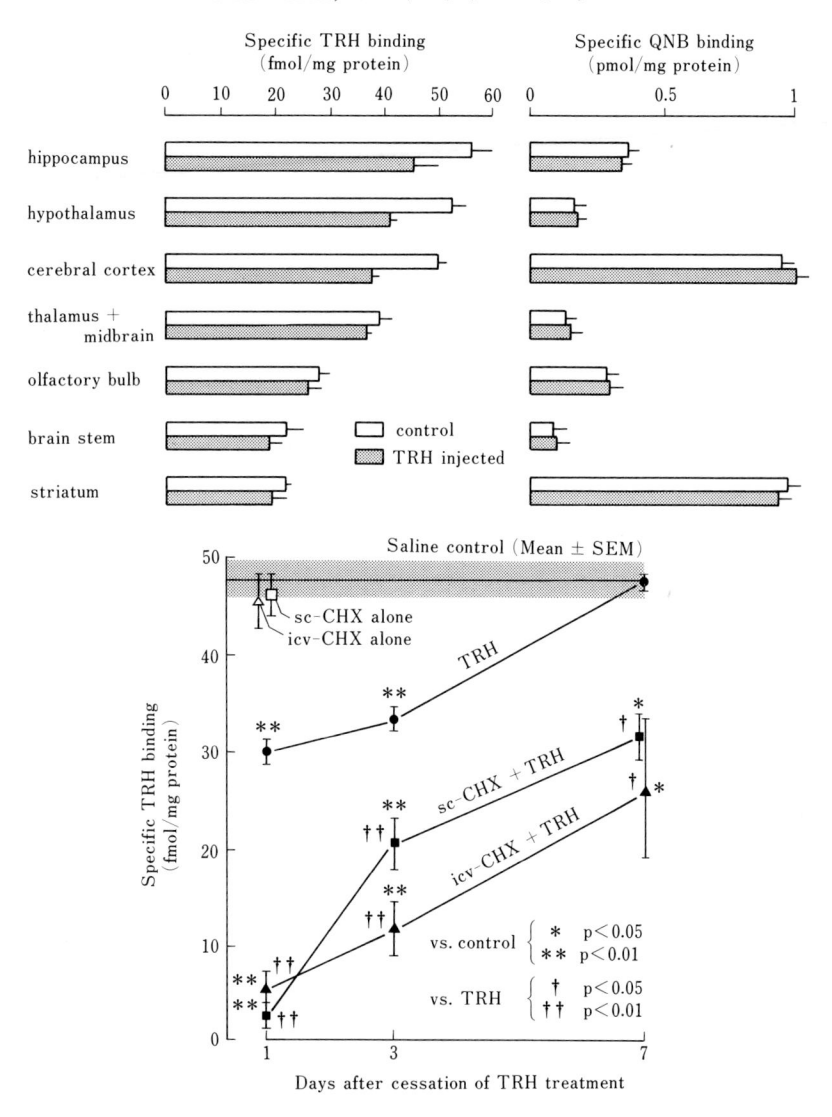

2.21 TRH, ソマトスタチンレセプター

図 2.51 上段：TRH 慢性投与の TRH レセプターとムスカリン性 ACh レセプターに対する影響[12]

TRH (6mg/kg) を 14 日間連続で腹腔内注射すると，TRH レセプター結合のみが特異的に減少し（*p<0.01），同一検体でムスカリン性 ACh レセプター結合を測定したが変化はみられなかった．

下段：TRH 慢性投与によって down-regulate された TRH レセプターの回復過程に及ぼすタンパク質合成阻害薬 cycloheximide（CHX）の影響[13]

TRH (6mg/kg) を 14 日間注射し，その後の TRH レセプター結合の回復を示す．CHX は最終 TRH 注射の 1 時間前に 5 mg/kg を皮下注射（SC），あるいは 4 時間前と 1 時間前に脳室内注射（icv）した．CHX によってタンパク合成を阻害すると，レセプターの回復が著しく遅れる．

異が認められる．TRH を連日投与すると海馬，視床下部，大脳皮質の TRH-R は有意に減少するが，ムスカリン性 ACh-R には変化がない（図 2.51 上段）[12]．TRH 投与を中止すると TRH-R は正常化するが，タンパク合成阻害薬 cyclohex-imide によりこの回復は遅延をする（図 2.51 下段）[13]．すなわち TRH は TRH-R 自身を down-regulate するが，他のレセプターには影響せず，さらにレセプターの調節にはタンパク合成の過程が関与していることを示唆する．ラット扁桃核

kindling モデルにおいて脳内 TRH-R が長期間変化していることも認められている．

6) TRH の脳への総結合量の 65.7% はシナプス膜分画に検出されることより[7]，TRH-R はシナプス膜に存在するものと考えられる．TRH は向下垂体作用を指標として発見されたにもかかわらず，TRH-R は下垂体よりも脳内の方が多い．サル脳内 TRH-R の量は大脳辺縁系に多く，ついで大脳皮質，中脳水道周辺灰白質，視床下部の順に多い（図 2.52）[3]．これは脳内 TRH の情動や意識への作用を示唆する．大脳皮質では TRH 含量は比較的少ないが TRH-R は多いという mismatch が認められる．また 5,7-dihidroxytryptamine を脳室内に注入してセロトニン神経を破壊すると海馬と脊髄ではセロトニン濃度は著減するが，TRH 濃度は脳内では変化がなく脊髄のみで減少しており，脊髄において TRH のセロトニン神経線維内での共存が認められている[14]．しかも脊髄では TRH-R が増加する．近年，脊髄外傷や筋萎縮性側索硬化症に TRH 投与が有効とする報告も散見される．

7) TRH の向下垂体作用とくに成長ホルモン（GH）に対する分泌促進と PRL に対する分泌抑制作用は複雑であるが，後者は視床下部の TRH-R に TRH が作用し，アミン系を介して下垂体での分泌を制御するものと考えられている．TRH は多幸症をきたしたり抗うつ様作用を有するがこの作用の一部は大脳辺縁系の TRH-R を介して

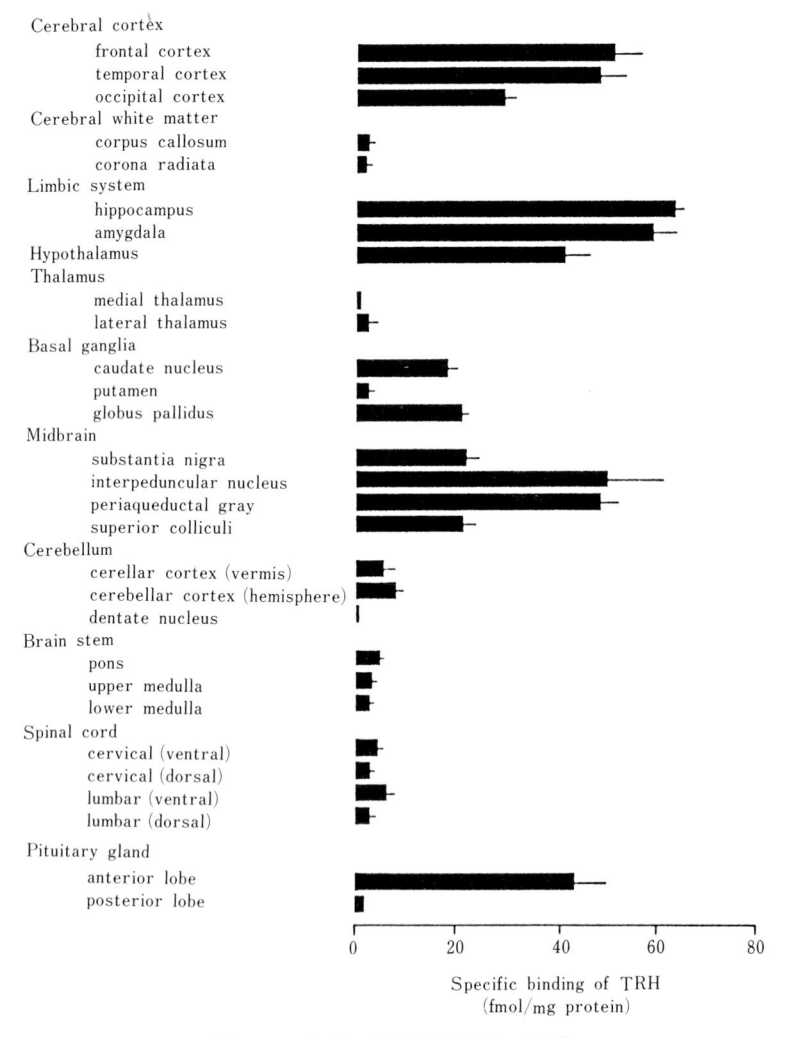

図 2.52 サル脳における TRH-R の分布[3]

発揮されるものと思われる[3,7]. さらに TRH-R 結合は Li^+ によって抑制され, 三環系抗うつ薬によって用量反応的に阻害される[7,8]. これらの成績は TRH が抗うつ薬として使用しうることを示唆する. TRH の意識改善作用は大脳皮質の, 体温上昇作用は視床下部の TRH-R を介するものと考えられる.

b. ソマトスタチンレセプター

1) ソマトスタチン (somatostatin, SS) は GH の分泌抑制因子としてヒツジ視床下部から抽出・同定された14個のアミノ酸からなるペプチドである[15]. SS は中枢・末梢神経系をはじめとし網膜, 甲状腺, 胃, 腸, 膵臓, 副腎などに検出され, GH, TSH などの下垂体ホルモンの分泌抑制作用, 中枢作用に加え消化管ホルモンの分泌抑制作用など多彩な作用を示す. SS は系統発生学的にも古く個体の生命維持に必須の役割を担っていることが推測されている. SS は前駆体 (pre-prosomatostatin) として生合成され[16], その C 末端側にあたる SS-14 さらにその N 末端側の14個のアミノ酸残基を加えた SS-28 が生体内に存在する. SS-14 は脳において作用が強く, 一方 SS-28 は下垂体に作用が強いとされている[17]. 本項では主に中枢神経系における SS およびそのレセプター (SS-R) について論じることとし, 末梢臓器については他の文献[18]を参照されたい.

2) SS-RRA は他の神経ペプチドと同様に, シナプス膜分画 (P_2) あるいは粗膜分画をレセプター標品として使用する. SS はチロシン基をもたないので, この基を導入した数々のアナログが合成され[17], chloramine-T 法, lactoperoxidase 法によりヨード化し放射性ヨード標識リガンドとして用いられている. $[^{125}I\text{-}Tyr^1]$SS-14 は分解酵素に影響されやすく, 分解酵素に対して安定な CGP_{23996}, $SMS_{201-995}$ などのリガンドを使った SS-R のサブタイプの分類も試みられている[17]. $[^{125}I]$-CGP_{23996} は, アデニル酸シクラーゼ (AC) 阻害活性を介する大脳皮質, 下垂体の SS-R に結合するが, AC 阻害活性を有しない皮質グリア細胞の培養系の SS-R には結合しない[19]. $SMS_{201-995}$ の C 末端をアミド化したリガンドは大脳 SS-R によく結合するが, 下垂体 SS-R 結合には影響しない[20]. 筆者らは過去の報告にみられる RRA の手順に基礎的検討 (SS-R 結合に及ぼす緩衝薬の pH, 濃度, 温度および酵素阻害薬の影響) を加え $[^{125}I\text{-}Tyr^{11}]$ SS-14 をリガンドとしてレセプター標品と 50mM HEPES/KOH 緩衝液 (pH 7.5: aprotinin 200KIU, bacitracin 50 $\mu g/ml$, ウシ血清アルブミン, $MgCl_2$) とを 25℃ で 60 分間 incubate し遠沈 ($10000×g$, 3分) により B/F 分離を行っている[17].

3) 近年, ヒトおよびマウスの2種の SS-R がクローニングされ, その cDNA は 4.8 kb, 8.5(2.5)kb であり, レセプタータンパクはそれぞれ 391369 個のアミノ酸からなっていることが明らかにされ, 前者は小腸, 胃に, 後者は小脳, 腎臓に多く存在しているという臓器特異性が明らかになった[32]. また, 他の G タンパク結合型レセプターと同様に 7 つの膜貫通部を有している.

4) SS-R は抑制性 GTP 結合タンパク質 (Gi) を介して AC 系に共役している[21]. また下垂体において, Gi を介し直接 Ca^{2+} の細胞内流入を阻止し, GH 分泌を抑制するという cAMP 非依存性 GH 分泌抑制機構も考えられている[22]. また SS は下垂体での cGMP を上昇させるという報告もある[23].

5) SS-R 調節機構について以下のさまざまな報告がなされている. GH_4C_1 細胞における glucocorticoid 投与は SS-R を減少させる[24]. 甲状腺ホルモン投与は SS-R を増加させる[25]. TRH の短期投与は SS-R を増加させ, 長期投与は SS-R を減少させる. 甲状腺摘出処置では SS 系細胞には変化がないにもかかわらず SS-R が減少する. マウス下垂体腫瘍細胞株に SS を長期投与すると SS に対する反応性が低下し SS-R も down-regulate される[26]. kindling rat では扁桃核, 大脳皮質等で SS-R の減少がみられる[27]. 脳内 SS 減少を惹起する cysteamine 投与で大脳皮質での急激な SS-R 数の増加が起こる[28].

6) 図 2.53 の SS-R のオートラジオグラムに示すように脳内 SS-R は大脳皮質 (ことに内層),

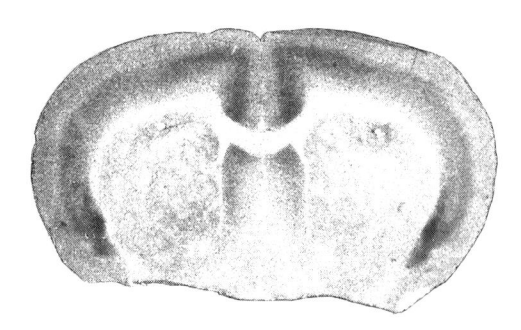

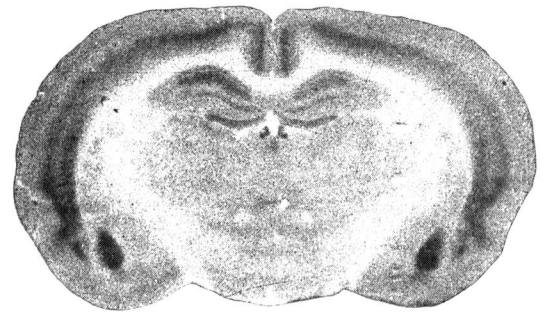

図 2.53　ラット脳における SS レセプター分布のオートラジオグラム

表 2.25　ラット脳内の SS と SS レセプターの分布の比較[29]

Region	Endogenous somatostatin (ng/mg protein)	SS specifically bound (fmol/mg protein)	Receptor/ endogenous somatostatin
cortex	6.72±1.7	155 ±17.6	23.1
thalamus	2.9 ±0.3	89.5± 6.0	30.9
hypothalamus	36.7 ±2.0	79 ± 4.3	2.15
striatum	2.34±0.9	61.5± 4.8	26.3
medulla/pons	3.27±0.3	1.8± 0.15	0.6
cerebellum	0.51±0.08	～ 0.1	0.02

海馬，扁桃核に多く中脳，橋，小脳に少ない傾向があるがリガンドによりその分布はやや異なる．ラット脳内の SS 濃度と SS-R 分布は平行しないという mismatch が存在する(表2.25)[29]．とくに視床下部では SS 濃度が多いにもかかわらず SS-R は比較的少なく，視床下部の SS の大部分は下垂体への作用に向かうものと推測される．

7) SS の脳室内注入により体軸回旋運動，振戦，けいれん発作が起こり[30]，また徐波睡眠や REM 睡眠が抑制される．SS は種々の条件下で体温調節に関与していることがわかっているが，この機序に SS-R がどのように関与しているのかはまだ明らかではない．大脳皮質の SS は総含量としては多く，SS-R 濃度も高いことや，Alzheimer 病での大脳皮質の SS と SS-R の低下[31]などから高次脳機能における SS の重要性が現在注目を集めている．　　〔小川紀雄，浅沼幹人〕

文　献

1) Winokur A, Utiger RD : Thyrotropin-releasing hormone : regional distribution in rat brain. *Science* **185** : 265, 1972.
2) Hokfelt T, Fuxe K, Johansson O, et al : Thyrotropin-releasing hormone-containing nerve terminals in certain brainstem nuclei and in the spinal cord. *Neurosci Lett* **1** : 133, 1975.
3) Ogawa N, Yamawaki Y, Kuroda H, et al : Discrete regional distributions of thyrotropin releasing hormone receptor binding in monkey central nervous ststems. *Brain Res* **205** : 169, 1981.
4) Taylor RL, Burt DR : Species differences in the brain regional distribution of receptor binding for thyrotropin-releasing hormone. *J Neurochem* **38** : 1649, 1982.
5) Sharif NA, Burt DR : Rat brain TRH receptors : kinetics, pharmacology, distribution and ionic effects. *Regul Pept* **7** : 399, 1983.
6) Ogawa N, Hirose Y : TRH receptors in the central nervous system. In : TRH and spinocerebellar degeneration (ed by Sobue I), p 25, Elsevier, Amsterdam, 1986.
7) 小川紀雄 : TRH レセプター．新・脳のレセプター(小川紀雄　編)p 367，世界保健通信社，大阪，1989．
8) Straub RE, Frech GC, Joho RH, Gershengorn MC : Expression cloning of a cDNA encoding the mouse pituitary thyrotropin-releasing hormone receptor. *Proc Natl Acad Sci USA* **87** : 9514, 1990.
9) Ramsdell JS, Tashjian AH Jr : Thyrotropin-releasing hormone (TRH) elevation of inositol triphosphate and cytosolic free calcium is dependent on receptor number. *J Biol Chem* **261** : 5301, 1986.
10) Drust DS, Martin TFJ : Thyrotropin-releasing hormone rapidly activates protein phosphorylation in GH_3 pituitary cells by a lipid-linked protein kinase C-mediated pathway. *J Biol Chem* **259** : 14520, 1984.
11) Ogawa N, Mizuno S, Mori A, et al : Chronic dihydroergotoxine administration sets on receptors for enkephalin and thyrotropin releasing hor-

mone in aged-rat brain. *Peptides* **5** : 53, 1984.
12) Ogawa N, Mizuno S, Nukina I et al : Chronic thyrotropin releasing hormone administration on TRH receptors and muscarinic cholinergic receptor in CNS. *Brain Res* **263** : 348, 1983.
13) Ogawa N, Mizuno S, Ohara S, et al : Effects of cycloheximide and repeated TRH administration on TRH receptors in the mouse brain. *Jpn J Pharmacol* **34** : 119, 1984.
14) Ogawa N, Kabuto H, Hirose Y, et al : Up-reguration of thyrotropin-releasing hormone (TRH) receptors in rat spinal cord after codepletion of serotonin and TRH. *Regul Pept* **10** : 85, 1985.
15) Brazeau P, Vale W, Burgus R, et al : Hypthalamic polypeptide that inhibits the secretion of immunoreactive pituitary growth hormone. *Science* **179** : 77, 1973.
16) Shen LP, Rutter WJ : Sequence of the human somatostatin I gene. *Science* **224** : 168, 1984.
17) 佐藤博彦, 小川紀雄 : ソマトスタチンレセプター. 新・脳のレセプター（小川紀雄　編）p 398, 世界保健通信社, 大阪, 1989.
18) 矢内原昇 : ソマトスタチン. 日本臨牀 **47**（増刊 Receptor）: 262, 1989.
19) Chneiweiss H, et al : Somatostatin receptors on cortical neurons and adenohypophysis : comparison between specific binding and adenylate cyclase inhibition. *Eur J Pharmacol* **138** : 249, 1987.
20) Heiman ML, et al : Differential binding of somatostatin agonists to somatostatin receptors in brain and adenohypophysis. *Neuroendocrinol* **45** : 429, 1987.
21) Koch BD, Schonbrunn A : The somatostatin receptor is directly coupled to adenylate cyclase in GH_4C_1 pituitary cell membrane. *Endocrinol* **114** : 1784, 1984.
22) Koch BD, Blalock JB, Schonbrunn A : Characterization of the cAMP-independent actions of somatostatin in GH cells 1,11. *J Biol Chem* **263** : 216, 1988.
23) Kaneko TH, Oka H, Munemura M, et al : *Biochem Biophys Res Commun* **61** : 53, 1974.
24) Schonbrunn A : Glucocorticoids down-regulate somatostatin receptors on pituitary cells in culture. *Endocrinol* **110** : 1147, 1982.
25) Hinkle PM, Perrone MH, Schonbrunn A : Mechanism of thyroid hormone inhibition of thyrotropin-releasing hormone action. *Endocrinol* **108** : 199, 1981.
26) Reisine T, Axelroad J : Prolonged somatostatin pretreatment desensitizes somatostatin's inhibition of receptor-mediated release of adenocorticotropin hormone and sensitizes adenylate cyclase. *Endocriol* **113** : 811, 1983.
27) Kato N, Higuchi T, Friesen HG, et al : Changes of immunoreactive somatostatin and β-endorphine content in rat brain after amygdaloid kindling. *Life Sci* **32** : 2415, 1983.
28) Srikant CB, Patel YC : Cysteamine-induced depletion of brain somatostatin is associated with upregulation of cerebrocortical somatostatin receptors. *Endocrinol* **115** : 990, 1984.
29) Srikant CB, Patel YC : Somatostatin receptors : identification and characterization in rat brain membranes. *PNAS USA* **78** : 3930, 1981.
30) Cohn ML, Cohn M : 'Barrel rotation' induced by somatostatin in the non-lesioned rat. *Brain Res* **96** : 138, 1975.
31) Beal MF, Mazurek MF, Tran VT, et al : Reduced numbers of somatostatin receptors in the cerebral cortex in Alzheimer's disease. *Science* **229** : 289, 1985.
32) Yamada Y, Post SR, Wang K, et al : Cloning and functional characterization of a family of human and mouse somatostatin receptors expressed in brain, gastrointestinal tract, and kidney. *Proc Natl Acad Sci USA* **89** : 251, 1992.

2.22 バゾプレッシンレセプター

生物進化の過程において，水中から陸上へと生活圏を拡大した高等動物にとって水分の保持は生命維持のためにきわめて重要な機能となった．

生体水分は体重の約2/3を占め，インプットは飲水あるいは物質代謝から生じる水，アウトプットは尿と不感蒸散（呼気，発汗）であり，これらのバランスにより体液の恒常性（homeostasis）が保たれている[1]．

さて，尿流出量の調節因子がバゾプレッシン（vasopressin, VP）であり，強い抗利尿作用があるので抗利尿ホルモン（ADH）とも呼ばれている．ヒトを含めた多くの哺乳動物では8-アルギニンバゾプレッシン（8-arginine vasopressin, AVP）であるが，ブタ，カバでは8-リジンバゾプレッシン（8-lysine vasopressin, LVP）であり，いずれも9つのアミノ酸残基からなるペプチドである（図 2.54 a, b）．

AVP は主として視床下部のバゾプレッシンニューロン神経核，すなわち，視索上核（supraoptic

(a) 1　2　3　4　5　6　7　8　9
　　 Cys・Tyr・Phe・Gln・Asn・Cys・Pro・Arg・Gly(NH$_2$)
　　 ｜ーーーーーーーーーーーー｜
　　 S　　　　　　　　　　　　S

(b) 1　2　3　4　5　6　7　8　9
　　 Cys・Tyr・Phe・Gln・Asn・Cys・Pro・Lys・Gly(NH$_2$)
　　 ｜ーーーーーーーーーーーー｜
　　 S　　　　　　　　　　　　S

(c) 　 1　2　3　4　5　6　7　8　9
　　 O=C・X・Phe・Val・Asn・Cys・Pro・Arg・Gly(NH$_2$)
　　 CH$_2$
　　 ⬡—C
　　 　　｜ーーーーーーーーー｜
　　 　　S　　　　　　　　　S

図 2.54 バゾプレッシンレセプターアゴニスト，アンタゴニストの構造式
（a）AVP：8-arginine vasopressin，（b）LVP：8-lysine vasopressin，（c）バゾプレッシンレセプターアンタゴニストの共通構造の例．
X=O-Methyl-Tyr：V$_1$, X=D-Ile：V$_2$, X=D-Tyr, D-Phe, O-Ethyl-Tyr：V$_1$, V$_2$.

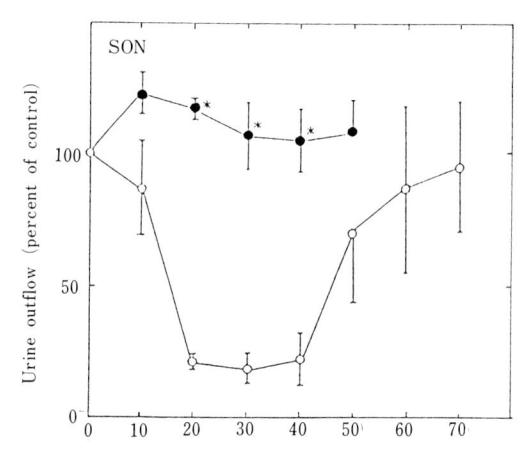

図 2.55 視床下部バゾプレッシンニューロン神経核，視索上核（SON）の刺激による抗利尿作用とそのバゾプレッシンレセプターアンタゴニスト前処置による遮断[7]
○：オキソトレモリン（1 nmol, 1 μl）をSONへ微量注入して刺激した場合，●：バゾプレッシン（V$_1$, V$_2$）レセプターアンタゴニスト，d(CH$_2$)$_5$-D-Tyr^{2}EtVal^{4}AVP 50 μg/kg を40分前に静脈内注射してから○と同様に刺激した場合．
視索上核のムスカリン様レセプター刺激による抗利尿作用がバゾプレッシンレセプターアンタゴニストによって完全に遮断されることを示す．

nucleus）と室傍核（paraventricular nucleus）において合成され，軸索流動により下垂体後葉（神経下垂体）に輸送され貯蔵される．これらの神経核が刺激されるとAVPは血中に遊離され，血中AVPは，腎の遠位尿細管，集合管のバゾプレッシンV$_2$レセプターを介して水の再吸収を促進することによって，上記の抗利尿作用がひき起こされる[2〜6]（図 2.55）[7]．

また，感受性はやや低いが，血管平滑筋のバゾプレッシンV$_1$レセプターを介して血管収縮をひき起こす．このようにAVPは血液量と血管緊張を高める方向に作用している．

a. 同定（図 2.54 参照）

アゴニスト：AVP（8-arginine vasopressin），

LVP（8-lysine vasopressin）

V_1アゴニスト：Phe^{2}Ile^{3}Orn^{8}VP

V_2アゴニスト：dDAVP（1-desamino-8-D-arginine vasopressin：desmopressin），dVal^{4}DAVP

V_1アンタゴニスト：d(CH$_2$)$_5$Tyr^{2}MeAVP，d(CH$_2$)$_5$Val^{4}DAVP

V_2アンタゴニスト：d(CH$_2$)$_5$D-Ile^{2}AVP

V_1，V_2アンタゴニスト：d(CH$_2$)$_5$Tyr^{2}EtVal^{4}AVP，d(CH$_2$)$_5$D-Tyr^{2}Val^{4}AVP，d(CH$_2$)$_5$D-Phe^{2}Val^{4}AVP

同定用標識リガンド：アゴニスト：[^{3}H]AVP，[^{3}H]LVP V_1アンタゴニスト：[^{3}H]SKF 101926．

〔結合実験〕

レセプター標品と[^{3}H]AVPを25°C前後で一定時間（30分～数時間）インキュベートし，ゲルろ過を行う．メディウム中に，バッファー（Tris, HEPES）のほか，MgCl$_2$（3～10 mM），NiCl$_2$（10 mM），ウシ血清アルブミン（0.1～1％），benzamidine, phenanthrolineなどが結合量の増加，AVP分解抑制のため添加される．特異的結合は非標識AVP存在下と非存在下の結合量の差から求める．

〔生物活性実験〕

in vivoでは，AVPを静脈内に注射し抗利尿作用（図2.56），血圧上昇を測定する．

in vitroでは，培養細胞系，血管条片，血小板にAVPを添加し，Ca^{2+}代謝，ポリホスホイノシチド（polyphosphoinositide, PI）反応，cyclic AMP（cAMP）レベル，血管収縮，血小板凝集反応を測定する．

これらの実験系に選択的アゴニスト，アンタゴニストの効果を調べ，V_1かV_2かを同定する．

b. 分子的性質

AVPレセプターは可溶化により結合能が失活するので，可溶化に成功しておらず，精製は困難である．

分子量はradiation inactivation法により，V_1レセプター（ラット肝）では76±8 kDa，V_2レセプター（ラット腎）では95±4 kDa，同（ウシ腎）では108±11 kDaである[8]．

photoaffinity labelling法により，V_1レセプター（ラット肝）では30 kDaと38 kDaとがラベルされ[9,10]，V_2レセプター（ウシ腎）では30 kDaと60 kDaとがラベルされる．V_1レセプターもV_2レセプターもヘテロダイマーである可能性がある[11]．

c. レセプター後のシグナル伝達機構
（図2.57）

V_1レセプター刺激は細胞内遊離Ca^{2+}イオンを上昇させ，ポリホスホイノシチド（polyphosphoinositide）の代謝回転上昇（PI反応）をひき起こす[12]．

ラット肝細胞のV_1レセプター刺激によって，細胞内のCa^{2+}イオンは速やかに上昇し，30秒以内にピークとなる．このとき各種ポリホスホイノシチドの代謝回転が上昇するが，イノシトール（1,4,5）-三リン酸（IP$_3$）の初期上昇と細胞内Ca^{2+}の上昇とが一致しており，IP$_3$がCa^{2+}上昇のセカンドメッセンジャーとして働いている可能性があ

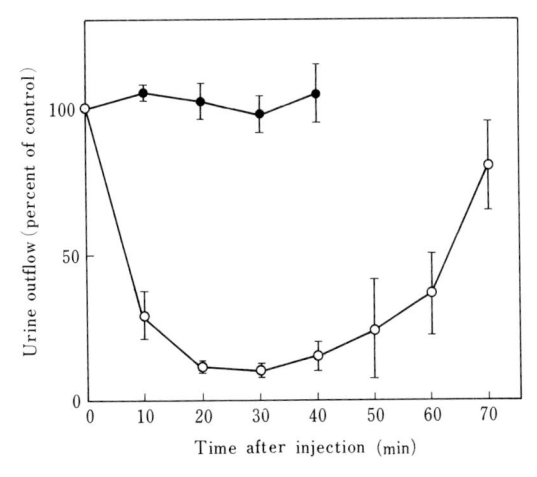

図2.56 バゾプレッシンの生物活性実験．ラットの抗利尿作用
○：8-アルギニンバゾプレッシン（AVP）4 mU（25 ng/kg）静脈内注射，●：図2.55と同様バゾプレッシンレセプターアンタゴニストを前処置後，○と同様にAVPを注射した．縦軸：尿流出速度をAVP投与前の尿流出速度（約0.1 ml/分）の％で表現．横軸：AVP注射後の時間（分）．AVPの抗利尿作用がAVPレセプターアンタゴニスト前処置で完全に遮断されることを示す．

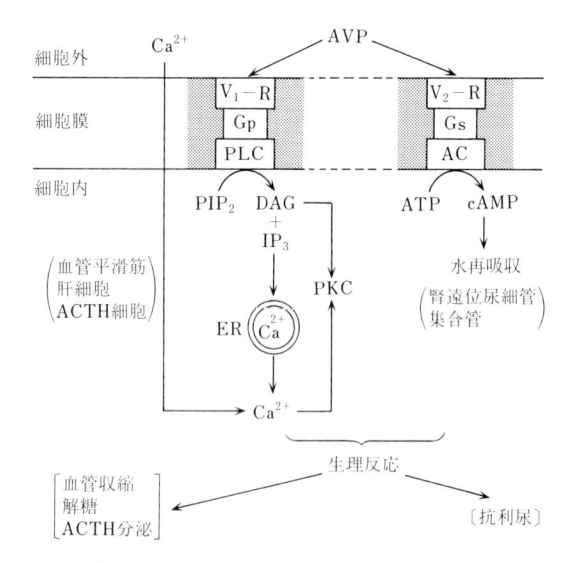

図 2.57 バゾプレッシンレセプターによるシグナル伝達
AVP：8-アルギニンバゾプレッシン，V_1-R：V_1 レセプター，V_2-R：V_2 レセプター，Gp, Gs：ホスホリパーゼ C (PLC)，アデニル酸シクラーゼ (AC) を活性化する促進性 G タンパク質，PIP_2：ホスファチジルイノシトール 4,5-二リン酸，DAG：1,2-ジアシルグリセロール，IP_3：イノシトール 1,4,5-三リン酸，cAMP：サイクリック AMP，ER：小胞体，PKC：プロテインキナーゼ C.
（ ）内は分布している組織，〔 〕内は発現される生理反応．

る[13]．同様のことが，ラット大動脈平滑筋細胞の V_1 レセプター刺激で認められる[14]．一方，V_2 レセプター刺激は促進性 G タンパク質（Gs）を介して，アデニル酸シクラーゼ（adenylate cyclase）を活性化し，細胞内の cAMP レベルを上昇させる[12,15~17]．

腎上皮細胞の V_2 レセプター刺激によってアデニル酸シクラーゼが活性化される[18]．この活性化は GTP 添加によって抑制され，この GTP 抑制作用は百日咳菌毒素（pertussis toxin）によって消失する．したがって，この GTP 抑制は抑制性 G タンパク質（Gi）を介しているらしい[18]．

d. 機能の調節
（1）脱感作

AVP に細胞が予め曝露されていると，AVP に対して特異的に反応性が減弱する（同質脱感作 homologous desensitization）[19]．V_1 レセプターを介する細胞内 Ca^{2+} 上昇，PI 反応においても，V_2 レセプターを介する細胞内 cAMP レベルの上昇反応においても脱感作が認められる．V_2 レセプターの脱感作は AVP と結合したレセプターが Gs を活性化できなくなることによる．

（2）V_1 レセプターによる V_2 レセプターの調節

腎集合管は腎髄質間質細胞（renal medullary interstitial cells）と隣接しており，この間質細胞には V_1 レセプターがあり，その刺激によって PGE_2 合成が促進される．腎集合管において，遊離された PGE_2 は PGE_2 レセプターと Gi を介してアデニル酸シクラーゼを阻害し，V_2 レセプター刺激による Gs を介する本酵素の活性化による細胞内 cAMP 上昇に拮抗する．

V_2 レセプター刺激による細胞内 cAMP レベル上昇は，薬物（Ca イオノフォア，フォルボールエステル）によるプロテインキナーゼ C (protein kinase C) 活性化によって抑制される[20] 腎集合管に V_1 レセプターと V_2 レセプターが共存しているならば，V_1 レセプターによるプロテインキナーゼ C の活性化が V_2 レセプターに抑制をかける可能性もある．

e. 分布（細胞内分布および組織分布）
（図 2.57）

AVP レセプター（V_1 も V_2 も）細胞膜表面に分布している．組織内分布は，

V_1 レセプター：血管平滑筋，肝細胞，血小板，下垂体前葉 ACTH 細胞，頸部交感神経節．

V_2 レセプター：腎遠位尿細管，同集合管．

腎糸球体や腎髄質の血管（vasa recta）には V_1 レセプターがあり，血管収縮を起こす[21]．

下垂体前葉 ACTH 細胞の V_1 レセプターはリガンドの選択性より他の組織（血管平滑筋など）の V_1 レセプターと異なっているので，V_{1b} あるいは V_3，他の組織の V_1 レセプターを V_{1a} と呼ぶことがある．

f. 生理的意義および病態的意義

下垂体後葉から血中への AVP の分泌は主として脱水による血液浸透圧の上昇により浸透圧受容

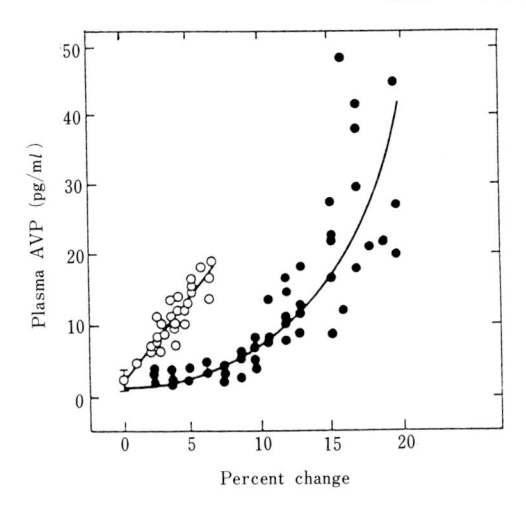

図 2.58 血漿浸透圧上昇と血液量減少による血漿バゾプレッシンレベルの上昇[22]
○：血漿浸透圧上昇の%，●：血液量減少の%，AVP：8-アルギニンバゾプレッシン．
血漿のバゾプレッシンレベルの上昇は腎の V_2 レセプターを刺激し，水分再吸収を促進させることによって，血漿浸透圧を下降させ，血液量を増量させ，恒常性が維持される．

器（osmoreceptor）を介して促進され[22]（図 2.58），AVP が腎遠位尿細管，集合管の V_2 レセプターを刺激し，水輸送粒子含有小管（cytoplasmic tubules containing water-conducting particles）による水の再吸収を促進し，血漿浸透圧を下げる方向に作用する．過度の飲水による血漿浸透圧の低下時にはこの逆の作用で血漿浸透圧を上げる（ネガティブフィードバック）．

大出血のような著しい血圧下降時には，圧受容器（baroreceptor）を介して，AVP 分泌が促進され（図 2.58），上記の V_2 レセプターを刺激して水の再吸収を促進し循環血液量を増量させるとともに，血管平滑筋の V_1 レセプターを刺激して血管緊張を高め血圧を回復させる方向に作用する．

先天的に視床下部視索上核・室傍核におけるAVP 合成が障害されるか，腫瘍，外傷，外科手術，炎症，血管障害などにより下垂体後葉からのAVP 分泌が障害されると中枢性尿崩症（central diabetes insipidus）となる．ブラテルボロラット（Brattleboro rats）は先天性中枢性尿崩症ラットである．

これに対して，AVP の分泌は正常であるが，腎ネフロンの V_2 レセプターが障害されると水の再吸収不全によるネフロン尿崩症（nephrogenic diabetes insipidus）となる．これにも先天性（主として伴性劣性遺伝）と後天性とがあり，cAMP 産生が障害されるもの[23]と，cAMP による水再吸収発現過程が障害されるものとがある[24]．

下垂体前葉 ACTH 細胞の V_1 レセプター刺激は，CRF による ACTH の遊離促進作用を相乗的に促進させストレスに対応するらしい[25]．

〔松田友宏〕

文献

1) 松田友宏：水分代謝と摂水行動．神経と代謝調節（嶋津 孝・斉藤昌之編），pp 332-342，朝倉書店，東京，1987.
2) Mori M, Tsushima H, Matsuda T: Antidiuretic effects of oxotremorine microinjected into the hypothalamic supraoptic and paraventricular nuclei in a water-loaded and ethanol-anesthetized rat. *Japan J Pharmacol* **35**: 27-36, 1984.
3) Tsushima H, Mori M, Matsuda T: Antidiuretic effects of alpha- and beta-adrenoceptor agonists microinjected into the hypothalamic supraoptic nucleus in a water-loaded and ethanol-anesthetized rat. *Japan J Pharmacol* **39**: 365-374, 1985.
4) Tsushima H, Mori M, Matsuda T: Antidiuretic effects of alpha- and beta-adrenoceptor agonists microinjected into the hypothalamic paraventricular nucleus in a water-loaded and ethanol-anesthetized rat. *Japan J Pharmacol* **40**: 319-328, 1986.
5) Tsushima H, Mori M, Matsuda T: Antidiuretic effects of methionine-enkephalin and 2-D-alanine-5-methionine-enkephalinamide microinjected into the hypothalamic supraoptic and paraventricular nuclei in a water-loaded and ethanol-anesthetized rat. *Japan J Pharmacol* **42**: 507-515, 1986.
6) Tsushima H, Mori M, Matsuda T: Effects of fentanyl, injected into the hypothalamic supraoptic and paraventricular nuclei, in a water-loaded and ethanol-anesthetized rat. *Neuropharmacology* **29**: 757-763, 1990.
7) Mori M, Tsushima H, Matsuda T: Effect of vasopressin antagonist on antidiuresis by oxotremorine microinjected into the hypothalamic supraoptic and paraventricular nuclei in a water-loaded and ethanol-anesthetized rat. *Japan J Pharmacol* **49**: 357-364, 1989.
8) Crause P, Boer R, Fahrenholz F: Determination of the functional molecular size of vasopressin isoreceptors. *FEBS Lett* **175**: 383-386, 1984.

9) Boer R, Fahrenholz F : Photoaffinity labeling of the V_1 vasopressin receptor in plasma membranes from rat liver. *J Biol Chem* **260** : 15051-15054, 1985.
10) Fahrenholz F, Kojro E, Müller M, Boer R, Löhr R, Grzonka Z : Iodinated photoactive vasopressin antagonists : Labelling of hepatic vasopressin receptor subunits. *Eur J Biochem* **161** : 321-328, 1986.
11) Fahrenholz F, Boer R, Crause P, Tóth V : Photoaffinity labelling of the renal V_2 vasopressin receptor. Identification and enrichment of a vasopressin-binding subunit. *Eur J Biochem* **152** : 589-595, 1985.
12) Michell RH, Kirk CJ, Billah MM : Hormonal stimulation of phosphatidylinositol breakdown, with particular reference to the hepatic effects of vasopressin. *Biochem Soc Trans* **7** : 861-865, 1979.
13) Hansen CA, Mah S, Williamson JR : Formation and metabolism of inositol 1,3,4,5-tetrakisphosphate in liver. *J Biol Chem* **261** : 8100-8103, 1986.
14) Aiyar N, Nambi P, Stassen FL, Crooke ST : Vascular vasopressin receptors mediate phosphatidylinositol turnover and calcium efflux in an established smooth muscle cell line. *Life Sciences* **39** : 37-45, 1986.
15) 松田友宏：薬物受容体．膜と神経・筋・シナプス2（堀田　健・田中　亮編），pp 308-326，喜多見書房，東京，1987．
16) 松田友宏：レセプター．膜と筋にみるカルシウムの作用（堀田　健編），pp 107-126，喜多見書房，東京，1988．
17) 松田友宏：GTP結合蛋白関連試薬（総論）．生体の科学 **40**：461-464，1989．
18) Skorecki KL, Verkman AS, Ausiello DA : Cross talk between stimulatory and inhibitory guanosine 5′-triphosphate binding proteins : Role in activation and desensitization of adenylate cyclase response to vasopressin. *Biochemistry* **26** : 639-645, 1987.
19) Roy C, Hall D, Karsh M, Ausiello DA : Relationship of (8-lysine) vasopressin receptor transition to receptor functional properties in a pig kidney cell line (LLC-PK$_1$). *J Biol Chem* **256** : 3423-3427, 1981.
20) Ando Y, Jacobson HR, Breyer MD : Phorbol myristate acetate, dioctanoylglycerol, and phosphatidic acid inhibit the hydroosmotic effect of vasopressin on rabbit cortical collecting tubule. *J Clin Invest* **80** : 590-593, 1987.
21) Zimmerhackl B, Robertson CR, Jamison RL : Effect of arginine vasopressin on renal medullary blood flow. *Am J Physiol* **76** : 770-778, 1985.
22) Dunn FL, Brennan TJ, Nelson AE, Robertson GL : The role of blood osmolality and volume in regulating vasopressin secretion in the rat. *J Clin Invest* **52** : 3212-3219, 1973.
23) McConnell RF Jr, Lorentz WB Jr, Berger M, Smith EH, Carvujal HF, Travis LB : The mechanism of urinary concentration in nephrogenic diabetes insipidus. *Pediat Res* **11** : 33-36, 1977.
24) Monn E, Osnes JB, Øye I : Basal and hormone-induced urinary cyclic AMP in children with renal disorders. *Acta Pediatr Scand* **65** : 739-745, 1976.
25) Gilles GE, Linton EA, Lowry PJ : Corticotropin releasing activity of the new CRF is potentiated several times by vasopressin. *Nature* **299** : 355-357, 1982.

2.23 ブラジキニンレセプター

ブラジキニン（BK）は，血管の透過性を高めたり，血管平滑筋を弛緩させて血管拡張をおこす物質であり，プロスタグランジン放出をもたらすことも知られている．また，痛覚にも関与し，ニューロトランスミッターの1つである[1]．さらに，BK自身が種々の条件下でマイトジェンとして作用し[2]，細胞増殖調節ペプチドの1つ[3]でもある．BKレセプター分子の性質，サブタイプなどについては明らかでない点も多いが，本稿では細胞増殖を含むシグナル伝達という観点からBKレセプターについて述べたい．

a. ブラジキニンの構造とその生成

BKは9つのアミノ酸からなるペプチドであり，キニンに属する．BKはカリクレインによって，キニノゲンから生成される．そのキニノゲンは肝臓あるいは外分泌腺でつくられ，血漿中を循環して肝臓，膵臓，腸に蓄えられるが，これには2種類あり，高分子キニノゲンおよび低分子キニノゲンと呼ばれる．前者に血漿カリクレインが作用し，BKができる．一方，後者には組織カリクレインが作用してカリジン（Lys-bradykinin）が産生され，さらに血漿アミノペプチダーゼの働きによりBKが産生される．

BKには表2.26のように多くのアナログがあり，des-Arg^9-BKはB$_1$レセプターのアゴニスト，[Tyr-(Me)^8]-BKはB$_2$レセプターのアゴニストとして作用する[4]．[Hyp^3]-BK，[Hyp^3]-Lys-BK[5]，[Phe^{8}Ψ(CH$_2$-NH)Arg^9]BK[6]もB$_2$レセプターに選択的なアゴニストである．一方，des-Arg^9-[Leu^8]BKはB$_1$レセプターのアンタゴニストである[4]．そのほかに多くのBKアナログがB$_2$レセプターのアンタゴニストとして作用するが，その多くは7位のL-プロリンがD-フェニルアラニンに置換された[DPhe^7]の構造をもっている[7]．

表 2.26 ブラジキニンのアナログ

	名　称	文献
天然型	Bradykinin (Arg Pro Pro Gly Phe SerPro Phe Arg)	
	Lys-bradykinin (kallidin)	
	Met-Lys-bradykinin (Met-kallidin)	
	[HyP^3]-bradykinin	5)
	[Hyp^3]-Lys-bradykinin)	5)
人工型	Tyr^0-BK	
	Tyr^5-BK	
	Tyr^8-BK	
	des-Arg^9-BK	4)
	des-Arg^9-[Leu^8] BK	4)
	[Tyr(Me)^8]-BK	4)
	Thi^{5,8}DPhe^7-BK	7)
	Hyp^{3}DPhe^7-BK	
	DPhe^7-BK	
	DArg [Hyp^{3}Thi^{5,8}DPhe^7] BK	7)
	DArg [Hyp^{2,3}Thi^{5,8}DPhe^7] BK	7)
	[DPal^7] BK	7)
	[DPhe^7] BK	7)
	[Hyp^{3}Thi^{5,8}DPhe^7] BK	7)
	LysLys [Hyp^{2,3}Thi^{5,8}DPhe^7] BK	7)
	LysLys [Thi^{5,8}DPhe^7] BK	7)
	DArg [Hyp^{2}DPhe^7] BK	7)
	DArg [Hyp^{3}DPhe^7] BK	7)
	[DNal^{1}Thi^{5,8}DPhe^7] BK	7)
	Gly^{6}Leu^{5,8}DPhe^7] BK	7)
	[FDF^7] BK	
	DArg [FDF^7] BK	
	[Phe^{8}ψ(CH$_2$-NH)Arg^9] BK	6)

BKの血漿中の半減期は約15秒と非常に短く，肺血管床を1回通過すると，80〜90％が血管床のキニナーゼIおよびII（アンギオテンシンI変換酵素）により分解される[7]．

b. BKレセプター

BKレセプターは子宮，小腸，大動脈，腎臓，心臓，脊髄などに広く分布し[3,8]，in vitroでも内皮細胞，上皮細胞，線維芽細胞，神経細胞に分布する[9]（表2.27）．BKレセプターは，RegoliとBarabéによりB$_1$とB$_2$という2種類のレセプターに分類されている[4]．すなわち，ウサギの大動脈で

表 2.27 ブラジキニンレセプターの存在が報告されている細胞型

細胞型	種，臓器，細胞株	リガンド	アフィニティー
上皮細胞	ギニアピッグ小腸，大腸	^{3}H-BK	5 nM
	ギニアピッグ小腸，心臓，腎臓	^{3}H-BK	① 0.9 nM ② 0.01 nM
	ラット小腸	[^{125}Tyr]^8-BK	0.7 nM
	ウシ子宮	^{125}TyrLys-BK	0.2〜0.35 nM
	ラット子宮	^{3}H-BK	① 1 nM ② 16 pM
	A 431 細胞株	^{3}H-BK	7.3 nM
線維芽細胞	ヒト包皮	^{3}H-BK	4.6 nM
	ウシ子宮	BK	0.225 nM
	3 T 3 細胞株	^{3}H-BK	3.1 nM
	Rat 1 細胞株 (ras 癌遺伝子によりトランスフェクト)	[^{125}Tyr]^8-BK	3.5〜5 nM
	Rat 13 細胞株 (Ha-ras 13 によりトランスフェクト)	^{3}H-BK	① 4.9 nM ② 2.7 pM
神経細胞	ラット脳	^{125}TyrBK	① 1 nM ② 16 nM
	ギニアピッグ脳	^{3}H-BK	75 pM
	ヒト下垂体腫瘍	^{3}H-BK	4.8 nM
	NIE-115 細胞株（神経芽細胞腫）	^{3}H-BK	① 4.9 nM ② 0.93 nM ③ 0.83 pM
	NG 108-15 細胞株（神経芽細胞腫×神経膠腫）	^{3}H-BK	① 9.3 nM ② 0.8 nM
内皮細胞	ウシ肺動脈	^{3}H-BK	1.28 nM

は，レセプターに対するリガンドのアフィニティーが des-Arg^9-BK＞BK≫[Tyr-(Me)^8]-BK の順であり，このタイプのレセプターを大動脈性あるいは B_1 レセプターと呼んでいる．それに対し，ウサギ頸静脈やイヌの頸動脈では，アフィニティーが [Tyr-(Me)^8]-BK＞BK≫des-Arg^9-BK であり，これが B_2 レセプターである．

B_1 レセプターは，in vivo では通常の条件下では存在しないが，リポ多糖やトリトン X-100 刺激によって出現する[10]．また，組織が外傷を受けた場合にも出現する[3]．この B_1 レセプターはリガンドと結合すると，レセプター数および感受性が増す性質がある[3]．この現象はシクロヘキシミドとアクチノマイシンにより完全に消失し，プロスタグランジンやカテコールアミンの作用を介するものではなく，de novo 合成の直接作用による[11]．B_1 レセプターは，in vivo で高血圧や冠血管拡張のような BK の作用に関わっている[3]．

一方，B_2 レセプターは in vivo で種々の細胞において形質膜に安定して存在する．B_2 レセプターを介する反応は種々の因子により影響をうける[3]．たとえば，子宮ではステロイドホルモンによって[3] BK に対する B_2 レセプターの感受性が増大する．線維芽細胞において，イノシトールリン脂質代謝およびアラキドン酸動員は B_2 レセプターを介し，DNA 合成抑制作用は B_1 レセプターを介しており，B_1，B_2 2 種のレセプターはたがいに独立していると考えられている．

B_2 レセプターは 1 種類という説[2,9]と，アフィニティーの差により 2 種類のサブタイプがあるとする説[2,12]がある．同一細胞に B_2 レセプターのサブタイプが 2 種類存在する場合には，0.5〜5 nM 程度の解離定数をもつ高密度のレセプターと，pM オーダーの解離定数をもつ低密度のレセプターとが存在する[2,3,12]．また，神経細胞では 3 種類のサブタイプが存在するという説[9]もあり，B_2 レセプターのサブタイプの種類については統一見解が得られていない．たとえば，BK によって促進されるイノシトールリン脂質代謝とプロスタグランジン産生はそれぞれ独立に起こり，B_2 レセプターがホスホリパーゼ C（PLC）とホスホリパーゼ A_2（PLA_2）と別々に共役していることを示す[13]．また，B_2 レセプターのアンタゴニストの 1 つである [Thi^{5,8}-DPhe^7]-BK が，ある種の神経細胞ではアゴニストとして働くこと[14]，さらに，[Hyp^3-DPhe^7]-BK に対する反応性がシナプス前とシナ

プス後で異なること[15]などの知見も，B_2レセプターに複数のサブタイプが存在することを示唆する．

c. B_2レセプターを介する情報伝達

BKが形質膜レセプターに結合すると，イノシトールリン脂質代謝が促進する．すなわち，PLCの活性化により，ジアシルグリセロール（DG）が産生され，プロテインキナーゼCの膜移行（活性化）とイノシトール1,4,5-トリスリン酸（IP_3）による細胞内Ca^{2+}動員が起こる．たとえば神経芽細胞腫NCB-20では，BK刺激によりDGはIP_3のピークに一致する一過性の増加と，その後の持続的な増加の2相性を示す（図2.59）．第1相のDG上昇はホスファチジルイノシトール4,5-ビスリン酸（PIP_2）に，第2相はホスファチジルコリン（PC）に由来する[16]．DGの第1相と同時に産生されたIP_3により，小胞体のCa^{2+}が動員され，細胞内遊離カルシウム濃度$[Ca^{2+}]i$が上昇する．

ところで，リガンド刺激をうけたB_2レセプターは，ある種のGTP結合タンパク質（Gタンパク質）を介して情報変換を行う．PLCの活性化に関与するGタンパク質に関しては，百日咳毒素（PT）に対して非感受性のGタンパク質[17,18]と感受性のもの[14,19,20]とがあり，さらにこれらのなかにも多様性が示唆されていたが[19,21]，最近いくつかの知見が報告されている．すなわち，PLCの中でPLCβは特にGタンパク質により活性化を受けることが明らかになった[22]．PT非感受性のG_qおよびG_{11}はPLC$β_2$を特異的に活性化し，βγサブユニットはPLCβの活性を制御する[23]．したがって，PLCβはGタンパク質のα，βγの両方のサブユニットによる複雑な活性制御を受けていると示唆されている．また，PLC系のみならずPLA_2を介するアラキドン酸遊離が神経芽細胞[9]，MDCK細胞[13]，Swiss 3T3線維芽細胞[24]など種々の細胞でみられるが，特定のGタンパク質とカップルしていると推測されている[22]．

d. B_2レセプターの調節

B_2レセプターは他のレセプターと同様にリガンド刺激後，ダウンレギュレーションを受ける[23]．この点について上皮増殖因子（EGF）のようにインターナリゼーションによって調節されるという説と，レセプターのリン酸化によってレセプター数（密度）が調節される[25]という説がある．ラット13線維芽細胞を非標識BKで前処理すると，2.5時間後には約80％，5時間後にはほぼ100％のレセプターが高アフィニティー型から低アフィニティー型に変わる[25]．ところで，BKによって誘起されるDG，IP_3産生，プロテインキナーゼCの活性化，Ca^{2+}動員などの情報伝達応答は，ボンベシンやバゾプレッシンと比べて，一過性でしかもごく短時間であることから，レセプターのリン酸化による脱感作が推測されている[26]．BKのマイトジェン活性が低いのはこのような短時間応答に起因する．

なお，ras癌遺伝子によってトランスフェクトした細胞では，B_2レセプターの数が増加する[2,27]．したがって，このような細胞では，BKに対するイ

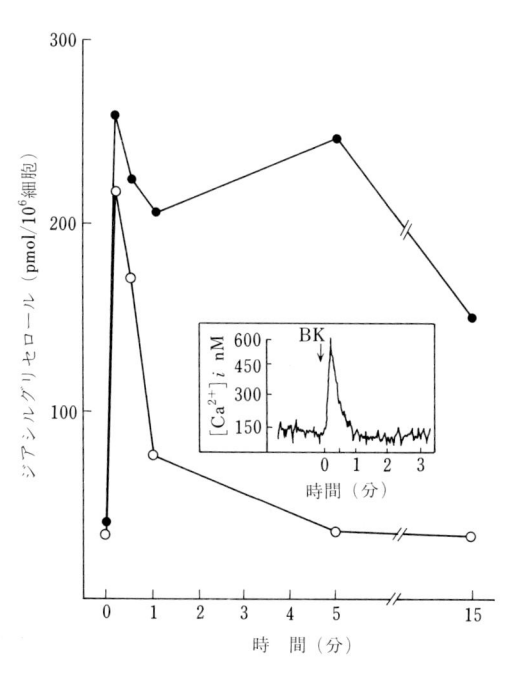

図2.59 NCB-20細胞のブラジキニン刺激による2相性DG産生[21]．
ブラジキニン（BK）1μM添加後のDG産生の経時変化を示した．（●）コントロール細胞，（○）40μM quin 2/AMで10分間処理した細胞．挿入図はfura 2により測定した$[Ca^{2+}]i$の経時変化を示す．

ノシトールリン脂質の分解促進が著しい。このレセプター数の増加は，正常および活性化された ras 遺伝子（Ha, Ki, N）を過剰発現させた細胞でも同じように起こる[27]。レセプター増加の機構については明らかでない。ボンベシンレセプターは，p21^{ras} の過剰発現によって影響されないことから，B$_2$ レセプターの特異性を反映している。ras 癌遺伝子とはまったく異なる dbl 癌遺伝子によってトランスフォームした線維芽細胞においても，B$_2$ レセプター数は増加するが，この場合にはDNA 合成の促進を伴わない[28]。

おわりに　BK レセプターに関して多くの面で研究が進むとともに，種々の実用面での研究も検討されるようになった。たとえば，感覚ニューロンにおける BK レセプターの局在が明らかになり，BK アンタゴニストが鎮痛剤として痛みコントロールに使用できる可能性も出てきた[8]。ところで，平常時における，血液中の BK レベルは非常に低いが，炎症組織においては BK の濃度は高く，マイトジェンとして働くに十分である[3]。このことは，腫瘍細胞周囲の炎症部位で遊離された BK が腫瘍細胞の増殖を刺激している可能性を示唆し，この分野でも BK アンタゴニストが治療剤として実用化される可能性がある。また，基礎的分野では，B$_2$ レセプターのクローニングが行われ[29]，種々の細胞内で発現させることに成功している[30,31]。これらの研究成果によって，BK レセプターのサブタイプの種類およびそれらの活性調節機構も解決されるであろう。

〔清島真理子，森　俊二，野澤義則〕

文　献

1) Perry DC, Snyder SH : Identification of bradykinin receptors in mammalian brain. *J Neurochem* **43** : 1072-1080, 1984.
2) Roberts RA, Gullick WJ : Bradykinin receptor number and sensitivity to ligand stimulation of mitogenesis is increased by expression of a mutant ras oncogene. *J Cell Sci* **94** : 527-535, 1989.
3) Roberts RA : Bradykinin receptors : characterization, distribution and mechanisms of signal transduction. *Progress in Growth Factor Research* **1** : 237-252, 1989.
4) Regoli D, Barabé J : Pharmacology of bradykinin and related kinins. *Pharmac Rev* **32** : 1-14, 1980.
5) Dengler R, Fauβner A, Müller-Esterl W, Rosher AA : [Hyp^3]-bradykinin and [Hyp^3]-Lys-bradykinin interact with B$_2$-bradykinin receptors and stimulate inositolphosphate production in cultured human fibroblasts. *FEBS Lett* **262** : 111-114, 1990.
6) Drapeau G, Rhaleb N-E, Dion S, Jukic D, Regoli D : [Phe^{8}ψ(CH$_2$-NH)Arg^9] bradykinin, a B$_2$ receptor selective agonist which is not broken down by either kininase I or kininase II. *Eur J Pharmac* **155** : 193-195, 1988.
7) Steranka LR, Farmer SG, Burch RM : Antagonists of B$_2$ bradykinin receptors. *FASEB J* **3** : 2019-2025, 1989.
8) Steranka LR, Manning DC, De Haas CJ, Ferkany JW, Borosky SA, Connor JR, Vavrek RJ, Stewart JM, Snyder SH : Bradykinin as a pain mediator : receptors are localized to sensory neurons and antagonists have analgesic effects. *Proc Natl Acad Sci USA* **85** : 3245-3249, 1988.
9) Snider RM, Richelson E : Bradykinin receptor-mediated cyclic GMP formation in a nerve cell population (murine neuroblastoma clone NIE-115). *J Neurochem* **43** : 1749-1755, 1984.
10) Marceau F, Gendreau M, Barabé J, St-Pierre S, Regoli D : The degradation of bradykinin (BK) and of des-Arg-BK in plasma. *Can J Physiol Pharmac* **58** : 536-542, 1980.
11) Regoli D, Marceau F, Barabé J : De novo formation of vascular receptors for bradykinin. *Can J Physiol Pharmac* **56** : 674-677, 1978.
12) Liebmann C, Offermanns S, Spicher K, Hinsch KD, Schnittler M, Morgat JL, Reissmann S, Schultz G, Rosenthal W : A high-affinity bradykinin receptor in membranes from rat myometrium is coupled to pertussis toxin-sensitive G-proteins of the Gi family. *Biochem Biophys Res Commun* **167** : 910-917, 1990.
13) Slivka SR, Insel PA : Phorbol ester and neomycin dissociate bradykinin receptor-mediated arachidonic acid release and polyphosphoinositide hydrolysis in Madin-Darby canine kidney cells. *J Biol Chem* **263** : 14640-14647, 1988.
14) Braas KM, Manning DC, Perry DC, Snyder SH : Bradykinin analogues : differential agonist and antagonist activities suggesting multiple receptors. *Br J Pharmac* **94** : 3-5, 1988.
15) Field JL, Fox AJ, Hall JM, Magbagbeola AO, Marton IKM : Multiple bradykinin receptor B$_2$ subtypes in smooth muscle preparations. *Br J Pharmac* **93** : 284, 1988.

16) Exon JH : Signaling through phosphatidylcholine breakdown. *J Biol Chem* **265** : 1-4, 1990.
17) Jackson TR, Patterson SI, Wong YH, Hanley MR : Bradykinin stimulation of inositol phosphate and calcium responses is insensitive to pertussis toxin in NG115-401L neuronal cells. *Biochem Biophys Res Commun* **148** : 412-416, 1987.
18) Perney TM, Miller RJ : Two different G-proteins mediate neuropeptide Y and bradykinin-stimulated phospholipid breakdown in cultured rat sensory neurons. *J Biol Chem* **264** : 7317-7327, 1989.
19) Fu T, Okano Y, Nozawa Y : Bradykinin-induced generation of inositol 1,4,5-trisphosphate in fibroblasts and neuroblastoma cells : effects of pertussis toxin, extracellular calcium and down-regulation of protein kinase C. *Biochem Biophys Res Commun* **157** : 1429-1435, 1988.
20) Portilla D, Morrissey J, Morrison AR : Bradykinin-activated membrane-associated phospholipase C in Madin-Darby canine kidney cells. *J Clin Invest* **81** : 1896-1902, 1988.
21) Ashkenazi A, Peralta EG, Winslow JW, Ramachandran J, Capon D : Functionally distinct G proteins couple different receptors to PI hydrolysis in the same cell. *Cell* **56** : 487-493, 1987.
22) Rhee SG, Choi KD : Regulation of inositol phospholipid-specific phospholipase C isozymes. *J Biol Chem* **267** : 12393-12396, 1992.
23) Blank JL, Brattain KA, Exon JH : $\beta\gamma$-subunit activation of G-protein-regulated phospolipase C. *J Biol Chem* **267** : 25451-25456, 1992.
24) Burch RM, Axelrod J : Dissociation of bradykinin-induced prostaglandin formation from phosphatidyl-inositol turnover in Swiss 3T3 fibroblasts : evidence for G protein regulation of phospholipase A_2. *Proc Natl Acad Sci USA* **84** : 6374-6378, 1987.
25) Roberts RA, Gullick WJ : Bradykinin receptors undergo ligand-induced desensitization. *Biochemistry* **29** : 1975-1979, 1990.
26) Issandou M, Rozengurt E : Bradykinin transiently activates protein kinase C in Swiss 3T3 cells. *J Biol Chem* **265** : 11890-11896, 1990.
27) Downward J, Gunzburg JD, Riehl R, Weinberg RA : $p21^{ras}$-induced responsiveness of phosphatidyl-inositol turnover to bradykinin is a receptor number effect. *Proc Natl Acad Sci USA* **85** : 5774-5778, 1988.
28) Ruggiero M, Srivastava SK, Fleming TP, Ron D, Eva A : NIH 3T3 fibroblasts transformed by *dbl* oncogene show altered expression of bradykinin receptors : effect on inositol lipid turnover. *Oncogene* **4** : 767-771, 1989.
29) McEachern AE, Shelton ER, Bhakta S, Obernolte R, Bach C, Zuppan P, Fujisaki J, Aldrich RW, Jarnagin K : Expression cloning of a rat B_2 bradykinin receptor. *Proc Natl Acad Sci USA* **88** : 7724-7728, 1991.
30) Taylor L, Ricupero D, Jean JC, Jackson BA, Navarro J, Polgar P : Functional expression of the bradykinin-B_2 receptor cDNA in Chinese hamster lung CCL 39 fibroblasts. *Biochem Biophys Res Commun* **188** : 786-793, 1992.
31) Eggerickx D, Raspe E, Bertrand D, Vassart G, Parmentier M : Molecular colning, functional expression and pharmacological characterzation of a human bradykinin B_2 receptor gene. *Biochim Biophys Res Commun* **187** : 1306-1313, 1992.

2.24 エンドセリンレセプター

1988年，エンドセリン-1(endothelin-1, ET-1)は血管内皮細胞が産生する21残基の強力な血管収縮ペプチドとして報告された[1]．そのユニークな構造と生理活性は内外の多数の研究者の関心をひき，この2年半あまりの間にこのペプチドに関する知見は驚嘆に値する速さで集積した．多くの哺乳類において3種のアイソペプチド（ET-1, ET-2, ET-3)[2]の存在が明らかとされたのち，このETファミリーの各メンバーが中枢神経系，心，内分泌系，腎，呼吸器系などの血管系外の組織でも多彩な活性をもっており，こうした組織におけるそれぞれ特異的な発現が確認され，ETファミリーが生体内においてさまざまな生理的役割を分担していることが示唆されるに至り，当初の血管作動性物質としての枠から大きく踏み出した感がある[3]．エンドセリンレセプターに関しても活発な研究が進められ，分子生物学的，生化学的アプローチによりその一部が明らかになってきた．

a. サブタイプ
―― 比較薬理実験から分子レベルへ

当初ET-1はジヒドロピリジン感受性のL型膜電位依存性カルシウムチャネルの内因性アゴニストとして作用するという仮説が提唱された[1]．しかしこの魅力的な仮説はその後の追究により棄却され，ETに特異的なレセプターの存在が証明された[4]．さらに井上らによる3種のETアイソペプチドの発見[2]，そして3種のアイソペプチドの組織分布および薬理活性がそれぞれ異なることがそれらの間の生理的・病態生理的役割分担を示唆することになり，ひいてはレセプターにサブタイプが存在することが予想されるような実験結果が多数報告されることになった．たとえばETを動物にボーラス静注すると，強力かつ持続的な昇圧活性に先行して一過性の降圧作用が認められるが，ET-3は血管収縮活性に関してはET-1およびET-2の100分の1程度の効力をもつにすぎないのに対し，この一時的な血圧低下作用に着目するとET-3はET-1・ET-2とほぼ同程度の効力をもっている[2]．またWarnerらはラット腸間膜動脈標本を用い，血管平滑筋収縮作用はET-1の方がET-3よりも100倍ほど効力が強いが，血管平滑筋弛緩作用に関してはET-1とET-3はほぼ同程度の効力をもっていると報告している[5]．しかも弛緩反応の閾値はET-1による収縮反応の閾値と比べて2桁近くも低濃度側にずれている．この血管弛緩作用は血管内皮細胞からの内皮由来血管弛緩因子（EDRF)およびプロスタサイクリンの放出を介していると考えられている．このETによるEDRF，プロスタサイクリンの放出は局所の血管拡張をひき起こすほか，血小板の凝集を阻害する．ET-3とET-1の効力を比較すると *ex vivo* 実験における血小板凝集阻害に関してもET-3はET-1とほぼ同等の効力をもっている[6]．これらの観測事実は，血管平滑筋にあるET-1・ET-2に選

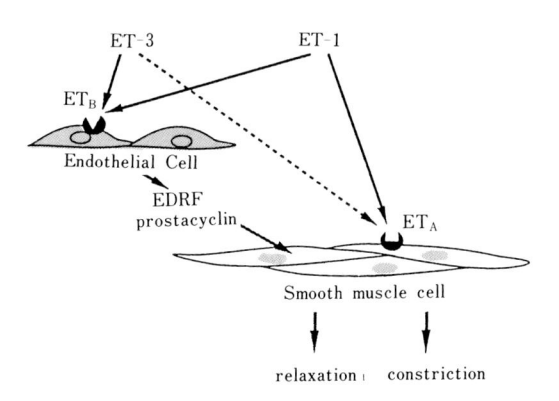

図 2.60 血管内皮と血管平滑筋に対するETの作用（模式図）
ETレセプターのサブタイプがもつ役割のモデル系としての提示した．
ET$_A$は平滑筋に存在し，収縮に関与し，ET$_B$は内皮に存在してEDRF，PGI$_2$の放出にかかわる．ET-3はET$_A$に対する親和性が低いため，ACh（アセチルコリン）などと同様（平滑筋直接作用としては収縮作用をもっているが），内皮を介した血管弛緩因子としての側面を強くもっている．

表 2.28 薬理学的実験系における ET アイソペプチド間の効力の解離

親和性序列	組織・動物種	アッセイ法	文献
ET-1>ET-3	(ほとんどすべての)血管平滑筋	昇圧, 収縮, PI, 結合, etc.	多数
	ヒト気管平滑筋	収縮	a)
	ヒト膀胱平滑筋	収縮	b)
	ラット子宮筋	収縮, PI, 結合	c)
	ラット新生仔心筋	PI, 結合	d)
	仔ウシ副腎皮質球状層細胞	アルドステロン分泌, 結合	e)
	ラット C6 グリオーマ細胞	PI, 結合	f)
	ヒト, マウス線維芽細胞	$[Ca^{2+}]_i$ 上昇, 結合	g)
	ラット骨芽細胞	DNA 合成, PI, 結合, etc.	h)
ET-1≈ET-3	ラット whole animal	一過性降圧	i) 他
	ラット灌流腸間膜動脈	一過性弛緩, EDRF 放出	j)
	ヒト腎盂平滑筋	収縮	b)
	ラット胃	催潰瘍性	k)
	ウサギ whole animal	ex vivo 血小板凝集抑制	l)
	ラット大脳皮質・小脳	PI	m)
	ラットアストロサイト	PI, $[Ca^{2+}]_i$ 上昇	n)
	ラットメサンギウム細胞	PI, 結合	f)
ET-1<ET-3	ラット下垂体前葉細胞	プロラクチン分泌抑制	o)
	ウシ血管内皮細胞	$[Ca^{2+}]_i$ 上昇, 結合	p)

この表では, レセプターが機能的であることを実際に証明している報告のみ掲載した. アッセイ法で, PI はホスホイノシトール回転の促進, 結合はラジオリガンド結合実験.
文献: a) Advenier C, et al: *Br J Pharmacol* **100**: 168-172, 1990. b) Maggi CA, et al: *Gen Pharmacol* **21**: 247-249, 1990. c) Bousso MD, et al: *Biochem Biophys Res Commun* **162**: 952-957, 1989. d) Galron R, et al: *Biochem Biophys Res Commun* **163**: 939-943, 1989. e) Gomez-Sanchez CE, et al: *Hypertension*, in press. f) Martin ER, et al: *J Biol Chem* **265**: 14044-14049, 1990. g) Ohnishi-Suzaki A, et al: *Biochem Biophys Res Commun* **166**: 608-614, 1990. h) Takuwa Y, et al: *Biochem Biophys Res Commun* **170**: 998-1005, 1990). i) Inoue A, et al: *Proc Natl Acad Sci USA* **86**: 2863-2867, 1989. j) Warner TD, et al: *J Cardiovasc Pharmacol* **13**/Suppl 5: S85-S88, 1989. k) Wallace JL, et al: *Eur J Pharmacol* **167**: 41-47, 1989. l) Lidbury PS, et al: *Eur Pharmacol* **166**: 335-338, 1989. m) Crawford ML, et al: *Naunyn Schmiedebergs Arch Pharmacol* **341**: 268-271, 1990. n) Marsault R, et al: *J Neurochem* **54**: 2142-2144, 1990. o) Samson WK, et al: *Biochem Biophys Res Commun* **169**: 737-743, 1990. p) Emori T, et al: *FEBS Lett* **263**: 261-264, 1990.

択性のあるレセプターとは別のサブタイプの EDRF およびプロスタサイクリンの放出に関与するレセプターが血管内皮細胞上に存在し, ET-1 と ET-3 に対してほぼ同程度の親和性をもっているという可能性を強く示唆する(図 2.60). このほかの系でも, ET アイソペプチド間で薬理学的効力あるいは結合実験における親和性の序列が解離する例がいくつか知られている(表 2.28). このように, 現在までのところ, エンドセリンファミリーの薬理活性は, ET-1・ET-2 が ET-3 よりもはるかに高力価な系と, 3者がほぼ同じ効力を示す系(さらに, まだ報告数が少なく確定的とはいい難いが, ET-3 の方が強い系)とに大別することができる. こうした解離が前述のようなレセプターサブタイプの存在を想起させる. 生化学的にもアフィニティークロスリンキングにより分子量とアイソペプチドに対する親和性の異なる 2 ないし 3 種のサブタイプの存在が報告されている[7~9].

また, ET は G タンパク質を介して phospholipase C (PLC)を活性化するということが血管平滑筋細胞, 線維芽細胞, 骨芽細胞などで確認されている一方, ブタ冠動脈平滑筋細胞を用いた whole-cell clumping 法などによって膜電位依存性カルシウムチャネルを何らかの系によって活性

化することが報告されている[11]．また Resink らは phospholipase A_2 を活性化すると報告している[12]．このように細胞内情報伝達機構に複数の系が存在することから，サブタイプによってこのような系が使い分けられているのかもしれない．

このようなサブタイプの存在と各サブタイプの細胞内情報伝達系およびそれぞれの生理的役割の対応を明確にさせるためには，レセプターの cDNA クローニングがきわめて有効な手段となる．内外多数のグループがエンドセリンレセプターのクローニングを試みてきたが，最近筆者らを含む2グループが同時期に異なるサブタイプのエンドセリンレセプターをコードする cDNA のクローニングを報告した（後述）．ここに至り ET レセプターサブタイプの存在が分子レベルで証明されたのである．

b. cDNA クローニング

筆者らはラット肺から調整した poly(A)$^+$RNA より cDNA 発現ライブラリーを作製して COS-7 細胞の一過性発現系を用い，ET レセプターを発現した細胞を ^{125}I 標識 ET-1 を用いた結合実験によってスクリーニングする方法を用いて ET レセプターのサブタイプの1つをコードする cDNA を単離した[12]．このクローンをトランスフェクションした細胞を用いた実験の結果，この cDNA がコードするレセプターは，G タンパク質を介してホスホリパーゼ C と共役しており，ET-1，ET-2 および ET-3 に対してほぼ同様の親和性を有していた．この特性は血管平滑筋，子宮平滑筋や A-10 細胞，Swiss 3T3 細胞などの一部の培養細胞で認められる，ET-1 と ET-2 が ET-3 に対してはるかに高い親和性を示すものとはまったく異なる．そこで内皮および外膜を除去したラット大動脈中膜，および A-10 細胞（ラット大動脈平滑筋由来の培養細胞）由来の poly(A)$^+$RNA を用いてこの cDNA をプローブとしたノーザンブロット分析を行ったが，予想した通りシグナルは検出できなかった．つまりこの cDNA がコードするレセプターは，血管平滑筋などに存在するレセプターとは異なるサブタイプであり，前述の ET アイソペプチド3者がほぼ同じ効力を示す系に対応するものであると考えられる．

一方，荒井らは，ウシ肺から調整した mRNA より作製した λZAP II cDNA ライブラリーを in vitro RNA 転写系として用い，Xenopus 卵母細胞での発現系を用いてスクリーニングし，ET レセプターをコードする cDNA の単離に成功した．この cDNA がコードするレセプターは ET-3 よりも ET-1 にはるかに強い親和性を示していた．

c. サブタイプの分類法

エンドセリンレセプターのクローニングに伴いエンドセリンレセプターは ET-1 と ET-3 の相対的な効力比によって分類されることになった[14]．ET-1 の効力が ET-3 よりも強いものを ET_A サブタイプ，ET-1 の効力が ET-3 とほぼ等しいものを ET_B サブタイプ，また ET-3 の効力が ET-1 よりも強いものを ET_C サブタイプと呼ぶ（表2.29）．

d. 組織分布

クローニングされたレセプター cDNA をプローブとしてノーザンブロット分析によると ET_A レセプターは肺，心，脳などで大量に発現し，ET_B レセプターは脳，肺，眼球，心，腎，副腎などで大量に発現している．こうした組織では以前に ET の結合部位が存在すること[15]，ET が薬理作用をもっていることが報告されている[3]．したがってこうした薬理活性の一部はこれらのレセプターを介していると思われる．

e. 構造

クローニングされた cDNA の塩基配列を決定することにより，2種の ET レセプターの全1次

表2.29 エンドセリンレセプターサブタイプ

Subtype	Affinity rank order	Prototype tissue/effect
ET_A	ET-1≫ET-3	Vascular smooth muscle Vasoconstriction
ET_B	ET-1≈ET-3	Vascular endothelium EDRE/prostacyclin release
ET_C(?)	ET-1≪ET-3	Anterior pituitary cells Inhibition of prolactin release

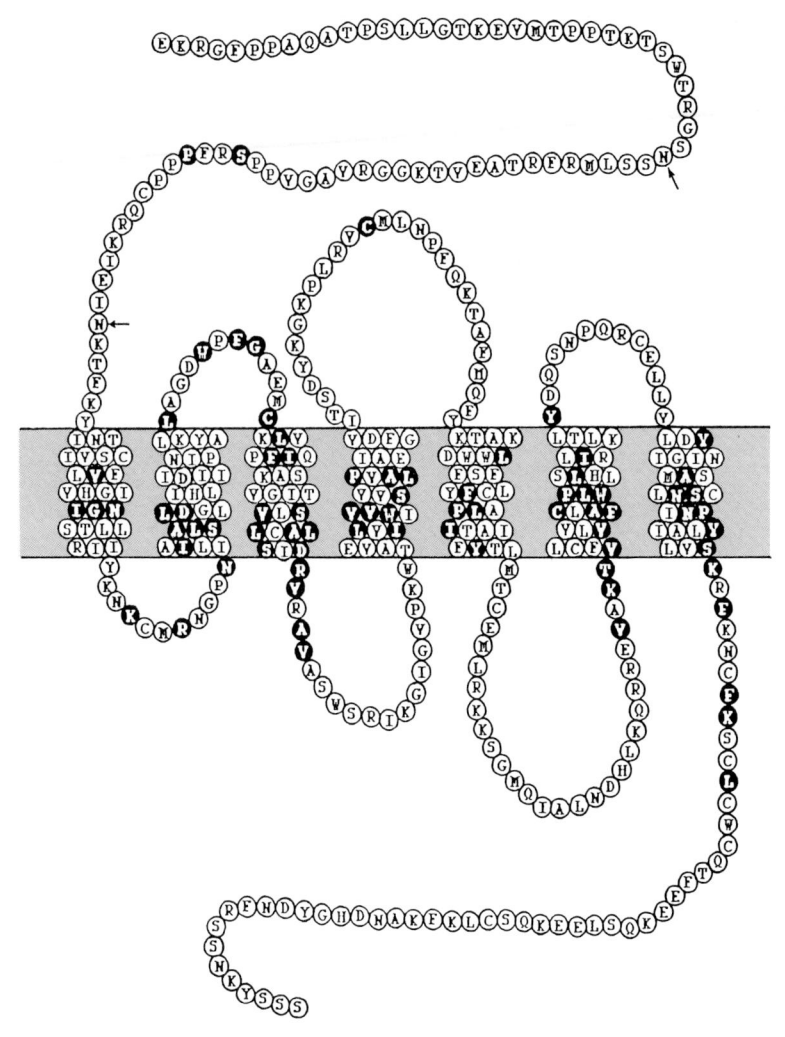

図 2.61 ラット ET_B レセプターの膜貫通様式（模式図）
矢印は N-glycosylation sites.

構造が明らかになった[12,13]．ET_A, ET_B とともに内部に膜貫通部位と推定される疎水性アミノ酸が22から27個連続した部分を7回含んでおり，N末の細胞外部分には2か所 N-linked glycosylation site が存在する．この構造はロドプシンおよび他のGタンパク質関連レセプタースーパーファミリーのメンバーと相同性をもっており，とくに膜貫通部位に1次構造上の相同性が高い．他のGタンパク質関連レセプターと同様に3番目の細胞内ループおよびC末の細胞室内部分にはセリン/スレオニン残基が多く，リン酸化による調整を受けている可能性がある．

ET_A サブタイプは427アミノ酸残基よりなり，推定される分子量は48516であった（糖鎖を除く）．ET_B サブタイプは441アミノ酸残基よりなるがN末に26残基よりなるシグナルペプチドをもっているため成熟型のペプチドは415残基よりなり，分子量は46901と推定される（糖鎖を除く）（図2.61）．ウシ ET_A とラット ET_B はアミノ酸レベルにおいて全体で55％と高いホモロジーをもっている．

f．生 理・病 態

当初報告されたように，ET は局所的な血管トーヌスの調整に大きな役割を果たしていると考えられる[3]．とくに血管内皮細胞にも ET レセプタ

一が存在することから，血管トーヌスの調整のフィードバック機構の存在や，血液中のETによる調節機構の存在を想起させ，きめこまかな調節がなされている可能性がある．加えてETはきわめて強力な血管作動性物質である．したがって局所の炎症や血行障害，硬化巣などによってETによる局所的および体液性の調節機構に破綻がきたされば血管攣縮などの病態に結びつく可能性がある．たとえば異型狭心症，Raynaud現象，クモ膜下出血後の脳血管攣縮[17]などへの関与の可能性が考えられる．

これまでに，ET-1の産生が，培養内皮細胞や単離灌流組織において，トロンビン，TNF, IL-1などによって誘導されることが知られている．*in vivo*においても，腎，心筋への急性虚血侵襲時，またエンドトキシンやサイクロスポリンによる腎障害などで，局所でのET-1濃度の増加が記載されている．このような病態において局所で誘導されたエンドセリンペプチドが，虚血性組織障害に重要な寄与をしている可能性がある．最近，上記のようなペプチドの誘導とともに，病的状態において局所でエンドセリン特異的結合部位の密度も増加していることがわかってきた．Naylerのグループは，冠動脈結紮によるラット心筋虚血-再灌流モデルで，再灌流後に心筋 ^{125}IET-1結合部位数が有意に増加することをみいだした[17]．またKonらは，エンドトキシンあるいはサイクロスポリンの急性投与によるラット腎障害モデルで，やはり腎実質中のエンドセリン結合部位の増加を記載している[18]．その際にKonらは，同じ動物の肝ではエンドセリン結合部位数に有意な変化はなかったとして，この変化が侵襲の実際の標的臓器である腎に特徴的に起こっていると考察している．筆者らもエンドトキシンショック時にレセプターのmRNAが心，肺，腎などの組織において誘導されることを確認している．このような病態において，当該組織がエンドセリンペプチドとエンドセリンレセプターの双方を過剰発現することによって病態にどんな寄与をしているのか，興味がもたれるところである．

おわりに エンドセリンレセプターのクローニングにより，ETの多彩な生理活性の機構の解明に対する大きな前進がみえてきた．一方，種々の病的状態において，ETペプチドとそのレセプターが，病態の進展，とくに局所での組織虚血の発生・増悪にどのようにかかわりをもっているのか，今後のさらなる解明が期待される．

〔桜井　武，眞崎知生〕

文　献

1) Yanagisawa M, et al: A novel potent vasoconstrictor peptide produced by vascular endothelial cells. *Nature* 332: 411-415, 1988.
2) Inoue A, et al: The human endothelin family: three structually and pharmacologically distinct isopeptides predicted by three separate genes. *Proc Natl Acad Sci USA* 86: 2863-2867, 1989.
3) Yanagisawa M, Masaki T: Molecular biology and biochemistry of the endothelins. *Trends Pharmacol Sci* 10: 374-378, 1989.
4) Miyazaki H, et al: Identification of the endothelin-1 receptor in the chick heart. *J Cardiovasc Pharmacol* 13 (suppl 5): S155-156, 1989.
5) Warner TD, et al: Rat endothelin is a vasodilator in the isolated perfused mesentery of the rat. *Eur J Pharmacol* 159: 325-326, 1989.
6) Thiemermann C, et al: Endothelin inhibit *ex vivo* platelet aggregation in the rabbit. *Eur J Pharmacol* 158: 181-182, 1989.
7) Watanabe H, et al: Two distinct types of endothelin receptors are present on the chick cardiac membranes. *Biochem Biophys Res Commun* 161: 1252-1259, 1989.
8) Masuda Y, et al: Two different forms of endothelin receptors in rat lung. *FEBS Lett* 257: 208-210, 1989.
9) Kloog Y, et al: Three apparent receptor subtypes for the endothelin/sarafotoxin family. *FEBS Lett* 253: 199-202, 1989.
10) Goto K, et al: Endothelin activates the dihydropyridine-sensitive, voltage-dependent Ca^{2+} channel in vascular smooth muscle. *Proc Natl Acad Sci USA* 86: 3915-3918, 1989.
11) Resink TJ, Scott-Burden T, Buhler FR: Acitivation of phospholipase A2 by endothelin in cultured vascular smooth muscle cells. *Biochem Biophys Res Commun* 158: 279-286, 1989.
12) Sakurai T, et al: cDNA cloning of the non-isopeptide selective type of endothelin receptor. *Nature* 348: 732-735, 1990.

13) Arai H, et al : Cloning and expression of a cDNA encoding an endothelin receptor, *Nature* **348** : 730-732, 1990.
14) Vane J : Endothelins come home to roost. *Nature* (News & Views) **348** : 673, 1990.
15) Koseki C, et al : Autoradiographic distribution in rat tissues of binding sites for endothelin : a neuropeptide ? *Am J Physiol* **256** : R858-866, 1989.
16) Fujimori A, et al : Endothelin in plasma and cerebrospinal fluid of patients with subarachnoid haemorrhage. *Lancet* **336** : 8715, 1990.
17) Nayler WG : Cardiac endothelin-1 receptors : the effect of ischemia and hypertension. *J Cardiovasc Med Biol* **2** : 158, 1990.
18) Kon V, et al : Glomerular actions of endothelin *in vivo*. *J Clin Invest* **83** : 1762-1767, 1989.

3. チロシンキナーゼ型レセプター

3.1 インスリンレセプター

　インスリンは，標的細胞表面のインスリンレセプター（insulin receptor）に結合後，その多様な作用を発現する．このインスリンレセプターに関して，近年その構造と機能が明らかになり，そのインスリン情報伝達における生理的および病態的重要性が確認されつつある．本稿では，これら最近の研究成果を概説したい．

a. 同　　　定
　種々の生化学的手法により，インスリンレセプターの構造が，タンパクレベルで明らかにされた．すなわち，①インスリンレセプターは分子量135000（αサブユニット）と95000（βサブユニット）の2つのサブユニットより構成されていること，②αとβサブユニットがS-S結合で結ばれより大きい集合体（$\alpha_2\beta_2$）を形成していること，③両サブユニットとも糖鎖をもち，細胞表面に少なくともその一部は存在すること，④αサブユニットにインスリンは結合し[2]，βサブユニットは膜貫通タンパクであり，チロシンに特異的なキナーゼ活性をもつリン酸化タンパクであること[3~5]，⑤αとβサブユニットは，まず分子量210000の1本鎖のポリペプチドの前駆体として生合成されること[6]などが明らかにされた．これら構造的特性をふまえ，以下の同定法が現在用いられている．

（1） α，β両サブユニットの同定
　1） 細胞のタンパクあるいはその糖鎖を各種のラジオアイソトープで標識し，そこからインスリンレセプタータンパクを特異的抗体を用いて免疫沈降し，SDS-PAGEとオートラジオグラフィーで解析する方法．
　2） 特異的抗インスリンレセプターポリクローナル抗体を用いてウェスタンブロッティングで同定する方法．

（2） αサブユニットの同定
　1） ラジオアイソトープで標識したインスリンの特異的結合で解析する方法．
　2） 結合した標識インスリンとレセプターαサブユニットを架橋剤を用いて結合し，このインスリンレセプター複合体をSDS-PAGEとオートラジオグラフィーで解析する方法．

（3） βサブユニットの同定
　1） 細胞を^{32}Pで標識後，インスリンで刺激，細胞を破壊し，インスリンレセプタータンパクを純化後，SDS-PAGEとオートラジオグラフィーで解析することによりβサブユニットの in vivo 系でのリン酸化を同定する方法．
　2） インスリンで細胞を刺激し，破壊後，インスリンレセプタータンパクを純化し，そこに［γ-^{32}P］ATPとMn^{2+}およびチロシンキナーゼの特異的基質を入れ反応後，SDS-PAGEとオートラジオグラフィーで解析することにより in vitro 系でのβサブユニットのチロシン残基の自己リン酸化（autophosphorylation）およびチロシンキナーゼ活性を同定する方法．
　1），2）の同定法においては，ラジオアイソトープを用いるかわりに，リン酸化チロシンを特異的に認識する抗リン酸化チロシン抗体を用い，βサブユニットの同定が可能である．

b. 分子的性質
（1） ヒトインスリンレセプター cDNA より推定される構造
　ヒトインスリンレセプター cDNA がクローニ

3.1 インスリンレセプター

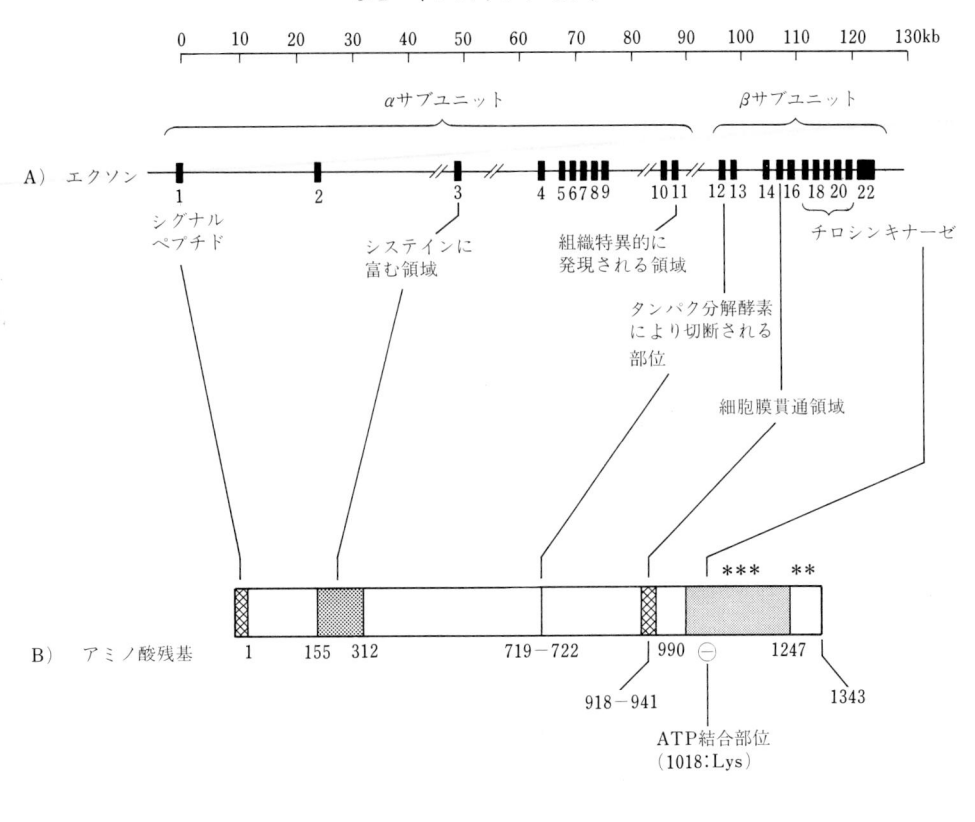

図 3.1 A：ヒトインスリンレセプターの遺伝子（イントロン／エクソン）の構造[46]
B：cDNA より推定されたヒトインスリンレセプターの構造[7]．＊は自己チロシンリン酸化部位を示す（1146, 1150, 1151, 1316 および 1322 の各チロシン残基）．

ングされ，その全アミノ酸配列が解析された結果，以下のことが明らかとなった[7,8]（図3.1）．

1）αサブユニットアミノ酸配列のN末端上流には，メチオニンで始まる27個の疎水性アミノ酸よりなる配列が存在し，これはタンパクを細胞内より膜へ誘導するためのシグナル配列と考えられること．

2）αサブユニットは719個のアミノ酸よりなり，分子量は82400，βサブユニットは620個のアミノ酸よりなり，分子量は69700であること（SDS-PAGEにおける分子量の相違は糖鎖が結合したためと考えられている）．

3）α，β両サブユニットはArg-Lys-Arg-Arg（720〜723番目）という4つの塩基性アミノ酸により1本鎖のポリペプチドとして連結しており，タンパク分解酵素によりこの部分でα，β両サブユニットに切断されると考えられること．

4）Asn-X-Ser/ThrというN結合型の糖鎖結合可能部位がαサブユニットに15個，βサブユニットに4個みいだされ（このうちいくつかのAsnはアミノ酸配列が決定しえなかった点より実際に糖鎖が結合していると考えられた），またβサブユニットには918〜940番目にかけて疎水性アミノ酸が連続している部分があり，この部分により膜を貫通していると考えられること（αサブユニットにはこのような部分はなく膜を貫通していない）．

5）βサブユニットの細胞内部分はほかのレセプターに比し大きく，403個ものアミノ酸より構成されており，他のチロシンキナーゼとよく似たチロシンキナーゼドメイン（990〜1247）をもつこと，さらにATP結合部位に特徴的な，Gly-X-

Gly-X-X-Gly……Val-Ala-Val-Lys という配列が存在し，この1018番目のLysにATPが結合すると考えられ，したがって，βサブユニットにチロシン特異的キナーゼが存在すること．

αサブユニットアミノ酸配列の155～312番目に，26個ものシステイン残基を含む領域が存在し，αサブユニット同士およびα，βサブユニット間のS-S結合形成への関与が推定されている．一方，この領域のインスリン結合部位としての重要性を指摘する報告もある．インスリンとIGF-I (insulin-like growth factor I) レセプターのキメラレセプターを用いた報告によれば，この領域内の230～285番目のアミノ酸配列が，インスリン結合の特異性決定に最も重要であり，それとともに，βサブユニット中のC末端側的300のアミノ酸もインスリン結合部位の形成にかかわっているという[9]．

(2) レセプターのリン酸化とチロシンキナーゼ活性

a) チロシンリン酸化

純化したインスリンレセプタータンパクに，[γ-^{32}P]ATPとMn^{2+}を加えるとβサブユニットのチロシンリン酸化が生じる．インスリンレセプターには特異的なキナーゼ活性が存在するので，これらのリン酸化は自己リン酸化と考えられている[4,5]．このような in vitro のリン酸化によりチロシンキナーゼ活性が上昇し，この活性上昇は結合したインスリンを解離させた後も維持されるが，アルカリホスファターゼによる脱リン酸化により元のレベルまで戻ることが報告されている[10,11]．この in vitro 系におけるリン酸化部位は，キナーゼ部位の中心に存在する1146, 1150, 1151番目のチロシン残基，C末端部位の1316, 1322番目のチロシン残基と考えられている[10]．同じキナーゼ部位あるいはC末端部位のチロシン残基が intact cell の系（in vivo 系）でもリン酸化されており[12,13]，したがってインスリンレセプターキナーゼ活性は intact cell の系でもインスリンがレセプターに結合すると活性化されると考えられる．C末端部位のチロシンリン酸化はキナーゼ活性に影響を与えず，キナーゼドメインのチロシンリン酸化がその活性化に関与すると示唆されてきた[10～13]．1150番目のチロシン残基は pp60src における重要な自己リン酸化部位と相同であり，変異インスリンレセプターによる実験でも，1151番目のチロシン残基とともに，キナーゼの活性化に重要な役割を果たしていることが示された[14]．1146番目のチロシン残基については，変異レセプターを用いた実験で，キナーゼ活性の著明な低下をひき起こすという報告[15]と，活性に影響しないとする報告[16]があり，一定の見解が得られていない．

b) セリン，スレオニンリン酸化

in vitro の系では，βサブユニットのリン酸化は，ほとんどチロシン残基のみであるが，in vivo の系ではセリン，スレオニン残基のリン酸化も認められている[17]．インスリン非添加時に認められるリン酸化はセリン，スレオニンがほとんどであり，インスリン添加により，セリン，スレオニン残基のリン酸化もチロシン残基のリン酸化と同様増加する．このセリンリン酸化部位は，1293, 1294番目のセリンという報告があり，インスリンレセプター分子とともに純化されるインスリン依存性セリンキナーゼがこのリン酸化に関与しているという[18]．しかしながら，これらのセリン，スレオニンリン酸化がレセプターキナーゼ活性にどのような影響を与えるかはいまだ不明である．一方，レセプターβサブユニットをリン酸化する酵素としては，前述のインスリン依存性セリンキナーゼ以外に，プロテインキナーゼCおよびサイクリックAMP依存性キナーゼが知られている．前者は，βサブユニットのセリン，スレオニン両残基[19,20]，後者は，セリン残基をリン酸化し[21,22]，これら残基のリン酸化は，レセプターキナーゼ活性に抑制的に働くといわれている．最近，プロテインキナーゼCによるβサブユニットリン酸化部位の1つが，1336番のスレオニン残基と同定された[23,24]．

c. レセプター後のシグナル伝達機構

インスリンが携えてきた情報は，レセプターに結合後，レセプターに受け継がれ，さらに細胞内に伝達されると考えられる．このインスリンの情報伝達におけるレセプターチロシンキナーゼ活性

の役割は多くの研究者により検討されてきた.抗体を用いた実験では,レセプターのチロシンキナーゼ活性を抑制するモノクローナル抗体を,浸透圧を利用して細胞内に導入すると,ラット脂肪細胞におけるグルコース輸送,Hep G_2 細胞におけるグリコーゲン合成酵素,Chinease hamster ovary(CHO)細胞における S_6 タンパクのリン酸化などのインスリン作用が抑制されたという[25].また,チロシンキナーゼドメイン(1142~1153番目)に対する部位特異的抗体を作製し,これをヒト扁平上皮癌由来のKB細胞に微量注入すると,インスリン添加による膜ラッフル形成が抑制されたという[26].変異インスリンレセプターを用いた実験では,ATPの結合に重要な役割を果たしている1018番目のLysをMet,Arg,Alaの3種類のアミノ酸に変異させたインスリンレセプターが,CHO細胞に発現された.この変異レセプターは,チロシンキナーゼ活性をもたず,グルコース輸送,S_6 タンパクのリン酸化,グリコーゲン合成酵素活性,チミジンの取り込みなどのインスリン作用を伝達しないという[27,28].また臨床例においては,インスリン抵抗性を示す糖尿病男児において,インスリンレセプターキナーゼ活性が大幅に減少していることがみいだされ,レセプター遺伝子が解析された結果,ほとんどのプロテインキナーゼで保持されているGly-X-Gly-X-X-Glyというアミノ酸配列の3番目のGly(996番目)がValに変化していることが推定された[29].実際に,この遺伝子をCHO細胞に発現してみると,レセプターキナーゼ活性をほとんど保持しておらず,糖輸送,グルコースのグリコーゲンへのとり込みに対するインスリン作用が検出できなかった[30].これらの成績は,培養細胞のみならず生体においても,各種のインスリン作用の伝達にインスリンレセプターのチロシンキナーゼ活性が重要な役目を果たしている可能性を示唆している.

この結果,インスリンレセプターチロシンキナーゼによりチロシンリン酸化を受ける細胞内基質がインスリンの情報を伝達するという仮説が提唱された.実際,インスリン刺激により,チロシンリン酸化を受ける,さまざまな分子量をもった(15000~250000)数多くの細胞内基質が同定されてきた[31].なかでも,分子量185000(pp 185)の細胞質タンパクは,in vivo では生理的濃度のインスリンあるいはIGF-I刺激後30秒以内にチロシンリン酸化を受け in vitro 系ではインスリンレセプターの添加によりチロシンリン酸化がひき起こされることから[32,33],当初よりレセプターキナーゼの直接の基質である可能性が高いと考えられていた.このタンパクのcomponentと考えられるIRS-1が,Rothenbergらによりラット肝より精製され[34],次いでそのcDNAクローニングにより,アミノ酸配列が解析された結果[35],IRS-1はキナーゼに似たATP結合部位や多くのセリン,スレオニンリン酸化可能部位とともに少なくとも20個のチロシンリン酸化可能部位を有していた.これらのうち,6個はYMXM配列を,そして3個がYXXM配列を有していた.一方,ホスフォイノシタイド(PI)3-キナーゼ活性が,in vivo 系でインスリン刺激により抗チロシンリン酸抗体免疫沈降分画上で,インスリン濃度および時間依存性に著明に上昇することがみいだされた[36,37].これは,現在,インスリン刺激後,チロシンリン酸化されたIRS-1とPI 3-キナーゼが,IRS-1上のチロシンリン酸化をうけたYMXM配列とPI 3-キナーゼの85 kDaサブユニットのSrc相同領域2(Src homology 2 : SH 2)ドメインを介してcomplexを形成するためであることが明らかとなっている[38,39].また,PI 3-キナーゼ85 kDaサブユニットへのチロシンリン酸化IRS-1の結合が,PI 3-キナーゼ活性を数倍上昇させると報告されている[39].実際インスリン刺激後,intact cellにおいて,PI 3-キナーゼの生成物と考えられるホスファチジルイノシトール(Ptd Ins)3, 4-二リン酸,Ptd Ins 3, 4, 5-三リン酸の上昇が観察されている[37].

インスリンを細胞に作用させると,細胞内タンパク質のセリン・スレオニン残基のリン酸化の誘導が観察される.このセリン・スレオニンのリン酸化により制御される酵素群の代表例として,MAPキナーゼ(別名ERKs)やv-rafの細胞性癌遺伝子であるRaf-1キナーゼがあげられる.MAPキナーゼ活性は,スレオニンとチロシンの

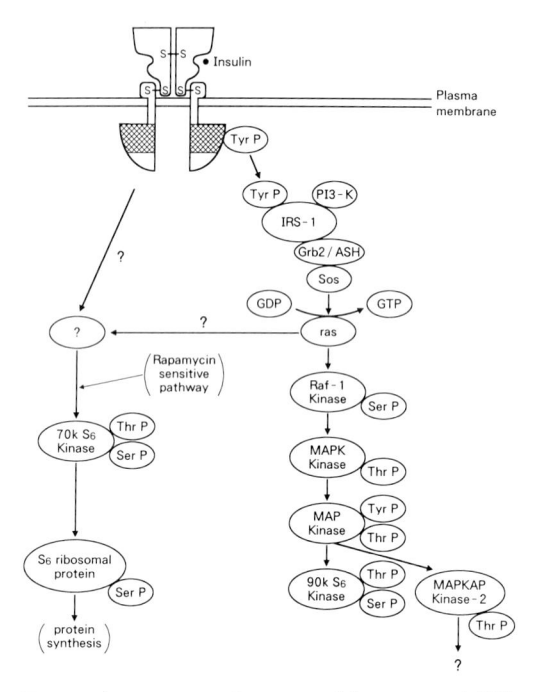

図3.2 インスリンレセプターとリン酸化のカスケード仮説 MAPキナーゼを例に示す（本文参照）．

リン酸化により調節されており[40]，Raf-1キナーゼ活性は主としてセリン残基のリン酸化をうけ活性化されることが明らかとなっている[41~43]．最近，インスリンレセプターからRaf-1そしてMAPキナーゼへの情報伝達機構に関する新知見が相次ぎ，その全容がかなり明らかとなってきた．まず，インスリン刺激後，チロシンリン酸化されたIRS-1にほとんどSH2とSH3ドメインから構成される因子であるAsh/Grb2がそのSH2ドメインを介して結合する[44,45]．Ash/Grb2は線虫の系におけるsem-5あるいはショウジョウバエにおけるDRKの相同因子にあたる．そしてこのAsh/Grb2はそのSH3ドメインを介してRasの活性化因子つまり，不活性型であるRas・GDPから活性型Ras・GTPへのヌクレオチド交換反応を促進する因子であるSosと結合する[46,47]．続いて活性型Ras・GTPがRaf-1キナーゼとRaf-1のN末の制御ドメインを介して直接結合する[48~52]．あわせてRaf-1はRas-GAP (GTPase-activating protein) の活性を阻害するという[50,51]．そしてこのRaf-1キナーゼは，MAPキナーゼキナーゼ[53] (MAPKK, 別名MEK) をリン酸化し，そのMAPキナーゼ活性化活性を上昇させる[54~56]が，この両分子は，Raf-1のC末の活性ドメインを介してcomplexを形成すると考えられている[48]（図3.2参照）．

以上に述べてきたチロシンキナーゼを起点とするリン酸化カスケードがインスリンの情報伝達を担っているとする説に加え，インスリン結合によりひき起こされるレセプターの構造変化の結果，レセプターと他の分子が作用しあい，2次的なシグナルを産生し，インスリンの情報を伝達するのではないかとする説もある．

d. 発現の調節

インスリンレセプターの発現は，細胞の分化および種々のホルモンにより調節されている．筋細胞などにおいては，その分化の過程で，インスリンレセプターのmRNAレベルの上昇，レセプタータンパクの生合成の増加により細胞表面上のレセプター数が増加するという[57]．糖質コルチコイドも同様の機序でレセプター数を増加させる[57]．一方，インスリンを標的細胞に作用させると，細胞表面のレセプター数の減少が起こる (down-regulation)．これは，インスリン結合がレセプターの細胞内への取り込み (internalization) の促進，さらに細胞内でのレセプターの分解促進，生合成抑制を起こすからと考えられている[57,58]．

e. 分　　布

ヒトインスリンレセプターのcDNAクローンには，現在までに2種類のものが知られており，これらは組織によって分布が異なっているという．これら2種類のcDNAクローンとは，αサブユニット内に12個のアミノ酸に相当する塩基配列が存在しない遺伝子 (HIR-A) と存在する遺伝子 (HIR-B) のことをいう[59]．インスリンレセプターのゲノムクローンの解析によればインスリンレセプター遺伝子はイントロンで分けられた22個のエクソンからなり，第11番目のエクソンがこの12個のアミノ酸をコードしている[60]ことが明らかとなった．この第11番目のエクソンは，組織特異的にその発現が調節され，HIR-Bは主に肝

臓に存在し，ほかに神経，腎，筋，皮膚，線維芽細胞などでも認められ，HIR-Aは，現在までに検索された組織すべてでみいだされたという[61]．また，HIR-Bは，HIR-Aと比べ，そのインスリン結合親和性が2～3倍低下しているという[61]．

f. 病態的意義

糖尿病はインスリン作用が相対的に不足することによりもたらされた不均一な成因よりなる疾患である．近年，インスリン非依存性糖尿病症例におけるレセプターチロシンキナーゼ活性の低下や，インスリン抵抗性糖尿病症例におけるインスリンレセプター遺伝子の異常などが明らかにされつつあるが，詳細は他稿に譲る．

おわりに　インスリンレセプターcDNAのクローニングにより，その構造は塩基，アミノ酸のレベルで明らかとなった．またレセプターに内在するチロシンキナーゼ活性がインスリン情報の細胞内伝達に必要であり，それ以降の情報伝達機構も徐々に明らかとなってきた．しかしながら，インスリンのレセプターαサブユニットへの結合がβサブユニットのチロシンリン酸化，さらにチロシンキナーゼ活性の活性化をひき起こす機構などいまだ明らかでない．今後の発展に期待したい．　　　　　　　〔米澤一仁，横野浩一，春日雅人〕

文　献

1) Kasuga M, Hedo JA, Yamada KM, Kahn CR: The structure of insulin receptor and its subunits: evidence for multiple nonreduced forms and a 210,000 possible proreceptor. *J Biol Chem* **257**: 10392-10399, 1982.
2) Plich PF, Czech MP: The subunit of the high affinity insulin receptor. *J Biol Chem* **255**: 1722-1731, 1980.
3) Kasuga M, Karlsoon FA, Kahn CR: Insulin stimulates the phosphorylation of the 95 K subunits of its own receptor. *Science* **215**: 185-187, 1982.
4) Kasuga M, Fujita-Yamaguchi Y, Blithe D, Kahn CR: Tyrosine-specific protein kinase activity is associated with the purified insulin receptor. *Proc Natl Acad Sci USA* **80**: 2137-2141, 1983.
5) Roth RA, Cassell DJ: Insulin receptor: evidence that it is a protein kinase. *Science* **219**: 299-401, 1983.
6) Hedo JA, Kahn CR, Hayashi M, Yamada KM, Kasuga M: Biosynthesis and glycosylation of insulin receptor: evidence for a single polypeptide precursor of the two major subunits. *J Biol Chem* **258**: 10020-10026, 1983.
7) Ullrich A, Bell JR, Chen EY, Herrera R, Petruzzelli LM, Dull TJ, Gray A, Coussens L, Liao Y-C, Tsubokawa M, Mason A, Seeburg PH, Grunfeld C, Rosen OM, Ramachandran J: Human insulin receptor and its relationship to the tyrosine kinase family of oncogenies. *Nature* **313**: 756-761, 1985.
8) Ebina Y, Ellis L, Jarnagin K, Edery M, Graf L, Alauser E, Ou J-H, Masiarz F, Kan YW, Goldfine ID, Roth RA, Rutter WJ: The human insulin receptor cDNA: the structural basis for hormone-activated transmembrane signalling. *Cell* **40**: 747-753, 1985.
9) Gustafson TA, Rutter WJ: The cysteine-rich domains of the insulin and IGFI receptors are the primary determinants of hormone binding specificity: evidence from receptor chimeras. *J Biol Chem* **265**: 18663-18667, 1990.
10) Tornqvist HE, Pierce MW, Frackelton AR, Namenoff RA, Avruch J: Identification of insulin receptor tyrosine residues autophosphorylated *in vitro*. *J Biol Chem* **262**: 10212-10219, 1987.
11) Rosen OM, Herrera R, Olowe Y, Petruzzeli LM, Cobb MH: Phosphorylation activates the insulin receptor tyrosine protein kinase. *Proc Natl Acad Sci USA* **80**: 3237-3240, 1983.
12) White MF, Shoelson SE, Keutmann H, Kahn CR: A cascade of tyrosine autophosphorylation in the β-subunit activates the phosphotransferase of the insulin receptor. *J Biol Chem* **263**: 2969-2980, 1988.
13) Tornqvist HE, Gunsalus JR, Nemenoff RA, Frackelton AR, Pierce MW, Avruch J: Identification of the insulin receptor tyrosine residues undergoing insulin-stimulated phosphorylation in intact rat hepatoma cells. *J Biol Chem* **263**: 350-359, 1988.
14) Ellis L, Clauser E, Morgan D, Edery M, Roth RA, Rutter W: Replacement of insulin receptor tyrosine residues 1162 and 1163 compromises insulin-stimulated kinase activity and uptake of 2-deoxyglucose. *Cell* **45**: 721-32. 1986.
15) Wilden PA, Backer JM, Kahn CR, Cahill DA, Schroeder GJ, White MF: The insulin receptor with phenylalanine replacing tyrosine-1146 provides evidence for separate signals regulating cellular metabolism and growth. *Proc Natl Acad Sci USA* **87**: 3358-3362, 1990.
16) Zhang B, Tavare JM, Ellis L, Roth RA: The regulatory role of known tyrosine autophosphorylation sites of the insulin receptor kinase domain:

an assessment by replacement with neutral and negatively charged amino acids. *J Biol Chem* **266**: 990-996, 1990.
17) Kasuga M, Zick Y, Blithe DL, Karlsson FA, Haring HU, Kahn CR: Insulin stimulation of the subunit of the insulin receptor: formulation of both phosphoserine and phosphotyrosine. *J Biol Chem* **257**: 9891-9894, 1982.
18) Lewis RE, Wu GP, MacDonald RD, Czech MP: Insulin-sensitive phosphorylation of serine 1293/1294 on the human insulin receptor by a tightly associated serine kinase. *J Biol Chem* **265**: 947-954, 1990.
19) Takayama S, White MF, Kahn CR: Phorbol ester-induced serine phosphorylation of the insulin receptor decreases its tyrosine kinase activity. *J Biol Chem* **263**: 3440-3447, 1988.
20) Bollag GE, Roth RA, Beaudoin J, Mochly-Rosen D, Koshland DE Jr: Protein kinase C directly phosphorylates the insulin receptor *in vitro* and reduces its protein kinase activity. *Proc Natl Acad Sci USA* **83**: 5822-5824, 1986.
21) Stadtmauer L, Rosen OM: Increasing the cAMP content of IM-9 cells alters the phosphorylation state and protein kinase activity of the insulin receptor. *J Biol Chem* **261**: 3402-3407, 1986.
22) Roth RA, Beaudoin J: Phosphorylation of purified insulin receptor by cAMP kinase. *Diabetes* **36**: 123-126, 1987.
23) Koshio O, Akanuma Y, Kasuga M: Identification of a phosphorylation site of the rat insulin receptor catalyzed by protein kinase C in an intact cell. *FEBS Lett* **254**: 22-24, 1989.
24) Lewis RE, Cao L, Perregaux D, Czech MP: Threonine 1336 of the human insulin receptor is a major target for phosphorylation by protein kinase C. *Biochem* **29**: 1807-1813, 1990.
25) Mogan DO, Roth RA: Acute insulin action requires insulin receptor kinase activity: introduction of an inhibitory monoclonal antibody into mammalian cells blocks the rapid effects of insulin. *Proc Natl Acad Sci USA* **84**: 41-5, 1987.
26) Izumi T, Saeki Y, Akanuma Y, Takaku F, Kasuga M: Requirement for receptor-intrinsic tyrosine kinase activities during ligand-induced membrane ruffling of KB cells. *J Biol Chem* **263**: 10386-10393, 1988.
27) Ebina Y, Araki E, Taira M, Shimada F, Moro M, Craik CS, Siddle K, Pierce SB, Roth RA: Replacement of lysine residue 1030 in the putative ATP-binding region of the insulin receptor abolishes insulin- and antibody-stimulated glucose uptake and receptor kinase activity. *Proc Natl Acad Sci USA* **84**: 704-708, 1987.
28) Chou CK, Dull TJ, Russel DS, Gherzi R, Lebwohl D, Ullrich A, Rosen OM: Human insulin receptors mutated at the ATP-binding site lack protein tyrosine kinase activity and fail to mediate post-receptor effects of insulin. *J Biol Chem* **262**: 1842-1847, 1987.
29) Odawara M, Kadowaki T, Yamamoto R, Shibasaki Y, Tobe K, Accili D, Bevins C, Mikami Y, Matsuura N, Akanuma Y, Takaku F, Taylor SI, Kasuga M: Human diabetes associated with a mutation in the tyrosine kinase domain of the insulin receptor. *Science* **245**: 66-68, 1989.
30) Yamamoto-Honda R, Koshio O, Tobe K, Shibasaki Y, Momomura K, Odawara M, Kadowaki T, Takaku F, Akanuma Y, Kasuga M: *J Biol Chem* **265**: 14777-14783, 1990.
31) Kasuga M, Izumi T, Tobe K, Shiba K, Momomura K, Tashiro-Hashimoto Y, Kadowaki T: Substrates for insulin receptor kinase. *Diabetes Care* **13**: 317-326, 1990.
32) White MF, Maron R, Kahn CR: Insulin rapidly stimulates tyrosine phosphorylation of a M_r-185,000 protein in intact cells. *Nature* **318**: 183-186, 1985.
33) Kadowaki T, Koyasu S, Nishida E, Tobe K, Izumi T, Takaku F, Sakai H, Yahara I, Kasuga M: Tyrosine phosphorylation of common and specific sets of cellular proteins rapidly induced by insulin, insulin-like growth factor I, and epidermal growth factor in an intact cell. *J Biol Chem* **262**: 7342-7350, 1987.
34) Rothenberg PL, Lanes WS, Karasik A, Backer J, White MF, Kahn, CR: Purification and partial sequence analysis of pp 185, the major cellular substrate of the insulin receptor tyrosine kinase. *J Biol Chem* **266**: 8302-8311, 1991.
35) Sun XJ, Rothenberg P, Kahn CR, Backer JM, Araki E, Wilden PA, Cahill DA, Goldstein BJ, White MF: Structure of the insulin receptor substrate IRS-1 defines a unique signal transduction protein. *Nature* **352**: 73-77, 1991.
36) Endemann G, Yonezawa K, Roth RA: Phosphatidylinositol kinase or an associated protein is a substrate for the insulin receptor tyrosine kinase. *J Boil Chem* **265**: 396-400, 1990.
37) Ruderman NB, Kapeller R, White MF, Cantley LC: Activation of phosphatidylinositol 3-kinase by insulin. *Proc Natl Acad Sci USA* **87**: 1411-1415, 1990.
38) Yonezawa K, Ueda H, Hara K, Nishida K, Ando A, Chavanieu A, Matsuba H, Shii K, Yokono K, Fukui Y, Calas B, Grigorescue F, Dhand R, Gout I, Otsu M, Waterfield MD, Kasuga M: Insulin-

dependent formation of a complex containing an 85-kDa subunit of phosphatidylinositol 3-kinase and tyrosin-phosphorylated Insulin Receptor Substrate-1. *J Biol Chem* **267** : 25958-25966, 1992.
39) Backer JM, Myers Jr MG, Shoelson SE, Chin DJ, Sun XJ, Miralpeix M, Hu P, Margolis B, Skolnik EY, Sclessinger J, White MF : Phosphatidylinositil 3′-kinase is activated by association with IRS-1 during insulin stimulation. *EMBO J* **9** : 3469-3479, 1992.
40) Anderson NG, Maller JL, Tonks NK, Sturgill TW : Requirement for integration of signals from two distinct phosphorylation pathways for activation of MAP kinase. *Nature* **343** : 651-653, 1990.
41) Kovacina KS, Yonezawa K, Brautigan DL, Tonks NK, Rapp UR, Roth RA : Insulin activates the kinase activity of the Raf-1 proto-oncogene by increasing its serine phosphorylation. *J Biol Chem* **265** : 12115-12118, 1990.
42) Blackshear PJ, Haupt DM, App H, Rapp UR : Insulin activates the Raf-1 protein kinase. *J Biol Chem* **265** : 12131-12134, 1990.
43) Izumi T, Tamemoto H, Nagao M, Kadowaki T, Takaku F, Kasuga M : Insulin and PDGF stimulate phosphorylation of the C-raf product at serine and threonine residues in intact cells. *J Biol Chem* **266** : 7933-7939, 1991.
44) Skolnik EY, Lee C-H, Batzer A, Vicentini LM, Zhou M, Daly R, Myers Jr MJ, Backer JM, Ullrich A, White MF, Schlessinger J : The SH2/SH3 domain-containing protein GRB2 interacts with tyrosine-phosphorylated IRS-1 and Shc : implications for insuling control of ras signaling. *EMBO J* **12** : 1929-1936, 1993.
45) Tobe K, Matuoka K, Yamemoto H, Ueki K, Kaburagi Y, Asai S, Noguchi T, Matsuda M, Tanaka S, Hattori S, Fukui Y, Akanuma Y, Yazaki Y, Takenawa T, Kadowaki T : Insulin stimulates association of insulin receptor substrate-1 with the protein abundant Src homology/growth factor receptor-bound protein 2. *J Biol Chem* **268** : 11167-11171, 1993.
46) Baltensperger K, Kozma LM, Cherniack AD, Klarlund JK, Chawla A, Banerjee U, Czech MP : Binding of the ras activator son of sevenless to insulin receptor substrate-1 signaling complexes. *Science* **260** : 1950-1952, 1993.
47) Skolnik EY, Batzer A, Li N, Lee C-H, Lowenstein E, Mohammadi M, Margolis B, Schlessinger J : The function of GRB2 in linking the insulin receptor to ras signaling pathways. *Science* **260** : 1953-1955, 1993.
48) Aelst LV, Barr M, Marcus S, Polverino A, Wigler M : Complex formation between RAS and RAF and other protein kinases. *Proc Natl Acad Sci USA* **90** : 6213-6217, 1993.
49) Vojtek AB, Hollenberg SM, Cooper JA : Mammalian ras interacts directly with the serine/threonine kinase Raf. *Cell* **74** : 205-214, 1993.
50) Zhang X-F, Settleman J, Kyriakis JM, Takeuchi-Suzuki E, Elledge SJ, Marshall MS, Bruder JT, Rapp UR, Avruch J : Normal and oncogenic p21^{ras} proteins bind to the amino-terminal regulatory domain of c-Raf-1. *Nature* **364** : 308-313, 1993.
51) Warne PH, Viciana PR, Downward J : Direct interaction of Ras and the amino-terminal region of Raf-1 *in vitro*. *Nature* **364** : 352-355, 1993.
52) Moodie SA, Willumsen BM, Weber MJ, Wolfman A : Complex of Ras-GTP with Raf-1 and mitogen-activated protein kinase kinase. *Science* **260** : 1658-1662, 1993.
53) Blenis J : Signal transduction via the MAP kinases : Proceed at your own RSK. *Proc Natl Acad Sci USA* **90** : 5889-5892, 1993.
54) Kyriakis JM, App H, Zhang X-F, Banerjee P, Brautigan DL, Rapp UR, Avruch J : Raf-1 activates MAP kinase-kinase. *Nature* **358** : 417-421, 1992.
55) Dent P, Haser W, Haystead TAJ, Vincent LA, Roberts TM, Sturgill TW : Activation of mitogen-activated protein kinase kinase by v-Raf in NIH 3T3 cells and *in vitro*. *Science* **257** : 1404-1407, 1992.
56) Howe LR, Leevers SJ, Gomez N, Nakielny S, Cohen P, Marshall CJ : Activation of the MAP kinase pathway by the protein kinase raf. *Cell* **71** : 335-342, 1992.
57) Mamula PW, McDonald AR, Brunetti A, Okabayashi Y, Wong KY, Maddux BA, Logsdon C, Goldfine ID : Regulating insulin-receptor-gene expression by differentiation and hormones. *Diabetes Care* **13** : 288-301, 1990.
58) Levy JR, Olefsky JM : Receptor-mediated internalization and turnover. In : Handbook of Experimental Pharmacology, vol 92 (ed by Cuatrecasas P, Jacobs S), Springer-Verlag, Berlin, 1990.
59) Yarden Y, Ullrich A : Growth factor receptor tyrosine kinase. *Ann Rev Biochem* **57** : 443-478, 1988.
60) Seino S, Seino M, Nishi S, Bell GI : Structure of the human insulin receptor gene and characterization of its promoter. *Proc Natl Acad Sci USA* **86** : 114-118, 1989.
61) Mosthaf L, Grako K, Dull TJ, Coussens L, Ullrich A, McClain DA : Functionally distinct insulin receptors generated by tissue-specific altenative splicing. *EMBO J* **9** : 2409-13, 1990.

3.2 IGF-Ⅰレセプター

インスリン様成長因子（insulin-like growth factor, IGF）は，その構造から IGF-Ⅰ，IGF-Ⅱ の2種類に分けられるが，両者ともアミノ酸配列に関しヒトプロインスリンと約50%の相同性をもつ[1]．また，その3次元立体構造も非常に似かよっている[2]（図3.3a にインスリン，IGF-Ⅰ，IGF-Ⅱ のアミノ酸配列，図3.3b にインスリンと IGF-Ⅰ の立体構造を示す）．IGF-Ⅰ，Ⅱともインスリンレセプターに結合するが，それぞれに対する特異的なレセプターが存在する[3,4]．IGF-Ⅰレセプターはインスリンレセプターにその構造が類似しており[3,4]，各リガンドの親和性の強さは IGF-Ⅰ ≧ IGF-Ⅱ＞インスリンの順である[5]．一方，IGF-Ⅱ レセプターはインスリンレセプターと構造が異なり[3,4]，インスリン分子は親和性をもたない[5]．本稿では IGF-Ⅰレセプターに関し，最近の知見をふまえ概説したい．

a. 同　　　定

種々の生化学的手法により，IGF-Ⅰレセプター

```
A chain
              1   2   3   4   5   6   7   8   9  10  11  12  13  14  15  16  17  18  19  20  21
Ins.         Gly Ile Val Glu Gln Cys Cys Thr Ser Val Cys Ser Leu Tyr Gln Leu Glu Asn Tyr Cys Asn
IGFI  42-62  Gly Ile Val Asp Glu Cys Cys Phe Arg Ser Cys Asp Leu Arg Arg Leu Glu Met Tyr Cys Ala
IGFII 41-61  Gly Ile Val Glu Glu Cys Cys Phe Arg Ser Cys Asp Leu Ala Leu Leu Glu Thr Tyr Cys Ala

B chain
             -2  -1   1   2   3   4   5   6   7   8   9  10  11  12  13  14  15  16  17  18  19  20  21  22  23  24  25  26  27  28  29  30
Ins.                 Phe Val Asn Gln His Leu Cys Gly Ser His Leu Val Glu Ala Leu Tyr Leu Val Cys Gly Glu Arg Gly Phe Phe Tyr Thr Pro Lys Thr
IGFI  1-29           Gly Pro Glu Thr Leu Cys Gly Ala Glu Leu Val Asp Ala Leu Gln Phe Val Cys Gly Asp Arg Gly Phe Tyr Phe Asn Lys Pro Thr
IGFII 1-32   Ala Tyr Arg Pro Ser Glu Thr Leu Cys Gly Gly Glu Leu Val Asp Ala Leu Gln Phe Val Cys Gly Asp Arg Gly Phe Tyr Phe Ser Arg Pro Ala

C chain
IGFI  30-41  Gly Tyr Gly Ser Ser Ser Arg Ala Pro Gln Thr
IGFII 33-40      Ser Arg Val Ser Arg Arg Ser Arg

D chain
IGFI  63-70  Pro Leu Lys Pro Ala Lys Ser Ala
IGFII 62-67  Thr     Pro Ala Lys Ser Glu
```

(a)

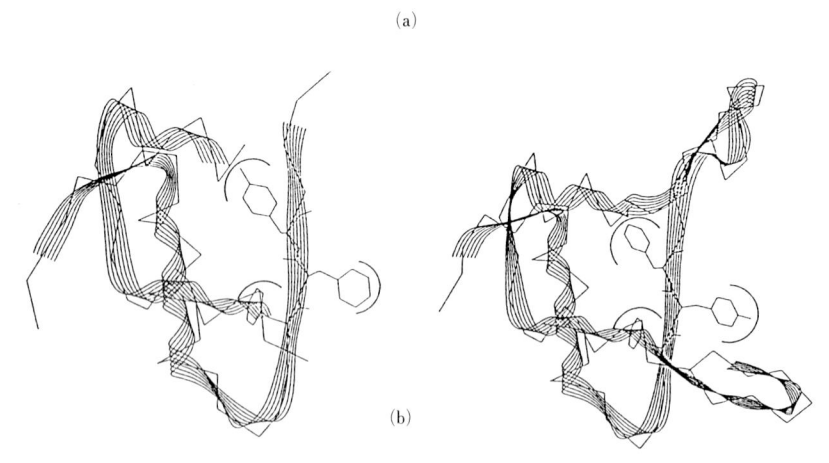

(b)

図3.3 インスリンと IGF の構造比較
（a）：ヒトインスリン，IGF-Ⅰ，IGF-Ⅱのアミノ酸1次配列
（b）：インスリン（上段）と IGF-Ⅰ（下段）の3次元立体構造．インスリンでは Phe^{24}, Phe^{25}, Tyr^{26} の各残基，IGF-Ⅰでは Phe^{23}, Tyr^{24}, Phe^{25} の各残基の側鎖構造を示す（文献2）より改変）．

が同定され，その構造が，タンパクレベルで明らかにされてきたが，その構造はインスリンレセプターときわめて類似している．すなわち，

1) IGF-Iレセプターは，分子量135000（αサブユニット）と95000（βサブユニット）の2つのサブユニットより構成されている[6]．

2) αとβサブユニットがS-S結合で結ばれより大きい集合体（$α_2β_2$）を形成している[7]．

3) αサブユニットは細胞外に存在し，IGF-Iを結合する．標識IGF-Iを架橋剤を用いて結合させることにより，αサブユニットを標識することができる[8]．

4) βサブユニットは膜貫通タンパクであり，細胞内ドメインはチロシンに特異的なキナーゼ活性をもつリン酸化タンパクである[9~11]．

5) αとβサブユニットは，まず分子量180000の1本鎖のポリペプチドの前駆体として合成され，糖鎖が結合した後αとβ両サブユニットに切断される[12]．

IGF-Iレセプターの同定法は，分子生物学的手法で精製されたIGF-I，そしてIGF-Iレセプターに特異的な抗体（αIR-3[6]など）を用いれば基本的にインスリンレセプターの同定法と同様であるので，インスリンレセプターの稿を参照されたい．

b. 分子的性質

ヒトIGF-IレセプターのcDNAもインスリンレセプターと同様，クローニングされ，その全アミノ酸配列が解析された[13]．それによると，

1) αサブユニットアミノ酸配列のN末端上流にはメチオニンで始まる30個のアミノ酸配列が存在し，これはタンパクを細胞内より膜へ誘導するためのシグナル配列と考えられた．

2) シグナル配列の切断後，α，β両サブユニットはArg-Lys-Arg-Arg（707~710番目）という4つの塩基性アミノ酸で連結された1本鎖のポリペプチドからなる前駆体（分子量151869）となり，タンパク分解酵素によりこの部分でα，β両サブユニットに切断される．

3) αサブユニットは706個のアミノ酸よりなり，分子量は80423，βサブユニットは627個のアミノ酸よりなり，分子量は70866である．

4) αサブユニットには，148~302番目の間に24個のシステイン残基を含む領域が存在するとともに，Asn-X-Ser/ThrというN結合型の糖鎖結合可能部位が11個存在する．βサブユニットには，906~929番目にかけて24個の疎水性アミノ酸よりなる膜貫通部分と考えられる部分があり，この膜貫通部より上流の711~905番目がβサブユニットの細胞外部分と考えられ，5個のN結合型糖鎖結合可能部位が存在する．

5) 407個のアミノ酸で構成されるβサブユニットの細胞内部分は，他のチロシンキナーゼとよく似たチロシンキナーゼドメイン（973~1229），さらにATP結合部位に特徴的な配列（Gly 976 to Gly 981 and Lys 1003）をもっている．

このように，その基本的構成ならびにシグナル配列を除いた大きさ（アミノ酸1337個）は，インスリンレセプターのそれ（アミノ酸1343個）と酷似している．両者間でそのアミノ酸配列の相同性について検討してみると（図3.4b参照），最も高いhomologyはチロシンキナーゼドメイン（84%）で，ついでαサブユニットのシステインに富む領域近傍の部分（64~67%），さらにβサブユニットの膜貫通後からチロシンキナーゼドメインまでの"橋渡し"の部分（61%）の順に高い相同性が認められている．このチロシンキナーゼドメインの高い相同性は，インスリンレセプターのキナーゼドメインに対する抗体が，IGF-Iレセプターのキナーゼドメインとほぼ同じ力価で交差反応するとの実験結果[14]と一致している．一方，両者で相同性の低い部分は，細胞内ではチロシンキナーゼドメイン後のいわゆるC末端部分（44%）である．細胞外では，αサブユニットのシステインに富む領域（48%），αサブユニットのC末端側約1/3の部分（47%），βサブユニットのN末端部分（41%）である．このシステインに富む領域を，システイン残基を除いて比較すると，両レセプター間の相同性は25%までに低下し，この部分が結合するリガンドの選択に関与している可能性が示唆されてきた．最近のインスリンとIGFレセプターのキメラレセプターを用いた報告[15]によれば，イン

3. チロシンキナーゼ型レセプター

```
INSR  mgtgggrrgaaapllvanaallllgaagHLYP--GEVC-PGMDIRNNLTRLHELENCSVIEGHLQILLMFKTRPEDFRDLSFPKLIMITDLLLFRVYGLE   70
IGFR   mksgsgggsptslw-glflfssalslwptsGEICGPGIDIRNDYQQLKRLENCTVIEGYLHILLISK--AEDYRSYRFPKLTVITEYLLLFRVAGLE     64

INSR  SLKDLFPNLTVIRGSRLFFNYALVIFEMVHLKELGLYNLMNITRGSVRIEKNNELCYLATIDWSRILDSVEDNYIVLNKDDNEECGDICPGTAKGKTNCP  170
IGFR  SLGDLFPNLTVIRGWKLFYNYALVIFEMTNLKDIGLYNLRNITRGAIRIEKNADLCYLSTVDWSLILDAVSNNYIVGNKPPK-ECGDLCPGTMEEKPMCE  163

INSR  ATVINGQFVERCWTHSHCQKVCPTICKSHGCTAEGLCCHSECLGNCSQPDDPTKCVACRNFYLDGRCVETCPPPYYHFQDWRCVNFSFCQDLHHKCKNSR  270
IGFR  KTTINNEYNYRCWTTNRCQKMCPSTCGKRACTENNECCHPECLGSCSAPDNDTACVACRHYYYAGVCVPACPPNTYRFEGWRCVDRDFCANILSAESSDS  263

INSR  RQGCHQYVIHNNKCIPECPSGYTMNSSNLL-CTPCLGPCPKVCHLLEGEKTIDSVTSAQELRGCTVINGSLIINIRGGNNLAAELEANLGLIEEISGYLK  369
IGFR  E----GFVIHDGECMQECPSGFIRNGSQSMYCIPCEGPCPKVCEEEKKTKTIDSVTSAQMLQGCTIFKGNLLINIRRGNNIASELENFMGLIEVVTGYVK  359

INSR  IRRSYALVSLSFFRKLRLIRGETLEIGNYSFYALDNQNLRQLWDWSKHNLTITQGKLFFHYNPKLCLSEIHKMEEVSGTKGRQERNDIALKTNGDQASCE  469
IGFR  IRHSHALVSLSFLKNLRLILGEEQLEGNYSFYVLDNQLQQLWDWDHRNLTIKAGKMYFAFNPKLCVSEIYRMEEVTGTKGRQSKGDINTRNNGERASCE  459

INSR  NELLKFSYIRTSFDKILLRWEPYWPPDFRDLLGFMLFYKEAPYQNVTEFDGQDACGSNSWTVVDIDPPLRSNDPKSQNHPGWLMRGLKPWTQYAIFVKTL  569
IGFR  SDVLHFTSTTTSKNRIIITWHRYRPPDYRDLISFTVYYKEAPFKNVTEYDGQDACGSNSWNMVDV---L----PPNKDVEPGILLHGLKPWTQYAVYVKAV  554

INSR  -VTFSDERRTYGAKSDIIYVQTDATNPSVPLDPISVSNSSSQIILKWKPPSDPNGNITHYLVFWERQAEDSELFELDYCLKGLKLPSRTWS--PPFESEDS  667
IGFR  TLTMVENDHIRGAKSEILYIRTNASVPSIPLDVLSASNSSSQLIVKWNPPSLPNGNLSYYIVRWQRQPDGYLYRHNYCSKD-KIPIRKYADGTIDIEEV  653

INSR  QKHNQSEY-EDSAGECCSCPKTDSQILKELEESSFRKTFEDYLHNVVFVPRPSRKRR↑SLGDVGNVTVAVPT-VAAFPNTSSTSVPTSPEEHRP-FEK-VV  763
IGFR  TENPKTEVCGGEKGPCCACPKTEAEKQAEKEEAEYRKVFENFLHNSIFVPRPERKRR DVMQVANTTMSSRSRNTTAADTYNITDPEELETEYPFFESRVD  753

INSR  NKESLVISGLRHFTGYRIELQACNQDTPEERCSVAAYVSARTMPEAKADDIVGPVTHEIFENNVVHLMWQEPKEPNGLIVLYEVSYRRYGDEELHLCDTR  863
IGFR  NKERTVISNLRPFTLYRIDIHSCNHEAEKLGCSASNFVFARTMPAEGADDIPGPVTWEPRPENSIFLKWPEPENPNGLILMYEIKYGSQVEDQRE-CVSR  852

INSR  KHFALERGCRLRGLSPGNYSVRIRATSLAGNGSWTEPTYFYVTDYLDVPSNIAK<u>iiiglpliifvflfsvvigsiylfl</u>RKRQPDGPLG--PLYASSNPEYL  961
IGFR  QEYRKYGGAKLNRLNPGNYTARIQATSLSGNGSWTDPVFFYVQAKTGYENFIH<u>iialpvavllivgglvimluvfh</u>RKRNNSR-LGNGVLYASVNPEYF  951

INSR  SASDVFPCSVYVPDEWEVSREKITLLRELGQGS*FGMV*YEGNARDIIKGEAETRVAVKTVNESASLRERIEFLNEASVMKGFTCHHVVRLLGVVSKGQPTL  1061
IGFR  SAAD-----VYVPDEWEVAREKITMSRELGQGS*FGMV*YEGVAKGVVKDEPETRVAIKTVNEAASMRERIEFLNEASVMKEFNCHHVVRLLGVSQGQPTL  1046

INSR  VVMELMAHGDLKSYLRSLRPEAENNPGRPPPTLQEMIQMAAEIADGMAYLNAKKFVHRDLAARNCMVAHDFTVKIGDFGMTRDI<u>*YETD*</u>*YY*RKGGKGLLPV  1161
IGFR  VIMELMTRGDLKSYLRSLRHVPLAPPSLSKMLQMAGEIADGMAYLNANKFVHRDLAARNCMVAEDFTVKIGDFGMTRDI<u>*YETD*</u>*YY*RKGGKGLLPV  1146

INSR  RWMAPESLKDGVFTTSSDMWSFGVVLWEITSLAEQPYQGLSNEQVLKFVMDGGYLDQPDNCPERVTDLMRMCWQFNPNMRPTFLEIVNLLKDDLHPSFFE  1261
IGFR  RWMSPESLKDGVFTTYSDVWSFGVVLWEIATLAEQPYQGLSNEQVLRFVMEGGLLDKPDNCPDMLFELMRMCWQYNPKMRPSFLEIISSIKEEMGPGFR:  1246

INSR  VSFFHSEENKAPESEELEMEFEDMENVPLDRSSHCQREEAGGRDGG---------SSLGFKRSYEEHIPYTHMNGGKKNGRILTLPRSNPS           1343
IGFR  VSFYYSEENKLPEPEELDLEPENMESVPLDPSASSSSLPLPDRHSGHKAENGPGPGVLVLRASFDERQPYAHMNGGRKNERALPLPQSSTC          1343
```

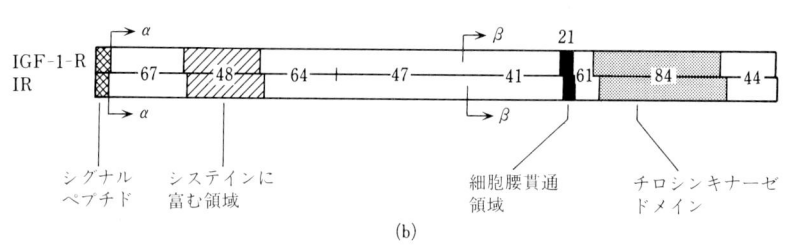

(a)

(b)

図 3.4 インスリンレセプターと IGF-I レセプターの構造比較

(a):アミノ酸1次配列の比較.各記号は以下を示す.小文字はシグナル配列,矢印はβサブユニットの開始部分,小文字下線部は膜貫通部分,太文字はチロシンキナーゼ部分,太文字イタリックはATP結合部位,太文字イタリック下線部は主要な自己リン酸化部位,下線部はインスリンレセプターにおけるスレオニンリン酸化部位.

(b):レセプタードメイン間の比較.数字は一致する残基の割合をパーセントで示す(文献4)より改変).

スリンレセプターαサブユニットのシステインに富む領域の56個のアミノ酸配列(230~285番目)を,同じ領域のIGF-Iレセプターからの52個(223~274番目)のアミノ酸配列に置き換えることにより,リガンドの結合特異性をインスリン優位よりIGF-I優位に変換しえたという.同時に,前述のIGF-IのIGF-Iレセプターへの結合を阻害する抗体IR-3がIGF-Iレセプター上の同じ部位(223~274番目)を認識していることも示し,同部位がIGF-I結合特異性決定に最も重要であるとしている.

インスリンレセプター同様,IGF-Iレセプターには,IGF-I結合により刺激されるチロシン特異的キナーゼ活性が存在する[9~11].その酵素的特質は,ATP,Mn^{2+}要求性そして自己リン酸化によりキナーゼ活性が上昇し,アルカリホスファターゼによる脱リン酸化によりもとの活性レベルまで戻るなど,インスリンレセプターのそれと非常に似通っている[16,17].インスリンレセプターの主要な自己リン酸化部位である1146,1150,1151番目のチロシン残基と相同的にIGF-Iレセプターのキナーゼドメインの中心部位にも3つのチロシン残

基（1131，1135，1136番目）が存在する．この部位の前後のアミノ酸配列は，両レセプター間で完全に一致しており（図3.4a参照），かつ両レセプターから得られたチロシンリン酸化ペプチドのマッピングが類似している[18]ことなどから，この3つのチロシン残基がIGF-Iレセプターの主たる自己リン酸化部位であり，キナーゼ活性に直接影響を与えていると考えられている．

IGF-Iレセプターのセリン残基のリン酸化は，インスリンレセプター同様 in vivo の系において認められている[18,19]．IGF-I 非添加時はセリン残基のリン酸化が認められ，IGF-I 添加によりセリンのリン酸化がチロシン残基のリン酸化と同様増加する．また，プロテインキナーゼCを活性化するホルボールエステルの添加は，チロシン残基のリン酸化に変化は起こさせず，セリン残基のリン酸化を増加させる．当初，ホルボールエステルの添加によりスレオニン残基のリン酸化の増加が起こると報告されていた[18]が，最近，後述するようにインスリンレセプター（$\alpha\beta$）とIGF-Iレセプター（$\alpha'\beta'$）の"ハイブリッド"レセプターの存在が認められ，このスレオニン残基を含むペプチドがインスリンレセプターβサブユニット由来であることが判明した[19]．実際，最近プロテインキナーゼCによるインスリンレセプターのβのサブユニットリン酸化部位の1つが，1336番目のスレオニン残基と同定された[20,21]が，これに一致するスレオニン残基はIGF-Iレセプターには存在しない（図3.4a参照）．IGF-Iレセプターにおいてセリン残基のリン酸化のレセプターに対する効果は十分に検討されていない．

c. レセプター後のシグナル伝達機構

レセプター以後のシグナル伝達機構を論じる前に，生体におけるIGF-Iの血中濃度の制御機構についてごく簡単にふれたい．生体におけるIGF-Iの血中濃度は，インスリンと比べ，1000倍に近い高濃度といわれている[22]．しかし，ほとんどのIGF-Iは血中ではIGF結合タンパクに結合し，不活性化された状態で存在しているといわれており，血中IGF-I濃度制御におけるIGF結合タンパクの重要性が示唆されている[23]．詳しくは総説[23]を参照されたい．

さて，IGF-Iが携えてきた情報は，レセプターに結合後，受け継がれ，さらに細胞内に伝達されると考えられる．IGF-Iレセプターのチロシンキナーゼドメインと高い相同性をもつインスリンレセプターチロシンキナーゼのインスリン作用における重要性が，種々の実験により証明されるにつれ（インスリンレセプターの項参照），IGF-I情報伝達におけるそのレセプターチロシンキナーゼの重要性も類推されてきた．実際，抗体を用いた実験では，インスリン，IGF-I両レセプターのチロシンキナーゼ活性を抑制するモノクローナル抗体を細胞内に導入すると，TA1マウス細胞およびカエル卵母細胞におけるIGF-I依存性のグルコース輸送が抑制されたという[24,25]．

しかし，生体において，インスリンは主として筋，脂肪細胞への糖とり込みといった急速な代謝作用を調節し，一方，IGF-Iは臓器の成長といった長期的な作用を制御しているといわれている[1]．

そこで，インスリン，IGF-Iレセプターの各チロシンキナーゼ活性の特異性がこの生体における両ペプチドホルモンの作用の相違を説明しうるという可能性が検討されてきた．精製レセプターを用いた in vitro の実験ではインスリン，IGF-Iレセプターチロシンキナーゼがチロシン残基を含む合成ポリマーに対して，明らかに異なる基質特異性を示したという[26]．インスリンレセプターの細胞外ドメインとIGF-Iレセプターの細胞内ドメインを組み合わせたキメラレセプターを用いた実験では，正常インスリンレセプター，IGF-Iレセプターおよびキメラレセプターを NIH3T3 線維芽細胞に発現，種々作用を比較したところ，DNA合成においてIGF-Iレセプターの細胞内ドメインをもつキメラレセプターが正常インスリンレセプターに比べ，10倍高い力価を示したという[27]．しかしながら，一方では Chinese hamster ovary (CHO)細胞にインスリンレセプター，IGF-Iレセプターをそれぞれ発現し，種々作用を比較した実験では，グルコース輸送，グリコーゲン合成，DNA

合成といった短・中・長期作用において，両レセプターは同等の力価を示したという[28]．また，両レセプターチロシンキナーゼによりチロシンリン酸化を受ける細胞内基質を比較検討した実験ではIGF-I，インスリンが分子量185000（pp 185）や，240000（pp 240）といった共通の細胞内タンパクのチロシンリン酸化を誘導すると報告されている[29,30]．最近，Ⅰ型ホスファチジルイノシトール（PⅠ）キナーゼが，in vivo系でインスリン刺激によりチロシンリン酸化を受けることが報告された[31,32]が，IGF-Iにも同様の作用が認められ[33]，かつ，この酵素の生成物と考えられるPI 3,4 二リン酸の量がintact cellでインスリン同様，IGF-I刺激でも増加するという[34]．これらの結果は，インスリンとIGF-Iが細胞内において共通の情報伝達系を介して作用を発揮する可能性を示唆している．

各組織におけるインスリン，IGF-Iレセプターの分布の違いがそれぞれのペプチドホルモンの作用特異性を制御している可能性も考えられる．実際，ラットにおいて大部分の組織でインスリンレセプターと比べ，IGF-Iレセプターがより多く発現されているのと対照的に，インスリンの急速な糖代謝効果に関与していると考えられる肝，筋，脂肪といった3つの組織では，インスリンレセプターが主で（脂肪組織にはIGF-Iレセプターは存在しないといわれている）筋組織のみが，インスリンレセプターとほぼ同数のIGF-Iレセプターを発現しているという[3,4,35]．このように，その組織がどちらのタイプのレセプターをより発現しているかによって低濃度のインスリンあるいはIGF-Iのどちらにその組織が選択的に反応するかが決定されているのかもしれない．

また，最近，HepG$_2$細胞，IM 9細胞，NIH3T3細胞，そしてヒト胎盤膜などにおいてインスリンレセプターポリペプチド（$\alpha\beta$）とIGF-Iレセプターポリペプチド（$\alpha'\beta'$）からなる"ハイブリッド"レセプター（$\alpha\beta$，$\alpha'\beta'$）の存在が報告された[19,36]．また，インスリンレセプターあるいはIGF-Iレセプターを過剰に細胞に発現することにより内因性レセプターと発現したレセプターの間で，インスリン，IGF-Iの"ハイブリッド"レセプターが形成されるという[37]．さらに，この"ハイブリッド"レセプターにおいて，インスリンが先に結合した場合，IGF-Iの結合親和性に変化は認められないが，IGF-Iが先に結合するとインスリンの"ハイブリッド"レセプターに対する結合が阻害されるという[37]．生体におけるインスリンとIGF-Iの生理作用の相違に，この"ハイブリッド"レセプターが重要な役割を果たしているのかもしれない．

ところで，IGF-Ⅱはそれに対する特異的なレセプター（IGF-Ⅱ）をもち，IGF-Ⅱのそのレセプターへの結合が，Balb/3T3細胞におけるカルシウム流入やHepG$_2$細胞におけるグルコーゲン合成を誘導すると報告されている[38]．一方，IGF-ⅡはIGF-Iレセプターに対して，IGF-Iとほぼ同程度の結合親和性を示し[5,33]，IGF-Iレセプターに結合することによりIGF-Iレセプターの自己チロシンリン酸化，チロシンキナーゼの活性化，そして，Ⅰ型PⅠキナーゼチロシンリン酸化を誘導するという[33]．したがって，IGF-ⅡはIGF-Ⅱレセプターを介する系以外に，IGF-Iレセプターを介しても情報を細胞内に伝達している可能性があるといえる．

d. 発現の調節および分布

IGF-Iレセプターの発現の調節機構としてまずdown regulationがあげられる．培養細胞をIGF-Iを添加した液中で培養すると，細胞表面のIGF-Iレセプター数が特異的に減少する[3]．この現象は生体内でも報告されており，下垂体機能低下症の患者に成長ホルモンを投与して治療すると，血中IGF-I値の上昇とともに，末梢単核球におけるIGF-Iレセプターの数が低下するという[39]．

またIGF-Iレセプターの発現は，組織成長の過程でも調節されている．ラット筋および脳組織において，IGF-Iレセプターは胎児期により多く発現され，成熟したラットでは，レセプター数は胎児期の10～30％にまで低下するという[40,41]．興味あることに両組織において胎児期には通常のIGF-Iレセプターβサブユニットとは異なる，分

子量のやや大きなβサブユニット（筋では分子量105000, 脳では97000）が同定されており[41,42]、胎児期に特有のIGF-Iレセプター分子の存在の可能性を示している.

このような異なったタイプのIGF-Iレセプターの存在は種々の細胞そして組織で指摘されてきた[4,6,17,30,43,44]. これらのうちいくつかの結果は，前述の"ハイブリッド"レセプターの存在で説明できるかもしれない. この異なったタイプのIGF-Iレセプターに関して，分子生物学的手法を用いて，その塩基およびアミノ酸配列の違いを解析した報告がある[45]. それによれば，βサブユニットの膜貫通ドメイン近傍の細胞外部分に存在する899, 900番目のThr-GlyがArgに置きかわっているという. そしてこのタイプのIGF-Iレセプターは，従来のIGF-Iレセプターと同様，ほとんどの細胞，組織で発現されているという. しかしながら，この結果は，従来報告されたβサブユニットの大きさの違いを説明しうるものではなく，またこの差異が及ぼすレセプター機能への影響などは現在のところ不明である.

おわりに　IGF-IレセプターcDNAのクローニングにより，その構造は詳細に解析されてきた. しかしながら，レセプターチロシンキナーゼを介したIGF-Iの情報伝達系路，IGF-Iレセプターの多様性の問題，IGF-Iレセプターの異常，そして病態的意義の解析などまだまだ未解決の部分が多い. 今後の進展が期待される.

〔米澤一仁，横野浩一，春日雅人〕

文　献

1) Froesch ER, Schmid C, Schwander J, Zapf J: Actions of insulin-like growth factors. *Ann Rev Physiol* **47**: 443-467, 1985.
2) Affholter JA, Cascieri MA, Bayne ML, Brange J, Casaretto M, Roth RA: Identification of residues in the insulin molecule important for binding to insulin-degrading enzyme. *Biochemistry* **29**: 7727-7733, 1990.
3) Rechler MM, Nissley SP: The nature and regulation of the receptors for insulin-like growth factors. *Ann Rev Physiol* **47**: 425-442, 1985.
4) Jacobs S: Insulin-like growth factor I receptors. In: Handbook of Experimantal Pharmacology, vol 92 (ed by Cuatrecasas P, Jacobs S), Springer-Verlag, Berlin, pp 267-286, 1990.
5) Roth RA, Steele-Perkins G, Hari J, Stover C, Pierce S, Turner J, Edman JC, Rutter WJ: Insulin and insulin-like growth factor receptors and responses. *Cold Spring Harbor Symp* **LIII**: 537-543, 1988.
6) Kull FC, Jacobs JS, Su YF, Svoboda ME, Van Wyk JJ, Cuatrecasas P: Monoclonal antibodies to receptors for insulin and somatomedin-C. *J Biol Chem* **258**: 6561-6566, 1983.
7) LeBon TR, Jacobs S, Cuatrecasas P, Kathuria S, Fujita-Yamaguchi Y: Purification of insulin-like growth factor I receptor from human placental membranes. *J Biol Chem* **261**: 7685-7689, 1986.
8) Kasuga M, Obberghen EV, Nissley SP, Rechler MM: Demonstration of two subtypes of insulin-like growth factor receptors by affinity cross-linking. *J Biol Chem* **256**: 5305-5308, 1981.
9) Jacobs S, Kull FC, Earp JHS, Svoboda ME, Van Wyk JJ, Cuatrecasas P: Somatomedin-C stimulates the phosphorylation of the β-subunit of its own receptor. *J Biol Chem* **258**: 9581-9584, 1983.
10) Rubin JB, Shia MA, Pilch PF: Stimulation of tyrosine-specific phosphorylation *in vitro* by insulin-like growth factor I. *Nature* **305**: 438-440, 1983.
11) Zick Y, Sasaki N, Rees-Jones RW, Grunberger G, Nissley SP, Rechler MM: Insulin-like growth factor I (IGF-I) stimulates tyrosine kinase activity in purified receptors from a rat liver cell line. *Biochem Biophys Res Commun* **119**: 6-13, 1984.
12) Jacobs S, Kull FC, Cuatrecasas P: Monensin blocks the maturation of receptors for insulin and somatomedin C: identification of receptor precursors. *Proc Natl Acad Sci USA* **80**: 1228-1231, 1983.
13) Ullrich A, Gray A, Tam AW, Yang-Feng T, Tubokawa M, Collins C, Henzel W, Bon TL, Kathuria S, Chen E, Jacobs S, Francke U, Ramachandran J, Fujita-Yamagachi Y: Insulin-like growth factor I receptor primary structure: comparison with insulin receptor suggests structural determinants that define functional specificity. *EMBO J* **10**: 2503-2512, 1986.
14) Morgan DO, Roth RA: Mapping surface structures of the human insulin receptor with monoclonal antibodies: localization of main immunogenic regions to the receptor kinase domain. *Biochemistry* **25**: 1364-1371, 1986.
15) Gustafson TA, Rutter WJ: The cysteine-rich domains of the insulin and IGFI receptors are the primary determinants of hormone binding

16) Sasaki N, Rees-Jones RW, Zick Y, Nissley SP, Rechler MM : Characterization of insulin-like growth factor I-stimulated tyrosine kinase activity associated with the β-subunit of type I insulin-like growth factor receptors of rat liver cells. *J Biol Chem* **260** : 9793-9804, 1985.

17) Yu KT, Peters MA, Czech MP : Similar control mechanisms regulate the insulin and type I insulin-like growth factor receptor kinases. *J Biol Chem* **261** : 11341-11349, 1986.

18) Jacobs S, Cuatrecasas P : Phosphorylation of receptors for insulin and insulin-like growth factor I. *J Biol Chem* **261** : 934-939, 1986.

19) Moxham CP, Duronio V, Jacobs S : Insulin-like growth factor I receptor β-subunit heterogeneity. *J Biol Chem* **264** : 13238-13244, 1989.

20) Koshio O, Akanuma Y, Kasuga M : Identification of a phosphorylation site of the rat insulin receptor catalyzed by protein kinase C in an intact cell. *FEBS Lett* **254** : 22-24, 1989.

21) Lewis RE, Cao L, Perregaux D, Czech MP : Threonine 1336 of the human insulin receptor is a major target for phosphorylation by protein kinase C. *Biochemistry* **29** : 1807-1813, 1990.

22) Daughaday WH, Rotwein P : Insulin-like growth factors I and II. Peptide, messenger ribonucleic acid and gene structures, serum, and tissue concentrations. *Endocrine Reviews* **10** : 68-91, 1989.

23) Baxter RC, Martin JL : Insulin-like growth factor binding proteins. *Prog Growth Factor Rec* **1** : 49-68, 1989.

24) Morgan DO, Roth RA : Acute insulin action requires insulin receptor kinase activity : introduction of an inhibitory monoclonal antibody into mammalian cells blocks the rapid effects of insulin. *Proc Natl Acad Sci USA* **84** : 41-45, 1987.

25) Janicot M, Lane MD : Activation of glucose uptake by insulin and insulin-like growth factor I in *Xenopus* oocytes. *Proc Natl Acad Sci USA* **86** : 2642-2646, 1989.

26) Sahal D, Ramachandran J, Fujita-Yamaguchi Y : Specificity of tyrosine protein kinases of the structurally related receptors for insulin and insulin-like growth factor I : Try-containing synthetic polymers as specific inhibitors or substrates. *Arch Biochem Biophys* **260** : 416-426, 1988.

27) Lammers R, Gray A, Schlessinger J, Ullrich A : Differential signalling potential of insulin-and IGF-I-receptor cytoplasmic domains. *EMBO J* **8** : 1369-1375, 1989.

28) Steele-Perkins G, Turner J, Edman JC, Hari J, Pierce SB, Stover C, Rutter WJ, Roth RA : Expression and characterization of a functional human insulin-like growth factor I receptor. *J Biol Chem* **263** : 11486-11492, 1988.

29) Izumi T, White MF, Kadowaki T, Takaku F, Akanuma Y, Kasuga M : Insulin-like growth factor I rapidly stimulates tyrosine phosphorylation of a Mr 185,000 protein in intact cells. *J Biol Chem* **262** : 1282-1287, 1987.

30) Kadowaki T, Koyasu S, Nisida E, Tobe K, Izumi T, Takaku F, Sasaki H, Yahara I, Kasuga M : Tyrosine phosphorylation of common and specific sets of cellular proteins rapidly induced by insulin, insulin-like growth factor I, and epidermal growth factor in an intact cell. *J Biol Chem* **262** : 7342-7350, 1987.

31) Endemann G, Yonezawa K, Roth RA : Phosphatidylinositol kinase or an associated protein is a substrate for the insulin receptor tyrosine kinase. *J Biol Chem* **265** : 396-400, 1990.

32) Ruderman NB, Kappeller R, White MF, Cantley LC : Activation of phosphatidylinositol 3-kinase by insulin. *Proc Natl Acad Sci USA* **87** : 1411-1415, 1990.

33) Steele-Perkins G, Roth RA : Monoclonal antibody IR-3 inhibits the ability of insulin-like growth factor II to stimulate a signal from the type I receptor without inhibiting its binding. *Biochem Biophys Res Commun* **171** : 1244-1251, 1990.

34) Pignataro OP, Ascoli M : Studies with insulin and insulin-like growth factor I show that the increased labeling of phosphatidylinositol-3,4-bisphosphate is not sufficient to elicit the diverse actions of epidermal growth factor on MA-10 Leydig tumor cells. *Mol Endocrinol* **4** : 758-765, 1990.

35) Czech MP : Signal transmission by the insulin-like growth factors. *Cell* **59** : 235-238, 1989.

36) Soos MA, Siddle K : Immunological relationships between receptors for insulin and insulin-like growth factor I. *Biochem J* **263** : 553-563, 1989.

37) Soos MA, Whittaker J, Lammers R, Ullrich A, Siddle K : Receptors for insulin and insulin-like growth factor I can form hybrid dimers. *Biochem J* **270** : 383-390, 1990.

38) Roth RA : Structure of the receptor for insulin-like growth factor II : the puzzle amplified. *Science* **239** : 1269-1271, 1988.

39) Rosenfeld RG, Kemp SF, Gaspich S, Hintz RL : *In vivo* modulation of somatomedin receptor sites : effects of growth hormone treatment of hypopituitary children. *J Clin Endocrinol Metab* **52** : 759-764, 1981.

40) Alexandrides T, Moses AC, Smith RJ: Developmental expression of receptors for insulin, insulin-like growth factor I (IGF-I), and IGF-II in rat skeltal muscle. *Endocrinology* **124**: 1064-1076, 1989.
41) Garofalo RS, Rosen OM: Insulin and insulinlike growth factor I (IGF-I) receptors during central nervous system development: expression of two immunologically district IGF-I receptor β subunits. *Mol Cell Biol* **9**: 2806-2817, 1989.
42) Alexandrides TK, Smith RJ: A novel fetal insulin-like growth factor (IGF) I receptor. *J Biol Chem* **264**: 12922-12930, 1989.
43) Morgan DO, Roth RA: Identification of a monoclonal antibody which can distinguish between two distinct species of the type I receptor for insulin-like growth factor. *Biochem Biophys Res Commun* **138**: 1341-1347, 1986.
44) Kellerer M, Obermaier-Kusser B, Ermel B, Wallner U, Haring HU, Pertides PE: An altered IGF-I receptor is present in human leukemic cells. *J Biol Chem* **265**: 9340-9345, 1990.
45) Yee D, Lebovic GS, Marcus RR, Rosen N: Identification of an alternate type I insulin-like growth factor receptor β subunit mRNA transcript. *J Biol Chem* **264**: 21439-21441, 1989.

3.3 IGF-IIレセプター

　IGF-IIは，インスリンやIGF-Iと構造的に類似した，分子量約7000の増殖因子である．細胞膜レセプターに結合して増殖を促進すると同時に，インスリン様の代謝促進作用も発揮する．IGF-IIレセプターは，IGF-IIの特異的な膜表面レセプターとして同定されたが，増殖促進作用の確立したIGF-Iレセプターとはさまざまな構造や特性が異なっていたので，このような2つのレセプターが同様の出力をするとは考えにくいとする見方が支配的となった．同時に，抗IGF-Iレセプター抗体でIGF-II作用が時に抑制できること，IGF-IIがIGF-IIレセプターに結合しても細胞増殖に働かない細胞があることなどが報告されるに及び，IGF-IIレセプターは膜情報伝達機能を有しないとする考えが大勢を占めた．1986年に決定されたIGF-IIレセプターの1次構造[1]は，この考えに拍車をかけた．クローニングされたIGF-IIレセプターは，一見無関係なマンノース6リン酸（Man-6-P）レセプターとほとんど同一の1次配列を有していた．Man-6-Pレセプターは，Man-6-Pを側鎖にもつ酵素をリソゾームに移送するレセプターとして意義が確立していた．したがって，IGF-IIレセプターはIGF-IIを結合してそのシグナルを細胞内に伝えるという機能をもつ必要はなく，むしろ，IGF-IIをリソゾームへ運搬して処理するレセプターではないかと多くの研究者が想像したのも不自然ではない．しかし，自然は人間の想像をこえて，IGF-IIレセプターこそ，IGF-IIとMan-6-Pのそれぞれを結合し，それぞれに対して，一方で増殖の促進を，他方で移送の機能を果たす多機能性レセプターであるという解答を用意していた．IGF-IIレセプターは，このように，歴史的にも，機能的にも，難解なレセプターであるが，逆に，リガンドによるレセプター機能制御の本質を明らかにするうえで，これほど恵まれたレセプターもない．2種類の異質なリガンドをもち，それぞれが異なる生物学的出力を惹起するからである．その難解な分だけ，一度，生化学や分子生物学の実験にもち込むことができれば，深い生命原理に到達することができる．

a. 分子的性質

　IGF-IIレセプターは，220～280 kDaの，サブユニット構造をもたない糖タンパクである．分子量は種によって若干異なる．還元で，みかけ上の分子量は3～4 kDa上昇するので，分子内S-S結合の存在が示唆される．ヒトIGF-IIレセプター[1]は，2264残基からなる細胞外ドメインと，23残基の膜貫通ドメイン，および164個の細胞内ドメインからなる．細胞外ドメインは，約150残基からなる類似の構造が15回くり返された構造をしており，19個の糖鎖結合可能部位が存在する．第13番目のくり返し構造の直後には，43残基からなる配列が挿入されている．くり返し構造の第3と第8単位は，Man-6-P結合との因果関係が示唆されている．挿入配列は，フィブロネクチンのコラーゲン結合部位にみられるタイプII領域と相同性があるが，IGF-II結合との関係は定かでない．細胞内領域はキナーゼドメインを欠くが，いくつかのリン酸化可能チロシンならびにセリン/スレオニン残基が存在する．生化学的にも，IGF-IIレセプターにキナーゼ活性は検出されないが，細胞膜系では，IGF-IIの結合に応じて，レセプターのチロシン残基がリン酸化される[2]ので，膜に存在するチロシンキナーゼの基質となる．

　IGF-IIレセプターは，カチオン非依存性Man-6-Pレセプター（CI-MPR）と同一である[3]．このことは，それぞれのレセプターの分子クローニングにより初めて示唆された．しかし，各レセプターとしてクローニングされたタンパクの1次配列は，完全には同一ではなかった．その後，両者が同一である証拠として，①一方のレセプター抗体

は，たがいに他のレセプターを認識する[4,5]，② 両レセプターはそれぞれ，IGF-II と Man-6-P とを同時に結合し，結合のプロフィールは同様である[5~7]ことなどが示された．しかし，両レセプターの1次配列がほとんど同じである以上，これらはむしろ当然である．smg p21 と Krev-1 のように，1次配列が100%同じであれば，同一性への異論は生じないが，一方で，ras タンパクや HIV env タンパクなど，1残基の変異が，劇的な機能変化をもたらす例が知られ，1残基異なったタンパクすら，もはや無条件に同一とは呼びえない．まして，cDNA クローニングの際に逆転写酵素が読み違えることをも考慮すると，数千残基に及ぶ巨大分子の同一性においては，両者が同一の機能を果たすか否かを明らかにすることが一義的に重要である．後述するように，IGF-II レセプターには，IGF-II との結合で発動する膜情報伝達機能がある．これに注目して，筆者らは，cDNA より翻訳した CI-MPR が，IGF-II レセプターと同じシグナル伝達能を発揮することを明らかにした[3]．こうして，両レセプターは完全に同一のタンパクであると結論された．

IGF-II レセプターの Man-6-P への結合の Kd は $6\sim10\,\mu M$ である．Man-6-P の天然のリガンドであるリソゾーム酵素に対する親和性はその数千倍高い．IGF-II に対する結合の Kd は $1\sim10\,nM$ で，IGF-I を弱く結合するがインスリンは結合しない．Man-6-P と IGF-II のレセプター結合部位は別と考えられる．第1に，一方が存在しても他方の特異的結合が阻害されないからである．ただし，リソゾーム酵素は IGF-II の結合を阻害するが，これは立体的な阻害と推定されている[4]．第2に，Xenopus と chicken の CI-MPR には，IGF-II が結合しない[8,9]．これは，chicken の細胞には IGF-II レセプターが存在しないと考えられてきた事実と符合するとともに，哺乳類の CI-MPR の IGF-II 結合部位は，Man-6-P 結合部位とは別であることを示している．IGF-II レセプターは，1分子あたり Man-6-P を2分子，IGF-II を1分子結合する[10]．このこともまた，両リガンドのレセプター結合部位が異なることを示唆している．

b. 同定法

（1） 生物学的な推定法

IGF-II は，IGF-II レセプター以外に IGF-I あるいはインスリンレセプターにも結合するので，IGF-II 作用が，IGF-II レセプターを介するか否かは，低濃度の IGF-I やインスリンが IGF-II 作用を再現できるかで見当づけることができる．とくに，インスリンは，IGF-II レセプターには結合せず，高濃度で IGF-I レセプターに結合するので，高濃度のインスリンの再現できない IGF-II 作用は，IGF-II レセプターを介している可能性が高い．

さらに，IGF-I，インスリンレセプターと異なり，IGF-II レセプターは Man-6-P を結合するので，Man-6-P で修飾される IGF-II 作用は，IGF-II レセプターを介している可能性が高い．Man-6-P 作用が IGF-II レセプターを介するものか否かの判定には，他の糖の作用も助けとなる．IGF-II レセプターの糖の結合は Man-6-P に特異的で，マンノースやマンノース1-P，あるいはグルコース6-P は結合しない．ただし，フラクトース1-P は Man-6-P と等力価に結合する[10]．したがって，フラクトース1-P で再現され，他の類似の糖では再現されない Man-6-P 作用は，IGF-II レセプターを介すると推定できる．また，リソゾーム酵素は，Man-6-P 側鎖を有する天然のリガンドであり，しかも，レセプターへの結合親和性は，Man-6-P の数千倍高い[11]．したがって，Man-6-P 作用が，数千分の1の濃度のリソゾーム酵素で再現されるか否かは，もう1つのポイントである．

（2） リガンドを用いた同定法

IGF-II レセプターの同定には，IGF-II 結合と Man-6-P 結合の2つが利用できる．標識リガンドを用いて同定する最も一般的な方法は，$10\sim100$ pM（$20000\sim30000\,cpm$）の放射性 IGF-II を，細胞，細胞膜，もしくは可溶化レセプターと，さまざまな濃度の非放射性 IGF-II の存在下でインキュベーションし，一定時間後，レセプター結合放射性活性（B）と非結合放射性活性（F）とを分離して行うレセプター結合アッセイである．通常，$0\sim4°C$ で $12\sim24$ 時間インキュベーションする

が，可溶化レセプターとの場合は，室温で1～4時間行えば十分である．初めに結合の時間経過をモニターして適正なインキュベーション時間を決定するが，インキュベーションし過ぎると，結合が低下することがあるので注意を要する．BとFとの分離法は，壁接着細胞では洗浄により，浮遊細胞では遠心分離を用い，細胞膜では，20000×gで10分の遠心分離，もしくはグラスファイバーフィルターで比較的簡単に行える．可溶化レセプターとのアッセイでは，8～10％ポリエチレングリコールとγ-globulinとでレセプターの沈殿をつくり，それに含まれる放射活性を測定する方法が一般に用いられる．ポリスチレンウェルに予めレセプター抗体をコートし，検体と放射性リガンドとをインキュベーションした後ウェルに結合した活性を測定することもできる．放射性IGF-IIは，従来は自ら作製していたが，最近は市販されている．IGF-IIの特異的結合は，放射性IGF-IIの濃度の1000倍程度の非放射性IGF-IIによって抑制される結合と定義される．最近，IGF-IやIGF-IIの一部残基を変えて各レセプターに特異的に結合するリガンドの開発が行われている．近い将来，そのような特異的リガンドが普及するものと確信される．

Man-6-Pの結合活性の測定は，EDTA存在下で測定する．放射性Man-6-Pを用いて透析によってBとFを分離した報告[10]もあるが，5～10 mMのMan-6-Pによって抑制されるリソゾーム酵素の結合として測定するのが一般的である．リソゾーム酵素は，βガラクトシダーゼやβグルクロニダーゼが使用される．リソゾーム酵素の結合は，通常，レセプターに結合したリソゾーム酵素活性を測定する．精製リソゾーム酵素は市販されているが，Man-6-P側鎖を共有しているか使用直前に確認する必要がある．

（3）架 橋 法

リガンドを用いたもう1つの重要な同定法は，架橋法[11,12]である．この場合，放射性IGF-IIあるいはMan-6-Pと検体とをインキュベーションし，100～500 μMのDSSで分子間に共有結合を作製する．これを，SDS電気泳動にて展開し，200数10キロダルトンのタンパクがラベルされているか否かを決定する．さらに，過剰の非放射性リガンドの共存により該当タンパクの標識が消失することを確認することにより，特異的なレセプターと同定しうる．

（4）抗体を用いる方法

レセプター抗体を用いて免疫沈降法と免疫ブロット法により，同定する方法である．いずれを選ぶべきかは，抗体に依存する．免疫沈降法では，検体をまず標識し，予めプロテインAもしくはG結合ビーズと混合したレセプター抗体とインキュベーションする．沈降物をSDS電気泳動し，被標識バンドを検出する．免疫ブロット法は，定法に従って行う．IGF-IIレセプターのブロッティングには長時間を要する．両法が可能な抗体であれば，標識されていない検体でも，まず免疫沈降し，続いてこれをブロット法にて検出することができる．もし，レセプター抗体が，合成ペプチドに対する抗体ならば，高濃度の抗原ペプチドの共存で，抗体によるタンパク認識の特異性を検証できる．現在，IGF-IIレセプター抗体は市販されておらず，スタンフォードのDr. Richard A. RothやDr. Ron G. Rosenfeld，あるいはCI-MPR抗体として，セントルイスのDr. William S. SlyかDr. Stuart Kornfeldらから入手しなければならない．

c. レセプターのシグナル伝達機構

（1）IGF-IIレセプターは膜情報伝達機能を有するか

IGF-IIレセプターのシグナルは，つい数年前には，ほとんど知られていなかった．IGF-IIレセプター刺激によっては，細胞内cAMP, cGMPは上昇せず，レセプターキナーゼ活性も検出されなかった．細胞内カルシウムも変化しないと考えられていた．変化する実体がわからないのであるから，変化を生むメカニズム，すなわち，シグナル伝達機構はまったく知られていなかった．むしろIGF-IIレセプターのシグナル研究は，レセプターにシグナル伝達能があるのかないのかという段階でせめぎ合っていたといってよい．

3.3 IGF-II レセプター

80年代半ばまで，IGF-IIレセプターのシグナル伝達能は否定的とされていたが，1986年を過ぎると，肯定的な意見が散見されるようになる．この頃，2つのグループが，IGF-Iとインスリン両レセプターの存在しないK562白血病細胞の増殖をIGF-IIが促進することをみいだした[13,14]．また，肝細胞株では，抗IGF-IIレセプターがグリコーゲンの合成を促進することが報告された[15]．筆者らは，BALB/c-3T3線維芽細胞株の増殖制御機構を調べる過程で，1nM程度のIGF-IIが増殖を促進し，しかもこの作用は，IGF-IIレセプターを認識しIGF-Iレセプターをまったく認識しない抗体で再現できることをみいだした[11,16,17]．これらは，IGF-IIレセプターのシグナルが解明されたというには程遠かったが，IGF-IIレセプターが確かに膜情報伝達能を有することを示していた．

(2) IGF-II レセプターのシグナル

1987年，筆者らは，低濃度のIGF-IIが細胞外から内へのカルシウム流入を惹起することをみいだした[16,17]．続いてこの作用が，IGF-IIレセプターを介することが，抗レセプター抗体の実験[11]から明らかとなり，同時に，カルシウムの流入とDNA合成との間には，質的，量的両面で1対1の対応関係があることも判明した[17]．したがって，カルシウム流入が，BALB/c-3T3線維芽細胞においてIGF-IIレセプターの増殖促進活性の細胞内シグナルであることは確実である．このようなシグナルが普遍的か否かは確立していないが，筆者らは，NIH3T3細胞，CHO細胞，Tリンパ球などでも，IGF-IIがカルシウム流入を惹起することを確認している．一方，BAYk 8644で薬理的に惹起したカルシウム流入は，IGF-IIが作用するG₁後期では，DNA合成を促進するが，静止期では無効なので，流入したカルシウムイオンは直接核に働いて，DNA合成を刺激するのではなく，細胞周期によって制御されるカルシウム受容機構を介して核にシグナルを伝達していると考えられる．

IGF-IIレセプターの他のシグナルとしては，1988年に，ポリホスホイノシタイド（PI）代謝回転が報告された[18]．IGF-IIは，腎近位尿細管細胞膜で，IP₃の産生を促進する．この作用は，IGF-I

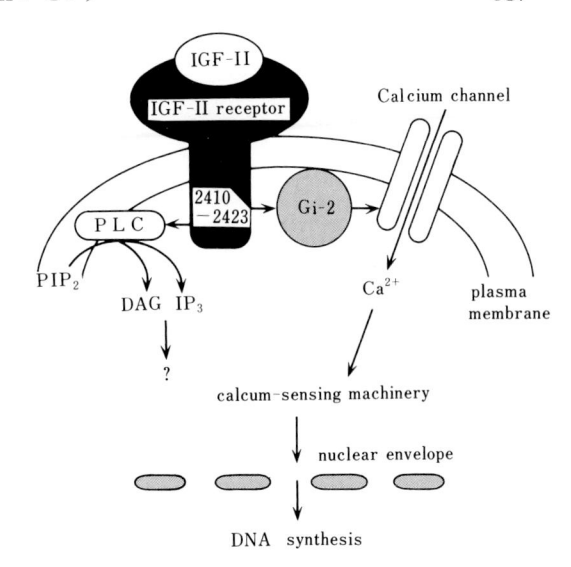

図3.5 IGF-IIレセプターのシグナル伝達機構の模式図
IGF-IIが細胞表面IGF-IIレセプターに結合すると，レセプターの細胞内ドメイン No.2410-2423（ヒトレセプターの場合）が働いて，細胞膜内側に存在するG_{I-2}に共役し，これを活性化する．活性化されたG_{I-2}は，ひき続いて電位非依存性のカルシウムチャネルを開口し，カルシウムイオンの流入を惹起する．流入したカルシウムイオンは，細胞内の何らかのcalcium-sensing machineryを介して，核内のDNA合成に伝達される．G_{I-2}によるカルシウムチャネルの活性化が直接か否かは未確定である．また，calcium-sensing machineryの実体も不明であるが，何らかのカルシウム結合タンパクが関与するものと推定される．一方，IGF-IIレセプターは，PI代謝回転を惹起しうる．このシグナル伝達にGタンパクが関与するか否か，産生された2つのメッセンジャーが何を出力するかはいまだ検討されていない．

やインスリンでは再現できないので，IGF-IIレセプターを介すると間接的にではあるが推定される．しかし，この細胞では，PI代謝回転がIGF-IIレセプターのどのような出力と結びついているのか明らかでない．以下に述べる事実をもふまえると，IGF-IIレセプターのシグナル伝達は図3.5のようになされていると考えられる．

(3) IGF-II レセプターのシグナル伝達機構

a) IGF-II レセプターの細胞膜シグナル伝達系

IGF-IIレセプターは，電位非依存性カルシウム透過性陽イオンチャネルを開口させることにより，カルシウム流入を惹起する[19]．そのカルシウムチャネル制御機構は，百日咳毒素が，IGF-IIによるカルシウム流入を完全に抑制したことが突破口

となった[17]。百日咳毒素は，Giタンパクを ADP リボシル化して，これへのレセプターシグナル伝達をブロックする．一方，BALB/c-3T3細胞膜には，百日咳毒素でADPリボシル化される分子量40 kDaのタンパクが存在し，そのADPリボシル化の程度と百日咳毒素によるIGF-II作用の抑制効果とが，1対1に対応していた．この40 kDaタンパクは，抗体を用いて G_{i-2} の α サブユニットと同定された[20]．これらのことは，IGF-IIレセプターは，Giタンパクのひとつ，G_{i-2} の活性化を介して，カルシウムチャネルを開口することを示している．

b) IGF-IIレセプターと G_{i-2} との直接共役

IGF-IIレセプターは，前述のように，1回膜貫通レセプターである．しかし，Gタンパクと直接共役することが証明されたレセプターは，すべて細胞膜を7回貫通する構造を有しているので，この特徴的な7回膜貫通構造がGタンパクとの共役に必須とする見方が支配的であった．もしこの仮説が正しいなら，IGF-IIレセプター（そして，大部分の増殖因子レセプター）は，Gタンパクには共役しえない．逆に，もしIGF-IIレセプターが G_{i-2} と共役しうるなら，この仮説は誤りと結論できる．こうして，IGF-IIレセプターと G_{i-2} との共役を調べる研究は，IGF-IIレセプターのシグナル伝達機構の枠をこえて，歴史的な意味を帯びることになった．

はたして，精製されたIGF-IIレセプターは，IGF-IIの結合に対して，リポゾーム上で精製 G_{i-2} と機能的に共役することが証明された[21]．しかも，両者の間の共役様式は，7回膜貫通レセプター/Gタンパク共役のそれと質的に同じであった．したがって，7回膜貫通構造は，Gタンパクとの共役に必須ではないと同時に，それ以外の共通のメカニズムが，両者のレセプター/Gタンパク共役機構の間に存在していると考えられる．興味深いことに，IGF-IIレセプターは特異的に G_{i-2} と共役する能力を有しており[3]，特筆すべきである．また，IGF-IIレセプターの G_{i-2} との共役は，レセプターとGタンパクの種をこえて成立する[3,21]．

c) Man-6-Pによって惹起されるシグナル

一方，IGF-IIレセプターは，Man-6-Pの結合によっては，G_{i-2} を含むGタンパクと共役しない[3,22]．したがって，IGF-IIとの結合で，IGF-IIレセプターと G_{i-2} との共役が誘導される事実を考慮すると，IGF-IIレセプターは異なる2つの細胞外刺激に対して，2本立てのシグナル伝達機構をもつことになる．IGF-IIの結合は G_{i-2} の活性化を経てカルシウム流入へとつながり，Man-6-Pの結合はGタンパクの活性化をひき起こさずにソーティングへとつながってゆく．これは同時に，レセプターの異なる細胞外領域の刺激は，異なる細胞内シグナルと結びつくことを証明している．類似の知見として，T細胞レセプターの異なる細胞外領域に対する抗体が，異なるシグナルに結びついていることを示す報告[23]があるが，天然のリガンドによる証明は，IGF-IIレセプターが初めてである．

さらに興味深いことに，Man-6-Pが存在すると，IGF-IIによるレセプターと G_{i-2} との共役が抑制される[3]．100 μM のMan-6-Pで，IGF-IIによる G_{i-2} の活性化は完全に消失し，IC_{50} は 6 μM と，Man-6-PのIGF-IIレセプター結合のKdにほぼ等しい．さらに，特記すべきこととして，Man-6-Pは，IGF-IIのレセプターへの結合を低下させないので，Man-6-Pは，IGF-IIレセプターを介して，レセプターと G_{i-2} との共役を阻害していると推定される．前述のように，IGF-IIが，IGF-IIレセプターに結合しても何らの出力も惹起されないとする観察がなされ，これが，IGF-IIレセプターに膜情報伝達機能なしとする議論の主要な論拠となっていた．リガンドがレセプターに結合すれば，常にシグナルが惹起されると考えるのが従来の常識である．しかし，IGF-IIレセプターの場合，Man-6-Pやリソゾーム酵素がすでに結合しているときは，IGF-IIが結合しても，まったくシグナルが惹起されない．明らかに，これまでの否定的な結果は，レセプターに内在性に結合したMan-6-Pを考慮して再検討されなければならない．また，生体内にはリソゾーム酵素以外に，Man-6-Pを側鎖に有するタンパク（TGF β_1

3.3 IGF-IIレセプター

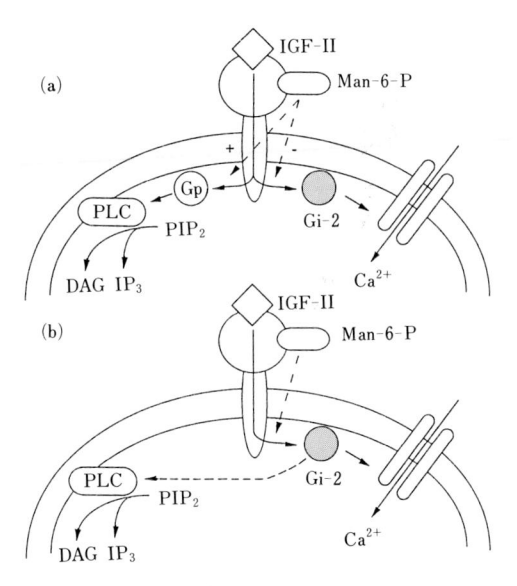

図 3.6 IGF-II シグナル伝達系における Man-6-P 作用についての2つの可能性

(a) IGF-II レセプターが G_{i-2} 以外の G タンパク, Gp (PLC を活性化する仮想の G タンパク) にも共役する場合. Man-6-P は IGF-II レセプターと G_{i-2} との共役を無効にし, レセプターと Gp との共役を強める. その結果, IGF-II によるカルシウム流入は抑制され, PI 代謝回転は促進される. この場合, Gp は G_{i-2} とは別に推論できる. 従来, G_{i-2} は Gp の有力な候補である.

(b) G_{i-2} が PI 代謝回転を抑制する場合. PLC 活性は, tonic に G_{i-2} により抑制されているとする場合で, Man-6-P によって IGF-II 依存性 G_{i-2} 活性化が減弱すると, G_{i-2} によって促進されるエフェクターは無効となる一方, PLC 活性は本来の活性に上昇する. すでに, PI 代謝回転を抑制する G_i タンパクの存在が報告されているので, この可能性は低くない. また, 明らかに, 両者の可能性は両立する.

precursor, latent 型 TGFβ, proliferin, thyroglobulin, EGF レセプターなど)の存在が知られていて, これらが, IGF-II レセプターシグナルシステムを抑制して働く可能性が高い.

Roger と Hammerman[24] は, 腎尿細管細胞膜において, Man-6-P 自身は効果がないが, IGF-II による PI 代謝回転の促進を増強することを報告している. Man-6-P によって IGF-II の膜結合は大きくは変わらないので, ここでも, Man-6-P は, IGF-II のレセプター以降のシグナルを調節すると推測される. 筆者らのデータと総合すれば, 図 3.6 のように, IGF-II レセプターの G タンパク共役の Man-6-P による制御には 2 通りの可能性が考えられる. 第1の可能性は, IGF-II レセプターは G_{i-2} とは別の, PLC 活性を促進する G タンパク (いわゆる Gp) とも共役しており, Man-6-P はレセプターとこの2つの G タンパクとの共役を切り替える働きをしているとする考えである (図 3.6 a). 第2の可能性は, G_{i-2} には, 定常的に高い活性をもつ PLC を抑制する働きがあり, Man-6-P による G_{i-2} 活性の抑制が, IGF-II によるカルシウムチャネルの開口を抑制すると同時に, PLC 活性の上昇を惹起するとするものである. G_{i-2} の PLC 活性抑制作用は, 確認されていないが, 最近 PLC 活性抑制性の百日咳毒素感受性 G タンパクの存在が示唆されているので, その可能性は高い (図 3.6 b).

d) IGF-II レセプターの G タンパク共役分子機構

前述のように, IGF-II レセプター/G_{i-2} 共役の仕組みは, 7 回膜貫通レセプター/G タンパク共役にも共通の機構であると推定され, きわめて重要である. 筆者らは, ヒト IGF-II レセプターの細胞内ドメインの 2410 から 2423 残基の領域に G_{i-2} を特異的に認識し活性化する機能があることをみいだした[25]. この 14 残基からなるペプチドは, レセプターが G タンパクを活性化する仕組みと同じ様式で, G_{i-2} を活性化する. さらに, 各種 G タンパクのなかで, G_{i-2} を選択的に認識する. しかも, 抗配列ペプチド抗体は, IGF-II レセプターの G_{i-2} を活性化能を完全にブロックする. したがって, IGF-II レセプターの G_{i-2} 共役能は, この 14 残基に由来すると結論される. レセプターの G タンパク共役機構がこのような形で明確に決定されたのは, すべての G タンパク共役レセプターを含めて初めてである. また, この 14 残基こそ, レセプターにみいだされた, 初めての G タンパク活性化配列である. さらに, この研究から, もう1つの発展が生まれる. 14 残基ペプチドの G_{i-2} 活性化能は, 1 次配列の特定の残基に完全に依存する. それは, B··B··BBXB もしくは B··B··BBXXB (B: 塩基性残基, X: 非塩基性残基) というアミノ酸配列である. ペプチドのアミノ酸配列が G タンパク活性化能を規定するという結果は, とりもなおさず, 1 次配列に基づいて, タンパクのもつ G

タンパク活性化能とその責任ドメインの推定ができることを示している。この考えを進めれば、7回膜貫通構造などという漠然とした特徴ではなく、1次構造に基づいてGタンパク共役レセプターを分類し、あるいは選びだすことができるようになる。これが革新的な考え方であることは、いかに強調してもし過ぎることではない。また、実に多くの研究者が、そのような認識可能なGタンパク共役機構の出現を待ち望んでいたことも事実である。多数の研究者が調べ尽くし、すでに見向きもされないテーマとなっていたIGF-IIレセプターのシグナル伝達機構で、発見がなされ、このような画期的な概念が生まれたことを特筆しておきたい。

d. 分布，発現と機能調節

IGF-IIレセプターは，大部分がGolgi装置膜に，約10%が細胞膜に存在する[26]。コーテッドピットやエンドゾームにも認められるが，面白いことにリソゾームにはほとんど検出できない。IGF-IIレセプターは，原則として，ほとんどすべての組織と細胞に存在している。そのなかでも，胎盤，大脳，肝臓などに豊富に分布しており，これらの臓器は，レセプター精製の材料として用いられてきた。大量に発現している細胞は知られていないが，IGF-IIレセプターやIGF-Iレセプターを欠く細胞は実験素材として重要である。前者は，KB細胞，L細胞やP 388 D_1 細胞などが，後者は，K 562細胞が報告されている。が，これらでもクローンによる差があるので，事前のチェックが必要である。

IGF-IIレセプターは，上記のような細胞内膜と細胞膜との間をサイクルしている[27]。いくつかの因子は，このリサイクリングの速度を変える。インスリンやMan-6-Pは，IGF-IIレセプターの細胞膜濃度を上昇させるが，これはリサイクリングの速度を促進するためで，逆に，クロロキンはリサイクリングを抑制する。このようなレセプターの細胞内動態は，エスカレーターモデルと呼ばれ，他の多くのレセプターがリガンドとの結合で初めて内在化する様式（エレベーターモデル）と対比をなす。Cキナーゼの活性化が，IGF-IIレセプターのセリン残基のリン酸化を介して，レセプターのリサイクリングを促進するとの報告[28]がある。IGF-IIは，レセプターをダウンレギュレーションしないが，レセプターのセリン残基を脱リン酸化してリサイクリングの速度を減少し，細胞膜レセプターの量を50%程度低下させる。

IGF-IIレセプターのシグナル伝達機能は，リガンドであるIGF-IIとMan-6-P以外に，細胞周期により調節されている[20]。静止期のBALB/c-3T3細胞では，IGF-IIは増殖を促進できない。これは，IGF-IIのレセプター結合や G_{i-2} の量的低下が原因ではなく，IGF-IIレセプターの G_{i-2} 共役能の消失に由来することが明らかにされている[20]。静止期細胞を，IGF-IIに反応する周期に誘導するコンピテンス因子（PDGFおよびEGF）は，共同して働いて，IGF-IIレセプターと G_{i-2} との共役を回復させる。すなわち，コンピテンス因子は，プログレッション因子のレセプターとGタンパクとを共役可能状態に変えることで，細胞周期を進める働きをしている。興味深いことに，このPDGFとEGFの作用は，細胞内 ras タンパクの活性化で再現できる[20]。ras タンパクが，これら増殖因子シグナルの下流にあることを考慮すれば，ras タンパクが，IGF-IIレセプターと G_{i-2} との共役を制御する因子と推定される。結局，IGF-IIレセプターのシグナル伝達は，細胞外ではMan-6-Pにより，細胞内では，ras タンパクの活性により厳格に制御されている。このような2重のシグナル制御は，IGF-IIのシグナルが強くコントロールされなければならない事情があることを示し，IGF-IIレセプターシグナルの生理的重大性を示唆するものとして興味深い。

e. 生理的意義および病理的意義

レセプターの，IGF-IIレセプターとしての生理的あるいは病理的意義は，ほとんど知られていない。出生後の身体の成長は，IGF-Iと，IGF-Iレセプターが担うと考えられ，IGF-IIとIGF-IIレセプターは，胎生期の成長あるいは臓器形成に重要な役割を演じていると推定されている。神経系

の細胞にはNGFと似た分化作用があり，大脳にIGF-IIレセプターが豊富なことと合わせると，中枢神経系にも何らかの働きをしている可能性が高い．これ以外に，骨形成あるいは血球系細胞，筋細胞の増殖に本質的な作用が推定されている．Wilms腫瘍では，IGF-IIの遺伝子の発現が亢進しており[29]，IGF-II作用と成因との関係が推察される．

レセプターの，CI-MPRとしての意義はさらに明確である．CI-MPRはGolgi装置で合成されたリソゾーム酵素をリソゾームに移送する中心的役割を担っている[27]．また，細胞膜のレセプターは細胞外のリソゾームのとり込みを行う．I-cell病は，リソゾーム酵素へのMan-6-Pのラベリングの障害のため，CI-MPR作用が発現しない先天性疾患であるが，患者の線維芽細胞では，リソゾーム酵素は細胞外への流出を余儀なくされる．Golgi装置からリソゾームへのソーティング以外に，細胞外のリソゾーム酵素のとり込みも減少する．この疾患では，主として支持組織の発育障害が惹起される．しかし，このような異常は，線維芽細胞以外では確立しておらず，CI-MPRの意義も今のところ線維芽細胞に限定して理解されている．

おわりに IGF-IIレセプターの細胞内シグナル発生能を担う細胞内ドメインは，短く簡単な構造をしている．そのため，レセプター構造と細胞内シグナルの関係は解析を進めやすい．事実，Gタンパク共役配列ともいうべき1次構造は，IGF-IIレセプターの細胞内領域に初めて発見された．Gタンパク共役配列のその後の発展は文献30)を参照されたい．また，変異による立体構造やタンパクキナーゼ活性の変化への配慮も必須ではなく，非サブユニットタンパクであるため再構成が安定して行える．もはや，7回膜貫通構造はGタンパクとの共役に不可欠ではないので，チロシンキナーゼ活性をもつもたないにかかわらず，他の増殖因子レセプターでGタンパクに直接共役するレセプターが今後みいだされよう．このような意味で，IGF-IIレセプターは，Gタンパク共役レセプターのモデルレセプターであり，これからの増殖因子レセプターのモデルレセプターでもある．一方で，Man-6-Pに対してはソーティングのレセプターであるので，レセプター細胞外ドメインへのリガンドの結合による，細胞内ドメインの機能制御の一般原理を明らかにする大きな手掛かりとなろう．非シグナル伝達タンパクとして見捨てられかけたIGF-IIレセプターに，実は，シグナル伝達の原理を明らかにする鍵が眠っていたといってよい．

〔西本育夫〕

文献

1) Morgan DO, Edman JC, Standring DN, Fried VA, Smith MC, Roth RA, Rutter WJ : *Nature* **329**, 301-307, 1987.
2) Corvera S, Whitehead RE, Mottola C, Czech MP : *J Biol Chem* **261** : 7675-7679, 1986.
3) Murayama Y, Okamoto T, Ogata E, Asano T, Iiri T, Katada T, Ui M, Grubb JH, Sly WS, Nishimoto I : *J Biol Chem* **265** : 17456-17462, 1990.
4) Kiess W, Blickenstaff GD, Sklar MM, Thomas CL, Nissley SP, Sahagian GG : *J Biol Chem* **263** : 9339-9344, 1988.
5) Roth RA, Stover C, Hari J, Morgan DO, Smith MC, Sara V, Fried VA : *Biochem Biophys Res Commun* **149** : 600-606, 1987.
6) MacDonald RG, Pfeffer SR, Coussens L, Tepper MA, Brocklebank CM, Mole JE, Anderson JK, Chen E, Czech MP, Ullrich A : *Science* **239** : 1134-1136, 1988.
7) Tong P, Tollefsen SE, Kornfeld S : *J Biol Chem* **263** : 2585-2588, 1988.
8) Canfield WM, Kornfeld S : *J Biol Chem* **264** : 7100-7103, 1989.
9) Clairmont KB, Czech MP : *J Biol Chem* **264** : 16390-16392, 1989.
10) Tong PY, Gregory W, Kornfeld S : *J Biol Chem* **264** : 7962-7969, 1989.
11) Kojima I, Nishimoto I, Iiri T, Ogata E, Rosenfeld RG : *Biochem Biophys Res Commun* **154** : 9-19, 1988.
12) Nishimoto I, Murayama Y, Katada T, Ui M, Ogata E : *J Biol Chem* **264** : 14029-14038, 1989.
13) Tally M, Li CH, Hall K : *Biochem Biophys Res Commun* **148** : 811-816, 1987.
14) Blanchard MM, Barenton B, Sullivan A, Foster B, Guyda HJ, Posner BI : *Mol Cell Endocrinol* **56** : 235-244, 1988.
15) Hari J, Pierce SB, Morgan DO, Sara V, Smith MC, Roth RA : *EMBO J* **6** : 3367-3371, 1987.
16) Nishimoto I, Ohkuni Y, Ogata E, Kojima I : *Bio-*

17) Nishimoto I, Hata Y, Ogata E, Kojima I : *J Biol Chem* **262** : 12120-12126, 1987.
18) Rogers SA, Hammerman MR : *Proc Natl Acad Sci USA* **85** : 4037-4041, 1988.
19) Matsunaga H, Nishimoto I, Kojima I, Yamashita N, Kurokawa K, Ogata E : *Am J Physiol* **255** : C442-C446, 1988.
20) Okamoto T, Asano T, Harada S, Ogata E, Nishimoto I : *J Biol Chem* **266** : 1085-1091, 1991.
21) Nishimoto I, Murayama Y, Katada T, Ui M, Ogata E : *J Biol Chem* **264** : 14029-14038, 1989.
22) Okamoto T, Nishimoto I, Murayama Y, Ohkuni Y, Ogata E : *Biochem Biophys Res Commun* **168** : 1201-1210, 1990.
23) Takahashi S, Maecker HT, Levy R : *Eur J Immunol* **19** : 1911-1919, 1989.
24) Rogers SA, Hammerman MR : *J Biol Chem* **264** : 4273-4276, 1989.
25) Okamoto T, Katada T, Murayama Y, Ui M, Ogata E, Nishimoto I : *Cell* **62** : 709-717, 1990.
26) von Figura K, Hasilik A : *Annu Rev Biochem* **55** : 167-193, 1986.
27) Oka K, Czech MP : *J Biol Chem* **261** : 9090-9093, 1986.
28) Hu K-Q, Backer JM, Sahagian G, Feener EP, King GL : *J Biol Chem* **265** : 13864-13870, 1990.
29) Reeve AE, Eccles MR, Wilkins RJ, Bell GI, Millow LJ : *Nature* **317** : 258-260, 1985.
30) 西本育夫, 岡本 卓：IGF-II受容体とG蛋白認識配列. 医学のあゆみ **161**(1)：43-49, 1992.

3.4 EGFレセプター

1962年，Cohenは新生マウスの眼瞼解裂，切歯出現の促進因子として顎下腺抽出物中に上皮増殖因子（epidermal growth factor, EGF）を発見した．1980年にはEGFレセプターがチロシンキナーゼ活性をもつことが明らかになり，単にリガンドの結合と運搬だけではなくシグナル伝達に重要な役割を果たすこと[1]が示唆された．さらに1984年にはEGFレセプター遺伝子cDNAがクローニング[2]され，レセプターと癌遺伝子産物の類似が明らかとなった．最近では増殖因子とレセプターの研究は癌との関連のみならず，発現ベクターを利用したレセプター機能に関する研究[3]やレセプター遺伝子の発現調節に関する研究[4]も着実に進められている．本稿ではEGFレセプターの基本的な性質を解説するとともに最近の知見を紹介する．

a. 同　　定

近年，マウス顎下腺由来のEGFとヒトEGF cDNAを大腸菌で発現させ精製した標品が市販されている．どちらも同じ親和性でヒトEGFレセプターに結合する．EGFレセプターにはトランスフォーミング増殖因子α（transforming growth factor α, TGFα）[5]やワクシニアウイルス感染細胞が産生する増殖因子（vaccinia virus growth factor, VGF）[6]，乳癌細胞MCF-7を発癌プロモーターTPAで処理したときに産生される増殖因子アンフィレギュリン（amphiregulin）などが結合[7]する．マウスEGFとヒトEGFのアミノ酸配列は70％の相同性，ラットTGF-αとは30％の相同性，VGFとは40％の相同性，アンフィレギュリンとは30％の相同性を示し，システイン残基の位置はすべての因子に共通している．

培養細胞を用いてEGFレセプターの有無を検討するには放射性ヨード（^{125}I）で標識したEGF（10^6細胞あたり0.1～0.5ng/ml）を用いた結合試験（4°C，1～2h）を行う．非特異的結合は非標識EGFを100倍量加えて測定する．通常は加えた^{125}I-EGFの数％が特異的結合を示す．特異的結合が10％を越える場合レセプターは過剰産生されている可能性がある．細胞あたりのレセプター数，またレセプターとEGFの解離常数（Kd：親和性）を求めるには^{125}I-EGFを非標識EGFで0.1～20ng/ml（過剰産生が疑われる場合は1.0～200ng/ml）に数段階に希釈し結合試験を行う．細胞あたりの結合EGF量を算定し，いわゆるScatchard解析を行う．多くの場合には，高親和性（Kd＝～1nM）と低親和性（Kd＝1～10nM）のレセプターが検出できる（図3.7）．^{125}I-EGFを2価の架橋剤DSS（disuccinimidyl suberate）でレセプターと架橋しゲル電気泳動法で解析すればレセプターの分子量を推定できる．

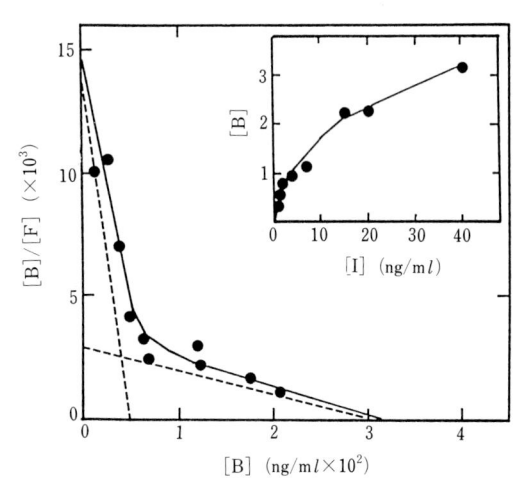

抗レセプター抗体を用いてレセプターの組織分

図 3.7 EGF結合のScatchard解析
0.5ng/ml～40ng/ml[I]の^{125}I-EGFを用いて肺癌細胞Lu 139 AD（1×10^5細胞）へのEGF結合を調べ，Scatchard解析を行った．結合EGF濃度[B]をX軸に，結合EGF濃度と非結合EGF濃度の比（[B]/[F]）をY軸にとる．レセプター数はX軸切片に，解離定数は傾きの逆数で表される．細胞あたり約$2～3\times10^4$レセプター，高親和性レセプター（Kd＝0.1～0.2nM）と低親和性レセプター（Kd＝2～4nM）が検出できる．

3. チロシンキナーゼ型レセプター

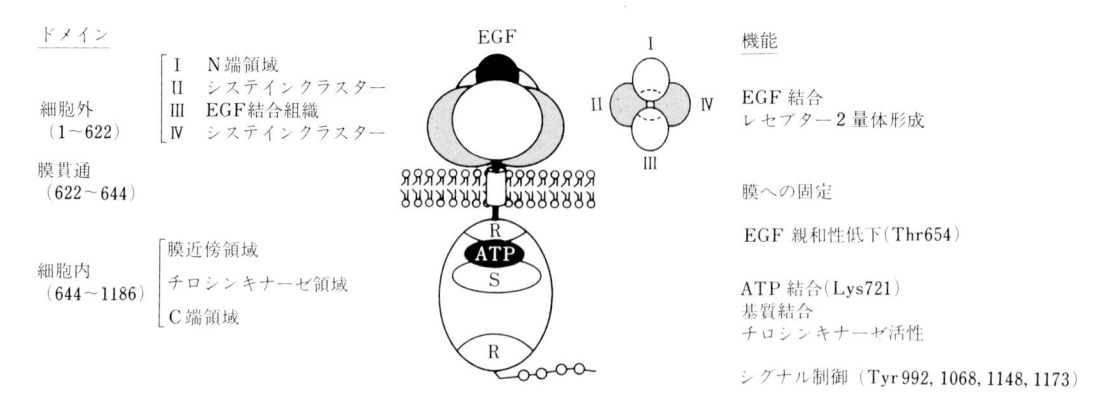

```
ドメイン                                    EGF           機能
         ┌ I   N端領域
細胞外    │ II  システインクラスター                        EGF結合
(1～622)  │ III EGF結合組織                              レセプター2量体形成
         └ IV  システインクラスター

膜貫通                                                   膜への固定
(622～644)
                                                        EGF親和性低下(Thr654)
細胞内    ┌ 膜近傍領域
(644～1186)│ チロシンキナーゼ領域                        ATP結合(Lys721)
         └ C端領域                                      基質結合
                                                        チロシンキナーゼ活性

                                                        シグナル制御(Tyr992, 1068, 1148, 1173)
```

図3.8 EGFレセプターの構造モデル
細胞外ドメインの領域IIとIV（影）はシステインクラスターを含む．EGF（黒丸）は領域IとIIの間にできる間隙に結合すると推定される．細胞内ドメインにはチロシンキナーゼの基質が結合する領域Sとレセプターの活性を制御する因子が結合する2つの領域Rが推定される．（文献17から一部改変）

布（免疫組織化学染色）の検討[8]や半定量（ウェスタンブロット，免疫沈殿）を行う事ができる．抗体は数種が市販されている．そのいくつかはレセプタータンパクのもつ特徴的な糖鎖（後述）に対するもので，非特異的結合が高いものがある．筆者らが樹立したモノクローナル抗体B4G7はレセプターのタンパク部分を認識し非特異的結合は低く，また^{125}I-EGFの低親和性レセプターへの結合を競合阻害[9]する．レセプターの分子量や生合成過程の検討[10]には免疫沈殿やウェスタンブロット法が有効である．

cDNAから予想されるTGF-αの前駆体（preproTGF-α）も膜貫通タンパク[5]で，パルス標識実験では膜分画に検出される．preproTGF-αの細胞外ドメインがプロテアーゼで切断され可溶型のTGF-αとなる．膜貫通型すなわちpreproTGF-αもEGFレセプター結合能をもち，レセプターキナーゼを活性化[11]できる．EGFの生合成過程はまだ明らかでないが，cDNAから推測される前駆体はTGF-αと類似[12]した膜貫通タンパクである．

b. 分子的性質

EGFレセプターcDNAから推測されるレセプタータンパクは130kDaの1本鎖のポリペプチドである．N-端から2つのシステイン残基クラスターを含む細胞外ドメイン，疎水性アミノ酸を多く含む膜貫通ドメイン，チロシン特異的キナーゼ活性をもつ細胞内ドメイン[2]に大別できる（図3.8）．

細胞外ドメインには10か所のN結合糖鎖の結合部位がある．レセプタータンパクは翻訳と同時に糖鎖付加を受け，さらにGolgi体で糖鎖修飾される．細胞を15分から30分間[^{35}S]メチオニンで標識し，その後抗レセプター抗体で免疫沈殿すると160kDaの前駆体が，また標識後2～4時間チェイスすると170kDaの細胞膜型レセプターが検出される．糖鎖合成阻害剤ツニカマイシン存在下では130kDaタンパクとして検出[13]される（図3.9）．細胞外ドメインへの糖鎖付加，およびGolgi体での糖鎖修飾はレセプターがEGF結合能を獲得するのに必須[14]である．レセプターのN結合糖鎖はエンドグリコシダーゼH抵抗性の複合型と感受性の高マンノース型が共存する．複合型糖鎖には血液型A型抗原類似の構造[15]が含まれ，いくつかの抗レセプター抗体がこの構造を認識する．O結合糖鎖は含まれない．細胞外ドメインはN端領域(I)，2つのシステインクラスター(IIとIV)およびクラスターに挟まれた領域(III)とに細分[16]できる（図3.8）．EGF結合には領域(II)と領域(IV)により形成される高次構造と領域(III)の配列が必須である[17]．

EGFレセプターと高い相同性を示すc-erbB2遺伝子産物では，膜貫通ドメインのバリン(Val 664)がグルタミン酸に置換すると細胞内ドメインのチロシンキナーゼが活性化される．EGFレセプターの場合，膜貫通ドメインのバリン

3.4 EGFレセプター

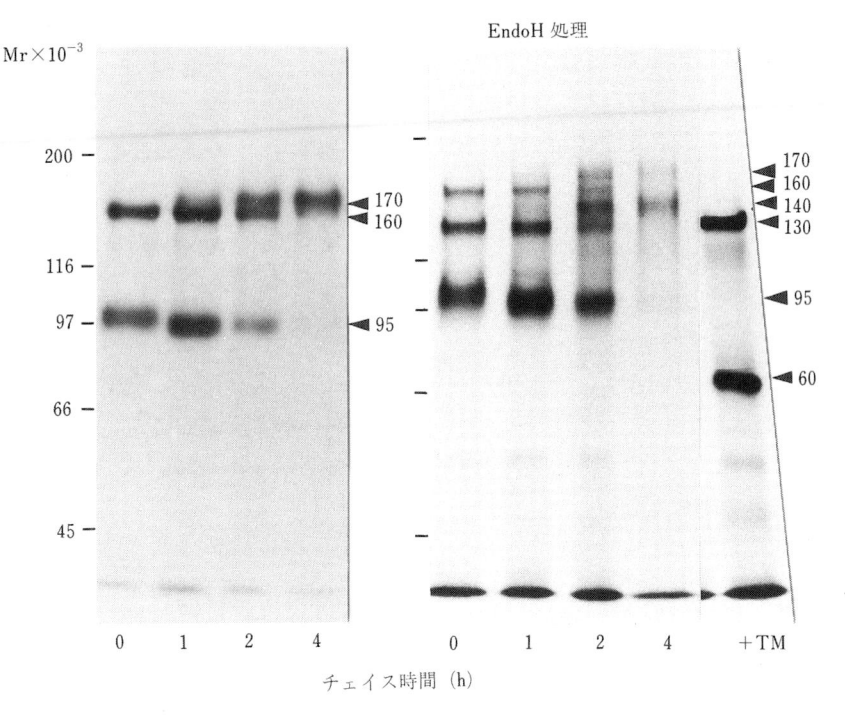

図3.9 EGFレセプターの生合成
EGFレセプターの過剰産生細胞A431を[^{35}S]メチオニンで30分標識,1～4時間チェイスし,細胞を可溶化する.不溶性画分を除いた後に抗EGFレセプター抗体B4G7でレセプターを免疫沈殿した.A431細胞では細胞内の160kDa前駆体と170kDaの細胞膜型のレセプターに加え,95kDaの細胞内ドメインを欠損したレセプターが産生される.この分子は膜結合ドメインからC端側を欠いているため細胞外に分泌される.したがって4時間のkDaチェイス後には細胞からは免疫沈殿できない.この分子は他のレセプター過剰産生細胞には検出されない.また,それぞれの免疫沈殿物をエンドグリコシダーゼH処理すると高マンノース糖鎖が除かれ,160kDaレセプターは130kDaに170kDaレセプターは140kDaにシフトする.しかし欠損レセプターはエンドグリコシダーゼH抵抗性を示す.糖鎖合成阻害剤ツニカマイシン(TM)存在下で標識し免疫沈殿を行うと130kDaのレセプタータンパクと60kDaの欠損レセプタータンパクが検出される.(文献10から一部改変)

(Val 627)を置換してもレセプターのEGF結合能やチロシンキナーゼ活性に変化はみられない.

細胞内ドメインは膜近傍領域,キナーゼ領域,およびC端領域に細分できる.膜近傍領域には発癌プロモーターのTPAで処理したときタンパクキナーゼC(PITC)により速やかにリン酸化されるトレオニン残基(Thr 654)がある.このリン酸化はレセプターのEGF結合親和性の低下,レセプターキナーゼ活性の低下(モジュレーション)を誘導する.Thr 654を他のアミノ酸に置換した変異遺伝子をトランスフェクトした場合にもTPAによるレセプターのモジュレーションが観察されるので,Thr 654以外のリン酸化も関与していると推測される.血小板由来増殖因子(platelet-derived growth factor, PDGF)もThr 654のリン酸化を促進し,レセプターのEGF親和性を低下させるが,PKCの関与は明らかでない.また膜近傍領域にはEGFやTPA,また非ホルボール型発癌プロモーターのタプシガージン処理によりリン酸化が促進されるトレオニン残基(Thr 669)がある.このリン酸化にはMAPキナーゼが関与する.Thr 669や他のいくつかのセリン残基のリン酸化は,レセプター機能の抑制に働いていると考えられる.

チロシンキナーゼ領域は他のチロシンキナーゼ活性をもつレセプターと相同性が高く,また他のキナーゼにも共通してみられるATP結合部位721番目のリジン残基,Lys 721がある.Lys 721

を他のアミノ酸に置換した場合，チロシンキナーゼ活性は消失する．キナーゼ活性を失ったレセプターはEGFを結合できるにもかかわらず，シグナル伝達機能を失い，さらにリソゾームでの分解を受けなくなる．

レセプターはEGF結合により細胞外ドメインに立体構造変化が起こると2量体を形成する．2量体レセプターのそれぞれのチロシンキナーゼが活性化され，相互にC端のチロシン残基（992，1068，1148，1173）をリン酸化する．自己リン酸化後もEGFレセプターのキナーゼ活性（Vmax）は変化しない．また自己リン酸化領域のチロシンをフェニルアラニンに置換してもレセプターキナーゼの活性は変化しない．したがって，自己リン酸化領域はキナーゼの活性制御には関与しないと考えられる．

c. レセプター後のシグナル伝達機構

上述したようにチロシンキナーゼ活性を失ったEGFレセプターはシグナル伝達機能も失う．したがってレセプターのキナーゼ活性はシグナル伝達の第1段階といえる．活性化されたEGFレセプターはPLC-γをチロシンリン酸化し活性化[18]する．PLC-γが活性化されるとイノシトールリン酸の代謝回転が促進され，イノシトール，1,4,5-三リン酸（IP3）とジアシルグリセロール（DG）が形成される．DGはPKCを活性化する．活性化されたPKCは80Kタンパクはじめ細胞内基質のリン酸化を促進[20]する．Swiss 3T3細胞をEGFで刺激すると細胞外からのCaイオン流入が促進され細胞内Caイオン濃度が上昇する．IP3は細胞内プールからのCaイオン動員を促進する．またrasGTPase活性化タンパク（GAP）もチロシンリン酸化[19]される．リン酸化されたPLC-γとGAP，またホスファチジルイノシトール3キナーゼ（PI3K）結合85Kタンパクなどがレセプターと結合することが知られている．またEGFレセプターはGrb2タンパクを介してRas活性化タンパク（mSos）と結合し活性化する．Rasはraf遺伝子と結合しMAPキナーゼに至るシグナル伝達系を活性化すると考えられる．

シグナルはリン酸化カスケードを介して核へと伝達されると考えられる．核では転写制御に関与するc-fos, c-jun細胞癌遺伝子の転写の促進[21]や

表 3.1 EGFレセプター産生細胞の一覧

内胚葉，中胚葉由来		外胚葉由来	
組織	レセプター産生細胞	組織	レセプター産生細胞
食道	基底細胞	表皮	基底細胞
胃	表層粘膜細胞・小窩細胞	毛胞	外毛根鞘基底細胞
十二指腸	表層粘膜細胞・小窩細胞	皮脂腺	基底細胞
小腸大腸	粘液細胞	汗腺	導管上皮基底細胞
気管支	基底細胞	歯周組織	基底細胞
気管支腺	導管上皮細胞	乳腺	乳腺導管上皮細胞
肝	肝細胞	末梢神経	Schwann細胞
胆管	胆管上皮細胞		
膵臓	外分泌腺管上皮細胞		
腎臓	尿細管上皮細胞		
尿道	基底細胞		
膀胱	膀胱粘膜基底細胞		
前立腺	基底細胞		
睾上体	基底細胞		
子宮頸管	基底細胞		
子宮内膜	内膜腺上皮細胞（増殖期）		
胎盤	栄養芽細胞		
	合胞体性栄養芽細胞（妊娠後期）		
黄体	卵巣黄体細胞（分泌後期）		

新鮮凍結標本を抗レセプター抗体B4G7でABC法により免疫染色した．
（文献8から一部改変）．

c-*myc*, EGFレセプター遺伝子はじめ種々の遺伝子の転写の促進[22]が観察される．転写因子の活性化にもリン酸化が関与している（「総論：細胞内情報伝達系」参照）．

d. 発現および分布

血球系以外のほとんどすべての細胞がEGFレセプターを産生している．腎臓尿細管上皮やSchwann細胞などの分化した細胞にも観察される．また，成熟した肝細胞と肝部分切除などで増殖刺激を受けた肝細胞の両者にレセプターが観察される．分化した細胞ではレセプターを産生しないこともある．たとえば表皮基底細胞にはレセプターが観察されるが，表皮ケラチノサイトにはほとんど観察されない[23]．免疫組織学的手法で明らかにされたEGFレセプターの組織分布[8]を表3.1に示す．

一方，レセプターを産生する培養細胞を用いた実験系ではEGFレセプター遺伝子の発現とレセプターの産生はリガンドであるEGFやTGF-α，TGF-β，またTPAなどによって促進される．このレセプター遺伝子の発現促進は，レセプターの細胞内へのとり込みに伴う細胞膜上のレセプター減少を補償する機構といえる．レセプター遺伝子のプロモーター領域にはTRE/AP-1結合類似配列がある．SP1結合配列，EGFレセプター遺伝子に特異的な転写促進因子ETFの結合配列[24]転写抑制因子GCFの結合配列[25]が存在する．

e. 生理的意義

EGFレセプターの生理的役割を明らかにするため，胎児や成体内でのEGFレセプターやEGF，TGF-αの分布が検討されている．マウスでは4細胞期以降の胚にEGFレセプターが検出される．マウス胞胚（32-64細胞期）にはTGF-αのmRNAがRT-PCR法で検出[26]されるがEGFのmRNAは検出されない．またTGF-α mRNAは9～10日胚で胎盤，口腔，鰓嚢，鰓弓，腎臓などに検出され，それ以後では検出できない[27]．一方，EGFは11日胚以後で検出されたとの報告[28]がある．また，EGFやTGF-αを投与するとマウス胞胚のEGFレセプターチロシンリン酸化と胞胚腔の拡張ヒツジ胎仔の皮膚と肺形成，新生マウスの眼瞼解裂，切歯出現，授乳ラットの胃粘膜形成が促進される．したがって，EGFやTGF-αはEGFレセプターを介して正常な発生過程で機能していると推測できる．また，成体ではEGFやTGF-αは創傷治癒の促進作用[29]や妊娠期の乳腺上皮発達の促進作用[30]をもつ．EGFとTGF-αは血管新生促進の活性が異なるとの報告[31]がある．*in vitro*ではEGFとTGF-αの作用には差がみられないが，*in vivo*での生理的機能の違いが推測される．

胎生期および新生児期の発達遅延がみられるまれな遺伝病レプリカニズム患者の線維芽細胞では，レセプターのEGF親和性の低下およびレセプター数の減少がみられる．さらにレセプターキナーゼ活性の低下も観察[32]されている．発生過程や個体でのEGFおよびEGFレセプター産生異常がどのような表現形をとるのか，その生理的役割を知るために興味深いが，おそらく致死となるのかレプリカニズム以外臨床例はほとんど知られていない．レプリカニズムではインスリン結合の異常もありEGFレセプターの単独の異常が原因とは考えにくい．

EGFレセプターの過剰産生は食道，肺，口腔の扁平上皮癌やグリオブラストーマでしばしば観察される．予後判定因子としてレセプター遺伝子の増幅の有無が注目[33]されている．いくつかの癌細胞はEGFレセプターとEGFまたはTGF-αを同時に産生する．細胞の産生したEGFやTGF-αがオートクリン増殖因子として働いている可能性[34]がある．

おわりに　本稿では近年のEGFおよびEGFレセプターに関する知見について記述した．他のリガンド・レセプター系からの推論も含めてEGFレセプターの構造と機能やシグナル伝達系の詳細が急速に明らかになりつつあるといえる．しかし，シグナルの核への伝達機構，シグナル伝達と遺伝子転写制御の関連など未解決の問題や，実証されていない推論が意外と多い．さらに，増

殖因子とレセプターの生理的機能について明らかにするためにレセプター間の相互作用についての知識が必要であり,新しい実験系の開発を進める必要がある. 〔蒲生 忍,清水信義〕

文 献

1) Carpenter G, Cohen S : Epidermal growth factor. *J Biol Chem* **265** : 7709-7712, 1990.
2) Ullrich A, Coussens L, Hayflick JS, Dull TJ, Gray A, Tam AW, Lee J, Yarden Y, Libermann TA, Schlessinger J, Downward J, Mayes ELV, Whittle N, Waterfield MD, Seeburg PH : Human epidermal growth factor receptor cDNA sequence and aberrant expression of the amplified gene in A431 epidermoid carcinoma cells. *Nature* **309** : 418-425, 1984.
3) 蒲生 忍,清水信義:細胞増殖因子レセプターの変異. 臨床科学 **26**:358-365, 1990.
4) 蒲生 忍,清水信義:EGFレセプター遺伝子発現の調節機構. 蛋白質核酸酵素 **36**:994-1000, 1991.
5) Teixido J, Wong ST, Lee DC, Massague J : Generation of transforming growth factor-α from the cell surface by an O-glycosylation-independent multistep process. *J Biol Chem* **265** : 6410-6415, 1990.
6) Buller RML, Chakrabarti S, Moss B, Fredrickson T : Cell proliferative response to vaccinia virus is mediated by VGF. *Virol* **164** : 182-192, 1988.
7) Plowman DG, Green JM, McDonald VL, Neubauer MG, Disteche CM, Todaro JT, Shoyab M : The amphiregulin gene encodes a novel epidermal growth factor-related protein with tumor-inhibitory activity. *Mol Cell Biol* **10** : 1969-1981, 1990.
8) Fukuyama R, Shimizu N : Expression of epidermal growth factor (EGF) and EGF receptor in human tissues. *J Exp Zool* **258** : 336-343, 1990.
9) Behzadian MA, Shimizu N : Monoclonal antibody that immunoreacts with a subclass of human receptors for epidermal growth factor. *Cell Struct Funct* **10** : 219-232, 1985.
10) Gamou S, Hirai M, Rikimaru K, Enomoto S, Shimizu N : Biosynthesis of the epidermal growth factor receptor in human squamous cell carcinoma lines : Secretion of the truncated receptor is not common to epidermal growth factor receptor-hyperproducing cells. *Cell Struct Funct* **13** : 25-38, 1988.
11) Wong ST, Winchell LF, McCune BK, Earp HS, Teixido J, Massague J, Herman B, Lee DC : The TGF-α precursor expressed on the cell surface binds to the EGF receptor on adjacent cells, leading to signal transduction. *Cell* **56** : 495-506, 1989.
12) Bell GI, Fong NM, Stempien MM, Wormsted MA, Caput D, Ku L, Urdea MS, Rall L, Sanchez-Pescador R : Human epidermal growth factor precursor : cDNA sequence, expression *in vitro* and gene organization. *Nucleic Acid Res* **14** : 8427-8446, 1986.
13) Gamou S, Shimizu N : Glycosylation of the epidermal growth factor receptor and its relationship to membrane transport and ligand binding. *J Biochem* **104** : 388-396, 1988.
14) Gamou S, Shimagaki M, Minoshima S, Kobayashi S, Shimizu N : Subcellular localization of the EGF receptor maturation process. *Exp Cell Res* **183** : 197-206, 1989.
15) Childs RA, Gregoriou M, Scudder P, Thorpe SJ, Rees AR, Feizi T : Blood group-active carbohydrate chains on the receptor for epidermal growth factor of A431 cells. *EMBO J* **3** : 2227-2233, 1984.
16) Lax I, Bellot F, Howk R, Ullrich A, Givol D, Schlessinger J : Functional analysis of the ligand binding site of EGF-receptor utilizing chimeric chicken/human receptor molecules. *EMBO J* **8** : 421-427, 1989.
17) Ullrich A, Schlessinger J : Signal transduction by receptors with tyrosine kinase activity. *Cell* **61** : 203-212, 1990.
18) Nishibe S, Wahl MI, Hernandez-Sotomayor SMT, Tonks NK, Rhee SG, Carpenter G : Increase of the catalytic activity of phospholipase C-γ1 by tyrosine phosphorylation. *Science* **250** : 1253-1256, 1990.
19) Ellis C, Moran M, McCormick F, Pawson T : Phosphorylation of GAP and GAP-associated proteins by transforming and mitogenic tyrosine kinases. *Nature* **343** : 377-381, 1990.
20) Hirai M, Shimizu N : Purification of two distinct proteins of approximate Mr 80000 from human epithelial cells and identification as proper substrates for protein kinase C. *Biochem J* **270** : 583-589, 1990.
21) Quantin B, Breathnach R : Epidermal growth factor stimulates trancription of the c-*jun* proto-oncogene in rat fibroblasts. *Nature* **334** : 538-539, 1988.
22) Bjorge JD, Paterson AJ, Kudlow JE : Phorbol ester or epidermal growth factor (EGF) stimulates the concurrent accumulation of mRNA for the EGF receptor and its ligand transforming growth factor-α in a breast cancer cell line. *J Biol Chem* **264** : 4021-4027, 1989.
23) Amagai M, Ozawa S, Ueda M, Nishikawa T, Abe

O, Shimizu N : Distribution of EGF receptor expressing and DNA replicating epidermal cells in psoriasis vulgaris and Bowen's disease. *Br J Drermatol* **119** : 661-668, 1988.
24) Kageyama R, Merlino GT, Pastan I : Nuclear factor ETF specifically stimulates transcription from promoters without a TATA box. *J Biol Chem* **264** : 15508-15514, 1989.
25) Kageyama R, Pastan I : Molecular cloning and characterization of a human DNA binding factor that represses transcription. *Cell* **59** : 815-825, 1989.
26) Rappolee DA, Brenner CA, Schultz R, Mark D, Werb Z : Developmental expression of PDGF, TGF-α, and TGF-β genes in preimplantation mouse embryos. *Science* **241** : 1823-1825, 1988.
27) Wilcox JN, Derynck R : Developmental expression of transforming growth factors alpha and beta in mouse fetus. *Mol Cell Biol* **8** : 3415-3422, 1988.
28) Nexo E, Hollenberg MD, Figueroa A, Pratt RM : Detection of epidermal growth factor-urogastrone and its receptor during fetal mouse development. *Proc Natl Acad Sci USA* **77** : 2782-2785, 1980.
29) Brown GL, Nanney LB, Griffen J, Cramer AB, Yancey JM, Curtsinger LJ III, Holtzin L, Schultz GS, Jurkiewicz MJ, Lynch JB : Enhancement of wound healing by topical treatment with epidermal growth factor. *New Eng J Med* **321** : 76-79, 1989.
30) Borellini F, Oka T : Growth control and differentiation in mammary epithelial cells. *Environ Health Perspect* **80** : 85-99, 1989.
31) Schreiber AB, Winkler ME, Derynck R : Transforming growth factor-α : A more potent angiogenic mediator than epidermal growth factor. *Science* **232** : 1250-1253, 1986.
32) Reddy SS-K, Kahn CR : Epidermal growth factor receptor defects in leprechaunism. A multiple growth factor-resistant syndrome. *J Clin Invest* **84** : 1569-1576, 1989.
33) Ozawa S, Ueda M, Ando N, Shimizu N, Abe O : Prognostic significance of epidermal growth factor receptor in esophageal squamous cell carcinomas. *Cancer* **63** : 2169-2173, 1989.
34) Yoshida K, Kyo E, Tsuda T, Tsujino T, Ito M, Nishimoto M, Tahara E : EGF and TGF-α, the ligands of hyperproduced EGFR in human esophageal carcinoma cells, act as autocrine growth factors. *Int J Cancer* **45** : 131-135, 1990.

3.5 PDGFレセプター

　血小板由来成長因子（platelet-derived growth factor, PDGF）は平滑筋細胞や線維芽細胞など中胚葉由来細胞の増殖を促進する因子である．血小板の凝集に伴い放出されるので，主に創傷治癒や動脈硬化の発生との関わりなどで研究された．その後，種々の腫瘍細胞や形質転換細胞，マクロファージ，血管内皮細胞，胎児細胞などからもPDGF類似因子が分泌されることや，PDGFを構成するB鎖の遺伝子がサル肉腫ウイルスSSVの発癌遺伝子, v-sis である[1]ことなどが明らかにされ，各種臓器の線維化症，慢性の炎症，個体発生，発癌との関わりなど広範な生物学的現象に関与すると考えられるようになった．

　細胞培養技術の進歩に伴い，多種の細胞増殖因子が見出されてきたが，いずれの増殖因子も感受性細胞の膜表面上に存在するそれぞれの増殖因子に特異的なレセプターと結合することがその増殖促進活性発現の引き金となる．すなわち，感受性細胞には，レセプターおよびそれに続くすべての情報伝達に必要な機能が含まれており，リガンドである増殖因子とレセプターとの結合はただ単に情報伝達系を作動させるにすぎない．PDGFの細胞増殖促進活性も感受性細胞の膜上に存在するPDGFレセプターと結合することにより発現する．

　PDGFはA鎖とB鎖とをサブユニットにもつダイマーであり，AAおよびBBの各ホモ体とABのヘテロ体の3つのイソ体が存在し，これらはいずれも細胞増殖促進活性をもっている．PDGFレセプターにはPDGFのAA, AB, BBのいずれとも結合するタイプと，BBのホモダイマーとしか結合しないタイプの2種類が存在する[2,3]と考えられていた．最近，同一の祖先から由来したと考えられるが，現在では異なった染色体上に位置する2つのPDGFレセプター遺伝子がそれぞれクローニングされ[4]，PDGFレセプターもリガンドのPDGFと同様にダイマー分子である[5]と推測されるようになった．本稿は，これら最近の知見について概説した．

a. PDGFおよびPDGF類似因子の構造

　PDGFは創傷時などの血小板凝集の過程で血小板のα顆粒から放出される主要な増殖因子で，線維芽細胞や血管平滑筋細胞などの中胚葉由来細胞の増殖を促す活性をもつ．ヒト血小板より精製されたPDGFは分子量29kDa～32kDaの塩基性糖タンパク質で，還元剤で処理するとA鎖（約18kDa）とB鎖（約14kDa）の2つに解離しその増殖促進活性を失うヘテロダイマー分子である．PDGFのA鎖B鎖をコードするcDNAはいずれもクローニングされ，そのアミノ酸配列も予測された[6,7]．成熟したPDGF A鎖とB鎖のアミノ酸配列は相互に約60％の相同性を有し，相対応する位置に8個のCys残基がある．また，PDGF B鎖の遺伝子とサル肉腫ウイルスSSVの発癌遺伝子, v-sis とは相互に高い相同性のある[1]ことも明らかにされた．

　血小板以外の種々の正常組織細胞や形質転換培養細胞，あるいは腫瘍細胞からPDGFにきわめて類似する増殖因子が同定された．マクロファージや血管内皮細胞，あるいは胎児などの正常組織細胞は，PDGFのB鎖ホモダイマーあるいはB鎖を含むヘテロダイマー様の増殖因子を分泌する．一方，ヒト骨肉腫やメラノーマなどの腫瘍細胞の多くは，AAホモダイマーのPDGF様増殖因子を分泌するが，SSV形質転換細胞はBBホモダイマーに相当するPDGF様因子を産生する．ブタの血小板から精製されたPDGFはBBホモダイマーである．AAおよびBBの各ホモダイマーもABヘテロダイマーと同様の生物活性をもつことから，PDGFには，A鎖およびB鎖のみからなるホモダイマーとABヘテロダイマーの3つのイソ

体が存在することになる．

ヒトの場合にはPDGF A鎖をコードする遺伝子は第7染色体上に，B鎖をコードするそれは第22染色体上に位置する．このことは，同一の祖先に由来すると考えられる両遺伝子は，現在ではそれぞれ独立した調節機序のもとで発現すると考えられ，必ずしもA鎖およびB鎖がつくられたのち，それぞれのダイマーを形成するのではないことを意味する．これら遺伝子の発現の制御機序については明らかではないが，細胞はおかれた環境に対応してPDGFの各イソ体を分泌し，使い分けているのかもしれない．

b. PDGFレセプターの構造

PDGFが血小板より精製されるとPDGF感受性細胞の膜表面上にPDGFと特異的に結合する結合部位の存在することが明らかにされた．1984年，リン酸化チロシンに対するモノクローナル抗体を用いたアフィニティークロマトグラフィーでマウスPDGFレセプター（mPDGF-R）が単離された．ついで，この精製標品から得られた情報をもとにマウス線維芽細胞，BALB/c 3T3よりmPDGF-RのcDNAがクローニングされ，その塩基配列より1次構造が予測された[8]（図3.10）．mPDGF-Rは，1067個のアミノ酸残基からなる分子量約120 kDaのポリペプチド鎖に，N結合オリゴ糖やO結合オリゴ糖，ユビキチン，リン酸が結合して分子量約180 kDaのレセプターに成熟する．レセプター中に存在する糖鎖部分の構造などについては明らかでない．

図3.10に示したように，mPDGF-RはN末端側に細胞膜表面から外側にのびるPDGFと結合するドメイン，疎水性アミノ酸に富む膜貫通ドメイン，およびC末端側のチロシンキナーゼ活性のある細胞質ドメインから構成される．細胞質ドメインはさらに挿入配列（kinase insert region）により2つの領域に区分されている．このような挿入配列をもつ細胞質ドメイン構造は，v-*fms*，c-*fms*，あるいはv-*kit*にも見出されているが，上皮細胞増殖因子（EGF）レセプターやインスリンレセプターにはみられない．また，細胞質のチロシンキナーゼドメインには，他のレセプターキナーゼにも共通してみられるATP結合に特徴的な配列（gly-x-gly-x-x-gly……Val-Ala-Val(Ileu)-Lys）と，pp^{v-src}の416位のtyr残基に相応する自己リン酸化を受けるtyr残基が725位に位置する．この部分のアミノ酸配列は，CSF-1のレセプターであるc-*fms*や，リガンドの明らかにされていないc-*kit*とも高い相同性が認められる．

一方，ヒトPDGFレセプター（PDGFR）は，最近，PDGFのA鎖とB鎖のいずれとも結合するαサブユニット（PDGFR-α）と，B鎖のみに親和性を有するβサブユニット（PDGFR-β）のダイマーである[4,5,9,10]ことが明らかにされた（Bowen-PopeらやMatsuiらは，PDGFのサブユニットをαとβ，HeldinらはAとBとして報告しているが，本稿ではαとβで記載する）．αとβサブユニットはどちらも今まで知られているPDGFの作用をほぼ全部伝達することができる．したがって，PDGFRには，リガンドのPDGFと同様に，αとβサブユニットそれぞれのホモダイマーと，$\alpha\beta$ヘテロダイマーの3種が存在する．

PDGFRのαとβサブユニット遺伝子はいずれもクローニングされ，そのcDNAの塩基配列からアミノ酸配列がそれぞれ予測された[9,10]．図3.10に示したように，αサブユニットおよびβサブユニットは，シグナルペプチドを含めそれぞれ1089個と1106個のアミノ酸残基からなり，いずれもN端側の細胞膜表面から外側にのびるリガンド結合ドメイン，疎水性アミノ酸に富む膜貫通ドメイン，および細胞質内ドメインから構成されている．さらに，チロシンキナーゼ活性を有する細胞質ドメインは，ともに挿入配列によって2つに分かれているなど，サブユニットの分子全体の構造はmPDGF-Rのそれときわめて類似している．また，ATPの結合に特徴的な配列（Gly-x-Gly-x-x-Gly……Val-Ala-Val(Ileu)-Lys）や自己リン酸化を受けると考えられるTyr残基，細胞外ドメイン中の糖結合配列（Asn-X-Thr(Ser)），Cys残基もほぼ同じ位置に存在する．

PDGFR-βのアミノ酸配列は，mPDGF-Rのそれと分子全体で約86％の相同性をもち，とくに細

```
PDGFR-α     1    MGTSH--PAFLVL-GCLLTGLSLILCQLSLPSI---LPNENEKVV-------QLN-SS-FSLRC
PDGFR-β     1    MRLPGAMPA-LALKGELLL-LSL-LLLLE-PQISGGL------VVTPPGPELVLNVSSTFVLTC
mPDGF-R    -31   HGLPGVIPA-LVLRGQLL--LSV-LVLLG-LPQTSRGL------VITPPGPEFVLNISSTFVLTC

PDGFR-α    50    FGESE-VSWQYPMSEEESSDVE-IRNEENNSGLFVTVLEVSSASAAHTGLYTC
PDGFR-β    55    SG-SAPVVWER-MSQEPP-Q-EMAKA---QDGTFSSVLTLTNLTGLDTGEYFC
mPDGF-R    23    SG-SAPVMWGQ-MSQGVPWQ-E-AMN---QDGTFSSVLTLNVTGGDTGDYFC

PDGFR-α   100    YYNHTQTEENELE----GRHIYIYVPDPDVAFVPLGMTDYLVI-VEDDDSAIIPC
PDGFR-β   111    THNDSRG----LETDERKRL-YIFVPDPTVGFLPNDSEE-LFIFLTEITEITIPC
mPDGF-R    68    VYNNSLG--PELS--ERKR-IYIFVPDPTMGVLPHDSED-LFIFVTDVTETTIPC

PDGFR-α   151    RTTDPETPVTLHNSEGV--PASYDS-RDGFNGIFTVGPYIC
PDGFR-β   150    RVTDPQLVVTLHEKKGDVAL PVPYDHQR-GFSGIFEDRSYIC
mPDGF-R   118    RVTDPQLEVTLHEKKVDIPLHVPYDHQR-GFTGTFEDKTYIC

PDGFR-α   190    EATVKGKKFQTIPF---------NVYAIKATSELDLEMEALKTVYKSGETIVVTC
PDGFR-β   191    K-T------TIDG-REVDSDAYYVYRLQV-SSINVSVNAVQTVVRQGENITLMC
mPDGF-R   160    K-T------TI-GDREVDSDTYYVYSLQV-SSINVSVNANQTVVRGGESITIRC

PDGFR-α   236    AVFNNEVVDLQWTYPGE-----VKGKGITHL---EEIKVPSIKLVYTLTVPEATVKDSGDYEC
PDGFR-β   238    IVIGNDVVNFENTYPRKESGRLVEPVTDFLL DMQYHI--RSI-----LHIPSAELEDSGTYTC
mPDGF-R   205    IVMGNDVVNFQWTYPRMKSGRLVEPVTDTLFGVPSRI---GSI-----LHIPTAELSDSGTYTC

PDGFR-α   291    AARQATREVK-EMKKVTISVHEKGFIEIKPTFSQLE-AVNLHEVKHFVVEV-RAYPPPRISWLKNNLTL
PDGFR-β   292    NVTESVNDHQDE-KAINITVESGYVRLLGEVGTLQFA-ELHRSRTLQV-VFEAYPPPTTVLVFKDNRTL
mPDGF-R   260    NVSVSVNDHGDE-KAINISVIENGYVRLLEDLGDVEIA-ELHRSRTLRV-VFEAYPMPPVWLWLKDNRTL

PDGFR-α   357    IENLT-EI--TTDVEKIQEIRYRSKLKLIRAK-EEDSGHYTIVAQNEDA-VK-SYTFELLTQVPSSILDL
PDGFR-β   358    GDSSAGEIALST--RNVSETRYVSELTLVRVKVAE-AGHYTMRAFHEDAEVQLS--FQLQINVPVRVLEL
mPDGF-R   326    GDSGAGELVLST--RNMSETRYVSELILVRVKVSE-AGYYDMRAFHEDDEVQLS--FKLQVNVPVRVLEL

PDGFR-α   421    VDDHHGSTGGQTVRCTAEGTPLPDIEWMICKDIKKC
PDGFR-β   423    SESHPDS-GEQTVRCRGRGMPQPNIIWSACRDLKRC
mPDGF-R   391    SESHPAN-GEQTIRCRGRGMPQPNVTWSTCRDLKRC

PDGFR-α   457    NNETSWTILAN----------NVSNIITEIHSRDRSTVEGRVTFAKVEETIAVRC
PDGFR-β   459    PRELPPTLLDNSSKEESQLETNVTYWEEEQEFEVVSTLRLRH---VDPQLSVRC
mPDGF-R   426    PRKLSPTPLGNSSKEESQLETNVTFWEEDQEYEVVSTLRLRH---VDQPLSVRC

PDGFR-α   502    -LAKNLLGAENRELKLVAP-TLRSELTVAAAVLVLLVIV-IISLIVLVVIW
PDGFR-β   509    TLR-NAVGQDTQENVIVV--PHSLPFKVVVISAILALVVLTIIISLII-LIMLW
mPDGF-R   477    MLQ-NSHGGDSQELTIVV--PHSLPFKVVVISAILALVVLTIVISLII--LIMLW
```

(a) 細胞外部にでている領域

図 3.10 ヒト PDGF レセプターの α および β サブユニットならびにマウス PDGF レセプターのアミノ酸配列の比較

同一アミノ酸残基配列部はボックスで示す．ギャップ(……)は，最も良い相同性が得られるように導入した．

胞質内のチロシンキナーゼドメインでは相互に 98% のきわめて高い相同性がある．一方，α と β サブユニット間のアミノ酸配列では細胞外のドメインで約 31% 程度の相同性しかないが，細胞質内のドメインでは 75～85% の高い相同性がある．これらの知見は，α および β サブユニットに対する PDGF A 鎖と B 鎖の親和性の相異，および各サブユニットが今まで知られている PDGF の作用のほぼすべてを伝達するということとよく一致す

る．細胞外ドメインの構造と PDGF との結合様式などの詳細については明らかではない．

ヒトの場合，PDGFR-α サブユニット遺伝子は第 4 染色体 (4q11～12) 上[9]に，また PDGFR-β サブユニット遺伝子は第 5 染色体 (5q23～31) 上[8]に位置することも明らかにされた．このように，PDGFR を構成する α および β サブユニット遺伝子は，リガンドである PDGF 分子と同様に，同一の祖先に由来する遺伝子と考えられるが，現

```
PDGFR-α   550   KQKPRYEIRWRVIESISPDGHEYIYVDPMQLPYDSRWEFPRDGLVLGRVLGSGAFGKVVEGTAYGL
PDGFR-β   558   QKKPRYEIRWKVIESVSSDGHEYIYVDPMQLPYDSTWELPRDQLVLGRTLGSGAFGQVVEATAHGL
mPDGF-R   525   QKKPRYEIRWKVIESVSSDGHEYIYVDPMQLPYDSTWELPRDQLVLGRDLGSGAFGQVVEATAHGL

PDGFR-α   616   SRSQPVMKVAVKMLKPTARSSEKQALMSELKIMTHLGPHLNIVNLLGACTKSGPIYIITEYMCFYG
PDGFR-β   623   SHSQATMKVAVKMLKSTARSSEKQALMSELKIMSHLGPHLNVVNLLGACTKGGPIYIITEY-CRYG
mPDGF-R   591   SHSQATMKVAVKMLKSTARSSDKQALMSELKIMIHLGPHLNVVNLLGACTKGGPIYIITEY-CRYG

PDGFR-α   681   DLVNYLHKNRDSFLSHHPEK---PKKELDIFGLNPADESTRSYVILSFENNGDYMDMKQADTTQYVP
PDGFR-β   688   DLVDYLHRNKHTFLQHSDKRRPPSAELYSNAL-PVGLPLPSHVSLTGESDGGYMDMSKDESVDYVP
mPDGF-R   656   DLVDYLHRNKHTFLQRHFNKHCPPSAELYSNAL-PVGFSLPSHLNLTGESDGGYMDMSKDESIDYVP

PDGFR-α   745   MLERKE-VKYSDIQRSLYDRPAS-YKKKSMLDSEVKNLLSDDNSEGLTLLDLLSFTYQVARGMEFLA
PDGFR-β   754   MLDMKGDVKYADIESSNYMAPYDNYVP-SAPERTCRATLINE-SPVLSYMDLVGFSYQVANGMEFLA
mPDGF-R   721   MLDMKGDIKYADIESPSYMAPYDNYVP-SAPERTYRATLIND-SPVLSYTDLVGFSYQVANGMDFLA

PDGFR-α   811   SKNCVHRDLAARNVLLAQGKIVKICDFGLARDIMHDSNYVSKGSTFLPVKWMAPESIFDN-LYTTLS
PDGFR-β   819   SKNCVHRDLAARNVLICEGKLVKICDFGLARDIMRDSNYISKGSTFLPLKWMAPESIF-NSLYTTLS
mPDGF-R   787   SKNCVHRDLAARNVLICEGKLVKICDFGLARDIMRDSNYISKGITYLPLKWMAPESIF-NSLYTTLS

PDGFR-α   877   DVWSYGILLWEIFSLGGTPYPG--MMVDSTFYNKIKSGYRMAKPDHATS-EVYEIMVKCWNSEPEKRP
PDGFR-β   885   DVWSFGILL-WEIFTLGGTPYPELPMN--EQFYNAIKRGYRMAQPAHA-SDEIYEIMQKCWEEKFEIRP
mPDGF-R   853   DVWSFGILL-WEIFTLGGTPYPELPMN--DQFYNAIKRGYRMAQPAHA-SDEIYEIMQKCWEEKFETRP

PDGFR-α   942   SFYHLSEIV----ENLLPGQYKKSYEKIHLDFLKSDHPAVARMRVDSDNAYI-GVTYKNEEDKLKDWEGG
PDGFR-β   950   PF---SQLVLLLERLLGEGYKKKYQQVDEEFLRSDHPAILR----SQ-ARLPGFHGLRSP--------
mPDGF-R   918   PF---SQLVLLLERLLGEGYKKKYQQVDEEFLRSDHPAILR----SQ-ARFPGIHSLRSP--------

PDGFR-α   1007  LDE--------QRLSADSGYIIPLPDIDPVPEEDLGKRNRHS-SQTSEESAIETGSSSSTFIKREDET
PDGFR-β   1002  LDTSSVLYTAVQPNEGDNDYIIPLPD--PKPEVADEGPLE-GSPSLASSTLN-EVNTS-ST-ISC-DSP
mPDGF-R   970   LDTSSVLYTAVQPVESDSDYIIPLPD--PKPDVADEGLPE-GSPSLASSTLN-EVNTS-ST-ISC-DSP

PDGFR-α   1067  IE--DI---------DMMDDIGIDS?SDLV--------EDSFL
PDGFR-β   1068  LEPQDEPEPEPQLELQVPEPELEQLPDSGCPAPRAEAEDSFL
mPDGF-R   1032  LELQ-E---EPQ---QAEPEAQLEQPDSGCPGPLAEAEDSFL
```

(b) 細胞内部の領域

在では異なる染色体上に位置しそれぞれ独立した制御を受け発現すると考えられる．細胞ごとに，あるいは細胞がおかれた環境に対応してレセプターの各サブユニット遺伝子の発現を制御し，その結果，それぞれの細胞に必要なPDGFの各イソ体を選択しつつ応答している可能性が示唆される．これらのことを明らかにするためには，PDGFの各イソ体とそのレセプターとの関係を明らかにしたり，レセプターサブユニット遺伝子の発現調節の機構などを詳細に検討しなければならない．

c. PDGFレセプターの情報伝達

PDGFレセプターはダイマー分子として存在し，そのサブユニットとリガンドPDGFのサブユニットとの親和性は異なること[2,3,11]が明らかにされた．しかし，PDGFと結合したサブユニットは，他の多くの細胞増殖因子レセプターと同様に，down regulationやレセプターのリン酸化，イノシトールリン脂質の代謝回転の亢進などがそれぞれ起こる．PDGFレセプター分子中に共存するタンパク質キナーゼは，PDGFに応答してレセプターの自己リン酸化を受け，はじめて種々の内因性

タンパク質や外因性タンパク質をリン酸化する活性を獲得する．インスリンやEGFなどの他の増殖因子のレセプターや発癌遺伝子産物もPDGFレセプターと共通の酵素活性を保持している．これらのことから，PDGFレセプターのもつPDGF依存性タンパク質キナーゼの活性化が，シグナル伝達の第1反応であるという機構が提唱されている．

レセプタータンパク質キナーゼの標的タンパク質（基質）が精力的に探索され，PDGF依存的にリン酸化を受ける細胞内タンパク質がいくつか同定された．それらのうち，いくつかはキナーゼ活性をもっているが，リン酸化反応のカスケード成分として作用するという反応機構を推定するまでには至っていない．

CHO細胞は本来PDGFレセプターをもっていないが，この細胞にPDGFレセプターのチロシンキナーゼドメインを2分するkinase insert regionを切り取った変異レセプター遺伝子を発現させた膜表面上の変異レセプターは，PDGFと結合することにより，正常レセプターと同様にレセプターのチロシンキナーゼ活性の亢進，細胞内pHやCa^{2+}イオンの上昇，イノシトールリン脂質代謝の促進を伝達したが，PDGFによるDNA合成促進作用は伝達しなかった[12]．このことは，PDGFによる細胞の増殖促進活性の発現には，レセプターのチロシンキナーゼ活性の亢進やイノシトールリン脂質の代謝回転の亢進のみでは不十分であることを示唆している．さらに，この変異レセプターのチロシンキナーゼの基質特異性は，正常レセプターのチロシンキナーゼのそれと異なることも明らかにされた[12]．変異レセプターのチロシンキナーゼが本来の内因性タンパク質（基質）を認識することができず，その結果，PDGFレセプターの細胞増殖促進効果が伝達されなかった可能性も推測される．この内因性で意味のある基質タンパク質については同定されておらずまったく不明である．

EGFやインスリンはA431細胞などの一部の細胞を除きイノシトールリン脂質の代謝回転を亢進しない．しかしPDGFはこれらを起こし，Ca^{2+}の動員やCキナーゼの活性が高まることがPDGF作用の大きな特徴である．PDGFのイノシトールリン脂質代謝への作用機序を図3.11に引用した[13]．

Balb/c 3T3細胞をPDGFで刺激すると，PDGFレセプター以外にも分子量約85kDaのチロシンリン酸化タンパク質がリン酸化を受け，同時にホスファチジルイノシトールキナーゼ（PI kinase）活性も上昇する[14]ことなどから，85kDa

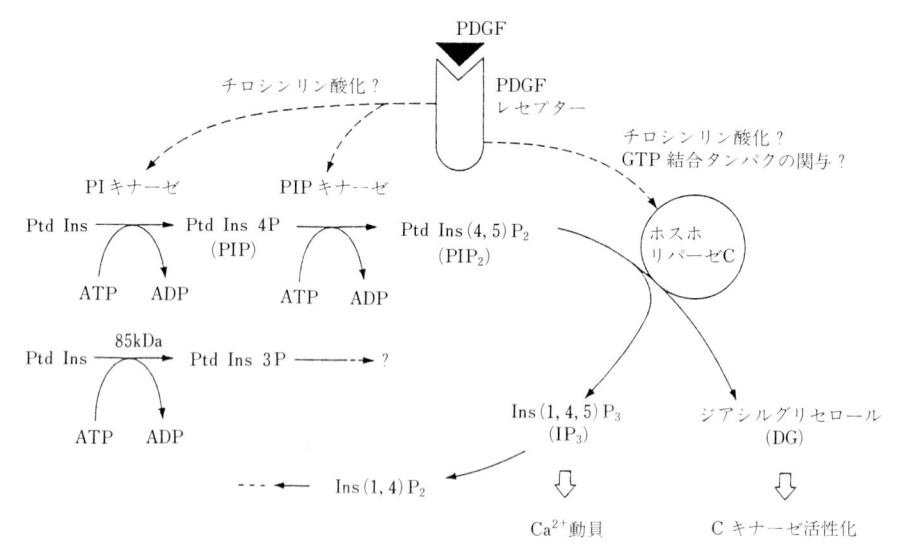

図3.11 PDGFのイノシトールリン脂質代謝の作用機構[13]
Ptd Ins：ホスファチジルイノシトール，Ins：イノシトール

タンパク質はPI kinaseそのものであり，レセプターキナーゼの意味ある内因性基質タンパク質と考えられた．しかし，PDGFレセプターのkinase insert regionを切り取った遺伝子をCHO細胞で発現させた変異レセプターは，PDGFによるイノシトールリン脂質の代謝回転の亢進は伝達するが，PIキナーゼ活性の亢進を伝達しない[15]ことが明らかにされた．このことは，PDGFによるイノシトールリン脂質代謝の亢進にはPIキナーゼ活性の亢進を必ずしも必要としないことを意味する．85kDaのPIキナーゼはホスファチジルイノシトールリングの3位をリン酸化する[16]ことが明らかにされた．PDGFにより生じる4位がリン酸化されたホスファチジルイノシトールの生成機序や3位のリン酸化されたホスファチジルイノシトールがPDGFの作用発現にどのように関わっているかなども明らかではない．

おわりに 細胞増殖因子には，たとえばEGFの胃酸分泌抑制作用やインスリンの糖とり込み作用などのように，細胞の増殖と直接関係のない生物学的作用をもつことが多い．これらの作用は，感受性細胞を刺激すると比較的迅速に発現する増殖因子の早期効果である．細胞内pHやCa^{2+}イオンの上昇，ホスファチジルイノシトールリン脂質代謝の亢進，cAMPレベルの変動，Cキナーゼの活性化，種々タンパク質のリン酸化，あるいはc-fosやc-mycなどのmRNAの上昇などは，いずれも比較的迅速な早期効果であり，また一過性でもある．増殖因子がDNAの合成促進効果を発現し細胞を増殖に導くためには，長時間レセプターと持続的に接触することが必要である．増殖因子によってひき起こされる早期のシグナルの解析がなされているのが現状であり，作用発現に直接関与するシグナルの実態やDNA複製開始にいたる情報の伝達機構についてはまったく明らかでない．あるシグナルが，増殖因子の種類によらず細胞増殖そのものにとって必要なのか，各因子のそれぞれのルートに特異的なものか，あるいは単に随伴的な結果にすぎないのか，正確に検討する必要がある．どのシグナルが重要であるか，一つひとつintact cell系で解明していくことがきわめて大切であると思われる．

〔林　恭三，黒部真章〕

文　献

1) Doolittle, et al : *Science* **211** : 275-277, 1983.
2) Escobedo JA, et al : *Science* **240** : 1532-1534, 1988.
3) Hart CH, et al : *Science* **240** : 1529-1531, 1988.
4) Matsui T, et al : *Proc Natl Acad Sci USA* **86** : 8314-8318, 1989.
5) Bowen-Pope DF, et al : *J Biol Chem* **264** : 2502-2508, 1989.
6) Rao CD, et al : *Proc Natl Acd Sci USA* **83** : 2392-2396, 1986.
7) Betsholtz C, et al : *Nature* **320** : 695-699, 1986.
8) Yarden Y, et al : *Nature* **323** : 226-232, 1986.
9) Matsui T, et al : *Science* **243** : 800-804, 1989.
10) Heldin C-H, et al : *EMBO J* **7** : 1387-1393, 1988.
11) Nister M, et al : *Cell* **52** : 791-799 (1988).
12) Honegger A, et al : *Cell* **51** : 199-209, 1987.
13) 泉　哲郎，春日雅人：日本臨牀 **47** : 110-117, 1989.
14) Kaplan DR, et al : *Cell* **50** : 1021-1029, 1987.
15) Coughlin SR, et al : *Science* **243** : 1191-1194, 1989.
16) Whitman M, et al : *Nature* **332** : 644-646, 1988.

4. その他

4.1 NGFレセプター

　神経成長因子（nerve growth factor, NGF）は交感神経節（sympathetic neuron）や知覚神経節（sensory neuron）の神経細胞の分化や成長を促進するタンパク質で，交感神経節神経細胞では一生を通じてその機能維持や生存に必須な栄養因子である．近年 NGF は脳内にも存在し学習記憶に関与しているコリン作動性ニューロンの生存に必須な栄養因子であることが明らかとなり[1]，Alzheimer 型老人痴呆症との関連で多方面から注目を集めている[2,3]．NGF は多彩な機能を発現するが，その第1段階は NGF の NGF レセプター（NGF receptor, NGFR）への結合である．

a. NGF の構造

　最近，いろいろな動物の NGF の1次構造が明らかにされている（図4.1）．その結果，① 各種 NGF のアミノ酸配列のほぼ 72％ は同一であり，とくに哺乳類相互では 88％ 以上，3種のヘビ NGF では2種が同一，1種もわずかに2残基のみの相違であること，② アミノ酸残基 10～36位，48～59位，66～91位，95～115位，6残基の Cys，4残基の His，3残基の Trp はすべての NGF で共通でありこれらの領域は生物活性発現に関与していること，③ 共通に存在する6残基の Cys は NGF が生物活性を発現するのに必須な高次構造の保持に重要であること，④ アミノ酸残基の置換は N 末端 C 末端 60～65位および 92～94位の親水性アミノ酸からなる領域に存在するが，このことは NGF の場合もタンパク分子の抗原活性部位は親水性領域に存在すると考える[4]と NGF 相互

```
                    1         10        20        30        40        50        60        70
〔1〕 ヒト          SSSHPIFHRGEFSVCDSVSVWVGDKTTATDIKGKEVMVLGEVNINNSVFKQYFFETKCRDPNPVDSGCRG
〔2〕 ウシ          *****V********I********************************************************
〔3〕 ラット        **T*V**M***************************T********************A****E*****
〔4〕 マウス        **T*V**M***************************T*A****************R****AS***E*****
〔5〕 モルモット    **T*V**M****A**********************T*A****V**N*************S**E*****
〔6〕 ニワトリ      -TA*VL*****M*********************************************R**S*****
〔7〕 インドコブラ  -ED**VHNL*H******A**T-*****NT*T*MEN*LD*K*Y*********KN***EP*****
〔8〕 タイコブラ    -ED**VHNL****H****A**T-*****NT*T*MEN*LD*K*Y*********KN***EP*****
〔9〕 タイワンコブラ -ED**VHNL*H******A**T-*****NT*T*MEN*LD*K*Y*********KN***EP*****
〔10〕クサリヘビ    ---**VHNQ*********AN*****MF*NT*T*MVD**L**N*Y*********KN****P*****
                                                    ●

                    80        90        100       110       120
                   IDSKHWNSYCTTTHTFVKALTMDGKQAAWRFIRIDTACVCVLSRKAVRRA             (100.0%)
                   **A************************************TGQ**    114/120  ( 95.0%)
                   ***************T*D***********************A**G    110/120  ( 91.7%)
                   ***************T*E***********************T**G    107/120  ( 89.2%)
                   ***************T*N***********N***A**G            105/120  ( 87.5%)
                   **A************E**********************SG*P-     106/118  ( 88.1%)
                   ***S*W*****E*D**I****E*N*S**********ITK*TGN--     80/116  ( 67.0%)
                   ***S*****E*D**I****E*N*S******E*****ITK*KGN--     79/116  ( 68.1%)
                   ***S*****E*D**I****E*N*S******E*****ITK*KGN--     79/116  ( 68.1%)
                   **A*********D***R****ERN*S******N******I***RDNFG  83/117  ( 70.9%)
```

図 4.1　各種 NGF の1次構造
図中 * 印はヒト NGF のアミノ酸残基と同一であること，一印は1次構造の相同性を最大にするための挿入箇所，・印は糖鎖をもったアスパラギン残基をを示す．カッコ内の数は相同性の％を示す．

4.1 NGFレセプター

```
ブタ,マウス,ラット NT-3    YAEHKSHRGEYSVCDSESLWVT--DKSSAIDIRGHQVTVLGEIKTGNSPVKQYFYETRCKEA
ヒト,マウス,ラット BDNF     HSDPAR***L*****I*E***AA**KT*V*MS*GT****EKVPVSKGQL*******K*NPM
ラット NGF               SSTHPVF*M**F*****V*V**G--**T:*T**K*KE******:NIN**VF****F**:*RAP

                         RPVKNGCRGIDDKHWNSQCKTSQTYVRALTSENNKLVGWRWIRIDTSCVCALSRKIGRT
                         GYT*E******KR******R*T*S******MDSK*RI***F**********T*TI*R**
                         N**ES******S*****Y*T*:H*F*K****T:-D*QAA**:*****A***V****AA*RG
```

図 4.2 ブタ,マウス,ラット NT-3, ヒト,マウス,ラット BDNF およびラット NGF の1次構造の比較[24]
* NT-3 と BDNF および NGF が同一アミノ酸残基,(:) BDNF と NGF が同一アミノ酸残基を示す.
(-) NT-3, BDNF および NGF の1次構造の相同性を最大にするための挿入ギャップを示す.

の免疫学的交叉反応性を反映していること,⑤アミノ酸残基33位前後の親水性アミノ酸からなる領域はとくに種差間で置換の少ない領域であるが,この領域は NGF レセプターとの結合部位と考えられること[5], ⑥ Val 22位は生物活性発現に必須であること[6]などが明らかにされている.

また,中枢神経系の神経細胞の生存や機能維持に必須な栄養因子(neurotrophic factor, NTF)の探索の結果,最近ブタ脳より NGF と構造類似性の高い NTF がみいだされている[11]. さらにラット[8],マウス[7]脳からも同様な因子がみいだされているが,これらすべての脳由来神経栄養因子(brain-derived neurotrophic factor, BDNF)の1次構造はまったく同一である(図4.2). さらに NGF と構造の類似した第3番目の NTF がマウス[9],ラット[8],ヒト[10]からみいだされ,これらの構造も種差を問わず同一であることが明らかにされている. これらの結果は分子全体が機能発現に重要であることを示唆しているが,進化的にも興味深い.

b. NGF の生物活性

NGF は神経細胞内の代謝や酵素活性に影響を及ぼし,RNA の合成やタンパク合成などに作用する. 交感神経細胞ではカテコールアミン合成酵素,オルニチン脱炭酸酵素,ニコチン性およびムスカリン性アセチルコリンレセプター,エンケファリンレセプターなどの生合成の促進,知覚神経細胞ではサブスタンス P,ソマトスタチン,コレシストキニン,VIP などの生合成を促進する. さらに脳内のアセチルコリン合成酵素の活性の増大やコリン作動性ニューロンの生存や機能維持にも必

表 4.1 標的細胞に対する NGF の機能[11]

組織学的作用
神経線維の増生
神経線維の安定化
細胞骨格の重合
肥　大
核膜変化
一般的代謝効果
代謝物前駆体とり込みの亢進
同化作用の維持
カタラーゼ活性の増大
特異的な効果
チロシン水酸化酵素の増大
ドーパミン-β-水酸化酵素の増大
オルニチン脱炭酸酵素の増大
アセチルコリン合成酵素の増大
神経栄養作用
神経線維の成長の方向性
シナプスの機能維持
細胞表面での作用
細胞と細胞間,細胞と器質の接合速度の亢進
細胞表面の糖タンパクの変動
in vitro での細胞の生存維持
神経毒からの保護作用
細胞の再生の亢進

須な栄養因子であることが明らかにされている. これらの NGF の生物活性を表4.1に示す[11].

前述の3種の NTF の1次構造は相互に50%以上の相同性を示すが,脊髄後根神経節(dorsal root ganglion, DRG),節状神経節(nodose ganglion, NG)および交感神経節に対して特異的に作用する. これらの結果は構造類似性の高いこれらの NTF を認識する特異性の高いレセプターが神経細胞に存在していることを示唆している.

c. NGF レセプターの構造

NGF は神経終末近傍の標的細胞で合成分泌され,NGFR に結合した後,NGF 含有小胞の形で貪

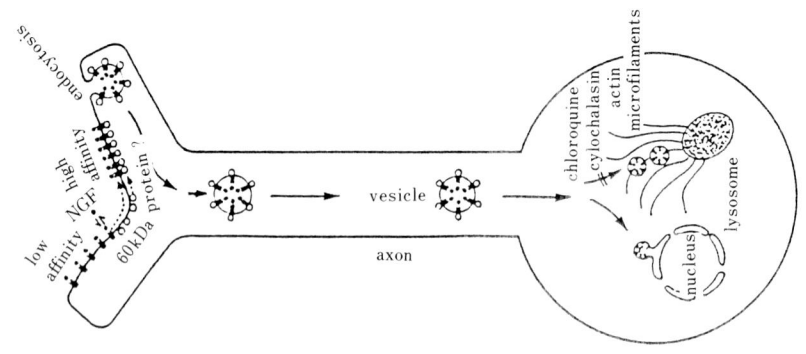

図 4.3 NGF 分子の細胞内移行仮説[43]
未成熟神経細胞の細胞表面膜上や，成熟神経細胞の軸索の末端にはそれぞれ NGF・R が存在する．NGF はレセプターと結合した後，食食機構 (pinocytosis) によって細胞内へ入り，核へ運ばれる．

食機構により細胞内に移行し微小管に沿って細胞体に逆軸索輸送 (retrograde axonal transport) され（図4.3），多彩な生理活性を発現する[12]．これらの生理作用発現の引き金の役目を演じる NGFR には現在低親和性レセプター (fast NGFR, low affinity NGFR) と高親和性レセプター (slow NGFR, high affinity NGFR) の2種が存在することが知られている（表4.2）[13]．これらのうち，ラット[14]，ニワトリ[15]，ヒト[16] の LNGFR は cDNA の塩基配列からそれらのアミノ酸配列（図4.4）や N- および O-型糖鎖を含む分子量約8万の複合糖質タンパク質であることが明らかにされている．

一方，NGF の生物活性発現に重要な役割をもつと考えられる HNGFR については LNGFR に NGF が結合すると構造変化を起こし，細胞内の LNGFR の近傍に存在する分子量約6万のタンパク質が結合して HNGFR に変換されるという考えがある．しかしこれとは違い，2種の NGF レセプターは①共通の前駆体 mRNA から異なるスプライシングにより生成する，②構造が類似した2種の遺伝子から生成される，③ NGF を結合するという共通の機能をもつ異なるタンパクである，などの考えも提出されており，混沌としていた．この問題を解決し，NGF の活性発現のための細胞内情報伝達機構を解明する鍵は，HNGFR を分子レベルで解明し，2種のレセプターの相互の関連を明確にすることにかかっていた．

最近，プロトオンコジーン遺伝子産物のチロシンレセプターキナーゼ (tyrosine receptor kinase,

表 4.2 種々の細胞の NGFR の種類[13]

細胞のタイプ	2種のレセプターの有無	Kd 値 (M)	レセプター数/細胞
ニワトリの胚	+	site I : 2.3×10^{-11}	site I : 3000
		site II : 1.7×10^{-9}	site II : 45000
脊髄後根神経節（8日齢）	+	site I : 3.3×10^{-11}	site I : 4000
		site II : 1.7×10^{-9}	site II : 47000
交感神経節（9日齢）	+	site I : 3.0×10^{-11}	site I : 4000
		site II : 1.8×10^{-9}	site II : 38000
PC12 細胞	+	site I : 5.0×10^{-11}	site I : 2500
		site II : 1.0×10^{-9}	site II : 50000
株化細胞	+	site I : 2×10^{-10}	site I : 15000
		site II : 2×10^{-10}	site II : 45000
A 875 骨髄腫株化細胞	−	site I : 1×10^{-9}	site I : 500000〜700000
神経芽株化細胞 SH-SY 5 Y	−	site I : 4.9×10^{-11}	site I : 700
MC-IXC	+	site I : 測定されていない	site I : 測定されていない
		site II : 1.7×10^{-9}	site II : 250000

4.1 NGFレセプター

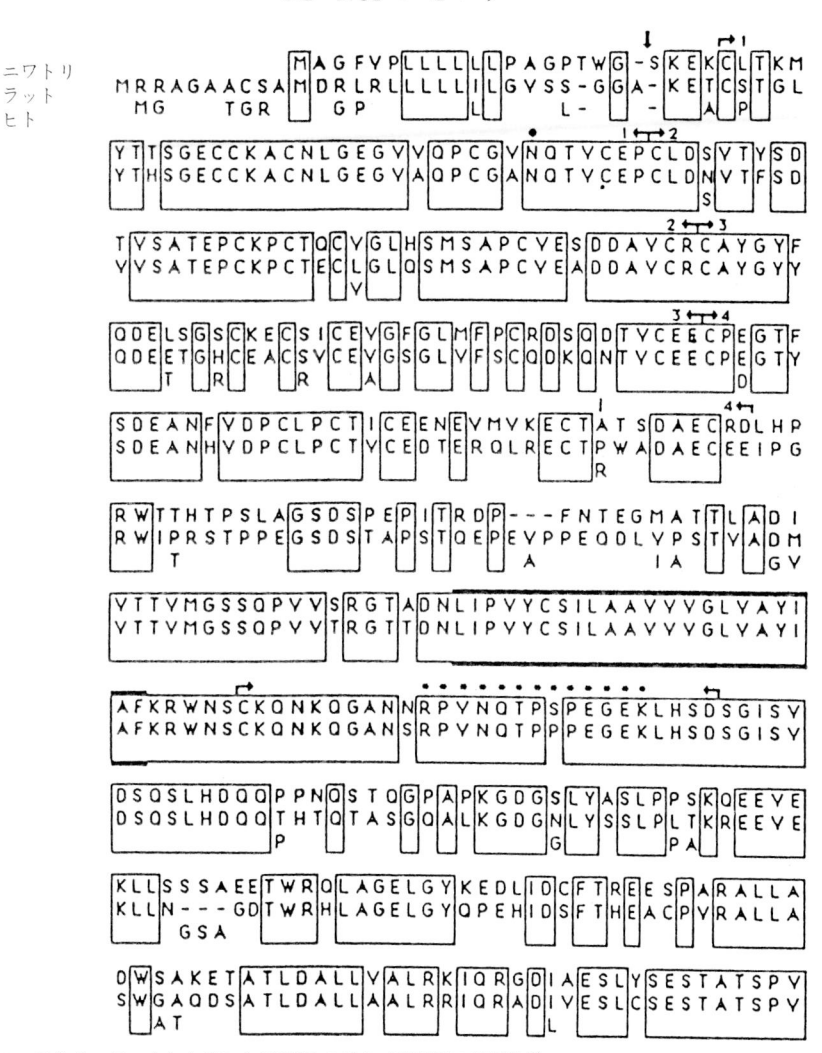

```
          MAGFVPLLLLLLPAGPTWG-SKEKCLTKM
ニワトリ  MRRAGAACSAMDRLRLLLLLILGVSS-GGA-KETCSTGL
ラット    MG    TGR    GP      LL   L-  -AP
ヒト

YTTSGECCKACNLGEGVVQPCGVNQTYCEPCLDSVTYSD
YTHSGECCKACNLGEGVAQPCGANQTVCEPCLDNVTFSD
                                     S

TVSATEPCKPCTQCVGLHSMSAPCVESDDAVCRCAYGYF
YVSATEPCKPCTECLGLQSMSAPCVEADDAVCRCAYGYY
                V

QDELSGSCKECSICEVGFGLMFPCRDSQDTVCEPEGTF
QDEETGHCEACSVCEVGSGLVFSCQDKQNTVCEECPEGTY
    T    R     R    A                  D

SDEANFVDPCLPCTICEENEVMVKECTATSDAECRDLHP
SDEANHVDPCLPCTYCEDTERQLRECTPWADAECEEIPG
                              R

RWTTHTPSLAGSDSPEPITRDP---FNTEGMATTLADI
RWIPRSTPPEGSDSTAPSTQEPEVPPEQDLYPSTVADM
   T                A         IA   GV

VTTVMGSSQPVVSRGTADNLIPYYCSILAAVVVGLVAYI
VTTVMGSSQPVVTRGTTDNLIPYYCSILAAVVVGLVAYI

AFKRWNSCKQNKQGANNRPVNQTPSPEGEKLHSDSGISV
AFKRWNSCKQNKQGANSRPVNQTPPPEGEKLHSDSGISV

DSQSLHDQQPPNQSTQGPAPKGDGSLYASLPPSKQEEVE
DSQSLHDQQTHTQTASGQALKGDGNLYSSLPLTKREEVE
         P                     G    PA

KLLSSAAEETWRQLAGELGYKEDLIDCFTREESPARALLA
KLLN---GDTWRHLAGELGYQPEHIDSFTHEACPVRALLA
 GSA

QWSAKETATLDALLVALRKIQRGDIAESLYSESTATSPV
SWGAQDSATLDALLAALRRIQRADIVESLCSESTATSPV
        AT           L
```

図 4.4A A：ニワトリ，ラットおよびヒト NGFR のアミノ酸配列の相同性[16]
実線で囲んだ部分は同一アミノ酸残基を示す．ヒト NGFR の配列はラット NGFR のアミノ酸配列と異なっている残基のみ記入した．ニワトリ Pro-NGFR のシグナルペプチドの開裂が予測される部位を矢印，4 か所の Cys に富んだくり返し部位を水平の矢印，最初の Cys に富んだくり返し部位の N-型糖鎖結合部位を●印，膜貫通部位を太い実線，細胞内の PEST 配列を星印で示した．

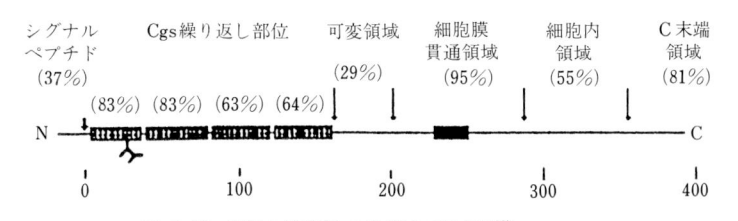

```
  シグナル    Cgs繰り返し部位    可変領域    細胞膜       細胞内     C末端
  ペプチド                                   貫通領域     領域       領域
  (37%)                         (29%)       (95%)       (55%)      (81%)
          (83%) (83%) (63%) (64%)
 N─┼━━━━━━━━━━━━━━━━┼━━━━━━━━━━━━━━━━━━━━━C
     ¥
   0        100        200        300        400
```

図 4.4B 3種の NGFR の各領域の模式図[16]
それぞれの領域のアミノ酸残基の相同性を％で示した．

trk) が NGF や NGF ファミリーのレセプターを構成していることを示す多くの報告がなされ，注目されている[17〜30]．ヒト trk は 1 か所の膜貫通領域，32 個のアミノ酸からなるシグナルペプチド，13 個の糖鎖結合部位，細胞内にチロシンキナーゼ活性を発現するタンパクと相同性の高い領域をもつ，アミノ酸 790 個からなる分子量約 14 万の糖タンパク質（p 140^{prototrk}, gp 140^{trk}, gp 140^{trkA}）で

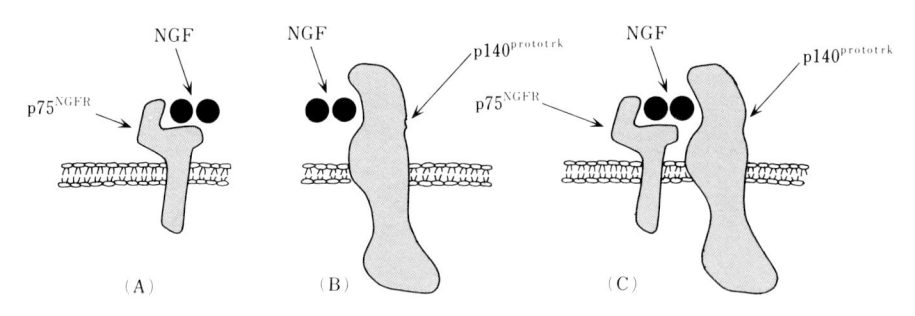

図 4.5 NGF レセプターの低親和性および高親和性モデル
(A) 低親和性レセプター (LNFDR, P75^{NGFR})
(B) 高親和性レセプター構成サブユニット (P140^{prototrk}, GP140^{trk}GP140^{trkA}): この構成サブユニットのみでは高親和性 NGF レセプターは形成されない.
(C) 高親和性レセプター (HNGFR): P75^{NGFR} と P140^{prototrk} の会合体が HNGFR を構成する.

ある.

Klein ら[17]は, ラット副腎由来 PC12 細胞を NGF の存在下で培養すると gp140^{trk} の Tyr 残基がリン酸化されチロシンキナーゼ活性が高まることから, gp140^{trk} は NGF による細胞内での種々な生理的応答を媒介する本質的な NGF レセプターであると報告している. Cordon-Cardo ら[20]も trk 遺伝子を移入した NIH 3T3 細胞は NGF の添加によって静止期から増殖期に誘導されることを示し, この作用は細胞膜上に誘導された gp140^{trk} に依存し, LNGFR とは無関係であるとした. また, Kaplan ら[27,28]は gp140^{trk} は神経組織のみに発現していること, NGF の存在下で特異的にリン酸化されること, NGF と gp140^{trk} の解離定数は $Kd=10^{-9}M$ であることなどから, gp140^{trk} は NGF の細胞内情報伝達に直接関与するレセプターであると考えている. 一方, Berg ら[25], Hempstead ら[29]は LNGFR が発現していない細胞では gp140^{trk} のリン酸化がみられないことを示し, NGF の作用を伝達するレセプターには LNGFR が必要であると結論している. このように, gp140^{trk} だけで十分とする説と LNGFR の関与が必要とする 2 つの説があり, まだ決着をみていない. これらのモデルを集約して図4.5に示す. 2 種のレセプターの存在意義や相互関係の解明は NGF の生理機能を知るうえで今後に残された最重要研究課題の 1 つである.

NGF 以外の NGF ファミリーのレセプターについてもモデルが提出されている[32~35](図4.6).

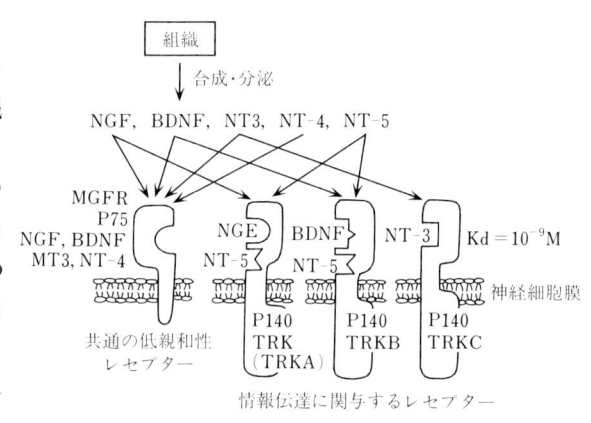

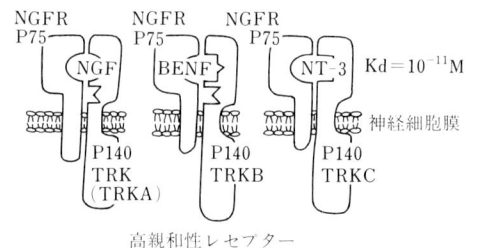

図 4.6 低親和性レセプター (LNGFR, p75^{NGFR}) と p140^{trk}, p140^{trkB}, p140^{trkC} との会合による高親和性レセプター形成のモデル
NT-4 をリガンドとする trk 遺伝子は未発見である.

1 つの説は LNGFR が NGF ファミリー因子共通の低親和性レセプターとして使われており, それにそれぞれのファミリー因子の特異的な生物活性発現に関与するレセプターが結合し, 複合体を形成して初めて高親和性レセプターとしての機能を発揮する, とするものである. ファミリー因子の特異性を決定するレセプターとして trk のほか

```
ヒト     trk    MLRGGRRGQLGWHSWAAGPGSLLAWLIL:ASAGAAPCPDACCPHGSSGLRCTR::DGALDSLHHLPG::::::::::::::AENLTELYIENQQHLQH
マウス   trk B  MSPWL::KWHGPAMARLWGLCLLVLGFWRAS:::LACPT:SCKCSSARIWCTEPSPGIVAFPRLEPNSVD:::::::::::::PENITEILIANQKRLET
ブタ     trk C  MDVSL:::::CPAKCSFWRIFLLGSVWLDYVGSVLACP:ANCVCSKTEINCRRTDGNL:FPLLEGQDSGNSNGNASINITDISRNITSIHIENWRGLHT

ヒト     trk    LELRDLRGLGELRNLTIVKSGLRFVAPDAFHFTPRLSRLNLSFNALESLSWKTVQGLSLQELVLSGNPLHCSCALRWLQRWEEEGLGGVPEQKLQC::::
マウス   trk B  INEDDVEAYVGLRNLTIVDSGLKFVAKAFLNNSNLRHINFTRNKLTSLSRRHFRHLDLSDLILTGNPFTCSCDIMWLKTLQE:TKSSPDTQDLYCLNES
ブタ     trk C  LNAVDMELYTGLQKLTIKNSGLRSIQPRAFAKNPHLRYINLSSNRLTTLSWQLFQTLSLRELRLEQNFFNCSCDIRWMQLWEQQGEAKLNSQSLYCISAD

ヒト     trk    HGQGPLAHMPNASCGVPTLKVQVPNASVDVGDDVLLRCQVEGRGLEQAGWILTELEQS:::ATVMKSGGLPSLGLTLANVTSDLNRKNLTCWAENDVGRA
マウス   trk B  SKNMPLANLQIPNCGLPSARLAAPNLTVEEGKSVTLSCSVGGDPLPLTYWDVGNLVS:::KHMNETSHTQGSLRIT:NISSDDSGKQISCVAENLVGED
ブタ     trk C  GSQLPIFRMNISQCDLPEISVSHVNLTVREGDNAVVTCNGSGSPLPDVDWIVIGLQSINTHQTNLNWTNVHAINLTLVNVTSEDNGFTLTCIAENVVGMS

ヒト     trk    EVSVQVNVSFPASVQLHTAVEM:HIWSIPFSVDGQPAPSLRWLFNGSVLNETSPIFTEFLEPAANETVRHGCLRLNQPTHVNNGNYTLLAANPFGQASAS
マウス   trk B  QDSVNLTVHFAPTITFLESPTSDHHWCIPFTVRGNPKPALQWFYNGAILNESKYICTKIHVT::NHTEYHGCLQLDNPTHMNNGDYTLMAKNEYGKDERQ
ブタ     trk C  NASVALTVHYPPRVVSLEEPELRLEHCIEFVVRGNPPPTLHWLHNGQPLRESKITHVEYYQEG:::EVSEGCLLFNKPTHVNNGNYTLNRQEPLGTANQT

ヒト     trk    IMAAFMDNP:::FEFNPEDP::::::::::::IPDTNSTSGD::::PVEKKDET:PFGVSVAVGLAVFACLFLSTLLLVLNKCGRRNKFGINRPA:VLAP
マウス   trk B  ISAHFMGRPGVDYETNPNYPEVLYEDWTTPTDIGDTTNKSNEIPSTDVADQSNREHLSVYAVVVIASVVGFCLLVMLLLL:KLARHSKFGMKGPASVISN
ブタ     trk C  INGHELKEP:::::::::FPEST:DNFVSFYEVSPT::::::PPITVTHKPEEDTFGSVIAVGLAAFACVLLVVLFIMINKYGRRSKFGMKGPVAVISG

ヒト     trk    EDGLAMSLHFMTLGGSSLSPTEG:KGSGLQG::::HIIENPQYF:::::::SDACVHHIKRRDIVLKWELGEGAFGKVFLAECHNLLPEQDKMLVAVKA
マウス   trk B  DDDSASPLHHISNGSNTPSSSEGGPDAVIIGMTKIPVIENPQYFGITNSQLKPDTFVQHIKRHNIVLKRELGEGAFGKVFLAECYNLCPEQDKILVAVKT
ブタ     trk C  EEDSASPLHHDQPWHHHTLITGRRAGHSVIGMTRIPVIENPQYFRQGHNCHKPDTYVQHIKRRDIVLKRELGEGAFGKVFLAECYNLSPTKVKMLVAKA

ヒト     trk    LKEASESARQDFQREAELLTMLQHQHIVRFFGVCTEGRPLLMVFFYMRHGDLNRFLRSHGPDAKLLAGGED:VAPGPLGLGQLLAVASQVAAGMVYLAGL
マウス   trk B  LKKASDNARKDFHREAELLTNLQHEHIVKFYGVCVEGDPLIMVFFYMKHGDLNKFLRAHGPDAVLMAEGNPP:::TELTQSQMLHIAQQIAAGMVYLASQ
ブタ     trk C  LKDPTLAARKDFQREAELLTNLQHEHIVKFYGVCGDGDPLIMVFFYMKHGDLNKFLRAHGPDAMILVDGQPRQAKGELGLSQMLHIASQICSGMVYLASQ

ヒト     trk    HFVHRDLATRNCLVGQGLVVKIGDFGMSRDIYSTDYYRVGGRTMLPIRWMPPESILYRKFTTESDVWSFGVVLWEIFTYGKQPWYQLSNTEAIDCITQGR
マウス   trk B  HFVHRDLATRNCLVGENLLVKIGDFGMSRDVYSTDYYRVGGHTMLPIRWMPPESIMYRKFTTESDVWSLGVVLWEIFTYGKQPWYQLSNNEVIECITQGR
ブタ     trk C  HFVHRDLATRNCLVGANLLVKIGDFGMSRDVYSTDYYRVGGHTMLPIRWMPPESIMYRKFTTESDVWSFGVILWEIFTYGKQPWFQLSNTEVIECITQGR

ヒト     trk    ELERPRACPPKVYAIMRGCWQREPQQRHSIKDVHARLQALAQAPPVYLDVLG
マウス   trk B  VLQRPRTCPQEVYELMLGCWQREPHTRKMIKSIHTLIQNLAKASPVYLDILG
ブタ     trk C  VLERPRVCPKEVYDVMLGCWQREPQQRLNIKEIYKILHALGKATPIYLDILG
```

図 4.7 *trk* 遺伝子ファミリーによってコードされるチロシンキナーゼのアミノ酸配列の比較[36]
2種または3種間で同一のアミノ酸は網掛けで示した．膜貫通領域は太い破線で，キナーゼ領域は矢印で示した．最も類似性が高くなるように配置してある．

に，その遺伝子ファミリーである *trk* B, *trk* C がみいだされ，それぞれ BDNF, NT-3 の特異的レセプターと考えられている．このほか NGF の場合と同様に，*trk* 遺伝子ファミリーの翻訳産物である gp 140^{trk}, gp 140^{trkB}, gp 140^{trkC} がそれぞれ単独で NGF, BDNF, NT-3 の作用を媒介する高親和性レセプターである，との考えがある．

trk, *trk* B, *trk* C 遺伝子によってコードされるチロシンキナーゼの推定アミノ酸配列の比較を図 4.7 に示す．ブタ gp 140^{trkC} はヒト gp 140^{trk}, マウス gp 140^{trkB} とそれぞれ 67%, 68% の相同性を示す．

d. 中枢神経系における NGF レセプター

Large ら[15] は発達中のニワトリの脳で NGFR が一時的にはほとんどすべての部位で発現することを観察している（表 4.3）．測定された組織で NGFR のレベルはいずれも胎生6日齢で最も高く生後は著しく低下する傾向を示している．とくに脳脊髄では胎生6日齢で中枢の組織中で最も高い NGFRmRNA レベルを示すが，このことはこの時期に外側運動柱（lateral motor column）の運動ニューロンは NGFRmRNA[36] と ^{125}I 標識 NGF 結合部位[37] を含有しているという知見とよく一致している．また運動ニューロンに一過性に NGFR が発現することは肢芽に投与した ^{125}I 標識 NGF が外側運動柱の細胞体に逆軸索輸送される[38] という知見も説明することができる．しかし運動ニューロンの発達と NGF の関係は明らかでない．

また網膜はニワトリ中枢神経系で2番目に高い NGFRmRNA レベルを示すが，どのような細胞が NGFR を発現しているかは明らかでない．網膜は胎生6日齢で高い NGFR レベルを示し，以

表 4.3 ニワトリ中枢神経系における NGF および NGFRmRNA の発達に伴う発現[16]

組織		胎生6日齢	胎生9日齢	胎生13日齢	生後1日	成熟
網膜	NGFR	168±76(2)*	122±29(3)	100±16(4)**	12±2(5)	17±7(3)
	NGF	46±5(2)	79±14(3)	100±11(4)	98±2(5)	91±8(5)
2対体	NGFR		74±20(2)	56±9(2)	10±2(5)	8±1(3)
	NGF		4±1(2)	10±2(4)	23±3(5)	6±2(2)
皮質・線条体	NGFR			44±13(4)	12+1(2)	8±3(4)
	NGF			18±3(3)	10±1(2)	14±4(3)
前脳・視床	NGFR			43(1)	12±1(2)	11±2(4)
	NGF			3(1)	17±1(2)	19±8(3)
小脳	NGFR			55±14(4)	23(1)	22±4(4)
	NGF			12±4(4)	7(1)	33±5(3)
脳幹	NGFR			36±13(4)	10±4(2)	11±2(5)
	NGF			26±1(4)	17±6(2)	11±4(3)
脊髄	NGFR	809±190(2)		109±15(3)	8±2(2)	6(1)
	NGF	2±1(2)		11±3(3)	16±5(2)	5(1)
全脳	NGFR	185±17(3)				13±6(2)
	NGF	7±1(3)				16±2(2)

* カッコ内の数字は試料の数
** 胎生13日齢の網膜の値を任意に100%とした.

後減少し生後はほぼ10分の1にまで低下する. 一方, NGF レベルは胎生13日齢で最高となり生後もそのレベルは保持される. これらの結果は網膜で産生される NGF は局所効果をもつ可能性を示唆している.

Hefti ら[39]は Alzheimer 型老人痴呆症患者および加齢に伴うヒト脳中の NGFR の変動について検討し, 老齢期のヒト前脳基底部のコリン作動性ニューロンの核周辺部の NGFR は加齢とともに低下する傾向を示すことや, Alzheimer 型老人痴呆症患者では前脳基底部の NGFR 陽性細胞数が正常人に比し 10～65% にまで低下すると報告している. さらに, NGFR 陽性細胞の形態や免疫反応による染色像は神経系に障害のみられない正常の老齢対象群のそれらと変わらないこと, および NGFR 陽性細胞の数の低下よりアセチルコリン合成酵素活性の方が著しく低下することを明らかにしている. Alzheimer 型老人痴呆症患者での NGF レベルや NGFR の変動の検索は同症の成因や治療法の開発にも関係する興味ある研究課題である.

おわりに 現在遺伝子工学の手法によりヒト, ラット, ニワトリの fast NGFR のアミノ酸配列が推測されているが, NGF の種々の生理活性発現の詳細な機構は明らかでない. また NGF と相同性の高い BDNF, NT-3 のそれぞれのレセプターの探索やこれら NTF 類がそれぞれのレセプターを相互に相補的に介して機能するかなどは今後に残された興味ある研究課題である.

NGFR は前記の生理作用以外に他の機能も有している. たとえば構造の一部が開裂した NGFR は血流中にみいだされている[40]が, これらの分子は NGF のスカベンジャーとして作用している可能性がある. また NGFR は glia でもみいだされており[41], NGF 合成部位からニューロンに利用される NGF の局所濃度を増大するのに機能しているかも知れないなど NGFR には解決しなければならない多くの問題が残されている.

〔林 恭三〕

文献

1) 古川美子, 古川昭栄, 林 恭三:神経成長因子. サイトカイン(大沢利昭編), pp 169-182, 東京化学同人, 東京, 1990.
2) 朝長正徳:アルツハイマー病研究—最近のトピックス. 生化学 **61**:385-386, 1989.
3) Montero CN, Hefti F: Rescue of lesioned septal cholinergic neurons by nerve growth factor:

specificity and requirement for chronic treatment. *J Neurosci* **8**: 2985-2999, 1988.

4) Hopp TP, Woods KR: Prediction of protein antigenic determinants from amino acid sequences. *Proc Natl Acad Sci USA* **78**: 3824-3828, 1981.

5) Meier R, Becker-André M, Götz R, Heumann R, Shaw A, Thoenen H: Molecular cloning of bovine and chick nerve growth factor (NGF): delineation of conserved and unconserved domains and their relationship of the biological activity and antigenicity of NGF. *EMBO J* **5**: 1489-1493, 1986.

6) Ibáñez CF, Hallböök F, Ebendal T, Persson H: Structure-function studies of nerve growth factor: functional importance of highly conserved amino acid residues. *EMBO J* **9**: 1477-1483, 1990.

7) Leibrock J, Lottspeich F, Hohn A, Hofer M, Hengerer B, Masiakowski P, Thoenen H, Barde Y-A: Molecular cloning and expression of brain-derived neurotrophic factor. *Nature* **341**: 149-152, 1989.

8) Maisonpierre PC, Belluscio L, Squinto S, Ip NY, Furth ME, Lindsay RM, Yancopoulos GD: Neurotrophin-3: a neurotrophic factor related to NGF and BDNF. *Science* **247**: 1446-1451, 1990.

9) Hohn A, Leibrock J, Bailey K, Barde Y-A: Identification and characterization of a novel member of the nerve growth factor/brain-derived neurotrophic factor family. *Nature* **344**: 339-341, 1990.

10) Kaisho Y, Yoshimura K, Nakahama K: Cloning and expression of a cDNA encoding a novel human neurotrophic factor. *FEBS Lett* **266**: 187-191, 1990.

11) Perez-Polo JR: Purification of PNS factors. Neuronal factors (ed by Perez-Polo JR), pp118-149, CRC Press Inc, Boca Raton, Florida, 1987.

12) Thoenen H, Barde YA: Physiology of nerve growth factor. *Physiol Rev* **60**: 1284-1335, 1980.

13) Vale RD, Shooter EM: Assaying binding of nerve growth factor to cell surface receptors. *Meth Enz* **109**: 21-39, 1985.

14) Radeke MJ, Misko TP, Hsu C, Herzenberg LA, Shooter EM: Gene transfer and molecular cloning of the rat nerve growth factor receptor. *Nature* **325**: 593-597, 1987.

15) Large TH, Weskamp G, Helder JC, Radeke MJ, Misko TP, Shooter EM, Reichardt LF: Structure and developmental expression of the nerve growth factor receptor in the chicken central nervous system. *Neuron* **2**: 1123-1134, 1989.

16) Johnson D, Lanahan A, Buck CR, Sehgal A, Morgan C, Mercer E, Bothwell M, Chao M: Brain-derived neurotrophic factor supports the survival of cultured rat retinal ganglion cells. *J Neurosci* **6**: 3031-3038, 1986.

17) Klein R, Jing S, Nanduri V, O'Rourke E, Barbacid M: The *trk* proto-oncogene encodes a receptor for nerve growth factor. *Cell* **65**: 189-197, 1991.

18) Squinto Sp, Stitt TN, Aldrich TH, Davis S, Bianco SM, Radziejewski C, Glass DJ, Masiakowski P, Futrh ME, Valenzuela DM, DiStefano PS, Yancopoulos GD: *trk*B encodes a functional receptor for brain-derived neurotrophic factor and neurotrophin-3 but not nerve growth factor. *Cell* **65**: 885-893, 1991.

19) Bothwell M: Keeping track of neurotrophin receptors. *Cell* **65**: 915-918, 1991.

20) Cordon-Cardo C, Tapley P, Jing S, Nanduri V, O'Rourke E, Lamballe F, Kovary K, Klein R, Jones KR, Reichardt LF, Barbacid M: *Trk* tyrosine kinase mediates the mitogenic properties of nerve growth factor and neurotrophin-3. *Cell* **66**: 173-183, 1991.

21) Meakin SO, Shooter EM: Molecular investigations on the high-affinity nerve growth factor receptor. *Neuron* **6**: 153-163, 1991.

22) Loeb DM, Maragos J, Martin-Zanca D, Chao MV, Parada LF, Greene LA: The *trk* proto-oncogene rescues NGF responsiveness in mutant NGF-nonresponsive PC 12 cell lines. *Cell* **66**: 961-966, 1991.

23) Alter CA, Burton LE, Bennett GL, Dugich-Djordjevic M: Recombinant human nerve growth factor is biologically active and labels novel high-affinity binding sites in rat brain. *Proc Natl Acad Sci USA* **88**: 281-285, 1991.

24) Vetter ML, Martin-Zanca D, Parada LF, Bishop JM, Kaplan DR: Nerve growth factor rapidly stimulates tyrosine phosphorylation of phospholipase C-γl by a kinase activity associated with the product of the *trk* protooncogene. *Proc Natl Acal Sci USA* **88**: 5650-5654, 1991.

25) Berg MM, Sternberg DW, Hempstead BL, Chao MV: The low-affinity p 75 nerve growth factor (NGF) receptor mediates NGF-induced tyrosine phosphorylation. *Proc Natl Acad Sci USA* **88**: 7106-7110, 1991.

26) Kaplan DR, Hempstead BL, Martin-Zanca D, Chao MV, Parada LF: The *trk* proto-oncogene product: a signal transducing receptor for nerve growth factor. *Science* **252**: 544-558, 1991.

27) Kaplan DR, Martin-Zanca D, Parada LF: Tyrosine phosphorylation and tyrosine kinase activity of the *trk* proto-oncogene product induced by nerve growth factor. *Nature* **350**: 158-160, 1991.

28) Ragsdale C, Woodgett J: *Trking* neurotrophic

receptors. *Nature* **350**: 660-661, 1991.
29) Hempstead BL, Martin-Zanca D, Kaplan DR, Parada LF, Chao MV: High-affinity NGF binding requires coexpression of the *trk* proto-oncogene and the low-affinity NGF receptor. *Nature* **350**: 678-683, 1991.
30) Thoenen H: The changing scene of neurotrophic factors. *TINS* **14**: 165-170, 1991.
31) Martin-Zanca D, Oskam R, Mitra G, Copeland T, Barbacid M: Molecular and biochemical characterization of the human *trk* proto-oncogene. *Mol Cell Biol* **9**: 24-33, 1989.
32) Soppet D, Escandon E, Maragos J, Middlemas DS, Reid SW, Blair J, Burton LE, Stanton BR, Kaplan DR, Hunter T, Nikolics K, Parada LF: The neurotrophic factors brain-derived neurotrophic factor and neurotrophin-3 are ligands for the *trk*B tyrosine kinase receptor. *Cell* **65**: 895-903, 1991.
33) Klein R, Nanduri V, Jing S, Lamballe F, Tapley P, Bryant S, Cordon-Cardo C, Jones KR, Reichardt LF, Barbacid M: The *trk*B tyrosine protein kinase is a receptor for brain-derived neurotrophic factor and neurotrophin-3. *Cell* **66**: 395-403, 1991.
34) Glass DJ, Nye SH, Hantzopoulos, Macchi MJ, Squinto SP, Goldfarb M, Yancopoulos GD: *Trk*B mediates BDNF/NT-3-dependent survival and proliferation in fibroblasts lacking the low affinity NGF receptor. *Cell* **66**: 405-413, 1991.
35) Lamballe F, Klein R, Barbacid M: *trk*C, a new member of the *trk* family of tyrosine protein kinases, is a receptor for neurotrophin-3. *Cell*: **66**: 967-979, 1991.
36) Ernfors P, Hallbook F, Ebendal T, Shooter EM, Radeke MJ, Misko TP, Persson H: Developmental and regional expression of β-nerve growth factor receptor mRNA in the chick and rat. *Neuron* **1**: 983-996, 1988.
37) Raivich G, Zimmermann A, Sutter A: Nerve growth factor (NGF) receptor expression in chicken cranial development. *J Comp Neurol* **256**: 229-245, 1987.
38) Wayne DB, Heaton MB: Retrograde transport of NGF by early chick embryo spinal cord motoneurons. *Dev Biol* **127**: 220-223, 1988.
39) Hefti F, Mash DC: Localization of nerve growth factor receptors in the normal human brain and in Alzheimer's disease. *Neurobiol Aging* **10**: 75-87, 1989.
40) DiStefano PS, Johnson EM: Identification of a truncated form of the nerve growth factor receptor. *Proc Natl Acad Sci USA* **85**: 270-274, 1988.
41) Taniuchi M, Clark HB, Johnson EM: Induction of nerve growth factor receptor in Schwann cells after axotomy. *Proc Natl Acad Sci USA* **83**: 4090-4098, 1986.
42) 林 恭三：神経成長因子およびその類似タンパク質の構造と機能．化学 **45**：700-701, 1990．
43) 林 恭三：神経成長因子とそのレセプター．医学のあゆみ **145**：323-329, 1988．

4.2 インターロイキン1レセプター

インターロイキン1 (interleukin 1, IL-1) はマクロファージから主に産生される分子量 18 kDa のポリペプチドであり，免疫系細胞の刺激作用のみでなく，造血機構，炎症反応および内分泌系に多彩な作用を示すことが広く認められている[1]．IL-1には α と β と命名されたサブクラスが存在することが遺伝子クローニングの研究より明らかになり，両分子は 33 kDa の前駆体として細胞内で合成され，細胞外へは 18 kDa のポリペプチドとして遊離される．IL-1 の多様な生物作用は，細胞表面上の IL-1 レセプターを介して細胞内に伝達されたシグナルによって発現される．IL-1α，IL-1β は，アミノ酸配列上での相同性は 26% と低いが，同一の IL-1 レセプターを共有し，同じ生物作用を発現することが認められている．

a. 同定

IL-1 レセプターの検出，同定は，放射性物質や蛍光物質で標識した IL-1α または IL-1β を使用して研究されている．^{125}I で標識された IL-1α の作製は，ボルトン-ハンター法やヨードゲン法によって，生物活性を保持した ^{125}I-IL-1α を容易に作製できるので，広く標識体として使用されている．一方，IL-1β はボルトン-ハンター法を注意深く操作することによってのみ，生物活性を保持した ^{125}I-IL-1β の作製が可能であり，純度の高い標識体を分離するためにイオン交換クロマトカラムを使用して，反応試薬や未標識体を除くことが必要である[2]．

IL-1 レセプター数は種々の株化細胞を使って研究されたが，細胞あたりのレセプター数は平均 500 以下であり，他の生理活性ペプチドに対するレセプター数と比べて著しく低かった．レセプター数の多い細胞株として，マウス Thymoma 細胞 (EL-4, 10000 個/細胞)，Balb/3T3 (3000 個/細胞) ヒト large granular 細胞 (YT, 7000 個/細胞) などが研究に使用されている．非標識 IL-1 の添加実験，Scatchard plot 分析などにより結合の特異性，解離定数が算出され，結合平衡定数は平均 10^{-10} M と報告されている．また，IL-1 に対する細胞の反応性において，細胞上のレセプター数とは厳密な相関は認められず，レセプターは IL-1 による生物活性の発現には必須であるが，最終的な反応には多くの因子が関与しており，レセプター数とは相関しないことが示されている[3]．後述するような IL-1 レセプターアンタゴニストを使用することにより，活性発現におけるレセプターの意義や同定がいっそう明白になるものと考えられる．

b. 分子的性質

Sims JE らはマウス Thymoma EL-4 細胞からの mRNA 分画より cDNA を合成し，COS 細胞にて発現可能なベクターでライブラリーを作製し，COS 細胞に導入した．^{125}I-IL-1α との結合能により IL-1 レセプターを発現しているクローンをスクリーニングした結果，cDNA 導入 150000 クローンの中より1つの陽性クローンを得，最終的に IL-1 レセプター cDNA の単離に成功した[4]．また，彼らのグループは単離したマウス IL-1 レセプター cDNA をプローブとして，ヒト T 細胞株より作製した cDNA ライブラリーをスクリーニングし，ヒト IL-1 レセプター cDNA の単離にも成功した[5]．図 4.8 にはマウスおよびヒト IL-1 レセプター cDNA 配列より想定されるアミノ酸配列を示した．Northern blot 分析より IL-1 レセプター mRNA の全長は 5 kb と推定され，タンパク質翻訳領域はマウス IL-1 レセプターで 576 アミノ酸，ヒト IL-1 レセプターでは 569 アミノ酸で構成される．Thymoma EL-4 より精製された IL-1 レセプターのアミノ末端側の配列が Leu^1-Glu^2-Ile^3-Asp^4……Lys^{26} であったことより

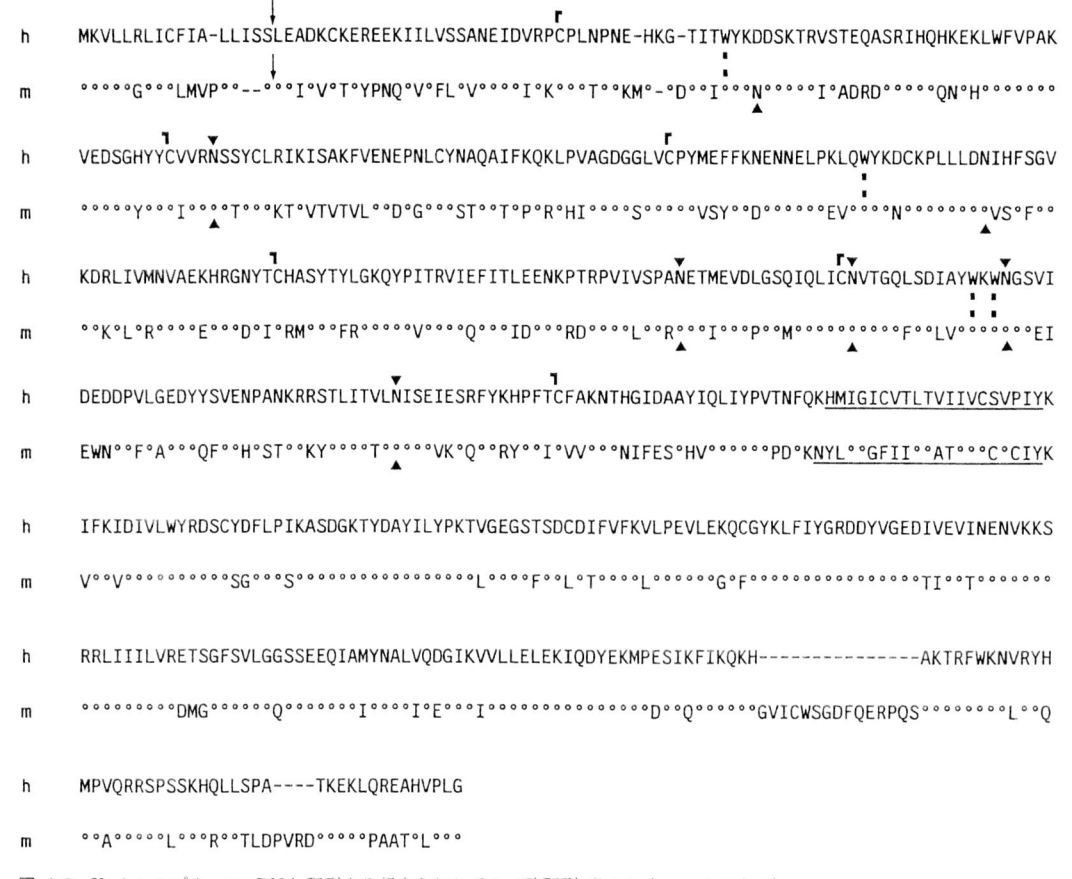

```
h  MKVLLRLICFIA-LLISSLEADKCKEREEKIILVSSANEIDVRPCPLNPNE-HKG-TITWYKDDSKTRVSTEQASRIHQKEKLWFVPAK

m  °°°°G°°°LMVP°°--°°I°V°T°YPNQ°V°FL°V°°°°I°K°°°T°°KM°-°D°°I°°°N°°°°°I°ADRD°°°°°QN°H°°°°°


h  VEDSGHYYCVVRNSSYCLRIKISAKFVENEPNLCYNAQAIFKQKLPVAGDGGLVCPYMEFFKNENNELPKLQWYKDCKPLLLDNIHFSGV

m  °°°°°Y°°°I°°°°T°°°KT°VTVTVL°°D°G°°°ST°°°T°P°R°HI°°°S°°°°°VSY°°D°°°°EV°°°°N°°°°°°°°VS°F°°


h  KDRLIVMNVAEKHRGNYTCHASYTYLGKQYPITRVIEFITLEENKPTRPVIVSPANETMEVDLGSQIQLICNVTGQLSDIAYWKWNGSVI

m  °°K°L°R°°°°E°°°D°I°RM°°°FR°°°°°V°°°Q°°°ID°°°RD°°°°L°R°°°I°°°P°°M°°°°°°°F°°LV°°°°°°°EI


h  DEDDPVLGEDYYSVENPANKRRSTLITVLNISEIESRFYKHPFTCFAKNTHGIDAAYIQLIYPVTNFQKHMIGICVTLTVIIVCSVPIYK

m  EWN°°°F°A°°°°QF°°H°ST°°KY°°°°°T°°°°°VK°Q°°RY°°I°VV°°°NIFES°HV°°°°°°PD°KNYL°°GFII°°AT°°°C°CIYK


h  IFKIDIVLWYRDSCYDFLPIKASDGKTYDAYILYPKTVGEGSTSDCDIFVFKVLPEVLEKQCGYKLFIYGRDDYVGEDIVEVINENVKKS

m  V°°V°°°°°°°°°SG°°°S°°°°°°°°°°°°°°L°°°F°°L°T°°°°L°°°°°°G°F°°°°°°°°°°°°°TI°°T°°°°°°


h  RRLIIILVRETSGFSVLGGSSEEQIAMYNALVQDGIKVVLLELEKIQDYEKMPESIKFIKQKH---------------AKTRFWKNVRYH

m  °°°°°°°°°°DMG°°°°°Q°°°°I°°°°I°E°°°I°°°°°°°°°°°°°°°°D°°Q°°°°°°GVICWSGDFQERPQS°°°°°°°L°°Q


h  MPVQRRSPSSKHQLLSPA----TKEKLQREAHVPLG

m  °°°A°°°°°L°°°R°°°TLDPVRD°°°°°PAAT°L°°°
```

図 4.8 IL-1 レセプターの cDNA 配列より想定されたアミノ酸配列（h：ヒト, m：マウス）
↓：精製マウス IL-1 レセプターのアミノ酸配列から予想されるシグナルペプチド切断部位, ―：膜貫通部分, ▲：N 型糖鎖結合推定部位, ⌐：免疫グロブリン様ドメイン間ジスルフィド結合, ⁝：ドメイン内のトリプトファン残基, °：同一アミノ酸残基

図中, ↓印で示された部位でシグナルペプチドの切断が起こっているものと考えられる。Asn^{320} から Tyr^{340} の部位には電荷をもたない中性アミノ酸が連なった疎水性に富む領域は膜貫通部分と推定され, この領域に存在するシステインは他のタンパク質との共有結合, あるいは脂質との結合に関与しているものと考えられている。膜貫通部分より上流の 319 アミノ酸で構成される領域は, 7 個のアスパラギン型糖鎖結合部位をもち, 細胞膜外に存在し, IL-1 との結合に関与するものと考えられる。一方, レセプター分子のカルボキシル側 213 アミノ酸で構成される領域は細胞内に存在し, シグナル伝達に関与しているものと予想されている。マウスおよびヒト IL-1 レセプターのアミノ酸配列の相同性は, 細胞外領域で 64%, 膜貫通領域で 48%, 細胞内領域で 78% と高い値を示した。ヒト IL-1 レセプターに存在する 16 個のシステイン残基のうち 13 個, N グリコシレーション部位も 6 個のうち 5 か所までがマウス IL-1 レセプターと一致した。IL-1 レセプターのタンパク部分の大きさは 64598 ダルトンとなり, 電気泳動法より求められた天然型 IL-1 レセプターの分子量約 80 kDa との差は, N グリコシレーション部位での糖付加によると考えられた。IL-1 レセプター遺伝子を COS 細胞に導入した場合, 分子量 80 kDa の糖タンパク質となり, IL-1α および IL-1β に同じ親和性で結合した。また, 可溶性の IL-1 レセプター分子の発現や CHO 細胞に細胞内領域を欠損した IL-1 レセプターを発現させた研究結果から, IL-1 と IL-1 レセプターの結合には, IL-1

レセプターの細胞外領域のみで十分であること，細胞内領域がシグナル伝達に必要であることが確認された[6,7]．

また，システインを中心としたアミノ酸配列の解析の結果，IL-1 レセプター分子は免疫グロブリンスーパージーンファミリー（Ig supergene family）という概念で一括されているメンバーの分子であることが明らかになった[4]．このファミリーに属する分子としては，免疫グロブリン，T 細胞レセプター，MHC 抗原，Thy 1，CD 4，CD 8，PDGF レセプター，CSF-1 レセプターなどが知られている．分子内 S-S 結合に関与するシステインの周辺ではアミノ酸配列に互いに高い相同性が認められ，また，はじめのシステインから 10〜13 アミノ酸カルボキシル側にはトリプトファンが認められるなどの特色がある[8]．図 4.9 には IL-1 レセプターの概要を示した．細胞外領域は 3 つのドメインと呼ばれる構造単位が想定され，細胞内領域には構造的な特色はなく，Lys-Lys-Ser-Arg-Arg の配列がプロテインキナーゼ C の反応部位に類似しているのみである．

c. IL-1 レセプターを介するシグナル伝達機構

レセプターを介してシグナルが細胞内にどのようにして導入，伝達されるか不明である．IL-1 レセプター遺伝子の導入により 100000 レセプター発現した細胞を使用した研究では，IL-1 刺激後 1 分以内にセリン/スレオニンプロテインキナーゼの活性化および IL-1 レセプター分子のリン酸化が起こることを認めている[9]．細胞内に引き続き

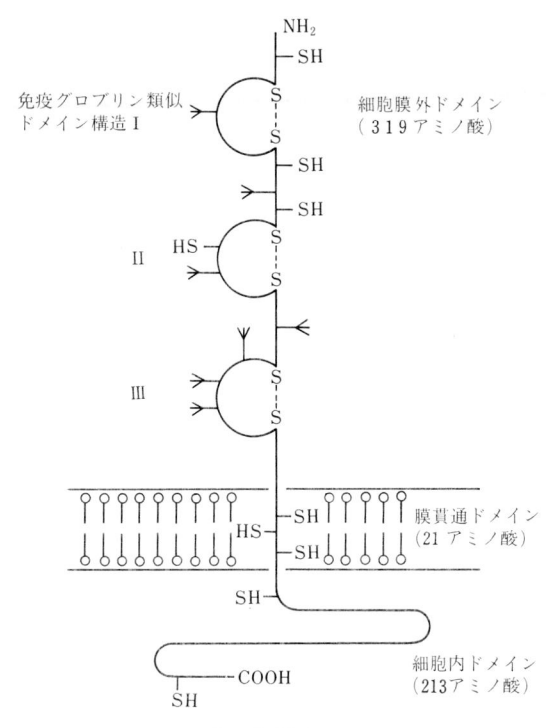

図 4.9 IL-1 レセプター概要図
－SH：システイン，－S……S-Ig 様ジスルフィド結合，
Y：N-グリコシル結合部位

起こる生化学的変化やシグナル伝達経路におけるリン酸化反応の役割は不明であるが，ヒト末梢血細胞や線維芽細胞を IL-1 で刺激すると急速に 65 kDa, 75 kDa の細胞質内タンパク質のセリン残基のリン酸化が誘導されることが確認されている[10]．

IL-1 シグナルの細胞内伝達についての知見を表 4.4 にまとめた．cAMP の関与する系，プロテインキナーゼ C の関与する系，セリンキナーゼの関与する系，などに分類でき，シグナル伝達路が

表 4.4 IL-1 のシグナル伝達機構

細胞内情報 伝達経路	標的細胞	生物活性
1. cAMP 依存性キナーゼ	T 細胞 YT B 細胞 70 Z 線維芽細胞 FS-4	IL-2 レセプター発現 kIgL 鎖の合成 IL-6 の産生誘導
2. プロテインキナーゼ C	線維芽細胞 T 細胞 EL-4 内皮細胞	シクロオキシゲナーゼ誘導 IL-2 産生 アミロイド β 前駆体遺伝子の発現
3. セリンキナーゼ	末梢血単核細胞 IL-1 レセプター導入 CHO 細胞	65, 75 kDa タンパク質のリン酸化 IL-1 レセプターのリン酸化
4. その他	下垂体細胞 AtT 20	19, 20, 60 kDa タンパク質のリン酸化

複数存在することは明らかである．IL-1による YT 細胞での IL-2 レセプター発現が cAMP 類似物質や cAMP 誘導剤のフォルスコリンによって置き換えられることなどから，cAMP が IL-1 作用の細胞内セカンドメッセンジャーと考えている[11]．さらに，線維芽細胞からの IL-1 による IL-6 誘導にも，cAMP 依存性プロテインキナーゼが働いていることが報告された[12]．一方，プロテインキナーゼCの阻害薬 H-7 によって，IL-1 によるシクロオキシゲナーゼの誘導[13]，IL-2 の産生[14]，アミロイドβタンパク質前駆体遺伝子の発現が抑制されることから[15]，プロテインキナーゼCの関与が示唆されている．これらのシグナル伝達経路の生化学的実体を明らかにすることは，今後の重要な課題である．

d. 発現と機能調節

多くのポリペプチドホルモンレセプターで知られているように，IL-1 分子によって IL-1 レセプター数は減少する[16]．一方，グルココルチコイドやプロスタグランジン E_2 は，レセプター数を増加させることが知られている[17,18]．また，線維芽細胞を PDGF と培養することにより IL-1 レセプター遺伝子の発現が著しく増加することが報告された[19]．

IL-1 レセプターを介して発現する IL-1 の多様な生物作用は，レセプター数を変動させることによって調節することが可能であるが，別の機序としてレセプターアンタゴニストを介して調節することも考えられる．発熱患者や単球性白血病患者の尿中や免疫グロブリン複合体で刺激されたヒト単球培養上清中に，IL-1 活性の阻害物質が存在することが認められていた[20,21]．このような性状をもつタンパク質の遺伝子が単離され IL-1 レセプターアンタゴニストと命名された[22~24]．図 4.10 には cDNA 配列から想定されたアンタゴニストのアミノ酸配列と IL-1 との相同性を示した．シグナルペプチド部分を除くと 152 アミノ酸で構成されるタンパク質で，N グリコシレーション部位が1か所あり，IL-1α と 69%，IL-1β と 72% の類似性をもつと想定された．遺伝子組み換え法によって作製されたレセプターアンタゴニストは，IL-1α および β とほぼ同程度の親和力で結合するが，アゴニスト作用は発現しない．生体防御機構およびシグナル伝達経路における IL-1 レセプターアンタゴニストの役割に関する研究は，その分野に新たな知見を加えるものと考えられる．

IL-4，TNF などでは遊離型レセプターの存在が遺伝子レベルで証明されているが[25,26]，遊離型 IL-1 レセプターの存在は認められていない．人工的に作製した遊離型 IL-1 レセプターが，*in vitro*，*in vivo* の系で IL-1 結合タンパク質として IL-1 活性を阻害することが報告されている[27]．

```
α    SSPFSFLSNVKYNFMRIIKY         20
ra                RPSGRKSSKM        10
β                        APVRS       5

α    .EFILNDALNQSIIRANDQY         39
ra   QAFRIWDINQKTFYLRN.NQ         29
β    LNCTLRDSQQKSLVMSGPYE         25

α    LTAAALH.NLDEAVKFDMG          57
ra   LVAGYLQGPNVNLEEKIDVV         49
β    LKALHLQGQDMEQQVVFSMS         45

α    AYKSSKDDA..KITVILRIS         75
ra   PI.....EP...HALFLGIH         61
β    FVQG..EESNDKIPVALGLK         63

α    KTQLYVTAQD.EDQPVLLKE         94
ra   GGKMCLSCVKSGDETRLQLE         81
β    EKNLYLSCVLKDDKPTLQLE         83

α    MPEIPKTIT    GSETNLLFF      112
ra   AVNITDLSENRKQDKRFAFI        101
β    SVD.PKNYPKKKMEKRFVFN        102

α    WETHGTKNYFTSVAHPNLFI        132
ra   RSDSGPTTSFESAACPGWFL        121
β    KIEINNKLEFESAQFPNWYI        122

α    ATKQ..DYWVCLAG...GPP        147
ra   CTAMEADQPVSLTNMPDEGV        141
β    STSQAENMPVFLGGTK.GGQ        141

α    SITDFQILENQA                159
ra   MVTKFYFQEDE                 152
β    DITDFTMQFVSS                153
```

図 4.10 IL-1 ra と IL-1 のアミノ酸配列のホモロジー
ヒト IL-1 ra とヒト IL-1α あるいは IL-1β のアミノ酸配列上，同一のアミノ酸は薄く塗りつぶした部分で示し，同様の性質を示すアミノ酸の場合は点線で囲んだ．α は IL-1α を，β は IL-1β，ra は IL-1 receptor antagonist を示す．

e. 分布と性状

IL-1レセプターは，T細胞，B細胞，好中球，血管内皮細胞，線維芽細胞，滑膜細胞，骨髄造血細胞や視床下部組織などIL-1が作用する組織や細胞に一致して存在する[3]．

T細胞上のIL-1レセプターについて多くの知見が明らかになるにつれて，IL-1の多彩な作用発現に関与するレセプターが，すべてT細胞上のIL-1レセプターと同一タイプのものであるか否か研究されている．BomsztykらはT細胞上のIL-1レセプターを認識するモノクローナル抗体は，B細胞上のIL-1レセプターには結合しないこと，さらにIL-1レセプターcDNAをプローブとしてT細胞とB細胞のmRNAを調べたところ，B細胞ではmRNAの存在が認められなかったことから，B細胞にはT細胞とは異なるIL-1レセプターの存在を考えている[28]．一方，Chizzoniteらも，T細胞由来IL-1レセプターに対する抗体を用いた実験やS1 nuclease protection assayの結果から，線維芽細胞や上皮細胞のIL-1レセプターはT細胞タイプのレセプターと同一であるが，preB細胞，マクロファージおよび骨髄細胞上のIL-1レセプターは，T細胞タイプのレセプターの転写後修飾による違いでなく，異なる遺伝子産物である可能性を示唆した[29]．さらに，T細胞/線維芽細胞タイプのIL-1レセプターとpreB細胞や骨髄細胞のIL-1レセプターが異なる可能性は，IL-1レセプターアンタゴニストを用いた実験からも明らかになりつつある[23,24]．IL-1シグナルの伝達機構を理解するため，新たなIL-1レセプター分子の解明が期待されている．

最近，B細胞から新しいIL-1レセプター遺伝子がクローニングされ，レセプター分子の構造が明らかになった．2種類のレセプターを区別するため，先に構造が明らかになったT細胞や線維芽細胞などに主に認められる80kDaのIL-1レセプターをタイプIレセプター，B細胞などで認められた60〜68kDaのIL-1レセプターをタイプIIレセプターと呼んでいる．タイプIIレセプターの分子構造はタイプIレセプターに類似し，IL-1との結合に関与する細胞膜外領域は3つの免疫グロブリン類似ドメインが存在し，26アミノ酸で構成される膜貫通領域，細胞内領域は29アミノ酸で構成されることが明らかになった．シグナル伝達に関与する細胞内領域がタイプIの215アミノ酸に比べて著しく短く，2種類のレセプターは異なった伝達経路でシグナルを伝えることが示唆された．IL-1α, β, IL-1レセプターアンタゴニストともタイプIIレセプターに結合することが，遺伝子を導入した細胞で確認された．2種類のレセプターmRNAの発現を調べたところ，発現程度に違いはあるが，T細胞，B細胞，単球，骨髄細胞，皮膚上皮細胞，胎盤，肝細胞，血管内皮細胞などで，2つのIL-1レセプターmRNAの発現が認められた[30,31]．IL-1の多様な生物作用の発現に2つのレセプターがどのように関与しているか，さらに検討する必要がある． 〔平井嘉勝，西田　勉〕

文　献

1) Dinarello CA : Biology of interleukin 1. *FASEB J* **2** : 108-115, 1988.
2) Dower SK, Kronheim SR, March CJ, Conlon PJ, Hopp TP, Gillis S, Urdal DL : Detection and characterization of high affinity plasma membrane receptors for human interleukin 1. *J Exp Med* **162** : 501-515, 1985.
3) Dower SK, Urdal DL : The interleukin-1 receptor. *Immunol Today* **8** : 46-51, 1987.
4) Sims JE, March CJ, Cosman D, Urdal DL, Dower SK : cDNA expression cloning of the IL-1 receptor, a member of the immunolobulin superfamily. *Science* **241** : 585-589, 1988.
5) Sims JE, Acres B, Grubin CE, McMahan CJ, Wignall JM, March CJ, Dower SK : Cloning the interleukin 1 receptor from human T cells. *Proc Natl Acad Sci USA* **86** : 8946-8950, 1989.
6) Dower SK, Wignall JM, Schooley K, McMahan CJ, Cosman D, Sims JE : Retertion of ligand binding actirity by the extracellular domain of the IL-1 receptor. *J Immunol* **142** : 4314-4320, 1989.
7) Curtis BM, Gallis B, Overell RW, Dower SK, Sims JE : T-cell interleukin 1 receptor cDNA expressed in chainese hamster ovary cells regulates functional responses to interleukin 1. *Proc Natl Acad Sci USA* **86** : 3045-3049, 1989.
8) Williams AF : A year in the life of the immunoglobulin superfamily. *Immunol Today* **8** : 298-303,

1987.
9) Gallis B, Prickett KS, Jackson J, Slack J, Schooley K, Sims JE, Dower SK : IL-1 indues rapid phosphorylation of the IL-1 receptor. *J Immunol* **143** : 3235-3240, 1989.
10) Matsushima K, Kobayashi Y, Copeland TD, Akahoshi T, Oppenheim JJ : Phosphorylation of a cytosolic 65-kDa protein induced by interleukin 1 in glucocorticoid pretreated normal human peripheral blood mononuclear leukocytes. *J Immunol* **139** : 3367-3374, 1987.
11) Shirakawa F, Yamashita U, Chedid M, Mizel SB : Cyclic AMP-an intracellular second messenger for interleukin 1. *Proc Natl Acad Sci USA* **85** : 8201-8205, 1988.
12) Zhang Y, Lin J-X, Yip YK, Vilcek J : Enhancement of cAMP levels and of protein kinase activity by tumor necrosis factor and interleukin 1 in human fibroblasts : role in the induction of interleukin 6. *Proc Natl Acad Sci USA* **85** : 6802-6805, 1988.
13) Raz A, Wyche A, Needleman P : Temporal and pharmacological division of fibroblast cyclooxygenase expression into transcriptional and translational phases. *Proc Natl Acad Sci USA* **86** : 1657-1661, 1989.
14) Gottlieb RA, Lennarz WJ, Knowles RD, Dinarello CA, Lachman LB, Kleinerman ES : Synthetic peptide corresponding to conserved domain of the retroviral protein p15E blocks IL-1 mediated signal transduction. *J Immunol* **142** : 4321-4328, 1989.
15) Goldgaber D, Harris HW, Hla T, Donnelly RJ, Gajdusek DC : Interleukin 1 regulates synthesis of amyloid β-protein precursor mRNA in human endothelial cells. *Proc Natl Acad Sci USA* **86** : 7606-7610, 1989.
16) Matsushima K, Yodoi J, Sagaya Y, Oppemheim JJ : Down-regulation of interleukin 1 receptor expression by IL-1 and fate of internalized ^{125}I-labeled IL-1β in a human large granular lymphocyte cell line. *J Immunol* **137** : 3183-3188, 1986.
17) Akahoshi T, Oppenheim JJ, Matsushima K : Induction of high-affinity interlenkin 1 receptor on human peripheral blood lymphocytes by glucocorticoid hormones. *J Exp Med* **167** : 924-936, 1988.
18) Akahoshi T, Oppemheim JJ, Matsushima K : Interleukin 1 stimulates its own receptor expression on human fibroblasts through the endogenous production of prosterglandins. *J Chin Invest* **82** : 1219-1224, 1988.
19) Chiou WJ, Bonin PD, Harris PKW, Carter DP, Singh JP : Platelet-derived growth factor induces interleukin-J receptor gene expression in Balblc 3T3 fibroblasts. *J Biol Chem* **264** : 21442-21445, 1989.
20) Seckinger P, Lowenthal JW, Williamson K, Dayer J-M, MacDonald HR : A urine inhibitor of interleukin 1 activity that blocks ligand binding. *J Immunol* **139** : 1546-1549, 1987.
21) Arend WP, Joshin FG, Massoni RJ : Effects of immune complex of production by human monocytes of interleukin 1 or an interleukin 1 inhibitor. *J Immunol* **134** : 3868-3875, 1985.
22) Hannum CH, Wilcox CJ, Arend WP, Joslin FG, Thompson RC : Interleukin-1 receptor antagonist activity of a human interleukin-1 inhibitor. *Nature* **343** : 336-340, 1990.
23) Eisenberg SP, Evans RJ, Arend WP, Verderber E, Brewer MT, Hannum CH, Thompson RC : Primary structure and functional expression from complementary DNA of a human interleukin-1 receptor antagonist. *Nature* **343** : 341-346, 1990.
24) Carter DB, Deibel MR, Dunn CJ, Tomich C-SC, Tracey DE : Purification, cloning, expression and biological characterization of an interleukin-1 receptor antagonist protein. *Nature* **344** : 633-638, 1990.
25) Mosley B, Beckmann P, March CJ, Idzerda RL, Park LS : The murine interleukin 4 receptor : Molecular cloning and characterization of secreted and membrane bound forms. *Cell* **59** : 335-348, 1989.
26) Schall TJ, Lewis M, Koller K, Lee A, Goeddel DV : Molecular cloning and expression of a receptor for human tumor necrosis factor. *Cell* **61** : 361-370, 1990.
27) Fanslow WC, Sims JE, Sassenfeld H, Dower SK, Widmer MB : Regulation of alloreactivity *in vivo* by a soluble form of interleukin-1 receptor. *Science* **248** : 739-742, 1990.
28) Bomsztyk K, Sims JE, Stanton TH, Dower SK : Evidence for different interleukin 1 receptors in marine B-and T-cell lines. *Proc Natl Acad Sci USA* **86** : 8034-8038, 1989.
29) Chizzonite R, Truitt T, Kilian PL, Gubler U : Two high-affinity interleukin 1 receptors represent separate gene products. *Proc Natl Acad Sci USA* **86** : 8029-8033, 1989.
30) McMahan CJ, Slack JL, Motley B, Cosman D, et al : A novel IL-1 receptor, cloned from B cells by mammalian expression, is expressed in many cell types. *EMBO J* **10** : 2821-2832, 1991.
31) Dinarello CA : Interleukin-1 and interleukin-1 antagonism. *Blood* **77** : 1627-1652, 1991.

4.3 インターロイキン2レセプター

免疫系はきわめて高い特異性のもとに異物である非自己分子を認識し排除する生体防御系である．免疫系のもつ反応特異性は，系の主役を演ずるリンパ球表面に発現される抗原レセプターのもつ多様性を基盤とする．リンパ球は大きくT細胞とB細胞に分けられる．このうちB細胞は抗原レセプターとして免疫グロブリンを細胞表面に発現しており，抗原刺激を介して液性免疫のエフェクター分子となる免疫グロブリンを大量に産生，放出する形質細胞へと増殖・分化する．一方，T細胞は抗原レセプターとして免疫グロブリン類似のT細胞レセプターを発現し，抗原提示細胞上に適切に処理された抗原分子を主要組織適合抗原（MHC）とともに認識することにより活性化され多様な免疫機能を発揮することになる．その機能の違いからT細胞はヘルパーT細胞ならびに細胞傷害性T細胞に大別される．前者は抗原刺激に応答してリンホカインと呼ばれる一連の液性因子群を放出し，免疫応答の進行を調節・制御する．後者は細胞性免疫のエフェクター細胞として直接標的細胞（癌細胞・ウイルス感染細胞など）を破壊する．

これらT細胞の増殖は，抗原刺激を受けて活性化されたヘルパーT細胞が産生するリンホカインの1つインターロイキン2（interleukin 2, IL-2）により遂行される．IL-2は分子量約15500の糖タンパクであり，その生物活性は他のサイトカイン同様，標的細胞上の特異的レセプター（IL-2レセプター）との結合を介して発現される[1]．この増殖因子-レセプター系のユニークな特徴は，リガンドのみならずレセプターの発現もまたT細胞の活性化を必要とする点である．すなわち非刺激の休止期T細胞表面には機能的IL-2レセプターは認められず，抗原特異的なT細胞刺激を介するIL-2およびレセプターの一過性発現を経てはじめてT細胞クローンの選択的拡大が進行する[2]

ことになる．したがって，IL-2レセプターの発現ならびに同分子を介する適切な増殖シグナルの伝達は，秩序立った免疫応答遂行の分子基盤となるきわめて重要なステップを形成しているわけである．

本稿では，IL-2レセプターの構造・機能に関する最近の知見を紹介するとともに，レセプターに共役する細胞内シグナル伝達系の本態さらには本分子の疾病との関連，治療への応用などについて言及したい．

a. 同定
（1）IL-2結合試験

IL-2特異的細胞表面レセプターの存在は，アイソトープ標識IL-2を用いたリガンド結合試験から明らかにされた[3]．IL-2結合試験のScatchard解析から高親和性，中間親和性ならびに低親和性のIL-2結合能を有する3つのレセプターの存在が現在知られている[4,5]．高親和性IL-2レセプターは10pM程度の解離定数（Kd）をもつきわめて高いIL-2結合能を有するのに対し，中間親和性IL-2レセプターならびに低親和性IL-2レセプターはそれぞれ1nMおよび10nM程度のKd値を有し，その親和性は高親和性IL-2レセプターに比しはるかに低いものである．通常T細胞のIL-2反応性はpMオーダーのIL-2濃度で十分に惹起されかつ飽和されることから，IL-2増殖シグナルに関与する生理的レセプターは高親和性IL-2レセプターであると考えられている[6]．

リガンド-レセプター間のより詳細な速度反応論的解析から，低親和性IL-2レセプターはIL-2をすばやく捕捉し，すばやく放出するという性格を有する一方，中間親和性IL-2レセプターはIL-2を緩徐に捕捉すると同時に両者の解離も緩徐に起こることが示されている[7]．これに対し高親和性IL-2レセプターは低親和性レセプターのもつ

迅速な IL-2 捕捉能と中間親和性レセプターの存する緩徐な IL-2 解離能を併せもつことにより，きわめて強力なリガンド結合能を示すことになる[7]．

（2）IL-2 化学架橋試験

アイソトープ標識 IL-2 および化学架橋剤を用いた解析から IL-2 レセプターの構成分子として 55 kDa の α 鎖および 70～75 kDa の β 鎖が同定される[4,5,8]．前者は T 細胞早期活性化抗原として知られる Tac 抗原[9]と同一のものである．低親和性 IL-2 レセプターのみを発現する細胞では α 鎖のみが検出され，中間親和性 IL-2 レセプターのみを発現する細胞においては β 鎖のみが検出されることから α 鎖ならびに β 鎖はそれぞれ独立して IL-2 結合能を有する膜タンパクと考えられた[4,5]．これに対し高親和性 IL-2 レセプターを発現している細胞においては α 鎖，β 鎖の両者が検出され，前述の速度反応論的解析から得られた結果とあわせ，高親和性 IL-2 レセプターは α 鎖および β 鎖が非共存結合で会合した αβ ヘテロ 2 量体であるとする考えが提出された[4,5,8]．このモデルはクローニングされた α 鎖および β 鎖遺伝子のリンパ系細胞への再構成実験によりその正しさが証明された[10]．

（3）抗 IL-2 レセプター抗体

IL-2 レセプター研究において抗レセプター抗体の果たしてきた役割は大きい．1981 年に内山らにより開発された抗 Tac 抗体[9]は IL-2 レセプター α 鎖に向かうことが示され，サイトカインレセプターを認識する最初の単クローン抗体となった．抗 Tac 抗体は α 鎖の IL-2 結合部位付近を認識することにより IL-2 の α 鎖への結合を競合阻害する．その後多くの抗 IL-2 レセプター α 鎖抗体が作製され，そのなかには IL-2 結合をまったく阻止しないもの，α 鎖と β 鎖の会合を阻害することにより高親和性 IL-2 レセプター形成を阻止するものなどが含まれる．

α 鎖に比べ発現量がはるかに少ない β 鎖に対する単クローン抗体の作製は 1989 年になって最初の報告がなされた．通堂らによりつくられた Mik-β1, Mik-β2 および竹下らの作製した TU-27 は IL-2 レセプター β 鎖の IL-2 結合部位付近を認識し，IL-2 の β 鎖への結合を阻害する[11,12]．これに対し Mik-β3 および TU-11 は IL-2 結合部位とは異なる β 鎖分子上のエピトープを認識する．

b．分子的性質

（1）IL-2 レセプター α 鎖の分子構造

抗 Tac 抗体を用いたタンパクの精製・解析から得られた部分的アミノ酸配列をもとにヒト IL-2 レセプター α 鎖 cDNA が単離された[13,14]．その解析からヒト α 鎖は N 末端の 21 アミノ酸からなるシグナルペプチドが切断されて形成される 251 アミノ酸の膜タンパクであることが明らかとなった（図 4.11）．N 末端側 219 アミノ酸は細胞外ドメインを形成し，2 か所の N 結合型糖鎖修飾部位と多くの O 結合型糖鎖修飾を受けうる部位を有する．細胞外ドメインに続き 19 アミノ酸からなる単一の膜通過ドメインが存在する．IL-2 レセプター α 鎖の細胞内ドメインはわずかに 13 個のアミノ酸から構成されるきわめて小さなもので，この部位にシグナル伝達に関与する何らかの触媒活性が存在する可能性は現在否定的である．

これまでのところ，α 鎖と有意のアミノ酸類似性を示すタンパクは知られていないが，α 鎖細胞外ドメインの一部に $β_2$ グリコプロテイン，C4b 結

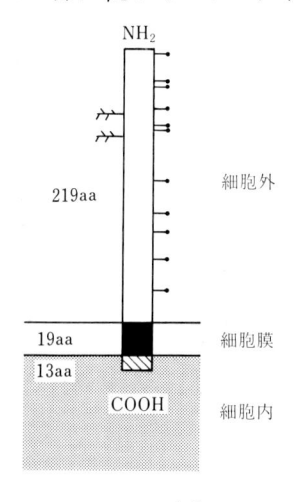

図 4.11 ヒト IL-2 レセプター α 鎖の構造

合タンパク,補体 B 因子などと類似したくり返し構造が存在する.

(2) IL-2 レセプター β 鎖の分子構造

抗ヒト β 鎖単クローン抗体 Mik-β1, Mik-β2 を用いた発現クローニングによりヒト IL-2 レセプター β 鎖 cDNA が単離された[10].その構造解析から推定される β 鎖分子は N 末端の 26 アミノ酸がシグナルペプチドとして切断されて形成される 525 アミノ酸の膜タンパクである(図4.12).β 鎖分子も α 鎖同様に細胞外ドメイン(214 アミノ酸),膜通過ドメイン(25 アミノ酸)ならびに細胞内ドメイン(286 アミノ酸)に分けられる.ここで β 鎖の細胞内ドメインが α 鎖のそれ(13 アミノ酸)に比べはるかに大きいという点が注目される.

最近,次々と明らかにされた一連のサイトカインレセプターとの比較からこれらの分子と IL-2 レセプター β 鎖との間に構造上の共通性がみいだされ,新たなサイトカインレセプターファミリーの存在が明らかとなってきた[15,16](図4.13).このファミリーを構成する分子は細胞外ドメインの 4 つのシステイン残基の配位の共通性ならびに Trp-Ser-X-Trp-Ser(X は任意のアミノ酸)で表されるモチーフの存在により特徴づけられる.現在までに IL-2 レセプター β 鎖に加え,IL-3 レセプター α 鎖,IL-4 レセプター,IL-5 レセプター α 鎖,IL-3/IL-3/GM-CSF レセプター β 鎖,IL-6 レセプター α 鎖,IL-6 レセプター β 鎖(gp 130),IL-7 レセプター,エリスロポイエチン(EPO)レセプター,G-CSF レセプター,成長ホルモンレセプター,プロラクチンレセプター,leukemia inhibitory factor(LIF)レセプター,ciliary neurotropic factor(CNF)レセプター,v-*mpl* 癌遺伝子産物といった分子がこのファミリーに含まれることが明らかにされている.さらに最近の報告では細胞外領域の C 末側 1/2 に相当する領域とフィブロネクチンのIII型 module 構造との類似性が指摘されている.

286 アミノ酸から構成される細胞内ドメインは IL-2 シグナル伝達を担うに十分の大きさを有すると考えられるがチロシンキナーゼを含む既存のシグナル伝達分子との間に有意な相同性はみいだされない.一方,同部位のアミノ酸組成には興味深い偏りが認められ,それをもとに細胞内ドメインを Ser-rich 領域,acidic 領域および Pro-rich 領域といった形に区分することが可能である.これらの亜領域とレセプター機能との対応が注目される[10].

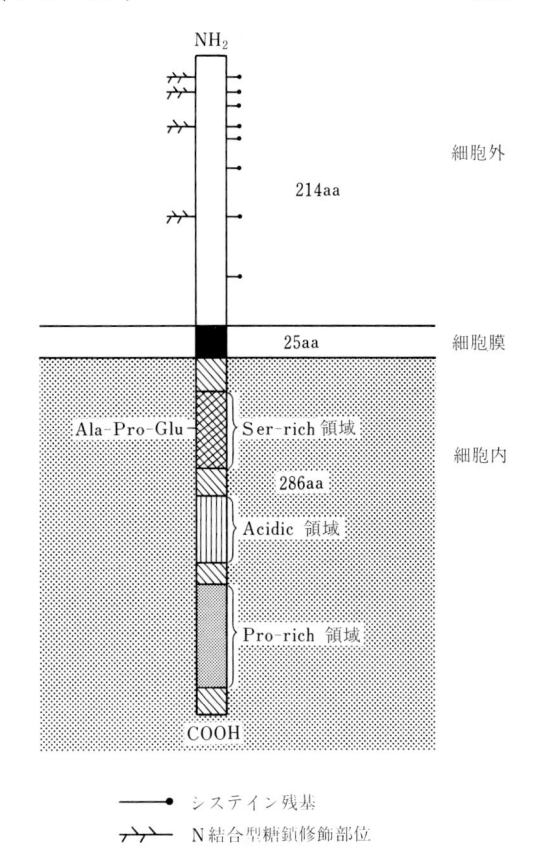

図 4.12 ヒト IL-2 レセプター β 鎖の構造

(3) IL-2/IL-2 レセプター相互作用

前述したごとく α 鎖・β 鎖 cDNA のリンパ系細胞での発現実験から α 鎖は低親和性レセプター,β 鎖は中間親和性レセプターとしてそれぞれ機能するとともに両者が会合することにより高親和性レセプターとなることが明らかにされている.一方,同じ cDNA を非リンパ系細胞に導入した場合は状況がやや異なる.すなわち非リンパ系細胞に発現された β 鎖は単独では IL-2 に対しきわめて弱く親和性しか示さず(Kd>100nM),αβ ヘテロダイマーからなる高親和性レセプターもリンパ球表面のそれに比べ IL-2 結合能がやや低下

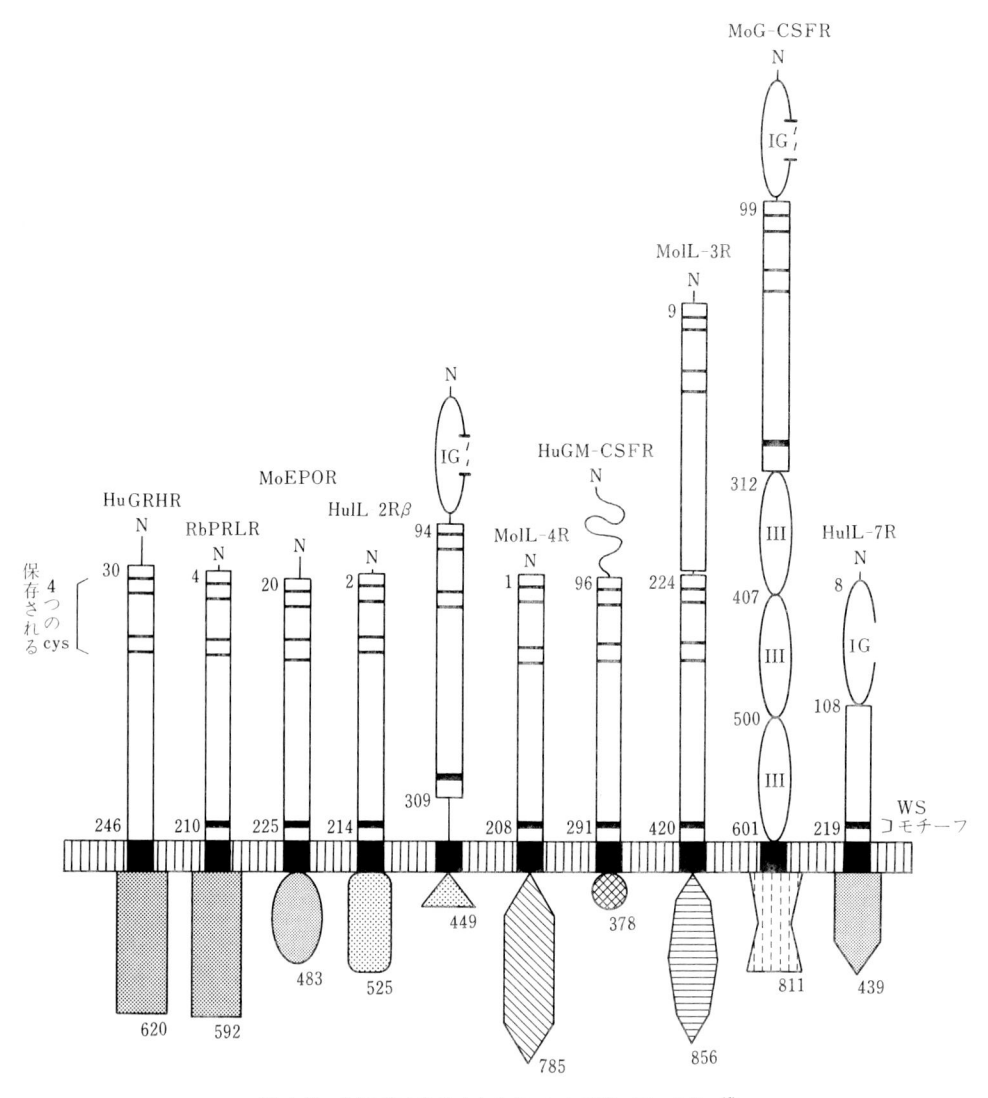

図 4.13 免疫-造血系サイトカインレセプターファミリー[16]

する[10,17]. この現象を説明するために, リンパ球表面での β 鎖の IL-2 親和性を制御する分子として第 3 の IL-2 レセプター構成成分の存在が想定されているが, その実態は現在のところまったく不明である.

最近, 3Å の解像度での IL-2 X 線解析像が得られ, その結果同分子は 6 個の α ヘリックスが球状に折りたたまれた構造をしていることが明らかにされた[18]. 得られた結果と種々の抗 IL-2, IL-2 レセプター抗体, 人工改変 IL-2 分子などを用いた解析から, IL-2 レセプター α 鎖との相互作用には IL-2 分子のヘリックス B+B′ が, β 鎖との相互作用にはヘリックス A が主として関与していることが示唆されている (図 4.14).

(4) シグナル伝達分子としての IL-2 レセプター

IL-2 レセプター α 鎖およびその人工改変分子をコードする cDNA の導入・発現実験からシグナル伝達分子としての α 鎖の積極的な役割は否定的である[19〜22]. 一方, IL-2 レセプター β 鎖 cDNA の IL-3 依存性細胞株への導入・発現実験から本分子が IL-2 シグナルの伝達に必須の分子であることが証明された[23]. すなわち cDNA 導入により β 鎖を発現した IL-3 依存性細胞株は IL-

4.3 インターロイキン2レセプター

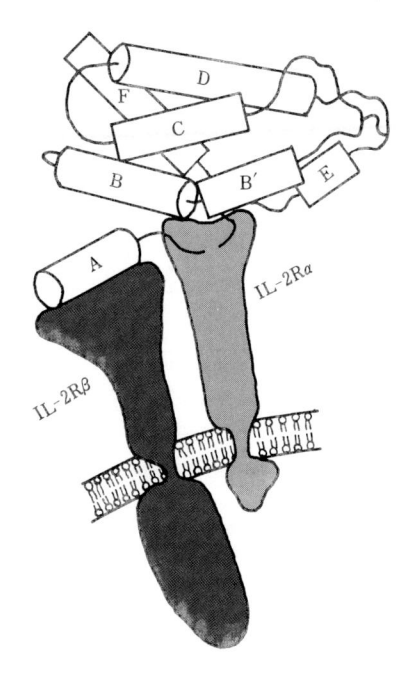

図 4.14 IL-2/IL-2 レセプター相互作用[18]

2依存性増殖能を獲得する．この系を用いた β 鎖細胞内ドメインの構造・機能解析から，IL-2 シグナル伝達に関与する 46 アミノ酸からなる細胞内領域が同定された．この領域は β 鎖細胞内ドメインの前述した Ser-rich 領域に含まれ serine とともに疎水性アミノ酸が比較的多く出現する特徴を有している．また，この部位にはチロシンキナーゼの触媒領域にみられるコンセンサスモチーフの1つ Ala-Pro-Glu トリプレットが存在する．

IL-2 レセプター β 鎖が新たなサイトカインレセプターファミリーの1員であることはすでに述べた．このファミリーは細胞外ドメインに存在する共通の構造により特徴づけられ[16]，細胞内ドメインには有意の共通性がみいだされない．しかしながら IL-2 レセプター β 鎖と EPO レセプター間には N 端から C 端に至るほぼ全域にアミノ酸レベルでの相同性が観察される[15]．驚くべきことに両分子間で最も相同性の高い領域は，同定された β 鎖細胞内ドメインシグナル伝達領域とほぼ完全に一致するのである．この事実は EPO と IL-2 という2つの異なるサイトカインの細胞内シグナル伝達機構がきわめて類似あるいは共通している可能性を示唆するものである[23]．

c. レセプター後のシグナル伝達

膜レセプター構造が明らかにされた現在，IL-2 を含むサイトカイン研究の中心の1つはレセプターを介する細胞内シグナル伝達系の解析へと向かっている．薬理学的手法を用いた研究から IL-2 刺激により C キナーゼの活性化，Ca^{2+} influx の増大，PI hydrolysis の増加といった細胞内2次メッセンジャー系の活性化が起こるとの報告がある一方，これらとまったく相反するデータも提出されており明確なコンセンサスは得られていない．G タンパクの関与の有無に関しても十分な解析がなされていない．このような状況において現在 IL-2 刺激とチロシンキナーゼの関連が注目されている．たとえば，IL-2 刺激により細胞内タンパクのチロシンリン酸化が亢進する事実[24,25]や IL-2 レセプター β 鎖自身が IL-2 依存性にチロシンリン酸化を受けることがすでに報告されており[26,27]，レセプター後の細胞内シグナル伝達過程の初期にチロシンキナーゼの活性化あるいはチロシンホスファターゼの抑制といったイベントが起きることは間違いないものと思われる．最近，IL-2 依存性に活性化されるチロシンキナーゼとして Src ファミリー分子の1つ p56^{lck} が同定された[36,37]．本分子は T 細胞および NK 細胞に選択的に発現されるキナーゼであり，その分布は生理的な IL-2 応答細胞と一致する．さらに，p56^{lck} は IL-2 レセプター β 鎖と物理的に会合し，機能的レセプター複合体を形成している可能性も示唆されている[36]．したがって，IL-2 シグナル伝達におけるチロシンリン酸化の役割の解明は今後の重要な課題の1つといえよう．

d. 発現および機能の調節

IL-2 レセプターにおいて，α 鎖は T 細胞抗原レセプターを介する活性化シグナルを受け一過性に発現されるのに対し，β 鎖の発現はむしろ構成的であり外部刺激に対する発現の変化は α に比し顕著ではない．この事実は，直接シグナル伝達能をもたない α 鎖が機能的レセプター形成の際の on/off スイッチとして重要な生理的意義を有していることを示している．

このα鎖の発現調節は主として転写レベルで行われている．α鎖はヒトでは単一遺伝子として第10染色体p14～15に位置する[28]．他の多くの遺伝子同様，α鎖遺伝子におけるリンパ球特異的，活性化刺激特異的なプロモーター/エンハンサー領域が遺伝子の5'上流DNA配列内に同定されている．現在このDNA領域における機能的亜領域の検索ならびにそれら亜領域と相互作用する転写制御因子の検索が進められている．一連の研究から，免疫グロブリンκ鎖遺伝子の発現制御に関与する因子NF-κBがα鎖遺伝子の発現にも重要な役割を果たしている可能性が示されている[29]．NF-κBは50kDaと65kDaのタンパクからなるヘテロ2量体であり，通常そのインヒビターであるIκBと細胞質内で複合体をつくり不活性型となっている．T細胞レセプターなどを介したCキナーゼの活性化により，IκBがリン酸化されNF-κBから解離する．その結果NF-κBは活性型となり細胞質から核へ移行した後，NF-κB認識DNA配列と結合し遺伝子を活性化すると考えられている．このNF-κBの結合DNA配列はIL-2レセプターα鎖プロモーター内に加え，IL-2遺伝子のプロモーター内にも存在し，リガンドおよびレセプターの両者が同一の転写制御因子により調節されている可能性が考えられる[30]．なおごく最近NF-κBを構成する50kDaタンパクの遺伝子クローニングがなされ本分子が癌遺伝子v-rel産物と相同性を有することが示された[31,32]．

αに比べ，β鎖の発現制御機構の解析はまだ十分に進んでいない．ヒトβ鎖遺伝子は第22染色体q12～13に位置し[33]，α鎖同様その5'上流領域DNA配列にプロモーター活性が存在する．β鎖遺伝子は複数個の転写開始部位を有し，典型的なTATA boxをもたない．このようなプロモーター構造はhouse-keeping型の遺伝子に多くみられ，β鎖発現状況もこのプロモーター構造から支持される．

e．分布ならびにその生理的意義

これまでにも述べてきたように，機能的な高親和性IL-2レセプターであるαβヘテロダイマーは活性化T細胞表面にのみ出現する．一方，個々のサブユニットの発現を検討するとT細胞サブセット間に興味深い相違が認められる．すなわちIL-2産生細胞となるCD4陽性（ヘルパー）T細胞は未刺激時にはα鎖，β鎖ともに陰性であるのに対し，CD8陽性（細胞傷害性）T細胞は少量ながらβ鎖の構成的発現を認める．この発現パターンの違いの意味するところは不明であるが，そのメカニズムを含め今後検討されるべき課題と思われる．

さて，IL-2レセプターの発現はT細胞に限られているわけではない．活性化B細胞や活性化マクロファージにはαβヘテロダイマーからなる高親和性IL-2レセプターが出現し，in vitroにおいてIL-2依存性の増殖・分化がひき起こされる．またナチュラルキラー（NK）細胞においてはCD8陽性T細胞と同様β鎖の構成的発現が認められNK細胞の増殖・分化とIL-2との関連が示唆される．なお，末梢リンパ球のin vitro IL-2刺激により誘導されるLAK細胞はβ鎖陽性のNK細胞およびCD8陽性T細胞が中間親和性IL-2レセプター（＝IL-2レセプターβ鎖）を介したシグナルを経て活性化された細胞集団である．

IL-2レセプターは未成熟胸腺細胞表面にも発現が認められている．これらレセプターを介するシグナルがT細胞の胸腺内での分化，増殖に関与している可能性が考えられる．

f．IL-2レセプターと病態

IL-2レセプターの異常との関連で最も注目を集める疾病は成人T細胞白血病（ATL）であろう．ATLはヒトT細胞白血病ウイルス（HTLV-1）の感染を基盤としてひき起こされる治療抵抗性の白血病である[34]．本疾患はCD4陽性（ヘルパー型）の表現型を有する末梢成熟T細胞の悪性化と考えられている．ATL白血病細胞においてはほぼ例外なくIL-2レセプターα鎖の構成的大量発現が認められるとともに，通常CD4陽性細胞では認められないβ鎖の構成的発現がみられる．したがってATL細胞においては抗原などの生理的

シグナル非存在下に機能的IL-2レセプターが表現されつづけていることになる．一方，多くの症例においてATL細胞はIL-2を産生しておらず，IL-2に対する反応性もまちまちである．したがって病態として完成されたATLにおけるIL-2レセプターの役割は否定的となっているが，HTLV-2感染早期におけるIL-2/IL-2レセプターを介したT細胞の異常増殖がその後のより悪性度の高いATLへのステップとなるとする仮説[34]は魅力的であり，今後の研究の発展が待たれる．

このATLにおけるα鎖の構成的異常発現の分子機構としてHTLV-1に由来するウイルスタンパクp40^{tax}の関与が明らかにされている[35]．p40^{tax}はIL-2レセプターα鎖の遺伝子プロモーター領域に間接的に働く異常な転写をひき起こすと考えられている．p40^{tax}はIL-2の遺伝子プロモーターにも働くことが示唆されており[35]，その標的として前述したNF-κBの可能性が考えられている[29]．

IL-2レセプター分子の質的異常に伴う疾病はいまだ報告されていないが，IL-2産生能の欠損による重症複合免疫不全症（SCID）の症例が報告されている[38]．またジーンターゲッティング（gene targeting）により作製されたIL-2遺伝子欠損マウスは正常なT細胞分化を示す一方，成熟T細胞の機能不全が認められる[39]．

g．治療への応用

高親和性IL-2レセプターが活性化されたT細胞にのみ発現されるという特徴やATLにおけるIL-2レセプターα鎖の構成的発現といった事実は，IL-2およびIL-2レセプターを利用した治療の道を開くことになる．

たとえばIL-2や抗IL-2レセプター抗体に毒素やアイソトープを結合させた分子は拒絶反応の特異的抑制に利用しうるとともにATL治療にも応用される．

また in vitro でIL-2により誘導されるLAK細胞を用いた adoptive immunotherapy はメラノーマや腎癌の一部に劇的な効果をもたらすことが知られている．

このようにサイトカインおよびそのレセプターを用いた治療は今後きわめて重要な研究テーマとなるものと思われる．

おわりに　IL-2/IL-2レセプターシステムはサイトカイン研究の paradigm といえよう．このシステムから得られた多くの成果が他のサイトカイン，レセプター研究に大きな役割を果たしている．IL-2レセプターβ鎖の構造解明を含む最近のレセプター遺伝子クローニングの結果明らかにされた新たなファミリー分子の存在は免疫-造血系サイトカインシステムにおけるシグナル伝達機構の類似性，共通性を示唆しているのかも知れない．事実IL-2とEPOにおいてはこの可能性は高い．これまでチロシンキナーゼ型レセプターを中心に解析の進んできた細胞増殖シグナル伝達の機構がこの新たなサイトカインレセプターを介する増殖シグナルといかに融合しうるであろうか．きわめて興味深い問題である．

IL-2/IL-2レセプターシステムは遺伝子レベルでの物質の発現制御という観点からも格好の系となっている．治療への応用も含め，IL-2レセプター研究から得られた成果が広く医学・生物学に還元されることを期待したい．　〔畠山昌則〕

文　献

1) Taniguchi T, Matsui H, Fujita T, Takaoka C, Kashima N, Yoshimoto R, Hamuro J: Structure and expression of a cloned cDNA for human interleukin-2. *Nature* **302**: 305-310, 1983.
2) Smith KA: Interleukin 2: inception, impact and implications. *Science* **240**: 381-385, 1988.
3) Robb RJ, Munck A, Smith KA: T cell growth factor receptors. Quantitation, specificity, and biological relevance. *J Exp Med* **154**: 1455-1474, 1981.
4) Tsudo M, Kozak RW, Goldman CK, Waldmann TA: Demonstration of a non-Tac peptide that binds interleukin 2: a potential participant in a multi-chain interleukin 2 receptor complex. *Proc Natl Acad Sci USA* **83**: 9694-9698, 1986.
5) Teshigawara K, Wang H-M, Kato K, Smith KA: Interleukin 2 high-affinity receptor expression requires two distinct binding proteins. *J Exp Med*

165 : 223-238, 1987.
6) Robb RJ, Greene WC, Rusk CM : Low and high affinity cellular receptors for interleukin-2. Implications for the level of Tac antigen. *J Exp Med* **160** : 1126-1146, 1984.
7) Wang H-M, Smith KA : The interleukin 2 receptor : functional consequences of its bimolecular structure. *J Exp Med* **166** : 1055-1069, 1987.
8) Sharon M, Klausner RD, Cullen BR, Chizzonite R, Leonard WJ : Novel interleukin-2 receptor subunit detected by cross-linking under high-affinity conditions. *Science* **234** : 859-863, 1986.
9) Uchiyama T, Broder S, Waldmann TA : A monoclonal antibody (anti-Tac) reactive with activated and functionally mature human T cells. I. Production of anti-Tac monoclonal antibody and distribution of Tac(+) cells. *J Immunol* **126** : 1393-1397, 1981.
10) Hatakeyama M, Tsudo M, Minamoto S, Kono T, Doi T, Miyata T, Miyasaka M, Taniguchi T : Interleukin-2 receptor β chain gene : generation of three receptor forms by cloned human alpha and beta chain cDNA's. *Science* **244** : 551-556, 1989.
11) Tsudo M, Kitamura F, Miyasaka M : Characterization of the interleukin 2 receptor β chain using three distinct monoclonal antibodies. *Proc Natl Acad Sci USA* **86** : 1982-1986, 1989.
12) Takeshita T, Goto Y, Tada K, Nagata K, Asao H, Sugamura K : Monoclonal antibody defining a molecule possibly identical to the p75 subunit of interleukin 2 receptor. *J Exp Med* **169** : 1323-1332, 1989.
13) Leonard WJ, Depper JM, Crabtree GR, Rudikoff S, Pumphrey J, Robb RJ, Svetlik PB, Peffer N, Waldmann TA, Greene WC : Molecular cloning and expression of cDNAs for the human interleukin-2 receptor. *Nature* **311** : 626-631, 1984.
14) Nikaido T, Shimizu A, Ishida N, Sabe H, Teshigawara K, Maeda M, Uchiyama T, Yodoi J, Honjo T : Molecular cloning of cDNA encoding human interleukin-2 receptor. *Nature* **311** : 631-635, 1984.
15) D'Andrea AD, Fasman GD, Lodish HF : Erythropoietin receptor and interleukin-2 receptor β chain : a new receptor family. *Cell* **58** : 1023-1024, 1989.
16) Bazan JF : Haemopoietic receptors and helical cytokines. *Immunol Today* **11** : 350-354, 1990.
17) Minamoto S, Mori H, Hatakeyama M, Kono T, Doi T, Ide T, Ueda T, Taniguchi T : Characterization of the heterodimeric complex of human IL-2 receptor α/β chains reconstituted in a mouse fibroblast cell line, L929. *J Immunol* **145** : 2177-2182, 1990.
18) Brandhuber BJ, Boone T, Kenney WC, McKay DB : Three-dimentional structure of interleukin-2. *Science* **238** : 1707-1709, 1987.
19) Hatakeyama M, Minamoto S, Uchiyama T, Hardy RR, Yamada G, Taniguchi T : Reconstitution of functional receptor for human interleukin-2 in mouse cells. *Nature* **318** : 467-470, 1985.
20) Hatakeyama M, Minamoto S, Taniguchi T : Intracytoplasmic phosphorylation sites of Tac antigen (p55) are not essential for the conformation, function, and regulation of the human interleukin 2 receptor. *Proc Natl Acad Sci USA* **83** : 9650-9654, 1986.
21) Hatakeyama M, Doi T, Kono T, Maruyama M, Minamoto S, Mori H, Kobayashi M, Uchiyama T, Taniguchi T : Transmembrane signaling of interleukin 2 receptor : conformation and function of human interleukin 2 receptor (p55)/insulin receptor chimeric molecules. *J Exp Med* **166** : 362-375, 1987.
22) Kondo S, Kinoshita M, Shimizu A, Saito Y, Konishi M, Sabe H, Honjo T : Expression and functional characterization of artificial mutants of interleukin-2 receptor. *Nature* **327** : 75-77, 1987.
23) Hatakeyama M, Mori H, Doi T, Taniguchi T : A restricted cytoplasmic region of IL-2 receptor β chain is essential for growth signal transduction but not for ligand binding and internalization. *Cell* **59** : 837-845, 1989.
24) Saltzman EM, Thom RR, Casnellie JE : Activation of a tyrosine protein kinase is an early event in the stimulation of T lymphocytes by interleukin 2. *J Biol Chem* **263** : 6956-6959, 1988.
25) Ferris DK, Willette-Brown J, Ortaldo J, Farrar WL : IL-2 regulation of tyrosine kinase activity is mediated through the p70-75 β subunit of the IL-2 receptor. *J Immunol* **143** : 870-876, 1989.
26) Asao H, Takeshita T, Nakamura M, Nagata K, Sugamura K : Interleukin 2 (IL-2)-induced tyrosine phosphorylation of IL-2 receptor p75. *J Exp Med* **171** : 637-644, 1990.
27) Mills GB, May C, Mcgill M, Fung M, Baker M, Sutherland R, Greene WC : Interleukin 2-induced tyrosine phosphorylation : interleukin 2 receptor β is tyrosine phosphorylated. *J Biol Chem* **265** : 3561-3567, 1990.
28) Leonard WJ, Depper JM, Kanehisa M, Kronke M, Peffer N, Svetlik PB, Sullivan M, Greene WC : Structure of the human interleukin-2 receptor gene. *Science* **230** : 633-639, 1985.
29) Leung K, Nabel GJ : HTLV-1 transactivator induces interleukin-2 receptor expression through

an NF-kB-like factor. *Nature* 333: 776-778, 1988.
30) Shibuya H, Yoneyama M, Taniguchi T: Involvement of a common transcription factor in the regulated expression of IL-2 and IL-2 receptor genes. *Int Immunol* 1: 43-49, 1989.
31) Kieran M, Blank V, Logeat F, Vandekerckhove J, Lottspeich F, Bail OL, Urban MB, Kourilsky P, Baeuerle PA, Israel A: The DNA binding subunit of NF-kB is identical to factor KBF1 and homologous to the *rel* oncogene product. *Cell* 62: 1007-1018, 1990.
32) Ghosh S, Gifford AM, Riviere LR, Tempst P, Nolan GP, Baltimore D: Cloning of the p50 DNA binding subunit of NF-kB: Homology to *rel* and *dorsal*. *Cell* 62: 1019-1029, 1990.
33) Shibuya H, Yoneyama M, Nakamura Y, Harada H, Hatakeyama M, Minamoto S, Kono T, Doi T, White R, Taniguchi T: The human interleukin-2 receptor β-chain gene: genomic organization, promoter analysis and chromosomal assignment. *Nucl Acids Res* 18: 3697-3703, 1990.
34) Uchiyama T, Yodoi J, Sagawa K, Takatsuki K, Uchino H: Adult T cell leukemia: clinical and hematological features of 16 cases. *Blood* 50: 481-491, 1977.
35) Maruyama M, Shibuya H, Harada H, Hatakeyama M, Seiki M, Fujita T, Inoue J-I, Yoshida M, Taniguchi T: Evidence for aberrant activation of the interleukin-2 autocrine loop by HTLV-1-encoded p40x and T3/Ti complex triggering. *Cell* 48: 343-350, 1987.
36) Hatakeyama M, Kono T, Kobayashi N, Kawahara A, Levin SD, Perlmutter RM, Taniguchi T: Interaction of the IL-2 receptor with the src-family kinase p56^{lck}: identification of novel intermolecular association. *Science* 252: 1523-1528, 1991.
37) Horak ID, Gress RE, Lucas PJ, Horak EM, Waldmann TA, Bolen JB: T-lymphocyte interleukin 2-dependent tyrosine protein kinase signal transduction involves the activation of p56^{lck}. *Proc Natl Acal Sci USA* 88: 1996-2000, 1991.
38) Pahwa R, Chatila T, Pahwa S, Paradise C, Day NK, Geha R, Schwartz SA, Slade H, Oyaizu N, Good RA: Recombinant interleukin 2 therapy in severe combined immunodeficiency desease. *Proc Natl Acad Sci USA* 86: 5069-5073, 1989.
39) Schorle H, Holtschke T, Hünig T, Schimpl A, Horak I: Development and function of T cells in mice rendered interleukin-2 deficient by gene targeting. *Nature* 352: 621-624, 1991.

4.4 インターロイキン6とそのレセプター

細胞増殖分化には,微量な生物活性因子であるサイトカインが関与している.微量物質であるサイトカインは分子生物学の進歩のなか,リコンビナント分子としてのその生物学的機能が決定された.免疫系の調節因子として見いだされたインターロイキン6(IL-6)も,リコンビナント分子や抗体を用いた研究から,多彩な局面に対応してその特異な生物活性を発揮することが明らかにされた[1,2](図4.15).本稿においてはIL-6の機能とレセプターについて概説する.

a. IL-6の機能

IL-6はB細胞の抗体産生細胞への最終分化を誘導するT細胞由来のリンホカインとして研究されてきた[3〜5].そのcDNAクローニングの結果,得られた[1]コンビナント分子を用いることによってもIL-6が活性化B細胞に作用して抗体産生を誘導することが確認された[6].

IL-6はEBVで形質転換したB細胞株SKW 6-C14細胞やSGB29細胞に対して約0.1〜2 ng/ml濃度でそれぞれIgM, IgG抗体産生を誘導する.また,ヒト末梢血単核球をPWM (pokeweed mitogen) 存在下で培養すると抗体産生が誘導されるが,IL-6の添加により抗体産生は増強される.さらにこのPWMによって誘導される抗体産生は抗IL-6抗体の添加によって抑制される.これはIL-6がPWMで誘導される抗体産生系に必須の因子であることを示している[6].なお,IL-

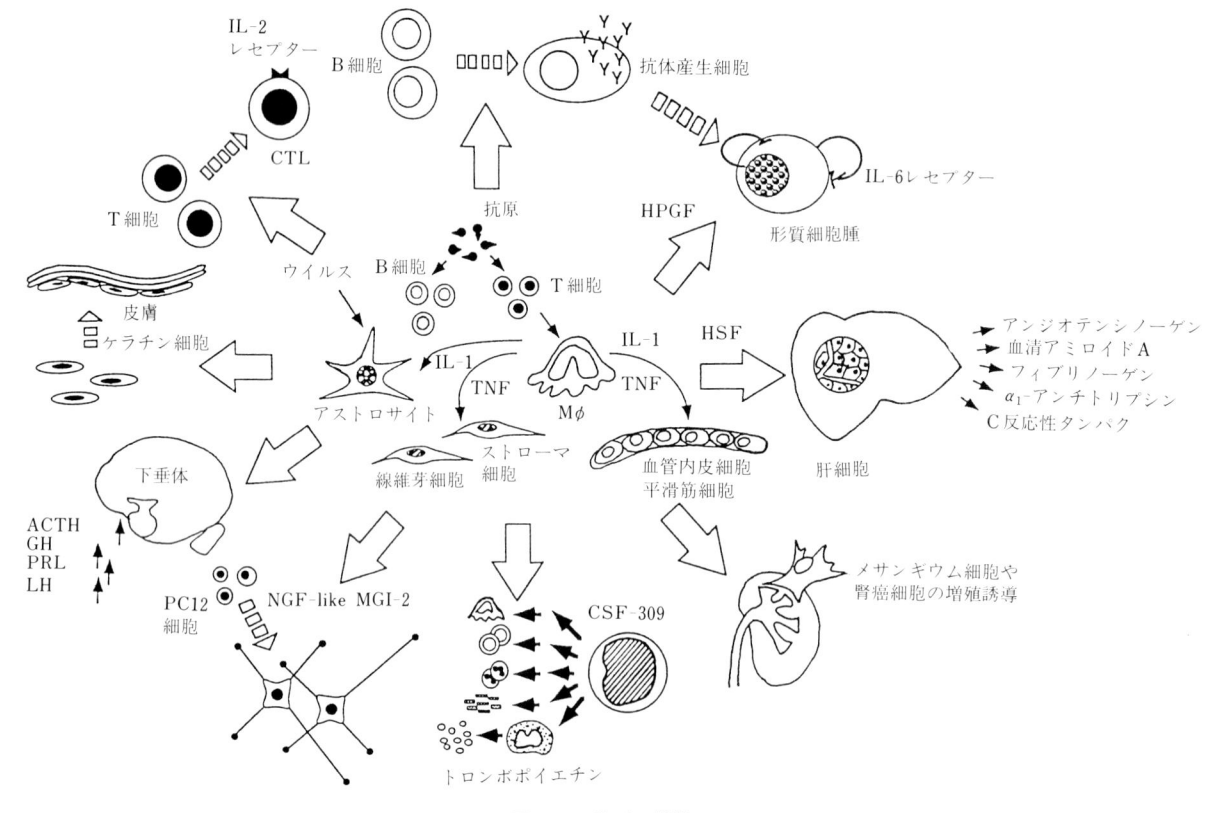

図 4.15 IL-6の機能

6の添加効果はIgM, IgG, IgAの各クラスの免疫グロブリン産生で認められ，IL-4のようなクラススイッチ因子でないものも考えられる．しかしながら，マウスパイエル板由来のB細胞に対してIL-6は強力なIgA誘導因子として作用する[7]．

このIL-6の作用はIgA誘導因子として知られるIL-5よりも強力であるが，膜型IgA陰性細胞に対しては作用しないことから，クラススイッチの誘導には関与していないものと考えられる．

IL-4が休止期のヒトB細胞に対してIL-6産生を誘導すること，また，IL-4によるIgE抗体産生系に抗IL-6抗体を添加するとIgE抗体産生が抑制されることも報告されており[8]，IL-4による抗体産生作用にIL-6が関与している可能性も考えられる．

ヒトIL-6と同様にマウスIL-6もマイトジェン刺激したB細胞に抗体産生を誘導する[9]．

また，マウスIL-6は抗IgM抗体存在下でIL-4同様に細胞増殖を誘導する．このマウスIL-6のB細胞への効果は，IL-1により相乗的に増強される．

IL-6はマウスプラズマサイトーマやヒトミエローマに対しては，その細胞増殖因子として作用する[10,11]．また，EBVで形質転換したヒトB細胞株を低細胞密度でIL-6刺激した場合にも増殖因子として作用することが明らかにされており[12]，標的B細胞の活性化状態によって増殖あるいは分化の2つのシグナルが発現される．

in vivoのマウス抗ヒツジ赤血球（SRBC）抗体産生系において，2次免疫の際にSRBC抗体力価は10倍以上も増強される[13]．また，ミオグロビンなど可溶性タンパク抗原に対する抗体産生においても，IL-6の連続投与によって血中の抗体力価の上昇が観察される．

IL-6はT細胞の増殖分化にも作用する[14~20]．マウスリンパ節T細胞，胸腺細胞はConA刺激下に，IL-6に反応して増殖で誘導される．この増殖反応は抗IL-2レセプター抗体や抗IL-2抗体によって阻害されることから，セカンドシグナルとしてIL-2を介するものと考えられる．IL-6ヒト胸腺細胞または末梢血T細胞をPHA存在下で増殖させる．この増殖反応は抗IL-2レセプター抗体は阻害されにくいことから，IL-2を介さない系の存在も考えられる．

IL-6はT細胞に対して増殖だけでなくキラーT細胞への分化も誘導する．胸腺細胞や脾細胞由来のT細胞はIL-2の作用によりキラーT細胞へ分化し，細胞障害活性ならびにセリエンステラーゼ活性が誘導される．IL-6はこのIL-2の作用を増強する．また，IL-2とIL-6により誘導されたキラーT細胞活性はγ-インターフェロンによりさらに増強される．

IL-6はin vivoにおいてもIL-2同様に担癌マウスにおける肺，肝への転移を抑制し，抗癌作用を示すIL-6による作用はIL-2よりも毒性が低いことや，TNFと相乗的に抗癌作用を示すことも明らかにされている．

IL-6の免疫系への作用を中心に述べたが，IL-6は造血系に対する作用や神経系への作用など多彩な生物活性を有することが明らかにされている[2]．

b. IL-6とB細胞異常症

B細胞は，その発生から成熟B細胞への増殖分化過程において，あらゆる抗原に対応しうるクローンが発生してくる．正常個体では，自己反応性B細胞クローンは，"clonal deletion"されるか非反応状態"clonal anergy"の状態になり，その成熟B細胞への増殖分化が抑制される．しかしながら，B細胞の初期分化や抗原刺激後の増殖分化に作用する各種因子の異常産生，ならびにそのレセプターの異常は自己反応性B細胞クローンの抗体産生細胞への増殖分化を誘導し，種々のB細胞異常症の発症へとつながる可能性がある．

高ガンマグロブリン血症や種々の自己抗体陽性を示す慢性関節リウマチ（RA）や全身性エリテマトーデス（SLE）など一連の自己免疫疾患においては，ポリクローナルなB細胞の活性化が誘導される．RA患者関節液中には大量のIL-6が存在しており，滑膜組織に浸潤した活性化T細胞やB細胞あるいは滑膜細胞によってIL-6が産生されることが明らかにされた[21]．また，自己免疫疾患様

症状を呈する心房内粘液腫の患者においては，腫瘍を摘除することにより，その臨床症状が消失することが報告されており[22]，腫瘍細胞により産生される何らかの因子によりその症状が誘導されるものと考えられる．これら腫瘍細胞によっても大量のIL-6が産生されていることが示され，IL-6の異常産生とポリクローナルB細胞異常症との関連が示唆される．

原因不明のリンパ節腫脹を伴うCastleman症候群においては，血中に高いIL-6活性が認められ，高ガンマグロブリン血症や急性期タンパクの高値がみられる．この腫脹リンパ節の摘除によっても血中のIL-6活性が正常血清レベルになり，臨床症状も回復する[23]．

IL-6はマウスプラズマサイトーマの増殖因子であることが報告されていたが，ヒトの多発性骨髄腫患者より得たミエローマ細胞自身の増殖が抗IL-6抗体により抑制されることから，IL-6がミエローマ細胞の自己増殖因子である可能性が明らかにされた．以上IL-6はポリクローナルB細胞異常症のみならず，ミエローマなどのモノクローナルB細胞異常症の発症にも深く関与している[11,24]．

原発性糸球体腎炎患者尿中には，健常者や微小変化型ネフローゼ症候群の患者に比べて，有意なIL-6活性が認められる．腎生検組織標本におけるメサンギウム細胞の増殖度と尿中IL-6活性は相関を示す．実際，in vitroのラット腎メサンギウム細胞の培養系にIL-6を添加すると濃度依存的な増殖が誘導され，IL-6がメサンギウム細胞の増殖因子であることが明らかにされた[25]．

また，IL-6その他種々の疾患の発症も関与しているが，IL-6トランスジェニックマウスにおける知見は，IL-6の機能ならびに疾患との関連を端的に示すものである．

c. IL-6トランスジェニックマウス

ヒトIL-6遺伝子6.6kbにヒト免疫グロブリンH鎖エンハンサー（Eμ）2.2kbを結合させ，Eμ-IL-6遺伝子を作製し，C57BL/6マウス受精卵に注入することによりIL-6トランスジェニックマウスを作成した[26]．IL-6トランスジェニックマウスの血清を非還元SDS-ポリアクリルアミドゲル電気泳動により解析すると，同週齢マウスに比べて著明な免疫グロブリンの増加とアルブミンの減少が認められた．増加した免疫グロブリンはIgG1, κで同週齢マウスに比べて100倍以上も上昇していることがわかった．

これらのトランスジェニックマウスにおいては顕著な脾腫，リンパ節腫脹が観察され，病理学的には形質細胞腫と考えられる組織像を呈した．胸腺，肺，肝臓および腎臓などの各臓器にも形質細胞の浸潤が認められた．

また，腎臓においては著明なメサンギウム細胞の増殖とメサンギウム域の増生が観察され，骨髄においては成熟巨核球の増加が観察される．

しかしながら，IL-6トランスジェニックマウスに発生した形質細胞には，BALB/cマウスにプリスタン投与により誘導される形質細胞腫にみられるc-myc遺伝子の再構成ならびに転座，モノクローナルあるいはオリゴクローナルな免疫グロブリン遺伝子の再構成は認められなかった．また，同系マウスへの脾臓あるいはリンパ節細胞の移入もできなかった．これらの結果から，トランスジェニックマウスに発生した形質細胞は腫瘍化には至っておらず，腫瘍化はさらにmycなど癌遺伝子の活性化が必要であると考えられる．BALB/cマウスにプリスタン投与後，v-mycを組み込んだレトロウイルス（J-3ウイルス）を感染することにより形質細胞腫の発症期間が短縮される．Eμを結合したc-mycとv-Ha-rasを組み込んだレトロウイルス（RIMウイルス）を感染させることによっても非常に短期間で高率に形質細胞腫の発症が観察される[27]．また，Eμ-v-ablトランスジェニックマウスにおいてはIgA, IgGタイプの形質細胞腫が発症し，ほとんどの腫瘍細胞でc-mycの再構成と転座が観察された．さらにEμ-mycトランスジェニックマウスとの交配によって，形質細胞腫の発症が早まることも報告されている[28]．

d. IL-6レセプター

IL-6の多彩な生物活性から考えられるように，

そのレセプター分子も種々の細胞に分布している[29]．EBVで形質転換したB細胞株はすべてIL-6レセプターを発現しており，これらの細胞はIL-6に反応して抗体産生が誘導される．しかしながら，IL-6に反応しないBurkittリンパ腫にはレセプターの発現が認められない．末梢血あるいは扁桃腺由来のヒトB細胞においては，IL-6レセプターの発現は観察されない．しかしながら，SAC（Staphylococcus aureus Cowan I）で刺激したBブラスト細胞や，B細胞の活性化抗原であるBa抗原を発現している低比重の大型B細胞においては，IL-6レセプターの発現が観察され，IL-6の作用点と一致している．

正常T細胞においては休止状態においてもIL-6レセプターの発現が認められ，B細胞にみられるような活性化に伴うレセプター発現の変化は認められなかった．

ヒト末梢血単核球においてはエンドトキシンやIL-1，さらにIL-6自身によってIL-6レセプターmRNAの発現が抑制される．また，単核球のマクロファージへの分化に伴ってIL-6レセプターmRNAの減少が観察される．しかしながら，ヒト肝細胞においてはIL-1刺激でIL-6レセプター発現が増強される．炎症時には，単球のIL-6レセプターの発現は抑制され，逆に，急性期タンパクを生合成する肝細胞においてはその発現が増強される[30]．

IL-6レセプターは，そのcDNAクローニングの結果，339残基の細胞外ドメイン，28残基の膜貫通ドメイン，さらに82残基の細胞質内ドメインから構成される分子量80kDaの膜タンパクであることがわかった[31]．さらにIL-6レセプターはそのN末端側約90残基に免疫グロブリンやCD4分子をはじめ，PDGFレセプター，IL-1レセプターなどにみられる共通ドメイン構造を有しており，免疫グロブリンスーパーファミリーに属するタンパクであることが示された．しかしながら，IL-6レセプターcDNA形質導入したヒトT細胞株Jukatにおいて発現されるレセプターのほとんどは，低親和性レセプターであった．高親和性レセプターの形成には後述する第2分子gp130が必要である．

IL-6レセプターをはじめ，IL-2レセプターβ鎖，IL-3レセプター，IL-4レセプター，GM-CSFレセプター，エリスロポイエチンレセプター，IL-7レセプター，G-CSFレセプターなどのcDNAクローニングがなされ，1次構造が明らかにされると，これらレセプタータンパクの細胞外ドメインには免疫グロブリンスーパーファミリーとは異なる共通ドメインが存在することが明らかにされた[32〜40]．とくに細胞外ドメインのN末端側に存在する4つのシステイン残基（C）の配置，ならびにC末端側のTrp-Ser-X-Trp-Ser（-W-S-X-W-S-）といったアミノ酸配列はこれらレセプターに共通しており，新たなサイトカインレセプターファミリーの存在が考えられる（図4.16）．

IL-6レセプターは両ファミリーの複合体であり，免疫グロブリンスーパーファミリーならびにサイトカインレセプターファミリーの両方の特徴を有していることは，レセプタータンパクの進化を考える点でも興味深い．

マウスIL-6レセプターはヒトIL-6レセプターとDNAレベルで69％，タンパクレベルで54％のホモロジーを有しており，免疫グロブリン様ドメインならびに4つのシステイン，WSXWSモチーフも保持されていた[41]．IL-6レセプターの異常発現が観察されるマウスプラズマサイトーマ細胞株P3U1においては，その細胞内ドメインにマウスの内因性のレトロウイルスとして知られるIAP（intracisternal particle）遺伝子の挿入が観察されており，MPC11にみられるIL-6遺伝子上流へのIAPの存在同様に，マウスプラズマサイトーマ発症とIL-6およびIL-6レセプターシステムの関与を示唆する例である．

IL-6レセプターの細胞内ドメインは，82残基のアミノ酸で構成されているが，とくに，現在まで報告されている他の増殖因子のレセプターの細胞内ドメインと類似の構成を有していない．

IL-6に反応してマクロファージに分化しうるマウス細胞株M1に，ヒトIL-6レセプターcDNAを発現させたところ，この細胞株は，約100分の1の濃度のヒトIL-6に反応して，その増殖

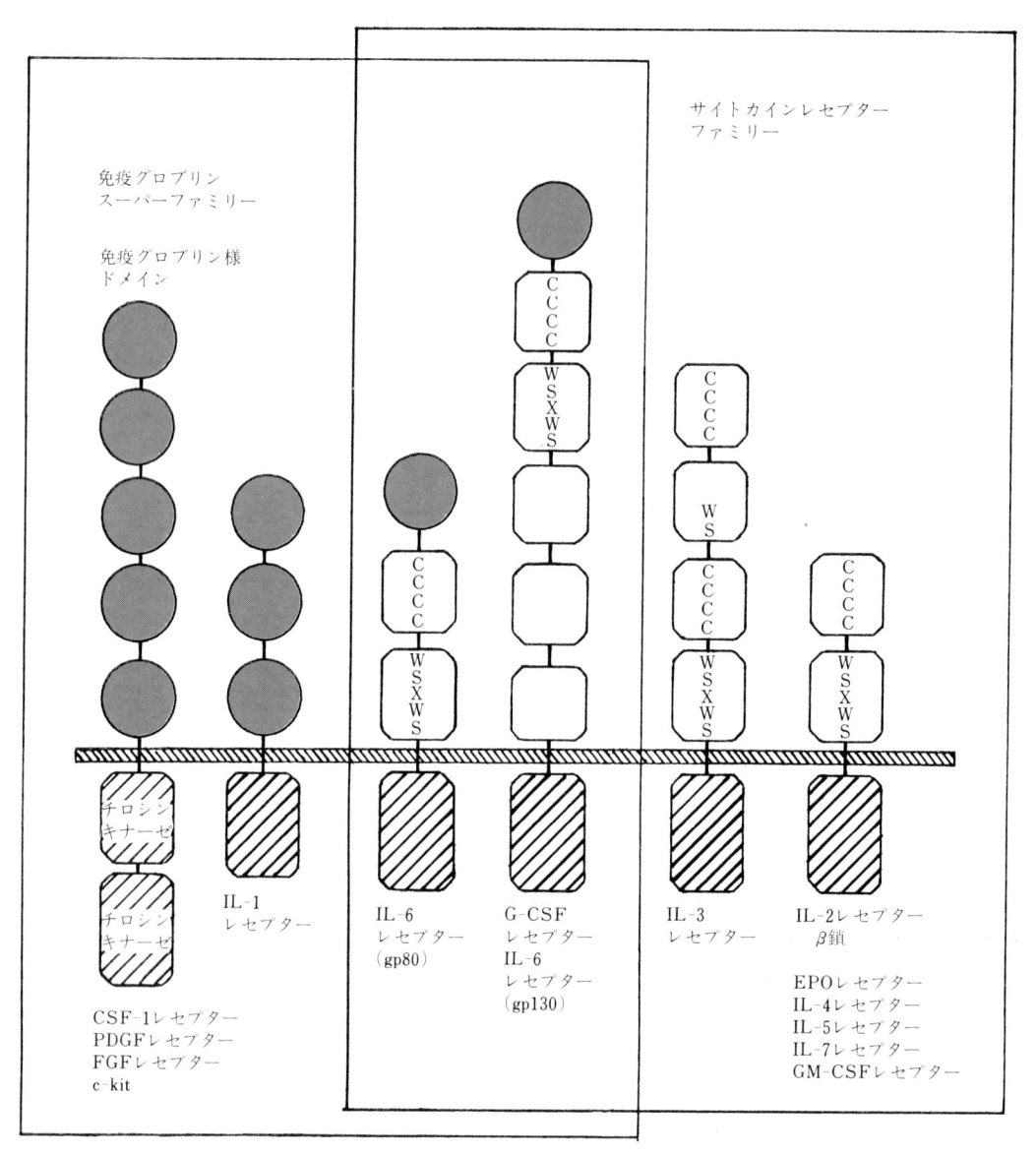

図 4.16 サイトカインレセプターファミリー

が抑制されマクロファージへと分化した．すなわち，IL-6レセプター（gp 80）は，シグナルを伝えることができることが判明した．しかしながら，細胞内ドメインの82残基のアミノ酸のうち，65残基のアミノ酸を欠失したミュータントIL-6レセプターも，同様にIL-6シグナルを伝えることができた．また，細胞内ドメインのみならず，膜貫通ドメインをも欠失した可溶性IL-6レセプターも，IL-6の作用を増強することが明らかにされており，IL-6とIL-6レセプター複合体に結合し

うる膜タンパクが存在し，この膜タンパクが，シグナル伝達を行っている可能性を示している．

この可能性を証明するために，IL-6レセプターを発現しているミエローマ細胞株 U 266を，^{35}S-メチオニン標識後，IL-6存在下，または非存在下にて，培養後，1％ジギトニンにて可溶化し，抗IL-6レセプター抗体で，免疫沈降すると，IL-6刺激した細胞からは，IL-6レセプター（gp 80）以外に分子量130 kDaのタンパク（gp 130）が共沈された．しかしながら，IL-6で刺激しない細胞からは，

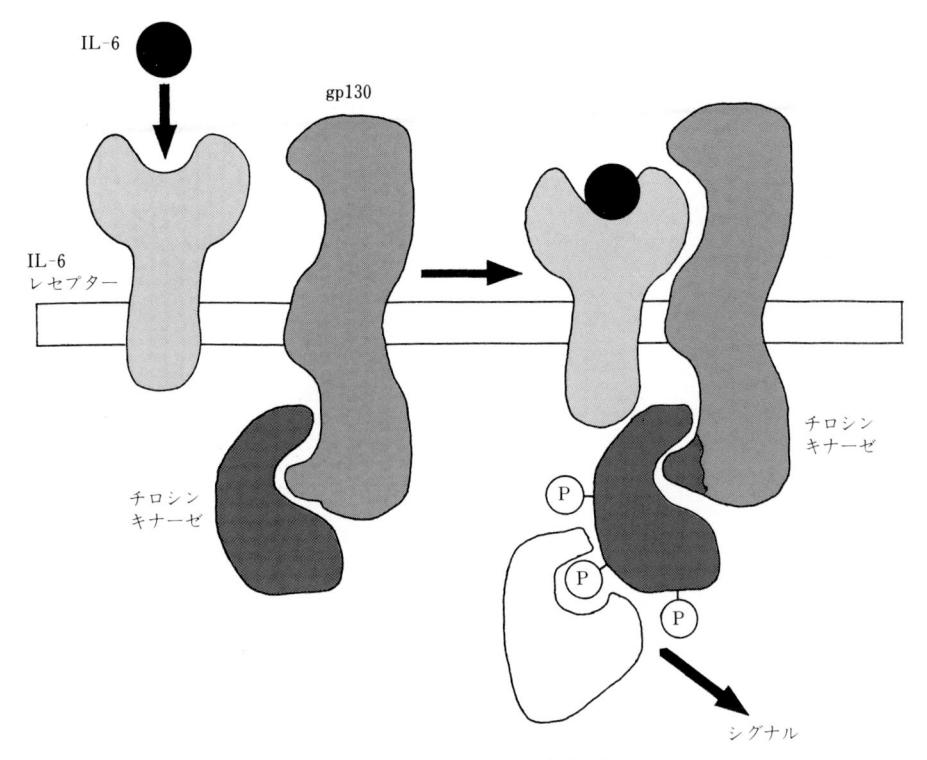

図 4.17 IL-6 のシグナル伝達系モデル

IL-6 レセプター（gp 80）のみが沈降した．この結果は，IL-6 が IL-6 レセプターに結合することによって，IL-6 レセプターと gp 130 の会合が誘導されることを示している．また，gp 130 と IL-6 レセプターの会合は，IL-6 レセプターの細胞内ドメインを必要とせず，可溶性 IL-6 レセプターも IL-6 存在下に gp 130 と会合することが明らかとなった．これらの事実は，IL-6 が IL-6 レセプターに結合した後，IL-6 レセプターと gp 130 との会合が誘導され，gp 130 を介して，シグナルが伝達されることを強く示唆している[42]．

ヒト gp 130 をコードする cDNA が単離され[43]，ヒト gp 130 は 918 残基のアミノ酸から構成されることが示された．その細胞外ドメインは，前述したサイトカインレセプターファミリーにみられる 4 つのシスティンと W-S-X-W-S モチーフを含んだ 6 つのフィブロネクチンタイプⅢドメイン構造を有しており，G-CSF レセプターと有意なホモロジーを示した．gp 130 自身には，IL-6, IL-3, IL-2, G-CSF などサイトカインの結合は観察されなかった．しかしながら，IL-6 レセプター（gp 80）cDNA と gp 130 を同時に形質導入したヒト T 細胞株 Jurkat 細胞においては高親和性レセプターの発現が観察されるとともに，gp 130 に対するモノクローナル抗体により，U 266 細胞の高親和性 IL-6 レセプターの発現が阻害されることから，gp 130 は IL-6 レセプター（gp 80）と結合することにより高親和性レセプターを構成することが示された．

また，gp 130 の細胞内ドメインには他のサイトカインレセプター同様にチロシンキナーゼなどの触媒ドメインの存在は認められなかった．今後，IL-6 をはじめとするサイトカインのシグナル伝達系の解明はサイトカインレセプター，たとえば gp 130 に直接結合するタンパク（チロシンキナーゼなど？）の同定に向けての研究が中心となるであろう（図 4.17）．

おわりに　IL-6 の構造，機能，発現，およびそのレセプター，さらに IL-6 トランスジェニックマウスについて現在までの知見を整理して述べたが，免疫という現象の中で捉えてきた IL-6 研

4. その他

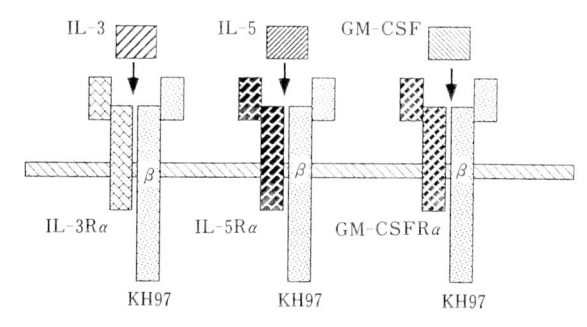

付図 サイトカインレセプター間のクロストーク

究は，遺伝子の発現調節ならびにシグナル伝達，癌化といった生命科学の残された中心命題に向けての研究へと広がりを示しており，今後の展開はそれらの解明につながる鍵となりうるかもしれない．

〔追補〕 C 57 BL/6 由来の IL-6 トランスジェニックマウスを BALB/C マウスに戻し交配することにより，形質細胞腫の発症が誘導され，BALB/C マウスの遺伝的背景がマウス形質細胞腫の発症に深く関与していることが明らかになった[44]．

神経栄養因子である CNTF (ciliary neurotrophic factor) のレセプターの cDNA がクローニングされ，CNTF レセプターもサイトカインレセプターファミリーに属し，80 kDa IL-6 レセプター α 鎖と非常に似ていることが示された[45]．CNTF レセプターと IL-6 レセプター α 鎖はアミノ酸レベルで 30% ホモロジーを有している．また，CNTF レセプターは PI アンカータンパクであり，細胞内ドメインを欠いている．このことは，CNTF が IL-6 同様に gp 130 タイプのシグナル伝達分子を介してシグナルを伝えるものと考えられる．実際，CNTF 刺激で CNTF レセプターは gp 130 と会合し，gp 130 のチロシン残基をリン酸化を誘導することが示され，gp 130 が CNTF レセプターのシグナル伝達分子として機能することがわかった．また，同様に神経分化因子として知られる LIF (leukemia inhibtory factor) に対する低親和性レセプター (LIF レセプター α 鎖) の cDNA がクローニングされ，サイトカインレセプターファミリーに属することが示された[46]．

この LIF レセプターは gp 130 と G-CSF レセプターとホモロジーを示し，特に gp 130 とのホモロジーは高く，膜貫通ドメインで 65%（アミノ酸レベル）を示し，細胞内ドメインの長さもほぼ同じである．

IL-6，LIF，および OSM (oncostatin M)，これらの 3 つのサイトカインは構造的にも機能的にもよく似た分子であり，そのレセプターシステムの類似性も推測される．LIF, OSM はマウス M 1 細胞に特異的結合で示すが，放射標識した LIF, OSM の結合は非標識 LIF, OSM の両方によって競合阻害される．まだ，可溶性 LIF レセプター α 鎖は LIF には低親和性で結合しうるが，OSM には結合しない．すなわち OSM は高親和性 LIF レセプターに結合し，低親和性 LIF レセプターに結

合しない．この点から高親和性LIFレセプターサブユニットが放射標識したOSMへの結合を指標にcDNAクローニングされた．このLIFレセプターの高親和性への変換サブユニットは，gp130であることがわかった[47]．なお，gp130はOSMに対して低親和性で結合するOSMレセプターα鎖でもあることがわかった．IL-6, OSMはLIFレセプターα鎖には結合しない．IL-6はgp130に結合しないが，OSMは低親和性にgp130に結合する．LIFはIL-6レセプターα鎖ならびにIL-6レセプターα鎖とgp130複合体に結合しない．これらのことからIL-6シグナル伝達分子gp130はIL-6, OSM, LIF/CDF, CNTFレセプターの共通サブユニットであることがわかる．すなわち，gp130は免疫系から造血系，神経系におよぶシグナル伝達分子である．

このように異なるサイトカイン間での共通レセプターの存在は，GM-CSF, IL-3, IL-5レセプター間のクロストークにも認められており，サイトカインの重複性を証明する1つの証拠である（付図）．さらに，IL-6のシグナルは，gp130のホモダイマー形成により，またCNTF, LIFのシグナルは，gp130とLIFレセプターとのヘテロダイマー形成により伝えられることも報告されている[48]．

最近，インターフェロンの核へのシグナル伝達系に新たなチロシンキナーゼファミリーを構成すると考えられるJAKファミリーキナーゼの関与が明らかにされ，レセプター型チロシンキナーゼを介さないサイトカインレセプターへのJAKファミリーキナーゼの会合が注目される[49]．実際，JAK2が成長ホルモンレセプターやエリスロポイエチンレセプターに会合することも示されており[50,51]，今後，IL-6をはじめとする種々のサイトカインレセプターとJAKファミリーとの相互作用が明らかにされるであろう．また，srcおよびJAKファミリーチロシンキナーゼの両経路が，サイトカイン機能（増殖，分化）にどのように反映されるかも興味がもたれる．

〔松田　正，平野俊夫〕

文　献

1) Kishimoto T, Hirano T : Molecular regulation of B lymphocyte response. *Ann Rev Immunol* 6 : 485-512, 1988.
2) Hirano T, Kishimoto T : Chapter 14 : Interleukin 6. In : Handbook of Experimental Pharmacology, vol 95 / I "Peptide Growth Factors and Their Receptors" (ed by Sporn MB, Roberts AB), pp633-665, Springer-Verlag, 1990.
3) Muraguchi A, Kishimoto T, Miki Y, Kuritani T, Kaieda T, Yoshizaki K, Yamamura Y : T cell-replacing factor (TRF)-induced IgG secretion in human B blastoid cell line and demonstration of acceptors for TRF. *J Immunol* 127 : 412-416, 1981.
4) Teranishi T, Hirano T, Arima N, Onoue K : Human helper T cell factor(s) (ThF). II. Induction of IgG production in B lymphoblastoid cell lines and identification of T cell replacing factor-(RRF) like factor(s). *J Immunol* 128 : 1903-1908, 1982.
5) Hirano T, Teranishi T, Toba H, Sakaguchi N, Fukukawa T, Tsuyuguchi I : Human helper T cell factor(s) (THF) I. Partial purification and characterization. *J Immunol* 126 : 517-522, 1980.
6) Muraguchi A, Hirano T, Tang B, Matsuda T, Horii Y, Nakajima K, Kishimoto T : The essential role of B cell stimulatory factor 2 (BSF-2/IL-6) for the terminal differentiation of B cells. *J Exp Med* 167 : 332-344, 1988.
7) Beagley KW, Eldridge JH, Lee F, Kiyono H, Everson MP, Koopman WJ, Hirano T, Kishimoto T, McGhee JR : Interleukins and IgA synthesis : human and murine IL-6 induce high rate IgA-secretion in IgA-committed B cells. *J Exp Med* 169 : 2133-2148, 1989.
8) Vercelli D, Jabara HH, Arai K, Yokota T, Geha RS : Endogenous interleukin 6 plays and obligatory role in interleukin 4 dependent human IgE synthesis. *Eur J Immunol* 19 : 1419-1424, 1989.
9) Vink A, Ceulie G, Wauters P, Nordan RP, Van Snick J : B cell growth and differentiation activity of interleukin-HP1 and related murine plasmacytoma growth factors. Synergy with interleukin 1. *Eur J Immunol* 18 : 607-612, 1988.
10) Van Damme J, Opdenakker G, Simpson RJ, Rubira MR, Cayphas S, Vink A, Billiau A, Snick JV : Identification of the human 26-kD protein, interferon $\beta2$ (IFN$\beta2$), as a B cell hybridoma/plasmacytoma growth factor induced by interleukin 1 and tumor necrosis factor. *J Exp Med* 165 : 914-919, 1987a.
11) Kawano M, Hirano T, Matsuda T, Taga T, Horii Y, Iwato K, Asaoku H, Tang B, Tanabe O, Tana-

ka H, Kuramoto A, Kishimoto T : Autocrine generation and essential requirement of BSF-2/IL-6 for human multiple myelomas. *Nature* **332** : 83-85, 1988.
12) Tosato G, Seamon KB, Goldman ND, SEhgal PB, May LT, Washington GC, Jones KD, Pike SE : Moncyte-derived human B-cell growth factor identified as interferon-$\beta 2$ (BSF-2, IL-6). *Science* **239** : 502-504, 1988.
13) Takatsuki F, Okano A, Suzuki C, Chieda R, Takahara T, Hirano T, Kishimoto T : Human recombinant interleukin 6/B cell stimulatory factor 2 (IL/6BSF-2) augments murine antigen-specific antibody respones. *in vitro* and *in vivo*. *J Immunol* **141** : 3072, 1988.
14) Lotz M, Jirik F, Kabouridis R, Tsoukas C, Hirano T, Kishimoto T, Carson DA : BSF-2/IL-6 is costimulant for human thymocytes and T lymphocytes. *J Exp Med* **167** : 1253, 1988.
15) Helle M, Brakenhoff JPJ, De Groot ER, Arden LA : Interleukin 6 is involved in inteleukin 1-induced activities. *Eur J Immunol* **18** : 957, 1988.
16) Uyttenhove C, Coulie PG, Van Snick J : T cell growth and differentiation induced by interleukin-HP1/IL-6, the murine hybridoma/plasmacytoma growth factor. *J Exp Med* **167** : 1417, 1988.
17) Le J, Fredickson G, Reis LFL, Diamantstein T, Hirano T, Kishimoto T, Vilcek J : Interleukin 2-dependent and intreleukin 2-independent pathways of regulation of thymocyte function by interleukin 6. *Proc Natl Acad Sci USA* **85** : 8643, 1988.
18) Ceuppens JL, Baroja ML, Lorre K, Burakoff SJ, Herrman SH : Human T cell activation with phytohemmagglutinin : the function of IL-6 as an accessory signal. *J Immunol* **141** : 3868, 1988.
19) Takai Y, Wong GG, Clack SC : B cell stimulatory factor-2 is involved in the differentiation of cytotoxic T lymphocytes. *J Immunol* **140** : 508, 1988.
20) Okada M, Kitahara M, Kishimoto S, Matsuda T, Hirano T, Kishimoto T : BSF-2/IL-6 functions as killer helper factor in the *in vitro* induction of cytotoxic T cells. *J Immunol* **141** : 1543, 1988.
21) Hirano T, Matsuda T, Turner M, Sato K, Buchan G, Tang G, Miyasaka N, Shimizu M, Maini R, Feldmann M, Kishimoto T : Excessive production of interleukin 6/B cell stimulatory factor 2 in rheumatoid arthritis. *Eur J Immunol* **18** : 1797-1801, 1988.
22) Hirano T, Taga T, Yasukawa K, Nakajima K, Nakano N, Takatsuki F, Shimuzu M, Murashima A, Tsunasawa S, Sakiyama F, Kishimoto T : Human B cell differentiation factor defined by an anti-peptide antibody and its possible role in autoantibody production. *Proc Natl Acad Sci USA* **84** : 228-231, 1987.
23) Yoshizaki K, Matsuda T, Nishimoto N, Kuritani T, Taeho L, Aozasa K, Nakahata T, Kawai H, Tagoh H, Komori T, Kishimoto S, Hirano T, Kishimoto T : Pathogenic significance of interleukin-6 (IL-6/BSF-2) in Castleman's disease. *Blood* **74** : 1360-1367, 1989.
24) Hirano T, Kishimoto T : Interleukin 6 and plasma cell neoplasias. *Progress in Growth Factor Research* **1** : 133-142, 1989.
25) Horii Y, Muraguchi A, Iwano M, Matsuda T, Hirayama T, Yamada H, Fujii Y, Dohi K, Ishikawa H, Ohmoto Y, Yoshizaki K, Hirano T, Kishimoto T : Mesangial cells produce and respond to IL-6 : Implication in mesangial proliferative glomerulonephritis. *J Immunol* **143** : 3949-3955, 1989.
26) Suematsu S, Matsuda T, Aozasa K, Akira S, Nakaon N, Ohno S, Miyazaki J, Yamamura K, Hirano T, Kishimoto T : IgG 1 plasmacytosis in IL-6 transgenic mice. *Proc Natl Acad Sci USA* **86** : 7547-7551, 1989.
27) Clynes R, Wax J, Stanton LW, Smith-Gill S, Potter M, Marcu KB : Rapid induction of IgM-secreting murine plasmacytomas by pristane and an immunoglobulin heavy-chain promoter/enhancer-driven c-*myc*/v-*Ha-ras* retrovirus. *Proc Natl Acad Sci USA* **85** : 6067-6071, 1988.
28) Rosenbaum H, Hawis AW, Bath ML, McNeall J, Webb E, Adams M, Cory S : Eμ-v-*abl* transgene elicites plasmacytomas in concert with an activated *myc* gene. *EMBO J* **9** : 897-905, 1990.
29) Taga T, Kawanishi K, Hardy RR, Hirano T, Kishimoto T : Receptors for B cell stimulatory factor 2 (BSF-2) : quantitation, specificity, distribution and regulation of the expression. *J Exp Med* **166** : 967, 1987.
30) Bauer J, Bauer TM, Kalb T, Taga T, Lengyel G, Hirano T, Kishimoto T, Acs G, Mayer L, Gerok W : Regulation of interleukin 6 receptor expression in human monocytes and monocyte-derived macrophages. Comparison with the ixpression in human hepatocytes. *J Exp Med* **170** : 1537-1549, 1989.
31) Yamasaki K, Taga T, Hirata Y, Yawata H, Kawanishi Y, Seed B, Taniguchi T, Hirano T, Kishimoto T : Cloning and expression of the human interleukin-6 (BSF-2/1FNβ_2) receptor. *Science* **241** : 825-828, 1988.
32) Bazan JF : Haemopoeteic receptors and helical cytokines. *Immunol Today* **11** : 350-354, 1990.

33) Hatakeyma M, Tsudo M, Minamoto S, Kono T, Doi T, Miyata T, Miyasaka M, Taniguchi T : Interleukin-2 receptor β chain gene : generation of three receptor forms by cloned human α and β chain cDNA's. *Science* **244** : 511-556, 1989.

34) D'Andrea AD, Lodich HF, Wong GG : Expression cloning of the murine erythropoeitin receptor. *Cell* **57** : 277-285, 1989.

35) Itoh N, Yonehara S, Schreurs J, Gormann DM, Maruyama K, Ishii I, Yahara I, Arai K, Miyajima A : Cloning of an interleukin-3 receptor gene : a member of a distinct receptor gene family. *Science* **247** : 234-237, 1990.

36) Mosley B, Beckmann MP, March CJ, Idzerda RL, Wigall JM, Smith C, Gallis B, Sims JE, Urdal D, Widmer MB, Cosman D, Park LS : The murine interleukin-4 receptor : molecular cloning and characterization of secreted and membrane bound forms. *Cell* **59** : 335-348, 1989.

37) Goodwin RG, Friend D, Ziegler SF, Jerzy R, Fald BA, Gimpel S, Cosman D, Dower SK, March CJ, Namen AE, Park LS : Cloning of the human and murine interleukin-7 receptors : Demonsrtation of a soluble form and homology to a new receptor superfamily. *Cell* **60** : 941-951, 1990.

38) Gearing DP, King JA, Gough NM, Nicole NA : Expression cloning of a receptor for human granulocyte-macrophage colony-stimulation factor. *EMBO J* **8** : 3667-3676, 1989.

39) Fukunaga R, Ishizuka-Ikeda E, Seto Y, Nagata S : Expression cloning of a receptor for murine granulocyte cology-stimulation factor. *Cell* **61** : 341-350, 1990.

40) Takaki S, Tominaga A, Hitoshi Y, Mita S, Sonoda E, Yamaguchi N, Takatsu K : Molecular cloning and expression of the murine interleukin-5 receptor. *EMBO J* **9** : 4367-4374, 1990.

41) Sugita T, Totsuka T, Saito M, Yamasaki K, Taga T, Hirano T, Kishimoto T : Functional murine interleukin 6 receptor with the intracisternal a particle gene product at its cytoplasmic domain. *J Exp Med* **171** : 2001-2009, 1990.

42) Taga T, Hibi M, Hirata Y, Yamasaki Y, Yasukawa K, Matsuda T, Hirano T, Kishimoto T : Interleukin 6 (IL-6) triggers the association of its receptor (IL-6R) with a possible signal transducer, gp130. *Cell* **58** : 573-581, 1989.

43) Hibi M, Murakami M, Saito M, Hirano T, Taga T, Kishimoto T : Molecular cloning and expression of and IL-6 signal transducer, gp130. *Cell* **63** : 1149-1157, 1990.

44) Suematsu S, Matsusaka T, Matsuda T, Ohno S, Miyazaki J, Yamamura K, Hirano T, Kishimoto T : Generation of transplantable plasmacytomas with e(12 ; 15) in IL-6 transgenic mice. *Proc Natl Acad Sci USA* **89** : 232-235, 1992.

45) Davis S, Aldrich TH, Valenzuela DM, Wong V, Furth ME, Bianco SM, Furth ME, Squinto SP, Yancopoulos GD : The recptor for ciliary neurotrophic factor. *Science* **253** : 59-63, 1991.

46) Gearing DP, Thut CJ, VandenBos T, Gimpel SD, Delaney PB, King J, Price V, Cosman D, Beckman MP : Leukemia inhibitory factor receptor is structurally related to the IL-6 sigmal transducer, gp 130. *EMBO J* **10** : 2839-2848, 1991.

47) Gearing DP, Comeau MR, Friend DJ, Gimpel, Thut CJ, Mcgourty J, Brasher KK, King JA, Gills S, Mosley B, Ziagler SF, Cosman D : The IL-6 signal transducer, gp 130 : an oncostatin M receptor and high affinity converter for the LIF receptor. *Science* **255** : 1434-1437, 1992.

48) Davis S, Aldrich TH, Stahl N, Pan LI, Taga T, Kishimoto T, Ip NY, Yancopoulos GP : LIFR β and gp 130 as heterodimerizing signal transducers of the tripartile CNTF receptor. *Science* **260** : 1805-1808, 1993.

49) Valazquez L, Fellous M, Stark GR, Pellegrini S : A protein tyrosine kinase in the interferon α/β signaling pathway. *Cell* **70** : 313-322, 1992.

50) Witthuhn BA, Quelle FW, Sivennoinen O, Yi T, Tang B, Miura O, Ihle JN : JAK 2 associates with erythropoietin receptor and is tyrosine phosphorylated and activated following stimulation with erythropoietin. *Cell* **74** : 227-236, 1993.

51) Argetsinger LS, Campbell GS, Yang X, Witthyhn BA, Silvennoinen O, Ihle JN, Carter-Su C : Identification of JAK 2 as a growth hormone receptor-associated tyrosine kinase. *Cell* **74** : 237-244, 1993.

4.5 Fcγレセプター

「どのような機構でマクロファージ，白血球が抗原-抗体複合物を認識し，それに伴い種々の生体反応を惹起するのか？」近年，これらの機構の中心的役割をしていると考えられているFcγレセプター（IgGのFc部分に対するレセプター）の研究はめざましいものがある．1970年代後半より，モノクローナル抗体を用いた研究により，Fcγレセプター（FcγR）がファミリーを形成し，サブタイプをもつことが明らかになってきた[1]．1980年代後半から始まったcDNAを用いた研究により，これらFcγRのサブタイプがそれぞれの異なる遺伝子産物からなる分子であることが，より直接的に確かめられてきた[2]．これらの構造研究を通じていくつかの疑問はすでに解決された．しかし同時に，これらサブタイプの多様性が明らかになるにつれ，新たにより多くの問題が提起されてきた．また，最近命名法が変わったので，対応表を表4.5に示しておく．

a. 同定

マウスFcγR（mFcγR）とヒトFcγR（hFcγR）がよく研究されているが，これらFcγRはいずれも膜糖タンパクである．FcγRのリガンドは，当然ながらIgGのFc部分である．歴史的には当初，IgGのサブクラス特異性によってFcγRの分類がなされてきたが，現在表4.6に示すように，3つ

表4.5 Fcγレセプター命名対応表

新命名	旧名	CD, Ly	モノクローナル抗体
huFcγRI	—	CD 64	32.3, 22
muFcγRI	—	—	—
huFcγRIIA	FcRIIa	CDw 32	2El, CIKM 5 IV.3, 41 H 16
B	FcγRIIb, FcγRIIC	CDw 32	2 El, CIKM 5 IV.3, 41 H 16
C	FcγRIIa', FcγRIIB	CDw 32	2 El, CIKM 5 IV.3, 41 H 16
muFcγRII	FcγRIIβ	Ly-17	2.4 G 2
huFcγRIIIA	III-2	CD 16	3 G 8, B 73.1 GRM-1
huFcγRIIIB	III-1	CD 16	3 G 8, B 73.1, 1 D 3 GRANII(NA-1)
muFcγRIII	FcγRIIα, FcγRIIA	Ly-17	2.4 G 2

表4.6 FcγRs

	グループ I (FcγR I)		グループ II (FcγR II)				グループ III (FcγR III)		
	ヒト (CD 64)	マウス	ヒト (CDw 32)			マウス	ヒト (CD 16)		マウス
			<IIA>	<IIC>	<IIB>		<IIIB>	<IIIA>	
遺伝子数(クロモゾーム番号)	1(1)	?	1(1)	1(1)	1(1)	1(1)	1(1)	1(1)	1(1)
RNAトランスクリプト	2	?	2	1	3 (b1, b2, b3)	2 (b1, b2)	1	1	1
分子量(kDa)									
実体	72	67	40	40	40	40〜60	50〜80	50〜80	40〜60
タンパク部分	40	?	31	31	b1,3=29 b2=27	b1=33 b2=29	29	33	33
膜存在形式	TM	?	TN	TN	TN	TN	PI	TM	TM
IgG親和性	高	高	低	低	低	低	低	低	低
会合定数(M^{-1})	$10^8〜10^9$	$10^7〜10^8$	$<10^7$	$<10^7$	$<10^7$	$9×10^5$	$<10^7$	$<10^7$	10^6
ヒトIgGサブクラス特異性	1=3>4≫2	3>1>4≫2	1=3≫2,4			3>1>4≫2	1.3≫2,4		3>1>4≫2
マウスIgGサブクラス特異性	2a=3≫1,2b	2a,2b≫1,3	1,2b≫2a,3			2b>2a>1≫3	3>2a>2b≫1		2b>2a>1≫3

TM：疎水性膜貫通領域を有するタンパク，PI：共有結合で膜脂質に結合するタンパク．

のグループに大別するのが合理的である．グループ1に含まれるものはmFcγRIとhFcγRIで，いずれもIgGに対して高親和性を示す．グループ2に含まれるものはmFcγRII，hFcγRIIで，グループ3にはmFcγRIIIとhFcγRIIIが含まれる．これらグループ2，3に属するFcγRは，IgGに対して低親和性を示す．

（1） マウスFcγR（mFcγRI）

mFcγRIは唯一IgGモノマーに結合するmFcγRである．マウスIgGサブクラス特異性はmIgG 2 a, 2 b, ≫1, 3の順で分子量は67 kDaである．mFcγRIIIはグループ3に属し，mFcγRIIはグループ2に属す．タンパク化学的にmFcγRII，mFcγRIIIは非常に似通った性質を示す．いずれも会合定数は$10^6 M^{-1}$程度でマウスIgGサブクラス特異性はmIgG 2 b>2 a>1≫3の順であり，分子量はいずれも40～60 kDaである．また，mFcγRII，mFcγRIIIを認識するモノクローナル抗体としては，mAb 2・4 G 2がある．後の項で述べるが，これらのタンパク化学的類似性は，mFcγRII，mFcγRIIIの細胞外領域が非常に類似している結果である．

（2） ヒトFcγRI（hFcγRI）

mFcγRIと同様，最も顕著な特徴はこのレセプターのみリガンドであるIgGに対して高親和性を有し（会合定数$10^8-10^9 M^{-1}$），唯一モノマーのIgGに結合するhFcγRである．ヒトIgGのサブクラス特異性は，hIgG 1=3>4>2である．数種のモノクローナル抗体がつくられており，これらのモノクローナル抗体でリガンドの結合が阻害されないことより，これら抗体のエピトープはリガンド結合部位以外と考えられている．hFcγRI（CD 64はhFcγRIに相当する）はアフィニティーカラムを用いて精製され，分子量72 kDaである．

（3） ヒトFcγRII（hFcγRII）

hFcγRII（CD 32はhFcγRIIに相当する）は，FcγRの発現している細胞ではほとんどの細胞に発現している．FcγRIと異なり，IgGに対する親和性は低くIgGモノマーではこのレセプターには結合しない．ヒトIgGサブクラス特異性はhIgG 1, 3≫2, 4の順で分子量は40 kDaである．数種のモノクローナル抗体がつくられているが，これらの抗体はいずれもFcγRIの場合と異なり，リガンドの結合を阻害する．

（4） ヒトFcγRIII（hFcγRIII）

hFcγRIII（CD 16はhFcγRIIIに相当する）白血球，マクロファージ，NK細胞に発現している．hFcγRIIと同様にリガンドに対しては低親和性を示し，ヒトIgGサブクラス特異性はhIgG 1, 3≫2, 4の順である．hFcγRIIIにはタンパク化学的に2種類の異なった分子が存在することが推定されてきた．また以下の項で述べるように，cDNAクローニングにより現在hFcγRIIIには2種類存在し，hFcγRIIIBは白血球膜上に脂質と共有結合する形（PIアンカー）で存在するが，hFcγRIIIAはマクロファージ，NK細胞に存在し，通常の疎水性膜貫通領域を有していることが明らかになった．分子量はいずれも50～80 kDaであるが脱糖後は，hFcγRIIIBは29 kDa，hFcγRIIIAは33 kDaと若干異なる．白血球に発現しているhFcγRIIIBには，NA 1, NA 2と2種類のアロ抗原が存在し，それぞれを認識するモノクローナル抗体は数種存在する．

b．分子的性質

この項ではcDNA，ゲノム解析[3]によって得られた知見を中心に，それぞれのFcγRの性質を述べる．

（1） マウスFcγR（mFcγR）

現在のところ，高親和性に属するmFcγRIはクローニングされていない．グループ2に属するmFcγRII，グループ3に属するmFcγRIIIはcDNA解析から，非常に類似した細胞外領域とまったく異なる膜貫通領域，細胞内領域をもつことが明らかになった[4~6]．また，細胞外領域は2つのイムノグロブリンドメインを有し，いずれもIgG supergene familyに属する．mFcγRII遺伝子は1個存在するが，alternative splicingによりb 1とb 2と2種類のmRNAが生じ，これにより，細胞内領域に47個アミノ酸が挿入されるという違いが生じる．b 1はリンパ球に，b 2はマクロファー

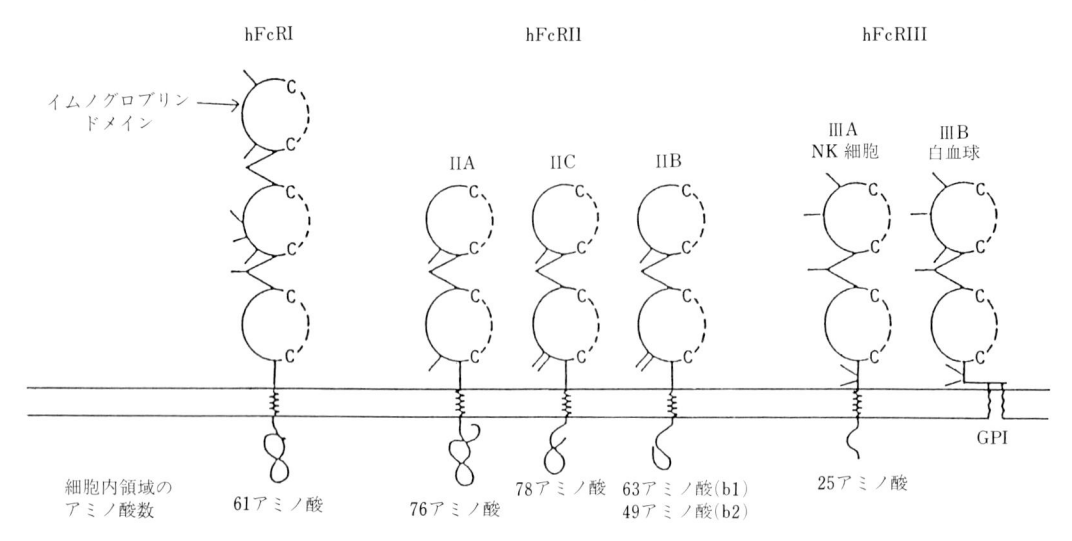

図 4.18 ヒト FcγR ファミリー

ジで特異的に発現する．これら mFcγRIII，mFcγRII はマウスクロモゾーム 1 番に存在する．

（2） ヒト FcγRI（hFcγRI）

図 4.18 に示すように，cDNA クローニングによって明らかにされた FcγRI の構造の顕著な特徴は，細胞外領域に 3 つのイムノグロブリンドメインを有する（低親和性 FcγR はすべて，イムノグロブリンドメインは 2 個である）ことである[7]．第 3 番目のイムノグロブリンドメインが，FcγRI の高親和性に寄与していると考えられている．hFcγRI の遺伝子は他のすべての低親和性 hFcγR と同様，ヒトクロモゾーム 1 番に存在する．

（3） ヒト FcγRII（hFcγRII）

hFcγRII をコードする遺伝子は，FcγRIIA，FcγRIIB，FcγRIIC と 3 個存在する．遺伝子 FcγRIIB から b1，b2，b3 の 3 つの mRNA が alternative splicing によって生じ，これによってシグナル領域，細胞内領域の構造が変化する[8]．FcγRIIB 以外に FcγRIIA，FcγRIIC の 2 つの遺伝子が存在し，FcγRIIA は alternative poly（A）付加により，2 種の mRNA が生じる．

（4） ヒト FcγRIII（hFcγRIII）

hFcγRIII（CD 16）をコードしている遺伝子は，FcγRIIIB と FcγRIIIA と 2 個存在する．FcγRIIIB の遺伝子産物は，白血球の膜表面に膜脂質と共有結合する形式（PI アンカー）で存在するが，FcγRIIIA はマクロファージ，NK 細胞で通常の膜貫通領域を有するタンパクとして存在している．これら 2 つの遺伝子は，非常に類似しており，コーディング領域ではわずか 10 個のヌクレオチドの変化しかない[9,10]．

c. レセプター後のシグナル伝達機構

FcγR はほとんどの血球細胞に種々の組み合わせで発現しているが，白血球，マクロファージの細胞表面に発現している FcγR は，リガンドである IgG が結合することにより種々の生体反応が生じる．すなわち，過酸化酸素生成，ライソゾームの放出，炎症 mediator の放出，ファゴサイトーシス，抗体依存性細胞毒性（ADCC）反応などが起こる．またリンパ球に発現している FcγR は，B 細胞による抗体産生を調節していると考えられている．これらの反応のなかで，まず整理されなければいけないことは，種々のサブタイプが明らかになった現在，果してどのサブタイプがどの反応に重要な役割をしているかを対応づけること，その次に，ある特定のサブタイプのみで，これらの反応をひき起こすのに十分であるかどうか，十分でないとしたら，どのような他の分子が必要なのかを同定すること，また最終ステップとして，これら役者が明らかになった段階で，それぞれの生化学的ステップを明らかにすること，これらの研

究が必要であると考えられるが，現在の知見はまだまだ第1段階で十分とはいいがたい．

ヒトにおいてはhFcγRIIIBを除いて，すべてのhFcγRはADCC，ファゴサイトーシスをひき起こしうる．hFcγRIもhFcγRIIも過酸化酸素の生成を起こしうるが，hFcγRIIIBはひき起こしえない[11]．しかしながら，hFcγRIIもhFcγRIIIBも白血球のライソゾームの放出は起こしうる[12]．単球のhFcγRI，hFcγRIIは炎症メディエイターの放出を起こしうる[13]．これらFcγRのサブタイプと種々の反応の対応をつけるために，当初IgGサブクラスの特異性を利用していたが，より厳密に現在，モノクローナル抗体を用いてこれらの対応づけの実験がなされている．しかしながら，これら抗体によってひき起こされる反応は，本来のリガンドであるIgGとまったく同じ反応をひき起こすとは限らない点は注意を要する．

FcγRのサブタイプとひき起こされる反応の対応をつけるより直接的な方法として，それぞれのサブタイプのcDNAを培養細胞にトランスフェクトして，そのサブタイプ本来の反応がひき起こされるかどうかをみるという方法がある．この方法を用いての例としてmFcγRIIb2分子のみでエンドサイトーシスをひき起こすことが示された[14]．同様の手法を用いてそれぞれのサブタイプと生体反応の対応がつくことが期待されている．

最近，徐々に明らかになってきたことは，FcγRと他の分子が結合して生体反応をひき起こすということである．これらの例としてファゴサイトーシスを起こすときに補体レセプター（CD11b/CD18）が，FcγRと同時に重要な役割をしている

ことが知られている[15]．またヒトNK細胞に発現しているhFcγRIIIAは，IgE FcレセプターのγサブユニットおよびT細胞レセプター/CD3複合体（TCR/CD3）のζサブユニットと結合して存在することが明らかになってきた[16~18]．

リガンドがFcγRについた後，どのような生化学反応を起こすかということはほとんどわかっていないといってもいいくらいであるが，信頼のおける実験としては，hFcγRIIIAについてはカルシウムの流入とPI代謝が起こることが報告されている[19]．

d. 分布，発現および機能の調節

それぞれのmFcγR，hFcγRの組織分布は表4.7に示すとおりである．よく研究されているヒトの場合，hFcγRIはマクロファージ，単球に発現している．hFcγRIIはT細胞，NK細胞を除いて，ほとんどの細胞で発現している．hFcγRIIIBは白血球，hFcγRIIIAはNK細胞，マクロファージで発現している．ヒトNK細胞は唯一1種類のFcγRのみ発現している(hFcγRIIIA)細胞で，研究上非常に有利な点である．

γインターフェロンによってFcγRIの発現および機能が調節されるのは，よく知られているが，GM-CSFによりFcγRII機能が調節されることが最近報告されている[20]．

e. 生理的意義および病態的意義

いうまでもなくFcγRの第1義的役割は生体防御反応としての役割である．抗原-抗体複合物のIgGのFc部分を認識して，ファゴサイトーシス，

表 4.7 FcγRの組織分布

細胞	グループ I		グループ II				グループ III		
	ヒト	マウス	ヒト			マウス	ヒト		マウス
			\<IIA\>	\<IIC\>	\<IIB\>		\<IIIB\>	\<IIIA\>	
マクロファージ	+	+	+	+	+	+	−	+	+, i
単球	+, i	?	+	+	+	+	−	−	−
白血球	+, i	?	+	+	−	+	+	−	+
NK細胞	−	−	−	−	−	−	−	+	+
B細胞	−	−	−	−	+	+	−	−	−
T細胞	−	−	−	−	−	+	−	−	−

i：インターフェロン誘導性．

ADCCをひき起こし，それによって血中の抗原-抗体複合物の濃度を下げることである．この個体レベルでの抗原-抗体複合物のクリアランスにどのサブタイプのFcγRが一番関与しているかという実験としては，チンパンジーを使って，抗体でコートした赤血球のクリアランスを調べたところ，FcγRIIIに対する抗体であるmAb3G8を用いると in vivo クリアランスが顕著に阻害された[21]．このことにより，大きな抗体複合物のクリアランスにFcγRIIIが関与していることは確かなように思われる．

発作性夜間血尿症（PNH）の患者の白血球膜には，本来発現しているはずのFcγRIIIBの発現がみられない．その代わり，FcγRIIIBが血中に放出され，抗原-抗体複合物を形成し腎障害をひき起こしている．膜脂質と共有結合した状態で発現しているタンパク（DAF，アセチルコリンエステラーゼ）の発現も，PNHの白血球膜上にはみられない[22,23]．したがってPNHの白血球にはこれら膜脂質と共有結合するタンパクの生合成過程での異常があると考えられる．

FcγRによってひき起こされるADCCを臨床治療に応用しようという試みがある．すなわち，腫瘍特異抗体とFcγRの抗体をheteroconjugateすると，生体が本来有しているADCC反応を活性化できるのではないかということである．これらの試みは始まったばかりで，1つのアプローチとして注目される．

〔追補〕 1990年までにFcγRのすべての遺伝子がクローニングされた．最近2年（1990～1992）の間にFcγRの研究において特筆すべき2つの進歩がみられた．その1つは得られたそれぞれのサブタイプcDNAを用いて，より直接的に生体反応と対応が証明されてきたことである．Unkelessのグループはh FcγRIIAをマクロファージにトランスフェクトし，この分子がファゴサイトーシスを起こしうることを直接的に証明した[24]．Williams, RavetchのグループはT細胞を用いて，hFcγRIIIB（PIアンカー）はシグナル伝達能力がみられなかったが，hFcγRIIIAはNK細胞でみられるようなカルシウムの流入とPI代謝が，リガンド依存的にみられることを報告した[25,26]．また，hFcγRIIIAが細胞内へシグナル伝達する際に，γサブユニット，ζサブユニットが重要な役割をしていることが明らかになった[26]．また，Seed[30], Weiss[31]らのグループのより詳細な研究により，γサブユニット，ζサブユニットの細胞内領域に共通に存在するARH1 (antigen receptor homology 1)モチーフが細胞内シグナル伝達に重要であることが示された．また，このARH1モチーフに結合すると考えられる細胞内タンパク質も同定されつつある[32]．

もう1つの特筆すべき点は，Raらの研究[16]を端緒として，FcγRIII, FcγRI, TCR/CD3が共通のサブユニットを利用していることが明らかになったことである．FcεRIは肥満細胞，好塩基球に発現しているIgEに対する高親和性のレセプターでアレルギー反応に重要な役割を担っている．またTCR/CD3はT細胞に発現しており，細胞性免疫の中心的役割を担っているレセプターである．これらFcγRIII, FcεRI, TCR/CD3はいずれもサブユニット構造を有しており，そのうちの1つのサブユニットとして，γ, ζサブユニットを共有していた[27〜29]．fcγRIII, FcεRI, TCR/CD3はそれぞれ固有のリガンド結合サブユニットを有し，それらのリガンド結合サブユニットが外界の刺激認識に重要な働きを示す一方，これらγ, ζサブユニットは，細胞内へシグナルを伝達するのに重要な役割を担っていると考えられる．

おわりに　構造研究によってサブタイプの多様性がほとんど解明された現在，次のステップは明らかに機能多様性との関連，および分子レベルのシグナル伝達機構の解明に向かうものと考えられる．これら研究の方法論として従来行われてきた生化学的方法，培養細胞へのトランスフェクションに加え，gain of functionの系として，トランスジェニックスマウス，loss of functionの系としてgene targetingの方法を併用しながら遂行する必要がある．また事実1993年現在，これらのテクニックを使用した研究が数か所の研究室で進められており，まもなくこれらの結果が発表され

るであろう． 〔黒崎知博〕

文献

1) Unkeless JC, Scigliano E, Freedman VH: Structure and function of human and murine receptors for IgG. Annu Rev Immunol 6: 251-281, 1988.
2) Ravetch JV, Anderson CL: FcγR family: proteins, transcripts, and genes. In: Fc Receptors and the Action of Antibodies, 211-235 (ed by Metzger H), p1, American Society for Microbiology, Washington DC, 1990.
3) Qiu WQ, de Bruin D, Brownstein BH, Pearse R, Ravetch JV: Organization of human and mouse low-affinity FcγR genes: duplication and recombination: Science 248: 732-735, 1990.
4) Ravetch JV, Luster AD, Weinshank R, Kochan J, Pavlovec A, Portnoy DA, Hulmes J, Pan Y-CE, Unkeless JC: Structural heterogeneity and functional domains of murine immunoglobulin G Fc receptors. Science 234: 718-725, 1986.
5) Lewis VA, Koch T, Plutner H, Mellman I: A complementary DNA clone for a macrophage-lymphocyte Fc receptor. Nature 324: 372-375, 1986.
6) Hibbs ML, Walker ID, Kirszbaum L, Pietersz GA, Deacon NJ, Chambers GW, McKenzie IFC, Hogarth PM: The murine Fc receptor for immunoglobulin: Purification, partial amino acid sequence, and isolation of cDNA clones. Proc Natl Acad Sci USA 83: 6980-6984, 1986.
7) Allen JM, Seed B: Isolation and expression of functional high-affinity Fc receptor complementary DNAs. Science 243: 378-381, 1989.
8) Brooks DG, Qiu WQ, Luster AD, Ravetch JV: Structure and expression of human IgG FcR II (CD32). J Exp Med 170: 1369-1385, 1989.
9) Ravetch JV, Perussia B: Alternative membrane forms of FcγR III(CD16) on human natural killer cells and neutrophils. J Exp Med 170: 481-497, 1989.
10) Scallon BJ, Scigliano E, Freedman VH, Miedel MC, Pan Y-CE, Unkeless JC, Kochan JP: A human immunoglobulin G receptor exists in both polypeptide-anchored and phosphatidylinositol-glycan-anchored forms. Proc Natl Acad Sci USA 86: 5079-5083, 1989.
11) Huizinga TWJ, van Kemenade F, Koenderman L, Dolman KM, von dem Borne AEGKr, Tetteroo PAT, Roos D: The 40-kDa Fcγ receptor (FcγR II) on human neutrophils is essential for the IgG-induced respiratory burst and IgG-induced phagocytosis. J Immunol 142: 2365-2369, 1989.
12) Huizinga TWJ, Dolman KM, van der Linden NJM, Kleijer M, Nuijens JH, von dem Borne AEGKr, Roos D: Phosphatidylinositol-linked FcγRIII mediates exocytosis of neutrophil granule proteins, but does not mediate initiation of the respiratory burst. J Immunol 144: 1432-1437, 1990.
13) Debets JMH, van de Winkel JGJ, Ceuppens JL, Dieteren IEM, Buurman WA: Cross-linking of both FcγRI and FcγRII induces secretion of tumor necrosis factor by human monocytes, requiring high affinity Fc-FcγR interactions. J Immunol 144: 1304-1310, 1990.
14) Miettinen HM, Rose JK, Mellman I: Fc receptor isoforms exhibit distinct abilities for coated pit localization as a result of cytoplasmic domain heterogeneity. Cell 58: 317-327, 1989.
15) Graham IL, Gresham HD, Brown EJ: An immobile subset of plasma membrane CD11b/CD18 (Mac-1) is involved in phagocytosis of targets recognized by mustiple receptors. J Immunol 142: 2352-2358, 1989.
16) Ra C, Jouvin M-HE, Blank U, Kinet J-P: A macrophage Fcγ receptor and the mast cell receptor for IgE share and identical subunit. Nature 341: 752-754, 1989.
17) Lanier LL, Yu G, Phillips JH: Co-association of CD3ζ with a receptor (CD16) for IgG Fc on human natural killer cells. Nature 342: 803-805, 1989.
18) Kurosaki T, Ravetch JV: A single amino acid in the glycosyl phosphatidyl-inositol attachment domain determines the membrane topology of FcγR III. Nature 342: 805-807, 1989.
19) Cassatella MA, Anegon I, Cuturi MC, Griskey P, Trinchieri G, Perussia B: FcγR (CD16) interaction with ligand induces Ca^{2+} mobilization and phospho-inositide turnover in human natural killer cells. J Exp Med 169: 549-567, 1989.
20) Fanger MW, Shen L, Graziano RF, Guyre PM: Cytotoxicity mediated by human Fc receptors for IgG. Immunol Today 10: 92-99, 1989.
21) Clarkson SB, Kimberly RP, Valinsky JE, Witmer MD, Bussel JB, Nachman RL, Unkeless JC: Blockade of clearance of immune complexes by an anti-Fcγ receptor monoclonal antibody. J Exp Med 164: 474-489, 1986.
22) Huizinga TWJ, van der Shout CE, Jost C, Klaassen R, Kleijer M, von dem Borne AEGKr, Roos D, Tetteroo PAT: The PI-linked receptor FcγRIII is released on stimulation of neutrophils. Nature 333: 667-669, 1988.
23) Selvaraj P, Rosse WF, Silber R, Springer TA: The major Fc receptor in blood has a phos-

phatidylinositol anchor and is deficient in paroxysmal nocturnal haemoglobinuria. *Nature* **333** : 565-567, 1988.
24) Odin JA, Edberg JC, Painter J, Kimberly RP, Unkeless JC : Regulation of phagocytosis and $[Ca^{2+}]_i$ flux by distinct regions of an Fc receptor. *Science* **254** : 1785-1788, 1991.
25) Spruyt LL, Glennie MJ, Beyers AD, Williams AF : Signal transduction by the CD 2 antigein in T cells and NK cells. Requirement for expreesion of functional TCR or binding of antibody Fc to the Fc receptor, Fc γ RIIIA (CD 16). *J Exp Med* **174** : 1407-1415, 1991.
26) Wirthmueller u, Kurosaki T, Murakami,MS, Ravetch JV : signal transdnction of FcgR III (CD 16) is mediated tkrough the γchain. *J Exp Med* (in press), 1992.
27) Kurosaki T, Gander I, Ravetch JV : A subunit common to an IgG Fc receptor and the T-cell receptor mediates assembly through different interactions. *Proc Natl Acad Sci USA* **88** : 3837-3841, 1991.
28) Anderson P, Caligiuri M, O'Brian C, Manley T, Ritz J, Schlossman SF : FcγR III (CD 16) is included in the ζ NK receptor complex expressed by human natural killer cells. *Proc Natl Acad Sci USA* **87** : 2274-2278, 1990.
29) Orloff DG, Rac C, Frank SJ, Klausner RD, Kinet J-P : The ζ and η chains of the T cell receptor and the γ chain of Fc receptors form a family of disulfide-linked dimers. *Nature* **347** : 189-191, 1990.
30) Romeo C, Amiot M, Seed B : Sequence requirements for induction of cytolysis by the T cell antigen/Fc receptor ζ chain. *Cell* **68** : 889-897, 1992.
31) Irving BA, Chan AC,Weiss A : Functional characterization of a signal transducing motif present in the T cell antigen receptor zeta chain. *J Exp Med* **177** : 1093-1103, 1993.
32) Chan AC. Iwashima M, Turck CW, Weiss A : ZAP-70 : a 70 Kd protein-tyrosine kinase that accociates with the TCR ζ chain.*Cell* **71** : 649-662, 1992.

4.6 Fcεレセプター

Fcレセプターは細胞膜上にあって抗体のFc部分を特異的に認識し，結合する．この結合によってレセプター間のクロスリンクが起こり，細胞内へのシグナル伝達が開始されて，抗体特異的な細胞機能が発揮されるので，Fcレセプターは生体における抗原抗体反応上きわめて重要な役割を担っているといえよう．

IgEのFc部分に対するレセプターには親和性の異なる2種類の存在が知られている（図4.19）．FcεレセプターI（FcεRI）は高親和性のレセプターでIgE依存性のI型アレルギー反応に深く関与している．最近，遺伝子クローニングによりレセプターの全貌が明らかにされつつある[1,2]．FcεレセプターII（FcεRII）は低親和性のIgEレセプターであると同時に，B細胞の分化抗原として知られていたCD23と同一分子であることが複数の施設における遺伝子クローニング[3,4,5]の結果明らかになった．また，IgE抗体産生の制御物質として従来から報告されていたIgE結合因子（IgE-BF）[6,7]もFcεRIIと深く関係しており，FcεRIIの細胞外部分がタンパク分解によって遊離して生じたものが可溶性のIgE-BFであることもわかった．生体におけるFcεRIIの役割に関してはいまだ不明な点が多いが，アレルギーを初めとした各種疾患の診断・治療への利用に向けて解析が続けられている．

a. 同　　　定

^{125}IでラベルしたIgEによるbinding assayによって親和性の異なる2種のレセプターが同定された．$Ka=1\times10^8\sim1\times10^9 M^-$の高親和性のものが以前より知られていたIgEのFcレセプターすなわちFcεRIで，それよりも親和性の低いレセプター（$Ka=1\sim5\times10^7 M^-$）が新たに知られたFcεRIIである．

b. 分子的性質

FcεRIはα鎖（分子量35 kDa），β鎖（分子量33 kDa）と2本のγ鎖（分子量9 kDa）よりなる4量体構造を呈し，α鎖の細胞外部分がIgEと結合する．β鎖は4個の細胞膜部分をもち，レセプター全体で計7個の細胞膜部分を有する（図4.20 A）．このような構造はアドレナリンレセプター，ムスカリン・アセチルコリンレセプター，ロドプシンなどの細胞膜レセプターと共通している（これはGTP結合タンパクと関連したレセプターに共通の構造である）．α鎖はイムノグロブリンスーパーファミリーの一員で，他のFcレセプターとも相同性が高く（図4.20 B），なかでもマウスFcγRIIa，ヒトFcγRIIIとはとくによく似ている．また，γ鎖とT細胞レセプター複合体のζサブユニットとの高い相同性も報告[8]されており，FcεRIのβ・γ鎖とT細胞レセプター複合体のγ，δ，ζの間にも共通のモチーフ配列がみいだされている．

一方，FcεレセプターII（FcεRII）は321個の

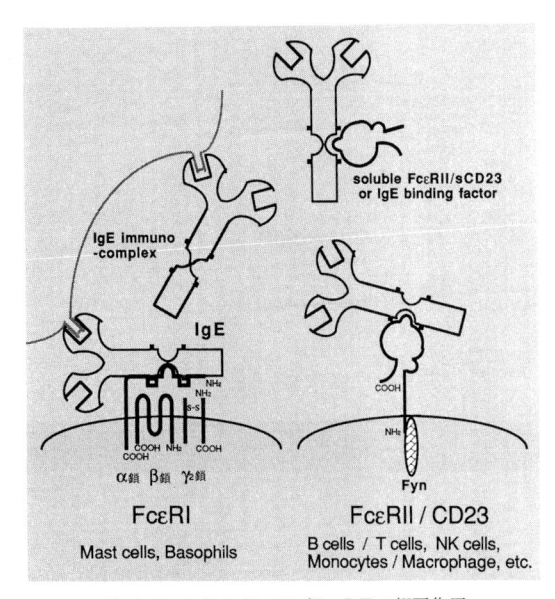

図4.19　IgEとFcεRI/FcεRIIの相互作用

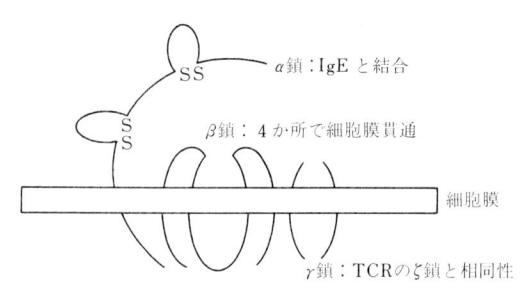

図 4.20A　FcεレセプターI の 4 量体構造（文献 1 参照）

α鎖：IgE と結合
β鎖：4 か所で細胞膜貫通
細胞膜
γ鎖：TCR のζ鎖と相同性

イムノグロブリンスーパーファミリー

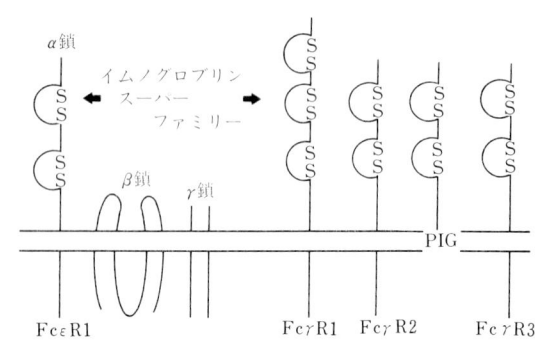

FcεR1　　FcγR1　FcγR2　FcγR3

図 4.20B　Fc レセプターファミリー（文献 2 より改変）

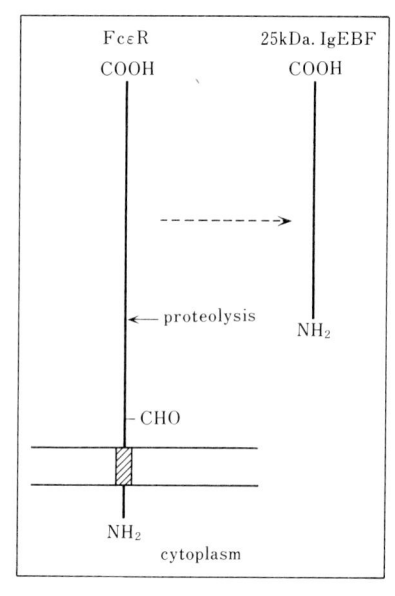

図 4.21　FcεレセプターII および IgE-BF

アミノ酸よりなり，他の FC レセプターとは異なり Ig スーパーファミリーに属さず，N 末を細胞内に C 末を細胞外にもつ非常にユニークな方向性を示す分子量約 43kDa の膜貫通型糖タンパクである（これは，トランスフェリンレセプターやアシアロ糖タンパクレセプターと同じで，多くの膜タンパクとは逆向きである）（図 4.21）．また，アシアロ糖タンパクレセプター，チキンヘパティクレクチン（chiken hepatic lectin），ラットマンノース結合タンパク C などの動物レクチンと相同性が高く（図 4.22），さらにフィブロネクチンの細胞接着にかかわるドメインとして知られる RGDS シークエンスとは逆方向であるが，同じ効果を果たすと思われる SDGR シークエンスを C 末端側に有していることから，IgE に対する低親和性レセプターとしての機能だけでなく，接着分子としても何らかの役割を果たしていると示唆されている．

FcεRII は遺伝子クローニングの結果，B リンパ球活性化抗原である CD 23 と同一分子であることが明らかにされた[10]．また，Yokota ら[11]は FcεRII の遺伝子産物にはある種の分化階段（μ/

図 4.22　FcεレセプターII とアニマルレクチンのホモロジー
HFceR：ヒト FcεレセプターII，HASGPR：ヒトアシアログリコプロテインレセプター，RASGPR：ラットアシアログリコプロテインレセプター，CHL：チキンヘパチックレクチン，MBP：ラットマンノース結合タンパク C

δ-double positive）にあるBリンパ球上に構成的に発現しているFcεRIIaと，リンパ球やマクロファージ，好酸球などにIL-4によって誘導されるFcε-RIIbの2種類が存在していることを明らかにするとともに，これらは細胞内領域の一部のアミノ酸配列のみが異なっていることを明らかにした．

FcεRII/CD 23は膜結合型のレセプター分子（membrane bound form）としてだけでなく，その細胞外部分（extracellular region）の一部が，タンパク分解によって細胞外へ遊離した可溶型CD 23（soluble-CD 23あるいはIgE結合因子（IgE-binding factor））として血清中やある種の細胞株の上清中に存在していることも知られている．

c. レセプター後のシグナル伝達

レセプター後のシグナル伝達に関しては，詳細はいまだ不明な点も多いが，FcεRIのクロスリンクにより，β鎖とγ鎖のチロシンリン酸化の促進が生じること[34]や，FcεRIのγ鎖とFcγRとの会合[35]などが報告されており，次第に解明されつつある．筆者らはFcεRIIに関してFcεRII cDNAを遺伝子導入した細胞株YT（YTSER）においてIL-2レセプター/p 55（Tac）発現が増強されており，抗FcεRIIモノクローナル抗体H 107と2次抗体でのクロスリンキングによりさらにIL-2レセプター/p 55発現が増強されることを示した[12]．さらに，YTSERにおいてはFcεRIIがYT細胞に存在するチロシンキナーゼと複合体を形成していることを発見しており[18]，FcεRIIを介したシグナル伝達が存在することが示唆される．

また，Kolbら[12,13]はヒト末梢血より精製したBリンパ球や単球を抗CD 23抗体を用いて刺激することにより，細胞内でのcAMP濃度の亢進を明らかにしており，筆者らの結果とともにFcεRII/CD 23を介する細胞内へのシグナル伝達におけるさらに詳細な機構解明が期待される．

d. 発現および機能の調節

正常Bリンパ球上のFcεRIIはIL-4によってmRNAが増加し，γインターフェロン（γ-IFN）によって減少するが，単球系細胞株U 937においてはIL-4とγIFNの双方がFcεRIImRNAを増加させる[13]．つまり正常Bリンパ球とU 937とではFcεRIIの発現の制御のされかたが異なり，とくにγ-IFNは反対の作用を示している．このことは，FcεRII/CD 23の発現がリンホカインによって調節を受け，その調節の様式が細胞種あるいはその分化段階によって異なっている可能性を示唆している．また筆者らは，U 937をopsonized zymosanで刺激すると貪食能の亢進とともに，FcεRII/CD 23発現の増強が起こり，この増強にはFcγRI/CD 64が関与していることをみいだしている[31]．そのほかフィトヘモアグルチニン（PHA），フォルボーエステル（PMA）などのマイトジェン，好酸球遊走因子であるPAF（platelet activating factor）によってもFcεRIIの発現は増強し，デキサメサゾン，TGF-βによって低下する[13〜15]．

FcεRIの制御機構に関してはまだ不明である．

e. 分　　布

FcεRIはマスト細胞と好塩基球にのみ存在していると思われていたが，最近，表皮Langerhans細胞にも発現していることが明らかになった[32,33]．FcεRII/CD 23はT・Bリンパ球，マクロファージ，好酸球，血小板に存在する．そのほかにFcεRIIはリンパ節の樹枝状細胞にも存在することが知られている．Tリンパ球のFcεRIIに関しては，従来HTLV-IやHTLV-IIIなどのウイルスに感染したTリンパ球における発現は確立していたが，正常Tリンパ球におけるFcεRII発現については若干の異論もあった．最近，筆者らはマイトジェンによって誘導したTリンパ球のFcεRIImRNAを*in situ* hybridization法を用いてsingle cellレベルで確認しえた[19]（同様のsingle cellレベルでのT細胞FcεRIIの確認は他の研究室からも報告されている（Prinzら[16]））．この発現にはBリンパ球の直接の接触が必要である．

f. 生理的意義および病態的意義

FcεRI は I 型アレルギー反応の開始に重要な役割を担っている。FcεRI のクロスリンキングにより刺激が伝達され，ヒスタミン，ECF-A (eosinophil chemotactic factor of anaphylaxis)，NCF-A (neutrophil chemotactic factor of anaphylaxis) などが脱顆粒とともにマスト細胞，好塩基球から放出される．また活性化された細胞はロイコトリエン，プロスタグランジンなどを生成し，これら各種のケミカルメディエーターが炎症細胞を動員し，炎症反応を惹起する．

FcεRII/CD 23 も，抗 CD 23 抗体が IgE 産生を抑える[19]など IgE に依存したアレルギー反応への関与が示唆されており，とくに単球や好酸球の FcεRII/CD 23 は細胞の活性化，モノカイン産生や好酸球特異顆粒の放出に重要な役割を果たしていると思われる．また，IgE 産生調節に加えて T 細胞に対する抗原提示にも関与している[22]ことも報告されている．EB (Epstein-Barr) ウイルスと FcεRII/CD 23 との関係はよく知られているが，最近，このウイルスのレセプターである補体レセプター 2 (CR 2/CD 21) が本分子の IgE 以外の第 2 の natural ligand であることが明らかにされた[23]．その結果，CD 23 はアレルギー反応と炎症反応の両者に密接に関与し，EB ウイルス感染機構にも関係するレセプター分子として，新たな興味がもたれる．

一方，膜結合型 CD 23 から，ある種のサイトカイン様機能を有した可溶型 CD 23 として放出され，① germinal centre B cell の分化と生存率を向上させる[24]，② 胸腺での未熟な T 細胞の分化を促進させる[25]，③ 単球の遊走能を阻害する[25]などのさまざまな活性報告がなされており，膜結合型レセプターとともに複雑な生体内免疫応答において非常に多機能な役割を担っていることが示唆される．

また，臨床での知見としては血清中の可溶型 CD 23 の一部は IgE と複合体を形成して存在し，アレルギー患者においてその割合が減少しているとの報告もあり，可溶型 CD 23 のアレルギー治療への応用も今後試みられるであろう．また，ELISA による血清中の可溶型 CD 23 の測定により，とくに小児においてはアレルギー児は非アレルギー児よりも有意に高値を示した[27]．さらに興味深いことに，RA（関節リウマチ），SLE（全身紅斑性狼瘡）などの自己免疫疾患患者での CD 23 を発現している細胞の割合と血清中の可溶型 CD 23 値はともに健常人よりも有意に高く，またその値が疾患の活動度と相関するらしいとの報告[28,29]とともに，免疫抑制剤投与による肝移植後の患者血漿中において EB ウイルス感染症の発症とともに可溶型 CD 23 の値が急激に上昇することが報告されている[30]．これらの結果は，可溶型 CD 23 の診断的価値を示唆するのみならず，FcεRII/CD 23 の生体内における未知の役割をも考えさせ，今後の展開が期待される．

〔前川典子，河邊拓己，細川　宏，淀井淳司〕

文　献

1) Blank U, Ra C, Miller L, White K, Metzger H, Kinet JP : Complete structure and expression in transfected cells of high affinity IgE receptor. *Nature* **337** : 187-189, 1989.
2) Kinet JP : Antibody-Cell Interactions : Fc Receptors. *Cell* **57** : 351-354, 1989.
3) Kikutani H, Inui S, Sato R, Barsumian EL, Owaki H, Yamasaki K, Kaisho T, Uchibayashi N, Hardy RR, Hirano T, Tsunasawa S, Sakiyama F, Suemura M, Kishimoto T : Molecular Strukture of Human Lymphocyte Receptor for Immunoglobulin E. *Cell* **47** : 657-665, 1986.
4) Ikuta K, Takami M, Kim CH, Honjo T, Miyoshi T, Tagaya Y, Kawabe T, Yodoi J : Human lymphocyte Fc receptor for IgE. *Proc Natl Acad Sci USA* **84** : 819-823, 1987.
5) Ludin C, Hofstetter H, Sarfati M, Levy CA, Suter U, Alaimo D, Kilcherr E, Frost H, Delespesse G : Cloning and expression of the cDNA coding for a human lymphocyte IgE receptor. *EMBO J* **6** : 109-114, 1987.
6) Ishizaka K, Yodoi J, Suemura M, Hirashima M : Isotype-specific regulation of the IgE response by IgE-binding factors. *Immunol Today* **4** : 192-196, 1983.
7) Yodoi J, Ishizaka K : Lymphocytes bearing Fc receptors for IgE. IV. Formation of IgE binding Factor by rat T lymphocytes. *J Immunol* **124** : 1322-1329, 1980.
8) Miller L, Blank U, Metzger H, Kinet JP : Expres-

sion of high-affinity binding of human immunoglobulin E by transfected cells. *Science* **244**: 334-337, 1989.
9) Gordon J, Romo LF, Cairns JA, Millsum MJ, Lane PJ, Johnson GD, MacLennan ICM: CD23: a multi-functional receptor/lymphokine? *Immunol Today* **10**: 153-157, 1989.
10) Yukawa K, Kikutani H, Owaki H, Yamasaki K, Yokota A, Nakamura H, Barsumian EL, Hardy RR, Suemura M, Kishimoto T: A B cell-specific differentiation antigen, CD23 is a receptor for IgE on lymphocytes. *J Immunol* **138**: 2576-2580, 1987.
11) Yokota A, Kikutani H, Tanaka T, Sato R, Barsumian L, Suemura M, Kishimot T: Two species of human Fcε receptor 2. *Cell* **55**: 611-618, 1988.
12) Kolb JP, Abadie A, Paul-Eugene N, Capron M, Sartifi M, Dugas B, Delespesse G: Ligation of CD23 triggers cyclic AMP generation in human B lymphocytes. *J Immunol* **150**: 4798-4809, 1993.
13) Paul-Eugene N, Kolb PJ, Abadie A, Gordon J, Delespesse G, Sarfati M, Mencia-Huerta JM, Braquet P, Dugas B: Ligation of CD23 triggers cAMP generation and release of inflammatory mediators in human monocytes. *J Immunol* **149**: 3066-3071, 1992.
14) Maeda Y, Hosoda M, Kawabe T, Irimajiri K, Horiuchi A, Yodoi J: Signal transduction through Fcε R2/CD23: Induction of IL-2R/p55 by stimulation of Fcε R2/CD23. Leucocyte Typing IV, p 79, Oxford Univ Press, 1090.
15) Kawabe T, Takami M, Hosoda M, Maeda Y, Sato S, Mayumi M, Mikawa H, Arai K, Yodoi J: Regulation of Fcε R2/CD23 gene expression by cytokines and specific ligands. *J Immunol* **141**: 1376-1382, 1988.
16) Mayumi M, Kawabe T, Kim KM, Heike T, Katamura K, Yodoi J, Mikawa H: Regulation of Fcε-receptor expression on a human monoblast cell line U937. *Clin Exp Immunol* **71**: 202-206, 1988.
17) Tanaka M, Lee K, Yodoi J, Saito H, Iwai Y, Kim KM, Morita M, Mayumi M, Mikawa H: Regulation of Fcε receptor 2 (CD23) expression on a human eosinophilic cell line Eol-3 and a human monocytic cell line U937 by transforming growth factor β. *Cell Immunol* **122**: 96-107, 1989.
18) Prinz JC, Baur X, Mazur G, Rieber EP: Allergen-directed expression of Fc receptors for IgE on human T lymphocytes is modulated by interleukin 4 and interferon γ. *Eur J Immunol* **20**: 1259-1264, 1990.
19) Sarfati M, Delespesse G: Possible role of human lymphocyte receptor for IgE (CD23) or its soluble fragments in the *in vitro* synthesis of human IgE. *J Immunol* **141**: 2195-2199, 1988.
20) Sugie K, Kawakami T, Maeda Y, Kawabe T, Uchida A, Yodoi J: Fyn tyrosine kinase associated with FcεRII/CD23: possible multiple roles in lymphocyte activation. *Proc Natl Acad Sci USA* **88**: 9132-9135, 1991.
21) Kawabe T, Maekawa N, Maeda Y, Hosoda M, Yodoi J: Induction of FcεRII/CD23 on phytogemagglutinin-activated human peripheral blood T lymphocytes I. Evhancement by IL-2 and IL-4. *J Immunol* **147**: 548-553, 1991.
22) Kehry MR, Yamashita LC: Low-affinity IgE receptor (CD23) function on mouse B cells: Role in IgE-dependent antigen focusing. *Proc Natl Acad Sci USA* **86**: 7556-7560, 1989.
23) Aubry JP, Pochon S, Graber P, Jansen KU, Bonnefoy JY: CD21 is a ligand for CD23 and regulates IgE production. *Nature* **358**: 505-507, 1992.
24) Liu YJ, Cairns JA, Holder MJ, Abbot SO, Jansen KU, Bonnefoy JY, Gordon J, MacLennan ICM: Recombinant 25-KDa CD23 and interleukin 1α promote the survival of germinal center B cells: evidence for bifurcation in the development of centrocytes rescued from apoptosis. *Eur J Immunol* **21**: 1107-1104, 1991.
25) Mossalayi MD, Lecron JC, Dalloul AH, Sarfati M, Bertho JM, Hofstetter H, Delespesse G, Debrè P: Soluble CD23 (FcεRII) and Interleukin 1 synergistically induce early human thymocyte maturation. *J Exp Med* **171**: 959-964, 1990.
26) Flores-Rono L, Cairns JA, Millsum MJ, Gordon J: Soluble fragments of the low-affinity IgE receptor (CD23) inhibit the spontaneous migration of U 937 monocytic cells: neutlization of MIF-actrvity by a CD23 antibody. *Immunology* **67**: 547-549, 1989.
27) Kim KM, Nanbu M, Iwai Y, Tanaka M, Yodoi Y, Mayumi M, Mikawa H: Soluble low affinity Fc receptors for IgE in the serum of allergic and nonallergic children. *Pediatr Res* **26**: 49-53, 1989.
28) Kumagai S, Ishida H, Iwai K, Tsubata T, Umehara H, Ozaki S, Suginoshita T, Araya S, Imura H: Possible defferent mechanisms of B cell activation in systemic lupus erythematosus and rheumatoid arthritis: opposite expression of low-affinity receptors for IgE (CD23) on their peripheral B cells. *Clin Exp Immunol* **78**: 348-353, 1989.
29) Yoshitaka T, Nanba T, Kato N, Hori K, Inamoto T, Kumagai S, Yodoi J: Soluble FcεRII/CD23 in patients with Autoimmune diseases and EBV-related disorders: analysis with ELISA for soluble FcεRII/CD23. In: Immuno Method, Academic Press (in press).

30) Kato H, Inamoto T, Nakamura H, Furuke K, Uemoto S, Tanaka K, Ozawa K, Hori T, Yodoi J : Soluble CD23 as a sensitive marker for Epstein-Barr virus-related disorders after liver transplantation. *Transplantation* (in press).
31) Maekawa N, Satoh S, Kawabe T, Maeda Y, Hosoda M, Iwata S, Nakamura K, Klein E, Okada H, Yodoi J : Enhancement of FcεRII/CD23 expression on U937 cells with opsonized zymosan : the requierement of a FcγRI/CD64 mediated signal associated phagocytosis. *Mol Immunol* (in press).
32) Bieber T, Salle H, Wollenberg JH, Chizzonite R, Ring J, Hanau D, Salle C : Human epidermal Langerhans cells express the high affinity receptor for immunoglobrin E(FcεRI). *J Exp Med* **175** : 1285-1290, 1992.
33) Wang B, Rieger A, Kilgus O, Ochiai K, Maurer D, Födinger D, Kinet JP, Sting G : Epidermal Langerhans cells from normal human skin bind monomeric IgE via FcεRI. *J Exp Med* **175** : 1353-1365, 1992.
34) Paolini R, Jouvin MH, Kinet JP : Phosphorylation and dephosphorylation of the high affinity receptor for immunoglobrin E immediately after receptor engagement and disengagement. *Nature* **353** : 855-858, 1991.
35) Ra C, Jouvini MH, Blank U, Kinet JP : A macrophage Fcg receptor and the mast cell receptor for IgE share an identical subunit. *Nature* **341** : 752-754, 1989.

4.7 ナトリウムペプチドレセプター

ナトリウム利尿ペプチドシステムは少なくとも3種類の内因性リガンド，ANP，BNP，CNPと，3種類のレセプター，ANP-A，ANP-B，C（Clearance）レセプターより構成されており，その血圧，体液量調節系の分子機構の解明が急速に進んでいる[1,2]．

ナトリウム利尿ペプチドは主に膜型グアニル酸シクラーゼを活性化して，利尿，ナトリウム利尿，血管平滑筋の弛緩・増殖抑制などの生物作用を発現すると考えられている[3]．しかし最初にクローニングされたレセプター[4]は，グアニル酸シクラーゼ活性をもたずナトリウム利尿ペプチドのクリアランスに関与すると考えられるCレセプターであった．ナトリウム利尿ペプチドと同様に膜型グアニル酸シクラーゼを活性化するペプチドとしてすでにウニ精子の走化性因子であるresactやsperactが知られており，そのレセプターは膜型グアニル酸シクラーゼそのものであると報告されていた[5]．このresactレセプターのcDNAプローブを用いてクローニングされたラットの膜型グアニル酸シクラーゼがANP-Aレセプターであった[6]．ANP-BレセプターはANP-AレセプターのcDNAプローブを用いたクロスハイブリダイゼーションで同定されていた[7,8]．

本稿ではナトリウム利尿ペプチドレセプターサブタイプの話題を中心に，その局在，情報伝達機構の研究の現況についても述べる．

a. サブタイプ

ナトリウム利尿ペプチドに対して，性質の異なる2種類のレセプターの存在が報告されてきた[9,10]（表4.8）．1種類は，ANPとは高親和性で結合するが，ANPのN端，C端が欠如したアナログとの結合親和性が低く，グアニル酸シクラーゼと共役しているレセプターである[9]．ナトリウム利尿ペプチドの主要な生物作用はcGMPをセカンドメッセンジャーとして発現するため，このレセプターは biologically active receptor（Bレセプター）と呼ばれている．もう1種類は，ANPのN端，C端が欠如したアナログともANPと同等の親和性で結合するが，グアニル酸シクラーゼ活性をもたないレセプター[10,11]で，ナトリウム利尿ペプチドの血中からのクリアランスに関与すると考えられており[12]，Cレセプターと呼ばれている．

1988年，Lewickiらはウシ培養血管平滑筋細胞（VSMC）よりCレセプターcDNAのクローニングに成功し，Cレセプターは60kDaの糖タンパクのホモダイマーより構成されることを示した[4]．図4.23に示すようにCレセプターは1回膜

表4.8 ナトリウム利尿ペプチドレセプターの分類

	Bレセプター	Cレセプター
作用	生物作用	クリアランス？
グアニル酸シクラーゼドメイン	＋	－
プロテインキナーゼ様ドメイン	＋	－
ANP, C-ANF$_{4-23}$との結合親和性	ANP≫C-ANF$_{4-23}$	ANP≧C-ANF$_{4-23}$
分子量	120 kDa（1本鎖）	60 kDa×2（ホモダイマー型）
サブタイプ	ANP-Aレセプター ANP-Bレセプター	？

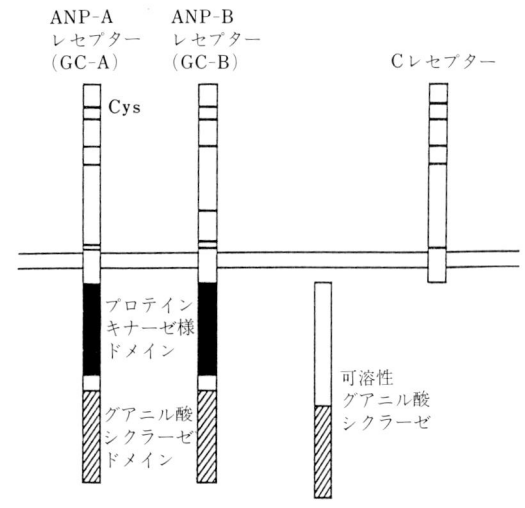

図4.23 ナトリウム利尿ペプチドレセプターの模式図

貫通型レセプターで，細胞内ドメインはわずか37個のアミノ酸より構成されている．このためCレセプターは細胞内情報伝達機構をもたないと考えられている．同様なクリアランスレセプターの存在はlow density lipoprotein[13]やトランスフェリン[14]でも報告されている．しかし，細胞内ドメインが短くとも，サイトカインレセプター[15]のように他のタンパクと共役して情報伝達を行う例もあり，今後の解析が注目される．

1989年，Garbersら[5]はウニ (*Arbacia purcutulata*) のresactレセプターが膜型グアニル酸シクラーゼそのものであることに注目し，その細胞内ドメインのcDNAプローブを用いてラット脳からBレセプターcDNAのクローニングに成功し，これをANP-Aレセプター（またはguanylate cyclase A；GC-A）と名づけた[6]．その後，ラット脳[7]，ヒト胎盤[8]からもう1種類のBレセプターcDNAがクローニングされ，ANP-Bレセプター（またはguanylate cyclase B；GC-B）と命名された．ANP-Aレセプター，ANP-Bレセプターはいずれも1回膜貫通型の1本鎖型タンパクで，その基本構造は非常に類似している（図4.23）．ラットANP-Aレセプターは120 kDaの糖タンパクで，細胞外ドメインはリガンドとの結合に関与し，ウシCレセプターと33%の相同性を有する．細胞内にはマウスのplatelet-derived growth factorレセプターのチロシンキナーゼドメインと31%の相同性をもつプロテインキナーゼ様ドメインと，ウシ可溶性グアニル酸シクラーゼと42%の相同性をもつグアニル酸シクラーゼドメインが存在する．ANP-BレセプターとANP-Aレセプターの相同性は細胞内のグアニル酸シクラーゼドメインで88%，プロテインキナーゼ様ドメインで63%と高く，細胞外ドメインでは44%と低値を示した．これは後述するレセプターのリガンド選択性の差を反映するものと考えられる．現在までのところ，Cレセプターのサブタイプは報告されていない．

グアニル酸シクラーゼドメインはナトリウム利尿ペプチドのセカンドメッセンジャーであるcGMP産生を行い，その生物作用発現に関与する．これに対してプロテインキナーゼ様ドメインは，リガンドがレセプターに結合していないときはグアニル酸シクラーゼを抑制し，リガンドの結合によりその抑制を解除してグアニル酸シクラーゼを活性化すると考えられている[16]．また，ANP-Aレセプターは多くの細胞膜表面に存在するレセプターとは対照的に，リガンドの結合により脱リン酸化を受けて脱感作されると提唱されている[17]．

b. リガンド選択性

3種類のリガンドANP，BNP，CNPの中で，BNPはANP，CNPと対照的にその1次構造のみならず，生物活性が種属間で著しく異なる．例えばヒトBNPはラットに投与してもほとんど降圧，利尿活性を示さないにもかかわらず[18]，ヒトに投与するとANPと同等の降圧，利尿活性を示す[19]．したがって，リガンドとレセプターの相互作用を検討する上では同種属のリガンドとレセプターを用いることが不可欠である．

図4.24 aにヒトCレセプターへの^{125}I-ANP結合に対するヒトANP，BNP，CNPのdisplacement curveを示す．ヒトCレセプターに対する結合親和性はANPが最も高く，ついでCNP，BNPの順で，BNPの結合親和性はANPの14分の1と低値を示した[20]．またラットのCレセプターにおいても本質的に同一の結果が得られた．筆者らはヒト，ラットでBNPの血中クリアランスがANPよりも遅いことを明らかにしたが[21]，その理由の1つとしてこのようなCレセプターに対する親和性の差が考えられる．

膜型グアニル酸シクラーゼそのものであるBレセプター（ANP-Aレセプター，ANP-Bレセプター）に対するリガンドの選択性は，そのcGMP産生能で評価できる．そこで筆者らはANP-Aレセプターを主に発現しているラット褐色細胞腫細胞（PC 12）と，ANP-Bレセプターが主要なBレセプターサブタイプであるラット培養VSMCにおけるラットのANP，BNP，CNPのcGMP産生能を検討した（図4.24）[20]．図4.24 bに示すようにANP-Aレセプターにおいては，ANPが最も

4.7 ナトリウム利尿ペプチドレセプター

強力に cGMP 産生を刺激し,ついで BNP も強力に cGMP 産生を刺激したが,CNP は cGMP 産生をほとんど刺激しなかった.一方,ANP-B レセプターにおいてはこれと対照的に CNP が最も強力に cGMP 産生を刺激し,ANP, BNP の cGMP 産生能は比較的弱かった(図 4.24 c).ヒト ANP-B レセプターにおいても同様の結果が報告されており[22].これらの結果から,ANP, BNP は ANP-A レセプターに選択性の高いリガンドであるのに対し,CNP は ANP-B レセプターに特異的なリガンドであることが証明された.ANP-B レセプターのクローニング直後にブタ BNP を用いて行われた解析からは,BNP が ANP-B レセプターに選択性が高いリガンドと考えられていた[8]が,同種属のリガンドとレセプターを用いた検討により CNP が ANP-B レセプターに特異的なリガンドであることが明らかとなった.現在までのところしかし,BNP に対して最も高親和性を示すレセプターはみいだされていない.BNP の生物作用は ANP-A レセプターを介して発現されるのみなのか,あるいは BNP に特異的なレセプターが存在するのかについては,今後の解明を待たねばならない.

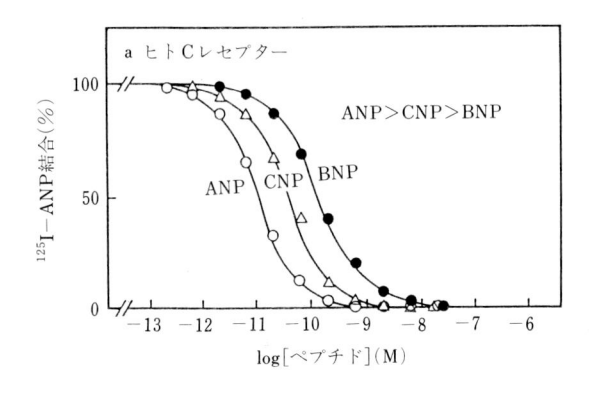

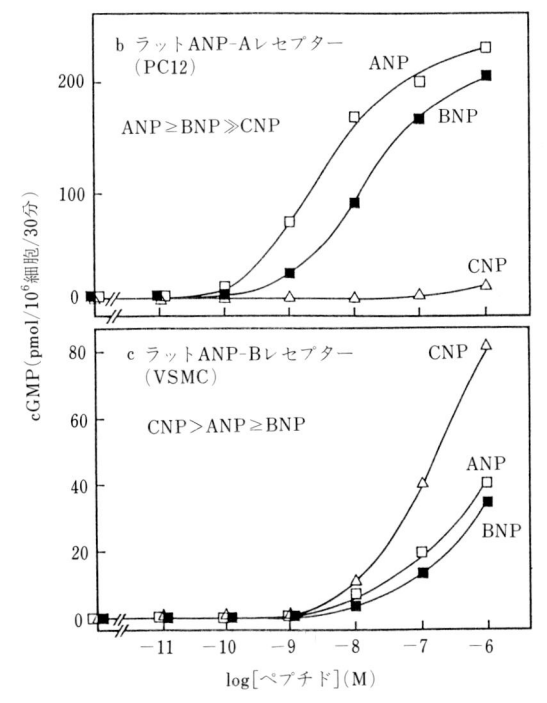

図 4.24 ナトリウム利尿ペプチドレセプターのリガンド選択性
(a) ヒト C レセプターと ^{125}I-ANP の結合に対するヒト ANP, BNP, CNP の displacement curve
(b) ラット褐色細胞腫細胞 (PC 12)
(c) ラット大動脈平滑筋細胞 (VSMC) におけるラット ANP, BNP, CNP の cGMP 産生能

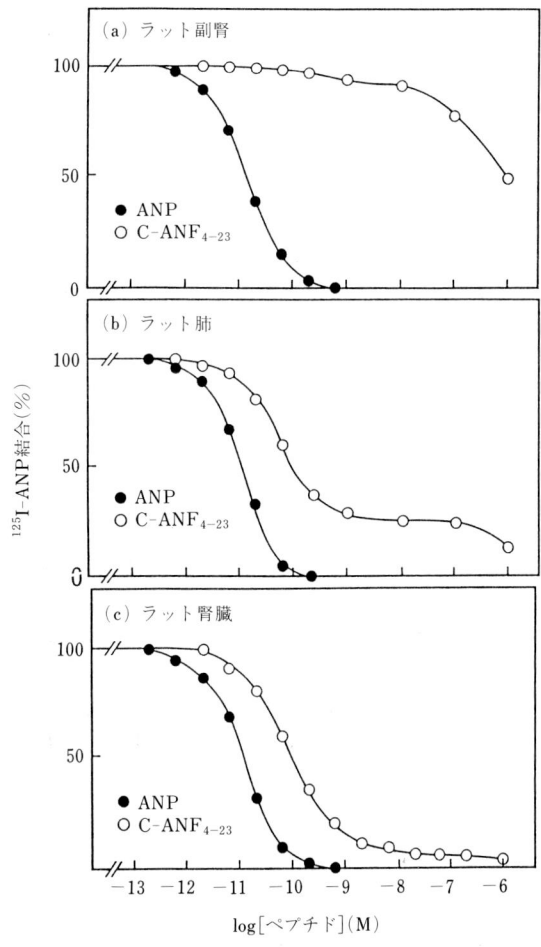

図 4.25 ラット組織における ^{125}I-ANP 結合に対する ANP, C-ANF$_{4-23}$ の displacement curve

c. 分布様式

レセプターサブタイプの局在部位の解析はナトリウム利尿ペプチドの作用機構の解明に重要な手掛かりを与える．ANP発見直後よりそのレセプターが腎臓，肺，副腎，血管などに多量に存在すること，ほかに中枢神経系，脈絡叢，胎盤などにも分布することが明らかにされてきた．

C-ANF$_{4-23}$はCレセプターに特異的に結合する合成リガンドで，Bレセプターへの結合親和性はCレセプターへの親和性の1000分の1以下である[12]．筆者らはラットにおけるナトリウム利尿ペプチドの主要な標的臓器である副腎，肺，腎でレセプターと^{125}I-ANPの結合に対するANPとC-ANF$_{4-23}$のdisplacement curveを検討し，CレセプターとBレセプターの組成を求めた[23]．図4.25 aに示すように副腎ではC-ANF$_{4-23}$にきわめて低親和性のBレセプターが90％以上を占めた．一方，肺，腎では（図4.25 b, c）C-ANF$_{4-23}$が高親和性で結合するCレセプターが大部分を占め，レセプター組成が組織間で著しく異なることが示された．広瀬らは，ウシCレセプターに対する抗血清を用いた免疫組織学的検討により，肺の肺胞上皮と血管平滑筋，腎の糸球体上皮細胞（podocyte）にCレセプターが存在すると報告している[24]．

ANP-AレセプターあるいはANP-Bレセプターのみに特異性の高いリガンドや抗体はまだ開発されておらず，これらのレセプターのタンパクレベルでの局在は明らかにされていない．図4.26に特異的cDNAプローブを用いてヒト組織における3種類のレセプターのmRNA発現をノーザンブロット法で解析した結果を示す[25]．ANP-AレセプターmRNAは肺，腎で大量に発現し，副腎，十二指腸，結腸，胎盤でも検出されたが，肝では認められなかった．一方，ANP-BレセプターmRNAは肺，腎，副腎，結腸，胎盤では検出されたが，肝および十二指腸では検出されず，ANP-AレセプターとANP-BレセプターのmRNA比は組織間で異なることが証明された．CレセプターmRNAは主に肺と腎に認められ，それ以外では副腎，十二指腸，結腸で微量検出されるのみであり，前述のタンパクレベルでの解析と一致した．

また筆者らは種々の培養細胞における3種類のレセプターの発現をノーザンブロット法，結合実験，cGMP産生能で検討し，ブタ腎上皮細胞（LLC-PK$_1$），PC 12では主にANP-Aレセプターウシ培養内皮細胞ではANP-AレセプターとCレセプターが，一方ヒトメサンギウム細胞では

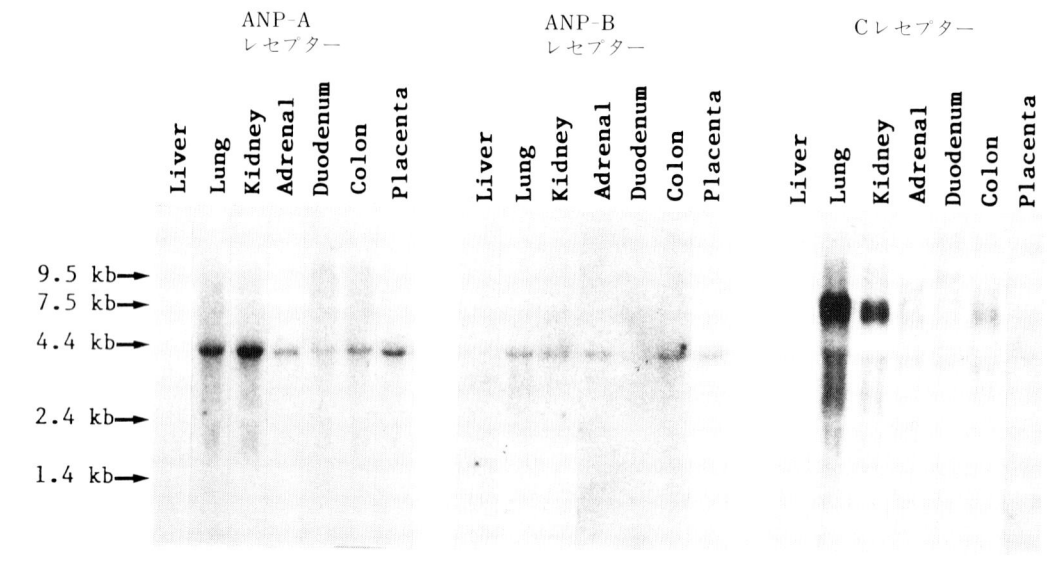

図 4.26 ナトリウム利尿ペプチドレセプターmRNAのヒト組織における発現

主にANP-BレセプターとCレセプターが発現していることを明らかにした[26]．このように3種類のレセプターは広範にかつ異なった特異性をもって分布している．

さらに筆者らはVSMCにおけるレセプターの発現を検討し，病態生理的に興味深い現象を観察した．VSMCはナトリウム利尿ペプチドファミリーの主要な標的細胞の1つであり，またその条件により2つのphenotypeをとることが知られている[27]．生体血管の中膜VSMCは筋線維の豊富な「収縮型」のphenotypeを示すのに対し，胎生期血管や動脈硬化巣のVSMCあるいは培養VSMCでは収縮能がなく，増殖能，細胞外基質合成能が亢進した「合成型」のphenotypeをとる．筆者らはVSMCのphenotypeによるナトリウム利尿ペプチドレセプター発現の変化を検討し，図4.27に示すように収縮型の中膜VSMCではANP-Aレセプターが主に発現しているのに対して，合成型の培養VSMCではANP-BレセプターとCレセプターの発現が亢進しANP-Aレセプターの発現が著減すること，すなわちVSMCの収縮型から合成型へのphenotypeの変化に伴いナトリウム利尿ペプチドレセプターのサブタイプスイッチが起こることを明らかにした[28]．著者らはまた

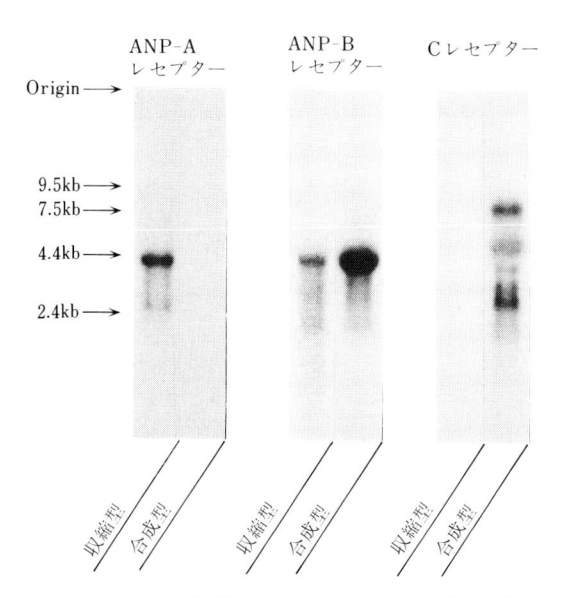

図4.27 大動脈平滑筋細胞の各phenotypeにおけるナトリウム利尿ペプチドレセプターmRNAの発現

ANP-Bレセプターに特異的なリガンドで主に中枢神経系に存在すると考えられていたCNPが内皮細胞において産生されることを発見し，さらに動脈硬化や高血圧に伴う血管壁の再構築における意義が注目されている増殖因子の1つであるTGF-βにより内皮細胞におけるCNPの生合成・分泌が強力に刺激されることを証明し，CNPが内皮由来の局所因子としてVSMCのトーヌスや増殖を調節する可能性を提唱している[29]．前述のように高血圧や動脈硬化における血管肥厚に際しVSMCのphenotypeは収縮型から合成型へと移行し，それに伴いANP-Bレセプターの発現が亢進すると考えられる．したがって，内皮細胞が産生するCNPがその特異的レセプターであるANP-Bレセプターを介してVSMCの増殖を抑制し血管病変の進展を防御する可能性が考えられ，VSMCにおけるナトリウム利尿ペプチドレセプターのサブタイプスイッチの病態生理的意義が注目される．

d. 細胞内情報伝達機構

ナトリウム利尿ペプチドファミリーはcGMPをセカンドメッセンジャーとしてその主な作用を発現する．しかし副腎皮質球状層におけるANPのアルドステロン分泌抑制のように細胞内cGMP濃度上昇のみでは説明できない生物作用も報告されており[30]，他の情報伝達機構も存在する可能性が残されている．

（1）グアニル酸シクラーゼ系

VSMCではcGMPがcGMP依存性キナーゼ（Gキナーゼ）を活性化し，細胞内Ca^{2+}濃度を低下させ，ミオシン軽鎖リン酸化を阻害することにより筋収縮を抑制すると考えられている．またcGMPが$Na^+/K^+/Cl^-$共役輸送機構を活性化して筋弛緩をもたらすとの報告[31]もあるが，その機序は不明である．腎髄質内側集合管上皮細胞ではcGMPがGキナーゼを介する機序と介さない機序でアミロライド感受性カチオンチャネルからのNa^+再吸収を抑制する[32]．ナトリウム利尿作用の少なくとも一部はこの再吸収抑制で説明できる．

Cレセプターも膜型あるいは可溶性グアニル酸

シクラーゼと共役して情報を伝達するとの報告もあるが[33,34]，統一された見解はまだ得られていない．

（2） その他の細胞内情報伝達機構

ナトリウム利尿ペプチドファミリーはアデニル酸シクラーゼ系には影響を与えないと報告するグループは多い[1]．これに対し，ANPがCレセプター，Giタンパクを介してアデニル酸シクラーゼを抑制する[35]，あるいはANPがcGMPを介してcAMP特異的ホスホジエステラーゼを活性化しcAMPを低下させる[36]と提唱するグループもある．

またcGMPやそのアナログである8-bromo-cGMPが血小板でPI代謝を抑制することは以前より知られていたが，摘出血管においてノルエピネフリンで刺激されたphosphatidil inositol 4,5-biphosphate（PIP_2）加水分解の亢進を，ANPがBレセプターを介して抑制するという報告がある[37]．逆に，培養VSMCでANPがCレセプターとGiタンパクを介してPI代謝を亢進する[38]という結果も報告されている．

グアニル酸シクラーゼ系以外の情報伝達機構への関与についてはいまだ定見が得られていない．

おわりに 最近数年間のナトリウム利尿ペプチド研究の進展は著しく，ANP-A，ANP-B，Cレセプターの cDNA がクローニングされた．さらにCNPの発見によりANPがANP-Aレセプターに特異性が高く，CNPがANP-Bレセプターに選択的リガンドであることが明らかとなった．内因性リガンドであるナトリウム利尿ペプチドが膜型グアニル酸シクラーゼを活性化するという情報伝達機構は高等動物ではそれまでみいだされていなかったまったく新しい系である．Garbersら[39]はANP-A，ANP-Bレセプターに引き続いて新たな膜型グアニル酸シクラーゼを同定し，それをGC-Cと名づけた．GC-Cはナトリウム利尿ペプチドと無関係で大腸菌などの産生するheat-stable enterotoxin のレセプターであり，近年その内因性リガンドも同定されている[40]．膜型グアニル酸シクラーゼによる情報伝達機構の解析は高等動物ではようやく始まったばかりであり，今後の重要な研究課題と考えられる．

ナトリウム利尿ペプチドシステムは少なくとも3種類のリガンドと3種類のレセプターよりなる複雑かつ巧妙な血圧，体液量調節系を構成している．しかし，未解決な問題も多く，レセプターのサブタイプ，細胞内情報伝達機構などを中心とした研究のいっそうの発展が期待される．

〔付 記〕

1） ナトリウム利尿ペプチドレセプター遺伝子の構造：ラットのANP-Aレセプター遺伝子は約17.5kbの大きさで22個のexonと21個のintronより構成されており[41]，exon 7が膜貫通領域を，exon 8〜15がプロテインキナーゼ様ドメインを，exon 16〜22がグアニル酸シクラーゼドメインをコードすると考えられている．またウシクリアランスレセプター遺伝子は85kb以上の大きさで8個のexonと7個のintronよりなり，exon 7,8が膜貫通領域をコードすると考えられている[42]．

2） レセプターの発現調節：培養VSMCや培養内皮細胞においてANPがcGMPを介してレセプターのdown-regulationを行うことが知られている．筆者らはさらに培養VSMC（主にANP-Bレセプターとクリアランスレセプターが発現している）においてナトリウム利尿ペプチドが主にANP-Bレセプターを刺激して細胞内cGMP濃度を上昇させることによりクリアランスレセプター遺伝子のdown-regulationを行うこと，これに対しANP-A，ANP-Bレセプターの遺伝子発現にはほとんど影響を与えないことを明らかにした[43]．心不全，高血圧，腎不全などの病態においては血中のANP，BNP濃度が上昇することが知られているので[1,21]，このようなクリアランスレセプターの選択的なdown-regulationによりANP，BNPの血中濃度が上昇してその利尿，降圧作用などが増強し，病態の改善方向に作用する可能性が考えられる． 〔菅 真一，中尾一和〕

文　献

1) Nakao K. Ogawa T, Suga S, et al : *J Hypertens* **10** : 907-912, 1992.
2) Nakao K, Ogawa Y, Suga S, et al : *J Hypertens* **10** : 1111-1114, 1992.
3) Winquest RJ, Faison EP, Waldman SA et al : *Proc Natl Acad Sci USA* **81** : 7661-7664, 1984.
4) Fuller F, Porter JG, Arfsten AE, et al : *J Biol Chem* **263** : 9345-9401, 1988.
5) Singh S, Lowe DG, Thorpe DS, et al : *Nature* **334** : 708-712, 1988.
6) Chinkers M, Garbers DL, Chang MS, et al : *Nature* **338** : 78-83, 1989.
7) Schulz S, Singh S, Bellet RA, et al : *Cell* **58** : 1155-1162, 1989.
8) Chang MS, Lowe DG, Lewis M, et al : *Nature* **341** : 68-72, 1989.
9) Kuno T, Andresen JW, Kamisaki Y, et al : *J Biol Chem* **261** : 5817-5823, 1986.
10) Scarborough RM, Shenk DB, McEnroe GA, et al : *J Biol Chem* **261** : 12960-12964, 1986.
11) Shimonaka M, Saheki T, Hagiwara H, et al : *J Biol Chem* **262** : 5510-5514, 1987.
12) Maack T, Suzuki M, Almedia FA, et al : *Science* **238** : 675-678, 1987.
13) Yomamoto T, Davis CG, Brown MS, et al : *Cell* **39** : 27-38, 1984.
14) McCelland A, Kuhn LC, Ruddle FH : *Cell* **39** : 267-274, 1984.
15) Taga T, Hibi M, Hirata Y, et al : *Cell* **58** : 573-581, 1989.
16) Chinkers M, Garbers DL : *Science* **245** : 1392-1394, 1989.
17) Potter LR, Garbers DL : *J Biol Chem* **267** : 14531-14534, 1992.
18) Kambayashi Y, Nakao K, Kimura H, et al : *Biochem Biophys Res Commun* **173** : 599-605, 1990.
19) 向山政志，中尾一和，菅　真一ほか：日本内分泌学会誌 **67** : 481, 1991.
20) Suga S, Nakao K, Hosoda K, et al : *Endocrinology* **130** : 229-239, 1992.
21) Mukoyama M, Nakao K, Hosoda K, et al : *J Clin Invest* **87** : 1402-1412, 1991.
22) Koller KJ, Lowe DG, Bennett GL, et al : *Science* **252** : 120-123, 1991.
23) 菅　真一，中尾一和，向山正志ほか：脈管学 **30** : 1239-1244, 1990.
24) Kawaguchi S, Ueda K, Ito T, et al : *J Histochem Cytochem* **37** : 1739-1742, 1989.
25) Hosoda K, Nakao K, Mukoyama M, et al : *Hypertension* **16** : 331, 1990.
26) Suga S, Nakao K, Mukoyama M, et al : *Hypertention* **19** : 762-765, 1992.
27) Schwartz SM, Compbell GR, Campbell JH : *Circ Res* **58** : 427-444, 1986.
28) Suga S, Nakao K, Kishimoto I, et al : *Circ Res* **71** : 34-39, 1992.
29) Suga S, Nakao K, Itoh H, et al : *J Clin Invest* **90** : 1145-1149, 1992.
30) Ganguly A, Chiou S, West LA, et al : *Biochem Biophys Res Commun* **159** : 148-154, 1989.
31) O'Donnell ME, Owen NE : *J Biol Chem* **261** : 15461-15466, 1986.
32) Light DB, Corbin JD, Stanton BA : *Nature* **344** : 336-339, 1990.
33) Ishido M, Fujita T, Shimonaka M, et al : *J Biol Chem* **264** : 641-645, 1989.
34) Féthière J, Meloche S, Nguyen T, et al : *Mol Pharmacol* **35** : 584-592, 1988.
35) Anand-Srivastava MB, Sairam MR, Cantin M : *J Biol Chem* **266** : 8566-8572, 1990.
36) Lee MA, West RE, Moss J : *J Clin Invest* **82** : 388-393, 1988.
37) Rapoport RM : *Circ Res* **58** : 407-410, 1986.
38) Hirata M, Chang CH, Murad F : *Biochim Biophys Acta* **1010** : 346-351, 1989.
39) Schulz S, Green CK, Yuen PST, et al : *Cell* **63** : 941-948, 1990.
40) Currie MG, Fok KF, Kato J, et al : *Proc Natl Acad Sci USA* **89** : 947-951, 1992.
41) Yamaguchi M, Rutledge LT, Garbetrs DL : *J Biol Chem* **265** : 20414-20420, 1990.
42) Saheki T, Mizuno T, Iwata T, et al : *J Biol Chem* **266** : 11122-11125, 1991.
43) Kishimoto I, Nakao K, Suga S, et al : *Am J Physiol* (in press).

4.8 エリスロポイエチンレセプター

特異な生物機能を獲得した成熟血液細胞には一定の寿命があり死滅するので，生体は成熟血液細胞を補給しなくてはならない．この成熟血液細胞の補給は，未分化な造血幹細胞の分化増殖による．図 4.28 は赤血球細胞の分化成熟過程およびエリスロポイエチン（erythropoietin, EPO）による赤血球産生制御機構を示す．EPO は赤血球分化過程の比較的後期段階にある CFU-E（colony forming units-erythroid）を標的細胞とし，その分化と増殖を促進する．成体では EPO は主に腎臓で生産される分子サイズ約 35000 の糖タンパク質であり，分子サイズの約 50% は糖鎖に起因する[1]．再生不良性貧血や腎性貧血などの場合を除き，血液中 EPO 濃度とヘモグロビンとの間には強い負の相関があり，EPO は赤血球生産速度を制御する最も重要なホルモンである[2]．赤血球量の変化は酸素供給量の変化として腎臓で感知され，腎での EPO の生産量が制御される．その結果，赤血球産生量が調節される．

従来は EPO の給源は主に再生不良性貧血患者尿であり[3]，その供給に限りがあるため EPO レセプターに関する研究がほとんど不可能であったが，組み換え型ヒト EPO が生産されるようになり[4~6]，レセプターを含む EPO の作用機構の研究が急速に進展している[7~15]．

a. 同　　　定

EPO と類似の作用を示す物質としては，IGF-I（insulin-like growth factor I）[16]，EDF（erythroid-differentiating factor）[17] が知られているが，いずれも EPO とは異なるレセプターに結合する．現在のところ，EPO レセプターに結合するアゴニストとしては，後に述べるマウスに赤白血病をひき起こすフレンドウイルスの env 遺伝子の産物 gp 55 がある．アンタゴニストは発見されていない．EPO レセプター同定用リガンドは ^{125}I-EPO[18]，^{35}S-EPO[19]，^{3}H-EPO[18] などが使用されているが，ほとんどの場合 ^{125}I-EPO が使用されている．細胞と ^{125}I-EPO とを 4～15°C で 3～12 時間インキュベートし，反応液を 10% ウシ血清アルブミンを含む緩衝液に重層し，遠心により細胞と遊離のリガンドとを分ける．内容物を遠心用チューブごと凍結し，細胞を含むチューブの先端部分を切断し，この部分の放射活性を測定する．100 倍以上の非標識リガンドを共存させ，同様な実験を行ったときに得られる放射活性を非特異的結合と

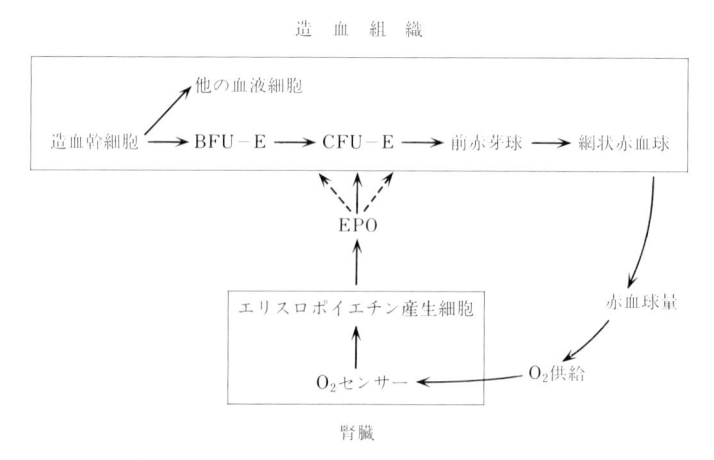

図 4.28 エリスロポイエチンによる赤血球産生の調節

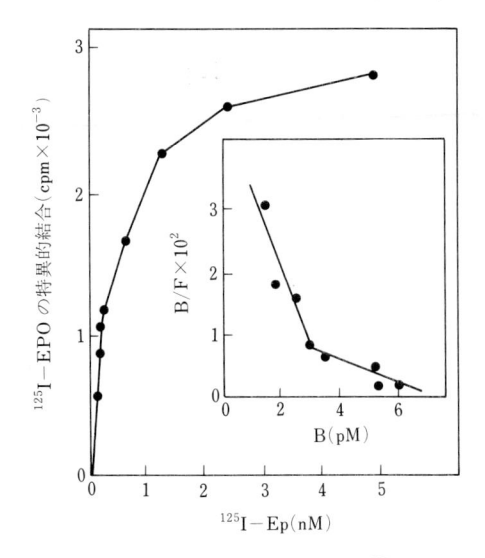

図 4.29 ヒト赤血球系細胞株（JK-1）への ^{125}I-EPO の結合

カッコ内は Scatchard プロットを示す．B は結合した ^{125}I-EPO，F は遊離の ^{125}I-EPO を示す．

し，この量を総結合量より差し引いた値を特異的結合とする．図 4.29 はヒト赤血球系細胞株（JK-1）と EPO との結合を解析した結果を示す[20]．Scatchard プロットは 2 相性を示し親和力の異なるレセプターの存在を示す．細胞 1 個あたり 110 個の高親和性部位（$Kd_1=60\,pM$, $150\,mU/ml$），400 個の低親和性部位（$Kd_2=400\,pM$）が存在する．カッコ内の値はレセプターと EPO との複合体の解離定数を示す．このように高親和性部位（$Kd_1=50\sim300\,pM$）と低親和性部位（$Kd_2=500\sim2000\,pM$）の存在がみられる場合と[20~22]，単一の親和性（$Kd=100\sim500\,pM$）の存在がみられる場合がある[7,21,23]．2 相性の原因およびその生理的意義は不明である．筆者らは，レセプター分子と相互作用する糖タンパク質が存在し，このタンパク質の糖鎖の存在が 2 相性の原因であることを示す結果を得た[53]．

b. 分子的性質

レセプターの分子的性質は，レセプターと ^{125}I-EPO との複合体を適当な架橋剤で共有結合させた架橋複合体（cross-linked product）を SDS ポリアクリルアミド電気泳動にかけることにより解析されている[18,22~25]．図 4.30 はマウスの赤血球系

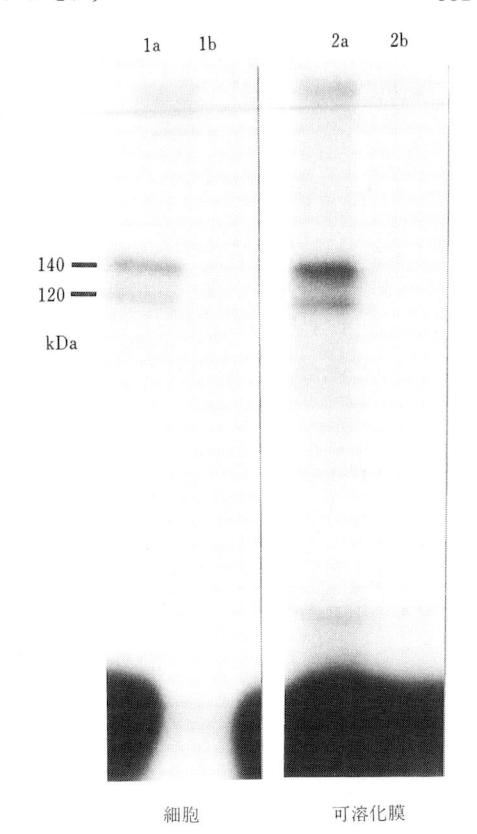

図 4.30 ^{125}I-EPO・レセプター架橋複合体の SDS ポリアクリルアミド電気泳動による解析

マウスの赤血球前駆細胞を使用した．左図（1 a, 1 b）は細胞に ^{125}I-EPO を結合させ，架橋剤により ^{125}I-EPO・レセプター架橋複合体を形成させる．細胞膜画分を調製し，架橋複合体を溶解し分析した．右図（2 a, 2 b）は細胞の代わりに可溶化した細胞膜を使用した．b は ^{125}I-EPO 結合の際に 200 倍の非標識 EPO を共存させた場合の結果である．

細胞株で得られた結果を示す[25]．分子サイズ 120 kDa と 140 kDa の 2 つの架橋複合体が検出される．細胞（図 4.30 左）および可溶化した細胞膜（図 4.30 右）で同じ結果が得られる．EPO の分子サイズ 35 kDa を差し引くとレセプターの分子サイズは 105 kDa および 85 kDa となる．ヒトの EPO レセプターについても同様な結果が得られている[20,26]．85 kDa のレセプターは 105 kDa レセプターのプロテアーゼによる部分分解産物とする報告もあるが完全な証拠はない[27]．また，分子サイズの異なる 2 つのレセプターの存在は，前述の親和力の異なるレセプターの存在を説明するものではない．単一の親和性を示す細胞でも分子サイズの異なるレセプターの存在が示されている[23]．

```
HUM  MDHLGASLWP QVGSLCLLLA GAAWAPPPNL PDPKFESKAA LLAARGPEEL LCFTERLEDL VCFWEEAASA
     ||||  |||  || |||||||  ||||||||| |||||||||| |||| ||||| |||| ||||| ||||||||
MUR  MDKLRVPLWP RVGPLCLLLA GAAWAPSPSL PDPKFESKAA LLASRGSEEL LCFTQRLEDL VCFWEEAASS
                                    ↑
71   GVGPGNYSFS YQLEDEPWKL CRLHQAPTAR GRVRFWCSLP TADTSSFVPL ELRVTAASGA PRYHRVIHIN
     |  | ||||| ||||| | |  | ||||||| ||||||||| |||||||||| || ||| |  |||||| |||
     GMDF-NYSFS YQLEGESRKS CSLHQAPTVR GSVRFWCSLP TADTSSFVPL ELQVTEASGS PRYHRIIHIN

141  EVVLLDAPVG LVARLADESG HVVLRWLPPP ETPMTSHIRY EVDVSAGNRP GSVQRVEILE GRTECVLSNL
     |||||||| | | |  | |   |||||||||| | ||| ||| |||||||||  |  ||| || ||||||||||
     EVVLLDAPAG LLARRAEEGS HVVLRWLPPP GAPMTTHIRY EVDVSAGNRA GGTQRVEVLE GRTECVLSNL

211  RGRTRYTFAV RARMAEPSFG GFWSAWSEPV SLLEPSDLDP LILTLSLILV VILVLLTVLA LLSHRRALKQ
     || ||||||| ||||||||| |||||||||| ||| ||||||  |||||||| | |||||||| |||||| | |
     RGGTRYTFAV RARMAEPSFS GFWSAWSEPA SLLTASDLDP LILTLSLILV LISLLLTVLA LLSHRRTLQQ

281  KIWPGIPSPE SEFEGLFTTH KGNFQLWLYQ NDGCLWWSPC TPFTEDPPAS LEVLSERCWG TMQAVEPGTD
     |||||||||| |||||||||| |||||||| |  ||||||| |  || |||| |||||| |   |  | | | |
     KIWPGIPSPE SEFEGLFTTH KGNFQLWLLQ RDGCLWWSPG SSFPEDPPAH LEVLSEPRWA VTQAGDPGAD

351  DEGPLLEPVG SEHAQDTYLV LDKWLLPRNP PSEDLPGPGG SVDIVAMDEG SEASSCSSAL ASKPSPEGAS
     |||||||||| |||||||||| |||||||| | |||| |||| ||| | |||| || |||| | |||| | | |
     DEGPLLEPVG SEHAQDTYLV LDKWLLPRTP CSENLSGPGG SVDPVTMDEA SETSSCPSDL ASKPRPEGTS

421  AASFEYTILD PSSQLLRPWT LCPELPPTPP HLKYLYLVVS DSGISTDYSS GDSQGAQGGL SDGPYSNPYE
       ||||||||| ||||||  | |||||||| |||||||||| |||||||||| | ||| | | |||||| |||
     PSSFEYTILD PSSQLLCPRA LPPELPPTPP HLKYLYLVVS DSGISTDYSS GGSQGVHGDS SDGPYSHPYE

491  NSLIPAAEPL PPSYVACS
     |||  | ||| ||||||||
     NSLVPDSEPL HPGYVACS
```

図 4.31 エリスロポイエチンレセプターの構造[44]
HUMはヒト，MURはマウスのレセプターの構造を示す．矢印はシグナルペプチドの切断部位を示す．実線の部分は細胞膜貫通領域を示す．

マウスおよびヒトEPOレセプターcDNAがクローニングされ，アミノ酸配列が予測された（図4.31）[28〜30]．マウスレセプター[28]は507個のアミノ酸（ヒトでは508個）からなり，N末端の24残基はシグナルペプチドである．したがってEPOレセプターは483残基からなり，細胞外領域は225残基，細胞内領域は235残基，膜貫通領域は23残基からなる．cDNA作製のためのmRNA給源として使用した細胞では，EPOの結合に関するScatchardプロットは単一性を示すが，cDNAを導入したCOS細胞では2相性がみられる．またCOS細胞を使用して得られたリガンドとレセプターとの架橋複合体については，図4.30に示したと同様なサイズの異なる2つのバンドが検出され，これらから計算したレセプターの分子サイズは65kDaと105kDaになる．

アミノ酸配列から計算したレセプターの分子サイズは55kDaであり，また実際に細胞で合成されているレセプターの分子サイズは66kDaであり，両者の分子サイズの差は糖鎖の付加によるものである[31]．

以上のようにリガンドとレセプターとの架橋複合体から計算したレセプターの分子サイズ（140kDa−35kDa＝105kDa）と細胞で合成されているレセプターのそれ（66kDa）とは大きな差（約40kDa）がある．これを説明する原因としては，細胞膜上ではレセプターはダイマーで存在する，2分子のリガンドが結合する，架橋複合体にはシグナル伝達などに関与する他の成分が存在するなどの可能性がある．

EPOレセプターの細胞内領域に対する抗体を使用した実験によると，140kDaあるいは120kDa架橋複合体中にはレセプター分子は存在せず，レセプターと相互作用する未知の成分との複合体である．この成分の機能は不明であるが，シグナル伝達過程に作用する成分である可能性もあり，研究の進展がまたれる．

EPOレセプターのアミノ酸配列がIL-2レセプ

ターのβ鎖のそれと類似する部分があることが指摘され，細胞増殖因子レセプターの新しいファミリーの存在が提唱されている[33]．レセプター以後のシグナル伝達機構を考えるうえで興味ある情報である．

c. レセプター後のシグナル伝達機構

レセプター後のシグナル伝達機構を研究するためには，EPOの結合により増殖または分化の進行を観察しうる細胞が必要である．マウス胎児肝細胞[34]，貧血により赤血球系前駆細胞の含量を高めた脾臓細胞[35]，フレンドウイルスに感染させたマウス脾臓細胞より精製したCFU-E[21,22]，ウイルスに感染させた脾臓細胞より樹立した細胞株[36,37]，他の細胞増殖因子に依存して増殖する細胞でその増殖がEPOにも依存する細胞株[38]などが標的細胞として使用されている．

分化増殖促進因子が細胞に作用する過程は，因子がレセプターに結合するとただちに細胞膜あるいは細胞質に起こる反応（一般にはこの過程をシグナル伝達と呼んでいる），ついで特異な核タンパク質の発現あるいは抑制，そして分化のマーカーとなるタンパク質（EPOの場合にはグロビン）の発現という3段階に区別できる．EPOの添加により，初期に起こる反応として細胞内遊離のCa濃度上昇が報告されたがこれを否定する報告もある[35]．EPOによるシグナル伝達過程には，44 kDaの膜タンパク質の脱リン酸化[36]，ホスホリパーゼ[34]，アラキドン酸代謝産物[34]，cAMP[38]の関与などが報告されている．核タンパク質としては，c-mybの転写抑制がEPOによる分化誘導に必須とされている[37]．これらの反応はEPOの添加後1～2時間以内に起こる反応であり，4～6時間後にグロビンのmRNAが誘導される．このように，EPOのシグナル伝達機構についてはまだまだ不明の点が多い．また，EPOは細胞の増殖と分化を促進するが，増殖と分化のシグナル伝達経路はどこかで分岐しており，増殖と分化を別々に観察しうる系での研究も重要である[14]．最近，EPOの細胞増殖促進過程にチロシン残基のリン酸化の関与を示す報告がある[14,38～40]．ただし，EPOレセプターには通常のチロシンキナーゼドメインは存在しない[14]．

フレンドウイルスはCFU-E周辺の細胞に感染し赤血球系前駆細胞を特異的にトランスフォームする．最近，ウイルス env 遺伝子の産物であるgp 55（55 kDaの糖タンパク質）がEPOレセプターと結合することが示され，このことが細胞のトランスフォーメーションの引き金になっていることを示唆する結果が得られた[31]．そして，この結合は小胞体内で起こっており，細胞増殖のシグナル発生は細胞内でのgp 55とレセプターとの結合に起因することを示唆しており，シグナル伝達機構を考えるうえでもたいへん興味ある現象である．

またEPOレセプター細胞外領域129番目のアルギニン残基がシステイン残基に置換された変異レセプターは，リガンドなしで細胞増殖促進作用をもつ[42]．フレンドウイルスのgp 55遺伝子をこの変異レセプター cDNA で置換したフレンドウイルスを作製し，これを感染させたマウスは多血症となり，このマウスの脾臓によりEPOに非依存的に増殖する前赤芽球細胞株が得られた．この細胞株は変異レセプターを発現しており，これをマウスに投与すると赤白血病が誘発された．すなわち，EPOレセプターは突然変異で癌遺伝子に変化することが明らかにされた[43]．

d. 発現および機能の調節

マウスのEPOレセプター遺伝子の構造が明らかにされた[44,45]．遺伝子は8個のエクソンをもち，約5000塩基対からなる．遺伝子の数はハプロイドあたり1コピーである．なおヒトの遺伝子は染色体19に存在する[30]．遺伝子のプロモーター領域と考えられる部分には典型的なTATAやCAAT配列は存在せず，転写促進因子Splおよび赤血球系細胞特異的な転写促進因子GATA-1（NF-E1，GF-1, Eryf-1 とも呼ばれている）の結合部位が存在し，さらにCACCCボックスが数個存在する．赤血球細胞の分化の早い段階でGATA-1が発現し，これがEPOレセプター遺伝子の発現を誘導する．そして，発現されたレセプターにEPOが結合すると，さらにGATA-1発現が増強され，やが

てGATA-1がヘモグロビンなどの感熟赤血球に特異的な遺伝子の発現を誘導するとする考えが提出されている[46]。

e. 分　布

EPOは赤血球系の細胞に特異的に作用する因子であるので，EPOレセプターは造血組織（胎児肝臓，脾臓，骨髄）に存在する．しかし，胎盤にも存在する[47]．胎児肝臓の赤血球生産は胎児肝が自ら生産するEPOによるとされているが，そうではなくてEPOは胎盤を通じて母親から供給されるとする考えもあり，胎盤におけるレセプターの存在はこの母親からの供給に必要であるかもしれない．骨髄系細胞株[48]，ヒト臍帯動脈の内皮細胞やウシ副腎の毛細血管内皮細胞[49]，Bリンパ球[50]，神経系の細胞株[54]など赤血球以外の細胞にもレセプターが存在することが報告されており，EPOの作用は赤血球前駆細胞に特異的とする考えは変更を必要とするときがくるかもしれない．

f. 生理的意義および病態的意義

EPOレセプターの生理的意義はすでに記述したので省略する．現在のところ，ヒトにおけるEPOレセプターと病態との関係については不明である．真性多血症の原因としては，EPOに異常に高い親和力をもつレセプターあるいはリガンドの結合なしにシグナル伝達を行う変異レセプターの発現やレセプター後のシグナル伝達機構の異常などが考えられる．ヒトEPOレセプター遺伝子の構造も明らかになり[51,52]，病態と遺伝子構造の関係を研究することが可能となっている．

〔付記〕脱稿後のEPOレセプターの研究に関する進歩を以下にまとめる．レセプターはES細胞[55]，Leydig細胞[56]，胎児赤血球造血がはじまる以前の初期胚[57]に発現されている．EPOが結合するとEPOレセプターのホモダイマーが形成される可能性[58]，EPOに対する親和力に影響を与える膜タンパク質の存在[53,54,59]が報告されている．EPOレセプターにはスプライシングの違いによる不完全型（truncated form）レセプターが存在し，赤血球分化の初期過程には不完全型レセプターが，後期過程には完全型レセプターが主に発現される．不完全型レセプターを発現した細胞はアポトーシス（細胞死）を起こしやすい[60]．Trp-Ser-X-Trp-Ser（WSXWS）モチーフは多くのサイトカインレセプターの細胞外領域に存在する共通配列である．EPOレセプターに存在するこの部分の変異体が作製され，Trp残基がリガンドの結合に重要であり，レセプター分子の構造維持に必須と考えられている[61〜63]．フレンドウイルスのenv遺伝子産物であるgp 55は，EPOレセプターと直接結合することによりEPOと同じような細胞増殖活性を発現するとされていたが[31]，gp 55はEPOレセプターと直接結合するのではなく，未知の膜タンパク質を介してEPOレセプターと結合することが示唆された[64]．EPOレセプターはチロシンキナーゼドメインを持たないが，EPOの結合により細胞内の他のタンパク質とともにレセプター分子もリン酸化される[65,66]．EPOレセプターはPI-3キナーゼと結合することが示された[67]．EPOレセプターの細胞外領域のみが生産され，リガンドとの結合に関する研究が行われている[66,69]．

〔佐々木隆造〕

文　献

1) 佐々木隆造，上田正次：赤血球の分化増殖因子-エリスロポエチンの構造，機能，代謝．蛋白質核酸酵素 **33**：2345-2355, 1988.
2) 佐々木隆造，上田正次：動物細胞によるエリスロポエチンの生産．バイオサイエンスとインダストリー **46**：3593-3599, 1988.
3) Sasaki R, Yanagawa S, Chiba H: Isolation of human erythropoietin with monoclonal antibodies. *Methods Enzymol* **147**: 328-340, 1987.
4) Jacobs K, Shoemaker C, Rudersdorf R, Neill SD, Kaufman RJ, Mufson A, Seehra J, Jones SS, Hewick R, Fritsch EF, Kawakita M, Shimizu T, Miyake T: Isolation and characterization of genomic and cDNA clones of human erythropoietin. *Nature* **313**: 806-810, 1985.
5) Lin FK, Suggs S, Lin CH, Browne JK, Smalling R, Egrie JC, Chen KK, Fox GM, Martin F, Stabinsky Z, Badrawi SM, Lai PH, Goldwasser E: Cloning and expression of the human erythropoietin gene. *Proc Natl Acad Sci USA* **82**: 7580-7584, 1985.
6) Goto M, Akai K, Murakami A, Hashimoto C, Tsuda E, Ueda M, Kawanishi G, Takahashi N, Ishimoto A, Chiba H, Sasaki R: Production of recombinant human erythropoietin in mammalian cells. Host-cell dependency of the biological activity of the cloned glycoprotein. *Biotechnology* **6**:

67-71, 1988.
7) D'Andrea AD, Zon LI : Erythropoietin receptor. *J Clin Invest* **86** 681-687, 1990.
8) 今川重casino：エリトロポエチンの分子構造と機能. 細胞工学 **9**：501-511, 1990.
9) 戸所一雄：エリスロポエチンレセプター. 血液・腫瘍科 **21**：109-115, 1990.
10) Krantz SB : Erythropoietin. *Blood* **77** : 419-434, 1991.
11) 吉村昭彦：フレンドウイルスおよび突然変異によるエリスロポエチン受容体の活性化と細胞のがん化. 細胞工学 **10**：215-222, 1991.
12) 佐々木隆造, 上田正次：エリトロポエチン. 情報伝達と細胞応答 (新生化学実験講座 **7**, pp 74-85, 1991.
13) 増田誠司, 佐々木隆造：エレトロポエチンレセプター. 生化学 **63**：28-32, 1991.
14) 吉村昭彦：エリトロポエチン・レセプターと情報伝達. 血液・腫瘍科 **23**：131-138, 1991.
15) 佐々木隆造, 上田正次：エリトロポエチンの糖鎖の機能. 生化学 **64**：96-100, 1992.
16) Kurts A, Jelkmann W, Bauer C : A new candidate for the regulation of erythropoiesis. *FEBS Lett* **149** : 105-108, 1982.
17) Eto Y, Tsuji T, Takezawa M, Takano S, Yokogawa Y, Shibai H : Purification and characterization of erythroid differentiation factor (EDF) isolated from human leukemia cell line THP-1. *Biochem Biophys Res Commun* **142** : 1095-1103, 1987.
18) Sasaki R, Yanagawa S, Hitomi K, Chiba H : Characterization of erythropoietin receptor of murine erythroid cells. *Eur J Biochem* **168** : 43-48, 1987.
19) Mufson RA, Gesner TG : Binding and internalization of recombinant human erythropoietin in murine erythroid precursor cells. *Blood* **69** : 1485-1490, 1987.
20) Hitomi K, Fujita K, Sasaki R, Chiba H, Okuno Y, Ichiba S, Takahashi T, Imura H : Erythropoietin receptor of a human leukemic cell line with erythroid characteristics. *Biochem Biophys Res Commun* **154** : 902-909.
21) Sawyer ST, Krantz SB, Goldwasser E : Binding and receptor-mediated endocytosis of erythropoietin in Friend virus-inforcted erythroid cells. *J Biol Chem* **262** : 5554-5562, 1987.
22) Sawyer ST, Krantz SB, Luna J : Identification of the receptor for erythropoietin by cross-linking to Friend virus-infected erythroid cells. *Proc Natl Acad Sci USA* **84** : 3690-3694, 1987.
23) Todokoro K, Kanazawa S, Amanuma H, Ikawa Y : Specific binding of erythropoietin to its receptor on responsive mouse erythroleukemia cells. *Proc Natl Acad Sci USA* **84** : 4126-4130, 1987.
24) Tojo A, Fukamachi H, Kasuga H, Urabe A, Takaku F : Identification of erythropoietin receptors on fetal liver erythroid cells. *Biochem Biophys Res Commun* **148** : 443-448, 1987.
25) Hitomi K, Masuda S, Ito M, Ueda M, Sasaki R : Solubilization and characterization of erythropoietin receptor from transplantable mouse erythroblastic leukemic cells. *Biochem Biophys Res Cummun* **160** : 1140-1148, 1989.
26) Kitamura T, Tojo A, Kuwaki T, Chiba S, Miyazono K, Urabe A, Takaku F : Identification and analysis of human erythropoietin receptors on a factor-dependent cell line, TF-1. *Blood* **73** : 375-380, 1989.
27) Sawyer ST : The two proteins of the erythropoietin receptor are structurally similar. *J Biol Chem* **264** : 13343-13347, 1989.
28) D'Andrea AD, Lodish HF, Wong GG : Expression cloning of the murine erythropoietin receptor. *Cell* **57** : 277-285, 1989.
29) Jones SS, D'Andrea AD, Haines LL, Wong GG : Human erythropoietin receptor : cloning, expression, and biologic characterization. *Blood* **76** : 31-35, 1990.
30) Winkelmann JC, Penny LA, Deaven LL, Forget BG, Jenkins RB : The gene for the human erythropoietin receptor : analysis of the coding sequence and assignment to chromosome 19p. *Blood* **76** : 24-30, 1990.
31) Yoshimura A, D'Andrea AD, Lodish HF : Friend spleen focus-forming virus glycoprotein gp 55 interacts with the erythropoietin receptor in the endoplasmic reticulum and affects receptor metabolism. *Proc Natl Acad Sci USA* **87** : 4139-4143, 1990.
32) Mayeux P, Lacombe C, Casadevall N, Chretien S, Dusanter I, Gisselbrecht S : Structure of the murine erythropoietin receptor complex. *J Biol Chem* **266** : 23380-23385, 1991.
33) Bazan JF : A novel family of growth factor receptors : a common binding domain in the growth hormone, prolactin, erythropoietin and IL-6 receptors, and the p75 IL-2 receptor-chain. *Biochem Biophys Res Commun* **164** : 788-795, 1989.
34) Beckman BS, Seferynska I : Possible involvement of phospholipase activation in erythroid progenitor cell proliferation. *Exp Hematol* **17** : 309-312, 1989.
35) Imagawa S, Smith BR, Palmer-Crocker R, Bunn HF : The effect of recombinant erythropoietin of intracellular free calcium in erythropoietin-responsive cells. *Blood* **73** : 1452-1457, 1989.

36) Choi HS, Baily SC, Donahue KA, Vanasse GJ, Sytkowski AJ : Purification and characterization of the erythropoietin-sensitive membrane phosphoprotein pp43. *J Biol Chem* **265** : 4143-4148, 1990.
37) Todokoro K, Watson RJ, Higo H, Amanuma H, Kuramochi S, Yanagisawa H, Ikawa Y : Down-regulation of c-*myb* gene expression is a prerequisite for erythropoietin-induced erythroid differentiation. *Proc Natl Acad Sci USA* **85** : 8900-8904, 1988.
38) Tsuda H, Sawada T, Sakaguchi M, Kawakita M, Takatsuki K : Mode of action of erythropoietin (Epo) in an Epo-dependent murine cell line. I. Involvment of adenosine 3', 5'-cyclic monophosphate not as a second messenger but as a regulator of cell growth. *Exp Hematol* **17** : 211-217, 1989.
39) Quelle FE, Wojchowski DM : Proliferative action of erythropoietin is associated with rapid protein tyrosine phosphorylation in responsive B6SUt. EP cells. *J Biol Chem* **266** : 609-614, 1991.
40) Noguchi T, Fukumoto H, Mishina Y, Obinata M : Differentiation of erythroid progenitor (CFU-E) cells from mouse fetal liver cells and murine erythroleukemia (TSA 8) cells without proliferation. *Mol Cell Biol* **8** : 2604-2609, 1988.
41) Miura O, D'Andrea A, Kabat D, Ihle JN : Induction of tyrosine phoshorylation by the erythropoietin receptor correlates with mitogenesis. *Mol Cell Biol* **11** : 4895-4902, 1991.
42) Yoshimura A, Longmore G, Lodish HF : Point mutation in the exoplasmic domain of the erythropoietin receptor resulting in hormone-independent activation and tumorigenicity. *Nature* **348** : 647-649, 1990.
43) Longmore GD, Lodish HF : An activating mutation in the murine erythropoietin receptor induces erythroleukemia in mice : a cytokine receptor superfamily oncogene. *Cell* **67** : 1089-1102, 1191.
44) Youssouflan H, Zon LI, Orkin SH, D'Andrea AD, Lodish HF : Structure and transcription of the mouse erythropoietin receptor gene. *Mol Cell Biol* **10** : 3675-3682, 1990.
45) Kuramochi S, Ikawa Y, Todokoro K : Characterization of murine erythropoietin receptor genes. *J Mol Biol* **216** : 567-575, 1990.
46) Chiba T, Ikawa Y, Todokoro K : GATA-1 transactivates erythropoietin receptor gene, and erythropoietin receptor-mediated signals enhance GATA-1 gene expression. *Nucl Acids Res* **19** : 3843-3848, 1991.
47) Sawyer ST, Krantz SB, Sawada K : Receptors for erythropoietin in mouse and human erythroid cells and placenta. *Blood* **74** : 103-109, 1989.
48) Okuno Y, Takahashi T, Suzuki A, Ichiba S, Nakamura K, Hitomi K, Sasaki R, Imura H : Expression of the erythropoietin receptor on a human myeloma cell line. *Biochem Biophys Res Commun* **170** : 1128-1134, 1990.
49) Anagnostou A, Lee ES, Kessimian N, Levinson R, Steiner M : Erythropoietin has a mitogenic and positive chemotactic effect on endothelial cells. *Proc Natl Acad Sci USA* **87** : 5978-5982, 1990.
50) Kimata H, Yoshida A, Ishioka C, Masuda S, Sasaki R, Mikawa H : Human recombinant erythropoietin directly stimulates B cell immunoglobulin production and proliferation in serum-free medium. *Clin Exp Immunol* **85** : 151-156, 1991.
51) Maouche L, Tournamille C, Hattab C, Boffa G, Carton J, Chretien S : Cloning of the gone encoding the human erythropoietin receptor. *Blood* **78** : 2557-2563, 1991.
52) Noguchi CT, Bae KS, Chin K, Wada Y, Schechter AN, Hankins WD : Cloning of the human erythropoietin receptor gene. *Blood* **78** : 2548-2556, 1991.
53) Nagao M, Matsumoto S, Masuda S, Sasaki R : Effect of tunicamycin treatment on ligand binding to the erythropoietin receptor : conversion from two classes of binding sites to a single class. *Blood* **81** : 2503-2510, 1993.
54) Masuda S, Nagao M, Takahata K, Konishi Y, Gallyas F, Tabira T, Sasaki R : Functional erythropoietin receptor of the cells with neural characteristics. *J Biol Chem* **268** : 11208-11216, 1993.
55) Heberlein C, Fischer K, Stoffel M, Nowock J, Ford A, Tessmer U, Stocking C : The gene for erythropoietin receptor is expressed in multipotential hematopoietic and embryonal stem cell : evidence for differentiation stage-spceific regulation. *Mol Cell Biol* **12** : 1815-1826, 1992.
56) Mioni R, Gottardello F, Bordon P, Montini G, Foresta C : Evidence for specific binding and stimulatory effcets of recombinant human erythropoietin on isolated adult rat Leydig cells. *Acta Endocrinol* **127** : 459-465, 1992.
57) Yasuda Y, Nagao M, Okano M, Masuda S, Sasaki R, Konishi H, Tanimura T : Localization of erythropoietin and erythropoietin-receptor in postimplantation mouse embryos. *Dev Growth Differ* (印刷中).
58) Watowich SS, Yoshimura A, Longmore GD, Hilton D, Yoshimura Y, Ladish HF : Homodimerization and constitutive activation of the erythropoietin receptor. *Proc Natl Acad Sci USA* **89** :

2140-2144, 1992.
59) Dong YJ, Goldwasser E: Evidence for an accessory component that increases the affinity of the erythropoietin receptor, *Exp Hematol* **21**: 483-486, 1993.
60) Nakamura Y, Komatsu N, Nakauchi H: A truncated erythropoietin receptor that fails to present programmed cell death of erythroid cells.*Science* **257**: 1138-1141, 1992.
60) Chiba T, Amanuma H, Todokoro K: Tryptophan residue of Trp-Ser-X-Trp-Ser motif in extracellular domains of erythropoietin receptor is essential for signal transduction. *Biochem Biophys Res Commun* **184**: 485-490, 1992.
62) Quelle DE, Quelle FW, Wojchowski DM: Mutations in the WSAWSE and cytosolic domains of the erythropoietin receptor affect signal transduction and ligand binding and internalization. *Mol Cell Biol* **12**: 4553-4561, 1992.
63) Yoshimura A, Zimmers T, Neumann D, Longmore G, Yoshimura Y, Lodish HF: Mutations in the Trp-Ser-X-Trp-Ser motif in the erythropoietin receptor abolish processing, ligand binding, and activation of receptor. *J Biol Chem* **267**: 11619-11625, 1992.
64) Kishi A, Chiba T, Sugiyama M, Machida M, Nagata Y, Amanuma H, Taira H, Katsumata T, Todokoro K: Erythropoietin receptor binds to Friend virus gp 55 through other membrane components. *Biochem Biophys Res Commun* **192**: 1131-1138, 1993.
65) Yoshimura A, Lodish HF: *In vitro* phosphrylation of the erythropoietin receptor and an associated protein, pp 130. *Mol Cell Biol* **12**: 706-715, 1992.
66) Dusanter-Fourt I, Casadevall N, Lacombe C, Muller O, Billat C, Fischer S, Mayeux P: Erythropoietin induces the tyrosine phosphorylation of its own receptor in human erythropoietin-responsive cells. *J Biol Chem* **267**: 10670-10675, 1992.
67) Damen JE, Mui AL, Puil L, Pawson T, Krystal G: Phosphatidylinositol 3-kinse associates, via its *src* homology domains, with the activated erythropoietin receptor. *Blood* **81**: 3204-3210, 1993.
68) Nagao M, Masuda S, Abe S, Ueda M, Sasaki R: Production and ligand-binding characteristics of the soluble form of murine erythropoietin receptor. *Biochem Biophys Res Commun* **188**: 888-897, 1992.
69) Harris KW, Mitchell RA, Winkelmann JC: Ligand binding properties of the human erythropoietin receptor extracellular domain expressed in *Escherichia coli. J Biol Chem* **267**: 15205-15209, 1992.

4.9 成長ホルモンレセプター

いうまでもなく成長ホルモン（GH）は骨発育に重要な役割をもつホルモンであるが，その骨成長に対する効果は主として insulin-like growh factor (IGF)-Ⅰの産生を介するものと考えられる．しかし GH はこれ以外にも細胞増殖や分化，あるいは糖代謝，脂肪代謝，タンパク代謝に広範な作用をもつ．その作用機序については未だに大部分が不明であるといってよいであろう．他のペプチド性ホルモンの場合と同じく GH の作用も細胞表面のレセプターとの結合を介して発現する．作用機序の解明にはレセプターの構造と機能の研究が不可欠である．1973年にウサギ肝[1]およびヒトリンパ球[2]で GH のレセプターが初めて同定され，以後多数の研究が行われてきた．最近 GH レセプターの遺伝子のクローニングによりレセプターの構造が判明し，GH レセプター研究は新しい展開をみることになった．

a. 分　　　布

IGF-Ⅰは広範な組織で産生されるが，末梢血中に存在する IGF-Ⅰの大部分は肝臓である．肝における IGF-Ⅰの産生は主として GH により調節されるが，これに対応して肝は最も GH レセプターに富む組織の1つである[3,4]．しかしその後の研究により GH レセプターは脂肪細胞[5]，マウス preadipocyte，線維芽細胞[6]，軟骨細胞[7]，ラット腸管，ヒト単核球，前立腺，膵 β 細胞[8]，など多数の細胞に存在することが判明した．これらはいずれも ^{125}I 標識 GH の特異的結合を指標に，あるいは免疫化学的に同定された．最近の Northern blot による成績でも，GH レセプターの mRNA の発現は肝で最も多いが腎，心臓，腸管，肺，筋，脳，精巣などに認められる[9]．肝細胞でのレセプターの分布をみると細胞膜のほか Golgi 体やマイクロゾーム分画に約50%の GH 結合活性が認められ，これらは新しく合成された，あるいは細胞膜

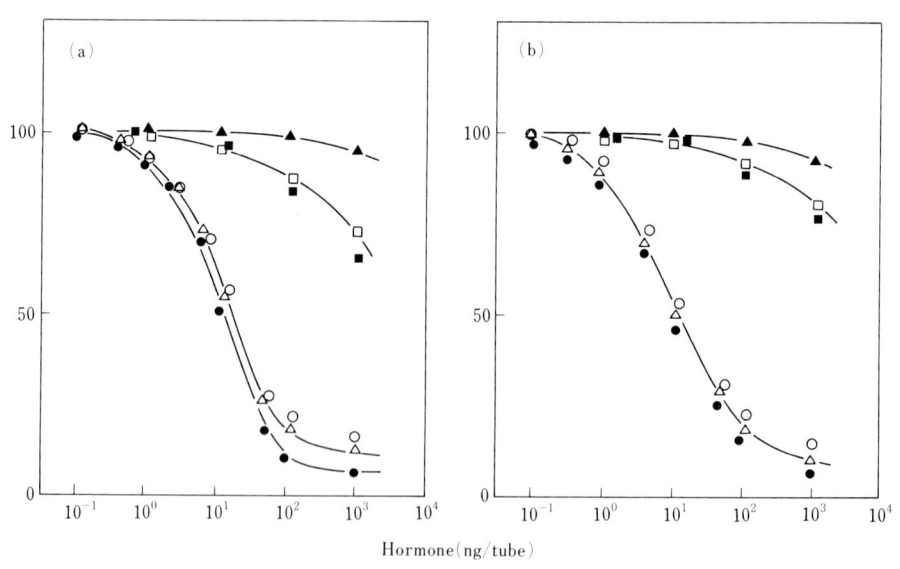

図 4.32　ウサギ肝 GH レセプターの特異性
(a) は ^{125}I-hGH，(b) は ^{125}I-bGH を用いて特異性を検討した．
●：ヒト GH（hGH），△：ウシ GH（bGH），○：ヒツジ GH（oGH），■：ヒツジ Prl（oPrl），
□：ヒト胎盤ラクトゲン（hPL），▲：ラットおよびヒト Prl（rPrl, hPrl）

から細胞内へ内部化されたレセプタータンパクと思われる．

b. 特異性

GHの作用には明確な種差があり，霊長類に対しては霊長類のGHのみが有効で非霊長類には作用がない．しかし齧歯類など非霊長類に対しては霊長類のGHは成長促進作用を示す．この特異性はレセプターの特異性に基づくものであり，ヒト組織のレセプターと^{125}I-hGHとの特異的結合はヒトやサルなど霊長類のGHによってのみ阻害される．一方，ウサギその他の齧歯類の組織のレセプターはヒト，サル，ブタ，ヒツジなどのGHを認識することができる（図4.32）．

GHとプロラクチン（PRL）あるいは胎盤ラクトジェン（placental lactogen, PL）は構造上類似し，作用のうえでも類似点があり，PRLやPLはGHレセプターに結合することができる．しかし一般にはPRLやPLのGHレセプターに対する親和性はGHに比して弱く，PRLやPLの弱いGH作用と一致する．ただしヒツジPL（oPL）は強い成長促進作用を有し，ヒトやウサギGHレセプターにも強い親和性を示す．

なお種類の異なる標識GHやレセプターに対するモノクローナル抗体を用いた検討，あるいは一部の組織ではGHレセプターに高親和性，低親和性の結合部位が存在するなどの事実からGHレセプターは単一なものではないという報告もある．しかし遺伝子のうえからはこれを支持する所見は得られていない．レセプターに近接する他の機能タンパクの影響によるものかもしれない．

c. 構造と物理化学的性質

ウサギ肝やヒトリンパ球の細胞膜をTiron X-100などで処理するとGHレセプターを可溶化することができる．可溶化したレセプターをゲル濾過すると分子量200000～300000の大分子として溶出される[10,11]．しかし^{125}I-hGHとレセプターをchemical crosslinkerによりaffinity labellingしSDS-PAGEとオートラジオグラフィーで検討した結果ではレセプターの分子量は5から13万程度と報告によりさまざまであった[5,12~14]．また可溶化レセプターはconcanavalin Aやwheat-germ lectinカラムに吸着され糖タンパクと考えられた[11]．またIM-9細胞ではendoglycosidase Hによる処理は影響を与えないがendoglycosidase Fで処理すると分子量は低下しGHレセプターの糖鎖はN-linked complex型と思われる[15]．糖鎖阻害薬であるtunicamycinの処理によりIM-9細胞のGHレセプター数は減少するが脂肪細胞では親和性が減少しレセプターのturnoverも低下する．現在のところ糖鎖の意義はわかっていない．

可溶化したウサギ肝レセプターの等電点は4.2～4.5と酸性側にあり，neuroaminidase処理ではGH結合能は変化がないが，等電点は変化するのでシアール酸を含むと考えられる．GH結合能はトリプシン処理で消失するがdeoxyribonuclease, ribonuclease, phospholipase C処理では変化しない．

GHレセプターの全構造は遺伝子のクローニングによって初めて可能となった[16]．レセプターをコードする遺伝子のexonは9個あり，ヒトでは第5染色体に，マウスでは15染色体に遺伝子座がある．exon 3～7が細胞内ドメインを，exon 8は膜貫通部を，そしてexon 9, 10が細胞内ドメインをコードする．GHレセプターの前駆体は638個のアミノ酸を有しN端にアミノ酸18個のシグナルペプチドがある．したがって成熟型はアミノ酸620からなり細胞膜貫通部は247～272の位置にあり細胞外領域にはN-linked glycosylationの部位が5か所存在する（図4.33）．レセプターの特異性がかなり異なるにもかかわらずヒトとウサギレセプターのアミノ酸配列には84％の相同性が認められることは興味深い．なお純化したGHレセプターのN末端の構造が血中に存在するGH結合タンパクのそれと一致することもほぼ同時に判明しGH結合タンパクはGHレセプターの細胞外ドメインであることも判明した[16,17]．さらに最近ラット，マウスのGHレセプターの構造もあいついで決定された[9,18]．それぞれ614, 626個のアミノ酸からなりヒトやウサギのGHレセプター

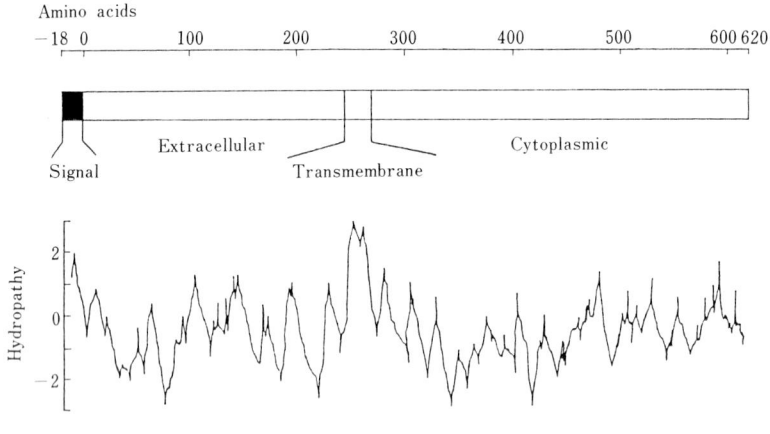

図 4.33 ヒト肝レセプターの構造 (文献 16 を一部改変)
図下は疎水性 (hydophobicity) を示す.

とは約 70% の相同性がある．GH レセプターの構造はプロラクチンレセプターと相同性が高いが（プロラクチンレセプターの項参照），他のペプチドホルモンレセプターとの類似性は認められない．しかしインターロイキン 6 レセプターとは一部に類似点がある．また細胞内ドメインにはインスリンや IGF-I レセプターのようなチロシンキナーゼを示す構造は認められない．実際 IM-9 細胞では GH によるレセプターのリン酸化は証明できなかった[19]．しかし 3T3-F 442 A fibroblasts では GH によるレセプターのリン酸化が報告されている[20]．したがって GH レセプターには別のチロシンキナーゼが associate している可能性もある．

d. レセプターの調節

他のホルモンレセプターと同様に GH レセプターは多くの因子により調節される[41]．ウサギ，マウスその他の動物の肝レセプターは胎児期には検出不能があってもわずかであり，生後しだいに増加する[21]．一般的には肝 GH レセプターの数や親和性に性差はないが，エストロゲン投与で増加するという報告もある．メスでは妊娠期に著増するが，これを調節する因子は明らかでない．分娩後，あるいは妊娠子宮摘出さらに胎児摘出により GH レセプターは急激に低下することから胎児胎盤系による調節が示唆される[4,22]．しかし妊娠マウスの下垂体摘出を行うと肝 GH レセプターの濃度も非妊娠マウスのレベルに低下しウシ GH の投与で部分的に回復するので GH の関与もあるらしい．*in vivo* で GH を投与すると一過性に GH レセプター数が低下し (down-regulation)，また *in vitro* の場合にも GH は IM-9 細胞や線維芽細胞の GH レセプターを down-regulate する．ラットでは内因性の GH の脈動的分泌により肝レセプター数は低下し次の GH 分泌時期までに回復する．GH によるレセプターの一過性の低下はレセプターの内部化によるもので，内部化されたレセプターの一部は再び細胞膜に運ばれる可能性がある．

一方，GH がそれ自体のレセプターの維持に必要であることを示す多くの成績があり，下垂体摘出により脂肪細胞の GH レセプター数は著明に低下し GH 投与で回復する[23]．また肝のレセプターも同様に GH により up-regulation を受ける[24]．これに対し GH 分泌を欠く lit/lit マウスと対照マウスで肝 GH レセプター濃度には差がなく，また下垂体摘出ラットでは肝 GH レセプターが逆に増加するという報告もある．最近の Northern blot による報告でも下垂体を摘出してもラット肝の GH レセプター mRNA 発現量は変化せず，また下垂体摘出により肝や筋では mRNA が増加し，脂肪組織では減少する[9]．肝レセプターにおける成績の差の原因は不明である．GH レセプターは糖尿病ラットで低下しインスリン投与で回復することからインスリンも GH レセプターの

維持に重要と思われる．これはインスリンの直接作用というよりも代謝を正常に保つことによる間接的なものかもしれない．実際に糖尿病のみならず食事摂取低下，絶食による低栄養状態でも肝のGHレセプター数は低下し，mRNA発現量でも同様な結果である[25]．糖尿病や低栄養状態はGH分泌は正常ないし増加しているにもかかわらず血中IGF-Iが低下するがこの理由の1つにGHレセプターの低下の可能性がある．甲状腺ホルモンの影響に関しては初期の報告で甲状腺機能低下ラットにおけるGHレセプターの増加が報告されたが，最近の報告では甲状腺機能低下では明らかにレセプターが低下し甲状腺ホルモン投与により回復する[26]．このように肝におけるGHレセプターは多数の因子による調節を受けており，末梢でのGH作用を調節すると考えられる．GHレセプターのturnoverはかなり早く，タンパク合成阻害薬の投与によりラット肝や脂肪細胞のGHレセプターは40～50分の半減期で減少する．

e. レセプターとGHの結合反応

他のホルモンの場合と同様に^{125}I-GHとレセプターとの結合は温度，反応時間依存性の反応である．また肝レセプターと^{125}I-hGHの結合はCa^{2+}，Mg^{2+}などの2価イオンの存在で著明に増加する．しかし^{125}I-標識ヒツジ，あるいはウシGHの結合は影響されず2価イオンはhGHに作用すると思われる．脂肪細胞ではforskolin，[Bu]$_2$cAMPなどの処理により^{125}I-hGHの結合が低下し，また細胞膜自体との結合もAキナーゼ処理で低下する[27]．これらの事実から脂肪細胞ではGHレセプターのAキナーゼによるレセプターのリン酸化がレセプターを減少させることが示唆されるが，詳細は不明である．肝細胞膜ではnucleoside，[Bu]$_2$cAMPは結合に影響を与えない．反応におけるpHも結合に影響を与える因子である．ウサギ肝や脂肪細胞では最大の結合反応はいずれも酸性側にあるが，これはレセプター分子の等電点が酸性側にあることと関係するのかもしれない．培養細胞の場合には標識GHと結合したレセプターは時間，温度，エネルギー依存性に細胞内へとり込まれ(internalization)，とり込まれたGHは分解され細胞外へ放出される[28,29]．この分解過程はNH_4Clやクロロキンなどのlysosomal reagentにより抑制されるので分解はライソゾーム酵素によると思われる．GHと結合したレセプターが細胞内へとり込まれる結果細胞膜上のレセプター数は一時的に減少しこれがGHによるdown regulationの起きる1つの原因と思われる．

f. GH結合タンパク

従来ヒト血清をゲル濾過して検討するとGHの大部分は分子量22000に相当する部分に溶出されるが一部は大分子領域に溶出される．この大分子GHはGH重合体と考えられた．しかし最近この大分子GHの少なくとも一部は血中に存在するGH結合タンパクと結合したGHであることが判明した[30,31]．この結合タンパクは分子量約61 kDaの糖タンパクである．でヒトのほか，マウスやウサギマウスなどの血清にも証明される．結合タンパクと^{125}I-GHの結合における特異性はレセプターの場合と同様で解離定数もnMのオーダーである．しかし61 kDaの結合タンパクのほかにGHに対する親和性の低い100 kDaタンパクも存在する．興味あることに肝GHレセプターに対するモノクローナル抗体が高親和性の61 kDaタンパクをも認識することから，両者の類似性が示唆されていたが，現在では血中に存在するGH結合タンパクはレセプターの細胞外ドメインであることが判明している．結合タンパクはレセプターからどのように切断されて放出されるのであろうか．1つの可能性は酵素による切断である．IM-9細胞による検討ではthiol proteaseによりGHレセプターが培養液中に放出される[32]．また遺伝子のalternate splicingにより結合タンパクのmRNAが発現する可能性もある．マウスでは4 kbのほか1.5 kb前後のmRNAが発現しており，これはexon 7と8の間でsplicingが起きるためと考えられる[18]．この結果，膜レセプターの膜貫通部分である疎水性の部分が親水性の26アミノ酸配列に置換されて細胞外に放出される可能性

がある。実際にマウス肝で発現している2種類のmRNAを in vitro で translation すると、それぞれ GH レセプターと結合タンパクに相当するタンパクが得られる[33]。ウサギ肝[34]やラット脂肪細胞[9]でも 4.0～4.5 kb の主要な mRNA のほか 1.5～3 kb の mRNA が存在する。現在のところ結合タンパクが酵素によって膜レセプターから生じるのか、あるいは splice された mRNA から産生されるのかは明確でなく組織により差があるのかもしれない。

血中の結合タンパクが膜レセプターに由来するとすれば血中 GH 結合タンパク濃度は組織レセプター濃度を反映する可能性がある。実際に GH レセプター欠損症と考えられるラロン型小人症（別項参照）では血中 GH 結合タンパクが欠如している。GH 結合タンパクの分泌調節機構についてはまだ不明な点が大部分である。ヒト臍帯血中の結合タンパク活性はほとんど検出できず、生後しだいに増加し 4～5 歳以降は変化しないが個人差が大きい[35]。日内変動は認められない[36]。各種疾患で測定した結果では個人差が大きく、疾患に特徴的な変動はないという[37]。ラットでは GH surge に伴って変動がみられ、マウスでは妊娠期に増加し肝レセプターと同様に下垂体摘出により減少、GH 投与により増加する[38]。下垂体摘出ラットにおいても GH の投与は肝 GH レセプター、結合タンパク両者を増加させる。このように GH は GH 結合タンパクの合成、あるいは放出を制御する因子の1つと思われる。ヒトでは血中に存在する GH の約 50% は結合タンパクと結合しているが、その生理的意義は現在のところ不明である。しかし動物を用いた成績では結合タンパクは GH の血中半減期を数倍に延長し GH の代謝、分布の調節を介して生物活性を調節する可能性が示唆されている[39]。なお血中以外に細胞内にも水溶性の GH 結合タンパクが存在することが肝、胎盤、筋組織などで報告されている[40]。いずれも分子量 100000 前後で特異性や免疫学的性質はレセプターや血中 GH 結合タンパクと類似しているが相互の関係は明白でない。

g. 成長ホルモンの情報伝達機構

従来、GH 1分子がレセプター1分子と結合することにより情報を伝達すると考えられてきた。しかし最近になり GH 分子には site 1 と site 2 の2か所のレセプター結合部位が存在することが明らかにされた。まず GH の site 1 がレセプターと結合し、ついで site 2 を介して別の GH レセプターに結合する。この結果 GH レセプターが2量体を形成することになる。この2量体の形成は GH の情報伝達に必要であることが判明した[42]。このモデルによれば GH による反応が多くの場合2相性を示すことが説明できる。すなわち GH の濃度が過剰になると大多数の GH と GH レセプターとが 1:1 の結合体としてのみ存在し、2量体形成が低下する。このため、GH 濃度が過剰になる GH に対する反応性が低下することになる。

GH レセプターの下流に存在する情報伝達機構には従来からグアニル酸シクラーゼ-cGMP 系[43]や C キナーゼを介する系[44,45]の存在が報告されてきた。GH レセプターの構造にはチロシンキナーゼなど酵素活性を示す領域がみあたらない。最近になり GH レセプターの情報伝達系にチロシンキナーゼ系の関与することがほぼ確実となった。前述の脂肪細胞の株細胞である 3T3F442A 細胞では GH を反応させると GH レセプターのほか 120 kDa タンパクがチロシンリン酸化を受けることが判明した。また GH で処理した細胞の GH レセプターの免疫沈降するとその沈降物にはチロシンキナーゼ活性が検出される[20,46]。この事実は GH と GH レセプターが結合すると、この複合体に何らかのチロシンキナーゼが会合して活性化されることを示唆する。このチロシンキナーゼは JAK 2 という最近発見された細胞内のチロシンキナーゼであるらしい。このチロシンキナーゼのさらに下流にある物質としては MAP（mitogen-associated protein）キナーゼが注目されている。MAP キナーゼは各種の成長因子や C キナーゼにより活性化される serine/threonine キナーゼであり、その活性化には MAP キナーゼ分子の tyrosine および threonine のリン酸化が必要である。興味あることに、GH はいくつかの系でこの

MAPキナーゼを活性化することが明らかにされた[47~49]. したがってGHにより活性化されたチロシンキナーゼはなおいくつかのステップを経てMAPキナーゼを活性化すると考えられる. インスリンの情報伝達系においてもMAPキナーゼは重要な役割を果たし, S6キナーゼ(rsk)を活性化する. 70K rskはタンパク合成を促進し, 90K rskはprotien phosphatase (PP1GとPP1C)を介してそれぞれglycogen synthase活性を刺激, ホスホリラーゼキナーゼ活性を抑制して糖代謝を調節する. GHもMAPキナーゼのほかS6キナーゼを活性化することも明らかにされた[50]. したがってインスリンとGHはそれぞれの情報伝達機構の一部を共有していると考えられる. これは古くから知られているGHのインスリン様作用の原因であろうと推察される. 以上のようにGHの作用の少なくとも一部はチロシンキナーゼを介することが明らかになった. しかしながらGHは糖代謝, タンパク代謝, 脂肪代謝, 電解質代謝に広範な作用を示す. これらがすべてチロシンキナーゼを介するのかは不明である. 前述したGHによるCキナーゼとの関連も今後の課題である.

おわりに 以上GHレセプターについての研究の現状を紹介した. レセプターの発見以後15年にしてその構造が判明したわけであるが, 依然としてその情報伝達機構の詳細は不明のままである. また従来考えられていたよりも広範な組織にレセプターや結合タンパクの存在が明らかになり, GHの生理的意義に新たな研究課題を提供している. 〔對馬敏夫〕

文献

1) Tsuhima T, Friesen HG: Radioreceptor assay for growth hormone. *J Clin Endocrinol Metab* **37**: 334-337, 1973.
2) Lesniak MA, Roth J, Gorden, Gavin JR: human growth hormone radio-receptor assay using cultured human lymphocytes. *Nature* (New Biol) **241**: 20-25, 1973.
3) Posner BI, Kelly PA, Shiu RPC, Friesen HG: Studies of insulin, growth hormone and prolactin binding: tissue distribution, species variation and characterization. *Endocrinology* **95**: 521-531, 1974.
4) Posner BI: Characteriztion an modulation of growth hormone and prolactin binding in mouse liver. *Endocrinology* **98**: 645-654, 1976.
5) Carter-Su C, Schwartz J, Kukuchi G: Identification of a high affinity growth hormone receptor in rat adipocyte membranes. *J Biol Chem* **259**: 1099-104, 1984.
6) Murphy LJ, Lazarus L: The mouse fibroblst growth hormone receptor: Ligand processing and receptor modulation and turnover. *Endocrinology* **115**: 1635-1632, 1984.
7) Eden S, Isakssom OGP, Madsen K, Friberg U: specific binding of growth hormone to isolated chondrocytes from rabbit ear and epiphyseal plate. *Endocrinology* **112**: 1127-1129, 1983.
8) Billestrup N, Martin JM: Growth hormone binding to specific receptors stimulates growth and function of cloned insulin-producing insulinoma RIN-5AH cells. *Endocrinology* **116**: 1175-1181, 1985.
9) Mathews LS, Enberg B, Norstdt G: Regulation of rat growth hormone receptor gene expression. *J Biol Chem* **264**: 9905-9910, 1989.
10) Waters HG, Friesen HG: Purification and partial characterization of a nonprimate growth hormone receptor. *J Biol Chem* **254**: 6815-6825, 1979.
11) Tsushima T, Sasaki N, Imai Y, Matsuzaki F, Friesen HG: Characteristics of solubilized human-somatotropin-protein from the liver of pregnant rabbits. *Biochem J* **187**: 479-492, 1980.
12) Tsushima T, Murakami H, Wakai K, Isozaki O, Sato Y, Shizume K: Analysis of hepatic growth hormone binding sites of pregnant rabbit cross-linked to ^{125}I-labelled human growth hormone. *FEBS Lett* **147**: 49-53, 1982.
13) Hughes JP, Simpson JSA, Friesen HG: Analysis of growth hormone and lactogenic binding sites cross-linked to iodinated human growth hormone. *Endocrinology* **112**: 1980-1985, 1983.
14) Smith WC, Colosi P, Talamantes F: Isolation of two molecular weight variants of the mouse growth hormone receptor. *Mol End* **2**: 108-116, 1988.
15) Asakawa K, Hedo AH, McElduff A, Rouiler DG, Waters K, Gorden P: The human growth hormone receptor of cultured human lymphocytes: structure characteristics and glycosylation properites. *Biochem J* **238**: 379-386, 1986.
16) Leung DW, Spencer SA, Cachianes G, Hammonds G, Colins C, Henzel WJ, Baranard R, Waters MJ, Wood WI: Growth hormone receptor and serum binding protein: purification, cloning and expres-

17) Spencer SA, Hammonds RG, Henzel WJ, Rodriguez H, Waters MJ, Wood WI: Rabbit liver growth hormone receptor and serum binding protein: purification, characterization, and sequence. *J Biol Chem* **263**: 7862-7967, 1988.
18) Smith WC, Kuniyoshi J, Talamantes F: Mouse serum growth hormone (GH) binding prtein has GH receptor extracellular and subsituted transmembrane domain. *Mol Endocrinol* **3**: 984-990, 1989.
19) Asakawa K, Grunberger G, McElduff A, Gorden P: Polypeptide hormone receptor phosphorylation: Is there a role in receptor-mediated endocytosis of human growth hormone? *Endocrinology* **117**: 631-637, 1985.
20) Carter-Su C, Stubbart R, Wang X, Stred SE, Argetsinger LS, Shafer JA: Phosphorylation of highly purified grwoth hormone receptor by a growth hormone receptor-associated tyrosine kinase. *J Biol Chem* **264**: 19654-18661, 1989.
21) Kelly PA, Posner BI, Tsushima T, Friesen HG: Studies of insulin, growth hormone and prolactin binding: ontogenesis, effects of sex and pregnancy. *Endocrinology* **95**: 532-539, 1975.
22) Sasaki N, Imai Y, Tsushima T, Matsuzaki F: Regulation of somatotropic and lactogenic binding sites in mouse liver membranes. *Acta Endocrinol* **101**: 574-579, 1982.
23) Gause I, Eden S: Induction of growth hormone (GH) receptors in adipocytes of hypophysectomized rats by GH. *Endocrinology* **118**: 119-124, 1986.
24) Baxter RC, Zaltsman Z, Turtle JR: Rat growth hormone (GH) but not prolactin (PRL) induces both GH and PRL receptors in female rat liver. *Endocrinology* **114**: 1893-1901, 1984.
25) Straus DS, Takemoto CD: Effect of fasting on insulin-like growth factor-1(IGF-1) and growth hormone receptor mRNA levels and IGF-1 gene transcription in rat liver. *Mol Endocrinol* **4**: 91-100, 1990.
26) Hochberg Z, Bick T, Harel Z: Alterations of human growth hormone binding by rat liver membranes during hypo-and hyperthyroidism. *Endocrinology* **126**: 325-329, 1990.
27) Gorin E, Honeyman TW, Tai L-R, Goodman HM: Adenosine 3′, 5′-mono-phosphate-dependent loss of growth hormone binding in rat adipocytes. *Endocrinology* **123**: 328-334, 1988.
28) Hizuka N, Gorden P, Lesniak MA, Van Obberghen E, Carpentier JL, Orci L: Polypeptide hormone degradation and receptor regulation are coupled to ligand internalization. *J Biol Chem* **256**: 4591-4597, 1981.
29) Wakai K, Tsushima T, Isozaki O, Sato Y, Sato K, Shizume K: Processing of human growth hormone by rat hepatocytes cultured in monolayer. *Endocrinology* **114**: 1475-1482, 1984.
30) Herington AC, Ymer S, Stevenson J: Identification and characterization of specific binding protein for growth hormone in normal human sera. *J Clin Invest* **77**: 1817-1823, 1986.
31) Bauman G: Growth hormone heterogeneity: genes, isohormones, variants and binding proteins *Endocrinol Rev* **12**: 424-449, 1991.
32) Trivedi B, Daughaday WH: Release of growth hormone binding protein from IM-9 lynmphocytes by endopeptidase is dependent on sulfydryl group inactivation. *Endocrinolgy* **123**: 2201-2206, 1988.
33) Smith WC, Lintzer DIH, Talamantes F: Detection of two growth hormone receptor mRNAs and primary translation products in the mouse. *Proc Natl Acad Sci USA* **85**: 9576-9579, 1988.
34) Tiog TS, Freed KS, Herrington AC: Identification and tissue distribution of messenger RNA for the growth hormone receptor in the rabbit. *Biochem Biophys Res Commun* **158**: 141-148, 1989.
35) Daughaday WH, Trivedi B, Andrew BA: The ontogeny of serum GH binding protein in man: a posssible indication of hepatic receptor development. *J Clin Endocrinol Metab* **65**: 1072-1074, 1987.
36) Snow KJ, Shaw MA, Winer LM, Bauman G: Diurnal pattern of plasma growth hormone-binding protein in man. *J Clin Endocrinol Metab* **70**: 417-420, 1990.
37) Baumann G, Shaw MA, Amburn K: Regulation of plasma growth hormone-binding proteins in health and disease. *Metabolism* **38**: 683-689, 1989.
38) Sanchez-Jimenez F, Fielder PJ, Martinez RR, Smith RR, Talamantes F: Hypophysectomy eliminates and growth hormone (GH) maintains the mid-pregnancy elevation in GH receptor and serum binding protein in the mouse. *Endocrinology* **126**: 1270-1275, 1990.
39) Bauman G, Amburn K, Buchanan TA: The effect of circulating growth hormone binding protein on metabolic clearance, distribution and degradation of human growth hormone. *J Clin Endocrinol Metab* **64**: 657-660, 1987.
40) Herington AC, Ymer S, Rougas P, Steverson J: Growth hormone-binding proteins in high speed cytosols of multiple tissues of the rabbit. *Biochim Biophys Acta* **881**: 236-240, 1986.
41) Kelly PA Djiane J, PosTel-Vinay M-C, Edery M: The prolactin/growth hormone receptor family.

Endocrinal Rev **12**: 235-251, 1991.
42) de Vos AM, Ultsch M, Kossiakoff AA: Human growth hormone and extracellular domain of its receptor: cristal syructure of the complex. *Science* **255**: 306-312, 1992.
43) Vesly DL: Human and rat growth hormone enhance guanylate cyclase activity. *Am J Physiol* **240**: E79-E82, 1991.
44) Doglio A. Dani C, Grimaldi P, Aihaud G: Growth hormone stimulates c-*fos* gene exprssion by means of protein kinasse C without increasing inocitol lipid turnover. *Proc Natl Acad Sci USA* **86**: 1148-1152, 1989.
45) Gorin E, Tai L-R, Honeyman TW, Goodman HM: Evidence for a role of protein kinase C in the stimulation of lipolysis by growth hormone and isoproterenol. *Endocrinology* **126**: 2973-2982, 1990.
46) Wang X, Moller C, Norsteadt G, Carter-Su C: Growth hormone-promoted tyrosyl phosphorylation of a 121-kDa growth hormone receptor-asociated protein. *J Biol Chem* **286**: 3573-3579, 1993.
47) Campbell GS, Christian LJ, Cater SU: Evidence for involvement of the growth hormone of MAP kinase activity in 3T3-F442 A fibraoblasts. *J Bol Chem* **267**: 6074-6080, 1992.
48) Moller C, Hansson A, Enberrg B, Lobie PE, Norstedt G: Growth hormone(GH)induction of tyrosine phosphorylation and activation of mitogen-activated protein kinases in cells transfected with rat GH receptor cDNA. *J Biol Chem* **267**: 23403-23408, 1992.
49) Campbell GS, Pang L, Miyasaka T, Saltiel AR, Carter-Su C: Stimulation by growth hormone of MAP kinase activity in 3T3-F442 A fibroblasts. *J Biol Chem* **267**: 6074-6080, 1992.
50) Anderson NG: Growth hormone activates mitogen-activated protein kinase and S 6 kinase and promotes introcellular tyrosine phosphorylation in 3T3-F442 A preadipocytes. *Biochem J* **284**: 649-652, 1992.

4.10 プロラクチンレセプター

プロラクチン（PRL）の哺乳類における主要な作用は乳腺の増殖と分化，乳汁産生である．そのほか齧歯類では黄体刺激作用，精巣でのアンドロゲン分泌，前立腺発育などに関与する．鳥類では乳腺の原型である咀囊（crop sac）の成長，また魚類では浸透圧の調節に関与し，その作用は成長ホルモンと同様に多彩である．PRLレセプターはウサギの乳腺で初めて同定された[1]．それ以後多数の研究が行われたがその構造が決定されたのは1988年になってからである．本稿ではPRLレセプターの性質についての最近までの主な知見を紹介したい．

a. 分　布

PRLレセプターは乳腺[1]のほか肝[2,3]，前立腺や精巣[4]，腎[5]，副腎[6]，卵巣[7]，リンパ球株細胞であるNb2細胞[8]など多数の組織に存在する．Nb2細胞はPRLに反応して増殖し，鋭敏なPRL bioassayに利用される．PRLレセプターは主として^{125}I-PRLあるいは^{125}I-hGHの特異的結合を指標と同定されてきた．レセプターは細胞膜のほか細胞内のGolgi, ribosomeその他の細胞内分画にも存在し，これらは合成途上，あるいは細胞膜から内部化されたレセプターと考えられる．最近PRLレセプター遺伝子がクローニングされレセプターmRNAの発現がNorthern blotによる解析が可能となった．これによると結合実験によりレセプターが同定されている組織（乳腺，前立腺，腎，乳腺，副腎，精巣など）には主に2.2KbのmRNAが発現し一部では4kbのmRNA発現も認められる[9]．

b. レセプターのホルモン結合反応

^{125}I-PRLとレセプターとの結合は各種動物のPRLにより阻害され成長ホルモン（GH）の交差は一般に軽度である．しかしヒト成長ホルモンはlactogenとしての作用を示し，PRLレセプターに対してもPRLと同様に反応する（図4.34）．しかし他種のGHは交差を示さない．胎盤性ラクトゲン（placental lactogen, PL）は種々の程度に交差を示す．ただヒツジPL（oPL）はlactogenとしての作用よりは成長促進作用が強くGHのレセプターへの親和性が強い．またoPLについてはPRLレセプターやGHレセプターとは異なるPLに特異的なレセプターが存在することが明らかにされている．細胞膜と標識^{125}I-PRLの結合は温度，反応時間に依存することは他のホルモンレセプターの場合と同様である．レセプターの解離定数はnMのオーダー，細胞あたりのレセプター数は10^4前後である．

単離細胞の場合には細胞膜レセプターと^{125}I-PRL（あるいは^{125}I-hGH）とが結合するとレセプターは細胞内へとり込まれ（内部化），^{125}I-PRLはライソゾームで分解され細胞外へ放出される[10]．lysosomotropic agentであるクロロキンや，NH_4

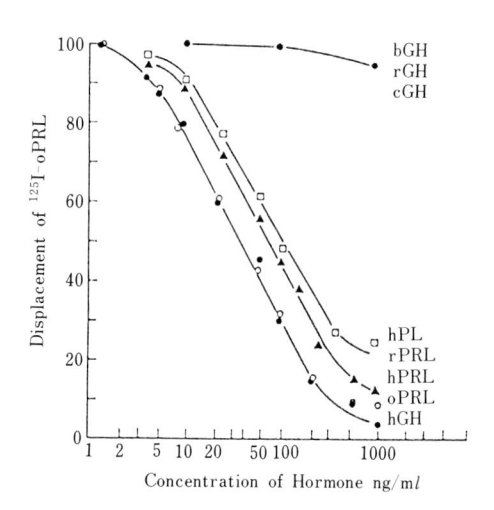

図4.34 ラット肝PRLレセプターの特異性
^{125}I-oPRLと肝レセプターの結合における特異性を示した．ウサギ乳腺における特異性もほぼ同様である．hGH, cGH, rGH, bGHはそれぞれヒト，イヌ，ラット，ウシGHを示す．またoPRL, rPRL, hPRLはそれぞれヒツジ，ラット，ヒトPRLを，hPLはヒト胎盤ラクトゲンである．

Clの存在下で反応させるとホルモンの分解は抑制され細胞（細胞膜および細胞内）に結合している ^{125}I-hGH 量は増加し結合率が増加する．PRL の細胞内分解は PRL 作用発現には関与しない．PRL の作用発現にはレセプターとの結合は不可欠であるが，リガンドが PRL である必要はなく，たとえば PRL レセプターに対する抗体の一部は乳腺に対し PRL と同様の作用を示す[11]．また抗体の F[ab']$_2$ は PRL 様生物活性を示すが monovalent F[ab'] はレセプターに結合し PRL レセプターを down-regulation するものの生物活性を示さない．また mutant マウス PL は PRL レセプターに結合するが生物活性を示さないという．したがって情報伝達にはレセプターへの結合のみでは不十分である．

c. 性　　　質

PRL レセプターは Triton X-100, CHAPS などの界面活性剤により可溶化することができる．可溶化したレセプターをゲルろ過その他で解析すると分子量 10～30 万前後の大分子として溶出される[12～14]．一方，^{125}I-PRL（あるいは ^{125}I-hGH）とレセプターを cross-link し SDS-PAGE とオートラジオグラフィーで解析した多数の報告によると結合部位の分子量は 4.0～8.0 万とさまざまであった．同一の組織でも分子量の異なる複数の species が検出される場合もあり，小分子の species の一部は大分子のレセプターの分解産物であった可能性もある．多くの報告では SDS-PAGE を還元剤存在下あるいは非存在下で施行しても PRL レセプターの分子量には大きな差はなく，PRL レセプターには SS 結合を介した構造はないと考えられた．SDS-PAGE とゲルろ過による分子量とにはかなりの差が認められるが，ゲルろ過ではその際使用する界面活性剤の影響，レセプター分子間の重合，あるいはレセプターが他のタンパクと結合している可能性が考えられる．

PRL レセプターも他のホルモンレセプターと同様に糖タンパクでラット肝レセプターは concanavalin A カラムに吸着され mannoside や glucoside で溶出される[14]．等電点は妊娠ラットでは 4.2～4.7 であるが非妊娠ラットでは中性領域にある．これは恐らく糖鎖の差によるものであろう．可溶化した妊娠ラット肝レセプターを neuraminidase で処理すると等電点は中性領域に移行するので妊娠ラット肝レセプターはシアール酸を含むと考えられる．neuraminidase 処理により ^{125}I-hGH の結合は軽度増加するが，deoxyribonuclease, ribonuclease, phospholipase C 処理では結合能に変化は認められない．

d. 構　　　造

レセプターに対するモノクローナル抗体を用いた affinity chromatography その他によりレセプターの純化が行われ，その一部の構造が判明したことから 1988 年にレセプターの遺伝子のクローニングが成功しその全構造が判明した[9]．これによるとラット肝における PRL レセプターは 291 個のアミノ酸からなり計算上の分子量は約 33000 である．前駆体には N 端に 19 個のシグナルペプ

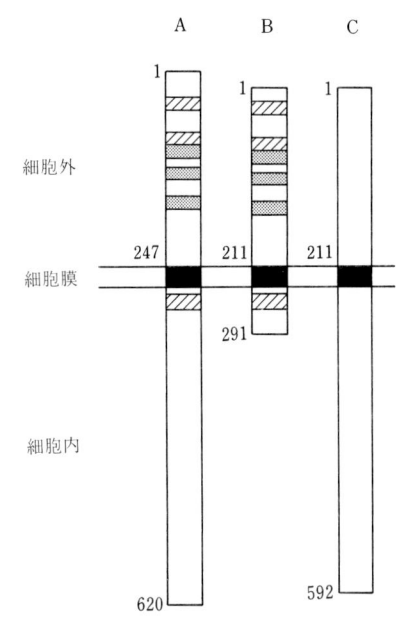

図 4.35 プロラクチンレセプターと成長ホルモンレセプターの構造[9]

A はヒトおよびウサギ GH レセプター，B はラット肝 PRL，C はウサギ乳腺 PRL レセプターを示す．斜線部は GH レセプターと PRL レセプターで 67% 以上の相同性のある部分を，ドットの部分は 40～60% 相同部分を示す．

チドがあり，211～234位の24アミノ酸残基部分は疎水性で細胞膜貫通部分と考えられる．細胞内ドメインは57個のアミノ酸残基である（図4.35）．N-glycosylationの部位は3か所あり分子量から類推するとレセプター分子量の約20%は糖鎖が占めるものと思われる．クローニングされたDNAをCHO細胞にtransfectしたところラット肝でみられるのと同様の親和性と特異性を有するレセプターの発現が確認されている．ラット肝PRLレセプターの構造とウサギGHレセプターとの間には構造上の類似点が多いが細胞内ドメインが非常に短い．しかし最近Ederyらはウサギ乳腺より第2のPRLレセプターcDNAをクローニングした[15]．これによりコードされるレセプターはアミノ酸592残基を有し，細胞外ドメインは210，膜貫通部は24個である．細胞外ドメインと膜貫通部分は肝レセプターのそれと同一であるが細胞内ドメインは358個とはるかに大きく肝GHレセプターに匹敵し，分子量は66000（糖鎖を除く）となる．ヒト肝癌，乳癌細胞からも細胞内ドメインの長いレセプターDNAがクローニングされた[16]．ウサギ肝GHレセプターと乳腺PRLレセプターの構造を比較すると両者に70%前後の相同性が認められる．PRLとGH両者のレセプターの構造には既知のホルモンレセプターとの類似点は認められず，インスリン，IGF-1レセプターにみられるチロシンキナーゼ活性はない．したがってレセプターの構造からはPRLの2次情報伝達物質についての情報は得られなかった．このようにPRLレセプターには細胞内ドメインのサイズの異なる2種類が存在することが判明したが，その意味は現在のところ不明である．一般的には細胞内ドメインは細胞内の情報伝達に関与すると考えられる．したがって細胞内ドメインの短いレセプターは単にPRLのtransporterとして作用しており，細胞内領域の長いレセプターは主としてシグナル伝達に関与する可能性がある．

e. 調　　節
(1) 肝

肝はPRLレセプターに富む組織の1つであり，調節機構について多くの報告がある．ラットでは胎児期，生直後は肝PRLレセプター濃度はきわめて低値であり，メスでは生後しだいに増加し思春期相当の時期（50日齢前後）に最高となる．一方，オスでは同様に生直後に低値を示し，以後増加はするがメスに比して低値である[17,18]．また思春期相当の時期には血中テストステロンの増加に伴い検出されない程度に低下する．メスでは妊娠に伴い増加が観察される．マウスにおいても性差（♀＞♂）が認められるが，妊娠による変化はなくGHレセプターと異なり妊娠子宮の摘出や分娩でも低下しない[19,20]．一方，ウサギでは性差は認められず妊娠でも変化はない．これらの事実から予想されるようにラット，マウスではエストロゲンは肝PRLレセプター合成に対して促進に，一方，テストステロンは抑制的に作用する．実際にオスラットでは去勢によりレセプターは低下しテストステロン投与で減少する[21]．一方，メスでは卵巣摘出で低下し，オスにエストロゲンを投与すると増加する[22]．このような性ステロイドは肝への直接作用ではなく下垂体，視床下部を介するものと考えられる[23]．

下垂体ホルモンはPRLレセプターの維持に必要で下垂体摘出により肝レセプターは急激に減少し，これにエストロゲンを投与しても回復しない[24]．しかし下垂体を腎被膜下に移植すると血中PRLと肝レセプターの増加が認められ，PRL産生腫瘍を移植したラットでは肝PRLレセプターが増加する．このような事実からPRL自体が自己のレセプターの維持に作用すると考えられた．その後の研究でもPRLの肝PRLレセプター増加作用がいくつか報告され，また培養肝細胞においてもPRLの存在によりレセプター数の経時的な低下が抑制された[25]．一方，下垂体摘出ラットあるいは正常ラットにGHを投与するとPRLレセプターを増加させる，あるいはPRLレセプター誘導作用はGHのみにありPRLにはないとするいくつかの成績もある[26]．培養肝細胞を用いた最近の報告によると，GH，PRL両者ともPRLレセプター維持に必要と考えられる[27]．なおPRLのin vivoの投与は一過性に肝レセプターを減少さ

せるが，これはレセプターの内部化によると考えられる．

肝PRLレセプターに関しては，その他にストレプトゾトシン糖尿病や甲状腺機能低下（いずれもラット）での低下が報告されておりインスリンや甲状腺ホルモンも調節因子の一つである．副腎の役割については報告が少ないがラットでは副腎摘出によりレセプター変化は認められない[21]．またラットでは腎不全[28]，飢餓，各種ストレスも肝レセプターを低下させる．ストレスによる低下は下垂体摘出，卵巣摘出あるいは副腎摘出状態でも認められるので，これらの組織由来のホルモンの関与はなく他の未知の因子によるらしい．

Norhtern blotによる解析ではメスラット肝のPRLレセプターmRNA発現は胎児，新生児では検出できず生後3週ころからしだいに増加する[29]．またエストロゲン投与により3日には有意に増加する．これらの結果は同時に施行した結合実験の成績と類似するが，両者は必ずしも一致しない．すなわちmRNAの増加度に比較して結合能の増加の方が著明である．したがってレセプターの遺伝子発現にはtranscritotion, posttranscription, さらにtranslationのレベルで調節されていると考えられる．なお，肝におけるPPLレセプターのturnoverはきわめて早く，合成を抑制すると半減期約40分で減少する[40]．

(2) 乳　　腺

PRLの主要な標的である乳腺におけるレセプターの調節機構については未知の点が多い．ウサギ，ヒツジなどで妊娠経過に伴い増加し後期に軽度低下して授乳期に再増加する[30]．この増加にはPRL自体は大きな関与はないらしい．

(3) 精巣，前立腺

前立腺のPRLレセプターは加齢，精巣摘出，エストロゲン投与で減少，テストステロン投与で増加し肝レセプターとは逆の変動を示す[4,31]．血中PRL濃度を実験的に増加あるいは減少させてもレセプターは変動せずにこれも肝レセプターとは異なる．甲状腺摘出ラットではレセプターが増加し[32]，副腎摘出は影響を示さない．精巣Leydig細胞のレセプターは加齢で減少する．ラットでは

LH-RH, LH（あるいはHCG）の投与により一過性に増加するが，その長期にわたって低下する[33]．PRL自体はレセプター濃度に影響しないか，あってもわずかな低下を起こすにすぎない．なお精巣のレセプターは甲状腺摘出で低下，サイロキシン投与で回復し，副腎摘出では軽度の増加が認められる[32]．

(4) 腎，副腎

ラット腎のレセプターも下垂体と甲状腺の支配を受け，下垂体摘出，甲状腺摘出はいずれもレセプター濃度を低下させ甲状腺摘出ラットにサイロキシンを投与すると回復する[34]．一方，副腎摘出はレセプターを増加させデキサメサゾン，ハイドロコーチゾンは抑制的に作用する[32,35]．また性ホルモンも調節に関与し，オス，メスともに去勢によりレセプターは増加しテストステロン，エストラジオールはそれぞれ低下させる[36]．副腎のレセプターは性成熟に伴って低下し，卵巣摘出で増加，性ステロイドの投与により低下する[6,36]．また下垂体摘出により低下しPRLはレセプターを増加させる因子の1つである[6]．糖質ステロイドは抑制的に作用する[35]．

(5) 卵　　巣

卵巣のPRLレセプターは性周期に伴い変動する．すなわちestrusのPRL surgeのあとmitestrusで増加する[37]．未熟な顆粒膜細胞にはレセプターは検出されないがFSHはin vivo, in vitroでPRLレセプターを増加させ，これはcAMPを介すると思われる[38,39]．以上のように各組織のPRLレセプターは各種の調節因子の調節を受け，それによりPRL作用を調節すると思われる．

f. 情報伝達機構

PRLの情報伝達機構についての知見は比較的乏しい．ラットNb2細胞ではPRLはc-mycの発現を増加させるとともに増殖を促進する[42]．この細胞をPRLで処理した場合の初期反応としてはCaの取り込み促進やamiloride sensitive Na^+/K^+交換反応の促進などが知られている[43]．しかしこれらの反応がどのような機構で仲介されるのかは不明である．コレラトキシンや百日咳ト

キシンの処理によりPRLの増殖促進作用が修飾されることやPRLレセプター分子とGタンパクのクロスリンキングが可能であることはPRLの情報伝達系に何らかのGタンパクが関与する可能性が示唆されている[44,45]。cAMP自体は濃度によりPRLの作用を抑制ないし刺激するが情報伝達物質ではない[46]。一方，Cキナーゼ刺激剤であるTPAはNB2細胞の増殖を促進的に作用し，PRLの作用にCキナーゼの関与も示唆される[47]。ラットの肝でもPRLはCキナーゼ活性の核へ移動を刺激し[48]，ヒトPRLはイノシトールリン酸の産生を伴わずにジアシルグリセロールの産生を促進する[49]。しかしいずれの系でもPRLがCキナーゼを活性化する機構は明らかにされていない。PRLは主要な標的組織である乳腺組織での作用における情報伝達物質についてもいくつかの報告があるが，明確なものはない[41]。最近GHの情報伝達にチロシンキナーゼが関与することが明らかにされたが，PRLレセプターも同様な経路が示唆される。Nb2細胞をPRLで処理すると数分以内に120 kDaのタンパク（恐らくチロシンキナーゼ）がチロシンリン酸化を受ける。PRLレセプター自体のリン酸化は検出されないという[50]。活性化されたチロシンキナーゼはさらに下流の機能性タンパクをリン酸化して情報を伝達するのであろう。PRLとGHレセプターの類似を考えると，両者の情報伝達機構には類似点が多いことが予想される。

おわりに　以上PRLレセプターについての知見を紹介した。構造が明らかにされたもののなお情報伝達機構は不明のままである。今後に残された課題は多い。　　　　　　　〔對馬敏夫〕

文献

1) Shiu RBP, Kelly PA, Friesen HG: Radioreceptor assay for prolactin and other lactogenic hormones. *Science* **180**: 968-970, 1973.
2) Posner BI, Kelly PA, Shiu RPC, Friesen HG: Studies of insulin, growth hormone and prolactin binding: Tissue distribution, species variation and characterization. *Endocrinology* **95**: 521-531, 1974.
3) Ranke MB, Stanley CA, Tenore A, Rodbard D, Bongiovanni Am, Parks JS: Characterization of somatogenic and lactogenic binding sites in isolated rat hepatocytes. *Endocrinology* **99**: 1033-1045, 1976.
4) Aragona C, Friesen HG: Specific prolactin binding sites in the prostate and testis of rats. *Endocrinology* **97**: 677-684, 1975.
5) Mountjoy K, Cowden EA, Dobbie JW, Ratcliffe JG: Prolactin receptors in the rat kidney. *J Endocrinol* **80**: 47-54, 1981.
6) Calvo JC, Finocchiaro L, Luthy I, Charreau EH, Calandra RS, Engstrom B, Hannson V: Specific prolactin binding in the rat adrenal gland: its characterization and hormonal regulation. *J Endocrinol* **89**: 317-325, 1981.
7) Rolland R, Gunsalus GL, Hammond JM: Demonstration of specific binding of prolactin by porcine corpora lutea. *Endocrinology* **98**: 1083-1091, 1976.
8) Tanaka T, Shiu RPC, Gout PW, Beer CT, Noble RI, Friesen HG: A new sensitive and specific bioassay for lactogenic hormones: measurement of prolactin and growth hormone in human serum. *J Clin Endocrinol Metab* **51**: 1058-1063, 1980.
9) Boutin JM, Jolicouer C, Okamura H, Gagnon J, Edery M, Shirota M, Banville Dusanter-fourt I, Djiane J, Kelly PA: Cloning and expression of the rat prolactin receptor, a memmber of the growth hormone/prolactin gene family. *Cell* **53**: 69-77, 1988.
10) Wakai K, Tsushima T, Isozaki O, Sato Y, Sato K, Shizume: Processing of human growth hormone by rat hepatocytes in monolayer culture. *Endocrinology* **114**: 1475-1482, 1984.
11) Djiane J, Houdebine LM, Kelly PA: Prolactin-like activity of anti-prolactin receptor antibodies on casein and DNA synthesis in the mammary gland. *Proc Natl Acad Sci USA* **78**: 7445-7448, 1981.
12) Shiu RPC, Friesen HG: Solubilization and purification of a prolactin receptor from the rabbit mammary gland. *J Biol Chem* **249**: 7902-7911, 1974.
13) Yamada K, Donner DB: Evidence that non-covalent forces and disulfide groups affect the structure and binding properties of the prolactin receptor on hepatocytes from pregnant rats. *Biochem J* **228**: 383-390, 1985.
14) Sasaki N, Tanaka Y, Imai Y, Tsushima T, Matsuzaki F: Different characteristics of solubilized lactogen receptors from livers of pregnant and non-pregnant female rats. *Biochem J* **203**: 653-

662, 1982.
15) Edery M, Jolicoeur C, Levi-Meyrueis C, Dusanter-Faurt I, Petridou B, Boutin JM, Leseuer L, Kelly PA, Djiane J: Identification and sequence analysis of a second form of prolactin receptor by molecular cloning of complementary DNA from rabbit mammary gland. *Proc Natl Acad Sci USA* **86**: 2112-2116, 1989.
16) Boutin J-M, Edery M, Shirota M, Jolicoeur C, Lesueur L, Ali S, Gould D, Djiane J, Kelly PA: Identification of a cDNA endcoding a long form of prolactin receptor in human hepatoma and breast cancer cells. *Mol Endocrinol* **3**: 1455-1461, 1989.
17) Kelly PA, Posner BI, Tsushima T, Friesen HG: Studies of insulin, growth hormone and prolactin binding: Ontogenesis, effects of sex and pregnancy. *Endocrinology* **95**: 532-539, 1974.
18) Maes M, De Hertogh R, Wartin-Granger P, Ketelslegers JM: Ontogeny of liver somatotropic and lactogenic binding sites in male and female rats. *Endocrinology* **113**: 1325-1332, 1983.
19) Posner BI: Characterization and modulation of growth hormone and prolactin binding in mouse liver. *Endocrinology* **98**: 645-654, 1976.
20) Sasaki N, Imai Y, Tsushima T, Matsuzaki F: Regulation of somatotrophic and lactogenic binding sites in mouse liver membranes. *Acta Endorinol* **101**: 574-579, 1982.
21) Aragona C, Bohnet HG, Friesen HG: Prolactin binding sitesin the male rat liver follwoing castration. *Endocrinology* **99**: 1017-1022, 1976.
22) Posner BI, Kelly PA, Friesen HG: Effects of hypophysectomy, ovariectomy and cycloheximide on specific binding sites for lactogenic hormones in rat liver. *Endocrinology* **97**: 1408-1415, 1975.
23) Norstedt G, Mode A: On the primary site of action of estrogens and androgens in the regulation of hepatic prolactin receptors. *Endocrinology* **111**: 645-649, 1982.
24) Posner BI, Kelly PA, Friesen HG: Induction of a lactogenic receptor in rat liver: Influence of estrogen and the pituitary. *Proc Natl Acad Sci USA* **71**: 2407-2410, 1974.
25) Amit T, Barkey RJ, Gavish M, Youdim MBH: Induction of prolactin (PRL) receptors by PRL in the rat lung and liver. Demonstration and characterization of a soluble receptor. *Endocrinology* **114**: 545-575, 1984.
26) Baxter RC, Zaltsman Z, Turtle JR: Rat growth hormone (GH) but not prolactin (PRL) induces both GH and PRL receptors in female rat liver. *Endocrinology* **114**: 1893-1901, 1984.
27) Barash I, Cromlish W, Posner BI: Prolactin (PRL) receptor induction in cultured rat heaptocytes: Dual regulation by PRL and growth hormone. *Endocrinology* **122**: 1151-1158, 1988.
28) Goodman AD, Hoekstra S, Monahan JW: Suppressive effect of inflammation and other forms of stress on the binding of prolactin by rat liver. *Endocrinology* **116**: 835-842, 1985.
29) Jolicoeur C, Boutin J-M, Okamura H, Raquet S, Diane J, Kelly PA: Multiple regulation of prolactin receptor gene expression in rat liver. *Mol Endocrinol* **3**: 895-900, 1989.
30) Djanne J, Durand P, Kelly PA: Evolution of prolactin receptors in rabbit mammary gland during pregnancy and lactation. *Endocrinology* **100**: 1348-1356, 1977.
31) Kledzik GS, Marshall S, Campbell GA, Gelato M, Metites J: Effects of castration, testosterone, estradiol, and prolactin on specific prolactin binding activity in ventral prostate of male rat. *Endocrinology* **98**: 373-379, 1976.
32) Kharroubi AT, Slaunwhite WR Jr: Hormonal regulation of prolactn receptors in male rat target tissues: The effect of hypothyroidism and adrenalectomy. *Endocrinology* **115**: 1283-1288, 1988.
33) Chan V, Katikiteni M, Davies TF, Catt KJ: Hormonal regulation of testicular luteinizing hormone and prolactin receptors. *Endocrinology* **108**: 1607-1621, 1981.
34) Marshall S, Bruni JF, Meites J: Effect of hypophysectomy, thyroidectomy and thyroxine on specific prolactin receptor sites in kidneys and adrenals of male rats. *Endocrinology* **104**: 390-395, 1979.
35) Marshall S, Huang HH, Kledzik GS, Campbell GA, Meites J: Glucocorticoid regulation of prolactin receptors in kidneys and adrenals of male rats. *Endocrinology* **102**: 869-875, 1978.
36) Marshall S, Kledzik GS, Gelato M, Campbell GA, Meites J: Effects of estrogen and testosterone in specific prolactin binding in the kidneys and adrenals of rats. *Steroids* **27**: 187-191, 1976.
37) Solano AR, Vela AG, Catt KJ, Dufau ML: Regulation of ovarin gonadotropin receptors and LH bioactivity during the estrus cycle. *FEBS Lett* **122**: 184-188, 1980.
38) Wang C, Hsueh AJW, Erickson GF: Induction of functional prolactin receptors by follicle-stimulating hormone in rat granulosa cells *in vivo* and *in vitro*. *J Biol Chem* **25**: 11330-11336, 1979.
39) Richards JS, Williams JJ: Luteal cell receptor content for prolactin (PRL) and luteinizing hormone (LH): Regulation by LH and PRL. *Endo-*

40) Baxter RC : Measurement of growth hormone and prolactin receptor turnover in rat liver. *Endocrinology* **117** : 650-655, 1985.
41) Kelly PA, Djian J, Postel-Vinay M-C, Edery M : The prolactin/growth hormone receptor family. *Endocrinol Rev* **12** : 235-251, 1991.
42) Fleming WH, Murphy PR, Murphy LJ, Hatton TW, Matusik RJ, Friesen HG : Human growth hormone induces and maintains c-*myc* gene expression in Nb2 lymphoma cells. *Endocrinology* **117** : 2547-2549, 1985.
43) Too CKL, Walker A, Murphy PR, Cragoe EJ, Jacobs HK, Friesen HK : Identification of amiloride-sensitive Na/K exchange in rat Nb2 node lymphoma cells. Stimulation by 12-O-tetradecanoyl-phorbol-13-acetate. *Endocrinology* **121** : 1503-1520, 1987.
44) Larsen JL, Dufau ML : Modulation of prolactin-stimulated NB2 lymphoma cell mitogonensis by cholera toxin and pertussis toxin. *Endocrinology* **123** : 438-444, 1988.
45) Too CKL, Shiu RPC, Friesen HG : Crosslinking of G-proteins to the prolactin receptor in rat NB2 lymphoma cells. *Biochem Biophys Res Commun* **173** : 48-52, 1990.
46) Kornberg LJ, Liberti JP : Nb2 cell mitogenesis. Effects of lactogens on cAMP and protein phosphorylation. *Biochim Biophys Acta* **1011** : 205-211, 1989.
47) Buckley AR, Montgomery DW, Kipler R, Putman CW, Zukoski CF, Gout PW, Been CT, Russel DM : Prolactin stimulation of ornithine decarboxylase and mitogenesis in Nb2 node lymphoma class : the role of protein kinase C and calcium mobilization. *Immunopharmacology* **12** : 37-43, 1986.
48) Buckley AR, Criwe PD, Russel DH : Rapid activation of protein kinase C in isolated rat liver nuclei by prolactin, a known hepatic mitogen. *Proc Natl Acad Sci USA* **85** : 8649-8653, 1988.
49) Johnson RM, Napier MA, Cronin M, King K : Growth hormone stimulates the formation of sn-1, 2-diacylglycerol in rat hepatocytes. *Endocrinology* **127** : 2099-2103, 1990.

5. 細胞内レセプター

5.1 ステロイドレセプター

A. グルココルチコイド

グルココルチコイド (glucocorticoid) は，細胞内レセプターを介して多彩な生理および薬理作用を発現する．グルコルチコイドは濃度勾配に従って標的細胞内に移行し細胞質のレセプターに結合する．ホルモンレセプター複合体は活性化され核内に移行後，クロマチンと結合し mRNA の産生を刺激することにより特異的タンパクを合成しその作用を発現するという過程の大筋は比較的以前からわかっていた[1]（図 5.1）．にもかかわらず，レセプターの実体および作用機序の詳細については不明な点が多かったが，科学技術の進歩に伴い最近の十数年間で急速に解明が進んだ．

a. 同　　　定
(1) アゴニストおよびアンタゴニスト
a) アゴニスト

天然にはコルチゾル (cortisol) とコルチコステロン (corticosterone) があり，合成化合物はデキサメサゾン (dexamethasone)，トリアムシノロン (triamcinolone) をはじめ，いわゆる副腎皮質ホルモン剤として数十種類も開発されている．しかしこれらアゴニストは弱いながらもミネラロコルチコイドレセプターに対しても親和性をもっている．そこで，近年，従来のアゴニストに比しグルココルチコイドレセプターに対して非常に特異性の高い RU 28362 が開発され，グルココルチコイドレセプターの研究に用いられている[2]．

b) アンタゴニスト

コルテクソロン (cortexolone) やコルチゾルアセトニド (cortisol acetonide) などがあるが，抗プロゲステロン薬として開発された RU 38486

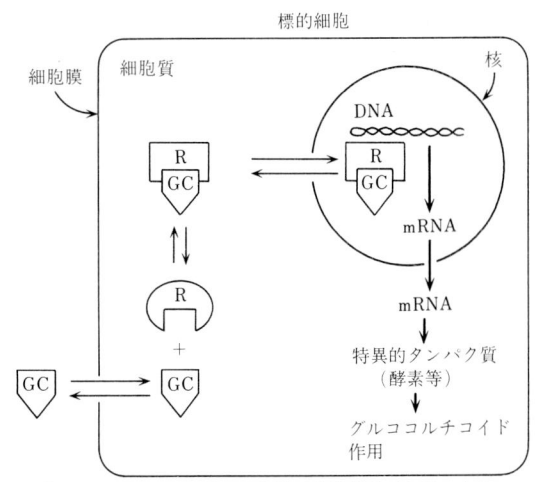

図 5.1 グルココルチコイド作用発現過程（文献 1 より一部改変）
GC：グルココルチコイド，R：レセプター

(RU 486) (Mifepristone) がグルココルチコイドレセプターに対しても強い親和性をもち，グルココルチコイド作用の強力なアンタゴニストであることが判明し，近年レセプターの性質を調べるのによく用いられる．なお，RU 38486 を含むアンタゴニストの詳細については Agarwal らの総説を参照されたい[3]．

(2) 同　　定　　法
a) 生化学的方法

[^{3}H] ラベルされたデキサメサゾンやトリアムシノロンアセトニド (triamcinolone acetonide) などの合成グルココルチコイド，または [^{3}H] ラベルの RU 38486 を用いて結合実験を行う．[^{3}H] コルチゾルなどの天然グルココルチコイドも使用されることがあるが，前者に比してレセプターに対する結合力は弱い[4]．[^{3}H] トリアムシノロンアセトニドと UV 照射の組み合わせ，または [^{3}H]

デキサメサゾン 21-メシレート (dexamethasone 21-mesylate) は共有結合によりレセプターと不可逆的結合をするので，レセプターのアフィニティーラベルに用いられる[5]．

b) 組織学的方法

先に述べた放射性リガンドで超薄切片のレセプターを標識した後オートラジオグラフィーで検出を行ったり，レセプターに対するポリクローナル抗体やモノクローナル抗体を用いて標識し免疫組織化学的に検出する方法がとられている．

(3) サブタイプ

ラット腎臓細胞質にコルチコステロン結合タンパクが2種類存在することが発見され，type I と type II に分類された[6]．その後，アルドステロン (aldosterone) およびデキサメサゾンに対する親和性の相違から，type I はミネラロコルチコイドレセプター，type II はグルココルチコイドレセプターであることが明らかにされた．type I レセプターは脳の海馬に高濃度分布していることから，その中枢における役割が注目されている[7]．

b. 分子的性質およびその動態
(1) 分子形態

グルココルチコイドレセプターは細胞内濃度が低く，高分子で疎水性が強く分子としての安定性が悪く失活しやすいため，アイソトープラベルされたリガンドの開発にもかかわらず，組織分布や生化学的性質についての研究に比してレセプターの分離精製は遅れていたが，1970年代後半にアフィニティークロマトグラフィー，イオン交換クロマトグラフィー，ゲルろ過の組み合わせにより約90%純度までに精製された[8]．しかしながらレセプターは不安定で抽出条件によりいくつかの形態をとる．すなわち，リガンドの存在しない条件下で標的細胞を低塩濃度下で破砕処理すると，細胞質分画に沈降定数8Sの分子量約300kDaタンパクが得られる．しかし細胞を高塩濃度溶液下で処理すると，4Sの分子量約100kDaタンパクが得られる．このようなレセプターの不安定性はグルココルチコイドレセプターの生理的分子形態とその動態を研究するうえで障害となっていた．しかしながら Na_2MoO_4 を添加することにより安定な8S複合体が得られることが判明しその問題は解決した[9]．さて，8S型はステロイドホルモンと結合するがDNAに対する結合能はもっていない．しかしながら4S型はDNAに対しての結合能をもっている．また，リガンド結合8S型レセプターを Na_2MoO_4 を添加しないで25℃で処理するとDNAとの結合能をもった4S型に移行する．この結果は，300kDaタンパクはタンパク分子の複合体であり，リガンドが結合するとこの複合体からあるタンパク分子が遊離することにより100kDa分子となり活性化されることを示している．実際，生化学的手法により精製されたグルココルチコイドレセプターの解析およびニワトリ卵管から得られた8S型プロゲステロンレセプターのモノクローナル抗体を用いた研究より，グルココルチコイドレセプターは94kDaタンパクと2量体の分子量90kDaのリンタンパクとの複合体であることが明らかにされた．リガンド非結合型レセ

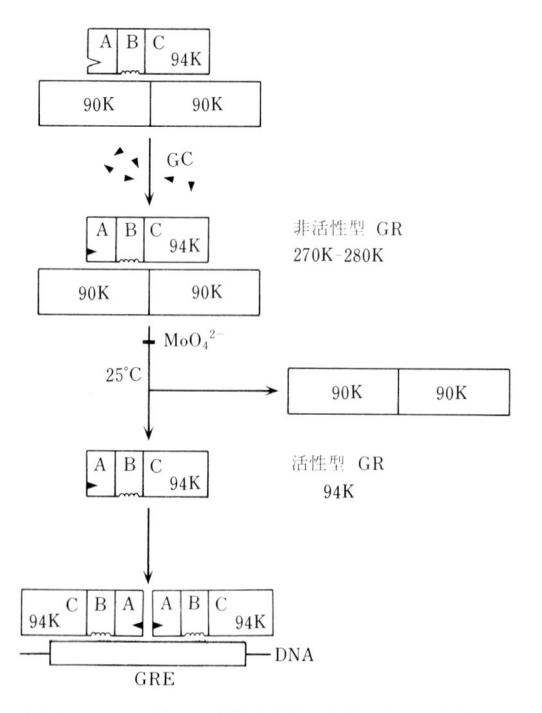

図 5.2 レセプターの活性化過程（文献5より一部改変）
A：ステロイド結合ドメイン，B：DNA結合ドメイン，C：抗原決定基を含むドメイン，GC：グルココルチコイド，GR：グルココルチコイドレセプター，GRE：glucocorticoid responsive element

プターの90kDaタンパクには59kDaおよび70kDa (hsp 70) のタンパクが結合しているとの報告があるが，その役割は不明である[10,28]．この90kDaタンパクはほかのすべてのリガンド非結合型ステロイドレセプターにも共通の分子で，このタンパクはレセプターにリガンドが結合するために必要な分子であるともいわれている．また，細胞内局在に関与している可能性もある．このタンパク分子は熱ショックタンパクの1つhsp 90であることが同定されている[11]．hsp 90は94kDaタンパクにリガンドが結合すると温度依存性に遊離し，94kDaタンパクは核に移行する[5,12]．そして，レセプターのタンパクは2量体を形成しDNAと結合する（図5.2）．レセプター分子集合体の内94kDaタンパクが機能分子で真のレセプターである．

（2） 94kDaタンパク分子の性質

WrangeとGustafssonはラット肝臓から精製したレセプターを，トリプシン(trypsin)，αキモトリプシン（α-chymotrypsin）およびパパイン(papain)の3種のタンパク分解酵素で処理することによりレセプターを3つのドメイン分け，グルココルチコイド結合ドメインとDNA結合ドメインおよび機能不明のドメインが存在することを示唆した[13]．彼らはその後94kDaはN末端側に抗原決定基をもつ機能不明ドメイン，ほぼ中央にDNA結合ドメイン，C末端側にグルココルチコイド結合ドメインをもつタンパク分子であることを確認している[14]．ステロイド結合ドメインにステロイドが結合するとレセプターのDNA結合能が維持増強される．DNA結合ドメインはDNAと結合するとともに，転写開始機能も発現する．それ以外のN末端側のドメインの役割については，抗原決定基を含むこと以外よくわかっていなかったが，αキモトリプシンで94kDaタンパクを処理するとグルココルチコイド結合部位とDNA結合部位のみをもつ39kDaのタンパクが得られるが，このタンパクはタンパク分解酵素処理前のレセプターに比してDNAに対する親和性が低いことから，N末端側のドメインはレセプター分子立体構造の維持に関与しDNAに対する親和性を高める役割を果たしている可能性が示唆

れており[15]，転写制御部位と考えられている．

一方，Evansのグループによりヒトグルココルチコイドレセプターに対するmRNAからcDNAがクローニングされ，それをもとにしてアミノ酸配列の1次構造が推定された[16]．彼らは，アミノ酸777個のα型レセプターと742個のβ型レセプターを推定したが，cDNAを用いて*in vitro*で合成したレセプターと[³H]トリアムシノロンアセトニドとの結合を調べ，α型が非常に強い親和性を示すことから，真のヒトグルココルチコイドレセプターはアミノ酸777個のタンパク分子であることを明らかにした．このアミノ酸配列は細胞内局在レセプターであるアルドステロン，エストロゲン，アンドロゲンなどのステロイドや甲状腺ホルモン，レチノイン酸のレセプターおよび，オンコジーン v-*erb*A産物のアミノ酸配列と相同性が高く，細胞内に局在し遺伝子活性化作用

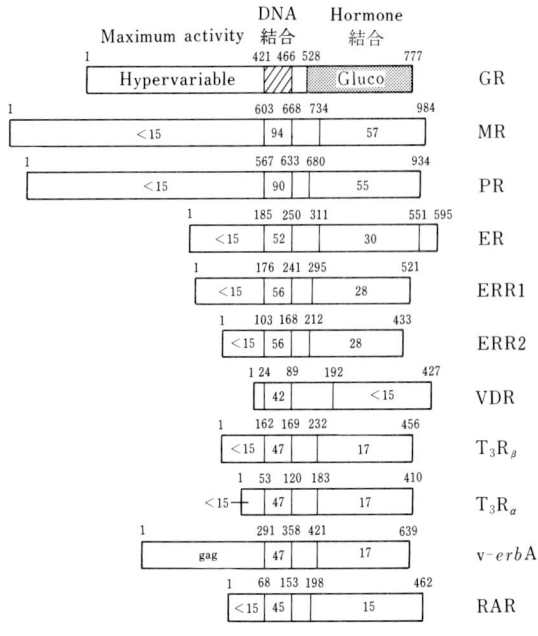

図5.3 細胞内局在レセプターのアミノ酸配列の相同性
（文献18より一部改変）

グルココルチコイドレセプターに対する相同性を各領域中の数字で%表示してある．
GR：グルココルチコイドレセプター，MR：ミネラロコルチコイドレセプター，PR：プロゲステロンレセプター，ER：エストロゲンレセプター，ERR₁，ERR₂：類エストローゲンレセプター，VDR：ビタミンDレセプター，T₃R_β，T₃R_α：甲状腺ホルモンレセプター，v-*erb*A：オンコジーン v-*erb*A産物，RAR：レチノイン酸レセプター

をもつレセプターはスーパーファミリーを形づくっている[17]（図5.3）．また，彼らによりレセプターのどの部位が前述の機能を果たしているのかについてレセプター分子の変異体を用いて解析され，抗原決定基はN末端側のアミノ酸1-403残基の間にあることが確認された．そしてDNA結合ドメインは塩基性でCys-X_2-Cys-$X_{13\sim15}$-Cys-X_2-Cysのくり返しからなる"finger"構造をとりv-erbAの産物と高い相同性をもつ部位であると想定し検討した結果，予想どおりそのような構造をもつアミノ酸421～486残基からなるドメインがあり，その構成アミノ酸を置換するとステロイドとの結合力はあるがDNAとの結合性が極度に減弱するのでDNA結合ドメインと結論された．この領域はcysteinに富みZnと結合した"zinc finger"構造をとっており，その構造がDNAとの結合に必要である．そして，この領域は同時に転写開始活性をももっている．また，アミノ酸528～777残基の部分の変異体はステロイドと結合しないのでこの部位がステロイド結合ドメインである[17,18]（図5.4）．詳しくは，Evansの総説を参照されたい[19]．また，hsp 90結合部位および2量体形成態もステロイド結合部位に含まれる[29,30]．

（3） DNAとの相互作用

グルココルチコイドにより誘導されるタンパクは，tryptophan oxygenase, tyrosine aminotransferase, ornithine decarboxylaseなど十数種類ほど報告されており，それら遺伝子がクローニングされている．これら遺伝子に対応するグルココルチコイドレセプター結合部位はglucocorticoid responsive elements (GREs) と呼ばれている．GREは，転写がグルココルチコイドにより調節されている遺伝子のプロモーター部位のDNAで，特定のタンパクをコードするDNAの転写開始部位の数百～二千数百塩基上流に存在して，基本的には5′-TGTTCT-3′の塩基配列をもっている．活性型レセプターはこの部位に結合しmRNAの合成を促進すると考えられている[5]．

（4） 機能調節因子

最近，細胞質内に内因性のグルココルチコイド

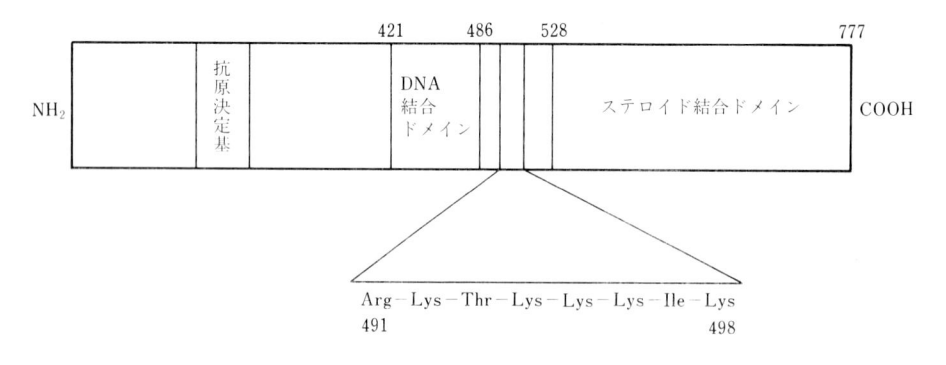

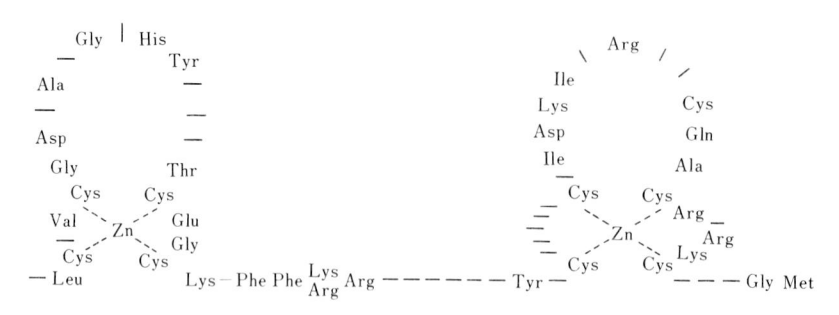

図5.4 グルココルチコイドレセプターの機能ドメインと"zinc finger"構造
機能ドメインは文献26より抜粋改変した．

レセプター安定化物質が存在していることが報告されている．この物質は熱安定性で，キレートされ，陰性荷電をもつモリブデン様物質であり，hsp 90と結合しレセプターが単なる温度依存性にDNA結合型になるのを防いでいるらしい[20]．また，細胞をグルココルチコイド処理すると，DNA結合ドメインのN末端側の転写開始活性をもつといわれている領域がリン酸化されることがみつけられており，この部位のリン酸化がレセプターの転写活性を高めている可能性も示唆されている[21]．

c. 分　布
（1）組織分布
グルココルチコイドレセプターは，肝臓，腎臓，肺臓，胃，心臓，脳，精巣，前立腺，脂肪組織そのほか多くの組織に存在している[1]．脳内のグルココルチコイドレセプターの存在はグルココルチコイドの中枢を介する生体機能調節機序を考えるうえで今後の問題として残されている[22]．グルココルチコイド産生臓器である副腎皮質にも存在しているがその役割は不明である[23]．

（2）細胞内局在
標的細胞の可溶性分画にステロイドホルモンに特異的に結合するタンパク（レセプター）が存在することは以前より推定されていた．当初はすべてのステロイドホルモンレセプターは細胞質に局在していると思われていたが，現在ではエストゲンおよびアンドロゲンレセプターについてはホルモンと結合していない不活性型は核内に局在していると考えられているが，グルココルチコイドレセプターの不活性型については細胞質に局在しているとされている[24]．その他，ステロイドレセプターを細胞膜にもつ細胞が報告されている[25]．

グルココルチコイドレセプターの活性型は核に移行するのだが，その機序についてはよくわかっていない．しかしながら最近，核への移行シグナルとなるアミノ酸領域がレセプター内にあることが示唆されている．すなわち，large T antigenがDNAと結合するために必要な，SV 40によってコードされるシグナル領域はPro-Lys-Lys-Lys-Arg-Lys-Valであることがわかっているが，ステロイドレセプターのDNA結合ドメインよりC末端側の491～498間の7アミノ酸配列がそれによく似たArg-Lys-Thr-Lys-Lys-Ile-Lysであることから，このドメインが核への移行シグナルとなる可能性が考えられている[26]（図5.4）．

d. 生理的意義および病態的意義
グルココルチコイドの作用の一部はレセプターを介さないで発現するとの見方があったが，現在は細胞質レセプターを介して発現すると考えられている．たとえば，グルココルチコイドの抗炎症作用の一部は，以前ステロイドがライソゾーム膜に直接作用し膜を安定化することによりライソゾーム内タンパク分解酵素遊離を阻害することによるとされていたが，作用濃度が極度に高いことや，炎症機転に関与するプロスタグランジンの産生のkey enzymeの1つであるホスホリパーゼA_2の活性阻害作用をもつリポコルチン（lipocortin）がグルココルチコイドにより誘導されることなど[27]より，抗炎症作用もレセプターを介して発現すると考えられるようになっている．

グルココルチコイドレセプターと病態についてはグルココルチコイド不応症の項を参照されたい．

おわりに　　以上グルココルチコイドレセプターについて述べてきたが，グルココルチコイドレセプターの性質の大半は以後に述べられる他のステロイドレセプターと共通している．そのうえ，研究の進歩も伴い情報量が膨大であるため，今回あげた文献に偏りがあることを了解願いたい．

〔川村将弘〕

文　献

1) Baxter JD, Forsham H : Tissue effects of glucocorticoids. *Am J Med* **53** : 573-589, 1972.
2) Philibert D, Moquilewsky M : RU28362, a useful tool for the characterization of the glucocrticoid and mineralocorticoid receptors. (Abstr) Annu Meet Endocrinol Soc 65th, p 335, San Antonio, Texas, 1983.

3) Agarwal HK, Haingue B, Moustaid N, Lager G : Glucocorticoid antagonists. *FEBS Lett* **217** : 221-226, 1987.
4) Miras ME, Harrison RW : Characteristics of glucocorticoid binding to mouse liver cytosol. *J Steroid Biochem* **11** : 1129-1134, 1979.
5) Carlstedt-Duke J, Denis M, Bonifer C, Stromstedt P-E, Dahlman K, Wikstrom A-C, Okret S, Poellinger L, Gustafsson J-A : Structure and expression of the xglucocorticoid receptor. In : Steroid Receptors and Disease (ed by Scheridan PJ, Blum K, Trachtenberg MC), pp 189-206, Mercel Dekker Inc, New York, 1989.
6) Funder JW, Feldman D, Edelman IS : Glucocorticoid receptors in rat kidney : The binding of tritiated-dexamethasone. *Endocrinology* **92** : 1005-1013, 1973.
7) Von Eekelen JAM, Jiang W, De Kloet ER, Bohn MC : Distribution of mineralocorticoid and glucocorticoid receptor mRNAs in the rat hippocampus. *J Neurosic Res* **21** : 88-94, 1988.
8) Wrange O, Carlstedt-Duke J, Gustafsson J-A : Purification of the glucocorticoid receptor from rat liver cytosol. *J Biol Chem* **254** : 9284-9290, 1979.
9) Vedeckis WV : Subunit dissociation as a possible mechanism of glucocorticoid receptor activation. *Biochemistry* **22** : 1983-1089, 1983.
10) Renoir JM, Radanyi C, Faber LE, Baulieu E-E : The non-DNA-binding heterooligometric form of mammalian steroid hormone receptors contains a hsp 90-bound 59-kilodalton protein. *J Biol Chem* **265** : 10740-10745, 1990.
11) Sanchez ER, Toft DO, Schlesinger MJ, Pratt WB : Evidence that the 90kDa phosphoprotein associated with the untransformed L-cell glucocorticoid receptor is a murine heat shock protein. *J Biol Chem* **260** : 12398-12401, 1985.
12) Gustafsson J-A, Wikstrom AC, Denis M : The non-activated glucocorticoid receptor : structure and activation. *J Steroid Biochem* **34** : 53-62, 1989.
13) Wrange O, Gustafsson J-A : Separation of the hormone and DNA-binding site of the hepatic glucocorticoid receptor by means of proteolysis. *J Biol Chem* **253** : 856-865, 1978.
14) Carlstedt-Duke J, Stromstedt P-E, Wrange O, Bergman T, Gustafsson J-A, Jornvall H : Domein structure of the glucocorticoid receptor protein. *Proc Natl Acad Sci USA* **84** : 4437-4440, 1987.
15) Eriksson P, Wrange O : Protein-protein contacts in the glucocorticoid receptor homodimer influence its DNA binding prpperties. *J Biol Chem* **265** : 3535-3542, 1990.
16) Hollenberg SM, Weinberger C, Ong ES, Cerelli G, Oro A, Lebo R, Thompson EB, Rosenfeld MG, Evans RM : Primary structure and expression of a functional human glucocorticoid receptor cDNA. *Nature* **318** : 635-641, 1985.
17) Evans RM : The steroid and thyroid hormone receptor superfamily. *Science* **240** : 889-895, 1988.
18) Hollenberg SM, Giguere V, Segui P, Evans RM : Colocalization of DNA-binding and transcriptional activation functions in the human glucocorticoid receptor. *Cell* **49** : 39-46, 1987.
19) Evans RM : Molecular characterization of the glucocorticoid receptor. *Rec Prog Horm Res* **45** : 1-22, 1989.
20) Meshinchi S, Sanchez ER, Martell KJ, Pratt WB : Elimination and reconstitution of the requrement for hormone in promotimg temperature-dependent transformation of cytosolic receptor to the DNA binding site. *J Biol Chem* **265** : 4863-4870, 1990.
21) Hoeck W, Croner B : Hormone-dependent phosphorylation of the glucocorticoid receptor occurs mainly in the amino-terminal transactivation domain. *J Biol Chem* **265** : 5403-5408, 1990.
22) McEwen BS, De Kloet ER, Rostene W : Adrenal steroid receptors and actions in the nervous system. *Physiol Rev* **66** : 1121-1188, 1986.
23) Loose DS, Do YS, Chen TL, Feldman D : Demonstration of glucocorticoid receptors in adrenal cortex : evidence for a direct dexamethasone suppressive effect on the rat adrenal gland. *Endocrinology* **103** : 137, 1980.
24) Antalky T, Eisen HJ : Immunocytochemical localization of glucocorticoid receptor in target cells. *Endocrinology* **115** : 1984-1986, 1984.
25) Sadler SE, Maller JL : Plasma membrane steroid hormone receptors. *The Receptors* **1** : 431-463, 1984.
26) Wolff B, Dickson RB, Hanover JA : A nuclear localization signal in steroid hormone receptors. *Trends Pharmacol Sci* **8** : 119-121, 1987.
27) Dirosa M, Calignano A, Carnuccio R, Ialenti A, Sautebin L : Multiple control of inflammation by glucocorticoid. *Agents Actions* **17** : 284-289, 1985.
28) Sanchez ED, Hirst M, Scherrer LC, Tang HY, Welsh MJ, Harmon JM, Simons Jr SS, Ringold GM, Pratt WB : Hormone-free mouse glucocorticoid receptors overexpressed in chinese hamster ovary cells are localized to the nucleus and are associated with both hsp 70 and hsp 90. *J Biol Chem* **265** : 20123-20130, 1990.
29) Fawell SE, Lees JA, White T, Parker MG : Characterization and colocalization of steroid binding

and dimerrization activities in the mouse estrogen receptor. *Cell* **60** : 953-962, 1990.
30) Dalman FC, Scherrer Lc, Tayler LP, Akil H, Pratt WB : Localization of the 90kDa heat shock : protein binding site within the hormone-binding domain of the glucocorticoid receptor by peptide competition. *J Biol Chem* **266** : 3482-3490, 1991.

B. 性ホルモンステロイドホルモンレセプター

性ステロイドホルモンは、胎生生殖系の発達、脳の性分化、生殖周期、性行動や2次性徴などに重大かつ広範な影響を与える。この作用は主として、ステロイドレセプターを介する[1,2]。ステロイドホルモンレセプターはホルモン結合能をもった遺伝子の転写調節因子の1つであり、甲状腺ホルモン、ビタミンD_3レセプターおよびv-erbAタンパクなどとステロイドホルモンレセプターのスーパーファミリーを形成している[3]。

a. 同　　定
(1) 同　定　法

生化学的方法としては、標識ステロイドをリガンドとするリガンド結合法[4]と抗レセプター単クローン抗体を用いる免疫学的方法[5,6]とがある。また、組織学的方法としては、ラジオオートグラフィーと免疫組織化学的方法とがある[7]。ER酵素免疫学的測定法（ER-EIA, enzyme immunoassay）も有用である[6]。しかし筆者らの検討では、PR-EIAによるヒト子宮のPR測定値は、リガンド法値との相関がよくない。測定組織ごとで検討する必要があると思われる。

使用される^{3}Hステロイドとしては、天然ステロイドホルモンはもちろんであるが、多くの場合、天然のものよりもレセプターにより特異的に結合し、かつ安定性のある合成ホルモンが活用されている[4]。たとえば、エストロゲンレセプターの場合にはほとんどエストラジオールで問題はないが、ただ新生期ラットなどにおけるα-fetoprotein（fEBP）の要因を除く手段として、合成エストロゲンであるR 2858（11β-methoxy-ethylestradiol, moxestrol）やDES（diethylstilbestrol）を併用する。アンドロゲンレセプターの場合にはテストステロンおよび5αジヒドロテストステロン（5α-DHT）の使用のほかに、性ステロイド結合タンパク質（sex-steroid binding protein, SBP）と結合しない合成アンドロゲンR 1881（17β-hydroxy-17α-methyl-estra-4,9,11-trien-3-one, methyltrienolone）を合成グルココルチコイド（triamcinolone acetonide）と一緒に用いることによって有効に測定できる。プロゲステロンレセプターの場合は、プロゲステロンがコルチコステロイド結合グロブリン（corticosteroid-binding globulin, CBG）にも結合するので、結合しない合成プロゲスチンR 5020（17,21-dimethyl-19-nor-4,9-pregnadiene 3,20-dione）を用いる。そしてコルチコイドレセプターの場合には、天然のコルチコイド類は強くCBGに結合するので、やはりCBGには結合しない合成コルチコイドであるデキサメサゾン（9α-fluoro-16α-methyl-11β,17β,21-trihydroxypregna-1,4-diene-3,20-dione）やトリアムシノロンアセトニド（9α-fluoro-11β,16α,17α,21-tetrahydroxypregna-1,4-diene-3,20-dione-16,17-acetonide；TA）が使用されている。

(2) アンチホルモン

アンチホルモンとしては、clomiphene, tamoxifenやnafoxidineが、アンプロゲステロンとしては、RU 486が[10]、アンチアンドロゲンとしてはcyprosterone acetate[11]とが代表的なものである。

b. 分子的性質と構造
(1) 特　　　　　性[2]

ステロイドホルモンレセプター特性は、ステロイド特異性がきわめて高く、また、生物学的に不活性型とは結合せず、ステロイドの立体構造を識別する。レセプターの結合親和性はきわめて高く、解離定数は10^{-9}～10^{-10}Mのオーダーであり、さらに結合部位数は一定（飽和性）で、細胞質タンパク質mgあたりピコモル（10^{-12}M）～フェムトモル（10^{-15}M）のオーダーである。したがって、レセプターに選択的にかつ強く結合する。

さらに、タンパク質性で、熱に不安定であり、容易に失活する。モリブデンイオンはレセプターを安定化する。また、ステロイドはレセプター安

定化作用をもっている．

プロタミンやヒストンのようなポリカチオンとステロイドレセプターは不溶性複合体を形成する．pH 7〜9 では安定であるが，pH 3 でレセプターの結合能は認められない．また，レセプター分子の SH 基は結合に必須で，通常，緩衝液に SH 基保護剤を加える．

その他の特性としては，ステロイドレセプター分子は重合しやすく，条件によって重合型，解離型をとり，種々の沈降定数（S 値）を示すが，低塩類濃度下では 8 S を，0.3〜0.5 M KCl の高塩類濃度下では 4 S のサブユニットをとることが多い．活性化型レセプターは 2 量体 homodimer の分子構造をとる[12]．

（2） ステロイドレセプター分子の構造

a） 化学構造とその特徴

図 5.5 a はヒト乳癌細胞株 MCF-7 の ERmRNA の 1 次構造[13,14]（Green 1986, Greene 1986）の模式図で，その構造はレセプターの読みわく（open reading frame）の前後に，untranslated region がある．また，分子中央部および C 末端側に，DNA およびエストロゲン結合領域がみられる．プロゲステロン[14]，アンドロゲンレセプター

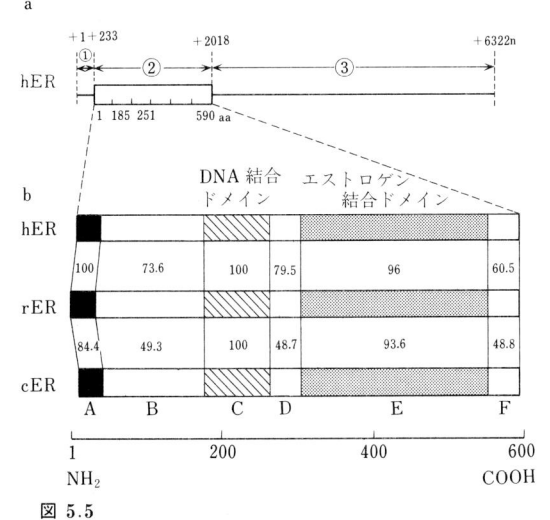

図 5.5
a： ヒト MCF-7 ER mRNA のヌクレオチドとアミノ酸配列（模式図）（Green ら[13]より改変）
ER mRNA：CAP site（+1）〜ヌクレオチド+6322．
b： ヒト，ラットおよびひなどりエストロゲンレセプター（ER）のアミノ酸配列[17]
数字はアミノ酸相同のパーセントを示す．

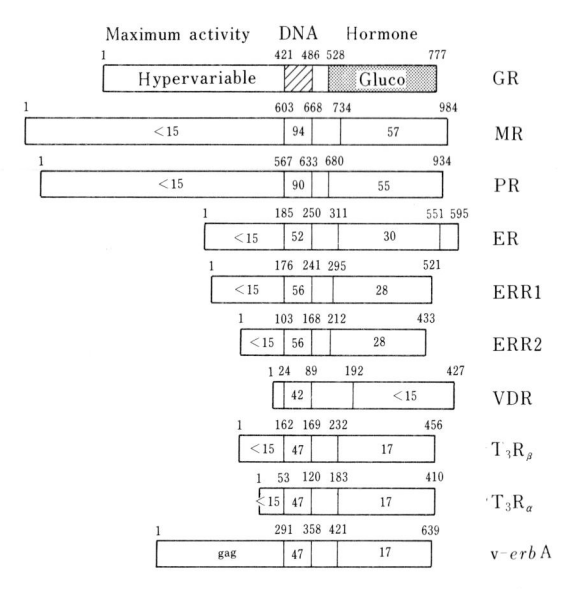

図 5.6 ステロイドホルモンスーパーファミリーのアミノ酸配列（Evans[3]）を簡略化）
上の数字はアミノ酸の数，枠内の数字は GR とのアミノ酸相同のパーセントを示す．

も[15,16]，基本的に同一である．

種族間のレセプター構造の比較を，エストロゲンレセプターでみると，ヒト，ラットおよびひなどり ER のアミノ酸配列は，それぞれ 595, 600 および 589 であり，図 5.5 b のように，種族間の相同性は N 末端の部分，DNA 結合ドメインおよびエストロゲン結合ドメインで 84〜100％，100％ および 96〜93.6％ ときわめて大きく，とくに DNA 結合ドメインは進化の過程によく保存されている[17]．

種々のステロイドホルモンレセプター，ER 関連因子 ERR 1, ERR 2, 活性型ビタミン DR（VDR），甲状腺ホルモン R（$T_3R\beta$, $T_3R\alpha$）および v-erbA タンパクの間で，DNA 結合領域の保存性は大きく，スーパーファミリーを形成している[3]（図 5.6）．

b） レセプターの機能的分化

ステロイドホルモンレセプター分子は，A, B, C, D, E, F のドメインに分けられ，C と E は，それぞれ DNA とステロイド結合ドメインである．D はつがい（hinge）ドメインで，A および B 配列は DNA 結合およびステロイド結合に関与しないが，転写開始の活性化に関与している．

興味深いことに，ステロイド結合ドメインはDNA結合ドメインに負の制御をする調節ドメインであることがわかってきている（Kumarら 1987, Miesfeldら 1987）．さらにhGRとhERのキメラレセプターを用いた実験で，DNA結合およびステロイド結合ドメインの独立性がさらに明確になっている．

c) DNA結合フィンガー構造

DNA結合領域は特異なシステイン含有配列と塩基アミノ酸の高含有という特徴をもっている．このCys-Cys-Cys-CysモチーフはZn^{2+}配位し，'Znフィンガー'を形成しており，突き出たアミノ酸が特定DNAのグループに入り，接触結合する[3]．

（3）遺伝子構造[19]

ゲノムDNA解析も，ヒトエストロゲン(hER) (Ponglikitmongkol, 1988)，ヒトビタミンD，ニワトリ甲状腺ホルモンレセプターおよびニワトリプロゲステロンレセプター(cPR)(Hughes, 1988)で報告されてきている．さらに，Lubahnら[19]は，ヒトX染色体のアンドロゲンレセプター(hAR)のゲノムDNAでのexon/intronとそのsplice部位境界部のintronおよびexonの構造を解析し，他のレセプター遺伝子と比較検討した．

hAR遺伝子は，A-Hの8個のexonを有し，intron-exon境界はspliceの"AG-GT規則"コンセンサス配列に一致し，spliceの部位はその位置や隣接アミノ酸配列上hAR, hERおよびcPRときわめて類似していた．図5.7のように，hARとhPR (mineral corticoidレセプター)およびhGR (glucocorticoidレセプター)とはhERより相同性が高い．B，C exonはDNAドメインで，第1および第2Znフィンガーをもっている．hARとhERではexon Cで相同性が高い．exon Aは他のレセプターのexonと相同性はきわめて低い．ステロイド結合ドメインはexon E～Gで，hPR，hMRおよびhGRとの間で比較的高い相同性を示す．また，この結合ドメインにはexon DとHの一部が含まれている．

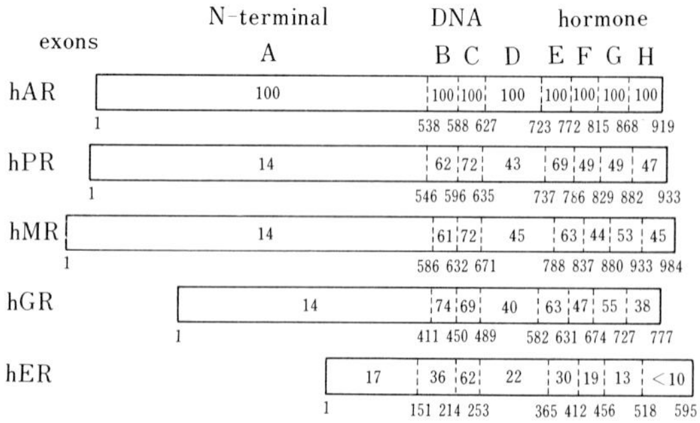

c. 標的遺伝子の機能部分と遺伝子活性化機構

ステロイドがレセプターに結合し，活性化したレセプターは，ホルモン標的遺伝子のホルモン反応部位(hormone responsive element, HRE)に結合する結果，遺伝子の転写，mRNA，ついで生成された特異的機能タンパクが1次的および2次的に細胞機能を調節する．

このセントラルドグマのほかに，転写後post-transcriptionalレベルのステロイドホルモンの作用部位として，mRNAの安定性(Palmiter)，mRNAのプロセシングまたはmRNAの翻訳などが報告されている[20]．

（1）ステロイドホルモン反応性エレメント (HRE)（図5.8）

標的遺伝子の構造遺伝子の5'側の上流に特定ヌクレオチド配列のHREが存在する[21]．

エストロゲン(E) REの核酸配列は図5.8のごとくであり[3]，グルココルチコイドや甲状腺ホルモン反応部位(GREおよびTRE)と同じように，2回転対称の構造を示し，レセプター2量体と結合する．

（2）アクセプター結合と遺伝子活性化の作用様式

レセプターのDNAアクセプター(HRE)への結合がどのようなメカニズムで構造遺伝子の発現

exons	N-terminal A	DNA B	C	D	hormone E	F	G	H
hAR	100 (1)	100 (538)	100 (588)	100 (627)	100 (723)	100 (772)	100 (815)	100 (868-919)
hPR	14 (1)	62 (546)	72 (596)	43 (635)	69 (737)	49 (786)	49 (829)	47 (882-933)
hMR	14 (1)	61 (586)	72 (632)	45 (671)	63 (788)	44 (837)	53 (880)	45 (933-984)
hGR	14 (1)	74 (411)	69 (450)	40 (489)	63 (582)	47 (631)	55 (674)	38 (727-777)
hER	17 (1)	36 (151)	62 (214)	22 (253)	30 (365)	19 (412)	13 (456)	<10 (518-595)

図5.7 ステロイドホルモンレセプター遺伝子exon A～Hとアミノ酸相同性の比較[19]

```
              xVit  -338  AAAGTCAGGTCACAGTGACCTGATCA  -315
              cVit  -625  TATTCCTGGTCAGCGTGACCGGAGCT  -607
              Oval  -173  TTATTCAGGTAACAATGTGTTTCTG   -199
              rPrl  -1587 GCATTTTTGTCACTATGTCCTAGAGT  -1562
           Consensus        GGTCANNNTGA/TCC
```

図5.8 エストロゲン反応性エレメント(ERE)の核酸配列[3]

をひき起こすのか．

ステロイドホルモン反応性エレメントへの結合が遺伝子情報発現に至る作用様式には，次の3つのモデルが考えられている[12]．

第1のモデルとしては，レセプターが構造遺伝子近くの5′末端部のHREに結合し，遺伝子転写が開始する（SchraderとO'Malleyモデル）cis型の作用様式である．

第2のモデルは，さらに上流にあるエンハンサー部にアクセプターがあり，この部を介して遺伝子転写を調節するcis型の作用モデルで，グルココルチコイドで報告されている．（Chandlerら1983，Yamamoto 1985，Godowskiら 1987）．

第3のモデルとしては，レセプター部位は調節遺伝子（regulatory gene）に隣接し，ステロイドレセプターがアクセプター（HRE）に結合すると，調節遺伝子によってRNAあるいはタンパク性のtransacting factorが生成される．これが，5′-flanking部に作用することによって構造遺伝子の発現を調節したり，または，mRNAを安定化させる[12]．

d. 分布（総論，生殖系参照）

(1) 組織と種族分布

ステロイドレセプターは，標的組織に，高濃度に分布している．また，非標的組織にも，性腺（卵巣，精巣），絨毛，肝，腎，膵，胸腺，皮膚，骨[22]にも存在する．

またこれらのレセプターはヒト，サル，ウシ，イヌ，ウサギ，モルモット，ラット，マウスや鳥類などの種々の動物でのほとんどすべての標的器官で確認されている（omnipresence）（レセプター総論，生殖など参照）．

また，最近ステロイド結合レセプターが，ある種の菌類で同定されている（Toft）．

(2) 細胞内局在

ステロイドレセプターの標的細胞の細胞質（サイトゾール）内局在説[1,2]が有力であったが，1984年に，エストロゲンレセプターの核局在が実証され[23,24]，エストロゲンは直接核レセプターと結合するという新しいモデル[7]が提唱された[25]．ステロイドレセプターの細胞内動態研究は新しい局面にはいった[26]．

このように近年，性ステロイドホルモンレセプターは細胞核のみに局在するという説が有力になってきているが，グルココルチコイドレセプターは明らかに細胞質と核の両方に存在する報告もあり，まだ結着はついていないといってよい．

(3) レセプターの染色体上の局在

アンドロゲンレセプターがX染色体の動原体の近傍にあるが，ヒトERは染色体6[27]に，ヒトGRは染色体16（Hollenberg, 1986）と5（Gehring, 1986）に存在する．

e. 生理的意義および病態的意義
（総論，生殖系参照）

ステロイドホルモンレセプターの生理的意義は，睾丸性女性化（testicular feminization）が，アンドロゲンレセプターの欠損によること（総論，生殖系参照），グルココルチコイドによるホルモン不応性細胞系や抵抗症でのレセプター欠損の原因であることによって，確立された[27]．ある種のサルはプロゲステロン抵抗性であり[27]，また，プロゲステロン不応症（Kellerら）も報告されている．

TfがX染色体のAR遺伝子の点突然変異によることはわかっていたが，最近，Lubahnら[19]はAR遺伝子上のintron/exon接合部のintronの塩基配列が決定されたことを利用して，exonの5′および3′末端を挟むプライマーを用いて，PCR法（polymerase chain reaction）を用いて，アンドロゲン不応症（AIS）完全型患者のゲノムDNAのステロイド総合ドメインの点突然変異を解析した結果，exon Gの1個のGがAに変異していることをみいだし，866番のアミノ酸がバリン（GTG）からメチオニン（ATG）に置換されていることをみいだした．ARは存在するが，このAR変異体のステロイド結合親和性の変化がみられ，アンドロゲンには低く，プロゲステロンには高く，エストロゲンには不変であった．このように，AIS患者のAR遺伝子のexon Gの点突然変異によって，アンドロゲンがレセプターに結合したあとの変化，あるいはまたステロイド結合ドメインの有

する転写促進効果が失われる結果，AR活性が喪失し，アンドロゲン不応症が惹起するものと考えられている．

f. レセプター調節 (総論，生殖系参照)
(1) ステロイドホルモンによる調節[2]

性ステロイドレセプターは相互に調節し合う．その代表例は，エストロゲンによるプロゲステロンレセプターの誘導 (up regulation) で，プロゲステロン作用の発現の基礎をなしている[2]．中枢レベルでは性行動の発現やゴナドトロピン分泌などに，末梢レベルでは子宮でのホルモン作用や酵素の誘導による内分泌，代謝系に影響を与える．

down regulation としては，プロゲステロンによるエストロゲンレセプターの抑制がはっきりしている．子宮内膜癌における黄体ホルモン治療の作用機序の1つである[28]．

(2) アラキドン酸およびリン脂質による調節

最近，Kato ら[29]は，アラキドン酸がエストロゲン，プロゲステロン，アンドロゲンおよびコルチコイドレセプターを抑制することを報告している (図5.9)．そして，生理的意義はなお不明であるが，アラキドン酸そのものが2次メッセンジャーと働く可能性を示唆している．また，アラキドン酸を多く含むリン脂質も抑制的に作用する．

g. ステロイド作用と細胞膜[2]

血中の性ホルモンの大半は，たとえば血中エストロゲンの60%は，血漿タンパク質と結合しているが，解離定数は10^{-5}Mのレベルで，細胞内レセ

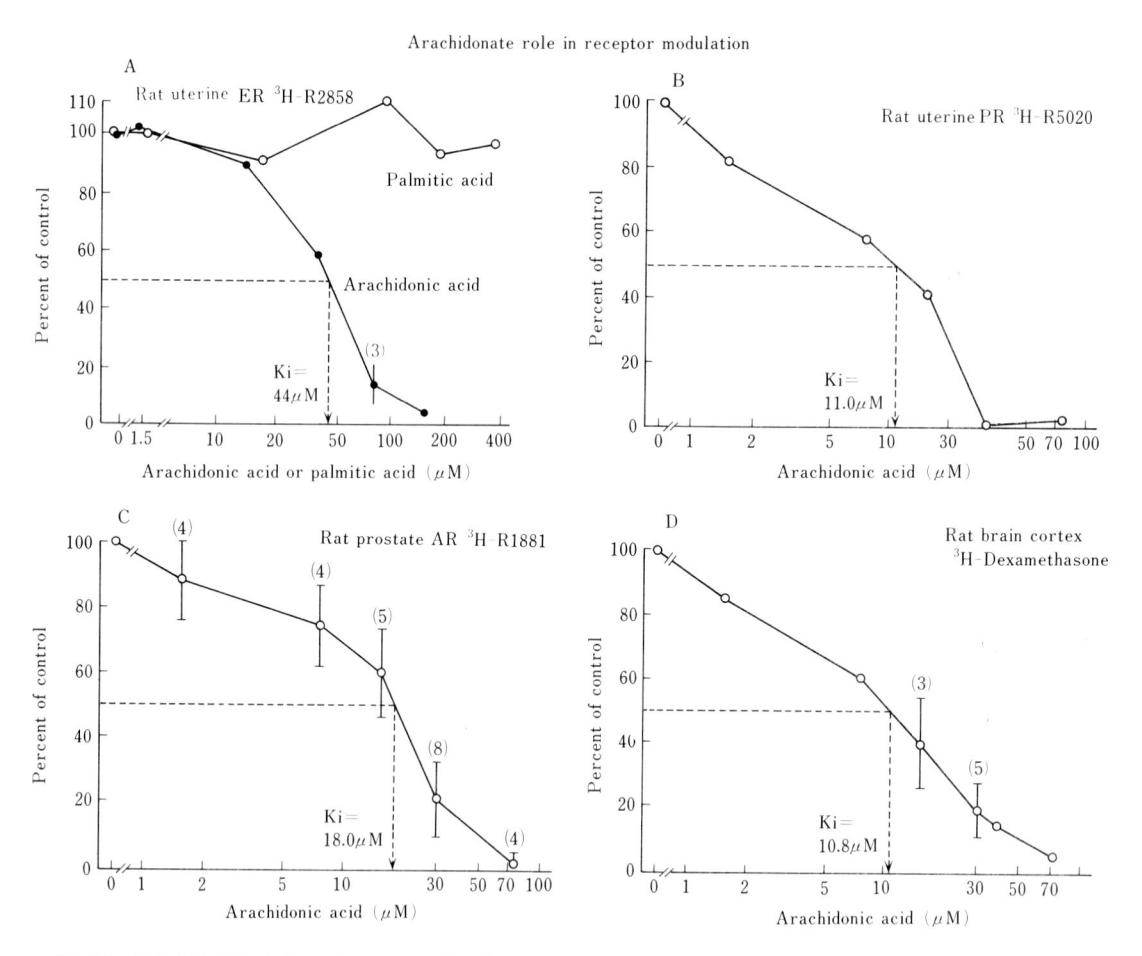

図5.9 アラキドン酸によるエストロゲン (ER)，プロゲスチン (PR)，アンドロゲン (AR) およびグルココルチコイド (GR) レセプターの抑制的調節[29]

プターの $10^{-9} \sim 10^{-10}$ M と比較して，結合親和性は著しく弱い．ステロイドホルモンは膜を受動的に通過して，細胞内レセプターと結合するという説が大勢を占めているが，ウシ子宮細胞膜より $8 \sim 10$ S の"レセプター"の存在が（Jungblut），また仔ウシ子宮細胞質には小さい飽和容量（10^{-9} M で飽和）と大きい容量の2つの結合部位があり，非特異的部位である後者がエストラジオールのとり込みに前者が貯留に働くといわれている（Erdos）．また Szego は以前からステロイドホルモンの初発部位が細胞膜にあると主張している．このように膜レセプターの存在は，多くの状況証拠があるが，完全には分離・同定されていないようである．しかし最近，Gametchu ら[30]はリンパ球膜の GR の分離を報告している．

膜のホルモン作用は，とくに中枢レベルで今後の重要な課題である．

おわりに 1960年初めに始まったエストロゲンなどのステロイドホルモンレセプターの発見と同定を，レセプター研究の第1世代とすると，1970年頃からの Jensen 説の展開とレセプター病の解析の時代は第2世代といえる．1984年からの核局在説，単クローン抗体の開発，1985年からの遺伝子工学的手法によるレセプター構造解明とそのオンコジーンとの相同性の発見やスーパーファミリーの概念などによって，性ステロイドレセプター学進歩の第3世代の新展開期に入った．

今後は，本当の意味での，ステロイドホルモンによる遺伝子発現機構の解明が進み，増殖，分化，発生，発癌など，種々な生体機能における細胞内ステロイドレセプターが，解明されることが期待される．また，新しい不応症の発展，レセプターの治療応用にまで進む勢いである．

〔加藤順三〕

文献

1) Jensen EV, et al: Receptors considered: A 20 year perspective. *Recent Prog Horm Res* **38**: 1, 1982.
2) 加藤順三：ホルモン受容体．UP バイオロジー，東京大学出版会，東京，1984．
3) Evans RM: The steroid and thyroid hormone receptor superfamily. *Science* **240**: 889-895, 1988.
4) 加藤順三：ステロイドホルモン受容体．実験生物学講座 12．ホルモン生物学（江上信雄，石居進編），pp 259-273，丸善，東京，1982．
5) Greene GL, Press MR: Immunological evaluation of estrogen receptors and progesterone receptors in breast cancer. In: Immunological Approaches to the Diagnosis and Therapy of Breast Cancer (ed by Ceriano R), Plenum Press, New York, 1987.
6) 加藤順三，平田修司：モノクローナル抗体を用いた酵素免疫学的方法によるヒト子宮内膜のエストロゲンレセプターの測定．日産婦会誌 **40** (5): 549-554, 1988．
7) ER-EIA, ER-ICA, アボット社説明書．
8) The Role of Tamoxifen in Breast Cancer (ed by Iacobelli S, Lippman ME, Robustelli della Cuna G), Raven Press, 1982.
9) 堀喬：エストロゲン拮抗物質．新内分泌データブック，ホルモンと臨床 '77 増刊号，pp 318-319, 1977．
10) The Antiprogestin Steroid BU486 and Human Fertility Control (ed by Baulieu E-E, Segal SJ), Plenum Press, New York and London, 1985.
11) 志田圭三：アンチアンドロゲン．新内分泌データブック，ホルモンと臨床 '77 増刊号，pp 372-373, 1977．
12) Spelsberg T, et al: Gene Regulation by Steroid Hormones III (ed by Roy AK, Clark JH), pp111-136, Springer-Verlag, New York, 1987.
13) Green S, et al: Human oestrogen receptor cDNA, sequence, expression and homology to v-*erb* A. *Nature* **320**: 134-139, 1986.
14) Jeltsch JM, et al: Cloning of the chicken progesterone receptor. *Proc Natl Acad Sci USA* **83**: 5424-5428, 1986.
15) Tan JA, Joseph DR, Quarmby VE, Lubahn DB, Sar M, French FS, Wilson EM: The rat androgen receptor: primary structure, autoregulation of its messenger ribonucleic acid, and immunocytochemical localization of the receptor protein. *Mol Endocr* **2**: 1276-1285, 1988.
16) Chang C, Kokontis J, Liao S: Structural analysis of cDNA and amino acid sequences of human and rat androgen receptor. *Proc Natl Acad Sci USA* **85**: 7211-7215, 1988.
17) Koike S, et al: Molecular cloning and characterization of rat estrogen receptor DNA. *Nucleic Acids Res* **15**: 2499-2513, 1987.
18) Kumar V, et al: Localization of the oestradiol-binding and putative DNA-binding domains of the human oestrogen receptor. *EMBO J* **5**: 2231-2236, 1986.
19) Lubahn DB, et al: Sequence of the intron/exon junctions of the coding region of the human an-

drogen receptor gene and identification of a point mutation in a family with complete androgen insensitivity. *Proc Natl Acad Sci USA* **86**: 9534-9538, 1989.
20) Chambon P, et al: Promoter elements of genes coding proteins and modulation of trascription by estrogens and progesterone. *Recent Prog Horm Res* **40**: 1-42, 1984.
21) O'Malley BW, et al: Steroid Hormone Resistance (ed by Chrousous GP, et al), Plenum Press, New York, 1986.
22) Erikson EF, et al: Evidence of estrogen receptors in normal human osteoblast-like cells. *Science* **241**: 84-86, 1988.
23) King WJ, Green GL: Monoclonal antibodies localize estrogen receptor in the nuclei of target cells. *Nature* **307**: 745, 1984.
24) Welshons WV, et al: Nuclear localization of unoccupied oestrogen receptors. *Nature* **307**: 747, 1984.
25) Gorski J, et al: Remodeling the estrogen receptor model. *Mol Cell Endocrinol* **36**: 11, 1984.
26) 加藤順三：エストロゲンおよびプロゲステロン受容体研究の最近の動向．日本臨牀 **45**(11)：2654-2663, 1987.
27) Steroid Hormone Resistance-Mechanisms and Clinical Aspects (ed by Chrousos GP, Lynn Loriaux D, Lipsett MB), Plenum Press, New York, London, 1986.
28) 加藤順三：人子宮内膜癌の受容体分析—ホルモン依存性本態の解明．日産婦誌 **30**：818-827, 1978.
29) Kato J: Arachidonic acid as a possible modulator of estrogen, progestin, androgen, and glucocorticoid receptors in the central and peripheral tissues. *J Steroid Biochem* **34**: 219-227, 1989.
30) Gametchu B, Watson CS, Pasko D: Abstracts of the US Endocrine Society Meeting, 1990 Abst p177.

5.2 甲状腺ホルモンレセプター

脊椎動物において，甲状腺ホルモンの作用は，基礎代謝率の調節，身体の発育の促進（とくに両生類では変態の促進），脂質や糖の代謝調節など多岐にわたっている．

甲状腺ホルモンは脂溶性の小分子ホルモンであり，ステロイドホルモンやレチノイン酸，ビタミンD_3などの他の脂溶性小分子ホルモンと共通のメカニズムで働くことが知られている．つまり，これらはそれぞれに固有の核レセプタータンパク質に結合してこれを活性化する．活性化された核レセプターは転写因子としての機能をもち，ゲノムDNA上の標的遺伝子のプロモーター領域に存在するエンハンサー配列（hormone response element, HRE）に結合し，標的遺伝子の転写を調節することによりその生理作用を現す（総論2.4 細胞内レセプター参照）．

本稿では，甲状腺ホルモンに固有の核レセプターである甲状腺ホルモンレセプター（thyroid hormone receptor, TR）の，分子生物学的特徴に焦点をあてて解説する．さらに，筆者らが単離したTR関連遺伝子であるear3に関しての，最近の知見を報告する．

a. 癌遺伝子 eabA と甲状腺ホルモンレセプターの発見

発癌性レトロウイルスのもつ癌遺伝子（viral oncogene, v-*onc*）は，宿主細胞ゲノム上の，細胞の増殖の制御に関与するタンパク質の遺伝子（cellular oncogene, c-*onc*）が，レトロウイルスゲノムにとり込まれたものである．この発癌性レトロウイルスの1例であるトリ赤芽球症ウイルス（avian erythro-blastosis virus, AEV）は，そのゲノム上にv-*erb*Aとv-*erb*Bの2つの癌遺伝子をもっていた（これらの産物タンパク質をそれぞれv-ErbA, v-ErbBと呼ぶ）．癌化能を主に担っているのはv-*erb*Bであり，v-*erb*Aは癌化した細胞の分化をブロックすることにより癌化能を補強する作用をもつ[1,2]．

v-*erb*Bは，チロシンキナーゼ活性をもって細胞の増殖を制御するEGFレセプター遺伝子（c-*erb*B）のgain of function mutantがウイルスにとり込まれたものであることがわかった[3,3b]．*erb*Aに関してはその正体は長らく謎であった．しかし，1986年，複数のグループがv-*erb*A遺伝子をプローブとして宿主細胞cDNAライブラリーをスクリーニングしてc-*erb*A遺伝子を得，この遺伝子産物c-ErbAが甲状腺ホルモンと結合する，甲状腺ホルモンレセプター（TR）であることが示された[4,5]．

v-ErbAはc-ErbA(TR)に比べてリガンド結合ドメイン内のアミノ酸を9個欠くためホルモン結合能をもたないが，DNA結合能は保持されており，c-ErbA(TR)に対するHREに結合できる[4]．c-ErbA(TR)が甲状腺ホルモン存在下にHRE近傍の遺伝子の転写レベルを上昇させるのに対し，v-ErbAは，ホルモンに反応できず，ネガティブな転写因子として働く[6]．つまり，v-ErbAはc-ErbA(TR)のantagonist，あるいはdominant negativeに働くloss of function mutantであり，甲状腺ホルモンの細胞分化作用を抑制することにより，癌化形質を増強すると考えられる．最近v-ErbAは，c-ErbA(TR)だけでなく，他の核レセプター（特にレチノイン酸レセプター）の作用を阻害することによっても細胞癌化能を増強することがわかってきている[7,8]．c-ErbA(TR)を初めとする核レセプターファミリーは，正常の状態では細胞を分化に導く方向に働いており，広い意味でのantioncogeneとしてとらえることができるかもしれない．

b. 甲状腺ホルモンレセプターの構造と機能

このように癌遺伝子*erb*Aとのハイブリダイゼ

ーションにより発見された甲状腺ホルモンレセプター（TR）遺伝子は，すでに発見されていたステロイドホルモンレセプター遺伝子と強い塩基配列相同性を示し，さらにレチノイン酸レセプター，ビタミンD_3レセプターなどがこれに加わり，脂溶性小分子ホルモンのレセプターが1群の大きな遺伝子ファミリーを形成することがわかった（核レセプタースーパーファミリー）[9]．TRは核レセプターファミリーのメンバーとして典型的な構造上の特徴を備えている．つまり，レセプター分子の中央に，約70アミノ酸からなり2本のzinc fingerを形成する，DNA結合ドメインをもち，C末端に約250アミノ酸からなる脂溶性アミノ酸に富む，リガンド結合ドメインをもつ（核レセプターファミリーの一般的な構造，機能については総論2.4細胞内レセプターを参照されたい）．ここではTRのとくに特徴的な点を，3項目に分けて解説する．

（1） HRE（hormone response element）の認識力

核レセプターファミリーによって認識されるエンハンサー配列であるHREは，現在，図5.10のごとく9種類のコンセンサス配列に分類されている[10~13]．あるレセプターが，この中のどのHREを認識するかによって，そのレセプターにより転写制御される標的遺伝子が決まり，さらにその生理作用が決まる（総論2.4細胞内レセプター参照）．核レセプターファミリーはその構造および機能の違いから，大きく2つの亜群に分類することができる．ステロイドホルモンレセプター群と，TRに代表される非ステロイドホルモンレセプター群である．これら2群はHREの認識力に関しても異なっている．前者は，2つのハーフサイト配列が3 bpのスペーサーに隔てられた，パリンドローム型のHRE（EREもしくはGRE）を認識する．一方，後者はパリンドローム型でスペーサーをもたないTREを共通に認識し，さらに同時にそれぞれに固有のタンデムリピート型のHRE（DRシリーズ）を認識する．後者の代表例であるTRは，TREおよび2つのハーフサイト配列が4 bpのスペーサーに隔てられタンデムに並んだDR 4を認識する．よって，TRによって転写制御される標的遺伝子は，ステロイドホルモンレセプター群の標的遺伝子と明らかに異なり，レチノイン酸レセプターなどの他の非ステロイドホルモンレセプターの標的遺伝子と一部オーバーラップするものであると考えられる．DR 4配列をその転写調節領域にもち，TRによって転写制御される標的遺伝子の例としてミオシン重鎖やリンゴ酸酵素などがある．

（2） 核 内 局 在

ステロイドホルモンレセプター群と非ステロイドホルモンレセプター群では，その細胞内局在も大きく異なっていると考えられている．前者は，リガンドの存在しない状態では細胞質に局在しており，リガンドと結合して初めて核内へ移行し，DNA上のHREへ結合する．これに対し，後者の非ステロイドホルモンレセプター群は，リガンドの存在しないときからすでに核内に局在してDNAに結合しており，リガンドとの結合によりコンフォーメーションが変化して転写を活性化すると考えられている．

非ステロイドホルモンレセプター群の中で，こ

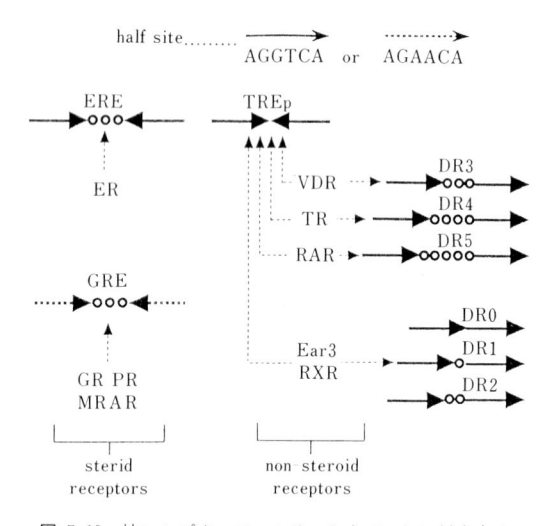

図 5.10 核レセプターファミリーおよびこれに対応するHRE

矢印は6 bpよりなるハーフサイトを，丸印はスペーサー塩基数を表す．ER=estrogen receptor, GR=glucocorticoid receptor, PR=progesteron receptor, MR=mineralcorticoid receptor, AR=androgen receptor, VDR=vitamin D 3 receptor, TR=thyroid hormone receptor, RAR=retinoic acid receptor, RXR=retinoid X receptor.

のような核内局在に関して最も精力的に研究されているのがTRである．Evansらのグループによる最初の報告[6]では，ゲルシフトアッセイにおいて，TRはリガンドの存在，非存在にかかわらず，DNA結合能が変化しないことが示されている．また，CATアッセイにおいて，リガンド依存性の転写制御活性の変化を調べているが，この結果はさらに興味深い．DNA上のHREへ結合しているTRは，リガンドの存在する状態ではもちろん正の転写因子として標的遺伝子の転写を活性化する．ところが，リガンド非存在下では転写活性化がなくなるだけではなく，転写レベルを抑制するという結果が得られた．つまり，リガンドと結合していないTRは，負の転写因子，レプレッサーとして働いており，リガンドと結合するとこれが正の転写因子，(トランス)アクティベーターに変化する[6]．さらに，前述のv-ErbAは，リガンドとの結合能を欠き，恒常的にレプレッサーとして働くことにより，甲状腺ホルモンの作用，つまりTRのアクティベーターとしての作用を阻害するということも示された[6]．

(3) 分子種の多様性

ステロイドホルモンレセプターは，1つのリガンドに対し1種類のレセプター遺伝子しかもたない．一方，非ステロイドホルモンレセプターは，1つのリガンドに対し数種類の，別の遺伝子座に存在するレセプター遺伝子をもつ，という傾向がある．

甲状腺ホルモンに反応する核レセプターTRには，ヒト染色体17番に存在するαタイプ[4,14,15]と，3番に存在するβタイプ[5]の2種がある（図5.11）．これらはたがいによく似たアミノ酸配列をもち，その分子生物学的特徴，活性に関してはあまり区別ができない（HREの認識力，転写活性などほとんど同一である）．しかしながらその組織発現は異なっており，αタイプは脳，神経組織でとくに高い発現を示すが，βタイプはいずれの組織にもよく検出される．

この2種のTRは，それぞれスプライシングの違いにより生ずるα1, α2-I, α2-II[16~18], β1, β2[19]のサブタイプをもつ（図5.11）．β1, β2の活性の違

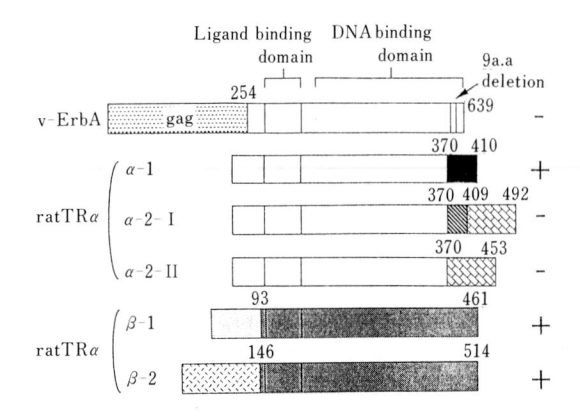

図5.11 TR遺伝子の2つのタイプ
TR遺伝子には，別々の遺伝子座に存在する2つのタイプ，αとβがある．さらに，それぞれに，スプライシングの違いにより生ずるサブタイプが存在する．v-erbA遺伝子は，トリのα-1遺伝子がレトロウイルスのゲノムにとり込まれたものであると考えられている．右端の−と+は，甲状腺ホルモン結合能．

いははっきりわかっていないが，β2が下垂体のみに発現しているということは興味深い．一方，α1とα2-I, α2-IIでは，その転写活性に大きな違いがある．α2-I, α2-IIは，リガンド結合ドメインの配列の違いにより，リガンドに結合できない[16,18]が，DNAには結合できる[20]．このため，v-ErbAの場合と同じようにα1に対するantagonistとして働き，α1転写活性を阻害する[21]．

c. 甲状腺ホルモンレセプター関連遺伝子 ear3

アミノ酸配列の相同性から判断して明らかに核レセプターファミリーに含まれるが，どのようなホルモンリガンドのレセプターであるかいまだわかっていないものが，かなりの数発見されている．このようなレセプターをorphan receptor（みなし子レセプター）と呼ぶ．これらのリガンドを同定することはもちろん，これらの転写因子としての機能を解析することは，核レセプターファミリーによる転写制御のネットワークの全貌を理解するうえで重要である．

筆者らは，前述のv-erbA遺伝子配列をプローブとして，TR遺伝子と相同性をもつ遺伝子を3種単離し，ear(erbA related)1, 2, 3と名づけた[22]．これらのリガンドはいまだ不明なので，

orphan receptor に分類されている．ear 1[16]) に関しては，他の総説に詳しく[23])，そちらに譲ることとする．ここでは，筆者らが最近主に研究している ear 3 に関する知見を述べる．

ear 3 の塩基配列を筆者らが発表した後で，トリオボアルブミンのプロモーター上の COUP 配列 (chicken ovalbumin upstream promoter 配列) に結合し，転写を調節する COUP transcription factor (COUP) の遺伝子がクローニングされ，これが ear 3 と同一の物であるとわかった[24])．さらに，ショウジョウバエの視神経細胞の cell-fate 決定に関与する遺伝子として発見された seven-up 遺伝子が ear 3 と非常に高いホモロジーを示すことがわかった（リガンド結合ドメインにおいて93%）[25])．現在ハエおよびヒトにおいてそれぞれ数十種の STR ファミリーの遺伝子が単離されているが，ホモロジーがこれほど高い組み合わせはほかにない．よって Ear 3 (ear 3 遺伝子産物）の機能は，脊椎動物の進化以前より保存されてきた，多種の動物種に共通で重要なものであると考えられた．

筆者らは Ear 3 の標的 HRE を探る目的で，上記9種の HRE に対する Ear 3 の結合能をゲルシフト法にて検討した．その結果，合計9種の HRE の中で，DR 1 およびパリンドローム型 TRE に強く結合し，ERE には弱く結合することがわかった[26])（図5.10）．前述の COUP（＝Ear 3）のナチュラル HRE である COUP 配列は，DR 1 配列によく似ており，COUP 配列の本態，本質を理解することとなった．また，核レセプターファミリーのメンバーであり，9-cis-レチノイン酸をリガンドとするレセプター，retinoid X receptor (RXR) がやはり DR 1 と TRE を認識すると報告され[13])，Ear 3 と RXR は共通の遺伝子群の転写を調節していると考えられた（図5.10）．

次にこれらの HRE を通しての Ear 3 の転写活性化能について検討した[27])（図5.12）．ΔM-CAT (mouse mammary tumor virus のプロモーターに存在する GRE 配列を欠失させ，その位置に制限酵素 Hind III サイトを導入して種々のエンハンサーエレメントを挿入できるようにしたもの．下流に CAT 遺伝子が存在し，CAT アッセイにてエンハンサーエレメントの活性を検出できる）を basal promoter として用いた．これに上記の HRE の中で代表的なもの，つまり Ear 3 と強く結合した DR 1 と TRE，および弱く結合した ERE を挿入してレポータープラスミドを作製した (ΔM-DR 1-CAT, ΔM-TRE-CAT, ΔM-ERE-CAT)（図5.12 a）．これらを Ear 3 発現プラスミド SV-Ear 3 とともに CV-1 細胞コトランスフェクションし，CAT アッセイを行い Ear 3 の各エレメントに対する反応性を検討した．

その結果，予想に反した意外な結果が得られた．まず，何のエレメントも含まない"空の"レポータープラスミドである ΔM-CAT の活性を Ear 3 は強く上昇させた．ΔM-ERE-CAT の活性も上昇させたが，これは ΔM-CAT の場合の約半分程度の活性であった．ΔM-DR 1-CAT, ΔM-TRE-CAT においては Ear 3 による活性化はほとんどみられなかった（図5.12 b）．つまり Ear 3 は何らかの未知のメカニズム（結合エレメントを介さない機序であると予想される）で ΔM-CAT の活性を上昇させ，結合エレメントが現れるとこの上昇活性を抑制する，と考えられた．一方，Ear 3 と共通の HRE と結合する RXR に関して同様の実験を行ったところ，Ear 3 の場合とは対照的に，結合エレメント依存性に転写を活性化し，ΔM-DR 1-CAT, ΔM-TRE-CAT の活性を強く上昇させ，ΔM-CAT はまったく活性化されなかった（図5.12 c）．よって Ear 3 は RXR に代表される核レセプターファミリーの中で，非常に特殊で例外的な転写活性をもっていることがわかった．次に，ΔM プロモーター上の，Ear 3 による転写活性化に関与する部位を同定するために ΔM-CAT の欠失変異体を作製し，同様の実験を行ったところ，活性化に関与する部位は転写開始点よりも下流の部位にしぼられた．結局 Ear 3 は，転写開始点より下流の部位に作用して ΔM プロモーターの活性を上昇させ，結合エレメント依存性にこの上昇活性を抑制することがわかった．このような活性をもつレセプターは核レセプターファミリーの中ではいまだ報告されていない．Ear 3 はこのような特

5.2 甲状腺ホルモンレセプター

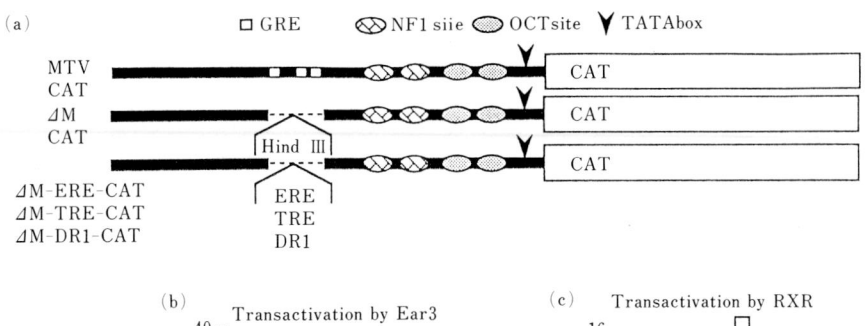

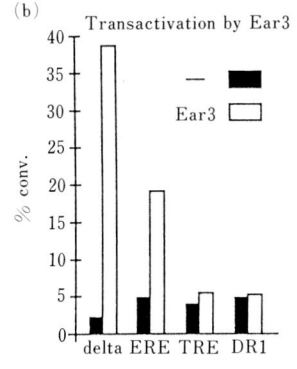

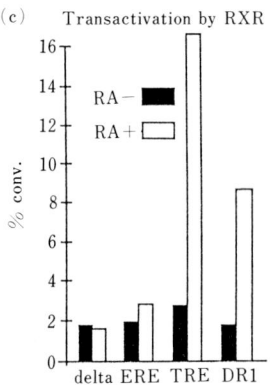

図 5.12 実験で使用したレポータープラスミド
(a) 本実験で使用したレポータープラスミドの構造．MTVCAT プラスミドは mouse mammary tumor virus (MTV) のプロモーターの下流に CAT 遺伝子をつないだものである．MTV プロモーターには，GRE が3個存在する．⊿M-CAT プラスミドは，この MTVCAT プラスミドから GRE 配列を欠失させ，その位置に制限酵素 Hind III サイトを導入したプラスミドである．さらに，⊿M-TRE-CAT, ⊿M-DR 1-CAT, ⊿M-ERE-CAT は，この Hind III サイトに TRE, DR 1, ERE それぞれを挿入したものである．
(b) 上記のレポータープラスミド (⊿M-CAT, ⊿M-DR 1-CAT, ⊿M-TRE-CAT, ⊿M-ERE-CAT) を，SV 40 プロモーターをもつ Ear 3 発現プラスミド SV-3 (□)，あるいは insert をもたない発現ベクタープラスミド (■) とともに CV 1 細胞にコトランスフェクションし，CAT 活性を測定した．
(c) 上記のレポータープラスミド (⊿M-CAT, ⊿M-DR 1-CAT, ⊿M-TRE-CAT, ⊿M-ERE-CAT) を，RSV プロモーターをもつ RXR 発現プラスミド RS-RXR とともに CV 1 細胞にコトランスフェクションし，1μM レチノイン酸存在下 (□)，あるいは非存在下 (■) にて CAT 活性を測定した．

殊な転写活性をもって，核レセプターファミリーによる転写調節のネットワークの中で特殊な役割を果たしており，これがあらゆる生物種にて保存されている理由であるのかもしれない．

〔門脇泰憲，山本 雅〕

文 献

1) Yamamoto T, Hihara H, Nishida T, Kawai S, Toyoshima K : A new avian erythroblastosis virus, AEV-H, carries *erb*B gene responsible for induction of both erythroblastosis and sarcomas. *Cell* **34** : 225-234, 1983.
2) Frykberg L : Transforming capacities of avian erythroblastosis virus mutants deleted in the *erb*A or *erb*B oncogenes. *Cell* **32** : 227, 1983.
3) Yamamoto T, Nishida T, Miyajima N, Kawai S, Ooi T, Toyoshima K : The *erb*B gene of avian erythroblatosis virus is a member of the *src* gene family. *Cell* **35** : 71-78, 1983.
3b) Ullrich A, Coussens L, Hayflick JS, et al : Human epidemal growth factor receptor cDNA sequence and aberrant expression of the amplfied gene in A431 epidermoid carcinoma cells. *Nature* **309** : 418, 1984.
4) Sap J, Munoz A, Damm K, Goldberg Y, Ghysdael J, Leutz A, Beug H, Vennstrom B : The c-erb-A protein is a high affinity receptor for thyroid

hormone. *Nature* **324**: 635-640, 1986.
5) Weinberger C, Thompson CC, Ong ES, Lebo R, Gruol DJ, Evans RM: The c-*erb*-A gene encodes a thyroid hormone receptor. *Nature* **324**: 641-646, 1986.
6) Damm K, Thompson CC, Evans RM: Protein encoded by v-*erb*A functions as a thyroid-hormone receptor antagonist. *Nature* **339**: 593-597, 1989.
7) Sharif M, Privalsky ML: v-*erb*A oncogene function in neoplasia correlates with its ability to repress retinoic acid receptor action. *Cell* **66**: 885, 1991.
8) Desbois, C, Aubert D, Legrand C, Pain B, Samarut J: A novel mechanism of action for v-ErbA: abrogation of the inactivation of transcription factor AP-1 by retinoic acid and thyroid hormone receptors. *Cell* **67**: 731-740, 1991.
9) Evans RM: The steroid and thyroid hormone receptor superfamily. *Science* **240**: 879-895, 1988.
10) Klock G, Strahle U, Schutz G: Oestrogen and glucocorticoid responsive elements are closely related but distinct. *Nature* **329**: 734-736, 1987.
11) Glass CK, Hollowa JM, Devary OV, Roesenfeld MG: The thyroid hormone receptor binds with opposite transcriptional effects to common sequence motif in thyroid hormone and estrogen response elements. *Cell* **54**: 313-323, 1988.
12) Umesono K, Murakami KK, Thompson CC, Evans RM: Direct repeats as selective response elements for the thyroid hormone, retinoic acid, and vitamin D3 receptors. *Cell* **65**: 1255-1266, 1991.
13) Kliewer SA, Umesono K, Heyman RA, Mangelsdorf DJ, Dyck JA, Evans RM: Retinoid X receptor-COUP-TF interactions modulate retinoic acid signaling. *Proc Natl Acad Sci USA* **89**: 1448-1452, 1992.
14) Thompson CC, Weinberger C, Lebo R, Evans RM: Identification of a novel thyroid hormone receptor expressed in the mammalian central nervous system. *Science* **237**: 1610-1614, 1987.
15) Benbrook D, Pfahl M: A novel thyroid hormone rceptor encoded by a cDNA clone from a human testis library. *Science* **238**: 788-791, 1987.
16) Miyajima N, Horiuchi R, Shibuya Y, Fukushige S, Matsubara K, Toyoshima K, Yamamoto T: Two *erb*A homologs encoding proteins with different T3 binding capacities anretranscribed from opposite DNA strands of the same genetic locus. *Cell* **57**: 31-39, 1989.
17) Nakai A, Seino S, Sakurai A, Szilak I, Bell GI, DeGroot LJ: Characterization of a thyroid hormone receptor expressed in human kidney and other tissues. *Proc Natl Acad Sci USA* **85**: 2781-2785, 1988.
18) Mitsuhashi T, Tennyson GE, Nikodem VM: Alternative splicing generates messages encoding rat c-erbA proteins that do not bind thyroid hormone. *Proc Natl Acad Sci USA* **85**: 5804-5805, 1988.
19) Hodin RA, Lazar MA, Wintman BI, Darling DS, Koenig RJ, Larsen PR, Moore DD, Chin WW: Identification of a thyroid hormone receptor that is pituitary-specific. *Science* **244**: 76-79, 1989.
20) Izumo S, Mahdavi V: Thyroid hormone receptor: isoforms generated by alternative splicing differentially activate myosin HC gene transcription. *Nature* **334**: 539-542, 1988.
21) Koenig RJ, Lazar MA, Hodin RA, Brent GA, Larsen PR, Chin WW, Moore DD: Inhibition of thyroid hormone action by a non-hormone binding c-erbA protein generated by alternative mRNA splicing. *Nature* **337**: 659-661, 1989.
22) Miyajima N, Kadowaki Y, Fukushige S, et al: Identification of two novel members of *erb*A superfamily by molecular cloning: the gene products of the two are highly related to each other. *Nucl Acids Res* **183**: 492-498, 1988.
23) 山本 雅, 宮嶋伸行, 吉岡正太郎: 新しい *erb*A スーパーファミリー遺伝子 *ear*. 実験医学 **8** (増刊): 177-183, 1990.
24) Wang L, Tsai SY, Cook RG, Beattie WG, Tsai M, O'Malley BW: COUP transcription factor is a member of the steroid receptor superfamily. *Nature*: **340**: 163-166, 1989.
25) Mlodzik M, Hiromi Y, Weber U, Goodman CS, Rubin GM: The drosophila seven-up gene, a member of the steroid receptor gene superfamily controls photoreceptor cell fates. *Cell* **60**: 211-224, 1990.
26) Kadowaki Y, Toyoshima K, Yamamoto T: EAR 3/COUP-TF binds most tightly to a response element with tandem repeat separated by one nucleotide. *Biochem Biophys Res Commun* **183**: 492-498, 1992.
27) Kadowaki Y, Toyoshima K, Yamamoto T: Dual trasncriptional control by Ear 3/COUP: negative regulation through DR1 and positive regulation through a sequence downstream of the transcriptional start site. (投稿中).
28) Beato M: Gene regulation by steroid hormones. *Cell* **56**: 335-344, 1989.

5.3 ビタミンDレセプター

ビタミンD_3は主として皮膚で紫外線によりプレビタミンから生成された後,肝臓で25位が水酸化され25-hydroxyvitamin D_3となり,続いて腎で12位の水酸化をうけ1,25-dihydroxyvitamin $(1,25(OH)_2D)D_3$となって作用を発揮する.

この最終的に活性型のビタミンD_3の発見と前後して1,25$(OH)_2D_3$を非常に高い親和性をもって認識する細胞内の特異的結合タンパク,すなわちレセプターがカルシウム代謝に重要な臓器,腸管,腎,骨,副甲状腺で同定されるに至った.

ビタミンD_3の代謝産物にはほかに多くの種類が生理的に存在する.しかしながら,このレセプターに対して最も強く結合するのは1,25$(OH)_2$$D_3$であり,他の代謝産物をより強く結合するタンパクは現在まで認められておらず,ビタミンD_3のレセプターは1,25$(OH)_2D_3$レセプターと考えてよいであろう.

このレセプターは現在では,カルシウム代謝調節臓器のみならず,下垂体,胸腺,リンパ球,造血細胞,皮膚,精巣,卵巣,子宮,胎盤など広汎な臓器に分布していることがオートラジオグラフィー[1,2]や免疫組織化学[3]などの手法により明らかになってきている.これらの組織においてビタミンD_3はミネラル輸送調節以外の重要な作用,すなわち細胞分化促進作用,細胞増殖調節作用,免疫調節作用などを行っている.

本稿では最近明らかとなってきたレセプターの構造を中心に,作用機構,疾患との関連について述べる.

a. レセプターの構造

1,25$(OH)_2D_3$の基本骨格はセコステロイドとよばれる,ステロイド類似の構造である.したがって,そのレセプターにおいてもステロイドと類似の存在様式,特性,構造をもつことが推測されていた.1次構造が明らかにされた現在,このレセプターや甲状腺ホルモンレセプター,ビタミンAレセプター,ステロイドレセプターは一括して,ステロイドレセプタースーパーファミリーとよばれるようになってきている[4].これらのレセプターの大きな特徴はレセプターの大半が核内に存在すること,核,DNAと強く結合することであり,1,25$(OH)_2D_3$においてもこの特徴は観察される.しかし,その濃度は他のファミリーの約1/10と少なく,きわめて不安定であるため構造の研究はなかなか進まなかった.

しかしPikeら[5]によってニワトリの1,25$(OH)_2D_3$レセプターに対するモノクローナル抗体が作製され,その研究は飛躍的な進歩をとげた.その成果は図5.13にまとめるごとくである[6].1,25$(OH)_2D_3$は,C端に形成される30kDaの疎水性ポケットに結合する.このC端の数個のアミノ酸を除去するだけでホルモン結合能は失われる.中央部は分子的に露出した部分でタンパク分解酵素に非常に敏感な領域である.ヒンジとよばれるこの部分は50のアミノ酸によって構成され,ホルモン結合部位よりの情報を3次構造の変化によりDNA結合部位に伝達する重要な役割を担っているものと考えられる.N端に近い約8kDaはDNA結合部位である.筆者らのグループの山岡らによれば,SH基の阻害薬はDNAとの結合を遊離させる.また,EDTAなどのキレート剤によ

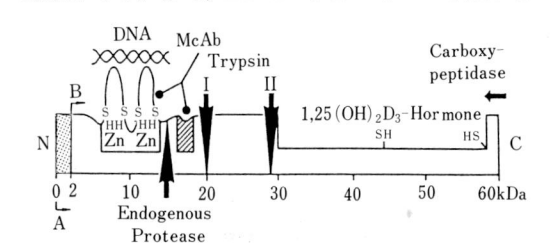

図 5.13 1,25$(OH)_2D_3$レセプターの構造
ニワトリのレセプターを示すMcAbは抗レセプターモノクローナル抗体を示す.ニワトリのレセプターは58kDaと60kDaの2種類あり,それは2つの翻訳開始部位(A,B)があるためと考えられている.

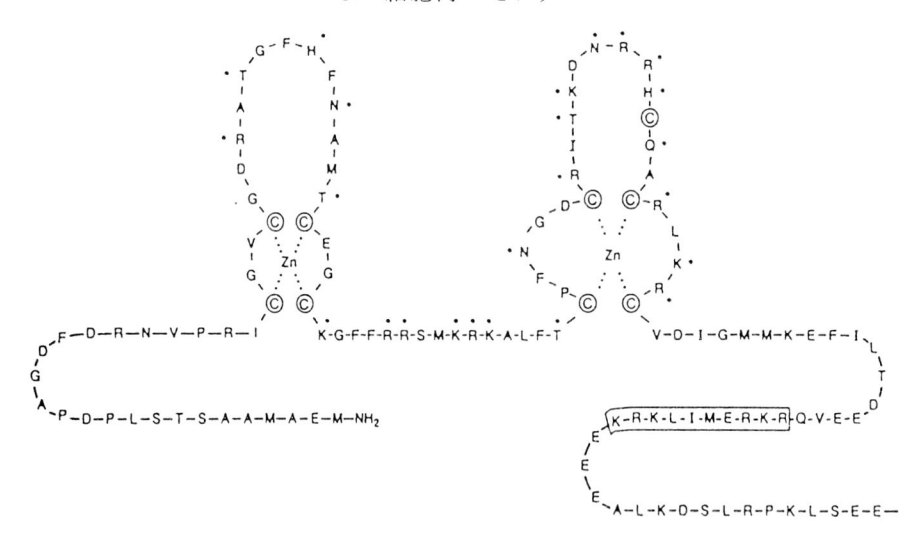

図 5.14 DNA 結合部位のフィンガー構造
黒い点は一般に DNA 結合を促進すると考えられているアミノ酸を示す.

り DNA 結合能を失う. さらに Zn イオンの添加によりこれが回復する. したがって, この部位にはシステイン残基の SH 基と Zn イオンによって形成されるフィンガー構造をもち, DNA との結合を行っているものと考えられる. 1987 年に McDonnell ら[7]によって初めてニワトリ小腸の $1,25(OH)_2D_3$ レセプターの cDNA がクローニングされたが, この部位のアミノ酸配列は他のレセプターと驚くほど似ている. 塩基アミノ酸に富み, 9 個のシステイン残基をもち, さらにこれらシステインは他のレセプターと共通の場所に存在している. この事実を考え合わせると, 図 5.14 に示すように DNA 結合部位は 2 組のフィンガー構造を形成し, その中心部に Zn イオンをもつことが強く示唆されるのである.

以上の生化学的な特徴は相ついで報告された, ヒト[8], ラット[9]の cDNA のクローニング結果によりさらに明らかとなった. 図 5.15 にヒト $1,25(OH)_2D_3$ レセプターのアミノ酸配列, 塩基配列を示す. 短い 5′ リーダー配列に引き続き 1281 塩基よりなるコーディング領域, そして 3.2 kb のノンコーディング領域で, 全部で 4.6 kb より構成されている. 3.2 kb のノンコーディング領域にどのような意味があるのかは現在のところ不明である.

コーディング領域をスーパーファミリーの他のレセプターと比較すると, 3 つの相同性に富む領域があることがわかる (図 5.16).

C 1, C 2 はそれぞれ 42〜50%, 19〜27% の相同性をもつのに対し, C 3 領域は甲状腺ホルモンレセプターとのみ 33% という高い相同性をもっている. したがって, このレセプターはステロイドレセプターよりもむしろ甲状腺ホルモンレセプターと近い関係にあるものと考えられる.

このヒト $1,25(OH)_2D_3$ レセプターの全配列を COS'-1 細胞に導入し, 発現されたレセプターは 52 kDa で, $1,25(OH)_2D_3$ と 5×10^{-11} M という強い親和性を示し DNA と結合する. この系を用いて, deletion analysis ヌクレオチド変異などの分析により機能, 構造がさらに詳細に分析されるであろう[10].

b. レセプターの作用発現機構

$1,25(OH)_2D_3$ レセプターは $1,25(OH)_2D_3$ を強く結合し, また DNA に結合する. しかし単にレセプターが DNA に結合することだけで作用を発現すると考えるのは少々単純すぎる. 事実, 高等真核生物細胞における転写調節機構は, 生化学的には酵母におけるそれと非常に類似している. そこでは転写促進タンパクの酸性疎水性領域が, 他のタンパクを結合することによって転写ユニットが形成される.

$1,25(OH)_2D_3$ レセプターにはアミノ酸配列上

5.3 ビタミンDレセプター

```
 -115 GGAACAGCTTGtCCACCCGCCGGCCGGACCAGAAGCCTTTGGGTCTGAAGTGTCTGTGAGACCTCACAGAAGAGCACCCCTGGGCTCCAC
  -25 TTACCTGCCCCCTGCTCCTTCAGGGATGGAGGCAATGGCGGCCAGCACTTCCCTGCCTGACCCTGGAGACTTTGACCGGAACGTGCCCCG
                          MetGluAlaMetAlaAlaSerThrSerLeuProAspProGlyAspPheAspArgAsnValProAr
                                                       10                   20
   65 GATCTGTGGGGTGTGTGGAGACCGAGCCACTGGCTTTCACTTCAATGCTATGACCTGTGAAGGCTGCAAAGGCTTCTTCAGGCGAAGCAT
         gIleCysGlyValCysGlyAspArgAlaThrGlyPheHisPheAsnAlaMetThrCysGluGlyCysLysGlyPhePheArgArgSerMe
                          30                   40                   50
  155 GAAGCGGAAGGCACTATTCACCTGCCCCTTCAACGGGGACTGCCGCATCACCAAGGACAACCGACGCCACTGCCAGGCCTGCCGGCTCAA
         tLysArgLysAlaLeuPheThrCysProPheAsnGlyAspCysArgIleThrLysAspAsnArgArgHisCysGlnAlaCysArgLeuLy
                          60                   70                   80
  245 ACGCTGTGTGGACATCGGCATGATGAAGGAGTTCATTCTGACAGATGAGGAAGTGCAGAGGAAGCGGGAGATGATCCTGAAGCGGAAGGA
         sArgCysValAspIleGlyMetMetLysGluPheIleLeuThrAspGluGluValGlnArgLysArgGluMetIleLeuLysArgLysGl
                          90                  100                  110
  335 GGAGGAGGCCTTGAAGGACAGTCTGCGGCCCAAGCTGTCTGAGGAGCAGCAGCGCATCATTGCCATACTGCTGGACGCCCACCATAAGAC
         uGluGluAlaLeuLysAspSerLeuArgProLysLeuSerGluGluGlnGlnArgIleIleAlaIleLeuLeuAspAlaHisHisLysTh
                          120                 130                 140
  425 CTACGACCCCACCTACTCCGACTTCTGCCAGTTCCGGCCTCCAGTTCGTGTGAATGATGGTGGAGGGAGCCATCCTTCCAGGCCCAACTC
         rTyrAspProThrTyrSerAspPheCysGlnPheArgProProValArgValAsnAspGlyGlyGlySerHisProSerArgProAsnSe
                          150                 160                 170
  515 CAGACACACTCCCAGCTTCTCTGGGGACTCCTCCTCCTCCTGCTCAGATCACTGTATCACCTCTTCAGACATGATGGACTCGTCCAGCTT
         rArgHisThrProSerPheSerGlyAspSerSerSerSerCysSerAspHisCysIleThrSerSerAspMetMetAspSerSerSerPh
                          180                 190                 200
  605 CTCCAATCTGGATCTGAGTGAAGAAGATTCAGATGACCCTTCTGTGACCCTAGAGCTGTCCCAGCTCTCCATGCTGCCCCACCTGGCTGA
         eSerAsnLeuAspLeuSerGluGluAspSerAspAspProSerValThrLeuGluLeuSerGlnLeuSerMetLeuProHisLeuAlaAs
                          210                 220                 230
  695 CCTGGTCAGTTACAGCATCCAAAAGGTCATTGGCTTTGCTAAGATGATACCAGGATTCAGAGACCTCACCTCTGAGGACCAGATCGTACT
         pLeuValSerTyrSerIleGlnLysValIleGlyPheAlaLysMetIleProGlyPheArgAspLeuThrSerGluAspGlnIleValLe
                          240                 250                 260
  785 GCTGAAGTCAAGTGCCATTGAGGTCATCATGTTGCGCTCCAATGAGTCCTTCACCATGGACGACATGTCCTGGACCTGTGGCAACCAAGA
         uLeuLysSerSerAlaIleGluValIleMetLeuArgSerAsnGluSerPheThrMetAspAspMetSerTrpThrCysGlyAsnGlnAs
                          270                 280                 290
  875 CTACAAGTACCGCGTCAGTGACGTGACCAAAGCCGGACACAGCCTGGAGCTGATTGAGCCCCTCATCAAGTTCCAGGTGGGACTGAAGAA
         pTyrLysTyrArgValSerAspValThrLysAlaGlyHisSerLeuGluLeuIleGluProLeuIleLysPheGlnValGlyLeuLysLy
                          300                 310                 320
  965 GCTGAACTTGCATGAGGAGGAGCATGTCCTGCTCATGGCCATCTGCATCGTCTCCCCAGATCGTCCTGGGGTGCAGGACGCCGCGCTGAT
         sLeuAsnLeuHisGluGluGluHisValLeuLeuMetAlaIleCysIleValSerProAspArgProGlyValGlnAspAlaAlaLeuIl
                          330                 340                 350
 1055 TGAGGCCATCCAGGACCGCCTGTCCAACACACTGCAGACGTACATCCGCTGCCGCCACCCGCCCCCGGGCAGCCACCTGCTCTATGCCAA
         eGluAlaIleGlnAspArgLeuSerAsnThrLeuGlnThrTyrIleArgCysArgHisProProProGlySerHisLeuLeuTyrAlaLy
                          360                 370                 380
 1145 GATGATCCAGAAGCTAGCCGACCTGCGCAGCCTCAATGAGGAGCACTCCAAGCAGTACCGCTGCCTCTCCTTCCAGCCTGAGTGCAGCAT
         sMetIleGlnLysLeuAlaAspLeuArgSerLeuAsnGluGluHisSerLysGlnTyrArgCysLeuSerPheGlnProGluCysSerMe
                          390                 400                 410
 1235 GAAGCTAACGCCCCTTGTGCTCGAAGTGTTTGGCAATGAGATCTCCTGACTAGGACAGCCTGtGCGGTGCCTGGGTGGGGCTGCTCCTCC
         tLysLeuThrProLeuValLeuGluValPheGlyAsnGluIleSerEnd
                          420
```

図 5.15 ヒト 1,25(OH)$_2$D$_3$ レセプターのアミノ酸配列および塩基配列

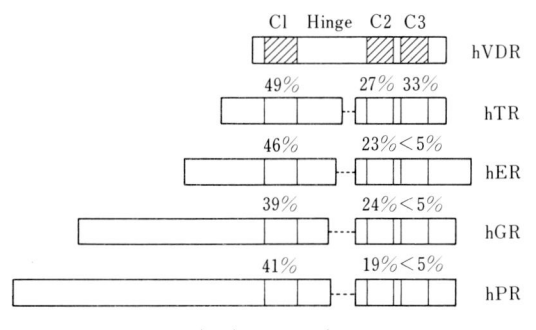

図 5.16 ヒト 1,25(OH)$_2$D$_3$ レセプターとステロイドホルモンレセプターとの相同性

図 5.17 転写促進機構に関係すると思われる部位 ($T_1 \sim T_5$)

Ⓟ リン酸化され得る場所（セリン残基、スレオニン残基）

そのような場所が5か所存在し（図5.17)、N端より2番目、3番目の構造はグルココルチコイドと、また4番目、5番目の構造はエストロゲンと類似で、遺伝子発現に重要な役割を果たしているようである。

1,25(OH)$_2$D$_3$ レセプターは 1,25(OH)$_2$D$_3$ と結合した後、リン酸化反応を受ける[11]。この過程の意味は不明であるが、リン酸化を受けるセリン残基がこの部位に存在することを考えると、リン酸化反応により陰性荷電が増加し、転写因子を結合するものと思われる。

さて、1,25(OH)$_2$D$_3$ と結合したレセプターはいずれにしても、特定遺伝子の特定DNA配列(vitamin D responsive element, DRE) を認識して結

合し，遺伝子の転写を調節する．この機構について最も初めに検討されたのは，ビタミンD依存性 calcium binding protein (Calbindin) である．D欠乏ラットにおいては1,25(OH)$_2$D$_3$生理量の1回投与により腸管の Calbindin 9 K の mRNA 量は3時間以内に2～3倍に上昇する[12]．ニワトリにおいても Calbindin 28 K の mRNA 量，転写速度について検討がなされ，この場合1,25(OH)$_2$D$_3$の投与により転写速度は15分頃より上昇することが示された[13]．

さらに最近では種々の遺伝子の DRE の同定が進められてきている．これらのアプローチのうち最も早期に DRE の存在を示したのは，Okazakiら[14]の PTH 遺伝子における仕事である．この仕事で，彼らは1,25(OH)$_2$D$_3$の PTH 合成抑制が他のタンパク合成を介さない直接の効果であることを示し，-684までの5-flanking region が作用に必要であることを示した．

現在のところ最も DRE の解析が進んでいるのはオステオカルシン遺伝子である．Lian ら[15]は DNase I footprinting や methylation interference の手法を用い，ラットオステオカルシン遺伝子を解析した結果，-462～-437 および -113～-85 に DRE をみいだしている．その後，Kronenberg ら[16]の CAT construct を用いた実験により，-458～-433 (5′- *GGTGA* ATGA *GGACA* TTA *CTGAC* -3′) に DRE が存在することが示された．一方，Pike らによってヒトオステオカルシン遺伝子の DRE が同様の手法によって明らかにされた．これは -509～-489 の21塩基対にあり，5′-GTGA *CTCACC* G *GGTGA* ACGGG-3′ である．しかしヒトオステオカルシン遺伝子は Kronenberg らの DRE モチーフの最初のモチーフ (GGTGA) をくり返しもっており，Pike らの DRE はそのくり返しの4番目に相当する塩基より始まっていることを考えると，さらに細かな変異実験により DRE の正確な配列が決定されるものと思われる．

また他のホルモンレセプターとの相同性を考えると，DRE の相同性（palindrome 構造など）は，エストロゲンにみられるような2量体形成機序[18]が考えられるが，一方では N 端が極端に短いという特殊性は，まったく異なる結合様式を示唆するものであり，興味深い．

〔付記〕 本稿脱稿後，レセプター作用発現機構の領域で多くの新事実が証明されたので，要点を記す．

1) **VDRE について**：当初 Evans らはステロイドレセプタースーパーファミリーとして，1,25(OH)$_2$D$_3$ レセプターを含むすべての類似物質（甲状腺ホルモンレセプター，ビタミンAレセプター）のレスポンシブエレメントはパリンドローム構造をとるとしていた．しかし，大薗らがより詳細な検討を行ったところ，ヒトのオステオカルシン VDRE はパリンドローム構造ではなくハーフサイトが同方向に連なるダイレクトリピート構造であることが明らかとなった[28]．その後，ラットオステオカルシン，マウスオステオポンチンにおいても VDRE ダイレクトリピートであることが判明し[16,29]，さらに TRE (thyroid hormone responsive element)，RARE (retinoic acid responsive element) も同様であることがわかり，ダイレクトリピート構造をレスポンシブエレメントにもつサブグループが誕生した．このサブグループにおいては，VDRE，TRE，RARE は同じ配列 AGGTGA というハーフサイトがそれぞれ3，4，5塩基をはさんで同方向に連なることによりリガンド特異性を現している[30]．VDRE の構造は次のごとくである．

ヒトオステオカルシン	GGGTGA CCCACT	ACG TGC	GGGGCA CCCCGT
ラットオステオカルシン	GGGTGA CCCACT	ATG TAC	AGGACA TCCTGT
マウスオステオポンチン	GGTTCA CCAAGT	CGA GCT	GGTTCA CCAAGT

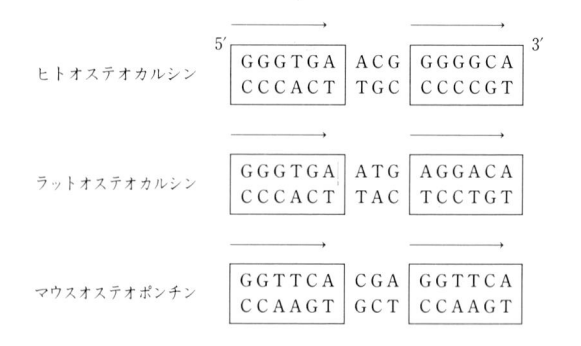

2) **2量体形成機序について**：上述のごとく VDRE がダイレクトリピート構造をとるということは，VDR がエストロゲンレセプターのよう

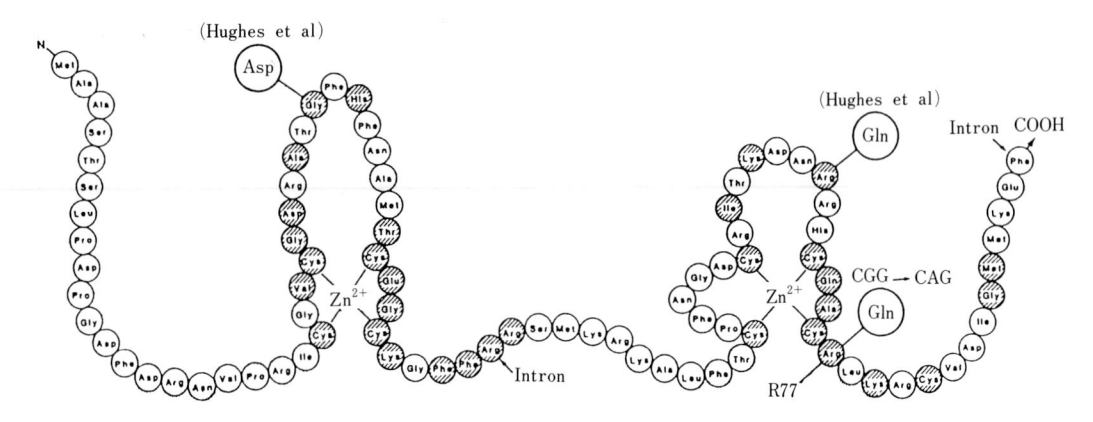

図 5.18 DNA 結合能に異常をもつレセプターの解析の結果
斜線をしたアミノ酸はステロイドレセプターファミリーに共通してみられるアミノ酸である．変異したアミノ酸を大きな円で囲んである．

にホモダイマーを形成し，レスポンシブエレメントに結合するという考えに疑問を投げかけることとなった．さらに本文に記したごとく，リコンビナントの VDR が手に入るようになり，結合型のビタミン D レセプターはそれ単独では VDRE に結合せず，核内に存在する他のタンパクが必要であることが判明した[31]．このタンパクは研究者により nuclear accessory factor (NAF), vitamin D auxiliary factor など，様々に呼ばれていたが，1991 年，Yu らにより RXR がその候補として同定された[32]．

c. レセプター異常症

ビタミン D 依存症 II 型は，$1,25(OH)_2D_3$ レセプター異常症として知られている疾患である．本症は乳児期早期より発症するくる病，低カルシウム血症，2 次性副甲状腺機能亢進症，血中 $1,25(OH)_2$ D 値の高値，標的器官の $1,25(OH)_2D_3$ に対する不応性，そして多くの例で禿頭を認める非常にまれな疾患である．

その異常は機能面より次の 3 つに分類される．すなわち① ホルモンとの結合の異常，② DNA への結合の異常，③ ①②のいずれでもない，である．

$1,25(OH)_2D_3$ レセプターの genomic DNA は図 5.18[19]に示すように，9 つの exon を有する約 44 kb の配列である．この 9 つの exon 前後の intron 部の塩基配列を用いた PCR 法により，まず②の型の 2 家系について分析がなされた[20]．その結果この家系においてはそれぞれ exon 2 (DNA 結合指の第 1 指), exon 3 (第 2 指) の point mutation であることが明らかになった．その後別の家系においても exon 3 の他の塩基の point mutation がみいだされた[21]．いずれの家系においても変異しているアミノ酸残基は，ステロイドファミリーに共通してみられるアミノ酸であることは，フィンガー構造を維持するためこれらアミノ酸が重要な役割を果たしていることを示唆し，興味深い（図 5.18）．

一方，①の型についても同様の手法を用い，3 家系について変異が明らかとなっている．これらの家系においては，exon 7 (ホルモン結合部位の一部) 内の 970 番の塩基が C → A と mutate しており，その結果 tyrosine → stop codon となってしまったため，ホルモン結合能を失ったものと考えられる[22]．

d. $1,25(OH)_2D_3$ レセプターの調節と疾患

内分泌異常症のさまざまな病態に，レセプター自体の調節機構が関与している可能性が考えられる．

たとえば $1,25(OH)_2D_3$ のレセプターは胎生期，乳児期，成体と，存在様式は厳密に調節されているようにみえる．新生児ラットにおいては腸管にレセプターは存在せず，糖質ステロイドの影響によって生後 3 週までに成体と同じレベルにまで増加する[23]．ニワトリにおいても孵化前より孵化後

の急激なカルシウム摂取形態の変化に対応するかのように,腸管のレセプターは急速に変化する[24].

また,ホルモンによる調節,ビタミンA糖質ステロイド,エストロゲンなどによるレセプターのup-regulationはよく知られた現象である.さらに,$1,25(OH)_2D_3$自身によるレセプターのup-regulationも数多くの研究者により報告されている[25,26].

最近,筆者らはヒトの低リン血症性ビタミンD抵抗性くる病のモデル動物であるHypマウスにおいて,正常マウスでは認められるレセプターmRNAのup-regulationが認められないことを観察した.このup-regulationの欠如が疾患病態とどのように関連しているのかは不明であるが,ビタミンD_3によるレセプターup-regulation機構の解明の糸口となる可能性があり興味深い[27].

〔田中弘之,清野佳紀〕

文献

1) Stumpf WE, et al : *Science* **206** : 1188-1189, 1979.
2) Stumpf WE, et al : *Science* **215** : 1403, 1982.
3) Clemens TL, et al : *Endocrinology* **122** : 1224-1230, 1988.
4) Evans RM : *Science* **240** : 889-895, 1988.
5) Pike JW : *J Biol Chem* **259** : 1167-1173, 1984.
6) Allegretto EA, Pike JW : *J Biol Chem* **260** : 10139-10145, 1985.
7) McDonnel DP, et al : *Science* **235** : 1214-1217, 1981.
8) Baker PB, et al : *Proc Natl Acad Sci USA* **85** : 3294-3298, 1988.
9) Burmester JK, et al : *Proc Natl Acad Sci USA* **85** : 1005-1009, 1988.
10) McDonnell DP, et al : *Mol Endo* **3** : 635-644, 1989.
11) Pike JW, Sleator NM : *Biochem Biophys Res Commun* **131** : 378-384, 1985.
12) Dupre JM, et al : *Endocrinology* **119** : 2476, 1986.
13) Theopan G, et al : Advances in Geno Technology (ed by Puett D, Ahmad F, Black S, Lopez DM, Melner MH, Scott WA, Whelan WJ), p330, Cambridge Univ Press, 1986.
14) Okazaki T, et al : *J Biol Chem* **263** : 2203-2208, 1988.
15) Markose ER, et al : *Proc Natl Acad Sci USA* **87** : 1701-1705, 1990.
16) Demay MB, et al : *Proc Natl Acad Sci USA* **87** : 369-373, 1990.
17) Kerner SA, et al : *Proc Natl Acad Sci USA* **86** : 4455-4459, 1989.
18) Kumar V, Chamben P : *Cell* **55** : 145-156, 1988.
19) Pike JW, et al : Vitamin D, Molecular, Cellular and Clinical Endocrinology (ed by Norman AW, et al), pp215-224, Walter de Gruyter, Berlin-New York, 1988.
20) Hughes MR, et al : *Science* **242** : 1702-1705, 1988.
21) Sone T, et al : *Mol Endo* **4** : 623-631, 1990.
22) Ritchie HH, et al : *Proc Natl Acad Sci USA* **86** : 9783-9787, 1989.
23) Halloran BP, et al : *J Biol Chem* **236** : 7338, 1981.
24) Seino Y, et al : *Calcif Tiss Int* **34** : 265-269, 1982.
25) Mangelsdorf DJ, et al : *Proc Natl Acad Sci USA* **84** : 354-358, 1987.
26) Costa EM, et al : *Endocrinology* **117** : 2203-2210, 1985.
27) 中島滋郎ら（投稿中）
28) Ozono K, et al : *J Biol Chem* **265** : 21881, 1990.
29) Noda M, et al : *Proc Natl Acad Sci USA* **87** : 9995, 1990.
30) Umesono K, et al : *Cell* **65** : 1255, 1991.
31) Liao J, et al : *Proc Natl Acad Sci USA* **87** : 9751, 1990.
32) Yu VC, et al : *Cell* **67** : 1251, 1991.

5.4 ビタミンA酸レセプター

ビタミンAとは本来レチノールのことを指し，体内で代謝を受けてレチナール，さらにビタミンA酸（レチノイン酸，retinoic acid, RA）となる．ビタミンAというとレチナールが関与する視覚における役割がよく知られているが，より重要な作用はRAに基づく動物の正常な生命・成長の維持作用である．RAに関連した疾患も多いとみられ，RAの生物作用を示す多くの化合物（RAも含めてレチノイドと呼ばれる）が合成されて難治性皮膚疾患やある種の癌，白血病の治療薬として用いられつつある．さらに将来はリウマチの治療薬として用いられよう．また発癌プロモーション過程を抑制することも知られており，癌の化学予防薬としての可能性も秘めている．

RAをはじめとするレチノイドの細胞分化・増殖に対する効果は，細胞の核内に存在する特異的なレセプター（retinoic acid receptor, RAR）を介する特異的遺伝子の発現制御によって発揮されるとみられる．近年，複数種のRARの同定・クローニングが成功してRARを中心に据えた研究によりレチノイドの作用機構が明らかになりつつある．

RAは広く哺乳動物や鳥類，両生類などの形態形成・生命維持にかかわっており，当然そのレセプター，RARも広く動物界に分布している．RARに関する研究はヒト以外にマウスやラット，イモリ，ニワトリなどについて精力的に行われているが，本稿では主としてヒトのRARを中心に，最近の研究成果・動向を概説する．本稿で言及できないRAR研究の歴史的経過やヒト以外のRARなどについては拙著総説もあわせて参照していただきたい[1~3,32~34,43]．

a. 遺伝子のクローニングとタンパクの同定
（1）遺伝子と核内レセプタースーパーファミリー

ヒトのRAR遺伝子としてはこれまでにたがいにそのアミノ酸配列が部分的によく類似しており，いずれも分子量約5万のタンパクをコードする $α^{4,5}$, $β^{6,7}$, $γ^{8,9}$ の3種がクローニングされてい

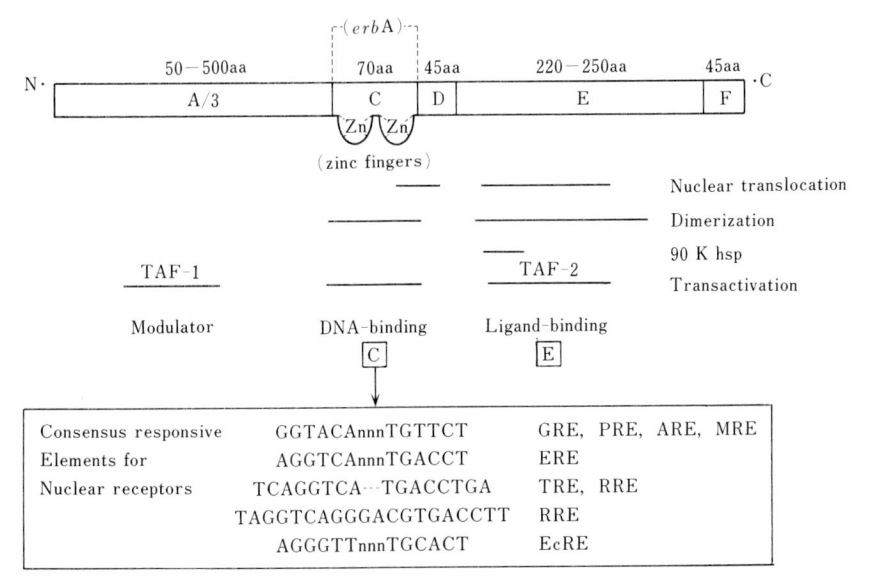

図 5.19 核内レセプターの基本構造

5. 細胞内レセプター

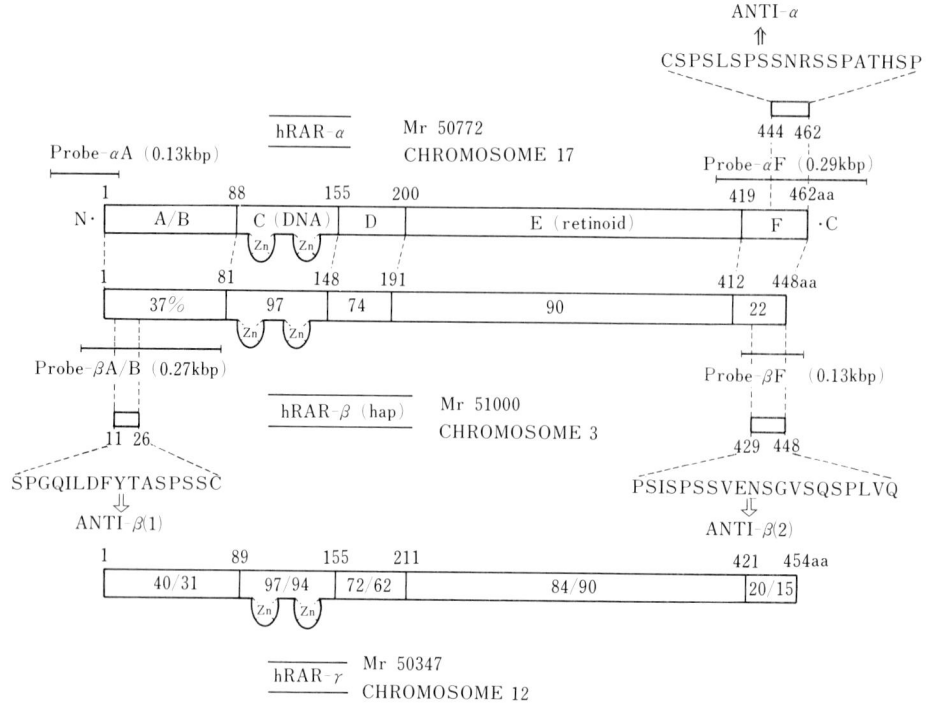

ANTI-α
⇑
CSPSLSPSSNRSSPATHSP
444 462

Probe-αA (0.13kbp)　　hRAR-α　Mr 50772　　　　　　　　Probe-αF (0.29kbp)
　　　　　　　　　　　　CHROMOSOME 17
　　1　　　88　　155　200　　　　　　　　　　　　419　462aa
N・| A/B | C (DNA) | D | E (retinoid) | F |・C
　　　　　　Zn　Zn
　　1　　　81　　148　191　　　　　　　　　　　　412　448aa
　　| 37% | 97 | 74 | 90 | 22 |
　　　　　　Zn　Zn

Probe-βA/B (0.27kbp)　　hRAR-β (hap)　Mr 51000　　　　　Probe-βF (0.13kbp)
　　　　　　　　　　　　　CHROMOSOME 3
11　26　　　　　　　　　　　　　　　　　　　　　　　　429　448
SPGQILDFYTASPSSC　　　　　　　　　　　　　PSISPSSVENSGVSQSPLVQ
⇓　　　　　　　　　　　　　　　　　　　　　　　　⇓
ANTI-β(1)　　　　　　　　　　　　　　　　　　　ANTI-β(2)

　1　　　89　　155　211　　　　　　　　　　　421　454aa
　| 40/31 | 97/94 | 72/62 | 84/90 | 20/15 |
　　　　　Zn　Zn

hRAR-γ　Mr 50347
CHROMOSOME 12

図 5.20　RAR の基本構造

る．これら 3 種の RAR の大きな特徴の 1 つは，これらがステロイドやチロキシンホルモン，活性型ビタミン D_3 のレセプターとともにいわゆる「核内レセプタースーパーファミリー」を構成するメンバーに属することである（図 5.19）[10]．核内レセプターはいずれもそのアミノ酸配列の相同性や各領域の機能によって A〜F の 6 つの領域に分けられる．各領域の果す機能は領域ごとに独立していると考えられ，A/B 領域は細胞や応答遺伝子のプロモーター塩基配列に選択的な転写活性化機能 (transcriptional activation function 1, TAF-1)，C 領域は特異的な塩基配列をもった遺伝子感応部位に対する結合機能，そして E 領域は各レセプターに特異的なリガンドに対する結合機能とリガンド依存的な転写活性化機能 (TAF-2) をコードしている．E 領域は TAF-1 や TAF-2 の機能を隠蔽しているが，この隠蔽効果は E 領域へのリガンドの結合により解除される．D 領域はヒンジ部，F 領域の機能は不明である．遺伝子 DNA に結合する C 領域は DNA 結合タンパクのモチーフとして 2 つの亜鉛指（zinc finger）構造をもっており，核内レセプターすべての C 領域の間でたがいに 40〜60% のアミノ酸配列相同性を有している．

RAR-α, β および γ は C 領域と E 領域においてたがいに高い相同性を有するが A/B 領域や F 領域は各 RAR に特徴的な配列を有する（図 5.20）．そこで A/B 領域や F 領域の核酸塩基配列を用いて各 RAR に特異的なプローブが作製され，mRNA レベルでの解析が行われている（後述）．タンパクレベルでも A/B 領域や F 領域のアミノ酸配列を用いて各 RAR に特異的な抗体が作製され，対応するタンパクが存在することが証明されている[11〜13]．

α, β および γ のそれぞれの RAR についてスプライシングもしくは転写開始位置の違いに起因するアイソフォームの存在が知られている．そのうち，塩基配列から推定されるアミノ酸配列が異なるものは $\alpha_1, \alpha_2, \beta_1, \beta_2, \beta_3, \gamma_1$ および γ_2 の計 7 種である[8]．これらはすべて mRNA のレベルではその存在が示されているものの，対応するすべてのタンパクに特異的な抗体作成には成功していないし，またすべてのアイソフォームを分離する分析

法も確立しておらず，7種のアイソフォームに対応するタンパクがすべて存在することの証明はまだない．マウスについてのmRNAレベルの解析では，とくにRAR-γ_1およびγ_2について，その発現は時期および位置特異的であり，たがいに異なる役割を担うものと想像されている[8,14,15]．

やはり核内レセプタースーパーファミリーに属し，in vitro でRAにより活性化されるレセプターの遺伝子としてRXR-α，β，およびγがクローニングされている[16]．しかし，筆者はRXRの活性化に必要なRAの濃度やRXRの各種レチノイドに対する結合選択性などの面から，RXRはビタミンA酸の生物作用の特異性にとって本質的な役割を果たすものではないと考えている[17]．RA以外のリガンドが存在するのかもしれない．最近，RXRのリガンドとして9-cis-レチノイン酸が同定された（後述）．9-cis-レチノイン酸は，RARに対しても強力なリガンドとなる．RXRの役割解明には，RXRに特異的なリガンドの探索・創製が必要であろう．

また，その分布や各種レチノイドに対する結合選択性からレセプターではないとみられるが，RAに特異的に結合するタンパクとして細胞内RA結合タンパク（CRABP）がよく知られている．CRABPはおそらく細胞内のフリーのRA濃度を調節するような働きを担うのであろう．また，フリーのRAを基質とはしないが，CRABPと結合したRAを基質とするRA代謝酵素の存在が示されている．したがって，CRABPはRAの代謝・恒常性に関与しているであろう．これに関連して，レチノイドが有効であるいくつかの皮膚疾患の病態が，当該皮膚組織におけるRAの代謝異常性，あるいはCRABP過剰症であるとのみかたもなされてきている．

（2）タンパクの同定[11〜13]

ヒトRARタンパクは初め，RAにより高感度で成熟顆粒球への分化が誘導されるヒト前骨髄球性白血病細胞株HL-60の中に同定できた．HL-60細胞中には低塩濃度でも抽出可能なRAR-βと抽出に高塩濃度を要するRAR-αが確認できた．存在量はRAR全体で1細胞あたりに数千分子であるが，これまでのところ通常の組織・培養細胞においてその存在量がHL-60を大幅にこえるものはみつかっていない．αとβは陰イオン交換クロマトグラフにより分離可能である[12]．α，βとも核内に局在しており[11]，RAとは結合定数が$10^{10}\,\mathrm{M}^{-1}$のオーダーで強く結合する[13]．α，βとも見かけの分子量は未変性条件下でのゲルろ過により4〜5万，SDS-PAGEでは約5万5千と推定できるが，RAなどのリガンドと結合すると分子量約9万5千と観察される2量体を形成する[12]．HL-60細胞においてはmRNAのレベルでも当然αとβが確認できるが，βのmRNAの検出は難しくその存在を否定する報告も散見される[13]．これは1つにはβのmRNAの寿命がαのmRNAのそれに比べて短いこと，βのmRNAがきわめて不安定であることに起因しているのであろう[18]．また，HL-60中にはmRNAのレベルではγの発現も弱いながら認識されているが[8,9]，タンパクレベルではまだ確認できていない．

RARのタンパクレベルの分析においてはαとβの分離同定法は確立しており，γについても成功しつつある．しかし，それぞれのRARの精製単離やそれぞれのアイソフォームの分離同定はいまだ困難な状態にあり，各RARやそのアイソフォームのタンパクレベルでの研究には対応する発現ベクターをHeLa細胞やCOS細胞に導入して得られる材料に頼っているのが現状である．大腸菌やバキュロウイルスを用いた高い効率の発現も成功している．

b. リガンド結合選択性

RAのもつ強力かつ重要・広汎な生物作用およびその医薬としての応用の可能性のゆえに多くのRA様活性物質，レチノイドが開発されてきた．その一部を図5.21に示す．TTNPBやエトレチネートはRAやその13-cis体（イソトレチノイン）とともに臨床応用されつつある．HL-60細胞の分化誘導活性を指標として開発したテレフタル酸アミド誘導体，Am80（図5.21）をはじめとする一連のレチノ安息香酸も強力なレチノイドであり[1〜3,19]，医薬としての応用を期待している．

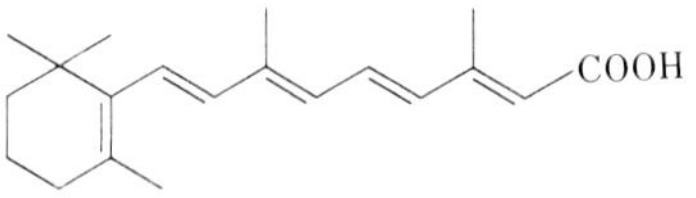

RA

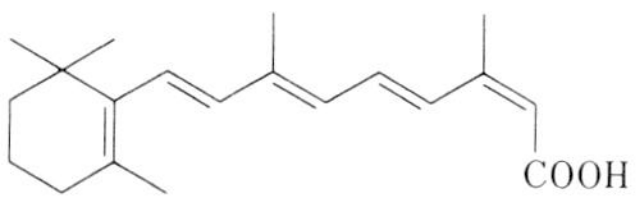

Isotretinoin

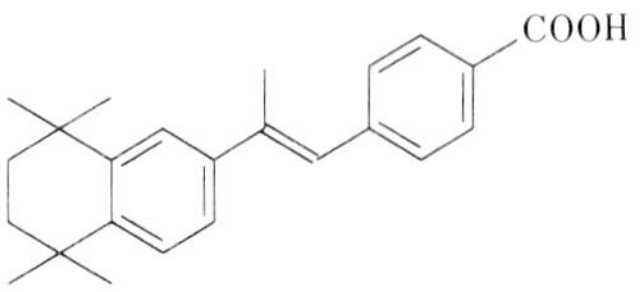

TTNPB

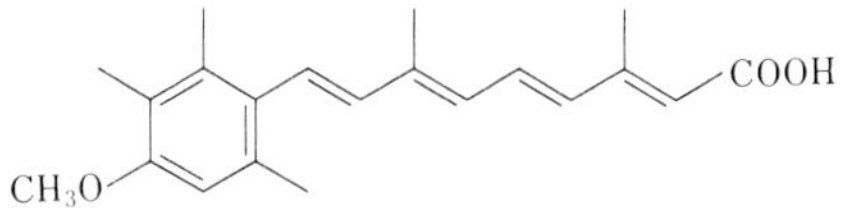

Etretinate

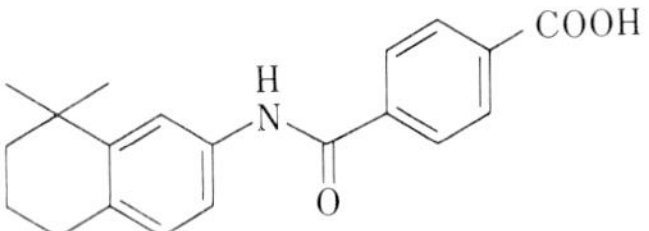

Am80

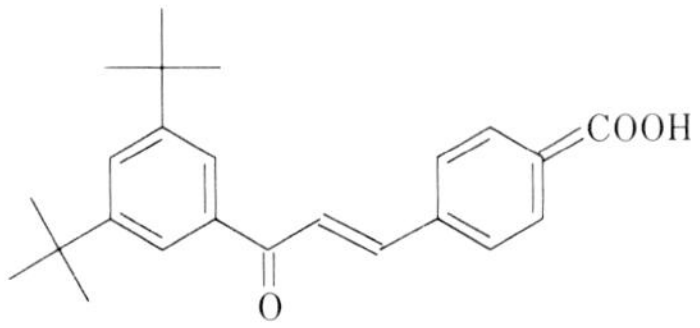

Ch55

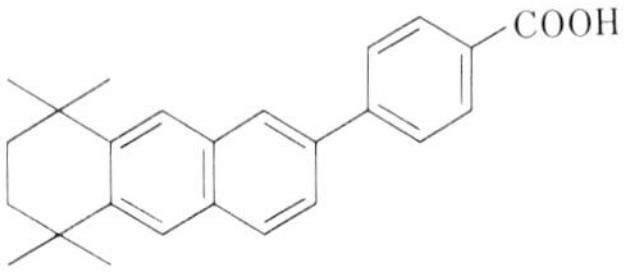

CD367

図 5.21 代表的なレチノイド

これらのレチノイドはいずれもその生物作用において，大まかな意味でたがいに代替しうるものであるが，各種 RAR や CRABP に対する結合選択性においては特徴的である．たとえば，RA は RAR に対しては $\gamma>\beta>\alpha$ の順で強く結合し CRABP にも結合するが，Am 80 は RAR-α と β に対しては結合定数 $10^{10}M^{-1}$ のオーダーで強く結合するが RAR-γ にはほとんど結合せず，CRABP にもあまり結合しない[20]．カルコン骨格を有する Ch 55 (図 5.21) は，いずれの RAR に対しても RA 以上に強く結合するが，CRABP にはまったく結合しない[20]．また RAR-α にも CRABP にも強く結合するものとして CD 367 がある (RAR-β, γ については不明)[21]．RAR への結合能力はそのまま RAR のリガンド依存的活性化能に必ずしも比例しないであろうが，少なくとも RAR に結合しなければ RAR の活性化もない．したがって，ここに例をあげた，各種 RAR に対する結合選択性に特徴あるレチノイドの生物作用を詳細に比較検討することによって，各種 RAR の役割が解明しうる可能性がある．HL-60 細胞の分化誘導に関しては，各種レチノイドのもつ分化誘導活性が RAR-β に対する結合親和性によく相関し，RAR-β が重要な働きを担うと思われる．また，各種レチノイドの各種 RAR に対する結合親和性と構造との相関を解析することにより，各種 RAR を区別して結合し活性化する特異的・選択的なレチノイドが分子設計可能と思われる．アンタゴニストの開発も成功しており，レチノイドの作用機構研究に有用な手段を提供できると思われる．

c. 位置的・時間的分布

RAR にはヒトでもマウスでもアイソフォームも含めて少なくとも 7 種の分子種が存在するが，ある 1 つの細胞に 7 種の RAR すべてが共存するわけではない．それぞれの RAR には組織や細胞の分化段階，環境によってその発現に特徴がある．RA の示す生物作用の多様性の 1 端はこうした RAR の多様性とその選択的発現，および後述す

5.4 ビタミンA酸レセプター

表 5.1 RAR-α, β, γ の比較

	RAR-α	RAR-β	RAR-γ
分布の位置（組織・細胞）および時期的特異性	普遍的	やや特異的	きわめて特異的
RAによる誘導	恒常的	10〜20倍に誘導される	恒常的
タンパク質の安定性	安定	不安定	比較的安定
mRNAの安定性	安定	不安定	比較的安定
RAに対する結合	$K_d = \sim 10^{10} M^{-1}$	$K_d = \sim 10^{10} M^{-1}$	$K_d = \sim 10^{10} M^{-1}$
RAによる活性化	$\sim 10^{-8} M$	$\sim 10^{-9} M$	$\sim 10^{-10} M$
Am 80 に対する結合	$K_d = \sim 10^{10} M^{-1}$	$K_d = \sim 10^{10} M^{-1}$	結合せず
Ch 55 に対する結合	$K_d = \sim 10^{11} M^{-1}$	$K_d = \sim 10^{11} M^{-1}$	$K_a = \sim 10^{11} M^{-1}$

る感応部位の多様性に負っているであろう．RARの発現についてはマウスについてmRNAのレベルでよく研究されている．詳述は避けるがRARの発現およびその性質の特徴は大まかに表5.1のようにまとめられる．RAR-αは位置・時間的に定常的に発現している．βはαに比べると発現にやや位置（組織・細胞）選択性があり，発現はRAによって鋭敏に誘導される．γの発現はRAによる誘導はかからないが，きわめて位置特異的に発現し，また細胞の分化・発生段階による発現の特異性も高い[8,9,14,15,22]．タンパクレベルでの分析結果は必ずしもmRNAレベルでの解析結果と完全には一致していないが，αの定常的・普偏的発現とβ，γの選択的発現という点に関しては同様の結

表 5.2 RA による遺伝子発現の制御

種別	産物	効果(mRNA)	RA濃度(M)	時間(h)
核内レセプター	RAR-β	×10〜20	$10^{-10} \sim 10^{-8}$	0.5〜2
	プロゲステロンレセプター	減少	$\sim 10^{-7}$	1
核内オンコジーン	c-*myc*	消失	$\sim 10^{-6}$	3
	N-*myc*	×0.1	$\sim 10^{-5}$	6
	c-*fos*	増加	$\sim 10^{-5}$	12
	c-*myb*	減少	$\sim 10^{-6}$	48
ホメオティック遺伝子群	Hox-1.1	出現	$\sim 10^{-7}$	15
	Hox-1.2	増加	$\sim 10^{-7}$	24
	Hox-1.3	増加	$\sim 10^{-9}$	2
	Hox-1.6 (Era-1)	×40	$\sim 10^{-9}$	2
	Hox-2's	出現・増加	$10^{-8} \sim 10^{-5}$	2〜100
増殖因子関係	下垂体成長ホルモン	増加	$\sim 10^{-5}$	42
	c-*erb*B (EGFレセプター)	増加	$\sim 10^{-8}$	4
酵素	コラゲナーゼ	減少	$\sim 10^{-6}$	4
	トランスグルタミナーゼ	×25	$\sim 10^{-6}$	0.25
細胞内骨格	ケラチン-13	×25	$\sim 10^{-9}$	24
	ケラチン-19	×40	$\sim 10^{-9}$	24
	Endo A	×50	$\sim 10^{-7}$	96
	Endo B	増加	$\sim 10^{-7}$	48
細胞外基質	ラミニン B1	×60	$\sim 10^{-9}$	18
	コラーゲン (IV)	×50	$\sim 10^{-8}$	48
	フィブロネクチン	減少	$\sim 10^{-6}$	12
細胞表面	H-2抗原	出現	$\sim 10^{-7}$	24
	β_2ミクログロブリン	出現	$\sim 10^{-7}$	24
その他	MK-1, 2, 3	増加	$\sim 10^{-6}$	0.5
	オステオカルシン	増加	$\sim 10^{-6}$	*in vitro*
	ビテロゲニン	増加	$\sim 10^{-6}$	*in vitro*
	F 117	×120	$\sim 10^{-8}$	48
	J 6	×30	$\sim 10^{-7}$	24
	J 31	×30	$\sim 10^{-7}$	48

果が得られた[1~3]. アイソフォームについてもとくに γ_1, γ_2 について，細胞の分化段階や発生過程における選択的な発現が観測されている[14,15].

d. 応答遺伝子

RAによって発現の制御される遺伝子は多く知られている[1~3,23]. 代表的なものを表5.2に示す. これらの遺伝子の発現に効果を及ぼすのに必要なRAの濃度や効果の現れるのに要する時間はまちまちであるが，一般に産物が核内に局在する遺伝子の発現制御が早い時期に起こる. シークエンシャルな発現誘導もヒトホメオティック遺伝子群Hox 2について示されている[24]. 表5.2に示した遺伝子以外のものも含めてRAによる発現制御を受けることの示された遺伝子は（ヒト由来に限らない）多くあるが，RARが直接に結合することによってその発現が制御されることの示されたものは数例しかない. すなわち，RAR-β遺伝子[25,26], ラミニンB1遺伝子[27], 下垂体成長ホルモン（GH）遺伝子[28], オステオカルシン遺伝子[29], そしてビテロゲニン遺伝子[26] などである. これらの遺伝子についてはいずれも 5′側プロモーター領域にRARが直接結合する感応部位（retinoic acid response element, RARE）が存在し，その配列が解析されている. このうちGH遺伝子, オステオカルシン遺伝子, ビテロゲニン遺伝子についてはその感応部位をそれぞれチロキシンホルモンレセプター（TR）, ビタミンD_3レセプター（D_3R）, エストロゲンレセプター（ER）と共有もしくは重複することが示されており，RA作用の本質に対する重要性には疑問が感じられる.

RAR-β遺伝子の発現は, RARによってリガンド依存的に2時間以内に10~20倍に増加する. この発現誘導はRARに固有であって, TR, D_3RやERによっては起こらない. また, RAR-β遺伝子のRAREは今までに知られているRAREのなかではRARに対する結合が最も強く, RAの真の標的遺伝子の1つと考えられる. RAR-β遺伝子の発現誘導はRAR-α, β, γのいずれによっても起こる. しかし, αとβは多くの細胞で共存するがβとγが共存することは少ないことなどから生体内でRAR-β遺伝子の発現誘導に主にかかわっているのはRAR-αであろう. すでにHL-60細胞の分化誘導において本質的役割を果たしているのはRAR-βである可能性があることを述べたが, RAの作用機構研究においてはRAR-αによりリガンド依存的に誘導されたRAR-βが, いかなる遺伝子を標的とするかを同定することが重要である.

ラミニンB1遺伝子の発現もRAR-α, β, γのいずれによってもリガンド依存的に24~48時間で誘導され, TRによっては誘導が起こらない. ラミニンB1遺伝子のRAREもRARに固有のものと考えられる[27]. このRAREに対するRARの結合およびその結合によるラミニンB1遺伝子の転写活性化において, RAR-α, β, γの間で差は認められない.

GH遺伝子のRARによる発現誘導はGH遺伝子上流に存在するTR感応部位にRARが結合することによってひき起こされる[28]. 一般に核内レセプターに対する感応部位はパリンドローミックもしくはダイレクトリピート構造をしており, 核内レセプターは2量体を形成して感応部位に結合すると考えられている. RARもリガンド依存的に2量体を形成するが, RXRやTRとの間でもヘテロ2量体を形成することが示されており, とくにRAR/RXRヘテロ2量体が重要であるとされている[30]. こうした in vitro で観察されるRARのいわゆるクロストーク, すなわち, 本来他の核内レセプターのものと思われる感応部位への結合や, 他の核内レセプターとの複合体形成がRAの生物作用にとって, はたして本質的役割を果たしているか否かは今後の研究に待たねばならない.

GH遺伝子の場合と類似して, RARによるオステオカルシン遺伝子の発現誘導, ビテロゲニン遺伝子の発現誘導は, RARがそれぞれD_3RおよびERの感応部位に結合することによってひき起こされるという[26,29]. とくにオステオカルシン遺伝子の場合, D_3Rの感応部位とRARの感応部位, および転写活性化因子AP-1が結合する位置が同一もしくは重複しているという[29]. RARとAP-1とのタンパク・タンパク相互作用も報告されてい

る[31]．さまざまな転写調節因子に関する研究の蓄積により，それぞれの転写調節因子の作用機構の解釈は複雑化への一途をたどるようにみえる．今後の研究により個々の現象が整理されて解釈できるようになるはずである．

e. RARと相互作用する核内因子（コレギュレーター）

レチノイド，ひいてはRARの作用を理解する上で，RARの機能を修飾する核内因子（コレギュレーター）は重要である[32〜34]．ここでいうコレギュレーターとは，遺伝子DNA結合親和性がさほど高くはないRARと結合してヘテロ2量体を形成し，そのことによってRARのDNA塩基配列選択的な遺伝子結合に寄与する因子である．そのようなコレギュレーターは，複数種のものが細胞種特異的に存在する．たとえば，Glassらによれば，HeLa細胞は分子量65kDaと50kDaの，下垂体腫瘍細胞GCにはTRと50kDaの，そしてHL-60細胞には45kDaと55kDaのコレギュレーターが存在する[35]．これらのコレギュレーターはそれ自身特異的塩基配列を認識するDNA結合タンパクであり，RARと結合してRARの感応部位選択性を支配する．すなわち，上記の3種の細胞内でのRARの種々のRAR感応部位への結合強度序列は，それぞれ細胞に存在するコレギュレーターの違いによって異なってくる．細胞種特異的コレギュレーターの存在の意味するところは，レチノイドの細胞種特異的な作用，作用の特異性や多様性がレチノイドとRARのみによって決定・保持・発揮されるのでなく，むしろレチノイドに応答する細胞に初めからコレギュレーターの存在という形でプログラムされているということである．

最近こうしたコレギュレーターの1つがRXRであることが示された[36]．RXRは，RARと同様にやはり核内レセプタースーパーファミリーのメンバーであり，α，βおよびγの3つのサブタイプがある[36]．いずれのRXRも9-cis-レチノイン酸を真のリガンドとするとされているが[37]，9-cis-レチノイン酸自身RARの強力なリガンドでもある．RXRはα，βおよびγともRARのコレギュレーターとして機能するという[36]．さらにRXRはRARのみならず，チロキシンやビタミンD_3の核内レセプターのコレギュレーターとしても機能することが報告されている[36]．一方で，RXR自身も

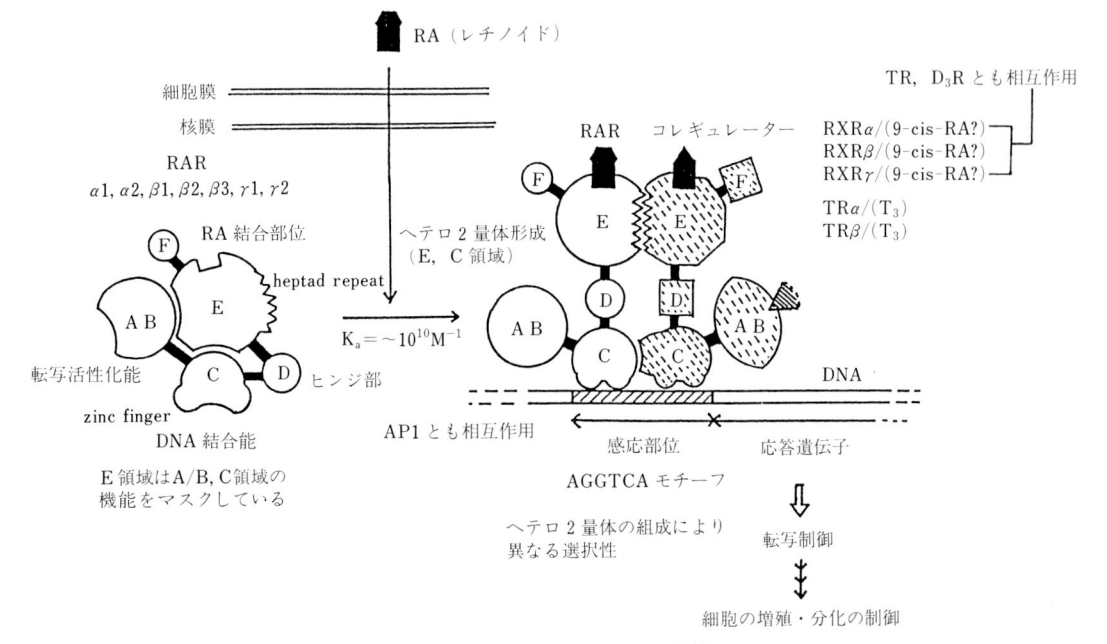

図5.22 レチノイドの分子作用機構

リガンド依存的な転写調節因子であり，RARよりもRXRに選択的な応答遺伝子としてCRABP（II）遺伝子が知られている．RXRを取り巻く問題解明は，核内レセプター相互間のクロストークやレチノイド作用の多様性の理解に大きく寄与すると思われ，今後の研究進展が期待される領域であろう．図5.22に現時点で広く受け入れられているレチノイドの分子作用機構を模式的に示した．

f. RAR異常と疾患

最近，RAR異常といくつかの疾患の相関が報告されている．その1つは肺癌である．ある種の肺癌においては高い頻度でRAR-βの欠失・発現減弱が認められるという[38]．このことはRAR-βが腫瘍抑制遺伝子であるという解釈を支持するものかもしれない[39]．実際，RAR-β発現の微弱な肺扁平上皮癌細胞にRAR-β遺伝子を導入すると，その細胞の増殖速度がRA依存的に低下し，対応してヌードマウスへの移植による造腫瘍性も激減する[44]．またRAR-βとB型肝炎ウイルスの遺伝子の一部とのキメラ遺伝が細胞トランスフォーメーション活性をもつことも示された[45]．

もう1つの疾患は急性前骨髄球性白血病（APL）である．APLはレチノイドが著効を発揮する疾患の1つであり，複数の研究グループからAPLのRAによる治療において完全寛解率70～90％という驚異的な数値が報告されている[40,41]．

APLでは，Southern解析レベルでほぼ100％の頻度で第15染色体上のPML遺伝子（mylと命名された後に改称された）と第17染色体上RAR-α遺伝子との間で転座が認められ，これがAPL発症の原因と想像できる[40~42]．PMLはいくつかの転写調節因子に共通なモチーフを有し，核内に局在することから転写調節因子であるといわれている[42]．APLの15；17転座はRAR-αのA領域C末で生じ，RAR-αのA領域がPMLのN末側部分で置き換わった異常融合タンパク，PML/RAR-αが産生される（転座の正確な位置は，患者によって完全には一致しない）．PML/RAR-αは異常なRAR-αとして機能する．そして，このPML/RAR-αは産生するAPL細胞は薬理濃度のレチノイドにより分化誘導を受けてAPLは完全寛解に至る．

PML/RAR-α産生とAPL発症およびAPLに対するレチノイドの有効性に関していくつかの説明がなされている．

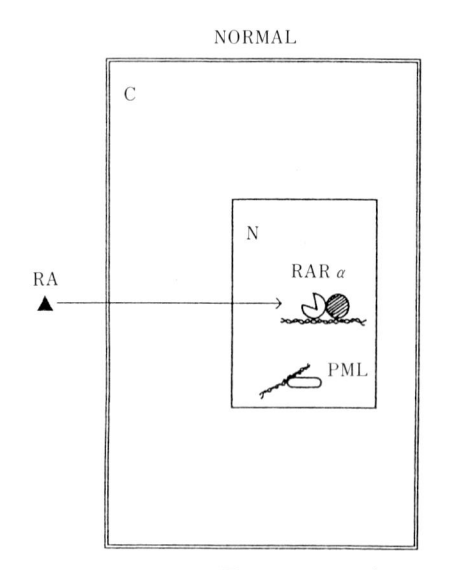

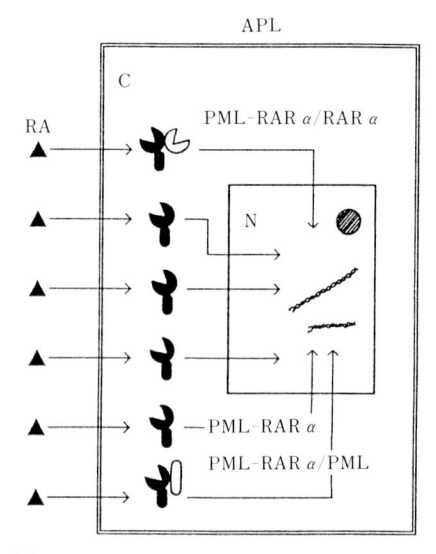

その1つは，PML/RAR-αのRAR-αやPMLの細胞内局在性に及ぼす影響に基づいている．PMLとRAR-αは核内局在性である．一方，PML/RAR-αは細胞質局在性であり，レチノイドとの結合依存的に核内移行する[42]．そして，

図5.23 APL発症とAPLに対するレチノイドの有効性

PML/RAR-αはPMLと強力にヘテロ2量体を形成する(RAR-αとも弱いながらヘテロ2量体を形成するという結果が得られつつある). APL細胞においてはPML/RAR-αがPMLやRAR-αに比して圧倒的に大量に産生される. 以上から, PML/RAR-αは本来核内タンパクであるPMLやRAR-αを細胞質内にとどめることによりそれらの機能を阻害し, これがAPL発症の原因であるという仮説が成立する(図5.23). 薬理濃度のレチノイドはPML/RAR-αとともに細胞質内にとどめられたPMLやRAR-αを核内移行させて, APL細胞を分化させる(図5.23).

そのほか, PML/RAR-αの異常RAR-αとしての性質に基づいた説明, すなわち, PML/RAR-αによる生理濃度RAやコレギュレーターの奪取, PML機能の隠蔽, などの説明が考えられている. これらの説明ではPML/RAR-αが遊離型ではRAR-αやPMLに対して優性, レチノイドとの結合型では劣性でなければならない. 類似したRAR-αの異常として, 11;17転座によるPLZF/RAR-α産生も報告されている[46].

おわりに これまで動物の生命維持作用といった曖昧な表現をしていたRAの生物作用に対して, 特異的なレセプター, RARの発現により分子レベルでメスが入れられ急速にその作用機構に対する理解が深まりつつある. RARには幾種もの分子種が存在し, それぞれは特異的な役割をもつと考えられるが, まだまだそれぞれのRARに特定の役割を解明する材料には乏しい. ようやくそれぞれのRARに対して, 選択性のある合成レチノイドがみいだされつつある段階である. 近年目覚ましく発展してきたPCRやSSCPといった手法により, RAR異常に関連した疾病がみいだされるかもしれない. また人工的に変異させたRAR遺伝子を導入したトランスジェニックマウスなどを用いることにより, それぞれのRARの役割, 生理的・病態的意義が明らかとなる日も近いと期待できる. なお, レチノイドの領域については成書[43]があるので是非参照していただきたい. また, RARやRXRを中心とした核内レセプター同士のヘテロ2量化の問題およびその感応部位塩基配列の問題もかなり整理されてきた. これについては総説[47]を参照していただきたい.

〔橋本祐一, 首藤紘一〕

文献

1) 橋本祐一, 影近弘之, 河内恵美子, 首藤紘一:ビタミンA酸(レチノイド)レセプター. 実験医学 **6**:817-823, 1988.
2) 橋本祐一, 首藤紘一:レチノイドレセプタータンパク質. 生化学 **61**:1466-1472, 1989.
3) 橋本祐一, 首藤紘一:ビタミンA酸レセプター. 代謝臨時増刊「癌'90」**27**:165-175, 1990.
4) Petkovich M, Brand NJ, Krust A, Chambon P: A human retinoic acid receptor which belongs to the family of nuclear receptors. *Nature* **330**: 444-450, 1987.
5) Giguere V, Ong ES, Segui P, Evans RM: Identification of a receptor for the morphogen retinoic acid. *Nature* **330**: 624-629, 1987.
6) Brand N, Petkovich M, Krust A, Chambon P, de The H, Marchio A, Dejean A: Identification of a second human retinoic acid receptor. *Nature* **332**: 850-853, 1988.
7) Benbrook D, Lernhardt E, Pfahl M: A new retinoic acid receptor identified from a hepatocellular carcinoma. *Nature* **333**: 669-672, 1988.
8) Krust A, Kastner P, Petkovich M, Zelent A, Chambon P: A third human retinoic acid receptor, hRARγ. *Proc Natl Acad Sci USA* **86**: 5310-5314, 1989.
9) Ishikawa T, Umesono K, Mangelsdorf DJ, Aburatani H, Stanger BZ, Shibasaki Y, Imawari M, Evans RM, Takaku F: A functional retinoic acid receptor encoded by the gene on human chromosome 12. *Mol Endocrinol* **4**: 837-844, 1990.
10) Beato M: Gene regulation by steroid hormones. *Cell* **56**: 335-344, 1989.
11) Gaub MP, Lutz Y, Ruberte E, Petkovich M, Nigel N, Chambon P: Antibodies specific to the retinoic acid human nuclear receptors α and β. *Proc Natl Acad Sci USA* **86**: 3089-3093, 1989.
12) Hashimoto Y, Petkovich M, Gaub MP, Kagechika H, Shudo K, Chambon P: The retinoic acid receptors α and β are expressed in the human promyelocytic leukemia cell line HL-60. *Mol Endocrinol* **3**: 1046-1052, 1989.
13) Hashimoto Y, Kagechika H, Shudo K: Expression of retioic acid receptor genes and the ligand-binding selectivity of retinoic acid receptors (RAR's). *Biochem Biophys Res Commun* **166**:

1300-1307, 1990.
14) Kastner P, Krust A, Mendelshon C, Garnier JM, Zelent A, Leroy P, Staub A, Chambon P: Murine isoforms of retinoic acid receptor γ with specific pattern of expresion. *Proc Natl Acad Sci USA* **87**: 2700-2704, 1990.
15) Ruberte E, Dolle P, Krust A, Zelent A, Morris-Kay G, Chambon P: Specific spatial and temporal distribution of retinoic acid reseptor gamma transcripts during mouse embryogenesis. *Development* **108**: 203-213, 1990.
16) Mangelsdorf DA, Ong ES, Duck JA, Evans RM: Nuclear receptor that identifies a novel retinoic acid response pathway. *Nature* **345**: 224-229, 1990.
17) 橋本祐一: ビタミンA酸の（？）新しいレセプター, RXR. 実験医学 **8**: 2034-2038, 1990.
18) de The H, Matchio A, Tiollais P, Dejean A: Differential expression and ligand regulation of the retinoic acid receptor α and β genes. *EMBO J* **8**: 429-433, 1989.
19) 影近弘之, 首藤紘一: レチノイド——ビタミンAは治療薬になるか. ファルマシア **26**: 35-40, 1990.
20) Jetten AM, Anderson MA, Deas MA, Kagechika H, Lotan R, Rearick JI, Shudo K: New benzoic acid derivatives with retinoid activity: lack of direct correlation between biological activity and binding to cellular retinoic acid binding protein. *Cancer Res* **47**: 3523-3527, 1987.
21) Cavey MT, Martin B, Carlavan I, Shroot B: *In vitro* binding of the nuclear retinoic acid receptor α. *Anal Biochem* **186**: 19-23, 1990.
22) Hu L, Gudas LJ: Cyclic AMP analogs and retinoic acid influence the expression of retinoic acid receptors in F9 cells. *Mol Cell Biol* **10**: 391-396, 1990.
23) 橋本祐一, 影近弘之, 河内恵美子, 首藤紘一: レチノイドによる細胞成長の制御と遺伝子発現. 癌と化学療法 **13**: 3392-3400, 1986.
24) Simeoni A, Acampora D, Arcioni L, Andrew PW, Boncinelli E, Mavilio F: Sequential activation of HOX2 homeobox genes by retinoic acid in human embryonal carcinoma cells. *Nature* **346**: 763-766, 1990.
25) de The H, Vivanco-Ruiz MM, Thiollais P, Stunnenberg H, Dejean A: Indentification of a retinoic acid responsive element in the retinoic acid receptor β gene. *Nature* **343**: 177-180, 1990.
26) Sucov HM, Murakami KK, Evans RM: Characterization of an antoregulated response element in the mouse retinoic acid receptor type β gene. *Proc Natl Acad Sci USA* **87**: 5392-5396, 1990.
27) Vasios GW, Gold JD, Petkovich M, Chambon P, Gudas LJ: A retinoic acid-responsive element is present in the 5' flanking region of the laminin B1 gene. *Proc Natl Acad Sci USA* **86**: 9099-9103, 1989.
28) Umesono K, Giguere V, Glass CK, Rosenfeld MG, Evans RM: Retinoic acid and thyroid hormone induce gene expression through a common responsive element. *Nature* **336**: 262-265, 1988.
29) Schuele R, Umesono K, Mangelsdorf DJ, Bolado J, Pike JW, Evans RM: Jun-fos and receptors for vitamins A and D recognize a common response element in the human osteocalcin gene. *Cell* **61**: 497-504, 1990.
30) Glass CK, Lipkin SM, Devary OV, Rossenfeld MG: Positive and negative regulation of gene transcription by a retinoic acid-thyroid hormone receptor heterodimer. *Cell* **59**: 697-708, 1989.
31) Yang-Yen HF, Zhang HK, Graupner G, Tzukerman M, Sakamoto B, Karin M, Pfahl M: Antagonism between retinoic acid receptors and AP-1: implications for tumor promotion and inflammation. *The New Biol* **3**: 1206-1319, 1991.
32) 橋本祐一: シグナル分子としてのレチノイン酸: 遺伝子発現の制御と生物活性. 科学 **61**: 379-387, 1991.
33) Hashimoto Y: Retinobenzoic acids and nulear retinoic acid receptors. *Cell Struct Funct* **16**: 113-123, 1991.
34) Hashimoto Y, Shudo K: Retinoids and their nuclear receptors. *Cell Biol Rev* **25**: 209-230, 1991.
35) Glass CK, Devary OV, Rosenfeld MG: Multiple cell type-specific proteins differentially regulate target sequence recognition by the α retinoic acid receptor. *Cell* **63**: 792-738, 1990.
36) Leid M, Kastner P, Lyons R, Nakshatri H, Saunders M, Zacharewski T, Chen Jy, Staub A, Garnier JM, Mader S, Chambon P: Purification, cloning, and RXR identitiy of HeLa cell factor with which RAR or TR heterodimerizes to bind target sequences officiently. *Cell* **68**: 377-395, 1992.
37) Heyman RA, Mangelsdorf DJ, Dyck JA, Stein RB, Eichele G, Evans RM, Thaller C: 9-Cis retinoic acid is a high affinity ligand for the retinoid X receptor. *Cell* **68**: 397-406, 1992.
38) Houle B, Leduc F, Bradley WEC: Implication of RARB in epidermoid (squamous) lung cancer. *Genes Chromo Cancer* **3**: 358-366, 1991.
39) 橋本祐一: レチノイドレセプターと情報伝達. 実験医学 **9**: 1682-1686, 1991.
40) 橋本祐一, 首藤紘一: レチノイドと急性前骨髄球性白血病. 癌と化学療法 **18**: 2203-2209, 1991.
41) 橋本祐一: レチノイン酸レセプター. 医学のあゆみ **161**: 67-71, 1992.
42) Kastner P, Perez A, Lutz Y, Rochette-Egly C, Gaub MP, Durand B, Lanotte M, Berger R, Cham-

bon P : Structure, localization and transcriptional properties of two classes of retinoic acid receptor α fusion proteins in acute promyelocytic leukemia (APL) : structural similarities with a new family of oncoproteins. *EMBO* **11** : 629-642, 1992.
43) 橋本祐一, 首藤紘一：レチノイド(講談社サイエンティフィク), 1992.
44) Houle B, Rochette-Egly C, Bardley WEC : Tumorsuppressive effect of the retinoic acid receptor β in human epidermoid lung cancer cells. *Proc Natl Acad Sci USA* **90** : 985-989, 1993.
45) Garcia M, De the H, Tiollais P, Samarnt J, Dejean A : A hepatitis B virus pre-S-retinoic acid receptor β chimera transforms erythrocytic progenitor cells *in vitro*. *Proc Natl Acad Sci USA* **90** : 89-93, 1993.
46) Chen Z, Brand NJ, Chen A, Chen S, Tong J, Wang Z, Waxman S, Zelent A : Fusion between a novel Krueppel-like zinc finger gene and the retinoic acid receptor-α locus to a variantt(11 ; 17)translocation associated with acute promyelocytic leukaemia. *EMBO J* **12** : 1161-1167, 1993.
47) 橋本祐一：レチノイドと核内レセプター. Annual Review 血液 1994（印刷中）.

IV. レセプターと疾患

1. レセプター病の概念

a. 概　　念

　ホルモン，神経伝達物質，サイトカインなどの情報伝達物質は，それぞれに特異的なレセプターに結合し，シグナルを細胞に伝達する．またある種のタンパクは特異的なレセプターに結合して細胞内に取り込まれる．こうしたレセプターに異常を生ずると，シグナル伝達やタンパクの取り込みが障害され，さまざまな病態が起こる．これらを総称してレセプター病（receptor disease）またはレセプター異常症と呼ぶ．

　ホルモンの場合にはその作用機構の異常による病態が知れており，ホルモン不応症と総称される．この不応症にはレセプター前異常，レセプター異常，レセプター後異常があるが，実際にはレセプター異常かレセプター後のシグナル伝達の異常か明らかでないものもある．これらも広義にはレセプター病に含まれる．ホルモン以外の場合にもレセプター前異常，レセプター後異常が存在する可能性がある．なおレセプター前異常とは，リガンドがレセプターに結合する前に活性化される場合，その活性化の異常をいう．テストステロンの5α還元酵素の異常がその例である．抗レセプター抗体による疾患もレセプター前異常に含めることもある．

b. レセプター異常症の分類
（1）先天性レセプター異常症

　先天性レセプター異常症はレセプタータンパクをコードする遺伝子の変異によって起こるもので，遺伝子の完全または部分欠失，点突然変異などの異常による．このほかレセプター遺伝子の発現を調節する機構の異常によるもの，メッセンジャーRNAの不安定性によるものなどが存在する可能性も考えられている．

表 1.1　レセプター病（レセプター異常症）

先天性レセプター異常症
〔膜レセプター異常〕
インスリン抵抗症A型，A型亜型
Laron型小人症（GH不応症）
腎性尿崩症
ACTH不応症
家族性高コレステロール血症
〔細胞内レセプター異常〕
甲状腺ホルモン不応症
アンドロゲン不応症（睾丸性女性化症など）
グルココルチコイド不応症
偽性アルドステロン低下症（アルドステロン不応症）
ビタミンD依存症II型（ビタミンD不応症）
〔レセプター後異常，またはレセプター異常かレセプター後異常か明らかでないもの〕
偽性副甲状腺機能低下症
TSH不応症
ゴナドトロピン不応症
後天性レセプター異常症
〔抗レセプター抗体による異常〕
Basedow病
原発性甲状腺機能低下症（一部）
インスリン抵抗症B型
重症筋無力症
〔2次性レセプター異常症〕
糖尿病
肥満症
など

　表 1.1は現在までに知られている先天性レセプター異常症を示したものである．膜のレセプター異常と細胞内レセプターの異常によるものとがある．膜レセプターの先天性異常としては，とくにインスリンレセプター異常症と，低比重リポタンパク（LDL）レセプター異常症について広く研究が進められている．

　インスリンレセプター異常症は，インスリン抵抗症A型と呼ばれ，インスリンのプロレセプター（前駆体）をコードする遺伝子に家系によって異なるさまざまな変異が知られている．その結果，①プロレセプターmRNAの減少，②プロレセプタ

一の成熟レセプターへのプロセシングの障害，③インスリンレセプターの膜への移行の障害，④レセプターのインスリン結合能の低下，⑤レセプターキナーゼの活性低下，⑥レセプターの再利用の障害などにより，インスリンの作用障害が起こることが明らかとなっている[2]．そしてレセプターの異常が高度の場合には，妖精症（leprechaunism）と呼ばれる重篤な異常をきたすものと考えられている．

細胞内レセプターの場合にもDNA結合ドメイン，リガンド結合ドメイン，ヒンジドメインなどの変異により，リガンドの結合能の低下，ホルモン作用の発現の障害などの異常が起こる．そして異常の程度によって表現型（phenotype）が異なることもある．たとえばアンドロゲン不応症の場合，異常の重篤度の順に，①睾丸性女性化症完全型（体型，外性器とも女性型），②睾丸性女性化症不全型（体型女性型，外性器の軽度の男性化），③Reifenstein症候群（体型男性型，外性器の男女中間型），④男子不妊症（体型，外性器とも男性型）などの病型となる．

レセプターの異常が疑われながらも，レセプター後異常をも否定できない疾患もある．腎性尿崩症もそのような例であったが，最近バソプレッシンのV_2レセプターがクローニングされ，X染色体上に存在することが明らかとなって，腎性尿崩症の伴性遺伝型のものはV_2レセプター異常であることが明らかとなった[3]（図1.1）．

偽性副甲状腺機能低下症はパラソルモン（PTH）の作用障害を特徴とする疾患である．PTHの投与により尿中cAMPが増加しないI型と，増加するII型がある．I型の約半数でGTP結合タンパク（Gタンパク）のGsαサブユニットに変異が認められている[4]．しかしGsαの変異は本症の骨病変と相関し，低カルシウム血症とは相関しない．したがってPTHの作用機構障害の成因はなお明らかでない．

（2）後天性レセプター異常症

抗レセプター抗体によるものと，他疾患に伴う2次的な異常がある．膜のレセプターは大分子糖タンパクであるので，自己抗原となりうる．この

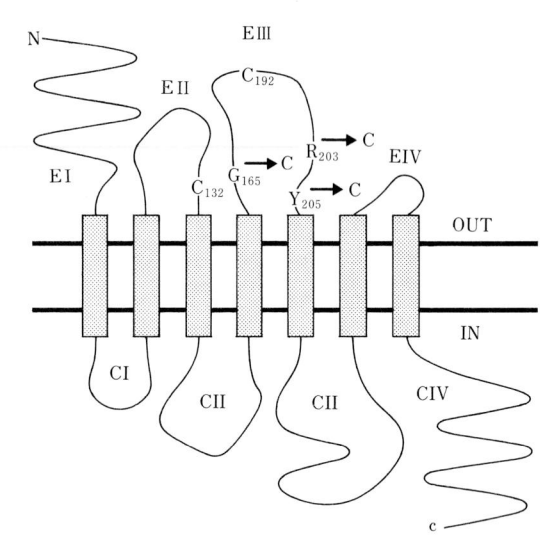

図 1.1 バソプレッシンV_2レセプターの模式図と腎性尿崩症における変異の例[3]

自己抗原に対する抗体はレセプターに結合し，①レセプターを介してその細胞を刺激する，②内因性リガンドのレセプターとの反応を阻害する，③レセプターに結合して不活化を促進し，レセプター数を減少させる，などのメカニズムで病的状態を起こす．興味があるのはTSHレセプター抗体のうちに，甲状腺細胞を刺激しBasedow病を起こす刺激性抗体と，TSHの作用を阻害して甲状腺機能低下症をきたす阻害性抗体があることである．両者はTSHレセプター上の異なるエピトープを認識するものと考えられている[5]．重症筋無力症においてはニコチン性アセチルコリンレセプター（nAChR）のαサブユニットの主要免疫原性部位が，抗体の主な結合部位になることが知られている．しかしTSHレセプターの場合，抗体が結合するエピトープはなお明らかになっていない．

自己抗体が作られる最初のステップは，抗原が抗原提示細胞内で分解され，生じたペプチドが主要組織適合抗原の上に結合して，T細胞レセプターに認識されることにある．それによってヘルパーT細胞からシグナルがB細胞へ伝達される．このT細胞レセプターに対する抗原エピトープも研究され，重症筋無力症では種々のオリゴペプチドが候補に挙げられている．しかしどのようなメカニズムで自己免疫の引き金が引かれるのか

は，現在まだ明らかになっていない．

〔井村裕夫〕

文　献

1) 井村裕夫：医学のあゆみ **161**：72-73, 1992.
2) Taylor SI, et al：*J Clin Endocrinol Metab* **73**：1158-1163, 1991.
3) van den Ooweland AMW, et al：*Nature Genetics* **2**：99-102, 1992.
4) 斉藤寿一：医学のあゆみ **161**：89-92, 1992.
5) Kohn LD, et al：*Intern Rev Immunol* **9**：135-165, 1992.

2. 先天性レセプター異常症

2.1 インスリンレセプター異常症

インスリンレセプター異常症は，Kahnらにより高度のインスリン抵抗性糖尿病，黒色表皮腫，男性化症状を伴う症候群として記載された[1]．その後，他の遺伝性疾患においても，インスリンレセプターに構造的異常が存在することが推定されてきた．1988年，実際にこれらの疾患において，インスリンレセプター遺伝子に変異が存在することが示され，現在（1990年8月）までに，12症例において15種類の変異が同定されている[2~11]．したがって，インスリンレセプター異常症は，インスリンレセプター遺伝子変異に由来するレセプターの量的質的異常によりインスリンのシグナル伝達が生体内で障害された病態と考えることができる．

またこれらの自然に生じた変異レセプターの研究を通じて，インスリンレセプター cDNA のクローニングにより明らかにされたレセプターの1次構造からは推定が困難であった部位または領域がレセプター機能に重要であることが示されるとともに，レセプター機能の発現に，翻訳後修飾（dimerization, proteolytic processing, glycosylation），タンパクの folding の重要性，またレセプターの高次構造の類推といった基礎生物学の観点からも興味ある問題を提供してきた．

本稿ではインスリンレセプターの構造，機能，生合成，遺伝子については簡単に述べ，インスリンレセプター異常症における遺伝子変異を紹介し，同定された変異がどのようにレセプター機能に影響を与えるかについては，変異 cDNA を発現させ，異常レセプターの性状が検討されているものを中心に述べる．

a. インスリンレセプター異常症の分類
（表2.1）

1976年 Kahn らは高度のインスリン抵抗性糖尿病と黒色表皮腫を示す6名の女性を"syndrome of insulin resistance and acanthosis nigricans"として初めて報告した[1]．彼らは，これらの症例を，インスリンレセプターの先天性の異常があり，インスリン結合が低下していると推定できるものを Type A，種々の免疫異常を伴い，血中にインスリンレセプターに対する自己抗体を認めるものを Type B に分類した．Type A は一般に若い女性にみられ，インスリン抵抗性糖尿病と黒色表皮腫のほかに，多毛，性器肥大，polycystic ovary（多胞性卵巣）などの高アンドロゲン状態を伴うことも特徴の1つにあげられる．

その後，他の遺伝性疾患においても症例より樹立された培養細胞を用いた研究よりインスリンレセプターに構造的異常が存在することが示された．これらの疾患には，leprechaunism（妖精症），

表 2.1 インスリン抵抗性をきたす疾患

1. 軽度〜中等度のインスリン抵抗性
   1) インスリン非依存性糖尿病（NIDDM）
   2) 肥満
   3) 内分泌疾患
      i) 末端肥大症
      ii) Cushing 症候群
2. 高度のインスリン抵抗性
   1) Type B インスリン抵抗症（インスリンレセプター自己抗体による）
   2) 先天性インスリンレセプター異常症
      i) Type A インスリン抵抗症
      ii) Leprechaunism（妖精症）
      iii) Rabson-Mendenhall 症候群
      iv) 脂肪萎縮性糖尿病（一部）
   3) その他
      i) Werner 症候群

Rabson-Mendenhall症候群，および一部のlipoatrophic diabetes（脂肪萎縮性糖尿病）が含まれる．インスリン抵抗性糖尿病，黒色表皮腫，および高アンドロゲン状態はこれらの疾患にも共通に認められる臨床症状であるが，そのほかに特異的な臨床的特徴を示す．leprechaunismは特異な顔貌，子宮内発育不全，インスリン抵抗性を示すにもかかわらず時に低血糖，Rabson-Mendenhall症候群は，歯芽発育異常，知能早熟，lipoatrophic diabetesは，全身の脂肪萎縮，肝肥大，高脂血症によって特徴づけられる．

また，Type Aインスリン抵抗症と臨床症状は区別できないが，インスリン結合に異常を認めない症例がみいだされ，Type A亜型またはType Cと呼ばれる場合があるが，これらの症例もインスリンレセプター遺伝子変異に基づくため，Type Aインスリン抵抗症に含めることができる．

b. インスリンレセプターの構造，生合成，遺伝子

（1） インスリンレセプターの構造
　　　　（図2.1，上段）

インスリンレセプターは約380万の分子量をもつ膜タンパクであり，2つのαサブユニットと2つのβサブユニットがジスルフィド結合し，$\alpha_2\beta_2$ heterotetramerを形成している．αサブユニットはすべて細胞外にあり，短い細胞膜貫通領域を有するβサブユニットと結合しており，βサブユニットの約3分の2は細胞質内にある．α，βサブユニットとも，N型糖化を受ける糖タンパクである．αサブユニットのN端に近い部分にインスリン結合部位のあることが想定されており，その下流にシステイン残基に富む領域が存在している．この領域の機能はまだ不明だが，インスリン結合レセプターの凝集に関与していることが推定されている．βサブユニットは23個の疎水性アミノ酸よりなる細胞膜貫通部分（930〜952）により細胞膜にanchorされており，その細胞質内部分に，チロシンキナーゼ領域（1002〜1259）を有する．この領域には，他のタンパクキナーゼに共通したATP結合部位（Gly-X-Gly-X-X-Gly^{1008}……Lys^{1030}）および自己リン酸化部位（Tyr^{1158}, Tyr^{1162}, Try^{1163}）が存在する．自己リン酸化部位はほかに，Tyr^{960}, Tyr^{1328}, Tyr^{1334}が知られており，とくにTyr^{960}はインスリンレセプターキナーゼの内因性基質（insulin receptor substrate-1, IRS-1）との相互作用に関与している．したがってレセプターを介したインスリンのシグナル伝達の機構は，インスリンがαサブユニットと結合することで，レセプターのconformationが変化し，βサブユニットが自己リン酸化されることによりチロシンキナーゼが活性化され，シグナル伝達に必須の内因性基質（IRS-1）のチロシンリン酸化が進行すると考えられる．また，インスリンレセプターは細胞質内に存在するセリン/スレオニンキナーゼによりリン酸化されその機能が修飾されること（たとえば，インスリン効果の脱感作）が知られており，そのリン酸化部位の1つはβサブユニットのC端に存在する[12〜14]．

（2） インスリンレセプターの生合成

インスリンレセプターは，転写の後，粗面小胞体でN端よりシグナルペプチド-αサブユニット-Arg-Lys-Arg-Arg（プロセシング部位）-βサブユニットの順位をもつ1本鎖ポリペプチドとして翻訳され，翻訳と同時にN型糖化を受け，分子量190万の高マンノース型となる．190 kDa前駆体は，粗面小胞体からGolgi体に進む過程で，dimerization，細胞内プロテアーゼによりArg-Lys-Arg-Arg部位でpreαサブユニット（120 kDa）とpreβサブユニット（80 kDa）に切断され，さらに末端に糖鎖の付加が行われ，複合型の糖鎖を有するαサブユニット（135 kDa），βサブユニット（95 kDa）に成熟し細胞膜に挿入され，細胞膜上で$\alpha_2\beta_2$ heterotetramerを形成する．また，ごく一部の190 kDa前駆体はプロセシング部位で切断されず，末端の糖鎖の付加が行われ，210 kDaプロレセプターとして細胞膜に挿入される[15,16]．

（3） インスリンレセプター遺伝子（図2.2）

インスリンレセプター遺伝子は，130 kbp以上の非常に大きな遺伝子で22個のエクソンから構成されている．上述したインスリンレセプターの機能的ドメインはそれぞれ異なるエクソンにほぼ

2.1 インスリンレセプター異常症

```
       シグナルペプチド       αサブユニット                      βサブユニット
      -27  1    88                    731
              89  155      312         R                           1158        1305 1328
              FF                       K    952 1002              1162         1306 1334
                  システイン残基に富む領域 R  930│972│1030          1163│1259
                                       R        │Y│K │   YYY      │        SS YY
                                       736                                          1355
                                          細胞膜貫通部位  チロシンキナーゼ領域
```

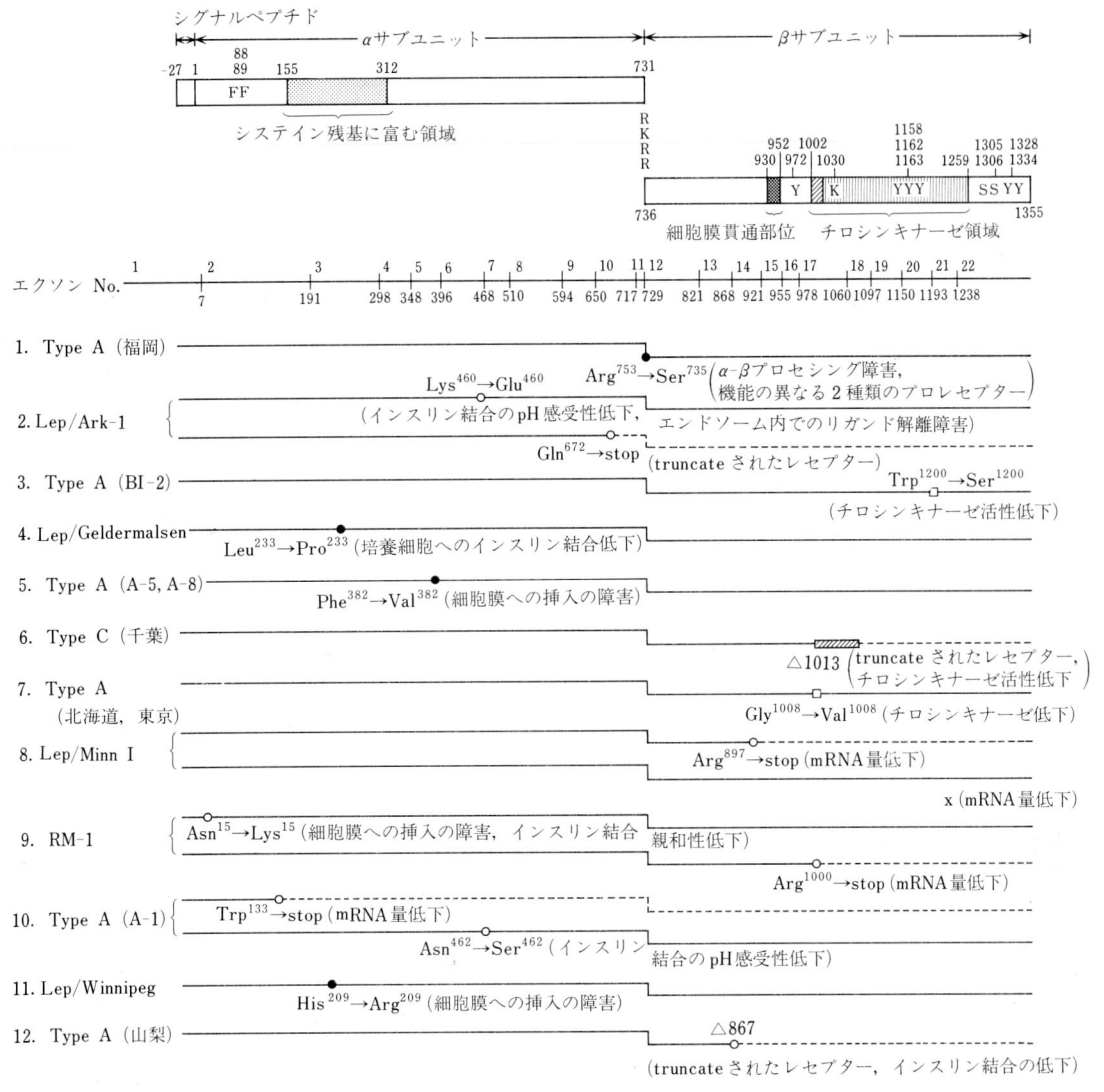

エクソン No. 1   2   3   4   5   6   7   8   9 10 11 12 13 14 15 16 17 18 19 20 21 22
             7   191   298 348 396 468 510 594 650 717 729 821 868 921 955 978 1060 1097 1150 1193 1238

1. Type A (福岡) ――――――――――――――――――――Arg^{753}→Ser^{735} (α-βプロセシング障害, 機能の異なる2種類のプロレセプター)
2. Lep/Ark-1 { Lys^{460}→Glu^{460} (インスリン結合のpH感受性低下, エンドソーム内でのリガンド解離障害)
3. Type A (BI-2) ――――Gln^{672}→stop (truncateされたレセプター) ――― Trp^{1200}→Ser^{1200} (チロシンキナーゼ活性低下)
4. Lep/Geldermalsen Leu^{233}→Pro^{233} (培養細胞へのインスリン結合低下)
5. Type A (A-5, A-8) Phe^{382}→Val^{382} (細胞膜への挿入の障害)
6. Type C (千葉) △1013 (truncateされたレセプター, チロシンキナーゼ活性低下)
7. Type A (北海道, 東京) Gly^{1008}→Val^{1008} (チロシンキナーゼ低下)
8. Lep/Minn I { Arg^{897}→stop (mRNA量低下)
                                                                                 x (mRNA量低下)
9. RM-1 { Asn^{15}→Lys^{15} (細胞膜への挿入の障害, インスリン結合親和性低下)
                                                              Arg^{1000}→stop (mRNA量低下)
10. Type A (A-1) { Trp^{133}→stop (mRNA量低下)
                   Asn^{462}→Ser^{462} (インスリン結合のpH感受性低下)
11. Lep/Winnipeg His^{209}→Arg^{209} (細胞膜への挿入の障害)
12. Type A (山梨) △867 (truncateされたレセプター, インスリン結合の低下)

図 2.1 インスリンレセプターの構造およびインスリンレセプター遺伝子変異
上段にインスリンレセプターの機能的領域および残基を図示した．シグナルペプチド-αサブユニット-RKRR(プロセシング部位)-βサブユニットの順位をもつ1本鎖ポリペプチドとして翻訳されたのち，インスリンレセプターは種々の翻訳後修飾を受け，細胞膜上で$\alpha_2\beta_2$ heterotetramerを形成する．インスリン結合部位 (Phe^{88}, Phe^{89})$^{27)}$, α/βプロセシング部位 (Arg-Lys-Arg-Arg^{735}), 自己リン酸化部位 (Tyr^{1158}, Tyr^{1162}, Tyr^{1163}), ATP結合部位 (Lys^{1030}), セリン/スレオニンキナーゼリン酸化部位 (Ser^{1305}, Ser^{1306})を図示した．
本文中のインスリンレセプター遺伝子変異を症例ごとに示した．同定された変異がレセプター遺伝子のどのエクソンに属するかを示すために，各エクソンのコードするN端のアミノ酸番号を示す (アミノ酸番号は文献13に従う)．●および□で示した変異はホモ接合体，単純ヘテロ接合体であり，複合ヘテロ接合体については，両対立遺伝子の変異を○で示した．

対応している (エクソン1→シグナルペプチド, エクソン2→インスリン結合部位, エクソン3→システインに富む領域, エクソン12→α/βプロセシング部位, エクソン15→細胞膜貫通部分, エクソン17, 18, 19, 20, 21→チロシンキナーゼ領域). また, 22個のエクソンのうち36bpよりなる小さなエクソン11は, オールターナティブスプライシングを受け, 組織によりエクソン11を含むmRNAと含まないmRNAの発現比が異なっている. したがって, エクソン11でコードされる12個のアミノ酸を有するレセプターと有しないレセプターの2種類のisoformが存在している. この

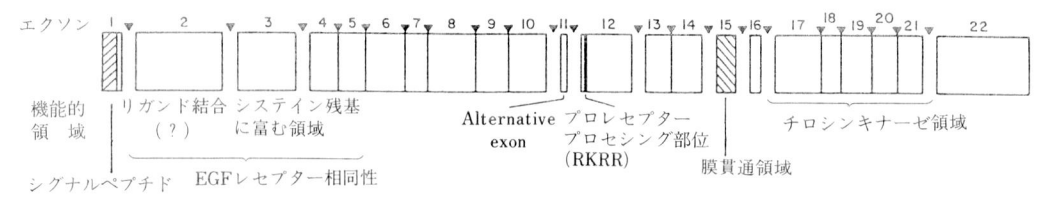

図 2.2 インスリンレセプター遺伝子のイントロン-エクソン構成[17]

12個のアミノ酸は α サブユニットのC端に位置しているが，2種類のisoformの機能的相違については明確にされていない[17～19]．

c. インスリンレセプター遺伝子変異
（図 2.1，表 2.2）

（1） Type A（福岡）[2,20,21]

EBV-リンパ球を用いて，インスリン結合親和性の著明な低下，細胞膜表面には α，β サブユニットは認めず，代わりに 210 kDa プロレセプターが発現していること，プロレセプターの自己リン酸化の用量反応性は大幅に右方移動していることが示され，レセプター前駆体の α/β プロセシングの障害が推定された．エクソン 12 を含む遺伝子部分のクローニングの結果，Arg^{735}→Ser^{735} 置換が同定され，プロセシング部位は Arg-Lys-Arg-Arg^{735} より Arg-Lys-Arg-Ser^{735} に変化していること，そのため細胞内プロテアーゼによりレセプター前駆体は α，β サブユニットに切断されないことが示された．実際，症例の培養リンパ球を温和な条件でトリプシン処理することにより，インスリン結合親和性が回復することも示された．しかし，Arg^{735} の位置に Ala を導入した cDNA を Chinese hamster ovary（CHO）細胞に発現させた実験において，Ala^{735} を有するレセプター前駆体はやはり α/β プロセシングをまったく受けないにもかかわらず，発現しているプロレセプターのインスリン結合親和性，自己リン酸化の用量反応性は正常であることが示され，プロレセプターを介したシグナル伝達は障害されていないことが示唆された．この点，症例の EBV-リンパ球に発現しているプロレセプターの性状と大きく相違していた．

EBV-リンパ球を含む B 細胞由来の培養細胞においては，エクソン 11 を含まない mRNA のみが発現していること[18,19]，トランスフェクション実験に用いた cDNA はエクソン 11 を含むことより[22]，上述のプロレセプターの性状の相違は，エクソン 11 によってコードされている 12 個のアミノ酸の有無に基づくと推定される．したがって，症例は Ser^{735} 変異についてホモ接合体であることより機能的に正常なプロレセプターと機能を欠如したプロレセプターが臓器により異なる量比で発現していると考えられる．

（2） leprechaun/Ark-1[3]

EBV-リンパ球を用いた検討で，レセプター数は正常，インスリン結合親和性はむしろ亢進していること，しかし，レセプターに結合したインスリンの解離が pH，温度の変化に対して緩徐であり，インスリンレセプターの質的異常が示されていた．cDNA クローニングにより両対立遺伝子の塩基配列が決定され，母方対立遺伝子に Lys^{460}→Glu^{460} のミスセンス変異が，父方対立遺伝子に Gln^{672}→stop のナンセンス変異が同定され，症例は複合ヘテロ接合体である．ナンセンス変異は，全 β サブユニットを欠いた truncate されたレセ

表 2.2 インスリンレセプター遺伝子変異の機能的分類

1) インスリン結合親和性の低下
   Asn^{15}→Lys^{15}(9)，Arg^{735}→Ser^{735}(1)
2) レセプターキナーゼ活性の低下
   Gly^{1008}→Val^{1008}(7)，$\Delta 1013$(6)
   Trp^{1200}→Ser^{1200}(3)
3) レセプター遺伝子 mRNA 量の低下
   Trp^{133}→stop(10)，Arg^{897}→stop(8)
   Arg^{1000}→stop(9)
4) 翻訳後修飾の過程の障害
   Asn^{15}→Lys^{15}(9)，His^{209}→Arg^{209}(11)
   Phe^{382}→Val^{382}(5)，Arg^{735}→Ser^{735}(1)
5) truncate されたレセプター
   Gln^{672}→stop(2)，$\Delta 867$(12)
   $\Delta 1013$(6)
6) レセプターのリソゾームでの分解亢進
   Lys^{460}→Glu^{460}(2)，Asn^{462}→Ser^{462}(10)

〔注〕 カッコ内は本文中の症例番号を示す．

プタータンパクをもたらすため，合成または分泌されるとすぐに分解されると考えられる．一方，Glu^{460} 置換を有する DNA を NIH 3T3 細胞に発現させた実験において，変異レセプターに結合したインスリンの解離がやはり pH の変化に対して緩徐であること，そのためエンドソームにとり込まれたリガンド-レセプター複合体の解離が遅延し，レセプターは再利用（リサイクリング）の経路ではなくむしろライソゾームへターゲットされ，その結果，レセプターの分解が亢進していることが示された．したがって，この症例の標的細胞表面のレセプター数は，ライソゾームでの分解亢進の結果減少しており，このことがインスリン抵抗性の原因であると想定される（EBV-リンパ球ではレセプターの再利用の経路は利用されていない）．

同様の効果をレセプター機能に与える他の変異（Type A/A-1 で同定された $Asn^{462} \to Ser^{462}$ のミスセンス変異）も明らかにされており，Lys^{460} 近傍がレセプターの再利用/分解に必要な部位の1つであると考えられる．

（3） Type A/BI-2[4,23]

赤血球，単球を用いて，インスリン結合親和性の低下，可溶化レセプターの β サブユニットの自己リン酸化の低下が示されていた．RT-PCR 法により，β サブユニットの細胞質内領域を増幅し，その塩基配列を決定することで，$Trp^{1200} \to Ser^{1200}$ の置換が同定された．Ser^{1200} 変異を有する cDNA を CHO 細胞に発現させた実験の結果，変異レセプターのインスリン結合親和性は正常であるにもかかわらず，β サブユニットの自己リン酸化，および内因性（pp 185），外因性基質に対するレセプターキナーゼ活性は著しく低下していることが示された．この変異がどのような機序でレセプターキナーゼ活性の発現を阻害するかは不明だが，Trp^{1200} は，インスリンレセプターに構造的に関連するレセプター，ウイルス由来チロシンキナーゼにおいて保存されていることより，レセプターキナーゼ機能における Trp^{1200} の重要性を示唆している．

この症例は Ser^{1200} 置換についてヘテロ接合体であることより，この変異は dominant（優性）に作用していると考えられる．後述するようにチロシンキナーゼ領域に他の変異をもつ症例も（Type C（千葉），Type A（東京，北海道））ヘテロ接合体であり，$(\alpha\beta)$ wild $(\alpha\beta)$ mut のダイマーにおいてこれらの変異は抑制的に働いていることを示唆している．

（4） leprechaun/Geldermalsen[5]

培養皮膚線維芽細胞を用いて，2種類の異常が報告された．培養細胞へのインスリン結合は著明に低下していること，いったん，レセプターを可溶化するとインスリン結合は正常化するが，β サブユニットの自己リン酸化は障害されていることが示され，細胞膜上でレセプターが適正なコンフォメーションをとっていない可能性または，α，β サブユニット間の分子内シグナル伝達の障害が示唆されていた．cDNA クローニングにより全塩基配列が決定され，$Leu^{233} \to Pro^{233}$ ミスセンス変異が明らかにされ，症例はホモ接合体である．

$Leu^{233} \to Pro^{233}$ 置換がどのようにレセプターの機能に効果を与えるかについては，トランスフェクション実験の成績が待たれる．

（5） Type A/A-5, A-8[6]

症例の EBV-リンパ球においては，レセプター遺伝子の転写およびレセプター前駆体の合成は正常であるにもかかわらず，細胞表面のレセプター数は著明に減少していることが示され，前駆体生合成から細胞膜への挿入の過程のいずれかに異常が存在することが推定されていた．cDNA クローニングにより全塩基配列が決定され，症例は $Phe^{382} \to Val^{382}$ 置換を有すること，またこの変異につきホモ接合体であることが明らかにされた．CHO 細胞に Val^{382} cDNA を発現させた実験より，翻訳後修飾のステップの1つである pre$\alpha \to \alpha$ サブユニット，pre$\beta \to \beta$ サブユニットへの糖化の成熟が遅延し，その結果成熟レセプターの細胞膜への挿入が障害されていることが想定された．後述するように，同様の翻訳後修飾の障害は，症例 RM-1（$Asn^{15} \to Lys^{15}$ のミスセンス変異）においても認められている．

（6） Type C（千葉）[7]

症例は Type A 症候群に認める臨床的特徴を有

するが，赤血球，培養細胞へのインスリン結合は正常であることからtype Cと呼ばれている．in vitroでのβサブユニットの自己リン酸化，レセプターキナーゼ活性は低下しており，このことがインスリン抵抗性の原因と推定された．発端者，母親に認める特異的なrestriction fragment length polymorphism（RFLP）を示す遺伝子部分のクローニングにより，変異対立遺伝子はエクソン17とイントロンに存在するAlu配列とのrecombination（交差）の結果，Glu^{1013}以下に未知の65個のアミノ酸を有するtruncateされたレセプターをコードしていることが明らかにされた．

サブユニット間のS-S結合は細胞質内で形成されるため，細胞膜表面には，正常$\alpha\beta$とレセプターキナーゼ活性に必須のLys^{1030}の上流でtrancateされた$\alpha\Delta\beta$とのキメラレセプターが発現していると考えられる．チロシンキナーゼ領域にみいだされていた他の変異と同様，この症例はヘテロ接合体である．

（7） **Type A**（東京，北海道）[8,24]

EBV-リンパ球を用いた検討で，インスリン結合は正常であるにもかかわらず，βサブユニットの自己リン酸化，レセプターキナーゼ活性は，in vitro, in vivoともに低下していることが示され，type C（千葉）に類似している．cDNAクローニングによりレセプターキナーゼ領域の塩基配列が決定され，$Gly^{1008} \rightarrow Val^{1008}$置換が同定された．$Gly^{1008}$はATP結合に必要な，他のタンパクキナーゼに共通してみいだされるコンセンサス配列 $-Gly-X-Gly-X-X-Gly^{1008}-$の3番目のグリシンに相当するため，$Gly^{1008} \rightarrow Val^{1008}$置換はキナーゼ活性の発現を障害すると考えられる．実際，Val^{1008} cDNAをNIH 3T3細胞に発現させた実験において，変異レセプターのチロシンキナーゼ活性はin vitro, in vivoともに著しく低下していること，それに応じてインスリンの効果ももたらされないことが示されている．

（8） **leprechaun/Minn-1**[9]

症例の培養細胞表面のレセプター数は約90%減少していること，mRNA量も著明に低下していることから，レセプター遺伝子の転写活性の低下またはmRNAの不安定性が推定された．PCR法によりgenomic DNAからレセプター遺伝子の各エクソンを増幅し，直接シークエンス法を用いることにより全エクソンの塩基配列が決定された．その結果，父方対立遺伝子に$Arg^{897} \rightarrow stop$のナンセンス変異が同定された．このナンセンス変異は，他の遺伝子のナンセンス変異と同様に同対立遺伝子のmRNA量を低下させる．一方，母方対立遺伝子の全エクソンは変異は同定されなかったが，同対立遺伝子のsilent polymorphismとRNA-PCR法を組み合わせることで，母方対立遺伝子のmRNA量も低下していることが示された．症例のレセプター遺伝子のプロモーター領域にも変異は同定されていないから，レセプター遺伝子のいずれかに（イントロン？），転写活性を調節する領域（エンハンサー領域？）が存在する可能性が示唆される．したがって，症例はmRNA量を低下させる変異を両対立遺伝子に有しているため，レセプター遺伝子のmRNA量の低下が著明であると考えられる．

（9） **RM-1**[10,25]

症例の培養細胞を用いて，レセプター前駆体の生合成は正常であるにもかかわらず，細胞表面のレセプター数は著明に低下していることが示されていた．PCR法による各エクソンの増幅/直接シークエンス法により，両対立遺伝子に$Asn^{15} \rightarrow Lys^{15}$のミスセンス変異，および$Arg^{1000} \rightarrow stop$のナンセンス変異が同定され，症例は複合ヘテロ接合体である．このナンセンス変異も同対立遺伝子のmRNA量を低下させるため，truncateされたレセプターの発現量は低いと考えられる．一方，Lys^{15} cDNAをNIH 3T3細胞に発現させた実験において，粗面小胞体からGolgi体に進む過程で生ずる種々の翻訳後修飾—dimerization, α/βプロセシング，プレサブユニットから成熟サブユニットへの糖化の成熟が，変異レセプターでは遅延していることが示され，そのため成熟レセプターの細胞膜への挿入が障害されることが想定された．また細胞表面の変異レセプターのインスリン結合親和性は正常に比し約5倍低下している．興味あることは，Asn^{15}はレセプタータンパクの高

次構造において最初のαヘリックスのN端に位置していると推定され[26]，Lys^{15}変異はαヘリックス構造を不安定化し，レセプタータンパクの一部のfoldingを阻害し，そのため適正な細胞内移送を障害すると想定される．また，同様の効果をレセプター機能に与える変異が，Type A/A-5, A-8 (phe^{382}→Val^{382}変異)においても明らかにされており，2つの部位はレセプターの高次構造においては近い位置にある可能性を示唆している．

(10) Type A/A-1[10]

PCR法による各エクソンの増幅/直接シークエンス法により，両対立遺伝子にTrp^{133}→stopのナンセンス変異，およびAsn^{462}→Ser^{462}のミスセンス変異が同定され，症例は複合ヘテロ接合体である．このナンセンス変異も同対立遺伝子のmRNA量を低下させること，また，Ser^{462}変異は，lep/Ark-1 (Lys^{460}→Glu^{460}ミスセンス変異)で明らかにされた同様の影響をレセプター機能に与えることが示されている．

(11) leprechaun/Winnipeg[10]

PCR法による各エクソンの増幅/直接シークエンス法により，症例は，His^{209}→Arg^{209}の置換を有するホモ接合体であることが示された．His^{209}はαサブユニットのシステイン残基に富む領域に位置し(-Cys^{207}-Cys-His^{209}-X-X-Cys^{212}-X-X-X-Cys^{216}-X-X-Pro^{219}-)，インスリンレセプターに構造的に関連したレセプターにおいてよく保存されていること，またArg^{209}変異はLys^{15}変異(RM-1)，Val^{382}変異(Type A/A-5, A-8)と同様の効果をレセプター機能に与えることが示され，His^{209}のレセプターの翻訳後修飾における重要性を示唆している．

(12) Type A(山梨)[11]

赤血球，培養皮膚線維芽細胞へのインスリン結合は著明に低下していた．発端者，母親に認める特異的なRFLPを示す遺伝子部分をクローニングすることにより，変異対立遺伝子において，イントロン13と14に存在するAlu配列の交差の結果エクソン14が欠失し，Glu^{867}の次で終止コドンが出現することが示された．したがって，変異レセプターはβサブユニットの細胞膜貫通領域，細胞質内部分を欠いているため分泌または分解されるか，正常$\alpha\beta$とキメラレセプターを形成するものと考えられ，いずれの場合でも細胞表面の正常レセプター数は減少する．また父親は，中等度のインスリン抵抗性を示し，培養細胞へのインスリン結合は正常であるにもかかわらず，レセプターキナーゼ活性は低下しており，父方対立遺伝子にもレセプター機能に影響を与える変異が存在する可能性が高い．

上述のように，インスリンレセプターは機能的に重要な多くの部位，領域を有し，生合成の過程も複雑であるため，インスリンレセプター異常症で同定された点変異，欠失は種々の形で，レセプターの機能，生合成の過程に影響を与えている．分類すると，表2.2に示すように，1)インスリン結合親和性の低下(症例1,9)，2)チロシンキナーゼ活性の低下(症例3,6,7)，3)レセプター遺伝子mRNA量の減少(症例8,9,10)，4)翻訳後修飾の過程の障害(症例1,5,9,11)，5) truncateされたレセプターの生成(症例2,6,12)，6)レセプターのリソゾームの分解亢進(症例2,10)となる．

d. 意義と展望

(1) インスリン非依存性糖尿病(NIDDM)との関連

インスリンレセプター異常症の分子生物学的研究を通じて，インスリンレセプター遺伝子異常が糖尿病の原因となることが示された．特徴的な臨床症状を伴うインスリンレセプター異常症，とくにホモ接合体，複合ヘテロ接合体の頻度は非常に低く，一般にインスリン抵抗性は著明である．しかし，遺伝子変異についてヘテロ接合体である両親(の一方)は，一部の症例において軽度，中等度のインスリン抵抗性糖尿病を示すにもかかわらず，特徴的な臨床症状を示さないことより，インスリンレセプター遺伝子変異がインスリン抵抗性をその病態の1つとするNIDDMの一部の成因となりうることが示唆される．PCR法により各エクソンを増幅し，その塩基配列を決定することは比較的容易になったこと，また増幅されたエクソ

ンに存在する点変異,微少な欠失の検出は,PCR-SSCP (single strand conformational polymorphism), DGGE (denaturing gradient gel electrophoresis) を用いることにより,比較的多数について可能であることより,インスリンレセプター遺伝子変異の NIDDM における頻度は明らかにされると期待される.

(2) 遺伝様式の多様性

インスリンレセプター異常症は,ホモ接合体,複合ヘテロ接合体,単純ヘテロ接合体の3種類の遺伝様式を示す. α サブユニット, β サブユニットの細胞質外部分の変異については,前2者が知られており,これらの変異は recessive (劣性) または codominant (共優性) に働くと考えられる.一方, β サブユニットのチロシンキナーゼ領域の変異についてはすべて単純ヘテロ接合体であり,これらの変異は dominant (優性) に作用している.つまり $(\alpha\beta)_2$ ダイマーにおいて,単純ヘテロ接合体では, $(\alpha\beta)$ wild $(\alpha\beta)$ mut のヘテロダイマーが形成されることから,これらの変異は正常 $\alpha\beta$ を介したシグナル伝達を抑制すると考えられる.この現象は,オリゴマーを形成する他のレセプターの変異において dominant negative mutation と呼ばれているものと類似しており,インスリンレセプターの機能の発現にホモダイマーの形成が重要であることを示唆している.

また遺伝様式と臨床症状の程度,相違との関連については明確な結論は出せないが,一般にインスリン抵抗性は著明であり,生存期間の短い leprechaunism はすべてホモ接合体か複合ヘテロ接合体であり,重要な変異を両対立遺伝子に有することは,臨床症状の重症度と関連していると思われる.

(3) インスリンレセプター異常症の分子生物学的研究

この研究はレセプタータンパクの folding, 翻訳後修飾 (dimerization, proteolytic processing), 適正な conformation の維持が,レセプター機能(インスリン結合,レセプターキナーゼ活性)に必須であることを示すとともに,異なる部位に同定された変異は,トランスフェクション実験において同様の効果をレセプター機能に与えることが示され,レセプタータンパクの高次構造において,それらは近い位置にあることが示唆されている.今後さらに異なる変異が同定されるとともに,すでに緒についている膜タンパク質の物理化学的解析,高次構造の決定などの基礎生物学の進歩とともに,インスリンレセプターの構造と機能の相関がさらに明らかにされることが期待される.

本稿の執筆に際し,東大第3内科門脇 孝先生より未発表の論文をご教示いただき,参考にさせていただいた.また,文献 28, 29, 30 はインスリンレセプター異常症についてのすぐれた総説である.

〔付記〕本稿を筆者してから3年が経過し,その間に,この分野においても研究の進展がみられた.インスリンシグナル伝達の研究においては,インスリンレセプターキナーゼの内因性基質 (IRS-1) の cDNA クローニング,それと会合するいくつかのシグナル伝達分子の同定が行われ,インスリンレセプター以降のシグナル伝達のステップが明らかにされつつある.この点については,本書の関連する章を参照されたい.

インスリンレセプター異常症の研究においても,その後さらに多くのインスリンレセプター遺伝子変異が同定され,全体としての理解には,本文表 2.2 に示したインスリンレセプター遺伝子変異の機能的分類による方が,資するところが多いと思われる.この点については,門脇,Taylor らの Genetic basis of endocrine diaease 1 : molecular genetics of insulin resistanct diabetes mellitus. *J Clin Endocrinol Metab* **73** : 1158-1163, 1991 を参照されたい.

またインスリンレセプター遺伝子変異が一般に認められる NIDDM,軽度耐糖能低下 (impaired glucose tolerance, IGT) の発症にどの程度関与しているか検討されてきたがその頻度は非常に低いものと考えられる.
〔吉政康直〕

文　献

1) Kahn CR, Flier JS, Bar RS, Archer JA, Gorden P, Martin MM, Roth J : The syndromes of insulin resistance and acanthosis nigricans. Insulin-receptor disorders in man. *N Engl J Med* **294** : 739-745, 1976.

2) Yoshimasa Y, Seino S, Whittaker J, Kakehi T, Kosaki A, Kuzuya H, Imura H, Bell GI, Steiner

DF : Insulin-resistant diabetes due to a point mutation that prevents insulin proreceptor processing. *Science* **240** : 784-787, 1988.
3) Kadowaki T, Bevins CL, Cama A, Ojamaa K, Samuels BM, Kadowaki H, Beitz L, Mckeon C, Taylor SI : Two mutant alleles of the insulin receptor gene in a patient with extreme insulin resistance. *Science* **240** : 787-790, 1988.
4) Moller DE, Flier JS : Detection of an alteration in the insulin-receptor gene in a patient with insulin resistance, acanthosis nigricans, and the polycystic ovary syndrome (type A insulin resistance). *N Engl J Med* **319** : 1526-1529, 1988.
5) Klinkhamer MP, Groen NA, van der Zon CM, Lindhout D, Sandkuyl LA, Krans HM, Möller W, Maassen JA : A leucine-to-proline mutation in the insulin receptor in a family with insulin resistance. *EMBO J* **8** : 2503-2507, 1989.
6) Accili D, Frapier C, Mosthaf L, Mckeon C, Elbein SC, Permutt MA, Ramos E, Lander E, Ullrich A, Taylor SI : A mutation in the insulin receptor gene that impairs transport of the receptor to the plasma membrane and causes insulin-resistant diabetes. *EMBO J* **8** : 2509-2517, 1989.
7) Taira M, Taira M, Hashimoto N, Shimada F, Suzuki Y, Kanatsuka A, Nakamura F, Ebina Y, Tatibana M, Makino H, Yoshida S : Human diabetes associated with a deletion of the tyrosine kinase domain of the insulin receptor. *Science* **245** : 63-66, 1989.
8) Odawara M, Kadowaki T, Yamamoto R, Shibasaki Y, Tobe K, Accili D, Bevins C, Mikami Y, Matsuura N, Akanuma Y, Takaku F, Taylor SI, Kasuga M : Human diabetes associated with a mutation in the tyrosine kinase domain of the insulin receptor. *Science* **245** : 66-68, 1989.
9) Kadowaki T, Kadowaki H, Taylor SI : A nonsense mutation causing decreased levels of insulin receptor mRNA : detection by a simplified technique for direct sequencing of genomic DNA amplified by the polymerase chain reaction. *Proc Natl Acid Sci USA* **87** : 658-662, 1990.
10) Kadowaki T, Kadowaki H, Rechler MM, Serrano-Rios M, Roth J, Gorden P, Taylor SI : Five mutant alleles of the insulin receptor gene in patients with genetic forms of insulin resistance. *J Clin Invest* **86** : 254-264, 1990.
11) Shimada F, Taira M, Suzuki Y, Hashimoto N, Nozaki O, Taira M, Tatibana M, Ebina Y, Tawata M, Onaya T, Makino H, Yoshida S : Insulin-resistant diabetes associated with partial deletion of insulin-receptor gene. *Lancet* **335** : 1179-1181, 1990.

12) Ullrich A, Bell JR, Chen EY, Herrera R, Petruzzelli LM, Dull TJ, Gray A, Coussens L, Liao Y-C, Tsubokawa M, Mason A, Seeburg PH, Grunfeld C, Rosen OM, Ramachandran J : Human insulin receptor and its relationship to the tyrosine kinase family of oncogenes. *Nature* **313** : 756-761, 1985.
13) Ebina Y, Ellis L, Jarnagin K, Edery M, Graf L, Clauser E, Ou J-H, Masiarz F, Kan YW, Goldfine ID, Roth RA, Rutter WJ : The human insulin receptor cDNA : the structural basis for hormone-activated transmembranes signalling. *Cell* **40** : 747-758, 1985.
14) Rosen OM : After insulin binds. *Science* **237** : 1452-1458, 1987.
15) Hedo JA, Kahn CR, Hayashi M, Yamada KM, Kasuga M : Biosynthesis and glycosylation of the insulin receptor. *J Biol Chem* **258** : 10020-10026, 1983.
16) Olson TS, Bamberger MJ, Lane MD : Post-translational changes in tertiary and quaternary structure of the insulin proreceptor. *J Biol Chem* **263** : 7342-7351, 1988.
17) Seino S, Seino M, Nishi S, Bell GI : Structure of the human insulin receptor gene and characterization of its promoter. *Proc Natl Acad Sci USA* **86** : 114-118, 1989.
18) Seino S, Bell GI : Alternative splicing of human insulin receptor messenger RNA. *Biochem Biophys Res Commun* **159** : 312-316, 1989.
19) Moller DE, Yokota A, Caro JF, Flier JS : Tissue-specific expression of two alternatively spliced insulin receptor mRNA in man. *Mol Endocrinol* **3** : 1263-1269, 1989.
20) Kakehi T, Hisatomi A, Kuzuya H, Yoshimasa Y, Okamoto M, Yamada K, Nishimura H, Kosaki A, Nawata H, Umeda F, Ibayashi H, Imura H : Defective processing of insulin-receptor precursor in cultured lymphocytes from a patient with extreme insulin resistance. *J Clin Invest* **81** : 2020-2022, 1988.
21) Yoshimasa Y, Paul JI, Whittaker J, Steiner DF : Effects of amino acid replacements within the tetrabasic cleavage site on the processing of the human insulin receptor precursor expressed in chinese hamster ovary cells. *J Biol Chem* **265** : 17230-17237, 1990.
22) Whittaker J, Okamoto AK, Thys R, Bell GI, Steiner DF, Hofmann CA : High level expression of human insulin receptor cDNA in mouse NIH3T3 cells. *Proc Natl Acad Sci USA* **84** : 5237-5241, 1987.
23) Moller DE, Yokota A, Ginsberg-Feller F, Flier JS : Functional properties of a naturally occurring

Trp^{1200}→Ser^{1200} mutation of the insulin receptor. *Mol Endocrinol* **14** : 1183-1191, 1990.
24) Yamamoto-Honda R, Koshio O, Tobe K, Shibasaki Y, Momomura K, Odawara M, Kadowaki T, Takaku F, Akanuma Y, Kasuga M : Phosphorylation state and biological function of a mutant human insulin receptor Val^{996}. *J Biol Chem* **265** : 14777-14783, 1990.
25) Kadowaki T, Kadowaki H, Accili D, Taylor SI : Substitution of lysine for asparagine at position 15 in the α-subunit of the human insulin receptor. *J Biol Chem* **265** : 19143-19150, 1990.
26) Bajai M, Waterfield MD, Schlessinger J, Taylor WR, Blundell T : On the tertiary structure of the extracellular domains of the epidermal growth factor and insulin receptors. *Biochem Biophys Acta* **916** : 220-226, 1987.
27) Demeyts P, Gu J-L, Shymko RM, Kaplan BE, Bell GI, Whittaker J : Identification of a ligand binding region of the human insulin receptor encoded by the second exon of the gene. *Mol Endocrinol* **4** : 409-416, 1990.
28) Taylor SI, Kadowaki T, Kadowaki H, Accili D, Cama A, Mckeon C : Mutation in insulin-receptor gene in insulin-resistant patients. *Diabetes Care* **13** : 257-279, 1990.
29) Taylor SI, Kadowaki T, Accili D, Cama A, Kadowaki H, Mckeon C, Moncada V, Marcus-Samuels B, Bevins C, Ojamaa K, Frapier C, Beitz L, Perrotti N, Rees-Jones R, Margolis R, Imano E, Najjar S, Courtney F, Arakaki R, Gorden P, Roth J : Mutation in the insulin receptor gene in genetic forms of insulin resistance. In : Recent Progress in Hormone Reseach, pp 185-217, Academic Press, New York, London, 1990.
30) 門脇 孝：インスリン受容体異常の分子生物学. 細胞工学 **9**(8) : 69-78, 1990.

2.2 Laron型小人症

ヒトの成長は各種の因子によって規定される．内分泌因子としては成長ホルモン（GH）が重要な役割を果たすことはGH分泌障害による下垂体性小人症の存在とこれに対するGH治療の効果から明らかである．GHの分泌は視床下部GRHとソマトスタチンの2重支配により調節を受ける．GHの分泌は正常の骨成長には不可欠であるが十分条件ではない．他のホルモンの場合と同様にGHの作用は標的組織に存在するレセプターとの結合を介して発現する．したがってGH分泌が正常であってもレセプターあるいはそれ以降の機構が障害されていればGHの作用は発揮されない．GHの骨成長作用はGHの直接作用もあるが，主としてGHにより産生されるIGF-I（ソマトメジン）を介すると考えられている．IGF-Iは骨組織をはじめ多数の組織で産生されるが血中に存在するIGF-Iの大部分は肝で産生される．実際に肝臓は最もGHレセプターに富む組織である．成長障害はGH分泌，GH受容機構，IGF-I受容機構いずれの障害によっても起こりうるのである．Laron型小人症はGHレセプター機構の障害による特異な小人症である．

a. 臨床的特徴

本症は1966年にLaronらにより初めて記載された小人症である[1]．アジア系ユダヤ人に主としてみられる常染色体劣性の遺伝的疾患である．しかし他の地域からも散発例の報告がある．その身体的特徴は重症の下垂体性小人症と類似しており，比較的均衡のとれた身長発育の低下を示す．身長発育の遅延は生後1〜2年で明らかとなり空腹時の低血糖を示すものが多い．最終身長は110〜130cm前後にとどまる．顔貌は額が大きく顎の発育は不良で独特である．体幹は軽度の肥満を呈し外陰部の発育は遅延する．声は高音（high pitch）のことが多い．性成熟や骨年齢は遅延する．

しかし最終的には性成熟は完了し女子では妊娠，出産，授乳も正常である．また男子の授精能もある．検査所見上で下垂体性小人症と異なるのは血中のGHが正常ないし，高値を示すことで空腹時値が100ng/mlをこえるものもある[2,3]．睡眠時やストレスに伴うGHの上昇は認められまたアルギニン負荷やインスリン負荷試験におけるGHの増加反応は大部分の症例で正常ないし過剰反応である．糖負荷による高血糖ではまれにGHが奇異反応（増加反応）を示すことがある．血中GHが高値であるにもかかわらず血中のIGF-I, IGF-IIは低値である．本症患者に外因性に成長ホルモンを投与してもIGF-Iの増加は認められず身長増加も起こらない（図2.3）．またGHの投与による遊離脂肪酸（FFA）の増加，窒素貯留など正常人

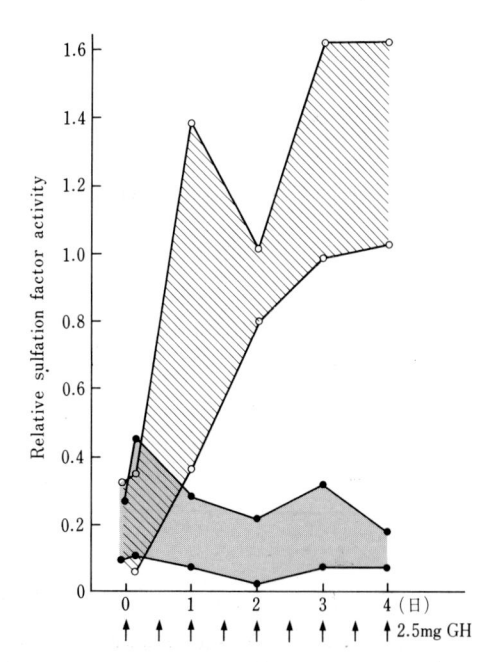

図 2.3 Laron型小人症に対するGH投与の効果[4]
Laron型小人症およびGH欠損症にヒトGHを投与し（矢印），血中のソマトメジン（sulphation activity）を測定した結果を示す．GH欠損症ではGHによりソマトメジン活性が増加（斜線部）するがLaron型では無反応である．

や下垂体性小人症にみられる反応も認められない[4~6]．しかしIGF-Iを投与すると通常の下垂体性小人症の場合と同様な代謝性の変化が認められるので，IGF-I受容機構は正常と思われる[32]．甲状腺，副腎機能は正常である．

b. 病　　　因

Laron型小人症（以下LTD）の原因としてまず生物活性を欠く異常なGH分泌の可能性も考えられたが外因性のGHに反応しないことを説明できない．また本症患者の血清をゲルろ過し，そのフラクションのGHをウサギ肝細胞膜を用いたラジオレセプターアッセイ[7]で測定すると正常人の場合と同様に分子量22000に相当する部分に活性が認められ[8]，また，アルギニン負荷試験における血中GHをラジオイムノアッセイ（RIA）とラジオレセプターアッセイ（RRA）で測定すると両者は同様の増加反応を示す[9]．RRAはGHの生物活性をよく反映することから[7]，LTDのGHは生物活性を有すると考えられた．またヒトGHにはプロラクチン様作用もあるがLTD患者血清中のGHもプロラクチン作用を有する[6]．以上の事実からLTDの病因はGHに対する組織の不応によることが強く示唆された．Goldeらはこの彼らの開発した系で本症患者の反応を検討した[10]．この系は末梢血中のburst-forming unit-erythroid（BFU-E）がhGHに反応してコロニーを形成することを利用したものである．この結果，本症患者でのBFU-Eは正常ヒトと異なりまったく無反応でGHによるコロニー形成が認められないことが判明した．しかしLTD患者のerythroid progenitor cellはインスリンやIGF-Iには反応してコロニーを形成し，またHTLVでtransformして得られたリンパ球はGHに反応しないが，IGF-Iには反応して増殖を示す[11]．これらの事実は本症患者での末梢組織がGHに反応しえないことを証明したものである．さらにEshetらは実際にLTD患者の組織のGH結合能がほとんど認められないことを報告した[12]．彼らは2例の患者の生検肝を用いて^{125}I-hGHとの結合反応を検討したが正常人6例における肝マイクロゾーム分画（タンパク量12 mg/ml）への^{125}I-hGH結合率は平均28.3%であったが2例のLTD患者ではそれぞれ0.5，0.1%であった．ちなみに^{125}I-インスリンの結合率には差が認められなかった．これによりLTD患者におけるGHレセプターの欠損あるいはその構造の異常がほぼ確実となった．1987年にヒトおよびウサギ肝のGHレセプターの遺伝子のクローニングが成功し，その全構造が明らかになった[13]．ヒトGHレセプター遺伝子は第5染色体に位置し，9個のexonよりなる．成熟型のレセプターは620個のアミノ酸残基からなりN端の246個が細胞外にあり，GHを認識して結合する部位である．247~272位の配列は疎水性で細胞膜を貫通する部分と思われる．残りの部分は細胞内ドメインで情報伝達に関与すると考えられるが，既知のホルモンレセプタータンパクとの類似性は乏しくチロシンキナーゼ活性を示す領域もない．また数年前にヒト血中にはGHを結合するタンパクが存在することが報告されたが[14,15]，このGH結合タンパクはレセプターの細胞外ドメインと同じであることも明らかにされた．GHレセプターの構造決定に伴いLTDにおけるGHレセプターの分子生物学的な検討が開始されている．Godowskiらは9例の症例についてGHレセプター遺伝子の異常について検討し，その結果2例の症例においてexon 4,5および6の一部が欠失していることを報告している[16]．これらのexonはレセプターの細胞ドメイン，すなわちGH結合部位をコードするものである．したがってこの2症例ではexonの欠失によりGHが結合できないと考えられた．しかしながら彼らの検討した他の7症例では欠失が証明されず本症の原因の多様性が示唆された．一方，Amselemらにより検討されたLTDの1家系ではGHレセプター遺伝子の点変異（point mutation）によりレセプター分子の細胞外ドメイン，96位にあるアミノ酸phenylalanineがserineに置換されており，これがGH結合の低下をもたらすと推論された[17]．しかし彼らの調査した他の家系のLTDでは96位の変異は認められず，これも病因の多様性を示唆するものと考えられた．しかしこの変異レセプタ

も変化しなかった[18]．ところが，細胞でこの変異遺伝子を発現させても細胞膜へは表現されないという[30]．最近ナンセンス変化によりストップコドンを生じ，それぞれ38位，48位のアミノ酸までしか表現されていないLTDも報告されている．すなわちこの形では細胞外ドメインの一部のみが表現されており，膜貫通部や細胞内ドメインは欠失している[28]．さらに最近1例のLTDでレセプターの細胞内領域に2か所の点変異が報告された[31]．以上の報告によるレセプターの異常をまとめて図2.4Aに示した．このようにGHレセプターの種々の異常が一部の症例でのみ明らかにされているが，大部分の症例では構造の異常は不明のままである．前述したように血中にはGH結合タンパクが存在し，これがレセプターの細胞外ドメインに由来すると考えられている．レセプターの一部が放出される機構としてはmRNAのalternative splicingや酵素による切断などの可能性がある．いずれにせよ結合タンパクがレセプターに由来するものであれば，血中GH結合タンパクの量を測定することにより組織のGHレセプター量を推定できる可能性がある．LTDについても血中GH結合タンパクの存在の有無が検討されている[19,20]．Baumann，あるいはDaughadayらの成績

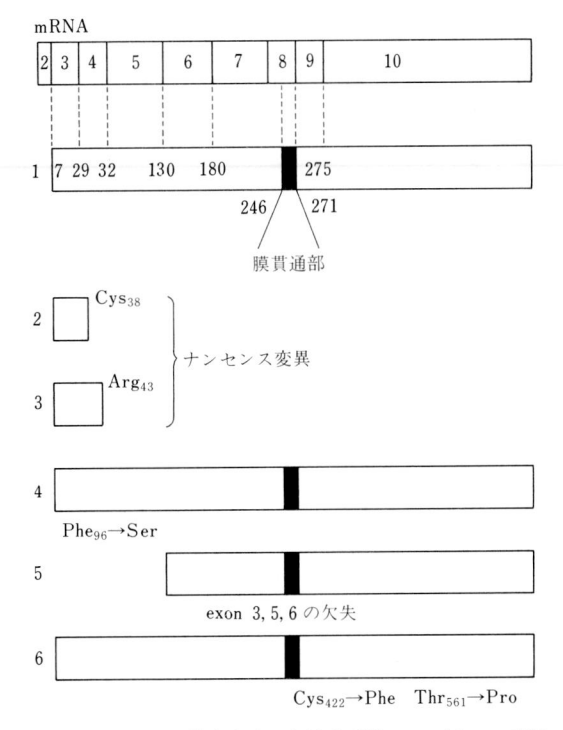

図 2.4A Laron型小人症におけるGHレセプターの変異 1は正常レセプター，2〜6はLaron型小人症のレセプターを示す．

一の細胞外ドメインをコードするDNAを大腸菌に入れて産生させた変異レセプターは正常（wild type）のものと同様にGHを結合し，その親和性

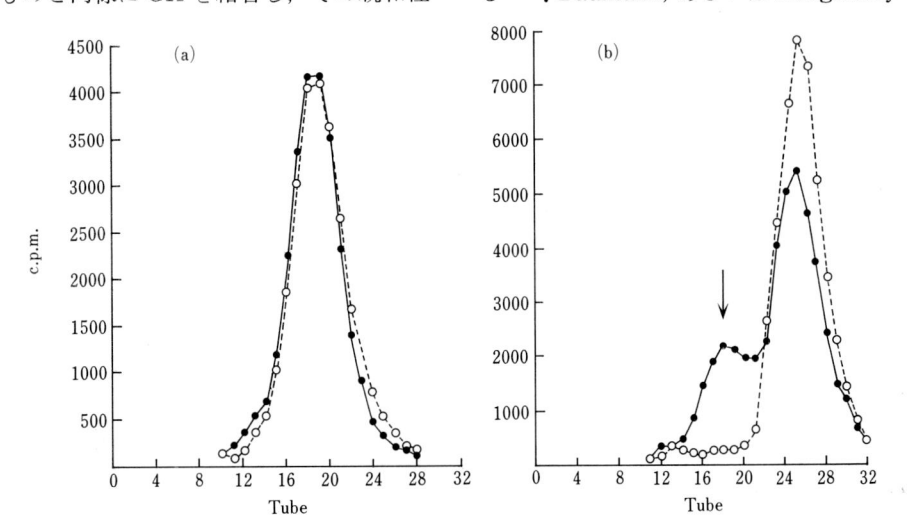

図 2.4B Laron型小人症の血中GH結合タンパク[19]
患者血清と^{125}I-hGHとを非標識のヒト成長ホルモン存在下（○），あるいは非存在下（●）で反応させたあとゲルろ過しフラクションの放射能を測定した．正常人では(b)図の矢印のように^{125}I-hGHと結合するタンパクが溶出されるが，Laron型小人症の血清では(a)図のようにピークが検出できない．

によると，予想されたようにLTDでは結合タンパクの消失ないし減少が報告されている（図2.4 B）．またLTD患者の近親者（heterozygote）においても正常者に比して結合タンパクの低下を示す例が多く，またそのレベルと血中IGF-I濃度との間には正の相関が認められ，したがってheterozygoteのスクリーニングにも有用であるという[21]．しかし現在のところGH結合タンパクは^{125}I-hGHと血清タンパクとの結合を指標にして測定されている．したがってLTDにおける低値がGH結合タンパク自体が存在しないためか，あるいは構造異常のために^{125}I-hGHが結合しえないのかは不明である．今のところLTDにおけるGH結合タンパクの構造の異常の有無については知られていない．以上のようにLTDの異常がGHレセプターの異常によるものであることはほぼ確実になったが，その詳細についてはなお不明な点が少なくない．

c. 類似疾患

LTDとは異なるが類似した疾患（？）に低身長で知られるアフリカのピグミー族がある．ピグミーの血中GHは正常でしかも各種の刺激試験においても正常な増加反応を示す．またGHを投与しても身長の増加は認められない点もLTDと類似している[22,23]．ただしLTDでは血中IGF-I，IGF-IIともに低値を示すのに対してピグミーではIGF-Iのみ低値を示しIGF-IIは正常である．GHの投与によりIGF-Iの増加は認められない．最近の報告によると，ウイルスで形質転換した培養正常人リンパ球はGHによりIGF-Iを産生するがピグミーではその反応が低下しているという[24]．また血中のGH結合タンパクには高親和性，低親和性の少なくとも2種類があるが，ピグミーでは高親和性の結合タンパクが軽度の低下を示す[25]．これらの事実からピグミーはGHレセプターの部分的な欠損症であることが推定された．しかし血中のGH結合タンパクが組織GHレセプター濃度を反映するという直接の証拠はない．またピグミーがGHレセプターの部分的な欠損症であれば大量のGHに反応するはずであるが，これも認められない．その後の検討では，ピグミーでは血中GHBPの年齢に伴う増加が認められないが6歳以前では正常人との間に差はない[29]．したがってピグミーにおいてGHレセプター自体には異常はないが，その発現機構に異常があるのかもしれない[29]．なおGHの作用を仲介するIGF-Iのレセプターの異常が推定される小人症の報告がある[26,27]．GH分泌，血中IGF濃度は正常ないし高値であるが下垂体性小人症と類似の身体所見を示す小人症である．現在のところ障害部位は明らかにされていない．

おわりに　以上Laron型小人症および類似疾患について紹介した．GHレセプターの構造が明らかにされたが，その機能の詳細はなお不明のままであり，LTDやピグミーレセプターの研究はその解明に手掛かりを与えることが期待される．

〔對馬敏夫〕

文 献

1) Laron Z, Pertzeln A, Mannheimer S: Genetic pituitary dwarfism with high serum concentration of growth hormone. A new inborn error of metabolism? *Isr J Med Sci* **2**: 152-155, 1966.
2) Laron Z, Pertzelan A, Karp M: Pituitary dwarfism with high serum levels of growth hormone. *Isr J Med Sci* **4**: 883-894, 1968.
3) Najar SS, Khachadurian AK, Ilbawi MN, Blizzard RM: Dwarfism with elevated levels of plasma growth hormone. *N Engl J Med* **284**: 809-814, 1971.
4) Daughaday WH, Laron Z, Pertzelan a, Heins JN: Defective sulfation factor generation: A possible etiological link in dwarfism. *Trans Assoc Am Physicians* **82**: 129-140, 1969.
5) Laron Z, Pertzelan A, Karp M, Kowaldlo-Silbergeld A, Daughaday WH: Administration of growth hormone to patients with familial darfism with high plasma immunoreactive growth hormone. Measurement of sulfation factor, metabolic and linear growth responses. *J Clin Endocrinol Metab* **33**: 332-342, 1971.
6) Elders MJ, Garland JT, Daughaday WA, Fisher DA, Whitney JE, Hughes ER: Laron's dwarfism: studies on the nature of the defect. *J Pediatr* **83**: 253-263, 1973.
7) Tsushima T, Friesen HG: Radioreceptor assay

for growth hormone. *J Clin Endocrinol Metab* **37** : 334-337, 1973.
8) Tsushima T, Shiu RPC, Kelly PA, Friesen HG : Radioreceptor assay for human growth hormone and lactogens : structure-function studies and clinical applications. In : Advances in Human Growth Hormone Res (ed by Raiti S), pp 372-387, Usphs-Dhew Publication, Bethesda, 1973.
9) Jacobs LS, Sneid DS, Garland JT, Laron Z, Daughaday WH : Receptor-active growth hormone in Laron dwarfism. *J Clin Endocrinol Metab* **42** : 403-406, 1976.
10) Golde DW, Bersch BA, Kaplan MA, Rimoin DL, Li CH : Peripheral unresponsiveness to human growth hormone in Laron dwarfism. *N Eng J Med* **303** : 1156-1159, 1980.
11) Geffner ME, Golde DW, Lippe BM, Kaplan SA, Bersch N, Li CH : Tissues of the Laron dwarf are sensitive to insulin-like growth factor I but not to growth hormone. *J Clin Endocrinol Metab* **64** : 1042-1046, 1987.
12) Eshet R, Laron Z, Pertzlan A, Arnon R, Dintzman M : Defect of human growth hormone receptors in the liver of two patients with Laron-type dwarfism. *Isr J Med Sci* **20** : 8-11, 1984.
13) Leung DW, Spencer SA, Cachianes G, Hammonds G, Collins C, Henzel WJ, Barnard R, Waters MJ, Wood WI : Growth hormone receptor and serum binding protein-purification, cloning and expression. *Nature* **330** : 537-543, 1987.
14) Herington AC, Ymer S, Stevenson J : Identification and characterization of specific binding protein for growth hormone in normal human sera. *J Clin Invest* **77** : 1817-1823, 1986.
15) Baumann G, Stolaer MW, Ambrun K, Barsano CP, De Vries BC : Specific growth-hormone binding protein in human plasma : initial characterization. *J Clin Endocrinol Metab* **62** : 134-141, 1986.
16) Godowski PJ, Leung DW, Meacham LR, et al : Characterization of the human growth hormone receptor gene and the demonstration of a partial gene deletion in some patients with Laron-type dwarfism. *Proc Natl Acad Sci USA* **86** : 8083-8087, 1989.
17) Amselem S, Duquesnoy P, Attree O, Novelli G, Bousnina S, Postel Vinay M-C, Goossens M : Laron dwarfism and mutaions of the growth hormone-receptor gene. *N Eng J Med* **321** : 989-995, 1989.
18) Bass S, Wells J : Growth hormone-receptor gene in Laron dwarfism. *N Eng J Med* **322** : 854, 1990.
19) Daughaday WH, Trivedi B : Absence of serum growth hormone binding protein in patients with growth hormone receptor deficiency (Laron dwarfism). *Proc Natl Acad Sci USA* **84** : 4636-4640, 1987.
20) Baumann G, Shaw MA, Winter RJ : Absence of the plasma growth hormone binding protein in Laron type dwarfism. *J Clin Endocrinol Metab* **65** : 814-816, 1987.
21) Laron Z, Klinger B, Erster B, Silbergeld A : Serum GH binding protein activities identifies the hetero zygous carriers for Laron type dwarfism. *Acta Endocrinol* **121** : 603-608, 1989.
22) Merimee TJ, Rimoin DL, Cavalli-Sforza LL : Metabolic studies in the African pigmy. *J Clin Invest* **51** : 395-401, 1972.
23) Merimee TJ, Zapf J, Froesch ER : Dwarfism in the pigmy. An isolated deficiency of insulin-like growth factor I. *N Eng J Med* **305** : 965-968, 1981.
24) Merimee TJ, Grant MB, Broder C, Cavalli-Sforza LL : IGF secretion by human B-lymphocytes : a comparison of cells from normal and pigmy subjects. *J Clin Endocrinol Metab* **69** : 978-984, 1989.
25) Baumann G, Shaw MA, Merimee TJ : Low levels of high affinity growth hormone-binding protein in african pigmies. *N Engl J Med* **320** : 1705-1709, 1989.
26) Lanes R, Plotnick LP, Spencer EM, Daughaday WH, Kowalski AA : Dwarfism associated with normal serum growth hormone and increased bioassayable, receptorassayable, and immunoassayable somatomedin. *J Clin Endocrinol Metab* **50** : 485-484, 1980.
27) Bierich JR, Moeller H, Ranke MB, Rosenfeld RG : Pseudopituitary dwarfism due to resistance to somatomedin : a new syndrome. *Eur J Paediatr* **142** : 186-188, 1984.
28) Amselem S, Sobrier ML, Dequensnoy P, Rappaport R, Postel-Vinay MC, Gourmelen M, Dallapiccola B, Goossens M : Recurrent nonsense mutations in the growth hormone receptor from patients with Laron dwarfism. *J Clin Invest* **87** : 1098-1102, 1991.
29) Merimee TJ, Baumann G, Daughaday W : Growth hormone-binding protein. II. Studies in pigmies and normal satured subjects. *J Clin Endocrinol Metab* **71** : 1183-1188, 1990.
30) Duquesnoy P, Sobrier M, Amselem S, Goossens M : Defective membrane expression of human growth hormon (GH) receptor causes Laron-type GH Insensitivity syndrome. *Proc Natl Acad Sci USA* **88** : 10272-10276, 1991.
31) Kou K, Lajara R, Rotwein P : Amino acid substitutions in the intracellular part of the growth

hormone receptors in a patient with the Laron syndrome. *J Clin Endocrinol Metab* **76**: 54-59, 1993.

32) Walker JL, Ginalska-Malinowska M, Romer TE, Pucilowska JB, Underwood LE: Effects of the infusion of insulin-like growth factor in a child with growth hormone insensitivity syndrome (Laron dwarfism). *N Engl J Med* **324**: 1483-1488, 1991.

2.3 アンドロゲン不応症

遺伝的性が男性（性染色体が XY）のとき Y 染色体上に存在する性決定遺伝子（sex-determining gene）[1]の作用により精巣が形成される．胎生初期においては胎児精巣より分泌されたアンドロゲンは未分化の内・外性器を男性型へと誘導する．またアンドロゲンは思春期以後の精巣より分泌され男性の第 2 次性徴の発現や精子形成を促進する．

アンドロゲン不応症とは胎生期または思春期以後において，正常に分泌されたアンドロゲンが標的細胞に対して十分に作用しない病態の総称であり，このなかには，精子数の低下のみを症状とするものから外性器の完全女性化を呈するものまでの幅広い疾患群をさす．

a. アンドロゲンの作用機構（図 2.5）

精巣より分泌される主なアンドロゲンはテストステロン（testosterone, T）である．T は循環血液中では大部分がテストステロン結合タンパク（性ホルモン結合タンパクとも呼ぶ）やアルブミンと結合しており，遊離 T は全体の 1～3% にすぎない[2]．遊離 T はアンドロゲン標的細胞の細胞膜を自由に通過して細胞内に入り，そのまま，あるいは 5α-reductase の作用でジヒドロテストステロン（dihydrotestosterone, DHT）に代謝された後アンドロゲンレセプター（AR）と結合する．ホルモン-レセプター複合体（T・AR, DHT・AR）は"活性化"と呼ばれる過程を経て（T・AR*, DHT・AR*）標的遺伝子のアンドロゲン応答部位（andorogen reseponse element, ARE）に結合し，遺伝子の転写を促進する[3,4]．T と DHT は同じレセプターに結合するがそれぞれは生物現象の異なった局面で作用すると考えられている．すなわち T は LH の分泌調節や胎生期における Wolff 管の男性内性器への分化に，DHT は胎生期における外性器の分化や第 2 次性徴の発現に主要な役割を果たしている[5]．

最近，AR をコードする cDNA の塩基配列が決定され，AR のアミノ酸構造が明らかにされた[6〜9]．ヒト AR は 919 個のアミノ酸からなり*，その 559～624 位は他の細胞内レセプターと高いホモロジーを有し DNA 結合ドメインと考えられる．また 676 位から C 端側はホルモン結合ドメイ

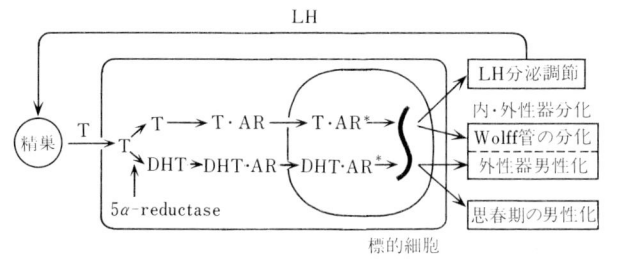

図 2.5 アンドロゲンの作用機構[5]
精巣から分泌されたテストステロン（T）はそのまま，あるいはジヒドロテストステロン（DHT）に代謝された後，アンドロゲンレセプター（AR）に結合する．AR は活性化され（AR*）標的遺伝子の転写を促進する．T・AR* も DHT・AR* も同一の androgen response element に結合し基本的には同じ作用を示すと考えられているが，生物学的には相対的な作用の違いがみられる．

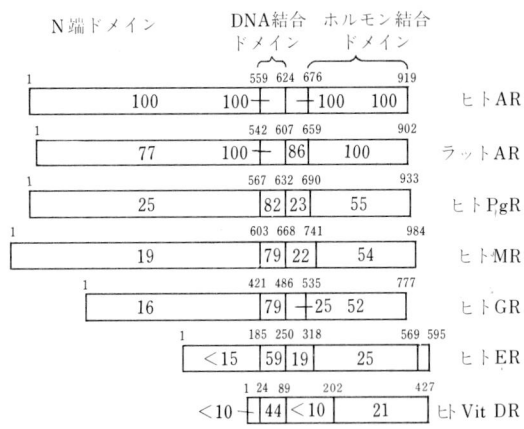

図 2.6 アンドロゲンレセプター（AR）の構造[7]
数字は他の細胞内レセプターのアミノ酸配列との間のホモロジー（%）を示す．PgR：プロゲステロンレセプター，MR：ミネラルコルチコイドレセプター，GR：グルココルチコイドレセプター，ER：エストロゲンレセプター，VitDR：ビタミン D レセプター

ンである（図2.6）．ARのN端部分に対する抗体を用いた免疫組織染色ではARは標的細胞の核に存在する[7]．

＊ ヒトARのアミノ酸配列は報告者により若干異なっており総アミノ酸数を917個，918個とするものもある（文献6～9参照）．本稿では便宜上アミノ酸位の数字は文献7に拠った．

b. アンドロゲン不応症の分類

アンドロゲン不応症では精巣からのTの分泌は正常であるが，アンドロゲンの作用が十分にみられない．アンドロゲン不応症を呈する病因としては，理論的には①AR以前の異常，②ARの異常，③AR以降の異常の3種類に分けることができる．①として5αリダクターゼ欠損症（5α-reductase deficiency）がある．本症では胎生期に精巣より分泌されたTの作用によりWolff管由来の内性器（輸精管，精巣上体，精囊）は正常に分化するが，TからDHTへの変換が起こらないため外性器の男性化がみられないのが特徴である[10]．③によるアンドロゲン不応症を証明した報告はいまだなく，疾患概念としても確立していない．ここでは本稿の主題に沿ってAR異常症と考えられている疾患群について述べる．

（1）睾丸性女性化症完全型（complete testicular feminization）

外陰部は女性様外見を呈し，乳房の発育も良好で性格も女性様に発育する．Sertoli細胞から分泌されたMüller管抑制因子は正常に作用するので子宮，卵管はみられず，膣も短く盲端に終わる．腋毛，陰毛はないか少ない．原発性無月経や鼠径ヘルニアを主訴として発見される例が多い．精巣は腹腔内，鼠径部，または大陰唇部に存在し，組織学的にはLeydig細胞と精細管は正常か増加しているが精子形成はみられない．Sertoli細胞よりの腺腫発生がしばしば起こる[5]．

遺伝形式はX性染色体依存性の劣性遺伝（AR遺伝子はX染色体のセントロメアとq13の間の領域に存在する[11]）であり，2～6万人に1人の頻度で発生する[5]．血清Tは正常男性と同じレベルかまたは高値を示し，血漿LHの値も高い．本症の病因は完全なアンドロゲン不応症と考えられる．

（2）睾丸性女性化症不完全型（incomplete testicular feminization）

外陰部は女性様であり乳腺の発育も正常にみられ性格的にも女性である．睾丸性女性化症完全型とは，通常，陰核肥大や陰唇の部分的癒合がみられること，Wolff管遺残物を認めることなどの点で区別され，本症は不完全なアンドロゲン不応症と考えられる．膣は短く盲端に終わる．腋毛，恥毛は正常であることが多い．X性染色体依存性劣性遺伝を示し，発生率は完全型の約1/10とされる．

睾丸性女性化症完全型，不完全型いずれの患者も睾丸腫瘍の発生率が高いため睾丸除去術が行われる．完全型では思春期以降も女性様外見を保つが，不完全型では思春期に男性化徴候がみられるので思春期前に睾丸除去術が施行される．

（3）Reifenstein症候群

典型例では外性器は男性型であるが，尿道下裂，無精子症がみられ，男性化徴候も不完全である．思春期に女性化乳房がみられる．患者の家系調査の結果より，本症候群の病像にはかなりの幅があり，陰囊裂と無精子症のみを症状とする患者から，膣様構造をとるものまでみられる[12]．通常停留睾丸があり，精巣はやや小さく組織学的にはLeydig細胞は正常だが精子形成はみられない．本症もX性染色体依存性劣性遺伝を示す．

（4）不妊男性症候群（infertile male syndrome）

外見上は正常男性であるが，無精子症または乏精子症があり，ときに女性化乳房や体毛の希薄化がみられる．血液中のTやLHは正常ないしやや高値である．主として精巣におけるアンドロゲン不応が病因と考えられる．

（1）～（3）の疾患群では血液中のLHが高値となるためTのみならず睾丸におけるエストロゲンの産生と分泌も亢進する．このことも思春期以降にみられる女性化徴候に関与すると考えられる症例もある．

表 2.3 アンドロゲン不応症の患者95家系におけるアンドロゲンレセプターの異常[5]

アンドロゲン不応症の分類	ARの異常				計
	ホルモン結合(−)	質的異常	ホルモン結合数低下	異常が明らかでないもの	
睾丸性女性化症完全型	17	10	0	1	28
睾丸性女性化症不完全型	4	6	2	6	18
Reifenstein症候群	3	18	7	5	33
男性不妊症	0	8	5	3	16
計	24	42	14	15	95

c. アンドロゲンレセプター (AR) の異常

アンドロゲン不応症における AR の異常は，最初睾丸性女性化症完全型の患者培養皮膚線維芽細胞を用いて証明された[14]．この症例では [^{3}H]DHT の特異的結合が欠如しており，AR の欠損またはホルモンと結合しない変異 AR の存在が示唆される．一方，1979年 Griffin は睾丸性女性化症完全型で AR の質的異常のある例を報告した[15]．すなわち正常皮膚線維芽細胞では培養温度を 37°C から 42°C に上げても AR の結合数は変化しないが，この患者では著明に減少していた．その後続いて AR の質的異常の報告がなされた．このなかには，先の ① AR の温度不安定性のほかに，② モリブデン酸存在下のショ糖密度勾配法で正常の 8 S のピークがみられない[16]，③ ホルモンの AR への親和性が低い[17]，④ ホルモンの核集積の障害[18]，⑤ アンドロゲンによる AR の up-regulation がない[19]，⑥ ホルモンの AR からの解離が速い[17]，⑦ AR の活性化時の不安定性[20] があげられる．

表 2.3 に 95 家系のアンドロゲン不応症について調べた AR 異常を示す．AR のホルモン結合能の欠如している家系は 24 例あり完全型睾丸性女性化症に最も多く認めるが，不完全型および Reifenstein 症候群の患者にもみられる．AR の質的異常を示すものは 43 家系にみられ，すべてのアンドロゲン不応症に幅広く認められる．AR のホルモン結合部位数の低下例は 14 家系にみられ，睾丸性女性化症完全型を除く 3 症候群に認められる．また通常の検索方法で明らかな異常が発見できない家系が 15 例あり，このなかには AR 以降のステップの障害があるものが含まれるかもしれない．このように，in vitro での皮膚線維芽細胞の AR の異常とアンドロゲン不応症の臨床症状の程度は必ずしも完全に一致していない．これは，現時点では AR の異常はいずれもホルモンの結合を指標にして検出しているにすぎないために，ほかの AR の機能異常を見落としているからと思われる．

AR 遺伝子は 90 kb 以上にわたり 8 個のエクソンを有している[21,22]．エクソン B, C は DNA 結合ドメインを，エクソン D～H はホルモン結合ドメインを構成する（図 2.7）．最近，アンドロゲン不応症患者の AR の遺伝子解析が相ついで報告された．まず French らのグループ[23] は，ホルモン結合能の測定で AR(−) と診断された睾丸性女性化症完全型 6 家系のうち 1 家系に，AR 遺伝子のホルモン結合ドメインを含む配列に部分欠失のあることを報告した．しかし他の 5 家系の AR(−) の症例では明らかな遺伝子欠失はみられず，点突然変異によるレセプターのホルモン結合能の消失が示唆された．そしてこのことは Wilson らのグループにより[24]，同様の AR(−) の睾丸性女性化症完全型の家系の AR 遺伝子の解析により証明された．この症例ではエクソン F に Trp^{796}(TGG) → stop (TGA) のナンセンス変異が認められ，またこの変異 AR がホルモン結合能をもたないことが確認された．

AR の質的異常があるとされた睾丸性女性化症完全型の AR 遺伝子の解析も報告された[21]．この症例では AR の DHT に対する親和性が正常 AR の 1/3 に低下していた[17]．AR 遺伝子のエクソン G に Val^{866}(GTG) → Met (ATG) の点変異がみられ，患者母（キャリアー）は同じ変異 AR と正常 AR を有していた．本例の完全なアンドロゲン不応症を示す病像を，AR のホルモン親和性の軽度の低下のみで説明するのは無理があるように思

2. 先天性レセプター異常症

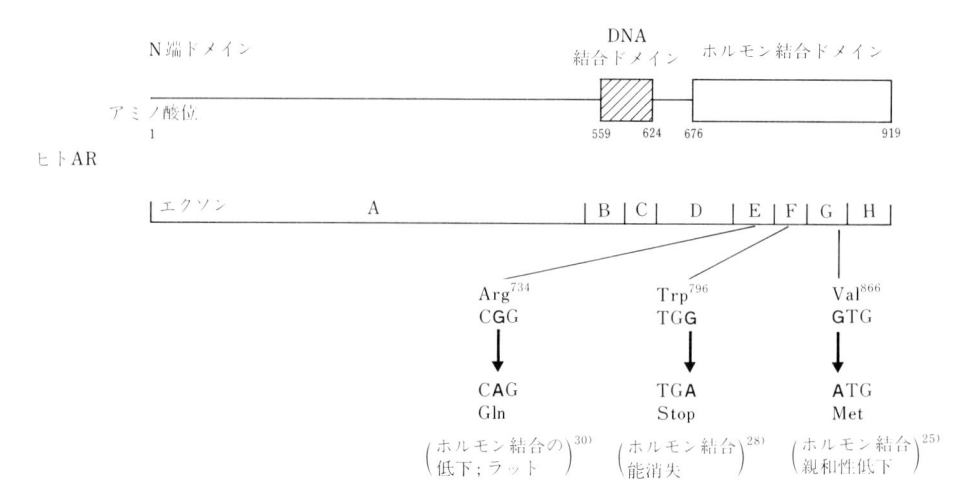

図 2.7 アンドロゲン不応症にみられるアンドロゲンレセプター (AR) の点変異
AR遺伝子は8個 (A～H) のエクソンを有している. ラット AR の Arg^{734} はヒト AR の Arg^{752} に相当する.

われる. エストロゲンレセプターやグルココルチコイドレセプターのホルモン結合ドメインがレセプターの転写活性に重要であるとする知見[25]から考えると, 本例の AR の点変異はホルモンの結合親和性を変化させるのみならずレセプターの転写活性を消失させている可能性がある.

アンドロゲン不応症を示すラット (Tfm ラット) の AR ではエクソン E に Arg^{734} (CGG) → Gln (CAG) の点変異が認められ, ホルモン結合能とレセプターの転写活性の著明な低下がみられた[26] (ラットとヒトの AR はエクソン E～H のアミノ酸配列は完全に一致しており, ラットの Arg^{734} はヒトの Arg^{752} に相当する).

おわりに アンドロゲンが個体の発生・生理において正常に作用するためには, 5α-reductase, AR, および AR 以降の過程のすべてが必要である. 精巣よりの T の分泌が正常であってもこの過程のいずれかに障害があるとアンドロゲン不応の状態となる. しかしアンドロゲン不応に伴う臨床症状は多岐にわたっており, すべての標的細胞が同じ程度の障害を有していない可能性もある. さらに近年の AR の遺伝子構造の解明により, AR の構造の異常とアンドロゲン不応症の臨床症状との関係が今後さらに明らかにされることが期待される.

〔付記〕 脱稿 (1990年9月) の後, AR 遺伝子の異常に基づくアンドロゲン不応症に関する報告が相次いでなされた. これについては優れた総説[27,28]があるので, これらを参照されたい.

〔笠山宗正, 佐藤文三〕

文 献

1) Sinclair AH, Berta P, Palmer MS, Hawkins JR, Griffiths BL, Smith MJ, Foster JW, Frischauf A-M, Lovell-Badge R, Goodfellow PN: A gene from the human sex-determining region encodes a protein with homology to a conserved DNA-binding motif. *Nature* **346**: 240-244, 1990.
2) Pardridge WM: Serum bioavailability of sex steroid hormones. *J Clin Endocrinol Metab* **15**: 259-278, 1986.
3) Parker MG, Webb P, Needham M, White R, Ham J: Identification of androgen response elements in mouse mammary tumor virus and the rat prostate C3 gene. *J Cell Biochem* **35**: 285-292, 1987.
4) Rundlett SE, Wu X-P, Miesfeld RL: Functional characterizations of the androgen receptor confirm that the molecular basis of androgen action is transcriptional regulation. *Mol Endocrinol* **4**: 708-714, 1990.
5) Griffin JE, Wilson JD: The androgen resistance syndromes: 5α-reductase deficiency, testicular feminization, and related syndromes. In: The Metabolic Basis of Inherited Disease (ed by Scriver CR, Beaudet Al, Sly WS, Valle D), pp 1919-1944, McGraw-Hill, New York, 1989.

6) Chang C, Kokontis J, Liao S : Structural analysis of complementary DNA and amino acid sequences of human and rat androgen receptors. *Proc Natl Acad Sci USA* **85** : 7211-7215, 1988.
7) Lubahn DB, Joseph DR, Sar M, Tan J, Higgs HN, Larson RE, French FS, Wilson EM : The human androgen receptor : complementary deoxyribonucleic acid cloning, sequence analysis and gene expression in prostate. *Mol Endocrinol* **2** : 1265-1275, 1988.
8) Tilley WD, Marcelli M, Wilson JD, McPhaul MJ : Characterization and expression of a cDNA encoding the human androgen receptor. *Proc Natl Acad Sci USA* **86** : 327-331, 1989.
9) Faber PW, Kuiper GGJM, van Rooij HCJ, van der Korput JAGM, Brinkmann AO, Trapman J : The N-terminal domain of the human androgen receptor is encoded by one, large exon. *Mol Cell Endocrinol* **61** : 257-262, 1989.
10) George FW, Peterson KG : 5α-Dihydrotestosterone formation is necessary for embryogenesis of the rat prostate. *Endocrinology* **122** : 1159-1164, 1988.
11) Lubahn DB, Joseph DR, Sullivan PM, Willard HF, French FS, Wilson EM : Cloning of human androgne receptor complementary DNA and localization to the X chromosome. *Science* **240** : 327-330, 1988.
12) Wilson JD, Harrod MJ, Goldstein JL, Hemshell DL, MacDonald PC : Familial incomplete male pseudohermaphroditism type 1 : evidence for androgen resistance and variable clinical manifestations in a family with the Reifenstein syndrome. *N Engl J Med* **290** : 1097-1103, 1974.
13) Aiman J, Griffin JE, Gazak JM, Wilson JD, MacDonald PC : Androgen insensitivity as a cause of infertility in otherwise normal men. *N Engl J Med* **300** : 223-227, 1979.
14) Keenan BS, Meyer WJ III, Hadjian AJ, Jones HW, Migeon CJ : Syndrome of androgen insensitivity in man : absence of 5α-dihydrotestosterone binding protein in skin fibroblasts. *J Clin Endocrinol Metab* **38** : 1143-1146, 1974.
15) Griffin JE : Testicular feminization associated with a thermolabile androgen receptor in cultured human fibroblasts. *J Clin Invest* **64** : 1624-1631, 1979.
16) Griffin JE, Durrant JL : Qualitative receptor defects in families with androgen resistance : failure of stabilization of the fibroblast cytosol androgen receptor. *J Clin Endocrinol Metab* **55** : 465- 474, 1982.
17) Brown TR, Maes M, Rothwell WS, Migeon CJ : Human complete androgen insensitivity with normal dihydrotestosterone receptor binding capacity in cultured genital skin fibroblasts : evidence for a qualitative abnormality of the receptor. *J Clin Endocrinol Metab* **55** : 61-69, 1982.
18) Eil C : Familial incomplete male pseudohermaphroditism associated with impaired nuclear androgen retention. Studies in cultured skin fibroblasts. *J Clin Invest* **71** : 850-858, 1983.
19) Kaufman M, Pinsky L, Feder-Hollander R : Defective up-regulation of the androgen receptor in human andorgen insensitivity. *Nature* **293** : 735-737, 1981.
20) Kovacs WJ, Griffin JE, Weaver DD, Carlson BR, Wilson JD : A mutation that causes lability of the androgen receptor under conditions that normally promote transformation to the DNA-binding state. *J Clin Invest* **73** : 1095-1104, 1984.
21) Lubahn DB, Brown TR, Simental JA, Higgs HN, Migeon CJ, Wilson EM, French FS : Sequence of the intron/exon junction of the coding region of the human androgen receptor gene and identification of a point mutation in a family with complete androgen insensitivity. *Proc Natl Acad Sci USA* **86** : 9534-9538, 1989.
22) Kuiper GGJM, Faber PW, van Rooij HCJ, van der Korput JAGM, Ris-Stalpers C, Klaassen P, Trapman J, Brinkmann AO : Structural organization of the human androgen receptor gene. *J Mol Endocrinol* **2** : R1-R4, 1989.
23) Brown TR, Lubahn DB, Wilson EM, Joseph DR, French FS, Migeon CJ : Deletion of the steroid-binding domain of the human androgen receptor gene in one family with complete androgen insensitivity syndrome : evidence for further genetic heterogeneity in this syndrome. *Proc Natl Acad Sci USA* **85** : 8151-8155, 1988.
24) Marcelli M, Tilley WD, Wilson CM, Wilson JD, Griffin JE, McPhaul MJ : A single nucleotide substitution introduces a premature termination codon into the androgen receptor gene of a patient with receptor-negative androgen resistance. *J Clin Invest* **85** : 1522-1528, 1990.
25) Webster NJG, Green S, Rui Jin J, Chambon P : The hormone-binding domains of the estrogen and glucocorticoid receptor contain an inducible transcription activation function. *Cell* **54** : 199-207, 1988.
26) Yarbrough WG, Quarmby VE, Simental JA, Joseph DR, Sar M, Lubahn DB, Olsen KL, French FS, Wilson EM : A single base mutation in the androgen receptor gene causes androgen insensitivity in the testicular feminized rat. *J Biol*

27) Mc Phaul MJ, Marcelli M, Zoppi S, Griffin JE, Wilson JD : genetic basis of endocrine disease 4. The spectrum of mutations in The androgen receptor gene that causes androgen resistance. *J Clin Endocrinol Metab* **76** : 17-23, 1993.

28) Griffin JE : Androgen resistance-The clinical and molecular spectrum. *N Engl J Med* **326** : 611-618, 1992.

2.4 グルココルチコイド不応症

ステロイドホルモン不応症は，ステロイドホルモン過剰症を呈しながら臨床症状の乏しい，またはこれを欠如する病的状態で，ステロイドホルモンの生合成，分泌および代謝系には異常が存在せず，作用機構すなわち主にステロイドホルモンレセプターに障害が存在することが明らかにされ，ステロイドホルモンレセプター異常症という疾患概念が確立されるにいたっている．

原発性グルココルチコイド不応症は，Vingerhoeds ら[1]により，高コルチゾール血症を呈するにもかかわらずCushing症候群の特徴的症状を認めない父子例が報告されたことに始まり，現在まで8例の報告がみられ，いずれもグルココルチコイドレセプター（GR）の異常が確認されている．本稿では，原発性グルココルチコイド不応症について，GR異常とGR遺伝子の変異を中心に最近の知見を概説する．

a. グルココルチコイド（G）の作用発現機構

1985年，Evans ら[2]は，DNA組み換え技術によりヒトGR（777 AA）のcDNAのクローニングに成功し，1次構造を決定し，C末端にデキサメサゾン結合部位，中央部にDNA結合部位，N末端に抗原決定基が存在することを証明した（図2.8）．さらに最近各ドメインの詳細な機能が明らかにされはじめている．DNA結合領域は各レセプター間やv-erb Aと相同性が最も高い部分であり，4個のシステインが一定の間隔で並び，それぞれのシステインがZn^{2+}と配置する"Znフィンガー構造"と呼ばれる特徴的な構造をもつ．ステロイドレセプターは，この構造が2つ連続して存在する．このうちでも，N端側のZnフィンガー構造（CI）の3個のアミノ酸がレセプターの標的遺伝子の選択性に重要であることも明らかにされた．最近VD₃抵抗性クル病II型および完全型睾丸性女性化症において，それぞれVD₃レセプターおよびア

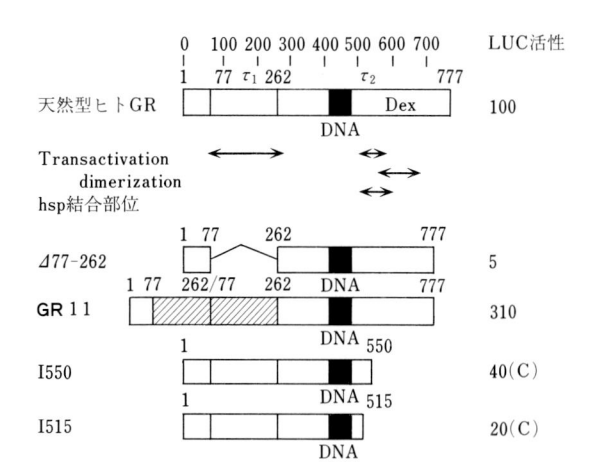

図2.8 グルココルチコイドレセプターの機能ドメインとその人工変異レセプターの転写活性（Evansの図より改変）
ルシフェラーゼ（LUC）活性は10^{-7}Mデキサメサゾン（Dex）存在下における MMTV-LUC で測定．CはDexの存在と無関係に測定される．
DNA：DNA結合部位，Dex：グルココルチコイド結合部位，hsp：熱ショックタンパク，T_1，T_2：transactivation

ンドロゲンレセプターのDNA結合部位のZnフィンガーの点突然変異が証明され，レセプターの作用発現におけるDNA結合部位の重要性が証明されている．

図2.9に示すように，グルココルチコイドホルモンは細胞内可溶分画中に存在するレセプターと結合し，グルココルチコイドホルモンレセプター複合体を形成する．これは特に温度依存性に立体構造の変化を起こし，レセプターが活性化され，2分子の90 kDa熱ショックタンパク（hsp）がレセプターより解離し，分子量9.4万のレセプターの単量体ができる．hspはレセプターのDNA結合部位をマスクし，レセプターの作用発現を阻害しているが，解離することによりこの抑制が解除され，DNA結合能をもつ活性型レセプターになると考えられている（図2.9）[3]．ついで核へ転送され，DNAの特定部位GRE（glucocorticoid responsive element）へ結合し，特定の遺伝子の

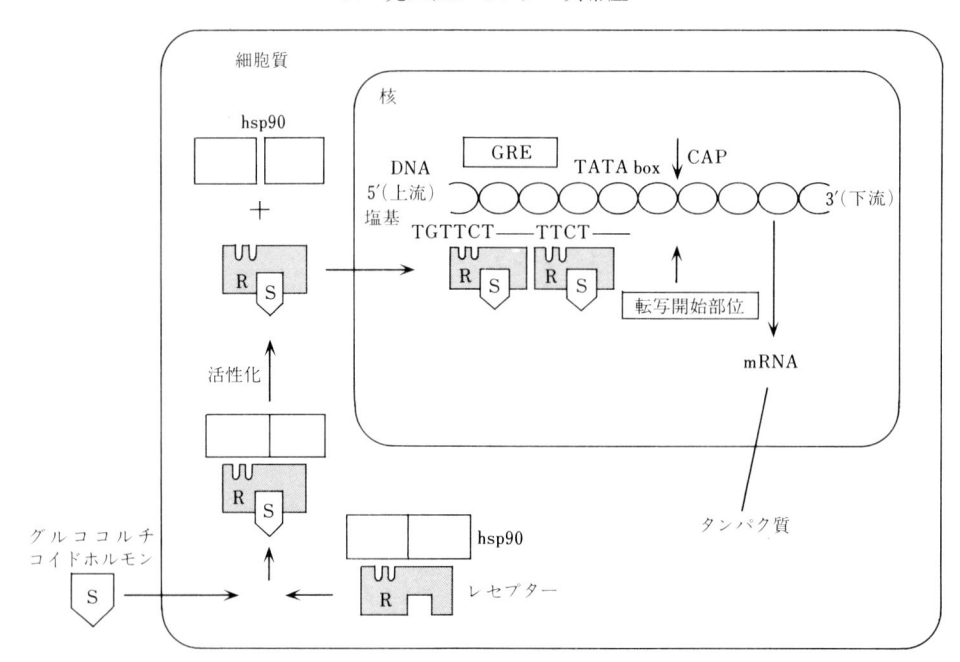

図 2.9 グルココルチコイドホルモンレセプターの作用発現機構
hsp：熱ショックタンパク，GRE：glucocorticoid responsive element

情報発現を起こす．Schutz らは，G 支配下のチロシンアミノ転位酵素遺伝子の上流に GR が結合し，転写を高めるのに必要な少なくとも 15 bp の特異な塩基配列 GRE を明らかにし，その構造中に GTTCT を有し，部分的であっても対称性を有する構造（palindromic sequence）を有する必要があることを明らかにしている．現在 G はホモダイマーとしてこの GRE に結合すると考えられている．

最近，上記の遺伝子発現促進機構と同時に，prooriomelanocortin（POMC）遺伝子，prolactin 遺伝子，proliferine 遺伝子などのように GR により遺伝子発現を抑制する機構が注目されている．正の転写因子と負の転写因子が同一遺伝子上で競合阻害を行い，レセプターが遺伝子発現を抑制する GRE［negative GRE（GREn）］に結合することが考えられる．

GR の cDNA がクローニングされ，そのアミノ酸配列が決定されて以来，次々に他のステロイドレセプターの構造も解明され，ステロイドレセプターは，癌遺伝子の 1 つである v-*erb* 1 と相同性を有している部位をもち，甲状腺ホルモンやビタミン A（レチノイド）やビタミン D のレセプターもステロイドレセプターと同様の構造をもつことが明らかにされ，ステロイド/甲状腺ホルモンレセプタースーパーファミリーと呼称されている．

b. 原発性グルココルチコイド不応症

1976 年，Vingerhoeds ら[1]は，高コルチゾール血症を呈するにもかかわらず中心性肥満など Cushing 症候群の特徴的症状をまったく欠く症例を報告した．Chrousos ら[4]は，これらの症例より得た培養皮膚線維芽細胞，末梢血単核白血球および EB ウイルスでトランスフォームしたリンパ球における GR を詳細に検討し，グルココルチコイドに対する結合親和性の低下および熱安定性の低下を証明し，原発性コルチゾール不応症と呼称した[4]．以後表 2.4 に示すごとく現在まで 8 症例の報告がなされている[5,6]．興味あることに，いずれも GR 数の減少，結合親和性の低下，DNA 結合の低下，不安定レセプターと GR の質的，量的異常が存在することが明らかにされたことである．これは，図 2.9 に示した GR 作用発現機構のどのステップに異常が起こってもグルココルチコイド耐

性が起こることが臨床上証明された非常に重要な仕事である．

　LinderとThompsonはChrousosらの報告例を検討し，GR mRNAの大きさに異常を認めないがその発現量が減少していることや，制限酵素BgⅠⅡ切断によりGR遺伝子のステロイド結合領域の切断パターンが正常者と異なる事実を報告し，本症のGR遺伝子には，少なくとも大きな欠損や再配列は認められず，点突然変異などの小さな変異が存在する可能性を強く示唆した[7]．最近Hurleyらは，本症例においてグルココルチコイド結合ドメインである641番目のアミノ酸アスパラギン酸（GAC）がバリン（GTC）へ点突然変異していることを証明した[8]．さらにBrufskyらは，Malchoffらの症例のGR遺伝子を解析し，グルココルチコイド結合ドメインである729番目のアミノ酸イソロイシン（ATT）がバリン（GTT）へ点突然変異していることを明らかにし[9]，GRの異常がレセプター遺伝子の異常であることが証明されはじめている．全身性のGRの異常のほかに，コルチゾール産生副腎腺腫にたまたま末梢性GR異常が合併した症例も報告され，末梢GC不応症の存在も注目される．

　アンドロゲン不応症である睾丸性女性化症でも，アンドロゲンレセプター遺伝子の点突然変異によるアミノ酸の置換が確認されているが，完全型症例の一部では，ステロイド結合領域遺伝子の欠失や点突然変異による停止コドンを認める症例も報告されている．この事実はアンドロゲンが生命の維持には必須でないため，アンドロゲンレセプター遺伝子の大きな欠損による完全型睾丸性女性化症が発見されうる．一方，Gは生命の維持に必須のホルモンであり，Gの完全耐性をひき起こすGR遺伝子の大きな欠損は個体の死亡を意味するため，G不応症患者では，点突然変異のごとく小さなGR遺伝子の異常による軽度のGR異常のみが発見されることを支持している[10]．

c. モデル動物

　リスザルやマーモセットなど南米大陸（新世界）に棲息する新世界ザルは，旧世界ザル（アカゲザルなど）に比し，血中コルチゾール値は約10倍の高値を示し，血中ACTH，β-エンドルフィンが高値を呈するが，高コルチゾール血症による症状を示さず，本症と類似のG不応症が認められる[11]．

　その単核白血球や皮膚線維芽細胞におけるGRは，G結合親和性の著明な低下と熱不安定性を示し，EBウイルスでトランスフォームしたリンパ球のGR mRNA発現量の減少が認められ，本症にきわめて類似している．さらに，新世界ザルでは，プロゲステロン，エストロゲン，アンドロゲン，アルドステロン，ビタミンD_3の各レセプターにも異常が証明されており，各ステロイドホルモンレセプター遺伝子に共通して保存されている領域の異常が推測されている．現在，その異常GR遺伝子の1次構造の解析がなされつつあり，DNA結合領域およびステロイド結合領域にかなりの変異が示唆されている[11]．

　新世界ザルは，G不応症のみでなく，すべてのステロイドホルモン不応症のモデルとして注目され，各種ステロイドレセプター遺伝子の解析が期待される．

d. 臨床所見および診断

　原発性グルココルチコイド不応症は，現在までに8例（5家系と3散発例）の報告がみられる．Chrousosらの報告に次いで，筆者ら[12]，Iidaら[13]，Bronnengardら[14]，Lambertsら[15]，Vecseiら[16]，Malchoffら[17]，Kontulaら[18]により同様の症例が報告され，いずれもGRの異常が証明されている（表2.4）．本症では，GR異常によりコルチゾールによる負のフィードバックが働かず，下垂体ACTHの過剰分泌をきたすため，副腎皮質ステロイドホルモン分泌亢進をひき起こし，標的臓器におけるコルチゾール作用の低下を補う代償性維持機構が作動すると考えられている．

　本症は，元来，高コルチゾール血症を呈するにもかかわらず，中心性肥満，糖尿病などの高コルチゾール血症による症状を示さない疾患であるため，比較的臨床症状に乏しく，軽症例では無症状で家系調査により初めて発見される例も多い．重症例では，コルチゾールフィードバック障害のた

表 2.4 原発性グルココルチコイド不応症の臨床成績

症例(年齢,性)(報告者)	尿中コルチゾール (μg/日)	血中コルチゾール (μg/dl)	血中ACTH (pg/ml)	デキサメサゾン抑制 (mg)	単核白血球または線維芽細胞GR	症　状	家族性
1. 58, M (Chrousos)	1780±70 ↑	61.1～77 ↑	155, 127 ↑	3	親和性の低下不安定GR	高血圧 低カリウム血症	＋
2. 27, F (筆者ら)	2870±360 ↑	25.6±3.4 ↑	102±29 ↑	8	DNA結合の低下 親和性の低下	－（下垂体小腺腫）	－
3. 35, M (Iida)	609±36 ↑	33.8±9.9 ↑	65±24 ↑	2	GR数の減少	軽度高血圧	＋
4. 46, F (Brönngard)	275 ↑	19.8～28 ↑	150±130 ↑	2	不安定GR	－	＋
5. 26, F (Lamberts)	290 ↑	40±2.9 ↑	58～75	nd	親和性の低下 GR数の減少	多毛 月経不順	＋
6. 24, F (Vecsei)	246 ↑	12.4～30.8 ↑	31	8	GR数の減少	多毛，痤瘡 軽度高血圧	＋
7. 12, M (Malchoff)	102±29 ↑	57.6±4.0 ↑	163±27 ↑	2	親和性の低下	性早熟	＋
8. (Kontula)	nd	nd	nd	nd	GR数の減少	（副腎腺腫）	－
9. 46, M (Lamberts)	nd	148	104	nd	GR数の減少	軽度高血圧	
10. 26, F (Lamberts)	nd	38	56	nd	GR数の減少	痤瘡，多毛，月経不順	
11. 25, F (Lamberts)	nd	29	65	nd	GR数の減少	痤瘡，多毛，月経不順	
12. 20, F (Lamberts)	nd	16	34	nd	GR数の減少	痤瘡，多毛，月経不順	
13. 28, F (Lamberts)	nd	26	52	nd	親和性の低下	痤瘡，多毛，月経不順	
14. 34, M (Lamberts)	nd	19	56	nd	receptor positive	軽度高血圧	

nd：不詳．

めACTH分泌亢進により，デオキシルコルチコステロン（DOC）やコルチコステロンの過剰分泌をきたし，高血圧や低カリウム血症を呈する．また，ACTH過剰分泌は副腎アンドロゲン分泌亢進をひき起こすため，女性例では，多毛，月経異常などの男性化徴候を呈し，思春期以前の小児では性早熟をきたす．

本症は，8例中5例に家系内発症を認め，その遺伝形式は，常染色体劣性遺伝あるいは常染色体優性遺伝が推定されている．

内分泌学的検査では，血中ACTHは正常～高値を示し，それに伴いG，ミネラルコルチコイド，副腎アンドロゲンが過剰分泌されるため，血中コルチゾール値，尿中遊離コルチゾールおよび17-OHCS排泄量の上昇のほか，重症例では，血中副腎アンドロゲン（デヒドロエピアンドロステロン，デヒドロエピアンドロステロンサルフェート，アンドロステネジオン）値や尿中17-KS排泄量は高値を示し，血中DOC，コルチコステロン値も上昇する．アルドステロンの合成分泌は主にレニン-アンオテンシン系の調節を受けるため，血中アルドステロン値は正常値を示す．上昇した血中コルチゾール値は，GR異常のため，少量のデキサメサゾンでは抑制されず，2～8mgの大量ではじめて50％以下に抑制される．

以上の内分泌学的所見は，いずれもCushing病と同様である．本症ではCRF-ACTH-コルチゾール系の日内リズムが保たれるため，血中コルチゾール値は高値ながら朝高く深夜に低下する日内変動を示す．しかし，Cushing病の一部症例でも同様のコルチゾール日内変動を認めることがあり，内分泌検査成績のみでは，Cushing病と鑑別できず，本症の診断には，上記のごとき臨床症状，検査所見に加えて，末梢単核白血球や培養皮膚線維芽細胞におけるGR異常の証明が不可欠である（表2.5）．

本症が，高血圧などの症状を含めて，Cushing病に類似した臨床的所見を呈することは，いままでCushing病と診断され，下垂体に腺腫を認めず下垂体過形成と診断された症例の一部に，G不応症

表 2.5 原発性コルチゾール不応症の診断基準

1) Cushing 症候群の特異的な症状に乏しいか，まったくこれを欠いている．重症例では，高血圧，低カリウム血症，痤瘡，多毛，月経不順をみる
2) 内分泌学的には Cushing 病に一致する成績を示す
   a) 高コルチゾール血症，高 ACTH 血症
   b) 血中および尿中遊離コルチゾールの増加
   c) 血中コルチゾール結合タンパク質は正常
   d) 血中コルチゾールは少量のデキサメサゾンで抑制されず，大量のデキサメサゾン(4.8mg)で抑制される．
3) 単核白血球，線維芽細胞のコルチゾールレセプター異常の証明
   a) 結合親和性の低下
   b) 不安定レセプター
   c) DNA 結合の低下(活性化機構の異常)
   d) レセプター数の減少
   e) 線維芽細胞におけるデキサメサゾンによるアロマターゼ活性誘導の低下
   f) デキサメサゾンによるチミジン取り込み抑制の欠如
4) 家族内発症，散発性発症
5) 鑑別診断
   a) Cushing 病
   b) 異所性 CRF，ACTH 産生腫瘍

が存在する可能性を示唆している[19]．さらに近年，特発性多毛症患者の一部に GR 異常症が存在することが報告され[15]，きわめてまれな遺伝性疾患と考えられる本症の頻度の増加が推測され，今後の検討課題と考えられる．

e. 治　　療

原発性グルココルチコイド不応症の治療は，無症状の症例では，無治療で経過観察する．高血圧や男性化徴候などの症状を示す重症例では，デキサメサゾン 1.5〜3mg/日を投与し，ミネラルコルチコイドや副腎アンドロゲンの分泌抑制により症状の軽快をみる．しかし，ACTH 産生下垂体腺腫の合併例が認められることにより，G 不応による長期間の持続的な CRF-ACTH 分泌亢進が下垂体の過形成→腺腫の発生に関与する可能性も否定できず，無症状症例の治療に関して，今後の症例の蓄積が必要と考えられる．

おわりに　　遺伝子工学，DNA 組み換え技術の進歩により，GR cDNA および 1 次構造と機能ドメインが相ついで解明された．原発性グルココルチコイド不応症の GR DNA レベルよりの最近の病因解明の進歩について紹介した．

〔名和田　新〕

文　献

1) Vingerhoeds ACM, Thijssen JHH, Schwarz F : Spontaneous hypercortisolism without Cushing's syndrome. *J Clin Endocrinol Metab* **43** : 1128, 1976.
2) Evans RM : The steroid and thyroid hormone receptor family *Science* **240** : 889, 1988.
3) Evans RM : Molecular characterization of the glucocorticoid receptor. *Recent Prog Horm Res* **45** : 1, 1989.
4) Chrousos GP, Vingerhoeds ACM, Brandon D, Eil C, Puget M, De Vroede M, Loriaux DL, Lipsett MB : Primary cortisol resistance in man. A glucocorticoid receptor mediated disease. *J Clin Invest* **69** : 1261, 1982.
5) 土師正文, 名和田　新：原発性グルココルチコイド不応症. *Biomedica* **5** : 724, 1990.
6) 名和田　新：ステロイドホルモン過敏症と抵抗性の機構. 最新医学 **48** : 2204, 1991.
7) Linder MJ et al : Abnormal glucocorticoid receptor gene and mRNA in primary cortisol resistance. *J Steroid Biochem* **32** : 243, 1989.
8) Hurley DM et al : Point mutation causing a single amino acid substitution in the hormone binding domain in the glucocorticoid receptor in familial glucocorticoid resistance. *J Clin Invest* **87** : 680, 1991.
9) Brufsky AM, Malchoff DM, Javier EC, Reardon GE, Rowe D, Malchoff CD : Federations Proceeding USA 1990.
10) 名和田　新, 中尾隆介：アンドロゲン不応症の分子生物学. 医学のあゆみ (印刷中)
11) 名和田　新：グルココルチコイド不応症. 蛋白質核酸酵素 **33** : 870, 1988.
12) Nawata H et al : Decreased deoxyribonucleic acid binding of glucocorticoid-receptor complex in cultured skin fibroblasts from a patient with the glucocorticoid resistance syndrome. *J Clin Endocrinol Metab* **65** : 219-226, 1987.
13) Iida S et al : Primary cortisol resistance accompanied by a reduction in glucocorticoid receptors in two members of the same family. *J Clin Endocrinol Metab* **60** : 967-971, 1985.
14) Bronnegard M et al : Primary cortisol resistance associated with a thermolabile glucocorticoid receptor in a patient with fatigue as the only symptom. *J Clin Invest* **78** : 1270-1278, 1986.
15) Lamberts SW et al : Familial cortisol resistance : differential diagnostic and therapeutic aspects. *J Clin Endocrinol Metab* **63** : 1328-1333, 1986.

16) Vecsei P et al: Primaly glucocorticoid receptor defect with likely familial involvement. *Cancer Res* (Suppl) **49**: 2220 s-2221 s, 1989.
17) Malchoff CD et al: Primaly cortisol resistance presenting as isosexual precocity. *J Clin Endocrinol Metab* **70**: 503-507, 1990.
18) Kontula K et al: Glucocorticoid receptors in adrenocorticoid disorders. *J Clin Endocrinol Metab* **51**: 654-657, 1980.
19) 名和田 新, 土師正文: グルココルチコイド不応症. 日本臨床 **47** (増刊号): 1075-1080, 1989.

2.5 偽性低アルドステロン症

生体内鉱質コルチコイド（MC）の生物学的活性が正常であるにもかかわらず，MC不応性の高ナトリウム血症，高カリウム血症，高クロール性代謝性アシドーシスなどの所見を呈する症候群は，偽性低アルドステロン症（pseudohypoaldosteronism, PHA）と呼ばれ，1958年 Cheek と Perry によって，はじめて Na 喪失，高カリウム血症，低血圧を伴った生後3か月の男子例が報告された[1]．一方，外因性 MC 不応の高カリウム血症を呈するが Na 喪失が認められず，血圧は，むしろ高値を示す成人例が報告され[2]，Schambelan らは，このような例を PHA type II とし，前記の Na 喪失を伴う例を type I と分類している．また，腎移植[3]，Methicillin による間質性腎炎[4]，大腸切除による PHA[5]，上部尿路感染症，閉塞性腎症[6]，などで一時的に PHA 症状を呈した症例報告もあり secondary PHA と呼ばれている．

a. type I 偽性低アルドステロン症 (type I PHA)

（1） 臨 床 症 状

本症は，生後まもなく気づかれる哺乳力低下，体重増加不良，あるいは体重の著しい減少，脱水，嘔吐，発熱などによるショック症状などで発見されることが多い（表2.6）．主要症状は比較的ゆるやかに出現する塩喪失症状であるが，発症が急激な場合脱水による低ナトリウム血症によるけいれん，意識低下や，高カリウム血症による不整脈，心停止などが起こることがある．

検査成績上，著明な低ナトリウム血症，高カリウム血症，代謝性アシドーシス（高クロール性アシドーシス）を示し，レニン-アンジオテンシン-アルドステロン系の亢進を伴うが，腎機能，副腎機能には通常異常が認められない．Na 喪失は，尿中 Na 排泄増加によるが，汗を介しての Na 喪失が主体で尿中 Na 排泄増加を認めない，'variant' の症例報告[7]や，最近家族性の唾液からの Na 喪失例が報告されている[8]．本症の臨床症状および生化学的異常は，MC（酢酸デオキシコルチコステロン：DOCA，もしくは9フルオロコルチゾール：9-F）投与によって是正されないが，食塩補充で改善し，体重も増加し，1か月〜1.5年の経過で食塩補充なくして自然寛解し，その後の順調な発育が期待できる．しかし，その後も腎尿細管の基本的な異常は持続しており，食塩制限により容易に低ナトリウム血症，高カリウム血症，代謝性アシドーシスなどをきたし，血漿レニン活性や血，尿中アルドステロンの高値や MC に対する腎尿細管の不応性は依然として存在する．

表2.7は，Oberfield ら[9]や Speiser ら[10]が文献的に集計した症例にその後の報告を加え，臨床ならびに検査上の所見を分析した成績を示す．大多数は生後7か月以内に受診しているが，Na 補充は2歳までに不用になっている．

本症は家族性発症例が多いが，単発性のものも報告されている．家族性発症例の遺伝形式は常染色体優性遺伝，常染色体劣性遺伝のいずれの報告もある．Bosson ら[11]は，単核球のアルドステロンレセプターの検索から常染色体劣性遺伝の確認しえた家系を報告し，また Kuhnie ら[12]は，同様の方法で，8家系について検討し常染色体優性および

表2.6 Type I PHA の臨床的特徴

新生児後期から乳児期までの発症
発育不全
食欲不振，体重減少
嘔吐，不機嫌
著しい塩喪失
低ナトリウム血症と高カリウム血症
代謝性アシドーシス（高クロール性）
腎，副腎機能正常
血漿レニン活性，血中アルドステロン値の高値
食塩補充による臨床的および生化学的所見の改善
加齢に伴う自然回復

表2.7 Type I PHA 報告例にみられる臨床的所見の頻度

生後7か月以内の初診	62/67
男	38/65
初発症状：発育不良，電解質平行障害，脱水，湿疹	62/67
尿中 Na 喪失	30/42
唾液中 Na 喪失	5/7
汗への Na 喪失	3/9
尿中アルドステロン増加	25/25
血漿アルドステロン増加	47/47
PRA 増加	43/43
腎生検正常	4/4
DOCA 投与に対する無反応	32/32
アルドステロン投与に対する無反応	2/2
高 Na 食の治療効果	55/55
ACTH 刺激試験に対する正常反応	26/26
Na 補充の中止，2歳まで	28/30

劣性遺伝形式の存在，レセプターの異常，単一遺伝子の欠損の可能性などを報告している．

（2）病　　　因

本症では，主として腎尿細管での Na 再吸収とKおよび水素イオンの分泌が低下しており，MCを投与してもそれらの異常が改善しないことを特徴とするが，基本的異常の詳細な機序についてはまだ確定した見解は得られていない．当初，Cheek と Perry は，アルドステロンの腎遠位尿細管に対する不応性を本症の成因として提唱した[1]．

腎のステロイドレセプターには，MC と高い親和性をもつ type I レセプター，糖質コルチコイド（GC）と高い親和性をもつ type II レセプターが存在し，さらに type I レセプターは，腎以外の多くの臓器に存在することが知られているが，Armanini ら[13]は，単核球の type I レセプターが，PHA の患者において，一部分もしくは完全欠損していることを報告し，Oberfield ら[9]は，PHAでは腎以外においても，唾液腺，汗腺，大腸においても外因性 MC に対する反応が低下していることを示した．さらに，Wehling ら[14]は，PHA 例では，単核球内での Na, K 濃度が，アルドステロン存在下においても変化しないことを証明し，以上のことは本症がレセプター異常症である可能性を強く示唆している．

PHA 症例のなかには塩分投与による治療中，感冒などに罹患した際，急激な低ナトリウム血症，脱水，ショック症状をきたすことがある．Herknerら[15]はこのようなストレス下の塩喪失の増大はストレスに対して増大したアルドステロンレセプターにも親和性の強い糖質ホルモンがアルドステロンレセプターを占拠してしまい，その結果ますます塩喪失の程度が強くなるために起こるとしている．そして PHA の病因は，アルドステロンレセプターの MC に対する親和性の低下にあるとしている．

こうしたレセプター機構の異常に加え，Bierichら[16]は，腎生検標本を用い，PHA 例では Na-K ATPase が欠損ないし低下していることを示し，本症の発症にレセプター後伝達機構の障害も関与している可能性を示唆しているが，この酵素活性低下は MC の作用が起こらないため生じた2次的結果である可能性も否定できない．また腎尿細管の形態学的な異常は証明されておらず腎生検所見も傍糸球体装置の肥大が認められているだけである．

プロスタグランジン（PG）や未知の Na 利尿因子の過剰分泌が MC の作用を機能的に拮抗している可能性も示唆されている．Rampini ら[17]は PHA 例にインドメサシンを投与すると，臨床症状や Na 喪失などの生化学的所見が改善しえたことから PG の過剰分泌が本症の原因であるらしいと報告し，さらに Werder ら[18]は PHA 患者の尿中 PGE_2 および $PGF_2\alpha$ の排泄増加を証明し，食塩の補充でそれが正常化したと報告している．しかしこのような異常は2次的な現象である可能性がある．

また32週の未熟児で一時的 PHA 症状が出現した例で，その原因を近位尿細管での機能の成熟過程遅延に求めた報告もある[19]．しかし，成長後も尿細管の基本的異常は持続していると考えられこの説は否定的である．

PHA 症例で食塩摂取量を増加することにより血漿アルドステロン濃度を低下させることができること，また塩分摂取制限により血漿アルドステロン濃度がますます上昇するという報告がみられ[20]，さらにアルドステロンとレセプターで競合するスピロノラクトンという薬剤を用いることに

より尿中 Na 排泄量が増加すること[21]，Oberfield ら[9] の症例では症状の改善した例にスピロノラクトンを投与したところ低 Na 症状が再び出現したということもあり，MC に対する反応が遠位ネフロンで完全には欠如していないと示唆される報告がある．このように PHA の病因についてすべての症例がレセプターの異常で説明できるかどうか，近年 MC レセプターの1次構造が決定されたことによりレセプターのアミノ酸配列の異常など，さらに解明が進むものと考えられる．

（3）治　　療

初発時は症例によっては相当量の Na が体外に失われ細胞外液量も著減していることが多く，脱水，ショックに対しては，Na を含む輸液を中心とした適切な治療を行う必要がある．しかし，急激な Na 負荷は細胞内脱水の増強になる危険性があり注意を要する．その後は経口的に塩分を尿中 Na 喪失量に発育に十分な量を追加して投与すればよい．通常2歳までに塩分投与の必要量は徐々に低下する．しかし報告によっては7歳になってもまだ加療が必要とされた例もあり，かなり個人差がみられる．またレニン-アルドステロン系の異常は Na バランスが改善された後も認められることが多い．

b．type II 偽性低アルドステロン症
　　　（type II PHA）

1981年 Schambelan ら[2] は，MC 不応性の高カリウム血症，高クロール性アシドーシスなど type I PHA に類似する所見を呈するが塩喪失がみられず高血圧を伴う症例を報告し，type II PHA として区別した．type II PHA の報告例は少なく，わが国では1988年に1例[22]，1990年に3例[23] 報告されている．

（1）臨床症状

本症の報告年齢は，4歳から52歳まで広く分布しており，男性がやや多い傾向にある．検査成績上，高カリウム血症，高クロール性代謝性アシドーシスを呈している．type I PHA と異なる点として，血清 Na 濃度正常であり塩喪失は認められない．血漿レニン活性（PRA）の基礎値は低下しているが立位負荷などの刺激試験には反応する．血漿アルドステロン濃度は正常から軽度上昇しており，立位負荷，アンジオテンシン II や ACTH 負荷にて増加する．副腎機能には異常は認められず，糸球体ろ過量からみた腎機能は正常範囲内である．腎生検組織像にも異常は認められていない．また，循環血漿量は増加しており，血圧の上昇が認められる．また，家族内発症例も報告され，その遺伝形式は常染色体優性であるとされている[23,24]．しばしば低身長，知能低下，歯牙や身体の奇形を伴う．

（2）病　　因

Schambelan ら[2] は，本症の1次的成因として遠位尿細管における Cl^- の透過性亢進（Cl shunt）を提唱した．これにより，尿細管内陰性電位が減少し，電位勾配依存性 K^+，H^+ 排泄が低下するため，高カリウム血症，アシドーシスが発生する．さらに，Na^+ の再吸収亢進が生じるため，血漿量増大，PRA 低下，血圧の上昇が起こると説明している（図 2.10）．また，高カリウム血症は2次的に腎におけるアンモニア産生を抑制するため H^+ 排泄低下が生じ，アシドーシスを増悪させると考えられる．このように本症の本質は尿細管における Cl shunt の存在と考えられるが，しかし Cl の再吸収がなぜ亢進するかについては現在のところ不明である．最近，武ら[23] は家族性に発症した type II PHA の症例において検討し尿中 K 排泄低下が遠位尿細管における Cl 細吸収亢進に基づきこの選択的尿細管障害が常染色体優性に遺伝されうることを報告している．

（3）治　　療

Cl の摂取を制限し（減塩食）利尿薬を投与する．

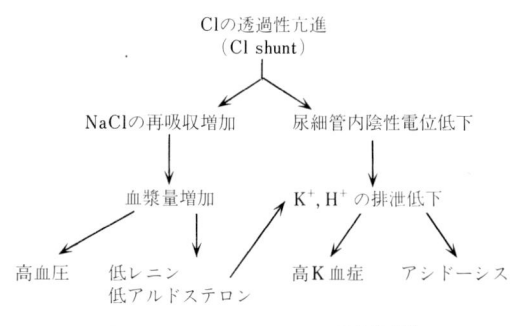

```
          Cl の透過性亢進
           (Cl shunt)
          ↙        ↘
   NaCl の再吸収増加    尿細管内陰性電位低下
      ↓     ↓              ↓
              → $K^+$，$H^+$ の排泄低下
   血漿量増加                    ↓
   ↓     ↓           ↓        ↓
  高血圧  低レニン    高K血症   アシドーシス
          低アルドステロン
```

図 2.10 Type II PHA の発生機序[2]

本症の高カリウム血症，高血圧の是正にサイアザイド系の利尿薬が有効であるとする報告も多く，さらに本剤における K 利尿効果は，アシドーシスの改善，PRA，アルドステロン値の正常化にも関与するとされている[23~25]．また，ADH（1-desamino-8-D-arginine vasopressin, dDAVP）により K 排泄が改善したことも報告[26]されているが，詳細な機序については不明である．

〔追記〕　Arai らは17歳のtype IPHA の症例に 11β-hydroxysteroid dehydrogenase 抑制剤である carbenoxolone を投与すると血清電解質の正常化，尿中 Na 排泄の低下を見たことより，腎において正常に機能する MC レセプターが存在すると報告している．また同一症例で MC レセプターの遺伝子解析を行うと $A^{760} \rightarrow G^{760}$，$Ileu^{180} \rightarrow Val^{180}$，$C^{944} \rightarrow T^{944}$，$Ala^{241} \rightarrow Val^{241}$ の異常が発見された．これらの異常が本疾患の病因となりうるかさらに検討中である． 〔武田仁勇，竹田亮祐〕

文　献

1) Cheek DB, Perry JW : A salt wasting syndrome in infancy. *Arch Dis Child* **33** : 252-256, 1958.
2) Schambelan M, Sebastian A, Retor FC Jr : Mineralocorticoid resistant renal hyperkalemia without salt wasting (Type II pseudohypoaldosteronism) : Role of increased renal chloride reabsorption. *Kidney Int* **19** : 716-727, 1981.
3) Uribarri J, Oh S, Butt H, Carrol J : Pseudohypoaldosteronism following kidney transplantation. *Nephron* **31** : 368-370, 1982.
4) Cogan M, Arief I : Sodium wasting, acidosis and hyperkalemia induced by methicillin interstitial nephritis. *Am J Med* **64** : 500-503, 1974.
5) Sugawara M, Lebron BA, Calabria R : Pseudohypoaldosteronism following resection of ileum and colon. *Nephron* **51** : 567-568, 1989.
6) Rodriguez-Soriano J, Vallo A, Oliveros S, Castillo G : Transient pseudohypoaldosteronism with unilateral obstructive uropathy in an infant. *J Pediatr* **103** : 375-380, 1983.
7) Anand SK, Froberg L, Northway JD : Pseudohypoaldosteronism due to sweat gland dysfunction. *Pediatr Res* **10** : 677-682, 1976.
8) Sanderson IR, Carter EP, Dillon MJ, Oberholzer VG, Savage MO : Familial salivery gland insensitivity to aldosterone : A variant of pseudohypoaldosteronism. *Horm Res* **32** : 145-147, 1989.
9) Oberfield SE, Levine LS, Carey RM : Pseudohypoaldosteronism : Multiple target organ unresponsiveness to mineralocorticoid hormones. *J Clin Endocrinol Metab* **48** : 228-234, 1979.
10) Speiser PW, Stoner E, New MI : Pseudohypoaldosteronism : A review and report of two new cases. *Adv Exp Med Biol* **196** : 173-195, 1986.
11) Bossen D, Kuhnle U, Mees N : Generalized unresponsiveness to mineralocorticoid hormone : familiar recessive pseudohypoaldosteronism due to aldosterone-receptor deficiency. *Acta Endocrinol* (Copenh) **113** (Suppl 279) : 376-381, 1986.
12) Kuhnle U, Nielsen H, Tietze HU, Schroeter CH, Schlamp D, Bossen D, Knorr D, Armanini D : Pseudohypoaldosteronism in eight families : different forms of inheritance are evidence for various genetic defects. *J Clin Endocrinol Metab* **70** : 638-641, 1990.
13) Armanini D, Kuhnle U, Strasser T, Dorr H, Weber PC, Funder JW : Aldosterone-receptor deficiency in pseudohypoaldosteronism. *N Engl J Med* **313** : 1178-1181, 1985.
14) Wehling M, Kuhnle U, Weber PC, Armanini D : Lack of effect of aldosterone on intracellular sodium and potassium in mononuclear leukocytes from patients with pseudohypoaldosteronism. *Clin Endocrinol* **28** : 67-74, 1988.
15) Herkner K, Pollk A, Swoboda W : Explanation of the pseudohypoaldosteronism (PHA)-stress syndrome with an artificial aldosterone receptor model. *J Steroid Biochem* **20** : 317-320, 1984.
16) Bierich JR, Schmidt U : Tubular Na, K-ATPase deficiency, the cause of the congenitral renal salt-losing syndrome. *Eur J Pediatr* **121** : 81-87, 1976.
17) Rampini S, Furrer J, Keller HP : Congenital pseudohypoaldosteronism : case report and review. *Helv Pediatr Acta* **33** : 153-167, 1978.
18) Weder EA, Hilbe W, Vallotton MB : Prostaglandin excretion in pseudohypoaldosteronism type I. *Acta Endocrinol* **113** (Suppl 279) : 381-385, 1986.
19) Keszler M, Sivasubramanian KN : Pseudohypoaldosteronism. *Am J Dis Child* **137** : 738-740, 1983.
20) Postel-Vinay MC, Alberti GM, Ricaur C : Pseudohypoaldosteronism : persistence of hyperaldosteronism and evidence for renal tubular and intestinal responsiveness to endogenous aldosterone. *J Clin Endocrinol Metab* **39** : 1038-1044, 1974.
21) Proesmans W, Geussens H, Corbeel I : Pseudohypoaldosteronism. *Am J Dis Child* **126** : 510-516, 1973.
22) 伊藤公道，山田研一，吉田　尚：塩類喪失を示さない鉱質コルチコイド抵抗性高カリウム血症 type II

pseudohypoaldosteronism の1例. 日内会誌 **77**: 425-429, 1988.
23) 武 千春, 池田恭治, 倉沢忠弘, 山根至二, 黒川 清: 家族性偽性アルドステロン低下症 II 型―腎尿細管における Cl イオン再吸収亢進の証明―. 日内分泌会誌 **66**: 920, 1990.
24) Farfel Z, Iania A, Rosenthal T: Familial hyperpotassemia and hypertension accompanied by normal plasma aldosterone levels. Possible hereditary cell membrane defect. *Arch Intern Med* **138**: 1828-1832, 1978.
25) Travis PS, Cushner HM: Mineralocorticoid-induced kaliuresis in type-II pseudohypoaldosteronism. *Am J Med Sci* **292**: 235-240, 1986.
26) Nahum H, Paillard M, Leviel F, Idatte JM: Pseudohypoaldosteronism type II: proximal renal tubular acidosis and dDAVP-sensitive renal hyperkalemia. *Am J Nephrol* **6**: 253-262, 1986.

2.6 甲状腺ホルモン不応症

a. 疾患概念

甲状腺ホルモン不応症は，体細胞の甲状腺ホルモンに対する反応性が低下している疾患である．その病型には，甲状腺機能亢進症を呈する下垂体型，甲状腺機能が正常ないし低下症を示す全身型，機能低下症を呈する末梢型がある．本症候群は1967年Refetoffらによって初めて報告されたため，Refetoff症候群とも呼ばれているが，現在までに100例以上が全世界で報告されている．わが国でも，筆者らが昭和62年に行った厚生省班会議の全国調査では8例の報告が確認されており（表2.8)[1]，それ以後もいくつかの報告がなされている．末梢型については，いまだ世界で1例のみの報告であるので，前2者について述べる．

（1）全身型

1967年Refetoffら[2]は，6歳女児に偶然骨端発育不全を発見し，甲状腺機能低下症を疑ったが，血中タンパク結合ヨード（PBI）が$19.8\,\mu g/dl$と異常高値を示した例を報告した．この例では甲状腺腫は認められたが，アキレス腱反射の弛緩相の低下，および身体発育の遅れなど，骨の変化と同様に甲状腺機能低下症の所見がみられた．また，この患者は聾啞であり，兄と妹にも同様の聾啞，PBIの増加，骨端発育不全がみられた．これら患者のTBG結合能は正常で，遊離T_4は明らかな増加がみられた．そのため当時血中TSH測定はできなかったが，Refetoffらは血中甲状腺ホルモンの増加はTBG増加によるものではなく，体細胞の甲状腺ホルモンに対する反応性が悪いため，これに対応してTSH分泌が刺激され，その結果，甲状腺において過剰な甲状腺ホルモンが産生・分泌されたものと考えた．以後，Refetoff症候群の成因として甲状腺ホルモン核レセプター（T_3R）の異常が示唆されていたが，1989年Sakuraiらの報告[3]では，全身型甲状腺ホルモン不応症のリンパ球から取り出したDNAをPCR法で増幅し，塩基配列を調べたら，β型のT_3RのN端から340番目のアミノ酸・グリシンがアルギニンに点突然変異していた．後述するように，この部位は甲状腺ホルモンとT_3Rの結合部位の異常であり，このため甲状腺ホルモンと同核レセプターの結合親和性が著しく低下していた．全身型のRefetoff症候群の成因として，このほかにも，β型T_3Rの448番目のアミノ酸・プロリンがヒスチジンに置換された例や，劣性遺伝形式をとるRefetoff症候群の家系のなかにはβ型のT_3Rのexon 4から8まで欠失がみられるタイプも報告されている[4]．また，後述するように上記部位以外の異常も予想され，今後，いろいろな形でのT_3R遺伝子異常が報告されると思われる．

（2）下垂体型

Gershengornらは1975年，不適合TSH分泌症として，甲状腺ホルモンに対して下垂体のみが選択的に反応しない甲状腺ホルモン不応症を報告し

表 2.8 日本における甲状腺ホルモン不応症の甲状腺ホルモン値のまとめ

症例	1	2	3	4	5	6	7	8	±SD
$T_4\,(\mu g/dl)$	20.8	22.7	27.1	26.2	15.3		56.4	12.3	25.8±11.5
Free $T_4\,(ng/dl)$	3.3	3.6	4.4	4.2			12.9	2.0	5.1±3.9
$T_3\,(ng/dl)$	319	362	250	420	195	225	826	283	360±22.1
TSH $(\mu U/ml)$	4	12	5.0	17	27.3	10.4	0.8	6.7	9.1±9.0
BMR (%)	+1	+7	-12.3	-4.5	-13.5		+12	+32	

症例1～6は全身型（男2，女4例：3～30歳），症例7～8は下垂体型（女2例：25～61歳）の甲状腺ホルモン不応症である．
（厚生省特定疾患ホルモン受容機構異常調査研究班による全国調査の1987年度報告書よりのデータ[1]）

2.6 甲状腺ホルモン不応症

```
            1    147  227    301         514
erb Aβ-2   [        |DNA |     T₃      ]

            1   94    174    248      461
erb Aβ-1   [///|100 | 100  |  100    ]

            1 40  120   194     370 410
erb Aα-1   [▨| 86 | 72 |  82    |100]

            1 40  120   194       370  492
erb Aα-2   [▨| 86 | 72 |  82      |▤▤▤]
```

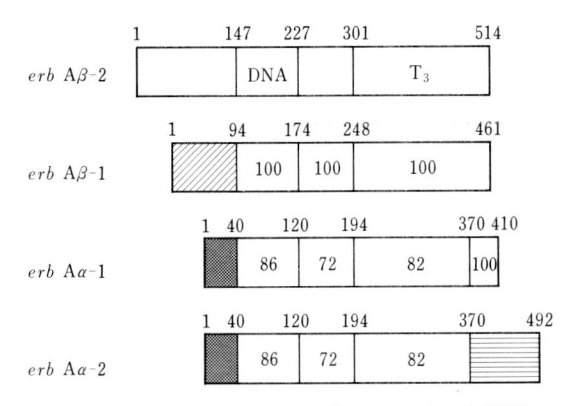

図 2.11 甲状腺ホルモン核レセプター（T_3R）の多様性[6]
T_3R には c-erb Aα と c-erb Aβ が存在し，alternative splicing によって，N 端のアミノ酸のみが異なっている c-erb Aβ-1 と c-erb Aβ-2 が，一方，C 端のアミノ酸のみが異なっている c-erb Aα-1 と c-erb Aα-2 が存在する．各レセプターの図上部の数字は N 端からのアミノ酸数を示し，図内の数字は各部位の c-erb Aβ-2 に対する類似性を％で示す．

た[5]．この場合，血中に活性型甲状腺ホルモンが存在するにもかかわらず，下垂体細胞へのフィードバックがかからず，TSH 分泌が続いてしまう．このため，甲状腺腫が生じ，過剰に産生された甲状腺ホルモンに全身体細胞は反応できるため，甲状腺機能亢進症状を呈する．下垂体細胞には，3 種類の T_3R が存在し，うち 1 つは下垂体細胞に特異的な型（c-erb Aβ-2）であり（図 2.11），この異常もしくは TSH 遺伝子の 5′ region の異常が下垂体型の甲状腺ホルモン不応症の成因ではないかと考えられているが，いまだ明らかではない．

b. 診 断 基 準

全身型，下垂体型，それぞれ多くの症例が報告されている．家族性の発症が多いが，散発例もある．また，多くは先天性であるが，後天性のものもある．家族性のものは，常染色体優性の遺伝形式をとるものが多い．

臨床症状は，全身型では無症状のものと甲状腺機能低下症症状を伴うものとがある．下垂体型では甲状腺機能亢進症を伴っている．多くの例では甲状腺腫大がみられる．全身型では骨発育遅延や感音性難聴，知能低下，精神障害などを伴う例が報告されている．

表 2.9 甲状腺ホルモン不応症診断の手引き[1]

1．甲状腺ホルモン不応症にみられる所見 　1) 血中遊離甲状腺ホルモン濃度と全身の代謝状態が合致しない． 　2) 血中遊離甲状腺ホルモン濃度に不相応な甲状腺刺激ホルモン（TSH）の分泌がみられる． 　3) 甲状腺ホルモン投与による代謝状態の変化が乏しい． 　4) 甲状腺ホルモン投与による TSH 分泌の抑制が不十分． ＜診断基準＞ 上記所見のうち，1)，2)，3)，4) をみたすもの…全身型 　　　　　　　　　2)，4) をみたすもの………下垂体型 　注）1)，3) をみたすものは「末梢型」と分類されるが，世界で 1 例の報告があるのみである． 2．病型別の所見 　1) 全身型 　　血中遊離甲状腺ホルモン濃度が高値であるにもかかわらず，それに相応する TSH 分泌の抑制，末梢代謝状態の亢進が認められず，外因性甲状腺ホルモンに対する反応性が乏しい． 　2) 下垂体型 　　血中遊離甲状腺ホルモン濃度が高値であり，末梢代謝状態は亢進しているが，TSH 分泌の抑制が認められない．	＜参考所見＞ 1) 本症では TSH の分泌増加を伴うため，甲状腺腫を認めることが多く，甲状腺放射性ヨード摂取率は高値である． 2) 全身型では骨発育遅延のみられるものや感音性難聴，知能低下，精神障害などを伴う例の報告がみられる． 3) 家族発生がみられる． 4)「末梢型」では血中遊離甲状腺ホルモン濃度，TSH 分泌は正常であるが，末梢代謝状態は低下しており，外因性甲状腺ホルモンに対する反応が乏しい． 3．診断の進め方 血中遊離サイロキシン（Free T_4），遊離トリヨードサイロニン（Feer T_3）濃度の高値（注 1） 　　　↓ TRH 負荷試験を行い，TSH 分泌抑制がないことを確認 　　　↓　　　　　　　　　　　　　　　　（注 2） 末梢代謝状態の評価（注 3） 亢進→ TSH 産生腫瘍の除外→下垂体型の可能性 正常ないし低下→全身型の可能性 　　　↓ T_3 を段階的に漸増投与し，末梢代謝状態，TSH 分泌の反応を検討．

注　1) TBG 増加，異常アルブミン，抗 T_4・T_3 抗体などの存在を除外する（T_4, T_3, TBG, free T_4, free T_3, FT_4I 値を参考）．
　　2) 抗 TSH 抗体の除外．
　　　TSH の生物活性の確認（外因性 T_3 投与時の甲状腺腫の縮小，T_4 値の低下などを参考）．
　　3) 代謝状態は臨床的に判断するが，参考になる所見としては，睡眠時脈拍，基礎代謝，ET/PEP, 総コレステロール，CPK，フェリチン，sex hormone binding globulin (SHBG)，尿中ヒドロキシプロリンなどがある．

特徴的な検査成績は，活性型甲状腺ホルモンが高値であるのに，血中 TSH が正常値ないしそれ以上の値を示すことであり，もちろん，TSH 産生腫瘍は除外される．また，TBG 増加や異常アルブミンにより血中甲状腺ホルモン値が上昇する例や抗 T_4・抗 T_3 抗体を有し，甲状腺ホルモン値が異常を示す例も除外される．厚生省特定疾患ホルモン受容機構異常調査研究班によって，臨床的な診断基準が作成されており，参照いただきたい（表 2.9)[1]．また，今後は分子生物学的手技を用いた診断法も確立されていくと思われる．

c. 甲状腺ホルモン核レセプター

T_3R と考えられている c-erb A 遺伝子は，c-erb Aα が染色体 17 番に，c-erb Aβ が 3 番に存在している（表 2.10)[6,7]．両者ともそれぞれ活性型の核レセプターであり，多くの体細胞に分布している．それぞれに亜系が存在し，c-erb Aβ-2 は甲状腺ホルモンによるコントロールを受け，下垂体細胞に特異的に発現しているが，c-erb Aβ-1 に比べて N 端側のアミノ酸だけが 147 個異なっており，それ以降の C 端は同一である．また，c-erb A varient グループは主に脳細胞に存在し，c-erb Aα-1 の C 端側のアミノ酸の違いによって活性のほとんどみられないタイプである[8]．これらは，それぞれの c-erb A 遺伝子から alternative splicing によってつくられている（図 2.11）．

T_3R は標的遺伝子上に存在する T 3 response element（TRE：TRE の基本構造は AGGTCATGACCT であり，パリンドローム構造をとっている）に結合して甲状腺ホルモン活性を示すが，c-erb Aα，β およびそれぞれの亜系は同一の TRE に結合するとともに，たがいの結合を競合できる．さらに，最近 T_3R が甲状腺ホルモンが結合していない状態でも TRE へ結合可能であることが報告されており，この際，標的遺伝子発現に対しては抑制的に働いている[9]．

d. レチノール酸核レセプター（RAR）と T_3R の類似性

レチノール酸（ビタミン A 酸）に特異的な核レセプターである RARα と RARβ は染色体 17 番と 3 番の，それぞれ T_3R と非常に近接したところに存在している．また，染色体 12 番には RARγ が存在しており，これら 3 型いずれも活性型である[10]．また近年，これら RAR レセプターと塩基配列がかなり異なるレチノール酸核レセプター（RXRα）が報告されている[11]．このレセプターは，レチノール酸と特異的に結合し，RAR と同様，TRE を刺激する作用を有している．RXRα はその作用・作用機序が RAR と類似しているが，RAR とは異なる遺伝子グループを形成している．

T_3R と RAR の DNA 結合部位は，同一のアミノ酸配列 CEGCKG をもつ Zn finger 構造をとっているため，同一の DNA 塩基配列に結合する[12]．このため，T_3R と RAR はたがいの結合性に直接影響を与えている．しかしながら，近年，T_3 とレチノール酸の相互作用が注目され，いくつかの報告がなされているが，両者が競合的な作用を示すもの以外に相加的に働くものも多く報告されている．たとえば，T_3 とレチノール酸の同時投与によって成長ホルモン遺伝子発現は相加的に増強される[13]．また，上記とは異なる塩基配列の TRE または RARE も報告されており[14]，この場合 T_3R および RAR の DNA への結合親和性がかなり異なっていたり，または，両者が independent に作用する遺伝子も存在していると思われる．さらに近年，T_3R と RAR はそれぞれの 2 量体をつくって DNA に結合しているが，それだけではなく両者

表 2.10 甲状腺ホルモンおよびレチノール酸の核レセプター

	erb A	RAR
リガンド	T 3	レチノール酸
種 類	α，β ($α_1, α_2, β_1, β_2$)	α，β，γ ($α, β, γ_n$)
類似性	DNA 結合部位で約 60%	
染色体	17 q，3 p	17 q，3 p，12
Zn finger 内 DNA 結合部位	CEGCKG	
HRE	AGGTCATGACCT（TRE） CAGGGACGTGACCGCA（TRE-GH） AGGACCTGAAATGACCC（TRE-M-LTR）	
組織分布	普遍性と特異性	
	リガンド（-）でも TRE に結合	

間でheterodimerをも，つくることがみいだされている[15]．また，RAR βの遺伝子発現に関与する5′ regionにはRAR αおよびRAR βが結合できる部位が存在しており，レチノール酸自身がRARの遺伝子発現を調整している[16]．このことは，RARの遺伝子発現にT$_3$が影響したり，逆にT$_3$Rの遺伝子発現にレチノール酸が影響する可能性も考えられる．

e．今後の展望

以上のことより，T$_3$の作用を理解するためには，ホルモン結合およびDNA結合の親和性の異なるいくつものT$_3$RおよびRAR（RXRαを含む）のうち，いずれの核レセプターがいくつ発現しているのか細胞ごとに検討する必要がある．このことは，甲状腺ホルモン不応症も，

1) T$_3$RまたはRARのそれぞれの点突然変異がDNA結合部位・ホルモン結合部位などのいずれに起こるのかによって異なるし，

2) また，ある種のビタミンD抵抗性くる病の例のように，構造遺伝子の途中にstop codonが出現してしまい，パーシャルなT$_3$Rが出現してしまう可能性や，「のりかえ」により他のタンパクとchimema T$_3$Rをつくってしまう可能性，

3) splicingの異常，

4) 5′ regionの異常やamplificationなどによってある種のT$_3$Rが過剰もしくは過少発現してしまう可能性，

5) T$_3$R・RARがのっているそれぞれの染色体の異常によっては，T$_3$RとRARの異常が連動して起こる可能性，

が考えられる．また，各細胞内のT$_3$RとRARの発現は，個体発生の各段階で異なっているため，T$_3$やレチノール酸のように発生に重要な役割を果たす核レセプターの異常は発生異常をひき起こすだけでなく，細胞分化に影響を与えるため，各種遺伝子の発現異常を起こしうる．このため，甲状腺ホルモン不応症には，現在までに報告されている型以外にいくつもの亜系が存在すると考えられる．このことは今後，分子生物学的手技を用いた研究が進むにつれ，いろいろなタイプの甲状腺ホルモン不応症，たとえば，臓器特異的な甲状腺ホルモン不応症の症例や奇形・胎児死亡に関与する症例などがみつかってゆくものと思われる．

〔森田茂樹，長瀧重信〕

文　献

1) 厚生省特定疾患ホルモン受容機構異常調査研究班 昭和62年度総括研究事業報告書（班長　尾形悦郎，分科会長，長瀧重信），pp 21-22, p 35, 1987.

2) Refetoff S, DeWind LT, DeGroot LJ: Familial syndrome combining deaf mutism, stuppled epiphyses, goiter and abnormally high PBI: possible target organ refractoriness to thyroid hormone. *J Clin Endocrinol Metab* **27**: 279-294, 1967.

3) Sakurai A, Takeda K, Ain K, Ceccarelli P, Nakai A, Seino S, Bell GI, Refetoff S, DeGroot LJ: Generalized resistance to thyroid hormone associated with a mutation in the ligand-binding domain of the human thyroid hormone receptor β. *Proc Natl Acad Sci USA* **86**: 8977-8981, 1989.

4) Takeda K, Balzano S, Sakurai A, DeGroot LJ, Refetoff S: Screening of 19 unrelated families with generalized resistance to thyroid hormone (GRTH) for known point mutations in the thyroid receptor (TR) β and the detection of a new mutation. American Endocrine 72nd Annual Meeting (Atlanta), Abstract #3, 1990.

5) Gershengorn MC, Weintraub BD: Thyrotropin-induced hyperthyroidism caused by selective pituitary resistance to thyroid hormone. *J Clin Invest* **56**: 633-642, 1975.

6) 森田茂樹，長瀧重信：レチノール酸と甲状腺ホルモン．医学のあゆみ **151**: 325-327, 1989.

7) 森田茂樹，山下俊一，長瀧重信：ホルモン核レセプター．診断と治療 **78**: 422-428, 1990.

8) Hodin RA, Lazar MA, Wintman BI, Darling DS, Koenig RJ, Larsen R, Moore DD, Chin WW: Identification of a thyroid hormone receptor that is pituitary-specific. *Science* **244**: 76-79, 1989.

9) Damm K, Thompson CC, Evans RM: Protein encoded by v-*erb* A functions as a thyroid-hormone receptor antagonist. *Nature* **339**: 593-597, 1989.

10) Krust A, Kastner PH, Petkovich M, Zelent A, Chambon P: A third human retinoic acid receptor, hRAR-γ. *Proc Natl Acad Sci USA* **86**: 5310-5314, 1989.

11) Mangelsdorf DJ, Ong ES, Dyck JA, Evans RM: Nuclear receptor that identifies a novel retinoic acid response pathway. *Nature* **345**: 224-229, 1990.

12) Umesono K, Giguere V, Glass CK, Rosenfeld MG,

Evans RM : Retinoic acid and thyroid hormone induce gene expression through a common responsive element. *Nature* **336** : 262-265, 1988.

13) Morita S, Matsuo K, Tsuruta M, Leng S, Yamashita S, Izumi M, Nagataki S : Stimulatory effect of retinoic acid on growth hormone gene expression : the interaction of retinoic acid and triiodothyronine in rat pituitary cells. *J Endoclinol* **125** : 251-256, 1990.

14) Sap J, Muñoz A, Schmitt J, Stunnenberg H, Vennström B : Repression of transcription mediated at a thyroid hormone response element by the v-*erb*-A oncogene product. *Nature* **340** : 242-244, 1989.

15) Glass CK, Lipkin SM, Devary OV, Rosenfeld MG : Positive and negative regulation of gene transcription by a retinoic acid-thyroid hormone receptor heterodimer. *Cell* **59** : 697-708, 1989.

16) DeThe H, Del Mar Vivanco-Ruiz M, Tiollais P, Stunnenberg H, Dejean A : Identification of a retinoic acid response element in the retinoic acid receptor β gene. *Nature* **348** : 177-180, 1990.

2.7 ビタミンD依存症II型

a. 沿革

1961年,従来ビタミンD抵抗性くる病として一括処理されていた疾患の臨床像を詳細に分析したPraderは,そのなかには低リン血症を病態の中核とする病型と低カルシウム血症を特徴とする病型とがあり,それぞれは相異なる疾患であると考え,後者を遺伝性偽性ビタミンD欠乏性くる病(現在の呼称ビタミンD依存症)と命名した.ビタミンD依存症の病因は腎尿細管1α水酸化酵素活性低下であり,血中$1,25-(OH)_2$ビタミンD($1,25-(OH)_2D$)は必ず低値となる.1978年,Brookら[1]はビタミンD依存症の臨床像を呈しながら血中$1,25-(OH)_2D$が異常高値である症例をみいだし,ビタミンD依存症II型(依存症II型)として報告した.これと対比して,従来のビタミンD依存症はI型と呼ばれるようになった.依存症II型は$1,25-(OH)_2D$に対する標的器官の感受性低下を病因としているが,臨床的にも,病態生理のうえからも異種混合性(heterogeneity)が強く,単一疾患単位ではない.

b. ビタミンDの作用機序

近位尿細管で産生された$1,25-(OH)_2D$の大部分はタンパクと結合し,小部分は遊離の状態で流血中に存在している.遊離型ホルモンのみが標的器官細胞膜を通過し,細胞内レセプター(VDR)と結合する.ホルモンレセプター結合体(H・R・C)は核へと誘導され,クロマチン上のDNA連鎖の特定部位と反応,これを賦活,mRNA合成→活性タンパク合成を介してホルモン作用を発揮する.VDR分子は,ホルモンと結合する部分(H-domain)とDNAと結合する部分(D-domain)をそれぞれ保有している.

c. ビタミンDレセプターの性質

VDRの詳細についてはビタミンDレセプターの項を参照していただきたいが,本項でもVDR異常を考えるうえで必要と思われる事項を中心に,VDRの性格を簡単に述べさせていただく.なお,これらの知見のほとんどは皮膚線維芽細胞を用いて得られたものである.

(1) ビタミンDレセプターの分子構造

ショ糖濃度勾配遠沈法によるVDRの沈降係数は3.2～3.7S近辺であるが[2~4],これは他のステロイドホルモンレセプターと同様,低イオン強度下では,標的細胞にも,非標的細胞内にも存在する細胞内成分と合体して,可逆的に6S集合体を形成する[2].この集合体形成能はレセプターの核との結合力,さらには,DNA賦活能にとって不可欠のものと考えられている[2].

VDRの細胞内濃度はきわめて低く,主要標的器官である腸管上皮細胞ですら,他のステロイドホルモンの1/10,総タンパク中に占める割合は0.001%にすぎない[5].VDRの遺伝子,タンパク構造に関する研究が立ち後れた大きな理由は,その希薄な細胞内濃度にあった.しかし,VDRに対するモノクローナル抗体の作製[6],あるいは各種ブロッティング法や遺伝子増幅法の開発がVDRの分子構造解析に大きな進歩をもたらすきっかけをつくった.ここ数年の間に達成された一連の業績は,①VDRのイムノアッセイを可能にし[6],②ヒトVDRをコードするcDNAの塩基配列(4605 bp),それによって表現されるヒトVDRの全アミノ酸配列(427個,分子量48295 Da)を明らかにしている[7].VDRのアミノ酸配列は,他のステロイドホルモンと強い相同性(homology)をもっている(図2.12).相同性の最も強い部分はアミノ基端(N端)寄りの部分(図のC 1)で,ここにはシステイン,リジン,アルギニンが数多く配置され,とくに9個のシステインはすべてのステロイドレセプターに共通した配列となっている[7].グルココルチコイド,エストロゲンレセプターではこの

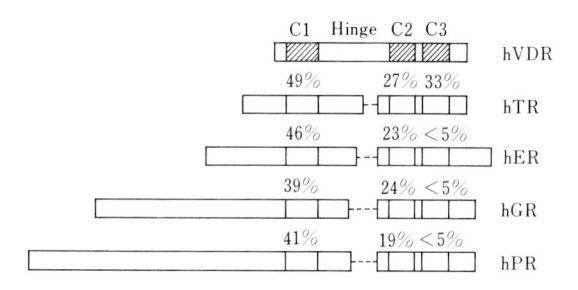

図 2.12 ヒトビタミン D レセプターに対する他のヒトステロイドホルモンレセプターおよびヒト甲状腺ホルモンレセプターのアミノ酸構成のホモロジー
hVDR：ビタミン D, hTR：甲状腺ホルモン, hER：エストロゲン, hGR：グルココルチコイド, hPR：プロゲステロン, に対するヒトレセプター

部分が DNA と結合, 転写の賦活作用をもつ D-domain であることが確認されていること, また, この部分ではすべてのステロイドホルモンレセプターのアミノ酸配列が高い相同性（39～49％, 図）を示していることなどから, VDR の D-domain は C 1 部分であろうと推定されていた. その後, 1988 年 Hughes ら[8]によって, H・R・C と DNA の反応に異常をもつ依存症 II 型症例の C 1 部分に点変異（point mutation）があることがみいだされ, C 1 部位が D-domain であることが確定した[8]. C 1 部位よりカルボキシル基（C 端）寄りに再び他のステロイドホルモンと共通の, 高い相同性をもつアミノ酸構成の部分が現れてくる（図の C 2 部位）. Baker ら[7]はグルココルチコイド, エストロゲンレセプターにおいて明らかにされている事実に基づいて, C 2 部位は H-domain の N 端寄りの末端であろうと推定している. ちなみに, ヒト VDR ゲノム DNA は 45 kb の塩基配列上に 9 個のエクソンを有しており, C 1 部位は 5′端より数えて 2, 3 番目のエクソンに相当する[8].

〔付記〕 VDR 分子上, 他のステロイドホルモンレセプターとの相同性の高い, 21～86 のアミノ酸配列部分が D-domain, 152 以後のアミノ酸配列が H-domain であることが明らかにされている[31,32]. 近年, オステオカルシンが VDR の活性化によって発現されるタンパク体の 1 つであることが判明し, さらにオステオカルシン合成遺伝子の上流に存在する遺伝子活性化因子（プロモーター）上の H・R・C の作用部位（vitamin D responsive element, VDRE）の存在とその塩基配列も明らかにされている[31,32]. このように VDR 以後の生物学的作用連鎖の機序も明らかにされつつあり, 後に述べる VDR に異常のみいだせない症例にも, 今後, 解明の機会が訪れるものと期待されている.

（2） ビタミン D レセプターの生物学的性状

Scatchard 解析法を用いて VDR のアフィニティー, キャパシティーが検討されている. その際, 放射性 1,25-$(OH)_2$D と未処理細胞とを反応させた後に, 核と結合した放射能を測定することにより, ホルモンと VDR との結合能と H・R・C と核との結合能の総和を知ることができるし[9,10], 未処理細胞の代わりに VDR 浮遊液を資料とすればホルモンと VDR との結合能のみを知ることができる[9,11]. この 2 つの Scatchard 解析を組み合わせることによって, 当該症例の異常が H-, D-domain のいずれにあるのか, あるいは domain の異常以外のところにあるのかが検索できる[9]. VDR は核に対すると同様, DNA セルロースに対しても親和性をもっている. DNA セルロースカラムに吸着した健常 H・R・C は 0.2M 近辺の KCl で溶出されるが[3,12,13], 遊離の VDR[12], あるいは, D-domain に異常をもつ H・R・C の場合[3,12,13]には, 低濃度の KCl（0.1M 付近）で溶出される（後述）.

（3） 皮膚線維芽細胞 24,25-$(OH)_2$ビタミン D（24,25-$(OH)_2$D）産生

1,25-$(OH)_2$D には皮膚線維芽細胞を刺激して 24,25-$(OH)_2$ビタミン D（24,25-$(OH)_2$D）の産生を促す作用がある. この働きの発現には VDR を仲介とした細胞内作用連鎖の順調な作動が必要である[14,15]. この性質は生体のビタミン D に対する感受性の試験管内評価の指標として使われている. ビタミン D 依存症 II 型ではすべての病型でこの反応は障害されている.

d. ビタミン D 依存症 II 型の障害部位

現在までに 20 例をこえる依存症 II 型症例が報告されている. 手元の文献の症例を整理して, その VDR の性状を表 2.11 に示す.

調べられている症例のすべてに, 1,25-$(OH)_2$D

2.7 ビタミンD依存症II型

表2.11 ビタミンD依存症II型の細胞内病変部位

症例	[³H]1,25-(OH)₂D と細胞質レセプターとの結合		[³H]1,25-(OH)₂D の核への取り込み		[³H]1,25-(OH)₂D・レセプター結合体のDNAセルロースへの結合		沈降定数		レセプタータンパク質の定量*² (RIA)	1,25-(OH)₂D による 24(OH)ase の賦活	くる病に対するビタミンD の製剤の効果	文献
	アフィニティー	キャパシティー	アフィニティー	キャパシティー	アフィニティー	キャパシティー	レセプター	6S集合体への移行				
1a	ほぼ正常	ほぼ正常	検出不能	検出不能	正常*³				正常	低下	(+)	6)9)10)12)
1b	ほぼ正常	ほぼ正常	検出不能	検出不能	正常*³		正常			低下	(+)	9)10)12)
2a			検出不能	検出不能							(+)	9)
2b	ほぼ正常	ほぼ正常	検出不能	検出不能	正常*³		正常		正常	低下	(+)	6)9)10)12)
3a	検出不能	検出不能	検出不能	検出不能						(−)	(−)	14)20)
3b	検出不能	検出不能	検出不能	検出不能						(−)	自然寛解	11)14)20)
4a	検出不能	検出不能								(−)	自然寛解	14)
5a	正常	正常	異常*⁶	やや低下（正常の約80%）	異常*³	減少（正常の約60%）	正常	減少		(−)	?自然寛解	3)
5b	正常	正常			異常*³	減少（正常の約60%）	正常	減少		(−)	?自然寛解	3)
6	正常	減少（正常の約1/10）	正常	減少（正常の約1/10）			正常		正常		(−)	4)6)9)
7	検出不能	検出不能	検出不能	検出不能					正常		(+)→(−)	4)6)21)9)
8	正常	正常	正常	正常*⁷	異常*³		正常			(−)	+	9)12)
9	正常	正常		正常			正常			著明に低下	+	15)
10	検出不能	検出不能	検出不能	検出不能							+	16)
11	検出不能	検出不能	検出不能	検出不能	なし				やや低下	(−)	−	6)9)10)22)
12*¹	検出不能	検出不能								(−)	−	14)
13	正常	正常	正常	減少（正常の約30%）	異常*³					(−)	(−)	12)
17a	正常				異常*³		正常			(−)	(+)	13)
17b	正常									(−)		13)
18	検出不能*⁴	検出不能*⁴	検出不能	検出不能						(−)	(−)	17)
20	著名に低下	正常*⁵					正常				(+)	18)

*1 1家系, 3症例なるも, 各症例ごとの詳細は不明.
*2 文献6）には, 表の症例のほか3例が記載されている（1,25-(OH)₂Dとレセプターの結合および核の取り込みともに正常1例, 両者ともに検出不能2例. 3症例とも, ビタミン製剤無効). RIAの結果は3例ともに正常値. 上記症例のいずれかにあたるものか, 新しい症例かは不明.
*3 DNAセルロースカラム吸着後KCl濃度勾配溶出パターンによる検討.
*4 ショ糖濃度勾配遠沈法によるCytosolレセプター分画にpreincubate LE [³H]1,25-(OH)₂Dが検出されない.
*5 Liberman¹²⁾は症例20を低アフィニティー, 正常キャパシティーの症例に分類しているが, 実測キャパシティーは患者10 fmol/mg/タンパク, 対照35±2 fmol/mgタンパクである.
*6 ホルモン・レセプター結合体と核との結合後, KCl溶出パターンを検討：溶出ピーク患者50 mM, 対照150 mM³⁾.
*7 Libermanは文献9）では正常, 文献12）では低下の症例に分類している（実測キャパシティーは患者4600±900 site/cell, 対照10300±1700 site/cell).

による皮膚線維芽細胞の24,25-(OH)₂D産生誘導障害がみられていることはすでに述べた.

依存症II型は大きく分けて, H-domainに障害をもつもの, D-domainに障害をもつもの, 現在のところ, VDRには異常をみいだせないでいるもの⁹⁾, の3種類に分類することができる.

(1) 1,25-(OH)₂DとVDRの結合に異常のある病型

Scatchard解析⁹,¹⁴,¹⁶⁾あるいはショ糖濃度勾配遠沈法（症例18)¹⁵⁾を用いて調べたところ, 放射性1,25-(OH)₂DとVDRとの結合がみられない病型である. このような病型でも, モノクローナル抗体を用いてVDR分子を検索した症例すべてに

VDRタンパクが検出されており[6], 1例(症例11)を除いては量的にも異常はみいだされていない[6]. 症例11について, Pikeら[6]はVDR量が本当に少ないのか？ 測定値の変動によるものなのか？ 不明であると述べている. 本病型のH-domain障害がいかなるものであるか？ についてはほとんど検討されていないが, 通常のScatchard解析ではVDR検出不能であった症例20 (高親和性レセプター欠如の症例)のくる病が約$2\mu g/kg$の$1,25-(OH)_2D_3$の投与で治癒したことに興味をもったCastellsら[18]は, 実験メディウム中の放射性$1,25-(OH)_2D$濃度を16〜30倍にして実験をくり返すことによって, 正常のVDRと同じ沈降係数と容量有限性(saturable)の性質をもった低親和性レセプターの検出に成功している. もし, これがVDRとしての生物学的活性をもっているレセプターであるなら, 高親和性抗体は検出されなかったけれど[16] 超大量のビタミンD_2投与により, 数千pg/mlの血中$1,25-(OH)_2D$の上昇を得て初めてくる病の完全治癒に成功した症例10[19]などは症例20と同じ病型なのかも知れない.

（2） ホルモンレセプター結合と核の結合に異常のある病型

この病型では, イムノアッセイによるVDR量[6]も, ウェスタンブロット法[13] (症例17)あるいはショ糖濃度勾配遠沈法[17]で調べた分子量も, すべて正常である. しかし, 正常のH・R-Cにみられる, 低塩濃度下における3.2S→6S集合体への移行[2]は患児(症例5a)では障害されておりD-domainの異常が試験管内で証明されている[3].

ほとんどの症例でVDRとホルモンの反応は正常であるが, アフィニティー低下(症例20)[18]とキャパシティー低下(症例6)[9]が各1例ずつ報告されている.

H・R-Cと核あるいはDNAセルロースとの結合の様相は症例間で微妙な相違がみられている. すなわち, H・R-Cは核と結合はするけれど, H・R-CのDNAセルロースカラムKCl溶出パターンには明らかな異常がみられる症例(症例5a, 8, 13)[3,12], あるいは, H・R-Cは核とはまったく反応を示さないにもかかわらず, DNAセルロースカラムにはよく吸着し, しかも, KClによる溶出パターンも正常であった症例(症例1a, b, 2b)[12]などが報告されている. H・R-Cが核に対するアフィニティーをもちながらDNAセルロースカラムに対するアフィニティーには異常(正常以下のKCl濃度における溶出)を示す症例8, 13については, D-domainに特殊な障害を想定すれば, 理解不可能ではないが, H・R-Cの核へのアフィニティーがまったく検出されないにもかかわらず, DNAセルロースカラムには正常に吸着され, さらにKCl溶出パターンにもまったく異常がみられなかった症例1a, b, 2bについては, この現象を報告したLibermanもその説明に苦慮している[12].

（3） **D-domainの点変異** (point mutation)

VDRの研究で数々の成果をあげているO'Malley一派[8]は, VDRをコードするゲノムDNA上の9個のエクソンのうち, D-domainをコードする2個のエクソン(5'端より数えて2, 3個目のエクソン)のそれぞれに作用するプライマーを使って増幅(plymerase chain reaction)した依存症II型患児(家系5, 17)の当該エクソンの塩基配列を分析した結果(M 13ジデオキシ法), 家系5の患児ではエクソン3の, 家系17の患児ではエクソン2のZフィンガー先端部付近の塩基配列に点変異(症例5：CGA→CAA, アルギニン→グルタミン. 症例17：GGC→GAC, グリシン→アスパラギン酸)をみいだしている. さらに上記の異常配列をもつcDNAを挿入したベクターを組み込んだサル腎細胞がつくり出すレセプターが, 患児のもつレセプターとまったく同様の異常を示すことも証明されている[8].

（4） 親族のレセプター異常

患児両親の皮膚線維芽細胞では$1,25-(OH)_2D$による$24,25-(OH)_2D$産生促進効果は, ほぼ正常に保持されている[13〜15]. しかし, 家系5, 17の父親の遺伝子分析の結果で, 患児と同じ点変異をもつゲノムDNAと正常のゲノムDNAとが半々に検出されている[8]. また, 症例17の父親のH・R-CのDNAセルロースカラムKCl溶出パターンでは, 正常(0.2 M KCl)と異常(0.1 M KCl)との2つのピークが認められ, それぞれのピーク分画のウェス

2.7 ビタミンD依存症II型

表 2.12 ビタミンD依存症II型の臨床および検査所見

症例	性別	両親の血縁関係	同胞発症	くる病発症年齢(年)	禿頭	禿頭出現年齢(年)	2次性副甲状腺機能亢進症	検査時年齢(年)	血清Ca値(mg/dl)	血清リン値(mg/dl)	治療前25-(OH)D(ng/ml)	24,25-(OH)₂D(ng/ml)	1,25-(OH)₂D(pg/ml)	くる病に対するビタミンD製剤の効果	ビタミンD製剤の有効量[*6]	25-(OH)D(ng/ml)	24,25-(OH)₂D(ng/ml)	1,25-(OH)₂D(pg/ml)	文献
1a	男	(−)		1.8/12	(−)			20	8	2.2	25	1.0	213	(+)	D₂ 5万単位/日 1,25 D₃ 20μg/日	141			23)
1b	女	(−)	(+)	5/12	(−)			18	7	3	44	2.5	280	(+)	D₂ 2万単位/日 1,25 D₃ 17μg/日	120	3.6 0.8	640 220	23)
2a	女	(+)	(+)	1.4/12	(+)	1.4/12	(+)	7	8.5〜9.2	2.9〜3.1	145[*4]		169	(+)	1,25 D₃ 7.5μg/日				24)
2b	女	(+)	(+)	1	(+)	1	(+)	3	9.8〜10.3	4.1〜4.8	143[*4]		142	(+)	1,25 D₃ 7.5μg/日				24)
3a	女	(+)	(+)	<1	(+)	<1	(+)	8[*3]	8.4	5.1	29	2.1	83	(−)→自然寛解					20)
3b	女	(−)	(+)	10/12	(+)	1.6/12	(+)	5	7	3.9	66	2.3	108⁻	(−)→自然寛解					20)
4a	男	(−)	(+)	6/12	(+)	生下時	(+)	6	6.5	4.3	36	0.7	112	(−) 自然寛解					20)
4b	男			9/12	(+)	1/12	(+)	1	7.1	3.4	16	0.8	118						20)
5a[*1]	女	(+)	(+)	8/12	(+)	1.5/12	(+)	2.7/12	6.6	3.9		0.36〜1.07	150	? 自然寛解 ? 自然寛解 ? 自然寛解	非常に大量の1,25 D₃				3) 3) 3)
5b[*1]	女		(+)	7/12	(+)	0.5/12	(+)	1.10/12											
5c[*1]	女		(+)		(+)														
6	女	(+)	(+)		(+)		(+)		8.8	2.3	28	1.0	66±24	(−)	α-D₃ 0.3〜0.6μg/kg/日	7.4		429	4)
7	女	(+)	(+)		(+)		(+)		8.3	1.7	124			(+)→(−)	25 D₃ 0.44mg/kg/日	175	正常〜高値	1.406	4) 21)
8	女	(+)	(+)	10/12	(+)	10/12	(±)	14	5.9〜6.4	4.5〜5.4	20.5	検出不能	674〜745	(+)	24,25 D₃ 2μg/日	35.5〜63.5	1.85	146〜223	25)
9	女		(+)	2	(−)		(+)	28	7.7	2.4	18.6		212	(+)	25 D₃ 50μg/日				26) 15)
10	女	(+)	(−)	1.3/12	(+)	6/12	(+)	5.7/12	5.9	2.5				(+)	D₃ 450〜700万単位/日(20万単位/kg/日)	4250	35	4800	19)
11	女	(−)	(−)	1	(+)	7/12	(+)	4	6.2〜7.8	2.3〜3.5	31.6	0.97	916	(−)					22)
12[*2]	男	(−)	(−)	2/12	(+)	4/12〜3	(+)	4/12〜3	8〜9.6	1.4〜2.5	51〜54	<1	360〜460	(+)					27)
14	女	(+)	(−)	1.6/12	(−)	3.6/12	(+)	3.6/12	8.2	2.4	32〜900	<1	200〜	(+)					28)
15	女	(+)	(+)	15	(+)	21		21	7.9〜8.4	2.6〜3.4	14	0.21	137172[*5]	(−)	D₃ 4000単位/日	29		297241[*5]	1)
16	男	(+)	(+)	12	(−)	14		14	6.6〜6.8	3.3〜4.5	15.5		153.9	(+)	α-D₃ 90μg/日				29)
17a	男	(+)	(+)						8.8	4.0			300	(−)					13)
17b	男	(+)	(+)						7.1	3.6			500	(−)					13)
18	男	(+)		<1	(+)		(+)	3	6.6	2.7	43		1000	(−)					17)
19	男	(−)	(−)	2	(−)		(+)	6	6.0	2.8	11.8		500	(−)					30)
20	男	(−)	(−)	<1.6/12	(+)	1.6/12	(+)	1.6/12	7.2	2.1			319	(+)	1,25 D₃ 2μg/kg			400〜4000	18)

[*1] 詳細な臨床成績未発表. [*2] 1家系, 3症例なるも, 各症例ごとの詳細不明.
[*3] 自然寛解にいり, 軽症くる病のみの時期. [*4] ビタミンD₂ 5万単位(無効), 投与中止後もまもなくの成績.
[*5] バイオアッセイの成績. [*6] D₂, D₃=ビタミンD₂, D₃. 1,25 D₃=1,25-(OH)₂D₃. 25 D₃=25-(OH)D₃. 24,25 D₃=24,25-(OH)₂D₃.

タンブロットでは，48kd部にVDRモノクローナル抗体との反応バンドが明らかにされている[13]．これらの成績は，患児の親は2種類の遺伝子をもち，それぞれが正常VDRと異常VDRを表現していることを明らかにしている結果といえよう．

〔付記〕 TakedaらはPHA刺激リンパ球を使用して，$1,25-(OH)_2D$による$24,25-(OH)_2D$産生促進効果は，患児両親にあっては，正常者と患児の中間にあることを証明し，本症の遺伝形式をさらに確認する成績を発表している[33]．

以上の事実は依存症II型は常染色体劣性遺伝により伝承されるとの臨床上の推定を完全に実証するものでもある．

e. ビタミンD依存症II型の臨床

手元の文献より依存症II型19家系，26例の臨床像を表2.12に掲げておく．くる病の発現は，1歳以下が多く，症例15, 16を除いて全例2歳以下である．大部分の症例が同胞発症，あるいは，両親の血縁関係を伴っているが，症例15, 16では家族歴に異常を確認できていないので，遅い発症と併せて，この2症例は後天性疾患である可能性も否定し切れない．

臨床症状，検査所見の主なものは，生活力微弱，発育障害，筋緊張低下，テタニー，低カルシウム血症，低リン血症（低カルシウム血症がより顕著）高血清アルカリホスファターゼ値，2次性副甲状腺機能亢進症などで，ビタミンD欠乏症と変わるところはない．ただ，血中$1,25-(OH)_2D$は著明に上昇している．依存症II型にみられる特徴的臨床所見の1つに，高頻度に合併する禿頭がある．禿頭はくる病発現と相前後して始まり，短期間の間に全禿頭に至る場合が多い．臨床症状に合わせて，あるいは，検査所見を参考にしながらさまざまな治療が工夫されているが，症例ごとに効果はさまざまである．病因論的にも均一性を欠く本症にあっては治療効果もさまざまであることに表向きは不思議はないけれども，表2.11, 2.12を見比べればわかるように，レセプター周辺の異常が同一である症例間でも治療効果に差異がみられている．

予後については，治療効果が得られた症例では，くる病の治癒，血清化学の正常化に加えて身長の追いつき現象もみられている[19]．しかし，禿頭が改善した症例の報告はない．

依存症II型の予後について興味あることは自然治癒傾向である．カルシウム+ビタミン$D_2$6万単位の治療に反応をみせなかった症例3a, 4aのくる病が，学齢期頃に自然治癒している[20]．筆者の経験した症例10も思春期頃以降はビタミンDを中止しても血清化学，臨床所見ともに異常はみられなくなっている．大量の$1,25-(OH)_2D$投与後，血清化学，くる病の改善が得られた家系5についても，これを報告したHirstら[3]は，この改善がはたして治療のみがもたらしたものとは断定し難いと述べ，自然治癒の可能性を示唆している．さらに興味あることには，この自然治癒は臨床の範囲にとどまり，VDR異常の改善を伴ってはいないのである[14]．

〔土屋　裕〕

文献

1) Brooks MH, Beil NH, Love L, Stern PH, Orfei E, Queener SF, Mamstra AJ, DeLuca HF: Vitamin-D-dependent rickets type II. *N Engl J Med* **289**: 996-999, 1978.

2) Franceschi RT, DeLuca HF, Mercado DL: Temperature-dependent inactivation of nucleic acid binding and aggregation of the 1, 25-dihydrovitamin D_3 receptor. *Arch Biochem Biophys* **222**: 504-517, 1983.

3) Hirst MA, Hochman HI, Feldman D: Vitamin D resistance and alopecia. *J Clin Endocrinol Metab* **60**: 490-495, 1985.

4) Balsan S, Garabedian M, Liberman UA, Eil C, Bourdeau A, Guillozo H, Grimberg R, Le Deunff MJ, Liberherr M, Guimbaud P, Broyer M, Marx SJ: Rickets and alopecia with resistance to 1, 25-dihydroxyvitamin D. *J Clin Endocrinol Metab* **57**: 803-811, 1983.

5) McDonnel DP, Mangelsdorf DJ, Pike JW, Haussler MR, O'Malley BW: Molecular cloning of complementary DNA encoding the avian receptor for vitamin D. *Science* **235**: 1214-1217, 1987.

6) Pike JW, Dokoh S, Hausdler MR, Marx SJ, Liberman UA, Eil C: Vitamin D_3-resistant fibroblasts have immunoassayable 1, 25-dihydroxyvitamin D_3 receptors. *Science* **224**: 879-881, 1984.

7) Baker AR, McDonell DP, Hughes M, Crisp TM, Mangeldorf DJ, Haussler MR, Pike JW, Shine J,

O'Malley BW : Cloning and expression of full-length cDNA encoding human vitamin D receptor. *Proc Natl Acad Sci USA* **85** : 3294-3298, 1988.

8) Hughes MR, Malloy PJ, Kieback DG, Kesterson RA, Pike JW, Feldman D, O'Malley RB : Point mutation in the human vitamin D receptor gene associated with hypocalcemic rickets. *Science* **242** : 1702-1705, 1988.

9) Liberman UA, Eil C, Marx SJ : Resistance to 1, 25-dihydroxyvitamin D. *J Clin Invest* **71** : 192-200, 1983.

10) Eil C, Liberman UA, Rosen JF, Marx SJ : A cellular defect in hereditary vitamin-D-dependent tickets type II. *N Engl J Med* **304** : 1588-1591, 1981.

11) Feldman D, Chen T, Cone C, Hirst M, Shani S, Benderli A, Hochberg Z : Vitamin D resistant rickets with alopecia. *J Clin Endocrinol Metab* **55** : 1020-1022, 1982.

12) Liberman UA, Eil C, Marx SJ : Receptor-positive hereditary resistance to 1-25-dihydroxyvitamin D. *J Clin Endocrinol Metab* **62** : 122-126, 1986.

13) Malloy PJ, Hochberg Z, Pike JW, Feldman D : Abnoarmal binding of vitamin D receptor to deoxyribonucleic acid in a kindred with vitamin D-dependent rickets, type II : *J Clin Endocrinol Metab* **68** : 263-269, 1989.

14) Chen TL. Hirst M, Cone CM, Hochberg Z, Tietze H, Feldman D : *J Clin Endocrinol Metab* **59** : 383-388, 1984.

15) Griffin JE, Zerwekh JE : Impaired stimulation of 25-hydroxyvitamin D-24-hydroxylase in fibroblasts from a patient with vitamin D-dependent rickets, type II. *J Clin Invest* **72** : 1190-1199, 1983.

16) Clemens TL, Adams JS, Horiuchi N, Gil chrest B, Cho H, Tsuchiya Y, Matuo N, Suda T, Holick M : *J Clin Endocrinol Metab* **56** : 824-830, 1983.

17) Fraher LJ, Karmali R, Hinde FRJ, Jani H, Hendy GN, Nicolson L, Grant D, O'Riordan JLH : *Eur J Pediatr* **145** : 389-395, 1986.

18) Castlls S, Greig F, Fusi MA, Finberg L, Yasumura S, Liberman UA, Eil C, Marx SJ : Severely deficient binding of 1, 25-dihydroxyvitamin D to its receptor in a patient responsive to high doses of this hormone. *J Clin Endocrinol Metab* **63** : 252-256, 1986.

19) Tsuchiya Y, Matuo N, Cho H, Kumagai M, Ysaka A, Suda T, Orimo H, Shiraki M : An unusual form of vitamin D-dependent rickets in a child. *J Clin Endocrinol Metab* **51** : 685-690, 1980.

20) Hochberg Z, Benderli A, Levy J, Vardi P, Weisman Y, Chen T, Feldman D : 1, 25-dihydroxyvitamin D resistance, rickets and alopecia. *Am J Med* **77** : 805-811, 1984.

21) Baslsan S, Grabedian M, Lieberherr M, Gueris J, Ulman A : Serum 1, 25-dihydroxyvitamin D concentrations in 2 different type of psudo-deficiency rickets. In : Basic Research and Its Clinical Application, pp 1143-1149, Walter de Gruyter & Co, Berlin, New York, 1979.

22) Beer S, Tieder M, Kohelet D, Liberman OA, Vure E, Bar-Joseph G, Gabizon D, Borochowitz ZU, Varon M, Modai D : Vitamin D resistant rickets with alopecia. *Clin Endocrinol* **14** : 395-402, 1981.

23) Marx SJ, Spiegel AM, Brown EM, Downs RW Jr, Gardner DG, Attie M, Mamstra AJ, DeLuca HF : A familial syndrome of decrease in sensitivity to 1, 25-dihydroxyvitamin D. *J Clin Endocrinol Metab* **47** : 1303-1310, 1978.

24) Rosen JF, Fleischman AR, Finberg L, Hamstra A, DeLuca HA : Rickets with alopecia. *J Pediatr* **94** : 729-735, 1979.

25) Liberman UA, Samuel R, Halabe A, Edelstein S, Weisman Y, Papapulos SE, Clemens TL, Fraher LJ, O'Riordan JLH : End-organ resistance to 1, 25-dihydroxycholecalciferol. *Lancet* **I** : 504-506, 1980.

26) Zerwekh JE, Glass K, Jowsey J, Pak CY : An unique form of osteomalacia associated with end organ refractoriness to 1, 25-dihydroxyvitamin D and apparent defective synthesis of 25-hydroxyvitamin D. *J Clin Endocrinol Metab* **49** : 171-175, 1979.

27) Tietze HU, Burgert A, Shaaff A, Hennes U : Familial rickets with alopecia. *Acta Endocrinol* **96** : 35-36, 1981.

28) Sockalosky JJ, Ulstrom RA, DeLuca HF, Brown DM : Vitamin D-resistant rickets. *J Pediatr* **96** : 701-703, 1980.

29) Kudoh T, Kumagai T, Uetuji N, Tugawa S, Oyanagi K, Chiba Y, Minami R, Nakao T : Vitamin D dependent rickets. *Eur J Pediatr* **137** : 307-311, 1981.

30) Silver J, Landau H, Bab I, Shvil Y, Friedlaender MM : Vitamin D-dependent rickets type I and II. *Isr J Med Sci* **21** : 53-56, 1985.

31) Pike JW : Vitamin D_3 receptor. *Ann Rev Nutr* **11** : 189-216, 1991.

32) Thakker RV : Molecular genetics of mineral metabolic disorders. *J Inher Metab Dis* **15** : 592-609, 1992.

33) Takeda E, Yokota I, Ito M, et al : 25-(OH)-D-24-hydroxylase in phytohemagglutinin-stimulated lymphocytes. *J Clin Endocrinol Metab* **70** : 1068-1074, 1990.

2.8 家族性高コレステロール血症

家族性高コレステロール血症 (familial hypercholesterolemia, FH) は低比重リポタンパクレセプター (low density lipoprotein receptor, LDLR) の異常により発症する疾患で, 今や最も解明されたレセプター病の1つとなっている. 本稿ではFHの臨床像についてふれたあと, LDLRの性質とFHにおけるLDLRの異常について述べたい.

a. 家族性高コレステロール血症とは[1,2]

FHの臨床上の特徴は, ①常染色体優性遺伝, ②原発性高コレステロール血症, ③黄色腫, ④早発性冠動脈硬化症である.

FHの頻度は, 一方の親から異常遺伝子を受け継いだヘテロ接合体で約500人に1人, 両親のそれぞれから異常遺伝子を受け継いだホモ接合体で約100万人に1人であり, 南アフリカ, レバノン, カナダ東部などの特定地域を除けば, 欧米をはじめ日本でもその頻度はほぼ一定である[3].

FHの高コレステロール血症は血中のコレステロールの主な運搬体であるLDLの上昇による[4]. ホモ接合体の血清コレステロール値は713±122 mg/dl (mean±SD) と正常者の約4倍であり, ヘテロ接合体の血清コレステロール値は338±63 mg/dl と正常者の約2倍である (図2.13).

FHにみられる黄色腫は腱黄色腫, 眼瞼黄色腫

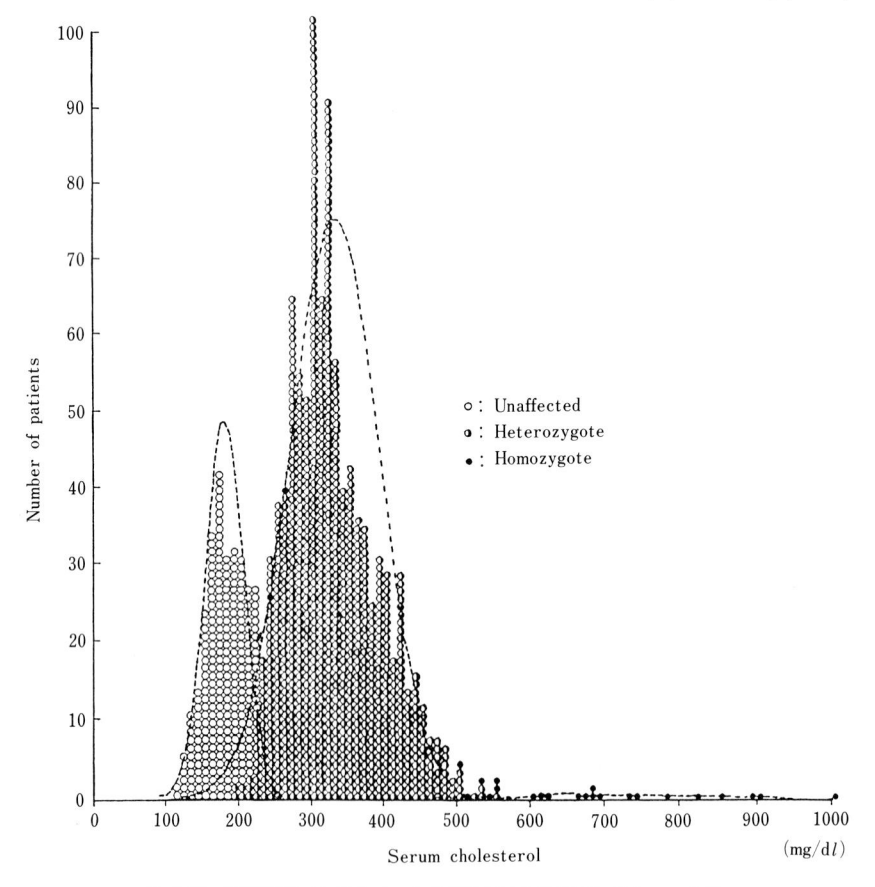

図 2.13 家族性高コレステロール血症における血清コレステロール値

2.8 家族性高コレステロール血症

などである．このうちアキレス腱黄色腫は本症に特徴的であり，その診断的価値は高い[5]．触診により腱の肥厚の有無は容易に検出できるが，X線検査により腱厚を定量することも可能で，9mm以上はアキレス腱黄色腫と診断できる．このような所見に基づいて筆者らはFHの診断基準を次のように設定している[6]．① 腱黄色腫を伴う高コレステロール血症（通常230mg/dl以上），② その家系で高コレステロール血症を示す例．

FHでは早発性冠動脈硬化症を高率に合併する．ヘテロ接合体における心筋梗塞の発症は，男性では30歳代より直線的に，女性では50歳以前はまれで閉経期以後急速に増加している[7]．FHの死因としても冠動脈硬化症は重要である．筆者らが経験したホモ接合体15例中死亡した5例全例，およびヘテロ接合体1000例余りのうち死亡した100例の約7割は冠動脈疾患が原因であり，その平均死亡年齢はホモ接合体26歳，ヘテロ接合体男性58歳，女性69歳であった[8]．FHにおける冠動脈硬化症の進展と年齢との関係を図2.14に示した[7]．ホモ接合体5例，ヘテロ接合体161例（男性106例，女性55例）に冠動脈造影を行い年齢（x）と冠動脈狭窄度指数（CSI）（y）との相関を求めると，

ホモ接合体では $y=1.57x-20.43$,
ヘテロ接合体男性では $y=0.52x-8.72$,
ヘテロ接合体女性では $y=0.46x-11.56$

といずれも正相関が認められた．この結果から，ホモ接合体における冠動脈病変はヘテロ接合体の約3倍の速度で進行すると考えられる．また回帰直線のx切片から，ホモ接合体では13歳から，ヘテロ接合体では男性で17歳から，女性では25歳から造影上確認できる程度の病変が出現すると考えられる．よって，小児に対するコレステロール低下剤の安全性が未確認である現状では，思春期以降に薬物療法を開始しても遅くはないと思われる．

脳動脈硬化症が問題になるFHは一般人に比べむしろ少ない．

b. LDLレセプター

FHの病態は遺伝的なLDL代謝異常である．GoldsteinとBrownは，ホモ接合体性FH患者から採取した皮膚線維芽細胞を培養し，正常細胞では培養液中にLDLを添加すると細胞内コレステロールの生合成が抑制されるが，FHでは抑制されないことを明らかにした[9]．これを契機としてレセプターを介する細胞内コレステロールの調節機構（LDL receptor pathway）を解明した（図2.15）[10]．

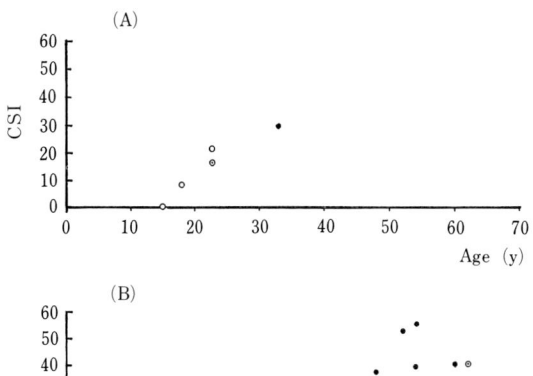

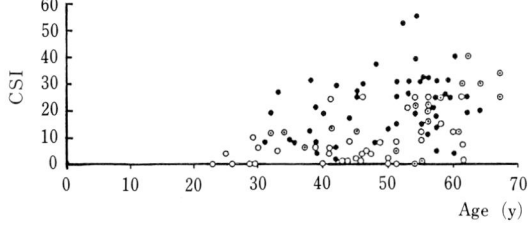

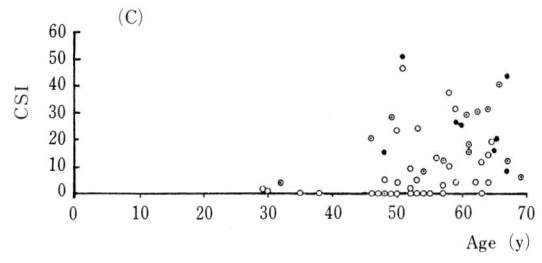

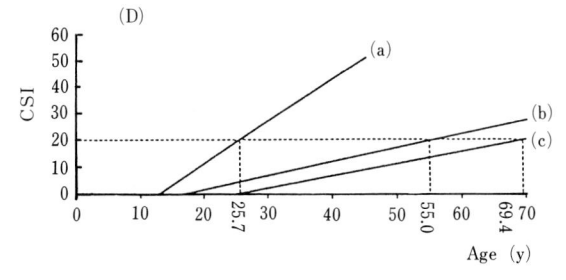

図 2.14 家族性高コレステロール血症における冠動脈硬化症と年齢との関係
A：ホモ接合体，B：ヘテロ接合体男性，C：ヘテロ接合体女性，D：A〜Cの回帰直線
●：心筋梗塞患者，◉：狭心症患者，○：無症状患者

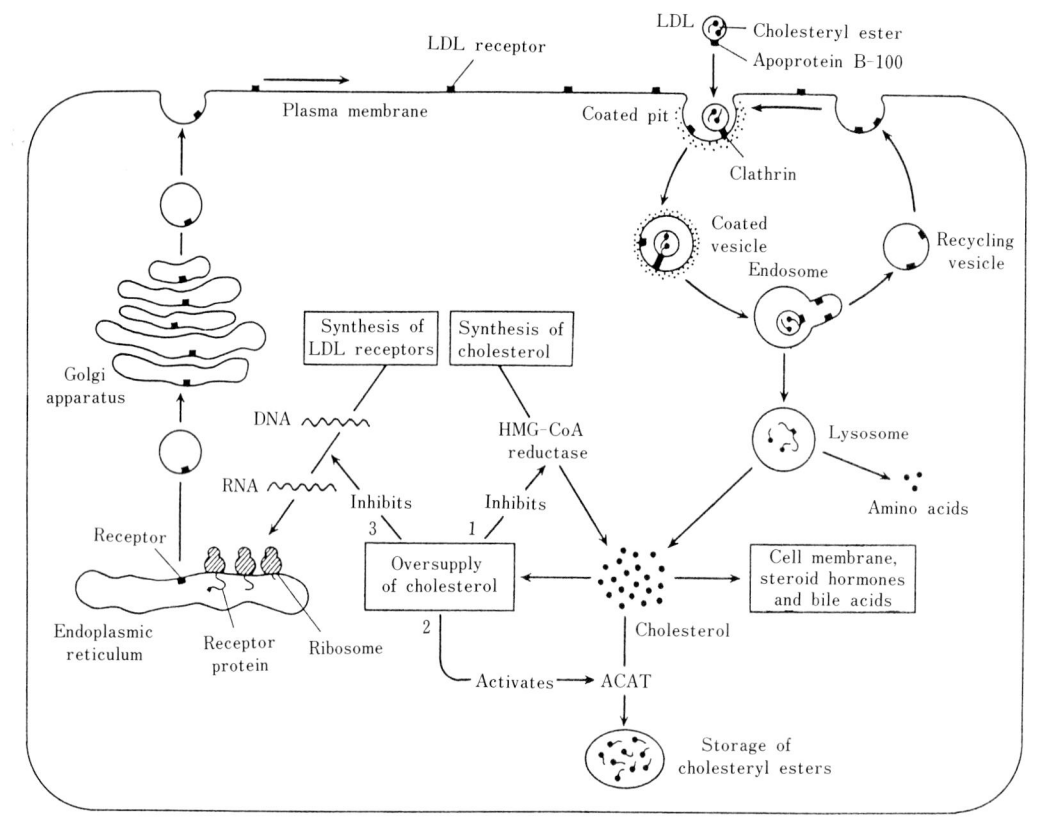

図 2.15 細胞内における LDL レセプターの挙動とコレステロール生合成系との関係（本文参照）

　LDLR はまず前駆体（120 kDa）として合成される．次いで Golgi 装置で糖鎖（N-linked, O-linked）を付加され成熟体（160 kDa）となり細胞表面に到達する．そこでアポタンパク B-100 をリガンドとして LDL を結合する．このとき LDLR 1 分子に対して 1 つの LDL 粒子が結合するが，これはアポタンパク B-100 の C 末端付近にあるアルギニンおよびリジン残基の陽性荷電によって規定されている．LDL を結合したレセプターは coated pit と呼ばれる陥凹部に集簇し，これがくびれ込むことでレセプターごと細胞内にとり込まれる（internalization）．その後レセプターは recycling して再び細胞膜表面に戻るが，一部はアミノ酸に分解される．この 1 サイクルに要する時間は約 10〜20 分といわれ，平均 150 回再利用される．したがって，LDLR の半減期は 20 時間余りとなる．一方，細胞内へ入った LDL はライソゾームに運ばれアポタンパク B-100 がはずされ，その後水解を受けてコレステロールが遊離する．遊離したコレステロールは，① 細胞膜合成や，② ステロイドホルモン合成，③ 胆汁酸合成に利用される．生体にとって必須の物質である細胞内コレステロールが減少すれば，① コレステロール生合成系の律速酵素である 3-hydroxy-3-methylglutaryl CoA（HMG-CoA）還元酵素の誘導によるコレステロールの生合成の増加や，② LDLR 発現の増加による細胞外からの LDL 供給により，細胞内コレステロールが補給される．

　一方，細胞内コレステロールが過剰になれば，① acyl-CoA : cholesterol acyltransferase（ACAT）が活性化されエステル型となり細胞内に蓄積され，また② HMG-CoA reductase を抑制し，さらには③ LDLR 合成を抑制することで細胞内コレステロールが過剰にならないように調節されている．FH では LDLR に遺伝的な異常があるためその活性低下（ヘテロ接合体では LDLR 活性

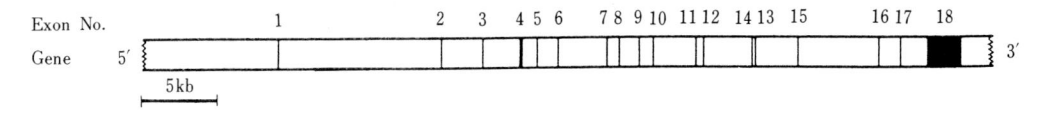

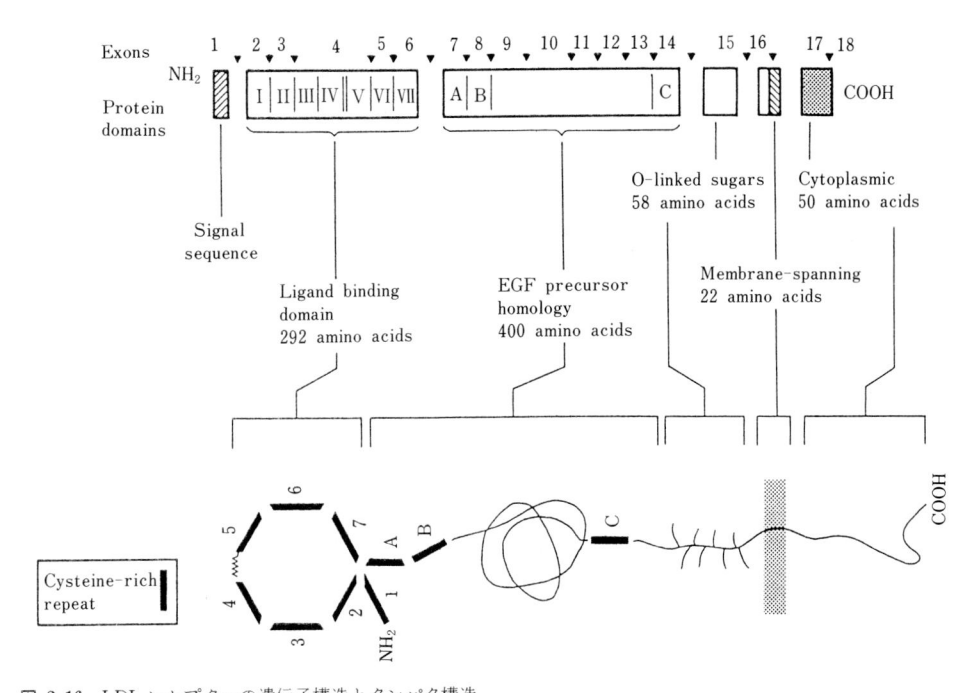

図 2.16 LDL レセプターの遺伝子構造とタンパク構造
18 個のエクソンの境界と，タンパクにおける機能的ドメインの境界とはよく対応している．また他のタンパクと塩基およびアミノ酸配列において強い相同性をもつ部分があり，この遺伝子の起源に exon shuffling と呼ばれる現象が関与したことを示唆している．

が正常の約 50％，ホモ接合体では 10％ 以下）が起こり，このような調節機構が破綻し LDL の代謝が遅延する．

1984 年にヒト LDL レセプターの cDNA が[11]，翌年，全遺伝子が[12] クローン化された．それらの知見を図 2.16 にまとめて示した．ヒト LDL レセプター遺伝子は第 19 番染色体の短腕近位部に存在し[13]，全長は約 45 キロ塩基対（kb）で 18 個のエクソンに分かれている．その mRNA（cDNA）の長さは約 5.3kb で，その 3′ 非翻訳領域には Alu シークエンスが存在している．LDLR は 839 個のアミノ酸からなる 1 本鎖の糖タンパクで，機能上 5 つのドメインに分けられる．

（1） LDL 結合領域

40 アミノ酸からなる 7 回のくり返し配列があり，それらは補体 C9 と相同性が強い．この領域にはシステイン残基が多く（15％），S-S 結合により安定した 3 次構造を形成しているものと思われる．

（2） EGF 前駆体と相同性を示す領域

この領域は，レセプターが細胞外へ突出し LDL 結合領域と細胞膜との距離を保つために重要なのかもしれない．この部分を人工的に欠損させた遺伝子を発現させた場合[14]や，同様の部分欠損をもつ FH 例の検討[15]では，レセプターの再利用が障害されていたという．またこの領域には，システインに富む 3 つのくり返し配列（図 2.16 A, B, C）が存在し，そのうち A には LDL との結合に際し重要な機能がある[16]．

（3） 結合糖鎖で修飾される領域

このドメインの果たす役割について確かな説はなく，このドメインを欠くレセプターを人工的に

発現させてもレセプター機能は正常であった[17]．しかし筆者らがみいだした FH-Tonami-1[18] では異なる結果が得られており[19]，今後の検討課題である．

（4）膜貫通領域

細胞膜に組み込まれるのに好都合なように，疎水性のアミノ酸が多く局在している．

（5）細胞膜内に存在する領域

先に述べたレセプターの細胞内挙動から考えて，この領域が coated pit への集合から internalization までの過程に関与していると予想される．すでに実際の FH 例の解析[20,21]や in vitro mutagenesis を利用した検討[22]により，どのアミノ酸が鍵を握っているかが明らかとなっている．

以上のようなタンパク構造と機能の解析に加え，遺伝子発現調節機構の検討も行われている．種々の臓器における LDLR の発現状況や[23]，胎児期から出生・成人へと主要発現臓器が変化していくこと[24]が明らかとなり，薬物負荷によるレセプター活性の誘導についても mRNA レベルで検討が可能となった[23,25]．また，LDLR 遺伝子に sterol regulatory elements (SRE) が存在することも明らかとなる[26~28]など，レセプターを介するコレステロールの調節機構（図 2.14）が遺伝子レベルで解明されつつある．

c. 家族性高コレステロール血症における LDL レセプター異常

in vivo の LDL の代謝速度を測定するには，標識 LDL を静注して得られる消失曲線が必要である[29]．しかしその実施は容易ではなく，in vitro で皮膚線維芽細胞を使って検討が進められてきた．その結果タンパクレベルの異常は 5 つに大別された[30,31,31a]．すなわち，① タンパク合成の障害（null

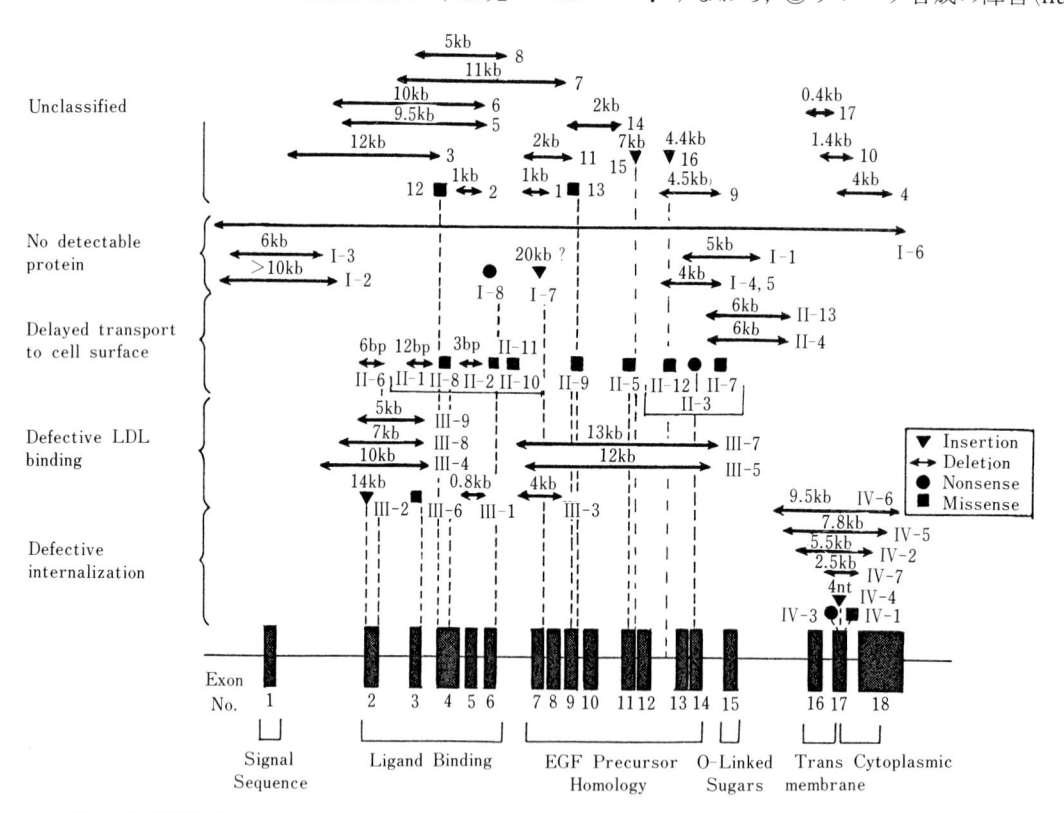

図 2.17 家族性高コレステロール血症における LDL レセプター遺伝子の異常とそれによるレセプタータンパクの変異

LDL レセプター遺伝子の構造（18 個のエクソン）とタンパクレベルでの機能上のドメインとの関係を示し，各遺伝子異常（欠損・挿入・置換）の部位を略記した．遺伝子異常によって生ずるタンパクの機能異常は，構造と機能との関係によく対応している（表 2.13 参照）

表 2.13 家族性高コレステロール血症における LDL レセプター遺伝子異常[31a)]

Biochemical class of mutation	No. Subjects	Ethnic origin	mRNA	References
I : No detectable protein	1. FH 381	Italian-American	5.0 kb	Lehrman MA, et al : *Proc Natl Acad Sci USA* 83 : 3679-3683, 1986.
	2. FH 49, 549, 808, 859, 896	French Canadian	None	Hobbs HH, et al : *N Engl J Med* 317 : 734-737, 1987.
	3. FH 26	American	None	Hobbs HH, et al : *J Clin Invest* 81 : 909-917, 1988.
	4. FH TD	British	ND	Horsthemke R, et al : *Hum Genet* 71 : 75-78, 1985 *Eur J Biochem* : 164 : 77-81, 1987.
	5. FH 651	Italian	5.0 kb	Hobbs HH, et al : *J Clin Invest* 81 : 909-917, 1988.
	6. FH 132 a	Italian-American	None	Hobbs HH, et al : *J Clin Invest* 81 : 909-917, 1988.
	7. FH 132 b	Italian-American	6.2 kb	Hobbs HH, et al : *J Clin Invest* 81 : 909-917, 1988.
	8. Rhesus monkey		ND	Hummel M, et al : *Proc Natl Acad Sci USA* : 87 : 3122-3126, 1990.
II : Delayed transport to cell surface	1. WHHL	rabbit	Normal	Yamamoto T, et al : *Science* 232 : 1230-1237, 1986.
	2. FH 563	American	Normal	Yamamoto T, et al : *Science* 232 : 1230-1237, 1986. Russell DW, et al : *Arteriosclerosis* 9 : I-8-I-13, 1989.
	3. FH 264, etc.	Lebanese-Arad	Normal	Lehrman MA, et al : *J Biol Chem* 262 : 401-410, 1987.
	4. FH-Tonami-1	Japanese	ND	Kajinami K, et al : *Arteriosclerosis* 8 : 187-192, 1988.
	5. FH 429	Italian	Normal	Esser V, et al : *J Biol Chem* 263 : 13276-13281, 1988.
	6. FH TT	South African black	Normal	Leitesdorf E, et al : *Proc Natl Acad Sci USA* 85 : 7912-7916, 1988.
	7. FH MM	Asian-Indian	Normal	Soutar AK, et al : *Proc Natl Acad Sci USA* 86 : 4166-4170, 1989.
	8. FH 1a	Afrikaner	Normal	Leitesdorf E, et al : *J Clin Invest* 84 : 954-961, 1989. Kotze MJ, et al : *J Med Genet* 27 : 298-302, 1989.
	9. FH 3 a	Afrikaner	Normal	Leitesdorf E, et al : *J Clin Invest* 84 : 954-961, 1989.
	10. FH 848	Puerto Rican	Normal	Hobbs HH, et al : *J Clin Invest* 84 : 656-664, 1989.
	11. FH 787	French Canadian	Normal	Leitesdorf E, et al : *J Clin Invest* 85 : 1014-1023, 1990.
	FH 525	Mexican	Normal	Leitesdorf E, et al : *J Clin Invest* 85 : 1014-1023, 1990.
	12. FH 47, 893	French Canadian	Normal	Leitesdorf E, et al : *J Clin Invest* : 85 : 1014-1023, 1990
	(13.) FH OF	Japanese	ND	Yamakawa K, et al : *Hum Genet* 82 : 317-321, 1989.
III : Defective LDL binding	1. FH 626	French	5.2 kd	Hobbs HH, et al : *J Biol Chem* 261 : 13114-13120, 1986.
	2. FH 295	American	6.5 kd	Lehrman MA, et al : *Cell* 48 : 827-835, 1987.
	3. FH 395, 454	Dutch	5.1 kd	Russell DW, et al : *Cold Spring Harbor Symp Quant Biol* 51 : 811-819, 1987. Top B, et al : *Atherosclerosis* 83 : 127-136, 1990.
	4. FH-Tonami-2	Japanese	ND	Kajinami K, et al : *Circulation* 80 : II-278, 1989.
	5. FH YF	Japanese	ND	Miyake Y, et al : *J Biol Chem* 264 : 16584-16590, 1989.
	6. FH 764, 807, 883	French Canadian	Normal	Leitesdorf E, et al : *J Clin Invest* 85 : 1014-1023, 1990.
	(7.) FH-Okayama	Japanese	ND	Kajinami K, et al : *J Intern Med* 227 : 247-251, 1990.
	(8.) FH YI	Japanese	ND	Yamakawa K, et al : *Hum Genet* 82 : 317-321, 1989.
	(9.) FH	French Canadian	ND	Ma Y, et al : *Clin Genet* 36 : 219-228, 1989.
IV : Defective internalization	1. FH 380 (JD)	Italian-American	Normal	Davis CG, et al : *Cell* 45 : 15-24, 1986.
	2. FH 274	American	8.5 kb	Lehrman MA, et al : *Science* 227 : 140-146, 1985.
	3. FH 682, 683	Saudi Arabian		Lehrman MA, et al : *Cell* 41 : 735-743, 1985.
	4. FH 763	French	Normal	Lehrman MA, et al : *Cell* 41 : 735-743, 1985.
	5. FH 781	Japanese	6.2 kb	Lehrman MA, et al : *J Biol Chem* 262 : 3354-3361, 1987.
	6. FH-Helsinki	Finnish	4.2 kb	Aalto-Setala K, et al : *J Clin Invest* 84 : 499-505, 1989. 〃 : *FEBS lett* 230 : 31-34, 411-416, 1988.
	(7.) FH	Canadian	ND	Langlois S, et al : *Am J Hum Genet* 39 : A 96, 1986.
Unclassified	1. FH KL	English	ND	Horsthemke B, et al : *J Med Genet* 24 : 144-147, 1987.
	2. FH PO, JA	English	ND	Horsthemke B, et al : *J Med Genet* 24 : 144-147, 1987.
	3. FH-Kanazawa	Japanese	ND	Kajinami K, et al : *J Intern Med* 227 : 247-251, 1990.
	4. FH ST	Japanese	ND	Yamakawa, et al : *Hum Genet* 82 : 317-321, 1989.
	5-10. FH	Canadian	ND	Langlois S, et al : *Am J Hum Genet* 43 : 60-68, 1988.
	11. FH RI	South African	ND	Henderson HE, et al : *Hum Genet* 80 : 371-374, 1988.
	12. FH	Afrikaner	ND	Kotze MJ, et al : *S Afr Med J* 76 : 399-401, 1989.
	13. FH	South African	ND	Kotze MJ, et al : *S Afr Med J* 76 : 399-401, 1989.
	14. Family 4	Icelander	ND	Taylor R, et al : *J Med Genet* 26 : 494-498, 1989.
	15. L 136	Dutch	ND	Top B, et al : *Atherosclerosis* 83 : 127-136, 1990.
	16. L 257, 272	Dutch	ND	Top B, et al : *Atherosclerosis* 83 : 127-136, 1990.
	17. L 171	Dutch	5.2 kb	Top B, et al : *Atherosclerosis* 83 : 127-136, 1990.

〔注〕 1) カッコつき番号の遺伝子異常ではその異常部位から推測されるタンパクの機能異常をもとに分類した.
2) I-4 と I-5 は同一の可能性あり[31a)].

type)、②合成された前駆体の細胞内移動の障害 (transport defective type)、③LDL との結合の障害 (binding defective type)、④結合した LDL のとり込みの障害 (internalization defective type)、⑤レセプター再利用の障害 (recycling defective type) である。

LDLR 遺伝子のいずれの部位に変異が生じても FH が発症するが、現在まで明らかにされた LDLR 遺伝子異常は、筆者らのみいだした 4 種類を含め計 54 種類である（図 2.17）（表 2.13）。

（1） null type

遺伝子発現に必須な調節領域を含む欠損や、遺伝子のほとんどの領域が欠損した場合このタイプの異常となる[32]。それ以外の領域の異常例のうち mRNA の検出されない例では、異常 mRNA の不安定性や splicing 機構の異常が考えられ、一方、mRNA の検出される例では translation 以後の異常が想定される。

このタイプの FH は、LDL レセプター活性がまったく欠如しており、先に述べたような典型的臨床像を示す。

（2） transport defective type

当初このタイプの異常は、システイン残基の変異により S-S 結合をつくらない遊離システインができ、それが細胞にとって有害な異常タンパクとして認識され、gate keeping system により捕獲されると考えられた[10]。しかしシステイン残基とは無関係な遺伝子異常もみいだされている。S-S 結合のみならず、荷電や疎水性などタンパクの 3 次構造決定に重要な部位に変異が起こった場合このタイプの異常になると思われる[33]。

筆者らのみいだした FH-Tonami-1 ではエクソン 15 を含む約 6 kb の部分欠損により O 結合糖鎖領域を欠く異常レセプターが合成されていると考えられる[18]。培養細胞でのレセプター生合成を検討すると、正常よりも分子量のやや小さいレセプターが合成されるものの、速やかに分解され、O 結合糖鎖がレセプターの安定化に必要であることが示された[19]。

このタイプの FH において、異常レセプターが細胞膜表面に到達する例では、わずかながらレセプター活性が認められる。

（3） binding defective type

LDL 結合領域はシステイン残基に富む約 40 アミノ酸が 7 回くり返されているが、このうち 2～7 番目のものに異常が生じ、LDL との親和性に変化が起こるとこのタイプの異常となる[16]。また EGF 前駆体相同領域も LDL との結合に重要で、その全欠損や特定部位の変異でもこのタイプとなる[16]。

筆者らがみいだした FH-Tonami-2 ではエクソン 2 と 3 を含む約 10 kb の部分欠損により LDL 結合領域の 2/7 が欠落する[34]。そのため LDL との親和性が正常の約 40% に低下した異常レセプターが合成され、ホモ接合体でも正常の約 60% とヘテロ FH に近いレセプター活性を示し、臨床的には軽症 FH であった。

つまり、このタイプの FH では損なわれるレセプター活性にはかなりのバリエーションが予想され、その程度により臨床的重症度に差違が生ずると考えられる。また FH-Tonami-2 のように、ホモ接合体であってもある程度のレセプター活性が残っている場合は、LDL レセプターの発現を促すような薬物（HMG-CoA 還元酵素阻害薬・陰イオン交換樹脂など）の適応と考えられよう。

（4） internalization defective type

膜貫通領域および細胞質内領域の変異がこのタイプの異常となるが、現在まで遺伝子異常が明らかとなったものは 7 種類である。また日本では 3 家系が確認されている。

（5） recycling defective type

人工的に作製した異常遺伝子の発現実験から、EGF 前駆体相同領域が細胞内で LDL と LDLR との解離および LDLR の再利用に関与していることが指摘されていた。その後 FH においてもこのような異常を示す具体例が数例みいだされるに至った。このタイプの異常は、transport defective type との区別が難しいことから、実際にはもっと存在するのではないかと Goldstein らは指摘している[31a]。

d. 家族性高コレステロール血症の治療

FH の治療は、LDL コレステロールを低下さ

せ，冠動脈硬化症を予防さらには退縮させることが主眼である．そのためには低下している LDLR 活性を上昇させることが必要である．

ホモ接合体に対しては，正常の LDL レセプター導入の意味で肝移植が行われている[35]．日本でも臓器移植が一般化すれば，根治術として行われる可能性もある．現実的には血漿交換（吸着も含む）療法が絶対適応である．筆者らもデキストラン硫酸セルロースカラムを用いた，安全かつ効率的なシステム（LDL アフェレーシス[36]）を利用し，週2回の強力な治療により冠動脈硬化症の進展が防止されることを示した[37]．ヘテロ接合体に関しては，重症例に対する血漿交換療法のほかに薬物療法が広く行われている．そのなかで，コレステロール生合成系の阻害[38,39]や胆汁の再吸収の抑制[40]により肝の LDL レセプター活性上昇（正常の allele からつくられるレセプターの誘導）が期待でき（図3.15参照），LDL コレステロールの正常化も可能である．また一部作用機序は不明ながら黄色腫の消退作用の強いプロブコールも有効である．

また，基礎的段階ながら FH の遺伝子治療に関する試み[41~43]も始まっており，今後の発展が期待される．

おわりに　レセプター病としての FH の病態と臨床像について概説した．

遺伝子レベルにまで掘り下げられた LDLR の検討が，FH としての臨床像の多様性の解明につながり，病態により即した治療法が選択できるようになる日も近いものと思われる．

〔付記〕

1）新たな遺伝子異常の発見：遺伝子解析法の進歩とともに FH における LDLR 遺伝子異常にも新知見が蓄積された[44]．筆者らも PCR-SSCP 法にて新たに2種類の新しい遺伝子異常をみいだした[45]．

2）FH の遺伝子治療：アメリカではホモ FH 症例において，肝細胞を対象として遺伝子治療が試みられた[46,47]．

〔梶波康二，馬渕　宏〕

文　献

1) Goldstein JL, Brown MS: Familial hypercholesterolemia. In: The Metabolic Basis of Inherited Disease (ed by Scriver CR, Beaudet AL, Sly WS, Valle D), 6th ed, p 672, McGraw-Hill, New York, 1983.
2) 馬渕　宏，小泉順二，武田三昭，伊藤英章，梶波康二，藤田　一，稲津明広，宇野欣秀，嘉info信雄，竹田亮祐：家族性高コレステロール血症の基礎と臨床．日本医事新報 3396：11-19, 1989.
2a) 馬渕　宏：家族性高コレステロール血症，南江堂，1991.
3) Mabuchi H, Tatami R, Haba T, Ueda K, Ueda R, Kametani T, Itoh S, Koizumi J, Ohta M, Miyamoto S, Takeda R, Takeshita H: Homozygous familial hypercholesterolemia in Japan. *Am J Med* **65**: 290-297, 1978.
4) Mabuchi H, Tatami R, Ueda K, Ueda R, Haba T, Kametani T, Watanabe A, Wakasugi T, Itoh S, Koizumi J, Ohta M, Miyamoto S, Takeda R: Serum lipid and lipoprotein levels in Japanese patients with familial hypercholesterolemia. *Atherosclerosis* **32**: 435-444, 1979.
5) Mabuchi H, Itoh S, Haba T, Ueda K, Ueda R, Tatami R, Kametani T, Koizumi J, Ohta M, Miyamoto S, Takeda R, Takegoshi T: Discrimination of familial hypercholesterolemia and secondary hypercholesterolemia by Achilles' tendon thickness. *Atherosclerosis* **28**: 61-68, 1977.
6) 馬渕　宏，多々見良三，上田幸生，上田良成，羽場利博，亀谷富夫，伊藤清吾，小泉順二，宮元　進，太田正之，竹田亮祐，竹越忠義：日本人の家族性高コレステロール血症の診断基準について．日老医誌 **14**：475-479, 1977.
7) Mabuchi H, Koizumi J, Shimizu M, Takeda R, Hokuriku FH-CHD Study Group: Development of coronary heart disease in familial hypercholesterolemia. *Circulation* **79**: 225-232, 1989.
8) Mabuchi H, Miyamoto S, Ueda K, Oota M, Takegoshi T, Wakasugi T, Takeda R: Causes of death in patients with familial hypercholesterolemia. *Atherosclerosis* **61**: 1-6, 1986.
9) Goldstein JL, Dana SE, Brown MS: Esterification of low density lipoprotein cholesterol in human fibroblasts and its absence in homozygous familial hypercholesterolemia. *Proc Natl Acad Sci USA* **71**: 4288-4292, 1974.
10) Brown MS, Goldstein JL: How LDL receptor influence cholesterol and atherosclerosis. *Sci Am* **241**: 52-60, 1984.
11) Yamamoto T, Davis CG, Brown MS, Schneider WJ, Casey ML, Goldstein JL, Russell DW: The human LDL receptor: Acystein-rich protein with

multiple Alusequences in its mRNA. *Cell* **39** : 27-38, 1984.
12) Südhof TC, Goldstein JL, Brown MS, Russell DW : The LDL receptor gene : A mosaic of exons shared with different proteins. *Science* **228** : 815-822, 1985.
13) Lindgren V, Luskey KL, Russell DW, Francke U : Human genes involved in cholesterol metabolism : chromosomal mapping of the loci for the low density lipoprotein receptor and 3-hydroxy-3-methylglutaryl-coenzyme A reductase. *Proc Natl Acad Sci USA* **82** : 8567-8571, 1985.
14) Davis CG, Goldstein JL, Südhof TC, Anderson RGW, Russell DW, Brown MS : Acid-dependent ligand dissociation and recycling of LDL receptor mediated by growth factor homology region. *Nature* **326** : 760-765, 1987.
15) Miyake Y, Tajima S, Funahashi T, Yamamoto A : Analysis of a recycling-impaired mutant of low density lipoprotein receptor in familial hypercholesterolemia. *J Biol Chem* **264** : 16584-16590, 1989.
16) Esser V, Limbird LE, Brown MS, Goldstein JL, Rusell DW : Mutational analysis of the ligand binding domain of the low density lipoprotein receptor. *J Biol Chem* **263** : 13282-13290, 1988.
17) Davis CG, Elhammer A, Russell DW, Schneider WJ, Kornfeld S, Brown MS, Goldstein JL : Deletion of clustered O-linked carbohydrates does not impair function of low density lipoprotein receptor in transfected fibroblasts. *J Biol Chem* **261** : 2828-2838, 1986.
18) Kajinami K, Mabuchi H, Itoh H, Michishita I, Takeda M, Wakasugi T, Koizume J, Takeda R : New variant of low density lipoprotein receptor gene. *Arteriosclerosis* **8** : 187-192, 1988.
19) Fujita H (unpublished observation)
20) Davis CG, Lehrman MA, Russell DW, Anderson RGW, Brown MS, Goldstein JL : The J. D. mutation in familial hypercholesterolemia : amino acid substitution in cytoplasmic domain impedes internalization of LDL receptors. *Cell* **45** : 15-24, 1986.
21) Lehrman MA, Goldstein JL, Brown MS, Russell DW, Schneider WJ : Internalization-defective LDL receptors produced by genes with nonsense and frameshift mutations that truncate the cytoplasmic domain. *Cell* **41** : 735-743, 1985.
22) Davis CG, van Driel IR, Russell DW, Brown MS, Goldstein JL : The low density lipoprotein receptor. Identification of amino acids in cytoplasmic domain required for rapid endocytosis. *J Biol Chem* **262** : 4075-4082, 1987.
23) Ma PTS, Yamamoto T, Goldstein JL, Brown MS : Increased mRNA for low density lipoprotein receptor in livers of rabbits treated with 17α-ethinyl estradiol. *Proc Natl Acad Sci USA* **83** : 792-796, 1986.
24) Hofmann SL, Russell DW, Goldstein JL, Brown MS : mRNA for low density lipoprotein receptor in brain and spinal cord of immature and mature rabbits. *Proc Natl Acad Sci USA* **84** : 6312-6316, 1987.
25) Ma PTS, Gil G, Südhof TC, Bilheimer DW, Goldstein JL, Brown MS : Mevinolin, an inhibitor of cholesterol synthesis, induced mRNA for low density lipoprotein receptor in livers of hamsters and rabbits. *Proc Natl Acad Sci USA* **83** : 8370-8374, 1986.
26) Südhof TC, van der Westhuyzen DR, Goldstein JL, Brown MS, Russell DW : Three direct repeats and a TATA-like sequence are required for regulated expression of the human low density lipoprotein receptor gene. *J Biol Chem* **262** : 10773-10779, 1987.
27) Südhof TC, Russell DW, Brown MS, Goldstein JL : 42 bp element from LDL receptor gene confers end product repression by sterols when inserted into viral TK promoter. *Cell* **48** : 1061-1069, 1987.
28) Dawson PA, Hofmann SL, van der Westhuyzen DR, Südhof TC, Brown MS, Goldstein JL : Sterol-dependent repression of low density lipoprotein receptor promoter mediated by 16-base pair sequence adjacent to binding site for transcription factor Spl. *J Biol Chem* **263** : 3372-3379, 1988.
29) Bilheimer DW, Stone NJ, Grundy SM : Metabolic studies in familial hypercholesterolemia : evidence for a gene-dosage effect *in vitro*. *J Clin Invest* **64** : 524-533, 1979.
30) Goldstein JL, Brown MS, Anderson RGW, Russell DW, Schneider WJ : Receptor-mediated endocytosis. *Ann Rev Cell Biol* **1** : 1-40, 1985.
31) Goldstein JL, Brown MS : Progress in understanding the LDL receptor and HMG-CoA reductase : two membrane proteins that regulate the plasma cholesterol. *J Lipid Res* **25** : 1450-1461, 1984.
31a) Hobbs HH, Russell DW, Brown MS, Goldstein JL : The LDL receptor locus in familial hypercholesterolemia : mutational analysis of a membrane protein. *Ann Rev Genet* **24** : 133-170, 1990.
32) Hobbs HH, Leitesdorf E, Goldstein JL, Brown MS, Russell DW : Multiple crm$^-$ mutations in familial hypercholesterolemia. *J Clin Invest* **81** : 909-917, 1988.
33) Esser V, Russell DW : Transport-deficient mutations in the low density lipoprotein receptor. *J Biol Chem* **263** : 13276-13281, 1988.

34) Kajinami K, Fujita H, Koizumi J, Mabuchi H, Takeda R, Ohta M : Genetically-determined mild type of familial hypercholesterolemia including normocholesterolemic patients, FH-Tonami-2. *Circulation* **80** : II-278, 1989.

35) Bilheimer DW, Goldstein JL, Grundy SM, Starzl TE, Brwon MS : Liver transplantation to provide low-density-lipoprotein receptors and lower plasma cholesterol in a child with homozygous familial hypercholesterolemia. *N Engl J Med* **311** : 1658-1664, 1984.

36) Mabuchi H, Michishita I, Fujita H, Koizumi J, Takeda R, Takata S, Oonishi M : A new low density lipoprotein apheresis system using two dextran sulfate cellulose columns in an automated column regenerating unit (LDL continuous apheresis). *Atheroscilerosis* **68** : 19-25, 1987.

37) Mabuchi H, Koizumi J, Michishita I, Takeda M, Kajinami K, Fujita H, Inazu A, Uno Y, Shimizu M, Takeda R, Miyamoto S, Watanabe A, Yoshimura A, Ueda K, Takegoshi T, Wakasugi T, Oota M, Monji S, Kusunoki N : Effects on coronary atherosclerosis of long-term treatment of familial hypercholesterolemia by LDL-apheresis. *Contrib Infus Ther* **23** : 87-96, 1988.

38) Mabuchi H, Haba T, Tatami R, Miyamoto S, Sakai Y, Wakasugi T, Watanabe A, Koizumi J, Takeda R : Effects of an inhibitor of 3-hydroxy-3-methylglutaryl coenzyme A reductase on serum lipoprotein and ubiquinone-10 levels in patients with familial hypercholesterolemia. *N Engl J Med* **305** : 478-482, 1981.

39) Mabuchi H, Sakai T, Sakai Y, Yoshimura A, Watanabe A, Wakasugi T, Koizume J, Takeda R : Reduction of serum cholesterol in heterozygous patients with familial hypercholesterolemia. Additive effects of compactin and cholestyramine. *N Engl J Med* **308** : 609-613, 1983.

40) Mabuchi H, Kamon N, Fujita H, Michishita I, Takeda M, Kajinami K, Itoh H, Wakasugi T, Takeda R : Effects of CS-514 on serum lipoprotein lipid and apolipoprotein levels in patients with familial hypercholesterolemia. *Metabolism* **36** : 475-479, 1987.

41) Hofmann SL, Russell DW, Brown MS, Goldstein JL, Hammer RE : Overexpression of low density lipoprotein (LDL) receptor eliminate LDL from plasma in transgenic mice. *Science* **239** : 1277-1281, 1988.

42) Wilson JM, Johnston DE, Jefferson DM, Mulligan RC : Correction of the genetic defect in hepatocytes from the Watanabe heritable hyperlipidemic rabbit. *Proc Natl Acad Sci USA* **85** : 4421-4425, 1988.

43) Miyanohara A, Sharkey MF, Witztum JL, Steinberg D, Friedmann T : Efficient expression of retroviral vector-transduced human low density lipoprotein (LDL) receptor in LDL receptor-deficient rabbit fibroblasts *in vitro*. *Proc Natl Acad Sci USA* **85** : 6538-6542, 1988.

44) Hobbs HH, Brown MS, Goldstein JL : Molecular genetics of the LDL receptor gene in familial hypercholesterolemia. *Human Mutation* **1** : 445-466, 1992.

45) 八木邦公, 他：LDL レセプター遺伝子変異の PCR-SSCP による screening. 動脈硬化 **21** : 211, 1993.

46) Chowdhry JR, Grossman M, Gupta S, Chowdhry NR, Baker JR, Wilson JM : Long-term improvement of hypercholesterolemia after *ex vivo* gene therapy in LDLR-deficient rabbits. *Science* **254** : 1802-1805, 1991.

47) Bandall T : First gene therapy for inherited hyper cholesterolemia : a partial success. *JAMA* **269** : 837-838, 1993.

3. レセプター異常症かレセプター後異常症か明確でない先天性疾患

3.1 偽性副甲状腺機能低下症

偽性副甲状腺機能低下症（pseudohypoparathyroidism, PHP）は，副甲状腺ホルモン（parathyroid hormone, PTH）の分泌は保たれているにもかかわらず，PTH の作用の低下により低カルシウム血症などの副甲状腺機能低下状態がもたらされる疾患である．本症では PTH 分泌は低カルシウム血症のために刺激されることから，特発性，および術後性副甲状腺機能低下症（idiopathic hypoparathyroidism, IHP; surgical hypoparathyroidism, SHP）と異なり，血中 PTH 濃度は高値を示す．本症は heterogenous な疾患であり，外因性に投与された PTH に対して尿中サイクリック AMP（cAMP）排泄増加反応，リン（Pi）利尿をともに欠如する 1 型と，cAMP 増加反応は示すものの P 利尿を欠く 2 型とに大別される（表 3.1）．したがって本症 1 型は PTH レセプター－アデニル酸シクラーゼ系に異常が存在すると考えられるのに対し，2 型では cAMP 産生以降に障害が認められるものと推測される．これらの病型の鑑別については，厚生省ホルモン受容機構異常調査研究班により，診断基準が作成されている[1,2]（表 3.2）．本症は同研究班の全国集計で 1 型患者約 200 例，2 型患者 10 数例が集計されている比較的まれな疾患であるが[3]，古くからその存在

表 3.2 偽性副甲状腺機能低下症の診断基準

I. 1 型の診断基準
1) 以下の検査所見を示す．
   ① 低カルシウム血症：血清タンパク補正を以下の式を用いて行った後の値が 8.4 mg/dl より低値を示す．

$$補正 Ca 値 = \frac{実測 Ca 値}{0.55 + \frac{総タンパク}{16}}, または$$

$$= 実測 Ca 値 + (4 - アルブミン)$$

   ② 高または正リン血症：血清リン値が成人で 3.5 mg/dl 以上，小児で 4.5 mg/dl 以上
   ③ 腎機能ほぼ正常：血清尿素窒素 30 mg/dl 以下またはクレアチニン 2 mg/dl 以下
   ④ Ellsworth-Howard 試験におけるリン酸反応陰性：1-34 hPTH 負荷前後 2 時間の差が 35 mg 以下
   ⑤ 血中 PTH の増加
2) Ellsworth-Howard 試験における尿 cAMP 増加反応陰性
   ① 1-34 hPTH 負荷前後 1 時間の差が 1 μmol 未満
   ② 1-34 hPTH 負荷前後 1 時間の比が 10 倍未満

II. 2 型の診断基準
1) 1 型の 1)に同じ
2) Ellsworth-Howard 試験における尿 cAMP 増加反応陽性
   ① 1-34 hPTH 負荷前後 1 時間の差が 1 μmol 以上
   ② 1-34 hPTH 負荷前後 1 時間の比が 10 倍以上

表 3.1 偽性副甲状腺機能低下症および偽性偽性副甲状腺機能低下症の病型

	副甲状腺機能低下状態	Ellsworth-Howard 試験		Albright's Hereditary Osteodystrophy	TSH, FSH などに対する反応	異常部位
		cAMP 排泄増加反応	リン利尿			
偽性副甲状腺機能低下症						
1a 型	+	−	−	ほとんど+	多くで低下	G タンパク + α
1b 型	+	−	−	ほとんど−	正常	PTH レセプター？
1c 型	+	−	−	+	低下	catalytic unit？
2 型	+	+	−	−	正常	cAMP 産生以降の段階？
偽性偽性副甲状腺機能低下症	−	+	+	+	正常	Gs タンパク

が知られていたこと，さらには後述のように本症患者の一部にGsタンパクの低下が証明され，異常の本体が解明されるかと期待されたことなどから，代表的なホルモン受容機構異常症の1つと考えられている[3]．しかしながら，現在でも本症の発症機序には依然として多くの疑問点が残されている．以下本稿では本症の病態について概説するとともに，本症とGsタンパクとの関係についてまとめる．

a. 偽性副甲状腺機能低下症の病態と病型

PTHの生理作用の主なものは，①腎近位尿細管におけるPi再吸収の抑制および25-hydroxyvitamin D-1α-hydroxylaseの活性化による1,25-水酸化ビタミンD[1,25(OH)$_2$D]産生の促進，②腎遠位尿細管におけるCa再吸収の促進，③骨吸収の促進による骨から血中へのCa, Piの動員，などである．またPTH作用によりその産生が増加する1,25(OH)$_2$Dは，①腸管からのCa, Pi吸収の促進，②腎遠位尿細管におけるCa再吸収の促進，などをもたらす．したがって副甲状腺機能低下症患者は，PTH作用の低下，および1,25(OH)$_2$D作用の低下により腎，骨から血中へのCaの動員が低下し，低カルシウム血症を示す．また血中Pi濃度に関しては，腎近位尿細管のPi再吸収閾値が上昇するため，副甲状腺機能低下症患者では高Pi血症を呈する．

PTHはアデニル酸シクラーゼを活性化するとともにphospholipase Cをも活性化しうる[4]．PTHがどのような細胞内セカンドメッセンジャーを介して骨，および腎に対する作用を発揮しているかについては現在なお不明な点が残されているが，少なくとも腎近位尿細管に対する作用のほとんどはcAMPを介するものと考えられている[5]．1980年2つのグループから，レセプターとアデニル酸シクラーゼとの間に介在し，アデニル酸シクラーゼ活性を促進するように働くGsタンパクの含量，および活性が，一部のPHP患者の赤血球で低下していることが報告された[6,7]．すなわち，Farfelらは本症1型患者10例の赤血球Gsタンパク量および活性を測定し，5例の患者でこれ
らが約50%低下していることを明らかにした[6]．さらに彼らは，このような赤血球Gsタンパク量，活性の低下の認められる例をPHP 1a型，正常であるものをPHP 1b型と分類した[7a]（表3.1）．またLevineらも同様に本症1型患者の赤血球Gs活性を測定し，13例中12例でGs活性が約50%低下していることをみいだした[7]．PHP 2型患者やIHP, SHP患者には，このような赤血球Gs活性の低下は認められなかったことから[6,7]，赤血球Gs活性の低下は本症1a型患者に特有のものと考えられた．また本症1a型患者の多くで，TSH, FSH, LHなど，cAMPをセカンドメッセンジャーとするPTH以外のホルモンに対する反応性の低下が認められるのに対し，1b型患者ではこれらのホルモンに対する反応は正常であることも示された[9]（表3.1）．したがって，本症1a型患者ではGs活性の低下によりcAMP産生が障害され，ホルモン反応性の低下が惹起されるのに対し，ホルモン不応性がPTHに限定されている1b型患者では，PTHレセプター自体に異常が存在する可能性が考えられた[10]．さらに本症患者はしばしば，低身長，円形顔貌，中手骨の短縮，肥満，皮下の異所性骨形成などからなるAlbright's hereditary osteodystrophy (AHO) と呼ばれる身体的特徴を有するが，AHOの存在と赤血球Gs活性の低下とは密接に関連していることも明らかにされた．Farfelらの検討によれば，AHOを伴う本症患者46例中38例が1a型患者であり，逆に1a型患者39例中38例にAHOが認められた[8]．ただし，1b型患者の中にもAHOを呈するものはあり，AHOの出現と赤血球Gs活性の低下とは完全には一致していない[8]．さらにGs活性の低下は，本症1a型患者の嗅覚の低下，知能低下にも関与している可能性が指摘されている[11,12]．

しかしながら，PHP 1a型自体も均一な疾患ではない．Gsタンパクはα, β, γの3つのサブユニットからなるタンパクであるが，本症1a型患者の線維芽細胞中に存在するGsタンパクのαサブユニットのmRNAの量をNorthern blotting analysisなどにより検討した成績では，mRNAの減少しているものと正常なものとが認められ

る[13,14]. したがって, 多様な異常によりGs活性の低下が惹起されうることが明らかとなった. さらに最近, Barrettらは赤血球Gs活性は正常であるにもかかわらず, AHOを示し, TSH, ゴナドトロピン, グルカゴンなどに対する反応性の低下が認められる症例の詳細な検討を行い, アデニル酸シクラーゼのcatalytic unitの異常によりこのような例が惹起されている可能性を明らかにした[15]. Breslauは, このような症例をPHP 1c型と分類している[9] (表3.1).

b. Gsタンパクの低下と偽性副甲状腺機能低下症1a型の病態

PHP 1a型患者の赤血球Gsタンパク量, 活性の低下が報告された後, PHP 1a型患者の種々の組織におけるGs活性が測定された. その結果, 血小板[16], リンパ芽球[17], 線維芽細胞[18,19], さらにはPTHの主要な標的臓器の1つである腎細胞においても[20] Gs活性の低下が認められることが明らかとなった. 一方, アデニル酸シクラーゼ活性を抑制するように作用するGiタンパク量, 活性には, 本症1a型患者と正常者の間に差異は認められなかった[21~23]. したがって, PHP 1a型患者ではほぼ全身のGs活性の低下が認められ, このためにPTHをはじめとする各種ホルモンに対するcAMP産生が障害され, ホルモン作用の低下が惹起されるという仮説がさらに裏づけられた. しかしながら, 現在のところGs活性の低下だけでは, 本症1a型患者のホルモン作用の低下のすべてを説明することはできないと考えられる. まず第1に, 約50%程度のGs活性の低下が, すべてのアゴニストに対するcAMP産生の低下, さらにはホルモン作用の低下をもたらしうるかどうか必ずしも明らかではない. 実際, 本症1a型患者の組織のプロスタグランジンなどによるcAMP産生促進には異常が認められない[16~18]. また本症1a型患者にグルカゴンを投与した成績では, グルカゴンに対する血中cAMP上昇反応が障害されている例でも, 血中グルコース上昇反応は正常であり, cAMP産生の異常が必ずしもホルモン作用の低下に結びつかない場合もある[8]. 第2に, PHP患者の家族内に認められ, AHOを示しながらもPTHをはじめとする各種ホルモンに対する反応には異常が認められない偽性偽性副甲状腺機能低下症 (pseudopseudohypoparathyroidism, PPHP) 患者においても, 赤血球Gs活性[22,24,25], およびGsタンパクαサブユニットのmRNAの量の低下が認められている[14] (表3.1). さらに最近, 本症患者1家系のGsタンパクαサブユニット遺伝子のpoint mutationが明らかにされたが[26], この異常もPHP 1a型患者とPPHP患者とに同様に認められている[26]. したがって, Gs活性の低下はAHOの出現, 嗅覚の低下や知能低下など, 本症1a型患者の病態に直接的, あるいは間接的に何らかの影響は与えているものと考えられるが, ホルモン作用障害のすべての単一の原因であるとは考えがたい.

c. PHP患者の病態とGsタンパク以外の異常

本症1型患者のGsタンパク以外の異常としては, 分泌されるPTH自体に異常のある可能性, PTHの生物活性を抑制する物質が分泌されている可能性などが報告されている[27]. しかしながらこれらのいずれも, その本体が解明されるまでには至っていない. また本症2型については, 患者数が少ないこともあり, その病態はほとんど明らかにされていない.

一方, 本症の活性型ビタミンD剤による治療に関しても厚生省ホルモン受容機構異常調査研究班によりその治療指針が定められているが[28] (表3.3), 本症1型患者の病態を治療前後で検討した成績により, 以下の点が明らかとなった[29].

① 未治療時には, IHP患者とPHP患者の尿中Ca排泄には差異が認められない. ② 未治療時には, PHP患者に外因性にPTHを投与しても尿中Ca排泄は低下しない. ③ 活性型ビタミンD剤による治療により血清Ca濃度が正常化した時点では, PHP患者の尿中Ca排泄はIHP患者に比べて少なく, 正常者と変わらない. ④ 同様に血清Ca濃度が正常化した時点でPHP患者にPTHを投与すると, 尿中cAMP排泄増加反応は欠如したままで, 尿中Ca排泄は低下する.

表 3.3 1α-OH-D₃ による副甲状腺機能低下症の治療基準

1. 副甲状腺機能低下症では，血清カルシウムのわりに尿中カルシウムの排泄が増えている．著しい高カルシウム尿を避けるため，早朝空腹時の血清カルシウムは正常低値（8.5～9.0mg/dl）に維持するのを目標とする．また治療中の早朝空腹時尿中カルシウムとクレアチニンを測定し，Ca/Cr 比を 0.3 以下におさえることが望ましい．
2. 高カルシウム血，高カルシウム尿をきたす危険を避け，安全に治療するためには，特発性および術後性副甲状腺機能低下症では 1 日 2.0μg より，また偽性副甲状腺機能低下症では 1 日 1.0μg より投与を開始し，血清カルシウムおよび尿中カルシウムを測定しながら維持量を決定する．
3. 副甲状腺機能低下症の維持治療に必要な 1α-OH-D₃ の投与量は，特発性および術後性副甲状腺機能低下症では平均 3.5（2.0～6.0）μg/日，偽性副甲状腺機能低下症では平均 2.0（1.0～3.0）μg/日である．
4. 1α-OH-D₃ の 1 日投与量は，1 回にまとめて服用させる．
5. 適正量の 1α-OH-D₃ を投与すれば，カルシウム剤の併用は一般に必要でない．
   カルシウム剤を併用すると，1α-OH-D₃ の投与量を節約することができる．しかしこの場合は，カルシウム剤服用後に血清カルシウムと尿中カルシウムの異常高値をきたすので，朝食前の血清カルシウムはむしろ低めにおさえる，飲水量をふやすなどの注意を必要とする．
6. 維持治療に入ったら，血清カルシウムおよび尿中カルシウムの測定は，2 か月に 1 度施行することが望ましい．
   高カルシウム血をきたした場合は，ただちに投薬を中止すると，数日のうちに血清カルシウムは低下する．高カルシウム血のいちじるしい場合は，副腎皮質ステロイドを投与する．

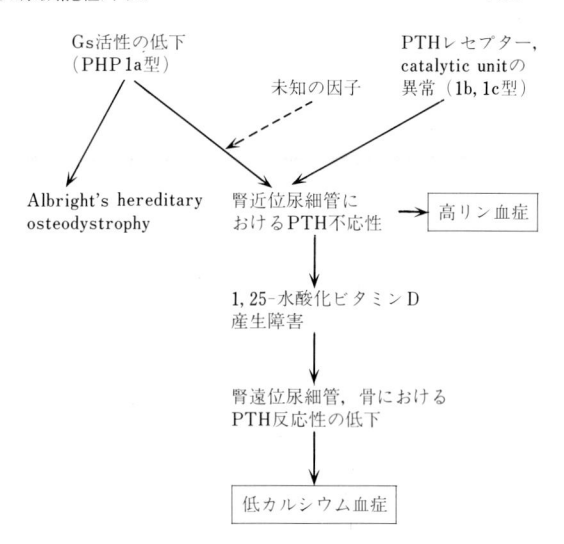

図 3.1 偽性副甲状腺機能低下症 (PHP) I 型における副甲状腺機能低下状態の発現機序

これらの成績は，PHP 1 型患者では活性型ビタミン D 剤の治療により PTH の腎遠位尿細管 Ca 再吸収促進作用が回復すること，またこの Ca 再吸収促進作用が cAMP 非依存性に起こりうることを示している．

さらに，PHP 患者の骨所見にはかなりの heterogeneity が存在し，なかには血中 PTH の高値を反映して原発性副甲状腺機能亢進症患者と同様の骨所見を呈する症例も存在する[30]．また，骨芽細胞機能を示すといわれる血中 bone gla protein 濃度は，IHP 患者では低値を示すのに対し，PHP 患者では正常者と変わらない[31]．これらの成績は，PHP 患者ではもともと骨にも PTH 不応性が存在しないことを示唆する．したがって本症の PTH 不応性は腎近位尿細管には確実に認められるが，腎遠位尿細管，骨においては，近位尿細管における PTH 不応性に起因する 1,25(OH)₂D 産生障害に基づく 2 次的なものである可能性がある[59]（図 3.1）．活性型ビタミン D 剤による本症の治療は，本症の腎近位尿細管における PTH 不応性を補償し，腎遠位尿細管，骨における PTH 反応性を回復させることから，本症患者の Ca 代謝をほぼ完全に正常化させることになる．

おわりに 本症の病態は，1,25(OH)₂D 濃度により大きな影響を受けることが明らかとなり，本症の治療は比較的容易になった．しかしながら，Gs 活性の低下により PTH 不応性の機序が明らかにされるかと期待された本症の発症機序には，依然として多くの問題点が残されている．

1991 年の PTH レセプターのクローニングにより，PTH レセプターが他の G タンパク結合レセプターと同様，7 回細胞膜を貫通する立体構造をもつことが明らかにされた[32]．今後 PTH レセプターと G タンパクとの結合様式や，本症患者の PTH レセプターの構造が解明されることにより，本症の全貌も明らかにされるものと期待される．

〔福本誠二，松本俊夫，尾形悦郎〕

文　献

1) 尾形悦郎, 山本通子, 松本俊夫, 藤田拓男, 深瀬正晃, 木下芳一, 古川洋太郎, 孫孝義, 中島博徳, 安田敏行：

ヒト PTH-(1-34) による Ellsworth-Howard 試験の実施法と判定基準. 日本内分泌学会雑誌 **60**：971-984, 1984.

2) 山本通子, 古川洋太郎, 田村　泰, 清野佳紀, 五十嵐良雄, 藤田拓男, 尾形悦郎, 井村裕夫：偽性副甲状腺機能低下症の各種病型及び類縁疾患の診断基準. 日本内分泌学会雑誌 **58**：1080-1094, 1982.

3) 松本俊夫, 尾形悦郎：ホルモン受容機構異常症. からだの科学 臨時増刊 新版難病の事典 (吉利　和編), pp 78-83, 1986.

4) Birnbaumer L, Abramowiz J, Brown AM: Receptor-effector coupling by G proteins. *Biochim Biophys Acta* **1031**: 163-224, 1990.

5) 松本俊夫, 山本通子, 尾形悦郎：副甲状腺ホルモン機能異常におけるビタミンDの役割. 日本内分泌学会雑誌 **63**：1587-1595, 1987.

6) Farfel Z, Brickman AS, Kaslow HR, Brothers VM, Bourne HR: Defect of receptor-cyclase coupling protein in pseudohypoparathyroidism. *N Engl J Med* **303**: 237-242, 1980.

7) Levine MA, Downs RW, Singer M, Marx SJ, Aurbach GD, Spiegel AM: Deficient activity of guanine nucleotide regulatory protein in erythrocytes from patients with pseudohypoparathyroidism. *Biochem Biophys Res Commun* **94**: 1319-1324, 1980.

8) Farfel Z, Bourne HR: Pseudohypoparathyroidism: mutation affecting adenylate cyclase. *Miner Electrolyte Metab* **8**: 227-236, 1982.

9) Levine MA, Downs RW, Moses AM, Breslau NA, Marx SJ, Lasker RD, Rizzoli RE, Aurbach GD, Spiegel AM: Resistance to multiple hormones in patients with pseudohypoparathyroidism. *Am J Med* **74**: 545-556, 1983.

10) Breslau NA: Pseudohypoparathyroidism: Current concepts. *Am J Med Sci* **298**: 130-140, 1989.

11) Weinstock RS, Wright HN, Spiegel AM, Levine MA, Moses AM: Olfactory dysfunction in humans with deficient guanine nucleotide-binding protein. *Nature* **322**: 635-636, 1986.

12) Farfel Z, Friedman E: Mental deficiency in pseudohypoparathyroidism type I is associated with Ns-protein deficiency. *Ann Intern Med* **105**: 197-199, 1986.

13) Carter A, Bardin C, Collins R, Simons C, Bray P, Spiegel A: Reduced expression of multiple forms of the α subunit of the stimulatory GTP-binding protein in pseudohypoparathyroidism type Ia. *Proc Natl Acad Sci USA* **84**: 7266-7269, 1987.

14) Levine MA, Ahn TG, Klup SF, Kaufman KD, Smallwood PM, Bourne HR, Sullivan KA, Dop CV: Genetic deficiency of the α subunit of the guanine nucleotide-binding protein Gs as the molecular basis for Albright hereditary osteodystrophy. *Proc Natl Acad Sci USA* **85**: 617-621, 1988.

15) Barrett D, Breslau NA, Wax MB, Molinoff PB, Downs RW: New form of pseudohypoparathyroidism with abnormal catalytic adenylate cyclase. *Am J Physiol* **257** (Endocrinol Metab 20): E277-E283, 1989.

16) Farfel Z, Bourne HR: Deficient activity of receptor-cyclase coupling protein in platelets of patients with pseudohypoparathyroidism. *J Clin Endocrinol Metab* **51**: 1202-1204, 1980.

17) Farfel Z, Abood ME, Brickman AS, Bourne HR: Deficient activity of receptor-cyclase coupling protein in transformed lymphoblasts of patients with pseudohypoparathyroidism, type I. *J Clin Endocrinol Metab* **55**: 113-117, 1982.

18) Bourne HR, Kaslow HR, Brickman AS, Farfel Z: Fibroblast defect in pseudohypoparathyroidism, type I: reduced activity of receptor-cyclase coupling protein. *J Clin Endocrinol Metab* **53**: 636-640, 1981.

19) Levine MA, Eil C, Downs RW, Spiegel AM: Deficient guanine nucleotide regulatory unit activity in cultured fibroblast membranes from patients with pseudohypoparathyroidism type I. *J Clin Invest* **72**: 316-324, 1983.

20) Downs RW, Levine MA, Drezner MK, Burch WM, Spiegel AM: Deficient adenylate cyclase regulatory protein in renal membranes from a patient with pseudohypoparathyroidism. *J Clin Invest* **71**: 231-235, 1983.

21) Downs RW, Sekura RD, Levine MA, Spiegel AM: The inhibitory adenylate cyclase coupling protein in pseudohypoparathyroidism. *J Clin Endocrinol Metab* **61**: 351-354, 1985.

22) Akita Y, Saito T, Yajima Y, Sakuma S: The stimulatory and inhibitory guanine nucleotide-binding proteins of adenylate cyclase in erythrocytes from patients with psedohypoparathyroidism type I. *J Clin Endocrinol Metab* **61**: 1012-1017, 1985.

23) Motulsky HJ, Hughes RJ, Brickman AS, Farfel Z, Bourne HR, Insel PA: Platelets of pseudohypoparathyroid patients: evidence that distinct receptor-cyclase coupling proteins mediate stimulation and inhibition of adenylate cyclase. *Proc Natl Acad Sci USA* **79**: 4193-4197, 1982.

24) Levine MA, Jap TS, Mauseth RS, Downs RW, Spiegel AM: Activity of the stimulatory guanine nucleotide-binding protein is reduced in erythrocytes from patients with pseudohypoparathyroidism and pseudopseudohypoparathyroidism:

Biochemical, endocrine, and genetic analysis of Albright's hereditary osteodystrophy in six kindreds. *J Clin Endocrinol Metab* **62**: 497-502, 1986.
25) Saito T, Akita Y, Fujita H, Furukawa Y, Tsuchiya Y, Yasuda T, Yamamoto M, Kitagawa T, Nakagawa Y, Takehiro A, Fujita T, Kodama S, Kuzuya T: Stimulatory guanine nucleotide binding protein activity in the erythrocyte membrane of patients with pseudohypoparathyroidism type I and related disorders. *Acta Endocrinol* **111**: 507-515, 1986.
26) Patten JL, Johns DR, Valle D, Eil C, Gruppuso PA, Steele G, Smallwood PM, Levine MA: Mutation in the gene encoding the stimulatory G protein of adenylate cyclase in Albright's hereditary osteodystrophy. *N Engl J Med* **322**: 1412-1419, 1990.
27) 福本誠二, 松本俊夫, 尾形悦郎: PTHレセプターと偽性副甲状腺機能低下症. 臨床科学 **23**: 1125-1130, 1987.
28) 厚生省特定疾患ホルモン受容機構異常調査研究班: 昭和62年度総括研究事業報告書, p 30, 1988.
29) Yamamoto M, Takuwa Y, Masuko S, Ogata E: Effects of endogenous and exogenous parathyroid hormone on tubular reabsorption of calcium in pseudohypoparathyroidism. *J Clin Endocrinol Metab* **66**: 618-625, 1988.
30) Kidd GS, Schaaf M, Adler RA, Lassman NM, Wray HL: Skeletal responsiveness in pseudohypoparathyroidism. A spectrum of clinical disease. *Am J Med* **68**: 772-781, 1980.
31) Mizunashi K, Furukawa Y, Miura R, Yumita S, Sohn HE, Yoshinaga K: Effects of active vitamin D_3 and parathyroid hormone on the serum osteocalcin in idiopathic hypoparathyroidism and pseudohypoparathyroidism. *J Clin Invest* **82**: 861-865, 1988.
32) Juppner H, Abou-Samra A-B, Freeman M, Kong XF, Schipani E, Richards J, Kolakowski LF, Hock J, Potts JT, Kronenberg HM, Segre GV: A G protein-linked receptor for parathyroid hormone and parathyroid hormone-related peptide. *Science* **254**: 1024-1076, 1991.

3.2 腎性尿崩症

ホルモンのレセプターに関する近年の進歩は目ざましく，血液中のホルモンの動態のみならず，標的器官における反応性に関しても，多くの知見が得られている．レセプターについては，その遺伝子解析が進んでいるが，レセプター結合以降の細胞内情報伝達に関しては，いまだ十分に明らかにされていない点も少なくない．

バゾプレシンレセプター系の異常に起因する疾患は，腎集合管における水再吸収障害による多尿を主徴とすることより，腎性尿崩症(nephrogenic diabetes insipidus)と呼ばれる[1～3]．本症は腎疾患，薬物投与などの原因により，2次的に発症することもあるが，バゾプレシンレセプター系のみに遺伝的な障害を有する先天性腎性尿崩症[4,5]は，本症の最も純粋な病型と考えられ，腎性尿崩症なる名称も先天性腎性尿崩症に対してはじめて命名され[6]，現在でも狭義にはこれを指して呼ばれることもある．

先天性腎性尿崩症におけるレセプター系の検討は，他のホルモンレセプター異常症に比べ，必ずしも十分であるとはいえなかったが，近年いくつかの興味ある知見も報告されている．本症は先天的なバゾプレシンレセプター系の障害であり，新生児～乳児期より適切な処置をほどこさないと，知能障害などの中枢神経系の後遺症を併発することより，小児科領域の臨床上も，留意すべき疾患とされ，筆者らもいくつかの報告を行ってきた[7～17]．

本稿では先天性腎性尿崩症における病態などを中心として述べることとするが，バゾプレシンレセプターに関する本書の詳細な記載(Ⅲ-2.22)も参考とされたい．

a. 歴　　　史

遺伝性の尿崩症の存在は，1800年代より報告されているが，本症の明確な記載は1945年にForssman[4]，Waringら[5]によってみなされた．その後

表 3.4　バゾプレシン不応性の多尿をきたす疾患（先天性腎性尿崩症以外に，下記のような疾患が知られている）

先天性腎性尿崩症
高カルシウム血症
低カリウム血症
コルヒチン中毒
リチウム中毒
フェナセチン腎症
ジメチルクロルテトラサイクリン
プロポキシフェン中毒
メトキシフルオラン（フッ化物）
シュウ酸症（oxalosis）
尿酸腎症
medullary cystic disease
尿路通過障害の解除
腎移植の成功
急性尿細管壊死の利尿期
高γグロブリン血症を伴う疾患　　多発性骨髄腫，サルコイドーシス，Sjögren症候群，アミロイドーシス
鎌状赤血球性貧血
間質性腎炎
ループス腎炎
急性腎動脈狭窄
栄養不良（タンパク低下）

これらの尿崩症はWilliamsらにより腎性尿崩症(nephrogenic diabetes insipidus)と呼ばれるようになった[6]．

このほかにいくつかの疾患や薬物投与に伴い，バゾプレシン不応症が発症することが知られるようになり，先天性腎性尿崩症と対比し2次性腎性尿崩症と呼ばれることがある．

b. 遺　　　伝

先天性腎性尿崩症は男児にのみ発症するとされ，多くは伴性劣性遺伝による[1,4,6]．

Bodeら[18]は，北米における先天性腎性尿崩症患者の家系を9世代さかのぼることにより，これらが1761年にHopewell号に乗りNova ScotiaのColchesterに着いたスコットランド系移住者の子孫であることを明らかにした．この"Hopewell hypothesis"のほかにも，多くの報告が伴性劣性の伝達を想定している[1]．

わが国においては，厚生省ホルモンレセプター異常症調査研究班による実態調査が行われ，大部分の症例が伴性劣性遺伝として説明可能であるとされた．これはバゾプレシンレセプター遺伝子がX染色体q28上にあるとする記載[43]とよく一致する．しかしながら，少数にこれと合致しない症例も認められた[19]．バゾプレシンレセプターの遺伝子の塩基配列が近年明らかにされつつあり，本症患者における解析も試みられている．

後述する筆者らの報告した先天性腎性尿崩症(2型)の症例[11]や，他の報告[44,45]では，常染色体優性と考えられる遺伝様式をとっていた．これらの結果は，保因者が軽症の表現型をとるとの考えでも，完全に説明されえないと思われる．また常染色体劣性の症例における遺伝学的な解析も報告されている[46]．

c. バゾプレシンとそのレセプター系

バゾプレシンのレセプターは，通常V_1, V_2の2種類に分類され，腎性尿崩症ではこのうちV_2レセプター系のみに障害が存在するとされている．

V_1レセプターは血管系をはじめとする多くの部位に存在し，細胞内ではphosphatidylinositol系を介して作用するとされている．

V_2レセプターは，ヒトにおいては腎集合管に存在し，バゾプレシンの中心的な生物学的作用である尿濃縮作用を発現させる[20]．集合管血管側の膜レセプターにバゾプレシンが結合すると，その情報はguanine nucleotide-binding regulatory protein（Gタンパク，Nタンパク）を介し，アデニル酸シクラーゼが活性化され，cyclic AMP (cAMP) が増加することは，他の多くのホルモンレセプター系におけると同様よく知られている．

腎集合管はバゾプレシンによる水再吸収の部位であるが，Henle係蹄上行脚においてもV_2レセプターが存在し[21]，Cl, Naの再吸収促進作用を有し，間質の高張性獲得による，集合管における水再吸収を促すことが，ラット，マウス，ウサギなどにおいては確認されており，齧歯類における高い尿濃縮力に関与していると考えられている．

バゾプレシンの作用は，Gタンパクを介するとされているが[1,22]，とくに赤血球中Gタンパクによる検討が，偽性副甲状腺機能低下症を中心にしてなされている[23]．Gタンパクの低下はAlbright hereditary osteodystrophy[24]と関連し，遺伝子レベルの解析も行われている[25]．これと比較したバゾプレシンレセプター系の検討も報告されている[26,27]．

細胞内にcAMPが増加した後のステップに関しては，いまだ完全には明らかにされてはいない[1,2]．プロテインキナーゼCを介し最終的には管腔側の粒子の集合により，水の透過が亢進する状態になることが，解剖学的には知られているが[16]，それがどのように調節されているかはいまだ不明である．腎性尿崩症においても，偽性副甲状腺機能低下症II型[28]と同様に，このレセプター結合後のcAMP産生以降に障害の存在する可能性が考えられ，腎性尿崩症II型も報告されている．

V_2レセプター系は，ヒト集合管に存在し，その異常は尿濃縮障害を示すが，このほかのV_2(様)レセプターとして，血管系のレセプターが注目され，V_2(様)レセプター系は，V_1レセプターと異なり血管拡張性に働くと考えられている[29]．しかしV_2レセプターは血管，心臓などに確認されなかったとする報告もある．

血液凝固因子のうち，第VIII因子，第VIII因子関連抗原（von Willebrand factor, vW因子）は，バゾプレシンの作用により，血液中活性が上昇する

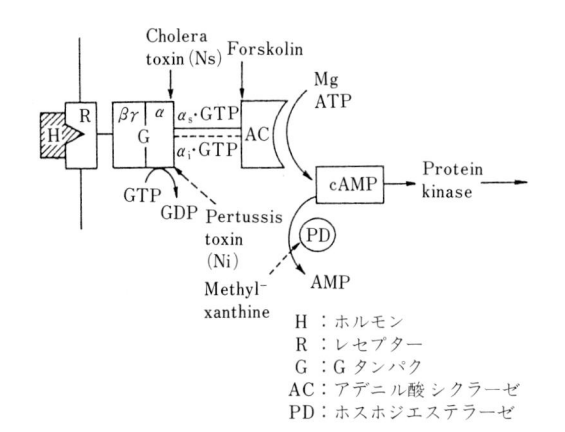

H : ホルモン
R : レセプター
G : Gタンパク
AC : アデニル酸シクラーゼ
PD : ホスホジエステラーゼ

図3.2 Gタンパクとアデニル酸シクラーゼ系の模式図

ことが知られている[30]．このため血液凝固障害，出血時[31]などに緊急的に投与されることがある．この反応はDDAVP（1-deamino-8-d-arginine vasopressin）の投与により認められることより，V_2（様）レセプター系を介すると考えられており，標的器官としては，肝[32]，血管[33]などが想定されているが，いまだ検討が必要である．

この血管拡張作用，凝固因子放出作用に関しては，腎性尿崩症においても検討されている．

d．病態生理

ヒトの先天性腎性尿崩症におけるレセプター系に関する検討は，いくつかの興味ある報告もあるが，いまだ不明な点も多い．

尿細管におけるGタンパク系の異常が，赤血球Gタンパクの減少により推定される偽性副甲状腺機能低下症においても，バゾプレシン投与に反応し尿濃縮が認められることが報告されている[26]．Gタンパク系を介するとされているバゾプレシンに対し正常の反応が認められた点については，Gタンパク系の障害の量的差異も考えられている．

反対に先天性腎性尿崩症患者に対するPTH投与によっても，正常なるCa，P代謝系の反応が得られている[27]．赤血球Gタンパク系の異常は，Albright's osteodystrophyとの遺伝子レベルでの関連が報告され[25]，腎性尿崩症の病因がGタンパク系の障害であるとは考え難い．

バゾプレシンは腎標的細胞におけるcAMP産生を増加させることが知られている．これを尿中排泄量を指標として推定する試みがなされている．正常者やバゾプレシン分泌低下者において，バゾプレシン投与により尿中cAMP排泄量が増加することが報告されている[12,13,34～38]．これと一致しない報告もあるが，その原因の1つとして，PTH投与時と比較し，バゾプレシン投与時の尿中cAMP増加反応は低値であり，検査前の水投与量などの状態によっても影響を受けやすいことも考えられる[14]．

尿中cAMPを指標とした検討によれば，先天性腎性尿崩症においては，cAMPの排泄増加反応を呈さない例が多い[12,13,35,36]．このことは多くの腎性尿崩症患者における障害部位が膜レセプターの結合部位などの細胞内cAMP増加反応以前のステップで，Gタンパク系以外の部位に存在している可能性を考えさせるものである．

このほかまれに，バゾプレシン投与に反応して，尿中cAMP排泄増加を示す症例が報告され，腎性尿崩症II型とされた[3,39]．その後筆者ら[11]も本症例の詳細を記載するとともに，遺伝形式が多くの例（I型と考えられる）と異なり，腎性尿崩症I型とはこの点からも差異を認めた．腎性尿崩症II型における障害部位は，膜レセプターなどの前半のステップではなく，cAMP産生以降の後半の部分に存在すると考えられ，Dreznerら[28]により偽性副甲状腺機能低下症の分類と類似の考え方に立つものである．

バゾプレシン投与に反応し，第VIII因子，vW因子の血中濃度が増加することが正常人や血友病患者において知られている[30]．Kobrinskyら[40]は，腎性尿崩症患者においては，DDAVP投与によっても，第VIII因子，vW因子の増加をまったく認めず，その保因者と考えられる母親においては，欠如はしていなかったものの，低反応を示すことを報告した．彼らは凝固因子の反応性の検討は，患者や保因者の診断上にも有用であると述べている．

これと同様の報告もあるものの[29]，いくつかの

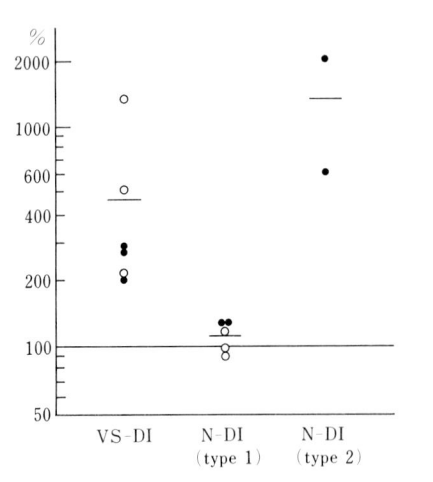

図 3.3 外因性バゾプレシン刺激に対する，尿中cAMPの増加率（前値；100%）[12]
VS-DI：バゾプレシン感受性尿崩症
N-DI（type 1）：腎性尿崩症1型
N-DI（type 2）：腎性尿崩症2型

3.2 腎性尿崩症

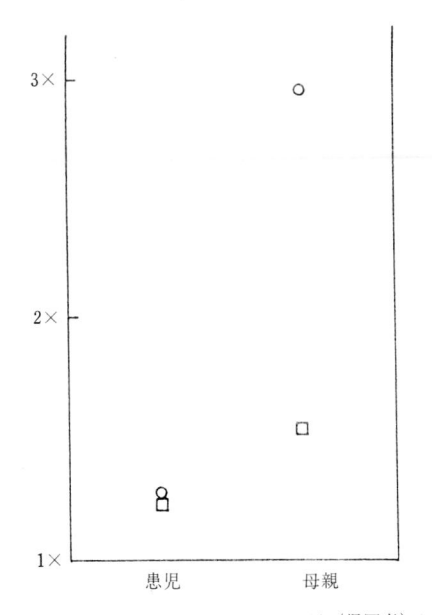

図 3.4 腎性尿崩症 I 型の児およびその母（保因者）における第VIII因子（○）とVW因子（□）の反応性　前値を1としバゾプレシン投与後の増加率を図示．患児において反応性はまったく欠如していたわけではないが，母に比べ低反応であった（文献 47）．

cAMP の反応性も欠如しており，レセプター結合部などのレセプター系前半部分に障害の存在していることが推測される．これと同様な異常が凝固因子放出系にも存在している可能性を考えることもできる．凝固因子が正常反応を示した例では，腎尿細管にのみ障害が限局し，post receptor defect，すなわち腎性尿崩症 II 型である可能性も否定できないが，いまだ事実の集積が必要であろう．

V_2（様）レセプター系の血管拡張作用に関しては，V_2 レセプター作働薬である DDAVP 投与により，血圧の低下が認められず，このレセプター系にも不応性が存在すると考えられているが[29]，心血管系には V_2 レセプターはみいだされていない．

薬物性のバゾプレシン不応性や，動物モデルによる腎性尿崩症の病態生理の検討も行われており，これがヒトの先天性腎性尿崩症と，どのような関連を有しているかを検討することにより，新たな知見が得られるとも思われる．

リチウムによるバゾプレシン不応性多尿に関しては，多くの報告がなされているが，cAMP 産生障害のほかに，cAMP 産生以降の障害や多飲の関与なども述べられている[1,2,16]．

症例においては[41,42]，ほぼ正常の第VIII因子，vW因子の反応性を認めたとの報告があり，cAMP の反応性と同様に，症例において heterogeneity が存在すると考えられる．筆者らの腎性尿崩症 I 型の男児と保因者と考えられる母親における検討でも[17,47]，患児における凝固因子の反応性は，Kobrinsky ら[40]の報告のようにまったく欠如はしていなかったが，母親に比べると低反応であり，凝固因子の反応性に関しても異常が存在すると考えられたが，完全なる無反応[40]でない点は注意すべきであろう．

凝固系と腎集合管における 2 つの異常が，どのような関連を有しているかは興味深い．筆者らの先天性腎性尿崩症 I 型例においては[17,47]，尿中

e. 症　　状

主要症状は表 3.6 のごとくである．新生児期に

表 3.5 先天性腎性尿崩症 I 型および II 型[3,16]

	I 型	II 型
ADH による尿濃縮反応	(−)	(−)
ADH 投与に対する尿中 cAMP の増加	(−)	(+)
遺伝形式	伴性劣性が多い．他の形式もあり．	常染色体優性の症例が報告されている．

表 3.6 腎性尿崩症の主要症状（厚生省特定疾患ホルモンレセプター異常症調査研究班）[19]

	有	無	不　明	記載なし
多　　尿	73 (93.6)	4 (5.1)	1 (1.3)	0 (0)
多　　飲	70 (89.7)	6 (7.7)	2 (2.6)	0 (0)
口　　渇	66 (84.6)	5 (6.4)	6 (7.7)	1 (1.3)
発　　熱	50 (64.1)	22 (28.2)	4 (5.1)	2 (2.6)
皮膚乾燥	40 (51.3)	36 (46.2)	1 (1.3)	1 (1.3)
嘔　　吐	37 (47.4)	38 (48.7)	2 (2.6)	1 (1.3)
成長遅延	32 (41.0)	43 (55.1)	2 (2.6)	1 (1.3)
食欲不振	28 (35.9)	47 (60.3)	0	3 (3.8)
全身倦怠	23 (29.5)	37 (47.4)	16 (20.5)	2 (2.6)
るいそう	23 (29.5)	54 (69.2)	0	1 (1.3)
便　　秘	20 (25.6)	55 (70.5)	1 (1.3)	2 (2.6)
知能低下	21 (26.9)	50 (64.1)	6 (7.7)	1 (1.3)
尿路拡大	20 (25.6)	41 (52.6)	14 (17.9)	3 (3.8)
頭　　痛	13 (16.7)	48 (61.5)	16 (20.5)	1 (1.3)
痙　　攣	8 (10.3)	68 (87.2)	0 (0)	2 (2.6)

は自律的に水分摂取を行うことができないため，発熱，便秘などの脱水症状が前面に立ち，いわゆる尿崩症としての多尿，多飲は明確ではない．この時期に水分摂取の不足により，高ナトリウム高浸透圧血症が続くと，中枢神経系障害による知能低下をきたすことがあり，本症の予後のうち重大なものである．診断は確定されていなくとも，家族歴などより，水分補給が早期より十分になされている例では，脱水による著明な合併症を認めないこともある．

f. 診　　断

診断に際しては，ホルモンレセプター異常症調査研究班(班長　井村裕夫教授，1976)[19]にて提唱された手引きが目やすとなり，その一部は表3.7のごとくである．

主症状としては，とくに早期に診断すべき新生児期には，多尿多飲が明確ではない．

検査所見も重要であるが，とくに水制限試験による低張性多尿の存在の確認と，それについて，バゾプレシン不応性の証明が，診断上の要点であろう．

このほかにバゾプレシン試験における，血液凝固第VIII因子およびvW因子の反応性も，診断の参考となることもある[40,17]．

血漿バゾプレシン濃度の測定も，近年広く行われるようになってきたが，血清浸透圧値との比較が診断上重要である．バゾプレシン分泌不全においては，血清浸透圧に比較し，血漿バゾプレシン濃度は低値であるが，腎性尿崩症においては，正常範囲の分泌か，またはときにそれを上回る値が得られる．血漿バゾプレシン値による評価は，水制限試験の前後などに併用することができる．

尿中バゾプレシン値の測定も行われるようになった．

腎性尿崩症の存在が確定されたならば，それが2次性のバゾプレシン不応症によるものか，先天性腎性尿崩症であるかの鑑別が必要となる．2次性のバゾプレシン不応症としては表3.4のような疾患があり，なかでも腎疾患，Ca，Kなどの電解質異常，リチウム剤をはじめとする薬物などが重要である．

先天性腎性尿崩症では，家族歴，新生児〜乳児期よりの発症なども参考となる．

表 3.7　腎性尿崩症の診断の手引き

I．主症状
1. 口渇および多飲
2. 多　尿

II．検査所見
1. 尿量1日3000ml以上(小児においては，1日3000 ml/m²以上)
2. 尿浸透圧300mOsm/kg以下(または尿比重1.010以下)
3. 濃縮力以外の腎機能正常
4. 下垂体後葉機能検査
   a) バゾプレシン試験で尿浸透圧は，300mOsm/kg以上(または尿比重1.010以上)に上昇しない．
   b) 水制限試験で尿浸透圧は，300mOsm/kg以上(または尿比重1.010以上)に上昇しない．

〔確定検査所見〕
   â) 高張食塩水試験により，尿滲透圧は300mOsm/kg以上(または尿比重1.010以上)に上昇しない．
   ƀ) 血中バゾプレシン値正常，または増加．

III．除外規定
高カルシウム血症，低カリウム血症，慢性腎炎，慢性腎盂腎炎を除外できる．

〔診断の基準〕
確実例　IおよびIIの各事項と除外規定をみたすもの．
疑い例　IおよびIIの1，2，3をみたすがIIの4のa，bの検査において尿浸透圧が300〜450mOsm/kg(または尿比重は1.010〜1.015)にあるもの．

〔参考〕
遺伝負荷が認められることが多い．
〔注〕
新生児期，乳児期で多飲・多尿症状が発症する以前の例では主症状，所見はI′，II′のようになる．

I′．主症状
原因不明の発熱(しばしば吐乳，哺乳力微弱，便秘を伴う)．

II′．検査所見
1. 高ナトリウム血症，高浸透圧血症が存在する．
2. 1の所見は，①クロロサイアザイド系利尿薬を連日(3〜7日間)投与すること，②哺乳を希釈乳，低ナトリウム乳に変換すること，あるいは③水の強制投与を行うことの1つないしは，全部の処置により正常化し，主症状も消失する．
3. 2の処置により高ナトリウム，高浸透圧血症の消失した時期には検査所見II-2，3，4a，4bを示す．

厚生省特定疾患ホルモン受容体異常症調査研究班[19]
(班長　井村裕夫教授，1976)

g. 治療，予後

とくに新生児期，乳児期においては，水分の十分なる補給による脱水，高ナトリウム高浸透圧血症の防止が重要である[7,10,16]。経口補液，低Na含有ミルクなどにより高ナトリウム血症を防止することが行われる．緊急的には静脈内輸液により，水・電解質を正常化することもある．

維持療法としては，サイアザイド系利尿薬などの投与による，高ナトリウム血症防止，尿量の相対的減少などが試みられる[1,7,10,16]．低カリウム血症の併発を防止するため，カリウム剤の併用が行われる[15]．Na摂取量は減ずることを目標とする．

小児期の発育も重要であるが，本症においては思春期以前の発育はしばしば正常を下回ることが報告されている．しかしながらわが国の全国実態調査によれば，成人における身長，体重は低値の者もあるが，正常範囲の者も少なくないことが明らかとなった[8,10,19]．

利尿薬などの治療によっても多尿傾向は継続するため，膀胱容量の拡大や，水腎症，水尿管症の傾向を認めることが少なくない．

おわりに

先天性腎性尿崩症の病態の解明には，バゾプレシンレセプター系の研究の進歩に負うところが多く，最近のバゾプレシンレセプター系に関する知見が，本症の病態をより明らかにしつつある．また本症におけるcAMP系と尿濃縮作用，血管系や血液凝固系などのいくつかの問題点は，レセプター系の研究において1つの方向を示しているとも考えられる．基礎的研究と臨床的進歩が相互に関連することにより，より新たな事実が明らかになるであろう．

〔付記〕近年バゾプレシンV_2レセプター遺伝子のクローニングがなされた[48,49]．これに基づき，先天性腎性尿崩症の遺伝子解析がなされている[50,53]．先天性腎性尿崩症患者のV_2レセプター遺伝子には，塩基の点変異[50]，欠失[51]，置換[51,52]，過剰な塩基の付加[53]などが報告されている．これらの事実は，本症がレセプター部分の異常により発症しうることを，より明確に示している．しかしながら，北米における腎性尿崩症患者のV_2レセプター遺伝子の異常には多様性が存在することは，必ずしもHopewell hypothesis[18]として提唱されたごとく，同一の遺伝子異常により発症しているのではなく，多様な異常に起因していることを示している．またV_2レセプター遺伝子に異常が証明できなかった症例も存在することは[51]，レセプター系の他の部位の障害により発症する可能性のあることを示唆する結果である．

〔大関武彦〕

文 献

1) Reeves WB, Andreoli TE: Nephrogenic diabetes insipidus. In: The Metabolic Basis of Inherited Disease, 6th ed (ed by Scriver CR, Beaudet AL, Sly WS, Vale D), pp 1985-2011, McGraw-Hill, New York, 1989.
2) Labhart A: Nephrogenic, vasopressin-resistant, hereditary diabetes insipidus. In: Clinical Endocrinology, 2nd ed, pp 57-58, Springer-Verlag, Berlin, 1986.
3) McKusick VA: Diabetes insipidus, renal type (diabetes insipidus, congenital nephrogenic, type II). In: Mendelian Inheritance in Man, 10th ed, pp 312-313, The Johns Hopkins University Press, Baltimore, 1992.
4) Forssman H: On hereditary diabetes insipidus. *Acta Med Scand* **21** (Suppl): 159, 9-196, 1945.
5) Waring AJ, Kajdi L, Tappan V: A congenital defect of water metabolism. *Am J Dis Child* **69**: 323-324, 1945.
6) Williams RH, Henry C: Nephrogenic diabetes insipidus: transmitted by females and appearing during infancy in males. *Ann Intern Med* **27**: 84-95, 1947.
7) 五十嵐良雄：尿崩症の臨床．日本内分泌学会雑誌 **42**: 982-995, 1966.
8) 五十嵐良雄，川口治夫，大関武彦：先天性腎性尿崩症の成長の縦断的観察．小児科臨床 **33**: 127-133, 1980.
9) 大関武彦：小児期のホルモンレセプター異常症．小児内科 **15**: 919-926, 1983.
10) 五十嵐良雄，大関武彦：細胞膜の異常と疾患，腎性尿崩症．最新医学 **38**: 947-955, 1983.
11) Ohzeki T, Igarashi T, Okamoto A: Familial cases of congenital nephrogenic diabetes insipidus type II: remarkable increment of urinary adenosine 3', 5'-monophosphate in response to antidiuretic hormone. *J Pediatr* **104**: 593-595, 1984.
12) Ohzeki T: Urinary adenosine 3',5'-monophosphate (cAMP) response to antidiuretic hormone in diabetes insipidus (DI): comparison between congenital nephrogenic DI type 1 and 2, and vasopressin sensitive DI. *Acta Endocrinol* **108**: 485-490,

1985.

13) 大関武彦,五十嵐良雄,竹広 晃,江木晋三,大塚 晨,香川二郎:バゾプレシン感受性および腎性尿崩症 I 型における ADH 投与に対する尿中 cAMP および Ca の反応性.臨床水電解質 **3**:359-364, 1985.

14) Ohzeki T: Nephrogenic diabetes insipidus type 2. *J Pediatr* **105**: 851, 1985.

15) 永渕茂雄,江川 充,江木晋三,久米正法,香川二郎,田苗綾子,日比逸郎,大関武彦,五十嵐良雄:先天性腎性尿崩症の年長例の臨床および治療に関する検討.ホルモンと臨床 **35**(増刊):277-279, 1987.

16) 大関武彦:腎性尿崩症.腎と透析 **22**:627-633, 1987.

17) Ohzeki T, Sunaguchi M, Tsunei M, Shinzawa T, Hanaki K, Shiraki K, Shishido H: Coagulation factor responsiveness in nephrogenic diabetes insipidus. *J Pediatr* **113**: 790, 1988.

18) Bode HH, Crawford JD: Nephrogenic diabetes insipidus in North America—the Hopewell hypothesis. *N Engl J Med* **280**: 750-754, 1969.

19) 井村裕夫,松本圭史,尾形悦郎,吉田 尚,五十嵐良雄,河野 剛,松倉 茂:ホルモン受容体異常症のわが国における実態―睾丸性女性化症候群,偽性副甲状腺機能低下症,腎性尿崩症,バーター症候群,副腎皮質 ACTH 不応症の調査成績.日本内分泌学会雑誌 **56**:1031-1049, 1980.

20) Morel F: Sites of hormone action in the mammalian nephron. *Am J Physiol* **240**: F159-F167, 1981.

21) Ruggles BT, Murayama N, Warness JL, Gapstur SM, Bentley MD, Dousa TP: The vasopressin-sensitive adenylate cyclase in collecting tubules and in thick ascending limb of Henle's loop of human and canine kidney. *J Clin Endocrinol Metab* **60**: 914-921, 1985.

22) Guillon G, Balestre MN, Chouinard L, Gallo-Payet N: Involvement of distinct G-proteins in the action of vasopressin on rat glomerulosa cells. *Endocrinology* **126**: 1699-1708, 1990.

23) Levine MA, Downs RW Jr, Moses AM, Breslau NA, Marx SJ, Laker RD, Rizzoli RE, Aurbach GD, Spiegel AM: Resistance to multiple hormones in patients with pseudohypoparathyroidism. *Am J Med* **74**: 545-556, 1983.

24) Albright F, Burnett CH, Smith PH: Pseudo-hypoparathyroidism—An example of Seabright-Bantam syndrome. *Endocrinology* **30**: 922-932, 1942.

25) Patten JL, Johns DR, Valle D, Eil C, Grupposo PA, Steele G, Smallwood PM, Levine MA: Mutation in the gene encoding the stimulatory G protein of adenylate cyclase in Albright's hereditary osteodystrophy. *N Engl J Med* **322**: 1412-1419, 1990.

26) Moses AM, Weinstock RS, Levine MA, Breslau NA: Evidence for normal antidiuretic responses to endogenous and exogenous arginine vasopressin in patients with guanine nucleotide-binding stimulatory protein-deficient pseudohypoparathyroidism. *J Clin Endocrinol Metab* **62**: 221-224, 1986.

27) Moses AM, Coulson BB: Absence of overlapping resistance to vasopressin and parathyroid hormone in patients with nephrogenic diabetes insipidus and pseudohypoparathyroidism. *J Clin Endocrinol Metab* **55**: 699-702, 1982.

28) Drezner M, Neelan FA, Lebovitz HE: Pseudohypoparathyroidism type II: a possible defect in the reception of the cyclic AMP signal. *N Engl J Med* **289**: 1056-1060, 1973.

29) Bichet DG, Razi M, Lonergan M, Arthus M-F, Papunka V, Kortas C, Barjon J-N: Hemodynamic and coagulation responses to 1-deamino [8-d-arginine] vasopressin in patients with congenital nephrogenic diabetes insipidus. *N Engl J Med* **318**: 881-887, 1988.

30) Mannuci PM, Canciani MT, Rota L, Donovan BS: Response of factor VIII/von Willebrand factor to DDAVP in healthy subjects and patients with haemophilia A and von Willebrand disease. *Br J Haematol* **47**: 283-293, 1981.

31) Kobrinsky NL, Tulloch H: Treatment of refractory thrombocytopenic bleeding with 1-deamino-8-D-arginine vasopressin (desmopressin). *J Pediatr* **112**: 993-996, 1988.

32) Stel HV, van der Kwast TH, Veerman ECI: Detection of factor VIII coagulant antigen in human liver tissue. *Nature* **303**: 530-532, 1983.

33) Jaffe EA, Hoyer LW, Nachman AL: Synthesis of von Willebrand factor by cultured human endothelial cell. *Proc Natl Acad Sci USA* **71**: 1906-1909, 1974.

34) Taylor AL, Davis BB, Pawlson G, Josimovich JB, Mintz D: Factors influencing the urinary excretion of 3', 5'-adenosine monophosphate in humans. *J Clin Endocrinol Metab* **30**: 316-324, 1970.

35) Fichman MP, Brooker G: Deficient renal cyclic adenosine 3'-5' monophosphate production in nephrogenic diabetes insipidus. *J Clin Endocrinol Metab* **35**: 35-47, 1972.

36) Bell NH, Clark CM Jr, Avery S, Sinha T, Trygstad CW, Allen DO: Demonstration of a defect in the formation of adenosine 3', 5'-monophosphate in vasopressin-resistant diabetes insipidus. *Pediatr Res* **8**: 223-230, 1974.

37) Monn E, Osnes JB, Oye I: Basal and hormone-induced urinary cyclic AMP in children with renal

disorders. *Acta Pediatr Scand* **65**: 739-745, 1976.
38) Katayama S, Itabashi A, Yamaji T: Prolonged antidiuresis by 1-deamino-8-*d*-arginine vasopressin (DDAVP): correlation to its plasma levels and nephrogenous cyclic AMP production. *Endocrinol Jap* **27**: 363-370, 1980.
39) Zimmerman D, Green OC: Nephrogenic diabetes insipidus type II: defect distal to the adenylate cyclase step. *Pediatr Res* **9**: 381, 1975.
40) Kobrinsky NL, Doyle JJ, Israels ED, Winter JSD, Cheang MS, Walker RD, Bishop AJ: Absent factor Ⅷ response to synthetic vasopressin analogue (DDAVP) in nephrogenic diabetes insipidus. *Lancet* **1**: 1293-1294, 1985.
41) Moses AM, Miller JL, Levine MA: Two distinct pathophysiological mechanisms in congenital nephrogenic diabetes insipidus. *J Clin Endocrinol Metab* **66**: 1259-1264, 1988.
42) Brenner B, Seligsohn U, Hochberg Z: Normal response of factor Ⅷ and von Willebrand factor to 1-deamino-8-*d*-arginine vasopression in nephrogenic diabetes insipidus. *J Clin Endocrinol Metab* **67**: 191-193, 1988.
43) Knoers N, van der Heyden H, van Oost BA, Ropers HH, Monnens L, Willems J: Nephrogenic diabetes insipidus: close linkage with markers from the distal long arm of the human X chromosome. *Hum Genet* **80**: 31-34, 1988.
44) 古川宣明, 中島敏宏, 橋田哲夫, 井上文夫, 藤田克寿, 川勝秀一, 衣笠昭彦, 沢田 淳：先天性腎性尿崩症Ⅱ型の治療経験. 小児科臨床 **43**：1540-1546, 1990.
45) 大川俊哉, 上村孝子, 島袋智志, 宮里不二彦：先天性腎性尿崩症Ⅱ型の母子3例. 小児科 **33**：333-336, 1992.
46) Langley JM, Balfe JW, Selander T, Ray PN, Clarke JTR: Autosomal recessive inheritance of vasopressin-resistant diabetes insipidus. *Am J Med Genet* **38**: 90-94, 1991.
47) 砂口まゆみ, 大関武彦, 白木和夫：先天性腎性尿崩症の新生児および保因者(母)におけるvasopressinに対する第Ⅷ因子, 第Ⅷ因子関連抗原の反応性. 小児科診療 **54**：1569-1573, 1991.
48) Birnbaumer M, Seibold A, Gilbert S, Ishido M, Barberis C, Antaramian A, Brabet P, Rosenthal W: Molecular cloning of the receptor for human antidiuretic hormone. *Nature* **357**: 333-335, 1992.
49) Lolait SJ, O'Carroll A-M, McBride OW, Konig M, Morel A, Brownstein MJ: Cloning and characterization of a vasopressin V_2 receptor and possible link to nephrogenic diabetes insipidus. *Nature* **357**: 336-339, 1992.
50) van den Ouweland AMW, Dreesen JCFM, Verdijk M, Knoers NVAM, Rocchi M, van Oost BA: Mutations in the vasopressin type2 receptor gene (AVPR 2) associated with nephrogenic diabetes insipibus. *Nature Genetics* **2**: 99-102, 1992.
51) Pan Y, Metzenberg A, Das S, Jing B, Gitschier J: Mutations in the V_2 vasopressin receptor gene are associated with X-linked nephrogenic diabetes insipidus. *Nature Genetics* **2**: 103-106, 1992.
52) Holtzman EJ, Harris HW Jr, Kolakowski LF Jr, Guay-Woodford LM, Botelho B, Ausiello DA: A molecular defect in the vasopressin V_2-receptor gene causig nephrogenic diabetes insipidus. *N Engl J Med* **328**: 1534-1537, 1993.
53) Merendino JJ Jr, Spiegel AM, Crawford JD, O'Carroll A-M, Brownstein MJ, Lolait SJ: A mutation in the vasopressin V_2-receptor gene in a kindred with X-linked nephrogenic diabetes insipidus. *N Engl J Med* **328**: 1538-1541, 1992.

3.3 ACTH不応症

　ACTH不応症は慢性のコルチゾール分泌不全が主病因であるためにAddison病との診断が困難である．両者が遺伝的に，家族性を示す場合，とくに生直後からの発症例ではそれぞれ先天性ACTH不応症および先天性Addison病と呼称されているが，臨床的にはきわめて類似している．しかも，両者ともに，発症後ならび剖検時には副腎低形成が証明されていることが多い．

　ACTH不応症は副腎細胞膜レセプター異常が病因でコルチゾール分泌不全をきたすこと，副腎球状層機能が比較的保たれ，レニン-アンギオテンシン系を通したミネラルコルチコイドの分泌が比較的保たれていることが，他の副腎疾患と異なる点である．

　しかし，ACTH不応症と先天性Addison病の両者は自律神経系障害も伴いやすく，コルチゾールの補充で改善されるものが多いが，ACTH不応症ではコルチゾール補充でやや改善される場合も，改善されない場合もある．とくにachalasiaとalacrimaを合併するACTH不応症はAllgrove症候群として報告されている．

　一方，両者におけるLH，FSHの分泌が年齢層で異なり，男子例に時に視床下部性性腺機能低下症を伴うことがある．

表 3.8 ACTH不応症の2自験例

		症例1		症例2		（正常範囲）
発症年齢		生後1か月		7歳8か月		
発症時症状		全身色素沈着 体重増加不良		色黒，嘔吐， 傾眠状態		
発症時検査						
血清　Na	(mEq/l)	121.5		132		
K	(mEq/l)	9.4		4.6		
Cl	(mEq/l)	92		90		
血糖	(mg/dl)	76		49		
PRA	(ng/ml/時)	101.1		18.0		
抗副腎抗体		(−)		(−)		
尿中　17-KS	(mg/日)	0.4		0.76		(0.4〜4.6)
17-OHCS	(mg/日)	0.1		0.21		(3.4〜12.0)
遊離コルチゾール	(μg/日)	<6.0		—		(30〜100)
副腎シンチグラムRI集積		(−)		(−)		
治療前後の検査所見		治療前	治療後	治療前	治療後	
	最終身長 (cm)	—	174.6 +SD	—	176.6 +SD	
血中ACTH	(pg/ml)	423	47.5	1050	16.8	(30〜60)
コルチゾール	(μg/dl)	0	<1.0	<0.1	<1.7	(3.4〜12.0)
17-OHP	(ng/ml)	<0.1	<0.1	—	<0.1	(0.2〜0.9)
DHEA	(ng/ml)	—	<0.1	—	0.3	(1.2〜7.5)
アルドステロン	(pg/ml)	135	23.8	97	59.7	(35.7〜240)
DOC	(ng/ml)	—	0.06	—	0.08	(0.08〜0.28)
テストステロン	(ng/ml)	1.73	0.28	0.26	0.37	(0.47〜9.40)*
尿中アドレナリン	(μg/日)	3.62	0.70	1.40	—	(3.0〜15.0)
ノルアドレナリン	(μg/日)	21.2	59.8	150.3	—	(26.0〜121)
ドパミン	(μg/日)	—	487.4	—	—	(190〜740)

　*　15歳以上

3.3 ACTH不応症

このように両者を比較しながら，自験例（表3.8）を中心に文献的考察を含めて述べることとする．

a. 概念と頻度

ACTH不応症は内因性および外来性ACTH刺激に対する副腎細胞の不応性のために，グルココルチコイド分泌が欠如しているが，レニン-アンギオテンシン系由来の刺激によるミネラルコルチコイド分泌が比較的保たれているという特異的な原発性副腎疾患である．遺伝形式としては，常染色体劣性遺伝と伴性劣性遺伝の2つが認められている[1]．散発発症例，同胞例など種々みられる．

病型としては，ゴルココルチコイド分泌不全のみが前面にでており，軽度の副腎髄質機能低下を伴うものでコルチゾール補充にて自律神経異常が消失する場合を単独グルココルチコイド欠乏症というグループとすると，単独グルココルチコイド欠乏症に，achalasia, alacrima, 時にneuromyopathyを伴うグループ，Allgrove症候群があり，両者のACTH不応性は共通しているが，遺伝的には異なる家系に発症している．何故，最近の諸外国のACTH不応症の報告はAllgrove症候群に属するものが多く，日本人にはまだ報告をみないのか，また日本人には何故，単独グルココルチコイド欠乏症に属するものが多いのかは謎である．将来，必ずや遺伝子解析，染色体解析などで証明されていくものと考えられる．

頻度としては，諸外国において，Shepardら[2]（1959）の報告以来Soltesz ら[3]までに，単独グルココルチコイド欠乏症に属するACTH不応症は34例である．Allgrove症候群[4]に属するACTH不応症も症例が多く，Mooreら[5]（1991）までに16報告があり，1報告につき1～8例の家族内集積を示し，強い浸透性を有する遺伝性を示し，合計約30例に達している．

わが国では，Allgrove症候群に属する報告は今まで1例もない．単独グルココルチコイド欠乏症に属するACTH不応症が，野田ら[6]（1975）の報告以来Yamaokaら[7]（1992）までに18例，池内ら[8]のneuromyopathyを伴う1例を入れると計19例（学会抄録のみの例も含む）の報告がある．

b. 病因・病態

本症の剖検例から副腎病理組織学的所見を考察してみると，副腎の束状層と網状層の著明な萎縮を伴い，球状層が比較的保たれているか，球状層様細胞（glomerulosa-like cell）のみからなる低形成副腎[9]，すなわち，副腎重量として0.5gと0.7g各1側，0.6gと0.75g各1側，Allgrove症候群[4]の1例でも両側で1g以下[3]という小ささである．

副腎抗体は常に陰性を示し，他の自己抗体も有せず，成人にみられるAddison病のごとく副腎組織が徐々に萎縮していく疾患とは異なるものである（表3.8）．

自験例の生直後から22歳までのアルドステロン分泌は正常に分泌しており，グルココルチコイドのみの分泌不全が常に存在し，成人にいたっても副腎不全に関する病態は不変である．体位の向上とともにグルココルチコイドの大量投与による体重増加を軽減するためにも少量のミネラルコルチコイドの補充によりコントロール良好となるということでストレス回避のためのミネラルコルチコイド治療であり，決してミネラルコルチコイド分泌不全にいたるというものではなく，成人にいたっても病態は変わらず進行性疾患ではないものと考えられる．新生児の剖検例にすでに球状層細胞のみからなる副腎の存在をみると，ATCH不応性は胎生期から存在しているために副腎はすでに縮小しているものと考えられる．しかし，コルチゾール不全の発症は0～29歳までと種々である．これは本症の残存副腎機能を反映しているものかは不明である．

本症の残存副腎における in vitro の実験で，

表 3.9 急速ACTH負荷試験

min	症例1（6歳時）		症例2（11歳時）	
	F (μg/dl)	Ald (pg/ml)	F (μg/dl)	Ald (pg/ml)
0	0	135	<1.0	96
30	0	75	<1.0	82
60	3.4	135	<1.0	75

3. レセプター異常症かレセプター後異常症か明確でない先天性疾患

表 3.10 デキサメサゾン投与下 ACTH-Z 負荷試験

	症例 1 (22歳時)			症例 2 (11歳時)		
	F (μg/dl)	Ald (pg/ml)	DHEA (ng/ml)	F (μg/dl)	Ald (pg/ml)	DHEA (ng/ml)
前日	<1.0	25.7	<0.1	<1.0	62.0	<0.1
1日	<1.0	73.0	<0.1	—	—	—
2日	<1.0	98.3	<0.1	—	—	—
3日	<1.0	66.4	<0.1	6.6	75.0	0.2

(症例1 Dex 2mg/日, 症例2 Dex 1mg/日)

ACTH の作用部位の欠陥が指摘された[9].

臨床的にも急速 ACTH 負荷試験にてコルチゾール (F) およびアルドステロン (Ald) の上昇反応を欠如している (表 3.9). しかし, レニン-アンギオテンシン系刺激[10]に対し, Ald, DOC, 18-OH-DOC, コルチコステロン (B) の分泌反応がみられる[11]. すなわちミネラルコルチコイドの分泌は ACTH 刺激ではなくレニン-アンギオテンシン系刺激にのみ反応し, その分泌が保たれていることを証明している. また, 自験症例1, 2 にみるように, ACTH 3日間筋肉注射後では Ald の上昇反応がみられることがあるが, コルチゾールの反応はこの場合もみられない. この場合の持続性 ACTH 刺激ではコルチゾール分泌不全が強調され, その低ナトリウム血症に対するレニン-アンギオテンシン系の増強によって Ald の分泌を促進する可能性は考えられる. あるいは glomerulosa-like cell が intermediate zone を含み, 強くて長い刺激の ACTH に対してレセプターが反応しうる可能性もあると考える (表 3.10).

レニン-アンギオテンシン系の刺激として臨床的に用いる最もよい方法はアンギオテンシン II 負荷試験であるが, 従来低 Na 食負荷, 立位, フロセミド負荷が用いられてきた (図 3.5, 表 3.11)[10,12]. 急速 ACTH 負荷試験で F と Ald の分泌増加がなくて, アンギオテンシン II 負荷試験で Ald の分泌増加がみられるとき本症が最も疑われる[13]. 一方, アンギオテンシン II の転換酵素阻害剤であるカプトプリル投与後急速 ACTH テストで F, Ald は無反応から低反応で Ald の基礎値の低下をみる[13,14] (表 3.12). 以上のことから, 本症の基本的異常は副腎細胞膜の ACTH レセプターまたは proximate post-receptor 障害[10]が推測されてきた.

Allgrove 症候群例にて ACTH レセプターを検討したところ正常という報告があり[5], ACTH レセプターを末梢でみる限り正常であるという. しかも d-ブチル-cAMP 負荷に対して F, Ald の反応をみない場合にはレセプター後 (post-receptor) の障害が示唆されている[7].

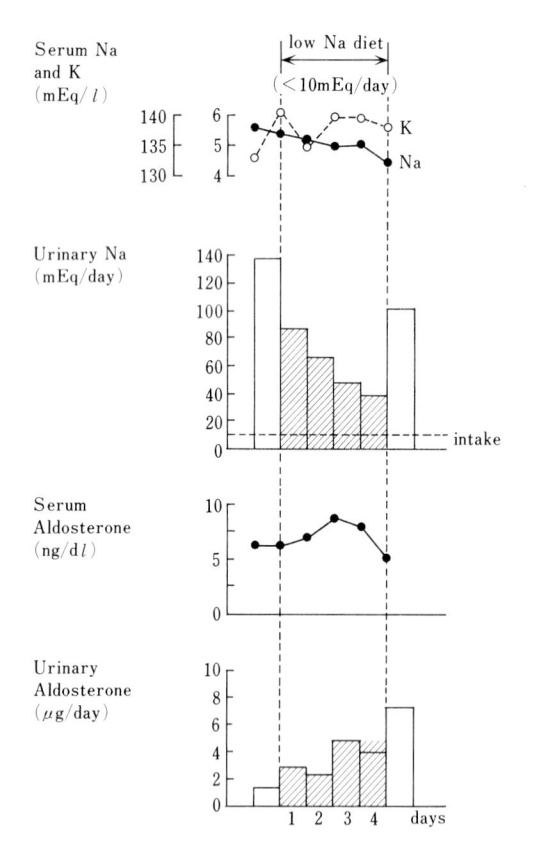

図 3.5 症例2における低Na食の血中Aldと血中電解質, 尿中AldとNa排泄量に及ぼす効果[12]

表 3.11 立位負荷, フロセミド負荷試験

	症例1 (フロセミド・立位)	
	Ald (pg/ml)	PRA (ng/ml/時)
前	18.4	0.5
1時間後	61.7	6.7

表 3.12 カプトプリル投与・急速 ACTH 負荷試験

	症例1 (22歳時)	
min	F (μg/dl)	Ald (pg/ml)
0	1.4	25.7
30	<1.0	28.5
60	<1.0	40.0

表 3.13 CRF 負荷試験(CRF 1.5 μg/kg/iv)

min	症例 1 (Dex 2mg)			健康小児
	ACTH (pg/ml)	F (μg/dl)	Ald (pg/ml)	Ald
0	23.2	<1.0	28.1	Basal
15	28.0	<1.0	32.8	47.9〜282
30	29.4	<1.0	40.3	(125.8±58.3)
60	32.4	<1.0	33.1	Peak
90	32.5	<1.0	35.3	65.6〜596
120	30.0	<1.0	30.1	(274±101.7)

Dex 2mg: Dexamethasone 2mg/日投与下.

表 3.14 Dibutyl-cAMP 負荷試験(レセプター後機能検査)

	症例 1 (Dex 2mg)	
min	F (μg/dl)	Ald (pg/ml)
0	<1.0	66.4
30	<1.0	49.3
60	<1.0	33.9
90	<1.0	35.4
120	<1.6	55.7

アンギオテンシンⅡ負荷によるAldの上昇は永渕ら[13]の例でみ,CRF 負荷に対するAldの上昇反応を自験症例にてみた(表 3.13).CRF 負荷にて,内因性 ACTH 分泌を誘発し,それが先天性 Addison 病では Ald の上昇をみないのに健常者やATCH 不応症では Ald の上昇を示している.この場合も何故内因性 ACTH に対して Ald が上昇するのかは不明で,ACTH-Z の筋肉注射のときと同様の作用機序が働くのかも不明であるが,今後解明されていくであろう.自験症例1は d-ブチル-cAMP 負荷に対し,F,Ald の反応をみない(表 3.14).副腎細胞の ACTH レセプターを症例1では測定していないが,レセプター後の障害が強く示唆される.アンギオテンシンⅡ負荷にて Ald の上昇をみるが,テオフィリン負荷に対し Ald の上昇をみない永渕ら[13]の症例もレセプター後障害が示唆される.自験例と永渕ら例の両例はレセプターとレセプター後異常と考えるべきなのか,今後の解明されるべき課題である.

Smith ら[15](1987)の Allgrove 症候群例で,末梢リンパ球の ACTH レセプター数が減少していたという報告と,Moore ら[5]の Allgrove 症候群例で,リンパ球の ACTH 結合が正常で末梢でみる限り ACTH レセプターは正常と考えられてお

り,Yamaoka ら[6]も単独グルココルチコイド欠乏症例において末梢における ACTH レセプターの機能は正常であったという.しかし,d-ブチル-cAMP 注入は血中 F,Ald の増加反応を示さず,レセプター後障害を示唆するという.彼らはこれを偽性副甲状腺機能低下症でいわれているタイプⅡと同様な概念を打ち出している.

わが国におけるこれまでの検索された症例で,自験症例 1,永渕ら[13]例,Yamaoka ら[7]例の3例がレセプター後障害を示唆しているので,今後の症例で検討することにより,このようなタイプの症例が日本人に比較的多いのか,興味深い点である.CRF 負荷で内因性 ACTH に Ald 分泌が本症において上昇反応を示す点は ACTH レセプター障害に属する疾患であろうとも解明できない面を含んでいるのも本症の特徴かも知れない.一方,どのような結果がでるかまだわからないが,カプトプリル投与下でアンギオテンシンⅡ負荷とCRF 負荷を施行し,Ald の上昇が抑制されるかをみて glomerulosa-like cell の本態を知りたいものである.

c. 臨床症状

臨床症状としては,血中 ACTH 分泌亢進を反映し,長期にわたる色素沈着が認められる.大きなストレスやショック状態になければ血清電解質は正常値を示している.しかし血糖値は低めである.出生時から色素沈着を有するものはしばしば低ナトリウム血症,低血糖症を伴い,嘔吐や体重増加不良を示し,これはコルチゾール不足を反映している[16].新生児期何事もなく経過した例は3〜4歳頃に低ナトリウム血症,低血糖症のためけいれん,意識障害,皮膚の黒色などにて気づかれ[17,19],年齢的にライ症候群様症状で発見されることもある[18].何らかのストレスがかかる,遅くとも 6〜8 歳頃まではコルチゾール不全が全面に出てくる[8,12,16,20].

ストレスが加わらず,あるいはうまく回避できて発症が成人に達することもあるが,嘔吐(自家中毒様)や色素沈着などは長期間小児期より存在していることがある.一時的に投薬なども中断し

ていても生存し続けている例もあり[16]，成人にいたって副腎不全に対する治療を受けているものもある[7,10]．

Allgrove症候群に属するものは皆同じような顔つきをしているという[5]．通常のACTH不応症の顔つきとも類似している．

Allgrove症候群例では，発症は2〜6歳で，色素過多と低血糖発作，眼乾燥，角膜炎，しばしば瞳孔散大，流涙欠如などで始まり，alacrimaは初発時にみられ，コルチゾール投与で軽減する場合もある．嚥下困難は6〜8歳に出現し，食道造影でachalasiaを発見する．コルチゾール投与でも軽減せずHeller手術を施行している例が多い．未治療で3か月時死亡例や，副腎不全で8歳で死亡例もあり，決してこの症候群が軽症であるとは限らず，単独グルココルチコイド欠乏症と同様に重篤な疾患である．

alacrima, achalasia, neuromyopathyを合併する症例で副腎不全を伴わない群も多く報告されており[21]，本症候群との関連は不明である．遺伝子欠損部が接近しているのかなど今後の問題である．

本症に髄質機能低下を検査上伴う例があることは，わが国では京都松下病院，太田ら（日本小児内分泌学会口演）が13歳例ではインスリン負荷，グルカゴン負荷，2-deoxy-d-glucose負荷にて尿中カテコールアミン正常であるが，負荷に対する血中カテコールアミンの反応低下をみている．自

表3.15 副腎髄質機能テスト・インスリン負荷試験

min	症例1 (22歳)		症例2 (11歳)	
	F (μg/dl)	アドレナリン (ng/ml)	F (μg/dl)	アドレナリン (ng/ml)
0	1.6	<0.01	<1.0	<0.01
30	<1.0	<0.01	<1.0	0.05
60	<1.0	0.03	—	—

験例でも表3.8にみるように，尿中カテコールアミン排泄は正常範囲内にあるが，表3.15のインスリン負荷ではアドレナリンの反応はきわめて低く，髄質機能の低下が疑われた．症例1に試みたアドレナリンテスト，アトロピンテスト，神経伝導速度は正常範囲で，Schilmerテストでは流涙をみ，食道造影でachalasiaをみいださない．

唯一の自律神経機能テストにおける異常は起立性低血圧であった．志村ら[20]も自律神経機能異常の検査として，点眼試験，Schilmerテスト，心電図R-R変動，食道造影で副交感神経系の障害は認めなかったという．またα-sensitivityの低下はコルチゾール補充で改善され，コルチゾール分泌低下に2次的なものと述べている．

髄質機能の低下は剖検副腎をみると髄質の圧迫萎縮例も少なくないので，この影響も考慮しなければならない．

本症に伴う乳幼児期から学童へかけて，骨年齢亢進[9,16,17,19]を認め，明らかな性早熟症としての臨床所見を伴ったのは自験症例1と児玉ら[19]の例

表3.16 ACTH不応症2例における経年的性腺機能変化

		症例 1				症例 2		
		4歳*	16歳	20歳	22歳	11歳	16歳	19歳
LH-RH負荷	0(分)	8.6	14.3	11.9	0.94	5.7	5.5	9.1
LH	30	12.0	21.5	17.0	3.4	14.1	8.4	11.0
(mIU/ml)	60	14.0	23.3	15.8	3.2	13.2	9.0	12.2
	90	12.5	23.4	16.2	2.7	10.0	7.2	10.8
	120	9.2	23.0	12.6	2.1	9.7	6.1	8.5
FSH	0(分)	<1.5	19.3	16.3	6.9	5.8	6.3	6.9
(mIU/ml)	30	7.8	20.5	19.3	7.5	8.0	7.4	8.4
	60	5.4	26.0	19.7	8.3	8.5	7.5	7.7
	90	4.6	21.5	20.1	8.6	8.8	8.0	7.1
	120	2.5	27.6	20.2	8.6	8.6	8.4	9.1
テストステロン (ng/ml)	HCG投与前	0.965	1.30	0.248	0.207	0.295	1.02	0.268
	投与4日後	—	5.90	3.940	—	—	2.65	0.276

* 4歳時のデータはMedroxyprogesterone acetate投与下．

である．近藤ら[17]例では4歳女子が9歳の骨年齢を示したという．過剰成長は諸外国例[22]にもみられるが，自験2例（表3.8）にもみられる．性早熟症の併発例では，必ずしもLH-RH負荷LH，FSH反応の増強なしに正常反応であり，コルチゾール投与によって多少軽減するが，併発機序は不明で，常にACTH分泌亢進が胎生期より存在していたことと関係するかは推測の域を脱しない．

しかし，原発性副腎疾患の小児例では性早熟症を伴った例の報告はみられる[23]．

一方，本症における成人に達してからの性腺機能に関する報告は少ない．1女性例の妊娠が知られている[10]．

自験の2例は，16歳までは血中テストステロン値は正常値を示し，性早熟例も一見正常の恥毛，外性器を示すにいたっている．HCGテストでも

表 3.17 ACTH不応症と先天性Addison病の鑑別診断

	ACTH不応症	先天性Addison病
性差	なし	男性優勢
発症年齢	0〜29歳	0〜9歳
家族内発症	(+) 同胞，いとこ間	(+) 同胞，いとこ間，甥・姪間
近親婚	(−)	(+)
色素沈着	(+)	(+)
塩喪失症状	(−)，時に(+)	(+)
剖検下の副腎	大部分が低形成	低形成
血漿ACTH値	上昇	上昇
血漿コルチゾール値	低値 (0〜<1)	低値
〔血漿アルドステロン反応〕		
急速ACTH負荷	無反応	無反応
Dex+ACTH-Z	無・または低反応	無・または低反応
カプトプリル+ACTH	無・または低反応	無反応
dB-cAMP+ACTH	無・または低反応	無反応
立位・フロセミド負荷	上昇反応	無反応
CRF負荷	正常反応	無反応
〔血漿コルチゾール反応〕		
急速ACTH負荷	無反応	無反応
Dex+ACTH-Z	無・または低反応	無・または低反応
dB-cAMP+ACTH	II型では無反応	無反応
CRF負荷	無反応	無反応
〔血漿アドレナリン・ノルアドレナリン反応〕		
インスリン負荷	無反応	無・または低反応
グルカゴン負荷	無反応	無反応
2-deoxy-d糖負荷	低反応	低反応
〔尿中アルドステロン反応〕		
Na制限食	上昇反応	―
抗副腎抗体	陰性	陰性
〔自律神経機能テスト〕		
起立性低血圧	(+)	(+)
α-感受性低下	(+)	(+)
β-感受性低下	(+)	(+)
	（コルチゾール投与下で消失）	
Schilmerテスト	流涙(+)例，アラクリマ例	流涙(+)
食道造影	正常例，アカラシア例	正常
神経伝導速度・筋電図	正常例，神経障害例	正常，ミオパチー例
ACTHレセプター異常	(+)推測，末梢でなし例	なし
視床下部性性腺機能低下	あり例・なし例	あり例の方が多い
特殊な症例	Allgrove症候群（アカラシアとアラクリマを伴う）	1) グリセロールキナーゼ欠損例 2) metaphyseal osteochondro-dystrophyを伴う例

テストステロン反応は正常範囲内の反応を示している．しかし，さらに高齢化した22歳，19歳時におけるLH-RHテスト，HCGテストではもはや低反応を示し，視床下部性性腺機能低下症を併発してきている（表3.16）．

先天性副腎低形成例でもこのように一時的に思春期が出現するが，成人にいたるに従い性腺機能低下症となる例があることも知られているので，同様の視床下部の病態変化があるものと思われる．

今後はACTH不応症の男子例の成人に達してからの生殖能に関する検索は必須である．すなわち，思春期後，成人に達して後の検索が重要となろう．

d. 診断と治療

診断は表3.17に従い，ACTHレセプターまたはレセプター後などの障害の確認や，球状層を主とする中間層の関与の有無などについても検討する．レニン-アンギオテンシン系刺激，とくにアンギオテンシンII負荷にてAldの上昇をみ，カプトプリル投与下アンギオテンシンII負荷でAldの上昇が欠如し，Aldの基礎分泌低下をみ，ACTH負荷で高度のコルチゾール分泌不全とAldの基礎分泌は保たれ，Ald上昇反応の欠如を認めて初めて本症を診断することができる．

Allgrove症候群例かどうかも診断時に検討する．先天性Addison病とは臨床的にほとんど差がないので十分鑑別診断する必要がある．

治療はコルチゾール不全なのでコルチゾール補充のみで低血糖は改善され[3]，全身状態は改善されるが，常にACTHが高値であり，レニン活性やACTH値をマーカーにするとコルチゾールのみの治療では大量投与の傾向になり，肥満をもたらす．幼少時は少量のハイドロコルチゾンと少量のフロリネフでコントロールしていった方がよく，また，思春期後には合成糖質コルチコイドとフロリネフの長時間作用のステロイド剤に変更した方がよい．フロリネフを用いる場合は常に高血圧をきたさない量とする．

おわりに ACTH不応症は病因論的にACTHレセプター障害とされているが，自験例にみるようにCRF負荷に対するAldの反応がみられることは内因性ACTHが何らかの形でglomerulosa-like cellの低形成副腎を刺激してAldの分泌を促す可能性を示した．また，ACTH-Z負荷でAldの反応をみたり，レセプターが障害されているのは束状層のみでglomerulosa-like cell層や中間層のそれは残っているのか，さらに検討すべきところである．また，レセプター後障害例の方が日本には多いのか，髄質機能の低下はないか，レニン-アンギオテンシン系刺激をブロックして上述のAldの上昇反応が欠如するのかなど検討すべき点が残っている．本症における生殖能についても検討されなければならない．遺伝子解析などで本症の診断が可能になるものか否かも今後の課題である．また，わが国にはAllgrove症候群型が発見されていないことなどから，さらに症例の検討を十分に行う必要がある．

〔田苗綾子，堀川玲子〕

文 献

1) McKusick VA : Mendelian Inheritance in Man, 8 th ed, p 957, Johns Hopkins Press, Baltimore, 1988.
2) Shepard TH, Landing BH, Mason DG : Familial Addison's disease. *Am J Dis Child* **97** : 154-162, 1959.
3) Soltesz G, Dillon MJ, Jenkins PA, Moore A, Aynsley-Green A : Isolated glucocorticoid deficiency : metabolic and endocrine studies in a 5-year-old boy. *Eur J Pediatr* **143** : 297-300, 1985.
4) Allgrove J : Familial glucocorticoid deficiency with achalasia of the cardia and deficient tear production. *Lancet* **i** : 1284-1286, 1978.
5) Moore PSJ : Allgrove syndrome : an autosomal recessive syndrome of ACTH insensitivity, achalasia and alacrima. *Clin Endocr* **34** : 107-114, 1991.
6) 野田正紀，加藤精彦，原山那々子，清水 節，大山建司：ACTH不応症の1例．ホルモンと臨床 **23** : 587-590, 1975.
7) Yamaoka T, Kudo T, Takuwa Y, Kawakami Y, Itakura M, Yamashita K : Hereditary adrenocortical unresponsiveness to adrenocorticotropin with a postreceptor defect. *J Clin Endocrinol Metab* **75** : 270-274, 1992.

8) 池内優仁, 戒能幸一, 貴田嘉一, 松田　博：Neuromyopathy を合併した ACTH 不応症の1例. 第25回日本小児内分泌学会口演（熊本），1991.
9) Migeon CJ, Kenny FM, Kowarski A, Snipes CA, Spaulding JS, Finkelstein JW, Blizzerd RM : The syndrome of congenital adrenal cortical unresponsiveness to ACTH. Report of six cases. *Pediatr Res* **2** : 501-508, 1968.
10) Spark RF, Etzkorn JR : Absent aldosterone response to ACTH in familial glucocorticoid deficiency. *N Engl J Med* **297** : 917-920, 1977.
11) Thistlethwait D, Darling JAB, Fraser R, Mason PA, Rees LH, Harkness RA : Familial glucocorticoid deficiency. *Arch Dis Child* **50** : 291-297, 1975.
12) 日比　晶, 田苗綾子, 日比逸郎：グルココルチコイドおよび部分的ミネラルコルチコイド分泌不全の一男子例. ホルモンと臨床 **31** : 55-60, 1983.
13) 永渕茂雄, 小森穂子, 熊沢洋子, 鈴木宏平：先天性 ACTH 不応症の1例. ホルモンと臨床 **38** : 443-446, 1990.
14) Daviai G, Kahana L, Hochberg Z : Glomerulosa failure in congenital adrenocortical unresponsiveness. *Clin Endocrinol* **29** : 515-520, 1984.
15) Smith EM, Brosnan P, Meyer WJ, Blalock JE : An ACTH receptor on human mononuclear leukocytes : relation to adrenal ACTH-receptor activity. *N Engl J Med* **317** : 1266-1269, 1987.
16) 田苗綾子, 大関武彦, 松浦幹夫, 日比逸郎：特発性思春期早発症を併発せる先天性 ACTH 不応症と思われる1男児例. ホルモンと臨床 **25** : 864-871, 1977.
17) 近藤琢磨, 上田国昭, 鶴原常雄, 大浦敏明, 村上　勉：ACTH 不応症の1例. 日本内分泌会誌 **53** : 384, 1977.
18) 川村仁志, 宮代英吉, 津田紀彦, 柏井健作, 平石英三, 石井　侃, 小池通夫：ライ症候群様症状で発見された ACTH 不応症の1例. ホルモンと臨床 **35**（増刊号）: 228-230, 1987.
19) 児玉美穂子, 並河俊子, 藤本茂紘, 石津棟暎, 西山宗六, 松田一郎：ACTH 不応症の同胞発症例. 日児誌 **89** : 1741-1748, 1985.
20) 志村由江, 藤本昌敏, 佐野友昭, 矢守利次, 雨宮　伸, 大山建司, 森　泰二郎, 池田稲穂, 加藤精彦：ACTH 不応症における自律神経機能について. 第25回日本小児内分泌学会プログラム・抄録集（熊本），p 176, 1991.
21) El-Rayyes K, Hegab S, Besisso M : A syndrome of alacrima, achalasia, and neurologic anomalies without adrenocortical insufficiency. *J Pediatr Ophthalmol Strab* **28** : 35-37, 1991.
22) Kershmar AK, Roe TF, Kogut MO : Adrenocorticotropic unresponsiveness : report of a girl with excessive growth and review of 16 cases. *J Pediatr* **80** : 610-619, 1972.
23) Marilus R, Dickman Z , Kaufman H, Varsano I, Laron Z : *Acta Pediatr Scand* **70** : 587, 1981.

3.4 ゴナドトロピン不応症

精巣や卵巣などの機能は主として下垂体から分泌される卵胞刺激ホルモン（FSH）や黄体化ホルモン（LH）などのゴナドトロピンによって内分泌調節（endocrine control）されている．近年になって性腺の機能がインスリン，甲状腺ホルモンなど他の内分泌器官からのホルモンによっても内分泌調節されることや，種々の成長因子，インヒビンとアクチビン，ゴナドトロピン放出ホルモン様ペプチド，ゴナドトロピン・レセプター結合抑制因子，カテコールアミン，プロオピオメラノコルチン（POMC），オキシトシン，VIPなどのいわゆる非ステロイド性調節因子によっても傍分泌あるいは自分泌調節（paracrine and/or autocrine control）されることが明らかにされてきた．しかしながら下垂体性ゴナドトロピンが性腺の機能調節因子の主役であることは言をまたず，その他の因子はわき役であるに過ぎない．

a. 性腺のゴナドトロピンレセプター

精巣では間質細胞（Leidig 細胞）の細胞膜にLHレセプターが存在し，テストステロンの産生に関与している．また，細精管は精子形成を司っているが，Sertoli 細胞にはFSHレセプターが存在する．

卵巣では卵胞の顆粒膜細胞にFSHレセプター，莢膜細胞にLHレセプターが存在し，これらのゴナドトロピンレセプターの変化が卵胞発育の過程に重要な役割を演ずる[1]．黄体にはLHレセプターが存在し，黄体のageingに伴って変化し黄体の維持と退縮に深くかかわっている[2]．

正常な性腺細胞はこのようなゴナドトロピンレセプターを介して下垂体性ゴナドトロピンの作用を発現して機能を調節しているが，レセプターの欠損あるいは異常によるいわゆるレセプター異常症としてゴナドトロピン不応症（a syndrome of gonadotropin resistance）が注目されている．

b. 精巣ゴナドトロピン不応症

ゴナドトロピン不応症の原因としては，①生物活性を持たないLHの分泌，②テストステロンの生合成障害，③Leidig 細胞の形成不全，④Leidig 細胞におけるLHレセプターの異常などが考えられる．

これらの要因のうちではLHレセプターの異常が注目されており，レセプターそのものの欠損とレセプター以後の過程の異常が想定されている．Leidig 細胞の形成不全もLHレセプターの障害によるともいわれている[3]．

ゴナドトロピン不応症の表現型は幅が広く，小陰茎（microphallus）のみを示す正常男性に近い軽度のものから，男性仮性半陰陽で女性に近いようなものまである．

内分泌学的にはテストステロンは低値であり，LHはやや上昇しているがFSHは正常範囲のことが多い．

精巣の組織学的所見は一見正常に近いものから，線維芽細胞のみがみられるようなものまでさまざまである．

c. 卵巣ゴナドトロピン不応症

"gonadotropin resistant ovary" syndrome（ゴナドトロピン不応性卵巣症候群）は症候論的には第2次性徴の正常な発達をみるにもかかわらず原発性，あるいは続発性無月経を呈するものであり，内分泌学的には高ゴナドトロピン血症（hypergonadotropinemia）と卵巣における正常な原始細胞の存在を特徴とする[4]．

きわめてまれな症候群で報告例も少なく，その病因，病態などについても不明の点が多い．

（1）病　　因

本症候群の病因はまったく不明である．
病態の本質は卵巣に正常な卵胞が存在するにもかかわらず，下垂体からの過量に分泌されるゴナ

ドトロピンの刺激に反応しないという状態であり，①ラジオイムノアッセイなどの免疫学的測定法で測定されたゴナドトロピンの免疫活性と生物活性との解離，②ゴナドトロピンの作用に対する抑制物質の存在，③卵巣の標的細胞のゴナドトロピンに対する反応性の異常などの問題が想定されている．

ゴナドトロピンの免疫活性と生物活性の解離の問題であるが，本症候群患者のLH，FSHの分子量は正常であるといわれている．また，バイオアッセイで測定してもラジオイムノアッセイと同じように高ゴナドトロピン血症という結果がみられるところから，免疫活性のみを持って生物活性を持たないゴナドトロピンが多量に分泌されているという仮説は否定できるとの見解が有力である．

これに対して，一部ではあるが，本症候群では免疫活性のみがあって生物活性のない下垂体性ゴナドトロピンが多量に分泌されており，これが本症候群の本態であるとする見解もある[5]．

ゴナドトロピンの作用を抑制するインヒビターについても多くの検討がなされている．ゴナドトロピンの作用を抑制するホルモンとしてプロラクチンが取り上げられているが，本症候群におけるプロラクチンの測定値は正常であり，プロラクチンがインヒビターであるという可能性は否定できそうである．その他，ゴナドトロピンレセプター結合抑制因子などについても検討がなされているが，本症候群に対する関与は明らかではない．

卵巣のゴナドトロピン標的細胞の反応性の欠如ないし低下に対して抗ゴナドトロピンレセプター抗体が関与するという仮説が早発閉経の発症について考究されており，本症候群についてもそのアナロジーが想定されている．

重症筋無力症やGraves病が自己免疫機序による抗レセプター抗体の存在によって発症することは広く認められている事柄であり，多くの内分泌疾患について自己免疫機序によるレセプター病の問題が考えられている．

本症候群についても抗ゴナドトロピンレセプター抗体による自己免疫疾患であるとの仮説が提出されており，今後の研究の進展が待ち望まれる．

しかしながら，ゴナドトロピンレセプターに対する抗体が立証できないところから，本症候群はゴナドトロピンレセプターそれ自体，あるいはレセプター以後のホルモン作用発現のプロセスに問題があるとする意見もある[6]．

（2）診　　　断

診断基準は，①内因性高ゴナドトロピン血症，②卵巣における正常卵胞の存在，③外因性ゴナドトロピン刺激に対する卵巣の低反応性などによる[7]．

診断には卵巣生検は必須であり，生検を行わない場合は早発閉経（premature menopause）と誤診することがある．

したがって疑診の例はかなり多いとしても，卵巣生検によって診断の確定した症例は少なく，これまでに症例報告として提示されている例はわずかである（これまでに世界で10数例の報告があるに過ぎないという）．

ただし，きわめてまれではあるが，このような症候群が実在することを念頭に置いて排卵障害の診断と治療にあたることは重要なことである．

（3）治　　　療

原発性無月経を呈する本症候群で，外因性ゴナドトロピンの大量投与[4]や卵巣状切除術[8]によって排卵に成功した例が報告されている．また，2～3クールの外因性ゴナドトロピン療法（hMG-hCG療法）によっても排卵誘発に成功しなかった症例でも，卵巣を組織学的に調べると成熟卵胞がみられたという．

しかしながら排卵誘発には成功するものの，本症候群で妊娠の成立をみたという報告は少ない．エストロゲンとhCG投与によって妊娠が成立した3例が報告されているが，そのうち2例は枯死卵となり，1例のみが正期産に至っている[9]．

卵巣生検によって診断を確定した症例については，エストロゲン測定や超音波検査による卵胞直径測定などによる慎重なモニタリングのもとに多量のhMG，hCGを投与する外因性ゴナドトロピン療法を行ってみるべきであろう．

レセプターに関する研究が進歩した現今におい

ても性腺のゴナドトロピン不応症については不明の点が多い．今後，個々の症例を詳細に検討し，情報を集積することによって病態の解明されることを期待したい．　　　　　　　　〔仲野良介〕

文　献

1) Shima K, Kitayama S, Nakano R : Gonadotropin binding sites in human ovarian follicles and corpora lutea during the menstrual cycle. *Obstet Gynecol* **69** : 800-806, 1987.
2) Nakano R, Yamoto M, Iwasaki M : Effects of oestrogen and prostaglandin F2α on LH receptors in human corpora lutea. *J Endocrinol* **88** : 401-408, 1981.
3) David R, Jin Yoon D, Landin L, Lew L, Sklar C, Schinella R, Golimbu M : A syndrome of gonadotropin resistance possibly due to LH receptor defect. *J Clin Endocrinol Metab* **59** : 156-160, 1984.
4) Jones GES, Moreas-Ruehsen M : A new syndrome of amenorreha in association with hypergonadotropinism and apparently normal follicular apparatus. *Am J Obstet Gynecol* **104** : 597-601, 1969.
5) Konincky PhR, Brosens IA : The "gonadotropin resistant ovary" syndrome as a cause of secondary amenorrhea and infertility. *Fertil Steril* **28** : 926-931, 1977.
6) Talbert LM, Raj MHG, Hammond MG, Greer T : Endocrine and immunologic studies in a patient with resistant ovary syndrome. *Fertil Steril* **42** : 741-744, 1984.
7) Van Campenhaut J, Vaclair B, Maragh K : Gonadotropin‐resistant ovaries in primary amenorrhea. *Obstet Gynecol* **40** : 6-12, 1972.
8) Dewhurst CJ, de Koos EB, Ferreira HP : The resistant ovary syndrome. *Brit J Obstet Gynaecol* **82** : 341-345, 1975.
9) Amos WL Jr : Pregnancy in a patients with gonadotropin-resistant ovary syndrome. *Am J Obstet Gynecol* **153** : 154-155, 1985.

4. 抗レセプター抗体による疾患

4.1 重症筋無力症

a. レセプター病としての重症筋無力症

本病はアセチルコリン（ACh）を伝達物質とする神経筋シナプスの筋肉側レセプター（ニコチン性アセチルコリンレセプター，AChR）を標的とする自己抗体を発病機構の中心にすえて，病因，病態のほぼ全貌が明らかとなった疾患である。この主役を演ずる抗体の標的である AChR は，骨格筋運動終板膜シナプス襞先端部に局在し（図 4.1 A），サブユニット 2α, β, γ（神経支配を受けた成熟筋では ε），δ（分子量それぞれ 50116, 53681, 56279, 57565）からなる糖タンパク[1]で，各サブユニットについてコードされた遺伝子座も α は第 17 染色体，β は第 11，γ および δ は第 1 と明らかにされている[2]。患者血中にみいだされる抗 AChR 抗体は，電顕免疫組織化学的に運動終板膜に付着しているのが証明され（図 4.2 上），その演ずる機序には，①ACh とレセプターとの結合阻害，②AChR 崩壊促進，③補体介在性後シナプス膜破壊の 3 様がある（図 4.2 ①, ②, ③）[3]。機序①にかかわる抗体は，AChR の ACh 結合部と特異的に結合する α ブンガロトキシンの薬理を利用したトキシン-レセプター結合阻止率で表現する blocking 抗体[4]として，機序②，③にかかわる抗体は，トキシンと抗ヒト IgG を用いた 2 抗体免疫沈殿法で測定する binding 抗体の一部（modulating 抗体）として表現される[4]。これらによって，患者生検筋から得た神経筋シナプス電顕標本には，シナプス間隙開大，シナプス襞単純化，AChR 減少を特徴とする病像がみいだされるに至る（図 4.1 B）。このようにして，本症発症の中心的役割を演ずる液性因子として注目され，作用機序が解明されてきた抗 AChR 抗体も，対応するレセプターの構造を反映して，その内容は多様である。近年，分子レベルから，レセプターのどの領域がどのような病原的意味をもつかの解析が，B，T 細胞エピトープ，遺伝免疫学的背景（MHC class II）の面から進められている。

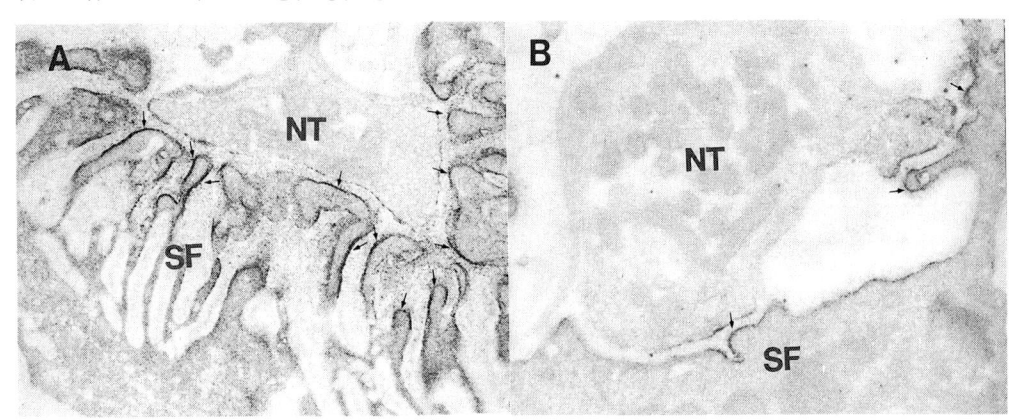

図 4.1 神経筋接合部電顕像
A は正常，B は重症筋無力症患者生検筋から得た。矢印は標識 α ブンガロトキシンを指標とした AChR を示し，後者で超微形態変化とともにその減少が認められる。NT：神経終末，SF：シナプス襞。

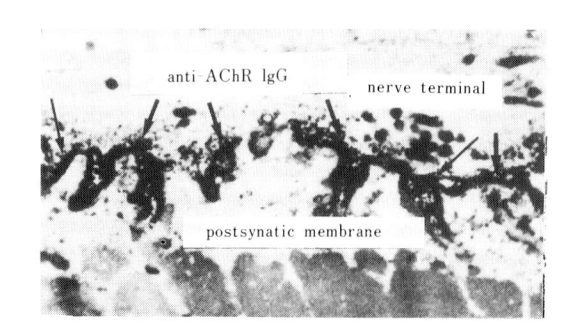

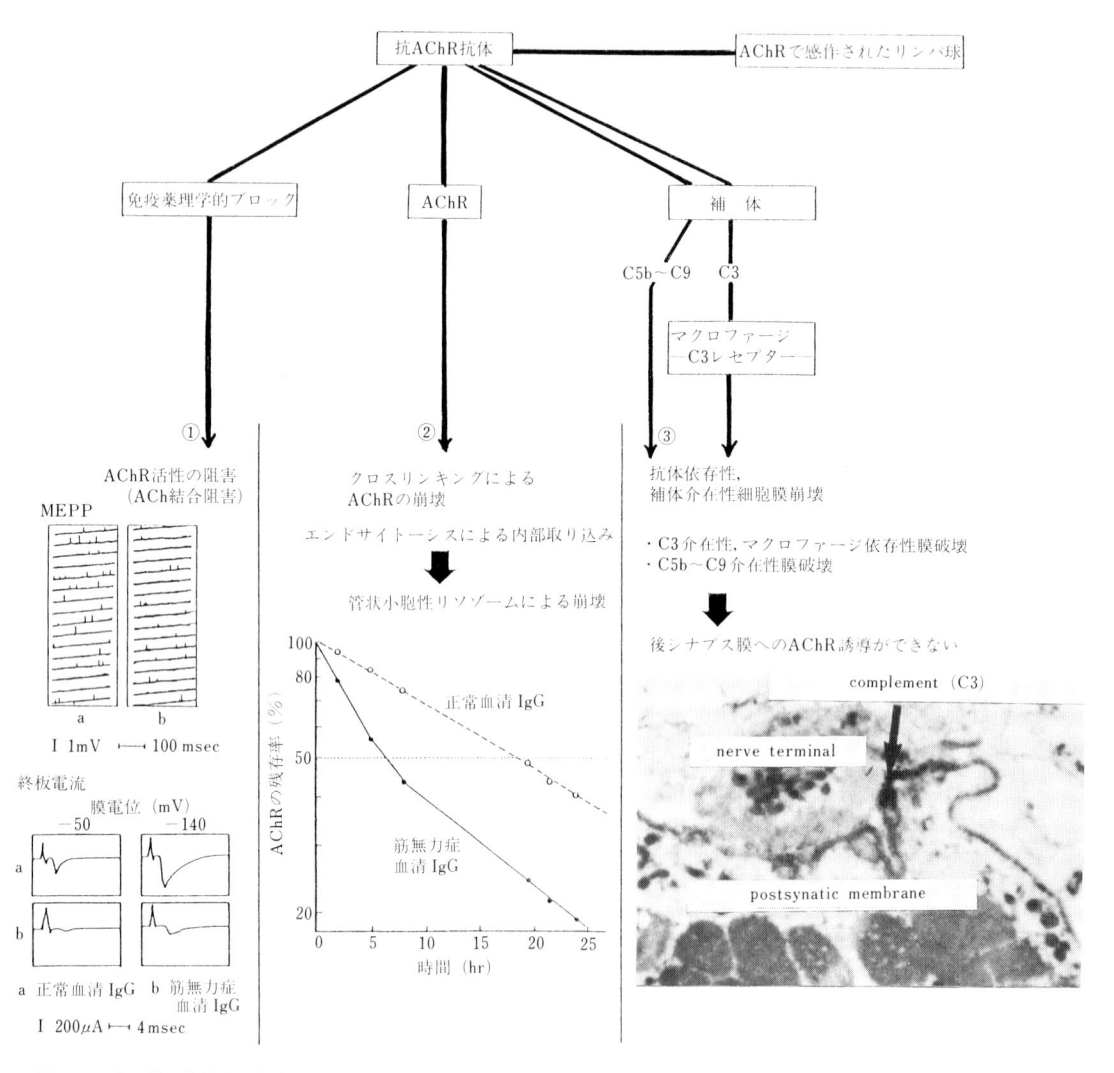

図 4.2 上：神経筋接合部筋肉側終板膜のシナプス襞に付着した抗 AChR 抗体（IgG）（矢印）．中央：抗 AChR 抗体を主座にすえた 3 様の免疫学的発症機序．下：3 様の発症機序それぞれの，① 電気生理，② 組織培養，③ 電顕免疫組織化学による証明．①では神経筋標本から細胞内電極で記録する自発性微小終板電位 MEPP 振幅が，正常血清 IgG 添加の場合（a）に比べ筋無力症患者血清 IgG 添加（b）で低下することを示す．また，電位固定下で記録する終板電流は，正常血清 IgG（a）筋無力症血清 IgG（b）それぞれの灌流下で比較すると，振幅は後者で低下するが，減衰時間の電位依存性パターンは両者で変わりがなく，イオンチャネルは後者で修飾を受けないことを示す．②ではラット胎仔骨格筋培養系を用い，^{125}I-αブンガロトキシンを指標としてAChR半減期をグラフ化すると，培養系への正常血清 IgG 添加（18.4 時間）に比べ，筋無力症血清 IgG 添加では短縮（6.3 時間）することを示す．③では筋無力症患者生検筋より得た神経筋接合部の電顕免疫組織化学で，運動終板への補体 C3 の付着を示す．

b. エピトープ推定の緒口としてのレセプター分子，立体構造

2333残基からなる前駆体1次構造が明らかにされているAChR[5]のうち，重症筋力症との関連で重要なのは437残基からなるαサブユニットである．図4.3は筆者らがRobson-Suzuki法[6]によって推定した2次構造である．これまで提唱されている推定立体構造は大別して3様あり，C末端が膜面側とする構造（図4.4①）は親水性と生化学的検討結果によっている[7]．C末端を細胞質側に想定する構造の1つ（図4.4②）は2次構造コンピューター解析により，他（図4.4③）は免疫学的解析によっている[8]．これらのなかで発症の免疫機構にかかわるB細胞エピトープは膜面側に露呈した領域のなかに求められ，かつ一定の立体構造が要求されよう．一方，T細胞エピトープは短い残基配列でよいが，膜面側，貫通部，細胞質側のいずれでもその候補となりえ，かつ同時にアグレトープ（抗原提示細胞上のMHC class II moleculesとのinteracting site）としての条件も満たすものでなければならない[9]．

c. アセチルコリンレセプターのT細胞エピトープ

抗AChR抗体の産生はAChR特異的感作ヘルパーT細胞に依存している[10]．AChR分子構造の

```
          10        20        30        40        50        60        70        80
SEHETRLVANLLENYNKVIRPVEHHTHFVDITVGLQLIQLISVDEVNQIVETNVRIRQQWIDVRLRWNPADYGGIKKIRL
chhhhhhhhhhhhttttceeehhcccheeeeecheeeeeeeecchhhhhhhecttctttteeeeectccctttteeeeee
          90       100       110       120       130       140       150       160
PSDDVWLPDLVLYNNADGDFAIVHMTKLLLDYTGKIMWTPPAIFKSYCEIIVTHFPFDQQNCTMKLGIWTYDGTKVSISP
ttttteeeeeeeetctthhhhhhhhhhhhhtttteeeecttttttteeeecctttttttttteeeeetttceeec
         170       180       190       200       210       220       230       240
ESDRPDLSTFMESGEWVMKDYRGWKHWVYYTCCPDTPYLDITYHFIMQRIPLYFVVNVIIPCLLFSFLTGLVFYLPTDSG
ttcttcceechhhhhhhhttttttttettttttcttteeeeeetttteeeeeeeeeeeeettceeeccccc
         250       260       270       280       290       300       310       320
EKMTLSISVLLSLTVFLLVIVELIPSTSSAVPLIGKYMLFTMIFVISSIIITVVVINTHHRSPSTHTMPQWVRKIFIDTI
hhhhheeeeeeehheeeeeeectccceeeeeheeeeeehhhcceeeeeeeetccccttttccccthheeeeetcc
         330       340       350       360       370       380       390       400
PNVMFFSTMKRASKEKQENKIFADDIDISDISGKQVTGEVIFQTPLIKNPDVKSAIEGVKYIAEHMKSDEESSNAAEEWK
ctchhhhhhhhhhhhhhhhhhhhhhhhhhhettctcccceeeeeeectttcccthhhhhhhhhhhhhhhhhhhhhhhh
         410       420       430
YVAMVIDHILLCVFMLICIIGTVSVFAGRLIELSQEG
hhhhhhhhhhhhhhheeeeeeeeeecchhhhhhhtt
```

図4.3 *Torpedo californica* AChR αサブユニットのアミノ酸配列
大文字でアミノ酸略記号，数字で残基番号を示す．大文字各列下に小文字で推定2次構造（h, α-ヘリックス構造；e, β-sheet；c, コイル構造；t, β-ターン構造）を示す．大文字下のラインはRothbard & Taylor法[11]による推定T細胞エピトープ，小文字下のラインは理論的T細胞エピトープとしての両親媒性αヘリックス構造[11]を示す．

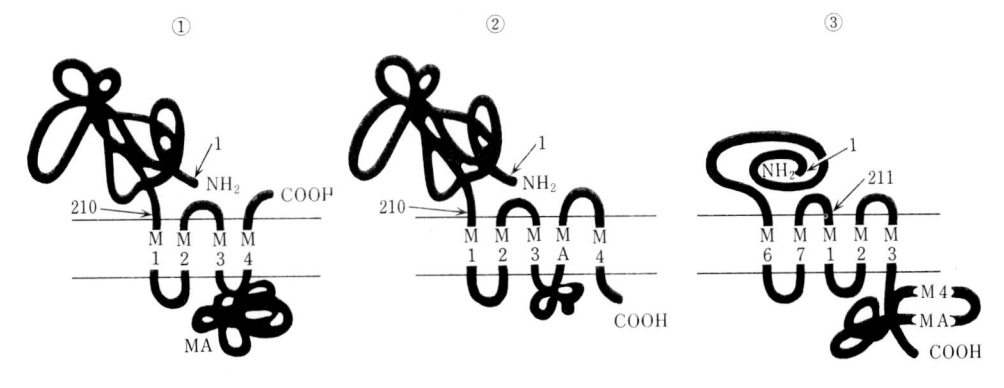

① based on hydrophilicity profiles
② based on computed algorithms of predicted secondary structure
③ based on immunochemical and immuno-electronmicroscopic study

図4.4 脂質2重層膜を4または5か所で貫通するAChR αサブユニット立体構造の3モデル
矢印に付した数字は残基番号を示す．

中からT細胞エピトープを求めるには，2様の推定の仕方が提唱されている．その1つは，経験的立場から，「① 荷電アミノ酸またはグリシン，② 疎水性アミノ酸，③ 疎水性アミノ酸，④ 荷電・有極または疎水性アミノ酸，⑤ 荷電または有極アミノ酸が先行した場合は疎水性アミノ酸」という一連の配列をとる領域（図4.3大文字のアンダーライン部）とされ，他の1つは，理論上から，「両親性αヘリックス構造をとるアミノ酸配列」の領域とされる[11]（図4.3小文字のアンダーライン部）．しかし，これらが病原領域としての意義をもつためには，同時にT細胞レセプターと反応する抗原提示細胞上のアグレトープ（MHC class II分子とのinteracting site）としての条件を満たすものでなければならないことは既述した通りで，したがって，ヒト（HLAタイプ）により動物の種により一様ではない．ヒトの場合のT細胞エピトープとしては，α-169-181[12]，α195-212[13]（以上2領域はHLA-DR5とリンク），α257-269（HLA-DR3とリンク）[13]，α310-327[13]，α351-368[12]（以上はHLAとの関連不明）ほか，いろいろの領域があげられている．これらはたぶん病原的B細胞エピトープとしての意義は兼ねておらず[14]，短いアミノ酸配列の中に病原性を備えたT，B両細胞エピトープが重合，近接していることはむしろまれである[9]．特定領域ペプチドによるT細胞感作は，抗T細胞レセプター（Vβ8 region）抗体や，合成ペプチド，ポリマーによるT細胞に対するMHC結合部競合阻止によって抑えられるという[15]．しかし，AChR反応性T細胞は正常ヒトでもみいだされ，したがって発症への誘導のいかんは，サイトカインプロファイルや免疫遺伝学的背景を含む他の因子の介在をも考えざるをえない[16,17]．

重症筋無力症発症機構における胸腺の重要性は古くから知られているところで，上述のAChR特異的T細胞のソースのほか，抗原刺激のソース（myoid cell上のAChR表現[18]）としても位置づけられている．胸腺腫内T細胞感作領域として，骨格筋のAChRα371-378に相応する部分を含むタンパク質が特定されている[19]．その他，抗体産生細胞，抗原提示細胞，その他免疫の誘導に関する因子のソースとしても重要な臓器である．

d. アセチルコリンレセプターのB細胞エピトープ

（1） アセチルコリンとの結合阻害抗体（blocking抗体）とレセプター

AChR αサブユニットの中にあるACh結合部（またはその近傍）を標的とし，αブンガロトキシンとレセプターとの結合阻止率で表現される本抗体[20]の作用機序は，神経筋標本をこの抗体を含む筋無力症血清で処理しつつ電気生理学的に観察すると，自発性微小終板電位MEPP振幅が低下することによって証明される（図4.2①）．イオンチャネル活性は原則として阻害を受けない（図4.2①）．このblocking抗体産生細胞株を樹立し，そのモノクローナル抗体で動物への疾患移送も可能である[21]．

blocking抗体の標的がAChR分子構造の中のどこにあるかの問題は，まずACh結合能を担う領域はどこにあるかの解明が緒口となる．レセプターのトランスミッターとの結合部は，その構造中ジスルフィド結合部から1nm以内にあるという原則から，AChR αサブユニット内でCys残基

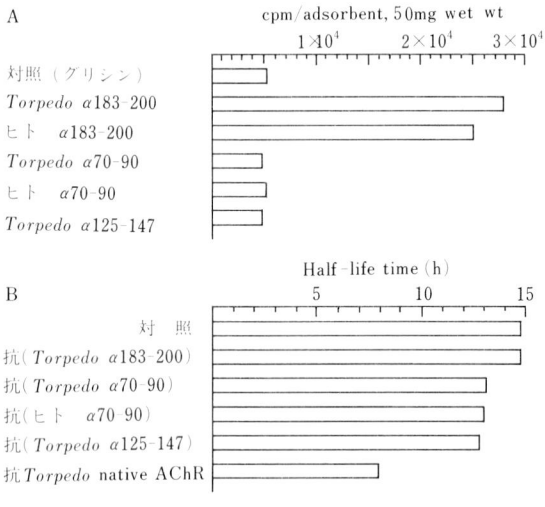

図4.5
A：合成ペプチド固定化吸着剤（吸着剤湿重量1gあたりペプチド2mg）のαブンガロトキシン結合能（αブンガロトキシン50μgあたり102903 cpmとして計算）．
B：抗ペプチド抗体添加による培養骨格筋AChR崩壊速度（半減期）の修飾．

α128, 142, 192, 193を含むいくつかの領域が推定され検討されたが[22]，近年ではα192・193隣接Cys間にもジスルフィド結合が成立しうること[23]，また近報によればTyr(α189)，Tyr(α190)，Asp(α195)の存在が重要視され[24]，これを含む領域(たとえば筆者らはα183-200領域を特定[25])の合成ペプチドについて検討を行い，高いαブンガロトキシン結合能(≒ACh結合能)を証明した(図

4.5 A)．

この領域がblocking抗体の標的，すなわち筋無力症発症に関する免疫原となりうることは，*Torpedo californica* AChR αサブユニットのアミノ酸配列に照合して合成したペプチドα183-200を抗原としてLewis系ラットを免疫し分析した結果により実証される(表4.1 natural sequence peptidesの欄)．高値に産生された抗ペプチド抗

表 4.1 アセチルコリンレセプター合成ペプチドを抗原として免疫したラットにおける抗体検定と電気生理学的指標(微小終板電位MEPP振幅)によるシナプス伝達状態の評価

Antigens used for immunization of rats	Anti-peptide antibodies (cpm) Control (written under each, n=15)	Anti-rat AChR antibodies		MEPP amplitudes (mV) 0.71±0.128 (n=60 endplates; 20 endplates in each tested rat)
		blocking antibody (%) 7±2	binding antibody (pmol/ml) 0.3±0.05	
Natural sequence peptides				
Torpedo α183-200	20136±5893(7/7) (control: 242±57)	13±8(4/7)[a]	0.1±0.09(0/7)	0.52±0.149(4/7)
Human α183-200	24352±6269(5/5) (control: 208±68)	6±1(0/5)	0.2±0.08(0/5)	0.69±0.112(0/5)
Human α70-90	1852±555(7/7) (control: 519±52)	5±1(0/7)	0.5±0.39(3/7)[b]	0.62±0.246(3/7)
Torpedo α125-147	2399±785(4/4) (control: 290±43)	5±1(0/4)	0.9±0.29(4/4)[b]	0.49±0.111(4/4)
B-cell epitopes				
Torpede α190-195	247±7(5/5) (control: 154±11)	4±2(0/5)	0.1±0.07(0/5)	0.68±0.185(0/5)
Torpedo α67-76	858±438(5/5) (control: 222±20)	3±3(0/5)	0.3±0.1(0/5)	0.67±0.201(0/5)
T-cell epitope				
Tropede α107-116	189±13(5/5) (control: 132±12)	2±3(0/5)	0.1±0.10(0/5)	0.70±0.147(0/5)
Model peptides including B- and T-cell epitopes (artificial sequences based on *Torpedo* sequence)				
α107-116・α190-195	2690±297(5/5) (control: 228±11)	5±2(1/5)	0.1±0.06(0/5)	0.67±0.118(1/5)
α107-116・NPGG・α190-195	1879±228(5/5) (control: 215±18)	23±12(4/5)[a]	0.2±0.04(0/5)	0.45±0.156(4/5)
α107-116・α190-195・α107-116	6755±1380(5/5) (control: 210±24)	8±3(2/5)	0.2±0.08(0/5)	0.63±0.133(2/5)
α107-116・α67-76	1259±694(7/7) (control: 243±13)	3±3(0/7)	0.2±0.1(0/7)	0.67±0.221(0/7)
α107-116・NPGG・α67-76	3485±1598(8/8) (control: 241±16)	3±2(0/8)	0.3±0.10(2/8)	0.64±0.154(2/8)
α107-116・α67-76・α107-116	1424±890(10/10) (control: 257±7)	3±2(0/10)	0.6±0.1(5/10)[b]	0.60±0.198(5/10)

Values represent the mean ± SD. Numbers in parentheses indicate No. of "positive"/No. of tested rats: "positive" in the antibody assays indicates the titer above the control mean +2SD; "positive" in the MEPP amplitudes indicates the significant reduction of mean amplitude; estimated by one-way analysis of variance and Bonferroni multiple comparisons ($p<0.05$ vs. control). The notation, NPGG, expresses the amino acid sequence, Asn-Pro-Gly-Gly. EAMG induced in remarkable number of tars, accompanied with elevated titers of anti-rat AChR blocking antibody (a) or anti-rat AChR binding antibody (b).

体は，ペプチド合成のための照合のソースである Torpedo および被免疫ラット native AChR と "blocking" のかたちで反応，当該ラット神経筋標本を電気生理学的に調べ，MEPP 振幅低下によって発症していることも確かめられた．このラット血中には，次項で述べる binding 抗体はなく，AChR 崩壊促進活性がないことも確かである（図4.5 B）．なお，この合成抗原で発症を誘導できたことは，本領域中には B 細胞エピトープばかりでなく，前項で述べたアグレトープの条件を満たす T 細胞エピトープが含まれていることを示唆し，短いアミノ酸配列 α183-200 中に両エピトープが存在する例外的な1例ということができる．

（2） レセプター崩壊促進・後シナプス膜破壊関与抗体とレセプター

binding 抗体として測定される[20]ものの少なくとも一部を占めるこの種の抗体 (modulating 抗体と呼称) の活性は，筋細胞培養系へ本病血清を添加すると AChR 半減期が短縮することによって証明される（図4.2②）．この抗体の，約2/3のレセプター内標的は，AChR α サブユニットの中の ACh 結合能をもたない main immunogenic region (MIR)[26] と称される部位にあり，筋無力症抗体の 50% 以上がここを標的とするとされ，この抗体による動物への疾患移送も可能である[27]．MIR を標的とする抗体は C_{3b} を介する免疫貪食作用または C_{5b-9} による膜破壊という2様の補体介在性プロセス（図4.2③）で，後シナプス膜破壊を招来する機序を演じ[28]，この機序による動物への疾患移送も可能である[29]．

レセプター分子構造上の MIR 特定の努力は，抗モノクローナル MIR 抗体や合成ペプチドを手段として成果を得つつあり，最近では α サブユニットの中のアミノ酸配列 α67-76[30]とかなり限定した領域が示唆されている．しかし，当該領域はいくつかの領域からなるセットであり複雑な立体構造依存性とする考えも根強い[9]．筆者らが提唱する α70-90 領域や Lennon らが提唱する α125-147 領域[31]の合成ペプチドでラットを免疫すると，産生される抗ペプチド抗体は "binding" のかたちで被免疫ラット native AChR と反応し（表4.1 natural sequence peptides の欄），培養骨格筋 AChR に添加するとその崩壊を促し（図4.5 B），電気生理学的にも発症（MEPP 振幅低下）が確か

表4.2 Torpedo AChR を抗原として発症した動物モデル（EAMG）の抗ペプチド抗体検定（cpm）

	anti-(α190-195)	anti-(α67-76)	anti-(α107-116)	anti-(α183-200)	anti-(α107-116・α190-195)
Control (mean±2SD, n=15)	176 (154±22)	262 (222±40)	156 (132±24)	250 (220±30)	250 (228±22)
rat No.1	286	398	167	483	300
2	270	718	157	461	408
3	266	826	165	459	462
4	254	552	184	480	336
5	272	776	159	447	404
6	280	588	165	454	440
7	286	454	152	469	330
	anti-(α107-116・NPGG・α190-195)	anti-(α107-116・α190-195・α107-116)	anti-(α107-116・α67-76)	anti-(α107-116・NPGG・α67-76)	anti-(α107-116・α67-76・α107-116)
Control (mean±2SD, n=15)	251 (251±36)	258 (210±48)	268 (243±25)	273 (241±32)	264 (250±14)
rat No.1	877	1048	1012	1373	319
2	948	522	737	978	419
3	883	927	758	2188	350
4	592	892	919	3214	427
5	450	837	796	1667	356
6	542	499	845	2642	296
7	506	685	716	2873	284

められる（表4.1 natural sequence peptidesの欄）．MIRという特定領域に疑問をいだかせるデータもある[32,33]．上述のα70-90, α125-147を抗原として疾患が誘導できたことは，既述のα183-200同様，その中にB, T両細胞エピトープを重合または近接して含んでいる例外的領域ということができる．なお，MIRとして論じたα67-76については，そのB細胞エピトープとしての意義の軽重の議論は別として，これを抗原として免疫したラットに発症は誘導できない（表4.1参照）．

e. アセチルコリンレセプターの立体構造と免疫原性——免疫性ペプチドの役割と問題点

これまで述べてきたように，AChR前駆体1次構造に照合して合成したペプチド抗原は，分子レベルからの重症筋無力解明に有用な研究手段であるが，発症誘導という意味では，これまでたびたびふれてきたように，B, T両細胞エピトープの意義を兼ねたまれな領域に期待しなければならないし，アグレトープとしての制約も受ける．また，B細胞エピトープを探索するにあたって用いる合成ペプチドは，それが生体膜上に存在するときのように自然な立体構造をとっていなければ，有意

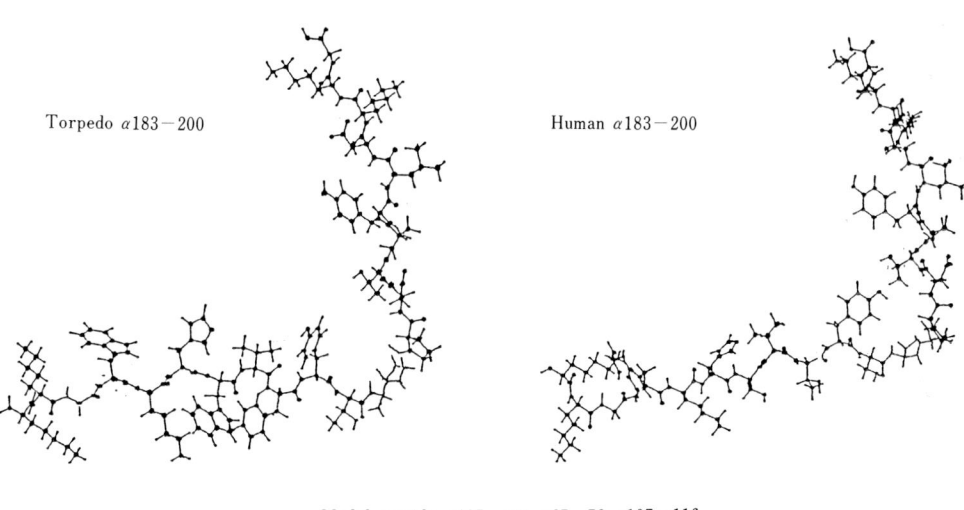

Torpedo α183−200

Human α183−200

Model peptide, α107−116・α67−76・α107−116

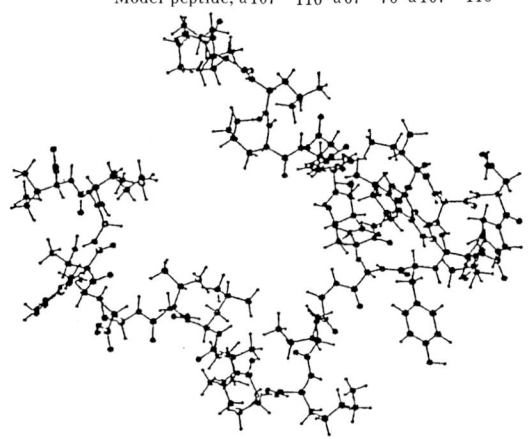

図4.6　AChR αサブユニット3領域合成ペプチド（1つは天然3領域を連結したmodel peptide）の水溶液中での立体構造
computer-graphics. 核磁気共鳴法（NMR）で0.005M水溶の合成ペプチドを構成する一連のアミノ酸の，プロトン間核オーバーハウザー効果を観測してプロトン間距離を予測，結果をBraun & Gō法によるディスタンスジオメトリーで系統的に解析，立体構造を描出した．

な抗原としての意味からは，その役割に限界がある．たとえば，blocking抗体主役の筋無力症発症にかかわる病原領域として既述したα183-200について，そのTorpedo sequenceを抗原として動物を免疫すれば，有意な病原性を証明できるが，3残基位でアミノ酸が異なるhuman sequenceの抗原を用いた場合は病原性を認めない（表4.1 natural sequence peptidesの欄）[25]．その差を論ずるに図4.3の推定構造からは不十分であったが，両ペプチドを核磁気共鳴法（NMR）を用いたプロトン間距離情報を基に，原子レベルで構造解析し，コンピューターグラフィックを行うと，立体構造の差（よりターン構造の強いrigid structure）が描かれ，これが免疫原性の差に関係すると思われた[34]（図4.6）．

さらに，一部に人工的アミノ酸配列（Asn-Pro-Gly-Gly：NPGG，βターン構造を強調する配列[35]）を含む複数の天然のアミノ酸配列（natural sequence）の組み合わせでつくる人工抗原（model peptides）の実験成績は，この問題を浮き彫りにする．たとえば，blocking抗体標的領域（α183-200）の一部α190-195あるいはmodulating抗体（binding抗体の一部）の標的として前項で論じたα167-76，およびT細胞エピトープとしてのα107-116（Lewis系ラットのMHC class II制約に合致[36]）を骨格として（表4.1，B cellおよびT cell epitopesの欄），いろいろのかたちで組み合わせ合成したペプチドを抗原として動物実験を行った結果を表4.1（model peptidesの欄）に示している[35,37]．blocking抗体主役の疾患モデルでは，α107-116・NPGG・α190-195を抗原としたとき最も有意に誘導され，天然配列α183-200（表4.1 natural sequence peptidesの欄）よりも抗体価，発症率，重症度（MEPP振幅低下）において免疫原性が高かった．modulating抗体（binding抗体）主役の疾患モデルでは，α107-116・α67-76・α107-116を抗原とした場合，高率に誘導され，このペプチドのNMR解析に基づくコンピューターグラフィックも強固な構造（βタイプとαヘリックス）をとっていた（図4.6）．

一方，ラットを天然のレセプタータンパク（Torpedo californica AChR）を抗原として免疫し発症（抗native AChR blockingおよびbinding抗体価上昇，MEPP振幅低下で確認）した疾患モデルについて，諸合成ペプチドを抗原として抗体検定を行うと，α107-116・α190-195・α107-116が天然配列のα183-200よりも有意性が高かった（表4.2）．modulating抗体（binding抗体）と関連しては，α107-116・NPGG・α67-76が有意性が高かった（表4.2）．すなわち，測定用抗原として抗体認識性を強調するためには，発症へと誘導する免疫原性を強調するのとは異なった立体構造修飾が必要なこと，強調しようとする分子構造によって，加えるべき修飾が異なることが示唆される．抗レセプター抗体による疾患を解析するにあたっては，抗原に用いるレセプタータンパクについての分子，立体構造への配慮が重要といえよう．

〔高守正治〕

文献

1) Raftery MA, Hunkapiller MW, Strader CD, Hood LE：Acetylcholine receptor：complex of homologous subunits. *Science* **208**：1454-1456, 1980.
2) Heideman O, Buonanno A, Geoffroy B, Robert B, Guenet J-L, Merlie JP, Changuex J-P：Chromosomal localization of muscle nicotinic acetylcholine receptor genes in the mouse. *Science* **234**：866-868, 1987.
3) Lindstrom J：Immunobiology of myasthenia gravis, experimental autoimmune myasthenia gravis, and Lambert-Eaton syndrome. *Ann Rev Immunol* **3**：109-131, 1985.
4) 高守正治，奥村誠一，安田厚子，永田美和子：抗アセチルコリンレセプター抗体の分析．臨床免疫 **19**（Suppl 12）：305-319, 1987.
5) Numa S, Noda M, Takahashi H, Tanabe T, Toyosato M, Furutani Y, Kikyotani S：Molecular structure of the nicotinic acetylcholine receptor. *Cold Springer Harbor Symp Quant Biol* **48**：57-70, 1983.
6) Robson B, Suzuki E：Conformational properties of amino acid residues in globular proteins. *J Mol Biol* **107**：327-356, 1976.
7) Miyata T, Numa S：Primary structure of α-subunit precursor of *Torpedo californica* acetylcholine receptor deduced from cDNA sequence. *Nature* **299**：793-797, 1982.

8) Ratnum M, Le Nguyen D, Rivier J, Sargent PB, Lindstrom J : Transmembrane topography of nicotinic acetylcholine receptor : immunochemical tests contradict theoretical predictions based on hydrophobicity profiles. *Biochemistry* **25** : 2633-2643, 1986.
9) Lindstrom J, Shelton D, Fujii Y : Myasthenia gravis. *Adv Immunol* **42** : 233-284, 1988.
10) Hohlfeld R, Toyka KV, Miner LL, Walgrave SL, Conti-Tronconi BM : Amphipathic segment of the nicotinic acetylcholine receptor alpha subunit contains epitopes recognized by T lymphocytes in myasthenia gravis. *J Clin Invest* **81** : 657-660, 1988.
11) Livingstone AM, Fathman CG : The structure of T-cell epitopes. *Ann Rev Immunol* **5** : 477-501, 1987.
12) Berrih-Aknin S, Cohen-Kaminsky S, Lepage V, Neumann D, Fuchs S : T-cell antigenic sites in myasthenia gravis: correlation with antibody titers and disease severity. *J Autoimmun* **4** : 137-153, 1991.
13) Brocke S, Brautbar C, Steinman L, Abramsky O, Rothbard J, Neumann D : *In vitro* proliferative receptor synthetic peptides in patients with myasthenia gravis and relation to HLA class II genes. *J Clin Invest* **82** : 1894-1900, 1988.
14) Protti MP, Manfredi AA, Straub C, Howard JF Jr, Conti-Tronconi BM : Immunodominant regions for T helper-cell sensitization on the human nicotinic receptor *a* subunit in myasthenia gravis. *Proc Natl Acad Sci USA* **87** : 7792-7796, 1990.
15) Brocke S, Dayan M, Steinman L, Rothbard J, Mozes E : Inhibition of T cell proliferation specific for acetylcholine receptor epitopes related to myasthenia gravis with antibody to T cell receptor or with competitive synthetic polymers. *Intern Immunol* **2** : 735-742, 1990.
16) Sommer N, Harcourt GC, Willcox N, Beeson D, Newsom-Davis J : Acetylcholine receptor-reactive T lymphocytes from healthy subjects and myasthenia gravis. *Neurology* **41** : 1270-1276, 1991.
17) Salvetti M, Jung S, Chang S-F, Will H, Schalke BCG, Wekerle H : Acetylcholine receptor-specific T-lymphocyte clones in the normal human immune repertoire : target epitopes, HLA restriction, and membrane phenotypes. *Ann Neurol* **29** : 508-516, 1991.
18) Schluep M, Willcox N, Vincent A, Dhoot GK, Newsom-Davis J : Acetylcholine receptors in human myoid cells *in situ* : an immunological study. *Ann Neurol* **22** : 212-222, 1987.
19) Marx A, O'Conner R, Geuder KI, Hoppe F, Schalke HB, Tzartos S, Kalies I, Kirchner T, Müller-Hermelink HK : Characterization of a protein with an acetylcholine receptor epitope from myasthenia gravis-associated thymomas. *Lab Invest* **62** : 279-286, 1990.
20) Lindstrom JM, Seybold ME, Lennon VA, Whittingham S, Duane DD : Antiboby to acetylcholine receptor in myasthenia gravis : prevalence, clinical correlates, and diagnostic value. *Neurology* **26** : 1054-1057, 1976.
21) Takamori M, Okumura S, Yasuda A : Presynaptic modification of neuromuscular transmission by antiacetylcholine receptor antibody : myasthenic serum and monoclonal antibody produced by transformed lymphocytes. *Neurology* **36** : 942-947, 1987.
22) Neumann D, Barchan D, Safran A, Gershoni JM, Fuchs S : Mapping of the α-bungarotoxin binding site within the α subunit of the acetylcholine receptor. *Proc Natl Acad Sci USA* **83** : 3008-3011, 1986.
23) Kao PN, Karlin A : Acetylcholine receptor binding site contains a disulfide cross-linking between adjacent half cystinyl residues. *J Biol Chem* **261** : 8085-8088, 1986.
24) Tzartos SJ, Remoundos MS : Fine localization of the major α-bungarotoxin binding site to residues α189-195 of the *Torpedo* acetylcholine receptor. Residues 189, 190 and 195 are indispensable for binding. *J Biol Chem* **265** : 21462-21467, 1990.
25) Takamori M, Okumura S, Nagata M, Yoshikawa H : Myasthenogenic significance of synthetic α-subunit peptide 183-200 of *Torpedo californica* and human acetylcholine receptor. *J Neurol Sci* **85** : 121-129, 1988.
26) Tzartos SJ, Loutrasi HV, Tang F, Kokla A, Walgrave SL, Milius RP, Conti-Tronconi BM : Main immunogenic region of *Torpedo* electroplax and human acetylcholine receptor : localization and microheterogeneity revealed by the use of synthetic peptides. *J Neurochem* **54** : 51-56, 1990.
27) Tzartos SJ, Hochschwender S, Vosquez P, Lindstrom J : Passive transfer of experimental autoimmune myasthenia gravis by monoclonal antibodies to the main immunogenic regions of the acetylcholine receptor. *J Neuroimmunol* **15** : 185-194, 1987.
28) Engel AG, Sahashi K, Fumagalli G : The immunopathology of acquired myasthenia gravis. *Ann NY Acad Sci* **377** : 158-174, 1981.
29) Richman DP, Gomez CM, Berman PW, Burres SA, Fitch FW, Arnason BGW : Monoclonal anti-acetylcholine receptor antibodies can cause experimental myasthenia. *Nature* **286** : 738-739, 1980.

30) Tzartos SJ, Kokla A, Walgrave SL, Conti-Tronconi BM : Localization of the main immunogenic region of human muscle acetylcholine receptor to residues 67-76 of the a subunit. *Proc Natl Acad Sci USA* **85** : 2899-2903, 1988.

31) Lennon, VA, Griesmann GE, McCormick DJ, Huang Z-X, Feng H, Lambert EH : Definition of myasthenogenic sites of the human acetylcholine receptor using synthetic peptides. *Ann NY Acad Sci* **505** : 439-449, 1987.

32) Tzartos SJ, Starzinski-Powitz A : Decrease in acetylcholine receptor content of human myotube cultures mediated by monoclonal antibodies to a, β and γ subunits. *FEBS Lett* **196** : 91-95, 1986.

33) Lennon VA, Griesmann GE : Evidence against acetylcholine receptor having a main immunogenic region as target for autoantibodies in myasthenia gravis. *Neurology* **39** : 1069-1076, 1989.

34) Rose GD, Gierasch LM, Smith JA : Turn in peptides and proteins. *Adv Protein Chem* **37** : 1-109, 1985.

35) Takamori M, Okumura S, Komai K, Satake R : Conformational modification enhances myasthenogenicity in synthetic peptide of aceylcholine receptor a-subunit. *J Neurol Sci* **99** : 219-227, 1990.

36) Fujii Y, Lindstrom J : Specificity of the T cell immune response to acetylcholine receptor in experimental autoimmune myasthenia gravis. *J Immunol* **140** : 1830-1837, 1988.

37) Takamori M, Hamada T, Okumura S : Myasthenogenicity in the main immunogenic region of acetylcholine receptor as modified by conformational design : an approach to antigenic synthetic peptides. *J Neurol Sci* **109** : 182-187, 1992.

4.2 Basedow病

　Basedow病は，びまん性に腫大した甲状腺からのホルモンの過剰分泌を主とし，眼球突出や限局性前頸骨部粘液水腫を伴う疾患異常であるが，その成因はなお不明である．しかし，甲状腺腫大やホルモン過剰には，TSHレセプターに対する自己抗体による甲状腺刺激作用が関与すると考えられている[1~3]．

　最近になって，TSHレセプターの遺伝子構造が解明され[4~7]，抗体の認識抗原部位の決定[8,9]，レセプター発現の調節機構[7]などに関する新しい知見が得られつつある．

a. TSHレセプターの構造および機能
(1) TSHレセプターの構造

　図4.7は，最近の報告[6]に基づいて筆者が作成したTSHレセプターの構造模式図を示す．全構造遺伝子は4272 bpからなり，2292 bpのopen reading frameを有する．764個のアミノ酸から構成され，分子量は86816と算出されている．20個のsignal peptideに続いて，398個のアミノ酸からなる細胞外ドメインがあり，7か所で膜を通過し，82個のアミノ酸からなる細胞質ドメインがC端を形成している．この構造決定は甲状腺独自の研究ではなく，糖タンパクファミリーの1つのLH/CGレセプターの構造決定によって可能となった．すなわち，LH/CGレセプター[10]のcDNAをprobeとして用いて甲状腺のcDNAライブラリーを検索して，初めてTSHレセプターの遺伝子がクローニングされた[4~7]．周知のごとく，TSHの甲状腺刺激作用の主たるものは，Gタンパクを介してアデニル酸シクラーゼ(AC)を活性化させ，cAMPを産生し，このcAMPがセカンドメッセンジャーとして作用するものである．このような，Gタンパクを介して作用する活性物質のレセプターはすでに構造決定されたものが多数あり，いずれも7か所の膜通過成分を有する特徴がある (rhodopsin, β_1-, β_2-, α_1- および α_2-adrenergic, chorinergic muscarinic, substance K, dopaminergicなど)．TSHレセプターにも，Gタンパクカップリング部位を含めてこれらとのhomologyが確認された．ちなみに，LH/CGレセプターとの膜通過ドメインのhomologyは約70%を示す．一方，細胞質ドメインにはCキナーゼリン酸化部位が存在し，TSHの主作用はAキナーゼによるが，Cキナーゼを介する作用があることを示す．

　きわめて長い細胞外ドメインも特徴的であり，大分子である糖タンパクホルモンの結合に必要と考えられる．5か所にはN-glycosylation部位が存在する．LH/CGレセプター[10]との比較では，この部のhomologyも45%と高いが，注目されるのはTSHレセプターには膜通過部位の少し上流に，LH/CGレセプターにはみられない約50個の

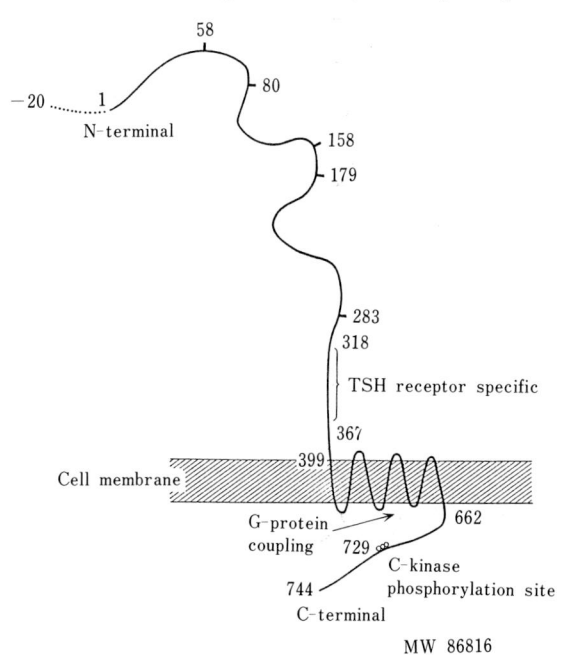

図4.7 TSHレセプターの構造模式図
細胞外ドメインの数字つきバーはN-glycosylation部位を示す．

アミノ酸の挿入部位が存在することである．hydropathy plot によればこの部位は高い親水性を示し，強い負の荷電を示す．このような性質は，抗原性が高いことを示唆し，この部位がレセプター抗体の産生に関与しうると想定される[4~7]．

（2） TSHレセプターの機能およびその発現調節

現在までに，イヌ[4]，ヒト[5,6]およびラット[7]のTSHレセプターのクローニングが報告され，いずれにも約90％のhomologyがみられる．mRNAの検索では，若干の種属差がみられているが，ヒトでは4.6および4.4kbの2種類のmRNAが甲状腺に特異的に検出される[6]．ラットでは，5.6および3.3kbの2種類がみられ，TSHによってdown regulationされる．甲状腺以外には，卵巣で弱いcross reactivityがみられるが，他の組織にはmRNAの存在は知られていない．この調節は，cAMP依存性であり，cholera toxin，forskolinおよび8 Br-cAMPに同様な効果がみられ，phorbol esterは無効である[7]．

クローニングされた遺伝子を甲状腺以外の細胞に植えると，TSHレセプターが発現する．これは，^{125}I-bTSH の特異的結合，bTSH による cAMP の産生増加および cAMP 依存性細胞形態の変化などによって確認されている[4~7]．さらに，TSH レセプター抗体が ^{125}I-bTSH の結合を特異的に阻害することも確認され[6]，報告された遺伝子が正しいものであること，さらに，この構造上にTSHレセプター抗体が認識する抗原が存在することがほぼ確定した．

b． TSHレセプターの生理的意義および病態的意義

正常状態では，甲状腺細胞はTSHがレセプターに結合することによって刺激を受け，甲状腺ホルモンの産生，ヨード摂取，thyroglobulinの産生および細胞増殖などの反応を示す．一方，Basedow病および一部の甲状腺機能低下症では，TSHレセプターに対する自己抗体が産生され，これらによって甲状腺機能が亢進したり低下したりする[1~3,8,11]．

表4.3はTSHレセプター抗体の種類および測定原理を示すが，甲状腺刺激性を示すものは現在ではTSAb (thyroid stimulating antibody) と総称され，in vitro で，主として甲状腺細胞のcAMP産生を増加させることを指標として測定される．一方，TSHのレセプター結合を阻害する抗体は，TBII (thyrotropin binding inhibitor immunoglobulin) または TBIAb と呼ばれ，それ自体は甲状腺刺激活性を反映しない．遠藤ら[11]の報告以降，TBIIが甲状腺機能低下症の原因の一部を占めることがわが国で発見され，新しいレセプター病の概念が確立した．これについては他項で詳述されるはずである．

TBIIは，測定キットが市販され広く測定が行われている．図4.8は正常者および各種疾患者における測定成績を示すが，正常者は±10％以内に分布する．Basedow病では約70％にTBIIが検

表 4.3 主要なTSHレセプターの抗体検査（早期には報告者によってさまざまの名称が用いられ，方法も細部ではそれぞれ異なっていたが，現状は表のように統一される方向にある）

名　　称	方　　法	特　　徴
1) 甲状腺刺激活性を指標とするもの		
LATS（持続性甲状腺刺激物質）(long acting thyroid stimulator)	^{125}I標識されたマウス甲状腺からの^{125}I放出	最初に報告された刺激物質 感度が低く，現在は利用少ない
TSAb（甲状腺刺激抗体）(thyroid stimulating antibody)	培養甲状腺細胞を用いる患者IgGによるcAMP増加	感度に優れ，特異性も高い 測定条件・精度などに改良の余地
2) レセプター結合性を指標とするもの		
TBII（TSH結合阻害抗体）(thyrotropin binding inhibitor immunoglobulin)	可溶化甲状腺細胞膜に対する^{125}I-TSH結合の血清による結合阻害	市販のキットによる広汎な利用 甲状腺刺激性を反映しない
TSBAb（TSH作用阻害抗体）(thyrotropin-stimulation blocking antibody)	TSHによるTSAb測定系にIgGを添加し，刺激阻害度をみる	ブロッキング抗体の検定に必要 研究室レベルでの測定にとどまる
LATS-P（甲状腺刺激抑制物質）(LATS-protector)	LATS陽性血清の甲状腺粗抽出液による中和を阻害する	LATSより感度は良い 煩雑であり，利用は少ない

c. TSH，TSAb および TBII のレセプター上の結合部位

レセプターの構造が決定されたことにより，次の興味として TSH などの作用部位の決定が注目される．筆者らはレセプター構造の一部に一致する合成ペプチドを作製して検討を進めている[8,9]．

（1） TSAb の抗原部位

ヒト TSH レセプターの 353 番から 363 番のアミノ酸配列に一致する P-195（H-Tyr-Val-Phe-Phe-Glu-Glu-Gln-Asp-Glu-Ile-OH）が，TSAb に特異的に結合し，その甲状腺刺激活性を抑制することを認めた[8]．この部位は，LH/CG レセプターにはない TSH レセプター特有の部位である（前述）．図 4.9 は，5 例の Basedow 病患者の TSAb がいずれも P-195 の添加により抑制されること，一方，bTSH の甲状腺刺激にはペプチドの効果がないことを示す．Basedow 病患者リンパ球からクローニングされた TSAb 産生モノクローナル抗体の FRTL-5 細胞特異結合も，P-195 に

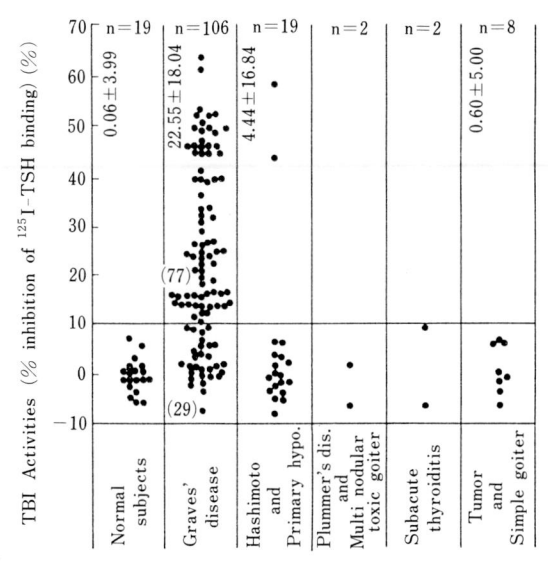

図 4.8 各種甲状腺疾患における TBII の検出成績

出される．低下症を除いてほかには陽性例はみられず，両疾患に特異的であること，また TBII が甲状腺機能に陰陽いずれかの影響をもつことが示唆される．Basedow 病患者にみられる TBII 活性は，未治療患者では甲状腺 $^{99m}TcO_4^-$ 摂取率，甲状腺腫の大きさおよび針生検標本での甲状腺濾胞上皮の増殖度と正の相関を示し，TSAb とも有意の相関がみられること，さらに，臨床経過にもよく合うことなどから，TSAb に代用できる活性と考えられていた[3]．TSH レセプターに対するモノクローナル抗体を作製した報告においては，TSAb，TBII それぞれ単一の活性を示すものとともに，両活性を有する抗体の産生がみられ，Basedow 病ではこの両活性を示すものが主として産生されると推定された[12]．しかし，臨床的にも TSAb 強陽性を示すが TBII 陰性の例があり，さらに，筆者ら[8]は Basedow 病患者 B リンパ球のクローニングを行ったところ，TSAb および TBII 活性を示すモノクローナル抗体が多数得られたが，いずれも単一の活性を示し，両活性を示すものはみられず，2 つの異なった活性を示す抗体は別個のものと結論された．この確定には TSH レセプター上での抗体および TSH の結合部位を明らかにすることが必要である．

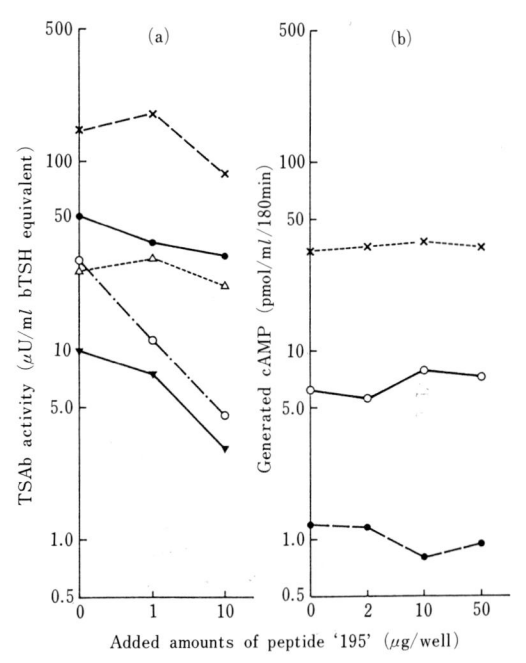

図 4.9 Basedow 病患者 IgG (TSAb) およびウシ TSH による FRTL-5 細胞における cAMP 産生増加に対する合成ペプチド '195' の影響
(a) TSAb. マークは，5 サンプルの区別を示す．
(b) bTSH.
● : $0\,\mu U$/well, ○ : $20\,\mu U$/well, × : $1000\,\mu U$/well

よって抑制された．P-195は，TBII活性には影響を示さない．したがって，この11個のアミノ酸配列のうちにTSAbの抗原部位が含まれており，この部位はTSHやTBIIの結合部位とは異なると結論された[8]．

(2) TSHおよびTBIIの結合部位

TBIIの結合部位については，No.123から131までの9個のアミノ酸からなるペプチドのN端にtyrosine（^{125}I標識のため）を付けたP-194（H-Tyr-Lys-Glu-Leu-Pro-Leu-Leu-Lys-Phe-Leu-OH）を用いて検討した[8,9]．図4.10に示すように，12例のTBII陽性血清の活性が1μgのP-194の添加によって有意に阻害された．さらに，標識したP-194と患者IgGが結合性を示し，その程度は血清のTBII活性と正相関した．興味深いことは，P-194添加後のTSAb測定においてTSAb活性が上昇する傾向がみられた[9]．P-194がTBIIを除去することによって，見かけ上過少評価されていたTSAbが上昇したことを示す．この成績もBasedow病患者血中のTBIIの少なくとも一部は，in vitroのTSAb測定系に抑制的に作用していることを示し，必然的に両抗体の結合部位が異なることを裏づけた．一方，P-194もTSH自体およびそのレセプター結合，cAMP産生のいずれにも影響がみられず，TSH，TSAbおよびTBIIのレセプター結合部位は異なると推定された．

TSHの作用部位についてはなお詳細を述べることをはばかるが，別個のペプチドを用いて，その結合部位がほぼ確定しつつある．合成ペプチドの利用によって，これら3種の活性物質の作用部位が推定されたことから，今後は，それぞれの部位を正確に決定し，ついで作用の詳細をin vitroのみでなく，in vivoでの意義を含めて検討されることになり，TSHレセプターの生理的および病態における意義をいっそう明らかにできるものと期待される．

むすび Basedow病患者血中にLATSの存在が発見されてから，すでに30余年が経過した．この甲状腺刺激活性物質は，自己抗体であること，さらにTSHレセプターに対する抗体であることが明らかになり，その臨床的意義が種々論じられた．やっとTSHレセプターの構造が解明され，レセプター抗体もその認識部位が明らかにされようとしている．この決定を待って，Basedow病におけるレセプター抗体の意義，測定法などに新しい知見が得られることが必然であり，Basedow病の成因解明，本質的治療法の開発などに大きな期待が寄せられる． 〔森　徹〕

文　献

1) Zakarija M, et al : *Ann Intern Med* **93** : 28, 1980.
2) Kohn LD, et al : *Life Sci* **32** : 15, 1983.
3) 森　徹，ほか : *Mebio* **6** : 62, 1989.
4) Parmentier M, et al : *Science* **246** : 1620, 1989.
5) Nagayama Y, et al : *Biochem Biophys Res Commun* **165** : 1184, 1989.
6) Libert F, et al : *Biochem Biophys Res Commun* **165** : 1250, 1989.
7) Akamizu T, et al : *Proc Natl Acad Sci USA*, **87** : 5677, 1990.
8) Mori T, et al : *Biochem Biophys Res Commun* **178** :

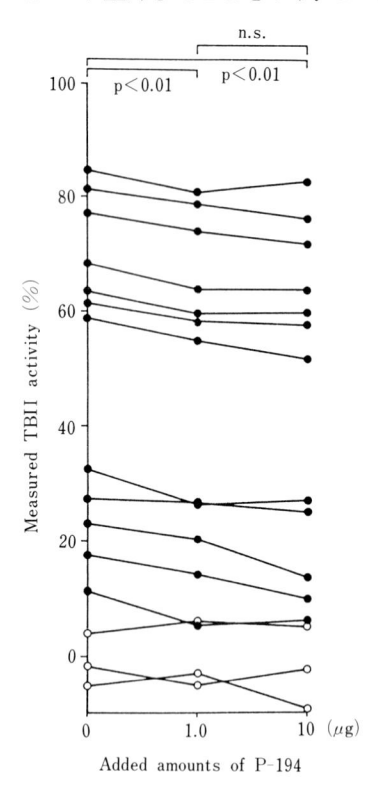

図4.10　12例のBasedow病患者血清および3例の正常血清のTBII測定値に対する合成ペプチドP-194の影響

165, 1991.
9) Piraphatdist T, et al : *Biochem Biophys Res Commun* **172** : 529, 1990.
10) Loosfelt H, et al : *Science* **245** : 525, 1989.
11) Endo K, et al : *J Clin Endocrinol Metab* **46** : 734, 1978.
12) Valente WA, et al : *J Endocrinol Invest* **5** : 293, 1982.

4.3 原発性甲状腺機能低下症

原発性甲状腺機能低下症をきたす最も代表的な疾患は橋本病である．従来より橋本病ではK細胞によるADCC (antibody-dependent cell-mediated cytotoxicity)，補体と結合して細胞障害性を有する抗マイクロゾーム抗体および免疫複合体の関与，T細胞依存性の細胞障害などの自己免疫機序が複雑に絡み合って，上皮細胞が変性萎縮し，線維化などに伴って甲状腺機能低下症に至るものと考えられてきた．しかし近年，TSHレセプター抗体の検索が行われるようになって，このような甲状腺機能低下症患者の中にTSHの作用を阻害するレセプター抗体がみいだされ，その病因的役割が注目されるようになった．本稿ではこれら阻害型レセプター抗体の研究の歴史，生物活性，臨床像との関係について概説するとともに，TSHレセプターを介さずにTSHの作用を抑制する抗体の存在の可能性，結合部位に関する最近の知見を述べる．

a. 阻害型TSHレセプター抗体の発見およびその研究の歴史

1974年英国のSmithら[1]は，Basedow病患者IgGが標識TSHとレセプターとの結合を阻害することをTSHのラジオレセプターアッセイにおいて明らかにした．彼らはこのような活性をもつIgGが甲状腺刺激作用を有するものと考え，この方法で検出される抗体をTSI (thyroid stimulating immunoglobulins) と呼んだ．しかしながら，1978年筆者ら[2]は強い標識TSH結合阻害活性を有する原発性粘液水腫（萎縮性甲状腺炎）の患者を経験し，この患者のIgGが甲状腺を刺激せず，かえってTSH刺激によるcAMP産生を抑制する作用を有していることを明らかにした（図4.11，4.12）．このように標識TSH結合阻害活性をもつIgGが必ずしも甲状腺刺激活性を示さないことより，筆者らはTSHのラジオレセプター

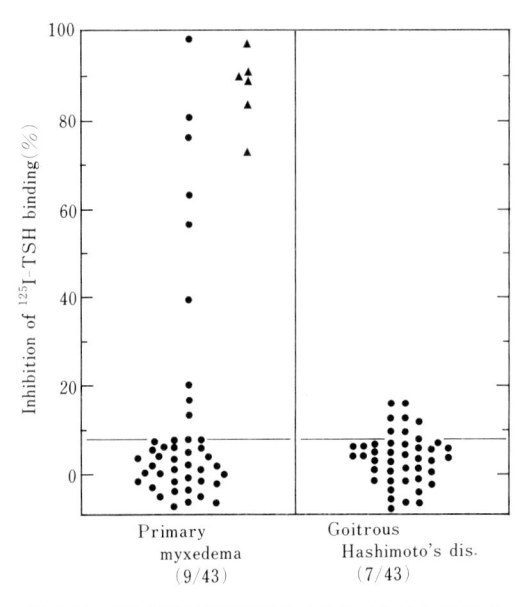

図4.11 原発性甲状腺機能低下症患者におけるTSH結合阻害性抗体 (TBII) の検出成績
▲印はこのアッセイ以前にみいだされていた症例を示す．

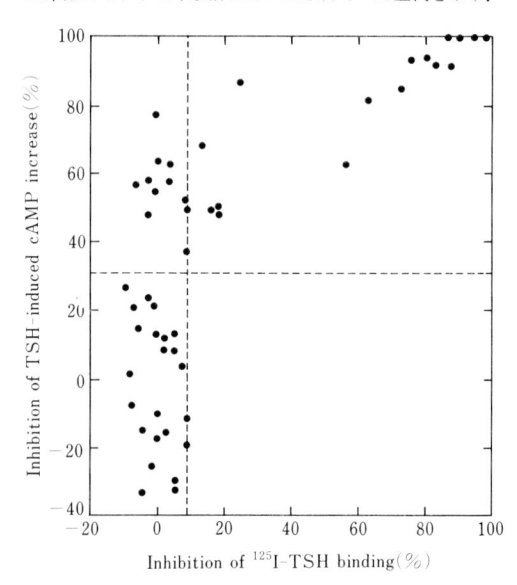

図4.12 原発性粘液水腫患者49例のIgGにおけるTBII活性と甲状腺細胞刺激抑制活性との関係
点線は正常範囲の上限を示す．甲状腺刺激抑制活性はTSH（ウシTSH，100μU/ml）刺激による培養ヒト甲状腺細胞内cAMP産生に対する抑制作用を指標として測定した．

4.3 原発性甲状腺機能低下症

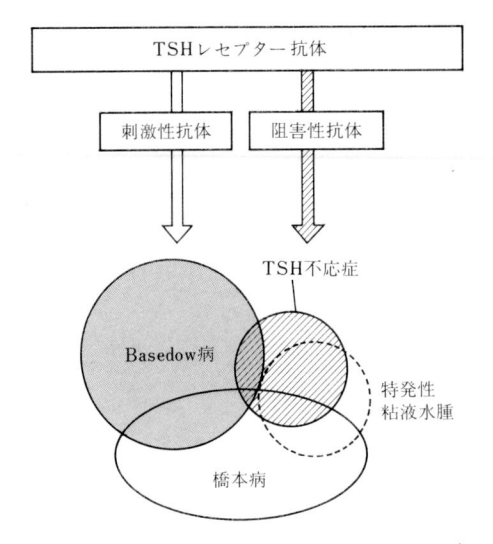

図 4.13 TSHレセプター抗体の多様性とBasedow病および2次性TSH不応症
橋本病はTSHレセプター抗体を伴う疾患にしばしば合併し，密接な関係にある．

アッセイで測定される抗体をTSIと呼ぶのは不適当と考え，TBII (TSH binding inhibitor immunoglobulins)と呼ぶように提唱した．現在ではこのTBIIやTBIAb (antibodies) という名称が世界中で用いられている．その後1980年代に入り，TBIIとTSHレセプターとの結合がTSH添加で阻害される[3]など，TBIIがTSHレセプターに対する抗体であることが証明された．さらに甲状腺刺激活性の測定法の開発をはじめとし，TSHレセプター抗体の種々の測定法が臨床応用されるに至った．かくしてTSHレセプター抗体には刺激性のものと阻害性のものとの2種類があり，前者は甲状腺機能亢進の，後者は低下症の発現に重要な役割を果たしていることが明らかにされた．

この阻害型TSHレセプター抗体は甲状腺腫のない原発性粘液水腫の患者に最も多く検出される[4,5]が，そのほか甲状腺腫を有する橋本病[6]や治療期間中に甲状腺機能低下症になったBasedow病患者[7,8]にも検出される．筆者らは，本症を独立したレセプター異常症と考え，"阻害型TSHレセプター抗体によるTSH不応症"と呼ぶように提唱している（図4.13）．したがって本稿では以下この名称を用いることとしたい．

b. 阻害型TSHレセプター抗体の生物活性

阻害型のTSHレセプター抗体はウシTSH刺激による甲状腺細胞内cAMP産生を抑制する（図4.12）．このような作用を示す抗体はTSBAb (thyroid-stimulation blocking antibodies) と呼ばれている．この抗体はさらにTSH刺激によるラット甲状腺細胞株 (FRTL-5) への ^{125}I（図

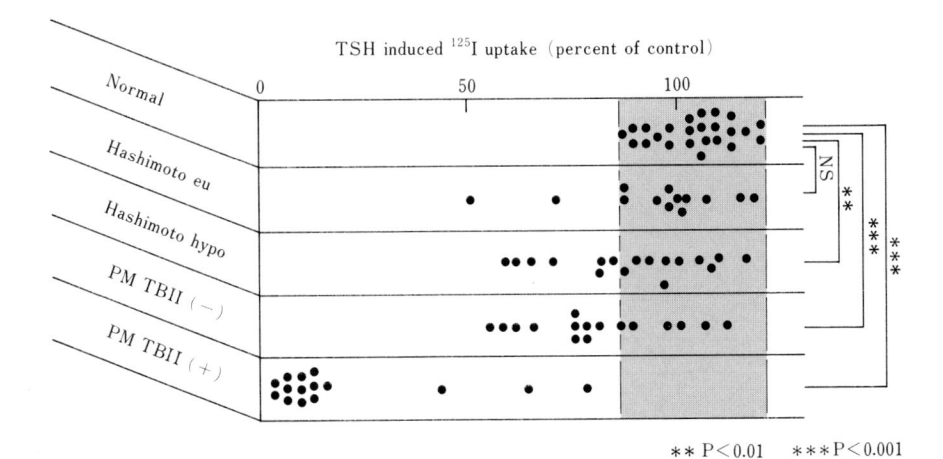

図 4.14 TSH刺激によるラット甲状腺細胞株 (FRTL-5) への ^{125}I 摂取上昇に及ぼす橋本病および原発性粘液水腫患者血清粗グロブリン分画の影響
Normal：健常者，Hashimoto eu：橋本病による甲状腺腫を有し，甲状腺機能が正常の患者，Hashimoto hypo：橋本病による甲状腺腫を有する甲状腺機能低下症患者，PM TBII (−)：TBII陰性の原発性粘液水腫患者，PM TBII (+)：TBII陽性の原発性粘液水腫患者．

$**P<0.01$ $***P<0.001$

4.14[9]) および ³H-thymidine のとり込みの増加をも抑制する[10]. これらの抑制活性と TBII 活性との間には有意の相関関係が認められる. Basedow 病患者 IgG 刺激によりひき起こされる同様の反応に対しても抑制作用が認められる. これらの成績は阻害型 TSH レセプター抗体が, レセプターにおいて TSH の結合を阻害することにより, TSH のもつ種々の生物活性の発現を抑制するという考えを支持する.

c. 阻害型 TSH レセプター抗体による TSH 不応症の臨床像

本疾患患者は, 筆者らの最初の報告[2]以来, わが国を中心に症例数が増加し, 現在では 100 例をこえると思われる. 外国では韓国[11], ヨーロッパ[12]をはじめ, 世界中で症例報告数が増加しつつある.

男女比は 1：9 と女性に多く, 発症年齢は 15～58 歳, 平均 30.4±12.3（SD）歳で, 20 歳代が最も多い. 甲状腺腫は一般には触知しないか, あっても小さく, ¹²³I（¹³¹I）または ⁹⁹ᵐTc 甲状腺摂取率は低く, 抗マイクロゾーム抗体がしばしば陽性である.

病理所見に関しては, 甲状腺癌に本症を合併した症例において, 菅谷らにより検討がなされ, 濾胞上皮の縮小と扁平化およびリンパ球浸潤などの所見が報告されている.

成人の原発性粘液水腫患者における TBII の検出率は一般に 20～40％（韓国では 54.6％[11], イタリアでは 65.2％[12]）である. 筆者らの成績を図 4.11 に示す. 甲状腺腫大のみられる通常の橋本病による甲状腺機能低下症では 16％に陽性であったが, いずれも活性が低いのに対して, 原発性粘液水腫の患者では 21％ TBII 活性が検出され, しかも Basedow 病に比較して活性の著しく高いものが多くみられた. 一方, 小児の原発性粘液水腫では, 成人に比べて, 機能低下症の発症に阻害型 TSH レセプター抗体が関与していることはまれであるとの報告がみられる[13].

本症における抗体の in vivo における作用発現を実証するうえで, 非常に興味深い事実, すなわち阻害型抗体を有する母親から生まれた新生児に一過性甲状腺機能低下症がみられることが, 1980 年 Matsuura ら[14]により報告された. 高力価の抗体が妊娠中の患者から胎盤を通して胎児に移行すると甲状腺機能が低下し, 母親からの抗体が血中から消失するとともに正常化する. TBII 活性が 100 倍希釈で 30％以上の場合には, 新生児に異常が生ずる危険性が高いといわれている[15]. このように甲状腺機能低下症の妊娠における TBII 活性の測定は, 新生児一過性甲状腺機能低下症を予測するうえで, 臨床上非常に有用である. 母親の甲状腺機能低下症が妊娠中に治療されていない場合には児の一過性機能低下症以降の精神・身体の発育に大きく影響を及ぼすという臨床上重要な報告も最近なされている[16].

本症における甲状腺機能低下症は一般には永続するといわれてきたが, 最近では甲状腺ホルモン補充療法により活性が低下し, 投薬中止後も正常甲状腺機能を保っている症例も多く報告されている[17,18]. 阻害型抗体の消失, 刺激性抗体の陽性化と同時に, 甲状腺機能低下症より亢進症に移行した症例[19,20]なども最近報告されている. Basedow 病患者で抗甲状腺薬治療後に機能低下症に移行した症例の約 1/4 にもこの阻害型抗体が検出される[8]. このような症例の病態の変化と抗体の性状の変化との関連はこれら 2 つのタイプの抗体の病因的意義を強く支持するとともに, 同一患者で両抗体が混在している可能性を裏づけるものである. しかしながら, このような症例を経過観察した, Takasu らの報告によると[17], 阻害型抗体の消失にもかかわらず甲状腺機能が正常化しない症例が約 2/3 にみられ, 阻害型抗体のみが機能低下症の原因となっているのは 1/3 にすぎないとのことである. アイソトープ治療後の甲状腺機能低下症患者に阻害型 TSH レセプター抗体が検出されたという報告もある[21]. 最近原発性粘液水腫の症例で両抗体を同時に合わせもつ症例も報告されている[22,23].

d. 甲状腺機能低下症患者における甲状腺刺激抑制抗体について

甲状腺機能低下症患者において TSBAb 活性

はTBII陽性例のみならず，陰性例の中にも検出される（図4.12）[24]．筆者らはより特異的な指標として，^{125}IのFRTL-5細胞へのとり込みに対する患者免疫グロブリンの影響を種々の刺激物質の存在下で検討してみた[9]．図4.14に示すように，TSH刺激による^{125}Iのとり込みに対する抑制作用はTBII陽性の原発性粘液水腫患者の全例に認められたほか，TBII陰性の原発性粘液水腫患者では63％の症例に，TBII陰性で橋本病による甲状腺腫を有する甲状腺機能低下症患者では44％の症例に認められた．これら3群の甲状腺機能低下症患者の血清粗グロブリン分画存在下でのTSH刺激による^{125}I摂取率は健常者群におけるそれと比べて有意の低値を示した．さらに甲状腺機能低下症患者の約1/4の症例にフォスコリン刺激に対する抑制作用が認められたこと，TBII陰性の低下症患者においてTSH刺激のフォスコリン刺激による^{125}I摂取の抑制作用に有意の相関関係が認められたこと（r＝0.685），さらにdibutyryl cAMP刺激に対して抑制作用を示す抗体も存在したこと[25]より，甲状腺刺激抑制抗体のなかにはTSHレセプターにおいてTSHの結合を阻害する抗体（TBII）のほかレセプター以降のステップで，cAMPの増加あるいはそれ以後のヨード摂取促進に至る過程で抑制作用を示す抗体があることが示唆された．

e. 阻害型TSHレセプター抗体の結合部位

1989年より，ヒト，イヌ，ラットにおいてTSHレセプターのcDNAの塩基配列が次々と明らかにされ，これに併い，TSHレセプター抗体の結合部位を決定しようとする試みがなされている．KohnらはTSAbの主な結合部位がN端側（38～45）に，TSBAbの結合部位がC端側（295～306，387～395）に存在し，これらの結合部位が立体構造の中で接近している説を提唱している[26]．一方RapoportらはTSAbとTSBAbの結合部位はC端側（261～418）では共通のエピトープが存在するが，N端側（1～260）ではそのような同一結合部位がないのではないかと推測している[27]．

f. TSH不応症患者血中に内在する甲状腺刺激活性について

刺激型および阻害型のTSHレセプター抗体が存在するBasedow病患者においては，前者の作用が後者の作用に打ち勝つために，甲状腺機能亢進症が発症するものと考えられている．同様に阻害型TSHレセプター抗体陽性の甲状腺機能低下症患者においても弱い活性の刺激型抗体が存在する可能性は十分に考えられる．最近の筆者らの成績によると，阻害型抗体陽性の甲状腺機能低下症患者の約30％にTSAbが陽性として検出される[28]．このような甲状腺刺激活性の共存を支持する成績としては，①阻害型抗体が抗ヒトIgGの作用により in vitro で刺激型に変換した[29]，②TSHレセプターのcDNAのうちTSBAbの結合部位に相当するcDNAを欠如したmutantをトランスフェクトしたCOS細胞を用い，TSAbアッセイを行うと，阻害型抗体陽性の甲状腺機能低下症患者の約半数が陽性を示した[30]，③患者イムノグロブリン分画を培養甲状腺細胞とNaCl除去メディウム内でプレインキュベートすると，TSHやBasedow病患者IgG刺激による^{125}I取り込みがさらに増強された[31]，④TSAb陽性例を含めて患者の約半数に，^{99m}Tcまたは^{123}Iシンチグラムにおいて限局性のRI集積部位が存在した[32]．さらに本疾患は抗体陰性の原発性粘液水腫よりもむしろBasedow病に類似した遺伝的背景を有することも最近明らかにされており[33]，橋本病の1亜系ではなく橋本病に合併しやすいレセプター異常と考えるべきである．

おわりに 原発性甲状腺機能低下症の発症におけるTSHレセプター抗体の病因的意義について述べた．阻害型抗体によるTSH不応症は図4.13に示すようにBasedow病，橋本病，原発性粘液水腫と独立した，かつ合併しやすい疾患である．多くの症例においては同一患者に刺激型，阻害型両抗体が存在し，その両者のバランスにより，甲状腺機能亢進症や低下症が発生する．経過中に両抗体のバランスの変化により甲状腺機能の変動する症例もしばしばみられる．これらの抗体は

TSHレセプター上の非常に近い部位に結合しており，その生物性が in vitro や in vivo で結合エネルギー，立体構造，荷電状態などの変化により微妙な影響を受けることが想像される．

現在，阻害型抗体はTBII, TSBAbアッセイにより測定されているが，今後研究がさらに発展し，もっと簡便で特異的な阻害型抗体の測定法が発展されることが望まれる．　〔小西淳二，笠木寛治〕

文　献

1) Smith BR, Hall R : Thyroid-stimulating immunoglobulins in Graves' disease. *Lancet* **2** : 427-431, 1974.
2) Endo K, Kasagi K, Konishi J, Ikekubo K, Okuno T, Takeda Y, Mori T, Torizuka K : Detection and properties of TSH-binding inhibitor immunoglobulins in patients with Graves' disease and Hashimoto's thyroiditis. *J Clin Endocrinol Metab* **46** : 734-739, 1978.
3) Endo K, Borges M, Amir S, Ingbar SH : Preparation of ^{125}I-labeled receptor-purified Graves' immunoglobulins : properties of their binding to human thyroid membranes. *J Clin Endocrinol Metab* **55** : 566-576, 1982.
4) Konishi J, Iida Y, Kasagi K, Misaki T, Nakashima T, Endo K, Mori T, Shinpo S, Nohara Y, Matsuura N, Torizuka K : Primary myxedema with thyrotropin-binding inhibitor immunoglobulins. Clinical and laboratory findings in 15 patients. *Ann Intern Med* **103** : 26-31, 1985.
5) Arikawa K, Ichikawa Y, Yoshida T, Shinozawa T, Homma M, Momotani N, Itoh K : Blocking type antithyrotropin receptor antibody in patients with nongoitrous hypothyroidism : its incidence and characteristics of action. *J Clin Endocrinol Metab* **60** : 953-959, 1985.
6) Takasu N, Yamada T, Katakura M, Yamauchi K, Shimizu Y, Ishizuki Y : Evidence for thyrotropin (TSH)-blocking activity in goitrous Hashimoto's thyroiditis with assays measuring inhibition of TSH receptor binding and TSH-stimulated thyroid adenosine 3', 5'-monophosphate responses/cell growth by immunoglobulins. *J Clin Endocrinol Metab* **62** : 239-245, 1987.
7) Kasagi K, Iida Y, Konishi J, Misaki T, Nakashima T, Endo K, Torizuka K, Kuma K : Paired determination of thyroid-stimulating and TSH-binding inhibitory activities in patients with Graves' disease during antithyroid drug treatment. *Acta Endocrinol* **111** : 474-480, 1986.
8) Tamai H, Kasagi K, Takaichi Y, Takamatsu J, Matsubayashi S, Konishi K, Kuma K, Kumagai LF, Nagataki S : Development of spontaneous hypothyroidism in patients with Graves' disease treated with antithyroid drugs : clinical, immunological and histological findings in 26 patients. *J Clin Endocrinol Metab* **69** : 49-53, 1989.
9) Tokuda Y, Kasagi K, Iida Y, Hatabu H, Misaki T, Arai K, Endo K, Konishi J : Inhibition of thyrotropin-stimulated iodide uptake in FRTL-5 thyroid cells by crude immunoglobulin fractions from patients with goitrous and atrophic autoimmune thyroiditis. *J Clin Endocrinol Metab* **67** : 251-258, 1988.
10) Iida Y, Konishi J, Kasagi K, Misaki T, Arai K, Tokuda Y, Torizuka, K : Inhibition of thyrotropin-induced growth of rat thyroid cells, FRTL-5, by immunoglobulin G from patients with primary myxedema. *J Clin Endocrinol Metab* **64** : 124-130, 1987.
11) Cho BY, Shong YK, Lee HK, Koh CS, Min HK : Inhibition of thyrotropin-stimulated adenylate cyclase activation and growth of rat thyroid cells, FRTL-5, by immunoglobulin G from patients with primary myxedema : comparison with activities of thyrotropin-binding inhibitor immunoglobulins. *Acta Endocrinol* **120** : 99-106, 1989.
12) Chiovato L, Vitti P, Lombardi A, Lopez G, Santini F, Macchia E, Fenzi GF, Mammoli C, Battiato S, Pinchera A : Detection and characterization of autoantibodies blocking the TSH-dependent cAMP production using FRTL-5 cells. *J Endocrinol Invest* **10** : 383-388, 1987.
13) Matsuura N, Konishi J, Yuri K, Harada S, Fujieda K, Nohara Y, Mikami Y, Kasagi K, Iida Y, Hosoda A, Okuno A : Comparison of atrophic and goitrous anto-immune thyroiditis in children : clinical, laboratory and TSH-receptor antibody studies. *Eur J Pediatr* **149** : 529-533, 1990.
14) Matsuura N, Yamada Y, Nohara Y, Konishi J, Kasagi K, Endo K, Kojima K, Wataya K : Familial neonatal transient hypothyroidism due to maternal TSH-binding inhibitor immunoglobulins. *N Eng J Med* **303** : 738-741, 1980.
15) Matsuura N, Konishi J, Harada S, Yuri K, Fujieda K, Kasagi K, Iida Y, Fujimoto S, Fukushi M, Takasugi N : The prediction of thyroid function in infants born to mothers with chronic thyroiditis. *Endocrinol Jpn* **36** : 865-871, 1989.
16) Matsuura N, Konishi J : The transient hypothyroidism study group in Japan : transient hypothyroidism in infants born to mothers with chronic thyroiditis—anationwide study of twenty three

17) Takasu N, Yamada T, Takasu M, Komiya I, Nagasawa Y, Asawa T, Shinoda T, Aizawa T, Koizumi Y : Disappearance of thyrotropin-blocking antibodies and spontaneous recovery from hypothyroidism in autoimmune thyroiditis. *N Engl J Med* **326** : 513-518, 1992.

18) Okamura K, Sato M, Yoshinari M, Ikenoue H, Kuroda T, Nakagawa M, Tsuji H, Washio M, Fujishima M : Recovery of the thyroid function in patients with atrophic hypothyroidism and blocking type TSH binding inhibitor immunoglobulin. *Acta Endocrinol* **122** : 107-114, 1990.

19) Takeda K, Takamatsu J, Kasagi K, Sakane S, Ikegami Y, Isotani H, Majima T, Majima M, Kitaoka H, Iida Y, Ikekubo K, Konishi J, Mozai T : Development of hyperthyroidism following primary hypothyroidism : a case report with changes in thyroid-related antibodies. *Clin Endocrinol* **28**, 341-344, 1988.

20) Miyauchi A, Amino N, Tamaki H, Kuma K : Coexistence of thyroid-stimulating and thyroid-blocking antibodies in a patient with Graves' disease who had transient hypothyroidism. *Am J Med* **85** : 418-420, 1988.

21) Creagh F, Teece M, Williams S, Didcate S, Perkins W, Hashim F, Smith BR : An analysis of thyrotrophin receptor binding and thyroid stimulating activities in a series of Graves' sera. *Clin Endocrinol* **23** : 395-404, 1985.

22) Kasagi K, Takeda K, Goshi J, Takamatsu J, Hidaka A, Hatabu H, Misaki T, Iida Y, Kuma K, Konishi J : Presence of both stimulating and blocking types of TSH-receptor antibodies in sera from three patients with primary hypothyroidism. *Clin Endocrinol* **32** : 253-260, 1990.

23) Zakarija M, McKenzie JM. Edison MS : Transient neonatal hypothyroidism : characterization of maternal antibodies to the thyrotropin receptor. **70** : 1239-1246, 1990.

24) Konishi J, Iida Y, Endo K, Misaki T, Nohara Y, Matsuura N, Mori T, Torizuka K : Inhibition of thyrotropin-induced adenosine 3', 5'-monophosphate increase by immunoglobulins from patients with primary myxedema. *J Clin Endocrinol Metab* **57** : 544-549, 1983.

25) Takasu N, Mori T, Koizumi Y, Takeuchi S, Yamada T : Transient neonatal hypothyroidism due to maternal immunoglobulins that inhibit thyrotropin-binding and postreceptor processes. *J Clin Endocrinol Metab* **59** : 142-146, 1984.

26) Kohn LD, Kosugi S, Ban T, et al : Molecular basis for the autoreactivity against thyroid stimulating hormone receptor. *Intern Rev Immunol* **9** : 135, 1992.

27) Nagayama Y, Wadsworth HL, Russo D, Chazenbalk GD, Rapoport B : Binding domains of stimulatory and inhibitory thyrotropin (TSH) receptor autoantibodies determined with chimeric TSH-Lutropin/chorionic gonadotropin receptors. *J Clin Invest* 336-340, 1991.

28) Konishi J, Kasagi K, Iida Y : Analysis of TSH-receptor antibodies in hypothyroidism. Proceeding of the International Hashimoto Symposium and International satellite Meeting on Thyropin Receptor Antibodies, Excerpta Medica, (印刷中).

29) Amino N, Watanabe Y, Tamaki Y, Iwatani Y, Miyai K : *In-vitro* conversion of blocking type anti-TSH receptor antibody to the stimulating type by anti-human IgG antibodies. *Clin Endocrinol* **27** : 615-624, 1987.

30) Kosugi S, Ban T, Akamizu T, Kohn LD : Use of thyrotropin receptor mutants to detect thyroid stimulating antibodies (TSAbs) in hypothyroid patients with idiopathic myxedema caused by thyroid stimulating antibodies (TSBAb). *J Clin Endocrinol Metab* 1993.

31) 竹内 亮, 笠木寛治, 宮本信一, 御前 隆, 飯田泰啓, 小西淳二, 日高昭斉：FRTL-5細胞への^{125}I 摂取に及ぼす阻害型TSH受容体抗体の影響—NaCl非存在下でのTSHでの増強作用. 第66回日本内分泌学会総会発表, 金沢, 1993.

32) 笠木寛治, 宮本信一, 竹内 亮, 御前 隆, 飯田泰啓, 小西淳二：阻害型TSH受容体抗体陽性の甲状腺機能低下症患者における甲状腺シンチグラム像の解析. 第66回日本内分泌学会総会発表, 金沢, 1993.

33) Inoue D, Sato K, Sugawa H, et al : Apparent genetic difference between hypothyroid patients with blocking-type thyrotropin receptor antibody and those without, as shown by restriction fragment length polymorphism analysis of HLA-DP loci. *J Clin Endocrinol Metab* 1993.

4.4 インスリン抵抗症B型

インスリンレセプター異常症のなかでインスリンレセプター抗体を伴うB型は最も頻度が高く，わが国でも現在まで約30症例以上は報告されている．インスリンレセプター抗体は自己抗体の1つとして自己免疫疾患患者に認められることがあり，高インスリン血症を特徴とするインスリン抵抗性の状態を呈する．インスリンレセプター抗体は単にレセプターへのインスリン結合を阻害するだけでなく，種々の作用がインスリンレセプターを通して発揮され，また抗体により認識するレセプター部位が異なるので，その作用も抗体により異なる．

表 4.4 インスリンレセプター異常症B型の臨床的特徴[1]

性　別	女性 10/13	
年　齢	16～73歳	
空腹時血糖	47～600mg/dl	
空腹時インスリン値	<100 μU/ml	4/8
	>100 μU/ml	4/8
合併症		
免疫学的異常		9/11
Sjögren 症候群		4/13
PSS		3/13
ataxia telangiectasia		1/13
抗核抗体陽性		7/9
自然寛解		8/13
acanthosis nigricans		4/11

（厚生省受容体異常症調査研究班の調査による）

a. インスリン抵抗症B型の臨床的特徴
（1）臨　床　像

1976年にKahnらによってこの疾患がはじめて報告されたが，その臨床的特徴として黒色表皮腫（acanthosis nigricans）が認められ，また自己免疫疾患がほかに存在する場合が多い[1]．先天的なインスリンレセプターの異常を呈するA型でもこの黒色表皮腫を認めるのでインスリン抵抗性とこの皮膚の症状との間に何らかの密接な関係があるものと考えられているが，明らかな説明はいまだなされていない．

（2）頻　　　　度

現在までに世界で報告されているインスリンレセプター抗体によるB型抵抗症は100症例以上が存在するとされている[2]．一般に女性が多く，また人種的には黒人が著明に多くみられるが，後に述べるように日本人にも最近多くの症例が報告されている．女性に自己免疫疾患が多いことが，やはり当疾患の頻度が女性に高い理由であると考えられる．

わが国でも約30症例報告されているが，その病態は表4.4に示すように女性が圧倒的に多く，またその年齢は16～73歳と広い年齢にわたっている[3]．欧米でも12～78歳と年齢層は同様に広い層にわたり，平均年齢は43歳とされている．

（3）インスリン抵抗性

インスリン抵抗性の程度は症例により種々であり，このため血中インスリンのレベルも正常の10倍から100倍と広い範囲にわたる．また血中インスリン値が高値をとるのみで，血糖値はほとんど正常か軽度耐糖能を示す症例から，10万単位のインスリン注射によっても血糖のコントロールが不可能な症例までその程度は異なる．しかし，ほとんどの症例で，空腹時インスリン値が正常の5倍以上である50 μU/ml以上を示すので，この辺り以上のインスリン値を示す自己免疫疾患の患者では当疾患を考慮する必要がある．さらに重要なことは，抗インスリンレセプター抗体のtiterの変動に応じてインスリン抵抗性も変化することで，場合によっては速やかに，自然寛解に至ることも少なくない．

また興味あることに，これらの一部の患者で低血糖を呈することで，この原因として高インスリン状態が続き過剰インスリンによる作用，あるいは抗体そのものの作用も考えられる．高インスリン血症を呈する状態でしかも低血糖の認められる

4.4 インスリン抵抗症B型

場合には，インスリン自己抗体やインスローマ以外に当疾患を考慮に入れる必要がある．

（4） 免疫学的異常

免疫学的異常として認められる疾患のうち，Sjögren症候群，progressive systemic sclerosis (PSS) やSLEが最も頻度が高い．またこのような明確な自己免疫疾患を伴わない場合でも関節点，vitiligo，Raynaud現象などの症状や，赤沈の亢進，白血球数減少，γ-globulinの上昇，抗核抗体や抗DNA抗体の陽性などの検査結果を呈することが多い．これらの抗体価も上下することが多く抗インスリンレセプター抗体価とともに変動をみ，完全に寛解する場合もみられ，わが国では自然寛解率も高い．

ataxia telangiectasiaは進行性の失調症，telangiectasia，免疫異常および発癌の頻度の高い疾患として知られている常染色体劣性遺伝の疾患で，インスリン抵抗性をも合併することもあり，これが抗インスリンレセプター抗体によるものであることが報告されている[4,5]．この疾患では種々の臓器に対して自己抗体が存在することが報告されており，そのなかには脳，筋肉，また細胞小器であるミトコンドリアなどに対する抗体もある．したがってインスリンレセプター抗体もこれらの幅広い抗体産生の1つの現れである．わが国でも筆者らが経験した症例は，耐糖能障害が軽度でとくに糖尿病に対する治療は食事療法以外は必要ではな

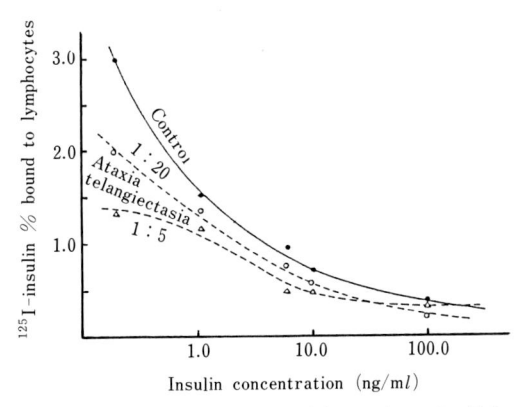

図 4.15 ataxia telangiectasiaの患者でのインスリン結合患者血清のインスリン結合阻害作用（培養リンパ球と患者血清を4℃で15時間prein-cubationしたのち，インスリン結合）．

表 4.5 インスリンレセプター抗体測定法

1. インスリン結合阻害による方法
   レセプター材料：胎盤膜，培養リンパ球 (IM-9)，ラット単離脂肪細胞など
   特徴：簡便，しかし高インスリン血症は影響与えることあり
2. 免疫沈降法 (immunoprecipitation法)
   レセプター材料：胎盤などからの可溶化レセプター
   特徴：鋭敏，インスリン結合部位でない部分に対しても反応．しかし，手技が複雑．インスリン抗体が結果に影響与えることあり
3. インスリン様作用の決定
   レセプター材料：脂肪細胞・線維芽細胞など
   特徴：やや手技が複雑．しかし，インスリン作用やキナーゼ活性に対する作用が測定可能

く，抗体価も低い症例であった．この症例では図4.15に示すように培養リンパ球を患者血清で前処置するとインスリン結合は低下し抗体が証明された．

b. インスリンレセプター抗体の測定法[6]

インスリンレセプター抗体の測定法としては表4.5に示すような3つの方法があり，それぞれその意義が異なるが，通常はインスリン結合阻害による方法が一般に用いられる．培養リンパ球をレセプター例の素材として用いる場合を例にとると，血清とリンパ球 (IM-9細胞) をまず37℃，90分間インキュベーションし，その後洗浄し，このリンパ球とmono-iodo insulinとを15℃ 90分間インキュベーションする．結合した^{125}I-insulinの測定，すなわちB/F分離にはシリコンオイルを使用する．

immunoprecipitationによる方法は感度はよいが，可溶化レセプターを用いるので手技的には複雑で簡便ではない[7]．

c. インスリンレセプター抗体の特性

インスリンレセプター抗体の作用として大きく分けると次にあげる4つの作用がある．

（1） インスリンレセプターへの結合

インスリンレセプター抗体はレセプターに結合し，このためインスリンの結合が障害され，このためインスリン作用発現は低下する．インスリンレセプター抗体はその種類によってその結合認識

828   4．抗レセプター抗体による疾患

部位が異なり，インスリンのレセプターへの結合度合もそれにより阻害程度が変わる．抗体のレセプターへの結合とインスリンのレセプターへの結合を比較すると，一般的には抗体の方がインスリンに比べてその結合速度は遅く，また一度結合したものが離れる速度（解離速度）も図4.16に示すように低下する．すなわち，レセプター抗体は結合する速度は遅いが，いったん結合すると離れ難く強固に結合することになる[8]．したがって血中のレセプター抗体の有無を検索する場合には，予め患者血清とある一定時間 preincubation した後，^{125}I-insulin との結合阻害を検索する必要があり，抗体と標識インスリンと同時にインキュベーションすると抗体の結合阻害作用は抗体価が弱い場合は検出されないときもある．

抗体の認識部位を明らかにする1つの方法としてインスリンレセプターの α サブユニットの各部分のアミノ酸配列をもつペプチドを調整し，このペプチドとの結合を検索すると情報を得ることができる．その1つの例として図4.17に示すように，cystein-rich 部分(277-299)，α サブユニットのC端部分(705-731)にも結合し，両者が近付くような高次構造を呈しているものと考えられる[9]．

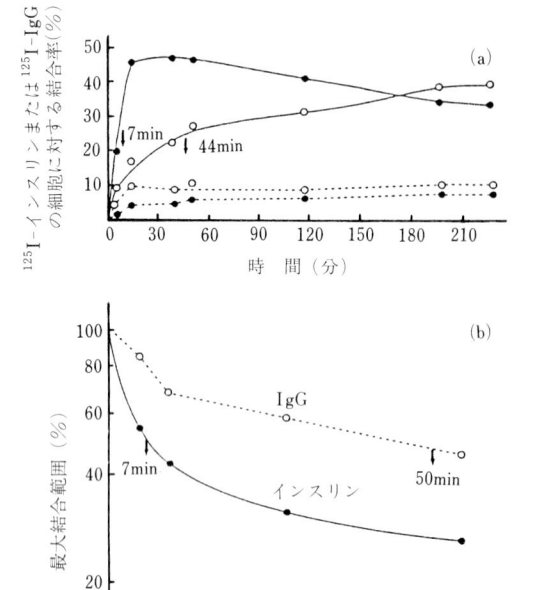

図4.16 インスリンおよびIgG（インスリンレセプター抗体）のインスリンレセプターへの結合
a：結合速度（…は大量のインスリンの存在下での結合）
b：解離速度

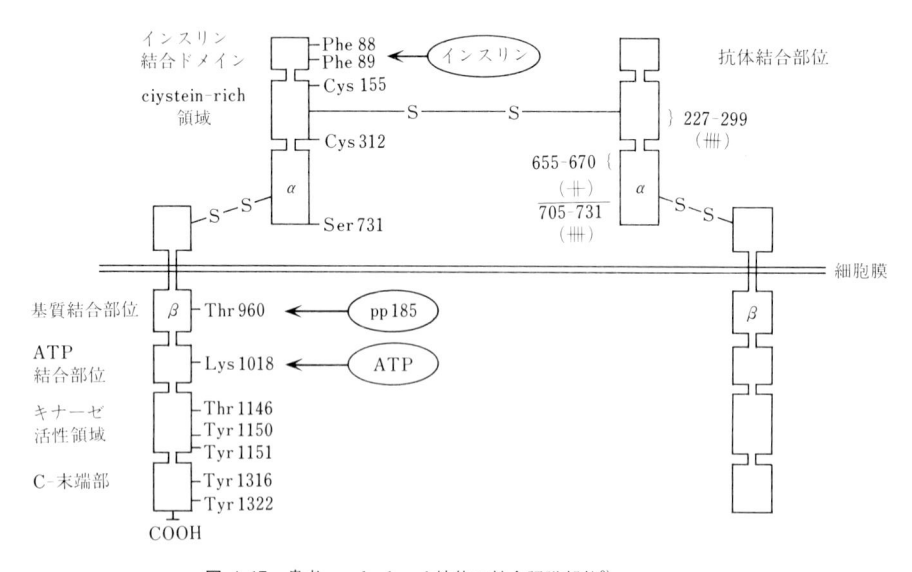

図4.17 患者，polyclonal 抗体の結合認識部位[9]
（卌）：最も強く結合する部位，（卄）：中等度に結合する部位

(2) インスリン作用

インスリンレセプター抗体はその抗体の種類によってそのインスリン作用の強さも異なる．またインスリン結合阻害作用とインスリン様作用との関係も一定でなく，生物活性の発現にはインスリン結合部位をヒットするだけでなく抗体結合によるレセプターの高次構造の変化がインスリン様作用発現にも関与するものと考えられる．さらに，インスリン様作用は種々の細胞によって発現は異なり，脂肪細胞にはみられる抗体によるインスリン様作用は同じ抗体でも線維芽細胞ではみられないこともあり，レセプターをとりまく細胞膜の状態などもレセプターと抗体の間の相互作用に関係しているものと考えられる．

インスリン様作用の効果発現には β サブユニットのキナーゼ活性の亢進を伴い，この活性がインスリン作用に重要であると考えられている．しかしモノクローナル抗体などでは，インスリン作用の発現は存在するにもかかわらず，キナーゼ活性の亢進をみない場合もある[10]．したがってインスリン作用機序をさらに解明するにはこのような現象は重要と考えられ，インスリン作用の一部はキナーゼ活性あるいは自己リン酸化を必要としない高次構造の変化が重要である可能性がある[10]．

(3) "down-regulation" と脱感作

インスリンと同様，抗レセプター抗体も結合後，レセプターは細胞内にとり込まれ，レセプターは分解され，細胞表面のレセプター数は減少する．この "down-regulation" の作用はインスリン様作用のないモノクローナル抗体でも認められるので，インスリン様作用とは直接関係のないものと考えられる．このようにして重症筋無力症の場合と同様，レセプター抗体はレセプター数を減少させ，インスリン様作用を低下させ容量-反応曲線を右へ移行させる．

レセプター抗体は in vitro で細胞とインキュベーションした後，その細胞でのインスリン作用を測定すると長時間のインキュベーションでインスリンによる最大作用は低下する[11]．しかしこの場合，いわゆるインスリン様作用を示す物質であるスペルミンやビタミン K_5 では，その作用を認めたのでインスリンレセプター自体の脱感作であり，これはインスリンに特異的でインスリン結合から作用発現までのシグナル伝達の系で障害されるものと考えられる．この脱感作の効果はインスリン自体によっても認められ，自己リン酸化の低下を認める．このように抗レセプター抗体はレセプター数の減少およびレセプター内でのシグナルの伝達障害をきたし，インスリン作用の低下を招来する．

(4) 治療

B型インスリン抗体症の治療には血糖値が異常高値にならない場合はそのまま観察し，自然寛解に至る場合が多い．高血糖が続く場合は，ステロイド剤，サイクロホスファマイドなど免疫抑制剤の使用，あるいはプラスマフェレーシスにより抗体価を低下させることができる．さらに最近，インスリンレセプターを介さないで血糖値を下げることのできる insulin-like-growth factor-1 (IGF-1) を投与することにより血糖コントロールも可能であることが考えられ，現在検討されている．

おわりに インスリンレセプター抗体はさまざまな作用を有し，また自己免疫疾患に合併して発症するインスリン抵抗による耐糖能障害をきたすが，同時に低血糖をきたす原因ともなる．一方，レセプター抗体は広くレセプターの研究に利用され，インスリン作用機序の解明にも有用である．

〔小林　正〕

文献

1) Kahn CR, Flier JS, Bar RS, Archer JA, Gorden P, Martin MM, Roth J: The syndrome of insulin resistance and acanthosis nigricans. Insulin receptor disorders in man. *N Engl J Med* **294**: 739-45, 1976.
2) Blecher M: Receptors. Antibodies and disease. *Clin Chem* **30**: 1137-43, 1984.
3) 厚生省特定疾患ホルモン受容体異常調査研究班（班長 井村裕夫）統計調査による．
4) Bar RS, Levis WR, Rechler MM, Harrison LC, Siebert C, Podskalny J, Roth J, Muggeo M: Extreme insulin resistance in ataxia telangiectasia defect in affinity of insulin receptors. *N Engl J*

Med **298**: 1164-68, 1978.
5) Blecher M, Bar RS: insulin receptors: insulin resistance with acanthosis nigricans and ataxia telangiectasia chap II. In: Receptors and Human Disease, pp 186-218, Williams & Wilkins, Baltimore, MD, 1981.
6) 小林 正, 石橋 修: インスリン抗体とインスリンレセプター抗体の測定と臨床的意義. 臨床病理 **33**: 513-518, 1985.
7) Harrison LC, Flier JS, Kahn CR, Roth J: Immunoprecipitation of the insulin receptor: a sensitive assay for receptor. Antibodies and a specific technique for receptor purification. *I Clin Endocrinol Metab* **48**: 59-64, 1979.
8) Kobayashi M, Takata Y, Sasaoka T, Shigeta Y: Characterization of anti-insulin receptor antibody action. Biologic activity and kinase activity. In: Best Approach to the Ideal Therapy of Diabetes Mellitus (ed by Shigeta Y), pp 195-198, Elsevier Science Publishers, 1987.
9) Sakata S, Kobayashi M, Miura K, Atassi MZ: Molecular recognition of human insulin receptor by auto antibodies in a human serum. *Immunol Invest* **17**: 237-42, 1988.
10) Siddle K, Soos MA, O'Brien RM, Gancherton RH, Taylor R: Monoclonal antibodies as probes of the structure and function of inuslin receptors. *Biochem Soc Trans BCST* **15**: 47-51, 1987.
11) Karlsson FA, Van Obberghen E, Grunfeld C, Kahn CR: Desensitization of the insulin receptor at an early post receptor step by prolonged exposure to anti receptor antibody *Proc Natl Acad Sci USA* **76**: 809-13, 1979.

5. 情報伝達系の異常と疾患

5.1 気管支喘息と β アドレナリンセレプター

気管支喘息は可逆性の気道収縮を特徴とする疾患である．気道収縮が起こりやすくなるためには（これを気道過敏性と呼ぶ）収縮方向への動きが亢進するか，拡張方向への動きが低下すればよい．

β 遮断説（β-adrenergic blockade theory）は，1968年Szentivanyiが動物実験の結果より提唱したものである．正常人の気道では収縮刺激が加わったとき逆に拡張させようとするホメオスタシスが存在するが，喘息患者ではカテコールアミンによる拡張方向の作用が低下しているため気道収縮が起こりやすくなる，というものである[1]．

ここでは気管支喘息と β アドレナリンレセプター（β レセプター）の関係について述べる．

a. *in vivo* における β レセプター刺激に対する全身反応[2,3]

喘息発作時に β 刺激薬に対する反応が全身性に低下することは広く認められている．筆者らは，喘息発作にて来院した患者に体重1kgあたり0.004 mgのアドレナリンを皮下注し，15分後の血糖上昇率と肺機能改善率の間に強い正相関を認めた．すなわちアドレナリン投与により肺機能の改善が悪い症例は血糖の上昇も不良であった．さらに気道過敏性の指標であるアセチルコリン閾値とアドレナリンによる血糖上昇反応が逆相関することも示されており，これは全身性の β_2 アドレナリン反応の低下が気管支喘息患者に存在し，それが気道過敏性の1因となっている可能性を示唆する．しかし薬剤を使用していなく発作もない喘息患者に β アドレナリン反応の低下が存在するか否かに関しては，一定の見解が得られていない．

Lockeyらは，症状がなく5日以上薬剤を使用していない患者のアドレナリンによる血糖上昇反応が正常人より低いことを示した．Kalinerらは2週間以上薬剤を使用していない喘息患者にイソプロテレノール（ISP）を静注し，脈圧が22 mmHg以上増加するための必要量，および血漿cAMPを50%以上上昇させる必要量を測定し，それが喘息患者では正常人より高いことを示した[4]．しかし正常人と喘息患者の間に全身性の β アドレナリン反応に差を認めない報告も多い．

b. 白血球を用いた *in vitro* の検討[2,3]

in vivo 反応に関与する種々の因子を除くために行われるようになったが，ここにおいても相反する成績が得られている．Leeらは2週間以上薬剤を使用していない患者において，β 刺激薬によるリンパ球cAMP上昇が正常人より低いとしている[5]．しかしConnollyらは，β 刺激薬を使用していない喘息群と正常群の間に差を認めず，正常群に β 刺激薬を投与するとcAMP上昇反応に障害が起こるとし，喘息患者の β アドレナリン反応の低下は β 刺激薬投与の結果であろうとした[6]．

約15年前よりラジオリガンドを用い β レセプター数の測定が可能となったが，ここにおいても結果は一致をみていない．すなわちリンパ球 β レセプター数において，Brooks, 佐野[7]，筆者ら[8] は正常群と薬剤を使用していない喘息群間に差を認めた．さらに β レセプター数と $FEV_{1.0}$，気道過敏性およびアドレナリンによる血糖上昇反応[8] との間に相関も認められており，リンパ球 β レセプター測定が他臓器の β アドレナリン反応の指標になりうることを示唆した．しかしWolfe, Meurs[9] らは両群間に差を認めていない．多核白血球にお

いては Galant, 佐野[7] ともに差を認めていない.

ここまでの結果は, 薬剤を使用していない喘息患者に全身性の β アドレナリン反応や白血球 β レセプター数の低下があるとしてもそれは軽度であり, それのみで正常群と喘息群間にある気道過敏性の大きな差は説明できないのではないかということである.

c. 肺・気道局所の β レセプター

Liggett らは, ヒトにおいて単核球と切除肺の β レセプターを同時測定し, 両者間に高い相関を認めた. しかし血漿エピネフリンと肺 β レセプターの間には逆相関を認めたが, 単核球 β レセプターとの間には相関は認めなかった[10]. これは血管外組織と末梢血白血球における β レセプターの調節に若干の違いのあることを示唆し, 喘息に関しては肺, とりわけ気管支平滑筋レベルで検討する必要性を示唆する.

オートラジオグラフィーを用いてヒト肺の β レセプター分布を調べた Barnes らの結果では, 気管支平滑筋に存在する β_2 レセプターは小気管支ほど高密度であった. しかし β_2 レセプター密度は気道上皮, 肺胞壁などに高く, おそらく気管支平滑筋の β_2 レセプターは全肺の 5% 以下であろうとしてる[11]. Spina らはオートラジオグラフィーを用いて喘息と非喘息肺の気管支平滑筋 β レセプターを測定したが, 予想に反し喘息群の方が非喘息群に比べ有意に多かった. しかし気管支筋の in vitro での β 刺激薬への反応性は喘息群の方が不良であり, 彼らは β レセプターと G タンパクの coupling 障害を考えている (表 5.1)[12]. Sharma らも同様の結果を得ている. すなわち種々の呼吸器疾患の気管支組織より膜分画を作製し β レセプターを測定しところ, 喘息では対照に比べ低下傾向を示したが, オートラジオグラフィーで確認したところ低下している部分は主に上皮部分の β レセプターであり, 気管支平滑筋では変化は認められなかった[13]. これは貴重な報告であるが, 死亡から標本作製までの間の変化, 生前の薬物使用状況など解釈にあたり難しい点も含まれる.

一方, Gatto らはモルモットを卵白アルブミン (OA) に対し感作後抗原吸入誘発すると, 肺 β レセプター数が減少し, オートラジオグラフィーで気道上皮と細気管支平滑筋においての減少を認めた[14]. 筆者らはモルモットの OA に対し感作し, 吸入誘発 24 時間後に肺 β レセプター数の減少, ヒスタミン閾値の低下, およびヒスタミン閾値と肺 β レセプター数間の相関を認めた[15]. この結果を Gatto らのものと併せて考えると, とくに発作後の気道平滑筋における β レセプター数の減少が気道過敏性に関与している可能性があると考えられる.

気管支喘息は気道において事件の起こる疾患であり, レセプターの変化が起こるとすれば気道が第 1 に起こり, 全身に変化が及ぶとすれば 2 次的なものであろう. 気道局所に起こる事件で β レセプターに影響を与えうるものを以下にあげる.

(1) アレルギー反応

アレルギー反応時にホスホリパーゼ A_2 の活性化が起こることは知られているが, Taki らは, モ

表 5.1 喘息と非喘息患者の気管支平滑筋への I-CYP 結合をオートラジオグラフィー上の顆粒として算定した結果, および同一の気管支筋のカルバコールによる収縮を (±) イソプロテレノールおよびフェノテロールにて弛緩させた場合の pD 2 値[12]

	特異顆粒/1000 μm^2	pD 2 値	
		イソプロテレノール	フェノテロール
非喘息	14.9±1.8*	7.88±0.07	7.68±0.07
		(0.013 μM)**	(0.013 μM)
	(20 fields)	(n=3)	(n=2)
喘 息	59.0±10.8*	6.79±0.06	6.83±0.25
		(0.17 μM)**	(0.15 μM)
	(12 fields)	(n=6)	(n=4)

* $p<0.05$ **EC_{50}

5.1 気管支喘息とβアドレナリンレセプター

ルモット肺膜分画をホスホリパーゼA_2で処理するとβレセプター数が減少することを示した[16]. ホスホリパーゼA_2活性化の結果, どのような機序でβレセプター減少が起こるかは不明の点が多いが, Folkertsらはモルモットに15-HPETEを投与後, 肺βレセプター数の減少と気道過敏性の亢進を認めた[17]. またLTB_4, LTC_4にも同様の作用があり, さらに Agrawal らは, ヒト肺切片をPAFと30分間インキュベートすると, βレセプター数の減少とISPによる弛緩反応の悪化を認めた[18].

(2) 細胞浸潤

アレルギー反応またはオゾン, NO_2などの非特異的刺激物質により気道に細胞浸潤が起こる. 好酸球はLTC_4, PAF, 好中球はLTB_3を産生しβレセプター数の減少を起こしうる. Kramer らは, ラットの赤血球および肺膜分画を cumene hydroperoxide と60分インキュベートすることによりβレセプター数の減少を認めた[19]. peroxidationを起こす酵素は好酸球にも好中球にも含まれており, 気道平滑筋のβレセプター数を減少させる可能性がある[29].

(3) 気道感染

ウイルスや細菌感染が喘息発作の契機になることはよく知られている. 気道感染が喘息を悪化させる機序としては種々のことが考えられているが, その1つとしてβレセプターへの影響が考えられている. Busse らは, ウイルスによる上気道感染時に顆粒球がISPに対し耐性になっていることを示した[20]. Buckner らは, OA感作モルモットにおいて, パラインフルエンザ3型感染によりβ刺激薬による気管筋弛緩が減弱することを報告した[21]. Ohashi らはモルモットにおいて, センダイウイルス感染2週間後に肺βレセプター数の低下を認めている[22].

これまでにあげた感染後のβレセプター機能不全の原因としてT細胞の関与が示唆されている. Nijkampらは, 一連の研究として内毒素をモルモットに腹腔内注射し, 脾リンパ球βレセプター数の低下と気管筋のISPへの反応性低下を認めた. この場合脾摘を行っておくと気管筋のISP

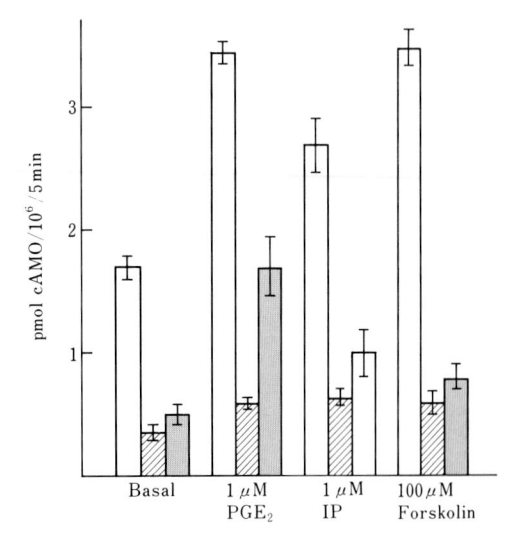

図5.1 cAMP産生のIL-2およびTPA(フォルボルエステル)による抑制[24]
ヒトTリンパ球を洗浄後RPMI, 20 mM HEPES, 20μM Ro 20-1724に再浮遊した(10^7 cells/ml). 100μlの細胞浮遊液に10μlの0.1U/ml IL-2(▨)または1nM TPA(■)を加えた後PGE_2, IP(イソプロテレノール), フォルスコリンにて5分間刺激しcAMP産生をみた. □は対照(n=3)

への反応性低下が抑制された. さらにT細胞機能を抑制するシクロスポリンAを使用すると, ISPによるリンパ球cAMP上昇反応の抑制が消失した[23]. これらの成績はT細胞因子がβレセプター系に影響を与えることを示唆するが, インターロイキン2とインターフェロンγがISPとPGE刺激によるリンパ球cAMP上昇を抑制することが示されている (図5.1)[24,25].

d. βレセプター以降の問題

βアドレナリンレセプター-アデニル酸シクラーゼ系がβレセプター, GTP結合タンパク質(Gs)およびアデニル酸シクラーゼよりなることはよく知られた事実である. この系の耐性化(desensitization)には2種ある. 1つは曝露したホルモンのみ耐性化の起こる場合(homologous desensitization)であり, ほかは曝露したホルモン以外のホルモンに対しても耐性化の起こる場合(heterologous desensitization)である.

耐性化に関しては多くのデータが集積しており, homologous desensitizationにおいては最近

発見されたβレセプターリン酸化酵素がアゴニストの結合したβレセプターをリン酸化し，Gsとの共役を障害（uncoupling）するといわれている．長時間ホルモンへの曝露が持続すると，ひき続きレセプター数の減少が起こる（down regulation）. heterologous desensitization には細胞内 cAMP 上昇が重要とされ，障害部位は Gs にあると考えられている．Gs に何が起こるかは不明であるが，リン酸化が起こり他のレセプターとの uncoupling が生じるのかもしれない[26,27]．

気管支喘息患者の白血球において，β刺激薬に対する cAMP 上昇反応は悪くても，PGE_1 に対する反応は保たれているとの報告がいくつかみられることは heterologous desensitization は生じていないことを示唆する．しかし Meurs らは，抗原誘発をかけた喘息患者のリンパ球アデニル酸シクラーゼ活性は低下し，それは ISP のみならず NaF や GppNHp に対する反応性も低下したことより，heterologous desensitization の存在を示唆した[9]．

Yukawa らは，OA 感作モルモットより気管鎖を作製，抗原曝露1時間後に ISP による弛緩反応のみならず，PGE_1 に対する反応性の低下をも示した[28]．これは heterologous desensitization に近い状態であり，アレルギー反応後にレセプターと Gs の uncoupling が生じたことを示唆する．原因は不明であるが，細胞膜の脂質構成の変化が関与しているのかもしれない．

e. 抗βレセプター抗体

Venter らは，17人の喘息患者中4人に抗βレセプター抗体を認め，その抗体はラジオリガンドのβレセプターへの結合を阻害すると報告した[6]．その後，喘息患者血清にラジオリガンドのβレセプターへの結合を正常人より高度に阻止する因子の存在の報告が2つみられるが，血清中の種々の因子がその結合に影響を与えるので，彼らの認めたものが抗体である証拠はない．筆者らは抗インスリンレセプター抗体検出法に準じ，血清とレセプターをインキュベート，洗浄後ラジオリガンドとの結合をみたが，正常人と喘息患者計28人の血清中に結合を阻害する因子は認められなかった．

まとめ　症状もなく薬剤も使用していない喘息患者における全身性のβアドレナリン反応や，白血球の cAMP 上昇反応およびβレセプター数は，変化があるにしてもわずかであり，気道過敏性を説明しきれない．しかし肺局所のアレルギー反応や感染は，気管支平滑筋におけるβレセプター減少をもたらしうる可能性がある．喘息患者では無症状期にも気道に好酸球の浸潤が認められ，これは局所のアレルギー反応 → 細胞浸潤 → 肺βレセプター減少 → 気道過敏性獲得という関係が成立する可能性を示唆する．肺局所におけるβレセプターの検討がなされない限り，喘息の病因説としての β-blockade theory が妥当か否かの結論は出せない．

〔本島新司，牧野荘平〕

文献

1) Szentivanyi A : The beta-adrenergic theory of the atopic abnormality, in bronchial asthma. *J Allergy* **42** : 203-232, 1968.
2) 本島新司，牧野荘平：β遮断状態．医学のあゆみ **123** : 361-367, 1982.
3) 牧野荘平：β-adrenergic blockade 説．気管支喘息の自律神経異常について．アレルギー **20** : 93-105, 1971.
4) Kaliner M, Shelhamer JH, Davis PB, Smith LJ, Venter JC : Autonomic nervous system abnormalities and allergy. *Ann Intern Med* **96** : 349-357, 1982.
5) Lee T, Busse WW, Reed CE : Effect of beta-adrenergic agonst, prostaglandins and cortisol on lymphocyte level of cyclic adenosne monophosphate and glycogen. *J Allergy Clin Immunol* **59** : 408-413, 1977.
6) Conolly ME, Greenmacre JK : The lymphocyte β-adrenoceptor in normal subjects and patients with bronchial asthma. *J Clin Invest* **58** : 1307-1316, 1976.
7) Sano Y, Watt G, Townley : Decreased mononuclear cell beta-adrenergic receptors in bronchial asthma, parallel studies of lymphocyte and granulocyte desensitization. *J Allergy Clin Immunol* **72** : 495-503, 1983.
8) Motojima S, Fukuda T, Makino S : Measurement of β-adrenergic receptors on lymphocytes in nor-

mal subjects and asthmatics in relation to β-adrenergic hyperglycaemic response and bronchial responsiveness. *Allergy* **38** : 331-337, 1983.
9) Meurs H, Koeter GH, De Vries K, Kauffman HF : The beta-adrenergic system and allergic bronchial asthma, changes in lymphocyte beta-adrenergic receptor number and adenylate cyclase activity after an allergen-induced asthmatic attack. *J Allergy Clin Immunol* **70** : 272-280, 1982.
10) Liggett SB, Marker JC, Shar SD, Roper CL, Cryer PE : Direct relationship between mononuclear leukocyte and lung β-adrenergic receptors and apparent reciprocal regulation of extravascular, but not intravascular, α-and β-adrenergic receptors by the sympathochromaffin system in humans. *J Clin Invest* **82** : 48-56, 1988.
11) Carstairs JR, Nimmo AJ, Barnes PJ : Autoradiographic visualization of beta-adrenoceptor subtypes in human lung. *Am Rev Respir Dis* **132** : 541-547, 1985.
12) Spina D, Rigby PJ, Paterson JW, Goldie RJ : Autoradiographilc localization of beta-adrenoceptors in athmatic human lung. *Am Rev Respir Dis* **140** : 1410-1415, 1989.
13) Sharma RK, Jeffery PK : Airway β-adenoceptor number in cystic fibrosis and asthma. *Clin Sci* **78** : 409-417, 1990.
14) Gatto C, Green TP, Johnson MG, Marchessault RP, Seybold V, Johnson DA : Localization of quantitative changes in pulmonary beta-receptors in ovalbumin-sensitized guinea pigs. *Am Rev Respir Dis* **136** : 150-154, 1987.
15) Motojima S, Yukawa T, Fukuda T, Makino S : Changes in airway responsiveness and β-and α-1-adrenergic receptors in the lung of guinea pigs with experimental asthma. *Allergy* **44** : 66-74, 1989.
16) Taki F, Takagi K, Satake T, Sugiyama S, Ozawa T : The role of phospholipase in reduced beta-adrenergic responsiveness in experimental asthma. *Am Rev Respir Dis* **133** : 362-366, 1986.
17) Folkerts G, Nijkamp FP, Van Oosterhaut JM : Indiction in guilea-pigs of airway hyperreactivity and decreased lung β-adrenoceptor number by 15-hydroperoxy-arachidonic acid. *Br J Pharmacol* **80** : 597-599, 1983.
18) Agrawal DK, Townley BG : Effect of platelet-activating factor on beta-adrenoceptors in human lung. *Biochem Biophys Res Commun* **143** : 1-6, 1987.
19) Kramer K, Radenmaker B, Rozental WHM, Timmerman H, Bast A : Influence of lipid peroxidation on β-adrenoceptors. *FEBS Lett* **198** : 80-84, 1986.
20) Busse WW : Decreased granulocyte response to isoproterenol in asthma during upper respiratory infections. *Am Rev Respir Dis* **115** : 783-791, 1977.
21) Buckner CK, Clyton DE, Ain-Shoka AA, Busse WW : Parainfluenza 3 infection blocks the ability of beta adrenergic receptor agonist to inhibit antigen-induced contraction of guinea pig isolated airway smooth muscle. *J Clin Invest* **67** : 376-384, 1981.
22) Ohashi Y, Motojima S, Makino S, Yamanouchi K : Changes in bronchial response after Sendai virus infection in guinea pigs. *Ann Allergy* **61** : 109-115, 1988.
23) Nijkamp FP, Henricks PA : Receptors and airway diseases, beta-adrenoceptors in lung inflammation. *Am Rev Respir Dis* **141** : s145-s150, 1990.
24) Beckner SK, Farrar WL : Inhibition of adenylate cyclase by IL 2 in human T lymphocytes is mediated by protein kinase C. *Biochem Biophys Res Commun* **145** : 176-182, 1987.
25) Davis VL, Earp HS, Stempel DA : Interferon inhibits agonist-induced cyclic AMP accumulation in human lymphocytes. *Am Rev Respir Dis* **130** : 167-170, 1984.
26) 吉政孝明, 佐野雅俊 : β-アドレナリン受容体の構造と調節. 蛋白質核酸酵素 **35** : 699-706, 1990.
27) Harden TK : Agonist-induced desensitization of the β- adrenergic receptor - linked adenylate cyclase. *Parmacol Rev* **35** : 5-32, 1983.
28) Yukawa Y, Fukuda T, Makino S, Kamikawa Y : Experimental model of anaphylaxis-induced beta-adrenergic blockade in the airways. *Ann Allergy* **57** : 219-224, 1986.
29) 本島新司, 戸田正夫, 福田 健, 牧野荘平 : Eosinophil peroxidaseのβ受容体・adenylate cyclase系に対する影響. 日本胸部疾患学会雑誌 **30** (増刊) : 54-58, 1992.

5.2 βアドレナリンレセプター作動過敏症

　明らかな器質的疾患がなく，原因不明で，持続する心機能亢進状態のあることは古くから注目されていた．しかし，このような病態を単独の疾患としてとらえるべきか否か，またとらえるとすればいかなる疾患群に属すべきかなど各人各様ともいえる見解が述べられてきている．そして，今日に至ってもなお，明確な結論は据え置きのまま，といわざるをえない状況下にある．ただ，これらの見解を大きく分ければ，神経症，ことに心臓神経症の1分症として取り扱う立場と，機能的病変ともいうべき視点からこれを分析しようとするそれがある[1,2]．

　いずれにしても，明らかな器質的疾患はなく，頻脈，高心拍出量，収縮期性心雑音，動揺性高血圧など，心機能亢進状態を示す1群の患者が存在することは事実である．歴史的にみれば，このような患者群に対し，代表的なもののみを列記しても，irritable heart syndrome (DaCosta, 1871), soldier's heart (Mackenzie, 1916), essential hyperkinesia (Starr, 1943), hyperkinetic heart syndrome (Gorlin, 1962) などの名が付され，Oppenheimer がこれらを含め，広く神経循環無力症（NCA）としたことは周知である．

　このような歴史的経緯のなかで，最も注目すべきものの1つに Frohlich らの報告[3]がある．すなわち，上述の病態を示す疾患群のなかに，βアドレナリンレセプターの機能亢進を示す例が存在するというものである．これに遅れ，筆者らも同様所見を呈する1例をみいだし，交感神経βレセプター機能亢進状態として報告した[4]．この名称はその後いくどかの変遷を経たが，1975年宮原ら[5]は，idiopathic hyperkinetic heart syndrome の邦語名として，特発性過動心症候群を提唱し，今日に至っている．

　ここでは，特発性過動心症候群の発症機転が，βアドレナリンレセプターの過作動状態と理解されるところから，これを中心に，βアドレナリンレセプター作動過敏症を述べることとする．

a. 疾病の概念と問題点

　交感神経系の総合的な活性は，カテコールアミンの作動量とレセプターの反応性（感受性）によって規定される．カテコールアミンの過剰作動（分泌過多）を伴わず，βレセプターの反応性が亢進することによって心・循環器系の病態が形成されるものに，甲状腺機能亢進症と特発性過動心症候群がある．このほかにも，褐色細胞腫は論外として，ごく軽症もしくは病初期と思われる高血圧患者のなかに，同様の所見を交じえるものがある．ただし，軽症高血圧者の例では血中のノルアドレナリン値が高かったり，βレセプターの刺激薬や遮断薬に対する応答が上述2者とは異なるなど，同一の観点のみからは単純に論じえないものがある．

　甲状腺機能亢進症で，頻脈，高心拍出量，末梢血流量増大，収縮期血圧の上昇などがみられることはよく知られた事実である．この基本的な病態に，甲状腺ホルモンの過剰分泌が存在することは当然であるが，上述の病態自体は，主にβアドレナリンレセプターの過剰反応によって形成される．この疾患では，血中のカテコールアミン量は正常か，もしくは低下しているとされ，病態形成はβレセプターの反応性亢進によると考えられる．事実，βレセプター遮断薬により，これらの症状のみは急速にかつ著しく改善する．ただし，甲状腺機能亢進症で，なぜβレセプターの反応性が亢進するかの機序については，いまだ明確な結論は得られていない．βアドレナリンレセプターの数の増加や，レセプター刺激後の，アデニル酸シクラーゼ活性増大の亢進などが述べられるが，詳細は今後に残されている[6]．

　一方，特発性過動心症候群については，頻脈や高心拍出状態をきたす基本的な疾患がなく，特発

性とされる理由もここにある．ただ，定型的な本症例以外にも，これと連続する病態，つまりは，心拍数，心拍出量，前腕血流量を指標とすると，そのうちの2者，もしくは1者のみの亢進にとどまる例や，イソプロテレノールに対する反応性は強いが，プロプラノールによる抑制はさして著しくないなど，各種の移行型が認められる．そして一方では，先に述べた諸症状が心因的な反応としても発現しうるところから，本症候群を心臓神経症の枠内にとどめおくべきか否かの論議もある[7]．何より，βアドレナリンレセプターの作動過敏がなぜ派生するかの機転が明らかにされていない現状では，このような臨床像の存在は事実としても，少なくとも今日的な観点からは，独立した，単一疾患として取り上げるにはなお多くの問題を残しそうである．

b. 臨　床　像

βアドレナリンレセプター作動過敏状態では，頻脈，高心拍出量，収縮期性心雑音，動揺性高血圧が発現することは先にも述べた．特発性過動心症候群では，この発現機転に明らかな器質的疾患がなく，原因不明の，あるいは特発性の心機能亢進状態としてとらえられる．そして，本症候群患者61例を集積した教室の成績では，自覚症状として，動悸（100％），前胸部の疼痛～圧迫感（34％）をみ，ついでめまい，頭痛，呼吸困難，発汗，けん怠感なども認められる．一方，臨床検査所見には，甲状腺ホルモン，血・尿中カテコールアミンの上昇はなく，空腹時血糖値は正常であるが，糖負荷試験で境界型から糖尿病型を示すものが3/4に認められ，血中遊離脂肪酸の高値も半数にある．何より顕著な臨床症状は，臥位から立体へ体位を変換した際の心拍数の著明な上昇である．そして，イソプロテレノール静注時の心拍数，心拍出量の増加と，プロプラノロール静注時のそれらの減少が著しいことである．

筆者らの教室では，特発性過動心症候群の診断基準として，以下のものを作製し，今日に至っている．すなわち，① 明らかな基礎疾患がなく，動悸を含む循環器症状，その他不安神経症類似の自覚症状がある．② 脈拍は安静時も1分間90をこえることが多く，起立，運動，精神的ストレスで高度の頻脈となる．③ 数回の心拍出量測定で，少なくとも1回は正常域をこえる．④ 比較的少量のプロプラノロールの投与で自覚症状，血行動態異常は容易に改善される．以上の4項目をすべてみたす，とするものである．

c. 病因と病態

過動心症候群の患者は，一部で境界域ないし動揺性高血圧者と重複する所見を呈し，他方では心臓神経症患者との類似性も指摘される．そこで，ここでは，心臓神経症類似の不定愁訴を有するもので，高心拍出量（高心係数）を示すものをA群，示さないものをB群，自覚症状がない境界域高血圧者で，高心係数を示すものをC群，示さないものをD群とし，心・血行動態とそれらのイソプロテレノール，プロプラノロールに対する反応性を検討した教室の成績[5]を以下に示す．ちなみに，A

表 5.2　安静時心・血行動態の比較

	対照	自覚症状（＋）		自覚症状（－）		甲状腺機能亢進症
		A. 高心係数群	B. 正常心係数群	C. 高心係数群	D. 正常心係数群	
例　数	93	50	30	10	15	51
心拍数	69.8±0.9	93.2±2.3***	78.7±2.8***	71.6±3.4	69.5±2.1	103.6±2.3***
心係数	4.01±0.08	6.83±0.16***	4.41±0.13	6.39±0.47***	4.46±0.16	6.47±0.20***
1回拍出係数	58.4±1.4	75.2±2.3***	57.0±1.9	89.5±5.3***	65.0±2.9	63.8±1.9*
平均血圧	82.2±1.0	93.7±1.9***	92.6±3.1***	108.1±4.8***	107.7±3.2***	78.3±1.4*
全末梢抵抗係数	1700±40	1131±37***	1714±72	1417±116*	1977±109*	1012±36***
例　数	33	21	6	3	1	17
前腕血流量	4.4±0.2	6.6±0.5***	6.6±0.7***	8.5±1.4***	4.2	9.7±0.1***

＊ P＜0.05，＊＊＊ P＜0.001（A～D群は本文を参照）

表 5.3 イソプロテレノール (0.02 μg/kg/分) 投与に対する心・血行動態の反応性

	対照	自覚症状 (＋)		自覚症状 (－)	
		A. 高心係数群	B. 正常心係数群	C. 高心係数群	D. 正常心係数群
心拍数 (反応有意例)	+9.8±1.7 (12)	+19.8±1.3** (23/50=46%)	+17.5±1.7* (10/13=33%)	+1.4±2.6 (2/10=20%)	+13.6±1.8 (1/15=7%)
心係数 (反応有意例)	+0.86±0.22 (12)	+2.10±0.18** (21/50=42%)	+1.45±0.17 (7/30=23%)	+1.68±0.23* (2/10=20%)	+1.34±0.20 (3/15=20%)
前腕血流量 (反応有意例)	+0.4±0.1 (14)	+1.6±0.2*** (16/21=76%)	+1.1±0.3* (3/7=43%)	+1.5±0.6** (1/3=33%)	+0.9 (0/1=0%)
3つの循環諸値のうち 1つ以上有意な例		32/50=62%	13/30=43%	4/10=40%	3/15=20%
3つの循環諸値のすべ てが有意な例		10/21=48%	0/7=0%	0/3=0%	0/1=0%

* $P<0.05$, ** $P<0.01$, *** $P<0.001$

群は特発性過動心症候群, B群は心臓神経症, C・D群は境界域高血圧者で, C群は高血圧症の病態分類で高心拍出量―正～低末梢抵抗型と考えられるものである.

まず, これら4群の安静時心・血行動態は表5.2のごとくである. 本症候群患者 (A群) は, 心拍数, 心拍出量, 血圧のいずれも高く, 末梢抵抗は低値となり, 拡張期血圧を除けば, 表中右端に示す甲状腺機能亢進症と類似の病態を示す. つまり特異的な β レセプター作動過敏状態といえる. 一方, 心臓神経症 (B群) は心拍数, 血圧は高いが, 他は正常対照群と差がなく, C・D群ではそれぞれが高血圧の病態である高心拍出量―正～低末梢抵抗型, 正～低心拍出量―高末梢抵抗型を示す.

一方, 心拍数, 心係数, 前腕血流量のイソプロテレノールに対する反応性を比較したものが表5.3である. A群では3者の上昇がいずれも有意に強く, B群は心拍数と前腕血流量, C群は心係数と前腕血流量の増加がやや強い. そして, 何より, 3者がすべて有意に上昇したものが, A群では約半数の例に認められたのに対し, 他の群ではすべてが有意な上昇となった例は皆無であった. さらに, βアドレナリンレセプターの遮断薬であるプロプラノロール投与により, 正常対照群を含むいずれの群も心拍数, 心係数, 前腕血流量は低下するが, この低下の度合いもA群で著しく, ここでも3者の低下がすべて有意であった例がA群で約半数となり, 他群とは大きく相違した (表5.4).

さらに, プロプラノロール (30～60 mg/日) 投与による治療前後の心・血行動態は表5.5のようになり, 特発性過動心症候群の患者では, 治療前に上昇していた心拍数, 心係数, 1回拍出係数, 平均血圧値と, 低下していた全末梢抵抗係数が, 治療後は平均血圧を除き, すべてが正常化する所見

表 5.4 プロプラノロール (10 mg 静注) に対する心・血行動態の反応性

	対照	自覚症状 (＋)		自覚症状 (－)	
		A. 高心係数群	B. 正常心係数群	C. 高心係数群	D. 正常心係数群
心拍数 (反応有意例)	−9.8±0.8 (21)	−26.1±1.4*** (41/50=82%)	−17.9±1.4*** (16/30=53%)	−16.6±2.0*** (5/10=50%)	−11.9±1.3 (2/15=13%)
心係数 (反応有意例)	−0.76±0.09 (21)	−2.51±0.16*** (41/50=82%)	−1.13±0.10* (6/30=20%)	−1.71±0.45* (4/10=40%)	−0.88±0.12 (1/15=7%)
前腕血流量 (反応有意例)	−0.6±0.1 (15)	−1.5±0.2*** (12/21=57%)	−1.1±0.4 (3/7=43%)	−1.4±0.2** (3/3=100%)	−0.6 (0/1=0%)
3つの循環諸値のうち 1つ以上有意な例		47/50=94%	16/30=53%	6/10=60%	2/15=13%
3つの循環諸値のすべ てが有意な例		10/21=48%	0/7=0%	1/3=33%	0/1=0%

* $P<0.05$, ** $P<0.01$, *** $P<0.001$

5.2 βアドレナリンレセプター作動過敏症

表 5.5 特発性過動心症候群患者におけるプロプラノロール (30〜60mg/日，経口投与) 治療前後の心・血行動態

	対　照 (93例)	患　者 (19例)		
		治療前	治療後	差
心拍数	70±0.9	97±3.9***	7.2±2.7	−25.5±3.1†††
心係数	4.01±0.08	6.87±0.27***	4.20±0.12	−2.67±0.27†††
1回拍出係数	58.4±1.4	73.2±4.6***	59.9±2.5	−13.3±4.1††
平均血圧値	82±1.0	96±3.2***	92±3.3***	− 4.6±2.9
全末梢抵抗係数	1700±40	1155±62***	1779±95	+ 625±83†††

対照との比較：*** P＜0.001
治療前後の比較：††P＜0.01, †††P＜0.001

を示している．つまり，特発性過動心症候群患者では，その特徴的病態にβアドレナリンレセプター作動過敏状態が大きくかかわるものと考えざるをえない．

おわりに　特発性過動心症候群を中心に，βアドレナリンレセプター作動過敏症を述べてきた．βレセプターの過刺激状態は，臨床的にもしばしば認められる所見ではあるが，これが原因不明で，かつレセプター側に過敏状態（反応性の亢進）があると考えられる例は必ずしも多くない．その代表例として上記症候群をあげたが，何よりこの発症機転が明らかでなく，これを1疾患単位とすべきか症候群にとどめおくべきかはなお問題を残す．詳細は他[8]を参照していただきたい．ただ，本症候群の予後は良好と考えられ[9]，βアドレナリンレセプターの遮断薬がよく効を奏する[10]ものといえる．　　〔飯村　攻〕

文　献

1) 水野　康：心臓神経症と類縁疾患—文献的考察．カレントテラピー 7：1648-1651, 1989.
2) 坂本二哉：心臓神経症，診断と治療 76：823-833, 1988.
3) Frohlich ED, Dustan HP, Page I: Hyperdynamic beta-adrenergic circulatory state. *Arch Intern Med* 117: 614-619, 1966.
4) 宮原光夫，飯村　攻，阿部久雄，上田　侃，森　伉三：Hyperdynamic β-adrenergic circulatory state の1症例．日内会誌 57：780-784, 1968.
5) 宮原光夫，阿部久雄：Hyperdynamic β-adrenergic circulatory state—特発性過動心症候群 (idiopathic hyperkinetic heart syndrome)．日本臨牀 33：76-83, 1975.
6) 島本和明，斉藤重幸，飯村　攻：βレセプター．代謝 25（臨時増刊号）：347-351, 1988.
7) 飯村　攻，東海林哲郎：心臓神経症（過動心症候群）．循環器疾患最新の治療（安田寿一・杉本恒明編），pp 460-464, 南江堂，東京，1988.
8) 飯村　攻：過動心症候群．最新内科学大系，39巻，循環器疾患 11, p 226, 中山書店，東京，1990.
9) Gillum RF, Teichholz LE, Gorlin R, et al: The idiopathic hyperkinetic heart syndrome. Clinical course and long term prognosis. *Am Heart J* 102: 728-734, 1981.
10) Fiorentini C, Olivari MT, Moruzzi P, et al: Long-term follow-up of the primary hyperkinetic heart syndrome. An echocardiographic and hemodynamic study. *Am J Med* 71: 221-227, 1981.

5.3 SLEとサイトカインレセプター

全身性エリテマトーデス (systemic lupus erythematosus, SLE) は，代表的全身性自己免疫疾患で，その病因病態には免疫異常が深くかかわっている．自己抗体産生や免疫グロブリンの増加および in vitro での B 細胞の増殖や抗体産生亢進など B 細胞の異常とともに，皮内反応の陰性化やさまざまな in vitro での T 細胞機能低下などの T 細胞異常が認められる[1]．

自己免疫疾患の病因は多因子性と考えられ，家系内発生や HLA 解析などより遺伝的素因がその背景に示唆される．また，ウイルスなどの感染や，日光曝露や分娩などの環境因子が発症や増悪の引き金となることも臨床的にはよく知られたことである．これらがさまざまな免疫異常を惹起し，それがアレルギー反応を起こし，その結果さまざまな組織障害がもたらされる（図 5.2）．これらの遺伝あるいは環境因子がどの免疫担当細胞にどのように発現されているかを知ることは，SLE の病因や病態を研究するうえでたいへん重要なことである．近年，リンパ球を中心とした免疫ネットワークの形成や維持におけるサイトカインやそのレセプターの役割が注目されている．SLE 患者やそのモデルマウスでも，これらのサイトカインやそのレセプターの異常が報告されている．

本項ではインターロイキン-2 (IL-2) とそのレセプター (IL-2R) システムを中心に，サイトカインとそのレセプターの異常について概説する．

a. ループスモデルマウスとサイトカイン

サイトカインやそのレセプター遺伝子が次々とクローニングされているにもかかわらず，ヒトSLE やそのモデルマウスにおけるこれらの構造遺伝子の異常はほとんど報告されていない．一方でサイトカイン産生や反応性の異常については，多くの報告がある．このことは，SLE が多因子疾患であることと考え合わせ，サイトカインやそのレセプターの異常はその発現の調節異常を通じてSLE の病態形成にかかわっていると考えるのが妥当であろう．この調節異常が遺伝的に規定され発症因子の1つである可能性とともに，単に異常な免疫応答の結果をみているにすぎない可能性を否定するものではない．

ループスモデルマウスでは自己抗体産生や抗体産生細胞数の増加などの B 細胞異常活性化が共通して認められる[2]．これらは，その本質的異常が主として B 細胞にあると考えられる BXSB や NZB/WF$_1$ などのタイプ I (B-lupus) と，その原因が T 細胞に求められる MRL/lpr などのタイプ II (T-lupus) に分けられる．表 5.6 に，T 細胞やB 細胞の増殖や分化に関与するリンホカイン産生能や反応性の報告をまとめた．このなかには

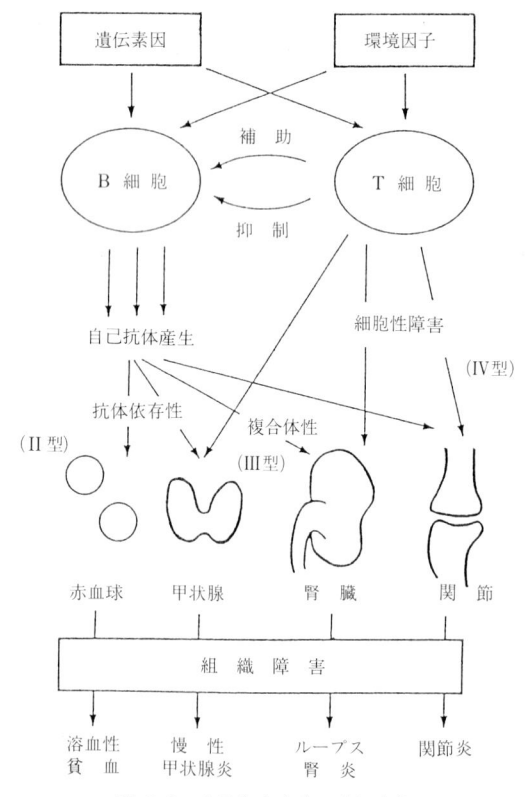

図 5.2 自己免疫疾患の病因病態

5.3 SLEとサイトカインレセプター

表 5.6 ヒトおよびマウス SLE のリンホカイン産生能と反応性

		T 細胞			B 細胞		
		IL-2 産生能	IL-2 反応性	T細胞活性	BCGDF 産生能	BCGDF 反応性	B細胞活性
マウス タイプI (B-lupus)	BXSB	↓	?	↓	→	↑	↑
	NZB/WF₁	↓	↓	↓	→	↑	↑
タイプII (T-lupus)	MRL/lpr	↓	↓	↓	↑	→	↑
ヒト SLE		↓	↓	↓	(↑)	↑	↑

BCGDF：B 細胞増殖分化因子

結果の一致しない報告や確定的でないものも含まれるが，T 細胞反応性低下は両者で共通してみられ，その原因は T 細胞の増殖分化因子である IL-2 産性能の低下と IL-2 反応性の障害と考えられる[3]．また B 細胞活性化も共通の異常として認められ，B-lupus ではその原因が B 細胞の増殖や分化に関与するリンホカインに対する B 細胞反応性の異常亢進と考えられる．それに対し，T-lupus では B 細胞を増殖分化させる因子（L-BCDF）の過剰産生が認められ，それが B 細胞活性化の原因と考えられている[4]．

以上のように，ループスマウスではその免疫異常のかなりの部分がサイトカイン異常の面から理解可能である．

b. ヒト SLE におけるサイトカイン産生や反応性の異常

ヒト SLE においてもその免疫学的特徴は，多様な T 細胞機能障害と，自己抗体産生などの B 細胞異常活性化である．その T 細胞はさまざまな刺激に対して IL-2 産生が低下しているとの報告が多い．一方，IL-2 反応性についても，低下しているとの報告が多い[5,6]．

次に，SLE 患者リンパ球が B 細胞増殖や分化に関与する因子を過剰に産生するという報告があるが，これが単一のリンホカインかどうかについては明らかにされていない[7,8]．B 細胞増殖分化因子に対する反応性についても，SLE 患者 B 細胞は過剰に反応するとの報告があるが，リコンビナントリンホカインなどを用いた確定的な成績は少ない．これは対象患者の活動性や扱う B 細胞のポピュレーションが異なるためかもしれない．

ヒト SLE 患者をサイトカイン産生や反応性からループスマウスと比較してみた（表 5.6 の下段）．T 細胞については同様であるが，B 細胞については，T-lupus と B-lupus の両面を備えているようにみえる．これはヒト SLE は病態や病因においてヘテロな集団であるためと考えられる．

c. SLE 患者リンパ球の IL-2 レセプター（IL-2R）異常

（1） IL-2 反応性異常

前述のとおり，SLE 患者 T 細胞は IL-2 産生能の低下がみられる．一方，SLE 患者の活性化 T 細胞の IL-2 反応性も低下しているとの報告が多い．筆者らも，SLE 患者の PHA 刺激 T 細胞にリコンビナント IL-2 を加え，その増殖反応を調べた．図 5.3 に示すように，患者リンパ球はその活動性を問わず，IL-2 反応性が低下していた．このことは，もし SLE 患者 T 細胞が IL-2 を正常に産

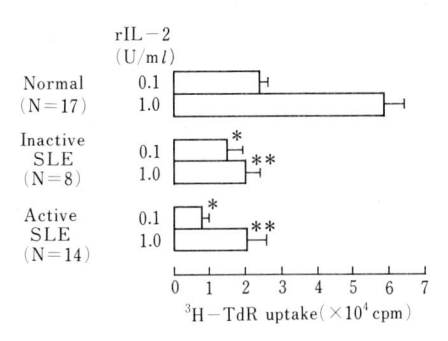

図 5.3 PHA 刺激リンパ球の外来性 IL-2 に対する反応性 データは IL-2 添加と非添加での ^{3}H チミジンとり込みの差で表した．*，** は正常人に比しての有意差（$P<0.01$ と $P<0.005$）を示す．

生しても，T細胞反応性は正常化しないことを意味する．

（2） SLE患者のIL-2R発現障害

IL-2はT細胞やB細胞の活性化に伴いその細胞表面上に出現したIL-2Rに結合して，その活性を発揮する．近年IL-2R構成分子として，分子量55kDaのα鎖/Tac（p55）と75kDaのβ鎖（p55）が同定され，それぞれ単独で低親和性および中間親和性のIL-2結合能を有することが知られている．生理的なIL-2シグナルを伝達する高親和性IL-2Rの形成には両者の会合が必要である．筆者らは，抗Tac抗体と^{125}I標識リコンビナントIL-2を用いて，SLE患者活性化T細胞表面のIL-2R発現を調べた[9]．表5.7に示すように，SLE患者T細胞はα鎖は正常に発現できるにもかかわらず，高親和性IL-2Rの発現は障害されていた．その後この障害がβ鎖の発現障害に起因するとの報告がなされている[10]．

このようなIL-2R発現障害は慢性関節リウマチなどの他の自己免疫疾患や，ループスマウスでも認められ，自己免疫にとって重要な異常と考えられる[11,12]．ただ，NZB/WF$_1$やMRL/lprマウスのB細胞はIL-2反応性が増強しているとの報告もあり，IL-2R発現障害はT細胞に限られた異常かもしれない[13]．

（3） SLEリンパ球における細胞内情報伝達機構の異常

T細胞活性化に伴うIL-2R発現障害の原因は不明であるが，細胞内情報伝達機構の面よりの検討がなされている．T細胞レセプターを介してT細胞を刺激すると，ホスホリパーゼCの活性化，イノシトールリン脂質代謝の亢進，小胞体からのCa^{2+}遊離，プロテインキナーゼC（PKC）の活性化が連続して起こる．SantoroらはPKCの活性化剤であるホルボルエステル（PMA）添加により，MRL/lprマウスのIL-2産生不全が是正されることを示し，MurakawaらはヒトSLEのIL-2産性能低下もPMAにより正常化できることを報告した[14,15]．一方，Saikiらは，SLE患者T細胞のIL-2Rβ鎖の発現障害がPMA添加によっても是正されず，小胞体からのCa^{2+}のinfluxを増大させるionomycin刺激を加えてもβ鎖の発現は低下していたことより，これ以降の情報伝達機構の障害の存在を示唆した[16]．

以上のように，SLEリンパ球のIL-2/IL-2Rシステムの異常はT細胞にとどまらず，またその異常もIL-2産生，IL-2R発現，レセプター後の情報伝達機構にまで及んでいると推察される．さらには，IL-2やIL-2Rに対する自己抗体の存在や，血清中には可溶性IL-2Rが存在し活動期SLEでは増加することが知られている．このように，SLEにおけるIL-2をめぐる異常は複雑を極めるが，最近，MRL/lprマウスに，IL-2/vacciniaリコンビナントウイルスを感染させると異常T細胞の減少とともに病勢の軽快と生存期間の延長が認められるとの報告がなされた[17]．このことはIL-2/IL-2Rシステムの障害がSLEの病因や病態に深くかかわっていることを示唆するとともに，治療への道を開くものと考えられる．

表5.7 PHA刺激リンパ球のIL-2レセプター発現

	Tac抗原*		IL-2結合性**	
	陽性率（％）	発現率（sites/cell）	高親和性IL-2R（分子/細胞）	低親和性IL-2R（分子/細胞）
正常人 （12人）	76.0±2.5	27072±4299	4755±225	23333±3687
非活動期SLE （7人）	71.4±4.0	33040±6004	2007±418	33076±5095
活動期SLE （10人）	72.4±2.5	28700±6298	1474±200	27845±8805

* Tac抗原（高親和性および低親和性IL-2R両者に反応する）陽性率はFITC標識抗Tac抗体を用いた蛍光抗体法で，発現数は^{125}I標識抗Tac抗体を用いたScatchard解析により検出した．

** ^{125}I標識リコンビナントIL-2を用いたScatchard解析により発現したIL-2Rの親和性とその発現数を算定した．

d. 他のサイトカインの異常
（1） インターフェロン（IFN）
IFN は抗体産生や Ia 抗原発現などの作用など，免疫系に重要な働きをもつ．ループスマウスでは IFN の投与が病勢を悪化させ，抗 IFN 抗体の投与が軽快させることが知られている．SLE 患者でも血清中に IFN-α の亜型が増加しているとの報告があり，IFN-γ の投与が病勢を悪化させたとの症例報告がある[18,19]．IFN レセプターの発現については十分な解析はなされていない．

（2） IL-1 と TNF
両者はマクロファージから産生されるモノカインとして同定された．ループスマウスの腹腔マクロファージは IL-1 産生が一過性であるとの報告や，mRNA レベルでみると IL-1β や TNF-α を過剰産生するとの報告がある[20,21]．TNF-α の投与は生存率を著明に改善させるという報告があるが，否定的な意見もある．これらの分子の標的細胞や作用機転は今後の問題である．

（3） その他のサイトカイン
IL-6 や IL-8 の産生異常が慢性関節リウマチなどで報告されている[22,23]．SLE 患者の T 細胞の IL-6 産生能については明確なデータはないが，SLE の B 細胞自身が IL-6 を過剰に産生するという報告がある[24]．

おわりに
SLE については，今回述べた以外にもサイトカインやそのレセプター異常が多数報告されている．これらの多くは SLE の病態を反映し，いくつかは SLE の病因と強く関連していると考えられる．図 5.4 に，本稿のサマリーとして SLE の病態を図示した．サイトカインやそのレセプターは免疫担当細胞間の作用点として，免疫ネットワーク形成のうえでたいへん重要な位置を占める．これらの異常が，T 細胞機能不全や B 細胞異常活性化をもたらす一方で，自己反応性 T 細胞や自己抗体産生 B 細胞の増殖や分化を誘導し，SLE におけるさまざまな組織障害をひき起こしていると考えられる．新しいサイトカインやそのレセプターの発見とともに，SLE などの自己免疫疾患におけるそれらの異常が明らかにされ，そ

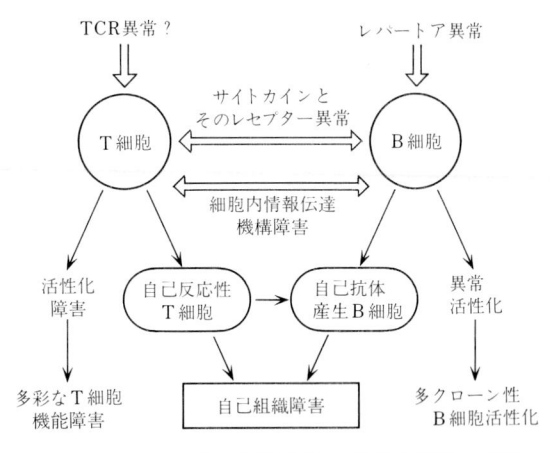

図 5.4 SLE における情報伝達系の異常と病態（仮説）

れが画期的な治療法の開発へと結びつくことを願って稿を閉じる．

〔付記〕 この総説を書いてからの 2 年間に，サイトカインや自己免疫の分野でも大きな進歩がみられた．そのうちから，1) 新しいサイトカインについての解析，2) 遺伝子工学的手法を用いた研究，3) サイトカイン分泌からみたヘルパー T 細胞亜群の概念，4) 自己免疫の発症にかかわる遺伝子異常の可能性について簡単に記す．

1) 現時点で，IL-13 までのサイトカインが次々と明らかにされている．SLE における解析は今後の問題であるが，この中で NZB/WFI マウスに抗 IL-10 抗体を投与すると腎障害や生存率の改善がみられた[25]．またサイトカインのレセプターについての解析も進み，多くのレセプター遺伝子がクローニングされた．IL-2 レセプターについても，機能的レセプターの構築には α 鎖，β 鎖以外に γ 鎖が必要であることが証明された．

2) サイトカインの生理的・病理的意義の研究の手法として，多くのサイトカイン遺伝子導入（トランスジェニック）マウスや欠損（ノックアウト）マウスが作製された．前者には IL-2, IL-4, IL-5, IL-6, IL-7, IL-10, IFN-g, TFN-a などがあり，後者では IL-2, IL-4, IL-10, IFN-g, TNF-g, TNF-a レセプターなどが報告されている．これらのマウスの中には，免疫グロブリン異常や IgM クラス自己抗体産生（IL-5 トランスジェニック

を示したり，関節炎を発症する（TNF-αトランスジェニック）ものが存在するが，それだけでヒトの自己免疫疾患と同じ病態をとるものはない．このことはサイトカインやそのレセプター異常は自己免疫疾患の病態形成には重要な役割をもつが，その原因ではないことを示唆している．

3) マウスヘルパーT細胞はその産生するサイトカインにより，IL-2，IFN-γなどを産生するTh1とIL-4，IL-6，IL-10を産生するTh2に分類される．IFN-γはTh2を，IL-4やIL-10はTh1を抑制し，さまざまな刺激に対する局所での免疫応答を調節している．またこれらのサイトカインの血清濃度の増減がTh1/Th2の優位性を左右する可能性があり，感染やアレルギーのみならず，膠原病における免疫応答の質の決定に重要と考えられる．筆者らの私見では，SLEはTh2優位の疾患と位置づけられる．

4) SLEなどの自己免疫疾患の原因はいまだ不明であるが，MRI-lprマウスにおいてFas抗原遺伝子の異常が証明された[26]．また，プロトオンコジーンであるbcl-2を導入したトランスジェニックマウスでは，自己抗体産生や免疫複合体性腎炎を発症することが報告された[27]．これらはいずれも細胞のプログラム死（アポトーシス）に関係した遺伝子であり，その阻害や異常発現→自己反応性リンパ球の生存→自己免疫という構図が想定されている．この構図がヒトの自己免疫疾患にそのままあてはまるかどうかは不明であるが，サイトカイン異常との関係からも注目される．

SLEを含めた自己免疫疾患ではサイトカインの構造遺伝子の異常の報告はないが，サイトカインが病変局所での炎症や組織障害に直接かかわっていることは疑いがない．さらに，サイトカインは免疫応答を規定する遺伝因子として，あるいは感染などの環境因子の作用分子として自己免疫の病態形成にも深くかかわっていると推察される．

〔熊谷俊一〕

文献

1) Horwitz DA: Lymphocytes and immune regulation in systemic lupus erythematosus. In: Dubois' Lupus Erythematosus (ed by Wallace DJ, Dubois EL), 3rd ed, pp 194-210, Lea and Febiger, Philadelphia, 1987.
2) Smith HR, Steinberg AD: Autoimmunity — A perspective. *Ann Rev Immunol* **1**: 175-210, 1983.
3) Dauphinee MJ, Kipper SB, Wofsy D, Talal N: Interleukin 2 deficiency is a common feature of autoimmune mice. *J Immunol* **127**: 2483-2487, 1981.
4) Theofilopolous AN, Dixon FJ: Murine models of systemic lupus erythematosus. *Adv Immunol* **37**: 269-391, 1985.
5) 坂根 剛, 岳野光洋：サイトカイン・レセプターと自己免疫病. 臨床免疫 **21**: 841-858, 1989.
6) 熊谷俊一, 石田 博, 梅原久範, 井村裕夫：IL-2とそのレセプターからみた自己免疫疾患の病態. 日本臨牀 **48**: 858-863, 1990.
7) Hirose T, Hara M, Kitani A, Hirose W, Norioka K, Kawagoe M, Nakamura H: Abnormal production of and response to B-cell growth factor and B cell differentiation factor in patients with systemic lupus erythematosus. *Scand J Immunol* **21**: 141-150, 1985.
8) Gaspar ML, Alvarezmom M, Gutierrez C: The B cell activation pathway in human systemic lupus erythematosus: imbalanced *in vitro* production of lymphokines and association with serum analytical findings. *J Clin Immunol* **8**: 266-274, 1988.
9) Ishida H, Kumagai S, Umehara H, Sano H, Tagaya Y, Yodoi J, Imura H: Impaired expression of high affinity interleukein 2 receptor on activated lymphocytes from patients with systemic lupus erythematosus. *J Immunol* **139**: 1070-1074, 1987.
10) Tanaka T, Saiki O, Negoro S, Igarashi T, Kuritani T, Hara H, Suemura M, Kishimoto S: Decreased expression of interleukin-2 binding molecules (p70/75) in T cells from patients with systemic lupus erythematosus. *Arthritis Rheum* **32**: 552-559, 1989.
11) Emery P, Wood N, Gentry K, Stockman A, Mackay IR, Bernard O: High affinity interleukin-2 receptors on blood lymphocytes are decreased during active rheumatoid arthritis. *Arthritis Rheum* **31** 1176-1181, 1988.
12) Gutierrez-Ramos JC, Pezzi L, Palacios R, Martinez-AC: Expression of the p75 interleukin 2-binding protein on CD3$^+$4$^-$8$^-$Tac$^-$cells from autoimmune MRL/MP-lpr/lpr mice. *Eur J Immunol* **19**: 201-204, 1989.
13) Lehmann KR, Kotzin BL, Portanova JP, Santoro TJ: Interleukin 2 is a proliferative signal for B cells from autoimmune mice. *Eur J Immunol* **16**:

1105-1110, 1986.
14) Santoro TJ, Luger TA, Ravache ES, Smolen JS, Oppenheim JJ, Steinberg AD: In vitro correction of the interleukin 2 defect of autoimmune mice. *Eur J Immunol* **13**: 601-604, 1983.
15) Murakawa Y, Sakane T: Deficient phytohemagglutinin-induced interleukin-2 activity in patients with inactive systemic lupus erythematosus is correctable by the addition of phorbol myristate acetate. *Arthritis Rheum* **31**: 826-833, 1988.
16) Saiki O, Tanaka T, Kishimoto S: Defective expression of p70/75 interleukin 2 receptor in T cells from patients with systemic lupus erythematosus: a possible defect in the process of increased intracellular calcium leading to p70/75 expression. *J Rheumatol* **17**: 1303-1309, 1990.
17) Gutierrez-Ramos JC, Andreu JL, Revilla Y, Vinuela E, Martinez AC: Recovery from autoimmunity of MRL/lpr mice after infection with an interleukin-2/vaccinia recombinant virus. *Nature* **346**: 271-274, 1990.
18) Yee AMF, Yip YK, Fischer HD, Buyon JP: Serum activity that confers acid lability to α-interferon in systemic lupus erythematosus: its association with disease activity and its independence from circulating α-interferon. *Arthritis Rhem* **33**: 563-568, 1990.
19) Machold KP, Smolen JS: Interferon-γ induced exacerbation of systemic lupus erythematosus. *J Rheumatol* **17**: 831-832, 1990.
20) Donnelly RP, Levine J, Hartwell DW, Frendel G, Fenton MJ, Beller DI: Abberent regulation of IL-1 expression in macrophages from young autoimmune prone mice. *J Immunol* **145**: 3231-3229, 1990.
21) Brennan DC, Yui MA, Wuthrich RP, Kelley VE: Tumor necrosis factor and IL-1 in New Zealand black/white mice. Enhanced gene expression and acceleration of renal injury. *J Immunol* **143**: 3470-3475, 1989.
22) Arend WP, Dayer J-M: Cytokines and cytokine inhibitors or antagonists in rheumatoid arthritis. *Arthritis Rheum* **33**: 305-315, 1990.
23) Brennan FM, Zachariae COC, Chantry D, Larsen CG, Turner M, Maini RN, Matsushima K, Feldmann M: Detection of interleukin 8 biological activity in synovial fluids from patients with rheumatoid arthritis and production of interleukin 8 mRNA by isolated synovial cells. *Eur J Immunol* **20**: 2141-2144, 1990.
24) Swaak AJC, van Rooyen A, Aarden LA: Interleukin-6(IL-6) and acute phase proteins in the disease course of patients with systemic lupus erythematosus. *Rheumatol Int* **8**: 263-268, 1989.
25) Howard M, O'Garra A, Ishida H, Malefyt RDW, DeVries J: Biological properties of interleukin 10. *J Clin Invest* **12**: 238-247, 1992.
26) Watanabe-Fukunaga R, Brannan Cl, Copeland NG, Jenkins NA, Nagata S: Lymphoproliferation disorder in mice explained by defects in Fas antigen that mediates apotosis. *Nature* **356**: 314-317. 1992.
27) Strasser A, Whittingham S, Vaux DL, Bath ML, Adams JM, Cory S, Harris AW: Enforced BCL-2 expression in B-lymphoid cells prolongs antibody responses and elicits autoimmune diseases. *Proc Natl Acad Sci USA* **88**: 8661-8665, 1991.

5.4 Parkinson病とレセプター異常

レセプターの動態が明らかになることは，疾患の解明，レセプター刺激薬の開発などに大きな影響を及ぼす．PET (positron emission tomogram) や，レセプターのリガンド (ligands) の開発により患者を非侵襲的に検査でき，レセプター自体を画像として，視覚化することが可能となった．

そこで，本稿では，まず患者でのPETの結果を述べ，ついでヒト剖検脳での結果，さらには動物モデルでの検討について述べる．

a. Parkinson病でのPET
（1） ドパミンニューロン終末

Parkinson病の本質的変化は，黒質-線条体路であるドパミンニューロンが，何らかの原因で変性・脱落し，その結果，標的器官である線条体でのドパミンニューロンの神経終末に含まれるドパミン含量が著しく減少することである．神経終末が脱落するので，さまざまなレセプターの変化が

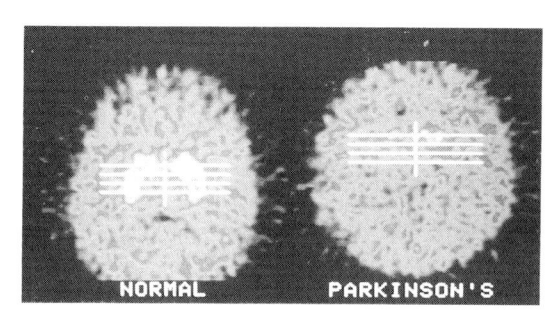

図5.5 6-fluoro-L-dopaを投与後得られたPET
左：正常人，右：Parkinson病患者（Prof. D. Calne, University of British Columbia, Canadaの好意による）．

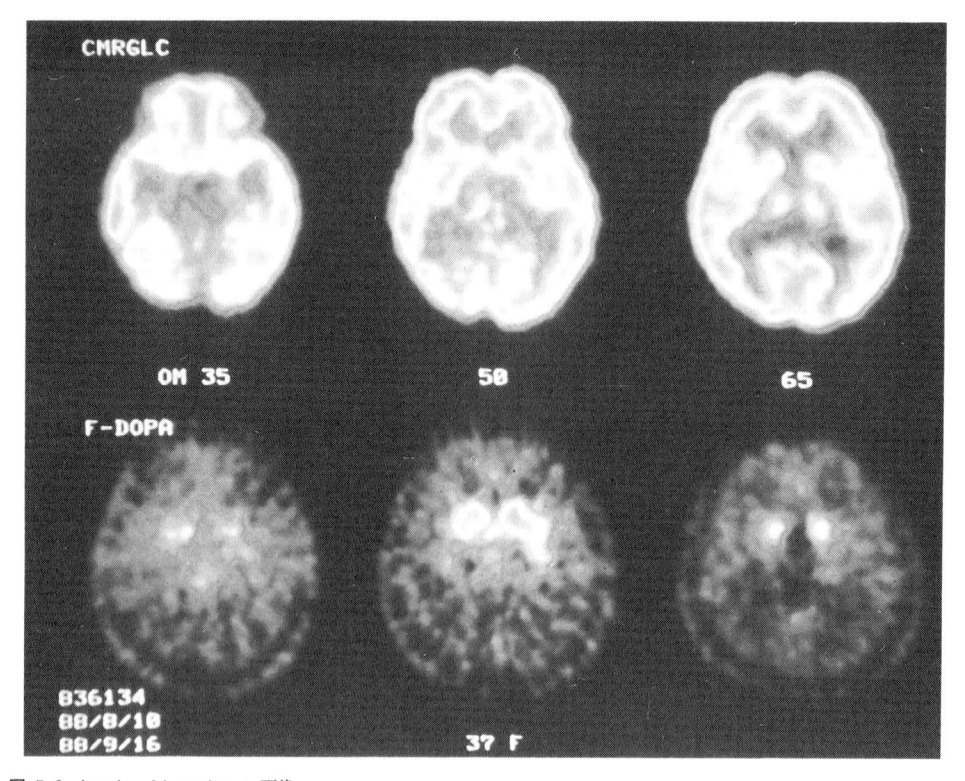

図5.6 hemiparkinsonismの画像
上：fluoro-deoxyglucoseによるもの，下：fluoro-L-dopaによるもの（九州大学医学部，加藤元博教授の好意による）．

みられるのは当然である．

カナダのCalneら[1]は，Parkinson病でのPETによる解析を精力的に行っている．

Parkinson病患者脳に治療薬としてのL-dopaを投与すると，aromatic L-amino acid decarboxylaseにより，脱炭酸を受けて，ドパミンとなり，これがレセプターに作用して症状の改善をもたらす．L-dopaに放射性物質を加える目的で，^{18}Fをラベルして6-fluoro-L-dopaをつくり，患者に投与し，その動態を検索することにより，前シナプス性のドパミンニューロンの機能が視覚化された．

図5.5に示すように，左は正常者のそれであるが，右のParkinson病患者での線条体で，放射性物質の蓄積が著明に減少しているのがみられる．この減少は，尾状核より被殻でより強い．

一般に，放射性物質の減少は，症状の重症度に平行する．また臨床的に，片側により強い症状があるhemiparkinsonismでは，反対側の線条体の減少がより強く認められる（図5.6の下段参照）．図5.6は，加藤元博氏によるものであるが，図上段は，fluoro-deoxyglucose (FDG) 投与によるPET像で，これではhemiparkinsonismの患者で，左右差が認められていない．FDGは，ドパミンニューロンの標的器官である線条体のエネルギー代謝機能をみるものであり，本患者では，線条体自体には，異常がないことを意味している．

(2) ドパミンレセプターの変化

レセプター自体がParkinson病でどのように変化しているかをPETで検討した研究は，まだ軌道に乗ったばかりで，一定した結論が得られていないが，現在，その研究が急速に進行している．

[^{11}C] raclopride をリガンドとして，D_2ドパミンレセプターのブロッカーである haloperidol, sulpiride などを投与した場合，対照正常人と比較して著明に線条体での uptake が低下している[2,3]．13名の片側性 Parkinson 病の左右の線条体で，レセプターの違いを，[^{11}C]methyl-spiperone をリガンドとして検討したが，個々の症例では，左右差のあるものもあったが，全体でみた場合には差がなかった[4]．また，dopaminergic な薬剤の長期服用例では，非服用例に比して明らかに結合能が高く，正常に近い結果が得られている[4]．

一方，同じリガンドを用い，6名のParkinson病患者で検討した結果では，対照人との間で差がみられなかったとの報告[5]もあり，一定した結論が得られていない．これには後述するさまざまな原因がある．

b. ドパミンレセプターの結合能実験

(1) ドパミンのレセプター

ドパミンニューロンのレセプターは，図5.7に示すように，D_1，D_2，D_3の3種類が現在一般に認められている．D_1はアデニル酸シクラーゼと関係するものであるが，その機能はよくわかっていない．D_2は，ドパミンの直接の神経伝達に関係するものであり，D_2のアゴニスト (agonist) を投与すれば，運動は多くなり，またブロックすれば，逆にパーキンソニズムなど，運動の低下が生ずる．大量の向精神薬や，降圧薬であるα-methyl dopaなどを投与した場合が後者に相当するわけである．D_3は，presynapseに存在して，過剰のドパミンが放出されると結合し，抑制的に作用して，ドパミンの放出を少なくするように作用する1種のフィードバック機構として理解されている．

(2) **Parkinson病でのレセプターの変化**（表5.8参照）

ところで，1985年までのParkinson病でのレセプター異常のレビューとして，小川[6]と篠遠[7]が

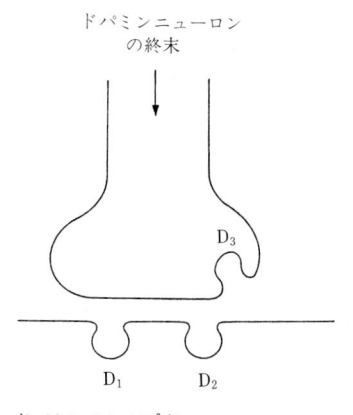

図 5.7 ドパミンのレセプター
D_1：アデニル酸シクラーゼと共役するもの，D_2：ドパミンに直接反応するもの，D_3：自己レセプター

表 5.8 Parkinson 病患者脳におけるレセプターの変化[6]

レセプターの種類	線条体	黒質
ドパミンレセプター		
D_1 レセプター（DA 感受性アデニル酸シクラーゼ）	↑／↓	
D_2 レセプター　未治療例	↑	
L-dopa 治療例	↓	
D_3 レセプター	↓	
ムスカリン性アセチルコリンレセプター	↑／↓	
セロトニンレセプター	=	
γアミノ酪酸（GABA）レセプター	=	↓
エンケファリンレセプター	↓（被殻のみ↑）	
オピエート（ナロクソン）レセプター	↓	
ニューロテンシンレセプター		↓

↑：増加，↓：減少，=：不変

よくまとめているので，それをここで紹介する．D_1 レセプターについては，L-dopa 投与を受けていない患者の線条体では，対照脳の3倍に増えているという．すなわち，ドパミンニューロンの変性脱落による denervation supersensitivity がみられるとの成績である．しかし一方で，逆に減少しているとする報告もあり一定していない．

D_2 に関しても，[^{3}H] haloperidol や，[^{3}H] spiperone などのリガンドを用いて，患者脳での線条体で検索が行われた．一般に，L-dopa を服用していない患者では，D_1 と同様，supersensitivity により D_2 も増加しているとの報告がある一方，正常か低下しているとするものもある．後者の場合，L-dopa 治療を行うことで D_2 レセプターが減少または正常化するというものである．

D_2 が増加している場合には，L-dopa 投与で症状の改善が期待されるが，末期の L-dopa 治療や，また病気自体の増悪の結果，D_2 レセプターが減少したものでは，L-dopa の治療効果に限度のあることは理解できる．L-dopa 長期投与例で，wearing-off 現象（薬の投与の時間と関係があり，一定の時間後，L-dopa が効かなくなる現象）や，on-off（薬の投与と無関係に，症状の改善，悪化がみられる）などが知られているが，これらの現象とこのレセプターの減少が関与している可能性がある．

D_3 レセプターは，presynapse のドパミン神経終末にあるので，その変性により，当然 D_3 レセプターも減少する（以上の文献については，小川[6] 参照）．

（3） *in vivo*, *in vitro* など異なった実験条件下での結果のくい違い

ところで，近年 PET など *in vivo* で，レセプターを視覚的にとらえることが可能になると，*in vitro* で行われてきた実験結果との間に，矛盾が知られるようになってきた．その例を以下にあげてみる．

Bennett と Wooten は，1側の黒質-線条体ドパミンニューロンをラットで破壊して，その終末の終わる線条体で非破壊側と比較して，レセプターの動態を次の3つの異なる状況下で比較検討した．用いたリガンドは [^{3}H] spiperone である．

1) 線条体をホモジェナイズして微粒子にしたもの．

2) スライスして，切片としたものであり，これらはリガンドを *in vitro* で結合させるもの．

3) 動物にリガンドを注射して *in vivo* の状態でレセプターに結合させたあと，線条体をとり出して検索するもの．

こうしてみると，微粒子の場合にのみ，denervation supersensitivity を示唆するレセプターの増加がみられたが，スライスや *in vivo* では，このような差がまったくみられなかった．このように，実験の条件により，結果がまったく異なって得られたわけである．

この結果の解釈について，いくつかの問題が提起された．それを総合すると以下のようになる．

1) 目的とするレセプターの部位で，放射性リガ

ンドの濃度が，上記3つの方法でまったく異なる．

2) 脳や血液中で，非特異的な結合が起こりうる．

3) 血液脳関門のリガンドの通過性．

4) 放射性リガンドの代謝産物の動態が異なる．

などの違いである．事実，ホモジェナイズした微粒子の場合は，[^{3}H] spiperoneの結合能は他の実験状況下の200倍も強いことが知られている．つまり，微粒子状にすることにより，kineticな性質や結合能が劇的に変化し，denervation supersensitivityはこのような状態ではじめてみいだすことができる．

したがってPETやスライスの結果では，きわめてわずかの結合しかないので，正しくレセプターの動態を知ることはできないのであろう．事実，[^{3}H] spiperoneを用いたヒトParkinson病でのPETの結果，56〜90歳まで不変であり，年齢によるレセプターの変化を検出することができず，また病気の持続との関係も不変であったとする報告もある[8]．これを克服するためには，1つの方法として，放射能をもたないレセプターブロッカー（haloperidolその他）を十分に入れ，飽和状態をつくり，これに放射性リガンドを追加してみることである．このようにしてPETでより信頼できる結果を得ているとの報告もある（以上の文献については，9)を参照）．

c. レセプター研究による新しい薬物の出現

このようにレセプターの研究が進むことにより，新しい治療薬の開発も盛んになってきている．MK 458, bromocriptine, lergotrile, lisuride, SKF 38393, pergolideなどが近年注目されている例である．レセプターの構造が明らかになれば，さらにアゴニスト，アンタゴニストのスクリーニングが容易となってくる．"computer-assisted modeling of receptor-ligand interactions"の研究も今後大きな課題となろう．

d. アセチルコリン（ACh）レセプター

(1) Parkinson病とレセプター

Parkinson病と関連してAChは少なくとも2つの意味をもっている．ドパミンニューロンは，線条体のなかでAChニューロンに結合しているとの見方が強い．事実，ドパミン療法が確立するまでは，抗コリン剤のみがParkinson病に使用され，現在でもL-dopaに併用して使われている．

もう1つは，近年，Parkinson病と痴呆の関係が，よく議論されているようになってきている．Alzheimer病でのAChニューロンの変性脱落は有名である．線条体は，Meynert核，海馬の中隔野，脳幹の脚橋核とならんで，AChがきわめて多いことでも知られている．線条体でのAChニューロンは，線条体内に軸索を終始する介在ニューロンである．

AChには，自律神経系に存在するムスカリン（m）と，神経-筋接合部に存在するニコチン（n）の2種類がある．nAChの作用時間は，mAChのそれに比較してきわめて早いのが特徴である．

これまで，mAChが中枢で問題となってきていたが，近年nAChの動向も注目されるようになってきている．しかしnAChの中枢での真の作用は不明である．

(2) MPTPマウスモデルでのAChレセプターの変化

小川ら[10]は，MPTPをマウスに投与してドパミン（DA）系を障害させ，Parkinsonモデルをつくり，mAChレセプターを調べた．使用したリガンドは，[^{3}H]quinuclidinyl benzilate（[^{3}H]QNB）である．MPTP投与後2週間では，線条体でのmAChレセプターが有意に増加していた．さらに長期ののちには，この増加が消失し，正常化した．また，L-dopa治療を行うこと，さらにこの正常化が促進された．

これらの事実は，線条体でのmAChが，DAにより明らかに調節を受けていることを示している．ヒトでのmAChレセプターは，増加しているとするものと，減少しているとするものと両者があり，一定した結論となっていない[6]（表5.8下段）．

一方，nAChレセプターに関しては，Alzheimer病とParkinson病の患者脳で検索した結果，両疾患でnAChレセプターが著明に低下していた．と

くに大脳皮質でのすべての層，とくに深部の層での低下が著明であった[11]．また両疾患の海馬でのnAChレセプターの低下も報告されている[12]．また正常人でも，加齢とともにnAChレセプターの減少がみられる[12]．

興味あるのは，漢方薬である当帰芍薬散をSpraque Dawley系のラットに投与すると，nAChレセプターが1.5倍に増加するとの報告がある[13]．

Alzheimer病などで，疾患特異性のあるmarkerを検出する努力がなされているが，1つ興味がもたれたのは，Alzheimer病，Parkinson病，脳血管障害性痴呆患者のリンパ球を調べ，Alzheimer病ではnACh，mAChレセプターともに減少がみられたのに対して，Parkinson病では，nAChレセプターのみが低下していた[14]．

e．その他のレセプター
（1）GABAおよびベンゾジアゼピン（BDZ）レセプター

線条体の遠心路がGABAであり，また大脳基底核の出力系を形成する淡蒼球内筋や黒質網様帯も，GABAを神経伝達物質としている[15]．

大脳基底核は，GABAおよびそのレセプターの宝庫といえる．Huntington舞踏病では線条体の出力系GABAニューロンが著明に脱落・変性するので，GABA系の変化が顕著に現れる[15]．しかし，Parkinson病でのGABAの役割は2次的なものであり，上記したドパミン系が1次的変化をひき起こす．GABAおよびBDZレセプターのアゴニスト，アンタゴニストの投与で，Parkinson病の症状は，臨床的には変わらないことからみて，このことは理解できる．

一方，議論のあるところであるが，BDZのレセプターは，GABAレセプターと特異的に共役していると考えられている．

GABAおよびBDZレセプターの研究はParkinson病で多く行われているが，あまり一定した変化を示していない[16,17]（表5.8）．

（2）神経ペプチドレセプター

淡蒼球は内節と外節に分かれており，これまではっきりとした神経伝達物質により区別をするのが困難であった．しかし，外節はエンケファリンを含む線維により支配され，内節はP物質の投射が強い．またダイノルフィンは内節により多く分布している[18]．

オピエートレセプターの変化も，Parkinson病などで検討されているが，大きな変化は認められていない[19]（表5.8）．

おわりに 近年，ドパミンレセプターのcDNAのクローニングが相ついでいる．D_2レセプターには，最低2種類のisoformが報告されている[20]．とくに2つ目のisoformは，新しいD_2レセプターである可能性がある．一方，D_1レセプターのcDNAもごく最近報告された[21]．

ドパミンレセプターのアゴニストの開発が最近盛んで，Parkinson病患者治療に多くの福音をもたらしているが，レセプター遺伝子の解明は，より正確かつ，activeなアゴニスト剤の開発へとつながると同時に，D_1レセプターのように，あまりはっきりしていないレセプター機能の解明に大きな力を発揮すると思われる． 〔吉田充男〕

文献

1) Calne DB, et al: Chemistry of the basal ganglia. *Handbook of Clinical Neurology* 5(49): 33-46, 1986.
2) 永津俊治，ほか（編）：脳とパーキンソン病―その攻略のストラテジー，平凡社，東京，1988．
3) Farde L, et al: Quantitative analysis of D_2 dopamine receptor binding in the living human brain by PET. *Science* 231: 258-261, 1986.
4) Rutgers AWF, et al: Tracing of dopamine receptors in hemiparkinsonism with positron emission tomography (PET). *J Neurol Sci* 80: 237-248, 1987.
5) Hagglund J, et al: Dopamine receptor properties in Parkinson's disease and Huntington's chorea evaluated by positron emission tomography using ^{11}C-N-methyl-spiperone. *Acta Neurol Scand* 75: 87-94, 1987.
6) 小川紀雄（編）：パーキンソン病．脳のレセプター，pp 303-310，世界保健通信社，大阪，1986．
7) 篠遠仁：神経変性疾患．新脳のレセプター（小川紀雄編），pp 595-607，世界保健通信社，大阪，1989．
8) Guttman M, et al: Dopamine D_2 receptor density

remains constant in treated Parkinson's disease. *Ann Neurol* **19**: 487-492, 1986.

9) Bennett JP, et al: Reply. *Ann Neurol* **21**: 413-415, 1987.

10) Mizukawa K, et al: Alterations of the muscarinic cholinergic (mACh) receptors in the sriatum of the MPTP-induced parkinsonian model in mice: *in vitro* quantitative autoradiographical analysis. *Neurosci Lett* **81**: 105-110, 1987.

11) Whitehouse PJ, et al: Reductions in [^{3}H] nicotinic acetylcholine binding in Alzheimer's disease and Parkinson's disease: an autoradiographic study. *Neurology* **38**: 720-723, 1988.

12) Perry EK, et al: Nicotinic receptor abnormalities in Alzheimer's and Parkinson's diseases. *J Neurol Neurosurg Psychiatry* **50**: 806-809, 1987.

13) 小山嵩夫, ほか: 脳内ニコチンアセチルコリンレセプターに対する当帰芍薬散の作用. *JAMA* (日本語版) **4**: 22-23, 1988.

14) Adem A, et al: Extraneural cholinergic markers in Alzheimer's and Parakinson's disease. *Prog Neuropsychopharmacol Biol Psychiatry* **10**: 247-257, 1986.

15) 吉田充男: 大脳基底核. 新生理学 上巻 動物的機能編(間田直幹, ほか編), pp 351-371, 医学書院, 東京, 1982.

16) Bartholini G, et al: GABA receptor agonists and extrapyramidal motor function: therapeutic implications for Parkinson's disease. *Adv Neurol* **45**: 79-83, 1987.

17) Maloteaux JM, et al: Benzodiazepine receptors in normal human brain, in Parkinson's disease and in progressive supranuclear palsy. *Brain Res* **466**: 321-332, 1988.

18) 吉田充男: 大脳基底核と神経伝達物質. 神経研究の進歩 **30**: 643, 655, 1986.

19) Delay-Goyet P, et al: Regional distribution of mu, delta and kappa opioid receptors in human brains from controls and parkinsonian subjects. *Brain Res* **414**: 8-14, 1987.

20) Giros B, et al: Alternative splicing directs the expression of two D_2 dopamine receptor isoforms. *Nature* **342**: 923-926, 1989.

21) Dearry A, et al: Molecular cloning and expression of the gene for a human D_1 dopamine receptor. *Nature* **347**: 72-76, 1990.

5.5 Alzheimer病とレセプター

a. Alzheimer病とレセプター異常

Alzheimer病は記憶障害を中心とした多彩な精神・神経症状が出現する．それらの症状の1つの特徴は情報収集の障害が要因となっていると考えられる．Alzheimer病の組織学的な変化としては樹状突起の異常があげられる．これらの現象を考え合わせるとAlzheimer病の症状発現の上でレセプターが演じる役割は大きいと思われる．

しかし，Alzheimer病の生化学的研究に関して，最初に行われたのはアセチルコリン合成酵素コリンアセチルトランスフェラーゼ（ChAT）活性の低下である．それ以後，アセチルコリンを中心として，presynaptic neurotransmitter のAlzheimer病での異常が明らかにされてきた．

Alzheimer病におけるレセプターの異常については，その後多くの研究が剖検脳を用いて進められてきた．今後はPETやSPECTを用いた生体内におけるレセプターの検索が可能になるであろう．本稿では各種神経伝達物質レセプターのAlzheimer病における異常を紹介し，細胞内情報伝達の異常やレセプターを介するAlzheimer病の治療の試みについても簡単に紹介する．

b. アセチルコリンレセプター
（1） ムスカリン性レセプター

Alzheimer病の大脳皮質においてムスカリン性レセプターの変化はみられないとされていたが[2]，Mashら[3]は前頭葉や下側頭回でのムスカリン性レセプターの減少を報告している．また，Shimohamaら[4]は海馬やMeynert核での減少を報告している．ムスカリン性レセプターにはantagonistであるpirenzepine（PZ）に対する高親和性のもの（M_1），PZに低親和性のもの（M_2），agonistであるcarbacolに対する高親和性のもの（H）と低親和性のもの（L）がある[5]．Mashら[3]はAlzheimer病ではM_2のみが低下し，M_1は変

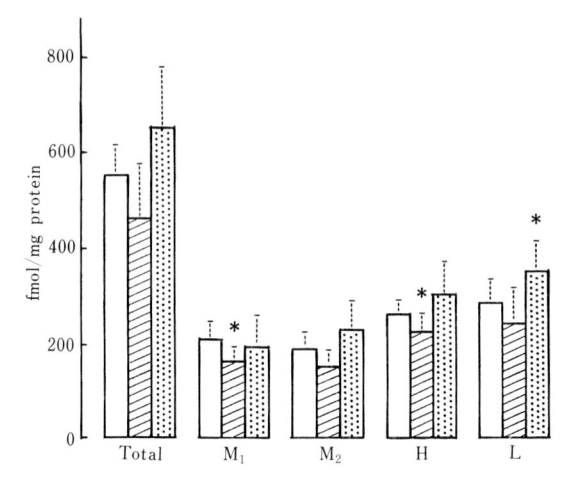

図 5.8 海馬におけるムスカリン性アセチルコリンレセプターのサブタイプ[5]．
□：対照群，▨：Alzheimer病，▦：Parkinson病．平均±SD，*$P<0.05$，M_1, M_2, H, Lについては本文参照．

化しないと報告している．一方，Smithら[5]はM_1およびHサブタイプが減少するとしている（図5.8）．これらサブタイプの数の減少はChAT活性の低下と平行することが認められている．ムスカリン性レセプターについての報告は必ずしも一致していないが，Alzheimer病の病期や進行の速度が異なることがその理由の1つと考えられる．すなわち，恐らく初期にはChAT活性の低下によるdenervation supersensitivityが起こってレセプター数が増加するが，病状の進行により次第にその数が減少するものと考えられる．初老期発症例と高齢発症例を分けて検討したり，病期による差があるか否かを詳細に比較する必要があろう．

（2） ニコチン性レセプター

ニコチン性レセプターをα-bungarotoxin結合によって測定したものでは側頭葉[6,7]や前頭葉[7]で減少している．一方，ニコチンの結合による検索ではAlzheimer病の被殻やMeynert基底核で減少しているという[4]．ニコチン性レセプターについての検討はムスカリン性レセプターの研究と

表 5.9 ドパミンレセプターの Alzheimer 病における変化[8]

a. ³H-flupenthixol 結合能 (fmol/mg タンパク)

痴呆疾患患者	尾状核	被殻	黒質	側坐核	全体
Alzheimer 型痴呆	338±23.1	301±18.1	162±16.3	357±31.4	257±15.2
(例 数)	(18)	(19)	(19)	(14)	(52)
P	0.5256	0.4673	0.0060	0.0008	0.0138
血管性痴呆	320±30.6	293±22.7	221±35.4	338±37.6	284±17.1
(例 数)	(11)	(11)	(11)	(10)	(40)
P	0.3371	0.3802	0.7384	0.1670	0.1988
混合型痴呆	377±34.0	330±23.6	238±19.6	395±34.5	344±15.9
(例 数)	(13)	(13)	(13)	(12)	(48)
P	0.6732	0.6624	0.7535	0.9347	0.9208
対 照 群	368±23.6	319±17.6	230±13.7	399±23.1	342±13.0
(例 数)	(23)	(24)	(28)	(19)	(68)

b. 側坐核における B_{max} と Kd

	B_{max}(fmol/mg タンパク)	Kd (nM)
Alzheimer 型痴呆	539.9±88.9(6)*	1.44±0.27(6)
対照群	828.8±63.8(10)	1.48±0.77(10)

( )内は例数, *$P<0.05$

比較して少ないが,今後種々の検索がなされるものと期待される.

c. ドパミンレセプター

³H-flupenthixol のドパミン D_1 レセプターへの結合能は Alzheimer 病脳の側坐核,黒質で有意に低下している.しかし,レセプターへの親和性 (Kd) には差がなく,最大結合数 (B_{max}) が有意に低下すると報告されている(表 5.9)[8].一方,³H-spiperone による D_2 レセプターの結合能は Alzheimer 病脳の Meynert 基底核で有意に低下すると報告されている[9].最近,PET や SPECT による生体内でのドパミンレセプターの描出や定量が可能になった.今後,Alzheimer 病患者におけるマッピングも検討されるだろう.

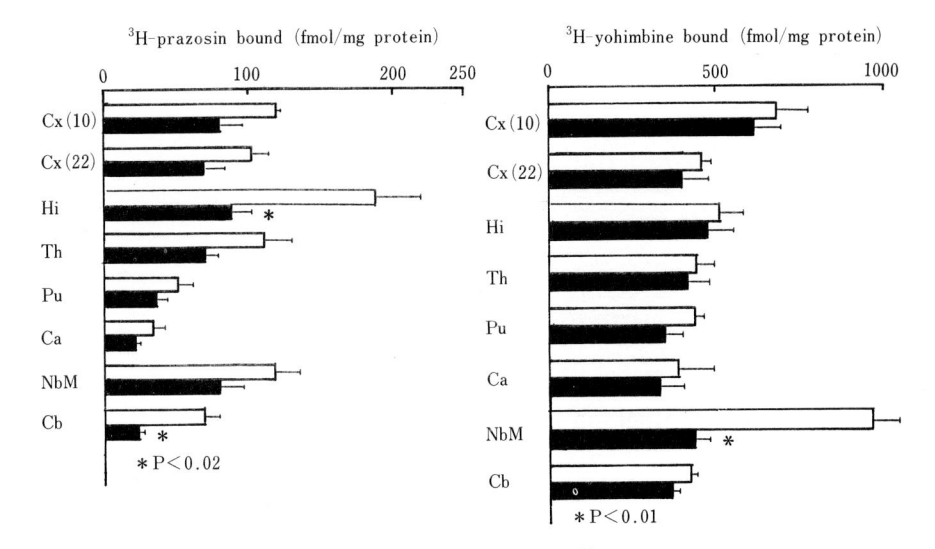

図 5.9 Alzheimer 病における脳内のレセプターの異常[10].
□:対照群, ■:Alzheimer 病,左:α_1 レセプター,右:α_2 レセプター
Cx (10):大脳皮質 Brodmann 10 野, Cx (22):大脳皮質 22 野, Hi:海馬, Th:視床,
Pu:被殻, Ca:尾状核, NbM:Meynert 基底核, Cb:小脳皮質.

d. ノルエピネフリンレセプター

ノルエピネフリンレセプター数についても Alzheimer 病脳で異常がみられる。$α_1$ レセプターは海馬，小脳皮質で減少しており，$α_2$ レセプターは Meynert 基底核で減少している（図 5.9）[10]。一方，$β_1$ レセプターは海馬で減少し，小脳皮質や Meynert 基底核で増加している[11]。$β_2$ レセプターは視床，Meynert 基底核，小脳皮質で減少しているが，海馬や被殻では逆に増加する（図 5.10）[11]。

ノルエピネフリンのレセプター数は Alzheimer 病脳の部位によって増加や減少を示す。それらの意味は不明であるが，ノルエピネフリンニューロンの up regulation や down regulation と関係している可能性がある。あるいは，神経細胞以外のグリア細胞や微小血管のレセプター数の変化を反映しているのかもしれない。

e. セロトニンレセプター

セロトニン作動薬である 8-hydroxy-2-(di-n-propylamino) tetralin (8-OHDPAT) を用いて剖検脳におけるセロトニンレセプター数が測定されている。セロトニンレセプター数はヒト側頭葉での結合は正常者で加齢とともに有意の（$P<0.001$）低下が認められている（図 5.11）[12]。Alzheimer 病患者前頭葉では同年齢の対照群と比較して 48% に低下している[12]。しかし，側頭葉では減少傾向はみられるが，対照群との間に有意差は認められない。PET によるセロトニンレセプターの検索によって Alzheimer 病での異常も指摘されている。セロトニンレセプターの Alzheimer 病における減少の意味は十分には明らかにされていないが，幻覚との関係も想定されている[13]。

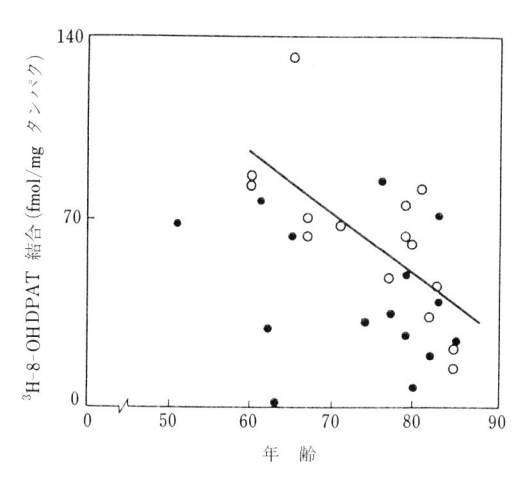

図 5.11 側頭葉におけるセロトニンレセプターの加齢および Alzheimer 病での変化
○：対照群，●：Alzheimer 病

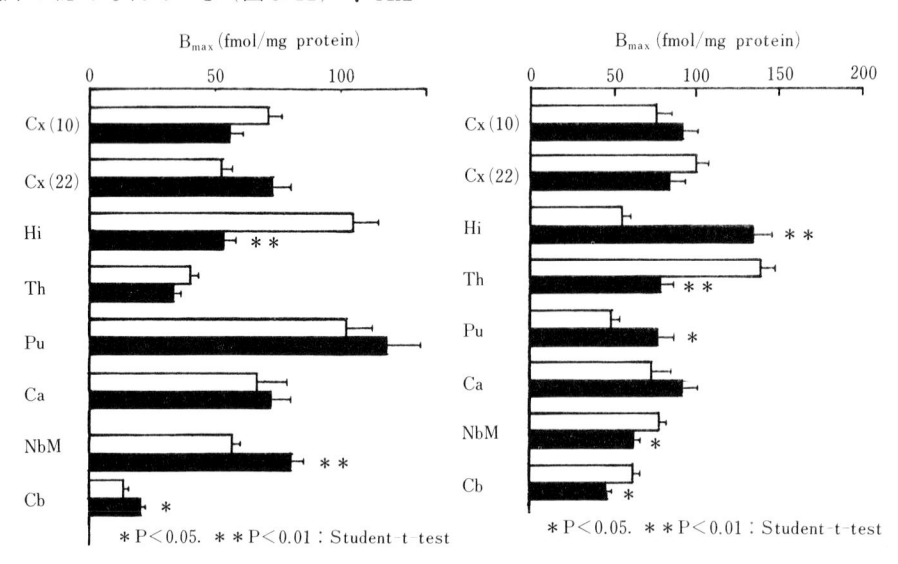

図 5.10 Alzheimer 病における脳内 β レセプターの異常[11]
□：対照群，■：Alzheimer 病，左：$β_1$ レセプター，右：$β_2$ レセプター
Cx (10)：大脳皮質 Brodmann 10 野，Cx (22)：大脳皮質 22 野，Hi：海馬，Th：視床，Pu：被殻，Ca：尾状核，NbM：Meynert 基底核，Cb：小脳皮質．

f. GABAレセプター

GABAレセプターにはベンゾジアゼピンが結合するところから，^{3}H-flunazepam などを用いた結合実験が行われている[14]．GABA・ベンゾジアゼピンレセプターも Alzheimer 病の大脳皮質などで減少する[14]．ベンゾジアゼピンレセプターの変化は Alzheimer 病患者の睡眠薬投与の際に留意する必要がある．また，海馬における $GABA_A$，$GABA_B$ レセプター，大脳皮質における $GABA_B$ レセプターの減少が報告されている[15]．

表 5.10 Alzheimer 病脳前頭葉における NMDA レセプター数[17]

症例（例数）	対照群 (n=5)	Alzheimer 病群 (n=5)
[^{3}H]TCP 結合 Kd(nM)	44±8	38±4
B_{max}(fmol/mg タンパク)	456±25	214±14*
NMDA 感受性 [^{3}H]glutamate 結合(fmol/mg タンパク)	132±16	53±8*

* $P<0.01$，TCP：N-(1-(2-thienyl)cyclohexyl)3,4-piperidine

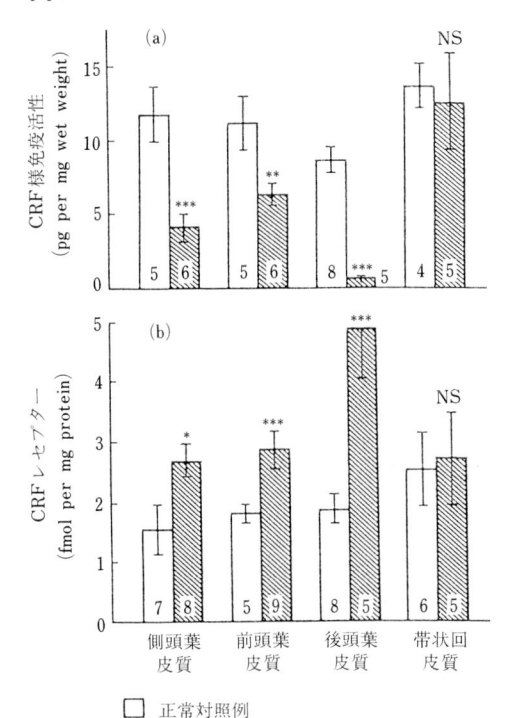

図 5.12 コルチコトロピン放出因子（CRF）および CRF レセプターの Alzheimer 病脳における変化[19]
*$P<0.05$，**$P<0.025$，***$P<0.005$

g. グルタミン酸レセプター

グルタミン酸のレセプターについても Alzheimer 病で異常が認められている[16]．そのレセプターの1種 NMDA に対する TCP の結合は Alzheimer 病の前頭葉で低下している（表5.10）[17]．また，NMDA 感受性グルタミン酸の結合数も Alzheimer 病の前頭葉で減少している（表5.10）[17]．

h. 神経ペプチド

Alzheimer 病の大脳皮質ではソマトスタチンが減少し，またソマトスタチンレセプターも平行して減少することが知られている[18]．ACTH を下垂体より放出させる神経ペプチドがコルチコトロピン放出因子（CRF）である．Alzheimer 病脳では CRF 濃度が低下し，CRF レセプターが up regulation により増加する（図5.12）[19]．

i. シグナル伝達機構

Alzheimer 病におけるレセプターと連動したシグナル伝達機構も検討されている．プロテインキナーゼC（PKC）にはいくつかのアイソザイムが知られている．そのうち PKC-βI と βII は Alzheimer 病の可溶性分画で上昇している．一方，Alzheimer 病脳の顆粒分画では逆に PKC-βII が低下している（表5.11）[17]．最近また Alzheimer 病に特徴的な蓄積タンパク β アミロイドタンパク前駆体と PKC との関係が検討されている[20]．これらが，Alzheimer 病の発症機序や症状発現にどのように関与するかは，今後明らかにされるであろう．

表 5.11 Alzheimer 病脳前頭葉における PKC アイソザイム[17]

	顆粒分画	可溶性分画
PKC-α	→	→
PKC-βI	→	↑
PKC-βII	↓	↑
PKC-γ	→	→

↓：$P<0.05$，↑：$P<0.05$，→：$P>0.05$

まとめ Alzheimer 病についてのレセプターの研究が盛んになり，数多くの文献が発表されているが，結果の一致しない点が少なくない．方

法論，症例の選び方，脳の部位や細胞の種類，サブタイプなど種々の問題が含まれるため複雑になっているのであろう．大部分のレセプターは減少を示すが，樹状突起や神経細胞の減少の結果である可能性も考えられる．そのため，残っている細胞を薬物によって刺激すれば問題が解決するというものでもなかろう．かえって細胞死を早めることも考えなければならないであろう．そのためには，シグナル伝達機構に及ぼす影響も考慮する必要があろう．まだ，未解決の部分が多いだけに，今後の解明が期待される分野である．

〔中村重信〕

文 献

1) Bowen DM, Smith CB, White P, Davison AN: Neurotransmitter-related enzymes and indices of hypoxia in senile dementia and other abiotrophies. *Brain* 99: 459-496, 1976.
2) Davies P, Verth AH: Regional distribution of muscarinic acetylcholine receptor in normal and Alzheimer type dementia brains. *Brain Res* 138: 385-392, 1978.
3) Mash DC, Flynn DD, Potter LT: Loss of M_2 muscarinic receptors in the cerebral cortex in Alzheimer's disease and experimental cholinergic denervation. *Science* 228: 1115-1117, 1985.
4) Shimohama S, Taniguchi T, Fujiwara M, Kameyama M: Changes in nicotinic and muscarinic cholinergic receptors in Alzheimer-type dementia. *J Neurochem* 46: 288-293, 1986.
5) Smith CJ, Perry EK, Perry RH, Candy JM, Johnson M, Bonham JR, Dick DJ, Fairbairn A, Blessed G, Birdsall NJ: Muscarinic cholinergic receptor subtypes in hippocampus in human cognitive disorders. *J Neurochem* 50: 847-856, 1988.
6) Davies P, Feisullin S: Postmortem stability of alpha-bungarotoxin binding sites in mouse and human brain. *Brain Res* 216: 449-454, 1981.
7) Kellar KJ, Whitehouse PJ, Martino-Barrows AM, Marcus K, Price DL: Muscarinic and nicotinic cholinergic binding sites in Alzheimer's disease cerebral cortex. *Brain Res* 436: 62-68, 1987.
8) Rinne JO, Säkö E, Paljärvi L, Mölsä PK, Rinne UK: Brain dopamine D-1 receptors in senile dementia. *J Neurol Sci* 73: 219-230, 1986.
9) Sparks DL, Markesbery WR, Slevin JT: Alzheimer's disease: monamines and spiperone binding reduced in nucleus basalis. *Ann Neurol* 19: 602-604, 1986.
10) Shimohama S, Taniguchi T, Fujiwara M, Kameyama M: Biochemical characterization of α-adrenergic receptors in human brain and changes in Alzheimer-type dementia. *J Neurochem* 47: 1294-1301, 1986.
11) Shimohama S, Taniguchi T, Fujiwara M, Kamayama M: Changes in beta-adrenergic receptors in Alzheimer-type dementia. *J Neurochem* 48: 1215-1221, 1987.
12) Middlemiss DN, Palmer AM, Edel N, Bowen DM: Binding of the novel serotonin agonist, 8-hydroxy-2-(di-n-propylamino)tetralin in normal and Alzheimer brain. *J Neurochem* 46: 993-996, 1986.
13) Fischman LG: Dreams, hallucinogenic drug states, and schizophrenia: a psychological and biological comparison. *Schizophr Bull* 9: 73, 1983.
14) Shimohama S, Taniguchi T, Fujiwara M, Kameyama M: Changes in benzodiazepine receptors in Alzheimer-type dementia. *Ann Neurol* 23: 404-405, 1988.
15) Chu DCM, Penney JB, Young AB: Cortical $GABA_A$ and $GABA_B$ receptors in Alzheimer's disease. A quantitative autoradiographic study. *Neurology* 37: 1454-1459, 1987.
16) Greenamyre JT, Penney JB, D'Amato CJ, Young AB: Dementia of the Alzheimer's type: changes in hippocampal L-(H^3) glutamate binding. *J Neurochem* 48: 543-561, 1987.
17) Shimohama S, Ninomiya H, Saitoh T, Terry RD, Fukunaga R, Taniguchi T, Fujiwara M, Kimura J, Kameyama M: Changes in signal transduction in Alzheimer's disease. *J Neural Transm* (suppl) 30: 69-78, 1990.
18) Beal MF, Mazurek MF, Tran VT, Chattha G, Bird ED, Martin JB: Reduced numbers of somatostatin receptors in the cerebral cortex in Alzheimer's disease. *Science* 229: 289-291, 1985.
19) Desouza EB, Whitehouse PJ, Kuhar MJ, Price DL, Vale WW: Reciprocal changes in corticotropin-releasing factor (CRF)-like immunoreactivity and CRF receptors in cerebral cortex of Alzheimer's disease. *Nature* 319: 593-595, 1986.
20) Buxbaum JD, Gandy SM, Cicchetti P, Ehrlich ME, Czernik AJ, Fracasso RP, Ramabhadran TV, Unterbeck AJ, Greengard P: Processing of Alzheimer β/A4 amyloid precursor protein: modulation by agents that regulate protein phosphorylation. *Proc Natl Acad Sci USA* 87: 6003-6006, 1990.

5.6 精神分裂病とドパミンレセプター

精神分裂病（schizophrenia）の本態については精神医学者の間でさまざまな議論があるが，抗精神病薬（antipsychotic drugs, neuroleptics）が分裂病治療において一定の効果を示すこと，またアンフェタミン，フェンサイクリジンなどが分裂病類似の精神症状をひき起こすことから，分裂病の病因に何らかの生化学的背景が存在するとの考えが従来から有力であった．今日大多数の抗精神病薬の生化学的作用機序は脳内ドパミンレセプター遮断作用であること，またアンフェタミンなどの覚醒剤の作用機序は脳内ドパミン神経伝達を増強することが明らかにされたことから，分裂病の病因には脳内ドパミン系神経伝達の過剰が関与しているとの，ドパミン仮説[6,37,49,50]が有力である．本稿では分裂病のドパミン仮説と，ドパミンレセプターに関する最近の研究について述べる．

a. 歴史的背景[37,49]

1952年にクロールプロマジンが分裂病治療に初めて導入されて以来，さまざまな抗精神病薬が開発されてきた．それらには，フェノチアジン系誘導体（クロールプロマジンなど），チオキサンテン系誘導体（フルペンチキソールなど），ブチロフェノン系誘導体（ハロペリドール，スピペロンなど），ベンザミド系誘導体（スルピリド，ラクロプリドなど）などがある．1963年，Carlssonら[5]はマウスに抗精神病薬を投与後，脳内のドパミン代謝物が増加することを発見し，抗精神病薬は脳内ドパミンレセプターを遮断する結果，ドパミン代謝回転が増加したものと推測した．1972年，Kebabianら[20]は脳線条体にドパミンにより賦活化されるアデニル酸シクラーゼが存在すること，またフェノチアジン系やチオキサンテン系薬剤がアデニル酸シクラーゼのドパミンによる賦活を強力に阻害することをみいだした．しかし，強力な抗精神病作用を有するブチロフェノン系薬剤がド

パミン感受性アデニル酸シクラーゼ活性を抑制する力が弱いこと，ベンザミド系薬物がまったく阻害作用を有していないことも明らかになり，本酵素が抗精神病薬が作用する部位であることに疑問がもたれた．ついで，ドパミンレセプターについての結合実験が行われ，抗精神病薬とドパミンレセプターとの関連について重要なbreakthroughをもたらした[7,36]．すなわち，^{3}Hブチロフェノンが

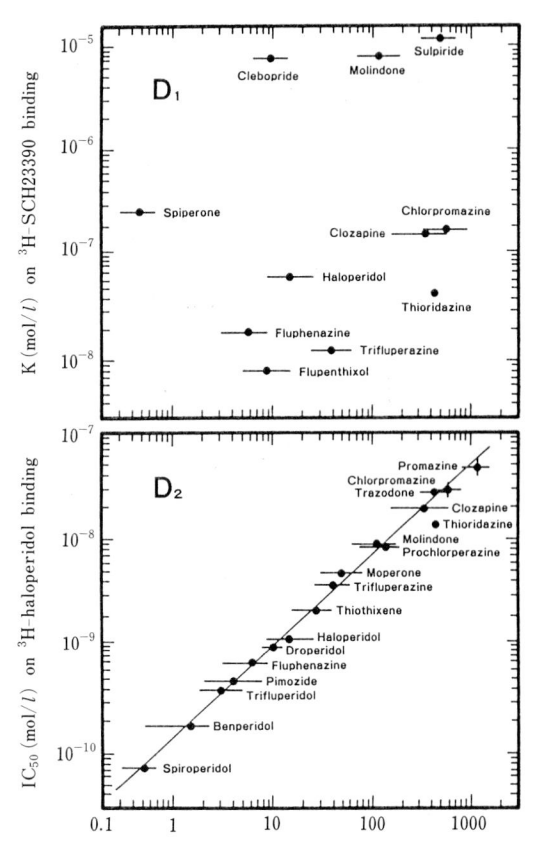

図5.13 抗精神病薬の臨床用量とD_1レセプター（上）およびD_2レセプター（下）に対する親和性の相関[36,37]

各種抗精神病薬臨床用量とD_1レセプターに対する親和性との間には相関は認められず，D_2レセプターに対する親和性との間に直線的相関が存在する．

標識するドパミンレセプターに対する各種抗精神病薬の親和性とそれらの臨床用量との間に直線的相関関係が存在することが示された[7,36]結果，放射性ブチロフェノンが標識するレセプターがすべての抗精神病薬の臨床効果と関連するドパミンレセプターと考えられるようになった．このレセプターはD_2ドパミンレセプターと命名されている．D_2レセプターはD_2の特異的アンタゴニストである放射性ベンザミドによっても標識される．一方，ドパミン刺激性アデニル酸シクラーゼと関連するドパミンレセプターはD_1ドパミンレセプターと命名されている．比較的最近，D_1レセプターの特異的アンタゴニスト（SCH 23390など）が開発された結果，放射性SCH 23390がD_1を標識するリガンドとして用いられる．抗精神病薬の臨床力価はD_2レセプターとの親和性との間に高い相関関係が存在する[7,34,36]．一方，D_1レセプターやドパミン以外の神経伝達物質レセプターとの親和性の間に相関は認められない[34,37]（図5.13）．ただし最近になってD_3レセプターと抗精神病薬の臨床効果との関係が示唆されている[45]（後述）．

また最近開発中の錐体外路症状をひき起こしにくいが，抗精神病作用は有していると推測される新世代の抗精神病薬（レモキシプリドなど）は，D_2遮断作用との関連はうすく，シグマレセプターに対する親和性が高いとされている[44]．

b. 最近のドパミンレセプター研究の進歩
― とくに分子生物学的研究との関連について

（1） D_1, D_2レセプターと細胞内情報伝達

D_1レセプターはGsタンパク質と共役し，アデニル酸シクラーゼを賦活する[20,32,49,50]．D_1は最近，イノシトールリン脂質-Ca^{2+}動員系を賦活することも示されている[25]．他方，D_2レセプターはGiないしGoタンパク質と共役し[30]，アデニル酸シクラーゼ抑制，K^+コンダクタンスの増加，イノシトールリン脂質-Ca^{2+}動員系の抑制など多様な細胞内シグナル伝達系と関連し，電気生理的には過分極をひき起こし，神経伝達物質遊離も抑制するとされている[32,48,49,50]．

（2） D_1, D_2レセプターに関する分子生物学的研究

レセプター研究における最近の最もめざましい進歩は分子生物学的分野であり，ドパミンレセプターにおいてもその例外ではない．1988年，Bunzowら[4]は，ハムスターのβ_2アドレナリンレセプター遺伝子をプローブとして，ラットD_2レセプターをコードしているcDNAを分離し，D_2レセプタータンパクの構造決定に成功した．それによるとD_2レセプタータンパクは415個のアミノ酸残基からなり，疎水性アミノ酸の多い7部位の膜貫通領域を有しており，この構造はGタンパクと共役するレセプター群に共通である．さらにD_2レセプターは，Bunzowらがみいだした415個のD_2レセプターに加えて，第3細胞質側ループに，さらに87塩基対（29アミノ酸残基）が加わった444個のアミノ酸残基からなる2番目のD_2レセプターが存在することが明らかにされた[9,15,16,28]．この2種類のD_2レセプター，すなわちD_2(415)，D_2(444)が生ずる理由としては，D_2レセプター遺伝子は単一で7個のエクソンが6個のイントロンにより分断される構造を有しており，エクソン5が87塩基対からなりD_2(444)に添加されている29個のアミノ酸をコードしているところから，単一のtranscriptからalternative splicingにより，2種類のmRNAを生じるためであると考えられている[15,16,28]．Gタンパク質共役レセプター群の遺伝子でD_2以外にイントロンの存在が報告された例はきわめて少ない．2種類のD_2レセプターの構造の相違が存在する第3細胞質側ループはレセプターがGタンパク質と結合する部位であるところから，この2種類のD_2レセプターはそれぞれ異なったGタンパク質と共役し，その結果D_2を介して生ずる細胞内伝達の多様性をひき起こしている可能性が示唆されている[15,16,28]．D_2(415)とD_2(444)が不適切なsplicingにより，アンバランスを生ずることが，分裂病発症と関連する可能性も示唆されている[9]．しかし2種類のD_2レセプターは薬物への親和性はきわめて類似している[15,16,28]が，これはリガンド認識部位がD_2(415)とD_2(444)とで共通している膜貫通領域にあるか

らである[15]. D_2 (415), D_2 (444) ともにアデニル酸シクラーゼを抑制することも示された[9]. D_2 レセプター cDNA を下垂体由来 cell line にトランスフェクトさせた系を用いて, cDNA により発現した D_2 レセプターが G タンパク質と相互作用し, アデニル酸シクラーゼとプロラクチン分泌を抑制する生理的機能を有していることも示されている[1]. またヒト D_2 レセプター遺伝子の座位は 11 番染色体長腕 (11 q 22-q 23) に位置していることも明らかにされた[17].

1990 年 3 つのグループ[10,46,54]が, D_1 レセプター遺伝子のクローニングに成功した. D_1 遺伝子は D_2 遺伝子と異なり, イントロンが存在せず[10,46,54], また 5 番染色体長腕 (5 q 31-q 34) に位置している[46]. この位置は β_2 アドレナリンや α_1 アドレナリンレセプター遺伝子の座位に近い[46]. D_1 レセプタータンパクは 446 個のアミノ酸残基からなっている. アミノ酸配列は 7 部位の膜貫通領域を有しており, G タンパク質共役レセプター群に属し, D_2 ならびに β レセプターに類似している[10,46,54]. とくに第 3 細胞質側ループは D_2 よりも短く, Gs タンパク質と共役する β レセプターの配列に近似している[10,46,54]. D_1 レセプター cDNA をトランスフェクトされた細胞はドパミン刺激性アデニル酸シクラーゼ活性を呈する[10,54]が, イノシトールリン脂質代謝は活性化しない[10]. このことは後者の代謝と関連する他の D_1 レセプター遺伝子の存在を示唆する.

分裂病の RFLPs による遺伝子連鎖研究の結果, 分裂病の感受性遺伝子座位が 5 番染色体長腕 (5 q 11-q 13) にあるとの報告がある[43]が, これを否定する報告もある[21]. いずれにせよ, この遺伝子座位は D_1 および D_2 レセプター遺伝子座位とは異なっている. 興味深いことにアルコール依存症の RFLPs による遺伝子解析の結果, D_2 レセプター遺伝子 (11 q 22-q 23) と一部のアルコール依存症との間に強い関連が認められるという[3].

(3) D_3 レセプターの発見[45]—新しい抗精神病薬作用部位の可能性

1990 年 Sokoloff らにより, D_1, D_2 とは異なった, D_3 ドパミンレセプター遺伝子がクローニングされた. D_3 レセプターは 446 個のアミノ酸残基からなり, 7 個の膜貫通領域を有している. D_3 遺伝子は D_2 と同様イントロンを有しているが, D_2 とは異なり, 第 3 細胞質側ループには 1 個のイントロンしか存在せず, したがってこのレベルで alternative splicing が生ずることはない. D_2 (444) と D_3 はリガンド認識部位である膜貫通領域で 75% の共通性を示し, D_3 と D_2 とはいくらか異なった薬物親和性を示す. ドパミン自体は D_3 が D_2 よりも 20 倍親和性が高い. TL 99 などのかつて選択的自己レセプター (autoreceptor) アゴニストと考えられてきた薬物は, D_2 よりも D_3 に対してはるかに親和性が高い. さらに興味深いことに, ハロペリドール, チオプロペラジンなどの強力な抗精神病作用を有するとともに, 錐体外路症状も惹起しやすい定型的抗精神病薬は, D_3 よりも D_2 に対する親和性が 10〜20 倍高いが, スルピリド, クロザピン, チオリダジンなどの錐体外路症状を惹起しにくく, また脱抑制作用を伴った非定型的抗精神病薬は D_3 よりも D_2 に対する親和性が 2〜3 倍高い程度である. D_3 は D_2 と同様, シナプス後部とシナプス前部自己レセプターとの両方に存在する. 非定型的抗精神病薬のもつ脱抑制作用と, 錐体外路症状の少ないことは, これらの薬剤の D_3 シナプス前部自己レセプターへの比較的高い親和性に由来している可能性がある. さらに重要なことに, D_3 mRNA は認知, 情動機能と密接な関連を有する辺縁系に局在している一方, 線条体には少なく不垂体には存在しない. かつては, もっぱら D_2 遮断作用のみが抗精神病作用と関係しているものと考えられてきたが, 今後は D_3 の果たしている役割の究明が重要となろう. なおこの D_3 はかつて提唱された D_3 とは異なったものであり, かつての D_3 概念の変遷については, 筆者の以前の総説[49]を参照されたい.

c. 分裂病死後脳のレセプター研究

(1) 死後脳の D_1, D_2, ドパミントランスポーターについて

以上のように抗精神病薬の生化学的作用機序は脳内 D_2 レセプター遮断作用である可能性が有力

なことから，分裂病死後脳のドパミンレセプターを主に結合実験で測定しようとする試みが1970年代半ばから今日までさまざまなグループにより行われてきた．それらについては，以前の展望[37,42,49,50]も参照されたい．大多数のグループは分裂病死後脳でのD_2レセプターの増加を認めており，しかも生前に抗精神病薬を服薬していなかった症例でもD_2の増加があることから，D_2の増加が分裂病の病態と何らかの関係があるものと考えている[27,37,38,42,47,49,50]．他方D_1レセプターについては，分裂病と対照間で変化がないとの報告が多い[35,37,38,42,49,50]．またドパミン性神経終末に存在するドパミントランスポーターを結合実験で測定した結果も変化がないとする報告[8,18,33,35,42]が多い．最近もJoyceら[19]は定量的オートラジオグラフィーの結果，対照（3例）に比して，生前薬物投与が行われなかった分裂病脳（3例）でD_2レセプター（^{3}Hスピペロン）の増加はあるが，D_1レセプター（^{3}H-SCH 23390）と神経終末のドパミンとり込み部位（^{3}Hマジンドール）は変化がなかったと報告している．またOkadaら[31]は，D_2レセプターが共役しているG_iタンパク質，G_oタンパク質が分裂病の左側被殻で対照より42%減少していると報告しており，このGタンパク質の減少が代償的にD_2レセプターの増加をひき起こす可能性を示唆している．しかし，分裂病のD_2レセプターの増加は生前服薬群のみにみられ，非服薬群では認められないため，D_2の増加は抗精神病薬投与によりD_2がup-regulationを生じた結果であるとの意見も根強く存在する[22,24]．

Seemanらは分裂病群線条体ではD_2のB_{max}値が2峰性を示し，対照は1峰性の正規分布を示すと報告している[37,38,42]．そして分裂病群の最頻値は1群（48例）では14 pmol/gであり，対照（115例）の12.9 pmol/gとほぼ等しいが，別の1群（44例）は26 pmol/gであり，対照の約2倍に増加しているという[38]．そして分裂病D_2増加群ではD_2レセプターを光親和性標識し，さらにパパイン処理，電気泳動を行うと対照や分裂病D_2非増加群には存在しない独特なペプチドが認められるとも述べている[42]．

（2） 分裂病脳におけるD_1-D_2リンクの減少[41,42]（図5.14）

Seemanらはさらに最近分裂病死後脳の一部にD_1, D_2両レセプターのリンクが欠如している例が存在することを報告している[41,42]．D_1レセプターはG_sタンパク質と共役し，D_2レセプターはG_iタンパク質と共役している．G_sタンパク質はαsサブユニットと$\beta\gamma$サブユニットからなり，G_iタンパク質はαiサブユニットと$\beta\gamma$サブユニットからなっている．$\beta\gamma$サブユニットはG_s, G_iで共

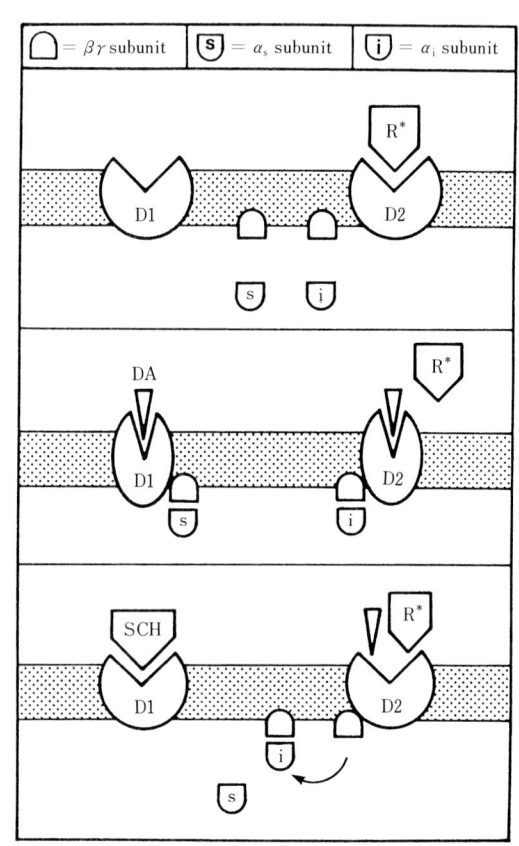

図5.14 D_1レセプター，D_2レセプター間のGタンパク質を介するリンク[41]

上：D_2レセプターへの^{3}Hラクロプリド（R*）の結合．
中：ドパミン（DA）添加によりドパミン（アゴニスト），レセプター，Gタンパク質の3者が会合したternary complexが形成される．レセプターはアゴニスト高親和性状態となり，ドパミンにより^{3}HラクロプリドはD_2レセプターから解離する．
下：SCH 23390（SCH）で前処置されるとD_1レセプターはSCH 23390により占拠され，G_s, G_iタンパク質サブユニットの再構成が生じる．その結果D_2レセプターはアゴニスト低親和性状態となり，ドパミン存在下でも^{3}HラクロプリドはD_2レセプターに結合可能となる．

通である．線条体膜への ^3H ラクロプリド結合（D_2 を標識）はコールドのドパミン性アゴニストの添加により抑制される．しかし，組織を D_1 の選択的アンタゴニストである SCH 23390 で前処理すると，アゴニスト添加による D_2 への ^3H ラクロプリド結合減少が阻止される．グアニンヌクレオチドによる前処理によっても，同様な効果が認められるので，D_1-D_2 リンクは G タンパク質によって仲介されている可能性が高い．すなわち，ドパミン性アゴニストが加わると，D_1, D_2 両レセプターとともに，それぞれ Gs タンパク質（αs と $\beta \gamma$），Gi タンパク質（αi と $\beta \gamma$）と共役し，アゴニスト高親和性の状態となる．それゆえアゴニスト存在下では，^3H ラクロプリドは，D_2 レセプターから解離する．しかし，SCH 23390 により前処置されると，D_1 レセプターは SCH 23390 により占有され，その結果，D_1 レセプターはアゴニストが加わっても Gs タンパク質と共役せず，Gs タンパク質の $\beta \gamma$ サブユニットは過剰状態となる．過剰の $\beta \gamma$ サブユニットは Gi タンパク質の αi サブユニットと会合する結果，D_2 レセプターはアゴニストが添加されても，Gi タンパク質と共役できず，アゴニスト低親和性の状態にとどまり，この結果アゴニストの ^3H ラクロプリド結合を減少させる力が弱まるという．正常ヒト組織（11 例），Parkinson 病（9 例），Alzheimer 病（7 例）では上記の D_1, D_2 のリンクが認められるにもかかわらず，分裂病 14 例中 8 例と Huntington 病 13 例中 7 例はこのリンクが認められなかった[41]．このことは，分裂病と Huntington 病では何らかの理由により D_2 レセプターがアゴニスト高親和性状態になりやすいことを示唆するものであり，その結果，これらの疾患ではドパミン伝達過剰が生じるのではないかと推測している[42]．

（3）分裂病におけるグルタミン酸系の異常

ドパミンレセプター以外の死後脳の変化については，近年グルタミン酸系の変化に注目が集まっている．その根拠は臨床的に分裂病類似症状をひき起こすフェンサイクリジン（PCP）が，興奮性アミノ酸レセプターの亜型である NMDA レセプターに共役したイオンチャネルの非競合的拮抗薬であることに由来する[29]．PCP は分裂病の陽性症状（幻覚，妄想など）のみならず，陰性症状（意欲低下，感情鈍麻）をひき起こす点で，覚醒剤よりも適切な分裂病モデルと考えられている[29]．^3H-MK-801（NMDA レセプターアンタゴニスト）結合は，分裂病（10 例）被殻において，対照（7 例）よりも 44% 有意に増加していたという[23]．興奮性アミノ酸レセプターの別の亜型であるカイニン酸レセプター（^3H カイニン酸結合）も分裂病死後脳で有意に増加しているとの報告がみられる[47]．Toru ら[47] は，分裂病脳内グルタミン酸レベルと ^3H カイニン酸結合が逆相関するところから，分裂病脳の興奮性アミノ酸レセプター増加は，グルタミン酸作動系の機能低下によりひき起こされたものと推測している．

Carlsson[6] は，皮質-線条体-視床-皮質路がネガティブフィードバックを形成しており，外界からの大脳皮質への過剰刺激を皮質自身が視床フィルターによって防いでいる可能性を述べている（図 5.15）．すなわち皮質-線条体路はグルタミン酸作動性であり線条体に興奮性に作用し，さらに線条体-視床路はおそらく GABA 作動性で視床の知

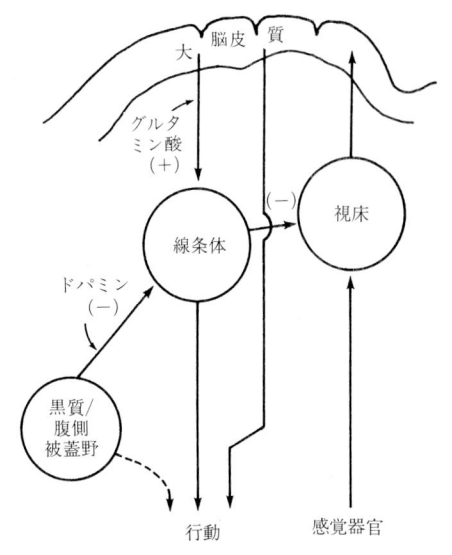

図 5.15 皮質-線条体-視床-皮質ネガティブフィードバック系による大脳皮質防御機構[6]

視床には末梢感覚器官から大脳皮質への過剰刺激伝達を抑制するフィルターが存在する．グルタミン酸作動性皮質-線条体路はフィルターの刺激伝達抑制機能を強化するが，ドパミン作動性中脳-線条体路はそれを低下させる．

覚フィルターに抑制をかけ，その結果，末梢感覚器官から大脳皮質への過剰刺激を抑制している．一方，中脳-線条体路はドパミン作動性で線条体に抑制を及ぼし，それ故皮質から視床知覚フィルターへの抑制に拮抗する．したがって，グルタミン酸作動性皮質線条体路の機能低下も，ドパミン作動性中脳-線条体路の機能亢進もともに，視床知覚フィルター機能を介する皮質への過剰刺激をひき起こし，過覚醒，ひいては精神病発症を惹起するという．Carlssonの仮説は分裂病のドパミン仮説とグルタミン酸仮説を統合させている点で興味深い．

d. PETによるドパミンレセプターの研究
（1） 抗精神病薬による生体脳ドパミンレセプターの占有

近年のPET（positron emission tomography）の進歩は，ヒト生体の脳内レセプター研究を可能にしている．Fardeらは，^{11}Cラクロプリドを用いてヒト脳のD_2レセプターを標識し[11]，^{11}C-SCH 23390を用いてD_1レセプターの標識に成功している[13]．^{11}C-SCH 23390（D_1）は尾状核，被殻に加えて，新皮質にも蓄積する．しかし^{11}C-ラクロプリド（D_2）は大脳基底核には結合するが，新皮質にはほとんど蓄積しない[12]．この結果は線条体よりも，新皮質のD_2レセプター遮断が薬物の抗精神病効果と関連するとの考えに疑問を投げ掛けるものである[12]．また彼らは抗精神病薬服用中で症状がよくコントロールされている分裂病患者を選び，^{11}Cラクロプリド，^{11}C-SCH 23390を注射して，PETで被殻D_2，D_1レセプター占有率を調べた[11,13]．各患者はそれぞれ化学構造の異なった抗精神病薬を単剤を投与されていた．これらには，フェノチアジン系（クロールプロマジンなど），チオキサンテン系（フルペンチキソール），ブチロフェノン系（ハロペリドールなど），ジフェニルブチル系（ピモジド），ジベンゾジアゼピン系（クロザピン），ベンザミド系（スルピリドなど）が含まれる．D_2レセプターについては，クロザピンを除く各種抗精神病薬が65〜89％の占有率を示した．クロザピンのみは40〜65％とやや低いD_2占有率

であった．また錐体外路症状を呈した患者は，呈さなかった患者よりもD_2占有率が高い傾向があった．一方，D_1レセプター占有率はクロザピンで高く42％を示した．これらの結果はすべての抗精神病薬の生化学的作用機序は，in vitroの動物実験の結果から予測されていた[7,34,36]ように，脳内D_2レセプター遮断作用であることを生体の患者脳でも確認した点で重要である．しかし非定型抗精神病薬であるクロザピンについてはD_1，D_2両レセプター遮断作用がその臨床効果と関連している可能性も示唆している．

またBaronら[2]は，^{76}Brブロモスピペロンを用いて，種々の抗精神病薬投与中の分裂病患者脳のD_2レセプター占有率を調べた．さまざまな抗精神病薬の服用量をクロールプロマジン当量に換算し，そのロガリズム値とD_2占有率との間にシグモイド様の相関が認められた．この結果も抗精神病薬の作用機序がD_2を介していることを支持している．また血清プロラクチンレベルは，脳内D_2レセプター占有率と相関しなかったとしている．

一方，Wolkinら[51]は^{18}Fメチルスピペロンを用いた研究で，分裂病患者にハロペリドールを投与するとともに，臨床効果とD_2レセプター占有率との関係を調べた．薬剤へのresponderとnonresponderとの間にはD_2占有率に差がなく，両者の差は単に薬物の脳内濃度の違いによるものではないこと，そして両者は疾患としての異種性があるか，あるいは分裂病の病態生理に相違があるかもしれないと述べている．

（2） PETによる分裂病脳D_2レセプター密度の測定

1986年，Wongら[52]は^{11}C-Nメチルスピペロンをリガンドとして，スリーコンパートメントモデルにより，ヒト脳尾状核のD_2レセプターのB_{max}値を算出し，分裂病と対照で比較した．それによると10例の未治療分裂病，5例の治療歴のある分裂病はともに，11例の対照に比してD_2レセプターのB_{max}値が2.5倍に増加していたという．1990年，彼ら[53]は分裂病，対照の例数を増加すると同時に躁うつ病患者の測定も追加した結果を出している．それによると，分裂病（33.07±19.1

pmol/g, N=19), 精神病像を伴う躁うつ病 (28.7±12.4, N=7)はいずれも, 精神病像を伴わない躁うつ病 (16.9±8.0, N=7), 正常対照 (16.0±8.1, N=19)よりも有意に B_{max} 値が増加しているという.

一方, Farde ら[14]は, ^{11}C ラクロプリドを用いて飽和実験を行ったところ, 20例の正常対照と18例の新入院, 未投薬の分裂病の間で, 被殻ならびに尾状核の B_{max} 値に変化はなかったとしている. しかし彼らは, 14例の分裂病において左被殻の $D_2 B_{max}$ 値が右被殻よりも高く, 分裂病群の中で被殻の D_2 値の左右差は統計的に有意であったという. 一方, 対照内では, 被殻 D_2 の左右差は認められていない.

さらに Martinot ら[26]は ^{76}Br ブロモスピペロンを用いて, 12例の薬物未投与分裂病, 12例の対照で, 線条体/小脳比を比較したところ差はなかったとしている. しかし6例の亜慢性, および増悪期の慢性分裂病は, 6例の増悪期でない慢性分裂病および12例の対照よりも有意な高値を示したという.

Seeman は Farde らが用いた放射性ラクロプリドは内在性ドパミンにより容易に D_2 レセプターから解離してしまうのでリガンドとして問題があると述べている[40]. また Farde ら, Martinot らは小脳をベースラインとして用いているが, 小脳と線条体自体をベースラインとして用いた場合に得られる B_{max} 値は相違があるので, 線条体自体をベースラインとして使用することを勧めている[39]. いずれにせよ PET を用いた分裂病脳のレセプター研究はその本体にせまる有力な武器として, 今後の進展が期待される.

〔付記〕1. 本稿執筆(1990年10月)以後もドパミンレセプターと分裂病との関連について, 続々と重要な知見が発表されている. そこでその後の進展について, 簡単に補筆しておく.

まずドパミンレセプターの分子生物学的研究については, その後, D2, D3類以のD4ドパミンレセプター[69]と, D1類以のD5レセプター[68]が発見された. したがって現時点ではD1からD5までドパミンレセプターには5種類存在する. これらについては, 最近の内外の総説[56,59,62,66,72]も参照されたい. D4レセプターは, 治療抵抗性の分裂病に有効性を示し, かつ錐体外路症状を生じない非定型抗精神病薬であるクロザピンに対する親和性が高い[69]. またその mRNA の分布は基底核に少ない反面, 前頭葉皮質や扁桃体に多い[69]. クロザピンD2に対する親和性が低いため, 従来からその作用機序が謎とされてきただけに, この発見は興味深いものがある. さらに, D4レセプター遺伝子には, Gタンパクと共役する部位である第3細胞質側ループをコードする48個の塩基が2重, 4重, 7重の繰り返しを呈する, 少なくとも3種類の多型が存在することが明らかにされた[70]. このD4レセプター遺伝子のヒトにおける多型が, 各個人の分裂病発症の感受性や, 抗精神病薬への反応性の相違と関連している可能性が示唆されている.

遺伝的連鎖研究の結果, D2遺伝子と分裂病との連鎖は存在しないとの報告[61,67]がある. 一方, D3遺伝子は3番染色体長腕 (3q13.3) に存在し, 制限酵素 Bal I による多型性を生ずるが, このD3遺伝子の多型性を利用して, 分裂病とD3遺伝子の関連を調べたところ, 分裂病は対照よりも, ホモ接合体の割合が多かったとの報告[58]がある. しかしD3遺伝子と分裂病との関連ないし連鎖を否定する報告[60,71]もある. さらに, 最近, 5種類のドパミンレセプター(D1からD5)遺伝子と9つの分裂病家系の RFLPs による連鎖解析で, 5種類のドパミンレセプター遺伝子と分裂病との間に, 連鎖は認められない報告がなされた[57].

また分裂病患者のD1, D2レセプターのゲノム DNA を解析した結果, D1レセプターのアミノ酸配列には異常がなく[63], またD2レセプターのアミノ酸配列にも異常はなかったとの報告もいくつか出されている[55,64,65]. したがってD1, D2両ドパミンレセプター異常が1次的に分裂病の病因と関連している可能性は少なくないのかもしれない.

2. 1993年, Seeman らは, 死後脳を用いて新たな報告を行なった[73]. 対照脳線条体ではグアニンヌクレオチド添加は ^3H ラクロプリド結合を増加させる一方で, 分裂病脳ではこの現象が認められず, この結果, 分裂病脳では, ドパミンレセプターとGタンパク質サブユニット間のカップリングになんらかの異常が示唆されるという. また ^3H ラクロプリドがD2とD3に高親和性を示すが, D4には低親和性であり, ^3H エモナプリドはD2, D3, D4にともに高親和性を有していることを利用し, ^3H エモナプリド結合 (D2+

D3+D4) からグアニンヌクレオチド存在下で内在性ドパミンの影響を除去した ^{3}H ラクロプリド結合 (D2+D3) を差し引くことによりヒト死後脳の D4 レセプター数を算出した。その結果，分裂病線条体の D4 ドパミンレセプターは 11.8 pmol/g であり，対照の 2.1 pmol/g に比して，6 倍の増加を示したという。これに対してグアニンヌクレオチド存在下の ^{3}H ラクロプリド結合 (D2+D3 の合計された密度) は分裂病 17.1 pmol/g であり，対照の 15.7 pmol/g に比して 10％のみの増加であったという。

〔渡辺雅幸，絹谷昌之，大竹野伸二〕

文　献

1) Albert PR, Neve KA, Bunzow JR, Civelli O : Coupling of a cloned rat dopamine-D_2 receptor to inhibition of adenylyl cyclase and prolactin secretion. *J Biol Chem* **265** : 2098-2104, 1990.

2) Baron JC, Martinot JL, Cambon H, Boulenger JP, Poirier MF, Caillard V, Blin J, Huret JD, Loc'h C, Maziere B : Striatal dopamine receptor occupancy during and following withdrawal from neuroleptic treatment : correlative evaluation by positron emission tomography and plasma prolactin levels. *Psychopharmacology* **99** : 463-472, 1989.

3) Blum K, Noble EP, Sheridan PJ, Montgomery A, Ritchie T, Jagadeeswaran P, Nogami H, Briggs AH, Cohn JB : Allelic association of human dopamine D_2 receptor gene in alcoholism. *JAMA* **263** : 2055-2060, 1990.

4) Bunzow JR, Van Tol HHM, Grandy DK, Albert P, Salon J, Christie M, Machida CA, Neve KA, Civelli O : Cloning and expression of a rat D_2 dopamine receptor cDNA. *Nature* **336** : 783-787, 1988.

5) Carlsson A, Lindqvist M : Effect of chlorpromazine or haloperidol on formation of 3-methoxytyramine and normetanephrine in mouse brain. *Acta Pharmacol Toxicol* **20** : 140-144, 1963.

6) Carlsson A : The current status of the dopamine hypothesis of schizophrenia. *Neuropsychopharmacology* **1** : 179-186, 1988.

7) Creese I, Burt DR, Snyder SH : Dopamine receptor binding predics clinical and pharmacological potencies of antischizophrenic drugs. *Science* **192** : 481-483, 1976.

8) Czudek C, Reynolds GP : [^{3}H] GBR 12935 binding to the dopamine uptake site in post-mortem brain tissue in schizophrenia. *J Neural Transm* **77** : 227-230, 1989.

9) Dal Toso R, Sommer B, Ewert M, Herb A, Pritchett DB, Bach A, Shivers BD, Seeburg PH : The dopamine D_2 receptor : two molecular forms generated by alternative splicing. *EMBO J* **8** : 4025-4034, 1989.

10) Dearry A, Gingrich JA, Falardeau P, Fremeau RT, Bates MD, Caron MG : Molecular cloning and expression of the gene for a human D_1 dopamine receptor. *Nature* **347** : 72-76, 1990.

11) Farde L, Wiesel F-A, Halldin C, Sedvall G : Central D_2-dopamine receptor occupancy in schizophrenic patients treated with antipsychotic drugs. *Arch Gen Psychiat* **45** : 71-76, 1988.

12) Farde L, Pauli S, Hall H, Eriksson L, Halldin C, Högberg T, Nilsson L, Sjögren I, Stone-Elander S : Stereoselective binding of ^{11}C-raclopride in living human brain—a search for extrastriatal central D_2-dopamine receptors by PET. *Psychopharmacology* **94** : 471-478, 1988.

13) Farde L, Wiesel FA, Nordström A-L, Sedvall G : D_1- and D_2-dopamine receptor occupancy during treatment with conventional and atypical neuroleptics. *Psychopharmacology* **99** : S28-S31, 1989.

14) Farde L, Wiesel FA, Stone-Elander S, Halldin C, Nordström A-L, Hall H, Sedvall G : D_2 dopamine receptors in neuroleptic-naive schizophrenic patients : a posistron emission tomography study with [^{11}C] raclopride. *Arch Gen Psychiat* **47** : 213-219, 1990.

15) Giros B, Sokoloff P, Martres M-P, Riou J-F, Emorine LJ, Schwartz J-C : Alternative splicing directs the expression of two D_2 dopamine receptor isoforms. *Nature* **342** : 923-926, 1989.

16) Grandy DK, Marchionni MA, Makam H, Stofko RE, Alfano M, Frothingham L, Fischer JB, Burke-Howie KJ, Bunzow JR, Server AC, Civelli O : Cloning of the cDNA and gene for a human D_2 dopamine receptor. *Proc Natl Acad Sci USA* **86** : 9762-9766, 1989.

17) Grandy DK, Litt M, Allen L, Bunzow JR, Marchionni M, Makam H, Reed L, Magenis RE, Civelli O : The human dopamine D_2 receptor gene is located on chromosome 11 at q22-q23 and identifies a TaqI RFLP. *Am J Hum Genet* **45** : 778-785, 1989.

18) Hirai M, Kitamura N, Hashimoto T, Nakai T, Mita T, Shirakawa O, Yamadori T, Amano T, Noguchi-Kuno SA, Tanaka C : [^{3}H] GBR-12935 binding sites in human striatal membranes : binding characteristics and changes in parkinsonians and schizophrenics. *Jpn J Pharmacol* **47** : 237-243, 1988.

19) Joyce JN, Lexow N, Bird E, Winokur A : Organization of dopamine D_1 and D_2 receptors in human

striatum : receptor autoradiographic studies in Huntington's disease and schizophrenia. *Synapse* **2** : 546-557, 1988.
20) Kebabian JW, Petzold GL, Greengard P : Dopamine-sensitive adenylate cyclase in caudate nucleus of rat brain, and its similarity to the "dopamine receptor". *Proc Natl Acad Sci USA* **69** : 2145-2149, 1972.
21) Kennedy JL, Giuffra LA, Moises HW, Cavalli-Sforza LL, Pakstis AJ, Kidd JR, Castiglione CM, Sjögren B, Wetterberg L, Kidd KK : Evidence against linkage of schizophrenia to markers on chromosome 5 in a northern Swedish pedigree. *Nature* **336** : 167-170, 1988.
22) Kornhuber J, Riederer P, Reynolds GP, Beckmann H, Jellinger K, Gabriel E : ³H-spiperone binding sites in post-mortem brains from schizophrenic patients : relationship to neuroleptic drug treatment, abnormal movements and positive symptoms. *J Neural Transm* **75** : 1-10, 1989.
23) Kornhuber J, Mack-Burkhardt F, Riederer P, Hebenstreit GF, Reynolds GP, Andrews HB, Beckmann H : [³H] MK-801 binding sites in postmortem brain regions of schizophrenic patients. *J Neural Transm* **77** : 231-236, 1989.
24) Mackay AVP, Iversen LL, Rossor M, Spokes E, Bird E, Arregui A, Creese I, Snyder SH : Increased brain dopamine and dopamine receptors in schizophrenia. *Arch Gen Psychiat* **39** : 991-997, 1982.
25) Mahan LC, Burch RM, Monsma FJ, Sibley DR : Expression of striatal D1 dopamine receptors coupled to inositol phosphate production and Ca²⁺ mobilization in Xenopus oocytes. *Proc Natl Acad Sci USA* **87** : 2196-2200, 1990.
26) Martinot J-L, Peron-Magnan P, Huret J-D, Mazoyer B, Baron J-C, Boulenger J-P, Loc'h C, Maziere B, Caillard V, Loo H, Syrota A : Striatal D₂ dopaminergic receptors assessed with positron emission tomography and [⁷⁶Br] bromospiperone in untreated schizophrenic patients. *Am J Psychiat* **147** : 44-50, 1990.
27) Mita T, Hanada S, Nishino N, Kuno T, Nakai H, Yamadori T, Mizoi Y, Tanaka C : Decreased serotonin S₂ and increased dopamine D₂ receptors in chronic schizophrenics. *Biol Psychiat* **21** : 1407-1414, 1986.
28) Monsma FJ, McVittie LD, Gerfen CR, Mahan LC, Sibley DR : Multiple D₂ dopamine receptors produced by alternative RNA splicing. *Nature* **342** : 926-929, 1989.
29) 西川 徹：精神分裂病の新しい治療薬の可能性．精神科治療学 **5** : 187-202, 1990.
30) Ohara K, Haga K, Berstein G, Haga T, Ichiyama A, Ohara K : The interaction between D₂-dopamine receptors and GTP-binding proteins. *Mol Pharmacol* **33** : 290-296, 1988.
31) Okada F, Crow TJ, Roberts GW : G-proteins (Gi, Go) in the basal ganglia of control and schizophrenic brain. *J Neural Transm* **79** : 227-234, 1990.
32) 奥田正英，富樫俊二：ドーパミン受容体．蛋白質核酸酵素 **35** : 707-717, 1990.
33) Pearce RKB, Seeman P, Jellinger K, Tourtellotte WW : Dopamine uptake sites and dopamine receptors in Parkinson's disease and schizophrenia. *Eur Neurol* **30** (suppl 1) : 9-14, 1990.
34) Peroutka SJ, Snyder SH : Relationship of neuroleptic drug effects at brain dopamine, serotonin, α-adrenergic, and histamine receptors to clinical potency. *Am J Psychiat* **137** : 1518-1522, 1980.
35) Reynolds GP, Czudek C : Status of the dopaminergic system in post-mortem brain in schizophrenia. *Psychopharmacol Bull* **24** : 345-347, 1988.
36) Seeman P, Lee T, Chau-Wong M, Wong K : Antipsychotic drug doses and neuroleptic/dopamine receptors. *Nature* **261** : 717-719, 1976.
37) Seeman P : Dopamine receptors and the dopamine hypothesis of schizophrenia. *Synapse* **1** : 133-152, 1987.
38) Seeman P, Bzowej NH, Guan HC, Bergeron C, Reynolds GP, Bird ED, Riederer P, Jellinger K, Tourtellotte WW : Human brain D₁ and D₂ dopamine receptors in schizophrenia, Alzheimer's, Parkinson's, and Huntington's diseases. *Neuropsychopharmacology* **1** : 5-15, 1987.
39) Seeman P : Brain dopamine receptors in schizophrenia : PET problems. *Arch Gen Psychiat* **45** : 598-599, 1988.
40) Seeman P, Guan H-C, Niznik HB : Endogenous dopamine lowers the dopamine D₂ receptor density as measured by [³H] raclopride : implications for positron emission tomography of the human brain. *Synapse* **3** : 96-97, 1989.
41) Seeman P, Niznik HB, Guan H-C, Booth G, Ulpian C : Link between D₁ and D₂ dopamine receptors is reduced in schizophrenia and Huntington diseased brain. *Proc Natl Acad Sci USA* **86** : 10156-10160, 1989.
42) Seeman P, Niznik HB : Dopamine receptors and transporters in Parkinson's disease and schizophrenia. *FASEB J* **4** : 2737-2744, 1990.
43) Sherrington R, Brynjolfsson J, Petursson H, Potter M, Dudleston K, Barraclough B, Wasmuth J, Dobbs M, Gurling H : Localization of a susceptibility locus for schizophrenia on chromosome 5. *Nature* **336** : 164-167, 1988.

44) Snyder SH, Largent BL : Receptor mechanisms in antipsychotic drug action : focus on sigma receptors. *J Neuropsychiat* **1** : 7-15, 1989.
45) Sokoloff P, Giros B, Martres M-P, Bouthenet M-L, Schwartz J-C : Molecular cloning and characterization of a novel dopamine receptor (D3) as a target for neuroleptics. *Nature* **347** : 146-151, 1990.
46) Sunahara RK, Niznik HB, Weiner DM, Stormann TM, Brann MR, Kennedy JL, Gelernter JE, Rozmahel R, Yang Y, Israel Y, Seeman P, O'Dowd BF : Human dopamine D1 receptor encoded by an intronless gene on chromosome 5. *Nature* **347** : 80-83, 1990.
47) Toru M, Watanabe S, Shibuya H, Nishikawa T, Noda K, Mitsushio H, Ichikawa H, Kurumaji A, Takashima M, Mataga N, Ogawa A : Neurotransmitters, receptors and neuropeptides in post-mortem brains of chronic schizophrenic patients. *Acta Psychiatr Scand* **78** : 121-137, 1988.
48) Vallar L, Meldolesi J : Mechanisms of signal transduction at the dopamien D2 receptor. *Trends Pharmacol Sci* **10** : 74-77, 1989.
49) 渡辺雅幸, 柏瀬宏隆：精神分裂病とドーパミンレセプター. 最新医学 **42**：928-937, 1987.
50) 渡辺雅幸, 絹谷昌之：精神神経疾患とレセプター異常：精神分裂病. 日本臨床 **47** 増刊 Receptor：1184-1194, 1989.
51) Wolkin A, Barouche F, Wolf AP, Rotrosen J, Fowler JS, Shiue C-Y, Cooper TB, Brodie JD : Dopamine blockade and clinical response : evidence for two biological subgroups of schizophrenia. *Am J Psychiat* **146** : 905-908, 1989.
52) Wong DF, Wagner HN, Tune LE, Dannals RF, Pearlson GD, Links JM, Tamminga CA, Broussolle EP, Ravert HT, Wilson AA, Toung JKT, Malat J, Williams JA, O'Tuama LA, Snyder SH, Kuhar MJ, Gjedde A : Positron emission tomography reveals elevated D2 dopamine receptors in drug-naive schizophrenics. *Science* **234** : 1558-1563, 1986.
53) Wong DF, Tune L, Pearlson G, Young T, Shaya E, Ross C, Dannals RF, Wilson AA, Ravert HT, Links J, Wagner HN, Gjedde A : Dopamine receptor elevations in drug naive schizophrenia and bipolar affective illness measured by C-11 NMSP PET studies : update and methodological considerations. *Clin Neuropharmacol* **13** (suppl 2) : 85-86, 1990.
54) Zhou Q-Y, Grandy DK, Thambi L, Kushner JA, Van Tol HHM, Cone R, Pribnow D, Salon J, Bunzow JR, Civelli O : Cloning and expression of human and rat D1 dopamine receptors. *Nature* **347** : 76-80, 1990.
55) Catalano M, Nobile M, Novelli E, Smeraldi E : Use of polymerase chain reaction nad denaturing gradient gel electrophoresis to identify polymorphisms in three exons of dopamine D2 receptor gene in schizophrenic and delusional patients. *Neuropsychobiology* **26** : 1-3, 1992.
56) Civelli O, Bunzow JR, Grandy DK, Zhou QY, Van Tol HHM : Molecular biology of the dopamine receptors. *Eur J Pharmacol* **207** : 277-286, 1991.
57) Coon H, Byerley W, Holik J, Hoff J, Myles-Worsley, Lannfelt L, Sokoloff P, Schwartz J-C, Waldo M. Freedman R, Plaetke R : Linkage analysis of schizophrenia with five dopamine receptor genes in nine pedigrees. *Am J Hum Genet* **52** : 327-334, 1993.
58) Crocq M-A, Mant R, Asherson P, Williams J, Hode Y, Mayerova A, Collier D, Lannfelt L, Sokoloff P, Schwartz J-C, Gill M, Macher J-P, McGuffin P, Owen MJ : Association between schizophrenia and homozygosity at the dopamine D3 receptor gene. *J Med Genet* **29** : 858-860, 1992.
59) 藤原　豊, 富田博秋：ドパミン受容体. 神経進歩 **37**：443-458, 1993.
60) Jönsson E, Lannfelt L, Sokoloff P, Schwartz J-C, Sedvall G : Lack of association between schizophrenia and alleles in the dopamine D3 receptor gene. *Acta Psychiatr Scand* **87** : 345-349, 1993.
61) Moises HW, Gelernter J, Giuffra LA, Zarone V, Wetterberg L, Civelli O, Kidd KK, Cavalli-Sforza LL, Grandy DK, Kennedy JL, Vinogradov S, Mauer J, Litt M, Sjögren B : No linkage between D2 dopamine receptor gene region and schizophrenia.*Arch Gen Psychiatry* **48** : 643-647, 1991.
62) Niznik HB, Van Tol HHM : Dopamine receptor genes : new tools for molecular psychiatry. *J Psychiatr Neurosci* **17** : 158-180, 1992.
63) Ohara K. Ulpian C. Seeman P, Sunahara RK, Van Tol HHM, Niznik HB : Schizophrenia : dopamine D1 receptor sequence is normal, but has DNA polymorphisms. *Neuropsychopharmacology* **8** : 131-135, 1993.
64) Sarkar G, Kapelner S, Grandy DK, Marchionni M, Civelli O, Sobell J, Heston L, Sommer SS : Direct sequencing of the dopamine D2 receptor (DRD2) in schizophrenics reveals three polymorphisms but no structural change in the receptor. *Genomics* **11** : 8-14, 1991.
65) Seeman P, Ohara K, Ulpian C, Seeman MV, Jellinger K, Van Tol HHM, Niznik HB : Scizophrenia : normal sequence in the dopamine D2 receptor region that couples to G-proteins. DNA polymorphisms in D2. *Neuropsychopharmacology* **8** : 137-

66) Sibley DR, Monsma FJ : Molecular biology of dopamine receptors. *Trends Pharmacol Sci* **13** : 61-69, 1992.
67) Su Y, Burke J, O'Neill A, Murphy B, Nie L, Kipps B, Bray J, Shinkwin R, Nuallain MN, MacLean CJ, Walsh D, Diehl SR, Kendler KS : Exclusion of linkage between schizophrenia and the D2 dopamine receptor gene region of chromosome 11q in 112 Irish multiplex families. *Arch Gen Psychiatry* **50** : 205-211, 1993.
68) Sunahara RK, Guan H-C, O'Dowd BF, Seeman P, Laurier LG, Ng G, George SR, Torhia J, Van Tol HHM, Niznik HB : Cloning of the gene for a human dopamine D5 receptor with affinity for dopamine than D1. *Nature* **350** : 614-619, 1991.
69) Van Tol HHM, Bunzow JR, Guan H-C, Sunahara RK, Seeman P, Niznik HB, Civelli O : Cloning of the gene for a human dopamine D4 receptor with high affinity for the antipsychotic clozapine. *Nature* **350** : 610-614, 1991.
70) Van Tol HHM, Wu CM, Guan H-C, Ohara K, Bunzow JR, Civelli O, Kennedy J, Seeman P, Niznik HB, Jovanovic V : Multiple dopamine D4 receptor variants in the human population. *Nature* **358** : 149-152, 1992.
71) Wiese C, Lannfelt L, Kristbjarnarson H, Yang L, Zoega T, Sokoloff P, Ivarsson O, Schwartz J-C, Moises HW, Helgason T : No evidedce of linkage between schizophrenia and D3 dopamine receptor gene locus in Icelandic pedigrees. *Psychiatry Res* **46** : 69-78, 1993.
72) 山口時男, 前野弘夫：ドーパミン受容体. 生体の科学 **42** : 359-365, 1991.
73) Seeman P, Guan H-C, Van Tol HHM : Dopamine D4 receptors elevated in schizophrenia. *Nature* **365** : 441-445, 1993.

5.7 うつ病とレセプター

a. うつ病と神経化学的病因論
―レセプター異常仮説の展開

うつ病の病因論としてはモノアミン仮説が長い間支配的であった．または，うつ病の背景に脳内モノアミン（とくにセロトニン，ノルアドレナリン）の量的減少，または機能的低下があるとする，比較的単純な考え方である．もちろんこの仮説は今日，完全に否定されたわけではない．しかし伝達物質が「減った」「増えた」だけを考えていたのでは，うつ病を説明することはとてもできないし，研究の進展も暗礁に乗り上げてしまうことがはっきりしてきたのである．うつ病は最初に考えられた以上に複雑な病気であり，いろいろの観点からの研究を必要とするが，中でも重要なポイントは発症要因と独特の経過に注目することであろう．たとえば，うつ病者は常に病的であるわけではなく，普段はむしろ過剰に適応しているが，ある時期にその過剰な適応が逆方向に破綻して，病的状態に陥る病気である．しかも病期でもその異常は質的なものではなく，量的な行き過ぎといえるもので，あたかも普段の適応の形成が'裏目に出ている'と表現できるような異常を示す．また発症の契機には何らかのストレス要因が存在することもわかってきた．したがって，うつ病の生物学的異常とは，普段はホメオスタシス機構が働いて一見巧みに覆われているが，それが何らかの拍子に崩れたときに反応性の異常となった現れるような形の可能性が強い．つまり決して恒常的，固定的な異常ではなく，個体内外の環境変化に対する「神経系の制御機構の異常」として考えた方が臨床的事実によく適合するのである．

このように考えてくると，うつ病の病因と伝達物質レセプターの関連に注目しないわけにはいかない．つまりレセプターは伝達物質を受容して神経細胞間情報をやりとりし，伝達物質の産生を制御，遊離を調整し，他の伝達系との連絡を行う機能単位であり，内外環境変化を受けとめると同時に，それに応じた細胞機能制御を行う役割を担っている．レセプターに異常があれば，通常環境で保たれていた機能も，環境変化に応じての調整に失敗し，病的状態が発現する．もちろんレセプター異常といっても，うつ病の場合，粗大な固定的異常ではなく，ある種のレセプターの調整機構の異常を問題にせねばなるまい．また脳の部位でいえば当然，情動機構に関連した部位，つまり辺縁系や自律神経中枢のレセプターに注目すべきである．したがって，情動中枢レセプターの制御機構についての基礎的研究が，うつ病研究にとって今後重要な意味をもってこよう．まだそのような発想に基づく研究は緒についたばかりだが，大別して2つの方向から行われている．1つはうつ病者の種々のレセプター機能を調べようとする臨床化学的観点である．もう1つは抗うつ薬が伝達物質レセプターにどのような影響を及ぼすかを調べ，そのことから逆にうつ病を考えようとする薬理学的観点である．これらはたがいに関連しながら行われるべきだが，ここでは紙面が非常に限られていることから，前者の結果のみに焦点を当てて概観する．後者の研究については文献[8,16,18,19]を参照にされたい．もちろんレセプターといってもさまざまのものがあるが，ノルアドレナリン（NE），セロトニン（5-HT）系に絞る．うつ病に関連すると考えられるのは，このうちの1つの系というのではなく，おそらく多くの系の相互調整機能の障害であると筆者は考えるが，各個にみてそれぞれにそれなりの異常が出たとしても何の不思議もない．むしろ不安定だが，幅広い異常がみいだされる点に制御機構障害としてのうつ病らしさがあると思われる．なおここでは比較的新しい報告を主体に概説したので，これ以前の知見については既報[17]も参考にしてほしい．

b. ノルアドレナリン系

うつ病者の脳内 NE 系レセプター機能を直接的に調べるためには，核医学などの技術的進歩に待たねばならない．現時点で期待できるのは死後脳の分析であろう．しかし残念なことにうつ病者の死後脳レセプター解析はほとんどなされていない．ただ，自殺者の脳では β レセプター結合が亢進[11]，不変の報告[15]がある．

間接的だが可能なのは，神経内分泌的方法の応用である．成長ホルモン（GH）分泌は α_2 レセプター刺激により促進される．そこで，α_2 作動薬クロニジン刺激による GH 分泌を指標として，うつ病者の脳内（おそらく視床下部の）α_2 レセプター機能を知ることができる．このような報告は多数あり，ほとんど例外なくうつ病者ではクロニジン刺激性 GH 分泌低下，つまり後シナプス α_2 機能低下が示唆されている[17]．この所見は抗うつ薬，性，年齢によって影響を受けず，臨床的な内因性要素と相関が強く，うつ病相から寛解しても反応低下が続くといわれており[24]，うつ病の病因との関連が示唆されると同時に，診断手段としての可能性も期待される．しかしまだその解釈には慎重さが必要だろう．たとえば，抗うつ薬によって α_2 刺激性 GH 分泌は低下し，しかもかなりの長期間その影響が残ることを指摘する報告もなされている[23]．まったく服薬歴のないうつ病者で調べた結果では，反応低下が認められたのは男性群だけで，女性群にはまったく差がみられなかったという．このことは性差や投薬の統制が必要なことを示唆している（ただしこの報告は非内因性うつ病で調べられている）．

うつ病で間脳-下垂体-副腎皮質系（HPA）の亢進が存在することは広く知られていたが，HPA から脳内モノアミンレセプター機能を推察するのには両者の関係は複雑すぎる．しかし，α_2 レセプターは HPA に抑制的に関与している可能性が大で，α_2 作動薬，拮抗薬を用いコルチゾール分泌をみた研究結果を総合すると，うつ病では間脳 α_2 機能は低下しているともいう[24]．

これまで述べた神経内分泌学的研究では若干の不一致はあるものの，全体としてうつ病において後シナプス α_2 の機能低下ありと結論づけるものが多いようである．これに対して，β レセプター機能はこの方法ではほとんど調べられていない．わずかにメラトニン分泌を指標に β 機能を知りうるのではないかとの期待がかけられているものの，最近 Thompson[26] はメラトニンに影響を与えうる諸要素を厳密にマッチングさせれば，うつ病と対照群間に差はないと結論づけている．ただしメラトニンの基本分泌量そのものより，光を照射したときの分泌低下を指標とした方が，レセプター機能との関連では適当とも思われる．最近この方法で，双極型躁うつ病のうつ状態ではメラトニン分泌低下の度合いが小さいことが報告された[9]．

末梢から脳レセプター機能を推察するもう1つの方法は，末梢血球を脳細胞の代わりに用いることである．ことに血小板は神経細胞の種々の点で共通していることから，よく用いられている．もちろんレセプターの薬理学的性質が似ていたとしても，脳の末梢レセプターが同じ制御機構をもつとは考えにくく，まったく同じ水準では論じられないが，たとえばレセプターそれ自体に遺伝的な変異があるとすれば，末梢細胞を用いてもそれを把握しうるとの期待がかかるわけである．血小板には β レセプターも存在するが，やはり α_2 についての報告が多い．クロニジンをリガンドとした結合部位数の測定結果を詳細に検討した Piletz ら[20] の報告によれば，血小板 α_2 レセプター数の増加が示唆され，それは抗うつ薬により正常化されるという．プロスタグランジン E_1 刺激性 cAMP 産生に対する α_2 作動薬の抑制効果を指標に，Gi タンパクに共役した α_2 機能を直接的にみた研究も最近多数発表されている．その結果は不変，低下と相半ばするようであるが，フォルスコリンで直接触媒部位を刺激した場合の cAMP 産生への α_2 抑制には，うつ病で低下はないという[4]．さらに生理学的な指標としては，α_2 作動薬による血小板の凝集を用いる方法も考えうるが，これによればうつ病の血小板 α_2 機能は亢進している[4]といい，結合実験の結果と完全に一致している．以上，方法により若干のずれはあるものの，うつ病では血

小板 α_2 の機能亢進がある可能性が強いといえよう．ただしこれまでの結果の多くが，この異常は状態依存的であり，要因を反映しないことを示唆している．

一方，リンパ球の β レセプター機能を測定した報告も最近増えてきた．多くが β 作動薬による cAMP 産生を指標としているが，無投薬のうつ病で調べた 7 つの報告は，例外なく β 機能の低下を示している[17]．ただし β 結合能には変化がないことから，結合部位と G タンパク以降の共役がうまくいかないことを重視する見解[6]もある．最近，うつ病のリンパ球 β 機能の低下は電撃療法による症状回復により正常化することから，状態依存的なものであることを示唆する報告がなされた[12]．ただし躁うつ病の家系のリンパ球の β が低いとの報告[27]があり，遺伝の関与も示唆されている．この問題は今後の課題であろう．

c. セロトニン系

5-HT とうつ病の関連は古くからいわれているが，5-HT の過剰，低下と正反対の仮説が真っ向から対立してきた．最近 5-HT 選択性抗うつ薬が次々出たこと，5-HT レセプターのサブタイプの提唱，5-HT の生理学的役割の研究が進んだことから，5-HT とうつ病の関係が再び注目を浴びている．最近の研究の主流は NE 系から 5-HT 系に移った観もある．

やはり直接的検証は死後脳研究であるが，服薬していない自殺者の脳で 5-HT$_2$ レセプター数が上昇しているとの報告が 2 編みられる[11,25]．そしてこれは前シナプスからの 5-HT 遊離低下によると考察されているものの，5-HT$_1$ レセプターに変化はみられなかったという[11]．神経内分泌学的方法では 5-HT 作動薬によるコルチゾール分泌増加を指標としての研究が行われているが，多くはうつ病での分泌亢進，つまり視床下部 5-HT レセプター機能亢進を示唆しており[13]，しかも重症度や自殺企図と平行しているともいう[14]．5-HT レセプターサブタイプとの関連では，この反応は 5-HT$_{1A}$ レセプター亢進を示唆するとの発表が最近なされた[22]．しかし 5-HT$_{1A}$ レセプターについては，5-HT$_{1A}$ 作動薬による体温低下を指標とした研究で，うつ病では 5-HT$_{1A}$ 機能がむしろ低下しているとの矛盾した報告もある[10]．

プロラクチン，GH も 5-HT レセプター刺激により上昇するが，この反応はうつ病では逆に低下しているとの報告が多い[13]．たとえば最近，クロミプラミンにより後シナプスに達する 5-HT を増やすとプロラクチン分泌が刺激されるが，この反応はうつ病者で低いことが報告された[5]．ただし，5-HT 作動薬 MCPP によるプロラクチン分泌にはうつ病と正常者との差がないとの報告もある[7]．いずれにしても神経内分泌学的方法による 5-HT レセプターの研究には矛盾が多く一定の結論は出ないが，サブタイプの関与の仕方によるものである可能性も強い．

5-HT レセプターそれ自体ではないが，これと関連して抗うつ薬イミプラミンの結合部位（以下 IB）の研究に少しふれておく．IB が血小板に存在することが発見され，続いてうつ病者において血小板 IB 数の低下が報告された[3]．これを単純に解釈すると，うつ病ではイミプラミンの作用点である何かの機能が低下しているということになり，病因との関連が関心を集め，診断マーカーとしても注目されたのである．IB は当初 5-HT 取り込み部位と考えられたが，取り込み部位とは制御機構が異なり，各個体で両者に相関がなく，薬物親和性も大きく異なることから，別のものであると結論づけられ，現在は 5-HT 輸送系複合体の一部と考えられている．うつ病血小板で IB 数が低いとの所見は，その後も数多く示されたものの，これを否定する報告も増え，最近の WHO による世界的規模の研究でも対照群と有意差は出ていない[2]．まったく無投薬の患者では差がないので，従来の低下した報告は抗うつ薬の影響と結論づける報告もある[21]．しかし，うつ病のある種のサブタイプでは，低下していることを強調する報告もあり[1]，今後も病因論との関係で目を離せない．うつ病や自殺者の死後脳で IB を測定した研究はこれまで筆者の知るかぎり 9 編が発表されているが，一致した結果はえられていない（最新のものは文献 1）で，対照群と差がない）．

d. まとめと今後の課題

以上，うつ病のレセプター機能異常を示唆する臨床研究を NE 系と 5-HT 系にしぼってみてきた．NE 系は大まかにいえば，外界からの刺激に対する個体の反応態勢を準備し，覚醒水準を高める役割を担うと考えられる．古典的モノアミン仮説では NE の低下がうつ病と関連するというが，神経科学的な知見と考え合わせると，覚醒水準の過大な興奮がうつ病の不安，焦燥，行動制止と関係する可能性が強く，古典的な考えとは逆に NE 系の機能亢進がうつ病症状の一部をひき起こすようにも思える．一方，5-HT は情動，食欲，性欲，睡眠などに広く関与していることがわかってきたが，これらはすべてうつ病の症状に関連する生理機能である．しかし，亢進にしろ低下にしろ，どちらか 1 方向への 5-HT の変化だけでうつ病の症状全部を都合よく説明することはできない（たとえば情動低下や睡眠減退は 5-HT の低下と，食欲，性欲低下は 5-HT の亢進と関係すると考えられる）．やはり最初に述べたように，これらの点はモノアミンの多い，少ないではなく，神経伝達物質レセプター制御機能の異常としてとらえた方が次の段階への展望を開きやすいと思われる．

とはいえ，現段階では各レセプター機能がうつ病でどのように異常なのか，方法により，あるいは研究者によりさまざまで一定の結論が得がたいようにもみえる．しかし，ここで再び強調せねばならないのは，うつ病のレセプター異常は固定的なものではなく，あくまで外界刺激（ストレス）に対する動的なプロセスの異常であり，現在みているのはある側面の横断面の異常にすぎない点である．したがって幅広く，不安定で不一致の異常が出ても不思議なことではない．ただ現在のやや混沌として状況を収束させていくことも必要なことはいうまでもない．最後に現時点での問題点と今後の課題をまとめてみる．

1) レセプター機能の測定条件の不一致がめだつ．

2) 測定法自体がきちんとしていても，年齢，性，季節，ストレスなどにより変動が大きいので，これらをできるだけ統制すべきである．

3) 異常があったとしても，それが trait（素因）を表すものか，state（状態）を表すものか明確でない場合がある．家族研究がこれへの解答を与えてくれるかもしれない．しかし方法論的に困難である．

4) 双極性うつ病と単極性うつ病の区別が以外なほどなされていない．たとえば α_2 レセプターの場合，双極性では亢進，単極性では低下ともいわれている[24]が，この点を調べた研究はきわめて少ない．

5) 末梢から中枢をみた研究が多いが，はたしてこれが妥当か，基礎的データが意外に少ない．神経内分泌学的方法では，視床下部の機能を主にみることになると思われるが，この部位がうつ病の病因にどの程度関与するのか，あまり論じられていない．

6) レセプターのサブタイプの機能，局在に関する基礎研究の進展に今後期待したい．

〔付記〕 この分野の研究の進展は速く，脱稿後も数多くの新しい知見が報告されている．しかし大筋の流れや有力と考えられる知見や仮説には本稿で述べた段階と比べて大きな変化はないといってよいし，研究の方向性も最後にまとめで記したように向かっている思われる．その後のこの分野の総説などを文献としてあげておく[28〜31]．

〔野村総一郎〕

文 献

1) Arora RC, Meltzer HY: ^{3}H-imipramine binding in the frontal cortex of suicides. *Psychyiat Res* **30**: 125-135, 1989.

2) Bech P, Eplov L, Gastpar M, Mendlewicz Z, Plenge P, Rielaert C, Mellerup ET: WHO pilot study of the validity of imipramine platelet receptor binding sites as a biological marker of endogenous depression. *Pharmacopsychiatr* **21**: 147-150, 1988.

3) Briley MS, Langer SZ, Raisman R, Sechter D, Zarifiana E: Tritiated imipramine binding sites are decreased in platelets from untreated depressed patients. *Science* **209**: 303-305, 1980.

4) Garcia-Sevilla JA, Padro-Givalt MT, Guiman J, Areson P: α_2-adrenoceptor-mediated inhibition of platelet adenylate cyclase and induction of

aggregation in major depression. *Arch Gen Psychiatr* **47**: 125-132, 1990.
5) Golden RN, Hsiao JK, Lane E, Ekstrom D, Rogers S, Jicks R, Poster WZ: Abnormal neuroendocrine responsivity to acute I. V. clomipramine challenge in depressed patients. *Psychiatr Res* **31**: 39-47, 1990.
6) Halper JP: Blunted adrenergic responsitivity of peripheral blood mononuclear cells in endogenous depressin. *Arch Gen Psychiatr* **14**: 241-244, 1988.
7) Kahn RS, Wetzler S, Asnis GM, Papolas D, van Praag HM: Serotonin receptor sensitivity in major depression. *Biol Psychiatr* **28**: 358-362, 1990.
8) 小山 司:抗うつ薬と脳内受容体. 臨床精神医学 **9**: 1266〜1281, 1987.
9) Lam RW, Berkowitz AL, Berga SL: Melatonin suppression in bipolar and unipolar mood disorders. *Psychitr Res* **33**: 129-134, 1990.
10) Lesch KP, Tietz J, Schmidtke A: $5HT_{1A}$ receptor function in depression: effect of chronic amitriptyline treatment. *J Neural Transm* **80**: 157-161, 1990.
11) Mann JJ, McBride A, Stanley M: Increased serotonin 2 and beta-adrenergic receptor binding in the frontal cortices of suicide victims. *Ardh Gen Psychiatr* **43**: 954-959, 1986.
12) Mann JJ, Mahler JC, Wilner PJ, Halper JP, Brown RP: Normalization of blunted lymphocyte B-adrenergic responsivity in melancholic inpatients by a course of electroconvulsive therapy. *Arch Gen Psychiatr* **47**: 461-464, 1990
13) Meltzer HY, Lowy MT: The serotonin hypothesis of depression. In: Psychopharmacology: The Third Generation of Progress (ed by Meltzer HY), pp 513-526, Raven Press, New York, 1987.
14) Meltzer HY, Perline R, Tricon BJ, Lowy M, Robertson A: Effect of hydroxytryptophan on serum cortisol levels in major affective disorders: Relation to suicide, psychosis and depressive symptoms. *Arch Gen Psychiatr* **41**: 379-387, 1984.
15) Meyerson LR, Wennogle LP, Abel MS, Coupet J, Lippa AS: Human brain receptor alterations in suicide victims. *Pharmacol Biochem Behav* **17**: 159-163, 1982.
16) 野村総一郎:うつ病と脳内アドレナリンレセプター. 最新医学 **42**: 972-976, 1987.
17) 野村総一郎:うつ病の中枢レセプター異常-アドレナリン系を中心に-. 日本臨牀 **47**: 1179〜1183, 1989.
18) 野村総一郎:抗うつ薬. 精神科領域における薬物療法. 精神科MOOK, 増刊1(八木剛平編)pp 112-121, 金原出版, 東京, 1989.
19) 野村総一郎, 山岡功一:新しい抗うつ薬. 神経精神薬理 **11**: 753〜762, 1989.
20) Piletz JE: Evaluation of studies on platelet alpha-2 adrenoceptors in depressive illness. *Life Sci* **32**: 1589-1616, 1986.
21) Quintana J: Platelet imipramine binding in endogenous depressed patients and controls; Relationship to platelet MAO and 5HT uptake during successful imipramine treatment. *Psychiatr Res* **33**: 229-242, 1990.
22) Rausch JL, Stahl SM, Hauger RL: 5HT recognition site changes relevant to antidepressant response in man. 28th Annual Meeting of ACNP, Hawaii, 1989.
23) Schittecatte M, Charles G, Machowski R, Wilmotte J: Growth hormone response to clonidine in untreated depressed patients. *Psychiatr Res* **29**: 199-206, 1989.
24) Siever LJ: Role of noradrenergic mechanisms in the etiology of the affective disorders. In: Psychopharmacology: The Third Generation of Progress (ed by Meltzer HY), pp 493-509, Raven Press, New York, 1987.
25) Stanley M, Mann JJ, Gerschon S: Alerations in pre-and post synaptic serotonergic neurons in suicide victims. *Psychopharmocol Bull* **19**: 684-687, 1983.
26) Thompson C: A comparison of melatonin in secretion in depressed patients and normal subjects. *Br J Psychiatr* **152**: 260-265, 1988.
27) Wright AF, Chrichton DN, London JB, Morten JEM: β-adrenoceptor binding defects in cell lines from families with manic-depressive disorder. *Ann Hum Genet* **48**: 201-214, 1984.
28) 小山 司, 井上 猛:神経伝達物質と神経内分泌. 躁うつ病と神経内分泌(日本生物学的神経医学会編). pp 115-132, 学会出版センター, 東京, 1993.
29) 三国雅彦:躁うつ病の成因に関する生物学. 神経医学と生物学の語らい(日本生物学的精神医学会編), pp 121-142, 学会出版センター, 東京, 1992.
30) 野村総一郎:気分障害—最近の生物学的研究と病因論. 精神科治療学 **6**: 925-936, 1991.
31) 躁うつ病の薬理・生化学研究懇話会(編):躁うつ病の薬理生化学II, 金剛出版, 1992.

5.8 てんかんとレセプター

てんかんは一般人口の0.3〜0.5%を占めるきわめて頻度の高い疾患であるが，そのレセプター研究については，十分解明されてないのが現状である．WHOによれば「てんかんとは反復・自生する発作（てんかん発作）を主体とする慢性疾患であり，大脳ニューロンの過剰発射という病態機構が疾患の本質をなすが，病因は種々あり単一でない」とされている．このことは，てんかんの背景にある原因，発作の程度，発作症状も多種・多彩で，しかもその生化学的病態には発作準備状態，発作への移行状態，発作中，発作後状態，次の発作に及ぼす影響などにより相違があり，これらの複雑性がレセプター研究の障害となっている．それゆえ，てんかん患者を対象としたレセプター研究には幾多の困難があり，現在のところてんかんの部分発作，2次性全汎化発作をモデルとしたキンドリング動物における研究が中心となっている．鈴木は[32]このような疾患モデルを症状の類似性を基本とする相似性モデルと病因ないし素因の同一性を共通にする相同性モデルに区別し，前者に代表的な研究としてキンドリング，後者にElマウスをあげている．また近年 positron emission tomography (PET) を用いた研究も期待されているが，まだ十分な知見が得られてない．ここでは

てんかん患者に行われたレセプター研究の概要とキンドリング研究における成果および近年のPET研究での結果を述べる．なお神経伝達物質の一般に考えられているてんかん発作への関与を表5.12に示した．

a. てんかん患者におけるレセプター研究

てんかん患者におけるレセプター研究は，体液（とくに脳脊髄液），脳組織（焦点切除患者の脳）およびPETを用いた研究が主である．

(1) 脳脊髄液からの研究

てんかん患者の脳脊髄液を用いて，種々の神経伝達物質およびその代謝物質が測定されている．Hiramatsuら[12]は，ドパミン(DA)自体がDAニューロンのブロックにより低値を示すとし，Papeschiら[22]はその代謝物質 homovanillic acid (HVA) も低値としているが，逆にChadwickら[5]は未治療群では変化がなかったとしている．ノルアドレナリン (NA) 自体は高値を示す[12]とされているが，代謝物質の3-methoxy-4-hydoxyphenylglycol (MHPG) は，脊髄由来のものが多く脳内変化を反映し難く不変[19]とされている．セロトニン (5-HT) の 5-hydroxyindoleacetic acid (5-HIAA) に関しては，低値，不変，高値など一致した見解がないが，Chadwickら[5]は抗てんかん薬治療群が未治療群よりもHVA，5-HIAAが高値で，とくに5-HIAAと薬剤濃度との関連に注目している．発作抑制物質とされるγアミノ酪酸 (GABA) について，Crawfordら[6]は未治療・治療・対照群の間に差がないとしているが，Yamamotoら[36]は対照群との間に差はないが，難治症例では有意に低値であったとしている．他のアミノ酸について，Crawfordら[6]は脊髄液のタウリン，アスパラギン酸，グリシン，アラニンも低値としているが，この変化の意味づけには不明の部分が多い．けいれん惹起性が示唆されるソマ

表 5.12 ニューロトランスミッターのてんかん発作に対する役割

	抑制性	興奮性
モノアミン系	セロトニン ドパミン ノルアドレナリン	アセチルコリン
アミノ酸系	GABA タウリン アラニン グリシン	グルタミン酸 アスパラギン酸
ペプチド系	TRH ACTH	オピオイド ソマトスタチン バゾプレシン CRF

トスタチン (SRIF) では，山本[37]は脊髄に多く含まれる神経ペプチドであるため変化がないとしている．一方，cyclic 3′,5′-adenosine monophosphate (cAMP) や cyclic 3′,5′-guanosine monophosphate (cGMP) など細胞内伝達をつかさどる2次メッセンジャーが高値である報告もみるが，その意義は不明である[37]．このように脳脊髄液からの試料では，薬物投与の影響，採取した際の患者の状態などにより異なることから定説が得られていない．

（2）てんかん焦点組織からの研究
（表 5.13 参照）

てんかん切除脳組織の検索は病気の本体に直接関与する研究であるが，試料の入手が困難で，どのようなてんかん病態の反映なのか判断し難いため研究も進んでいない．Hiramatsu ら[12]は，焦点組織では DA は低値，NA は高値であったとしている．Pope ら[25]はてんかん焦点でのアセチルコリン (ACh) 活性の亢進を認め，神経の異常活動の亢進による結果としている．Van Gelder ら[34]は，焦点部位では GABA，アスパラギン酸が低値を示し，脳波上の興奮性の高い部位ではグルタミン酸，タウリンの低値とグリシンの高値を認め，てんかん焦点におけるグルコース代謝とアミノ酸代謝の解離に基づくとしているが，逆にグリシン，アスパラギン酸，グルタミン酸は不変，GABA，タウリンでは高値を示すとの Perry ら[23]の相反する報告もみる．グルタミン酸のレセプターとして，カイニン酸，キスカル酸，N メチル-D-アスパラギン酸 (NMDA) が明らかにされているが，Avoli[1]らによれば，切除脳組織からてんかんモデルをつくり，NMDA のアンタゴニストの DL-AVP 投与により，発作を抑制できたことから，NMDA の発作への関与とアンタゴニストの治療への応用が期待されている．

てんかん焦点組織内のレセプター研究では，Briere ら[4]は [^{3}H] prazosin をリガンドとして，α_1NA レセプター (α_1NA-R) の結合能の減少を認め，てんかん焦点における NA の感受性低下による結果としている．また Lloyd ら[16]は [^{3}H] GABA レセプター結合能の減少を認め，てんかんの GABA シナプスでの機能障害を示している．BZP レセプターについて Scherwin ら[29]は，[^{3}H] flunitrazepam を用いて大脳皮質の焦点・非焦点組織を比較した結果，差を認めていない．

（3）PET を用いた研究（表 5.13 参照）

PET 研究では，部分てんかんの発作間欠期では焦点部位の糖代謝の低下，発作時ではその亢進が認められている．Frost ら[10]はオピオイドレセプターの μ 型に親和性の高い ^{11}C-carfentanil (CFN) を用いて，側頭葉てんかん患者13名について検討し，焦点側でレセプター結合能の上昇を認め，^{18}F-fluoro-deoxy-D-glucose を用いて測定した糖代謝と逆相関したとし，てんかんに何らかの関連があるとしている．Savic ら[28]は BZP レセプターのアンタゴニストである ^{11}C-Ro 15-1788 を用い，部分てんかん10例の側頭葉における BZP レセプターの変化を測定し，Kd には焦点側と反対側に差はなかったが，B_{max} では焦点側で有意に低値であったとし，てんかん焦点での抑制機構の障害を示唆している．同様の結果は RO 16-0154 を用いた SPECT の研究でも確かめられている[2]．PET 研究ではポジトロン標識リガンドの開発により，生体の脳内レセプター測定が可能なことから疾患の病態解明が期待されている．

表 5.13 てんかんのレセプター研究（山本[37]を一部改変）

てんかん患者脳焦点組織のレセプター研究	GABA$_A$ レセプター	↓	(Lloyd, 1984)
	α_1 アドレナリンレセプター	↓	(Briere, 1986)
	ベンゾジアゼピンレセプター	=	(Sherwin, 1984)
てんかん患者の PET によるレセプター研究	オピオイドレセプター μ 型	↑	(Frost, 1988)
	ベンゾジアゼピンレセプター	↓	(Savic, 1988)
El マウスによるレセプター研究	ムスカリン性 ACh レセプター	↑	(Mori, 1984)

b. キンドリングにおけるレセプター研究

キンドリング動物は，てんかん部分発作，2次性全汎化発作の有用なモデルで，そのメカニズムに関する数多くの研究がある．しかし Peterson ら[24]，鈴木ら[32]の総説にみるように十分解明されていないのが現状である．ここではこれらの報告に従ってキンドリング形成過程，キンドリングけいれん，キンドリング状態の3つに分け述べる（表5.14）．

AChの脳内注入によりてんかん性放電がひき起こされることやAChの分解酵素阻害薬のphysostigmine投与でけいれん誘発されることから，AChはけいれん発作に関連があるとされている[17]．McNamaraら[17]は[^{3}H] QNBをリガンドとして用い，キンドリングにより扁桃核のムスカリン性レセプター（m-ACh-R）結合が一過性に減少するとし，Dascheiffら[7,8]は海馬では24時間後の低下と3〜7日後の不変を報告している．またNodaら[21]はキンドリング完成15日後に[^{3}H] QNB結合が扁桃核と梨状葉皮質の増加，前頭葉皮質で低下を認めているが，Blackwoodら[3]は4週間後では差を認めなかったとしている．これはmACh-Rがキンドリング完成1日後をピークとして元に戻る一過性現象を意味しており，過剰のACh放出によるレセプターのdown-regulationと考えられる．アゴニスト/アンタゴニストの研究をみると形成過程では，AChのアゴニストは促進，アンタゴニストは抑制，不変という報告をみるが，キンドリングけいれん・状態においては影響がないことから，形成過程以外の状態への関与は乏しい．また鈴木ら[32]はムスカリンアンタゴニストとニコチン酸アンタゴニストの併用が形成過程に抑制的に働くとの報告があることから，今後ニコチン酸レセプターとの関連も考慮する必要があるとしている．

5-HTでは，キンドリングけいれんではアゴニストである5-HTPが閾値を上昇し，アンタゴニストと考えられるmianserinが低下させるとの報告[24]をみるが，特異的なアゴニスト，アンタゴニストがないこともあり研究は進んでいない．また5-HTのリガンドを用いてのレセプター研究はいまのところみあたらない．

DAに関しGeeら[11]は[^{3}H] spiroperidolをリガンドとして用い，DAレセプターは最終けいれん後一過性に刺激部位である扁桃核で結合数が減少，前頭皮質で増加するとしているが，その後の研究では変化を認めていない[24]．またアンタゴニストである少量のhaloperidolによりキンドリング形成が促進されるが，逆にアンタゴニストのpimozide, haloperidolやアゴニストのアポモルヒンがキンドリング形成・けいれんに影響を及ぼさないとする報告[24]もある．いずれの段階においてもDAが関与している可能性は薄い．

NAについて，Stanfordら[31]はβNAレセプター（β-NA-R）が，キンドリングけいれん時のみでなく，最終けいれん3週間後においても扁桃核と新皮質での[^{3}H] DHA結合数が減少するとし，またアンタゴニストのpropranonolがキンドリング形成を増強させることから，β-NA-Rがけいれん閾値の低下に関与していることを示唆している．α_2-NA-Rについては，最終けいれん24時間後の嗅皮質での[^{3}H] clonidine結合は一過性に減少するがキンドリング状態である3週間後には不変とされている．またアゴニスト/アンタゴニストの作用からもα_2は抑制的に作用しているといえる．α_1-NA-Rは最終けいれんより30分後の前頭部皮質で[^{3}H] WB 4101結合が不変なことやα_1のアゴニストのphenoxybenzamideが形成過程に影響しないことからα_1のてんかんへの関与はないと考えられる．

GABAは，キンドリング形成過程・けいれんに関し，アゴニストは抑制的にアンタゴニストは促進的に作用すると考えられている[32]が，[^{3}H] GABAやGABAのアゴニストである[^{3}H] muscimolによるレセプターの検索では，キンドリングけいれん・状態で関与が強い黒質をはじめとするGABAレセプターには大きな変化がないとの報告が多い[30,33]．一方，近年GABAの分解酵素阻害薬であるgamma vinyl GABA（GAD）が臨床応用されており，その効果が認められつつある[9]．

BZPレセプターは抗けいれん作用を有する薬剤であり，またGABAレセプターと共役しその

表 5.14 キンドリングにおけるトランスミッター・レセプター結合能およびアゴニスト，アンタゴニストに対する反応

	形成過程	けいれん	状態
ACh レセプター	↑(hippocampus)(Burchfiel, 1979)	↓(amygdala, hippocampus, dentate gyrus)(Dasheiff, 1981) →(amygdala)(Ashton, 1980)	↓(frontal cortex)(Noda, 1981) ↑(amygdala, pyriform)(Noda, 1981) →(Blackwood, 1982) →(amygdala, hippocampus)(Blackwood, 1982)
アンタゴニスト	↓(atropine)(Albright, 1979) →(atropine)(Blackwood, 1982)	→(dexetimide)(Ashton, 1980)	↑(atropine, scoplamine)(Fitz, 1979)
アゴニスト	↑(choline)(McCann, 1981) →(acetylcholinesterase inhibitor)(Joy, 1981)	→(pilocarpine)(Ashton, 1980)	
DA レセプター		→(amygdala, frontal cortex)(Gee, 1979)	↓(amygdala)(Engel, 1977)
アンタゴニスト	→(pimozid)(Callaghan, 1979) ↑(low doses haloperidol)(Gee, 1981) →(haloperidol)(Stock, 1983)	→(haloperidol)(Corcoran, 1974)	
アゴニスト	→(apomorphine)(Callaghan, 1979)	→(apomorphine)(Ashton, 1980)	↑(apomorphine)(Post, 1981)
NEα-レセプター		→(forebrain)(Ashton, 1980)	
α₂-レセプター		↓(olfactory cortex)(Stanford, 1985)	→(neocortex)(Stanford, 1985)
β-レセプター		↓(amygdala)(McNamara, 1978)	↓(neocortex, amygdala)(Stanford, 1985)
アンタゴニスト	→(phenoxybenzamine)(Callaghan, 1979) ↑(propranonol, yohimbine)(Callaghan, 1979)	→(phenoxybenzamine)(Ashton, 1980) ↓(propranonol)(Ashton, 1980)	
アゴニスト		↓(clonidine, antidepressants)(Ashton, 1980)	↓(cocaine response)(Post, 1981)
5-HT レセプター		→(frontal cortex, hippocampus)(Ashton, 1980)	
アンタゴニスト	↑(para-chlorophenylalanine)(Stach, 1981) ↓(para-chlorophenylalanine)(Munkenbeck, 1982)	↓(mianserin, metergoline)(Ashton, 1980) ↓(para-chlorophenylalanine)(Stach, 1981)	
アゴニスト	→(5-HTP)(Stach, 1981) ↓(5-HTP)(Munkenbeck, 1982) →(quipazine)(Bowyer, 1982)	↑(5-HTP)(Ashton, 1980, Stach, 1981)	
GABA レセプター	→(hippocampal pyramidal)(Burchfiel, 1979)	↑(fascia dentata)(Shin, 1985) →(neocortex, nigra)(Shin, 1985)	↑(hippocampus)(Tuff, 1981)
アンタゴニスト	↑(3 MPA, bicuculline)(Kalichman, 1980) →(bicuculline, picrotoxin)(Bowyer, 1982)	↓(3 MPA, bicuculline, picrotoxin)(Kalichman, 1980, Bowyer, 1982)	↑(picrotoxin)(Kalichman, 1980) →(3 MPA, bicuculline)(Kalichman, 1982)
アゴニスト	↓(valproic acid)(Salt, 1980) →(imidazole, GVG)(Kalichman, 1981)	↓(GVG, GAG)(Myslobodsky, 1980) ↓(AOAA)(LeGal, 1980) ↓(Valproic acid)(Albertson, 1980)	
BZP レセプター	→(amygdala)(Schmutz, 1985) ↑(amygdala)(Tiez, 1985)	↑(fascia dentata)(Shin, 1985) →(neocortex, nigra)(Shin, 1985) →(forebrain)(Ashton, 1980)	↓(neocortex, hypothalamus)(Niznil, 1984) ↑(amygdala)(Tuff, 1981) →(Liebouritz, 1978)
アンタゴスト		→(Albertson, 1982)	
アゴニスト	↓(Wada, 1977)	↓(Ashton, 1979, Albright, 1980)	

Peterson ら[24]，鈴木ら[32]によるレセプター．↑↓は結合部位の増加，減少を示す．
アンタゴニスト，アゴニストは形成過程では↑↓は促進，遅延．けいれんでは↑↓は閾値の低下，促進．状態では↑↓は反応性の亢進，低下を示す．

作用を増強すると考えられている．McNamaraら[17]によると最終けいれんより24時間後の海馬では[^{3}H]diazepam結合が増加するが，扁桃核では変化がないとし，これはキンドリングにより海馬からのGABA放出が促進する結果，海馬の神経細胞の興奮が抑制されることによるとしている．またShinら[30]は，[^{3}H]flunitrazepam結合が24時間後の海馬での増加，黒質での不変，4週間後の海馬では不変としており，BZPレセプターの関与がうかがわれるが，持続的な機能変化については一致した成績はない．

興奮性アミノ酸であるNMDAについて，佐藤ら[27]はNMDAのアンタゴニストであるMK-801, 3-3 (2-carboxy piperazine-4-yl) propyl-phosphonate (cpp) が扁桃核キンドリングを抑制するとしている．またNMDAがGABAの抑制シナプスを変化させることや，Caイオンの細胞内流入をひき起こすことなどから，NMDAを介したシナプス伝達機構の変化が発作発現に関与しているとみられている．

神経ペプチドに関し，扁桃核キンドリング脳では，オピオイドペプチドである[Leu]-, [Met]-エンケファリンは増加，ダイノルフィン-Aは減少[35]，またβエンドルフィンは不変[13]とされている．Naranjoら[20]はキンドリング扁桃核ラット脳のプロエンケファリン由来のmRNAが増加するが，2～3か月後に正常化することから，エンケファリンはキンドリングの形成と発展に関係し，維持には関与しないとしている．オピオイドレセプターでは[^{3}H]naloxone結合能は前頭部皮質で変化がなかったとされているが，アゴニストやアンタゴニストによる研究から，鈴木ら[32]らはオピオイドは発作症状や後発射の持続に対する抑制作用と発作後の行動抑制作用の双方をもち合わせており，そのpotencyはmu, kappa, sigmaにより異なるとしている．

SRIFは脳内投与により全身けいれんをひき起こし，脳内SRIFを枯渇させるcysteamineの投与によりキンドリングけいれんが抑制される[32]．またcarbamazepineが脳内のSRIF濃度を低下させることもSIRFとてんかんの関係を示唆している．鈴木ら[32]は扁桃核キンドリングラットの扁桃核，辺縁系皮質で最終刺激後2か月でもSRIF含量の増加を認め，レセプター研究での辺縁皮質のB_{max}の減少は内在性のSRIFの増加による2次的なものと考え，海馬ではキンドリングによってSRIFの含量は変化しないので，海馬のB_{max}の減少はレセプターのdown-regulationを示すものとしている．

thyrotropin-releasing hormone (TRH) は変形性ミオクローヌスてんかん患者にTRHの誘導体(DN 1417)を使用して有効な例を認められたことや，Satoら[26]が，TRHおよびDN 1417がキンドリングけいれんを阻止し，キンドリング形成を遅らせることを認めており，線条体でのレセプターの長期にわたる増加を認めている．TRHは内因性抗けいれん物質と想定され，TRHレセプター結合の増加は，けいれん準備性と関連している可能性があるとされている．

キンドリングによるレセプターの変化については，なお変化の意味が不明の部分も多く，どのようなてんかん病態を対象としたかの統一性がなく，定説が得られているとはいい難い．近年レセプター研究に必要なリガンドの開発が著しく，またレセプターそのものを対象とした研究のみならず，神経伝達物質および代謝系の酵素活性などを含む多面的な研究により，今後てんかんの生化学的病態が明確になるであろう．

c. Elマウスにおけるレセプター研究

Elマウスは常染色体優性遺伝で，発作発射が頭頂皮質から他の皮質，海馬に伝播して全般けいれんが起こるとされ，その症状と脳波所見からヒトにおける2次性部分てんかんに相当するとされている[32]．Elマウスにおいても，脳内アミン，アミノ酸やAChによる研究が行われておりKingら[14]が総説している．Elマウスにおける5-HT, DAは高値で，NAは低値であるが，けいれん準備性を獲得させると，脳内DAは約50％低下，NAは若干低下，5-HTは低下するとされている．またElマウスでは皮質，脳幹における[^{3}H]5-HTレセプター結合が減少し，けいれん抑制された5-

HTはpiperineで上昇する報告があり，けいれん準備性においては5-HTが重要な役割を果たしていると考えられる．AChレセプターでは，海馬では結合性が減少するが親和性が増加している．GABAはElマウスでは上昇，アミノ酸については変化がないとされている．

d. 抗てんかん薬とレセプター

diazepamはBZPレセプターに作用し，キンドリング形成・けいれんに対して抑制的に作用する．BZPレセプターはGABAレセプターと共役し作用を増強するが，GABAレセプターとCl$^-$イオンチャネルとの関連性も認められている．phenobarbital（PB）はBZPレセプターにわずかに結合し，GABAレセプターによる抑制作用を示すとされているが，PBやphenytoinについては特異的結合部位，作用機序は明らかでない[15]．バルプロ酸はGABA代謝のコハク酸セミアルデヒド脱炭酸酵素，GABAトランスアミナーゼを阻害し，GABAレセプターにGABAを有効に作用させていると考えられている[37]．三牧ら[18]はzonisamideについてBZPレセプター，GABAレセプターに及ぼす影響をリガンドを用いて検討し，[^{3}H] flunitrazepam結合のB_{max}が有意に増加，[^{3}H]muscimolの結合は有意に減少したがKdは不変であったとしている．またprogabideはGABAレセプターの直接のアゴニストとして作用することにより抗てんかん薬として働くとされている．一方，carbamazepineについては，GABAとの関連はなく，神経細胞の放電を抑制するアデノシンA_1レセプターに結合し作用すると考えられている[15]．また，近年，けいれん惹起性の神経伝達物質と考えられる興奮性アミノ酸レセプターのNMDAの非競合的アンタゴニストであるMK 801などの新しい作用機序の抗てんかん薬の登場が期待されている．〔宮内利郎，岸本英爾〕

文 献

1) Avoli M, Olivier A.: Bursting in human epileptogenic neocortex is depressed by an N-methyl-D-aspartate antagonist. *Neurosci Lett* **76**: 249-254, 1987.
2) Bartenstein P, Ludolph A, Schober O, Lottes G, Bottger I, Beer HF.: Vergleich von blutfluss und benzodiazepin-rezeptorverteilung bei fokaler epilepsie: vorlaufige ergebnisse einer spect-studie. *Nuklearmedicine* **28**: 181-186, 1989.
3) Blackwood DHR, Martin MJ, Howe JG: A study of the role of cholinergic system in amygdaloid kindling in rats. *Psychopharmacology* **76**: 66-69, 1982.
4) Briere R, Sherwin AL, Robitaille Y, Olivier A, Quesney LF, Reader TA: α-1 adrenoceptros are decreased in human epileptic foci. *Ann Neurol* **19**: 26-30, 1986.
5) Chadwick D, Jenner P, Reynolds HE: Serotonin metabolism in human epilepsy: the influence of anticonvulsant drugs. *Ann Neurol* **1**: 218-224, 1977.
6) Crawford PM, Chadwick DW: GABA and amino acid concentrations in lumber CSF in patients with treated and untreated epilepsy. *Epilepsy Res* **1**: 328-338, 1987.
7) Dasheiff RM, Byrne MC, Patrone V, McNamara JO: Biochemical evidence of decreased muscarinic cholinergic neuronal communication following amygdala-kindled seizures. *Brain Res* **206**: 233-238, 1981.
8) Dasheiff RM, Savage DD, McNamara JO: Seizures down-regulate muscarinic cholinergic receptors in hippocampal formation. *Brain Res* **235**: 327-334, 1982
9) Dam M.: Long-term evaluation of Vigabatrin (Gamma Vinyl GABA) in epilepsy. *Epilepsia* **30** (suppl 3): S26-S30, 1989.
10) Frost JJ, Mayberg HS, Fisher RS, Douglass KH, Dannals RF, Links JM, Wilson AA, Ravert HT, Rosenbaum AE, Snyder SH, Wagner HN: Mu-opiate receptors measured by positron emission tomography are increased in temporal lobe epilepsy. *Ann Neurol* **23**: 231-237, 1988.
11) Gee KW, Hollinger MA, Bowyer JF, Killam EK: Modification of dopaminergic receptor sensitivity in rat brain amygdaloid kindling. *Exp Neurol* **66**: 771-777, 1979.
12) Hiramatsu M, Mori A, Yamamoto M, Ohmoto T, Namba S, Nishimoto A, Mayanagi Y: Catecholamine levels in the epileptic focus and cerebrospinal fluid of epileptics. *Folia Psychiatr Neurol Jpn* **39**: 449-450, 1985.
13) Kato N, Higuchi T, Friesen HG, Wada JA: Changes of immunoreactive somatostatin and β-endorphin content in rat brain after amygdaloid kindling. *Life Sci* **32**: 2415-2422, 1983.

14) King JT Jr, LaMotte CC : El mouse as a model of focal epilepsy : a review. *Epilepsia* **30** : 257-265, 1989.

15) Levy RH, Dreifuss FE, Mattson RH, Meldrum BS, Penry JK : Antiepileptic drugs, Ravan Press, New York, 1989.

16) Lloyd KG, Munari C, Bossi ML, Stoeffels C, Talairach J, Morselli PL : Biochemical evidence for alternations of GABA-mediated synaptic transmission in pathological brain tissue (stereo EEG or morphological definition) from epileptic patients. In : Neurotransmitters, Seizures and Epilepsy (ed by Morselli PL, Lloyd KG, Losher W, Meldrum B, Reynolds EH), pp 325-338, Raven Press, New York, 1981.

17) McNamara JO, Byrne MG, Dasheiff RM, Fitz JG : The kindling model of epilepsy : A review. *Prog Neurobiol* **27** : 139-159, 1980.

18) 三牧孝至, 鈴木保宏, 田川哲三ほか : Zonisamide の ラット脳 Benzodiazepine 受容体, GABA 受容体と の相互作用の検討. 厚生省神経疾患研 62 年度研報, 難治性てんかんの予防と対策に関する研究. pp 35-39, 1988.

19) 長尾卓夫, 藤本 明, 大下俊則, 山本光利, 久郷敏明, 秋山一文, 大月三郎 : てんかん患者における髄液モノアミン代謝物質と環状ヌクレオチド. 脳神経 **31** : 1225-1231, 1979.

20) Naranjo JR, Iadarola MJ, Costa E : Changes in the dynamic state of brain proenkephalin-derived peptides during amygadaloid kindling. *J Neurosci Res* **16** : 75-87, 1986.

21) Noda Y, Wada JA, McGeer EG : Lasting influence of amygdaloid kindling on cholinergic neurotransmission. *Exp Neurol* **78** : 91-98, 1982.

22) Papeschi R, Molina-Negro P, Sourkes TL, Erba G : The concentration of homovanillic and 5-hydroxyindoleacetic acids in ventricular and lumbar CSF. *Neurology* **22** : 1151-1159, 1972.

23) Perry TL, Hansen S, Kennedy J, Wada JA, Thompson GB : Amino acids in human epileptogenic foci. *Arch Neurol* **32** : 752-754, 1975.

24) Peterson SL, Albertson TE : Neurotransmitter and neuromodulator function in the kindled seizure and state. *Prog Neuroiol* **19** : 237-270, 1982.

25) Pope A, Morris AA, Jasper H, Elliot KAC, Penfield W : Histochemical and action potential studies on epileptogenic areas of cerebral cortex in man and the monkey. *Res Publ Assoc Res Nerv Ment Dis* **26** : 218-233, 1947.

26) Sato M, Morimoto K, Wada JA : Antiepileptic effects of thyrotropin-releasing hormone and its new derivative, DN-1417, examined in feline amygdaloid kindling preparation. *Epilepsia* **25** : 537-544, 1984.

27) 佐藤光源, 森本 清 : キンドリングモデルにおけるけいれん準備性と発作発現の神経機構. 神経進歩 **33** : 884-891, 1989.

28) Savic I, Persson A, Roland P, Pauli S, Sedvall G, Widen L : *In-vivo* demonstration of reduced benzodiazepine receptor binding in human epileptic foci. *Lancet* **II** : 863-866, 1988.

29) Sherwin A, Matthew E, Blain M, Guevremont D : Benzodiazepine receptor binding is not altered in human epileptogenic cortical foci. *Neurology* **36** : 1380-1382, 1986.

30) Shin C, Pedersen HB, McNamara JO : Gamma-aminobutyric acid and benzodiazepine receptors in the kindling model of epilepsy : A quantitative radiohistochemical study. *J Neurosci* **5** : 2696-2701, 1985.

31) Stanford SC, Jefferys JGR : Down-regulation of α 2- and β-adrenoceptor binding sites in rat cortex caused by amygdalar kindling. *Exp Neurol* **90** : 108-117, 1985.

32) 鈴木二郎, 樋口輝彦 : てんかんモデル. 神経精神薬理 **9** : 713-726, 1987.

33) Tuff LP, Racine RJ, Mishra RK : The effects of kindling on GABA-mediated inhibition in the dentate gyrus of the rat. II. Receptor binding. *Brain Res* **277** : 91-98, 1983.

34) Van Gelder NM, Sherwin AL, Rasmussen T : Amino acid content of epileptogenic human brain : focal versus surrounding regions. *Brain Res* **40** : 385-393, 1972.

35) Vindrola O, Briones R, Asai M, Fernandez-Guardiola A : Brain content of leu-and met-enkephalin changes independently during the development of kindling in the rat. *Neurosci Lett* **26** : 125-130, 1981.

36) Yamamoto M, Takahashi S, Otsuki S, Kugoh T, Hosokawa K, Ogawa N : GABA levels in cerebrospinal fluid of patients with epilepsy. *Folia Psychiatr Neurol Jpn* **39** : 515-519, 1985.

37) 山本光利 : てんかん. 新脳のレセプター (小川紀雄編), pp 457-469, 世界保健通信社, 大阪, 1989.

5.9 肥満症：糖尿病とインスリンレセプター

肥満症やインスリン非依存型糖尿病においてインスリン抵抗性の存在することが知られている．最近のインスリンレセプターおよびレセプター以後の情報伝達機構の研究の進展により，これらのインスリン抵抗性の機構が徐々に明らかにされつつある．本稿では肥満症および糖尿病におけるインスリンレセプターおよびその近傍の変化について概説する．

a. インスリンのシグナル伝達

インスリン作用のシグナル伝達は，インスリンがそのレセプターに結合することにより始まる．インスリンレセプターは細胞膜に存在し，細胞外に位置する α サブユニット（分子量13万5000）と膜を貫通している β サブユニット（分子量9万5000）により，β-α-α-β の異種4量体として構成されている[3]．インスリンがインスリンレセプターの α サブユニットに結合すると，そのシグナルが β サブユニットに伝達され，β サブユニット自身の細胞内部分にあるチロシンキナーゼドメインが活性化される．この活性によりインスリンレセプター自身がリン酸化され（自己リン酸化）[1]，また他の内因性基質もリン酸化される．

一方，そのシグナルは次の効果器系にも伝えられるが，その本体の詳細は明らかでない．レセプター以後の過程として，リン酸化・脱リン酸化反応，セカンドメッセンジャー，あるいは Ca 調節系の関与などが考えられている．最終の調節系としての酵素の活性化および不活性化，糖輸送担体の translocation や酵素の誘導・抑制を通じて，糖代謝やタンパク合成，細胞増殖に関する系などにシグナルが伝達される．しかし，インスリンの作用は多岐にわたり，個々の作用とそれに対するシグナル伝達経路との関係はあまり明らかにされていない．

b. インスリン抵抗性の発現機序

インスリン作用の低下の機序としては，まず，インスリンのレセプターへの結合が極端に低下する場合がある．インスリン結合に関するインスリンレセプターの変化としては，その数の変化とインスリンに対する親和性の変化が考えられる．レセプターの数は，その合成と分解の速度に影響される．また，インスリンレセプターの数は，血中インスリン濃度によっても左右され，高インスリン血症時には，いわゆる "down-regulation" により，レセプター数が減少する．親和性は，レセプターの構造異常や glycation などの修飾，細胞膜組成の変化，インスリンとレセプターの結合を修飾する血中側の因子（レセプター抗体など），および細胞側の因子などにより変化しうる．このインスリン結合の低下はインスリンレセプターが "spare receptor" をもつことから，インスリン作用の容量-反応曲線が右方偏位することが多く，インスリン感受性（insulin sensitivity）の低下として表現される．

次に，インスリン作用の低下の機序として，インスリンレセプターの自己リン酸化とチロシンキナーゼ活性の障害，内因性基質のリン酸化を含むシグナル伝達の障害などがある．この場合も，レセプターの構造異常や修飾異常，細胞膜組成の変化，細胞内の因子の変化などが考えられる．

これらのレセプターやレセプター以後のシグナル伝達過程のほかに，インスリン作用に影響する因子として，グルコーストランスポーターや解糖系以後の酵素活性などの効果系がある．これらの異常の多くは最大インスリン反応の低下が出現することが多く，反応性（insulin responsiveness）の低下として表現される．

c. 肥満症・糖尿病でのインスリンレセプターの異常

表5.15に肥満症および糖尿病におけるインスリンのレセプターへの結合，インスリンレセプターの自己リン酸化，および外因性基質に対するキナーゼ活性に関する最近の報告をまとめた[2]．レセプター異常症のように個々の症例によりまったく結果が異なる疾患は表より除いた．

(1) インスリン結合

インスリン結合の結果は，細胞1個あたり，細胞表面積あたり，mgタンパクあたりなどのどれを基準とするかによって結果が異なる．とくに脂肪細胞や肝細胞など肥満により細胞も肥大する細胞においてその傾向が強い．しかし，これらの報告は肥満症あるいは糖尿病でのインスリン作用障害の機序解明を目的としているものが多いため，いずれかの基準において低下の記載がある場合は低下として扱った．

ヒト肥満者の脂肪細胞，肝，筋，単核球に対するインスリン結合は低下している場合が多い．脂肪細胞および肝細胞では，細胞あたりインスリン結合は肥満の有無にて差を認めないが，肥満に伴いこれらの細胞は肥大するため，単位面積あたりのインスリン結合は低下しているとする報告も多い．ob/ob肥満マウスの脂肪細胞や筋への結合なども低下している．しかし，fa/fa肥満ラットや過食肥満ラットに関する報告のように低下していない場合もある．

II型糖尿病患者でも脂肪細胞，肝，筋，単核球などに対するインスリン結合の低下の報告が多いが，低下していないとの報告もある．組織により異なる可能性も示唆されている．肥満と耐糖能障害を有するPimaインディアンの脂肪細胞における糖輸送のインスリン感受性低下の機序はインスリン結合の低下だけではなく，結合以後の過程での異常も関与していると報告されている．

以上のように，肥満患者でのインスリンレセプターは，肥満により肥大する細胞とそうでない細胞との間に若干の差異はあるが，細胞表面濃度の低下が特徴的である．この低下には肥満者に比較的多く認められる高インスリン血症によるdown-regulationも少なくとも一部関与しているものと考えられる．糖尿病患者でのインスリン結合は低下している場合もしていない場合もあるが，低下している場合には，その低下はレセプター数の減少によるとされている場合が多い．

一方，ストレプトゾトシン糖尿病動物では，脂肪細胞，肝細胞，筋のすべてにおいてインスリン結合は増加している．これはインスリン欠乏下のインスリンレセプターのいわゆる"up-regulation"によると考えられる．しかし，糖尿病患者の大部分をしめるNIDDMでは，血中インスリン濃度は特殊な例を除いて低値となることが多いが，インスリン結合の増加の報告はほとんどない．またヒトIDDMでもインスリン結合の増加の報告はほとんど認めない．長期糖尿病状態では，インスリン結合のup-regulationは認められなくなる可能性も考えられる．

(2) リン酸化反応

インスリン作用のシグナル伝達経路としてインスリンレセプターのもつチロシンキナーゼ活性が重要視され，インスリン抵抗性を示す種々の病態での活性が検討されている．インスリンレセプターの自己リン酸化能や外因性基質を用いて測定したチロシンキナーゼ活性を指標とする場合が多い．表5.15では，原著に記載がある場合は原則としてレセプター量を一定にした場合の変化を示した．近年は，内因性基質のリン酸化能の変化も測定されているが，肥満症や糖尿病での報告はまだ少ないため表より除いた．

肥満症とNIDDMを同時に検討した報告では，インスリン結合量あたりのキナーゼ活性には非肥満者との間で差を認めないが，NIDDMが合併するとキナーゼ活性が低下すると報告されている．この結果は，インスリンレセプターのキナーゼ活性の低下は，肥満症よりも糖尿病状態で明瞭になることを示す．Pimaインディアンの脂肪細胞では，インスリン結合よりもむしろインスリンレセプターの自己リン酸化能やキナーゼ活性の低下がインスリン感受性の低下に重要であると報告されている．さらに，ストレプトゾトシン糖尿病ラットやBBラットでは，インスリン結合が増大して

5. 情報伝達系の異常と疾患

表 5.15 肥満症および糖尿病におけるインスリン結合，自己リン酸化，キナーゼ活性

抵抗性	種	細胞	インスリン結合	自己リン酸化	キナーゼ活性	報告者
肥満症						
	ヒト	脂肪細胞	↓	—	—	Livingston 1984, Kolterman 1980, Olefsky 1982
			↓	→	↓	Freidenbeg 1987
			→	—	—	Kashiwagi 1983
		肝	↓	—	—	Arner 1983
			↓	—	→	Caro 1986
		筋	↓	→	↓	Caro 1987
			→	—	↓	Arner 1987
		単核球	↓	—	—	Archer 1974, Olefsky 1982
	ラット	脂肪細胞	→	—	—	Livingston 1972
		肝	→	↓	↓	Hurrell 1989
			→	↑	↑	Arner 1990
		筋	→	↓	↓	Arner 1990
	マウス	脂肪細胞	↓	→	→	Tanti 1986
		筋	↓	—	→	Vicario 1987
			↓	↓	↓	Le Marchand-Brustel 1985
糖尿病						
	ヒトⅠ型(IDDM)	脂肪細胞	↓	—	—	Pedersen 1982
		単核球	→	—	—	Pedersen 1982
		赤血球	→	—	—	Pedersen 1982
	ヒトⅡ型(NIDDM)	脂肪細胞	↓	—	—	Kolterman 1981, Olefsky 1982
			↓	—	↓	Sinha 1987
			↓	↓	↓	Freidenbeg 1987
			→	—	—	Bolinder 1982
		肝	↓	—	↓	Caro 1986
		筋	↓	→	↓	Caro 1987
			→	—	↓	Arner 1987
			→	↓	—	Obermaier 1987
		単核球	↓	—	—	Olefsky 1982
	マウス	筋	→	—	→	Vicario 1987
その他の糖代謝異常						
(Pima インディアン)		脂肪細胞	↓	—	—	Kashiwagi 1984
			—	↓	↓	Takayama 1988
		筋	→	—	↓	Bulangu 1990
STZ ラット						
		脂肪細胞	↑	—	—	Kasuga 1978
			↑	→	→	Truglia 1988
			↓	—	—	Arsenis 1986
		肝	↑	—	—	Cech 1980, Okamoto 1982, Nishimura 1989
			↑	↓	↓	Kadowaki 1984, Okamoto 1986, Gherzi 1986
			→	→	—	Amatruda 1985
		筋	↑	—	—	Le-Marchand-Brustel 1979, Nishimura 1989
			↑	↓	↓	Burant 1986
			→	↓	—	Block 1987
		赤血球	↑	—	—	Okamoto 1982
その他のラット						
(BB)		肝	↑	↓	↓	Okamoto 1986
(cp/cp)		肝	↓	—	→	Adamo 1988

いるにもかかわらずインスリン作用が低下しているが，レセプターのチロシンキナーゼ活性の低下が脂肪細胞，肝臓，および筋肉で報告されている．しかし，肥満症においてすでにインスリンレセプターのキナーゼ活性の異常を指摘する報告もある．

以上のように，肥満症や糖尿病にインスリン感受性組織におけるチロシンキナーゼ活性は低下の報告が多い．これらの状態でのインスリン抵抗性には，以上で述べたインスリン結合とキナーゼ活性の変化が少なくとも一部関与していると考えられる．

(3) その他の異常

通常の肥満症および糖尿病状態でも先に述べたようにインスリンレセプターに種々の異常が認められる．しかし，その数やキナーゼ活性の異常は，実験的糖尿病を除けばせいぜい正常の50％程度のもので，スペアレセプターの存在を考えると，肥満症および糖尿病におけるインスリン抵抗性の1義的な原因とは考えがたい．これに対し，まれな疾患ではあるが，インスリンレセプター自身に1義的な異常を認める場合や（A型），インスリンレセプターに対して抗体が存在する場合も（B型）インスリン抵抗性がみられ，耐糖能異常が生じる．A型（レセプター異常症）では著しいレセプター数の減少や親和性の低下によるインスリン結合の低下，あるいはキナーゼ活性の低下を認めることが多いが，その結果は症例により異なる．身体所見として黒色表皮症や多毛症を認めることが多い．B型は女性に多く，SLE（全身性紅斑性狼瘡）やPSS（全身性進行性硬化症）などの自己免疫疾患を伴うことも多い．また，抗体価の変動によりインスリン抵抗性が変化し，自然寛解あるいは低血糖を認めることもある．詳細は別項を参照されたい．

d. 肥満症・糖尿病におけるインスリンレセプター異常の臨床的意義

インスリン作用障害は大部分の肥満症および糖尿病患者で認められる．肥満症におけるインスリン抵抗性がインスリンの過量分泌により代償されている場合にはGTTは正常あるいは軽度異常にとどまるが，インスリン分泌が低下すると糖尿病が発症する．糖尿病の発症には末梢インスリン抵抗性およびインスリン分泌不全の両者の存在が必要と考えられる．

通常の肥満症や糖尿病におけるインスリンレセプターの数やキナーゼ活性の異常は，インスリンレセプター異常症にみられるような著しいものではなく，多くのII型糖尿病の発症はレセプター異常のみでは説明されない．したがって，II型糖尿病の多くはインスリン作用障害が1義的に存在し，それに対し，膵β細胞の代償性のインスリン過量分泌能の不足，糖刺激に対するインスリン分泌の反応性が遺伝的に不十分，あるいは膵β細胞が疲労しやすいなどの場合に糖尿病が発症すると考えられる．先に述べた肥満症や糖尿病におけるインスリンレセプターの異常は種々の治療により少なくとも部分的には回復する．おそらく，インスリンレセプターそのものには異常がなく，糖尿病状態では代謝状態の悪化に伴ってレセプターの変化がひき起こされ，糖尿病を増悪させる因子となると考えられる．また，インスリン分泌にも膵β細胞における糖代謝が関与していることから，代謝状態の悪化によりインスリン分泌も傷害され，さらに糖尿病を増悪させる機序も想定される．

おわりに わが国では，近年の生活様式の変化に伴い，肥満症や糖尿病は増加の一途をたどっている．インスリン作用発現機構の異常は糖尿病を誘発あるいは増悪させる．逆に，肥満症や糖尿病によってもインスリン抵抗性が増悪する．インスリンレセプターはインスリン作用発現の最初のステップに位置し，これらの病態とインスリンのシグナル伝達機構の解明にその検索が重要である．しかし，グルコーストランスポーターや酵素活性などの効果を発現する系や，それらに至るシグナル伝達系における障害も報告されており，レセプターの異常と同等に重要である．今後の総合的な研究の発展が望まれる．

〔付記〕 近年，多数のインスリンレセプター異常症が報告されるとともに，インスリンレセプタ

一以外の遺伝子による糖尿病（グルコキナーゼ異常によるMODY）も報告された．またインスリンレセプター以後のシグナル伝達経路の研究も活発で，インスリンレセプター基質1(IRS-1)にSH2ドメインを介してホスファチジルイノシトール3キナーゼ(PI 3 K)，Ash/GRB 2, SHPTPなどが結合することが報告された．さらにAsh/GRB 2とRas活性化能をもつSosとの結合，RasとRaf-1およびMAPKKとの結合も示され，MAPKまでのシグナル伝達経路が連絡した．この経路が直接グルコーストランスポーターの移動や活性化に関与しているかどうかはまだ明らかにされていないが，肥満症や糖尿病のインスリン抵抗性の機序解明にはインスリンレセプターとともにそれ以後のシグナル伝達経路の解折がますます重要になってきていると思われる．

〔岡本元純，葛谷英嗣，井村裕夫〕

文　献

1) Kasuga M, Karison FA, Kahn CR : Insulin stimulates tyrosine phosphorylation of the 95000-dalton subunit of its own receptor. *Science* **215** : 185-187, 1982.
2) Klip A, Douen AG : Role of kinases in insulin stimulation of glucose transport. *J Membrane Biol* **111** : 1-23, 1989.
3) Ullrich A, Bell JR, Chen EY, Herrera R, Petruzzelli LM, Dull TJ, Gray, A, Coussens C, Liao Y-C, Tsubokawa M, Mason A, Seeburg PH, Grunfeld C, Rosen OM, Ramachandran J : Human insulin receptor and its relationship to the tyrosine kinase family of oncogenes. *Nature* **313** : 756-761, 1985.

5.10 高血圧とレセプター

　現在,わが国には約2000万人の高血圧患者がいると考えられている.このうち約10%は原因が比較的明らかな腎性高血圧,内分泌性高血圧症などであり,大部分の高血圧症は原因が不明な本態性高血圧症である.血圧調節に関与する因子は多様である(図5.16).遺伝の関与が明らかな本態性高血圧症,その動物モデルである高血圧自然発症ラット(SHR),Dahl食塩感受性ラットでは腎における水,Na排泄能の低下があるために,健常人,正常血圧対照ラットの腎と同程度の水・Na排泄を行うためにより高い血圧が必要とされる[1].上記高血圧ラットの腎移植により,正常血圧ラットが高血圧になり,正常血圧ラットの腎移植で高血圧ラットが正常血圧になるという事実からみて,腎そのものに血圧上昇の原因が存在することが示唆されている[2].また各種ストレスに対する血圧上昇の亢進やノルエピネフリン(NE)に対する血管感受性の亢進も存在する[3].これらの事実は,ホルモンなど情報伝達物質→レセプター→細胞内情報伝達系→生理反応といった一連の図式のなかでもレセプター以後の異常が高血圧の成因・維持に強く関与する可能性を示唆する.以下,各種昇圧・降圧物質とそのレセプターおよび細胞内情報伝達系の変化について遺伝性高血圧症におけるラジオリガンド結合実験の結果を中心にまとめた.

a. カテコールアミンレセプター

　本態性高血圧症患者,遺伝性高血圧ラットではNEに対する昇圧反応性亢進が認められ,α_1・α_2レセプターの感受性亢進またはβレセプターの感受性低下が存在する可能性がある.

(1) α_1, α_2レセプター
a) 心　　臓

　新生児ラット培養心筋細胞を用いた実験によると,NEによるα_1レセプター刺激は心筋の肥大を導く[4].SHRではα_1レセプター刺激によるIP$_3$産生が増加しているとする報告もあるが,心臓のα_1レセプター数は増加および減少の両方の報告があり一致しない.したがって,SHR心肥大に果たす

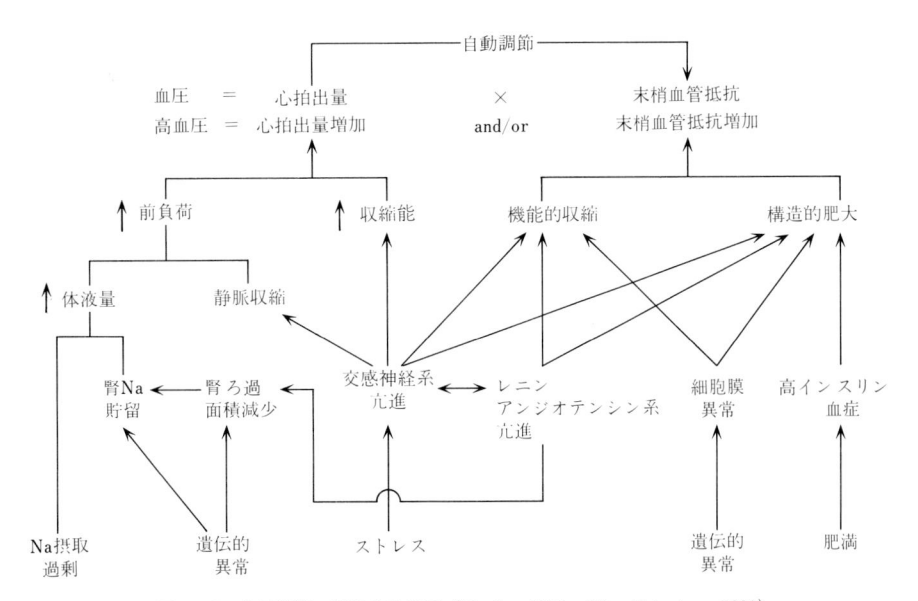

図 5.16　血圧調節に関与する因子 (Kaplan NM: *Clin Hypertens*, 1990)

表 5.16 高血圧自然発症ラットにおけるカテコールアミンレセプターの変化
(代表例；一部本態性高血圧症での成績も含む)

	臓器	最大結合能 (B_{max})	解離定数 (kd)	カテコールアミン含量	報告者
α_1レセプター	心臓	↑	→	↑	Hanna MK (1986)
		↓			Yamada S (1984)
	(新生仔)	↑	→	→	Toshima (1987)
	腎臓	↑	→	↑	Sanchez A (1986)
	脳(大脳・視床下部)	↑		↓	Cautor EH (1981)
α_2レセプター	腎臓	↑	→	↑(血漿中)	Graham RM (1982)
	脳 視床下部	↑		↓	Morris (1981)
	延髄	↓	↓		Yamada S (1984)
	血管(尾動脈)	↑		↑	Weiss RJ (1984)
	(ヒト本態性高血圧症血小板)	↑	→		Brodde DE (1985)
		→			Motulsky (1983)
βレセプター	心臓	↓			Limas C (1978)
	(新生仔培養心筋)	→	→	→	Toshima (1987)
	腎臓	→	→	↑	Yamada (1980)
		↑			Michel (1987)
	脳	↓			Yamada (1980)
	血管(培養動脈平滑筋)		→(高親和性) ↓(低親和性)	↑	Jazayeri A (1989)
	(ヒト本態性高血圧症リンパ球β_2レセプター)	↑			Middeke M (1984)
D_1レセプター	腎臓	→	→		Kinoshita S (1989)

α_1レセプターの役割はいまだ不明である.

b) 腎臓

SHRでは腎α_1・α_2レセプターが増加し,遺伝性高血圧ラットのDahl食塩感受性ラットやSabra高血圧ラットでも腎α_2レセプター数の増加が報告されている.2次性高血圧ラットの腎血管性高血圧やDOCA高血圧ラットでは腎α_1・α_2レセプターの増加はなく,またSHRでは高血圧発症以前よりα_2レセプター数は増加しており,遺伝的素因との関係が示唆されている[5,6].腎血管のα_1・α_2レセプターは血管収縮に作用し,近位尿細管のα_1・α_2レセプターはNa再吸収増加に関与すると考えられている.一方,集合尿細管のα_2レセプターは利尿作用を導く[7].また,腎カテコールアミン(CA),腎交感神経活性もSHRでは増加しているにもかかわらずα_1・α_2レセプター数は増加しており,遺伝性高血圧ラットの腎αレセプターの変化は高血圧の成因とも関係する腎Na・水代謝異常に関与している可能性がある.α_1・α_2レセプターはともに,少なくとも3つ~4つのサブタイプが存在することが遺伝子レベルで明らかにされている[8].ヒト腎臓にもα_1・α_2レセプターは存在し[9],α_2レセプターの3/4はα_2A,残りがα_2Bの性質をもつといわれ,ラット腎では主にα_2Bであると思われる.本態性高血圧症腎および血小板においてNa-H交換系が亢進していることが示唆されている.α_1・α_2レセプター刺激はともに腎近位尿細管の同系を活性化する.腎α_1・α_2レセプターの細胞内情報伝達系としてホスホリパーゼC-プロテインキナーゼC系,アデニル酸シクラーゼ-プロテインキナーゼA系を介するかどうかいまだ不明な点も多いが,尿細管Na代謝上大きく関与している可能性もあり,高血圧成因との関係で興味がもたれている[10].なお,近年上記Na-H逆輸送担体を過剰発現するトランスジェニックマウスで,一過性血圧上昇が確認された.

c) 中枢

脳内α_2レセプターの刺激(とくに脳幹部,視床下部など)による血圧低下およびβレセプター刺激による血圧上昇が考えられている.SHRでは中枢視床下部α_1・α_2レセプターの増加が報告されている[11].同部ではNEの放出,含量が低下して

いることより，レセプターの up-regulation が示唆される．

一方，脳幹部での α_2 レセプター数の減少も報告されており，これは高血圧症の一部で認められる末梢交感神経活性の亢進に関与する可能性がある．上記のほかに，迷走神経背側核，視床下部傍室核など血圧調節に関与する部位での α_2 レセプターの減少も認められており[12]，ほかの大脳皮質など血圧調節にあまり関係しない部位では差がないことより，SHR の血圧上昇への中枢 α_2 レセプターの関与も考えられる．しかし，相反する報告も多く，高血圧症における中枢 $\alpha \cdot \beta$ レセプターの役割はいまだ明らかでない点が多い．

d） 血　　管

一般に SHR の血管では NE 含量の増加がある[13]．にもかかわらず SHR の尾動脈などでは α_2 アゴニスト，clonidine への収縮反応増大や，α_1 レセプター刺激による血管収縮の増加の報告がある．ヒト本態性高血圧症の腎動脈にヨヒンビンを注入した成績では腎血管抵抗には α_1 より α_2 レセプターの関与が大きいことが示唆されている[14]．しかし，α レセプター刺激による血管収縮は SHR や高血圧患者で増加しているが，これらは血圧上昇による血管・構造の変化の 2 次的な結果であるとする説と一致するデータも多い[15]．血管壁 α レセプター機能の亢進は血圧上昇との関係でも重要であり，さらに検討を要する．

近年，α_1 レセプターの細胞内情報伝達系の 1 つであるイノシトール三リン酸のレセプターが SHR の血管で特異的に増加していると報告された[16]．

e） 血　小　板

ヒトの組織で比較的入手しやすい血小板には α_2 レセプターが存在し，これを用いた検討が多くなされている．本態性高血圧症では α_2 レセプター数が増加していないとする報告と増加しているとする報告が相半ばである．血小板 α_2 レセプター数の増加には遺伝が一部関与する可能性も指摘されている[17]．一方，本態性高血圧症においては立位や NE 注入による高親和性レセプターから低親和性レセプターへの変換が正常血圧者に比べ異なること が報告されている[18]．以上，本態性高血圧症では血中 NE またはエピネフリンが増加傾向を示しているにもかかわらず，α_2 レセプターが正常または増加していることより，CA-α_2 レセプター系は亢進状態にあると考えられる．ヒト血小板 α_2 レセプターは前述の 3 種のサブタイプのうち α_2A で 10 番目の染色体に遺伝子をもつ[19]．

(2) β レセプター

a） 心　　臓

SHR では心臓の β レセプターは減少しているとする報告が多い．これは本モデルでの交感神経活性亢進，血中 CA 増加による 2 次的な down-regulation の可能性がある．一方，2 次性高血圧の 2 腎 1 clip 腎血管性高血圧ラットでは β レセプターは増加しているとする報告が多い．これは心筋内 NE の減少による up-regulation と理解しうる．さらに，SHR 心の $\beta_1 \cdot \beta_2$ レセプターを測定した検討では β_1 レセプターは減少，β_2 レセプターは不変または増加しているとする報告もある．一方，β レセプター刺激による cAMP 産生は SHR で減少しており，これにはレセプター G タンパク coupling の異常が考えられている[20]．

b） 腎　　臓

腎臓の β レセプターは SHR や 2 次性高血圧ラットで増加が報告されている．これは血圧上昇前には認められない．この腎 β レセプターの増加が血管・尿細管のどちらに存在するのか，また尿細管での β レセプターの役割は何なのか不明な点も多く，血圧上昇に果たす役割についても明らかでない．

c） 血管および血球

SHR では β レセプター数の減少が血管壁で報告されている．また股動脈での Gs タンパクの減少も報告されている．血管壁には主に β_2 レセプターがあり，この減少は血管収縮の方向に作用するので血圧上昇との関係で興味がもたれる．ヒトではリンパ球を用いた検討で β_2 レセプター数の増加と平均血圧との間の正の相関も報告されている．その増加の原因は不明だが，2 次性高血圧でも増加すること，降圧薬で血圧を下げると β_2 レセプター数も減少すること，本態性高血圧の家族歴の

有無で差を認めないことなどより血圧上昇に伴い 2 次的に生じた β_2 レセプターの増加と考えられる．

（3） ドパミンレセプター

腎ドパミンは近位尿細管で L-dopa より産生され分泌されており，近位尿細管での Na 再吸収を調節している．ドパミンレセプターには少なくとも 5 つのサブタイプの存在が報告されている．ドパミンは尿細管側から D_1 レセプターに結合し，cAMP 産生を介し Na^+H^+ antiport を抑制する．basolateral 側の D_1 レセプターに結合すると phospholipase C を活性化し C キナーゼを介し Na^+K^+ ATPase を抑制する．この結果，Na 再吸収抑制に作用すると思われる．このうちドパミン I (D_1) レセプターアゴニストは WKY でだけ Na 利尿を生じ，SHR ではこれが生じない．これには SHR で認められる腎近位尿細管 D_1 レセプター刺激によるアデニル酸シクラーゼ活性増加の減弱が関与している可能性がある．D_1 レセプター数には異常がないことより，近位尿細管での D_1 レセプターとアデニル酸シクラーゼ系の coupling に異常が存在すると考えられている[21]．Dahl 食塩感受性ラットでも同様の現象が報告されており遺伝性高血圧ラットの先天的腎 Na 排泄障害に何らかの関与がある可能性もある．これらのラットでの尿中のドパミン排泄は増加しており，これは上述の低反応による 2 次的増加とも考えられる．しかしヒト本態性高血圧症ではドパミン排泄は低下しており，腎レセプター-アデニル酸シクラーゼ系がどのような状態になっているか明らかでない．

b. 心房性ナトリウム利尿ペプチド（ANP）レセプター

（1） 脳

哺乳類の脳で ANP は視床下部，septal area, AV3V, median eminence に存在し，同レセプターも AV3V, median eminence はじめ多くの部位に存在する．SHR においては脳の ANP レセプターは全般に低下しており，subfornical organ では ANP 自身も減少していること[22]より ANP レセプター調節の異常が存在する可能性もある．この異常と血圧上昇との関係は不明である．

（2） 腎臓

腎臓で ANP は Na 利尿作用を有する．この正確なメカニズムは不明であるが，糸球体ろ過値の増加，集合尿細管レベルでの作用などが考えられる．腎で ANP レセプターは糸球体，乳頭部集合管に存在すると思われる．SHR 腎または糸球体では同レセプター数の低下と親和性の増大を認める[23]．血中 ANP レベルが SHR で増大していることより，down regulation による可能性がある．糸球体で ANP レセプター刺激による cGMP 産生も SHR で低下している．副腎でも同レセプター数の低下が認められている．

（3） 血管

腎臓と同様に SHR の血管壁においても ANP レセプターは低下しており，親和性の増大が認められている．

現在 ANP レセプターには少なくとも 3 種のレセプター（ANP-A レセプター，ANP-B レセプター，およびクリアランスレセプター（C レセプター））の存在が考えられており，これらサブタイプによる検討が必要である．実際，グアニル酸シクラーゼ活性のある ANP レセプターとそうでない C レセプターとでこの down regulation が異なる可能性も指摘されている[24]．一方，このグアニル酸シクラーゼ活性を有する ANP レセプターが Dahls rat の肝で増加し，これがさらに食塩負荷で増加することが報告された．

なお，ナトリウム利尿ペプチドには ANP のほかに少なくとも 2 種類（BNP, brain natriuretic peptide），CNP（c-type natriuretic peptide）が存在し，それぞれ上記レセプターに結合する．したがってこれらの各ペプチドとレセプターとの関係および高血圧症との関係が明らかになってくると思われる．

c. アンジオテンシンⅡ（AⅡ）レセプター

（1） 脳

AⅡレセプターは SHR 脳の各所で増加している（表 5.17）．アンジオテンシン変換酵素（ACE）阻害剤投与により，SHR の subfornical organ の

表 5.17 高血圧自然発症ラットにおける ANP, AII, エンドセリンレセプターの変化

	臓器	最大結合能 (Bmax)	解離定数 (kd)	各ペプチドの含量	報告者
ANPレセプター	脳 SFO	↓	↑	脳 ANP ↓ (SFO AV3V PVN)	Saavedra (1987)
	最終野	↓			
	孤束核	↓			
	腎臓	↓	↓		Ogura (1989)
	糸球体(8, 12, 16週齢)	↓	↓	血中 ANP ↑	Garcia (1989)
	糸球体(16週齢)	→	↓		Cachofeiro (1989)
	血管(腸間膜動脈)	↓	↓		Cachofeiro (1989)
AIIレセプター	脳(SFO, 最後野, 孤束核, PVNほか)	↑			Gutkid (1988)
	腎臓 4週	↑	→	AII含量 ↑	Matsushima (1988)
	brush border 膜 20週	↑	→	↓	
	basolateral 膜 4週	→	→		
	血管 4～6週	↑	→		Schiffrin (1984)
	12週	→	→		
エンドセリンレセプター	大動脈培養平滑筋	↓	→		Clezel (1989)

AIIレセプターが選択的に減少するという．SHR では ACE 活性は低下しており，血漿レニン活性，アンジオテンシン I レベルは WKY と差を認めないとする報告が多い．レニン-アンジオテンシン系は脳にも独自に存在し，これは亢進している．AIIレセプターの変化を認める部位は AII の中枢性血圧調節部位であり，また ANP レセプター数の変化が報告されている．部位とも類似し，SHR の昇圧，血圧維持に関与する可能性も指摘されている[25]．AIIレセプターには現在少なくとも 2 種のサブタイプすなわちアンジオテンシン III（AIII）よりも AII に高親和性の AT_1 レセプターと AII, AIII とほぼ等しい親和性を示す AT_2 レセプターがあることが明らかとなっており，このタイプ別でのレセプターの検討が必要となると思われる[26]．

（2）腎　　臓

SHR では近位尿細管で AII による Na 再吸収が増大していると報告されている[27]．4週, 20週齢の SHR では brush border 側の AII レセプター数が増加している．さらに 4 週では AII の含量も増えていることより，AII がこの brush border 側（尿細管腔側）から作用し，Na 再吸収増加に関与している可能性も考えられている．SHR で腎血管の AT_1 レセプターの昇圧反応性の亢進を認めるが，同レセプターを直接測定した報告はない．

（3）血　　管

SHR では AII 刺激による IP_3 産生の亢進が認められる[28]．腸管血管の AII レセプターを検討した結果では 4～6 週齢でのみ増加が認められ，12 週齢ではレセプター数には差はなかった．6週では血漿レニン活性は WKY より低く，これによる up-regulation も否定しえない．一方，レセプター以後の細胞内情報伝達系の異常の関与も考えられている．近年クローニングされた AT_1 レセプター mRNA の発現を調べた結果，SHR 大動脈では WKY に比べ 3 倍に増強しており，アンジオテンシン変換酵素阻害剤により AT_1 レセプター mRNA は減少するという (Inagami ら)．

ホスホリパーゼ C 活性の増大は SHR 動脈壁，赤血球，血小板で報告されているが，さらにその先のプロテインキナーゼ C の異常の有無に関してはいまだ一致した見解には至っていない[28]．

d. エンドセリン（ET）レセプター

SHR の腎動脈や大動脈ではエンドセリンへの反応性が NE や AII に比べ特異的に増大している[29]．SHR 培養大動脈平滑筋細胞ではエンドセリンレセプター数の減少が報告されており，エンドセリン増加による down regulation の可能性があ

る.この結合実験の結果は反応性の増大の説明にはならないが,最大収縮能の減少は説明しうると思われる.ETには3種類のアイソペプチド(ET-1, ET-2, ET-3)が存在し,そのレセプターには,ET-1により選択性をもつET-Aレセプターと ET-1とET-3に同様の選択性をもつET-Bレセプターが存在することが明らかになっている.これらA・Bレセプターの分布も明らかとなりつつあり,高血圧での同レセプターの関与が明らかとなってくると思われる.

e. プロスタグランジン E_2 (PGE_2) レセプター

腎臓で PGE_2 は腎血管拡張,Na利尿作用を有し降圧に作用する.この PGE_2 による腎アデニル酸シクラーゼの刺激作用はSHRで低下している[30].PGE_2 の腎での産生は増加しているが,PGE_2 レセプターは増加または不変である[31].NaFに対する腎アデニル酸シクラーゼの活性化も低下している傾向にあり,この腎 PGE_2-Gタンパク-アデニル酸シクラーゼ系においても何らかの異常が存在する可能性がある.なお,PGEレセプターも3つのサブタイプをもつことが明らかとなっているので,各サブタイプごとでの検討を要する.

f. Na, K-ATPase

本態性高血圧症患者では,赤血球・白血球における陽イオン輸送の異常が指摘されている.フロセミド感受性Na-K共輸送の減弱,Na-Li交換輸送の亢進,ウアバイン感受性Na輸送の異常,細胞内Na濃度の異常もあり,遺伝との関連も指摘されている[32].赤血球のNa, K-ATPase活性は高血圧および高血圧の両親をもった正常血圧の子供で低下しているとする報告もあるが,逆の報告もある[33].[^{3}H]ouabainの赤血球Na pumpへの結合は黒人で親和性が低く,とくに高血圧の両親をもった正常血圧黒人少女が最も低い.黒人女性に最も高血圧発症頻度が高いことより,このpump異常は成人高血圧発症のpredictorになる可能性もある[34].

まとめ 遺伝性高血圧症,SHRなどにおけるレセプター異常を中心に述べた.レセプターの変化の一部は血中または組織中のホルモンなどの変化にひき続く2次的変化として説明しうるが,これでは説明しえない先天的な異常の反映である可能性のある変化もある.これらが,遺伝性高血圧症における昇圧物質への過反応や先天的な腎Na排泄などと関連ある可能性もある.分子生物学的手法により上述の各レセプターにもより多くの種類のサブタイプがあることが明らかとなりつつあり,このタイプ別でのより詳細な検討が高血圧症の成因や維持機構の解明のうえからも必要となってくると思われる.今後さらにこのような遺伝子レベルからの解折や細胞内情報伝達系の異常の解明が高血圧症との関連でも進むと考えられる.

〔梅村 敏,平和伸仁,戸谷義幸,林 修一,南沢康介〕

文 献

1) Guyton AC, Coleman TG, Cowley AW Jr, Scheel KW, Manning RD Jr, Norman RA Jr: Arterial pressure regulation. Overriding dominance of the kidneys in long-term regulation and in hypertension. *Am J Med* **52**: 584-594, 1972.
2) Dahl LK, Hiene M, Tompson K: Genetic influence of the kidneys on blood pressure. Evidence from chronic renal homografts in rats with opposite predispositions to hypertension. *Circ Res* **34**: 94-101, 1974.
3) Lais LT, Brody MJ: Mechanism of vascular hyperresponsiveness in the spontaneously hypertensive rat. *Circ Res* **37**(suppl I): I-216-I-222, 1975.
4) Simpson: P: Stimulation of hypertrophy of cultured neonatal rat heart cells through an $α_1$-adrenergic receptor and induction of beating through an $α_1$- and $β_1$-adrenergic receptor interaction. *Circ Res* **56**: 884-892, 1985.
5) Pettinger WA, Sanchez A, Saavedra J, Haywood JR, Gandler J, Rodes T.: Altered renal alpha 2-adrenergic receptor regulation in genetically hypertensive rats. *Hypertension* **4** (suppl 2): II-188-II-192, 1982.
6) Brodde OE, Michel MC: Adrenergic receptors and their signal transduction mechanisms in hypertension. *J Hypert* **10**: S133-S145, 1992.
7) Pettinger WA, Umemura S, Smyth DD: Renal $α_2$-adrenoceptors and the adenylate cyclase-cAMP system: biochemical and physiological interac-

tions. *Am J Physiol* **252**: F199-208, 1987.
8) 梅村 敏, 平和伸仁, 小林俊一, 岩本彩雄, 山口 聡, 戸谷義幸, 田村浩一, 高崎 泉, 安田 元: 血圧調節機構の分子生物学的研究と分子薬理: 交感神経α受容体の分子生物学と本態性高血圧症. 日本臨床 **15**: 183-193, 1993.
9) Umemura S, Yasuda G, Uhcino K, Shindo T, Ishikawa Y, Toya Y, Kaneko Y.: Existence of renal alpha 1 and alpha 2 adrenoceptors in the human kidney: radioligand binding study in membranes from the human renal cortex and medulla. *J Hypertension* **4**: S222-S225, 1986.
10) 梅村 敏: 腎臓α受容体の構造と機能, 医学のあゆみ **151**: 199-202, 1989.
11) Morris MJ, Devynck MA, Woodcock EA, Jonston CI, Mayer P: Specific changes in hypothalamic alpha-adrenoceptors in young spontaneously hypertensive rat. *Hypertension* **3**: 516-522, 1981.
12) Gehlert DR, Wamsley JK: Quantitative autoradiography of α_2 agonist binding site in the spontaneously hypertensive rat brain. *Brain Res* **409**: 308-316, 1987.
13) Hirawa N, Umemura S, Akema N, Ishii M: Catecholamine contents of venous walls in spontaneously hypertensive rats and DOCA-salt hypertensive rats. (submitted)
14) de Leeuw PW, Van Es PN, Vermey P, Birkenhäger WH; Adrenergic vasoconstriction in the human hypertensive kidney: overriding role of alpha 2-adrenoceptors *J Hypertension* **4**: S279-281, 1986.
15) Folkow B: Physiological aspects of primary hypertension. *Physiol Rev* **62**: 347-504, 1982.
16) Bernier S, Guillemmette G: Increased inositol 1, 4, 5-triphosphate binding capacity in vascular smooth muscle of spontaneously hypertensive rats. *Am J Hypertens* **6**: 217-225, 1993.
17) Propping P, Friedl W: Genetic control of adrenergic receptors on human platelets. *Human Genet* **64**: 105-109, 1983.
18) Hollister AS, Onrot J, Jonce S, Nadeau JHJ, Robertson D: Plasma catecholamine modulation of alpha 2-adrenoceptor agonist affinity and sensitivity in normotensive and hypertensive human platelet. *J Clin Invest* **77**: 1416-1421, 1986.
19) Regan JW, Kobilka TS, Yang-Feug, L, Coron MG, Letkowitz RJ: Kobilka BK; Cloning and expression of a human kidney cDNA for an α_2-adrenergic receptor subtype. *Proc Natl Acad Sci USA* **85**: 6301-6305, 1988.
20) Michel MC, Bradde O, Insel PA: Peripheral adrenergic receptors in hypertension. *Hypertension* **16**: 107-120, 1990.
21) Kinoshita S, Sidhu A, Felder RA: Defective dopamine-1 receptor-adenylate cyclase coupling in the proximal convoluted tubule from the spontaneously hypertensive rat. *J Clin Invest* **84**: 1849-1856, 1989.
22) Saavedra JM: Regulatin of atrial natriuretic peptide receptors in the rat brain. *Cell Mol Neurobiol* **7**: 151-173, 1987.
23) Garcia R, Gauquelin G, Thibault G, Cantin M, Schiffrin EL: Glomerular atrial natriuretic factor receptors in spontaneously hypertensive rats. *Hypertension* **13**: 567-574, 1989.
24) Hirate Y, Horose S, Takata S, Takagi Y, Matsubara H; Down-regulation of atrial natriuretic peptide receptor and cyclic GMP response in cultured rat vascular smooth muscle cells. *Eur J Pharmacol* **135**: 439-442, 1987.
25) Saavedra JM, Correa FMA, Plunkett LM, Israel A, Kurihara M, Shigematsu K: Binding of angiotensin and atrial natriuretic peptide in brain of hypertensive rats. *Nature* **320**: 758-760, 1986
26) Tang S, Rogg H, Schumacher R, Dzau VJ: Evidence and characterization of distinct nuclear and plasma nembrane angiotensin II binding sites in the rat liver. *Hypertension* **16**: 323, 1990.
27) Thomas D, Harris PJ, Morgan TO: Altered responsiveness of proximal tubule fluid reabsorption of peritubular angiotensin II in spontaneously hypertensive rats. *J Hypertension* **8**: 407-410, 1990.
28) Resink JJ, Burden T, Baur U, Burgin M, Buhler FR: Enhanced responsiveness to angiotensin II in vascular smooth muscle cells from spontaneously hypertensive rats is not associated with alterations in protein kinase C. *Hypertens* **14**: 293-303, 1989.
29) Tomobe Y, Miyauchi T, Saito A, Yanagisawa M, Kimura S, Gota K, Masaki T: Effects of endothelin on the renal artery from spontaneously hypertensive and Wistar Kyoto rats. *Eur J Pharmacol* **152**: 373-374, 1988.
30) Umemura S, Smyth DD, Pettinger WA: Defective renal adenylate cyclase response to prostaglandin E_2 in spontaneously hypertensive rats. *J Hypertens* **3**: 159-165, 1985.
31) Yoshikawa H, Fukuda K, Baba A, Nishio H, Ueyama T, Yoshikawa A. Kuchii M, Nishio I, Masuyama Y: Deficient activity of nucleotide binding regulatory protein coupled with PGE_2 receptor in renal medulla of spontaneously hypertensive rats. *Am J Hypert* **3**: 230-233, 1990.
32) Hilton PJ: Cellular sodium transport in essential hypertension. *N Engl J Med* **314**: 222-229, 1986.
33) Srensson A, Sigstoöm L: Blood pressure, eryth-

rocyte sodium and potassium concentrations and Na⁺K⁺ATPase activity in children with hypertensive mothers. *J Hypertens* **4** : 269-272, 1986.

34) Songu-Mize E, Alpert BS, Willey ES : Race, Sex, and family history of hypertension and erythrocyte sodium pump ³H ouabain binding. *Hypertension* **15** : 146-151, 1990.

5.11 成人T細胞白血病とレセプター

　成人T細胞白血病（adult T-cell leukemia, ATL）はHTLV-1（human T lymphotropic virus type 1）感染により発症する代表的な疾患であり，わが国の九州・四国を含む西南地方や北・中部アメリカのメキシコ湾地域に多発するのが特徴的である．ATLは1974年頃からその存在が認識されるようになり[1)]，1977年頃筆者らにより新たな疾患概念として提唱された[2)]．

　ATLの疾患概念が定着した1980年前後になって，この疾患に関連の深いレトロウイルスが，米国NIHとわが国で相ついで報告され，その後ウイルス遺伝子解析の結果，同一のウイルスHTLV-1と名称が統一されたものである[3,4)]．

a. 臨床的特徴[5)]

　ATLはHTLV-1感染ヘルパーTリンパ球（CD 4$^+$）の腫瘍性増殖で，臨床的にたいへん多彩な病像を示すもので，急性型，亜急性型，慢性型，くすぶり型などに分類される．慢性型では，長期にわたり経過観察のみで治療を要しない比較的予後のよい症例が少なくないが，急性型を含め一般には予後不良である．ATLでは一般に明確な免疫不全状態を合併することは少なく，免疫グロブリンのレベルも保たれていることが多い．

b. 免疫学的異常
(1) 異常細胞

　典型的な急性ATL患者では，特異な分葉核とヘルパーphenotypeの細胞表面抗原をもった白血病細胞が出現する．白血病細胞はCD 4$^+$であるが，まれにCD 4$^+$，CD 8$^+$などの報告もあり，またT細胞レセプターと複合体を形成するCD 3抗原の低下をみることがある[6)]．ATL細胞は臓器や組織浸潤性が強く，浸潤細胞は多彩な形態を示す．

(2) T細胞レセプター (TCR)/CD3抗原[6)]

　CD 3抗原の発現抑制は，ATL患者の白血病細胞のみならずHTLV-1（＋），T細胞株でも観察される．HTLV-1感染に基づくT細胞の活性化を反映していると思われるが，その機序は不明である．一方，HTLV-1感染者やATL患者で，TCRを指標にして白血病細胞のclonalityを解析することが可能である．HTLV-1ウイルスの組み込みのパターンとともに，末梢リンパ球のDNAのSouthern blot解析で，病態をモニターすることができる．これに関連して注目すべき点は，患者から樹立されたHTLV-1（＋）T細胞株が，多くの場合白血病細胞とTCR$\alpha\beta$鎖の再構成パターンが異なることである．

c. レセプター異常
(1) ATLでのインターロイキン-2レセプター発現異常

　またATLの白血病細胞やその細胞株にインターロイキン-2レセプター（IL-2 R）/p 55（Tac抗原）が異常発現することは周知の事実[4,7,8)]であり，このためATL細胞株はHTLV-1ウイルスによる発癌機構やIL-2, IL-2R異常に基づく増殖異常の解析にきわめて重要である．

　IL-2Rは，現在ではTac抗原をもつp 55分子（α鎖）のみならず少なくともp 75分子（β鎖），あるいはさらに第3の分子の存在の可能性も報告されている，multichain complexよりなるレセプターである．最近ではp 75分子の発現も増強している報告があるが，基本的にIL-2R/p 55（Tac）の顕著な発現増強が主たる現象であると考えられる．IL-2Rは，IL-2結合試験でhigh affinity, intermediate affinity, low affinityの成分に分解できる．一般にp 55, p 75の両者が関与してhigh affinity site（Kd; 1-50pM）が形成され，p 55 chainのみではlow affinity（Kd; 10 nM），p 75 chainのみではintermediate affinity（Kd; 1 nM）の結合部位が形成されるといわれる．IL-2R

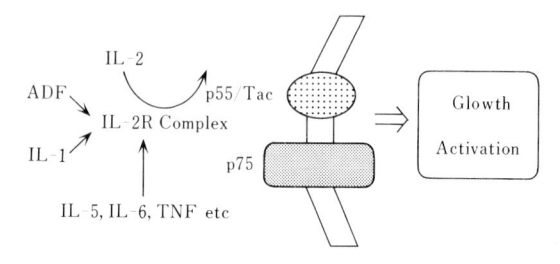

図5.17 regulatory factors associated with IL-2R complex

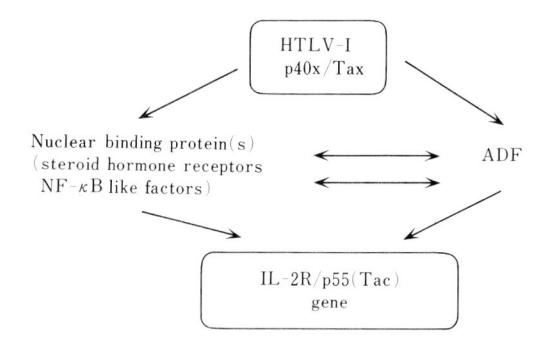

図5.18 regulation of IL-2R/p55 (Tac) production by HTLV-1

を介した細胞の活性化にはさまざまなリンホカインが関与しており，後述するADF（ATL derived factor）をはじめ，IL-1α,βやIL-4, IL-5, IL-6, TNFなどがある．ATL細胞株では，IL-2R/p55（Tac）の過剰な発現のため，low affinity siteが高密度で存在する．ATL細胞株や白血病細胞にもhigh affinity siteは有意に発現しているといわれるが，IL-2依存性増殖反応は通例みられない（図5.17）．

(2) インターロイキン-2レセプター/p55 (Tac) 異常発現の細胞内過程

既述のように，ATLでのIL-2R/p55（Tac）の異常発現に関して，HTLV-1ウイルスの関与が想定され，今日ではp40X/Taxタンパクが IL-2R/p55（Tac）遺伝子の発現を増強すると考えられている．当初想像された，Taxタンパクが直接IL-2R/p55遺伝子の上流制御領域に結合する可能性は否定され，現在では細胞由来のDNA結合タンパクのTaxタンパクによる活性化機序が考えられている．

IL-2R/p55（Tac）の5'上流域には，他の遺伝子エンハンサー領域と同様に，種々の制御因子の結合部位が存在する．なかでもNF-κB like proteinの結合部位が注目され，TaxタンパクはNF-κB like proteinの誘導ないし活性化を介してIL-2R/p55（Tac）の遺伝子発現を誘導すると考えられている．しかし多くのDNA結合タンパクがIL-2R/p55（Tac）の制御領域に働き，各種の誘導刺激により，またリンパ球のサブセットと分化状態によって，関与するトランスに働くタンパクとその結合領域が複雑に調節されていると思われる．HTLV-1, Tax遺伝子産物によって活性化されるIL-2R/p55（Tac）遺伝子誘導の経路は，他の免疫学的刺激などで同じ遺伝子が活性化される経路と厳密には異なっている可能性もあるといえる（図5.18）．

(3) インターロイキン-2レセプター/p55 (Tac) 誘導物質

正常リンパ球が活性化される際，IL-2R/p55（Tac）の顕著な誘導がみられ，これがIL-2反応性の獲得の基本的な機序と考えられる．抗原，マイトゲン，種々のサイトカイン刺激でp55（Tac）分子の遺伝子発現が認められる．ヒトNK細胞株YT[9]の場合はT細胞レセプターの発現がみられず，これと機能的複合体を形成するCD3抗原も発現していない．YT細胞ではIL-2R/p55（Tac）の誘導が，種々のサイトカインのほか，PMAや細胞内cAMP濃度を上昇させるforskolin（adenylate cyclase activator）やdbcAMPなどでも誘導され，未分化T細胞やNK細胞では成熟T細胞とは活性化機構が異なることが示唆される（図5.19）．

また，LGLやT細胞上にある分子量75Kdの抗原（YTA-1 Ag）を認識するモノクローナル抗体（YTA-1 Ab）が，IL-2R/p75とYTA-1 Agのco-internalizationに関与しているという報告もある[10]．

さらにHTLV-1感染T細胞株から産出される可溶性因子が，YT細胞やHTLV-1感染T細胞株のIL-2R/p55（Tac）を誘導することから，筆者らはIL-2R/p55（Tac）誘導因子としてADF（ATL derived factor）を定義し，その精製と遺

5.11 成人T細胞白血病とレセプター

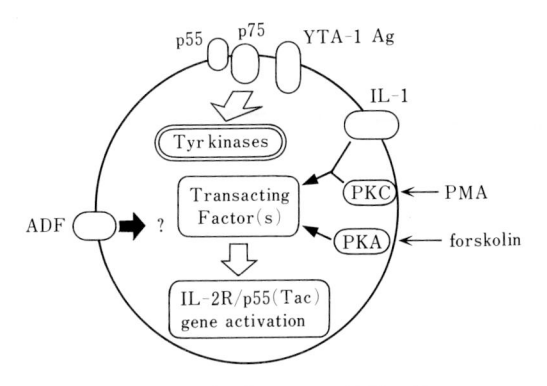

図 5.19 IL-2R system of YT cell

伝子解析を行ってきた[11~14].

その結果,ADFは分子量約13000のシグナルペプチドをもたないタンパクで,チオール基を介する強い還元活性をもつ,ヒトチオレドキシン(thioredoxin)のホモローグであることが明らかになった.組み替えADFは,種々の細胞の増殖を増強する効果をもつ.このcytokineあるいはco-cytokine様の細胞活性化作用とチオール依存性の還元活性の因果関係の解明は今後の課題であるが,筆者らは2-mercaptoethanol(2ME)やシステインのようなチオール化合物がリンパ球の試験管内の増殖・活性化に必要であることから,リンパ球系細胞が活性化される際に,自ら内因性の還元活性物質としてADF/thioredoxinを産生・放出する可能性を推測している.実際ADF高産生性のリンパ系細胞は培養液中のシスチンなどのチオール化合物に対する依存度が高く,その増殖はADFやチオール化合物に依存性である[15].また,マウス腹腔に投与すると放射線障害に対する抵抗性を付与すること(内田温士博士との共同研究)やin vitroにおけるTNF(tumor necrosis factor)による細胞障害活性に対する抑制効果も認められる[16].

ADFタンパクおよびmRNAは多くのHTLV-1感染T細胞株で持続的に発現しているが,正常末梢血リンパ球のマイトゲンによる活性化で24時間以内に強く誘導される.したがって,リンパ組織では細胞外からautocrineないしparacrine的に働いて,リンパ球の活性化や各種の免疫学的刺激に対する反応性の維持に寄与している可能性が考えられる.さらに,最近になって,ADF/thioredoxinがある種のDNA結合タンパクの酸化による不活性化を防ぎ,DNAとの結合活性を増強する知見が得られている(Leonard,岡本博士らとの共同研究).

バクテリアでは,thioredoxinはファージの感染に伴い誘導され,ファージDNAの合成回路を促進するといわれているが,動物細胞での生理的意義はまだその全貌が明らかになっていない.ステロイドホルモンレセプターのDNA結合能を増強する報告があり,他方,細胞質,細胞膜での役割も想定されている.

ADFの発現は,HTLV-1を含む種々のウイルス感染による細胞活性化に際して誘導される.とくにEBウイルスでのBリンパ球のトランスフォーメーションに強く誘導される[17].フランスの若杉・Tursz博士らが報告したEBウイルス感染B細胞株のautocrine growth factor(3B6/IL-1)[12]はADFと同一であり,またEBウイルス感染で誘導される活性化抗原FCεRII/CD23の発現も,IL-2R/p55と同様にADFで誘導される.

以上の知見から,ADFは新しいタイプの増殖・活性化因子である可能性が強く示唆される.今日IL-1やPDGF,FGFのような,シグナルペプチドをもたないサイトカインの放出機構や作用機序が,とくに問題になっているが,ADFも細胞内・外で活性をもつ物質であると考えられる.

むすび 成人T細胞白血病(ATL)について,そのレセプター異常,とくにIL-2Rを中心に述べてきた.IL-2/IL-2R系と,それをとりかこむADFをはじめとするさまざまなリンホカインによる細胞活性化機構に関しての数々の研究が,ATL患者の白血病細胞やATL細胞株を用いて行われてきた.いまだ類推の域を脱していない部分は数多くあるが,サイトカイン/レセプター系のpathwayの解析にとって,ATLは非常に重要なポジションにいることは確かである.またADF/thioredoxin回路が高等動物,原始動物の差異をこえて働きかけることは興味をひく点である.そういった意味では,ADF/thioredoxin系の生物活

性機序の解析は ATL をはじめとするウイルス感染症や，レセプター異常をもつ他の免疫関連疾患に関するこれからの進展を大きく左右する可能性を含んでいる．

〔松田光弘，岩田哲史，入交清博，淀井淳司〕

文 献

1) Yodoi J, Takatsuki K, Masuda T : Two cases of T-cell chronic leukemia in Japan. *New Engl J Med* **290** : 572-573, 1974.
2) Uchiyama T, Yodoi J, Sagawa K, et al : Adult T-cell leukemia : Clinical and hematologic features of 16 cases. *Blood* **50** : 481-492, 1977.
3) Poiesz BZ, Ruscetti FW, Gazdar AF, et al : Detection and isolation of type C retrovirus particles from fresh and cultured lymphocytes of a patient with cutaneous T-cell lymphoma. *Proc Natl Acad Sci USA* **77** : 7415-7419, 1980.
4) Yodoi J, Uchiyama T : IL-2 receptor dysfunction and adult T-cell leukemia. *Immunological Review* **92** : 136-156, 1986.
5) Takatsuki K, Yamaguchi K, Kawano F, et al : Clinical diversity in adult T-cell leukemia/lymphoma. *Cancer Research* **45** : 4644-4645, 1985.
6) Matsuoka M, Hattori T and Chosa T, et al : T3 surface molecules on adult T-cell leukemia cells are modulated *in vivo*. *Blood* **63** : 1070-1076, 1986.
7) Hattori T, et al : Surface phenotype of Japanese adult T-cell leukemia cells characterized by monoclonal antibodies. *Blood* **58** : 645-647, 1981.
8) Uchiyama T, et al : Interleukin-2 receptor (Tac antigen) expressed on adult T-cell leukemia cells. *J Clin Invest* **76** : 446-453, 1985.
9) Sugie K, Nakamura Y, Tagaya Y, et al : 70-75 Kd molecules expressed on LGL and T cells recognized by a mitogenic monoclonal antibody YTA-1 ; co-modulation and functional association with the interleukin 2 receptor p75. *Int Immuno* **2** : 391-397, 1990.
10) Yodoi J, Teshigawara K, Maeda M, et al : TCGF (IL-2)-receptor inducing factor (s) I. Regulation of IL-2 receptor on a natural killer-like cell line (YT cells). *J Immuno* **134** : 1623-1630, 1985.
11) Tagaya Y, Okada M and Yodoi J, et al : IL-2R receptor (p55)/Tac-inducing factor purification and characterization of adult T cell leukemia-derivd factor. *J Immuno* **140** : 2614-2620, 1988.
12) Tagaya Y, Maeda Y, Mitsui A, Kondo N, Matsui H, Hamuro J, Brown N, Arai K, Yokota T, Wakasugi H, Yodoi J : ATL-derived factor (ADF), an IL-2 receptor/Tac inducer homologous to thioredoxin ; Possible involvement of dithiol-reduction in the IL-2 receptor induction. *EMBO Journal* **8** (3) : 757-764, 1989.
13) Wakasugi N, Rimsky L, Mahe Y, Kamel AM, Fradelizi D, Tursz T, Bertiglio J : Epstein-Barr virus containing B-cell line produce an interleukin 1 that it uses as a growth factor. *Proc Natl Acad Sci USA* **84** : 804-808, 1987.
14) Okada M, Maeda M and Yodoi J, et al : TCGF (IL-2)-receptor inducing factor (s) II. Possible role of ATL-derived factor (ADF) on constitutive IL-2 receptor expression of HTLV-I (+) T cell lines. *J Immuno* **135** : 3995-4003, 1985.
15) Yamauchi A, Masutani H, Tagaya Y, Wakasugi N, Yodoi J, et al : Lymphocyte transformation and thiol compounds ; the role of ADF/thioredoxin as a endogenous reducing agent. *Mol Immunol* **29** : 263-270, 1992.
16) Matsuda M, Masutani H, Nakamura H, Miyajima S, Yamauchi A, Yonehara S, Uchida A, Irimajiri K, Horiuchi A, Yodoi J, et al : Protective activity of adult T cell leukemia-derived factor (ADF) against tumor necrosis factor-dependent cytotoxicity on U937 cells. *J Immunol* **147** : 3837-3841, 1991.
17) Yodoi J, Tursz T : ADF ; An endogenous reducing protein homologous to thioredoxin ; involvement in lymphocyte immortalization by HTLV-1 and EBV. *Adv Cancer Res* **57** : 381-411, 1991.

5.12 血小板異常とレセプター

A. 血小板膜レセプター

　血管壁に破綻が生ずると血管内皮細胞下に露出したコラーゲン，フィブリノーゲン，フィブロネクチン，ラミニン，エラスチンなどの接着タンパクへvon Willebrand因子（vWF）を介して，あるいは血小板が直接粘着し活性化され，放出反応を生じる．そして最終的にはフィブリノーゲンを結合しこれを仲介として血小板凝集反応が起こり血小板血栓を形成し1次止血反応が終了する（図5.20）．したがって1次止血において血小板は主役を演じ，またこのためには血小板粘着能，放出能，凝集能が保持されている必要がある．これら血小板機能のうち，粘着能，凝集能はいずれも血小板膜表面のレセプターを介してその機能が発揮され，放出能はこれらレセプターからのシグナルが細胞内へ伝達されることによって誘発される．ここではレセプター異常に伴う血小板異常症について基礎的，臨床的に最近の知見を紹介する．

a. 血 小 板 膜

　血小板は膜脂質2重層に囲まれており，他の細胞と異なる点は表面形質膜と交通している開放小管系がトンネルのように縦横にはりめぐらされている．また形質膜のリン脂質の構成は非対称的で陰性荷電を有するホスファチジルセリン（PS）やホスファチジルイノシトール（PI）は内側層に分布し，血小板活性化に伴って細胞質内のホスホリパーゼの基質として働きシグナル伝達の一助を担っている．このような膜2重層に埋め込まれた型で多くの膜タンパクは存在しており，また細胞質外側に糖鎖を有することから多くは膜糖タンパクと呼ばれている．現在まで血小板膜糖タンパクは膜可溶化法および解析法の進歩によって容易に再現性のあるSDS-PAGE（SDS polyacrylamide gel electrophoresis）が普及し，クマシーブルーによるタンパク染色，PASによる糖鎖の染色に加えて，^{125}Iによる膜表面タンパクの標識，^{3}H-borohydrateによる膜表面糖鎖標識法の開発により表5.18に示すように主要血小板膜糖タンパク（glycoprotein, GP）はまとめられている．GPはSDS-PAGEによる分子量の大きさの順にGPI，II，III……〜IXと命名された[1]．また非イオン性界面活性剤の存在下で行う交叉免疫電気泳動法を導

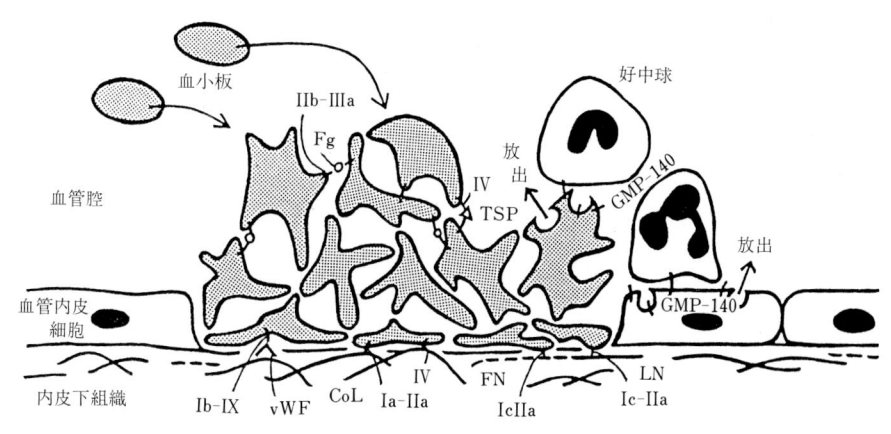

図 5.20　血管損傷部位への血小板の粘着と凝集

表 5.18 主要血小板膜糖タンパク

	分子量			機能	
	非還元/還元	α鎖	β鎖		
GP Ia	155/170	—	—	コラーゲンレセプター	
Ib	170	143	22	vWF／トロンビン レセプター	粘着能
Ic, Ic'	150	134	27	フィブロネクチンレセプター	
IIa	130/145	—	—	Ia, Ic, Ic'と複合体形成	
IIb	145	132	23	フィブリノーゲンレセプター	凝集能
IIIa	95/115	—	—		
IV(IIIb)	95/ 95	—	—	コラーゲンレセプター／トロンボスポンディンレセプター	凝集能
V	82/ 82	—	—	トロンビン感受性タンパク	?
VI	62	—	—	コラーゲンレセプター	凝集能
IX	20/ 20	—	—	GPIbと複合体形成	粘着能

入することによってこれらGPの一部はGPIIb-IIIa，GPIa-IIaのように複合体を形成していることも明らかになってきた．

b. 血小板凝集にかかわり合うレセプター——フィブリノーゲンレセプター（GPIIb-IIIa complex）

血小板は静止状態においては円盤状を呈して血中を流れているがトロンビンなど刺激が加わると球状化，偽足形成を行い放出反応とともに膜表面上にフィブリノーゲンを結合し，フィブリノーゲンを仲立ちとして血小板同士が結合し，いわゆる凝集反応を起こす．このときフィブリノーゲンのレセプターとして働く膜糖タンパクがGPIIb-IIIa複合体（GPIIb/IIIa complex, MW 260 kDa）である．

（1） GPIIb/IIIa複合体の構造

GPIIb/IIIa複合体（MW 260 kDa）は血小板膜糖タンパクの中でも主要なタンパクで血小板1個あたり4〜5万個存在し膜糖タンパクの約20%を占める．GPIIb/IIIa複合体はGPIIb（MW 140 kDa, αサブユニット125 kDa, βサブユニット25 kDa）とGPIIIa（MW 105 kDa）が μM以上のCa^{2+}の存在下でheterodimerを形成したものである[2]（図5.21）．Ca^{2+}をキレートするとcomplexはGPIIbとGPIIIaに解離しフィブリノーゲン結合能を失う．生理的条件下では静止期にすでにGPIIb/IIIa複合体として血小板に存在しており，約70%は血小板膜上にランダムに分布し，残り30%

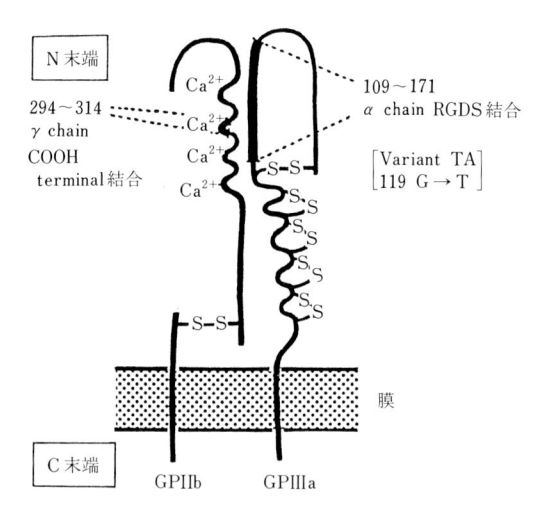

図 5.21 GPIIb/IIIa複合体へのフィブリノーゲンの結合

は開放小管系の膜や，α顆粒内に貯蔵されている．血小板の活性化に伴ってα顆粒内，開放小管系に存在するGPIIb/IIIa複合体は形質膜上に移動するとともにランダムに分布していたGPIIb/IIIa複合体はクラスター化を起こしフィブリノーゲンを結合する[3,4]．

これら2つの糖タンパクは分子生物学的手法によってcDNAクローニングがなされ構造と機能を考えるうえで大きな進歩をもたらした．すなわちGPIIbはHEL cell（human erythroleukemia cell line）から，またGPIIIaもほぼ時を同じくしてヒト臍帯血管内皮細胞よりそれぞれcDNAがとられ，他の接着分子レセプターとの比較もなされるようになった[5,6]（図5.22）．

GPIIbのcDNAは1039個のアミノ酸をコー

5.12 血小板異常とレセプター

α chain

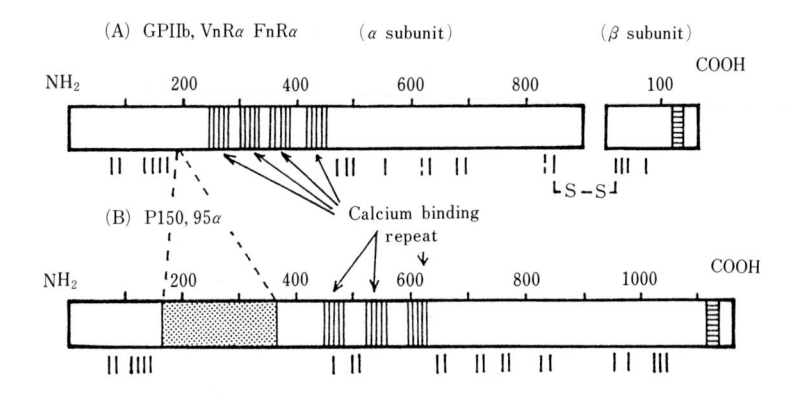

(A) GPIIb, VnRα FnRα　　　(α subunit)　　　(β subunit)

Calcium binding repeat

(B) P150, 95α

β chain　(GPIIIa, FnRβ, Mac-1β, LFA-1β, GP150/95β)

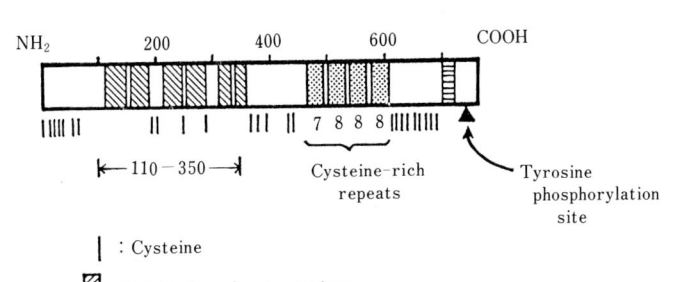

110 – 350　　Cysteine-rich repeats　　Tyrosine phosphorylation site

| : Cysteine
▨ : Highly homologous regions
▥ : Transmembrane domain

図 5.22 structures of the adhesion receptor family[11]

ドしており，このうち 137 個の β サブユニットに相当する部分と 871 個のアミノ酸よりなる α サブユニット，さらに 30 個のシグナルペプチドが N 末端に結合している．β サブユニットには C 末端近くに 26 個のアミノ酸よりなる疎水性部分が存在し膜貫通部分と考えられている．また α 鎖には 12 個のアミノ酸よりなる 4 つの伸張した部分があり，この部位はカルモジュリンやトロポニン C などの Ca^{2+} 結合部位と類似性を有していることがわかり，この部位に Ca^{2+} が結合することによって GPIIIa と複合体を形成する（図 5.21）．

一方，GPIIIa の細胞外側ドメインに 4 つのシステインに富んだタンデム構造のくり返し部分と N 結合型転糖化部分がある．膜貫通部分は 29 個のアミノ酸よりなり，C 末端である細胞質ドメインは短く，この細胞質ドメインにはチロシンリン酸化部位が存在しており，EGF レセプター，イン

スリンレセプターなどの細胞質ドメインと類似性のあることがわかった（図 5.22）．

このように cDNA が明らかにされるに従い他のレセプターとの分子構造の比較が可能になった．たとえば GPIIb はヴィトロネクチンやフィブロネクチンレセプターの α 鎖と類似性が高く，また GPIIIa はヴィトロネクチンレセプターの β 鎖と同一で，これらは supergenefamily としてインテグリンと呼ばれている[54]．

（2） GPIIb/IIIa 複合体の機能

GPIIb/IIIa 複合体は以下の研究によってフィブリノーゲンレセプターと同定された．

1） 先天性の出血傾向を伴う血小板無力症においては GPIIb/IIIa 複合体の欠如ないし低下が認められ血小板凝集能が欠如（リストセチン凝集能を除く）ている．

2） GPIIb/IIIa 複合体に対するある種のモノ

クローナル抗体は血小板凝集や血小板へのフィブリノーゲンの結合を抑える.

3) フィブリノーゲンがGPIIIaへcross linkする.

4) リポソーム膜(人工膜)へ埋め込んだGPIIb/IIIa複合体はフィブリノーゲンを結合するなどである. その後フィブリノーゲンのみならず, フィブロネクチン(FN), von Willebrand因子(vWF)もまた活性化血小板にGPIIb/IIIa複合体上のほぼ同じ結合ドメインを介して結合することが明らかにされ, これら数種の接着タンパクとGPIIb/IIIa複合体が止血機構の現場でいかなるからみで作用しているかが問題となる. すなわちいかなる場面でGPIIb/IIIa複合体は接着タンパクのいずれを結合するか興味ある点である. 現時点では血小板が粘着することによって活性化された場合に, GPIIb/IIIa複合体を介してリストセチン非存在下にvWFを結合したり, FNを結合し, 血小板を接着面により広く接着することに関わりあっており, その後フィブリノーゲンと結合し血小板同士の凝集に働くと推測される. とくにhigh shear rateの働く血管壁ではGPIbを介するvWFとの結合が初期反応として重要であり, この結果活性化された血小板にvWFやフィブリノーゲンが結合する[7]. したがって主たるGPIIb/IIIa複合体の役割は血中に存在する接着タンパクの量からしてもフィブリノーゲンと結合する機会も多く, またGPIIb/IIIa複合体への親和性も高い点からフィブリノーゲンレセプターと考えられる. 静止血小板上のGPIIb/IIIa複合体はフィブリノーゲンを結合せず刺激によって初めてフィブリノーゲンを主体にvWFやフィブロネクチン(FN)を結合する機能を発揮し活性化血小板同士の結合を仲立ちする. GPIIb/IIIa複合体におけるこれら接着タンパクに対するレセプター機能発現機序は明らかにされていない. 可能性としてアゴニスト刺激に伴う, ①細胞内Ca^{2+}濃度の上昇, ②GPIIIaの細胞質ドメインのリン酸化[8], ③アゴニスト刺激とカップルしたGタンパクの関与などが考えられている[9]. これらの因子の1つあるいは複合した結果として, GPIIb/IIIa複合体のコンフォーメーションの変化, あるいはGPIIb/IIIa複合体周辺の環境の変化による複合体の一部のドメインの露出などがフィブリノーゲンなどの接着タンパクの結合を容易にするものと推測される[10].

フィブリノーゲンをはじめとする接着タンパクはいずれもArg-Gly-Asp(RGD)シークエンスを有しており, この部位がGPIIb/IIIa複合体への結合部位として重要である[11]. すなわち合成RGDペプチドはフィブリノーゲンやFN, vWFのGPIIb/IIIa複合体への結合を阻害し, またGPIIb/IIIa複合体はRGDペプチドとcross linkすることによって裏付けられている. フィブリノーゲンにおいてはRGDシークエンスはAα鎖の95〜98番目と572〜575番目の2か所に存在するが, 現在のところAα鎖の95〜98番目の部位を中心としてGPIIb/IIIa複合体に結合すると考えられている. また一方, フィブリノーゲンのγ鎖のC末端ドメイン401〜411番目の疎水性の部位もGPIIb/IIIa複合体への結合に関与していることが, 合成ペプチドを用いた研究から明らかにされ, フィブリノーゲンは2か所でGPIIb/IIIa複合体と結合することが示された[12]. またRGDの結合部位とC末ドメインのdo decapeptideの結合部位はGPIIb/IIIa複合体上のほぼ近似した部位に存在することも示されている.

このほかにGPIIb/IIIa複合体は血餅退縮反応にも関係している. すなわち血小板無力症ではフィブリノーゲンの結合のみならず血餅退縮反応も起こらない. これはGPIIb/IIIa複合体の細胞質ドメインは細胞骨格タンパクとの結合に関与していることによる. 血小板凝集を起こさせた後にTriton-Xで可溶化し, このときTriton-Xにても不溶性の分画にアクチン, ミオシンなどの骨格タンパクとともにGPIIb/IIIa複合体が存在しており, 膜タンパクと骨格タンパクの共役が考えられる[13]. GPIIb/IIIa複合体の内GPIIbの細胞質ドメインにはタリンが結合するとの報告もある. いずれにしてもGPIIb/IIIaは膜表面上のフィブリノーゲンと細胞質内の骨格タンパクを結びつける役目を行い, 骨格タンパクの収縮による血餅退縮

に関与していると考えられている[14]．このほかに本タンパクの欠如した血小板無力症では血小板活性化に伴う早期の細胞内 Ca^{2+} の上昇が認められない．また分離精製した正常 GPIIb/IIIa 複合体を埋め込んだリポソームには Ca^{2+} 流入が認められるのに対し解離した GPIIb と IIIa を埋め込んでリポソームでは認められず，GPIIb/IIIa 複合体が何らかの Ca^{2+} 流入にかかわりあっている可能性も認められている[15,16]．

（3）GPIIb/IIIa 複合体のフィブリノーゲン結合ドメイン

GPIIb/IIIa 複合体へ結合するフィブリノーゲンをはじめとする接着タンパクは RGDS で示される共通のアミノ酸配列を有しており，合成 RGD ペプタイドは GPIIb/IIIa 複合体への接着タンパクの結合を抑制する点から RGD ペプチドの結合ドメインを探索する方法が用いられた．また一方，フィブリノーゲンには $A\alpha$ 鎖に存在する RGD 配列のほかに，γ 鎖の COOH 末端の do decapeptide も同様に，GPIIb/IIIa 複合体へ結合することから，γ 鎖の carboxyterminal の合成ペプチドの結合ドメインの検索も行われている．方法としてはアイソトープ標識したこれら合成ペプチドを架橋剤を用いて GPIIb/IIIa 複合体への結合を検討したり，hydropathic complementarity approach といって，アミノ酸配列はそれをコードする DNA と相補的に存在する片一方の DNA 塩基によりコードされたアミノ酸配列とたがいに hydropathy profile も相補的であり，この2つのアミノ酸配列は結合することが可能であるとの理論を基にした方法である．

これらの方法を用いてまず活性化血小板においては RGD ペプチドは GPIIIa により強く結合し，γ 鎖の dodecapeptade は GPIIb に特異的に結合することが明らかにされた[17,18]．さらに RGD を含むペプチドは GPIIIa のアミノ末端より109番目から171番目の部位に結合することが判明し，この部位はインテグリンの β サブユニットの中でも非常に保存された領域で76%のアミノ酸配列にホモロジーが認められている[19,20]（図5.21）．

フィブロネクチンをコードする塩基配列から RGDS と相補的なペプチドを検索するとヒトフィブロネクチンからは GAVSTA（Gly-Ala-Val-Ser-Thr-Ala）が予測された．この合成ペプチドは GPIIb/IIIa 複合体へのフィブロネクチンの結合を抑えるとともにこの合成ペプチドに対する抗体は，ADP による血小板凝集を抑え，Western blotting により GPIIIa（108 kDa）と反応した．この GAVSTA と類似した hydropathy profile は GPIIIa の LGT（leucine-glycine-threonine）でアミノ末端の134番目から136番目に相当し cross linker を用いた結果と一致し，この周辺が RGD ペプチドを認識する部位と考えられる[21]．最近，variant 型の血小板無力症（CAM 症例）の cDNA シークエンスの結果から，GPIIIa の Asp^{119} が Tyr^{119} に点突然変異を起こしている症例がみいだされた．さらに点突然変異を起こした部位をwild-type β_3 シークエンスに入れ CHO 細胞にトランスフェクトしたところ，この細胞は RGD 結合能をもたない異常 GPIIb/IIIa 複合体を発現し，Asp^{119} の周辺が RGD ペプチドを含んだ接着タンパクの結合に重要であることがより明確になった．とくに GPIIIa の Asp^{119}，Ser^{121}，Ser^{123}，Asp^{126}，Asp^{127} はインテグリンファミリーの β サブユニットのなかでも最も相同性があり機能を足す上で不可欠な部分と考えられる[22]．このほか RGD ペプチドの結合部位として，β サブユニットの Arg^{214} を中心とした領域も重要であることが variant 型の血小板無力症の検索から明らかにされた．この症例（ET）は $Arg^{214} \rightarrow Gln$ に置換しているために本来の GPIIIa の機能を発揮することができず，RGD ペプチドとの結合が不十分な症例である[23]．さらにこの部位については合成ペプチドを用いた成績から GPIIIa の211番目から231番目の間が RGD シークエンスの結合に重要であることが確認された[24]．したがって，現在 GPIIIa 上には2か所の RGD ペプチドの結合部位（すなわちフィブリノーゲンの α 鎖の結合部位）が存在することが認められている．またフィブリノーゲン γ 鎖のC末16アミノ酸残基（KYGGHHLGGAKQAGDV）のペプチドを合成し（K16），架橋法を用いて GPIIb/IIIa 上の結合部位の同定が行われた．その結果，こ

のγ鎖ペプチドはGPIIbに結合しその結合は血小板活性化によって増強され，フィブリノーゲンやRGDペプチドで特異的に抑制された．さらにその後GPIIbのアミノ末端294番目から314番目に相当する，第2番目のCa結合ドメインを含んだ部位と同定された．この部位の1次構造はインテグリンファミリーのαサブユニットの間ではとくに保持されている部分でMac1のαサブユニットに対し48%，またVLA-5のαサブユニットに対して81%の相同性を有する[25]（図5.22）．

以上のフィブリノーゲンα鎖，γ鎖のGPIIb/IIIa複合体上の結合部位はインテグリンファミリーにとってリガンドを結合する面からは共通した重要なドメインであり，とくに血小板については活性化に伴って結合性が増す点から，活性化に伴うこれら部位のconformationの変化がリガンドの結合親和性を増加させていると考えられる[26,27]．

（4） GPIIb/IIIa複合体の生合成（フィブリノーゲンレセプターの生合成）

GPIIb/IIIa複合体の染色体上での遺伝子の局在が明らかにされている．すなわちGPIIb，IIIaともいずれも17番染色体の長腕21〜23（chr 17, q21→23）に近接して存在し，GPIIbがGPIIIaに比し3′側に局在する[28〜30]．

これらのDNA上に局在するGPIIb，IIIa遺伝子のプロモーターやエンハンサーについてはいまだ不明である．しかしHEL cell（human erythroleukemia cell）株やK562株，ヒト骨髄巨核球よりRNAをとり出し網状赤血球の可溶化物を用いた転写実験系によると *in vitro* でGPIIb，GPIIIaポリペプチドを合成させることが可能でGPIIbとGPIIIaは別々のmRNAによって合成されることがわかった[31]．また最近ではこれら細胞株に ^{35}S メチオニンを *in vitro* 標識し，経時的にGPIIb，GPIIIaの合成を各種モノクローナル抗体を用いた免疫沈降法によって追跡する方法では，

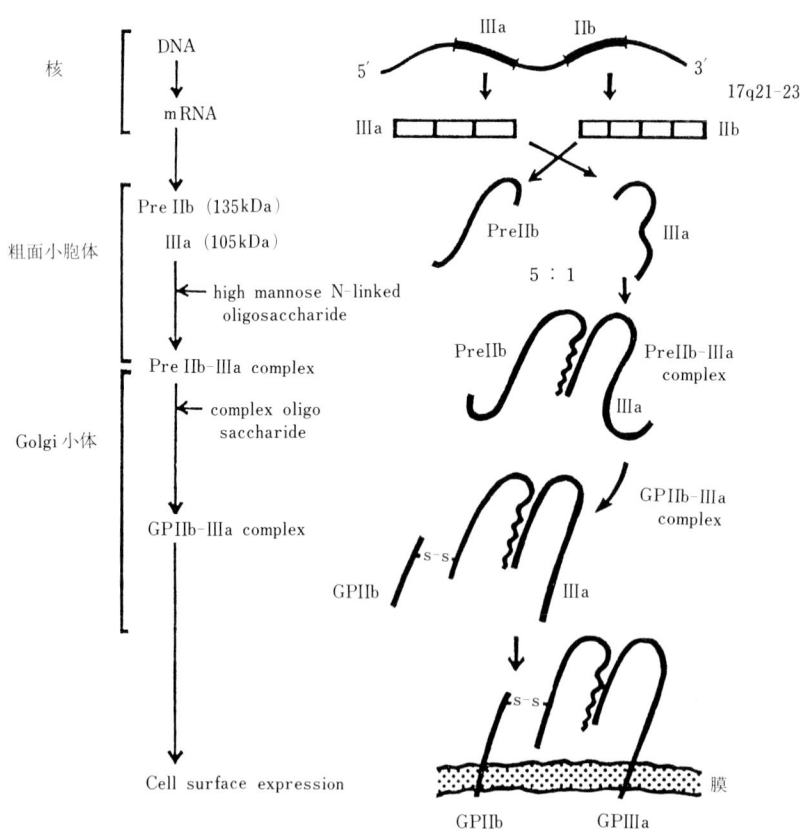

図5.23 GPIIb-IIIa複合体の生合成（HEL cellによる）

以下の知見が得られた[32~34]（図5.23）．それによるとGPIIbはまずpre IIb（130 kDa）として1本鎖のタンパクとして合成され，約2時間以上経過すると徐々にGPIIb（mature IIb）に変換する．このときHEL cell株ではpre IIbはIIIaの5倍量産生されるが多くは変性除去される．また合成されたpre IIb, IIIaは小胞体でpre IIb-IIIa複合体を形成するとともにhigh mannose N-linked oligosaccharideが付加され糖タンパクの形態をとる．

このpre IIb-IIIa複合体はキレート剤を加えても解離せず，GPIIb-IIIa複合体とは結合様式が異なる可能性も示されている．その後pre IIb-IIIa複合体はGolgi装置へ送られhigh mannoseの糖鎖は複合oligosaccharideに変換されるとともに1本鎖のGPIIbはα（GPIIbα）とβ鎖（GPIIbβ）に分解されGPIIb-IIIa複合体として一部はα顆粒に貯蔵され，残りは細胞表面に発現される．このとき細胞表面に発現される条件としてGPIIbやGPIIIaそれぞれ単独では発現されず，またsingle chainのpre GPIIb-IIIa複合体も細胞表面への発現は起こらない．したがってGPIIb（α鎖，β鎖）-IIIa複合体であることが細胞表面への発現には必要である．この事実はGPIIb, GPIIIa遺伝子をCos cellやembryonic kidney cell lineにトランスフェクトした実験でも明らかにされている[35,36]．すなわち，GPIIbあるいはGPIIIaいずれか単独でこれらの細胞にトランスフェクトした場合，細胞内でそれぞれのタンパクの合成は行われても細胞表面にはそれぞれ単独で発現されず，GPIIbとGPIIIaの遺伝子を同時にトランスフェクトした場合にのみGPIIb-IIIa複合体として細胞表面に発現されることが示された．これらの成績はいずれもcell lineを用いたものであるが，慢性骨髄性白血病症例の骨髄巨核球を用いての成績ではGPIIbと複合体を形成しない余分のGPIIIaが生合成され，プールされている結果が報告されている．これらの成績が正常の巨核球での生合成経路を反映しているか否かを検討することが今後の課題である[33]．

1本鎖のpre GPIIbがα鎖とβ鎖に切断される部位も明らかにされており，この切断が起こることがGPIIb-IIIa複合体の細胞表面への発現に必要な条件の1つでもある[34]．現在切断部位はGPIIbの97％はN末より891番目のアミノ酸付近（ArgとGlnの間），残りの約3％はこの部位に加えて902番目付近のSerとArgの間の2か所で切断されGPIIbα鎖とGPIIbβ鎖がS-S結合された型になると報告されている[37]．これら2つの異なったGPIIb/IIIa複合体はフィブリノーゲン結合能に関して多様性を示すことを示唆する可能性がある．

c. 血小板粘着反応にかかわり合うレセプター（GPIb-IX複合体とGPV；von Willebrand因子レセプター，トロンビンレセプターおよびトロンビン感受性タンパク（GPV））

血小板はvon Willebrand因子（vWF）存在下で，血小板膜糖タンパクGPIb-IX複合体を介して破綻血管内皮下組織へ粘着し，止血機構を作動させる（図5.20）．したがってGPIb-IX複合体の欠如ないし機能低下は血管傷害に対する初期の止血反応に支障をきたす．さらにGPIb-IX複合体はトロンビンのレセプターとしての機能も認められており，低濃度トロンビンによる迅速な血小板活性化に必須な膜糖タンパクである．またGPVは生理的な血小板アゴニストであるトロンビンにより唯一水解される膜糖タンパクで，血小板活性化にいかにかかわり合っているか注目されているタンパクである．

（1） GPIb-IX複合体の構造と機能[38~40]

GPIbは血小板1個あたり約25000分子存在し，シアル酸に富み血小板表面の陰性荷電は主としてGPIbに依存している．分子量はSDS-PAGEによると170 kDaでGPIbα（143 kDa）とGPIbβ（22 kDa）のサブユニットがS-S結合したものである（図5.24）．

GPIbαはCa^{2+} activated proteaseによって分解され，水溶性の分子量140 kDaのglycocalicin（GC）を遊離する．GCは糖を約60％含み，その組成はシアル酸，ガラクトース，N-アセチルガラ

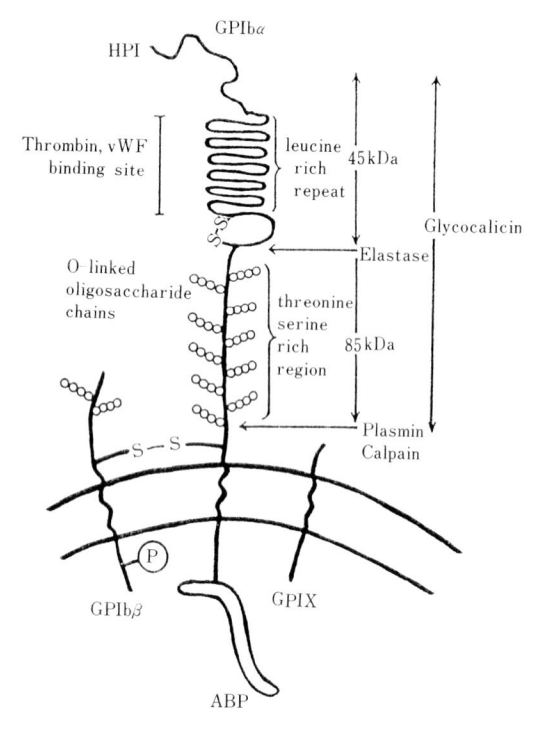

図 5.24 GPIb 複合体の構造

クトサミンが 2:2:1 よりなる O 結合したムチン型の糖鎖構造を有する．ヒト赤白血病細胞株 HEL cell からの cDNA クローニングによって明らかにされた GPIbα 鎖のアミノ酸配列によると，α 鎖の細胞質外側のドメインにはいくつかの注目すべき構造が判明した．

代表的なものは 24 個のアミノ酸よりなる 7 つのタンデム構造のくり返し部位が存在し（アミノ末端より 29〜193 番目），これは血漿中に存在する leucine rich $α_2$-glycoprotein に認められる構造と類似している．また一方では 2 つの親水性の部分を有し，1 つは荷電をもったアミノ酸に富み，他の 1 つはセリン，スレオニンに富んでおり，この部位には 9 個のアミノ酸からなる 5 つのくり返し構造と O 結合型糖鎖の多くが存在する．

さらに 29 個のアミノ酸からなる膜貫通部位をもち，100 個のアミノ酸よりなる細胞質内のドメインが C 末として存在する．細胞質内部分は actin binding protein (ABP) と結合しており，イオノフォア刺激で ABP は水解され MW 10 万と 9 万の fragment が GPIb に結合して残るとと もにアクチンとも結合するとの成績がある[41]．

β 鎖もクローニングされ，α 鎖に認められたと同様のロイシンに富んだタンデム構造を 1 個有している．また 25 個のアミノ酸による膜貫通部分を有し，C 末は 34 個のアミノ酸で細胞質内ドメインを形成し，cAMP 依存性プロテインキナーゼによる 2 つのリン酸化部位が存在する．すなわち PGE_1 で細胞内 cAMP を上昇させると GPIbβ のリン酸化は actin binding protein (ABP) とともに増加し，コラーゲン刺激に対するアクチンの重合を抑えることから GPIbβ のリン酸化は血小板機能と関係を有している[42]．このときのリン酸化される部位は Ser^{166} といわれている[43]．

一方，GPIb は GPIX（分子量 22000）と 1:1 で結合していることが明らかにされ，GPIb-IX 複合体として機能していると考えられる[44]．電顕的にロータリーシャドー法で GPIb-IX 複合体を観察すると，全長〜59.5 nm で，細胞質内に〜15.9 nm の小さな球状ドメインを構成している[45]．しかし GPIb との結合様式は不明である．GPIb と GPIX は膜貫通部と細胞質内の境界付近に対をなさないシステインを有しており，このシステインがチオエステル結合を通じてパルミテートでアシル化された脂肪酸と結合しているとの報告がある[46]．

GPIX の cDNA クローニングの結果，134 個のアミノ酸よりなる N 末と 20 個のアミノ酸による膜貫通部分をもち，さらに 6 個の C 末端が細胞質内に存在する．N 末には GPIb に類似して 24 個のアミノ酸よりなる leucine rich glycoprotein (LRG) 領域が 1 個存在している[47]．

またごく最近，Bernard-Soulier 症候群において GPIb-IX 複合体とともに欠如し，トロンビンによって水解される膜糖タンパク GPV (MW 82 kDa) のアミノ酸配列の一部が決定された[48]．それによるとこのタンパクも N 末に少なくとも 15 個の LRG 領域を有しており，すでに示した GPIbα, β, GPIX と非常に類似した構造を有している点は興味深い．このことは GPIb-IX 複合体，GPV は同一の祖先に由来して発生してきた可能性があり，またこれらタンパクの細胞膜上の発現についてもたがいに関係を有していると考えられる．

5.12 血小板異常とレセプター

[図: platelet membrane glycoproteins の模式図。GPIbα NH₂, GPV NH₂, vWF and thrombin binding, Thrombin cleavage, GPIbβ NH₂, GPIX NH₂, Rich in O-CHO, Protease sensitive, Transmembrane, Intracellular, COOH, Leucine-rich repeat, N-CHO, O-CHO]

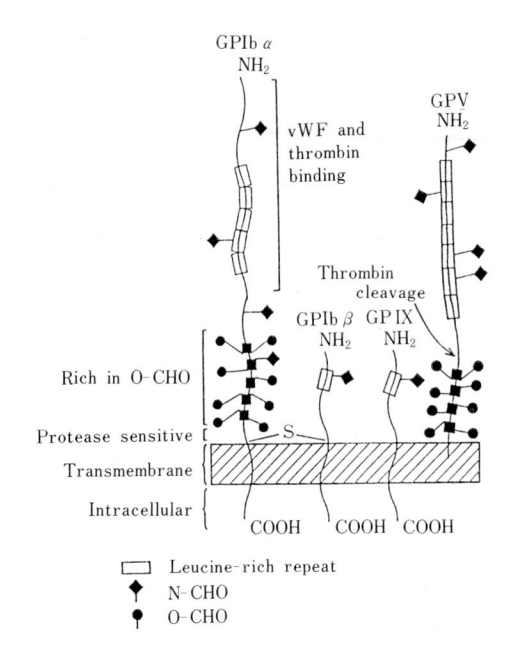

図 5.25 platelet membrane glycoproteins with leucine-rich repeat

LRG の役割が問題となるがロイシンに富んだくり返し構造をもつタンパクの多くは細胞やタンパクとの接着に関係しているものが多く，これらの点からこの部位の特有な機能が明らかにされる必要がある．

（ 2 ） GPIb-IX複合体の機能ドメイン

GPIb-IX複合体は vWF やトロンビンの結合ドメインを有し，血小板の止血機能に役割を演じている．

GPIb 上の vWF 結合ドメインは血小板をプラスミン処理し glycocalicin を遊離させた血小板においては vWF 存在下でのリストセチン凝集が低下することから，glycocalicin の一部に結合部位が存在することが予測された[49]．以後，カルパイン，トリプシン，セラチアプロテアーゼなどのタンパク分解酵素によって GPIb から glycocalicin を遊離させ，さらにこれを N 末から 45 kDa と 84〜85 kDa の 2 つのフラグメントに水解しそれぞれのフラグメントのリストセチン凝集抑制や vWF と GPIb の結合を阻止するモノクローナル抗体との結合能から，vWF は GPIb の N 末 45 kDa のフラグメントに結合することが明らかとなった（図 5.24）．この部位は His^1 から Arg^{293} に相当する[50,51]．

その後，合成ペプチドを用いた成績からリストセチン，ボトロセチンを介して vWF は GPIbα の Ser^{251}-Tyr^{279} の部位に結合すると報告された[52]．この部位は GPIbα の 45 kDa の C 末側でロイシンに富んだ部位（LR repeat）と糖鎖に富んだ O グリコシド結合部位とにはさまれた部位である．一方，GPIbα の glycocalicin にはトロンビンの高，中親和性結合部位が存在することが明らかにされている[53]．この GPIb 上のトロンビン結合ドメインについても vWF の結合部位の検索の場合と同様の手法が用いられ，vWF の結合部位と非常に近接したキモトリプシンによって水解される N 末から 45 さらには 39 kDa の部位に存在すると考えられている[54]．

最近になって GPIb の cDNA の一部を Cos 細胞にトランスフェクトし，遺伝子工学的に GPIb の一部のシークエンスを合成し，それを用いて vWF の結合部位が検索された．

それによると，GPIbα の Gln^{221} から Leu^{318} の部位を発現させて作製された γ-GPIbαGln^{221}-Leu^{318} は，①パラホルムアルデヒド固定血小板のリストセチン凝集を抑制する，②リストセチン存在下での固定血小板への vWF の結合を抑える，③γ-GPIbαGln^{221}-Leu^{318} の S-S 結合を切断すると vWF の結合抑制能が低下するなどの結果が得られた．このことから Gln^{221} から Leu^{318} の部位が vWF の結合に役割を担っていると考えられ，既報の結果を遺伝子工学的にも支持することが明らかとなった[55]．

（ 3 ） GPIb-IX複合体の発現

GPIb は GPIIb-IIIa 複合体に比しより成熟した巨核球に出現する．したがって現在まで樹立されている巨核球細胞株には十分に GPIb を発現している株がみあたらず，GPIb や GPIX の生合成課程などは明らかにされていない．また GPIb-IX 複合体の細胞表面の発現には GPIb，GPIX，さらには GPV の 3 つの遺伝子が備っている必要性も考えられ，GPV のクローニングに成功していない現在ではこれらタンパクの生合成過程を解明することが難しいともいわれている．わずかに

HEL cell における GPIbαの発現についての報告があるが，MW 60 kDa のタンパクで GPIbαに認められる O-linked oligosaccharide chain は欠落しており，免疫学的に GPIbαと共通抗原を有する不完全ないし異常な O-glycosylated GPIbαサブユニットと考えられている[56]．

一方，ヒト骨髄採取液より巨核球を集め培養し GPIb の動態を電顕的に観察すると，GPIb は成熟巨核球や分離膜のない前巨核球にも認められる．また GPIb は細胞質内では分離膜に認められるが，他のオルガネラには存在しない．また成熟巨核球ではメタボリック標識法によって，GPIbα, β, GPIX が合成されていることが最近証明されたが，経時的な合成過程については今後に残されている[57]．

d. 血小板における GPIIb-IIIa 複合体以外のインテグリンファミリー

破綻血管壁の内皮下組織に粘着することが血小板による止血反応の引き金となっており，血小板が粘着するに際して重要な支持組織は，コラーゲン，フィブロネクチン，ラミニンの3つである（図5.20）．これら支持組織に対して血小板はそれぞれレセプターを有しているが，必ずしも血小板特有のレセプターではなく，他の細胞たとえばリンパ球や線維芽細胞などにも同様のレセプターは存在している．またそれぞれのレセプターはタンパク分子論的には相同性を有しており，インテグリンスーパーファミリーあるいは接着レセプターファミリーと呼ばれている[58,59]（表5.19）．したがってこれらのレセプターについては，他に記載されているのでここでは簡単にふれる．

（1） コラーゲンレセプター

現在まで血小板のコラーゲンレセプターについては単一ではなく種々のタンパクが考えられている．すなわち，① GPIV (GPIIIb), ② GPIa-IIa 複合体 (VLA-2), ③ 62 kDa のタンパクなどがコラーゲンレセプターとして機能している根拠が臨床的にまた実験的に示されている．

a) GPIV (GPIIIb)

本タンパクは研究者によって GPIV あるいは GPIIIb と呼ばれているが，分子量も 97 kDa とす

表 5.19 Adhesion receptor family

	MW NR	MW R	Subunit	Distribution	Ligands	Function
I. Cytoadhesion						
GP IIb/IIIa	142/95	130/105 +23	$\alpha_{IIb}\beta_3$	platelet HKL cell	FN, FB, VN vWF	platelet adhesion & aggregation
Vn receptor	160/100	135/115 +25	$\alpha_v\beta_3$	endothelial cell widely distribute	VN	adhesion to VN
II. Leu-CAM						
LFA-1	—	180/95	$\alpha_L\beta_2$	leucocyte	—	leucocyte adhesion T-cell help, L, cytotox
Mac-1	—	170/95	$\alpha_M\beta_2$	monocyte neutrophil	C3bi	C3b receptor adhesion
GP 150-95	—	150/95	$\alpha_X\beta_2$	neutrophil	C3bi	neutrophil adhesion
III. VL antigen						
VLA-1	200/110	210/130	$\alpha_1\beta_1$	T-cell	—	—
VLA-2	150/110	165-130	$\alpha_2\beta_1$	platelet, T-cell (GP Ia-IIa)	collagen	adhesion to collagen
VLA-3	150/110	135/130	$\alpha_3\beta_1$	platelet, T-cell (GPIc-IIa)	FN	adhesion to FN
VLA-4	140/110	150/130	$\alpha_4\beta_1$	T-cell		
VLA-5	150/110	130/130	$\alpha_F\beta_1$	fibroblast, T-cell	FN	adhesion to FN
VLA-6	—	—		platelet		
Chicken integrin complex (CSAT)	155/135/120	155/130/125	$\alpha_0\beta_1$	fibroblast	PN, LM, VN	cell adhesion cell migration

る人と88kDaと報告している人があり，両者が同一のタンパクか否かは疑問の残る点もあるが，ここでは一応同一のタンパクとして扱うことにする．この分子量の差は糖鎖の問題とSDS-PAGE上で計算した分子量であることによるものであろう．

pIは4.5～5.7と幅広い等電点を有する1本鎖の糖タンパク（30～40％の糖を含みその約40％はO結合型である）で疎水性に富み，タンパク分解酵素に対し抵抗性が強い．しかし界面活性剤で可溶化するとトリプシンやキモトリプシンに対し水解されやすくなる．最近，白血球の分化抗原であるCD36と同一の抗原性を有し，このことから同様のタンパクは白血球，血管内皮細胞にも存在することが明らかとなった．

GPIVを精製し，一部のアミノ酸分析を行った結果では，N末に疎水性部分が存在し膜貫通部分であろうと推測されている[60,61]．

このタンパクがコラーゲンレセプターとしての機能を支持する所見として，①GPIVに対するポリクロナール抗体はコラーゲンによる血小板の形態変化や凝集，放出を抑制する，②精製したGPIVはコラーゲンによる血小板活性化を抑えるとともにコラーゲンタイプIと結合する，③抗GPIV抗体は血小板のコラーゲンへの粘着を抑えるが，この抑制は早期の粘着反応に限られている[62]．④臨床的にコラーゲン凝集を抑制するGPIV抗体を有する血小板減少症の症例が報告されている[63]などである．

これらの点から，GPIVは血小板のコラーゲンへの粘着，凝集に際してごく早期に関係するレセプターであろう．

一方，GPIVはトロンボスポンディン（TSP）のレセプターであるとの研究もある．すなわち単球や血小板GPIVと反応するモノクローナル抗体OKM5は血小板α顆粒より血小板活性化に伴って放出されるTSPの血小板への結合を抑制することより，TSPのレセプターと考えられている．したがってGPIVはコラーゲンへの粘着に関係するとともに，TSPの結合にも関係し血小板凝集の安定化にかかわり合っている重要な糖タンパクであろう[64]．しかしこれらの詳細については，今後タンパク分子論的に解決されなければならない問題が残されている．このほかGPIVはマラリア感染赤血球と結合したり，血小板特異抗原の1つであるNaK^{a}抗原がGPIVに局在していることも明らかにされている[65,66]．

b) GPIa-IIa複合体

GPIaは153kDa（非還元），167kDa（還元）の血小板膜糖タンパクでGPIIaやIIIaと同様にタンパク分子内にS-S結合を有する．

GPIaはVLA-2（very late activation antigen 2）に対するモノクローナル抗体によってheterodimer複合体としてGPIIaとともに免疫沈降される．このことよりGPIa-IIa複合体としてレセプター機能を有し，GPIaはVLA-2のα$_2$鎖と同一であることが明らかとなっている[67～69]．VLA-2レセプターは血小板あたり1842±449個存在し，コラーゲンを被った表面にMg^{2+}依存性に結合する．そしてこのコラーゲンレセプターとしての役割は直接早期にコラーゲンと粘着する点にあるとされている[70]．GPIaの欠損症はGPIa-IIa複合体が形成されず，コラーゲン凝集を欠き出血傾向を有する．

c) GP 61～62kDaタンパク

血小板を可溶化し不溶性コラーゲンとインキュベートすると，コラーゲンペレットから61kDaの糖タンパクが抽出された．このタンパクはトリプシンにより水解され44kDaとなるが，コラーゲン結合能を有する．したがって不溶性コラーゲンを有する細胞外マトリックスと血小板の接着に関係し，血小板凝集を導くと考えられている[71]．

（2）ラミニンレセプター（GPIc-IIa複合体）

GPIcはGPIIaとheterodimer複合体を形成していることは，GPIcに対するモノクローナル抗体を用いた成績から明らかとなった．GPIcはアスパラギン結合型のマンノースに富んだオリゴ糖を有する前駆体として合成され，水解反応によりGPIcαとGPIcβがS-S結合で結ばれた型となる．さらに糖鎖が複合型のグリカンに変化し，GPIIaと複合体を細胞内で形成し膜表面に発現される[72,73]．GPIcと結合したIIaはVLA-6と同

一のレセプターでこれは内皮細胞や上皮細胞にも発現しており、ラミニンのレセプターとして知られている。血小板のラミニンへの結合はフィブリノーゲン、フィブロネクチン、コラーゲンによって抑制されず、また血小板の活性化を必要とせず、Mn^{2+}, Co^{2+}, Mg^{2+} によって介助され、Ca^{2+}, Zn^{2+}, Cu^{2+} は関係ないといわれている[74]。一方、GPIc-IIa複合体は（GP 138 kDa-GP 160 kDa）血小板活性化に依存することなくフィブロネクチンへの結合に関する報告もあり、この場合はIcがIIaに類似したIc binding proteinと結合したGPIc-IcBp複合体である可能性もあり、用いるモノクローナル抗体によって別個のレセプターを確認したものかも知れない[75,76]。

おわりに　現在まで臨床的に出血傾向を示す血小板膜糖タンパク機能異常症の検索が精力的に行われている。その結果明らかにされた血小板レセプター異常に関わり合う血小板膜糖タンパクについて、タンパク化学的、分子生物学的に明らかにされた知見を中心に論じた。血小板の膜糖タンパクの研究が他の細胞のレセプター研究とも相通じていることが明らかとなり、研究の統合もますます必要となってきた。今後、これらの知見に基づいて血小板機能と深く関わり合ったレセプターの機能発現および調節がさらに明確になり、血栓形成、炎症反応、拒絶反応、癌転移、動脈硬化の進展などにおける多くの臨床的課題に役立つ日がくることを期待する。　〔藤村欣吾，藏本　淳〕

文　献

1) Phillips DR, Agin PP: Platelet plasma membrane glycoproteins. Evidence for the presence of non-equivalent disulfide bonds using nonreduced-reduced two-dimensional gel electrophoresis. *J Biol Chem* **252**: 2121-2126, 1977.
2) Fujimura K, Phillips DR: Calcium cation regulation of glycoprotein IIb-IIIa complex formation in platelet plasma membranes. *J Biol Chem* **258**: 10247-10252, 1983.
3) Isenberg WH, McEver RP, Phillips DR, Shuman MA, Bainton DF: The platelet fibrinogen receptor: An immunogold-surface replica study of agonist-induced ligand binding and receptor clustering. *J Cell Biol* **104**: 1655-1663, 1987.
4) Woods VL Jr, Wolff LE, Keller DM: Resting platelets contain a substantial centrally located pool of glycoprotein IIb-IIIa complex which may be accessible to some but not other extracellular proteins. *J Biol Chem* **261**: 15242-15251, 1986.
5) Poncz M, Eisman R, Heidenreich R, Silver SM, Vilaire G, Surrey S, Schwarz E, Bennet JS: Structure of the platelet membrane glycoprotein IIb-Homology to the alpha subnits of the vitronectin and fibronectin membrane receptor. *J Biol Chem* **262**: 8476-8482, 1987.
6) Fitzgerald DA, Steiner B, Rall SC, Lo S-S, Phillips DR: Protein sequence of endothelial glycoprotein IIIa derived from a cDNA clone: Identity with platelet glycoprotein IIIa and similarity to integrin. *J Biol Chem* **262**: 3936-3939, 1987.
7) Hantgan RR, Hindriks G, Taylor RG, Sixma JJ, Groot PG: Glycoprotein Ib, von Willebrand factor, and Glycoprotein IIb: IIIa are all involved in platelet adhesion to fibrin in flowing whole blood. *Blood* **76**: 345-353, 1990.
8) Parise LV, Criss AB, Nannizzi L, Wardell MR: Glycoprotein IIIa is phosphorylated in intact human platelets. *Blood* **75**: 2363-2368, 1990.
9) Brass L, Laposota M, Banga H, Rittenhouse S: Regulation of the phosphoinositid hydrolysis pathway in thrombin stimulated platelets by a pertussis toxin sensitive guamine nucleotide binding protein. *J Biol Chem* **261**: 16838-16847, 1986.
10) Coller BS: A new murine monoclonal antibody reports an activation-dependent change in the conformation and/or microenvironment of the platelet glycoprotein IIb-IIIa complex. *J Clin Invest* **76**: 101-108, 1985.
11) Pillips DR, Charo IF, Parise LV, Fitzgerald DA: The platelet membrane glycoprotein IIb-IIIa complex. *Blood* **71**: 831-843, 1988.
12) Andrieux A, Hudry-clergeon G, Ryckewaert J-J, Chapel A, Ginsberg MH, Plow EF, Marguerie G: Amino acid sequences in fibrinogen mediating its interaction with its platelet receptor, GP IIb, IIIa. *J Biol Chem* **264**: 9258-9265, 1989.
13) Plillips DR, Jennings LK, Edwards HH: Identification of membrane proteins mediating the interaction of human platelets. *J Cell Biol* **86**: 77-86, 1980.
14) Fujimura K, Fujimoto T, Takemoto M, Oda K, Shimomura T, Maehama S, Kuramoto A: Analysis of platelet cytoskeleton assembly during platelet activation in Hermansky-pudlak syndrome and thrombasthenis. *Thromb and Haemost* **63**: 103-111, 1990.

15) Rybak ME, Renzulli LA, Bruns MJ, Cahaly DP : Platelet glycoprotein IIb and IIIa as a calcium channel in liposomes. *Blood* **72** : 714-720, 1988.

16) Fujimoto T, Fujimura K, Kuramoto A : Abnormalities of calcium ion movement in platelets of patients with myeloproliperative disorders. *Acta Haematol JPN* **52** : 1542-1548, 1989.

17) Santoro SA, Lowing W Jr : Competition for related but nonidentical binding sites on the glycoprotein IIb-IIIa complex by peptides derived from platelet adhesive proteins. *Cell* **48** : 867-873, 1987.

18) Lam S C-T, Plow EF, Ginsberg MH : Platelet membrane glycoprotein IIb heavy chain forms a complex with glycoprotein IIIa that binds Arg-Gly-Asp peptides. *Blood* **73** : 1513-1518, 1989.

19) D'Souza SE, Ginsberg MH, Lam S C-T, Plow EF : Chemical cross-linking of arginyl-glycyl-aspartic acid peptides to an adhesion receptor on platelets. *J Biol Chem* **263** : 3943-3951, 1988.

20) D'Souza SE, Ginsberg MH, Burke TA, Lam S C-T, Plow EF : Localization of an Arg-Gly-Asp recognition site within an integrin adhesion receptor. *Science* **242** : 91-93, 1988.

21) Pasqualini R, Chamone DF, Brentani RR : Determination of the putative binding site for fibronetin on platelet glycoprotein IIb-IIIa complex through a hydropathic complementary approach. *J Biol Chem* **264** : 14566-14570, 1989.

22) Loftus JC, O'Toole TE, Plow EF, Glass A, Frelinger AL III ,Ginsberg MH : A β_3 integrin mutation abolishes ligand binding and alters divalent cation-dependent conformation. *Science* **249** : 915-918, 1990.

23) Bajt ML, Ginsberg MH, Frelinger AL III, Berndt MC, Loftus JC : A spontaneous mutation of integrin αIIbβ3 (platelet glycoprotein IIb-IIIa) helps define a ligand binding site. *J Biol Chem* **267** : 3789-3794, 1992.

24) Cook JJ, Trybulec M, Lasz EC, Khan S, Niewiarowski S : Binding of glycoprotein IIIa-derived peptide 217-231 to fibrinogen and von Willebrand factors and its inhibition by platelet glycoprotein IIb/IIIa complex. *Biochim Biophys Acta* **1119** : 312-324, 1992.

25) D'Souza SE, Ginsberg MH, Burke TA, Plow EF : The ligand binding site of the platelet integrin receptor GP IIb-IIIa is proximal to the second calcium binding domain of its α subunit. *J Biol Chem* **265** : 3440-3446, 1990.

26) Frelinger AL III, Cohen I, Plow EF, Smith MA, Roberts J, Lam S C-T, Ginsberg MH : Selective inhibition of integrin function by antibodies specific for ligand-occupied receptor conformers. *J Biol Chem* **265** : 6346-6352, 1990.

27) Frelinger AL III ,Lam S C-T, Plow EF, Smith MA, Loftus JC, Ginsberg MH : Occupancy of an adhesive glycoprotein receptor modulates expression of an antigenic site involved in cell adhesion. *J Biol Chem* **263** : 12397-12402, 1988.

28) Sosnoski DM, Emanuel BS, Hawkins AL, Tuinen PV, Ledbetter DH, Nussbaum RL, Kaos Fa-Tan, Schwartz E, Phillips DR, Bennett JS, Fitzgerald LA, Poncz M : Chromosomal localization of the genes for the vitronectin and fibronectin receptors α subunits and for platelet glycoproteins IIb and IIIa. *J Clin Invest* **81** : 1993-1998, 1988.

29) Rosa J-P, Bray PF, Gayet O, Johnston GI, Cook RG, Jackson KW, Shuman MA, McEver RP : Cloning of glycoprotein IIIa cDNA from human erythroleukemia cells and localizaiton of the gene to chromosome 17. *Blood* **72** : 593-600, 1988.

30) Bray PF, Barsh G, Rosa J-P, Luo XY, Magenis E, Shuman MA : Physical linkage of the genes for platelet membrane glycoproteins IIb and IIIa. *Proc Natl Acad Sci USA* **85** : 8683-8687, 1988.

31) Silver SM, McDonough MM, Vilaire G, Bennett JS : The *in vitro* synthesis of polypeptides for the platelet membrane glycoproteins IIb and IIIa. *Blood* **69** : 1031-1037, 1987.

32) Duperray A, Berthier R, Chagnon E, Ryckewaert J-J, Ginsberg M, Plow E, Marguerie G : Biosynthesis and processing of platelet GP IIb-IIIa in human megakaryocytes. *J Cell Biol* **104** : 1665-1673, 1987.

33) Duperray A, Troesch A, Berthier R, Chagnon E, Frachet P, Uzan G, Marguerie G : Biosynthesis and assembly of platelet GP IIb-IIIa in human megakaryocytes : evidence that assembly between Pro-GP IIb and IIIa is a prerequisite for expression of the complex on the cell surface. *Blood* **74** : 1603-1611, 1989.

34) Rosa J-P, McEver R-P : Processing and assembly of the integrin, glycoprotein IIb and IIIa, in HEL cells. *J Biol Chem* **264** : 12596-12603, 1989.

35) O'Toole TE, Loftus JC, Plow EF, Glass A-A, Harper JR, Ginsberg MH : Efficient surface expression of platelet GP IIb-IIIa requires both subunits. *Blood* **74** : 14-18, 1989.

36) Bodary SC, Napier MA, McLean JW : Expression of recombinant platelet glycoprotein IIb IIIa results in a functional fibrinogen-binding complex. *J Biol Chem* **264** : 18859-18862, 1989.

37) Loftus JC, Plow EF, Jennings LK, Ginsbery MH : Alternative protealytic processing of platelet membrane glycoprotein IIb. *J Biol Chem* **263** : 11025-11028, 1988.

38) Titani K, Takio K, Handa M, Ruggeri ZM : Amino acid sequence of the von Willebrand factor-binding domain of platelet membrane glycoprotein I b. *Proc Natl Acad Sci USA* **84** : 5610-5614, 1987.
39) Lopez JA, Chung DW, Fujikawa K, Hagen FS, Papayannopoulou T, Roth GJ : Cloning of the α chain of human platelet glycoprotein I b : A transmembrane protein with homology to leucine-rich $α_2$- glycoprotein. *Proc Natl Acad Sci USA* **84** : 5615-5619, 1987.
40) Lopez JA, Chung DW, Fujikawa K, Hagen FS, Davie EW, Roth GJ : The α and β chains of human platelet glycoprotein I b are both transmembrane proteins containing a leucine-rich amino acid sequence. *Proc Natl Acad Sci USA* **85** : 2135-2139, 1988.
41) Ezzell RM, Kenney DM, Egan S, Stossel TP, Hartwig JH : Localization of the domain of actin-binding protein that binds to membrane glycoprotein I b and actin in human platelets. *J Biol Chem* **263** : 13303-13309, 1988.
42) Fox JEB, Berndt MC : Cyclic AMP-dependent phosphorylation of glycoprotein I b inhibits collagen-induced polymerization of actin in platelets. *J Biol Chem* **264** : 9520-9526, 1989.
43) Wardell MR, Reynolds CC, Berndt MC, Wallance RW, Fox JEB : Platelet glycoprotein I bβ is phosphorylated on serine 166 by cyclic AMP-dependent protein kinase. *J Biol Chem* **264** : 15656-15661, 1989.
44) Berndt M-C, Gregory C, Kabral A, Zola H, Fournier O, Castaldi PA : Purification and preliminary characterzation of the glycoprotein I b complex in the human platelet membrane. *Eur J Biochem* **151** : 637-649, 1985.
45) Fox JEB, Aggerbeck LP, Berndt M-C : Structure of the glyco-protein I b,-IX complex from platelet membranes. *J Biol Chem* **263** 4882-4890, 1988.
46) Muszbek L, Laposata M : Glyco-protein I b and glycoprotein IX in human platelets are acylated with palmitic acid through thioester linkages. *J Biol Chem* **264** : 9716-9719, 1989.
47) Hickey M-J, Williams SA, Roth G-J : Human platelet glycoprotein IX : An adhesive protein of leucine-rich glycoproteins with flank-center-flank structures. *Proc Natl Acad Sci USA* **86** : 6773-6777, 1989.
48) Shimomura T, Fujimura K, Haehama S, Takemoto M, Oda K, Fujimoto T, Oyama R, Suzuki M, Ichihara-Tanaka K, Titani K, Kuramoto A : Rapid purification and charac-terization of human platelet glyco-protein V : The amino acid sequence contains leucine-rich repetitive modules as in glycoprotein I b. *Blood* **75** : 2349-2356, 1990.
49) Adelman B, Michelson AD, Loscalzo J, Greenberg J, Handin RI : Plasmin effect on platelet glycoprotein IB-von Willebrand factor interactions. *Blood* **65** : 32-40, 1985.
50) Handa M, Titani K, Hollan L-Z, Roberts JR, Ruggeri ZM : The von Willebrand factor-binding domain of platelet membrane glyco-protein I b. Characteriation by mono-clonal antibodies and partial amino acid sequence analysis of proteolytic fragments. *J Biol Chem* **261** : 12579-12585, 1986.
51) Vicente V, Kostel PJ, Ruggeri ZM : Isolation and functional characterization of the von Willebrand factor-binding domain located between residues His'-Arg^{293} of the α-chain of glycoprotein I b. *J Biol Chem* **263** : 18473-18479, 1988.
52) Vicente V, Houghten RA, Ruggeri ZM : Identification of a site in the α chain of platelet glycoprotein I b that participates in von Willebrand factor binding. *J Biol Chem* **265** : 274-280, 1990.
53) Harmon JT, Jamieson GA : The glycocalicin portion of platelet glycoprotein I b expresses both high and moderate affinity receptors sites for thrombin. A soluble radioreceptor assay for the interaction of thrombin with platelets. *J Biol Chem* **261** : 13224-13229, 1986.
54) Yamamoto K, Yamamoto N, Kitagawa H, Tanoue K, Kosaki G, Yamazaki H : Localization of a thrombin-binding site on human platelet membrane glycoprotein I b determined by a monoclonal antibody. *Thromb & Haemost* **55** : 162-167, 1986.
55) Cruz MA, Petersen E, Turei SM, Handin RI : Functional analysis of a recombinant glycoprotein I bα polypeptide which inhibits von Willebrand factor binding to the platelet glycoprotein I b-IX complex and to collagen. *J Biol Chem* **267** : 1303-1309, 1992.
56) Kieffer N, Debili N, Wicki A, Titeux M, Henri A, Mishal Z, Breton-Gorius J, Vainchenker W, Clemetson K-J : Expression of platelet glycoprotein I bα in HEL cells. *J Biol Chem* **261** : 15854-15862, 1986.
57) Debili N, Kieffer N, Nakazawa M, Guichard J, Titeux M, Cramer E, Breton-Gorius J, Vainchenker W : Expression of platelet glycoprotein I b by cultured human megakaryocytes : Ultrastructural localization and biosynthesis. *Blood* **76** : 368-376, 1990.
58) Hynes RO : Integrins : A family of cell surface receptors. *Cell* **48** : 549-555, 1987.

59) Ginsberg MH, Loftus JC, Plow EF: Cytoadhesins, Integrins and Platelets. *Thromb & Haemost* **59**: 1-6, 1988.
60) Tandon NN, Lipsky RH, Burgess WH, Jamieson GA: Isolation and characterzation of platelet glycoprotein IV (CD36). *J Biol Chem* **264**: 7570-7575, 1989.
61) 山本正雄：血小板膜糖蛋白 GP IVの機能と構造. 血管 **13**: 87-96, 1990.
62) Tandon NN, Kralisz U, Jamieson GA: Identification of glycoprotein IV (CD36) as a primary receptor for platelet-collagen adhesion. *J Biol Chem* **264**: 7576-7583, 1989.
63) Rao AK, Kowalska MA, Karczewski J, Tuszynski GP: Impaired platelet response to collagen and human antibody against an 88 KDa platelet membrane glycoprotein. *Thromb & Haemostas* **62**: 506 (abstr), 1989.
64) McGregor JL, Catime B, Parmentier S, Clezardin P, Dechavanne M, Leung LLK: Rapid purification and partial characterization of human platelet glycoprotein III b. Interaction with thrombospondin and its role in platelet aggregation. *J Biol Chem* **264**: 501-506, 1989.
65) Ockenhouse CF, Tandon NN, Magowan C, Jamieson GA, Chulay JD: Identification of a platelet membrane glycoprotein as a falciparum malaria sequestration receptor. *Science* **243**: 1469-1471, 1989.
66) Tomiyama Y, Take H, Ikeda H, Mitani T, Furubayashi T, Mizutani H, Yamamoto N, Tandon NN, Sekiguchi S, Jamieson GA, Kurata Y, Yonezawa T, Tarui S: Identification of the platelet-specific alloantigen, NaK^a, on platelet membrane glycoprotein IV. *Blood* **75**: 684-687, 1990.
67) Santoro SA: Identification of a 160,000 dalton platelet membrane protein that mediates the initial divalent cation-dependent adhesion of platelets to collagen. *Cell* **46**: 913-920, 1986.
68) Kunicki TJ, Nugent DJ, Staats SJ, Orchekowski RP, Wayner EA, Carter WG: The human fibroblast class II extracellular matrix receptor mediates platelet adhesion to collagen and is identical to the platelet glycoprotein Ia-IIa complex. *J Biol Chem* **263**: 4516-4519, 1988.
69) Pischel K-D, Bluestein H-G, Woods VL: Platelet glycoprotein Ia, Ic, and IIa are physicochemically indis-tinguishable from the very late activation antigens adhesion-related proteins of lymphocytes and other cell types. *J Clin Invest* **81**: 505-513, 1988.
70) Coller BS, Beer JH, Scudder L-E, Steinberg MH: Collagen-platelet interactions: evidence for a direct interaction of collagen with platelet GP Ia/IIa and an indirect interaction with platelet GP IIb/IIIa mediated by adhesive proteins. *Blood* **74**: 182-192, 1989.
71) Kotite NJ, Cunningham LW: Specific adsorption of a platelet membrane glycoprotein by human insoluble collagen. *J Biol Chem* **261**: 8342-8347, 1986.
72) Sonnenberg A, Hogervorst F, Osterop A, Veltman FEM: Identification and characterization of a novel antigen complex on mouse mammary tumor cells using a mono-clonal antibody against platelet glycoprotein Ic. *J Biol Chem* **263**: 14030-14038, 1988.
73) Sonnenberg A, Janssen H, Hogervorst F, Calafat J, Hilgers J: A complex of platelet glycoprotein Ic and IIa identified by a rad monoclonal antibody. *J Biol Chem* **262**: 10376-10383, 1987.
74) Sonnenberg A, Modderman PW, Hogervorst F: Laminin receptor on platelets is the integrin VLA-6. *Nature* **336**: 487-489, 1988.
75) Piotrowicz RS, Orchekowshi RP, Nugent DJ, Yamada KY, Kunicki TJ: Glycoprotein Ic-IIa functions as an activation-indepen-dent fibronectin receptor on human platelets. *J Cell Biol* **160**: 1359-1364, 1988.
76) Wayner EA, Carter WG, Piotrowicz RS, Kunicki TJ: The function of multiple extra-cellular matrix receptors in mediating cell adhesion to extracellular matrix: Preparation of monoclonal antibodies to the fibronectin receptor that specifically inhibit cell adhesion to fibronectin and react with platelet glycoprotein Ic-IIa. *J Cell Biol* **107**: 1881-1891, 1988.

B. 血小板膜レセプター異常症

血小板膜レセプター異常による血小板機能異常症は臨床的にはほとんど出血傾向を主訴としてみいだされている。膜レセプターには概念的にとらえられることが未だできないものと，すでにタンパクレベルでの解析が十分に行われているものがある。本稿ではタンパクレベルから病態の解析が可能なレセプター異常症について臨床面を中心に概説する。

a. 血小板凝集低下症

(1) 先天性 GP IIb-IIIa 複合体欠如ないし機能異常症―血小板無力症

本症は先天性血小板機能異常症として最も早く報告され (Glanzmann, 1918)，常染色体性劣性遺伝形式をとり，67%に血族結婚が認められる。

男女差はなく幼少時より出血傾向があり，程度は軽症から重症までさまざまである。症例によっては思春期を過ぎると症状が軽微となる。出血傾向は homozygous に認められる[1]。出血症状のうち頻度的には紫斑，鼻出血，歯齦出血，月経過多が多く，圧迫や機械的刺激が誘因となる。重篤な出血に対しては血小板輸血が効果があるが，HLA抗体やGP IIb，GP IIIaに対する血小板抗体が生じ止血効果が上がらない症例もある。トラネキサム酸が日常的には出血頻度，症状を軽減する。

検査所見では，① 血小板数や形態には異常がない，② 血管内皮下組織やコラーゲンへの粘着は正常であるが，その後に起こる血小板の拡張，凝集は認められない，③ ADP，トロンビンの血小板への結合は正常，④ ADP，エピネフリン，コラーゲン，トロンビンによる血小板凝集能（1次，2次）は欠如する。ただし形態変化は認められる（図5.26），⑤ リストセチン，bovine factor VIIIに対するagglutinationはほぼ正常，⑥ トロンビンに対しては血小板放出能を示す，⑦ 血餅退縮能不良，⑧ 血小板フィブリノーゲンは減少ないし欠如しているが，vWF，フィブロネクチン，トロンボスポンディンは正常である，⑨ 血小板寿命正常，⑩

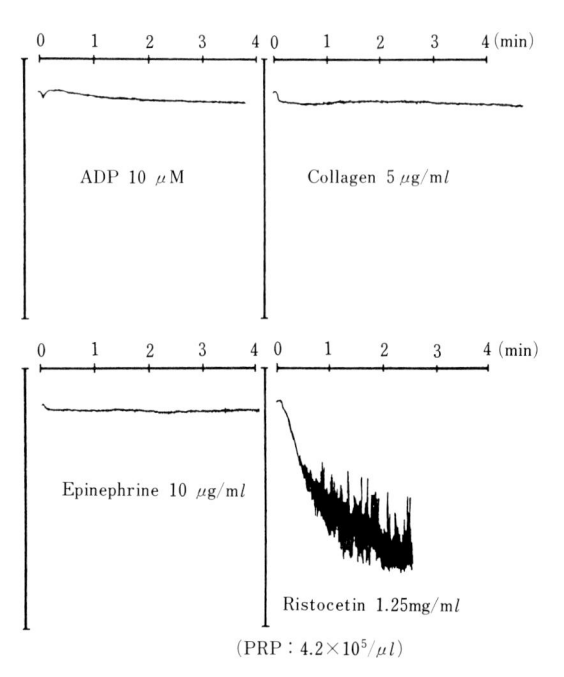

図5.26 platelet aggregation study（7歳男子）

血小板膜糖タンパク GP IIb-IIIa 複合体の欠如ないし減少とともに本症の単球においても同様に GP IIb-IIIa が欠如しているとの報告もある（図5.27），⑪ GP IIIa 上に存在する血小板特異アロ抗原である Pl^{A1} 抗原やGP IIb 上に存在する Lek^2 抗原の発現量の低下，⑫ ADP，トロンビン刺激時の血小板におけるフィブリノーゲンの結合性の低下などが明らかとなっている。

以上の結果から本症における血小板の基本的異常は，血小板膜糖タンパク GP IIb-IIIa 複合体の欠如ないし低下による血小板へのフィブリノーゲン結合能の低下に基づくものと解釈される。最近，GP IIb-IIIa 複合体はフィブリノーゲンのみならず vWF，フィブロネクチンのレセプター機能をも有すると報告されており，本症血小板におけるこれら高分子接着タンパクの結合不全が，凝集能の欠如に加えて，異物面上での本症血小板の spreading の異常を示唆している可能性がある。

本症には血餅退縮の程度や，血小板フィブリノーゲン量の測定より，血小板フィブリノーゲン，

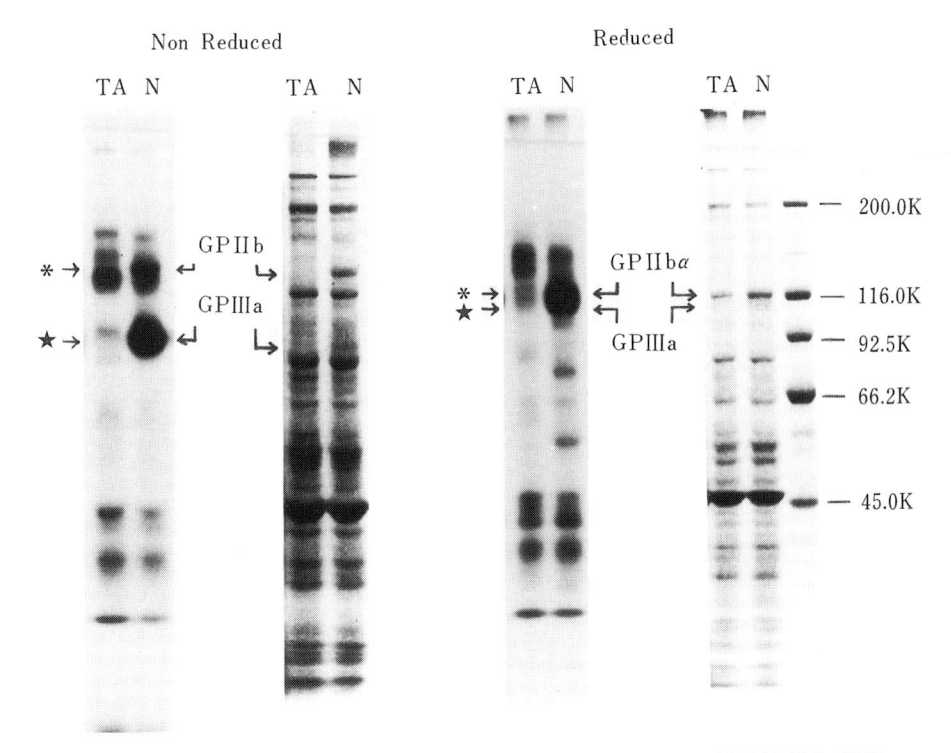

図 5.27 platelet membrane protein in thrombasthenia & normal platelets (C. B (右側) & ^{125}I-Na labelling (左側))
TA: 血小板無力症, N: 正常人.

血餅退縮が欠如しGPIIb, IIIaが正常の5%以下を示す重症型のタイプIとこれらの値が正常血小板と中間値をとりGPIIb, IIIaが正常の10〜20%有するタイプIIに加えてGPIIb, IIIa量が正常の50%ないしほぼ正常を示すが血小板無力症所見を示すvariant型があり、それぞれの頻度は78%, 14%, 8%と報告された[1].

一方、最近ではGPIIb-IIIa複合体のタンパク化学や分子生物学的解析によって以下のような分類が提唱されている[2] (表5.20).

すなわちGPIIb, IIIa生合成と膜表面上への発現機序が解明されるにつれ、GPIIb-IIIa欠損には

表5.20 血小板無力症の分類

1. GPIIb-IIIa複合体欠損型 (タイプI)	
	<異常遺伝子>
VNR(+)	GPIIb
VNR(−)	GPIIIaまたはGPIIIa+GPIIb
2. variant型	
GPIIb, IIIaの量的異常 (タイプII)	
GPIIb, IIIaの質的異常〜点突然変異	

GPIIbないしGPIIIaもしくは両者の遺伝子の異常が考えられている。このうちGPIIb遺伝子の異常ではビトロネクチンレセプター ($\alpha v \beta_3$) の発現は認められるのに対しGPIIbとGPIIIa、あるいはGPIIIa単独の遺伝子の異常ではフィブリノーゲンレセプター ($\alpha IIb \beta_3$) とともに $\alpha v \beta_3$ も認められない2つの型に分類可能である[2,3].

またvariant型は、GPIIb-IIIa複合体の機能異常から表に示すように2つに分類されている.

血小板無力症も遺伝子解析が可能となり、一部の症例では遺伝子レベルでの異常が報告されている。すなわちGPIIIa cDNAのうち5′側2.0kbに異常なDNAフラグメントが存在する症例がみいだされている[3]. またvariant型にはGPIIb-IIIa複合体がEDTAに対する感受性が高く、複合体の形成が不安定であるためにフィブリノーゲンを結合できない症例や一部がpreIIbから一部タンパクの欠如によってmature GPIIbへ変換できないために膜表面上に十分量のGPIIbが発現されない症例などの報告がある[4〜7]. ごく最近では

GPIIIa上のアミノ末端 Asp^{119} が Tyr に点突然変異を起こしている症例がみいだされ，この周辺はRGDシークエンスが結合する部位であり，また多くのインテグリンファミリーのβサブユニットにおいて相同性が高い部分である．またとくにAsp^{119}, Ser^{121}, Ser^{123}, Asp^{116}, ASP^{127} はまったく同じであり，このうちの1つの点突然変異はタンパク機能に異常をもたらすことが明らかとなった[8]．

今後多くの症例の解析によりさらに異なった多くの部位での異常がみいだされる可能性があり血小板無力症の原因は多様性を帯びてくると予想される．

（2） 後天性 GP IIb-IIIa 複合体機能異常症

特発性血小板減少性紫斑病（ITP）やSLEなどの自己免疫疾患や悪性リンパ腫などのリンパ系腫瘍においてGPIIb-IIIa複合体やGPIIIaに対する抗体が出現する症例がみいだされている．これらの症例では，抗体がGPIIb-IIIa複合体の機能を抑え，血小板無力症様の検査結果を示し出血傾向を生ずる[9,10]．

また一方では，原因不明の出血傾向を示した症例では血小板数は減少しないが血小板凝集能を抑える抗体が，血小板結合抗体（PAIgG）の型で血小板に結合していたと報告されている．この症例の抗体は正常人血小板と結合し，リストセチンを除いた各種アゴニストによる血小板凝集を抑制する．

b. 血小板粘着低下症
（1） 先天性 GP Ib 欠如ないし機能異常症
　　　　　—Bernard-Soulier 症候群

1948年 Bernard と Soulier は易出血傾向，粘膜出血をきたす男児例を報告した．遺伝形式は常染色体性劣性（一部には優性の報告あり）をとり症状は homozygote のみに出現する．出血傾向の程度は症例によってまちまちであるが，しばしば重症例があり致死的となることがある．粘膜下出血，たとえば鼻出血，歯齦出血，消化管出血，月経過多などが一般的である．

血小板数は減少している症例が多く，巨大血小

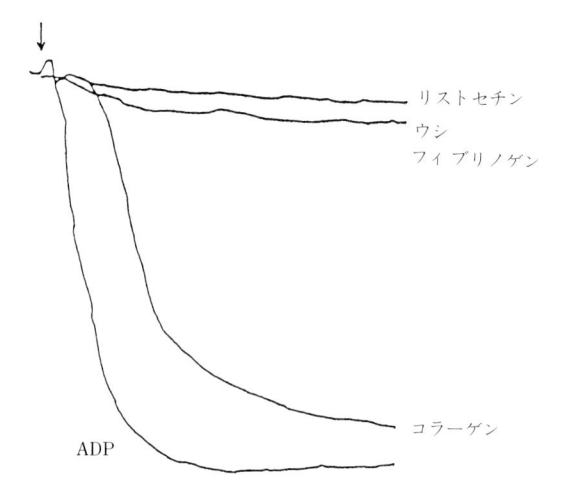

図 5.28 Bernard-Soulier 症候群の血小板凝集能

板の出現が特徴とされる（直径約20μm）．血小板機能検査では血小板数が少なくかつ巨大血小板が多いため，赤血球やリンパ球より分離することが困難で検査に難渋するが，一般的には以下のように報告されている[11]．① ADP，エピネフィリン，コラーゲンなどに対する凝集能は正常，② リストセチンあるいは bovine フィブリノゲンによる agglutination は起こらない（図5.28）．またこれらは正常人第VIII因子の添加によっても補正されない．③ トロンビン結合能は低下，トロンビン凝集は遅延する．④ リストセチン存在下でvWFは患者血小板へ結合しない．⑤ ウサギ大動脈壁内皮下への血小板粘着能は低下しており，vWFによって補正されない．しかし high shear rate では内皮下組織への粘着能は低下しているがlow shear rate では正常といわれ，shear rate によって粘着反応に参加する接着タンパクが異なる（たとえば low shear rate では vWF よりもトロンボスポンディンの関与など）と考えられる．⑥ 血小板膜糖タンパク GPIb（MW 170 kDa），GPV（MW 82 kDa），GPIX（MW 17〜22 kDa）の欠如ないし低下（図5.29）．⑦ 血小板シアル酸の減少に伴う血小板細胞泳動度減少，⑧ キニジン，キニンに対する薬物依存性抗体は本症血小板とは反応しない，などと報告されている．

本症の臨床症状および血小板機能異常の本態は，血小板膜糖タンパクGPIb, V, IXの欠如であ

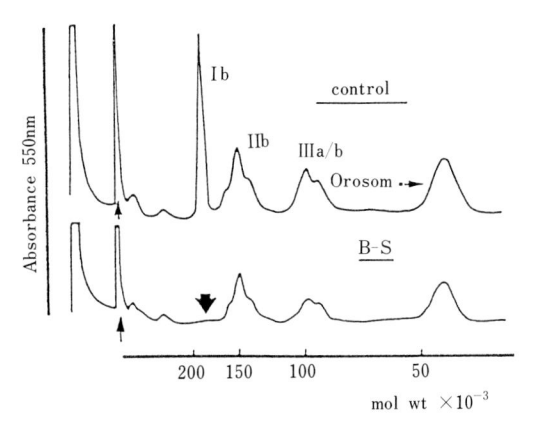

図 5.29 Bernard-Soulier 症候群の血小板板膜タンパク (SDS-PAGE, PAS)

ることが明らかとなってきた[12,13]。vWFは血小板のGPIbと結合することが証明されており，本症に認められるGPIbの欠如は，vWFの結合不良による粘着障害をひき起こすと考えられる．

GPIbはこのほかにトロンビンのレセプターとして働くためGPIb欠如はトロンビンによる血小板の活性化に時間を要することになる．これについてはGPVがトロンビンの基質の1つとなっており，GPVの欠如もトロンビンに対する反応性の低下に関与していると考えられる．

GPIXの機能については明らかでないが，免疫吸着法や免疫沈降法によってGPIbとともに分離されることよりGPIbと1:1の複合体を形成していることが明らかとなっており，GPIbと何らかの機能上の関わり合いを有している可能性がある．これら3つの膜糖タンパクの欠如が本症の本態であるが，何故3つの膜糖タンパクが同時に欠如するのか興味ある点である．推論として，①血小板膜への3つのタンパクの挿入に際し1つのタンパクが欠如すると他の2つの挿入を防げる，②単一の酵素（たとえばglycosyltransferase）の欠損が3つのタンパクの合成を抑えている，③さらに3つのタンパクをコードしているメッセンジャーRNAの合成が抑えられているなどが考えられる．

最近，これら膜糖タンパクの発現をめぐって遺伝子レベルでの解析がBernard-Soulier症候群(BSS)症例を中心に始められている．しかし個々の家系において膜糖タンパク欠如機構の異常はまちまちであり，BSSはheterogenousな疾患群と考える傾向にある．すなわちGPIbα鎖のgenomic DNAのSouthern blotによるTaq 1 polymorphismの検討では正常と差を認めず，GPIbα遺伝子に大きな欠損はないと考えられる症例が報告されている．このような症例では血小板上にごくわずかのGPIbを検出できることより他のGPIbβ，GPIXあるいはGPVのいずれかの遺伝子の異常がこれら糖タンパクのアセンブリーや膜表面への発現に関係していると推測されている[14,15]．

一方，GPIbタンパクの解析からGPIbα鎖の大分子を欠損した症例の存在がみいだされ，この症例におけるDNA解析が行われた．その結果343番目のTrpコドン（TGG）がナンセンスコドン（TGA）に変換していることが判明し，この変異が小さい分子のGPIbαの出現に関係していると考えられている．すなわちこのGPIbαは膜貫通部位を含んだCOOH基側のアミノ酸配列を欠如しているために血小板膜に組み込まれないと考えられ，正常GPIbαの合成の欠如がGPIb-IX複合体の膜表面への発現の低下に関係していると考えられる[16]．いずれにしてもBSSの原因としてGPIIb-IIIa複合体の発現と同じように，GPIb-IX複合体，GPVの血小板膜上への発現には，これらいずれかのタンパクをコードする遺伝子の異常か，あるいはタンパク合成へのプロセシングの課程での異常か（いずれも点突然変異を含む）が問題となり，タンパクレベル，遺伝子レベルでの個々の症例の解析の積み重ねが必要である．

（2） 後天性GPIb異常症—GPIbに対する抗体の出現によるGPIb機能低下

特発性血小板減少性紫斑病(ITP)やリンパ増殖性疾患のなかにはGPIbに対する抗体を生じ，血小板減少にかかわり合うとともに，血小板機能障害，とくにリストセチン凝集障害，粘着障害を起こし，著明な出血傾向を示す症例が数は少ないが報告されている．一部の症例では原疾患の治療によって改善するといわれている[17,18]．

c. **コラーゲン凝集低下症**—コラーゲンレセプター異常症

現在までコラーゲンレセプターとして考えられている膜タンパクは，少なくとも3種類存在する．すなわち，①GPIa-IIa複合体，②GPVIと考えられているMW 61～65 kDaのタンパク，③GPIV（88 kDa）である．

（1） GPIa-IIa複合体欠損症

これはGPIa（MW 155/170 kDa）とGPIIa（MW 130/145 kDa）とがheterodimer複合体をつくっており，血小板はこのGPIa-IIa複合体を介して，とくにコラーゲンタイプIとIIIを結合する．この場合，血小板は活性化されている必要はなく，静止血小板はMg^{2+}依存性にコラーゲンを結合する．最近，リポソーム膜に埋め込まれたGPIa-IIa複合体はコラーゲンタイプVを除いたすべてのコラーゲンと結合することが直接証明されている．

一方，線維芽細胞，血管内皮細胞，上皮細胞，骨髄球系，リンパ球系細胞にもコラーゲン結合レセプターが存在しextracellular matrix receptor II（ECMRII）と呼ばれている．ECMRIIに対する抗体は血小板のコラーゲンの粘着を抑制し，また免疫沈降法によって，ECMRIIのα鎖はGPIa，β鎖はGPIIaに一致することが明らかとなった．またT細胞におけるVLA-2（very late activation antigen）も血小板膜上のGPIa, IIaに相当することが判明し，GPIa-IIa複合体はVLA-2やECMRIIと同一であると考えられている．

本タンパクの欠損ないし欠乏症が報告されている．いずれも①出血傾向を認める．②出血時間延長，③コラーゲン凝集，放出反応，形態変化が欠如する（いかなるタイプのコラーゲン，いかなる種属のコラーゲン，あるいは高濃度コラーゲンに対しても），④他の凝集剤に対しての凝集，放出反応は正常，⑤コラーゲンに対してPI回転やトロンボキサンの生成は惹起されない．⑥コラーゲンへの粘着能低下が認められる．

先天性と考えられる2症例はいずれも血小板膜糖タンパクGPIaが欠損ないし減少し，その結果としてGPIa-IIa複合体形成が行われないと考えられている[19]．なおこのうちの1例はトロンボスポンディン（TSP）をも減少しており，トロンボスポンディンもGPIaとともにコラーゲン凝集に必須であると推測されている．この例は閉経に伴って出血傾向が自然に消失しており，出血傾向に対して内分泌的影響が考慮される興味ある症例である[20]．最近後天的に骨髄増殖症候群においてコラーゲン凝集の欠損した軽微な出血傾向を有する例が報告されている．この例ではやはりGPIaが欠損しており，その結果としてGPIc-IIa複合体は認められるがGPIa-IIa複合体が認められない．

（2） 分子量61～65 kDaタンパク（GPVI?）

可溶化血小板膜をchick-skinコラーゲンのα1（I）鎖をリガントとしたアフィニティークロマトグラフィーにかけると，分子量65 kDaの糖タンパクが分離された．このタンパクは血小板のタイプIコラーゲンへの粘着を抑制することから，コラーゲンレセプターとして報告された．

その後，61 kDaのタンパクが不溶性コラーゲンのレセプターとして報告され，糖タンパクで，S-S結合を有し，細胞外にトリプシンによる水解を受ける部位を有する．

臨床的にはITPの患者血清中に血小板膜糖タンパク62 kDaと反応する抗体を有する症例が報告された．この抗体は正常人血小板に対し凝集，放出反応をひき起こし，免疫沈降法によりこの抗体は血小板膜タンパクの62 kDaの分画と反応した．

一方，患者血小板は62 kDaタンパクを欠如しており，コラーゲン凝集，放出反応のみが認められなかった[21]．このことから62 kDaタンパクがコラーゲンレセプターであると考えられている．これら3施設の報告したタンパクはいずれもコラーゲンとの結合能を有することは確かなようであるが，同一か否かは明らかでなく，今後に残された問題である．

（3） GPIV（MW 97あるいは88 kDa）

GPIVがコラーゲンのレセプターあるとする説とGPIVはTSPのレセプターであり，TSPを介してコラーゲンが結合する説の2つがある．モノ

クローナル抗体OKM5はヒト単球，血管内皮細胞，メラノーマ細胞，血小板と反応し，とくに血小板と反応するタンパクはGPIVであることが明らかとなっている．したがってGPIVは必ずしも血小板に特異的なタンパクとはいえない．

GPIVをコラーゲンレセプターとする説は臨床的に免疫性血小板減少性紫斑病（ITP）の23歳女性の血漿中にコラーゲン凝集を抑制する抗体を見出したことによる．この抗体はコラーゲンへの血小板の粘着をも抑制し，また免疫沈降法によって血小板膜タンパクGPIV（88kDa）を認識することが判明した[22]．

このことよりGPIVをコラーゲンレセプターと考えているが，TSPの関与は明らかにされておらず，今後検討すべき点である．

以上コラーゲンレセプターには現在3つのタンパクが臨床的にも裏づけられているが，これが実際にどのように in vivo で機能しているのか興味ある問題である．コラーゲンそのものが高分子タンパクであり，複雑な形状を呈し得ると考えると，コラーゲンの種々の部位と結合するレセプターが独立して存在する可能性があり，このうちのどれが欠けてもコラーゲン凝集へのシグナルの発信が行われなくなると考えられる．

また一方では，コラーゲンに対する粘着と凝集反応には別々のステップがあり，別々のレセプターを有していることも考えられる．さらにはこれらの3つのタンパクが複合して単一のコラーゲンレセプターとして作用しており，いずれかの欠如はコラーゲンレセプターの機能を果さなくなるなど，可能性はあげられるが未解決である．いずれにしてもコラーゲンレセプター異常症については，最近症例が報告され始めたばかりであり，今後の研究成果が注目されている．

〔藤村欣吾，蔵本　淳〕

文　献

1) George JN, Caen JP, Nurden AT : Glanzmann's thrombasthenia : The spectrum of clinical disease. *Blood* **75** : 1383-1395, 1990.
2) 藤村欣吾 : Application of current technology to the classification of platelet disorders. 第35回 Scientific and standardization committee 学術報告 2. subcommittee on platelet (2). 1989年度国際血栓止血委員会　日本支部報告書, pp 29-33, 1989.
3) Bray PF, Shuman MA : Identification of an abnormal gene for the GP IIIa subunit of the platelet fibrinogen receptor resulting in Glanzmann's thrombasthenia. *Blood* **75** : 881-888, 1990.
4) Russell M, Seligsohn V, Coller BS, Ginsberg MH, Skoglund P, Quertermous T : Structural integrity of the glycoprotein II b and III a genes in Glanzmann thrombasthenia patients from Israel. *Blood* **72** : 1833-1836, 1988.
5) Nurden AT, Rosa J-P, Fournier D, Legrand C, Didry D, Parquet A, Pidard D : A variant of Glanzamman's thrombasthenia with abnormal glycoprotein IIb-IIIa complexes in the platelet membrane. *J Clin Invest* **79** : 962-969, 1987.
6) Fournier DJ, Kabral A, Castaldi PA, Berndt MC : A variant of Glanzmann's thrombasthenia characterized by abnormal glycoprotein IIb/IIIa complex formation. *Thromb and Haemost* **62** : 977-983, 1989.
7) Jung SM, Yoshida N, Aoki N, Tanaoue K, Yamazaki H, Moroi M : Throvbasthenia with an abnormal platelet membrane glycoprotein IIb of different molecular weight. *Blood* **71** : 915-922, 1988.
8) Loftus JC, O'Toole TE, Plow EF, Glass A, Frelinger III AL, Ginsberg MH : A β_3 integrin mutation abolishes ligand binding and alters divalent cation-dependent conformation. *Science* **249** : 915-918, 1990.
9) Niessner H, Clemetson K-J, Panzer S, Mueller-Echhardt C, Santoso S, Bettelheim P : Acquired thrombasthenia due to GP IIb/IIIa-specific platelet autoantibodies. *Blood* **68** : 571-576, 1986.
10) Diminno G, Coraggio F, Cerbone AM, Capitanio AM, Manzo C, Spina M, Scarpato P, Dattoli GMR, Mattioli PL, Mancini M : A myeloma paraprotein with specificity for platelet glycoprotein IIIa in a patient with a fetal bleeding disorder. *J Clin Invest* **77** : 157-164, 1986.
11) Weiss H-J : Congenital disorders of platelet function. *Semin Hematol* **17** : 228-241, 1980.
12) Nurden AT, Dupuis D, Kunicki TJ, Caen JP : Analysis of the glycoprotein and protein composition of Bernard-Soulier platelets by single and two-dimensional sodium dodecyl sulfate polyacrylamide gel electrophoresis. *J Clin Invest* **67** : 1431-1440, 1981.
13) Stevens MCG, Blanchette VS, Freedman MH, Sparling C, Kunicki TJ : Sparling C, Kunicki TJ : A variant form of Bernard-Soulier syndrome :

mild haemostatic defect associated with partial platelet GP Ib deficiency. *Clin Lab Haemat* **10**: 443-451, 1988.
14) Drouin J, McGregor JL, Parmentier S, Izaguirre CA, Clemetson K-J: Residual amounts of glycoprotein Ib concomitant with near-absence of glycoprotein IX in platelets of Bernard-Soulier patients. *Blood* **72**: 1086-1088, 1988.
15) Finch CN, Miller JL, Lyle VA, Handin RI: Evidence that an adnormality in the glycoprotein Ib alpha gene is not the cause of abnormal platelet function in a family with classic Bernard-Soulier disease. *Blood* **75**: 2357-2362, 1990.
16) Ware J, Russell SR, Vicente V, Scharf R-E, Tomer A, McMillan R, Ruggeri ZM: Nonsense mutation in the glycoprotein Ib*a* coding sequence associated with Bernard-Soulier syndrome. *Proc Natl Acad Sci USA* **87**: 2026-2030, 1990.
17) Stricker RB, Wong D, Saks SR, Corash L. Shuman MA: Acquired Bernard-Soulier syndrome. Evidence for the role of a 210,000-molecular weight protein in the interaction of platelets with von Willebrand factor. *J Clin Invest* **76**: 1274-1278, 1985.
18) Devine DV, Currie MS, Rosse WF, Greenberg CS: Pseudo-Bernard-Soulier syndrome: thrombocytopenia caused by autoantibody to platelet glycoprotein Ib. *Blood* **70**: 428-431, 1987.
19) Nieuwenhuis HK, Akkerman JWN, Houdijk WPM, Sixma JJ: Human blood platelet showing no response to collagen fail to express surface glycoprotein Ia. *Nature* **318**: 470-472, 1985.
20) Kehrel B, Balleisen L, Kokott R, Mesters R, Stenzinger W, Clemetson K-J, Van de Loo J: Deficiency of intact thrombospondin and membrane glycoprotein Ia in platelets with defective collagen-induced aggregation and spontaneous loss of disorder. *Blood* **71**: 1074-1078, 1988.
21) Sugiyama T, Okuma M, Ushikubi F, Sensaki S, Kanaji K, Uchino H: A novel platelet aggregating factor found in a patient with defective collagen-induced platelet aggregation and autoimmune thrombocytopenia. *Blood* **69**: 1712-1720, 1987.
22) Rao AK, Kowalska MA, Karczewski J, Tuszynski GP: Impaired platelet response to collagen and human antibody against an 88 KDa platelet membrane glycoprotein. *Thromb & Haemostas* **62**: 506 (abstr), 1989.

5.13 腫瘍のホルモンレセプター

乳癌，子宮体部癌，胃癌やその他のヒト腫瘍組織のエストロゲンレセプター（estrogen receptor, ER），プロゲステロンレセプター（progesterone receptor, PgR），前立腺癌のアンドロゲンレセプター（androgen receptor, AR），白血病や悪性リンパ腫のグルココルチコイドレセプター（glucocorticoid receptor, GR）などに加えて，ラット肝細胞腫瘍でのPgR，GR，骨芽細胞腫の副甲状腺ホルモン（parathormone, PTH）レセプターやビタミン D_3 レセプターなどの腫瘍内ホルモンレセプターが報告されている．これらのなかにはその存在意義が明らかでないものもあるが，多くは腫瘍細胞の増殖を制御する情報伝達機能にかかわっている．正常組織における情報伝達系の鍵物質であるホルモンレセプターが，異常組織である腫瘍においてどのように発現し，どのような役割を担い，あるいは担わなくなっているのかを考察するのがこの項の主題である．具体的には，レセプターの細胞内存在様式の理解のもとに，正常組織と腫瘍組織においてホルモンレセプターが発現していること自体が果して異常ではないのか，腫瘍ではレセプター発現過程に異常はないか，発現結果がもたらすものは何かなどである．ここでは，ERおよびPgRについて乳癌組織内での発現を中心に，情報伝達系の異常という面から考えてみたい．

a. 細胞内存在様式

ステロイドレセプターは標的細胞の核内に局在して認められ，細胞質には例外的にしか認識されない[1]．従来，細胞質内にも存在するとされていたGRも大部分が核から逸脱したものであると指摘された[2]．ニワトリ輸卵管細胞のPgRが核膜近傍

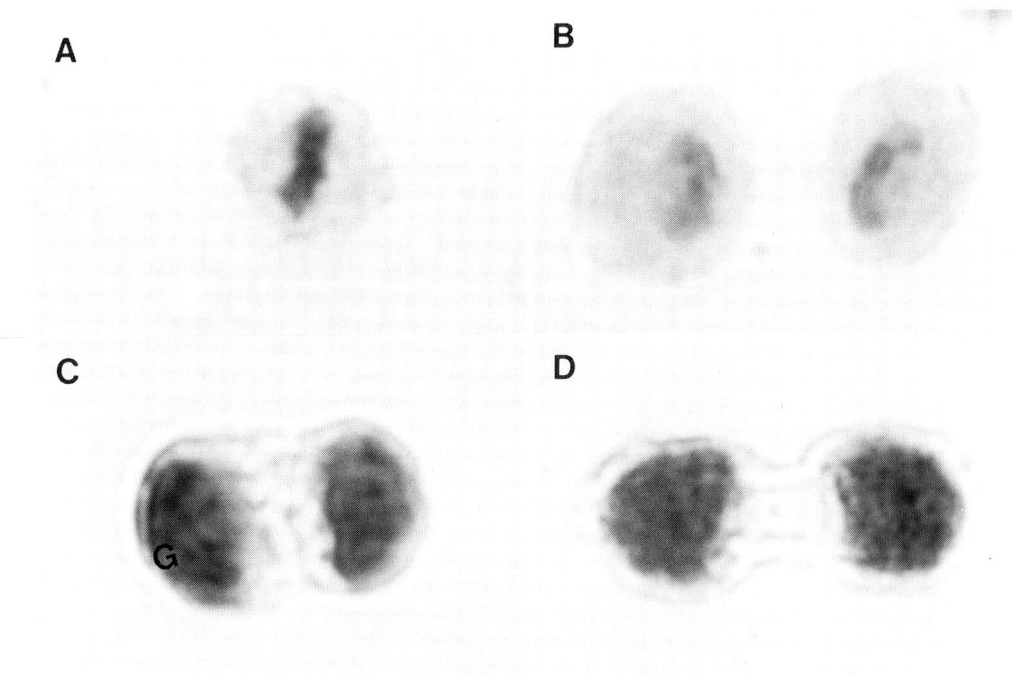

図5.30 細胞分裂中のレセプター局在
A, B：有糸分裂中のエストロゲンレセプター，C, D：無糸分裂中のプロゲステロンレセプター（MCF-7ヒト乳癌細胞，ER-ICA, PgR-ICA・ヘマトキシリン染色，×800）

の粗面小胞体にも認められることから，必要に応じてその都度生合成されただちに核内に移行すると考えるのが妥当である[3]．もっとも，生合成され細胞質内に存在する間は抗体反応基が大分子タンパク質によってマスキングされている可能性もある．このような核内局在は正常組織にも腫瘍組織にも共通している．

ERの細胞内局在を細胞周期との関係でみると，G1期に核内に集積されたERは細胞の分裂増殖に関するエストロゲン作用を伝達した後，細胞がS期G2期に入っても消失しないでそのまま核内に存在し続ける．有糸分裂ではM期が始まり核膜が消失して染色体が凝集し始めると初めて細胞質中に拡散する（図5.30 A，B）．細胞質に拡散したレセプターはそのまま消失するようにみられるが，一部は再び核に集積して再利用される可能性がある[4]．一方，PgRは単にM期を通じて存在し続けるばかりでなく，分裂直後からすでに核内に強く認められ分裂後の細胞における再利用が強く示唆される（図5.30 C，D）．

b. 正常〜過形成組織のER発現

女性の正常乳腺は2次性徴期に著しく発育増殖したあとは，月経周期の増殖期に主に腺房小葉系がわずかな増殖と退行をくり返しているだけである．ヒト乳癌の主な発生母細胞である乳管の上皮細胞では，通常，生理的な細胞交代に伴うきわめてわずかな増殖しか起こっていない．このような状態にある正常乳腺組織についてデキストラン炭末法で検討した報告によれば，低レベルながら月経周期の増殖期にはERが，濾胞期にはPgRが有意に多い[5]．乳癌患者の正常乳腺部分を免疫細胞化学法で検討すると，ER陽性細胞はやはり腺房小葉部分にきわめてわずかしか認められない[4]．

形成外科的目的で乳房縮小手術の対象となった肥大乳腺組織でもERを発現しているのは上皮細胞全体の約7%であり，しかもその80%以上が腺房小葉部分の上皮である．PgRの場合は乳管および腺房小葉の両部分にERよりも広く認められ，月経周期による変動も大きい[6]．

一方，中年婦人に多い乳腺症のなかに上皮細胞が小型の腺をつくって増殖する過形成性乳腺症（adenosis）という病型があるが，この場合には増生している上皮細胞に広くER発現が認められる（図5.31）[4]．この所見は，正常細胞における調節された細胞増殖機能からは逸脱し，より増殖性を増してはいるが，腫瘍ほど自律性をもたない過形成性細胞はERを介するエストロゲン作用に全面的に依存して増殖していることを示している．

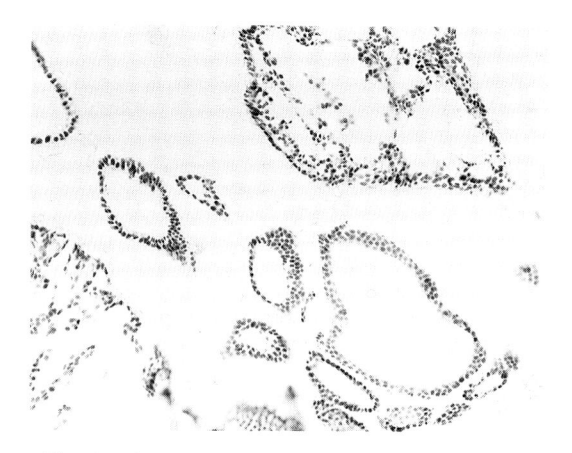

図5.31 乳腺症（過形成性腺症；adenosis）におけるエストロゲンレセプター発現（ER-ICA・ヘマトキシリン染色，×200）

すなわち，正常乳腺組織や非腫瘍性乳腺組織でのER発現は，細胞が明らかな増殖能を獲得したことの1つの表現型であり，その細胞が特殊な状況にあることを意味している．

c. 腫瘍組織におけるレセプター発現

すべての乳癌は発生初期には過形成と同様に全面的にエストロゲンに依存して増殖しているが，臨床的に診断される段階ではER陽性症例はほぼ60%にとどまり，そのさらに60〜70%，すなわち全体の約40%の症例のみがホルモン依存性に増殖している．

レセプター測定に際して，ホルモン結合法や免疫生化学的方法を用いれば腫瘍組織全体の平均的な情報が得られ，免疫細胞化学的測定法では個々の細胞ごとの情報が得られる．これら異なった特性をもつ測定法を併用することによって，1つの腫瘍のホルモンレセプターの存在様式がより具体的に認識できる[7,8]．個々のER陽性例でも陽性細

胞の占める割合は数％から90％までとさまざまで，染色性にも濃淡があるが，これに対応して臨床的にも症例ごとのホルモン依存性は部分的～全面的と幅広い[9]．すなわち，乳癌ではERを介して増殖刺激を受ける細胞と，この系をバイパスして増殖できる細胞が混在しているのである．したがって，腫瘍の場合には，ERを発現していること自体が正常状態からの逸脱であり，さらに，ER陰性ではより自律性を獲得したという意味でさらに異常性が増したといえる．

ヒトの乳癌は大部分が乳管上皮細胞を母組織として発生する乳管癌で，病理組織学的に小葉癌とされるものもその大部分は細小乳管上皮細胞から発生する．小葉癌のER陽性率は通常型よりも高いが，これはちょうど，正常乳腺組織でみられたER陽性細胞の存在頻度の高い部位と対応した所見で，発生母細胞の性格が反映しているとみられる．一方，ER量は患者の年齢が高くなるほど多くなるし，閉経前乳癌に比べて閉経後乳癌では陽性率が高く量も多い[10,11]．一方，主に乳管と間質組織のみからなり腺房小葉部分のほとんどない男性の乳腺に発生した乳癌組織も同様にER陽性率が高い[12]．これらの場合は発生母細胞の特性によるのではなく，卵巣機能の低下や欠如のためにプロゲステロンによるdown regulationが起こらず，ERがより多く発現しているためと考えられる[13]．一方，乳癌組織の腫瘍径が大きくなるとともに，エストロゲンレセプター，プロゲステロンレセプターの陽性率，平均発現量は有意に低下する．すなわち，乳癌は，進行するにつれてホルモン依存性を失うという臨床的事実が，レセプター発現のレベルで裏づけられるのである．

なお，免疫細胞化学的測定法では凍結保存された組織，できるならば新鮮な組織について検討することが求められる．これは，現在市販されているER免疫細胞化学的測定キットのモノクローナル抗体h-222の反応特性がホルマリン固定によって低下するためである．別のモノクローナル抗体D75を用いれば非特異的反応は少なくなるが，反応性は凍結切片より約10％低くなるという[14]．

d. ER発現過程の異常

前述のように，乳癌ではER陰性の症例が30～40％ある．このことが，遺伝子レベルでの異常に由来するのか，あるいは転写，翻訳などの段階で起こることなのかは興味ある問題である．デキサメタゾン抵抗性の悪性リンパ腫培養細胞系でGRのpoint mutationが報告されていることからみても，乳癌のホルモンレセプターでも同様な異常が起こっている可能性は高い[15]．教室の松尾の検討では*Eco*R-1で限定分解した場合，ヒト乳癌組織ERのDNAには再構成異常や増幅はみいだされなかったが[16]，14例中6例で1.6～3倍の遺伝子増幅がみられたとの報告がある[17]．また，制限酵素*Pvu*IIで限定分解したところ，第6染色体上に存在するERの対立遺伝子に2種類の多様体がみいだされ，それらの組み合わせとER分子の発現に相関性が認められたという[18]．一方，ヒト乳癌組織からスプライシング異常をうかがわせるmRNAが分離されているが，その大部分は正常サイズよりも低分子である．しかし，松尾は7.2 kbの大分子mRNAを初めて確認しており，mRNAの分子サイズの異常は多様でありうる[16]．動物腫瘍では可移植性rat前立腺癌で，アンドロゲン依存性から非依存性増殖に変わったときに，転写，翻訳のレベルで低下が認められている[19]．すなわち，臨床的なER陰性例のなかには，タンパク分子としてのER発現異常がDNAやmRNAのレベルに由来する場合が確かに存在するといえるが，mRNAについてはRNase prtection assayやpolymerase chain reaction（PCR）法などの工夫を加えないとヒト乳癌での翻訳段階での異常の有無は明確にし難い[20]．もっとも，これらは全体からみればごく一部で，ERのmRNA量とER量は相関性が高いことからも，ER陰性例では一般にはmRNAへの転写そのものが起こらない場合が多いと思われる．

ERやPgRが発現しているにもかかわらずホルモン依存性を失ったものは，臨床的には約60％存在する．このような症例ではレセプター以後の情報伝達系に欠落があると考えられており，本来の働きを失ったERやPgRが他の異常な情報を

e. ホルモン誘導性増殖因子関連物質

エストロゲンはERを介して何らかの細胞増殖因子あるいはそのレセプターを誘導し，autocrineもしくはparacrineとして腫瘍細胞自身と非腫瘍性間質細胞双方の増殖をもたらすと考えられている．

乳癌のエストロゲン誘導性の腫瘍細胞増殖因子としては上皮細胞増殖因子（epidermal growth factor, EGF），transforming growth factor（TGF）などが早くから指摘されてきた[21]．また，線維芽細胞増殖因子（fibroblast growth factor, FGF）に属する増殖因子を誘導するINT-2, HST-1遺伝子がER陽性乳癌で増幅しているなど，FGF，とくに塩基性FGF系の増殖因子も注目を集めている[22]．一方，EGFとTGF-αの共通のレセプターであるc-erbB-2/neu遺伝子タンパク（EGF-R）がER，PgR系を介して誘導される，ER，PgR陽性乳癌ではEGF-Rは陰性でありPgR陰性乳癌では逆に値が高い，両者の間に相関性を認めないなどEGF-Rについては意見が分かれている[23,24]．最近では，pNR-2やpNR-25などERを介するエストロゲン作用によって誘導されるその他のタンパク質がmRNAレベルでも研究されている[25,26]．また，P 53, NM 23(H_1, H_2)などの癌抑制系遺伝子の発現調節の異常も知られるようになったが，ホルモンレセプター機構との直接のつながりは証明されていない．

f. 臨床的意義

乳癌ではERやPgRの存在は治療に対する反応性のよいこと，生命予後のよいことの重要な指標であることが確認されている．ほかにも原発組織における脈管侵襲や組織学的分化度，リンパ節転移の有無などの組織学的情報や，最近では腫瘍細胞のDNAのploidy pattern[27], S-phaseの解析[28]，あるいは前述の増殖因子関連物質その他についても検討が進められている[29,30]．これらはERやPgRと相関性をもつものが多いが，必ずしもER-PgR系を介して誘導されるものばかりではなく，それぞれ独立した予後因子とする意見が多い．

乳癌は縮小手術や放射線照射による局所療法に，術後化学内分泌療法剤による全身療法を組み合わせて集学的に治療される時代になった．個々の予後因子の存在様式をできるだけ正確に評価するとともに，それらの相互関係を症例ごとに明らかにすることは，単に再発の危険性を予測するためだけでなく，術後補助化学内分泌療法の適応と選択を正しく決定するためにもますます重要となってきた．また，早期乳癌に対する乳房温存療法の適応決定に際しては，乳管内外における増殖特性の相違を区別して検討することが必要である．

おわりに　腫瘍におけるホルモンレセプターの存在はそれ自体細胞が異常な増殖状態にあることの表現であると同時に，しばしば，腫瘍としてはまだ正常組織からの偏綺が少ないことを意味している．これを情報伝達系という観点からみれば，レセプターの常時発現から，レセプターに依存しない増殖能獲得，やがて増殖細胞でありながらレセプターの欠落に至る一連の現象そのものが腫瘍における情報伝達系異常の本体である．さらに，一部ではレセプター発現過程自体の異常やレセプターそのものの異常も加わって，正常組織とは異なった異常な情報伝達という結果をもたらしているのである．

〔付記〕　最近，ホルマリン固定パラフィン包埋材料でも利用可能なER抗体が市販されるようになったので，従来よりも応用範囲が広がるであろう．

乳癌がまず乳管上皮の癌化，乳管内進展，乳管外浸潤，増殖，転移という一連の経過をたどることを考えると，乳管内の乳癌細胞は発生初期の性格をより多く保っていると見られる．臨床的にも，乳房温存療法がますますさかんに行われるようになり，乳管内進展部分の増殖特性が改めて重要な検討課題になっているが，そのような検討過程で，乳管内乳癌の内でもよりおとなしい乳頭状増殖形態を示すものでは，ER発現率が有意に高いこと

が知られるようになった．この点からも，乳癌発生初期における ER の重要性がうかがえる．

〔小林俊三〕

文　献

1) Greene GL, Fich FW, Jensen EV : Monoclonal antibodies to estrophillin : probes for the study of estrogen receptors. *Proc Natl Acad Sci USA* **77** : 157-161, 1980.
2) Gasc JM, Delahaye RA, Baulieu EE : Compared intracellular localization of the glucocorticoid and progesterone receptors : an immunocytochemical study. *Exp Cell Res* **181** : 492-504, 1989.
3) Touhimaa P, Niemela A, Ylikomi T : Immunological similarities between microsomal, cytosolic and nuclear progesterone receptors in the chick oviduct. *J Steroid Biochem* **30** : 329-332, 1988.
4) 小林俊三，岩瀬弘敬，松尾康治，加藤由紀子，正岡昭：ヒト乳癌細胞におけるエストロゲンレセプター (ER) 分子の発現. 乳癌の臨床 **4** : 104-108, 1989.
5) Silva JS, Georgiade GS, Dilley WG, Mccarty K Sr, Wells SA Jr, Mccarty KS Jr : Menstrual cycle-dependent variations of breast cyst fluid proteins and sex steroid receptors in the normal human breast. *Cancer* **51** : 1297-1302, 1983.
6) Petersen OW, Hoyer PE, van Deurs B : Frequency and distribution of estrogen receptor-positive cells in normal, non-lactating human breast tissue. *Cancer Res* **47** : 5748-5751, 1987.
7) 小林俊三：ヒト乳癌組織エストロゲンレセプター (ER) 測定法の比較検討. 癌の臨床（別集）：197-210, 1987.
8) Greenberg ML, Earl MJ, Bilous AM, Ekberg H, Milliken J, Pacey NF : Estrogen receptor immunocytochemical assay on cytologic material from primary and metastatic breast cancer. *Pathology* **21** : 93-99, 1989.
9) 小林俊三，佐本常男，岩瀬弘敬，柄松章司，伊藤由加利，正岡　昭：モノクロナル抗体を用いた免疫細胞化学キット (ER-ICA) によるヒト乳癌組織内エストロゲンレセプターの測定. 内分泌外科 **3** : 212-223, 1986.
10) Wilking N, Rutqvist LE, Nordenskjold B, Skog L : Steroid receptor levels in breast cancer-relationships with age and menopausal status. *Acta Oncologica* **28** : 807-810, 1989.
11) Ferno M, Borg A, Johansson U, Norgren A, Olsson H, Ryden S, Sellberg G : Estrogen and progesterone receptor analyses in more than 4000 human breast cancer samples. *Acta Oncologica* **29** : 129-135, 1990.
12) 小林俊三：男子乳癌. 乳腺疾患（泉雄　勝，妹尾亘明編），pp 309-315, 金原出版，東京，1986.
13) Alexander IE, Shine J, Sutherland RL : Progestin regulation of estrogen receptor messenger RNA in human breast cancer cells. *Molecular Endocrinology* **4** : 821-828, 1990.
14) Rasmussen BB : Immunohistochemical detection of estrogen receptors in paraffin sections from primary and metastatic breast cancer. *Path Res Pract* **185** : 856-859, 1989.
15) Danielsen M, Northrop JP, Ringold GM : The mouse glucocorticoid receptor : mapping of functional domains by cloning, sequencing and expression of wild-type and mutant receptor proteins. *EMBO J* **5** : 2513-2522, 1986.
16) 松尾康治：ヒト乳癌におけるエストロゲンレセプター遺伝子発現の解析. 名市大医誌 **42** : 1001-1011, 1991.
17) Nembort M, Quintana B, Mordoh J : Estrogen receptor gene amplification is found in some estrogen receptor-positive human breast tumors. *Biochem Biophys Res Comm* **166** : 601-607, 1990.
18) Hill SM, Fuqua SAW, Chamness GC, Green EGL, Mcguire WL : Estrogen receptor expression in human breast cancer associated with an estrogen receptor gene restriction fragment length polymorphism. *Cancer Res* **49** : 145-148, 1989.
19) Quarmby VE, Beckman WC Jr, Cooke DB, Lubahn DB, Joseph DR, Wilson EM, French FS : Expression and localization of androgen receptor in the R-3327 Dunning rat prostatic adenocarcinoma. *Cancer Res* **50** : 735-739, 1990.
20) Dotzlaw H, Miller T, Karvelas J, Murphy LC : Epidermal growth factor gene expression in human breast cancer biopsy samples : relationship to estrogen and progesterone receptor gene expression. *Cancer Res* **50** : 4204-4208, 1990.
21) Dickson RB, Huff KK, Spencer EM, Lippman ME : Induction of epidermal growth factor-related polypeptides by 17β-estradiol in MCF-7 human breast cancer cells. *Endocrinology* **118** : 138-142, 1983.
22) Fantl V, Richards MA, Smith R, Lammie GA, Johnstone G, Allen D, Gregory W, Peters G, Dickson C, Barnes DM : Gene amplification on chromosome band 11q13 and oestrogen receptor status in breast cancer. *Eur J Cancer* **26** : 423-429, 1990.
23) Bolufer P, Miralles F, Rodriguez A, Vazquez C, Llugh A, Conde JG, Olmos T : Epidermal growth factor receptor in human breast cancer : correlation with cytosolic and nuclear ER receptors and with biological and histological tumor characteristics. *Eur J Cancer* **26** : 283-290, 1990.

24) Yamada Y, Yoshimoto M, Murayama Y, Ebuchi M, Mori S, Yamamoto T, Sugano H, Toyoshima K : Association of elevated expression of the c-*erb*B-2protein with spread of breast cancer. *Jpn J Cancer Res* **80** : 1192-1198, 1989.

25) Henry JA, Nicholson S, Hennessy C, Lennard TWJ, May FEB, Westly BR : Expression of the oestrogen regulated pNR-2 mRNA in human breast cancer : relation to oestrogen receptor mRNA levels and response to tamoxifen therapy. *Br J Cancer* **61** : 32-38, 1989.

26) Ouitou I, Mathieu M, Rochefort H : Stable transfection of the estrogen receptor cDNA into Hela cells induced estrogen responsiveness of endogenous cathepsin D gene but not of cell growth. *Biochem Biophys Res Comm* **169** : 109-115, 1990.

27) Beerman H, Kluin PM, Hermans J, Vande Velde CJH, Cornelisse CJ : Prognostic significance of DNA-ploidy in a series of 690 primary breast cancer patients. *Int J Cancer* **45** : 34-39, 1990.

28) O'Reilly SM, Camplejohn RS, Barnes DM, Millis RR, Allen D, Rubens RD, Richards MA : DNA index, S-phase fraction, histological grade and prognosis in breast cancer. *Br J Cancer* **61** : 671-674, 1990.

29) Marques LA, Franco ELF, Torloni H, Brentani MM, Silva-Neto JB, Brentani RR : Independent prognostic value of laminin receptor expression in breast cancer survival. *Cancer Res* **50** : 1479-1483, 1990.

30) Henry JA, Mccarthy AL, Angus B, Biol B, Westley BR, May FEB, Nicholson S, Cairns J, Harris AL, Horne CHW : Prognostic significance of the estrogen-regulated protein, cathepsin D, in breast cancer. *Cancer* **65** : 265-271, 1990.

5.14 腫瘍と増殖因子レセプター

　増殖因子レセプターは必ずしも正義の剣のみとしてだけではなく，個体に対して悪の剣としても働いている．すなわち，細胞の増殖・分化という個体の発生・維持にとって重要なことばかりではなく，個体を死滅に至らしめる腫瘍の原因，または促進因子としても増殖因子レセプターが邪悪な役割を果していることも明らかにされてきた．このように増殖因子レセプターの細胞生物学的な特性は単に腫瘍学という基礎的な部分でのみ意味を有するのではなく，臨床の場でも重要な意味あいをもっていることが判明しつつある．サイトカインファミリーも血液細胞の増殖因子であり，そのレセプターも増殖因子レセプターに属するが，本書の他稿で述べられているので，本稿では主にヒト固形腫瘍における増殖因子レセプターについて述べる．

a. 発現の機序と臓器特異性

　腫瘍における増殖因子レセプター過剰発現の機序としては多くの過程があり，必ずしも同一ではない．一般的にいって，遺伝子レベル，染色体レベル，メッセンジャーレベル，タンパクレベルの異常が考えられる．たとえば，癌遺伝子の増幅や活性化，染色体の転座，転写の亢進，タンパク分解もしくは崩壊の低下などである．現実には，これらが複雑に絡み合っているものと考えられる．

　ヒト固形腫瘍において発現している増殖因子レセプターを表 5.21 に示した．これら増殖因子レセプターのなかにはその発現が特定の癌組織に多く

表 5.21 癌組織における増殖因子レセプターの発現

レセプター名	発現している癌組織
EGF レセプター	扁平上皮癌，胃癌，乳癌，腎癌など
erb B2 産物	乳癌，胃癌，大腸癌など
transferin レセプター	卵巣癌，肝癌など
GRP レセプター	肺小細胞癌
IGF-I レセプター	大腸癌，乳癌

みられるもの，癌組織一般にわたり発現しているもの，発現は多くの組織でみられるがその程度が癌組織によって非常に異なるものなどがある．GRP レセプターなどは主に肺小細胞癌でみられ，トランスフェリンレセプターは癌組織一般で発現していると考えられる．一方，上皮増殖因子レセプター（EGFR）などは非癌部組織に比較して一般的にいって癌部で多く発現しており，しかも乳癌や胃癌では一定の生物学的特性とも関連があることがわかってきている[1]．しかし，発現の程度は扁平上皮癌で非常に強く他の癌組織と比較すると細胞あたり10～100倍ものレセプターを有しており，第3のグループに属するものである．c-erb B 2 癌遺伝子産物も遺伝子の配列から予想されるその構造は EGFR とよく似ており，自己リン酸化部分を有するレセプター型の膜タンパク質と考えられている[2]．この c-erb B 2 産物は腺癌組織，とりわけ乳癌，胃癌などで高率に過剰発現している．

b. 発現の腫瘍学的意義

　腫瘍における増殖因子レセプターの発現と腫瘍増殖を結びつける概念として Sporn らによって提唱された autocrine theory という仮説がある[3]．すなわち，腫瘍細胞は自分自身を増殖させる因子を産生し，自己の有するそのレセプターを通して自律性の増殖をするという説である．肺小細胞癌では癌細胞自身が GRP とそのレセプターを産生していること[4]，および GRP のアナログによってその増殖が抑制されることも知られている．腫瘍におけるレセプター過剰発現の腫瘍学的意義が最も明らかにされているのは EGF とそのレセプター系である．*in vitro* においては EGFR 過剰発現細胞株の多くは EGF によりその増殖を抑制されるという一見矛盾した現象を呈しているが，それは *in vitro* という特殊な環境の結果であり，*in vivo* ではまた異なっている．たとえば，マウス

表 5.22 EGFR 過剰産生扁平上皮癌に対する EGF の効果

cells	EGF receptor (sites/cell)	weight of tumors formed (mg)			
		+EGF	−EGF	t-test	ratio (+/−)
A 431	3.0×10^6	1213 ± 400^1	468 ± 123^1	$p<0.05^2$	2.6
NA	3.0	57 ± 27	18 ± 5	$p<0.05$	3.2
Ca 9-22	1.3	114 ± 24	31 ± 4	$p<0.01$	3.7
CER 1	4.0	163 ± 72	26 ± 11	$p<0.05$	6.3
CER 4	1.7	214 ± 100	56 ± 19	$p<0.05$	3.8

の自然発生乳癌は顎下腺などを摘出してその血中EGFを減少させると乳癌の発生率は明らかに減少し,しかもその系に外因性にEGFを投与すると発生率が上昇している[5]. また, EGFR過剰発現扁平上皮癌をヌードマウス皮下に移植してEGFをアルゼミニポンプを使って持続的に投与すると,表5.22のようにいずれの例でもその増殖は促進されており,しかも同じ扁平上皮癌細胞株から得られた変異株ではEGFRが多いものほどEGFによる増殖促進効果は顕著であった[6].

c. 臨 床 応 用

ヒト癌における増殖因子レセプター発現を臨床に応用する試みはすでに多くの施設において行われている. このような試みの多くは癌の生物学的悪性度を表現するマーカーとして診断に,もしくはミサイル療法の標的として治療に応用するかのいずれかの例が多い. 前者の例としては, EGFRやc-erbB 2産物があり,後者の例としてはトランスフェリンレセプターとEGFRがあげられる. そこで,それぞれについてもう少し詳しく述べてみたい.

(1) 予後判定因子として

増殖因子レセプターが術後患者の予後を判定する因子として有用であることが初めて報告されたのは1987年である. すなわち, FitzpatricらとSainsburyらが1987年に乳癌術後患者をEGFR陽性群と陰性群の2群に分けて,その累積生存率を比較した結果,陽性群で明らかに低下していることを示した[7,8]. その後, リンパ節転移の有無やstageで層別化してEGFRの予後因子としての有用性を検討した結果, EGFRがリンパ節転移の次に予後判定因子として有用であり,しかもすでに予後判定因子として知られているエストロゲンレセプター (ER) よりも予後をよく反映することもわかってきた. ERとEGFRの発現に関して,それらの間に逆相関が認められることは最初の報告から指摘されていたが,その原因に関しては未だ不明である. しかし, 以上の事実は乳癌治療の戦略を考えるうえで非常に重要なことを示唆している. すなわち,乳癌症例のほぼ半数を占めるER陰性乳癌でのEGFRを標的としたミサイル療法の必要性を示している. 扁平上皮癌でEGFRの過剰発現が高率に認められることはすでに述べたとおりであるが,これらがはたして扁平上皮癌患者の術後生存に関与する因子であるか否かは重要な問題点である. そこで,食道癌根治術後の患者をEGFR高値群と低値群に分けてその累積生存率を比較したのが図5.32である[9]. 両群間の臨床病理学的背景因子にはいずれの項目においても差は認められなかったが,術後累積生存率は高値群で有意に不良であり,食道癌の予後判定因子としても有用であることが示された.

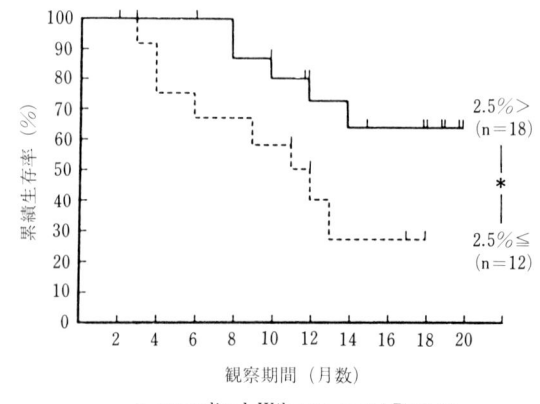

* generalized Wilcoxon test : $P<0.05$

図 5.32 食道癌根治術後の累積生存率
―― : EGFR 高値例, ------ : EGFR 低値例

最初，c-*erb*B2癌遺伝子の増幅が乳癌術後患者の予後を反映する因子であると報告された[10]．その後，c-*erb*B2産物も予後判定因子として重要であることが乳癌症例を中心として明らかにされてきた．乳癌術後患者の累積生存率はc-*erb*B2産物陽性群では陰性群に比し有意に低下をきたしており，多変量解析によりその重みを測定すると他因子から独立した因子であり，その値はリンパ節転移よりは小さいが，ERよりは大きくEGFRと同等程度である．ERとの関係ではEGFRのように逆相関は認められていない．

(2) ミサイル療法の標的として

ミサイル療法の標的として適正な条件としては，①癌組織で特異的に産生される物質であること，②血液中に存在しないこと，③細胞表面に存在する物質であることなどがあげられる．確かに，EGFRは扁平上皮癌以外にも発現は認められるし，c-*erb*B2産物は血中に流れている可能性も示されているが，現在知られている癌関連物質の内では比較的以上の条件を満足する物質として増殖因子レセプターがあげられる．残念ながら，固形腫瘍ではまだ増殖因子レセプターを標的とした癌治療法は基礎的段階にしかすぎないが，主にトランスフェリンレセプターとEGFRに関する研究が進んでいる．トランスフェリンレセプターを標的とするミサイル療法では，抗トランスフェリンレセプター抗体もしくはトランスフェリンにtoxinまたは抗癌剤を結合させた複合体を作製し，それらによる抗腫瘍効果を *in vitro* とヌードマウス移植系でみている[11,12]．

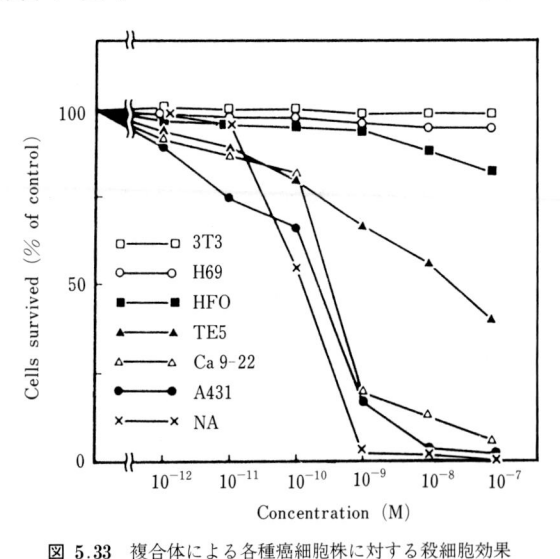

EGFRを標的としたミサイル療法として筆者らはヒトEGFRを認識するマウス由来の抗ヒトEGFRモノクローナル抗体と植物毒であるgeloninとの複合体を作製し，その抗腫瘍効果を検討した．図5.33には右上方にそれぞれ3T3, H69とヒトEGFR数が少なく，下方になるほどEGFR数が多い細胞株を記しているが，この複合体をそれぞれの細胞株に投与すると，図5.33で示

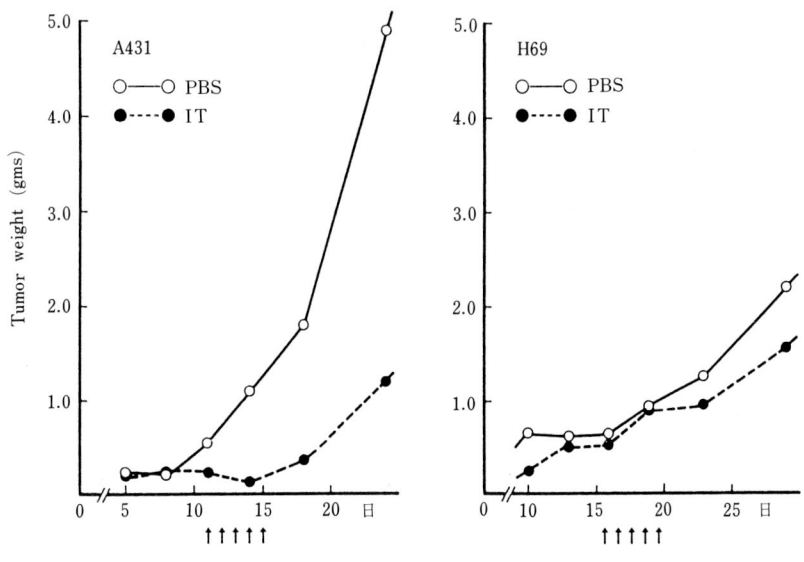

図5.33 複合体による各種癌細胞株に対する殺細胞効果

図5.34 ヌードマウス移植腫瘍に対する複合体の効果

すように EGFR の多い細胞ほど低濃度の複合体により死滅している[13]. さらに，ヌードマウスに移植して複合体の抗腫瘍効果を検討すると，同じく図5.34のように EGFR 過剰産生細胞株である A 431 でのみ増殖抑制効果が認められた[14].

おわりに　腫瘍における増殖因子レセプターの発現は，今後，基礎的にも臨床的にもさらに重要な領域となり，生物学や臨床医学に豊かな実りをもたらすことを期待している．

筆者らの研究の多くは本学分子生物学教室との共同研究によるものであり，日頃の協力に深く感謝致します．　　　　　　　　　　〔上田政和，阿部令彦〕

文　献

1) 上田政和, 阿部令彦：ホルモン, 増殖因子とレセプター. 病理と臨床 **8**: 165-171, 1990.
2) Coussens L, Yang-Feng TL, et al: Thyrosine kinase receptor with extensive homology to EGF receptor shares chromosomal location with neu oncogene. *Science* **230**: 1132-1139, 1985.
3) Sporn M, Roberts AB: Autocrine growth factors and cancer. *Nature* **313**: 745-747, 1986.
4) Moody TW, Bertness V, Caney DN: Bombesin-like peptides and receptors in human tumor cell lines. *Peptides* **4**: 683-686, 1983.
5) Kurachi H, Okamoto S, Oka: Evidence for the involvement of the submandibular gland epidermal growth factor in mouse mammary tumorigenesis. *Proc Natl Acad Sci USA* **82**: 5940-5943, 1985.
6) Ozawa S, Ueda M, Ando N, et al: Stimulation by EGF of the growth of EGF receptor-hyperproducing tumor cells in athymic mice. *Int J Cancer* **40**: 706-710, 1987.
7) Fitzpatrick SL, et al: Epidermal growth factor binding by breast tumor biopsies and relationship to estrogen receptor and progesterone receptor levels. *Cancer Res* **44**: 3448-3453, 1984.
8) Sainsbury JRC, et al: Epidermal growth factor receptors and estrogen receptors in human breast cancer. *Lancet* **8425**: 364-366, 1985.
9) Ozawa S, Ueda M, et al: Prognostic significance of epidermal growth factor receptor in esophageal squamous cell carcinomas. *Cancer* **63**: 2169-2173, 1989.
10) Slamon DJ, Clark GM, Wong SG, et al: Human breast cancer: correlation of relapse and survival with amplification of the *erb*B-2/neu oncogen. *Science* **235**: 177-182, 1987.
11) Batra JK, Jinno Y, Chaudhary VK, et al: Antitumor activity in mice of an immunotoxin made with anti-transferrin receptor and a recombinant form of Psudomonas exotoxin. *Proc Natl Acad Sci USA* **86**: 8545-8549, 1989.
12) Marks A, Ettenson D, Mjorn MJ, et al: Inhibition of human tumor growth by intraperitoneal immunotoxins in nude mice. *Cancer Res* **50**: 288-292, 1990.
13) Ozawa S, Ueda M, Ando N, et al: Selective killing of squamous carcinoma cells by an immunotoxin that recognizes the EGF receptor. *Int J Cancer* **43**: 152-157, 1989.
14) Hirota N, Ueda M, Ozawa S, et al: Suppression of an epidermal growth factor recpetor-hyperproducing tumor by an immunotoxin conjugate of gelonin and a monoclonal anti-epidermal growth factor receptor antibody. *Cancer Res* **49**: 7106-7109, 1989.

5.15 成長ホルモン産生腺腫とGタンパク質異常

 下垂体成長ホルモン（GH）の分泌は，視床下部にある成長ホルモン分泌促進因子（GH releasing hormone, GHRH）と成長ホルモン分泌抑制因子（ソマトスタチン）の両者により調節を受けている．GHRHは分泌のみならず成長ホルモン遺伝子の転写を促進し，ホルモン合成を促す．さらに下垂体成長ホルモン産生細胞の増殖にも関与している[1]．GHRHのこれらの作用は，主にアデニル酸シクラーゼ（adenylate cyclase, AC）-cyclic AMP（cAMP）系を介していると考えられる．

 成長ホルモン産生腺腫は先端巨大症（acromegaly）や下垂体性巨人症（pituitary gigantism）をひき起こすが，その成因は明らかでない．異所性GHRH産生腫瘍による成長ホルモン産生細胞の過形成が報告されている[2]．GHRH遺伝子導入マウスにおいて下垂体の過形成を経て腺腫が形成されるとの報告もあり，成長ホルモン産生腺腫の成因におけるGHRHとその細胞内機構の役割が注目される．

a. 成長ホルモン産生腺腫におけるホルモン分泌調節

 成長ホルモン産生腺腫は，ホルモン分泌動態，他のホルモンの同時産生能，超微形態などの点で不均一な集団と考えられる．Vallarら[3]は，成長ホルモン産生腺腫の in vitro におけるホルモン分泌能と細胞内機構としてcAMP濃度およびAC活性の調節を検討した．その結果，成長ホルモン産生腺腫には，正常下垂体細胞にみられるような調節機構をもつ群（I群）とそれとはまったく異なる調節機構をもつ群（II群）が区別された．

 第I群では，成長ホルモンの基礎分泌が比較的低く（53.1 ± 12.6 ng/30 min/2×10^5 cells），GHRH（10^{-8} M）の添加により約2.5倍の分泌促進が認め

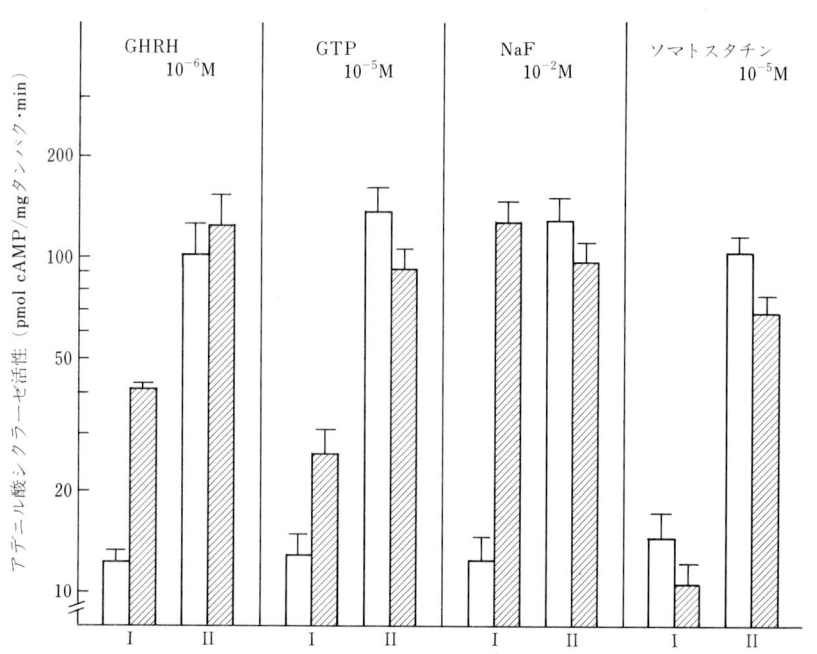

図 5.35 成長ホルモン産生腺腫（I群，II群）におけるアデニル酸シクラーゼ活性に及ぼすGHRH, GTP, NaF, ソマトスタチンの効果
□：基礎値，▨：刺激時の活性を示す．（文献3）より一部改変）

られた．細胞内 cAMP 濃度は $2.2\pm0.1\,\mathrm{pmol}/2\times10^5\,\mathrm{cells}$ で，GHRH により約 8 倍に増加した．一方，第II群では，非刺激時においても成長ホルモンの基礎分泌と細胞内 cAMP 濃度は著しく高く（$246.7\pm78.3\,\mathrm{ng}/30\,\mathrm{min}/2\times10^5\,\mathrm{cells}$；$49.5\pm18.7\,\mathrm{pmol}/2\times10^5\,\mathrm{cells}$），GHRH による増加反応が認められなかった．

b. 成長ホルモン産生腺腫におけるアデニル酸シクラーゼ活性調節機構の異常（図 5.35）

第II群の成長ホルモン産生腺腫において，Mg^{2+} による AC 活性の促進作用は著しく増強された．GHRH やフォルスコリン（forskolin）による AC 活性促進作用は著しく減弱ないし消失した．$10^{-8}\sim10^{-5}\,\mathrm{M}$ のグアニンヌクレオチドによる AC 活性促進作用はみられず，$10^{-7}\,\mathrm{M}$ 以上の濃度で抑制作用を認めた．AC 活性促進作用をもつ NaF も抑制に転じた．しかし，この AC 活性調節異常は促進系にのみ認められ，ソマトスタチンによる AC 活性抑制作用に異常はみられなかった．これらのことから，第II群の成長ホルモン産生腺腫において，AC に関連したおそらく促進性 G タンパク質（Gs）の変異により膜のシグナル伝達の障害が生じたものと推定された．

c. 成長ホルモン産生腺腫における G タンパク質の生化学的異常

成長ホルモン産生腺腫の細胞膜の 1% cholate 抽出物（Gs を含む膜可溶化分画）と Gs を欠損しているマウス S49 リンパ腫細胞 cyc$^-$ の細胞膜を用いた再構成実験[3]が行われた．その結果，第I群の腺腫の細胞膜抽出物による再構成膜においては GTP や AlF_4^- により促進される Mg-ATP 依存性 AC 活性が認められた．一方，第II群の腺腫の細胞膜抽出物による再構成膜において，AC 活性は GTP や AlF_4^- により逆に抑制された．また，再構成後の AC 活性は第I群に比較して第II群の細胞膜抽出物を用いた方が著しく亢進していた．第II群の腺腫において Gs に分子異常が存在し，Gs が活性状態に保持されている可能性が示された．

コレラ毒素や百日咳毒素は，それぞれ Gs, Gi に作用して α サブユニットの ADP リボシル化をひき起こす．コレラ毒素を用いた実験では，第I群の腺腫において AC 活性の著しい促進効果が得られた．しかし，第II群の腺腫では AC 活性の促進作用は認められず，Gs の ADP リボシル化もごくわずかに認めるのみであった．したがって，第II群の腺腫の G タンパク質はコレラ毒素のよい基質ではない．一方，第II群の腺腫細胞膜を百日咳毒素により処理するとソマトスタチン，GTP, AlF_4^- による AC 活性抑制作用は減弱し，Gi の α サブユニットの ADP リボシル化が観察されたことから，Gi には異常がないと考えられた．

d. 成長ホルモン産生腺腫における G タンパク質の遺伝子異常（表 5.23）

上記のように生化学的に同定された第II群の腺腫 4 例を用いて，分子生物学的手法により G タンパク質異常の同定が行われた．Landis ら[4]は，腺腫の RNA を逆転写して得た Gs の α サブユニット（Gsα）の cDNA タンパクコード部分を PCR（polymerase chain reaction）法によって遺伝子増幅し，その塩基配列を決定した．4 例全例の Gsα cDNA にミスセンス変異が認められた．その変異により 201 番目のアルギニン残基がシステインまたはヒスチジン残基に置換した例と 227 番目のグルタミン残基がアルギニン残基に置換した例があった．その後 227 番目がロイシン残基に置換された例も報告されている[5]．これらのアミノ酸置換部位はいずれも Gsα の機能発現に重要な場所と考えられている．つまり，201 番目のアルギニン残基は，Gsα の GTP 加水分解活性の阻害作用をもつコレラ毒素により ADP リボシル化を受ける部位であり，227 番目のグルタミン残基は，ras 癌遺

表 5.23 成長ホルモン産生腺腫における Gsα 異常

	Spada ら[5]	Lyons ら[6]	Gsα 201 番目	227 番目
第I群	16 例	24 例	Arg	Gln
第II群	7 例	14 例	Cys*	Gln
	1 例	2 例	His*	Gln
	1 例	2 例	Arg	Arg*
	4 例	—	Arg	Leu*

* 異常 Gsα を示す．

5.15 成長ホルモン産生腺腫とGタンパク質異常

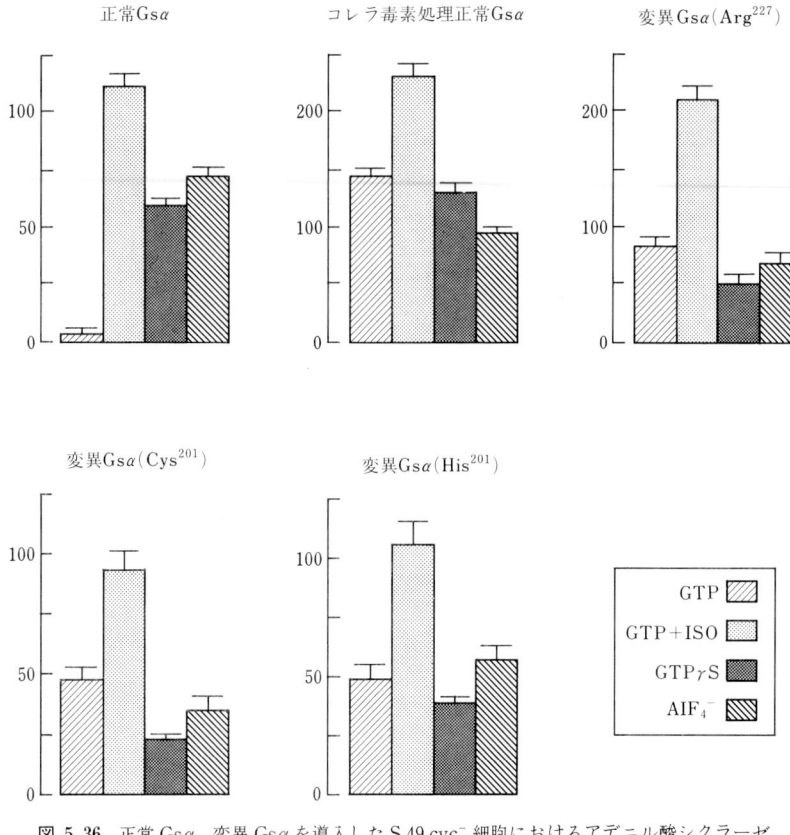

図 5.36 正常Gsα，変異Gsαを導入したS49 cyc⁻細胞におけるアデニル酸シクラーゼ活性[4]

GTP 50μM，GTPγS 50μM，AlCl₃ 10μM＋NaF 10mM（AlF₄⁻）による活性化反応を示す．変異Gsαはコレラ毒素処理と同様に，アデニル酸シクラーゼを活性化している．

伝子産物（p 21）の 61 番目グルタミン残基に相当し，グアニンヌクレオチド結合部位と想定されている場所である．この変異Gsαは，腺腫のDNAでも認められたが，末梢血血液細胞のDNAでは認められなかった．第II群の腺腫の染色体上の遺伝子では正常Gsαも同時に認められた．したがって，変異Gsαは体細胞の突然変異により起こり，優性の表現形質であると考えられた．

第II群の腺腫において認められた 201 番目および 227 番目のアミノ酸残基の置換がGsα活性化の原因かどうかについて検討するため，これらの変異を作製したラットGsα遺伝子をマウスS49 cyc⁻細胞に導入した[4]．その結果，正常Gsα遺伝子を組み込んだS49 cyc⁻細胞に比較して変異Gsα遺伝子導入細胞において，GTP存在下のAC活性の基礎レベルは上昇し，βレセプター刺激による活性上昇率は低く，AlF₄⁻や非加水分解性GTPアナログ（GTPγS）によるAC活性促進化は認められなかった（図5.36）．これらの成績は，第II群の腺腫において認められるAC活性の生化学的特徴とまったく一致した．

GTP加水分解反応の活性測定の成績から，201番目および 227 番目のアミノ酸残基の置換は，GTP加水分解活性の阻害をひき起こすためGTP結合Gsαのturn off現象が起こらずGsαが活性状態のままになると考えられた．GTP加水分解の阻害機構の詳細はいまだ不明である．

Landisら[4]は，ras癌遺伝子との相同性からこの変異Gsα遺伝子をgsp癌遺伝子と呼ぶことを提唱している．厳密には変異Gsα遺伝子を導入したトランスジェニックマウスにおいて腫瘍性病変を生じうることの証明が必要であろう．最近，コレラ毒素のサブユニット遺伝子を成長ホルモン産生細胞に導入したトランスジェニックマウスにお

いて，下垂体成長ホルモン産生細胞の過形成と巨人症が認められた[6]．

e. Gタンパク質異常のある成長ホルモン産生腺腫の臨床的特徴

201および227番目のアミノ酸の置換をもつ変異Gsα遺伝子は，成長ホルモン産生腺腫の約1/3の例で検出される（18例/42例：43%[7]，29例/80例：36%[5]）．しかし，成長ホルモン産生腺腫以外の下垂体腺腫（ACTH・TSH・プロラクチン産生腺腫や非機能性腺腫）においては認められない．変異Gsα遺伝子は甲状腺腫の一部[8]や，McCune-Albright症候群[9]において認められる．一方，Gsαの201番目に相当するGi$_2\alpha$の179番目のアミノ酸置換をもつ変異Gi$_2\alpha$が，卵巣ステロイド産生腫瘍と副腎皮質腺腫の一部に検出されている[7]．

正常Gsα（I群）と変異Gsα（II群）の成長ホルモン産生腺腫では，年齢，性別，罹病期間，手術などによる治癒率，再発率に差異を認めなかった[5]．Landisら[10]は，I群に比較してII群では，腺腫が小さく，血中成長ホルモン基礎値の平均も低いと報告しているが，Spadaら[11]は，II群の腺腫は小さくてもホルモン分泌能が亢進していると報告している．その他，GHRHに対する成長ホルモン分泌反応やソマトスタチンに対する分泌抑制反応に質的差異はなく，TRHに対する異常増加反応の頻度にも両群間で差を認めなかった．GnRHに対する異常増加反応は，I群の腺腫においてのみ観察された．

今後，さらに他のGタンパク質[12]や低分子GTP結合タンパク質などの異常に基づく疾患，病態が明らかにされよう．　　　　〔島津　章〕

文　献

1) Billestrup N, Swanson LW, Vale W: Growth hormone-releasing factor stimulates proliferation of somatotrophs *in vitro*. *Proc Natl Acad Sci USA* **83**: 6854-6857, 1986.
2) Sano T, Asa SL, Kovacs K: Growth hormone-releasing hormone-producing tumors: Clinical, biochemical, and morphological manifestations. *Endocrine Rev* **9**: 357-373, 1988.
3) Vallar L, Spada A, Giannattasio G: Altered Gs and adenylate cyclase activity in human GH-producing pituitary adenomas. *Nature* **330**: 566-568, 1987.
4) Landis CA, Masters SB, Spada A, Pace AM, Bourne HR, Vallar L: GTPase inhibiting mutations activate the α chain of Gs and stimulate adenylyl cyclase in human pituitary tumours. *Nature* **340**: 692-696, 1989.
5) Spada A, Vallar L, Clementi E: Mutations in transducing process in growth hormone secreting tumors. *Neuroendocrinology* **52** (supple 1): 36-37, 1990 (abstract).
6) Burton FH, Hasel KW, Bloom FE, Sutcliffe JG: Pituitary hyperplasia and gigantism in mice caused by a cholera toxin transgene. *Nature* **350**: 74-77, 1991.
7) Lyons J, Landis CA, Harsh G, Vallar L, Grünewald K, Feichtinger H, Duh Q-Y, Clark OH, Kawasaki E, Bourne HR, McCormick F: Two G protein oncogenes in human endocrine tumors. *Science* **249**: 655-659, 1990.
8) Suarez HG, du Villard JA, Caillou B, Schlumberger M, Parmentier C, Monier R: *gsp* mutations in human thyroid tumours. *Oncogene* **6**: 677-679, 1991.
9) Weinstein LS, Shenker A, Gejman PV, Merino MJ, Friedman E, Spiegel AM: Activating mutations of the stimulatory G protein in the McCune-Albright syndrome. *N Engl J Med* **325**: 1688-1695, 1991.
10) Landis CA, Harsh G, Lyons J, Davis RL, McCormick F, Bourne HR: Clinical characteristics of acromegalic patients whose pituitary tumors contain mutant Gs protein. *J Clin Endocrinol Metal* **71**: 1416-1420, 1990.
11) Spada A, Arosio M, Bochicchio D, Bazzoni N, Vallar L, Bassetti M, Faglia G: Clinical, biochemical and morphological correlates in patients bearing growth hormone-secreting pituitary tumors with of without constitutively active adenylyl cyclase. *J Clin Endocrinol Metab* **71**: 1421-1426, 1990.
12) Patten JL, Johns DR, Valle D, Eil C, Gruppuso PA, Steele G, Smallwood PM, Levine MA: Mutation in the gene encoding the stimulatory G protein of adenylate cyclase in Albright's hereditary osteodystrophy. *N Engl J Med* **322**: 1412-1419, 1990.

索　　引

ア

アキレス腱黄色腫　771
悪性リンパ腫　914
アグレトープ　807
アゴニスト　206
　——の結合特性　49
アゴニスト結合部位　251
アゴニスト-レセプター-Gs複合体　283
アセチルコリン　181, 319
アセチルコリンニューロン　183
アセチルコリンレセプター　179, 184, 341, 811, 849, 852
アセチルコリンレセプター抗体　386
アデニル酸シクラーゼ活性　53
アデニル酸シクラーゼ促進性Gタンパク質　69
アデニル酸シクラーゼの阻害　21
アデニル酸シクラーゼ抑制性Gタンパク質　69
アデノウイルス　311
アデノシンデアミナーゼ　468
アデノシンレセプター　142, 466
アドレナリン作動性レセプター　119
アドレナリン作動性αレセプター　115
アドレナリン作動性βレセプター　115, 117, 118
アドレナリンレセプター　159, 179, 345
アフィニティークロマトグラフィー　263, 264
アフリカツメガエル卵　306
アマクリン細胞　178
アラキドン酸　59, 71, 231, 477, 694
アラキドン酸動員　558
アルドステロン　685
αアドレナリンレセプター　129, 139, 433
α_2アドレナリンレセプター　279
αレセプター　120, 434
α_1レセプター　885
α_2レセプター　869, 886
アレスチン　107
アレルギー反応　832
アロ抗原　641
アンジオテンシンII　518
アンジオテンシンレセプター　159, 518
アンジオテンシンIIレセプター　888

アンタゴニスト　206
　——の有効性　207, 221
アンタゴニスト結合部位　251
アンチコンタミネーター　291
アンドロゲン　685
アンドロゲン不応症　693, 723, 741
アンドロゲンレセプター　145, 169, 690, 693, 919
アンドロゲンレセプター異常　743
アンフェタミン　857

イ

イオンチャネル　11, 67
　——の機能再構成　272
イオンチャネル型レセプター　16, 415
イオンチャネル内蔵型レセプター　8
異型狭心症　566
イソプレノイド　48
イソプロテレノール　837
依存性試験　214
I型ホスファチジルイノシトールキナーゼ　580
1次メッセンジャー　250
一過性甲状腺機能低下症　822
1本鎖DNA　308
遺伝子機能発現　316
遺伝子導入　321
遺伝子の発現　305, 306, 311
遺伝子歩行　43
遺伝性偽性ビタミンD欠乏性くる病　763
イノシトール-1,4,5-三リン酸　228
イノシトール代謝　543
イノシトールリン酸　228, 230, 448
イノシトールリン脂質　109, 492
イノシトールリン脂質代謝　476, 546, 558, 603, 604, 605
イミダゾール認識部位　462
イミプラミン結合部位　870
イムノグロブリンスーパーファミリー　647
イムノグロブリンドメイン　641
飲水行動　216
インスリン依存性セリンキナーゼ　570
インスリン感受性　880
インスリン結合　881
インスリン結合親和性　729
インスリン作用　829
インスリン抵抗症B型　826
インスリン抵抗性　826

インスリン抵抗性糖尿病　571, 573, 725, 731
インスリン反応性　880
インスリン様成長因子　576
インスリンレセプター　157, 170, 568, 726, 880
インスリンレセプター異常症　722, 725, 731, 826
インスリンレセプター異常症B型　386
インスリンレセプター遺伝子変異　728
インスリンレセプター抗体　380, 386, 826
インスリンレセプターサブユニット　568
インスリンレセプターチロシンキナーゼ　571
インターフェロン　843
インターロイキン2　833, 840
インターロイキン6　630
インターロイキン1レセプター　172, 615
インターロイキン2レセプター　621
インターロイキン6レセプター　630
インターロイキン2レセプター発現異常　893
インテグリン　899
インテグリンスーパーファミリー　906
インバースアゴニスト　407

ウ

ウイルスベクター　310
ウイルスレセプター　6
うつ病　543, 868

エ

栄養因子　607
エストロゲン　678, 685
エストロゲンレセプター　145, 169, 396, 690, 706, 714, 919
エチルマレイミド　280
エフィカシー　205, 220
エリスロポイエチンレセプター　623, 660
エレクトロポレーション　310, 321
エンケファリン　850
エンケファリンレセプター　607
エンドグリコシダーゼH抵抗性　594

エンドセリンファミリー 563
エンドセリンレセプター 21, 142, 562, 889
エンハンサー配列 697

オ

黄色腫 770
オータコイド 5
オートクリン 37
オートラジオグラフィー 212, 326
オートレセプター 183, 454
オートレセプターアゴニスト 450
オカダ酸 231
オキシトシンレセプター 159
オクタマー結合タンパク質 94
オステオカルシン遺伝子 706, 714
オピエートレセプター 193
オピオイドペプチド 351, 511
オピオイドレセプター 394, 511, 874, 877
オプシンタンパク質 420
オペラント行動 213
オルニチン脱炭酸酵素 607

カ

開状態 272
カイニン酸レセプター 13, 191
界面活性剤 260, 282
解離速度 251
カオトロピックイオン 259, 266
可逆性 251
核アクセプター 147
核内レセプター遺伝子 100
核内レセプタースーパーファミリー 709
核レセプター 37
核レセプタースーパーファミリー 37, 698
核レセプターファミリー 698
過形成性乳腺症 920
下垂体性巨人症 929
下垂体性小人症 735
下垂体腺腫 932
下垂体糖タンパクレセプター 527
画像解析 292, 390
家族性高コレステロール血症 770
カチオンチャネル 12, 176
カテコールアミン 232, 440
カテコールアミン合成酵素 607
カテコールアミンレセプター 885
カフェイン禁断症候群 472
株化細胞 235
カプサイシン 130
株細胞 246
可溶化レセプター 254, 261, 379, 585
可溶性 IL-2 R 842
カルシウム依存性クロライドチャネル 485
カルシウム・カルモジュリン依存性プロテインキナーゼ 540
カルシウム感受性色素 240
カルシウム代謝 703
カルシウム電流 322
カルシトニン遺伝子関連ペプチド 352
カルシトニンレセプター 159
癌遺伝子 53
感覚器系のレセプター 176
感覚レセプター 5
関節炎 443
乾癬 172
間脳-下垂体-副腎皮質系 869
肝 PRL レセプター 678
γアミノブチリル酸 A レセプター 306
γインターフェロン 631, 649
肝レセプター 672, 678

キ

気管支喘息 831
キスカール酸 493
キスカール酸レセプター 191
偽性偽性副甲状腺機能低下症 782
偽性低アルドステロン症 381, 753
偽性副甲状腺機能低下症 780, 787
気道感染 833
キヌクリジニルベンジレート 322
機能再構成 279
機能ドメイン 38
キメラマウス 311
キメラレセプター 435, 579
逆軸索輸送 608
吸引法 239
嗅覚に関係するレセプター 181
急性前骨髄球性白血病 716
吸着 275
境界域高血圧 837
共焦点顕微鏡 241
協同性 255
虚血 472
巨大血小板 914
巨大ベシクル-パッチクランプ法 276
巨大ベシクル法 277
キラー T 細胞 631
近交系マウス・ラット 211
キンドリング 873, 875
筋肉型ニコチン性アセチルコリンレセプター 409

ク

グアニジンチオシアネート法 297
グアニル酸シクラーゼ 167
グアニル酸シクラーゼ型レセプター 9
グアニンヌクレオシド三リン酸 47
クエンチフロー法 403
クラスター 402
クリアランスレセプター 658
グリオブラストーマ 597
グリコシル化 441
グリシン処理 374
グリシンレセプター 12, 16, 306, 330, 408, 411
グルカゴンレセプター 116, 117, 159, 498
グルコーストランスポーター 35
グルココルチコイド 683
グルココルチコイド不応症 380, 747
グルココルチコイドレセプター 146, 157, 169, 380, 683, 919
グルタチオン S 転移酵素 483
グルタミン酸レセプター 11, 16, 22, 178, 191, 306, 414, 492, 855
グルタメートレセプター 339
クローニング 300
クロストーク 111
クロライドイオンチャネル 412

ケ

形質膜レセプター 559
形態学的アプローチ 326
頸動脈洞圧レセプター 133
血圧調節 508
血管内皮細胞由来の血管弛緩物質 122
結合実験 250
結合阻害曲線 256
結合速度 251
結合部位 326
血小板 887
血小板 α_2 レセプター 869
血小板異常 897
血小板活性化因子レセプター 140
血小板凝集 869
血小板凝集低下症 912
血小板特異アロ抗原 912
血小板粘着低下症 914
血小板膜糖タンパク 897
血小板膜レセプター 897
血小板膜レセプター異常症 912
血小板無力症 912, 913
血小板由来成長因子 600
血小板由来増殖因子レセプター 33
血中 ACTH 分泌亢進 797
血中レセプター 379
ゲノム DNA クローニング 303
原発性グルココルチコイド不応症 748, 749, 751
原発性甲状腺機能低下症 820
原発性粘液水腫 821

コ

5α リダクターゼ欠損症 742
抗 IL-2 レセプター抗体 622
抗うつ薬 460
抗炎症作用 687
高カリウム血症 753, 755

索　引

睾丸性女性化　152, 693, 742
高ガンマグロブリン血症　631
高クロール性代謝性アシドーシス　753
高血圧　885
光顕オートラジオグラフィー　327
抗原認識様式　199
抗原レセプター　196
高コルチゾール血症　543, 747, 749
虹彩のレセプター　179
交叉免疫電気泳動　897
甲状腺機能亢進症　537, 758, 836
甲状腺機能低下症　537, 679, 822
甲状腺刺激抑制抗体　822
甲状腺腫　932
甲状腺ホルモン　685
甲状腺ホルモン核レセプター　760
甲状腺ホルモン不応症　381, 758
甲状腺ホルモンレセプター　37, 100, 157, 170, 697
高親和性　251
高親和性 IL-2 レセプター　621
抗精神病薬　857
向精神薬　460, 847
合成速度　258
酵素活性の測定　225
高速液体クロマトグラフィー　230
拘束ストレス　543
酵素抗体法　375
抗体依存性細胞毒性　642
抗 Tac 抗体　622
抗てんかん薬　878
光電子増倍管　240
後天性レセプター異常症　723
行動薬理学　213
高ナトリウム血症　753
抗ヒスタミン薬　460
興奮性アミノ酸　492
抗 β レセプター抗体　834
抗利尿ホルモン　552
効力　207, 221
抗レセプター抗体　379, 723
呼吸器系のレセプター　135
黒色表皮腫　725, 826
50% 有効量　207
50% 抑制濃度　250
骨格筋型 nACh レセプター　15
コーティング　244
ゴナドトロピン不応症　802
ゴナドトロピン不応性卵巣症候群　802
ゴナドトロピンレセプター　802
コラーゲン　244
コラーゲン凝集低下症　916
コラーゲンレセプター　906
コラーゲンレセプター異常症　916
コラゲナーゼ　232
コルチコイドレセプター　690
コルチコトロピン放出因子　855
コレギュレーター　715
コレシストキニン　607
コレラ毒素　50, 225, 500
コロニー刺激因子-1 レセプター　33
コンピュータートモグラフィー　289

サ

サイアザイド系利尿薬　791
細菌毒素　50, 225
細菌毒素レセプター　6
サイクリックヌクレオチド　168
サイクリック AMP 依存性キナーゼ　570
最大結合量　250
サイトカイン　840
サイトカインレセプター　5, 170, 622, 840
サイトカインレセプターファミリー　625, 633
細胞壊死　418
細胞外電極　239
細胞外マトリックス　243
細胞株　246
細胞骨格タンパク　900
細胞質 Ca^{2+}　81
細胞浸潤　833
細胞増殖調節ペプチド　557
細胞内 RA 結合タンパク　711
細胞内 Ca^{2+} 濃度　76
細胞内電極　237
細胞内微小電極　236
細胞内レセプター　9, 250, 683, 37
細胞分化　247
細胞膜貫通部位　23
細胞膜レセプター　46, 250
サイロトロピンレセプター　22
サブスタンス P　504, 607, 142
サブタイプ　562
作用点　223
サララシン　518
サルメシン　518
3 次元構造解析　288
3 次元像再構成　291

シ

ジアシルグリセロール　559
色素　239, 241
ジギトニン　260
シグナルペプチド　97
シクロオキシゲナーゼ経路　475
始原レセプター　38
自己分泌　515
自己免疫疾患　404, 803, 826, 840, 883, 914
自己リン酸化　568, 596, 603, 829, 881
視細胞　176
脂質平面膜法　273
視床下部性性腺機能低下症　794, 799
視床下部プロゲステロンレセプター　149
質量作用の法則　250

シナプス後電位　126
シナプス後電流　417
シナプス小胞　277
シナプトゾーム分画　252
ジヒドロテストステロン　741
ジフテリア毒素　50
重症筋無力症　386, 404, 805
重症複合免疫不全症　627
消化器系のレセプター　125
条件情動反応　213
条件反射　213
常同行動　213, 451
上皮増殖因子　559, 593
上皮増殖因子レセプター　925
情報伝達系　45
静脈系のレセプター　122
除神経過感受性　235
初代培養　235, 243
自律神経系障害　794
心筋虚血　443
心筋のレセプター　118
神経アミノ酸性レセプター　330
神経型 nACh レセプター　15
神経筋シナプス　417
神経筋遮断薬　401
神経筋接合部　402
神経腫瘍細胞　316
神経成長因子　243, 606
神経成長因子レセプター　354
神経伝達物質放出阻害　470
神経伝達物質レセプター　5, 11
神経ペプチド　855, 877
神経ペプチドレセプター　141, 850
腎性尿崩症　723, 786
心臓神経症　837
心臓のレセプター　114
浸透圧調節剤　276
心房性ナトリウム利尿ペプチドレセプター　888
親和性　204

ス

スクリーニング　299, 302, 304
ステロイド結合ドメイン　691
ステロイド/甲状腺ホルモンレセプタースーパーファミリー　748
ステロイドホルモンレセプター　100, 145, 169, 690
ステロイドホルモンレセプタースーパーファミリー　147, 690
ステロイドレセプター　683, 919
ステロイドレセプタースーパーファミリー　706
ステロイドレセプターファミリー　157
ストリキニーネ結合タンパク質　13
ストリキニン感受性グリシンレセプター　330
ストレプトゾトシン糖尿病　679
スーパーファミリー　14

936　索　引

スペアレセプター　284, 542, 544
スレオニンリン酸化　570

セ

性決定遺伝子　741
性行動とレセプター　149
成熟促進因子　90
生殖系のレセプター　145
成人T細胞白血病　626, 893
精神分裂病　392, 857
性ステロイドホルモンレセプター　146
精製法　262
性腺刺激ホルモン放出ホルモン　516
精巣　679
精巣ゴナドトロピン不応症　802
成長因子　5, 354
成長ホルモンレセプター　157
成長ホルモン　735, 869
成長ホルモン産生腺腫　929
成長ホルモンレセプター　381, 623, 668
性ホルモンステロイドホルモンレセプター　690
性ホルモンレセプター　152
セカンドメッセンジャー　67, 225, 506
摂食行動　214
接着分子　172
接着分子レセプター　898
接着レセプターファミリー　906
切片培養　236
セリンキナーゼ　617
セリン/スレオニンキナーゼ　88
セリンプロテアーゼインヒビター　525
セリンリン酸化　570
セルトランスフェクション法　307
セロトニン-1Aレセプター　455
セロトニン-1Cレセプター　455
セロトニン感受性アデニル酸シクラーゼ　454
セロトニン行動症候群　456
セロトニン神経　548
セロトニンニューロン　188
セロトニンレセプター　11, 13, 188, 306, 350, 393, 453, 854
セロトニンレセプターアゴニスト　456
線維芽細胞　311, 316
線維芽細胞成長因子レセプター　357
腺細胞のレセプター　129
全身型甲状腺ホルモン不応症　758
全身性エリテマトーデス　631, 840
全身動物　211
選択性　208, 222
先端巨大症　929
先天性血小板機能異常症　912
先天性腎性尿崩症　786, 787
先天性中枢性尿崩症　555
先天性レセプター異常症　722, 725

前立腺　679

ソ

躁うつ病　456, 863
創傷治癒　173
増殖因子レセプター　621, 925
相同組み換え　311
早発性冠動脈硬化症　770
早発閉経　803
阻害型TSHレセプター抗体　820
促進性Gタンパク質　454
組織適合抗原　621
組織分布　251
咀嚼行動　451
疎水性膜貫通領域　415
ソマトスタチン　354, 544, 607, 735, 855
ソマトスタチンレセプター　159, 546, 549

タ

体温　214
代謝　216
代謝速度　258
代謝調節型グルタミン酸レセプター　492
胎盤性ラクトゲン　676
大量培養　247
脱感作　106, 470, 477, 506
脱感受性　27, 428, 543
脱水-水和法　277
タヒキニンペプチド　504
タヒキニン類　351
タヒキニンレセプター　21, 142, 504
タヒキニンレセプターサブタイプ　505
タンパクキナーゼ型レセプター　8
タンパク質キナーゼ　603
タンパク質リン酸化　84
タンパクチロシンキナーゼ　538

チ

遅延性後過分極電位　495
知覚神経　129, 130
チミン2量体　370
中間親和性レセプター　623
中枢神経系のレセプター　183
中枢型I型BZPレセプター　406
中枢型II型BZPレセプター　406
中枢性尿崩症　555
中枢セロトニンレセプター　453
チューブ状結晶　293
腸運動　129
聴覚に関係するレセプター　180
腸内反射　128, 133
チロキシンホルモンレセプター　714
チロシンキナーゼ　34, 88, 569, 625, 673, 680, 881

チロシンキナーゼ型レセプター　33, 568, 627
チロシンキナーゼ活性　596, 601
チロシン特異的キナーゼ活性　594
チロシンリン酸化　570, 580
チロシンレセプターキナーゼ　608
鎮静作用　460
鎮痛作用　214

テ

低栄養状態　671
低カルシウム血症　768
低親和性FcγR　642
低親和性レセプター　623
低比重リポタンパクレセプター　770
定量法　226
低リン血症　768
摘出標本　219
摘出モルモット回腸標本　219
テストステロン　678, 741
電位固定　237, 485
てんかん　873
てんかん焦点　874
電気生理学的方法　272
電気的活動　235
転写因子　93
転写開始複合体　42
点変異　736
点変異遺伝子　53

ト

洞結節のレセプター　115
凍結保存　247
凍結・融解　277
糖鎖結合部位　14
糖タンパク質　264
糖タンパクホルモンレセプター　524
糖尿病　880
動脈のレセプター　119
動揺性高血圧　837
特異抗体　301
特異的結合　255
禿頭　768
特発性過動心症候群　837, 839
特発性血小板減少性紫斑病　914
特発性粘液水腫　537
ドパミントランスポーター　859
ドパミンニューロン　186
ドパミンレセプター　186, 344, 391, 446, 847, 853, 857, 888
ドパミンレセプターサブタイプ　446
トランスジェニックマウス　306, 311
トランスデューシン　67, 107, 176
トランスフェリンレセプター　925
トランスフォーミング増殖因子α　593
トランスフォーメーション　320
トリプシン　232
トロンボキサンA_2　475

索　引

ナ

トロンボスポンディン　907, 916

内在化　543
内皮細胞のレセプター　122
内皮由来血管弛緩因子　562
内分泌系のレセプター　157
ナチュラルキラー細胞　626
ナトリウム利尿ペプチドレセプター　653

ニ

匂いレセプター　439
ニコチン酸レセプター　875
ニコチン性アセチルコリンレセプター　3, 276, 306, 342, 400, 607
ニコチン性レセプター　852
ニコチンレセプター　184, 426
2次元マイクロデンシトメーター　291
2次性副甲状腺機能亢進症　768
ニトロセルロース膜　263
乳癌　922, 926
乳腺　679
ニューロキニン A　507
ニューロテンシン　353
ニューロブラストーマ　316
ニューロペプチド　546
尿素法　297
尿中 cAMP　788

ネ

ネフロン尿崩症　555

ノ

脳虚血　418
脳血管攣縮　566
脳脊髄液　873
脳の性ステロイドホルモンレセプター　148
脳の性分化　152
脳のレセプター　391
脳由来神経栄養因子　607
ノーザンブロット　321
ノルアドレナリンニューロン　185
ノルアドレナリンレセプター　185, 854

ハ

パーシャルアゴニスト　206
ハイドロキシアパタイトクロマトグラフィー　263
ハイドロパシーインデックス　422
培養細胞　235, 243
培養哺乳動物細胞　310
排卵誘発　803

バクシニアウイルス　311
バクテリオドプシン　23, 421
橋本病　383, 820
バゾプレッシンレセプター　159, 552
バゾプレッシンレセプター異常　786
バソロドプシン　422
8S 型プロゲステロンレセプター　684
発癌遺伝子　147
発現クローニング法　3
発現ベクター　320
パッチクランプアンプ　274
パッチクランプ法　272, 306, 400
パッチ電極法　238
ハプテン化　371
ハプテン標識プローブ　370
パラクリン　37
パリンドローム　41
ハロロドプシン　421

ヒ

非 NMDA イオンチャネル型 Glu レセプター　339
非 NMDA 型レセプター　415
光回折計　291
光受容　176
光情報伝達　424
光信号受容　421
光親和性標識化合物　468
光親和性標識試薬　402
光レセプター　439
ピクロトキシニン　407
ヒスタミンニューロン　189
ヒスタミンレセプター　117, 118, 119, 135, 190, 350, 393, 459
非ステロイドホルモンレセプター　698
ビタミン A 酸レセプター　709
ビタミン A レセプター　170
ビタミン D 依存症　763
ビタミン D 依存症 II 型　707, 763
ビタミン D レセプター　162, 170
ビタミン D 抵抗性くる病　763
ビタミン D レセプター　703, 714, 763, 919
ヒトインスリン様増殖因子-1 レセプター　33
ヒトインスリンレセプター　33
非特異的結合　255
ヒト上皮性細胞増殖因子レセプター　33
ヒト T 細胞白血病ウイルス　626
ヒト末梢血単核球　630
皮膚線維化　173
皮膚のレセプター　166
肥満症　880
百日咳毒素　50, 225, 280, 324, 428, 489, 493, 554, 587
病態モデル動物　212
表皮のアドレナリンレセプター　166

フ

不安神経症　456
部位特異的変異　400
フィブリノーゲンレセプター　898
フィブロネクチン　243, 900
フィルタリング　289
フィルトレーション　253
フィルムオートラジオグラフィー　327
フーリエ変換　289, 294
フェノール/クロロホルム法　297
フェンサイクリジン　857
不活性化機構　223
副甲状腺ホルモンレセプター　159, 919
副腎　679
副腎皮質刺激ホルモン放出ホルモン　516
副腎皮質腺腫　932
不妊男性症候群　742
プライムロドプシン　422
ブラジキニン　319
ブラジキニンレセプター　70, 110, 557
プラスミドベクター　310
ブラテルボロラット　555
フリップ・フロップ型　416
プリン作動性レセプター　116, 118, 119
プリンレセプター　466
プレプロタヒキニン A　508
プレプロタヒキニン B　508
プロエンケファリン A　515
プロゲステロンレセプター　100, 146, 169, 690, 919
プロスタグランジンレセプター　140, 475
プロスタサイクリン　562
プロテアーゼ阻害剤　261
プロテイナーゼ K 処理　374
プロテインキナーゼ　85
プロテインキナーゼ C　540, 554, 559, 570, 579, 617, 618, 855
プロテオリポソーム　272, 276
プロプラノール　837
プロラクチン　870
プロラクチンレセプター　623, 676
分解速度　258
ブンガロトキシン　386, 400
分子クローニング法　297
分子生物学的方法　297

ヘ

平滑筋のレセプター　127, 131
平衡透析法　254
閉状態　272
平面膜法　274, 277
壁在ニューロン　126
壁細胞のレセプター　130

ベクター　299
βアドレナリンレセプター　24, 106, 129, 138, 225, 439, 831, 836
βアドレナリンレセプター-アデニル酸シクラーゼ系　833
βアドレナリンレセプターキナーゼ　429, 442
βアドレナリンレセプター作動過敏症　836
βアミロイドタンパク前駆体　855
βアレスチン　443
βガラクトシダーゼ　586
βグルクロニダーゼ　586
β遮断説　831
βレセプター　282, 831, 869, 887
βレセプターキナーゼ　435
ペプチド性LTレセプター　482
ペプチドホルモンレセプター　170
ペプチドレセプター　119, 351
ヘリックス-ループ-ヘリックス　96
ヘリックス-ターン-ヘリックス　94
ベンゾジアゼピンレセプター　393, 850
扁平上皮癌　597, 926

ホ

膨張　275
傍分泌　515
飽和性　251
補償イオン　273
ホスファチジルイノシトールキナーゼ　596, 604
ホスホジエステエラーゼ　226
ホスホジエステラーゼ　424
ホスホリパーゼA_2　56, 59, 67, 71, 437, 564, 687, 832
ホスホリパーゼC　56, 67, 70, 436, 455, 469, 506, 520, 543, 546, 558, 564
ホスホリパーゼC-IP_3系　519
ホスホリパーゼD　60
補体レセプター　643
発作性夜間血尿　644
ボツリヌス毒素　225
ホメオドメイン　94
ホモジナイザー　261
ホモロジークローニング　3
ポリオルニチン　244
ポリクローナルB細胞異常症　632
ポリペプチドホルモンレセプター　618
ホルボールエステル　579
ホルモン　216
ホルモン依存性癌　150
ホルモン受容機構異常　161
ホルモン不応症　722
ホルモンレセプター　4, 919
翻訳　97
翻訳後修飾　99

マ

マイクロインジェクション　310
マイクロゾーム分画　252
マウス受精卵　311
膜貫通領域　14
膜結合レセプター　280
膜タンパク質　259, 897
膜電位　273
膜電位依存性カルシウムチャネル　80, 563
膜電位感受性色素　239
膜糖タンパク　897
膜レセプター　671, 695
マストパラン　50
末梢型BZPレセプター　406
末梢性ベンゾジアゼピンレセプター　396
末端肥大症　542, 545
慢性関節リウマチ　631, 842
マンノース6リン酸レセプター　584

ミ

ミオシン軽鎖キナーゼ　86
ミサイル療法　927
ミネラルコルチコイドレセプター　157, 683
脈管系のレセプター　114
μオピオイド　284
ミュータント遺伝子　308
ミュータントcDNA　307

ム

ムスカリン作動性レセプター　117
ムスカリン性アセチルコリン　284
ムスカリン性アセチルコリンレセプター　73, 137, 253, 319, 341, 394, 426, 607
ムスカリン性レセプター　852, 875
ムスカリン性レセプターサブタイプ遺伝子　322
ムスカリンレセプター　23, 25, 116, 118, 179, 184, 426
ムスカリンレセプター遺伝子　427
ムスカリンレセプターサブタイプ　428

メ

迷走-迷走神経反射　132
メタボトロピックレセプター　191
メタロドプシン　176, 422
眼のレセプター　176
メラトニン　869
メラノーマ　627
免疫グロブリン　196, 197
免疫グロブリンスーパージーンファミリー　617
免疫グロブリンスーパーファミリー　633
免疫組織化学的ISH　370

モ

網膜　245
網膜色素上皮細胞のレセプター　180
毛様体のレセプター　179
モジュレーション　320, 595
モノアミン仮説　868
モノアミンレセプター　185, 344

ヤ

薬物依存性抗体　914
薬物レセプター　6
薬理学的解析　204
薬理学的レセプター研究　212

ユ

ユビキチン　601

ヨ

溶媒の影響　224
用量-反応曲線　205
抑制性後シナプス電位　406
抑制性Gタンパク質　455

ラ

ラジオリガンド結合法　115
ラジオレセプターアッセイ　3, 379
ラミニン　243
λファージベクター　299
卵巣　679
卵巣ゴナドトロピン不応症　802
卵巣ステロイド産生腫瘍　932

リ

リソゾーム酵素　585
リチウム　229
立体特異性　251
利尿作用　216
リポコルチン　687
リポフェクチン　321
理論比活性　263
臨界ミセル濃度　261, 282
リン酸化　231
リン酸化チロシン　601
リン脂質小胞　279
リンパ球βレセプター　870

レ

レクチン　267
レスポンデント行動　213
レセプター
　——の概念　2

――の機能調節　106
　　　――の種類　3
　　　――の分子クローニング　12
　　　――の分布生体機能　114
　　免疫系の――　196
レセプター・イオンチャネル複合体
　　　11, 305, 400
レセプター異常症　379
レセプター遺伝子　92
レセプター遺伝子発現解析　316
レセプターキナーゼ活性　570, 729

レセプター結合放射性活性　585
レセプター作動性 Ca^{2+} チャネル　80
レセプター病　722
レチナール　420
レチノイド　709
レチノイン酸　38, 685, 709
レチノール酸核レセプター　760
レトロウイルス　311
レニン-アンジオテンシン-アルドステロン系　753
レプリカニズム　597

レポータープラスミド　700

ロ

ロイコトリエンレセプター　140, 481
ロイシンジッパー　96
ロザルタン　519
ロドプシン　107, 176, 420, 439
ロドプシンキナーゼ　28, 107, 442
ロドプシンスーパーファミリー　421

欧文索引

A

A₁アデノシン　284
Aキナーゼ　28, 86, 110, 231, 429
α₁Aレセプター　433
α₂Aレセプター　434
A₁レセプター　471
A₃レセプター　472
ABC法　329
AChレセプター　849
ACTH insensitivity syndrome　535
ACTH不応症　794
ACTHレセプター　159, 531, 796
actin binding protein　904
Adレセプター　345
αAdレセプター　345
βAdレセプター　345
adaptor　42
Addison病　794
ADF　894
ADH　552
ADPリボシル化　47, 52, 280, 588
ADPリボシル化因子　51
ADPリボシルトランスフェラーゼ　50
adrenergic receptor　159
β adrenergic receptor　439
adrenoleukomyeloneuropathy　535
β adrenoceptor　439
affinity　204
Albright's hereditary osteodystrophy　781
Allgrove症候群　794
alternative splicing　737
Alzheimer型老人痴呆症　606, 612
Alzheimer病　394, 430, 543, 550, 852
amphiregulin　593
ancestral receptor　38
ANP-Aレセプター　653
ANP-Bレセプター　653
αAR　139
βAR　106, 138
βARキナーゼ　106
ARF　51
βARK　106
ataxia telangiectasia　826
ATL　626, 893
ATPレセプター　466
autocrine　37
autoinhibition　127
autophosphorylation　568
autoreceptor　183, 454
AVP　552

B

3B6/IL-1　895
B細胞異常症　631
Bリンパ球のレセプター　379
Bレセプター　653
α₁Bレセプター　433
α₂Bレセプター　434
B₁レセプター　557
B₂レセプター　557
baclofen　488
BALB/c-3T3細胞　590
BALB/c-3T3線維芽細胞株　587
Balb/3T3　615
baroceptor　133
Basedow病　383, 537, 540, 815
BDNF　607
Bernard-Soulier症候群　914
BFU-E　736
bicuculline　488
BKレセプター　557
blocking抗体　808
Bolton-Hunter標識　253
burimamide　461
buspirone　456
BXSB　840
BZPレセプター　12, 406, 874
BZPレセプターサブタイプ　15

C

Cキナーゼ　28, 86, 110, 167, 429, 461, 605, 626
Cキナーゼ活性化　590
Cレセプター　653
Ca²⁺依存性プロテインキナーゼ　86, 546
Caカルモジュリンキナーゼ　461
Ca²⁺チャネル　69, 469, 488, 513
Ca²⁺電流　72
Ca²⁺濃度　76
Ca²⁺放出チャネル　78, 79
CaMキナーゼ　86
cAMP　69, 226, 462, 544
　──の増加　19
cAMP dependent protein kinase　86, 526, 540, 618
Castleman症候群　632
CAT遺伝子　39
C57BL/6　636
CCAATボックス　93, 100
CCKレセプター　131
CD23　647
cdc2キナーゼ　90
cDNA　153
　──の合成　298
cDNAクローニング　12, 297
c-erbA　157, 760
c-erbB2　594, 926
c-fgr　538
c-fos　605
cGMP　70, 228
　──の減少　19
cGMP依存性プロテインキナーゼ　86
CHAPS　260, 677
Chloramine-T　253
CHO細胞　311
chromosomal ISH　370
ciliary ganglion　244
ciliary neurotrophic factor　244
CL 218872　407
Cl⁻チャネル　11, 12
Cl⁻の透過性亢進　755
clomiphene　690
cluster　402
GM-CSF　643
CMC　261, 282
¹¹C-MQNB　395
c-myc　605, 632
c-myc mRNA　375
CNFレセプター　623
CNTFレセプター　636, 637
co-activator　42
co-transfection　39
competitive binding assay　227
compound 48/80　50
concanavalin A　267
conformation　902
cooperativity　255
COS細胞　616, 662
COUP配列　700
CR3欠損症　381
CRABP　711
[¹¹C]raclopride　847
CRE　248
CREB　248
CRH　516
CRHレセプター　542
cross-talk　106
c-src　538
Cushing症候群　747
Cushing病　543
cyc-細胞　279
cycloheximide　547
c-yes　538

索引

D

D₂ ドパミン　284
D₁ レセプター　344, 391, 447, 448, 449, 858
D₂ レセプター　344, 391, 447, 448, 449, 858
D₃ レセプター　448, 450, 859
D₄ レセプター　448, 450
D₅ レセプター　448, 450
DA レセプター　344
DADLE　513
DAG　70
DARPP-32　448
DDAVP　788
D-domain の点変異　766
denervation supersensitivity　235, 848, 852
desensitization　27, 106
DG　56, 231
DG キナーゼ　231
direct plot　255
direct repeat　41
displacement curve　256
DNA アクセプター　692
DNA 結合ドメイン　691
DNA 結合フィンガー構造　692
DNA 結合領域　40
DNA 合成抑制　558
DNA の抽出　304
DNA transfection　310
dot blot hybridization　372
down regulation　258
DPDPE　513
DTT　460
dut　308
dynorphin　516

E

ECF-A　650
ED₅₀　207
EDF　660
EDRF　122, 562
effectiveness　207
efficacy　205
EGF　559, 590, 593
EGF レセプター　171, 593
EGFR　925
EGFR モノクローナル抗体　927
EL-4　615
El マウス　877
electroporation　310
eledoisin　504
ELISA 法　381
embryonic stem cell　311
endocrine　37
endoglycosidase F　264
endorphin　516
enkephalin　516
epidermal growth factor　593
EPO レセプター　623, 660
E priming　150
EPSP　126, 430
ER 発現異常　921
ERE　40, 41
ES 細胞　311
ET-1　562
ET-2　562
ET-3　562
ET アイソペプチド　563
ET レセプター　142
EXP 655　519
explant culture　245

F

familial hypercholesterolemia　770
Fcγ レセプター　640
Fcε レセプター　647
FcεR I　647
FcεR II　647
FcεR II/CD 23　649, 650
FDG　847
FGF　243
FGF レセプター　171, 357
FGRF-1/flgmRNA　357
FGRF-2/bekmRNA　357
fibroblast growth factor　243
filtration　253
fluorescamine　263
6-fluoro-L-dopa　847
folding　99, 275
FRTL-5 細胞　382
FSH レセプター　148, 159, 524, 528, 802
fura-2　241, 493

G

G キナーゼ　86, 657
G タンパク活性化配列　589
G タンパク結合型レセプター　546
G タンパク質　11, 19, 45, 106
　――の活性化回路　68
G タンパク質異常　929
G タンパク質遺伝子異常　930
G タンパク質関連ホルモンレセプター　159
G タンパク質関連レセプター　157, 420
G タンパク質共役レセプター　7, 19, 426, 590
G タンパク質 βγ サブユニット　429
G タンパク-ホスホリパーゼ C 系　534
GABA　181, 488, 850, 875
GABA レセプター　192, 333, 855
GABA_A/BZP レセプター/Cl⁻ チャネル複合体　406
GABA_A レセプター　11, 12, 333, 406
GABA_B レセプター　281, 338, 488
GAP　61, 596
GC ボックス　93, 100
G-CSF レセプター　623
GDP 結合型　48
gene walking　43
genomic DNA　707
GH 結合タンパク　671
GH 結合部位　736
GH 分泌障害　735
GH レセプター　381, 668
GH レセプター遺伝子　736
GH-RH レセプター　544
Gi　279
glycocalicin　905
GnRH　516
GnRH レセプター　153, 543
GPI-PLC　57
GPV　903
gp 55 遺伝子　663
gp 130　635
gp 140　610
GP IIb/IIIa 複合体　899
GP IV　916
GP VI　916
GRE　40, 41
grooming　451
GRP レセプター　925
Gsα 遺伝子　931
gsp 癌遺伝子　931
GTP アナログ　931
GTP 結合型　48
GTP 結合タンパク質　11, 19, 61, 62, 106, 501, 549
GTP 結合タンパク質複合体　257
GTP 類似体　49
GTPase　25
GTPase 活性　283
GTPγS 結合　283

H

[³H]オキソクアゼパム　407
[³H]ジヒドロピクロトキシン　407
[³H]ゾルピデム　407
H₁ レセプター　135, 459
H₂ レセプター　135, 461
H₃ レセプター　136, 463
HAT　247
hCG レセプター　524
³H-cimetidine　462
³H-doxepin　459
heat shock protein　153
HepG₂ 細胞　580
heterologous desensitization　27, 106
hFcγR I　641
hFcγR II　641
hFcγR III　641
[³H]-flupentixol　344
[³H]GABA　338

HHS   426
high affinity   251
Hill plot   256
HIR-A   573
HIR-B   573
histo ISH   370
HL-60   711
HL-60 細胞   375
^{3}H-mepyramine   459, 460
[^{3}H]MeTRH   546
hMG-hCG 療法   803
HNGFR   608
[^{3}H]NMS   426
homologous desensitization   27, 106
homologous recombination   311
horseradish peroxidase   371
[^{3}H]QNB   322, 426, 849
HRE   40, 41, 697
HRP   371
[^{3}H]-SCH 23390   344
hsp   747
hsp 90   102, 685
[^{3}H]-spiperone   344
5-HT レセプター   120, 350
5-HT$_2$ レセプター   870
5-HT$_3$ レセプター   16
[^{3}H]TBOB   407
HTLV-1   626, 893
[^{3}H]TRH   546
human embryonic kidney cell   311
Huntington 舞踏病   850
hydropathic complementarity approach   901
hyperkinetic heart syndrome   836

I

^{125}I-APT   462
^{125}I-AZPT   462
IAP   280, 482
IC$_{50}$ 257
I-cell 病   591
[^{125}I]CGRP   352
ICI 154129   513
IFN-γ レセプター   172
IgE-BF   647
IgE Fc レセプター   643
IGF   576
IGF-I   534, 576, 660, 735
IGF-I レセプター   576
IGF-I レセプターチロシンキナーゼ   579
IGF-II   284, 576, 735
IGF-II レセプター   584
IGF-II レセプター抗体   586
IGFs レセプター   171
IgG supergene family   641
Ig supergene family   617
IL-1   615
IL-1 タイプ I レセプター   619
IL-1 タイプ II レセプター   619

IL-1 レセプター   615
IL-1 レセプターアンタゴニスト   615, 618
IL-2 結合試験   621
IL-2 特異的細胞表面レセプター   621
IL-2 レセプター   381, 621, 840
IL-2/IL-2 レセプター   623
IL-2 R 発現障害   842
IL-3 レセプター   623
IL-4 レセプター   623
IL-5 レセプター   623
IL-6   843
IL-6 異常産生   632
IL-6 トランスジェニックマウス   632
IL-6 レセプター   623, 632
IL-7 レセプター   623
IL-8   843
IM 9 細胞   580, 669
IMC   128
imipramine   456
immuno-labelling   343
immunoradiometric assay   381
indo-1   241
in situ hybridization   370, 416
in situ Southwestern histochemistry   370, 376
in situ ハイブリダイゼーション   312
in vivo 脳透析法   212
in vivo レセプター代謝   213
IP$_3$ 56, 70, 460, 553, 559
IP$_3$ レセプター   436
IPSP   126, 406, 430
IRMA   381
irritable heart syndrome   836
ISH   330, 370, 373

K

K$^+$ チャネル   69, 455, 488, 513
K$^+$ 電流   72
K 562 白血病細胞   587
ketanserin   453

L

L-dopa   848
Langerhans 島   443
Laron 型小人症   381, 735
LDL receptor pathway   771
LDL レセプター   5, 773
LDL レセプター異常   774
leprechaunism   725
leucine rich glycoprotein   904
LH レセプター   148, 524
LH/CG レセプター   22, 815
LH/hCG レセプター   159, 524
LHRH レセプター   150
LIF レセプター   623, 636, 637
lit/lit マウス   670
LNGFR   608
LPO   524

LT レセプター   140, 481
LTB$_4$ 481
LTB$_4$ レセプター   482
LTC$_4$ 特異的レセプター   483
LTP   308
LVP   552
lysosomotropic agent   676

M

M 電流   70
M 2 領域   416
M レセプター   128, 129, 137, 454
M$_1$ レセプター   137, 184
M$_2$ レセプター   138, 184
M$_3$ レセプター   138
mACh II   322
mACh レセプター   341, 426
mAChR I   322
mAChR III   322
mAChR IV   322
Man-6-P レセプター   584
MAO 活性   393
MAP キナーゼ   571, 673
2-mercaptoethanol   895
metabotropic Glu レセプター   341
α-methyl dopa   847
methyl scopolamine   253
mFcγR I   641
mFcγR II   641
mFcγR III   641
mGluR   492
MHC   621
Michaelis-Menten 型曲線   255
microinjection   310
MMTV   41
modulating 抗体   805
MPF   90
MPTP   849
MRL/lpr   840
mRNA   297
────の調製   297
mRNA 局在   326
MSH レセプター   170
multi sites 解析   256

N

N 結合オリゴ糖   601
Na$^+$ チャネル   11
Na$^+$-Ca^{2+} 交換機構   81
Na, K-ATPase   176, 890
nACh レセプター   11, 12, 342
nAChR   3, 276, 400
nafoxidine   690
nalorphine   516
naloxone   512
naltrexone   512
N-cadherin   244
N-CAM   244
NCF-A   650

NEM 280, 489
nerve growth factor 243, 606
neuraminidase 264
neurite outgrowth factor 244
NG 108-15 細胞 246, 248, 319
NGF 243, 606
NGF ファミリー 609
NGF レセプター 354, 606
NGFR レセプター 608
NGFRmRNA 611
N-glycosylation 678
nicotinic acetylcholine receptor 306, 400
NIH 3T3 579, 610, 730
NIH 3T3 細胞 580
NK-1 505
NK-2 506
NK-3 505
NK 細胞 626, 641
NMDA 855
NMDA レセプター 13, 191, 339, 413, 414
NMDA レセプターアンタゴニスト 861
Northern blot 670
NTF 607
nuclear receptor 37
NZB/WF$_1$ 840

O

O 結合オリゴ糖 601
OFF cell 177
1,25(OH)$_2$D$_3$ レセプター 703
24,25-(OH)$_2$ ビタミン D 764
oligo-DNA 371
omnipresence 693
ON cell 177
optical diffractometer 291
orphan receptor 699
OSM レセプター 637
osmoticant 276

P

p 40 X/Tax タンパク 894
P 部位 469
P$_1$ レセプター 466
P$_2$ レセプター 466
PAF レセプター 140, 481, 483
painting 275
palindrome 41
PAP 法 329
paracrine 37
Parkinson 病 392, 430, 846
PC-PLC 57
PCR 308
PDGF 590, 595, 600
PDGF 依存性タンパク質キナーゼ 604
PDGF 類似因子 600

PDGF レセプター 171, 600
PDGFR-α サブユニット遺伝子 602
PDGFR-β サブユニット遺伝子 602
PDYN mRNA 515
PD 123177 519
PENK mRNA 515
PET 212, 328, 390, 846, 873, 874
PG レセプター 140, 475
PGD$_2$ 475
PGD$_2$ レセプター 478
PGE レセプター 478
PGF$_2$ 475
PGF$_2$α 475
PGF$_2$α レセプター 478
PGI$_2$ 475
PHA type II 753
phosphoinositide 455
photoaffinity labeling reagent 468
photodiode array 240
physalaemin 504
PI kinase 604
PI-PLC 56
PI アンカー 641
PI キナーゼ活性 605
PKC 596
PLA$_2$ 56, 59
platelet-derived growth factor 595, 600
PLC 56, 559
PLC-γ チロシンリン酸化 596
PLD 60
PML 遺伝子 716
PML/RAR-α 716
PMSF 261, 525
PMSG 529
point mutation 416, 736
polymerase chain reaction 308
POMC mRNA 515
positron emission tomography 328, 390
post receptor defect 789
postsynaptic α$_2$ receptor 121
potency 207
pre II b 903
pre II b-III a 複合体 903
preproTGF-α 594
PRL レセプター 676
propylbenzylcholine mustard 253
proteolytic cleavage 99
proximate post-receptor 796
PTX 324, 493
purinoceptor 116
PWM 630

Q

QA 493
quenched flow method 403

R

radiation inactivation 257
RAR 709, 715, 760
RAR-α 712
RAR-β 712, 716
RAR-γ 712
RARE 42
ras 癌遺伝子 559, 931
ras タンパク質 61
Raynaud 現象 566
receptor disease 722
Refetoff 症候群 758
Reifenstein 症候群 742
retinoic acid receptor 709
retrograde axonal transport 608
reversibility 251
RNase 373
RXR 42, 711, 715

S

S 6 キナーゼ 673
saclofen 488
sAHP 495
saturability 251
Scatchard plot 205, 255, 531, 615, 661
SCH 23390 447, 861
SCID 627
SDS-PAGE 897
selectivity 208
sequestration 442
sex-determining gene 741
signal peptide 97
signal transduction system 45
silent polymorphism 730
single photon emission computed tomography 390
site directed mutagenesis 308, 400
SKF 38393 447
SLE 381, 840, 914
slow after-hyperpolarization 495
S1 nuclease protection assay 619
soldier's heart 836
Southwestern blot 法 376
SP レセプター 129, 142
specificity 251
SPECT 390
spiperone 453
[^{35}S]TBPS 407
sterotype behavior 451
swelling 275

T

T 細胞機能低下 840
T 細胞抗原レセプター 196, 625
T 細胞レセプター 5, 198, 893
T 細胞レセプター/CD 3 複合体 643

T細胞レセプター複合体　200
Tリンパ球のレセプター　379
Tac抗原　622, 893
tamoxifen　690
tandem repeat　41
Taqポリメラーゼ　308
TATAボックス　93, 100
TBII　382, 816
TBPS　338
TCR/CD3　643
testicular feminization　693
TF III A　40
TGFα　593
TGF-αレセプター　171
TGF-βレセプター　172
[Thi^{5,8}-DPhe^7]-BK　558
thioredoxin　895
Thymoma EL-4　615
thyroid-stimulation blocking antibodies　821
tissue distribution　251
TNF　843
TNF-αレセプター　172
TR　697
transforming growth factor α　593
translation　97

TRE　40, 41
TRHレセプター　159, 546
Triton X-100　260, 677
trk遺伝子　610
TSAb　382
TSBAb　386
TSH不応症　821, 822
TSHレセプター　159, 170, 537, 815
TSHレセプター抗体　381
T-T dimer　370
TXA$_2$　475
TXA$_2$レセプター　475, 478

U

ung　308

V

V$_1$アゴニスト　553
V$_2$アゴニスト　553
V$_1$アンタゴニスト　553
V$_2$アンタゴニスト　553
V$_1$レセプター　787
V$_2$レセプター　787
v-erb A　157, 685

v-myc　632
vaccinia virus growth factor　593
vasoactive intestinal peptide　533
VDRE　42
VGF　593
VIP　533, 607
VIPレセプター　128, 129, 141
vitamin D responsive element　705
VLA-2　907, 916
VLA-2レセプター　172
voltage clamp　485
von Willebrand factor　787, 897, 903
VSMCレセプター　657

W

Western blotting　526
wheat germ　267
Wheatstone bridge　237
Wilms腫瘍　591

Z

Zn finger　40, 94, 686, 698, 710

レセプター
―基礎と臨床―（普及版）　　　定価はカバーに表示

1993年12月10日　初　版第1刷
2006年6月30日　普及版第1刷

編集者　井　村　裕　夫
　　　　岡　　　哲　雄
　　　　芳　賀　達　也
　　　　岸　本　英　爾

発行者　朝　倉　邦　造

発行所　株式会社　朝倉書店
　　　　東京都新宿区新小川町 6-29
　　　　郵便番号 162-8707
　　　　電話 03(3260)0141
　　　　FAX 03(3260)0180
　　　　http://www.asakura.co.jp

〈検印省略〉

Ⓒ1993〈無断複写・転載を禁ず〉　　中央印刷・関山製本

ISBN 4-254-31088-9　C 3047　　Printed in Japan